U0346170

唐宋金元名医全书大成

『十五』国家古籍整理重点图书

主编◎张登本

王焘

医学全书

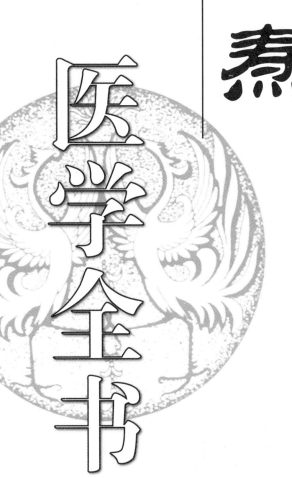

本书出版得到国家古籍整理出版专项经费资助

总主编◎胡国臣

中国中医药出版社

图书在版编目（CIP）数据

王焘医学全书/张登本主编.—2版.—北京：中国中医药出版社，2015.3（2024.3重印）
（唐宋金元名医全书大成）
ISBN 978-7-5132-2302-7

Ⅰ.①王…　Ⅱ.①张…　Ⅲ.①中国医药学—古籍—中国—唐代
Ⅳ.① R2-52

中国版本图书馆 CIP 数据核字（2015）第 020886 号

中国中医药出版社出版

北京经济技术开发区科创十三街 31 号院二区 8 号楼
邮政编码　100176
传真　010-64405721
山东临沂新华印刷物流集团有限责任公司印刷
各地新华书店经销

开本 787×1092　1/16　印张 77　字数 1681 千字
2015 年 3 月第 2 版　2024 年 3 月第 3 次印刷
书号　ISBN 978-7-5132-2302-7

定价　360.00 元
网址　www.cptcm.com

服 务 热 线　**010-64405510**
购 书 热 线　**010-89535836**
维 权 打 假　**010-64405753**

微信服务号　**zgzyycbs**
微商城网址　**https://kdt.im/LIdUGr**
官 方 微 博　**http://e.weibo.com/cptcm**
天猫旗舰店网址　**https://zgzyycbs.tmall.com**

《王焘医学全书》编委会

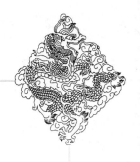

前　言

　　《唐宋金元名医全书大成》是集唐宋金元 4 个朝代 22 位著名医学家医学著作而成的丛书。唐宋金元时期是中国封建社会发展中的鼎盛时期，国家统一，经济繁荣，科学文化发展迅猛，中医药学也同时得到巨大的发展。在继承古代医学成就的基础上，学术争鸣，新的学派不断涌现，使中医药学特别是在方剂学及临床各科都有长足的发展，为后世中医药学的发展奠定了坚实的基础，并做出了巨大贡献。

　　唐宋金元时期是继承与发扬中医药学的最佳时期，呈现出一派继承不泥古、发扬不离宗的空前学术繁荣景象。学术的争鸣，学派的创立，有力地推动了中医药学的迅猛发展。一是伤寒学派：以研究张仲景的《伤寒论》为指归，各自从不同角度用不同方法进行研究和发挥。如唐代医家孙思邈创制了"方证同条，比类相附"的研究方法，以揭示六经辨证的规律，更重视太阳病桂枝、麻黄、青龙三法的运用；朱肱重视经络的作用，著《南阳活人书》，称曰："治伤寒须先识经络，不识经络，触途冥行，不知邪气之所在。"其又重视病与证的鉴别诊断，同时强调脉与证合参以辨阴阳表里；庞安时曾著《伤寒总病论》，强调冬伤于寒杀厉之气，即发病为伤寒，春发为温病，夏发为暑病，长夏发为湿病，于八节可为中风，又强调人的体质强弱、宿病之寒热、地域之高低南北、气候季节等对伤寒发病与转归的影响；许叔微对《伤寒论》的八纲辨证最有研究，著有《伤寒百证歌》《伤寒发微论》《伤寒九十论》等；成无己是注解《伤寒论》的第一家，著有《注解伤寒论》《伤寒明理论》，其注释以经释论，重视对伤寒症状的鉴别，其于定体、分形、析证、明理，颇有独到见解。综上诸家对伤寒学的研究，对外感热病的辨证论治体系的发展，具有深远的影响。二是寒凉学派：以刘完素为代表强调"六气皆能化火"，治病善用寒凉，促进了病机学说的发展，著有《素问玄机原病式》《医方精要宣明论》《三消论》等，为攻邪派及养阴派学说的形成奠定了基础。三是补土学派：是以李东垣为代表，师承了张元素的脏腑辨证学说，专注脾胃的研究，创立了著名的"脾胃内伤，百病由生"的理论，提出了升阳泻火、甘温除热之法，创立了补中益气汤、升阳益胃汤等名方；其弟子王好古在其学术思想的基础上又提出了阴证学说，罗天益又揭示了脾胃与其他四脏以及营卫津液的关系，并重视三焦分治。这都丰富了中医学的脏腑学说，推动了脏腑病机、辨证治疗的发展。四是攻邪学派：以张子和为代表,强调邪留则正伤,邪去则正安之理,治病以攻击病邪为首任,提出了汗、吐、下三法,充实和发展了中医辨证论治体系。五是滋阴学派:以朱丹溪为代表,强调"阳常有余,阴常不足"论,治疗以滋阴降火为主,强调保存阴气对人体健康的重要意义,其"相火论"成为后来温补学派诸家论命门之火的理论依据。

方剂学在唐宋金元时期得到了空前的发展,官修民著纷纷面世,是方剂学发展史上内容最为丰富,观点最为新颖,理论最为系统的时期。尤其是唐代著名医学家孙思邈的巨著——《备急千金要方》凡三十卷,计233门,收载方剂约5300首,广泛搜集和保存了前代医家的大量方剂及当时流传于民间的许多有效良方;而其后的《千金翼方》中又有不少补充,使许多名方得以流传后世。宋代林亿赞之为:"上极文字之初,下迄有隋之世,或经或方,无不采摭,集诸家之秘要,去众说之所未至……厚德过于千金,遗法传于百代。"还有唐代王焘所著的《外台秘要》,凡四十卷,计1104门,其资料丰富,条理分明,方法严谨,体例统一,对所引用理论,以及6000余首医方等都一一注明原始出处和来源等,并注明校勘正误,唐以前医方赖《外台秘要》得以保存者甚多。宋代则出现了国家官修的大型方书,有《太平圣惠方》,全书为一百卷,1670门,收方16834首,为现存的第一部国家官修的方书。还有《圣济总录》《太平惠民和剂局方》。同时这一时期医家方书辈出,有陈无择的《三因极一病证方论》,载方1500余首,按"三因"和病证归类,强调了审证求因而施治。钱乙在《小儿药证直诀》一书中化裁和创制了许多治疗小儿疾病的新方。严用和强调不能概以古方治今病,结合自己30余年的临床经验将古人有效方剂总结而著成《济生方》《济生续方》,载方450首。许叔微的《普济本事方》选方300余首。金元四大家的学术思想更丰富了方剂学的内容,如刘完素创制具寒凉派特色的代表方剂桂苓甘露饮、益元散等;张子和创制的具有攻下特点的代表方剂三圣散、禹功散等;李东垣创制的具有补土派特点的代表方剂补中益气汤、升阳益胃汤等;朱丹溪创制的具有滋阴派特色的代表方剂大补阴丸、虎潜丸等,至今仍是临床医生常用的治疗方剂。总之,这一时期的方书为后世方剂学的发展作出了巨大的贡献。

妇科学在唐代得到了长足的发展,特别是孙思邈所著《备急千金要方》,把妇产一门列入卷首,并强调妇科必须另立一科的必要性,其曰:"妇人之别有方者,以其胎妊、生产、崩伤之异故也,是以妇人之病,比之男子十倍难疗……所以别立方也。"并以540余首方药对求子、妊娠、产难、胞衣不出、月经、带下、杂病等证候予以治疗。同时对难产、产后护理也作了精辟论述。宋代产科已发展为在太医局设置的九科中的独立专科,同时妇产科专著不断面世,尤其是陈自明的《妇人大全良方》,为当时妇产科的代表作。全书分8门,总260余论,系统论述了调经、众疾、求嗣、胎教、妊娠、坐月、难产、产后等病证的病因与治疗。对妇产科的发展影响颇大。金元四大家对妇产科各有独到之处，如刘河间对女子"不月"之治疗，提出"先泻心火，血自下也"。其还十分重视女性不同年龄阶段的生理特点，并强调肾、肝、脾三脏的作用，对当今研究女性青春、育龄、更年期都具有十分重要的意义。张子和对妇人精血不足，认为"当补之以食，大忌有毒之药，偏盛而成夭阏"。李东垣治妇科经、带疾病，以补脾益气、升阳摄血、升阳除湿等法，收效卓著。朱丹溪对妇科病强调"滋阴降火"，反对滥用辛热，对胎前病提出"清热养血"法，以黄芩、白术为安胎圣药，至今对临床仍具有指导意义。

儿科学的独立发展，始于晋唐而盛于宋。唐宋时期儿科已为独立之科，称为少小科或小方脉科。唐·孙思邈在《备急千金要方》中载有儿科用方320首，并强调胎教、胎养。王焘的《外台秘要》中，"小儿诸疾"专卷，分86门，着重论述了小儿初生调护、喂养、保育以及惊悸、夜啼、中风、咳嗽、天行、伤寒等，载方400首。宋时专著日益增多，特别是北宋儿科专家钱乙，在《小儿药证直诀》中，明析儿科生理病理特点，发展了儿科诊断方法，确立儿科五脏辨证纲领。南宋刘昉的《幼幼新书》是现存的宋代儿科巨著，全书40卷，包括病源形色、禀受诸病、惊风急慢、斑疹麻痘以及眼目耳鼻、口唇、齿诸条，对痈疽、外伤尤为重视。金元四大家对儿科亦有不同创见，丰富了儿科内容。

外科学在唐宋金元时期有了很大发展，有多家专著或方论，但主要是陈自明的《外科精要》，强调外疡的整体疗法，创托里排脓诸方至今仍为医家所宗。及朱丹溪的《外科精要发挥》，特别是危亦林的《世医得效方》中，有关外科方面的内容非常丰富，其中有关正骨的篇章，可谓当代比较成熟的创伤外科学。

骨伤科学在唐宋金元时期的发展，集中反映在唐·蔺道人的《理伤续断方》中，特别是元代危亦林的《世医得效方》，其在《正骨兼金镞》里，充分反映了元代骨伤科的治疗水平，其对治疗损伤骨关节，要用草乌散使之"麻倒不识痛，或用刀割开，或用剪剪去骨锋者，以手整顿骨节归原……或用凿凿开取出，后用盐汤或盐水与服立醒。"并强调"服后麻不倒，可加曼陀罗花……若其人如酒醉，即不可加药。"在骨折的诊断技术和闭合复位手法上，其对关节脱臼的复位方面，除一般关节复位外，特别对髋关节脱臼创造性地提出了悬吊复位法。其最为突出的贡献为脊柱骨折悬吊复位法，这一创见在世界骨伤科学史上也是罕见的。

在这一时期，其他临床各科也都有所发展，特别是在养生学方面，有很多论述，尤其是孙思邈，不但在其著作中有很多有关养生的论述及养生方法，而且自己就活到了百岁以上。

唐宋金元时期是中医药学发展的昌盛时期,是中医药学派创立的关键时期,为后世中医药学发展奠定了坚实基础。为了让后人了解唐宋金元名医的成长过程,以及各位医家的学术思想,特编撰了《唐宋金元名医全书大成》。

　　全书共收录了22位医家,集成20册医学全书(钱乙、刘昉两位医家为一册,庞安时、朱肱两位医家为一册),其中唐代3位医家,两宋时期9位医家,金元时期10位医家。收录原则:收入医家的全部存世著作;对该医家有争议的著作,当考镜源流,分辨正伪,尽量做到正本清源;在正本清源的基础上,对其弟子收集其遗论整理而成又确能反映其学术思想的亦可收入。

　　本书为国家新闻出版总署"十五"重点规划图书之一,在编写和论证过程中得到了国家中医药管理局李振吉副局长、洪净副司长、中国中医研究院医史文献研究所马继兴教授、余瀛鳌教授、李经纬教授,上海中医药大学严世芸教授,北京中医药大学鲁兆麟教授的指导帮助,在此表示衷心感谢。

　　本书由于作者较多,工程量较大,不足之处在所难免,望各位专家及读者多多指教。

《唐宋金元名医全书大成》编委会

校注说明

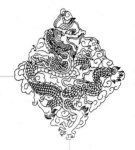

  唐代王焘所纂的《外台秘要方》（以下简称《外台》），是继孙思邈的《备急千金要方》、《千金翼方》之后又一部大型医学方书，迄今已有1250多年的历史。其影响虽不及两部《千金》，但就内容和意义而言，它在中医学发展的进程中与《千金》同样具有不可磨灭的历史功绩。两者虽然都是汇集类编古代方药的专著，但《外台》却在专事汇编、以述为主的基础上间有精要的议论，且其援引的66家文献均以名为题，注明出处，足以体现"王氏治学严谨，有功于后世尤多，不仅成为我们今天研究医学史不可多得的素材，也是用以校勘古籍、辑佚方书所必备的资料，具有极高医学文献价值"（《外台秘要方·序例》. 北京：华夏出版社，1993年）。

  《外台》凡40卷，1104门，以先医论、后方药的编辑体例对50类（种）病证进行了分类辑录。其援引的医论上自《素问》、《九卷》、扁鹊、仲景，下至与其同时代孙思邈、张文仲等人，并且对各家的每条医学见解都明确地载录其出处；所辑方药既有《神农本草经》、《伤寒杂病论》的药物方剂，服用时间在饭前、食后，送服丸散用水、用酒、用药食之汁、用酢（醋）、用浆水等，王氏十分重视这些因素给药物疗病效果所产生的影响，故于疗病之方药剂型的膏、丸、散、汤、酒的制备方法和服用方法均予详载；对药物在疗病过程中会引起机体产生诸如口燥、口渴、出汗、肠鸣、矢气、利尿、酒醉貌等种种不同反应，王氏也颇多论述，并提出了相应的处理措施。从《外台》丰富的医学内容而言，如果没有精深的医学知识和丰富的临床实践经验，就不可能有诸如此类深刻而详实的理解和记录。因此，《新唐书》对王氏所作的"数从高医游，遂穷其术"的评价并不是虚妄之说。我们完全有理由充分肯定王焘是一位有师承渊源、精通岐黄的医学大家，《外台》是一部与《备急千金要方》有着同样历史地位和重要医学价值的并蒂奇葩。

  为了全面继承和发扬《外台》的医学思想和疗病经验，《唐宋金元医学全书大成》设计了《王焘医学全书》（以下简称《全书》）这一子目。在承担了全书的编写任务后，我们便做了以下工作：

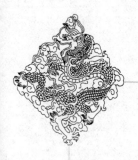

一、确定入编内容

根据《唐宋金元医学全书大成》编纂委员会的要求，为了全面地反映王焘及其《外台》的学术思想，我们在认真研究了王氏以儒兼医、亦官亦医的特殊身份，并在考虑到其仅有《外台》一书存世与其学无弟子传承的具体情况之后，确定了《全书》的入编内容：

（一）《外台秘要方》四十卷

（二）王焘与《外台秘要方》

（三）《外台秘要方》援引文献述要

（四）《外台秘要方》医药学术思想述评

（五）王焘及《外台秘要方》研究论文题录

（六）附录《外台秘要方》方剂索引及关键词语索引

二、整理校注

（一）注释

《外台》是《全书》的灵魂，也是编写工作的核心。对此，我们付出了几乎全部的精力，其工作主要包括注释、校勘、句读标点几个方面。《外台》成书于公元752年，所辑录的内容都是中唐以前的古代文献。其文义虽不及《素问》、《九卷》、《太素》那样古奥难懂，但由于时代的变迁和语言的发展，其中随处都存在着诸如生僻的字词、古奥的医学术语、病证药物异名繁复，以及文义悬隔的情况；同时，王氏在编辑前人文献时又有全段收录、前后节录与近乎意引的不同情况，并且其所据版本也常常有所不同，后来的宋刻本则又会增加一些新的问题。凡此种种，不注不解就难以读懂。为了贯彻《唐宋金元医学全书大成》关于"使读者看懂"的精神，我们制定了"注释为主，校勘为从"的工作原则。其具体做法如下：

1. 为了使读者检阅方便，也防止繁杂重复，对相同的注释内容只在各卷首见处注释一次。

2. 凡病证名称的注释，结合《外台》所引文献，简要地指出其主要病因病机和主要症状，一律遵照《中医大辞典》对病证诠释的标准进行。

3. 凡生僻的字词，一律在字或词后加汉语拼音并标同音字。

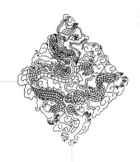

4. 凡药物异名，只指明此为何药，及其性味功效。

5. 凡人名、年号简要作注。

以上诸条，只作简明释解，不作冗长考据。

（二）校勘

《外台》成书后历经传抄刻写，讹舛甚多。正如宋臣孙兆所指出的那样，"自唐历五代，传写其本，讹舛尤甚，虽鸿都秘方，亦无善本"。因此，校勘也就成为此次编撰《全书》的又一重任。斟酌再三，我们制订了"注释为主，校勘为从"的工作原则。确定这一原则是基于两方面的原因：其一，《全书》旨在为习医者提供一部可资参阅的重要的医药学文献而非一部《外台》的最佳版本；其二，专事校勘非我辈之长，即或勉强为之，在校勘领域只能是履高校本之尘而少有逾越处。要充分利用已之所学、所能、所长，析解其医学奥义，方为《全书》工作之要旨。虽然如此，我们在工作中对校勘工作也不敢稍有懈怠。具体工作如下：

1. 不改不校

凡属下列情况者，既不改动底本，也不出校语：

（1）底本与校本、参校本各书不一，显系校本、参校本有误者；

（2）底本与校本、参校本各书不一，但不影响底本文义，可校可不校者；

（3）底本与校本、参校本在同一组方中药物剂量稍有区别者；

（4）底本与校本、参校本同一方药的煎法、服法、服药量不同者；

（5）底本与校本、参校本在同一方药的服用时所用丸、散、酒、膏、汤之不同者；

（6）底本与校本、参校本在方药后"忌蒜、葱、生肉"之类饮食宜忌稍异者；

（7）底本与校本、参校本在煎煮药物时所用的是水，是酢，是酒，是浆水，是米汁等有别者；

2. 迳改不出校语

凡下列情况者，对底本迳改而不出校语：

（1）底本中使用的繁体字，一律规范为现行通用的简化字；

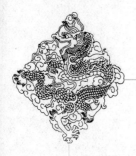

（2）明显属于宋代刻写时行笔习惯所致的字，又有校本、参校本及文义可证的字，如"叉、又、义"。

（3）据文义即能十分准确地判断清楚，又有校本、参校本可证的字，如"日、月、曰"；"灾、灸"；"己、已、巳"；"千、干、于"；"且、旦"；"戊、戌、戍"；"大、太、犬"；"正、止"；"若、苦"；"今、令"等。少数难以决断者，改动出注，或不改而出注。

（4）底本中应用频率极高的几个通假字或古今字一律改为现行常用字。如"差、瘥"；"傅、敷"；"耆、芪"；"檗、柏"；"消、硝"；"蜡、腊"；"沈、沉"；"独、豚"等。除此之外的异体字、通假字，均依其旧。

（5）底本的总目、卷目、卷中正文标题三者一一对照，将其统一，故在总目、卷目中迳改不出注。卷中标题与正文有误，则在卷目中出校语。

（6）因版式变化，凡指示文中内容方位的"左右"，迳改为"上下"，不出校语。

3. 改动底本并出校语

凡下情况者，均改动底本并出校语：

（1）底本与校本、参考本各书不一，显系底本确误无疑，于文义亦难通者，并在校语中注明据某本或某书删、补、改、正、移等字样，对于改前或改后其义理深奥难懂者，在校语中一并注解，以利阅读。

（2）底本或空缺、或墨黑、或漫灭而致模糊不清，难以辨认，均据校本、参校本补入，并出校语。若无任何资料可资补者（尽管此种情况于本书极为少见），则据校勘通例，用"□"代之，并出校语。

（3）底本药物剂量脱失缺无者，根据校本、参校本补入，出校语。

4. 出校语不改动底本

凡属下列情况者，只作校语而不改动底本：

（1）底本与校本、参校本各书不一，怀疑底本有误，但又不能决断者。在校语中酌情写出某本、某书作某，可据删、据补、据改字样。

（2）底本与校本、参校本各书不一，但于文义并通，而校本、参校本又有一定的参考价值，则酌情出校语，罗列异同，说明出处。

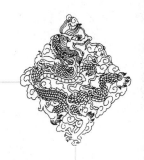

（3）底本与校本、参校本各书不一，其义并欠通者，酌情出校语。

（4）底本与校本、参校本所用方剂名称有别，药物组成有出入，主治病证有异者，则以方名出校，在校语中一并说明。若该方剂量及主治病证有较大出入，可于同一校语中酌情引用校本或参校本原文说明。

（三）分段、标点

1．分段

（1）凡宋版《外台秘要方》原有内容全部收录，原则上依照底本的自然分段进行分段。

（2）少数段落冗长不便阅读者，在不破坏文义，维持其整体结构的前提下，适当进行了分段调整。

（3）底本的大、小文字体例，原则上依旧保留。

（4）为了醒目，便于使用者检阅，在排印中将底本所引用的文献名目、古医家姓名、腧穴名均用粗黑字体标示。

（5）凡有药、有法而无方名者，将底本中的"又方"、"又"均用粗黑字体标示。

2．标点

（1）日本东洋医学研究会影印的宋版《外台秘要方》无标点，所幸有明版程敬通刻本的句逗，尤其是高校本、精华本的句逗标点之基础，于是对宋版底本遵照现行标点符号的使用规则进行了标点。

（2）凡方剂中药物与药物之间，药物与剂量之间的标点符号，遵照中国中医药出版社《编辑须知》进行处理。

三、其他

（1）王焘的《外台秘要方》涉及到中医药学的各个层面，内容十分丰富，为了完整而系统地体现王焘的医学思想，故结合近几十年研究王焘及《外台秘要方》的学术论文，我们分专题对《外台秘要方》中所反映的学术内容予以述评，以"合"《全书》之名。

（2）关于王焘的生平事迹，万方先生于1983年作了全面详细的考证，后高文铸先生进行了全面总结，故按照文献引用规则予以重新简要编写。

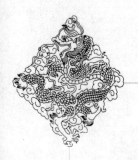

（3）关于王焘《外台秘要方》的成书因素、书名考辨、历代研究状况等，高文铸先生作了详实的考证和深入研究，本《全书》则予以改写简述。

（4）方剂索引，运用计算机予以统计处理，附录之。

（5）为读者检索查阅方便计，《全书》对《外台秘要方》中所用关键性词语按笔画、笔序作了索引并附录之。

由于王焘《外台秘要方》成书时代久远，讹、衍、脱漏之处甚多，其工作难度可想而知。在本次《王焘医学全书》的编写过程中，幸有积多年从事中医基础理论、经典论著的教学、科研、临床工作之丰富经验的孙理军教授全身心地投入其中，有乔文彪、于仪农、张景明、陈震霖、李翠娟等同仁的艰辛努力，以及在读研究生的协力相助，才使得《王焘医学全书》的编写得以顺利完成。如果此书面世后无人指背，这其中不但有本书全体校注者的辛勤汗水，同时也浸渍着《外台》及两部《千金》注释者，尤其是陕西中医研究院文献所的同仁及高文铸先生的心血。此外，在工作期间多次聆听中国中医药出版社编辑芮立新女士的指导，在此一并诚谢。

陕西中医学院　张登本

二〇〇四年（癸未）于古都咸阳

底本校本校注参考书目

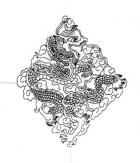

一、底本

宋版《外台秘要方》，日本国东洋医学研究会，《东洋医学善本丛书·第四册》，影印南宋绍兴年间刻本。

二、校本

1. 明版《外台秘要》，北京：人民卫生出版社，1955 年 6 月影印明·程衍道经余居刊本（简称"程本"）。

2. 高文铸.《外台秘要方》校注本，北京：华夏出版社，1993 年 6 月版（简称"高校本"）。

3. 余瀛鳌、林菁等.《外台秘要》精华本，北京：科学出版社，1998 年 3 月版（简称"精华本"）。

三、校注参考本

1. 山胁尚德.《外台秘要方》校勘记，北京：人民卫生出版社，1955 年 6 月影印本（程衍道经余居本后附称"山胁尚德"）。

2. 山田业广.《外台秘要方读书记》，日本国《近世汉方医学书集成》影印件（简称"山田业广"）。

3. 多纪元坚.《宋本外台秘要方考异》（《东洋善本医学丛书》，第八册，印影件。称"多纪元坚"）。

4. 郭霭春.《黄帝内经素问校注》，北京：人民卫生出版社，1992 年 9 月版（简称《素问》）。

5. 山东中医学院.《灵枢经校注》，北京：人民卫生出版社，1982 年 1 月版（简称《灵枢》）。

6. 刘渡舟.《伤寒论注》，北京：人民卫生出版社，1991 年 6 月版（简称"伤寒论"）。

7. 南京中医学院.《金匮要略》教学参考资料（简称《金匮》），北京：人民卫生出版社，1965 年 11 月版。

8. 吴昌国.《中藏经》校注，南京：江苏科技出版社，1985 年版。

9.《脉经》校释：北京：人民卫生出版社，1956 年 3 月版。

10. 山东中医学院.《针灸甲乙经校释》，北京：人民卫生出版社，1979 年 9 月版（简称《甲乙经》）。

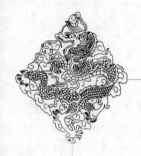

11. 《黄帝内经太素》，北京：人民卫生出版社，1956 年 2 月版（简称《太素》）。

12. 南京中医学院.《诸病源候论校释》，北京：人民卫生出版社，1980 年 10 月版（简称《病源》）。

13. 《肘后备急方》，北京：人民卫生出版社，1963 年 10 月版（简称《肘后方》）。

14. 于文忠点校.《刘涓子鬼遗方》，北京：人民卫生出版社，1986 年 7 月版。

15. 高文铸辑注.《小品方》，北京：中国中医药出版社，1995 年 6 月版。

16. 陕西中医研究院.《备急千金要方校释》，北京：人民卫生出版社，1998 年 6 月版（简称《千金方》）。

17. 陕西中医研究院.《千金翼方校注》，北京：人民卫生出版社，1998 年 4 月版（简称《千金翼》）。

18. 医心方，北京：人民卫生出版社，1955 年 6 月版（影印本）。

19. 重修政和经史证类备用本草，北京：人民卫生出版社，1957 年影印本（简称《证类本草》）。

20. 中国中医研究院.中医大辞典，北京：人民卫生出版社，1995 年 5 月版。

21. 傅贞亮.张登本等.《黄帝内经灵枢经析义》，银川：宁夏人民出版社，1993 年 9 月版（简称《灵枢》）。

22. 傅贞亮.张登本等.《黄帝内经素问析义》，银川：宁夏人民出版社，1997 年 6 月版（简称《素问》）。

23. 张登本等.《内经词典》，北京：人民卫生出版社，1990 年 10 月版。

24. 张登本等.《黄帝内经通解》，西安：世界图书出版公司，2000 年 10 月版。

25. 张登本.《难经通解》，西安：三秦出版社，2002 年 6 月版。

总 目 录

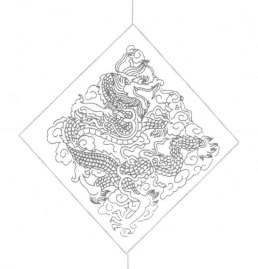

外台秘要方

校正外台秘要方卷序

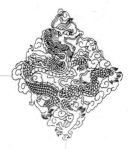

　　夫外台①者，刺史②之任也；秘要③者，秘密枢要之谓也。唐王焘台阁④二十余载，久知洪文馆⑤，得古今方，上自神农⑥，下及唐世⑦，无不采摭⑧，集成经方⑨四十卷，皆诸方秘密枢要也。以出守于外⑩，故号曰《外台秘要方》。凡一千一百四门，以巢氏《病源》⑪、诸家论辨各冠其篇首，一家之学⑫不为不详。王氏为儒者，医道虽未及孙思邈，然而采取诸家之方，颇得其要者，亦崔氏⑬、孟诜⑭之流也。且古之如张仲景、《集验》⑮、《小品方》⑯最为名家，今多亡逸⑰，虽载诸方

　　① 外台：官名。东汉以后所置的地方官职，是朝廷派出的持掌州或郡军政事务的最高长官。"外台"与"禁省"对言。"禁省"即皇宫，又称"省中"、"台省"，即朝廷中央机关。

　　② 刺史：指朝廷派出持掌州、郡军政的最高长官。西汉武帝时全国分十三部（州），部设刺史。东汉灵帝时改刺史为州牧，隋又恢复刺史，唐玄宗增改州为郡，称为太守，宋以后称知州。

　　③ 秘要：机密而至关重要的文献。

　　④ 台阁：即尚书省。汉代尚书台在宫禁之中，故称为"台阁"，时称禁中为省中，故又称台省。东汉以尚书辅佐皇帝，直接处理政务。《后汉书·仲长统传》："光武皇帝……事归台阁。"李善注："台阁，谓尚书也。"此谓王焘在尚书省任职。

　　⑤ 洪文馆：即"弘文馆"，唐代武德四年（公元621年）置修文馆于门下省。九年，太宗即位，改名弘文馆，藏书二十余万卷。置学士，掌校正图书。宋刻本书时讳"弘"改为"洪文馆"。王焘当时以"给事中"身份供职。

　　⑥ 神农：传说中农业和医药的发明者，相传他曾尝百草，发现药材，教人治病。一说神农氏即炎帝。此泛指上古时代，即医药起源之时。

　　⑦ 唐世：即唐代。

　　⑧ 采摭（zhí 音直）：收集，摘取。

　　⑨ 经方：即经验方。方，此含后世所说的方剂（单方、复方、艾灸取穴配方）及其他诸如祝由、禳祭方法。

　　⑩ 出守于外：指王焘被朝廷外任刺史（即"外台"）。此为注解本书名为"外台"的缘由。

　　⑪ 巢氏《病源》：即隋代巢元方的《诸病源候论》。《外台秘要方》将其简称为"《病源》"。

　　⑫ 一家之学：指王焘的《外台秘要方》所介绍的医药治病学问，自成体系。

　　⑬ 崔氏：指崔知悌。唐代许州鄢陵（今河南省鄢陵县）人，中书令崔知拂之兄，新、旧《唐书·崔知温传》后附有他的小传。《新唐书》记载其曾官至中书侍郎，后升至尚书左丞，并任户部尚书。其所撰医书有《崔氏纂要方》、《崔氏产书》、《崔氏灸骨蒸方图》等。《外台秘要方》附篇《丛考》中有详考（高文铸．外台秘要方，北京：华夏出版社，1993年6月．第936～938）。

　　⑭ 孟诜：唐代汝州梁（河南汝县）人（约公元621～713年）。历任凤阁舍人、台州司马、春官侍郎（即礼部侍郎），于长安中（701～704年）授同州（今大荔）刺史，故又称孟同州、孟使君。好方术，擅养生，医学著述有《补养方》、《必效方》等。

　　⑮ 《集验》：指《集验方》十二卷，北周姚僧垣撰，是王焘援引的主要文献之一。

　　⑯ 《小品方》：方书名，首载于《隋书·经籍志》，共十二卷，六朝陈延之撰，是王焘援引的主要文献之一。

　　⑰ 亡逸：散失。亦作"亡佚"，亡轶。

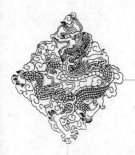

中，亦不能别白①，王氏编次，各题名号，使后之学者，皆知所出，此其所长也。

又，谓针能杀②生人，不能起③死人，其法亡之且久，故取灸而不取针，亦医家之蔽也。此方撰集之时，或得缺落④之书，因其阙⑤文、义理不完者多矣。

又，自唐历五代，传写其本，讹舛⑥尤甚，虽鸿都秘府⑦，亦无善本。

国家诏儒臣校正医书，臣承命。以其书方证之重者，删去以从其简；经书⑧之异者，注解以著其详。鲁鱼豕亥⑨，焕然⑩明白。臣谓三代⑪而下，文物⑫之盛者，必曰西汉，止以侍医李柱国⑬校方技，亦未尝命儒臣也。臣虽滥吹⑭儒学，但尽所闻见，以修正之；有所阙疑⑮，以待来哲⑯。总四十卷，并目录一卷。恭惟⑰主上盛德承统，深仁流

---

① 别白：即辨别清楚。白，明晰。
② 杀：伤害，损伤，使……死亡。
③ 起：使……复活。
④ 缺落：残破脱漏。《玉篇·缶部》："缺，破也。"
⑤ 阙：通"缺"。缺破而不全。
⑥ 讹舛：错误，谬误。
⑦ 鸿都秘府：泛指朝廷藏书之处。"鸿都"汉代宫廷藏书处之一。《汉书·儒林传》："移都之际，吏民扰乱，自辟雍、东观、兰台、石室、宣明、鸿都诸藏曲策章，竟供剖散。""秘府"，即"秘室之府"。《汉书·艺文志》："于是建藏书之策，置写书之官，下及诸子传说，皆充秘府。"
⑧ 经书：此处泛指《外台秘要方》所引用的医学典籍。后世言经书，多指《素问》、《九卷》、《伤寒杂病论》、华佗《中藏经》、《甲乙经》、《脉经》、《太素》、《诸病源候论》等。
⑨ 鲁鱼豕亥：指因文字形体形近似而造成的讹误，"鲁"和"鱼"，"亥"和"豕"的篆文字形相近，容易写错。《抱朴子·遐览》："谚曰：'书三写，鱼成鲁，虚成虎'。"《吕氏春秋·察传》："夫己与三相似，豕与亥相似。"后指书籍传写或印刷的文字错误均称为"鲁鱼亥豕"或"鲁鱼帝虎"。
⑩ 焕然：鲜明、光亮貌。《集韵·换韵》："焕，明也。"
⑪ 三代：指夏、商、周三个历史时期。
⑫ 文物：此指文献典籍。
⑬ 李柱国：汉武帝时期的御医。河平三年，参与刘向主持的国家图书整理、校订、编目工作，负责整理"方技"部分。故此处言"止"（只）"校方技"。李氏的有关情况史书无载，也少见于其他史料，故生平事迹不详，《隋书·经籍志》序云，李氏曾任太医监职务。
⑭ 滥吹：即"滥竽"。没有真才实学，聊以充数。此为孙兆的谦辞。
⑮ 阙疑：缺漏及疑惑不解。
⑯ 哲：即哲人，谓才能见识超越寻常的人。
⑰ 恭惟：亦作"恭维"。旧时对上的谦辞。犹言"窃意"。

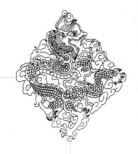

化，颁此方论，惠及区宇①，赞②天地之生育③，正万物之性命，使岁无疵疠④，人不夭横⑤，熙熙然⑥歌乐于圣造者也。

前将仕郎守殿中丞同校正医书臣孙兆⑦谨上。

〔译文〕　外台，是指由朝廷派到州、郡担任刺史的官员；秘要，是说书中收集的都是机密重要的文献。唐代王焘在尚书省任职二十多年，长期主持洪文馆的图书工作，获得了古往今来的大量医方。对上自神农时代，下到唐朝的医学文献，他都全部地进行了收集摘录，并将其汇集之后编成四十卷经验方，这些医方都是古今所有医方中机密重要的内容。因为王焘当时外派到地方任职，所以就将书名定为《外台秘要方》。

王焘是一位研究儒学的文人，在医学理论方面的造诣虽然不如孙思邈，然而对各派医家医方的选择取用却能紧紧抓住它们的要领，可见他也是崔知悌、孟诜一类的学者。况且，像张仲景《伤寒杂病论》、姚僧垣《集验方》、陈延之《小品方》等古代著名医家的著作如今大多已经散失，其内容虽然记载在各种方书中，但却也不能区分明白了。王焘对此进行了编辑整理，分别标出了医方的名称，使后世学习医学的人都能由此了解它们的出处。这就是本书的长处。

另外，王焘认为针刺会使病人受到致命的伤害，不能使死人复生，并且这种方法湮没已久，因此只选取了艾灸而没有选取针刺，这也是医家在学识上容易受到局限的领域。编辑整理这些医方的时候，王焘所参考的可能是一些内容有残缺的版本，因而文字有缺漏、义理不完善的情形就很多了。

再说，从唐代以来，经过五代，该书一再传抄，谬误已相当严重，

---

① 区宇：指国家所辖的区域。宇，疆域，国土。见《左传·昭公四年》。

② 赞：帮助。《小尔雅·广诂》："赞，佐也。"

③ 生育：生长、养育。《淮南子·原道训》："生育万物。"

④ 使岁无疵疠：使每年都无疫病流行。疵疠，即疫病。《庄子·逍遥游》成玄英疏："疵疠，疾病也。"

⑤ 夭横：意外的死亡。

⑥ 熙熙然：安乐祥和貌。《汉书·礼乐志》颜师古注："熙熙，和乐貌也。"

⑦ 孙兆：北宋卫州（今河南汲县）人，名医孙用和之子，孙奇之弟，《宋史》无载，其事迹散见于史料中。与林亿一同受命校书。

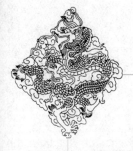

即使朝廷藏书的鸿都秘府也没有完善珍贵的版本。

朝廷命令文臣校勘整理医学书籍。我接受了皇命，把这部书中医方病证方面重复的内容予以删除，使之趋于简明扼要；对所引医经中的不同之处予以注解诠释，使其详尽的义理都清晰可见，书中将鲁写成鱼、亥写成豕之类的文字错误都改正得清楚明白。我认为在夏、商、周三代之后，文献典籍最兴盛的时代非西汉莫属，但西汉也只任用担任侍医的李柱国校订医学书籍，却从未任命研习儒学的文人从事这项工作。我虽然像滥竽充数的南郭先生一样混迹于儒学之中，但却想竭尽自己的知识才能对此书进行修改整理。如果其中还存在什么缺点和问题的话，只有等待将来的哲人去解决了。全书共计为四十卷，另有目录一卷。我诚恳地希望皇上无上的恩德永远继承传播，深厚的仁心广泛教化百姓。医学著作颁布刊行之后，定当施惠于国内全体民众，辅助天地生长化育的规律，救治万众的生命，使民间每年都没有疫病流行，百姓不会因疾病而死亡，全部安乐祥和地歌颂大自然的功德。

前将仕郎守殿中丞同校正医书大臣孙兆恭敬地呈上。

外台秘要方序

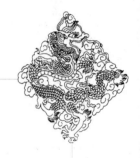

唐银青光禄大夫①使持节邺郡②诸军事兼守刺史上柱国清源县开国伯王焘撰

昔者农皇③之治天下也，尝百药，立九候，以正阴阳之变沴④，以救性命之昏札⑤。俾厥土宇，用能康宁⑥，广矣哉！洎⑦周之王，亦有冢卿⑧，格⑨于医道，掌其政令，聚毒药⑩以供其事⑪焉。岁终稽考⑫，而制其食⑬。十全为上⑭，失四下⑭之。我国家率由兹典⑮，动取厥中⑯，置医学，颁良方，亦所以极元气之和也。

夫圣人之德，又何以加于此乎？故三代常道⑰，百王不易⑱，又⑲

---

① 银青光禄大夫：官名。银青，汉制光禄大夫佩带银印青绶。魏晋以后有金紫光禄大夫和银青光禄大夫之别。

② 邺郡：古都邑名。汉为魏郡所治，十六国时期有多国定都于此。

③ 农皇：此指神农氏。

④ 变沴（lì音丽）：指天地四时阴阳之气异常变化而产生的灾害。《篇海类编·地理类》："阴阳气乱曰沴。"《汉书·五行志》服虔注："沴，害也。"

⑤ 昏札：即"夭札"，早亡。《左传·昭公十九年》："寡君之二、三臣，札瘥夭昏。"孔颖达疏："子生三月父名之，未名之曰昏。谓未名之月而死也。"又，《左传·昭公四年》"疠疾不降，民不夭札。"杜预注："短折曰夭，夭死曰札。"此指因病而死。

⑥ 俾厥土宇，用能康宁：其领土上的人民因此而健康安宁。俾，使。土宇，指疆域、国土，此指领土上的人民。

⑦ 洎（jì音既）：到。

⑧ 冢卿：官名，六卿中的上卿，专掌政令。《荀子·大略》："冢卿不修敝。"杨倞注："冢卿，上卿。"

⑨ 格：探究。《字汇·木部》："格，穷究。"

⑩ 毒药：泛指用于治病的药物。《素问·汤液醪醴论》："必齐毒药攻其中。"张介宾注："毒药者，总括药饵而言。凡能除病者，皆可称为毒药。"

⑪ 事：指治疗疾病的工作。

⑫ 稽考：考核。《广雅·释言》："稽，考也。"

⑬ 制其食：制订（或确定）医生的俸录。食，指俸禄。

⑭ 上、下：指医生业绩考核中的评判级别。上，指上工，水平优秀；下，即下工，技术最差。

⑮ 率由兹典：遵循这一制度。率由，遵照，遵从。《诗经·大雅》高亨注："由，从也。"兹，此也。典，制度，法规。

⑯ 动取厥中：常常从其中选取法则。厥，其。

⑰ 三代常道：指夏、商、周三朝制订的法规。

⑱ 百王不易：历朝历代严格遵循。易，改变。

⑲ 又：通"有"。高校本引《全唐文》卷二百九十七引作"其"，亦通。

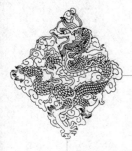

所从来者远矣！自雷、歧、仓、缓①之作，彭、扁、华、张②之起，迨兹厥后③，仁贤间出，岁且数千，方④逾万卷，专车之不受⑤，广厦之不容⑥。然而载祀绵远⑦，简编亏替⑧，所详者虽广⑨，所略者或深⑩，讨检⑪则功倍力烦⑫，取舍则论甘忌苦⑬，永言笔削⑭，未暇尸之⑮。

余幼多疾病，长好医术，遭逢有道⑯，遂蹑亨衢⑰，七登南宫⑱，两拜东掖⑲，便繁台阁⑳二十余载，久知弘文馆㉑图籍方书等，繇㉒是观

---

① 雷、歧、仓、缓：雷，指雷公；歧，指岐伯。歧，通"岐"。二人皆黄帝的臣属，精通医术。岐伯被黄帝尊为师，雷公则从黄帝授业。仓，仓公，即淳于意，西汉初之名医。详见《史记·扁鹊仓公列传》。缓，春秋时的名医，史称医缓。其事迹《左传》有载。

② 彭、扁、华、张：彭，指远古名医巫彭，据传为创制丸药者；扁，即扁鹊，此指战国时期的名医秦越人；华，华佗，又名华旉，字元化，三国时期著名的医生，尤长于外科，《中藏经》为他人托其名之著；张，即张机，字仲景，号长沙，东汉末年杰出医学家，著有《伤寒杂病论》。

③ 迨（dài音呆）兹厥后：犹言自此以后。迨，及也。兹，此也。厥，语中助词。

④ 方：医方书籍。

⑤ 专车之不受：喻方药医书之多，满车都不能载。专车，占满一车。《文选·部璞江赋》李善注引贾逵曰："专，满也。"

⑥ 广厦之不容：喻方药医书众多，高大的房屋都无法容纳。

⑦ 载祀绵远：犹言年代久远。载、祀皆指"年"。《左传·宣公三年》："载祀六百。"杜预注："载、祀，皆年。"

⑧ 简编亏替：指方药医书损坏。简编，指方药医书。亏替，即毁坏，亡损。《诗经·鲁颂》："不亏不替。"郑笺："亏、替，皆谓毁坏也。"

⑨ 所详者虽广：指详细的文献内容尽管博大。虽，尽管。

⑩ 所略者或深：谓缺而未论的内容也还不少。

⑪ 讨检：研究考查。《论语·宪问》朱熹注："讨，寻究也。"

⑫ 功倍力烦：形容做事花费很大气力。烦，劳也。

⑬ 论甘忌苦：义偏在"忌苦"。忌，顾忌。此谓在撷录古人文献时，对内容的取舍非常艰辛。

⑭ 永言笔削：总是说要对古代医籍进行一番整理。永言，常说。笔削，指整理修订古代医籍。

⑮ 未暇尸之：犹言没有时间从事这件事情。未暇，即无暇。尸，主持。《尔雅·释诂上》："尸，主也。"

⑯ 遭逢有道：谓遇到了政治清明的好时代。遭逢，即遇到。有道，指政治清明。

⑰ 遂蹑（niè音聂）亨衢（qú音渠）：谓踏上了光明坦荡的仕进之路。蹑，至也。《淮南子·览冥》高诱注："蹑，至也。"亨衢，四通八达的大道。比较仕途。《易·大畜》："何天之衢，亨。"孔颖达疏："乃天之衢亨，无所不通也。"

⑱ 七登南宫：指在尚书省七次任职。南宫尚书省的别称。

⑲ 两拜东掖：指两次在门下省为官。东掖，即门下省，又称"东台"。

⑳ 便繁台阁：指屡次在中央机关做事。便繁，即"便番"，屡次。台阁，泛指中央机关。

㉑ 弘文馆：相当于国家图书馆。宋刻本避讳改为"洪文馆"。

㉒ 繇：通"由"。

8

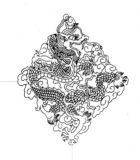

奥升堂①，皆探其秘要②。以婚姻之故，贬守房陵③，量移大宁郡④。提携江上⑤，冒犯蒸暑，自南徂⑥北，既僻且陋。染瘴婴痾⑦，十有六、七，死生契阔⑧。不可问天，赖有经方仅得存者，神效妙用，固难称述。遂发愤刊削⑨，庶几一隅⑩。凡古方纂得五、六十家，新撰者向⑪数千百卷，皆研其总领，核其指归⑫。近代释僧深⑬、崔尚书⑭、孙处士⑮、张文仲⑯、孟同州⑰、许仁则⑱、吴升⑲等等十数家，皆有编录，

---

① 观奥升堂：即通过深入的研究，掌握书籍的全部状况。观奥，即审视书籍的深奥义理。升堂，犹登堂入室。

② 秘要：奥秘要旨。

③ 贬守房陵：指天宝年间由中央机关下放到地方，出任房陵太守。房陵，即房州，今湖北房县。

④ 量移大宁郡：谓被酌情就近改贬到大宁郡任职。唐宋时被贬远方的官吏，遇赦酌情移近安置，称为"量移"。大宁，即隰（xí音席）州（今山西隰县）。

⑤ 提携江上：提携，指携带家眷。江，指长江。

⑥ 徂（cú音殂）：到，至。《诗经·大雅》王引之释词："徂，及也。"

⑦ 染瘴婴痾：感染山岚瘴气而患病。婴痾，患痾疾。程本作"婴疾"。婴，缠绕，羁绊，又通"撄"，触犯。

⑧ 死生契阔：犹言生离死别。契阔，离合，聚散。偏指离散。

⑨ 刊削：义同"笔削"，即著述。此谓对《外台秘要方》的编撰。

⑩ 庶几一隅：或许可以起到举一反三的作用。庶几，或许可以。表示一种希望。一隅，谓举一反三。语出《论语·述而》。

⑪ 向：副词，大约，接近。张相《诗词曲语辞记释》卷三："向，约估数之辞，与'可'字略同。"

⑫ 核其指归：谓考校研讨旨义，与"研其总领"互文。指规，"指归"，即旨意。

⑬ 释僧深：即深师，亦称僧深。南北朝宋、齐间人，著名僧门医家，著有《深师方》三十卷，是《外台秘要方》中引用的主要文献之一。

⑭ 崔尚书：似指崔知悌。崔知悌于唐高宗时任中书侍郎、户部尚书，著有《纂要方》、《骨蒸病疾方》等，均佚。

⑮ 孙处士：指唐代杰出医学家孙思邈，京兆华原（今陕西耀县）人，主要著作有《千金要方》、《千金翼方》各三十卷，是王焘《外台秘要方》引录最多的文献。处士，古称有德有才而隐居不仕的人。此因孙思邈曾受唐太宗、高宗多次征召，固辞不就，故称其为"处士"。

⑯ 张文仲：唐代医学家，洛州（今河南洛阳）人，武则天初为待御医，著有《四时常服及轻大小诸方十八首》，另外传其还著有《随身备急方》三卷（《旧唐书》本传）、《法象论》一卷、《小儿五疳二十四候》一卷（《宋志》）。

⑰ 孟同州：即孟诜，唐代医家，著有《食疗本草》、《必效》等，均佚。因其曾任同州（今陕西大荔一带）刺史，故名。又称为孟使君。汉唐多尊州、郡长官为使君。使君，即刺史。

⑱ 许仁则：唐太宗、高宗时期的名医，著有《许仁则方》，为《外台秘要方》引用，其他情况，无所考查。

⑲ 吴升：唐代医家，生平事迹无详考，著有《三家脚气论》，被《外台秘要方》引用。

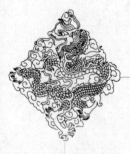

并行于代，美则美矣，而未尽善①。何者？各擅风流，递相②矛盾，或③篇目重杂，或商较繁芜④。今并味精英⑤，钤其要妙⑥，俾夜作昼⑦，经之营之⑧，损众贤之砂砾⑨，掇群才之翠羽⑩，皆出入再三⑪，伏念旬岁⑫，上自炎昊⑬，迄于圣唐，括囊遗阙⑭，稽考隐秘，不愧尽心⑮焉。

　　客有见余此方⑯，曰：嘻，博哉！学乃⑰至于此邪。余答之曰：吾所好者寿⑱也，岂进于学哉？至于遁天倍情⑲，悬解⑳先觉㉑，吾常㉒闻

---

① 并行于代，美则美矣，而未尽善：（王焘认为所援引的上述诸家医药方书）同时流传于世，虽然很好，但却没有达到最完美的境界。代，世也。避唐太宗李世民讳，改世作"代"。

② 递相：互相。

③ 或：代词，相当于"有的"。

④ 商较繁芜：犹言研究考核十分不便。商较，又作"商校"，即研究比较。繁芜，繁多杂乱。

⑤ 并味精英：即全面研究其中的精华。并，犹"遍"。味，玩味，研究。

⑥ 钤（qián 音钳）其要妙：掌握其中微妙的要旨。钤，关键。用如动词，有握持、掌握义。

⑦ 俾夜作昼：把夜晚当作白天，喻抓紧时间。俾，使也。

⑧ 经之营之：语出《诗·大雅·夷台》。本谓建筑、营造，引申为经营、策划。此指艰辛地从事《外台秘要方》的编撰。

⑨ 损众贤之砂砾：去除众医家医书中粗糙不精的内容。损，去除。《说文·手部》："损，弃也。"砂砾，喻指粗糙不精的内容。

⑩ 掇（duó 音多）群才之翠羽：撷取诸医书中精粹的部分。掇，《说文·手部》："掇，拾取也。"翠羽，指翠鸟的羽毛。喻医书中的精华。

⑪ 出入再三：反复筛选。

⑫ 伏念旬岁：指潜心编撰十年。伏，谦、敬之辞。念，思考。此指专心编撰。旬岁，指一年，也指"旬年"，即十年，此处似指后者。见《三国志·魏志·刘廙传》。旬，满也。

⑬ 炎昊：指炎帝神农氏和太昊伏羲氏。

⑭ 括囊遗阙：指《外台秘要方》的撰写参阅了包括那些世所不传的遗篇残卷在内的诸多文献。

⑮ 尽心：殚精竭虑，竭尽全力。

⑯ 此方：即《外台秘要方》一书。

⑰ 乃：竟，竟然。

⑱ 寿：此指治病防病，使人长寿的知识。与"学"对文。

⑲ 遁（dùn 音盾）天倍情：超越自然规律和人世常情。倍，通悖。遁，欺骗。《广雅·释诂二》："遁，欺也。"

⑳ 悬解：解除束缚。此谓摆脱生死之虑。

㉑ 先觉：对事理超前认识和理解。

㉒ 常：通"尝"，曾经。

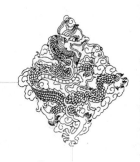

之矣。投药治疾，庶几有瘳①乎！又谓余曰：禀生受形②，咸有定分③，药石其如命何④？吾甚非之，请论其目⑤。夫喜怒不节，饥饱失常，嗜欲攻中，寒温伤外，如此之患，岂由天乎？夫为人臣、为人子，自家刑国⑥，由近兼远，何谈之容易哉！则⑦圣人不合启金縢⑧，贤者曷为条玉版⑨？斯言之玷⑩，窃为吾子羞之⑪。客曰：唯唯⑫。呜呼！齐梁之间，不明医术者，不得为孝子。曾、闵之行⑬，宜其用心，若不能精究病源，深探方论，虽百医守疾，众药聚门，适足多疑⑭，而不能一愈之也。主上尊贤重道，养寿祈年⑮，故张、王、李⑯等数先生继入，皆钦

---

① 庶几有瘳：或许能治愈。瘳，病愈。

② 禀生受形：投胎而成形身体。犹言生命的开始。禀生，即受生，指投胎、投生。受形，构成身体之形。

③ 咸有定分：意谓每个人寿命的长短，都在投胎之时就已决定。犹言寿命的长短是先天已经决定的。

④ 药石其如命何：意谓药物又怎么能改变先天所定的寿命呢？药石，泛指治病防病延年益寿的药物和防治方法。

⑤ 吾甚非之，请论其目：我（指王焘听了上述之论后）很不以为然，就请他（指上文的"客"人）允许我向他谈了其中的关键所在。《小尔雅·广诂》："目，要也。"

⑥ 自家刑国：意谓从管理家庭到治理国家。《广雅·释诂三》："刑，治也。"

⑦ 则：犹"若"，"如果"。连词，表假设。

⑧ 圣人不合启金縢：意为周成王不应当打开金縢之匮。圣人，周成王；"合"，应该。启，打开。金縢，指用金属制作的带子将收藏书契的框封存。此谓藏有周公愿代王死祝告书的"金縢之匮"。

⑨ 贤者曷为条玉版：指周公将视告之辞写在玉版上。贤者，此指周公、周成王；曷为，何必，为何，表反问。条，分条论述。玉版，古用以刻字的玉片，此指周公从代武王死的祝告辞。上两句的意思是说：如果说周成王不该打开金縢之匮，那么周公何必书写视告辞呢？以此典故，借喻药石治病的必要性。

⑩ 斯言之玷：这些观点中的错误。斯，犹此，这。玷，玉石的斑点，引申为错误、缺点。

⑪ 窃为吾子羞之：窃，谦辞。吾子，对人的爱称。《仪礼·世冠礼》郑玄注："吾子，相亲之辞。"

⑫ 唯唯：恭敬的应答之声。

⑬ 曾、闵之行：指曾子、闵子骞孝敬父母的高尚品行。曾，即曾子，名参，字子舆，春秋鲁国人。闵，指闵子骞，名损，亦春秋鲁国人。二人都是孔子的学生，自古以来都是孝敬父母的典范。行，品行。

⑭ 适足多疑：意只是加重了更多疑惑。适，通"啻"，仅仅。

⑮ 养寿祈年：养寿，谓保养身体以延年益寿。祈，求。

⑯ 张、王、李：疑指与王焘同代的应诏入朝的侍医或方士。

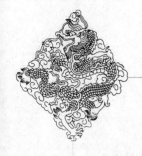

风请益①，贵而遵之②。故鸿宝③、金匮、青囊、绿帙④，往往而有，则知日月所照者远，圣人所感者深，至于啬神、养和⑤、沐老⑥、补病⑦者，可得闻见也。余敢采⑧而录之，则古所未有，今并缮缉⑨，而能事毕矣。若乃分天地至数⑩，别阴阳至候⑪。气有余⑫则和其经渠以安之，志不足⑬则补其复溜以养之。溶溶波波，调上调下⑭。吾闻其语矣，未遇其人也⑮。不诬方将，请俟来哲⑯。其方凡四十卷，名曰《外台秘要

---

① 钦风请益：仰慕他们的学识，并向他们求教。钦风，指敬慕风俗教化。请益，向人请教。《礼记·曲礼上》郑玄注："谓受说不了，欲师更明说之。"

② 贵而遵之：缘其重要而遵循。

③ 鸿宝：此泛指有价值的医学典籍。见《汉书·刘向传》。

④ 金匮、青囊、绿帙：分别指秘藏书籍、文献的金属柜子、布袋和函套。喻指一切有学术意义的医籍。

⑤ 啬神、养和：珍惜精神，保养真气。和，指真元之气。《后汉书·周磐传》："药方回，支父啬神养和。"

⑥ 沐老：即"休老"，使老人得到休养。沐，即"沐休"，有养的意思。《文选·沈约〈和谢宣城〉》李善注："沐，休沐也。"

⑦ 补病：调补将息病体。《庄子·外物》："静然可以补病，眦搣可以休老。"

⑧ 采：撷取，选择。

⑨ 缮缉：亦作"缮葺"，原指房屋的构筑和修理。此谓《外台秘要方》的编撰。

⑩ 分天地至数：明辨、解析自然界中一切事物的运动变化法则。分，《吕氏春秋·察传》高诱注："分，明也。"《后汉书·寇恂传》李贤注："分，犹解也。"至数，极其精深奥秘的道理或事理。

⑪ 别阴阳至候：区分、别类阴阳二气变化所产生的世界一切情况和征象。候，事物的征象。《字汇·人部》："候，证候。"别，区分、类别。《字通·刀部》："别，辨也。又流别、种别。"上两句喻指博大精深，奥秘无穷的医药学理论。

⑫ 气有余：此指肺气壅滞的实性病证。故云取手太阴经穴"经渠"刺治。

⑬ 志不足：此指肾气不足的虚性病证。故取足少阴经穴"复溜"刺治。此两句是王焘为了阐明他不取针刺理由时的举例，故有下文之论。

⑭ 溶溶波波，调上调下：此谓根据经脉气血的运行情况，或者调治于上，或者调治于下。溶溶波波，谓经脉气血波动荡漾貌。调，治疗，调理。

⑮ 吾闻其语矣，未见其人也：(意思是说，上述能根据经脉气血运行状态能娴熟地运用针刺治上治下以愈病的事)，我只是听说过，但没有亲眼看到能这样治好病的医生。此两句充分体现王焘于《外台秘要方》中不取针刺的想法。

⑯ 不诬方将，请俟来哲：(意谓上述观点)不是贬低后人，(只有)乞求未来医学造诣高的人(来实现)。诬，诬蔑，贬低。方将：未来，将来。请，乞求。俟，等待。哲：原指有才有德之人。此指医学造诣高的人。

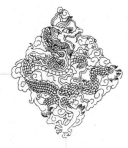

方》，非敢传之都邑①，且欲施于后贤②，如或询谋③，亦所不隐④。

是岁天宝十一载，岁在执徐⑤，月之哉生明⑥者也。

〔译文〕　从前，神农氏在治理天下的时候，品尝百药的滋味，确立九候的诊法，用来考定阴阳变化的特征，并以此拯救将会夭折的生命，使他所主宰的地域之内的人民因此而健康安宁，这一功德真是广大啊！到了周朝成就统一天下的大业之后，又设有冢宰一职，对医学进行深入研究，并掌管医疗工作的行政和法令，收积药物来供应医疗工作之用，年终便考核众医的医疗水平，制定他们的俸禄等级，如果十个病人就诊都能治愈的就是上等，十个病人有四个没有治愈的就是下等。我们大唐王朝遵循着这一制度，常常从中选取法则，从而设置了医学机构，颁布了良方，其目的就是为了使人的元气和谐，并进而达到最佳境界。即使圣人造就的功德，又怎么能超过这种境界呢？因此夏、商、周三代的常法，历代君王都不予改变，从此又可知医学的历史已经很悠久了。从雷公、岐伯、仓公、医缓的产生，巫彭、扁鹊、华佗、张仲景的出现之后直到现在，名医不断地涌现出来，在大约几千年的岁月中，写下了成千上万的方书，这些著作用满满一车难以装下，用一座大厦也不能容纳。虽然如此，可是由于年代久远，书简残缺不全，详尽论述的内容尽管不少，但略而未究的情况有时还相当严重。要全面探求这些简册就会花费成倍的功夫和繁重的劳动，要系统研究后有所取舍却又苦于过分艰辛。我总想对古代医籍进行一番整理修订，却一直没有空闲主持这项工作。

我幼年时多患疾病，长大后喜好医术，遇上了政治清明的好时代，因而踏上了入仕进身的坦途。我曾七次在尚书省供职、两次在门下省

① 传之都邑：即公开刊行，公布于众。都邑，原指城市或京城。

② 施于后贤：留给后学者。

③ 询谋：咨询、商议。

④ 隐：掩饰。

⑤ 岁在执徐：指天宝十一年（公元752年），此年为干支纪年的壬辰年。在干支纪年中，凡年支为辰者，皆曰"执徐"。《尔雅·释天》："在辰曰执徐。"

⑥ 月之哉生明：指正月初二、初三。月之，高校本认为是"月正"误为"月止"。止、之通。"月正"，即正月。《尚书·舜典》孔颖达传："月正，正月。"生明，指农历每月的初二或初三，因此时月亮开始有光。

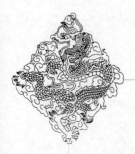

任官，多次在这些重要衙门任职前后共有二十多年。在此期间，曾长期主管弘文馆中图籍、方书的校正工作，并从此进入了医学的殿堂，全面探索了其中的奥理要旨。后来由于婚姻的缘故，被贬到房州任太守，接着又被赦免就近改贬到大宁郡，拖家带口地奔波在长江之滨，冒着闷热的盛暑，从南向北行进，历尽偏僻恶劣的环境，全家人因感染瘴气患病的就有十分之六七。其中生死离合的因缘，难以责问苍天，只有依赖经典医方才保住了性命。这些医方的神奇攻效，确实难以阐述，于是我就立志进行编辑整理，希望能对人们起到举一反三的作用。共收集了古方五六十家，新编出的医方也约有数千百卷，我还全面地研究了它们的主旨，考核了它们的意趣。近代的释僧深、崔尚书、孙处士、张文仲、孟同州、许仁则、吴升等十多位医家，都有编选的著作同时在社会上流行。这些著作好是好，但还不够完善。这是什么原因呢？因为它们各自在其著作中任意施展自己的风采，彼此之间的见解互相抵触。其中有的篇目重复杂乱，有的分析比较也非常芜杂。现在我系统地研究了这些著作中的精华，把握了它们的精要奥妙的内涵，在夜以继日的努力下，对各家的著作进行了分析整理。对剔除各家著作中的糟粕、选取各家著作中的精华，我都做了反复筛选，并暗自思考了十年之久。对上自神农、伏羲时代，下到我们圣明的大唐王朝之间的遗漏残缺的文献，我都进行了全面整理，并且深入考查了它们的隐微深奥的含义，可以问心无愧地说是已经尽心尽力了啊！

有位客人看到我的方书后说："啊，内容真是博大啊！学问竟然做到这种境界了！"我回答他说："我所喜好的是使人长寿的技术，它或许比学问要深一层吧！至于超越自然规律、远离人世常情、摆脱生死之虑的先知先觉者，我尽管曾经听说过这种人，但对凡人来讲，服药治病，也许会有使疾病痊愈而长寿的可能吧！"客人又对我说："人们禀受生命和身体，都是有定数的，药石能把命运怎样呢？"我认为他的这种说法很不正确，就请他允许我向他论述其中的详情，我说道："喜怒之情缺乏节制，饮食饥饱失去常规，嗜好欲望在体内攻伐，寒热之气从体外侵袭，像这样的祸患，难道是由天命决定吗？作为臣子、作为儿子，要从治家的方法推知治国之道，由办理身边的事务兼知处理

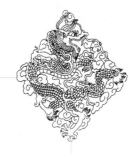

天下大事，其中的道理怎能轻易地谈论呢？如果周成王不应该打开用金属缄封的记有周公为周武王祈福祝寿的祝文的匣子，那么贤人又怎么会把这些祝文分条刻写在玉版上让它流传呢？！我暗自为您这位朋友能说出如此不正确的话而感到羞耻。"客人说："您说得对。"

唉！在南朝齐、梁时期，不通晓医术的人，不能算作孝子。即使像曾参、闵损那样有孝行的人，也必须对医学尽心研究。如果不能精心研究疾病的根源，深入探求医方理论，即使让一百个医生守在病人身边，把很多药物放在患者家里，也只能造成更多的疑惑，却一次也不能治愈疾病。当今皇上尊重名医，重视养生之道，并以此来延年益寿，因而张、王、李等几位先生被相继请进宫内，皇上对他们的大医风度都深表钦敬，向他们请教养生之道，并把他们所讲的内容当作宝贵的方法来遵从。所以保存完好的养生、卜筮、医药等各类书籍到处都会找到，从而可知日月照耀的地方十分旷远，皇上的"尊贤重道"的恩德对人们的感化作用极其深远。因而直至内守精神、保养正气、使老人得到休养、使病人得到救治的方法，也都能得以耳闻目见。我冒昧地把这些资料收录起来，即使古代文献中没有的内容，我现在也一并把它们收集整理进来，那么，我能做到的事也就做完了。至于区分自然界的普遍规律，辨别疾病的阴阳寒热等属性，肺气有余就针刺经渠穴、调和肺气使它安宁；肾气不足就针刺复溜穴、补益肾气来保育它。根据病人体内阴阳虚实变化的情况，采用适当的针法进行调理。我曾听到过这些说法，却没有遇见用这些方法治愈病人的医生。为了不欺骗正在学医的人，我没有收录这方面的内容，请他们去等待日后的明哲之士填补这一空白。这本书共收集了四十卷医方，书名叫《外台秘要方》。我不敢在学者云集的京城传播它，只打算把它留给后代的贤才。现在如果有人跟我一起探讨它，我也没有什么值得隐瞒的。

今年是天宝十一年，岁次壬辰年三月初三。

目 录

朝散大夫守光禄卿直秘阁判登闻检院上护军臣林亿等上进

外台秘要方卷第一伤寒上一十二门

朝散大夫守光禄卿直秘阁判登闻检院上护军臣林亿等上进

诸论伤寒八家合一十六首

《阴阳大论》云：春气温和，夏气暑热，秋气清凉，冬气冰冽①，此则四时正气之序也。冬时严寒，万类深藏，君子周密②，则不伤于寒。触冒③之者，乃名伤寒耳。其伤于四时之气，皆能为病，以伤寒为毒者，以其最成杀疠之气也。中而即病者，名曰伤寒；不即病者，寒毒④藏于肌肤中，至春变为温病，至夏变为暑病。暑病者，热极重于温也。是以辛苦之人，春夏多温热病者，皆由冬时触冒寒冷之所致，非时行之气也。凡时行⑤者，春时应暖而反大寒，夏时应热而反大冷，秋时应凉而反大热，冬时应寒而反大温，此非其

时而有其气。是以一岁之中，长幼之病多相似者，此则时行之气也仲景、《病源》、《小品》、《千金》同。

王叔和曰：伤寒之病，逐日浅深，以施方治。今世人得伤寒，或始不早治，或治不对病，或日数久淹⑥，困⑦乃告医。医又不知次第⑧而治之，则不中病。皆以临时消息⑨制方，无不效也。今搜采仲景旧论，录其证候、诊脉⑩、声色，对病真方有神验者，拟防世急也。

又，土地高下、寒温不同，物性刚柔、餐居亦异。是故黄帝兴四方之问，岐伯举四治之能，以训后贤，开其未悟，临

① 冰冽（liè 音列）：严寒。冽，寒冷。

② 君子周密：此指善于养生的人。周密，又作"固密"，指居住处的防寒条件好。

③ 触冒：谓感触冒犯。

④ 寒毒：指寒邪。因其伤人毒烈凶狠，故谓寒毒。

⑤ 时行：即时行病，又叫时病，也称天行病。指与时令气候有关的季节性流行性传染病。

⑥ 日数久淹：谓疾病拖延了许多天。《广韵·盐韵》："淹，久留也。"

⑦ 困：谓病热危重。

⑧ 医又不知次第：谓医生不明白疾病演变规律。

⑨ 消息：犹斟酌。《隋书·礼仪志五》："消息取舍，裁其折中。"

⑩ 诊脉：指诊脉的方法。脉，原误作"泳"，根程本、高校本、《伤寒论》卷二第三改。

病之工，宜须两①审也。《小品》、《千金》同。

又曰：夫表和里病②，一作阳盛阴虚。下之而愈，汗之则死；里和表病③，一作阳虚阴盛。汗之而愈，下之则死。夫如是则神丹不可以误发，神丹丸，在此卷崔氏部中，六味者是也。甘遂何可以妄攻？甘遂者，水导散也。在第三卷天行狂语部中，甘遂等二味者是也。出《千金方》。表里④之治，相背千里。吉凶之机，应若影响。然则桂枝⑤下咽，表和⑥则毙。桂枝汤，在此卷仲景日数部中，桂枝等五味者是也。承气⑦入胃，里平⑧则亡。承气汤，在此卷仲景日数部中，三味者是也此表里⑨虚实之交错，其候至微，发汗、吐、下之相反，其祸至速。而医术浅狭，为治乃误，使病者陨没⑩。自谓其分，至令冤魂塞于冥路，死尸盈于旷野，仁者鉴此，岂不痛欤！《千金》同。

又，凡两感病⑪俱作，治有先后，发表攻里，本自不同。而执迷生意⑫者，乃云神丹、甘遂合而服之，且解其外，又除其内。言巧似是，于理实违。安危之变，岂不诡哉！夫病发热而恶寒者，发于阳；无热而恶寒者，发于阴。发于阳者，可攻其外；发于阴者，宜温于内。发表以桂枝，温里以四逆。四逆汤，在第二卷伤寒不得眠部中，三味者是也。

华佗曰：夫伤寒始得，一日在皮，当摩、膏、火灸⑬即愈。若不解者，至二日在肤，可法针⑭，服解肌散发汗，汗出即愈。若不解者，至三日在肌，复一发汗则愈。若不解者，止，勿复发汗也。至四日在胸，宜服藜芦丸，微吐则愈。若病困⑮，藜芦丸不能吐者，服小豆瓜蒂散，吐之则愈。视病尚未醒醒⑯者，复一法针之。藜芦丸，近用损人，不录之。瓜蒂散，在卷末杂疗中，《范汪方》二味者是也。五日在腹，六日入胃，入胃则可下也。

若热毒⑰在胃外，未入于胃，而先下之者，其热乘虚便入胃，则烂胃也。然热入胃病，要当须复下去之，不得留于胃中也。胃若实热至此为病，三死一生，此辈皆多不愈。胃虚热入，烂胃也。

其热微者，赤斑出；剧者黑斑出。赤斑出者，五死一生。黑斑出者，十死一生。但论人有强弱，病有难易，攻效⑱相倍耳。病者过日不以时下之，热不得泄，亦胃烂斑出矣。

若得病无热，但狂言、烦躁不安，精

① 两：通"量"。"两审"，即两审，有斟酌、考虑之义。
② 表和里病：指邪热内炽，阴液被灼之证。此表，指阳；里，谓阴。《千金方》卷九第一作"阳盛阴虚"，义并通。
③ 里和表病：指寒邪在外，表阳被遏之证。《千金方》卷九第一作"阳虚阴盛"，义胜。
④ 表里：谓治阴、治阳之法。《伤寒论》卷二、《千金方》卷九并作"虚盛"。
⑤ 桂枝：指桂枝汤。
⑥ 表和：《伤寒论》卷二、《千金方》卷九并作"阳盛"。理顺。
⑦ 承气：指大承气汤。
⑧ 里平：《伤寒论》卷二、《千金方》卷九并作"阴盛"。理顺。
⑨ 表里：据上文义理，此处"表里"即指阳和阴。《伤寒论》卷二、《千金方》卷九并作"阴阳"。义同。
⑩ 陨没：犹言死亡。《伤寒论》卷二、《千金方》卷九并作"殒没"。陨，通"殒"。
⑪ 两感病：指伤寒病中，相表里的两经同时感邪而发病者。
⑫ 生意：程本、《伤寒论》卷二并作"妄意"。妄意，即随心所欲，不遵章法。
⑬ 摩、膏、火灸：均为外治方法。摩，即按摩；膏，指外涂膏药；火灸，指用艾火灸治。灸，原误作"炙"，据程本、《千金方》卷九第一改。
⑭ 法针：遵循针刺的原则进行治疗。法，取法、效法、遵循之意。
⑮ 病困：犹病重垂危。困，危也。《淮南子·主术训》注："困，犹危也。"
⑯ 醒醒：即清醒。
⑰ 热毒：指伤寒病邪气入里化热的毒害作用。
⑱ 攻效：攻逐邪气而收效。程本作"功效"，《千金方》卷九第一作"得效"，义并通。

采言语与人不相主当者①，勿以火迫之，但以五苓散一方寸匕，水和服之。五苓散，仲景云猪苓散是也。在第二卷伤寒中风部中，《千金翼方》五味者是也。当以新汲井水，强饮一升许，若一升半，可至二升益佳。令以指刺喉中，吐之，病随手愈。不即吐者，此病辈多不善，勿强与水，水停即结心下也。当更以余药吐之，皆令相主当者，不尔必危。若此病不急以猪苓散吐解之者，其死殆速耳。亦可先吐②去毒物③，及法针之尤佳。

又云：春夏无大吐、下，秋冬无大发汗。发汗法，冬及始春天寒，宜服神丹丸，亦可摩膏火灸。膏在杂疗中，黄膏七味，白膏四味，并《范汪方》是也。若末春、夏月、初秋，凡此热月，不宜火灸，又不宜厚覆，宜服六物青散。青散，在杂疗中，《范汪方》六物者是也。若崔文行度障散④，度障散在杂疗中，《范汪方》四味者是也。赤散，赤散，在杂疗中，《范汪方》七味者是也，本出华佗。雪煎亦善，雪煎，在杂疗中，《古今录验方》三味者是也。若无丸、散及煎，但单煮柴胡数两，伤寒、时行并可服也，不但一也⑤。至再三发汗不解，当与汤。实者，转下之。其脉朝夕驶⑥疏吏切，疾也，下同者，为实癖也。朝平夕驶者，非癖也。转汤为可早与，但当少与，勿令下多耳。少与当数其间。

病有虚烦热者，与伤寒相似，然不恶寒，身不疼痛，故知非伤寒也，不可发汗。头不痛，脉不紧数，故知非里实也，不可下。如此内外皆不可攻，而师强攻之，必遂损竭，多死矣。诸⑦虚烦，但当行竹叶汤。竹叶汤，在第三卷天行虚烦部中，出《文仲方》是也。苦呕者，与橘皮汤。一剂不愈者，可重与也。橘皮汤在第二卷伤寒呕哕部中，四味者是也，出于《深师方》。此法宫泰⑧数用甚效。伤寒后虚烦，亦宜服此汤。仲景、《千金方》同。

陈廪丘⑨云：或问：得病连服汤药发汗，汗不出，如之何？答曰：医经云：连发汗，汗不出者，死。吾思可蒸之，如蒸中风法。蒸湿之气于外迎之，不得不汗出也。后以问张苗⑩，苗云：曾有人作事疲极汗出卧单簟⑪，中冷得病，但苦寒蹉，诸医与丸、散、汤，四日之内，凡八发汗，汗不出。苗令烧地布桃叶蒸之，即得大汗，于被中就粉敷身，极燥乃起，便愈。后数以此发汗，汗皆出也。人性自有难使汗出者，非但病使其然，蒸之无不汗出也。《小品》、《千金》同。蒸法在此卷崔氏日数部中，阮河南法。又有桃叶汤熏身法，在第三卷天行部中，《文仲方》支太医法是也。

范汪论：黄帝问于岐伯曰：人伤于寒而得病，何以反更为热？岐伯曰：极阴变阳，寒盛则生热，热盛则生寒。诸病发

---

① 精采言语与人不相主当者：指病人的神志失其常态，答非所问。"精采"，即神情。"相主当"，即相对应。

② 吐：原误作"以"，据程本、高校本改。

③ 毒物：此指痰涎之类的病理产物。因其亦能导致新的病证，对人体亦有毒害作用，故名"毒物"。

④ 度障散：《千金方》卷九第一作"度瘴散"。瘴，障通。《篇海类编·地理类·阜部》："障，亦作瘴。"下同。

⑤ 不但一也：犹言不局限一方、一法。

⑥ 驶（shǐ音史）：疾驰。此言脉疾、脉数。下仿此。

⑦ 诸：原误作"消"，据程本、高校本改。《千金方》卷九第一作"此"。

⑧ 宫泰：疑人名。程本作"官泰"，《千金方》卷九第一无此二字。

⑨ 陈廪丘：未见史载。《外台秘要方》中将其列为伤寒八大家之一。陈氏曾向晋代医家张苗请教，据此推测，他应当是晋代伤寒大家。据王焘所引资料分析，陈氏不但擅长伤寒理论及临床，还善治杂病，有著述，惜已佚。

⑩ 张苗：晋代医家，精于脉学，善于诊治疑难杂病。

⑪ 簟（diàn音电）：供坐、卧铺垫用的苇席或竹席。《诗经·斯干》："下莞上簟，乃安斯寝。"郑玄笺："竹苇曰簟。"

热、恶寒、脉浮洪者，便宜发汗。当发汗而其人适①失血及大下利如之何？岐伯答曰：数少与桂枝汤，使体润萦萦②汗才出，连日如此，自当解也。《千金》同。

《九卷》③云：黄帝曰：伤寒热病，死候有九④，《太素》云：不可刺者九。一曰汗不出，大灌⑤发者死；《太素》云：汗不出，大颧发赤，哕者死。二曰泄而腹满甚者死；甚，一作黄。三曰目不明，热不已者死；四曰老人、婴儿，热病腹满者死；五曰汗不出，呕、下血者死；六曰舌本烂，热不已者死；七曰咳而衄女六反，汗不出，出不至足者死；八曰髓热者死；九曰热而痉巨郢反者死。热病痉者，腰反折⑥，瘛尺制反疭子用反⑦，齿噤其禁反龄⑧也。热病七八日，脉微小，病者便血，口中干，一日半而死；脉代者，一日死。热病七八日，脉不躁不数，后三日中有汗，三日不汗，四日死。热病已得汗而脉尚躁盛，此阴脉之极也，死。其得汗而脉静者，生。热病脉常盛躁而不得汗者，此阳脉之极也，死。脉盛躁得汗者，生。《甲乙》、《太素》同。

《小品》论曰：古今相传，称伤寒为难疗之病，天行、温疫⑨是毒病之气，而论疗者不别伤寒与天行、温疫为异气耳。云伤寒是雅士之辞，云天行、温疫是田舍间号耳，不说病之异同也。考之众经，其实殊矣。所宜⑩不同，方说宜⑪辨，是以略述其要焉。出第十卷中。《千金》同。

《千金》论曰：人生天地之间，命有遭际⑫，时有否泰⑬、吉凶、悔吝、苦乐、安危、喜怒、爱憎、存亡、忧畏，关心之虑，日有千条，谋身之道，时生万计，乃度一日。是故天无一岁不寒暑，人无一日不忧喜。故有天行温疫病者，则天地变化之一气也。斯盖造化⑭必然之理，不得无之。故圣人虽有补天立极之德，而不能废之，虽不能废之，而能以道御之。其次有贤人善于摄生，能知撙节⑮，与时推移，亦得保全。天地有斯瘴疠，还以天地所生之物以防备之，命曰知方，则病无所侵矣。然此病也，俗人谓之横病，多不解疗，皆云日满自瘥，以此致枉者，天下大半。凡始觉不佳，则须救疗，迄至于病愈。汤食竞进，折其毒热，自然而瘥，必不可令病气自在，恣意攻人，拱手⑯待毙，斯为误矣。今博采群经，以为上、下两卷，广设备拟。好养生者，可得详焉。

又，夫伤寒病者，起自风寒，入于腠理，与精气分争，荣卫否隔⑰，周行不通。病一日至二日，气在孔窍、皮肤之间，故病者头痛，恶寒，腰背强重，此邪气在表，发汗则愈；三日以上，气浮在上部，填塞胸心，故头痛，胸中满，当吐之则愈；五日以上，气沉结在脏，故腹胀，

① 适：时间副词，刚刚，方才。《词诠》卷五："适，今言刚才。"
② 萦萦（zhí zhí 音直直）：《伤寒论条辨》卷一："萦萦，和润而欲汗之貌。"
③ 九卷：指《灵枢经》。本节内容与《灵枢·热病第二十三》基本一致。
④ 伤寒热病，死候有九：《灵枢·热病》："热病不可刺者有九。"
⑤ 大灌：汗出多，如水之浇灌。如"灌汗"即是。又按：当作"大颧"。
⑥ 腰反折：即角弓反张的症状。
⑦ 瘛疭：即抽搐。
⑧ 齿噤龄（jiè 音械）：齿噤，指牙关紧闭；龄，牙齿相击切。
⑨ 温疫：今通作"瘟疫"。泛指外感传染性疾病。
⑩ 宜：事。此指所患的病。《尔雅·释诂上》："宜，事也。"
⑪ 宜：应当，当然。见《诗经·谷风》。
⑫ 遭际：即遭遇。
⑬ 否泰：谓命运的好与坏、事情的顺与逆。
⑭ 造化：创造化育。
⑮ 撙（zūn）节：约束、克制。《礼记·曲礼上》："是以君子恭敬撙节，退礼以明礼。"
⑯ 拱手：犹言束手无策。
⑰ 否隔：痞塞阻隔。否，痞通用。隔，阻塞。

身重，骨节烦疼，当下之则愈。明当须消息①为候，不可乱投汤药，虚其胃气也。经言：脉微不可吐，虚细不可下。又，夏月亦不可下，此医之大禁也。文仲同。

又，脉有沉浮，转能变化，或人得病数日，方以告医，虽云时觉，视病已积日，其疹源②结成，非复发汗、解肌所除，当诊其脉，随时形势救解求免也。不可苟以次第为固③，失其机要，乃致祸矣。此伤寒次第，病三日以内发汗者，谓当风解衣，夜卧失覆，寒湿所中，并时有疾疫贼风之气，而相染易④，为恶邪所中也。至于人自饮食生冷过多，腹脏不消，转动稍难，头痛身温，其脉实大者，便可吐下之，不可发汗也。

又，凡人有少病，若似不如平常，则须早道⑤。若隐忍不疗，冀望自瘥⑥，须臾之间，以成痼疾⑦，小儿女子，益以滋甚⑧。若天行不和，当自戒勒⑨。若小有不和⑩，则须救疗，寻其邪由⑪，及在腠理，以时早疗，鲜有不愈者。患人忍之数日，乃说邪气入脏，则难可制止，虽和缓亦无能为也。痈疽丁⑫肿，尤为其急，此自养之要也。

又，凡作汤药，不可避晨夜时日吉凶，觉病须臾，即宜便治，不等早晚，则易愈矣。服药当如方法，若纵意违师，不须疗之也。

又，凡得时气病⑬，五六日而渴欲饮水，饮不能多，不当与也。所以尔者，腹中热尚少，不能消之，便更与人作病矣。若至七八日，大渴欲饮水者，犹当依证而与之，与之勿令极意⑭也。能饮一斗者与五升。若饮而腹满，小便涩，若喘、若哕者，不可与之。饮而忽然汗出者，已愈也。人得病能饮水者，欲愈也。出第九卷中。

《经心录》论曰：伤寒病错疗祸及，

如反覆手⑮耳。故谚云：有病不治，自得中医者，论此疾也。其病有相类者，伤寒、热病、风温、湿病、阴毒、阳毒、热毒、温疫，天行节气，死生不同，形候亦别，宜审详也。出第二卷中。

论伤寒日数病源并方二十一首

《素问》⑯：黄帝曰：夫热病者，皆伤寒之类也。或愈、或死，其死皆以六、七日间，其愈皆以十日以上者何也？岐伯曰：巨阳者，诸阳之属也，其脉连于风府，故为诸阳主气也。人之伤于寒也，则为病热，热虽甚不死，其两感于寒而病者，必死。

帝曰：愿闻其状。岐伯曰：一日巨阳受之，故头项痛，腰脊强；二日阳明受之，阳明主肉，其脉夹鼻络于目，故身

① 消息：犹言思考、斟酌。
② 疹源：即病根。程本作"病源"。《千金方》卷九作"疹瘵"。义并同。《集韵·屑韵》："疹，疾也。"《尔雅·释诂上》："瘵，病也。"
③ 固：不变。《韩非子·五蠹》陈奇猷校注："固，谓不变。"
④ 染易：传染。
⑤ 早道：此处告诫病人，身有不适，应及早就医诊治。
⑥ 冀望自瘥：希望疾病自然痊愈。
⑦ 痼疾：指积久难治的病。
⑧ 益以滋甚：指病情更加严重。滋，更加。
⑨ 戒勒：戒备与约束。
⑩ 不和：谓感受四时不正之气而身体违和。
⑪ 邪由：即病由。指病因。
⑫ 丁：即疗疮。按"丁"通"疗"。《素问·生气通天论》："足生大丁。"张志聪注："丁，即疗。"
⑬ 时气病：即时令病。如春季之风温、春温，夏之暑湿，秋之燥病，冬之伤寒皆如是。
⑭ 勿令极意：谓不要使（病人饮水）过度。
⑮ 反覆手：犹易如翻掌。反，通"翻"。
⑯ 《素问》：此指《素问·热论第三十一》。

热、目疼而鼻干，不得卧；三日少阳受之，少阳主胆，其脉循胁络于耳，故胸胁痛而耳聋。三阳经络皆受其病，而未入于脏者，故可汗而已。四日太阴受之，太阴脉布胃中，络于嗌，故腹满而嗌干；五日少阴受之，少阴脉贯肾络肺，系舌本，故口燥舌干而渴；六日厥阴受之，厥阴脉循阴器而络于肝，故烦满而囊缩。三阴三阳、五脏六腑皆受病，荣卫不行，五脏不通，则死矣。

其不两感于寒者，七日巨阳病衰，头痛少愈；八日阳明病衰，身热少愈；九日少阳病衰，耳聋微闻；十日太阴病衰，腹减如故，则思饮食；十一日少阴病衰，渴止不满，舌干已而嚏；十二日厥阴病衰，囊纵少腹微下，大气①皆去，病日已矣。

帝曰：治之奈何？岐伯曰：治之各通其脏脉②，病日衰已矣。其未满三日者，可汗而已；其满三日者，可泄而已。

又，帝曰：其病两感于寒者，其脉应与其病形何如？岐伯曰：两伤于寒病者③，病④一日则巨阳与少阴俱病，则头痛、口干、烦满而渴也；二日则阳明与太阴俱病，则腹满、身热、不欲食、谵之廉切，亦作谵言⑤；三日则少阳与厥阴俱病，则耳聋、囊缩、厥逆、水浆不入、不知人，则六日而死。

帝曰：五脏已伤，六腑不通，荣卫不行，如是之后，三日乃死，何也？岐伯曰：阳明者，十二经脉之长也，其气血盛，故不知人，三日其气乃尽，故死。出第九卷中。《甲乙》、《太素》同。

《病源》：伤寒一日，太阳受病。太阳者，小肠之经也，为三阳之首，故先受病。其脉络于腰脊，主于头项，故得病一日，而头、项、背、膊、腰、脊痛也。

又，伤寒二日，阳明受病。阳明者，胃之经也，主于肌肉，其脉络鼻入目。故

得病二日，肉热⑥鼻干，不得眠也。诸阳在表，表始受病，在皮肤之间，故可摩膏⑦、火灸⑧，发汗而愈。出第七卷中。

仲景《伤寒论》：伤寒一二日⑨，心中悸而烦者，小建中汤主之方。

桂心三两　甘草炙，二两　生姜三两　大枣十二枚，擘　胶饴一升　芍药六两

上六味，切，以水七升，先煮五味，取三升，去滓，纳饴，更上微火销令解⑩，温服一升，日三服。如呕家，不可服建中汤，以甜故也。忌海藻、菘菜、生葱。《千金翼》同。出第三卷中。张仲景《伤寒论》伤寒一二日内，麻黄汤主之。此云小建中汤，非也。此方但治心中悸而烦。

《病源》：伤寒三日，少阳受病。少阳者，胆之经也。其脉循于胁，上于颈耳，故得病三日，胸胁热⑪而耳聋也。三阳经络始相传，病未入于脏，故皆可汗而

---

① 大气：此指邪气。《素问集注》卷五：“伤寒之邪，为毒最厉，故四大气。”

② 治之各通其脏脉：《素问集注》卷五：“脏脉，谓手足三阴三阳之经脉。病传六气，故当调其六经，经气相调，则荣卫运行，而不内干脏腑矣。”

③ 两伤于寒者：谓表里两经同时被寒邪所伤而患病。两，表里两经。程本作“其病两感于寒者”。

④ 病：原作“脉”，据程本、《素问·热论》改。

⑤ 谵（zhān 音占）言：病人神志不清，语言错乱。《集韵·盐韵》：“谵，病人自语也。”《伤寒明理论》卷二：“伤寒谵言语，何以明之？谵者，为吸喃而语也。又作谵，谓妄有所见而言也。此皆其气昏乱，神识不清之所致。”

⑥ 肉热：《病源》卷七《伤寒二日候》同。《素问·热论》作“身热”，义胜。

⑦ 摩膏：古代的外治法之一，用药膏涂抹体表一定部位并摩擦之。

⑧ 灸：原误作“炙”，据《病源》卷七《伤寒二日候》改。

⑨ 伤寒一二日：《伤寒论》卷三为“伤寒二三日”。

⑩ 销令解：即溶解、溶化。按“消”、“销”通，溶化之意。

⑪ 胸胁热：因少阳经布两胁，故见此症。

解。出第七卷中。

仲景《伤寒论》：疗太阳病三日，发其汗，病不解，蒸蒸发热①者，属调胃承气汤方。

甘草二两，炙　芒硝半升　大黄四两

上三味，切，以水三升，煮二物。取一升，去滓，纳芒硝，更煮微沸。温温顿服，以调胃气则愈。忌海藻、菘菜。《经心录》同。出第十卷中。张仲景《伤寒论》三日亦可服麻黄汤，此云调胃承气汤，非也。此方但治三日发汗不解，蒸蒸发热者。

《病源》：伤寒四日，太阴受病。太阴者，脾之经也，为三阴之首。是知②三日以前，阳受病讫③，传之于阴，而太阴受病焉。其脉络于脾，主于喉嗌，故得病四日，腹满而嗌干也。其病在胸膈，故可吐而愈。

又，伤寒五日，少阴受病。少阴者，肾之经也，其脉贯肾络肺，系于舌。故得病五日，口热舌干，渴而引饮④也。其病在腹，故可下而愈矣。并出第七卷中。

仲景《伤寒论》：伤寒四五日，身热恶风，头项强，胁下满，手足温而渴者，小柴胡汤主之方。

柴胡半斤　栝楼根⑤四两，内少黄脉者
桂心三两　黄芩二两　牡蛎二两　甘草炙，二两　干姜二两

上七味，切，以水一斗二升，煮。取六升，去滓，更煎。取三升，温服一升，日三服。初服微烦，温覆汗出者，便愈也。忌生葱、海藻、菘菜。范汪同。出第三卷中。张仲景《伤寒论》名柴胡姜桂⑥也。合用柴胡、人参、甘草、黄芩、半夏、生姜、大枣七味，小柴胡汤是也。《玉函》、《千金翼》同。

《病源》：伤寒六日，厥阴受病。厥阴者，肝之经也。其脉循阴器，络于肝，故得病六日，烦满而囊缩⑦也。此则阴阳俱受病⑧，毒气在胃，故可下而愈。

又，伤寒七日，太阳病衰，头痛少愈。伤寒七日，病法当小愈⑨，阴阳诸经，传病尽故也。今七日以后，病反甚不除者，欲为再经病也。再经病者，是阴阳诸经络重受病故也。并出第七卷中。

仲景《伤寒论》：疗伤寒不大便六七日，头痛有热，与承气汤。其人小便反清一本作大便反青者，知不在里，仍在表也，当须发汗。若头痛者，必衄，宜桂枝汤方。

桂枝三两　芍药三两　甘草炙，二两
生姜三两　大枣十二枚，擘

上五味，切，以水七升，煮。取三升，去滓，温服一升，须臾吃稀粥一升助药力，覆取微汗。忌生葱、海藻、菘菜。《集验》、《备急》、文仲、范汪同。张仲景《伤寒论》此方六七日，病在表者可服之。

又，伤寒五六日，呕而发热者，柴胡汤证具，而以佗药⑩下之，柴胡证仍在，故可与柴胡汤。此虽已下之，不为逆，必蒸蒸而振，却发热汗出而解。

《病源》：伤寒八日，阳明病衰，身

---

①　蒸蒸发热：形容病人发热如热气蒸腾，从内达外之象。

②　是知：据此可知之义。《病源》卷七《伤寒四日候》作"是故"。亦通。

③　阳受病讫：阳，此指太阳、阳明、少阳三经。讫，终止，结束。

④　引饮：口渴之甚而多饮。

⑤　栝楼根：今通作"瓜蒌根"。下仿此。

⑥　柴胡姜桂：今本《伤寒论》作"柴胡桂枝干姜汤"，主治"伤寒五六日，已发汗而复下之，胸胁满，微结，小便不利，渴而不呕，但头汗出，往来寒热，心烦。"

⑦　囊缩：指阴囊并睾丸向腹内抽缩。

⑧　阴阳俱受病：指三阴三阳六经都受病邪的侵害。

⑨　病法当小愈：若循疾病规律，病情应当有所减轻。法：遵循。小愈，稍有好转。

⑩　佗药：即其他药，别的药。程本作"他"。《正字通·人部》："佗，与他、它通。"

热少愈。伤寒八日，病不解者，或是诸阴阳经络重受于病，或因发汗、吐、下之后，毒气未尽，所以病证犹存也。

又，伤寒九日，少阳病衰，耳聋微闻。伤寒九日以上病不除者，或初一经受病，即不能相传；或已传三阳讫，而不能传于阴，致停滞累日，病证不罢者；或三阳三阴传病已毕，又重感于寒，故日数多而病候改变。出第七卷中。

仲景《伤寒论》：疗伤寒八九日，风湿相搏，身体疼烦①，不能自转侧，不呕不渴，下之脉浮虚而涩者，属桂枝附子汤。若大便硬，小便自利者，附子白术汤②方。

桂枝附子汤方

桂心四两　附子三枚，炮，去皮，破　生姜三两　甘草二两，炙　大枣十二枚，擘

上五味，切，以水六升，煮。取二升，去滓，温分三服。忌生葱、猪肉、海藻、菘菜。

附子白术汤方

白术四两　大枣十二枚，擘　甘草二两，炙　生姜三两　附子三枚，炮去皮，四破

上五味，切，以水六升，煮取二升，去滓，分温三服。初一服，其人身如痹③，半日许，复服之，都尽。其人如冒状者，勿怪，此以附子、术并走皮中，逐水气未除，故使人如冒状④也。本云：附子一枚，今加之二枚，名附子汤。忌生葱、猪肉、菘菜、海藻、桃李、雀肉等。《千金翼》同。出第十一卷中。张仲景论：法当加桂枝四两。此本一方二法，以大便硬，小便自利，故去桂也。以大便不硬，小便不利，当加桂，附子三枚恐多也。虚弱家及产妇宜减服之。此二方但治风湿，非治伤寒也。

《病源》：伤寒十日，太阴病衰，腹减如故，则思饮食。十一日少阴病衰，渴止不满⑤，舌干已而嚏。十二日厥阴病衰，囊纵，少腹微下，大气⑥皆去，病日已矣。出第七卷中。《素问》、《甲乙》、《太素》并同。

仲景《伤寒论》：疗吐、下之后，不大便五六日，至十余日，日晡所发潮热，不恶寒，独语，如见鬼状，剧者发则不识人，循衣摸床，惕而不安，微喘，但发热诚⑦诚，训戏，今荒语也语者，属大承气汤方。

大黄四两，去皮　陈枳实五枚，炙　芒硝三合　厚朴半斤

上四味，切，以水一斗，先煮二物，取五升，去滓，纳大黄，煮。取二升，去滓，纳芒硝，煮一二沸，分为再服。初一服便得利者，止后服，不必尽剂。《千金方》并《翼》同。出第五卷中。

又，太阳病，过经十余日，及二三下之，后四五日，柴胡汤证仍在者，先与小柴胡汤。呕不止，心下急⑧，一云呕止小安郁郁微烦⑨者，为未解也，可与大柴胡汤，下之即愈方。

柴胡半斤　黄芩　芍药各三两　半夏半升，水洗　大枣十二枚，擘　生姜五两　枳实四枚，炙

上七味，切，以水一斗二升，煮。取六升，去滓，更煎。取三升，温服一升，

---

① 疼烦：即疼痛而心烦。

② 附子白术汤：《金匮》卷上第二作"白术附子汤"。

③ 如痹：谓身体疼痛，如有痹者。

④ 冒状：谓头目晕眩，神识不清，如物蒙蔽状。《尚论篇》卷一："冒者，神识不清，似有物蒙蔽其外也。"

⑤ 满：通"懑"，闷也。

⑥ 大气：此谓"邪气"。

⑦ 诚（xián 音咸）：和洽，调和。义不通。程本、《伤寒论》卷八第五并作"谵"。《千金翼》卷十第五作"谵"。

⑧ 心下急：指胃脘部有拘急不舒或疼痛的症状。

⑨ 郁郁微烦：抑郁不舒而烦。

日三服。一方加大黄二两，今不加大黄，恐不名为大柴胡汤也。忌羊肉、饧①。兼主天行。《千金翼》、《肘后》同。

又，伤寒十三日不解，胸胁满而呕，日晡所发潮热毕而微利，此本柴胡汤，下之不得利，今反利者，知医以丸药下之，此非其治也。潮热者，实也。先再服小柴胡汤以解其外，后以柴胡加芒硝汤主之方。

柴胡二两十六铢　黄芩　人参　甘草炙　生姜各一两　半夏五枚　大枣四枚，擘　芒硝二合

上八味，切，以水四升，煮七味，取二升，去滓，下芒硝，更上火煎一二沸，分为再服，未解更作。忌海藻、菘菜、羊肉、饧等。《玉函经》一方芒硝三合，桑螵蛸五个，大黄四分，煮。取一升半，温服五合，微下愈。本云：柴胡汤再服以解其外，取余一升加芒硝、大黄、桑螵蛸也。

《肘后方》七首

《肘后》：疗伤寒有数种，庸人不能分别，今取一药兼疗者。若初觉头痛、肉热、脉洪，起一二日，便作此葱豉汤方。

葱白一握　豉一升，绵裹

上二味，以水三升，煮。取一升，顿服取汗。若汗不出更作，加葛根三两，一方更加升麻三两，水五升，煮。取二升，分温再服。徐徐服亦得，必得汗即瘥。若不得汗更作，加麻黄三两去节，服，取汗出为效。文仲同。

又方

葱白一握，切　米三合　豉一升

上三味，以水一斗，煮米，少时下豉，后纳葱白，令大熟，取三升，分温三服，则汗出。

又方

豉一升，绵裹

上一味，以童子小便三升，煮。取二升，分温再服，汗出为效。《集验方》加葱白一升，切，云神良。支太医、文仲、《备急》同。

又方

葛根四两，切

上一味，以水一斗，煮。取三升，纳豉一升，更煮。取一升半，分温再服，取汗为瘥。又云：捣生葛根汁一二升，服，亦佳。

又，疗伤寒汗出不歇②，已三四日，胸中恶③，欲令吐④者方。

豉三升，绵囊　盐一两

上二味，以水七升，煮。取二升半，去滓，纳蜜一升，又煮三沸。顿服一升，安卧当吐，如不吐，更服一升，取吐为效。

又方

苦参二分　甘草一分，炙　瓜蒂　赤小豆各二七枚

上四味，切，以水一升，煮。取半升，一服之当吐。吐不止者，作葱豉粥解之，必止。忌海藻、菘菜。

又方

苦参二两　黄芩二两　生地黄半斤

上三味，切，以水八升，煎，取二升，服一升，或吐、下毒物。忌芜荑。

---

① 饧（xíng 或 táng）：指饴糖，又名胶饴。是米、麦等粮食经发酵而制成的糖类食物。能缓中补虚，主治劳倦伤脾等。
② 不歇：即不止。
③ 胸中恶：谓恶心。
④ 欲令吐：使人想吐。原说"吐"，据程本、高校本补。

《深师方》四首

深师：疗伤寒，一日至三日应汗者，作此汤方。

葛根半斤　乌梅十四枚　葱白一握　豉一升，绵裹

上四味，切，以水九升，煮。取三升，分为三服，初一服便厚覆①取汗，汗出粉②之。

又，麻黄解肌汤③，疗伤寒三四日，烦疼不解者方。

麻黄三两，去节　桂心二两　甘草一两，炙　杏仁七十枚，去尖皮，碎

上四味，切，以水九升，先煮麻黄，减二升，掠去沫，乃纳诸药合煮。取二升半，绞去滓，分服八合，以汗出为度。忌海藻、菘菜、生葱。本仲景麻黄汤，《千金》并《翼》同。

又，黄芩汤，疗伤寒六七日，发汗不解，呕逆下利，小便不利，胸胁痞满，微热而烦方。

黄芩　桂心各三两　茯苓四两　前胡八两　半夏半升，洗

上五味，切，以水一斗二升，煮。取六升，分为六服，日三服、夜三服，间食生姜粥，投取小便利为度。忌羊肉、饧、生葱、酢④物。

又，石膏汤，疗伤寒病已八九日，三焦热，其脉滑数，昏愦⑤，身体壮热，沉重拘挛。或时呼呻⑥而已攻内，体犹沉重拘挛，由表未解，今直用解毒汤则挛急不瘥，直用汗药则毒因加剧，而方无表里疗者，意思⑦以三黄汤以救其内，有所增加以解其外，是故名石膏汤方。

石膏　黄连　黄柏　黄芩各二两　香豉一升，绵裹　栀子十枚，擘　麻黄三两，去节

上七味，切，以水一斗，煮。取三升，分为三服，一日并服，出汗。初服一剂，小汗。其后更合一剂，分两日服。常令微汗出，拘挛烦愦即瘥。得数行利⑧，心开令语⑨，毒折⑩也。忌猪肉、冷水。出第十四卷中。

《小品方》四首

《小品》：诏书发汗白薇散，疗伤寒二日不解方。

白薇二两　麻黄七分，去节　杏仁去皮尖，熬　贝母各三分

上四味，捣散。酒服方寸匕，自覆卧，汗出则愈。《古今录验》、《千金》同。

又，鸡子汤，疗发汗后，二三日不解，头痛肉热⑪方。

麻黄一两，去节　甘草一分，炙

上二味，切，以水二升，扣鸡子白令置于水内，合和令匀，纳药复搅令和，上火煎之，勿动，煎至一升，适寒温、顿服之。盖覆汗出，粉敷之有效。忌海藻、菘菜。《古今录验》、《备急》同。张文仲疗天行。

---

① 厚覆：谓服药后厚被盖之（以取汗）。

② 粉：动词。用药粉涂之。下仿此。

③ 麻黄解肌汤：《伤寒论》及《千金翼》卷九第二并作"麻黄汤"，"桂心"作"桂枝"。

④ 酢（cù 音醋）：醋。《齐民要术·作酢法》："酢，今醋也。"下仿此。

⑤ 昏愦：神识昏乱。《广韵·水韵》："愦，心乱也。"

⑥ 呼呻：即呻吟呼叫。

⑦ 意思：犹言斟酌，亦有"试图"之义。

⑧ 数行利：频繁地泻下。利，泄泻。

⑨ 心开令语：谓神志清醒而能说话。

⑩ 毒折：谓邪气的毒力受到抑制。折，减损。

⑪ 肉热：即身热。

又，葛根汤①，疗病三四日不瘥，身体毒热②方。

葛根八两　生姜三两　龙胆　大青各半两　桂心　甘草炙　麻黄去节，各二两　萎蕤　芍药　黄芩　石膏碎　升麻各一两

上十二味，切，以水一斗，先煮葛根、麻黄，取八升，掠去沫，然纳余药。煮，取三升，分三服，日二夜一服。忌海藻、菘菜、生葱。《千金》同。

又，疗伤寒六七日，其人大下，寸脉沉迟，手足厥逆，下部脉不至，咽喉痛不利，唾脓血，泄利不止者，麻黄升麻汤③方。

麻黄二两半，去节　升麻五分　当归五分　知母　萎蕤一作菖蒲　黄芩各三分　麦门冬去心，一作天门冬　桂心　芍药　干姜　石膏碎　甘草炙　茯苓　白术各一分

上十四味，切，以水一斗，先煮麻黄，减二升，掠去上沫，纳诸药，煮。取三升，去滓，温分三服。相去如炊三斗米顷，令尽汗出便愈。忌海藻、菘菜、生葱、醋、桃李、雀肉等。并出第六卷中。此张仲景《伤寒论》方。

《集验方》五首

《集验》：疗伤寒时气温疫，头痛，壮热，脉盛，始得一二日者方。

真丹砂一两

上一味，以水一斗，煮之。取一升，顿服之，覆取汗。忌生血物④。《千金》同。

又，疗疫气伤寒，三日以后不解者方。

好豉一升，绵裹　葱白切，一升

上二味，童子小便五升，煮。取二升，分再服，覆取汗，神效。《千金》同。

又，疗伤寒五六日，斑出以后汤方⑤。

猪胆三合　鸡子一枚　苦酒三合

上三物，合和，煎令三沸。强人⑥尽服之，羸人⑦煎六七沸，分为两服，取汗出为效。文仲、《备急》、《千金》同。

又，疗伤寒七八日不解，默默烦闷⑧，腹中有干粪，谵语，大柴胡汤⑨方。

柴胡　半夏汤洗，各八两　生姜四两　知母　芍药　大黄　甘草炙　萎蕤各二两　一方加枳实四枚、黄芩二两。

上十味，切，以水一斗，煮。取三升，去滓，温服一升，日三服。忌海藻、菘菜、羊肉、饧。范汪加人参三两，余并同。《千金》用芍药，不用枳实。

又，疗伤寒热病十日以上，发汗不解，及吐下后诸热不除，及下利不止斑出方⑩。

大青四两　甘草炙，二两　阿胶炙，末，二两　豉一升，绵裹

上四味，切，以水八升，煮二物，取三升半，去滓，纳豉，煮三沸，去滓，乃纳胶令烊。分温三服，欲尽更作，常使有余，渴者当饮，但除热、止吐下，无毒。

---

① 葛根汤：《千金方》卷九第五作"葛根龙胆汤"。
② 毒热：指发热之甚。毒，犹言盛极。
③ 麻黄升麻汤：《伤寒论》卷六第十二"桂心"作"桂枝"。
④ 生血物：谓生冷的食物和动物食品。程本作"生冷物"。
⑤ 方：《千金方》卷十第一作"斑出猪胆汤方"。
⑥ 强人：指体质强壮且耐药力的人。
⑦ 羸人：即体质虚弱且不耐药力的人。
⑧ 默默烦闷：因烦闷而致精神抑郁貌。
⑨ 大柴胡汤：《千金方》卷九第八作"大柴胡加萎蕤知母汤"，无"枳实"，另有"人参三两"。
⑩ 方：《千金方》卷九第九作"皆治之，大青汤方"。

忌海藻、菘菜。《肘后》、深师、《千金》同。出第二卷中。

《千金方》六首 合一十一法

《千金》：治伤寒头痛、项强，四肢烦疼，青膏①方。一曰在上语中。

当归　芎䓖　吴茱萸　附子　乌头
莽草②　蜀椒各三两　白芷三两

上八味，切，以醇苦酒、渍再宿，以猪脂四斤，缓火煎，候白芷色黄，绞去滓。以暖酒服枣核大三枚，日三服，取汗，不知稍增，可服可摩。如初得伤寒一日，苦头痛、背强，宜摩之佳。忌猪肉。

又，少阴病，得病二三日，口燥咽干，急下之，宜承气汤。

又，少阴病六七日，腹满不大便者，急下之，宜承气汤。

又，阳明证，其人喜忘，必有蓄血，所以然者，本有久瘀血，故令喜忘。虽坚，大便反易，色必黑，宜抵党汤③下之。

又，伤寒有热，而少腹满，应小便不利，今反利者，此为有血，不可余药，宜抵党丸。

又，太阳病，身黄，脉沉结，少腹坚，小便不利者，此为无血也。小便自利，其人如狂者，血证谛④也，宜抵党汤下之。

又，阳明病，脉迟，虽汗出不恶寒，体必重，短气，腹满而喘，有潮热者，此外欲解，可攻里也。手足濈然⑤汗出者，此为大便已坚，宜承气汤⑥主之。若汗多，而微发热恶寒，为外未解，宜桂枝汤。其热不潮⑦，未可与承气汤。若腹大满，不大便，可少与承气汤⑧，微和其胃气，勿令至大下。

又，阳明病，潮热，微坚⑨者，可与承气汤⑩。不坚者，勿与之。若不大便六七日，恐胃中有燥粪，欲知之法，可与小承气汤。若腹中转失气者，为有燥粪，乃可攻之。若不转失气者，此为但头坚后溏，不可攻之，攻之必胀满，不能食。欲饮水者，即哕⑪。其后发热者，必复坚，与小承气汤和之。不转失气者，慎，不可攻之。

夫实则谵语⑫，虚则郑声⑬。郑声，重语也。直视谵语，喘满者死。若下利者，亦死。

又，伤寒四五日，脉沉，喘满，沉为在里，而反发汗，津液越出，大便为难，表虚里实，久则谵语。

承气汤⑭方

枳实五枚，陈者，炙　大黄四两　芒硝三

---

① 青膏：以猪脂肪为基质制成的药膏，内服、外用皆可。下"黄膏"仿此。

② 莽草：一种有毒的植物。又称"水莽草"。《周礼·秋官》郑玄注："莽草，药物杂虫者，以熏之则死。"山胁尚德："莽草，《千金》作甘草。"

③ 抵党汤：程本、《伤寒论》卷三第六并作"抵当汤"。下仿此。

④ 谛（dì音帝）：佛教用语。谓真实无谬的道理。此处犹言"的确无疑"。

⑤ 濈（jí音急）然：微汗，肌肤湿润貌。

⑥ 承气汤：《伤寒论》卷五第八作"大承气汤"。下仿此。

⑦ 其热不潮：此指虽有发热但非阳明证之"日晡潮热"。

⑧ 承气汤：《伤寒论》卷五第八作"小承气汤"。

⑨ 微坚：指大便稍硬。

⑩ 承气汤：《伤寒论》卷五第八作"大承气汤"。

⑪ 哕（yuě音曰）：呃逆。后世也指干呕。

⑫ 谵语：程本作"谵语"，当从。《千金方》卷九第八作"谵言"。

⑬ 郑声：指疾病晚期，病人心气内损，精神散乱而出现神识不清，不能自主，语言重复，声低无力，断断续续，语不成句，属失神表现。

⑭ 承气汤：《伤寒论》卷五第八、《千金方》卷九第八并作"大承气汤"。

合　厚朴半斤

上四味，切，以水一斗，先煮二味，取五升，纳大黄，更煮。取二升，去滓，纳芒硝。更上微火一两沸，分温再服。得下，余勿服也。

小承气汤方

大黄四两　厚朴二两，炙　枳实大者三枚，炙

上三味，切，以水四升，煮。取一升二合，去滓，分温再服。若一服得利，诚语止，勿服之也。

又，抵挡丸方

水蛭二十枚，熬　桃仁二十五枚，去皮尖两仁　虻虫二十枚，去足翅，熬　大黄三两

上四味，末，下筛，合，分为四丸。以水一斗，煮一丸，取七合，顿服，晬时①当下血。不下，更须服之，取血下为效。

又，抵挡汤方

水蛭熬　虻虫去足翅，熬，各三十枚　桃仁二十枚，去两仁尖皮　大黄三两

上四味，切，以水五升，煮。取三升，分为三服，不下更服。

又，疗伤寒头痛壮热，百节疼痛汤方。

柴胡　芍药　大青　知母　栀子各四两　升麻　黄芩　杏仁去双仁皮尖，各三两　香豉一升，绵裹　石膏八两，碎

上十味，切，以水九升，煮。取二升七合，分三服。苦热盛者，加大黄四两。并出第十卷中。

《千金翼方》一十三首 合一十三法

《千金翼》：疗少阴病一、二日，口中和，其背恶寒者，当灸之，服附子汤方。

大附子二枚，炮　茯苓　芍药各三两

人参二两　白术四两

上五味，切，以水八升，煮。取三升，温服一升，日三。忌猪肉、桃李、雀肉、酢。

又，疗少阴病，二三日咽痛者，可与甘草汤。不瘥，可与桔梗汤。

甘草汤方

甘草二两

上一味，切，以水三升，煮。取一升半，服七合，日三服。忌海藻、菘菜。

又，桔梗汤方

大桔梗一两　甘草二两，炙

上二味，切，以水三升，煮。取一升，分两服，吐脓血矣。忌猪肉、海藻、菘菜。

又，疗少阴病二三日，至四五日，腹痛，小便不利，下利不止，而便脓血，桃华汤②方。

赤石脂一斤，一半全用，绵裹，一半筛末　干姜一两，切　粳米一升

上三味，以水七升，煮取米熟，去滓，服七合。纳赤石脂末一方寸七，日三服。《伤寒论》、《千金》、崔氏、范汪同。

又，疗少阴病，得之二三日已③上，心中烦，不得卧者，黄连阿胶汤主之方。

黄连四两　黄芩一两　鸡子中黄二枚　芍药二两　阿胶三两，炙，一云三片

上五味，切，以水六升，先煮三味，取二升，去滓，纳胶煮烊尽，小冷，纳鸡子黄，搅令相得。温服七合，日三服。忌猪肉、冷水。并出第十卷中。

又，疗伤寒五六日，中风，往来寒

---

① 晬时：一昼夜。晬，一周时。
② 桃华汤：程本作"桃花汤"。华，同"花"。
③ 已：通"以"。

热①，胸胁苦满，嘿嘿②不欲饮食，心烦喜呕③，或胸中烦而不呕，或渴，或腹中痛，或胁下痞坚④，或心下卒悸，小便不利，或不渴，外有微热，或咳，小柴胡汤方。

柴胡八两　半夏洗，半升　生姜　黄芩　人参　甘草炙，各三两　大枣十二枚，擘

上七味，切，以水一斗二升，煮。取六升，去滓。更煎。取三升，温服一升，日三服。但⑤胸中烦而不呕者，去半夏、人参，加栝楼实一枚；若渴者，去半夏，加人参，合前成四两半，栝楼根四两；若腹中痛者，去黄芩，加芍药三两；若胁下痞坚者，去大枣，加牡蛎六两；若心下卒悸，小便不利者，去黄芩，加茯苓四两；若不渴，外有微热者，去人参，加桂心三两，温覆取微汗；若咳者，去人参、大枣、生姜，加五味子半升、干姜二两。忌羊肉、饧、海藻、菘菜。崔氏、深师同。

又，疗伤寒五六日，大下之后，身热不去，心中结痛，此为未解，栀子汤⑥方。

肥栀子十四枚，擘　美豉四合，绵裹

上二味，以水四升，先煮栀子，取二升半，去滓，纳豉，更煮。取一升半，去滓，温分再服。若一服得吐，余更勿服之。若呕者，后栀子加生姜汤。《伤寒论》、《备急》同。《伤寒》兼疗不得眠。

又，栀子生姜汤⑦方

肥栀子十四枚，擘　美豉四合　生姜五两，切

上三味，以水四升，煮栀子、生姜，取二升半，去滓，纳豉，更煮。取一升半，去滓，温分再服。若一服安，即勿服。《伤寒论》同，并疗虚烦不得眠耳。

又，伤寒六七日，结胸热实，其脉沉紧，心下痛，按之如石坚，大陷胸汤主之方。

大黄六两，切　甘遂末一钱匕　芒硝一升

上三味，以水六升，先煮大黄取二升，去滓，纳芒硝，煮一两沸，乃纳甘遂末。温分再服，得快利，止后服。

又，伤寒若吐、若下后，七八日不解，热结在里，表里俱热，时时恶风，大渴，舌上干燥而烦，欲饮水数升者，白虎汤⑧主之。

又，诸亡血家不可与白虎汤，虚者亦不可与，卒得之腹痛而利者，但可温之。

又，伤寒无大热，而口干渴，心烦，其背微恶寒者，白虎汤主之。

又，伤寒脉浮，发热无汗，其表不解者，不可与白虎汤。渴欲饮水，无表证者，白虎汤⑨主之方。

知母六两　石膏一升，碎，绵裹　甘草三两，炙　粳米六合

上四味，切，以水一斗二升，煮取米熟，去米纳药，煮。取六升，去滓。分六服，日三服。忌海藻、菘菜。《千金》、《伤寒论》、《备急》、文仲、崔氏、范汪、

---

① 往来寒热：指恶寒与发热交替出现。

② 嘿（mò 音么）嘿：又作"默默"，安静不语貌。《集韵·二十五德》："嘿，静也。通作默。"

③ 喜呕：善呕，容易产生呕的症状。喜，犹善也。

④ 痞坚：因滞塞不通而按之坚硬。痞，闭塞不通。

⑤ 但：仅仅，只是。

⑥ 栀子汤：《伤寒论》卷三第六作"栀子豉汤"。

⑦ 栀子生姜汤：《伤寒论》卷三第六作"栀子生姜豉汤"。

⑧ 白虎汤：程本、《伤寒论》卷四第七并作"白虎加人参汤"。

⑨ 白虎汤方：《伤寒论》、《千金翼》石膏用一斤，甘草用二两。又此方药上疑脱主治之证，检《伤寒论》及今本《千金翼》，此方上并有"伤寒脉浮滑，此以表有热，里有寒，白虎汤主之方"十九字，当据补。林亿曰："此云脉浮滑，表有热，里有寒者，必表里字差矣。"

《经心录》同。诸家兼疗天行之病。

又，白虎加人参汤①方

石膏　粳米各一升　知母六两　甘草二两，炙　人参三两

上五味，切，以水一斗二升，煮米熟，纳药，煮。取六升，去滓，分服一升，日三服。此方立秋后、立春前不可行。白虎汤，正、二、三月时尚冷，亦不可与服，与之则呕利而腹痛。忌海藻、菘菜。

又，疗伤寒八九日，下之，胸满烦惊，小便不利，诚语荒语，一身尽重，不可转侧，柴胡加龙骨牡蛎汤②方。

柴胡四两　黄芩　生姜　龙骨　人参　牡蛎熬　铅丹　桂心　茯苓各一两半　半夏二合半，汤洗　大枣六枚，擘　大黄二两

上十二味，切，以水八升，煮。取四升，纳大黄，切如博棋③子，煮。取二升，去滓，温分再服。忌羊肉、饧、生葱、酢物。

又，阳明病，发热而汗出，此为热越，不能发黄也。但头汗出，其身无有，剂④颈而还，小便不利，渴引水浆，此为瘀热在里，身必发黄，宜服茵陈汤方。

茵陈六两　大肥栀子十四枚，擘　大黄二两

上三味，切，以水一斗二升，先煮茵陈，减六升，去滓，纳诸药，煮。取三升，分三服。小便当利，如皂荚沫状，色正赤，一宿腹减，黄从小便去。并出第九卷中。

《崔氏方》一十五首一方附

崔氏：疗伤寒始得一二日方。

便可灸顶三壮，又灸大椎三壮，各加至五炷⑤益良，用之验。大椎平肩斜齐，高大者是也。仍不得侵项，分取之则非

也。上接项骨，下肩齐，在椎骨节上，是余穴尽在节下。凡灸刺，不得失之毫厘，今崔氏不定高下，是以言之。出《黄帝针灸经》。

又，疗伤寒一日至三日，可发汗，度瘴散方⑥。

麻黄十分，去节　桔梗　蜀椒汗　细辛　白术　吴茱萸　防风各四分　乌头炮　干姜　桂心各五分

上十味，捣、筛为散。温酒服方寸匕，温覆取汗，或数服，得汗即止。若得病一二日而轻者，服此药皆得汗解；若得便重者，颇不能解也。然可以二大豆许，著鼻孔中，觉燥涕出，一日可三四著，必愈。兼辟⑦天行病。忌猪肉、生葱、生菜、桃、李、雀肉等。

又，疗伤寒敕色⑧恶寒，发热体疼，发汗神丹丸方。

人参五分　乌头四分，炮　半夏⑨洗，五分　茯苓五分　朱砂一分，研　附子四分，炮

---

① 白虎加人参汤：原作"白虎汤"，据程本、高校本、《伤寒论》改，剂量与《伤寒论》稍异。

② 柴胡加龙骨牡蛎汤：《伤寒论》卷九第四"桂心"作"桂枝"，《伤寒论》方中无"黄芩"，共计十一味。

③ 博棋：即围棋。棋，原作"棊"，程本、《伤寒论》并作"碁"。《集韵·七之》："棊，或作碁，通作棋。"高校本视棊、碁、棋为异体字。下仿此。

④ 剂：《千金方》卷九第八作"齐"。《说文·刀部》："剂，齐也。"

⑤ 炷：指艾炷，灸一艾炷为一壮，也称一炷。

⑥ 度瘴散方：《千金方》卷九第四作"度瘴发汗青散，治伤寒敕色，恶寒发热，头痛项强，体疼方"。上文作"度障散"，障，通"瘴"。

⑦ 辟：通"避"。《说文通训定声·解部》："辟，假借为避。"

⑧ 敕色：即畏缩怕冷之状。《千金方》卷九第六作"敕涩"。山田业广注："敕色与啬啬同，又作涩涩，或作敕涩、赤色、色色，并一声之转也。"

⑨ 乌头、半夏：半夏反乌头，《金匮要略》"赤丸"也有此配伍应用。临证须慎重，注意其毒性。

上六味，捣为末，蜜和，丸如大豆。每服三丸，生姜汤下，发汗出，令体中濈濈然。如汗未出，更以热粥投之，令汗出。若汗少不解，复如前法。若得汗足不解，当服桂枝汤。此药多毒，饮水解其热愈。周护军子期自说天行用之甚良，故记之。忌猪羊肉、大酢、生血物等。《删繁》、范汪同。兼主天行。

又，疗伤寒服度瘴散而不汗出者，便作葱豉汤方。

葱十四茎　豉一升，绵裹

上二味，以水三升，煮。取一升，顿服，温暖覆、取汗出，胜度瘴散也。与前《肘后方》重。

又，疗伤寒服葱豉汤不得汗，可服葛根汤方。

葱白十四茎　豉一升，绵裹　葛根三两，切

上三味，以水五升，煮。取二升，分为再服。温覆取汗止，汗不出更服。余时用此，一服辄汗，略不再服。救数十人，甚效。

又，疗伤寒，前军府直吏周虎服葛根汤，再服不得汗，余更视之，甚恶寒而拘急，更思作麻黄汤以解之方。

麻黄二两，去节　葛根三两　葱白十四茎

豉一升，绵裹

上四味，切，以水七升，煮。取二升半，分三服。虎再服，快汗愈。其疹①与周虎相似者，服之皆汗，十余人瘥。

又，疗伤寒，阮河南蒸法。

薪火烧地良久，扫除去火，可以水小洒，取蚕沙、若②桃叶、桑柏叶、诸禾糠及麦麸③皆可，趣④用易得者，牛、马粪亦可用，但臭耳。桃叶欲落时，可益收取干之，以此等物著火处，令厚二三寸，布席卧上温覆，用此发汗，汗皆出。若过热，当审细⑤消息⑥。大热者，可重席，

汗出周身辄使止，当以温粉粉身，勿令遇风。

又，疗伤寒三五日，疑有黄，则宜服此油方。

取生乌麻清油一盏，水半盏，以鸡子白一枚和之，熟搅令相得，作一服令尽。

又，小前胡汤⑦，疗伤寒六七日不解，寒热往来，胸胁苦满，默默不欲饮食，心烦喜呕，寒疝腹痛方。胡洽云：出张仲景。

前胡八两　半夏半升，洗　生姜五两　黄芩　人参　甘草炙，各三两　干枣十二枚，擘

上七味，切，以水一斗，煮。取三升，分四服。《古今录验》同。忌生肉、饧、海藻、菘菜。仲景方用柴胡，不用前胡。今详此方治寒疝腹痛，恐性凉耳，合用仲景柴胡桂姜汤。今崔氏用之，未知其可也。

又，疗伤寒或始得至七八日不大便，或四五日后不大便，或下后秘塞⑧者，承气汤⑨方。

厚朴炙　大黄各三两　枳实六片，炙

上三物，切，以水五升，煮。取二升，体强者服一升，羸者⑩服七合，得下必效止。范汪同。

又，若胃中有燥粪，令人错语⑪，正

———————

① 疹：病。《集韵·屑韵》："疹，疾也。"

② 若：当作"苦"，形近致误。

③ 麸（yì 音义）：破碎的麦壳。程本作"麸"。

④ 趣：程本作"取"。趣，通"取"。《古今韵会举要·遇韵》："趋，通作取。"

⑤ 审细：仔细斟酌。程本作"细辛"。

⑥ 消息：犹（病情的）变化。

⑦ 小前胡汤：《伤寒论》卷三第六作"小柴胡汤"，"前胡"作"柴胡"。

⑧ 秘塞：指大便干结难解之便秘。下"秘"仿此。

⑨ 承气汤：即《伤寒论》卷三第六作"小承气汤"。

⑩ 羸者：指体质虚弱的人。

⑪ 错语：疑为"谵语"。下同。

热盛亦令人错语。若秘而错语者，宜服承气汤；通利而错语者，宜服下四物黄连除热汤①。承气汤旧用芒硝，余以有毒，故去之。用之数年，安稳，得下良。既服汤，亦应外用生姜兑读作锐，下同，使必去燥粪，若服汤兼兑而不得下者，可依本方芒硝一两。

又，姜兑法

削生姜如小指长二寸，盐涂②之，纳下部中③，立通。

又方

以猪胆灌下部，用亦立通。张仲景《伤寒论》云：猪胆和法醋少许，灌谷道中。

又，前军督护刘车者，得时疾三日已汗解，因饮酒复剧，苦烦闷、干呕，口燥呻吟，错语不得卧，余思作此黄连解毒汤方。

黄连三两　黄芩　黄柏各二两　栀子十四枚，擘

上四味，切，以水六升，煮。取二升，分二服，一服目明，再服进粥，于此渐瘥。余以疗凡大热盛，烦呕呻吟，错语不得眠，皆佳。传语诸人，用之亦效。此直解热毒，除酷热④，不必饮酒剧者。此汤疗五日中神效。忌猪肉、冷水。

又，大前胡汤，疗伤寒八九日不解，心腹坚满，身体疼痛，内外有热，烦呕不安方。胡洽云：出张仲景⑤。

前胡半斤　半夏半升，洗　生姜五两枳实八片，炙　芍药四两　黄芩三两　干枣十二枚，擘

上七味，切，以水一斗，煮。取三升，分四服，日三夜一服。《古今录验》同。忌羊肉、饧等物。张仲景用柴胡，不用前胡。本云：加大黄二两，不加大黄，恐不名大柴胡汤。

又，凡少阴病，寒多表无热，但苦烦愦默默，而极不欲见光，有时腹痛，其脉沉细而不喜渴，经日不瘥。旧用四顺汤，余根⑥其热，不甚用也。若少阴病下利而体犹有热者，可服黄连龙骨汤；若已十余日而下利不止，手足彻冷，及无热候者，可服增损四顺汤方。黄连龙骨汤见第三卷天行中。

甘草二两，炙　人参二两　龙骨二两黄连　干姜各一两　附子中形者一枚，炮去黑皮

上六味，切，以水六升，煮。取二升，分再服。不瘥复作，甚良。若下而腹痛，加当归二两；呕者，加橘皮一两。忌海藻、菘菜、猪肉、冷水。

又，疗少阴病，二十日后不下止，可服陟厘丸⑦，浩京方。

陟厘⑧四两，不用咸者　当归四两　汉防己三两　黄连三两　紫石英别捣末，细研，二两豉三升　厚朴二两，炙　苦酒五升

上八味，切，以二升苦酒渍防己一宿，出切，炙之燥，复纳苦酒中尽止；又以三升苦酒渍豉一宿，小蒸之，研，绞取汁，捣，下筛诸药，以酒豉汁和之，丸如梧桐子大。冷浆水服二十丸，丸极燥乃可

---

① 四物黄连除热汤：即下文"黄连解毒汤"。

② 涂：原作"鎗"（tú），无义。据程本改。

③ 纳下部中：将生姜条纳入直肠下端。下部，此指肛门，古称"谷道"。

④ 酷热：壮热。指发热之甚。酷，副词，极也，甚也。《集韵·沃韵》："酷，甚也。"

⑤ 出张仲景：此方与《伤寒论》："大柴胡汤"近似，唯《伤寒论》用"柴胡"不用"前胡"，方中另有"大黄二两"。

⑥ 根：程本作"怪"。丹波元坚注："程本作'怪'是臆改，不为义。"高校本按："根"疑尝作"恨"，形近致误。

⑦ 陟（zhì 音治）厘丸：《千金方》卷十五第七载此方，方名、药味全同，主治病证及煎服方法均较此详尽。

⑧ 陟厘：《千金方》卷十五作"水中陟厘"。"水中陟厘"，药名。陟鳌，即陟厘，一种蕨类植物，生池泽阴湿岩石上，一名石发。见《本草纲目·草十·陟鳌》。性温味甘，能温中消谷，强胃气，止泻痢，主治心腹寒证，以及心闷、消渴、丹毒等疾。

服之。忌猪肉、冷水。并出第一卷中。

《张文仲方》一十首

张文仲：葛氏疗伤寒及温病，头痛、壮热、脉盛，始得一、二日方。

破鸡子一枚，著冷水半升中，搅令相得，别煮一升，水令沸，以鸡子、水投其汤中急搅。调适寒温，顿服，覆取汗。《备急》同。

又，疗伤寒二三日以上，至七八日不解者，可服小柴胡汤方。

柴胡半斤　人参　甘草炙　黄芩　生姜各三两　半夏五合，洗　大枣十二枚，擘

上七味，切，以水一斗二升，煮。取三升，分三服，微覆取汗，半日便瘥。不瘥，更服一剂。忌羊肉、饧、海藻、菘菜。《备急》、范汪同。与前《千金翼》方重。

又，疗伤寒温病等三日以上，胸中满。陶氏云：若伤寒温病已三四日，胸中恶，欲令吐者，服酒胆方。

苦酒半升　猪胆一枚

上二味，尽和服之，吐则愈，神验。支云①：去毒气妙。胡洽、《集验》、《备急》、《千金》同。

又，疗伤寒《近效方》：凡胸中恶、痰饮、伤寒、热病、瘴疟，须吐者方。

盐末一大匙

上一味，以生熟汤②调下，须臾则吐。吐不快，明旦更服，甚良。《备急》同。

又，瓜蒂散，主伤寒胸中痞塞，宜吐之方。

瓜蒂　赤小豆各一两

上二味，捣散。白汤服③一钱匕，取得吐去病瘥止。《备急》、《经心录》、范汪同。

又，疗伤寒已四、五日，头痛、体痛，肉热如火，病入肠胃，宜利泻之方。

生麦门冬一升，去心　生地黄切，一升　知母二两　生姜五两半　芒硝二两半

上五味，以水八升，煮。取二升半，纳芒硝，煎五沸，分五服，取利为度。忌芜荑。《备急》同。

又，疗伤寒五日以上，宜取下利。陶氏云：若汗出大便坚而减④语方。

大黄四两　厚朴二两，炙　枳实四枚，炙

上三味，以水四升，煮。取一升二合，分两服，通者一服止。此是仲景方⑤。《备急》、范汪同。同前《千金》、崔氏方重。

又，疗伤寒八九日不瘥，名为败伤寒，诸药不能消者方。

鳖甲炙　蜀升麻　前胡　乌梅　枳实炙　犀角屑　黄芩各二两　甘草一两，炙　生地黄八合

上九味，切，以水七升，煮。取二升半，分五服，日三服，夜二服。出《支太医方》。忌海藻、菘菜、苋菜、芜荑。《备急方》同。

又，若十余日不大便者，服承气丸方。

大黄　杏仁去皮尖，破，熬，各二两　枳实一两，炙　芒硝一合

上四味，捣下筛，蜜和，丸如弹子。以生姜汤六七合，研一丸服之，须臾即通。不通更服一丸，取通为度。《备急》同。

―――――――

① 支云：高校本疑"支"为"支法存"。

② 生熟汤：指凉水与沸水兑在一起的水。《本草纲目·水·生熟汤》："以新汲水、百沸汤合一盏和匀，故曰生熟。今人谓之阴阳水。"

③ 白汤服：《千金方》卷九第七宋臣注引张文仲作"以白汤三合和服"。白汤，即白开水。

④ 减：程本作"谵"。

⑤ 此是仲景方：按此方即《伤寒论》的"小承气汤"。

又，疗晚发伤寒①，三月至年末为晚发方。

生地黄一斤，打碎　栀子二十枚，擘　升麻三两　柴胡　石膏各五两

上五味，切，以水八升，煮。取三升，分五服，频频服，若不解更服。若头面赤，去石膏，用干葛四两。无地黄，用豉一升，煮。取三升，分三服。忌芜荑。《备急》同。并出第二卷中。

《古今录验方》八首

《古今录验》：阳毒汤，疗伤寒一二日便成阳毒②，或服药吐、下之后，变成阳毒。身重，腰背痛，烦闷不安，狂言，或走，或见神鬼，或吐血、下利。其脉浮大数，面赤，斑斑如锦文，喉咽痛，唾脓血。五日可疗，至七日不可疗也。宜服升麻汤③方。

升麻二分　当归二分　蜀椒汗，一分　雄黄研　栀子　桂心各一分　甘草二分，炙　鳖甲大如手一片，炙

上八味，切，以水五升，煮。取二升半，分三服，如人行五里久再服。温覆手足，毒出则汗，汗出则解。不解重作，服亦取得吐佳。阴毒④去雄黄。忌海藻、菘菜、生葱、芫菜。张仲景方无栀子、桂心，阴毒去雄黄、蜀椒。

又，阴毒汤，疗伤寒初病一二日，便结成阴毒。或服汤药六七日以上至十日，变成阴毒。身重背强，腹中绞痛，喉咽不利，毒气攻心，心下坚强，短气不得息，呕逆，唇青面黑，四肢厥冷，其脉沉细紧数一本无数字。仲景云：此阴毒之候，身如被打，五六日可疗，至七日不可疗。宜服甘草汤⑤方。

甘草炙　升麻　当归各二分　蜀椒一分，出汗　鳖甲大如手一片，炙

上五味，切，以水五升，煮。取二升半，分再服，如人行五里顷复服，温覆当出汗，汗出则愈。若不得汗，则不解，当重服令汗出。忌海藻、菘菜、芫菜。《千金》、《集验》、《备急》、文仲、《小品》、《肘后》同。并出第二卷中。

又，还魂丸，疗伤寒四五日，及数年诸癖结坚心下，饮食不消，目眩，四肢疼，咽喉不利，壮热，脾胃逆满，肠鸣，两胁里急，飞尸鬼注邪气，或为惊恐伤瘦背痛，手足不仁，口苦舌燥，天行发作有时，风温不能久住，吐恶水方。

巴豆去心皮，熬　甘草炙　朱砂　芍药各二两　麦门冬二两，去心

上五味，各捣下筛，合和以蜜，捣三千下，丸如梧桐子大。每服两丸，葱、枣汤下。小儿二岁以上，服如麻子大二丸，日二服。忌海藻、菘菜、野猪肉、芦笋、生血物。出第三卷中。

又，麦奴丸，疗伤寒五六日以上不解，热在胸中，口噤不能言，唯欲饮水，为败伤寒⑥，医所不疗⑦方。

麻黄去节　大黄　芒硝　灶突中墨

---

① 晚发伤寒：指冬季感寒，邪伏未发病，至来年春季以后发病者。后世又称为伏邪伤寒。

② 阳毒：病证名。感受疫毒所致的一种病证。类似后世的温疫发斑，以其面赤故名。

③ 升麻汤：《肘后方》卷二第三、《千金方》卷九第五、《医心方》卷十四第三十六引《集验方》并无"栀子、鳖甲"。《金匮要略》卷上第三无"栀子、桂心"，名曰"升麻鳖甲汤"。

④ 阴毒：病证名。指感受疫毒所致的一种病证。类似后世之温疫、温毒发斑，以其面青、身痛故名。

⑤ 甘草汤：《金匮要略》上卷第三治阴毒于"升麻鳖甲汤"中"去雄黄蜀椒主之"。

⑥ 败伤寒：指伤寒病因误治或失治而致的变证、坏证。

⑦ 医所不疗：《千金方》卷九第六为"医所不治，为成死人，精魂已竭，心下才温，以杖发其口开，灌药咽中，药得下则愈。麦奴丸，一名黑奴丸，二日水解丸"。

黄芩各二分　麦奴①　梁上尘　釜底墨各一分

　　上分味，捣筛，蜜和如弹丸。以新汲水五合，研一丸。病者渴欲饮水，但极饮冷水，不节升数，须臾当寒，寒讫，汗出则愈。若日移五丈不汗，依前法服一丸，以微利止。药势②尽乃食，当冷食以除药势。一名黑奴丸，小麦黑勃名为麦奴是也。《肘后》、胡洽、《小品》、《删繁》、张文仲、深师、范汪、《经心录》、《广济》并同。

　　又，解肌汤③，疗伤寒发热、身体疼痛方。

　　葛根四两　麻黄去节　茯苓各三两　牡蛎二两，熬

　　上四味，切，以水八升，煮。取三升，分三服，徐徐服之，得汗通则止。忌酢物。《千金》有生姜、甘草。

　　又，调中汤④，疗夏月及初秋忽有暴寒，折于盛热，热结⑤四肢，则壮热头痛；寒伤于胃，则下痢，或血、或水、或赤带下⑥，壮热且闷，脉微且数，宜下之方。

　　大黄　葛根　黄芩　芍药　桔梗　茯苓　藁本　白术　甘草炙，各二两

　　上九味，以水九升，煮。取三升，分三服，服别相去二食久。勿以食隔，须取快下，壮热便歇，其下亦止也。凡秋、夏旱热积日，忽有暴寒折之，热无可散，喜搏著肌中作壮热气也。胃为六腑之长，最易得伤，非意⑦暴寒伤之而下也。虚冷人⑧则不在壮热，但下痢、或霍乱也。少实人⑨有服五石⑩，人喜壮热，其适与药吃断下，则加热喜闷而死矣。亦有不止便作壅热毒，壮热甚，不歇则剧，是以宜此调中汤下之，和其胃气。其表热者，宜前胡、大黄下之也。忌海藻、菘菜、猪肉、酢物、桃李、雀肉等。

　　又，疗往来寒热，胸胁逆满，桃仁承气汤⑪方。

　　大黄四两，渍，别下　甘草炙　芒硝汤成下　桂心各二两　桃仁五十枚，去皮尖，碎

　　上五味，以水七升，煮。取二升半，去滓，纳芒硝，更煎一两沸，温分三服。太医校尉史脱方。《肘后》、《伤寒论》、《千金翼》同。忌海藻、菘菜。并出第二卷中。

杂疗伤寒汤散丸方
八首并是论中所要

　　范汪：疗伤寒敕色⑫，头痛颈强，贼风走风黄膏方。

　　大黄　附子　细辛　干姜　蜀椒去目　桂心各一两　巴豆好者五十枚，去皮

---

　　① 麦奴：药名，为禾本科植物小麦果穗感染了黑粉科真菌麦散黑粉所形成的菌瘿。性寒味辛，主治热烦，解天行热毒、阳毒，热极发狂，大渴及温疟等。

　　② 药势：即药力。指服药后，药物在体内所产生的治疗作用。下仿此。

　　③ 解肌汤：《千金方》卷九第五方作"六物解肌汤"，另有"生姜二两"、"甘草一两"。

　　④ 调中汤：《千金方》有两方皆谓"调中汤"，此方见《千金方》卷五第五，且九味用量为"各六铢"。

　　⑤ 热结：病理概念，指热邪聚结、郁积的病理状态。

　　⑥ 赤带下：《千金方》卷五第五为"赤白滞"，指大便脓血黏冻。

　　⑦ 意：程本作"忽"。宜从。

　　⑧ 虚冷人：指偏于阳虚阴盛的虚寒体质者。

　　⑨ 少实人：指年青而体质壮实者。

　　⑩ 五石：此泛指古代养生术所服食的矿物类药物。

　　⑪ 桃仁承气汤：《伤寒论》、《千金翼》虽也载此方，主要用治"太阳病不解，热结膀胱……少腹急结者"，且方中"桂心"作"桂枝"。

　　⑫ 敕色：通"啬啬"，恶寒貌。山胁尚德作"赤色"。赤色、敕色、啬啬，并通。

上七味，各切，以淳苦酒渍药一宿，以腊月猪脂一斤煎之，调适其火，三上三下，药成。伤寒敕色发热，酒服如梧桐子许，又以摩身数百遍。兼疗贼风绝良，风走肌肤，追风所在摩之，已用有效。此赵泉方。《千金》同。忌野猪肉、生葱、生菜、芦笋。

又，疗伤寒，白膏摩体，中手当千遍，药力①乃行，并疗恶疮、小儿头疮、牛领马鞍皆疗之。先以盐汤洗恶疮，布拭之，著膏疮肿上摩，向火千遍，日再，自消方。

天雄　乌头炮　莽草　羊踯躅各三两

上四味，各切，以苦酒三升渍一宿，作东向露灶，又作十二聚②、湿土各一升许。成煎猪脂三斤，著铜器中，加灶上炊，以苇薪为火，令膏释，纳所渍药，炊令沸，下著土聚上，沸定顷上火煎。如此十二过，令土聚尽遍，药成，绞去滓。伤寒头痛，酒服如杏核一枚，温覆取汗。咽痛含如枣核，日三咽之。不可近目。《千金》同。忌猪肉等。

又，崔文行解散，疗伤寒发热者方。
一名度瘴散。

乌头一斤，烧　桔梗　细辛各四两　白术八两

上四味，捣散，皆令尽。若中寒③服一钱匕，覆取汗。若不觉，复少增服之，以知为度。时气不和，且服钱五匕。辟恶气，欲省病④服一服。皆酒服。忌生菜、猪肉、桃李、雀肉等。《千金》同。

又，六物青散，疗伤寒敕色恶寒者方。敕，通作赤。

乌头炮　桔梗　白术各十五分　附子炮，五分　防风　细辛⑤

上六味，捣筛为散。温酒服钱五匕，不知稍增。服后食顷不汗出者，饮薄薄粥⑥一升以发之，温覆汗出濈濈可也。勿令流离，勿出手足也。汗微出勿粉，若汗大出不止，温粉粉之。不得汗者，当更服之。得汗而不解，当服神丹丸。《千金》同。忌生菜、猪肉、桃李、雀肉等。

又，服桂枝汤，大汗出后脉洪大者，与桂枝汤如前法。若形如疟，一日再发者，汗出便解，属桂枝二麻黄一汤主之方。

桂心一两十七铢　杏仁十六枚，去尖皮　芍药一两六铢　麻黄一十六铢，去节　生姜一两六铢，切　甘草炙，一两二铢　大枣五枚，擘

上七味，切，以水五升，先煮麻黄一两沸，掠去沫，乃纳诸药。煮得二升，去滓，温服一升，日再。本云：桂枝汤二分，麻黄汤一分，合为二升，分再服。今合为一方。忌海藻、菘菜、生葱。本张仲景《伤寒论》方，《集验》疗天行。

又，疗伤寒及天行，瓜蒂散吐方。

赤小豆一两　瓜蒂一两

上二味，捣作散。温汤二合，服一钱匕，药下便卧，若吐便且急忍也。候食顷不吐者，取钱五匕散二合汤和服之，便吐矣。不吐，复稍增，以吐为度。吐出青黄如菜汁者五升以上为佳。若吐少病不除者，明日如前法复服之，可至再、三，不令人虚也。药力过时不吐，服汤一升，助药力也。吐出便可食，无复余毒。若服药过多者，益饮冷水解之。与前张文仲方重。

又，疗伤寒热病，辟毒气疫病，七物赤散方。

---

① 药力：指服药后，药物在体内所产生的治疗作用。

② 聚：量词，相当于"撮"。

③ 中寒：指寒邪不经三阳之表而直中三阴者。

④ 省病：探视病人。

⑤ 防风、细辛：此二味药剂量原缺。《千金方》卷九第四作"各一两十八铢"。可据补。

⑥ 薄薄粥：即米少汤多，很稀的粥。

朱砂　乌头炮，各二两　细辛　踯躅　干姜　白术各一两　栝楼一两半

上药捣散，服半钱匕，用酒调服。汗出解，不解增至一钱匕。除邪气，消疫疠。忌桃李、雀肉、生菜、猪肉、生血物等。出第二十一卷中。

又，疗伤寒雪煎方

麻黄十斤，去节　杏仁四升，去两仁尖皮，熬，捣为膏　大黄一斤十三两，金色者各细剉

上三味，以雪水五石四斗，渍麻黄于东向灶釜中三宿。入大黄搅调，炊以桑薪，煮至二石，去滓。复于釜中下杏仁膏，煎至六七斗，绞去滓，置铜器中。更以雪水三斗合煎，得二斗六升，其药已成，可丸如弹子大。有病者以三沸白汤五合，研一丸入汤中，适寒温服，立汗出。若不愈者，复服一丸。密封药，勿令泄气也。此本出第三卷中。《千金》同。

朝奉郎提举药局兼太医令医学博士臣裴宗元校正

外台秘要方卷第一

右从事郎充两浙东路提举茶盐司干办公事赵子孟校勘

外台秘要方卷第二伤寒下二十一门

朝散大夫守光禄卿直秘阁判登闻检院上护军臣林亿等上进

伤寒中风方九首

臣亿等按:《伤寒论》伤寒、中风自是两疾,今云伤寒中风非。

《病源》:中风①伤寒②之状,太阳中风,阳浮阴弱③,阳浮者热自发,阴弱者汗自出,涩涩恶寒④,淅淅恶风,翕翕⑤发热,鼻鸣⑥干呕,此其候也。

太阳中风,以火劫发其汗,邪风被火热,血气流溢,失其常度,两阳⑦相熏灼,其身即发黄。阳盛则欲衄女六反,阴虚小便难。阴阳俱虚竭,身体则枯燥,但头汗出,剂⑧颈而还,腹满微喘,口干咽烂,或不大便,久则诚⑨语荒语也,本作谵,甚者至哕,手足躁扰,循衣摸床。小便利者,其人可疗。

阳明中风,口苦而咽干,腹满微喘,发热恶寒,脉浮紧。若下之,则腹满小便

① 中风:是太阳表证之一,又叫太阳中风证,是风邪犯表,表卫不固,症见发热,恶风,汗出,脉浮缓等,属表虚证。

② 伤寒:是太阳表证之一,又叫太阳伤寒证、表寒证、表实证,是指寒邪犯表,症见恶寒发热,无汗,头身疼痛,脉浮紧等。

③ 阳浮阴弱:指风邪犯表之外感表证,卫气趋向肌表而偏亢,营阴相对偏弱。阳,此指卫气;阴,此指营气。下仿此。

④ 涩涩恶寒:恶寒怕冷貌。涩涩,《病源》卷七《中风伤寒候》作"啬啬"。涩、淅、啬并通。

⑤ 翕(xī音吸)翕:发热貌。《病源》卷七《中风伤寒候》作"噏噏"义通。方有执:"翕为温热而不蒸蒸大热也。"

⑥ 鼻鸣:即鼻塞。病人因鼻塞用力出气而似鸣。

⑦ 两阳:指卫气与风邪。

⑧ 剂:《病源》卷七《中风伤寒候》作"齐",义通。

⑨ 诚:程本作"谵"。

难。阳明病，若能食为中风，不能食为中寒。

少阳中风，两耳无所闻，目赤，胸中满而烦者，不可吐下，吐下之则悸其季反。而惊。

太阴中风，四肢烦疼，其脉阳微阴涩而长者，为欲愈。

少阴中风，其脉阳微阴浮者，为欲愈。

厥阴中风，其脉微浮者，为欲愈；不浮为未愈。仲景《伤寒论》同。并出第七卷中。

仲景《伤寒论》：桂枝汤①，疗太阳中风，阳浮阴弱。阳浮者热自发，阴弱者汗自出，啬啬恶寒，淅淅恶风，翕翕发热，鼻鸣干呕方。

桂心　芍药　生姜各三两　甘草二两，炙　大枣十二枚，擘

上五物，切姜擘枣，次切余药，以水七升，煮枣令烂，去滓，乃纳诸药，少水者益之，煮令微微沸，得三升，去滓，服一升，日三，小儿以意减之。初一服便得汗出者，后服小小阔其间。如不得汗者，小小促之，令其药势相及，汗出自护，如服六物青散法。若病重者，宜②夜服，特须避风。若服一剂晬时③不解，病证不变者，当更服之，至有不肯汗出，服二、三剂乃愈，服此药食顷，亦当饮热粥以助药力。若初得病甚，便以火发汗，火气太过，汗出不解，烦躁不得眠，因此汤加龙骨、牡蛎各三两，减桂心、生姜各一两，不用芍药。若虚劳里急，腹中痛者，取前桂枝汤二升，加胶饴音夷，饧也一升，适寒温，分再服。若得大汗出者，只用桂枝二两。发汗后重发汗，亡阳诚语④，其脉反和者不死。发汗已解，半日所重发烦，其脉浮数，可复发汗，宜桂枝汤方，在上。出第二卷中。《千金》、胡洽、《集验》、文仲、《备急》、范汪同。忌海藻、生葱、

菘菜等物。

又，疗伤寒头疼腰痛，身体骨节疼，发热恶风⑤，汗不出而喘，麻黄汤方。

麻黄三两，去节　桂心二两　甘草炙，一两　杏仁七十枚，去皮两仁尖，碎

上四味，切，以水九升，煮麻黄减二升，去上沫，纳诸药，煮。取二升半，去滓，服八合，覆取微汗，不须歠⑥粥，余如桂枝法将息。忌海藻、菘菜、生葱。臣亿等按：仲景《伤寒论》麻黄汤惟主伤寒，不主中风，若中风但可服前桂枝汤。

又，疗太阳病，项背强几几⑦，反汗不出恶风者，属葛根汤⑧方。

葛根四两　麻黄四两，去节　甘草二两，炙　芍药　桂心各二两　生姜三两　大枣十二枚，擘

上七味，切，以水一斗，煮麻黄、葛根减二升，去上沫，纳诸药，煮。取三升，去滓，温服一升，覆取微似汗出，不须吃热粥助药发汗，余将息依桂枝法。忌海藻、菘菜、生葱。并出第三卷中。张仲景《伤寒论》治中风汗出用桂枝，此证云汗不出，亦伤寒之病，非中风也。

《小品》：萎蕤汤，疗冬温及春月中风、伤寒，则发热，头眩痛，喉咽干，舌强，胸内疼，心胸痞音披，结病也满，腰背强⑨方。

萎蕤二两　石膏三分，末，绵裹　白薇二

---

① 桂枝汤：《千金方》卷九第五"桂心"作"桂枝"。

② 宜：程本作"昼"。宜从。

③ 晬（zuì音最）时：一昼夜。晬，周时。

④ 诚语：程本作"谵语"。

⑤ 恶风：《千金方》卷九第五作"恶寒"。

⑥ 歠（chuò音绰）：同"啜"。喝，饮。

⑦ 几几（jǐn jǐn音紧紧）：拘紧不舒貌。

⑧ 葛根汤：《千金翼》卷九第二"桂心"作"桂枝"。

⑨ 强：拘紧不舒。《千金方》卷九第二宋臣注引《小品方》"强"下有"亦治风湿"四字。

两　麻黄二两，去节　独活二两　杏仁二两，去皮尖两仁　芎䓖二两　甘草二两，炙　青木香二两，无，可用麝香一分代之

上九味，切，以水八升，煮。取三升，分三服，取汗。若一寒一热者，加朴硝一分及大黄三两下之。忌海藻、菘菜。并出第六卷中。《古今录验》同。一方有葛根二两。

《千金》：疗伤寒中风，五六日已①上，但胸中烦、干呕，栝楼实汤②方。

栝楼实一两　柴胡半斤　黄芩三两　甘草三两，炙　生姜四两，切　大枣十枚，擘破。

上六味，切之，勿令大碎，吹去末，以水一斗二升，煮。得六升，绞去滓，更煎。取三升，适寒温服一升，日三服。忌海藻、菘菜。出第十卷中。

《千金翼》：疗中风发热六七日不解而烦，有表里证，渴欲饮水，饮水而吐，此为水逆，五苓散主之方。论云猪苓散也。

猪苓三分　泽泻五分　茯苓三分　桂心二分　白术三分

上五味，捣、筛，水服方寸匕，日三，多饮暖水，汗出愈。忌桃、李、醋物、生葱、雀肉等。

又，伤寒、中风，医反下之，其人下利，日数十行，水谷不化，腹中雷鸣，心下痞音披坚而满，干呕心烦，不能得安，医见心下痞，以为病不尽，复重下之，其痞益甚，此非结热③，但以胃中虚，客气上逆，故使之坚，甘草泻心汤主之方。

甘草四两，炙　黄芩三两　大枣十二枚，擘　黄连一两　干姜二两　半夏半升，洗去滑

上六味，切，以水一斗，煮。取六升，分六服。忌海藻、菘菜、猪羊肉、饧。并出第九卷中。一方有人参三两。

《古今录验》：疗中风伤寒，脉浮，发热往来，汗出恶风，项颈强，鼻鸣干呕，阳旦汤④主之方。

大枣十二枚，擘　桂心三两　芍药三两　生姜三两　甘草二两，炙　黄芩二两

上六物，㕮咀，以泉水六升，煮。取四升，分四服，日三。自汗者，去桂心加附子一枚，炮；渴者，去桂加栝楼三两；利者，去芍药、桂，加干姜三累⑤、附子一枚，炮；心下悸者，去芍药加茯苓四两；虚劳里急者，正阳旦⑥主之，煎得二升，纳胶饴半升，分为再服；若脉浮紧发热者，不可与也。忌海藻、菘菜、生葱等物。《千金》同。

又，大青龙汤，疗太阳中风，脉浮紧，发热恶寒，身疼痛，汗不出而烦躁方。

麻黄六两，去节　桂心二两　甘草二两，炙　石膏如鸡子大，碎，绵裹　生姜三两　杏仁四十枚，去两仁及尖皮　大枣十枚，擘

---

① 已：通"以"。

② 栝楼实汤：《千金方》卷十第一作"栝楼方"。

③ 结热：指邪犯大肠化热，灼伤津液而致大肠燥结。

④ 阳旦汤：高校本检《千金方》卷九第五"阳旦汤"主治病证及煎服方法与此基本相同，但"药味组成"则属"阴旦汤"，主治"伤寒肢节疼痛，内外热，虚烦"者。以《千金》观之，此条似"阳旦"之证，"阴旦"之药。第考敦煌卷子《辅行决脏腑用药法要》"大、小、阴、阳旦汤"，其"小阳旦汤"即"桂枝汤"，"小阴旦汤"即"桂枝汤"去"桂枝"加"黄芩"。《金匮要略》卷下第二十二宋臣注云："阳旦汤，即桂枝汤。"与《辅行决》合。若据此，则疑《外台》所引《古今录验》"阳旦汤"乃"小阴、阳旦汤"两方误为一方。是王焘误抄，还是宋代误刻，抑或当时甄权误录，今已无从稽考。又《辅行决》"小阴旦汤"主治"天行身热汗出，头目痛，腹中痛，干呕下利者"。本方据本"桂心"作"桂枝"、"甘草"用"三两"。又山胁尚德曰："《千金》无'黄芩'，即桂枝汤。"与今本《千金》不同，未知何据。

⑤ 三累：程本作"三两"。《千金方》卷一第七："干姜一累者，以半两为正。"宋臣注云："《本草》云一两为正。"

⑥ 正阳旦：即"正阳旦汤"，亦即上方去"黄芩"加"饴"。《辅行决脏腑用药法象》"小阳旦汤"下云："若加饴一升，为正阳旦汤。"

上七味，切，以水九升，先煮麻黄减二升，去沫，乃纳诸药，煮。取三升，去滓，分服一升，厚覆取微汗。汗出多者，温粉粉之。一服汗者，不可再服，若复服，汗多亡阳遂①虚，恶风、烦躁、不得眠也。忌海藻、菘菜、生葱等物。并出第二卷中。张仲景《伤寒论》云：中风见伤寒脉者，可服之。

伤寒结胸方七首—十二法

《病源》：结胸者，谓热毒气结聚于心胸也。此由病发于阳而早下之，热气乘虚而痞音披，结也结不散也。按之痛，其脉寸口浮，关上反自沉是也。脉大，不可下，下之则死。脉浮而大，下之为逆。若阳脉浮，关上细小沉紧，而饮食如故，时小便利者，名为脏结。脏结病，舌上白胎滑者，为难疗。不往来寒热，其人反静，舌上不胎者②，不可攻之。出第七卷中。

张仲景《伤寒论》：问曰：病有结胸③，有脏结④，其状如何？答曰：按之痛，寸脉浮，关脉沉，名结胸也。问曰：何谓脏结？答曰：如结胸状，饮食如故，时时下利，寸口脉浮，关上小细而沉紧，名脏结。舌上白胎滑者，为难治。脏结无阳证，不往来寒热，其人反静，舌上胎滑者，不可攻也。病发于阳而反下之，热入因作结胸；病发于阴而反下之—作汗之，因作痞也。所以成结胸者，以下之太早故也。

结胸证悉具，烦躁者亦死。

结胸证，其脉浮大者，不可下也，下之则死。

夫结胸病，项亦强，如柔痓⑤音炽，恶也状，下之则和，宜大陷胸丸方。

蜀大黄半斤　葶苈子半升，熬　杏仁半升，去皮尖，熬令赤黑色　芒硝半升

上四味，捣、筛二味，杏仁合芒硝研如泥，和散，合和，丸如弹子大，每服一丸，用甘遂末一钱匕，白蜜一两，水二升，同煮。取一升，温顿服之，一宿乃自下，如不下更服，取下为效。《千金翼》同。

又，太阳病，脉浮动数，浮则为风，数则为热，动则为痛，数则为虚，头痛发热，微盗汗出，而反恶寒，表未解也。医反下之，动数变迟，膈内拒痛—云头痛即眩，胃中空虚，客热⑥动隔，短气烦躁，内心懊于告反恼⑦音农，阳气内陷，心下因坚，则为结胸，大陷胸汤主之。

若不结胸，但头汗出，余处无汗，剂⑧颈而还，小便不利，身必发黄，大陷胸汤方。

蜀大黄六两，破　甘遂末一钱匕　芒硝一升

上三味，以水六升，先煮大黄，取二升，去滓，纳芒硝，煮一二沸，纳甘遂末，温服一升，得快利，止后服。《千金翼》同。

---

① 遂：原误作"逆"，据程本、《伤寒论》改。
② 不胎者：指舌苔不厚，即无病理性的舌苔。胎，即苔。下仿此。《伤寒论》卷四第七作"胎滑者"。
③ 结胸：病证名。因伤寒病太阳证攻下太早，而致表邪内陷，与胸中水饮结聚，症见心下痛，按之满硬。临证可分大结胸、小结胸、热实结胸、寒实结胸、水结胸、血结胸等。
④ 脏结：病证名。此指阳气虚衰，阴浊独凝，状如结胸者，症见心下痞硬，按之疼痛，时时下利，饮食如故，苔白腻面滑，脉沉小细涩。故与"结胸"相鉴别。
⑤ 痓（chì 音斥）：病证名。项背、四肢强直的病证。《圣济总录》卷二十八："痓，又谓之痉者，盖痓、痉一类，古人特以强直名之。"
⑥ 客热：即邪热。此为太阳表证之邪入里化热。
⑦ 懊恼（ào nào 音傲恼）：烦躁不安貌。
⑧ 剂：通"齐"。《千金翼》卷九第六作"齐"。

又，伤寒六七日，结胸热实，脉沉紧，心下痛，按之石坚，大陷胸汤主之。方依前法。

又，伤寒十余日，热结在里，复往来寒热者，与大柴胡汤。

但结胸，无大热者，此水结在胸胁也。但头微汗出者，大陷胸汤方主之。方依前法。

大柴胡汤①方

柴胡半斤　枳实四枚，炙　生姜五两　黄芩三两　芍药三两　半夏半升，洗　大枣十二枚，擘

上七味，切，以水一斗二升，煮。取六升，去滓，更煎。取三升，温服一升，日三服。一方加大黄二两，若不加大黄，恐不名为大柴胡汤。忌羊肉、饧。《千金翼》、《古今录验》同。

又，太阳病二三日，不能卧，但欲起，心下必结，脉微弱者，本有久寒也。而反下之，若利止者，必作结胸；未止者，四日复下之，此作协②热利也。

又，太阳病下之，其脉促，不结胸者，此为欲解也。若心下满硬痛者，此为结胸也，大陷胸汤主之。但满而不痛者，此为痞③，柴胡不中与之也，宜半夏泻心汤主之方。

半夏半升，洗　干姜三两　人参三两　甘草三两，炙　黄连一两　大枣十二枚，擘　黄芩三两

上七味，切，以水一斗，煮。取六升，去滓，温服一升，日三。若须大陷胸汤服者，如前法。忌羊肉、饧、海藻、菘菜、猪肉、冷水等。《千金翼》同。一方半夏五两。

又，小结胸④病，正在心下，按之则痛，脉浮滑者，小陷胸汤主之方。

黄连一两，上好者　栝楼实一枚，大者，破　半夏半升，洗

上三味，切，以水六升，煮栝楼实取三升，去滓，纳诸药，煮。取二升，去滓，温分三服。忌羊肉、饧、猪肉。《千金翼》同。

又，病在太阳，应以汗解之，反以冷水潠⑤之。若灌之，其热却⑥不得去，弥更益烦，皮上粟起，意欲饮水，而反不渴者，服文蛤散。若不差者，与五苓散，用前篇方。

又，寒实结胸⑦，无热证者，与三物⑧小陷胸汤方。如前法白散亦可服。

文蛤散方

文蛤五两

上一味，捣筛为散，以沸汤和一方寸匕服之，汤用五合。《千金翼》同。

又，白散方

桔梗三分　贝母三分　巴豆一分，去心及皮，熬令黑赤，别研如脂

上三味，捣筛，更于臼内捣之，以白饮和服，强人⑨半钱匕，羸人⑩减之。病在膈上则吐，在膈下则利⑪。利不止，饮

---

① 大柴胡汤：《伤寒论》卷三第六方中有"大黄二两"。此与煎服方法后的附注正合。

② 协：通"挟"。《玉函经》卷三第四、《千金翼》卷九第六并作"挟"。

③ 痞：即痞气。古病证名，属五积之一中的脾之积。多因脾气郁滞，运化失常，而致气机滞塞不通，症见胃脘部有块突起，状如覆盘，肌肉消瘦，四肢无力，日久可发黄疸。

④ 小结胸：病证名。多由痰热互结所致，症见胃脘胀闷，按之则痛，脉浮而滑。

⑤ 潠（xùn 音讯）：喷，喷水。《千金翼》卷九第六作"噀"。《古今韵会举要·愿韵》："潠，喷水也。亦作'噀'。"

⑥ 却：反而。《伤寒论》卷四第七作"被劫"。

⑦ 寒实结胸：病证名，又称寒结胸。症见身不热，口不渴，胃脘胀硬而痛，脉沉紧或沉迟。

⑧ 三物：《千金翼》卷九第六作"三物白散"，下之"白散"即指此。

⑨ 强人：指体质壮而耐药性强的人。

⑩ 羸人：指体质弱而不耐药性强的人。

⑪ 利：此指服后有泻下的反应。

冷粥一杯止。并出第四卷中。《千金翼》同。忌猪肉、芦笋等。

伤寒呕哕方十四首

《病源》：伤寒病后，胃气不和，此由初受病时，毒热气盛，多服冷药泻下①，及饮冷水，病折②以后，热势既退，冷气乃动，故使心下坚牢，噫哕③食臭，腹内雷鸣而泄利，此由脾胃气虚冷故也。出第八卷中。

仲景《伤寒论》：疗呕哕，心下悸，痞硬不能食，小半夏汤④方。

半夏一升，洗　生姜八两，去皮

上二味，切，以水七升，煮。取一升半，去滓，分再服。忌羊肉、饧。

又，疗呕哕，心下痞硬者，以膈间有水，头眩，悸，半夏加茯苓汤⑤方。

半夏一升，洗　生姜八两，去皮　茯苓三两

上三味，切，以水七升，煮。取一升半，去滓，温分再服。忌羊肉、饧、酢等物。

又，疗胸内似喘不喘，似呕不呕，似哕不哕，彻心中愦愦⑥然无赖⑦者，生姜汁半夏汤⑧，兼主天行方。

生姜汁，一升　半夏半升，洗，切

上二味，以水三升，煎半夏取一升，纳姜汁取一升半，绵漉小冷，分二服，一日一夜服令尽。呕哕一服得止者，停后服。忌羊肉、饧。《救急》同。

又，疗干呕，哕，若手足厥冷者，小橘皮汤⑨，兼主天行方。

橘皮四两　生姜八两，去皮

上二味，狭长切，以水七升，煮。取三升，去滓，小冷服一升，下咽则愈。《救急》同。出第十六卷中。

深师：疗伤寒病，呶⑩不止，甘草汤方。兼主天行。

甘草三两，炙　橘皮三两

上二味，切，以水五升，煮。取一升，去滓，顿服之，日三四服，取瘥。忌海藻、菘菜。崔氏同。

又，半夏散方

半夏洗，焙干

上一味，末之，生姜汤和服一钱匕。忌羊肉、饧等。

又，赤苏汤方

赤苏一把

上一味，水三升，煮。取一升，去滓，稍稍饮之。《肘后》同。

又，干姜丸方

干姜六分　附子四分，炮

上二味，捣、筛，以苦酒丸如梧子。服三丸，日三服，酒、饮下皆得。忌猪肉。《肘后》同。

---

① 泻下：《病源》卷八《伤寒病后胃气不和利候》"泻下"上有"以自"二字，下无"及饮冷水"四字。

② 病折：谓病情减轻。

③ 哕：古两义：一指呃逆，二指干呕。本卷指前者。

④ 小半夏汤：《金匮》卷中第十二作"呕家本渴，渴者为欲解，今反不渴，心下有支饮故也，小半夏汤主之"。方中"半夏"用"一斤"。

⑤ 半夏加茯苓汤：《金匮》卷中第十二作"小半夏加茯苓汤"，作"生姜半斤"。按古制一斤为十六两，八两即半斤。下同。

⑥ 愦（kuì 音愧）愦：烦乱不安貌。

⑦ 无赖：即无可奈何。赖，通"奈"。《金匮》卷中第十七作"无奈"。

⑧ 生姜汁半夏汤：《金匮》卷中第十七作"生姜半夏汤"，主治病人"彻心中愦愦然无奈者"。谓病人心中烦闷异常，无可奈何。方中作"半夏半斤"，煎取"二升"，作"分四服，日三夜一"。

⑨ 小橘皮汤：《金匮》卷中第十七作"橘皮汤"。"以水七升，煮。取三升，温服一升，下咽即愈"。

⑩ 呶（yè 音哕）：干呕。《难经本义》注曰："呶，干呕也。"

又，疗伤寒哕，甘竹茹汤方。

甘竹茹四两　生白米一升

上二味，以水八升煮之，取米熟汤成。去滓，分服，徐徐服。疗风热、气哕，甚神验。诸哕亦佳。

又，疗伤寒呕，哕，胸满虚烦不安，大橘皮汤方。

橘皮一两　甘草一两，炙　生姜四两
人参二两

上四味，切，以水六升，煮。取二升，去滓，分三服。忌海藻、菘菜。并出第十四卷中。

《小品》：茅根橘皮汤，疗春夏天行伤寒，胃冷变哕方。

白茅根切，一升　橘皮三两　桂心二两，切

上三味，切，以水六升，煮。取三升，去滓，温分三服，数数服之。尽复合之，哕止乃停，取微汗。有热减桂心一两。忌生葱。文仲同。出第六卷中一方有葛根二两。

《千金》：疗伤寒后呕哕，及干呕，不下食，生芦根饮①方。

生芦根切，一升　青竹茹一升　粳米三合　生姜二两，切

上四味，以水七升，先煮千里鞋底一只，取五升，澄清下药，煮。取二升半，去滓，随意便饮，不瘥重作。

又，疗伤寒后呕哕，通草汤方。

通草三两　生芦根切，一升　橘皮一两
粳米三合

上四味，切，以水五升，煮。取二升，去滓，随意便稍饮，不瘥更作，取瘥，止。《古今录验》文仲同。出第十卷中。

《千金翼》：干呕、吐涎沫而头痛，茱萸汤②主之方。

吴茱萸一升，炒　大枣十二枚，擘　生姜

六两，切　人参三两，细剉

上四味，以水五升，煮。取二升，去滓，分服七合，日三。仲景同。出第十卷中。此张仲景《伤寒论》方。

伤寒喉咽痛方八首

《病源》：伤寒病过经而不愈，脉反沉迟，手足厥逆者，此为下部脉不至③，阴阳隔绝④，邪客于足少阴之经，毒气上熏，故喉咽不利，或痛而生疮。出第七卷中。

仲景《伤寒论》：少阴病咽喉痛者，半夏散及汤主之方。

半夏洗　甘草炙　桂心

上三味，等分，各捣筛毕，更合捣之，以白饮服寸七，日三服。若不能服散者，水一升，煮七沸，纳散两匕，更煮三沸，下火令小冷，少少含，细咽之。半夏有毒，不当散服之。忌羊肉、生葱、海藻、菘菜、饧。《千金翼》同。出第六卷中。

文仲：疗伤寒毒攻喉咽肿痛方，兼主天行。

切商陆，炙，令热，以布藉喉，以熨布上。冷，复易之。《肘后》同。

又方

真蔺茹爪甲大，纳口中，以牙小嚼汁以溃喉，当微觉异为佳。亦主天行。《肘

---

① 生芦根饮：《千金方》卷十第一作"芦根饮子"，"生姜"作"四两"。

② 茱萸汤：此方出于今本张仲景《伤寒论》及《金匮》两书，方剂组成及用量两书均同，但主治病证有别。《伤寒论》作"吴茱萸汤"，主治"食谷欲呕，属阳明"。《千金翼》卷九第八据此。《金匮》卷中第十七作"茱萸汤"，主治"呕而胸满"。

③ 下部脉不至：此指足少阴肾经虚弱不足。

④ 阴阳隔绝：上下的气机阻滞不通。隔绝，阻滞不通。绝，阻隔。

后》同。

又，附子丸方

附子炮　藜芦等分

上二味，末之，密和丸。服如梧子一枚，饮下。含黄柏亦佳。并出第二卷中。忌猪肉、猪肉。

深师：贴喉膏，疗伤寒舌强喉痛方。

蜜一升　甘草四两，切　猪膏半斤

上三味，微火煎甘草、猪膏，令数沸，去滓，乃纳蜜，温令销相得，如枣大含化，稍稍咽之。忌海藻、菘菜。出第十四卷中。

《集验》：疗伤寒热病，喉中痛，闭塞不通，乌扇膏①方。

生乌扇一斤，切　猪脂一斤

上二味，合煎乌扇，药成去滓。取如半鸡子，薄绵裹之，纳口中，稍稍咽之，取瘥。张文仲、《千金》等同。忌酒、蒜等物。

又，升麻汤方

升麻三两　通草四两　射干二两　羚羊角三两，屑　芍药三两　生芦根切，一升

上六味，切，以水七升，煮。取二升半，去滓，分为三服，徐徐服。《千金》、《古今录验》同。并出第三卷中。

《千金》：治伤寒热病后，口干，多唾，咽痛，干枣丸方。

干枣二十枚　乌梅十枚

上二味，捣合蜜和，丸如杏核大。绵裹含化，咽津自愈。出第十卷中。

伤寒吐唾血及下血方三首

《病源》：此由诸阳②受邪，热初在表，应发汗而汗不发，致使热毒入深，结于五脏，内有瘀积，故吐血。出第八卷中。

仲景《伤寒论》：吐血不止者，柏叶汤主之方。

青柏叶三两　干姜三两，切　艾三把

上三味，以水五升，煮取一升，去滓，别绞取新出马通汁一升，相和合。煎取一升，绵滤之，温分再服。马通，是马屎汁也。一方有阿胶无艾。

又，吐血下血，黄土汤主之方。

釜灶下黄焦土半斤，绵裹　甘草三两，炙　干地黄三两　白术三两　附子三两，炮，破　阿胶三两，炙，末　黄芩三两

上七味，切，以水八升，煮六味取二升，去滓，纳胶令烊余章切，下并同，分三服。忌海藻、菘菜、芜荑、猪肉、桃李、雀肉等物。并出第十六卷中。

《古今录验》：蒲黄汤③，疗伤寒、温病④、天行⑤、疫毒⑥，及酒客热伤中，吐血不止，面黄，干呕，心烦方。

蒲黄　桑寄生　桔梗一作栝楼　犀角屑　甘草各二两，炙　葛根三两

上六味，切，以水七升，煮。取三升，去滓，分三服，徐徐服之。忌海藻、菘菜、猪肉。出第三卷中。

伤寒衄血方四首

《病源》：伤寒病衄血者，此由五脏热结所为也。心主于血，肝藏于血，热邪

① 乌扇膏：《千金方》卷十第二无此三字，"合煎乌扇"作"合煎"。乌扇，出《神农本草经》，射干之别称。

② 诸阳：指诸阳经。

③ 蒲黄汤：《千金方》卷十二第六"桔梗"作"栝楼根"，"咬咀"后水煎。

④ 温病：常简称为"温"。广义伤寒病的类型之一，常作为外感热病的总称。以起病急，热象较盛，传变快，易化燥伤阴为特点。

⑤ 天行：亦称时气、时行。泛指流行性传染病。属寒者称时行寒疫或天行寒疫，属热者称天行温疫或温疫。

⑥ 疫毒：即疫病、温疫、瘟疫。因其传染性强，病情险恶，伤人毒烈，故名。

伤于心、肝，故衄血也。衄者，鼻出血也。肺主于气，而开窍于鼻，血随气行，所以从鼻出。阳明病口燥，但欲漱水不欲咽者，此必衄。衄家①不可攻其表，汗出额上，沮急而紧②，直视而不能眴③，不得眠。亡血，不可攻其表，汗出则寒栗而振，脉浮紧，发热，其身无汗，自衄者愈。出第八卷中。

《肘后》：疗伤寒大病瘥后，小劳便鼻衄，牡蛎散及丸方。

左顾牡蛎④十分，熬　石膏五分

上二味，捣末，酒服方寸匕，日三四。亦可蜜丸，如梧子大，酒服十五丸。《集验》、《千金》并同。出第二卷中。

《小品》：芍药地黄汤⑤，疗伤寒及温病，应发汗而不发之，内瘀有蓄血⑥者，及鼻衄女六反吐血不尽，内余瘀血，面黄，大便黑者，此主消化瘀于据反血方。

芍药三两　生地黄半斤　牡丹二两　犀角一两，屑

上四味，切，以水九升，煮。取三升，分三服。其人喜忘⑦如狂者，加地黄三两、黄芩三两。其人脉大来迟，腹不满，自言满者，为无热，但依方服，不须黄芩也。忌芜黄、胡荽。一方不加地黄。

崔氏：疗伤寒衄鼻热毒去血，若去数升者，勿疗自住⑧，若为去血不住者，外以飞雪汤洗，内以苦参汤疗之。飞雪洗之汤方，兼疗天行。

麻黄三两，去节　石膏三两，碎　芫花一两，熬　大黄二两

上四味，切，以水一斗半，煮。取七升，去滓，沉冷，披发仰卧，因以⑨汤淋其额，趣令血住止，勿向下卧及坐也。汤中有芫花，坏人眼，勿近之。

又，疗衄鼻，苦参汤方。

苦参三分　黄连二两　栀子二七枚，擘　大黄一两　地黄一两，生干者

上五味，切，以水五升，煮取一升半，去滓，分再服。吾其年已疗数十人，无不瘥者，都下地黄。难得遇，无使便阙⑩，亦瘥。忌芜黄、猪肉、冷水。并出第一卷中。一方更用石榴花半两。

伤寒烦渴方九首

《病源》：伤寒渴者，由热气入于脏，流于少阴之经。少阴主肾，肾恶燥，故渴而引饮。又经发汗、吐、下已后，腑脏空虚，津液竭绝，肾家有余热，故渴也。出第七、第八卷中。

仲景《伤寒论》：疗服桂枝汤大汗后，烦渴热不解，脉洪大者，属白虎加人参汤方。

知母六两　甘草二两，炙　石膏一升，碎，绵裹　人参二两　粳米一升，《玉函经》用糯米

上五味，切，以水一斗二升，煮米熟，去米，纳诸药，煮。取六升，去滓，温服一升，日三。忌海藻、菘菜。出第十卷中。《小品》同。

---

① 衄家：指鼻出血的病人。

② 汗出额上，沮急而紧：《病源》卷八《伤寒衄血候》同此，《伤寒论》卷三第六作"汗出必额上陷，脉急紧"。程"沮"作"脉"是。

③ 眴（xuàn 音眩）：目眩症。

④ 左顾牡蛎：陶弘景："道家方以左顾是雄，故曰牡蛎。"

⑤ 芍药地黄汤：《千金方》卷十二第六作"犀角地黄汤"，"牡丹"作"牡丹皮"。并"加地黄三两"为"大黄二两"，"无热""不须黄芩也"作"无热""不须加也"（按：指大黄）。程本作"加黄芩二两"，似是。

⑥ 蓄血：即瘀血。

⑦ 喜忘：即狂妄。喜，犹善也。忘，通"妄"。

⑧ 住：即下文"血住"。谓出血停止。住，止也。

⑨ 因以：于是用。

⑩ 阙：通作"缺"。谓此方若无地黄时，也可缺之不用。

又，若脉浮发热，渴欲饮水，小便不利者，猪苓汤主之方。

猪苓一两，去皮　茯苓一两　阿胶一两，炙　滑石一两，碎，绵裹　泽泻一两

上五味，以水四升，先煮四物，取二升，去滓，纳阿胶令烊销①，温服七合，日三服。忌醋物。《千金翼》同。出第五卷中。

范汪：栝楼汤主渴饮方。

栝楼根内黄脉少者，三两

上一味，切，以水五升，煮。取一升，分二服。先以青淡竹沥一升，合水二升，煮好银二两，减半去银，先与病人饮之讫，须臾后乃服栝楼汤。其银汁须冷服。出第二十卷中。

《千金》：疗伤寒后，结热在内，烦渴，青葙子丸②方。

青葙子五两　龙胆三两　黄芩一两　栀子仁一两　苦参一两　黄柏二两　栝楼一两　黄连二两

上八味，捣、筛为末，蜜丸。先食服如梧子七丸，饮下，日三，不知稍增。忌猪肉、冷水。《集验》同。出第九卷中。

深师：黄芩人参汤，疗伤寒吐下后，内外有热，烦渴不安方。

黄芩　人参　甘草　桂心　生姜各二两　大枣十五枚，擘破

上六味，切，以水八升，煮。取三升，分三服，徐徐服。忌菘菜、海藻、生葱等物。

又，疗伤寒，除热止渴，欲饮水，栝楼根汤方。

黄芩三两　人参二两　桂心二两　大黄二两　栝楼根三两　芒硝二两　甘草二两，炙

上七味，切，以水八升，煮。取三升，去滓，饮一升，须臾当下。不下，复饮一升，得下止，勿复饮。汤药力势歇，乃可食糜耳。一方用生姜二两。忌海藻、

菘菜、生葱、油腻等物。

又，疗伤寒下后，除热止渴，五味麦门冬汤方。

麦门冬去心　五味子　人参　甘草炙　石膏碎，各一两

上五味，捣、筛，三指撮，水一升二合，煮。令沸，得四合，尽服。忌海藻、菘菜。并出第十四卷中。

《古今录验》：黄龙汤③，疗伤寒十余日不解，往来寒热，状如温疟，渴，胸满④，心腹痛方。

半夏半升，洗　生姜三两　人参三两　柴胡半斤　黄芩三两　甘草三两，炙　大枣十二枚，擘

上七味，切，以水一斗二升，煮。取六升，去滓，更煎服三升，温服一升，日三服。不呕而渴，去半夏加栝楼根四两，服如前。忌羊肉、饧、海藻、菘菜等物。出第三卷中。此本张仲景《伤寒论》方。

又，高堂丸⑤，疗伤寒苦渴，烦满欲死，令极饮水法方。

大黄二分　硝石三分，熬　釜底墨一分　灶突中墨一分　黄芩一分　梁上尘一分　灶中黄土一分　麻黄二分，去节　胡洽用芒硝无黄土。

上八味，筛末，蜜和，如弹丸大。取一丸著一盏水中，尽用服之，则自极饮水，汗出得热除矣。一名黑奴丸，一名驻车丸。并疗温疟神良。并出第二卷中。此

---

① 销：通"消"，即溶解。《伤寒论》卷五第八、《金匮》卷十第十三并作"消"。

② 青葙子丸：《千金方》卷九第九"栝楼"作"栝楼根"，"栀子、黄连"用作"三两"。

③ 黄龙汤：《伤寒论》卷四第七作"小柴胡汤"，主治及煎服方法与此稍异。

④ 满：通"懑"，烦闷不舒。

⑤ 高堂丸：本书卷一《古今录验方八首》作"麦奴丸"有"麦奴、芒硝"无"硝石、灶中黄土"，主治与煎服方法与此方有异。

方第一卷用小麦黑奴名黑奴丸。

伤寒癖实及宿食不消方二首

《病源》：此谓被下后，六七日不大便，烦热不解，腹满而痛，此为胃中①有干粪，挟宿食故也。或先患寒癖②，因有宿食，又感于伤寒，热气相搏，故宿食不消也。出第八卷中。

深师：驶豉丸③，疗伤寒留饮，宿食不消，一名续命丸方。

黄芩五两　大黄五两　栀子仁一十六枚，大　黄连五两，去毛　豉一升，熬　甘遂三两，太山者　麻黄五两，去节　芒硝二两　巴豆一百枚，去皮及心，熬，研

上九味，捣筛，白蜜和，丸如梧子。服三丸，以吐、下为度。若不吐利加二丸。一本有杏仁七十枚。范汪同。忌猪肉、冷水、芦笋等。出第十四卷中。

《古今录验》：续命丸，疗伤寒及癖实、痰癎④百病方。

大黄五两　黄连一两　麻黄五两，去节　甘遂三两，熬　黄芩二两　芒硝二两，研　杏仁七十枚，去皮尖，熬　巴豆一百枚，去心，熬，研　豉一升，熬

上九味，捣、筛，蜜和丸。得伤寒一日服一丸，如小梧子大，二日二丸，至六七日六七丸，但吐、下、得汗愈。若水澼⑤及痰实服三五丸，日二。范汪、《延年》、《删繁》同。忌猪肉、冷水、芦笋。出第三卷中。

伤寒春冬咳嗽方三首

《病源》：此由邪热客于肺也。上焦有热，其人必饮水，水停心下，则肺为之浮，肺主于咳，水气乘之，故咳嗽。出第八卷中。

《小品》：射干汤，主春冬伤寒，秋夏中冷，咳嗽曲拘⑥，不得气息，喉鸣哑失声，干咳无唾，喉中如哽者方。

射干二两　半夏五两，洗　杏仁二两，去皮尖两仁　干姜二两，炮　甘草二两，炙　紫菀二两　肉桂二两　吴茱萸二两　当归二两　橘皮二两　麻黄二两，去节　独活二两

上十二味，切，以水一斗，煮。取三升，去滓，温分三服。始病一二日者，可服此汤。汗后重服，勿汗也。病久者，初服可用大黄二两。初秋、夏月暴雨冷，及天行暴寒，热喜伏于内，宜生姜四两代干姜，除茱萸，用枳实二两炙。忌羊肉、海藻、菘菜、饧、生葱。出第六卷中。

《古今录验》：上气橘皮汤，疗春冬伤寒，秋夏冷湿咳嗽，喉中鸣声，上气不得下，头痛方。

橘皮　紫菀　麻黄去节　杏仁去双仁尖皮　当归　桂枝　甘草炙　黄芩各三分

上八味，切，以水七升，煮。取三升，分三服。不瘥，重合之。忌海藻、菘菜、生葱。出第三卷中。

《延年》：疗伤寒骨节疼，头痛，眼睛疼，咳嗽，知母汤方。

知母二两　贝母三两　干葛三两　芍药

---

① 胃中：指肠道。《病源》卷八《伤寒诸候下》作"肠中"。

② 寒癖：古病名，因寒邪水饮相挟而停阻，症见胁肋间有条索状拱起，遇冷即痛，脉弦大。

③ 驶（kuài 音快）豉丸：此与下"续命丸"药味、主治基本同，唯"栀子仁"作"杏仁"。

④ 痰癎（yìn 音印）：即痰所致的心痛病。"癎"，程本作"饮"。《集韵·二十五之心》引《学林》释为"心病"。

⑤ 水澼：似即癖饮，谓因水湿饮邪滞留而成的癖病。《病源》卷二十《痰饮病诸候》："水气停瘀两胁之间，遇寒气相搏，则结聚而成块，谓之癖饮。在胁下，弦亘起，按之则作水声。"

⑥ 咳嗽曲拘：谓剧烈的痉挛性的咳嗽。曲拘，指咳嗽时患者弯腰曲背，肢体拘急之状。

三两　石膏四两，碎，裹　黄芩三两　杏仁一两，去皮尖及双仁　栀子仁三两，擘

上八味，切，以水七升，煮。取二升五合，去滓，分为三服。如人行八九里，再服。忌蒜、面七日。出第九卷中。

伤寒攻目生疮兼赤白翳方六首

《病源》：目者，脏腑之精华，肝之外候也。伤寒热毒壅滞，熏蒸于肝，上攻于目，则令目赤肿痛。若毒气盛者，眼生翳膜[1]。又肝开窍于[2]目。肝气虚，热乘虚上冲于目，故目赤痛；重者生疮翳、白膜、息肉。出第八卷中。

《肘后》：疗伤寒大病后，热毒攻目方。

煮蜂房以洗之，日六七度。张文仲同。

又方

冷水渍青布以掩目。张文仲同。

又，疗热病后生翳方。

烧豉二七粒，末，纳管中以吹之。文仲、《备急》同。并出第二卷中。

《小品》：漏芦连翘汤，疗伤寒热毒变作赤色痈疽[3]、丹疹[4]、肿毒，及眼赤痛，生障[5]翳，悉主之方。兼疗天行。

漏芦二两　连翘二两　黄芩二两　麻黄去节，二两　白蔹二两　升麻二两　甘草二两，炙　大黄三两，切　枳实三两，炙

上九味，切，以水九升，煮。取三升，去滓，温分三服。相去二食顷更服。热盛者，可加芒硝二两。忌海藻、菘菜等物。《千金》同。

又，秦皮汤，疗毒病冲眼，忽生赤翳，或白，或肿肤起，或赤痛不得视光，痛入心、肝，或眼外浮肿如吹，汁出，生膜覆珠子方。

秦皮二两　前胡二两　常山二两　黄芩二两　升麻二两　芍药二两　白薇二两　枳实二两，炙　大黄三两　甘草二两，炙

上十味，以水八升，煮。取三升，分三服，相去二食顷更服。若盛热者，可加芒硝二两。忌海藻、菘菜、生葱、生菜。出第六卷中。一方加蕤仁一两，栀子仁半两。

张文仲：秦皮汤，主伤寒病热，毒气入眼，生赤脉、赤膜、白肤、白翳者，及赤痛不得见光，痛毒[6]烦恼者神效方。

秦皮　升麻　黄连各一两

上三味，切，以水洗去尘，用水四升，煮。取二升半，冷之，分用三合，仰眼，以绵绕箸头，取汤以滴眼中，如屋漏状，尽三合止，须臾复用，日五、六遍，乃佳。忌猪肉，冷水。出第二卷中。

伤寒口疮方二首

《病源》：夫伤寒，冬时发其汗，必吐利，口中烂、生疮，以其热毒在脏，心脾烦壅，表里俱热，热不已，毒气熏于上焦，故令口舌干燥生疮也。出第七卷中。

深师：疗伤寒热病口疮，黄柏蜜方。

黄柏削去上皮，取里好处，薄斜削

上一味，以崖蜜半斤极消者，以渍柏一宿，唯欲令浓，含其汁，良久吐之，更复如前。若胸中热有疮时，饮三五合尤良。

又，疗伤寒口疮烂者，升麻汤方。

---

① 目者……翳膜：此四十一字，今本《病源》不载，疑脱。

② 于：原误作"放"，据程本、高校本及《病源》卷八《伤寒毒攻眼候》改。

③ 赤色痈疽：泛指皮肉感染化脓的疮疡。因初起皮肉红肿，故谓"赤色"。

④ 丹疹：病证名。症见皮起隐疹、微痒，皮色不变，无痛无热。《病源》卷三十有专论。

⑤ 障：原误作"彰"，据程本、高校本改。

⑥ 痛毒：即剧痛。毒，凶狠，酷烈。

升麻一两　甘草一两，炙　竹叶切，五合

麦门冬三分，去心　牡丹一分　干枣二十枚，擘

上六味，切，以水四升，煮。取一升半，去滓，分五服，含，稍稍咽之为度。忌海藻、菘菜、胡荽等。并出第十四卷中。

伤寒手足欲脱疼痛方七首

《病源》：此由热毒气从内而出，循经络攻于手足也。人五脏六腑井、荥、俞，皆出于手足指，故毒从脏腑而出也。出第八卷中。

范汪：疗伤寒热病，手足肿欲脱方。

生牛肉裹之，肿消痛止。深师同。出第三十卷中。

崔氏：疗伤寒手足热疼欲脱方。

取羊屎煮汁以淋之，瘥止。亦疗时疾，阴囊及茎肿。亦可煮黄柏洗之。《肘后》、深师、《集验》、《千金》、《备急》并同。出第一卷中。

《集验》：疗毒热攻手足，肿疼欲脱方。

浓煮虎杖根，适寒温以渍手足，入至踝上一尺。范汪、《肘后》、《千金》同。兼疗天行。

又方

酒煮苦参以渍之。范汪、《千金》、《集验》同。并出第二卷。

《千金》：疗毒热病攻手足，肿疼痛欲脱方。

煮马粪，若羊粪汁渍之，猪膏和羊粪，涂之亦佳。范汪、《集验》、《肘后》同。

又方

取常思草绞取汁以渍之，一名苍耳。范汪、《集验》、《肘后》同。出第十卷中。

《备急》：疗热病手足肿欲脱者方。兼主天行。

以稻穰①灰汁渍之，佳。《集验》、《千金》、《肘后》同。出第一卷中。

伤寒虚羸方四首

《病源》：其人血气先虚，复为虚邪所中，发汗、吐、下之后，经络俱损伤，阴阳竭绝，热邪始散，真气尚少，五脏犹虚，谷神②未复，无津液以荣养，故虚羸而生病焉。出第八卷中。

《集验》：疗伤寒虚羸少气，气逆若呕吐方。

石膏一升，碎，绵裹　竹叶二把　麦门冬一升，去心　人参二两　半夏一升，洗　生姜四两　甘草二两，炙

上七味，切，以水一斗二升，煮。取六升，去滓，纳粳米一升，米熟去米，饮一升，日三服。忌海藻、菘菜、羊肉、饧。出第三卷中。

又，生地黄汤，疗伤寒有热，虚羸少气，心下满，胃中有宿食，大便不利方。

生地黄三斤　大黄四两　大枣二十枚，擘　甘草一两，炙　芒硝二合

上五味，合捣令相得，蒸五升米下，熟绞取汁，分再服。忌海藻、菘菜。出第二卷中。

《千金》：疗伤寒虚羸、少气、呕吐，竹叶石膏汤方。

石膏一升，碎，绵裹　竹叶二把　麦门冬一升，去心　人参二两　半夏半升，洗　甘草二两

上六味，以水一斗，煮。取六升，去

————————

① 稻穰：指稻壳与大米米粒间白色柔软的部分。

② 谷神：此指水谷精气。《伤寒论》成无己注曰："谷神者，谷气也。"

滓，纳粳米一升，煮米熟去米，饮一升，日三服。忌海藻、菘菜、羊肉、饧。出第十卷中。此张仲景《伤寒论》方。

张文仲：鸡子豉汤①，疗吐、下后，虚羸欲死方。

鸡子一十枚　豉四合，绵裹

上二味，以水五升，先煮鸡子取二升，纳豉，又煮三四沸，去滓，分再服。支同，此出姚方第二卷中。《集验》、《备急》同，各用鸡子十四枚。

伤寒不得眠方四首

《病源》：夫卫气昼行于阳，夜行于阴。阴主夜，夜主卧，谓阳气尽，阴气盛，则目瞑②矣。今热气未散，与诸阳并，所以阳独盛，阴偏虚，虽复病后，仍不得眠者，阴气未复于本故也。出第八卷中。

仲景《伤寒论》：疗伤寒发汗若吐下后，虚烦不得安眠，剧则反覆颠倒，心内苦痛懊忱上懊、下忱。又奴冻反者，属栀子豉汤证方。

肥栀子十四枚，擘　香豉四合，绵裹

上二物，以水四升，先煮栀子，取二升半，去滓，纳豉，再煮。取一升半，去豉，分温再服，得吐止后服。

《肘后》：疗大病瘥后，虚烦不得眠，眼中疼痛懊忱，乌梅豉汤方。

豉七合，绵裹　乌梅十四枚，擘

上二物，以水四升，煮乌梅，取二升半，纳豉，更煮。取一升半，去滓，温分再服。无乌梅用栀子四枚。

又，半夏茯苓汤方

半夏三两，洗　秫米一升　茯苓四两

上三味，切，以千里流水一石，扬之万遍，澄取二升，合煮诸药。得五升，去滓，温分五服。忌羊肉、饧、酢物等。并

出第一卷中。

深师：酸枣汤③，疗伤寒及吐、下后，心烦乏气④，昼夜不眠方。

酸枣仁四升　麦门冬一升，去心　甘草二两，炙　蝭母二两，知母也　茯苓二两　芎䓖二两　干姜三两

上七味，切，以水一斗六升，煮酸枣汤，取一斗，去枣纳药，煮。取三升，去滓，温分三服。忌海藻、菘菜、大醋。出第十四卷中。

伤寒小便不利方九首

《病源》：伤寒发汗后而汗出不止，津液少，胃中极干，小肠有伏热，故小便不通也。出第八卷中。

仲景《伤寒论》：少阴病，二三日不已，至四五日，腹痛，小便不利⑤，四肢沉重疼痛，自下利者，此为有水气。或咳，或小便自利，或下利，或呕者，真武汤⑥主之方。

茯苓三两　白芍药三两　附子一枚，炮去皮，破八片　白术三两　生姜三两，去皮

上五味，切，以水八升，煮。取三升，去滓，温服七合，日三。若咳者，加五味子半升、细辛一两、干姜一两；若小

---

①　鸡子豉汤：程本作"栀子豉汤"。高校本按：作"鸡子豉汤"不误，此非仲景《伤寒论》之"栀子豉汤"，与《医心方》卷十四第四十一引《集验方》同。

②　目瞑（míng音鸣）：目闭欲眠。瞑，闭目。

③　酸枣汤：《金匮》卷上第六作"酸枣仁汤"，无"麦门冬、干姜"。宋后注引《深师方》"干姜"作"生姜"。

④　乏气：即少气。

⑤　小便不利：《千金翼》卷十第二作"小便自利"。

⑥　真武汤：《千金方》卷九第九、《千金翼》卷十第二并作"玄武汤"。

便自利者，去茯苓；若下利者，去芍药，加干姜二两；呕者，去附子，加生姜，足前成半斤。忌酢、猪肉、桃李、雀肉等。出第六卷中。深师同。兼主天行大效。

又，伤寒六七日，已发汗而复下之，胸胁满结，小便不利，渴而不呕，但头汗出，往来寒热，心烦者，此未解也，属小柴胡桂姜汤①主之方。

柴胡半斤，捣去土　桂心三两　黄芩三两
牡蛎二两，熬　甘草二两，炙　栝楼根四两
干姜二两

上七味，切，以水一斗二升，煮。取六升，去滓，更煎。取三升，温服一升，日三。初一服微烦，后汗出便愈。忌生葱、海藻、菘菜。出第四卷中。

又，疗伤寒七八日，身黄如橘子色，小便不利，腹微满者，茵陈汤②主之方。

茵陈六两　肥栀子十四枚，擘　大黄二两
去皮，酒洗，破三片

上三味，以水一斗二升，先煮茵陈，减二升，去滓，纳二物，煮。取三升，去滓，分温三服，日三。小便当利，尿如皂荚沫状，色正赤，一宿腹减，黄从小便去。出第五卷中。张文仲、《千金》并同。

又，服桂枝汤，或下之，仍头项强痛，翕翕发热，无汗，心下满微痛，小便不利者，桂枝去桂加茯苓白术汤主之方。

芍药　生姜切　白术　茯苓各三两
甘草二两，炙　大枣十二枚，擘

上六味，切，以水八升，煮。取三升，去滓，温服一升，小便利则愈。忌海藻、菘菜、酢、桃李、雀肉等。

《肘后》：疗小腹满，不得小便方。兼疗天行。

细末雄黄③，蜜和，为丸如枣核，纳溺孔中，令入半寸。出第二卷中。文仲同。

《千金翼》：疗少阴病四逆④，其人或

咳、或悸其悸反，或小便不利，或腹中痛，或泄利下重，四逆散方。

甘草十分，炙　枳实十分，炙　柴胡十分
芍药十分

上四味捣，细筛，白饮和服方寸匕，日三服。嗽者，加五味子、干姜各五分，并主下利；胸中悸者，加桂心五分；小便不利者，加茯苓五分；腹中痛者，加附子一枚；泄利下重者，先以水五升，煮薤二升，取三升，以散三方寸匕，纳汤中煮之，取一升半，分再服。忌海藻、菘菜。仲景、范汪同。出第十卷中。

崔氏：疗伤寒热盛，小便不利，滑石汤方。兼疗天行。

滑石屑，二两　葶苈子一合，熬

上二物，以水二升，煮。取七合，去滓，顿服之。

又方

捣生葱，敷脐下横纹中，燥易之。

又，瞿麦汤方

瞿麦三两　甘草三两，炙　滑石四两
葵子二合半　石韦三两，去毛令尽

上五味，切，以水八升，煮。取二升半，分三服。忌海藻、菘菜。并出第一卷中。《古今录验》同。

---

① 小柴胡桂姜汤：《伤寒论》卷四第七、《千金翼》卷九第四并作"柴胡桂枝干姜汤"，"桂心"作"桂枝"。
② 茵陈汤：《伤寒论》卷五第九作"茵陈蒿汤"。
③ 雄黄：《肘后方》卷二第十三作："雌黄"。
④ 四逆：此指气机郁滞而致的四肢逆冷。

伤寒下痢及脓血黄赤方
一十六首

《病源》：伤寒病，若表实里虚，热气乘虚而入，攻于肠胃，则下黄赤汁；若温毒气盛，则腹痛壮热，下脓血如鱼脑，或如烂肉汁；若寒毒入胃，则腹满身热，下清谷①。下清谷者，不可攻表，汗出必胀满，表里俱虚故也。

伤寒六七日不利，便发热而痢，其人汗出不止者死，但有阴无阳②故也。

下痢有微热，其人渴，脉弱者，今自愈。脉沉弦者，下重③，其脉大者，为未止，脉微数者，为欲自止，虽发热不死。少阴病八九日，而一身手足尽热，热在膀胱，必便血。下痢，脉反浮数，尺中自涩，其人必圊④脓血。少阴病下利，若痢自止，恶寒而欲踡⑤，手足温者，可疗。阳明病下痢，其人脉浮大，此皆为虚弱强下之故也。

伤寒下痢，日十余行，其人脉反实者死。出第八卷中。张仲景《伤寒论》阳明无下痢证不可下。或有云下利，其脉浮大者，此皆为虚，以强下之故也。设脉浮革，因尔肠鸣，当温之，与水即哕。

仲景《伤寒论》：伤寒本自寒下，医复吐之、下之，不解者，寒格⑥更遂⑦吐下，食入还吐⑧出者，属干姜黄连人参汤⑨主之方。

干姜　黄连　黄芩　人参各三两

上四味，切，以水六升，煮。取二升，去滓，分再服之。忌猪肉、冷水等。出第六卷中。

又，太阳病，桂枝证，医反下之，痢遂不止，脉促一作纵者，表未解也。喘而汗出者，属葛根黄连汤⑩方。

葛根八两　黄连三两，金色者　黄芩三两，

切　甘草二两

上四味，切，以水八升，先煮葛根减二升，掠去沫，纳诸药，煮。取二升，去滓，温分再服。忌猪肉、冷水、海藻、菘菜。出第七卷中。

《肘后》：疗伤寒若下脓血者，赤石脂汤⑪方。

赤石脂二两，碎　干姜二两，切　附子一两，炮，破

上三味，以水五升，煮。取三升，去滓，温分三服。后脐下痛者，加当归一两，芍药二两，用水六升煮。忌猪肉。范汪、张文仲同。

又，主下痢不能食者，兼疗天行，黄连丸方。

黄连一两　乌梅二十枚，炙爆

上二味，捣末，蜡⑫如博棋子一枚，蜜一升，于微火煎，令可丸如梧子。一服十五丸，日三。忌猪肉、冷水。出第一卷中。

又，白通汤，疗伤寒泄痢不已，口渴

---

① 下清谷：即大便中夹杂有较多未消化的食物。

② 有阴无阳：即阴盛格阳。

③ 下重：里急后重。

④ 圊：即厕所，此作"大便"解。《病源》卷八《伤寒利候》作"清"。

⑤ 踡：谓肢体缩踡。《病源》卷八《伤寒利候》作"拳"。并同。

⑥ 寒格：指上热与下寒相格拒的证候。

⑦ 遂：程本、《伤寒论》卷六第十二并作"逆"。可从。

⑧ 食入还吐：谓刚吃立即呕吐。还，反回。《伤寒论》卷六第十二作"若食入即吐"，义并同。

⑨ 干姜黄连人参汤：《伤寒论》卷六第十二作"干姜黄连黄芩人参汤"。

⑩ 葛根黄连汤：《伤寒论》卷三第六作"葛根黄芩黄连汤"，药味、剂量均与《伤寒论》同。

⑪ 赤石脂汤：《肘后方》卷二第十三作"赤石脂一斤，干姜二两"，无"附子"，治"下脓血不止"，"分二服"。

⑫ 蜡：原误作"腊"。据《肘后方》卷二第十三及文义改。

不得下食，虚而烦方。

大附子一枚，生，削去黑皮，破八片　干姜半两，炮　甘草半两，炙　葱白十四茎

上四味，切，以水三升，煮。取一升二合，去滓，温分再服。渴微呕，心下停水者，一方加犀角半两，大良。忌海藻、菘菜、猪肉。范汪同。出第十四卷中。张仲景《伤寒论》白通汤惟主少阴下利。厥逆无脉，干呕而烦者，白通加猪胆汤主之。本无甘草，仍不加犀角。

范汪：疗伤寒，腹中微痛不止，下痢，秦皮汤方。

秦皮三两　黄连四两　白头翁二两　阿胶三两

上四味，㕮咀三味，以水八升，煮。得二升，绞去滓，纳胶令烊，适寒温，先食饮七合，日三服。忌猪肉、冷水。

又，豉薤汤，疗伤寒暴下，及滞痢腹痛方。

豉一升　薤白一把，寸切

上二物，以水二升，煮令薤熟，漉去滓，分为再服。不瘥，复作。

又，蕙草汤，疗伤寒除热，止，下痢方。

蕙草二两　黄连四两　当归二两

上三味，切，以水六升，煮。得二升，适寒温，饮五合，日三。忌猪肉、冷水等物。

又，疗伤寒下痢，脉微，足厥冷，通草汤方。

通草一两　干姜一两　枳实四两，炙　人参一两　附子一枚，炮令裂，破

上五味，切，以水六升，煮。取二升，适寒温饮五合，日三。不瘥，稍加至七合。忌猪肉。并出第三十卷中。

《小品》：犀角汤[1]，疗热毒下黄赤汁，及赤如腐烂血，及赤滞如鱼脑，腹痛，壮热，诸药无效方。

黄柏一两半　黄芩一两半　白头翁一两　黄连二两　当归一两　牡蛎一两半，熬　犀角屑，半两　艾叶半两　石榴皮一两半　桑寄生一两　甘草一两，炙

上十一味，切，以水八升，煮。取三升，分三服。忌猪肉、冷水、海藻、菘菜。出第六卷中。《古今录验》同。

《集验》：疗伤寒后，下痢脓血，柏皮汤方。

黄柏二两　黄连四两　栀子仁十四枚，擘　阿胶一两，炙

上四味，切，以水六升，煮三味。取二升，去滓，纳胶令烊，温分再服。忌猪肉、冷水。范汪同。出第二卷中。

《千金翼》：热痢下重，白头翁汤主之方。

白头翁二两　黄柏三两　黄连三两　秦皮三两，切

上四味，切，以水七升，煮。取二升，去滓，分服一升，不愈更服。忌猪肉、冷水。范汪同。出第十卷中。此张仲景《伤寒论》方。

崔氏：疗伤寒后，赤白滞下[2]无数，阮氏桃华汤方。

赤石脂八两，冷多白滞者减四两　粳米一升　干姜四两，冷多白滞者加四两，切

上三味，以水一斗，煮米熟汤成，去滓。服一升，不瘥复作。热多则带赤[3]，冷多则带白[4]。《千金翼方》不同，加减稍别。《伤寒论》、《千金》、范汪同。张仲

---

① 犀角汤：《千金方》卷十五第七作"十二味"，另有"升麻六分"。

② 赤白滞下：指痢疾病的大便脓（实为白黏冻）及血并伴有排便不爽，里急后重的症状。滞下，即排便不畅。

③ 带赤：指大便中夹带赤色的血液多。此为热邪偏盛，灼伤脉络之故，其证多热。

④ 带白：指大便是夹带白色黏冻（俗作"脓"）较多。此为温盛，因寒湿亦可致之。故谓"冷多"。

景《伤寒论》煮汤和赤石脂末一方寸匕服。

又，疗伤寒热痢[1]，黄连丸方。

黄连三两，去毛　当归三两　干姜二两　赤石脂二两，切

上四味，捣、筛，蜜和丸如梧子大。服三十丸，日三。叔尚书以疗热痢，是岁传于东都当方诸军营，及夏口戍人发者数千余人，余时亦复用之，亦佳。但时用之，不及诸汤速耳。当服百丸许，乃断。忌猪肉、冷水。并出第一卷中。

张文仲、陶氏： 伤寒下痢，豉薤汤方。

豉一斤，绵裹　薤白一握　栀子十四枚，擘破

上三味，以水五升，煮。取二升半，去滓，温分三服。《小品》云：此方主温毒，及伤寒内虚外热，攻肠胃，下黄赤汁，及如烂肉汁，并去赤带下，伏气腹痛，诸热毒悉主之。水四升，先煮栀子、薤白令熟，纳豉，煮。取二升，分三服。《千金》、《备急方》同。

又，疗伤寒下痢，恶血不止，犀角汤[2]方。

干姜一两　犀角一两，末　地榆一两　蜜二合

上四味，切，以水五升，煮。取一升半，去滓、下蜜，更煮至一升，分三服，自愈。此治热毒蛊利出。《千金》同。并出第十五卷中。

伤寒䘌疮方一十首

《病源》：凡得伤寒及天行热病，日数校[3]多，腹内有热，又人食少，肠胃空虚，三虫[4]行作求食，食人五脏及下部也。

䘌病[5]之候，齿断[6]无色，舌上尽白，甚者唇里有疮，四肢沉重，忽忽[7]喜眠，如此皆为虫食其肛，肛烂见五脏则死。当

数看其上唇内，有疮唾血，唇内如粟疮者，则心内懊恼痛，此虫在上，食其五脏；下唇内生疮者，其人不寤，此虫食下部，皆能杀人也。出第八卷中。

《肘后》：若病人齿断无色，舌上白者，或喜眠愦愦[8]音脍，不知痛痒处；或下痢，宜急疗下部，不晓此者，但攻其上，不以下[9]为意，下部生疮[10]，虫食其肛。肛烂见五脏便死也，疗之方。

烧马蹄作灰细末，猪膏和，涂绵以导下部，日数度瘥。

又，桃仁苦酒汤[11]方

桃仁五十枚，去皮尖及两仁　苦酒二升　盐一合

上三味，煮。取六合，去滓，尽服之。并出第一卷中。

深师： 疗䘌食下部，桃皮汤方。

桃皮二两　槐子二两　艾二两　大枣三十枚，擘。一方用黄连。

上四味，切，以水五升，煮。取三升，去滓，温分三服之。

又，疗䘌虫食下部方。

----

① 热痢：病证名。指痢疾之属于热者。多因肠腑热盛，积滞不除之故，症见便下赤多白少或全为赤色，烦渴，身热腹痛，里急后重，尿少色黄，舌红苔黄腻，脉濡数。

② 犀角汤：《千金方》卷十五第七"干姜"作"干蓝"。干蓝，即大青叶。

③ 校：通"较"。程本作"较"。

④ 三虫：指蛔虫、姜片虫和蛲虫。《病源》卷十八《九虫病诸候》："三虫者，长虫、赤虫、蛲虫也。"赤虫，即姜片虫。

⑤ 䘌（nì 音匿）病：即虫蚀病。

⑥ 断（yín 音银）：即齿根。断，同"龈"。

⑦ 忽忽：不爽貌。

⑧ 愦愦（kuì kuì 音溃溃）：昏乱。《广韵·队韵》："愦，心乱。"

⑨ 下：原脱，据《肘后方》卷二第十三补。

⑩ 疮：《肘后方》卷二第十三作"虫"字。

⑪ 桃仁苦酒汤：《千金方》卷十八第七作"苦酒汤"。

以泥作罂①，以竹筒如指所，横穿罂肚，筒一头纳下孔中，纳如鸡子艾烧之，人就罂口吹之，常令艾烧，强人可益艾，甚良②。《千金》同。

又，龙骨汤，治伤寒已八九日至十余日，大烦、渴热盛，而三焦有疮䘌者多下，或张口吐舌呵吁，目烂口鼻生疮，吟语③不识人，宜服此汤，除热毒止痢神方。

龙骨半斤，碎

上一味，以水一斗，煮。取四升，沉之井底令冷，服五合，余渐渐进之，恣意如饮，尤宜老少，无味殆如饮水，赤断下。文仲、《备急》、《千金》等同。

又，疗伤寒及诸病之后，内有疮出下部，烦者，黄连犀角汤方。

黄连一两，去毛　乌梅十四枚，擘　犀角三两，屑　青木香半两

上四味，切，以水五升，煮。取一升半，分再服。忌猪肉、冷水等。并出第十四卷中。

范汪：疗伤寒心中懊憹，下痢，谷道④中烂伤，当服懊憹散⑤，以䘌药纳谷道中，懊憹散方。

萑芦十分　干漆二分　萹蓄二分

上三味，各异捣筛，粉粥饮服一钱匕，先食，日再服。《千金》同。

又，疗䘌懊憹，麝香散方。

麝香一分，研　雄黄一分，研　丹砂一分，研　犀角一分，屑　羚羊角一分，屑　青葙子一分　黄连一分　升麻一分　桃仁一分，熬　贝齿一分

上十味，并捣合下筛，先食以小麦粥，服钱五匕，服药讫，复以钱五匕，绵裹以导谷道中，食顷去之，日三。忌猪肉、冷水、生血物等。并出第三十三卷中。

《小品》：青葙子散⑥，疗热病有䘌，下部生疮方。

青葙一两　萑芦四两　狼牙三分　橘皮

二分　萹蓄二分，切之

上五味，捣下筛，粥饮和合，服两钱匕，日三，不知稍增之。出第六卷中。《千金》同，有甘草一分。

张文仲：疗伤寒兼䘌疮。王叔和云：其候口唇皆生疮，唾血，上唇内有疮如粟者，则心中懊憹痛，如此则此虫在上，乃食⑦五脏，若下唇内生疮，其人喜眠者，此虫在下，食下部方。

取鸡子一枚，扣头出白，与漆一合熟和，令调如漆，还纳壳中，仰吞之。食顷或半日，或下虫，或吐虫，剧者再服乃尽，热除病愈。凡得热病，腹内热，食少，三虫行作求食，食人五脏及下部，人不能知，可服此药，不尔䘌虫杀人。《集验》、深师、《肘后》同。

又方⑧

猪胆一具

上一味，渍著半升苦酒中和之，煎三沸，三下三上，药成可放温，空腹饮一满口，虫即死，有人经用之验。并出第二卷中。《千金》同。

---

① 罂（yīng音英）：瓶一类的容器，腹大口小。

② 以泥……甚良：《千金方》卷十八第七作"以泥作小罂，令受一升，竹筒一枚如指大，以竹筒一头横穿入罂腹中，一头入人谷道中，浅入，可取熟艾如鸡子大，著罂中燃之，于罂口吹烟，令入人腹，艾尽乃止。大人可益艾，小儿减之，羸者不得多，多亦害人，日再熏，不过三作，虫则死下断，亦可末烧雄黄，如此熏之。"

③ 吟语：即神识不清之谵语。

④ 谷道：即肛门。

⑤ 懊憹散：《千金方》卷十八第七的方名及主治均同此，但方剂组成为："萹竹半两　萑芦　雷丸　青葙　女青　桃仁各三两。上六味三治下筛，粥汁服方寸匕，日三，加至二匕，亦酒服。"

⑥ 青葙子散：《千金方》卷十八第七"青葙"作"青葙子"，并有"甘草一分"，"右六味治下筛"。

⑦ 食：侵蚀，腐蚀。食、蚀通。下仿此。

⑧ 又方：《千金方》卷十八第七作"猪胆苦酒汤，主热病有䘌，上下攻移，杀人方"。

伤寒阴阳易方八首

《病源》：伤寒阴阳易①病者，是男子妇人伤寒病新瘥未平复，而与之交接得病者，名为阴阳易也。其男子病新瘥未平复，而妇人与之交接得病者，名阳易。其妇人得病新瘥未平复，而男子与之交接得病者，名阴易。若二男二女，并不相易。所以呼为易者，阴阳感动，其毒度著于人，如换易也。

其病之状，身体重，小腹里急，或引阴中拘挛，热上冲胸，头重不能举，眼内生眵②，四肢拘急，小腹疠痛③，手足拳，皆即死。其亦有不即死者，病苦小腹里急，热上冲胸，头重不能举，百节解离，经脉缓弱，血气空虚，骨髓枯竭，便嘘嘘吸吸④，气力转少，著床不能动摇，起止仰人⑤，或引岁月方死。出第八卷中。

深师：疗妇人得温病，虽瘥平复，未满一百日不可与交合，交合为阴易之病，病必拘急，手足拳⑥皆死。丈夫病以易妇人，名为阳易，速当疗之可瘥，满四日不可疗也，宜令服此药方。

干姜四两

上一味，捣末，汤和，一顿服，温覆汗出得解止，手足伸遂愈。范汪同。出第十四卷中。

范汪：鼹音加，雄鼠也。下同鼠粪汤⑦，疗伤寒病后，男子阴易方。

薤一大把　鼹鼠粪十四枚

上二味，以水五升，煮。取二升，尽饮之，温卧汗出便愈。亦理劳复，鼹鼠屎，两头尖尖者是也。《肘后》薤作蓝。

又，丹米汤，疗伤寒病已后，男子阴易方。

丹米⑧三两

上一味，末，以薄酒和，尽饮之，温覆汗出便愈。亦随人大小，不必三两，自以意消息之。

又，疗交接劳复，卵肿，腹中绞痛，便绝死，竹皮汤⑨方。

刮青竹皮一升

上一味，以水三升，煮五六沸，绞去滓，顿服立愈。《肘后》同。

又，疗阴阳易，栝楼汤方。

栝楼根二两

上一味，以水五升，煮。取一升，分二服。先以青淡竹沥一升，合水二升，煮好银二两，减半去银，先与病人饮之讫，须臾乃服汤，小便利即瘥。栝楼汤、银汁须冷服。与前疗渴方同。

《千金》曰：昔者有人得伤寒病，已瘥未健，诣华旉⑩视脉。旉曰：虽瘥尚虚未复，阳气不足，勿以劳事，余劳⑪尚

---

① 阴阳易：病证名。男子患伤寒病未愈又犯房事而致病者，谓阴易。女子患伤寒病未愈又犯房事而致病者，谓之阳易。

② 眵（miè 音灭）：目赤多眵。

③ 疠（jiǎo 音狡）痛：腹中急痛如刀刺状。今俗作绞痛。

④ 嘘嘘吸吸：指呼吸微弱。《说文·口部》："嘘，吹也"。《病源》卷八《伤寒交接复劳候》作"恍恍吸吸"。

⑤ 起止仰人：止，《病源》卷八《伤寒交接复劳候》作"居"，义同。仰，依赖，借助。《一切经义·卷二》："谓取资于人曰仰。"起止仰人，指病人虚羸之极，起居需借助别人帮助。

⑥ 拳：卷曲、屈曲。拳、踡通。

⑦ 鼹（jiā 音加）鼠粪汤：《肘后方》卷二第十四的方剂组成为"鼠矢两头尖者二七枚，蓝一把"。鼹鼠，雄鼠。

⑧ 丹米：即丹秫，红色的粟。

⑨ 竹皮汤：《肘后方》卷二第十四作"刮青皮竹茹二升"。其主治病证为"交接复劳，阴卵肿，或缩入腹，腹中绞痛，或便绝"。

⑩ 华旉（fū 音敷）：即华佗。

⑪ 余劳：其他轻微的劳作。

可，御内①即死，临死当吐舌数寸。其妻闻其夫病除，从百余里来省之，止宿交接，中间三日发病，口舌出数寸而死②。病新瘥未满百日，气力未平复而以房室者，略无不死。

有士盖王③者，病愈后六十日，已能行射猎，以房室则吐涎而死。及热病房室，名为阴阳易之病，皆难疗多死。及热病房室，名为阴阳易之病，皆难疗多死。

近者有士大夫，小得伤寒，瘥以十余日，能乘马行来，谓平复，以房室则小腹急痛，手足拘拳④而死。

医者张苗⑤说，有婢得病后数十日，有六人奸之皆死。妇人得病易丈夫，丈夫得病亦易妇人，疗之烧裈⑥散方，兼主温病阴易也。

取女人中裈近隐处烧取灰

上一物，为散，服方寸匕，日三，小便即利，阴头微肿，此为愈矣。女人病可取男子裈，如前法，酒水服。此本仲景方，《肘后》同。

又，疗交接劳复，卵肿缩⑦，腹中绞痛，便欲死者方。

取交接妇人衣服，以覆男子。《肘后》同。

又方

取女人手足爪二十枚　女人中衣裳⑧一尺，烧

上二味，末，以酒服，亦米汁饮服之。出第十卷中。《肘后》同。

伤寒劳复食复方二十五首

《病源》：伤寒病新瘥，津液未复，血气尚虚，若劳动早，更复成病，故云复也。若言语思虑则劳神，梳头澡洗则劳力。劳⑨则生热，热气乘虚还入经络，故复病也。其脉沉紧者，宜下之。

又，食复⑩。伤寒病新瘥，及大病之后，脾胃尚虚，谷气未复，若食猪肉、肠、血、肥鱼及久腻⑪物，必大下利，医所不能治也，必至于死。若食饼饵⑫、餈⑬黍、饴脯⑭、炙脍、枣栗诸果牢强难消之物，胃气虚弱，不能消化，必更结热。适⑮以药下之，则胃气虚冷，大利难禁，不下之必死，下之亦危，皆难救也。大病之后，多坐此死，不可不慎护也。夫病新瘥后，但得食糜粥，宁可少食令饥，慎勿饱，不得佗⑯有所食，虽思之勿与，引日转久，可渐食羊肉糜若羹汁，慎。不可食猪、狗等肉。并出第八卷中。

《广济》：疗伤寒因食劳复，头痛壮热，栀子汤方。

栀子十四枚，擘　香豉一升，绵裹　葱白一握，切　粟米三合　雄鼠屎两头尖者，二七枚，

————————

① 御内：指房事。《病源》卷八《伤寒交接复劳候》"御内"作"女劳"。

② 止宿……而死：《千金方》卷十第二作"经宿交接，中间三日，发热口噤，临死，舌出数寸而死"。

③ 王：程本、《千金方》卷十第二并作"正"。

④ 拳：程本作"挛"。宜从。

⑤ 张苗：人名，晋代医生，精于脉诊，擅长治疗疑难病。

⑥ 裈：音义同裤。

⑦ 卵肿缩：指睾丸肿痛，或阴茎阴囊抽缩。《千金方》卷十第二作"卵肿阴缩"。

⑧ 中衣裳：指内衣。《千金方》卷十第二"裳"作"带"。

⑨ 劳：即劳复。谓伤寒病未愈过早劳作而致病情反复。《医心方》卷十四第四十三作"未堪劳而强劳"。

⑩ 食复：谓伤寒病未愈，或病初愈，过食肥甘厚腻之物而致病情反复者。

⑪ 久腻：即油腻难消的食物。程本作"油腻"。宜从。

⑫ 饵：诸种食物。《病源》卷八《伤寒病后食复候》无此字。

⑬ 餈（zī音资）：同餈，即糍粑饭团。

⑭ 饴脯：一种成品饴糖。

⑮ 适：犹若也。

⑯ 佗（tuō音托）：其他。佗、他相通。

烧令烟绝，末。

上五味，以水八升，煮。取二升三合，去滓，纳鼠屎，分三服，服别相去如人行六七里，须利，纳芒硝五分。忌面、炙肉、蒜等物。出第一卷中。

深师：疗劳复，大青汤方。

大青四两　甘草二两，炙　阿胶二两，炙　香豉二两

上四味，切，以水一斗，煮。取三升，去滓，温服一升，日五、六，欲尽复作，常使有汤，渴便饮，无毒，除热、止吐下。伤寒一二日，上至十数日，困笃，发汗热不解，吐下后热不除，止下痢甚良。先煮大青、甘草，取四升，去滓，纳胶、豉，胶硝尽便漉去，勿令豉坏，当预渍胶令释也。忌菘菜、海藻。《集验》、《肘后》、《千金》同。

又方

取鸡子空壳碎之，熬令黄黑，捣筛，热汤和一合服之，温卧取汗愈，鸡子壳悉服之。《肘后》、崔氏同。

又方

取马粪烧捣为散，冷酒服方寸匕，良。三炊顷便验，神良。

又，疗伤寒瘥后劳复，葵子汤方。

葵子二升　梁米一升

上二味，合煮作薄粥饮之，多多为佳，取汗立瘥。并出第十四卷中。

范汪：疗伤寒病瘥，语言、书疏、坐起、行步劳复方。

创①青竹皮，多多煮之，令厚浓，服三升汁则愈。

又，伤寒已愈，食饮多劳复，大黄豉汤方。

豉五合　甘草二两，炙　桂心二两　大黄四两　芒硝半斤

上五味，㕮咀，以水六升，煮。得二升，去滓，先食，适寒温饮一升，日再。

忌海藻、菘菜、生葱等物。

又，疗伤寒瘥已后，饮食劳复，栀子汤②方。

栀子十四枚　豉一升　桂心二两　麻黄二两　大黄二两

上五味，㕮咀，以水七升，先煮麻黄，掠去沫，纳余药，更煮。取二升，去滓，温服一升，日再服，当小汗及下利。忌生葱。并出第三十四卷中。

《千金》：疗伤寒温病后劳复，或食饮，或动作，栀子石膏汤方。

栀子仁二七枚，擘　石膏五两，碎　鼠屎尖头者，二十枚　香豉一升，绵裹

上四味，以水七升，煮。取三升，分三服。

又，疗劳复，或因洗手足，或梳头，或食等劳复方。

取洗手足汁，饮之一合，即愈。

又方

取头垢加枣核大，吞一枚。

又方③

取饭烧为末，饮进一升。《肘后》同。

又，疗大病已瘥，劳复者，枳实栀子汤方。

枳实三枚，炙　栀子十四枚，擘

上二味，以酢浆一斗，先煮取六升，煮药取三升，纳豉一升，煎五六沸，去滓，分再服，覆取汗。如有宿食者，纳大黄如棋子一枚。范汪、《救急》、《集验》并同。出第十卷中。张仲景《伤寒论》纳大黄

---

①　创：山田业广引惟寅曰："'创'当作'刮'。"宜从。

②　栀子汤：《肘后方》卷二第十四方内用"栀子仁"，无"桂心"。

③　又方：《千金方》卷十第二作"治病新瘥，遇美饮食，食过多，食复者方。取得食余，烧作末，饮调服二钱匕，日三服"。

如博棋子五、六枚。

又，疗劳复垂死者方。

暖汤三合，洗四五岁女子阴，取汁，纳口中，服则愈。男儿亦得，起死人方。

又，疗食劳方。

曲一饼，煮，取汁服之。

又，疗食劳方。

杏仁五十枚，酢二升，煎。取一升服之，取汗则瘥。

又方

烧人粪灰，水服之，方寸匕。

又，疗伤寒瘥后，更头痛，壮热，烦闷者方。服黄龙汤[①]三合，日三服。

又，欲令病人不复者方。

烧头垢如梧子大，服之。并出第十卷中。

崔氏：疗伤寒劳复鼠矢汤方。

栀子二七枚，擘　豉五合　鼠屎两头尖者，二七枚。

上三味，以浆水二升，煮。取一升，去滓，顿服，数试异验。出第一卷中。

《古今录验》：栀子汤，疗伤寒劳复方。

栀子十四枚，擘　麻黄二两，去节　大黄二两　豉一升，绵裹

上四味，切，以水七升煮。取二升，分为三服。深师、《肘后》同。

又，疗伤寒劳复，鼠屎汤方。

鼠屎二十一枚　豉一升，绵裹　栀子二枚，擘　大黄三两，切

上四味，以水五升，煎。取二升七合，分三服，微取汗，应小鸭溏下。《千金》同。

又，疗病新瘥早起及食多劳复，鼠矢豉汤方。

鼠屎两头尖者，二十一枚　香豉一升

上二味，以水三升，煮。取一升，尽服之，温卧，令小汗。《千金》同。

又，疗食不消，劳复脉实者，鼠矢栀子豉汤方。

豉二升，绵裹　鼠屎二十一枚　栀子七枚，擘　麻黄三两，去节

上四味，以水五升，煮。取二升，分服七合，汗微出，日三服。《千金》麻黄作大黄。

又，疗伤寒已愈，食饮多复发者方。

豉五合，绵裹　甘草二两，炙　大黄四两　芒硝半两

上四味，切，以水九升，煮。取三升，去滓，饮一升，日再。范汪同。忌菘菜、海藻等。

又，疗伤寒瘥，令不复，白芷散方。

白芷十二分　白术十分　防风八分　栝楼五分　桔梗四分　细辛三分　附子二分，炮，去皮　干姜二分　桂心二分

上九味，捣筛为散，以粳米粥清服一钱匕，食已服二钱，小儿服一钱。常以鸡子作羹，吃粳米饭，多少与病人食之，亦未必常鸡子羹、粳米饭。如服药讫，即扶起令行步，仍擑[②]头洗手面，食辄服之，劳行如前，则不复。浩云数用佳。范汪同。忌猪肉、桃李、雀肉、胡荽、蒜、青鱼、酢、生葱、生菜。出第三卷中。一方有人参三分。

————

① 黄龙汤：高校本考：《千金方》所载实乃仲景《伤寒论》"小柴胡汤方"易其名者。此"黄龙汤"者，当是"粪清"一味，《证类本草》卷十五《人部》引陶弘景云："时行大热，饮粪汁亦愈。今近城寺别塞窖口，纳粪仓中，积得汁甚黑而苦，名为'黄龙汤'，疗温病垂死皆瘥。"把人粪汁谓之"黄龙汤"亦见于《肘后方》卷二第十三。又《外台》所引此方与《医心方》卷十四第四十八引《千金方》"黄龙汤"合，是王焘及丹波康赖所见本与今本《千金》不同。

② 擑（jié音洁）：拭也。高校本疑作"櫛"（栉zhì音至）形近致误。栉，梳理。

伤寒百合病方七首

《病源》：伤寒百合病①者，谓无经络②，百脉一宗，悉致病也。皆因伤寒虚劳，大病之后不平复，变成斯病也。其状，意欲食，复不能食，常默默，欲得卧，复不得卧，欲出行，而复不能行，饮食或有美时，或有不用时，闻饮食臭，或如强健人③，而欲卧复不得眠，如有寒，复如无寒，如有热，复如无热，至朝口苦，小便赤黄。百合之病，诸药不能疗，得药则剧，而吐利，如有神灵所加也。身形如和，其人脉微数，每尿辄头痛，其病六十日乃愈；若尿时头不痛，淅淅然④如寒者，四十日愈；若尿时快然，但眩者，二十日愈。其证或未病而预见，或病四、五日而出，或病二十日、一月日复见⑤，其状恶寒而呕者，病在上焦也，二十三日当愈；其状腹满，微喘，大便硬，三四日一大便，时复小溏者，病在中焦也，六十三日当愈；其状小便淋沥难者，病在下焦也，四十三日当愈。各随其证，以疗之耳。出第八卷中。

仲景《伤寒论》：疗百合之病，诸药不能疗，若得药则剧而吐痢，如有神灵所加也。身体仍和⑥，脉微数，每尿时辄头痛，六十日乃愈；尿时⑦头不痛，淅淅然者，四十日愈；尿快然，但头眩者，二十日愈。其证或未病而预见，或病四、五日而出，或病二十日、一月日复见⑧者，悉疗之⑨。

又，发汗已，更发者，百合知母汤主之方。

百合七枚，擘　知母三两

上二味，以泉水洗，先渍百合经一宿，上当白沫，泻却其汁，更以好泉水二升，煮取一升，去滓，置之一处，别以泉水二升，煮知母取一升，去滓，二味汁相和，煮取一升半，分温再服之。《小品》、《千金》同。

又，下之已，更发者，百合滑石代赭汤主之方。

百合七枚，擘，以泉水渍一宿，上当白沫出，去之　滑石三两，碎　代赭如弹丸一枚，碎

上三味，先以泉水二升，煮百合，取一升，去滓，置一厢。又以泉水二升，煮和二味，取一升，去滓，合煎，取一升半，分再服。《千金》、《小品》同。

又，吐之已，更发者，百合鸡子汤主之方。

百合七枚

上一味，依前法，泉水二升，煮。取一升，去滓，扣鸡子一枚，取中黄，纳百合汤中，搅令调，温再服之。《千金》同。

---

① 百合病：因七情所伤，气机郁滞，或病后伤及肺肾阴液而生内热，症见神情不宁，沉默少言，欲睡不能睡，欲行不能行，欲食不能食，似寒无寒，似热无热，口苦尿黄者。

② 谓无经络：似指病位无定处。《金匮》卷上第三无此四字。《圣惠方》卷十三《治伤寒百合病诸方》作"谓经络"。

③ 或有不用时……或如强健人：《病源》卷八《伤寒百合候》作"或有不用饮时。如强健人"。

④ 淅淅然：寒栗貌。原误作"淅淅然"，据程本、高校本及《病源》卷八《伤寒百合候》改。

⑤ 一月日复见：《金匮》卷上第三及《病源》卷八《伤寒百合候》并作"一月微见"。《千金方》卷十第三作"或病一月、二十日后见其候者"。

⑥ 身体仍和：谓其身形外观与正常人无异。《金匮》卷上第三作"身形如和"。

⑦ 时：原缺，据程本、《金匮》卷上第三、《千金方》卷十第三补。

⑧ 或病二十日、一月日复见：程本"月"下无"日"字。《金匮》卷上第三"复"作"微"字。《千金方》卷十第三作"或病一月、二十日后见其候"。

⑨ 悉疗之：谓以上诸种病况，都应治疗。悉，全部。《金匮》卷上第三作"各随证治之"，《千金方》卷十第三作"依证治之"，且"百合知母汤"的煎服方法稍异。

又，不吐、不下、不发汗，病形如初，百合生地黄汤①主之方。

百合七枚

上一味，依前法渍，以泉水二升，煮取一升，生地黄汁一升，二味汁相和，煮。取一升半，温分再服。一服中病者，更勿服也，大便当出恶沫。《千金》、《小品》并同。

又，百合病一月不解变成渴者。

以渍百合水洗身法，其后《千金方》中一味是，后服栝楼牡蛎散，其次则是。并出第十七卷中。

《小品》：凡百合病见于阴，而以阳法②攻之，其阴不得解也，复发其汗，此为逆，其病难治。见于阳而以阴法攻之，其阳不得解也，复下之，其病不愈。

《千金》：百合病，经一月不解，变成渴者方。

百合根③切，一升

上一味，以水一斗，渍之一宿，以汁洗病人身也。洗身讫，食白汤饼④今餺饦也，勿与盐豉⑤也。渴不瘥，可用栝楼根并牡蛎等份为散⑥，饮服方寸匕，日三服。《小品》、《张仲景方》同。

又，疗百合病变而发热者⑦方。

滑石三两　　百合根一两，炙

上二味，末，饮下方寸匕，日三，微利者止，勿服之，热即除。一本云：治百合病小便赤涩，脐下坚急。

又，百合病变腹中满痛者方。

但取百合根，随多少熬令色黄，末，饮服之方寸匕，日三，满消痛止。《小品》同。并出第十卷中。

伤寒狐惑病方四首

仲景《伤寒论》：狐惑⑧之病，其气如伤寒，默默但欲卧，目瞑不得眠，起则不安⑨，蚀于喉咽者为惑，蚀于阴者为狐。狐惑之病，并恶饮食，不欲闻饮食臭⑩，其面乍赤、乍黑、乍白，蚀于上部其声嗄，蚀于下部其咽干。蚀于上部，泻心汤⑪主之；蚀于下部，苦参汤淹洗之；蚀于肛外者，雄黄熏之。

又，泻心汤兼疗下利不止，心中愊⑫坚而呕，肠中鸣者方。

半夏半升，洗　　黄芩三两　　人参三两
干姜三两　　黄连一两　　甘草四两，炙　　大枣十二枚，擘

上七味，切，以水一斗，煮。取六升，分服一升，日三服。忌猪肉、冷水、菘菜、海藻、羊肉、饧。《千金》同。出第六卷中。

又，雄黄熏法，兼主䘌病。

雄黄一物，研末，以两筒瓦合之，烧，以熏下部⑬。

---

① 百合生地黄汤：《千金方》卷十第三作"百合地黄汤"。

② 阳法：即治疗病见于阳的方法。言其误治。下文"阴法"仿此。

③ 百合根：《金匮》卷上第三作"百合"。

④ 白汤饼：《金匮》卷上第三作"煮饼"，即煮熟的淡面条，能益气生津。

⑤ 勿与盐豉：盐与豉能消耗津液，不利于治渴。

⑥ 栝楼根并牡蛎等份为散：《金匮》卷上第三作"栝楼牡蛎散"。

⑦ 者：《金匮》卷上第三"者"下有"百合滑石散"五字。方中"百合根一两"作"百合一枚"。

⑧ 狐惑：病名，又作狐蜃。因湿邪浸淫，湿热阻遏而成，症见咽喉、前阴或后阴侵蚀溃烂为主症者。

⑨ 其气……不安：《金匮》卷上第三作"状如伤寒，默默欲眠，目不得闭，卧起不安"。

⑩ 狐惑……食臭：《金匮》卷上第三作"不欲饮食，恶闻食臭"。

⑪ 泻心汤：《金匮》卷上第三作"甘草泻心汤"。下"泻心汤"同。

⑫ 心中愊愊（bì bì 音必必）：《千金方》卷十第四作"腹中愊坚"。愊愊，气机郁结而脘腹胀满。《广雅·释诂》："愊，满也。"王念孙疏证："腹满曰愊。"

⑬ 以熏下部：《金匮》卷上第三作"向肛熏之"。

《千金》：疗狐惑，薰草黄连汤①方。

黄连四两，去皮　薰草四两

上二味，切，以白浆一斗，渍之一宿，煮。取二升，去滓，分为二服。《小品》同。忌猪肉、冷水。

又，其人脉数，无热微烦，默默但欲卧，汗出得之三四日，眼赤如鸠眼者；得之七八日，其四眦②黄黑。能食者，脓已成也，疗之方③。

以赤小豆三升，渍之，令生牙④足，复干之，加当归三两，末，浆水服方寸匕，日三。《小品》同。出第十卷中。此本仲景方。

凡病形⑤不可灸，因火为邪，散走血脉，伤脉尚可，伤脏则剧，井输穴肿，黄汁自出，经络外烂⑥，肉腐为痈脓，此为火疽⑦七居反，医所伤也。凡微数之脉，慎不可灸，因火为邪，即致烦逆，追虚逐实，血散脉中，火气虽微，内攻有力，焦骨伤筋，血难复也⑧。

外台秘要方卷第二

右迪功郎充两浙东路提举茶盐司干办公事张寔校勘

---

① 薰草黄连汤：《千金方》卷十第四作"治狐惑汤"。"白浆"作"白醋浆"，"二服"作"三服"。方中薰草，又名蕙草，性平味甘，无毒，主明目，止泪，疗泄精，去臭恶气，治伤寒头痛，上气腰痛。

② 四眦：指两目的内外眦。

③ 方：《金匮》卷上第三、《千金方》卷十第四并作"赤小豆当归散主之"方。

④ 牙：同芽。《字汇·牙部》："牙，与芽同。"

⑤ 病形：疾病的临床表现。古又称"病能"。

⑥ 井输穴肿…经络外烂：《千金方》："穴"作"益"，"络"作"合"。山田业广引蓝川元慎曰：《千金》'穴'作'益'、'络'作'合'为是，井输经合，脉气所发，井输与经合对言，是随其所发为病也。""井腧"，此用五腧穴中的井穴和输穴指代所灸之穴。

⑦ 火疽：指因艾火灸治而感染化脓者。

⑧ 血难复也：《千金方》"也"下有"应在泻心"四字，下出"泻心汤"方。

外台秘要方卷第三 天行二十一门

朝散大夫守光禄卿直秘阁判登闻检院上护军臣林亿等上进

天行病发汗等方四十二首

《病源》：夫天行时气病者，是春时应暖而反大寒，夏时应热而反大凉，秋时应凉而反大热，冬时应寒而反大温者，此非其时而有其气，是以一岁之中，病无长少，率多相似者，此则时行之气也。

从立春节后，其中无暴大寒，又不冰雪，而人有壮热为病者，此属春时阳气发于冬时，伏寒变为温病也。

从春分以后至秋分节前，天有暴寒者，皆为时行寒疫也。一名时行伤寒。此是节候有寒伤于人，非触冒之过也。若三月、四月，或有暴寒，其时阳气尚弱，为寒所折，病热犹小轻也；五月、六月，阳气已盛，为寒所折，病热则重也；七月、八月，阳气已衰，为寒所折，病热亦小微也。其病与温及暑病相似，但治有殊耳。

然得时行病，一日在皮毛，当摩膏火灸①愈；不解者，二日在肤，可法针，服解肌散②，汗出愈；不解，三日在肌，复发汗，若大汗则愈，不解者，止，勿复发汗也；四日在胸，服藜芦丸，微吐之愈；若病固③，服藜芦丸不吐者，服赤小豆瓜蒂散④吐之即愈，视病者尚未了了⑤，复一法针之当解。不愈者，六日热已入胃，

① 灸：原误作"炙"，据程本、《病源》卷九《时气候》及文义改。
② 解肌散：《病源》卷九《时气候》作"行解散"。
③ 病固：病情顽固，不易治疗者。
④ 赤小豆瓜蒂散：《千金方》卷九第七作"瓜蒂散方，瓜蒂、赤小豆各一两"。
⑤ 了了：清楚、明白。此谓病人的神情清爽。《千金方》卷九第一作"醒醒"，义同。

乃与利汤①下之愈。百无不如意②，但当谛视节度③与病耳。

若食不消，病亦与时行病④俱发热，头痛。食病⑤，当速下之；时行病，当待六七日下之。

时行病始得，一日在皮，二日在肤，三日在肌，四日在胸，五日入胃，入胃乃可下也。热在胃外而下之，则热乘虚便入胃，然病要当复下去之，不得留于胃中也。胃若实热，致此为病，三死一生。此辈皆多不愈，胃虚热入烂胃也。其热微者赤斑出，剧者黑斑出。赤斑出者，五死一生；黑斑出者，十死一生。但论人有强弱，病有难易，攻效相倍⑥耳。病者过日，不以时下之，热不得泄，亦胃烂斑出矣。

若得病无热，但狂言烦躁不安，精采言语与人不相主当⑦者，勿以火迫⑧之，但以猪苓散一方寸匕，水和服之。当以新汲冷水，令强饮一升，若一升半，可至二升益佳。以指刺喉中吐之，随手愈。不即吐者，此病辈多不善⑨，勿强与水，水停即结心下也。更当以余药吐之，皆令相主当⑩者，不尔必危⑪。若此病不急以猪苓散吐解之者，其死殆速⑫矣。亦可先以去毒物及法针之，尤佳。其汤、熨、针、石，别有正方，补养宣导，今附于后。

《养生方导引法》云：清旦初起，以左右手交互从头上挽两耳，举；又引鬓发，即流通⑬，令头不白，耳不聋。又摩手掌令热，以摩面，从上下二七止，去脚气⑭，令面有光。又摩手令热，从体上下⑮，名曰干浴⑯，令人胜风寒时气，寒热头痛，百病皆愈。

又，时气病一日，太阳受病。太阳为三阳之首，主于头项，故得病一日，头项腰脊痛。

又，时气二日，阳明受病。阳明主于肌肉，其脉络鼻入目，故病二日，肉热⑰鼻干，不得眠。夫诸阳为表，表始受病皮肤之间，故可摩、膏、火灸⑱，发汗而愈。

又，时气病三日，少阳受病。少阳脉循于胁，上于颈耳，故得病三日，胸胁热而耳聋也。三阳经络始相传病，未入于脏，故可汗之而愈。

又，时气四日，太阴受病。太阴为三阴之首，是知三日已后，诸阳受病讫，即传之于阴，而太阴受病焉。其脉主于咽嗌，故得病四日，腹满而嗌干，其病在胸

---

① 利汤：即通利攻下之方药。《病源》卷九《时气候》作"鸡子汤"。

② 百无不如意：指上述一切治疗方法均未收到满意的效果。犹言一切都不满意。

③ 谛（dì音帝）视节度：仔细地审察用药的法度。谛，仔细。

④ 时行病：即随气候变化而发生的流行病。

⑤ 食病：指因饮食失调而致的疾病。

⑥ 攻效相倍：指治疗与其效果相反。《说文·人部》："倍，反也。"

⑦ 精采言语与人不相主当：指病人的精神状况及语言均失其常态。精采，指神采，精神状态。相主当，正相对应。

⑧ 火迫：古代治病方法，即用艾火灸治。又称"火劫"，"火攻"。

⑨ 不善：谓病情凶险。

⑩ 令相主当：使治疗方药与病情相一致。令，原误作"今"，据程本及文义改。相主当，相一致。

⑪ 不尔必危：不然就会有危险。谓药、证不相符的不良后果。

⑫ 死殆速：言病情恶化的速度很快。

⑬ 流通：指面部的气血得以疏通。

⑭ 脚气：程本作"汗气"，《千金翼》卷十二第一作"皯"（gǎn音杆），当从。皯，面色枯焦黧黑。《说文·皮部》："皯，面黑气也。"

⑮ 从体上下：义不顺。《云笈七签》卷三十二引《养性延命录》作"摩身体，从上至下"。

⑯ 干浴：自我推拿方法，又叫干沐浴。即用擦热的双手摩擦身体。《病源》卷九《时气候》详论。

⑰ 肉热：即身热。

⑱ 灸：原误作"炙"，据程本、《病源》卷九《时气候》改。

膈，故可吐而愈也。

又云：夫得病四日，毒在胸膈，故宜取吐。有得病二三日，便心胸烦满，此为毒气已入。或有五六日已上，毒气犹在上焦者，其人有痰实故也，所以复宜取吐也。

又，时气病五日，少阴受病。少阴脉贯肾络肺，系于舌本，故得病五日，口热①舌干渴而引饮。其病在腹，故可下而愈。

又，时气病六日，厥阴受病。厥阴脉循阴器，络于肝，故得病六日，烦满而囊缩也。此为三阴三阳俱受病，毒气入于肠胃，故可下而愈。

又，时气病七日，法当小愈，所以然者，阴阳诸经传病竟②故也。今病不除者，欲为再经病③。再经病者，谓阴阳诸经重受病也。

又，时气病八九日以上不解者，或是阴阳诸经重受于病；或已发汗、吐、下之后，毒气④未尽，所以病不能除；或一经受病，未即相传，致使停滞累日，病证不改⑤者，故皆当察其证候而治之。并出第九卷中。

《广济》：天行壮热烦闷，发汗麻黄汤方。

麻黄五两，去节　葛根四两　栀子二七枚，擘　葱切，一升　香豉一升，绵裹

上五味，㕮咀，以水八升，先煮麻黄、葛根三两沸，去沫，纳诸药，煎。取二升五合，绞去滓，分为三服，服别相去如人行五六里，更进一服，不利，覆取汗，后以粉粉身。忌风及诸热食。出第一卷中。

《肘后》：疗天行一二日，麻黄解肌汤⑥方。

麻黄一两，去节　升麻一两　甘草一两，炙　芍药一两　石膏一两，碎，绵裹　杏仁三

十枚，去尖双仁　贝齿三枚，末

上七味，细切，以水三升，煮。取一升，顿服，覆取汗，汗出则愈，便食豉粥补虚也。忌海藻、菘菜。《千金》同。

又方

麻黄二两　黄芩　桂心各一两　生姜三两

上四味，切，以水六升，煮。取二升，分三服。忌生葱。张文仲同。

又，葛根解肌汤方。

葛根四两　芍药二两　麻黄一两，去节　大青一两　甘草一两，炙　黄芩一两　石膏一两，碎　大枣四枚，擘　桂心一两

上九味，切，以水五升，煮。取二升，分温三服，相次服之，覆取汗，瘥。忌海藻、菘菜、生葱、炙肉等。张文仲同。

又，疗二三日以上至七八日不解者，可服小柴胡汤方。

柴胡八两　人参三两　甘草三两，炙　黄芩三两　生姜三两　半夏半斤，洗　大枣十二枚，擘

上七味，切，以水一斗二升，煮。取六升，去滓，更煎。取三升，分三服，微覆取汗，半日便瘥。如不除，更服一剂。忌海藻、菘菜、羊肉、饧。范汪、张文仲同。此张仲景《伤寒论》方。

又，若有热实⑦，得汗不解，腹胀

---

① 口热：《素问·热论》作"口燥"，似是。

② 病竟：疾病的传变结束。竟，完毕，终了。

③ 再经病：指疾病传经结束而未愈，又循经传变者。

④ 毒气：指所感邪的致病毒力。又称邪毒、病毒。称"毒"，是因其对人体有伤害作用。

⑤ 病证不改：指再次循经传变的疾病，其临床表现无大的变化。不改，指症状无变化。

⑥ 麻黄解肌汤：《千金方》卷九第五作"解肌升麻汤"。

⑦ 热实：指时行之邪在少阳经郁而化热，形成邪热炽盛，肠有燥结的实性病机。

痛，烦躁欲狂语者，可服大柴胡汤方。

柴胡半斤　大黄二两　黄芩二两　芍药二两　枳实四枚，炙　半夏五两，洗　生姜五两　大枣十二枚，擘

上八味，切，以水一斗二升，煮。取六升，去滓，更煎。取三升，温服一升，日三服，当微利。忌羊肉、饧。此方四首最第一，急疾①须预有幸可得药处，便不可不营②之，保无伤死，诸小疗为以防穷极③者耳。忌羊肉、饧。出第二卷中。同上。

《删繁》：疗天行三日外至七日不歇④，肉热⑤，令人更相染著，大青消毒汤方。

大青四两　香豉八合，熬，绵裹　干葛　栀子各四两　生干地黄一升，切　芒硝三两

上六味，切，以水五升，煮诸药味。取二升五合，去滓，下芒硝，分三服。忌芜荑、热面、酒、蒜等物。一方有石膏八两。

又，疗天行五日不歇，未至七日，皮肉毒热⑥，四肢疼痛强⑦，苦参吐毒热汤方。

苦参八分　乌梅七枚　鸡子三枚，取白

上三味，以苦酒三升，煮二物。取一升，去滓，澄清，下鸡子白搅调，温去沫，分再服之，当吐毒热气出愈。

又，疗天行七日至二七日，脏腑阴阳毒气，天行病欲歇而未歇，或因食饮劳复，心下胀满烦热，生地黄汤方。

生地黄切，一升　黄芩三两　桂心二两　甘草二两，炙　竹叶切，一升，洗　香豉一升，绵别裹　𦭒心一升　芒硝三两　尖鼠屎三七枚　干葛一两　麻黄三两，去节　石膏八两，碎，绵裹

上十二味，切，以水九升，煮。取三升，去滓，下芒硝，分三服。忌芜荑、海藻、菘菜、生葱等。

又，疗天行二七日外至三七日不歇，

或寒或热，来去噏噏⑧音吸，四肢羸瘦⑨，饮食不能，腹中虚满，热毒⑩不安，生地黄汤方。

生地黄汁，一升　生麦门冬汁，一升　赤蜜一升　人参二两　白术三两　桂心一两　甘草二两，炙　生地骨皮四两　升麻三两　石膏八两，碎，绵裹　𦭒心一升

上十一味，细切，以水九升，煮诸药味。取二升，去滓，下地黄汁，更煎三两沸，分温五服，昼四夜一服。忌芜荑、生葱、海藻、菘菜、桃李、雀肉等物。

又，疗天行三七日至四七日，劳痟⑪乌玄反不歇，热毒不止，乍寒乍热，乍剧乍瘥⑫，发动如疟，鳖甲汤方。

鳖甲三两，炙　大青二两　石膏八两，碎，绵裹　牡丹皮一两　乌梅肉一两　常山三两　竹叶切，一升　牛膝根三两　甘草一两　香豉一升，熬，绵裹

上十味，切，以水九升，煮。取三升，分温三服，日三。忌生葱、生菜、鲤鱼、海藻、菘菜、苋菜、芜荑。一方有生天门冬、生地黄各切一升。

《千金》：疗天行热病五六日以上，

---

① 急疾：谓病情危急。

② 营：此有"服用"之义。

③ 穷极：指病情垂危，无法救治。

④ 歇：谓病止。下仿此。

⑤ 肉热：即肌肤发热。

⑥ 毒热：指即壮热。发热之甚。毒，凶狠。

⑦ 强：原作"彊"（qiáng强劲），指四肢强直。《广韵·漾韵》："彊，尸劲硬也。"

⑧ 来去噏噏（xī音吸）：形容寒热飘忽不定，来去迅速。

⑨ 羸瘦：瘦弱。瘦，原误作"廋"，据程本、高校本改。

⑩ 热毒：指时气入内所产生的热性致病作用（或曰热性毒害之力）。

⑪ 劳痟（yuān音冤）：因劳复而致的骨节酸痛。《玉篇·疒部》："痟，骨节痛。"

⑫ 乍剧乍瘥：谓病情时剧时轻，变化不定。瘥，此谓病情稍减。

宜服苦参汤方。

苦参三两　黄芩二两　生地黄八两

上三味，切，以水八升，煎至二升。去滓，温服半升，日再。忌芜荑。出第九卷中。

又，凝雪汤，疗天行毒病七八日，热积胸中，烦乱欲死，起死搨①音塔汤方。

芫花一斤

上一味，以水三升，煮。取一升半，渍故布薄②胸上，不过再三薄。热则除，当温四肢，护厥逆③也。张文仲、《备急》、《古今录验》、深师、范汪并同。出第十卷中。

《千金翼》：疗天行脉浮紧，无汗而发热，其身疼痛，八九日不解，其表证续在，此当发其汗，服药已微除，发烦目瞑，剧者必衄，衄乃解，所以然者，阳气重④故也。宜服麻黄汤方。《千金翼》不疗天行。

麻黄三两，去节　桂心二两　甘草一两，炙　杏仁七十枚，去尖皮两仁

上四味，切，以水九升，先煎麻黄减二升，去上沫，纳诸药，煮。取二升半，分服八合，取汗，不须饮粥，投此汤易得汗。忌菘菜、海藻、生葱。深师同。出第九卷中。此张仲景《伤寒论》方。

崔氏：疗时行数日而大下，热痢时作，白通诸药多不得止，吾思旧方多疗伤寒后下痢耳，未有尚在数日，便兼除热止下者也。四顺汤热，白通苦温，故吾思作此汤，以救数十人，兼主伤寒，黄连龙骨汤方。

黄连三两，止利除热　黄柏三两，止利除热　熟艾如鸡子一枚，除热毒止利　龙骨二两，止利除热

上四味，切，以水六升，煮。取二升半，分三服，无不断者。忌猪肉、冷水。

又，其年时行四五日，大下后或不下，皆患心中结满，两胁痞塞，胸中气急，厥逆欲绝，心起高胸⑤，手不得近，不过二三日，辄便死殁。诸医用泻心汤，余用大、小陷胸汤，并不得疗。重思此或是下后虚逆，而气已不理，而毒复上攻，毒气相搏，结于胸中，纵不下者，毒已入胃，胃中不通，毒还冲上，复搏于气，气毒相激，故致此病。疗之当先理其气，次下诸疾，思与增损理中丸⑥方。

人参二两　白术二两　甘草二两，炙　干姜六分，炮　栝楼根二两　枳实四枚　茯苓二两　牡蛎二两，熬

上八味，末之，以蜜和为丸。服如弹一丸，熟水下，不歇复服。余时用此，效的神速，下喉即折⑦。续复与之，不过服五六丸，胸中豁然矣。用药之速，未尝见此。然渴者，当加栝楼；不渴，除之。下者，当加牡蛎；不下，勿用。余因以告领军韩康伯、右卫毛仲祖、光禄王道豫、灵台郎顾君苗、著作商仲堪诸人，并悉用之，咸叹其应速，于时枳实乃为之贵。难者曰：伤寒热病，理中温药，今不解之以冷，而救之以温，其可论乎？余应之曰：夫今诊时行，始于项强、敕色⑧，次于失眠、发热，中于烦躁、思水，终于生疮、下痢，大齐于此⑨耳。忌海藻、菘菜、酢

————————

① 搨（dà 音打）：搭，覆盖。此指用药巾温敷。

② 薄：即《素问·至真要大论》之"薄贴"法。即用药巾贴治的方法。

③ 护厥逆：指治疗四肢逆冷。护，保护。治疗之义。

④ 阳气重：即阳偏盛。

⑤ 心起高胸：因气机滞塞而致心胸胀起。程本作"心胸高起"。

⑥ 增损理中丸：原方将"茯苓"误作"茯芩"，据程本高校本改。

⑦ 折：谓病情得以控制。折，损也。

⑧ 敕色：通"嗇嗇"，恶寒貌。

⑨ 大齐于此：犹言大致如此。

物、桃李、雀肉等。《深师方》同。

又，阮河南疗天行七八日，热盛不解，艾汤方。

苦酒三升　葶苈子二合，熬，捣　生艾汁，取一升。无生艾，熟艾、干艾亦可用。无艾，可艾根捣取汁

上三味，煎得一升，顿服愈。若有牛黄，纳一刀圭尤良。此宜疗内有大热也。阮河南曰：疗天行，凡除热解毒，无过苦醋之物，故多用苦参、青葙、艾、葶苈、苦酒、乌梅之属，此其要也。夫热盛，非苦醋之物则不能愈。热在身中，既不时治，治之又不用苦酢之药，如救火不以水，必不可得脱免也。

又曰：今诸疗多用辛甜姜、桂、人参之属，此皆贵价，难得常有，比行求之转以失时；而苦参、青葙、葶苈子、艾之属，所在尽有，除热解毒最良，胜于向贵价药也。前后数参并用之，得病内热者，不必按常药次也。便以青葙、苦参、艾、苦酒疗之，但稍与促其间耳，无不解。《千金》、《集验》同。并出于第一卷中。

又，茵陈丸，疗瘴气、时气及黄病、疟疟等方。

茵陈二两　大黄五两　豉五合，熬令香　常山三两　栀子仁二两　鳖甲二两，炙　芒硝二两　杏仁三两，去尖皮，熬　巴豆一两，去心皮，熬

上九味，捣筛，蜜和为丸。初得时气三日内，平旦饮服，每服一丸，丸如梧子大。如人行十里久，或吐、或利、或汗，如不吐及不利、不汗，更服一丸。五里久不吐、利、汗，则以热饮投之。老小以意量减。黄病①、痰澼②、时气、伤寒、疟疟③、小儿惊热欲发痫，服之无不瘥者，疗瘴特神验。有人患赤白痢者，服之亦瘥。春初有宿热，依上法服之，取吐、利，当年不忧热病。忌苋菜、芦笋、野猪

肉、生葱、生菜。出第二卷中。《千金》同。

张文仲：疗天行，若已五六日不解，头痛壮热，四肢烦疼，不得饮食，大黄汤方。

大黄半两　黄连半两，去毛　黄柏半两　栀子半两，擘

上四味，切，以水八升，煮。取六、七沸，纳豉一升，葱白七茎，煮。取三升，分三服。此许推然方，神良。又疗伤寒已五、六日，头痛壮热，四肢烦疼，取汗，并宜老小。忌猪肉、冷水。《小品》、《备急》同。

又，支太医桃叶汤熏身法。

水一石，煮桃叶，取七升，以荐席自围，衣被盖上，安桃汤于床簀下，取热自熏。停少时当雨汗，汗遍去汤。待歇速粉之，并灸大椎④则愈。

又，廪丘蒸法。

经云：连发汗，汗不出者死，可蒸之，如中风法。后以问张苗，苗云：曾有人疲极汗出，卧单簟中冷，但苦寒捲⑤，四日凡八过发汗，汗不出，苗烧地桃⑥叶蒸之，则得大汗，被中敷粉极燥便瘥。后用此法发汗得出疗之。《备急方》同。

又，疗天行热毒垂死，破棺千金汤⑦方。

----

① 黄病：此指身目俱黄的黄疸病。临证有阳黄、阴黄之分。据方义分析，此当属阳黄。

② 痰澼：即痰癖。谓水饮久积，痰积于胁肋，症见胁肋疼痛的病证。

③ 疟疟：泛指疟疾。

④ 椎：原误作"槌"，据程本、高校本改。

⑤ 捲：程本、本书卷一《诸论伤寒八家》并作"踡"。高校本按："踡"通作"拳"，与"踡"义同。

⑥ 桃：原误作"排"，从高校本据本书卷一《诸论伤寒八家》所引改。

⑦ 破棺千金汤：高校本引敦煌卷子《唐人选方第一种》作"苦参吐汤"。

苦参一两

上一味，㕮咀，以酒二升半，旧方用苦酒，煮。取半升，去滓，并服。当吐如烊胶便愈，神验。《肘后》同。《延年》治天行四五日，结胸满痛，壮热身痛。出第二卷中。

《延年秘录》：疗天行，头痛壮热一二日，水解散方。

麻黄四两，去节　大黄三两　黄芩三两　桂心二两　甘草二两，炙　芍药二两

上六味，捣筛为散，患者以生熟汤浴讫，以暖水和服方寸匕，覆取汗，或利则便瘥。丁强人[1]服二方寸匕。忌海藻、生葱、菘菜、生菜。《古今录验》同。《千金》无黄芩、芍药。

又，栀子汤，主天行一二日，头痛壮热，心中热者方。

栀子三两　黄芩三两　豉一升，熬，绵裹　葱白切，一升　石膏四两，碎，绵裹　干葛四两，切

上六味，切，以水七升，煮。取二升六合，去滓，分温三服，如人行八九里再服。忌面、酒、生冷等物。

又，解肌汤[2]，主天行病二三日，头痛壮热者方。

干葛四两　麻黄三两，去节　芍药二两　黄芩二两　甘草一两，炙　大枣十二枚，擘　桂心一两

上七味，切，以水八升，煮。取二升半，去滓，分三服，得汗愈。忌海藻、菘菜、生葱等。蒋孝璋处。

又，疗欲似天行四五日，热歇后，时来时往，恶寒微热，不能食者，知母汤方。

知母二两　枳实三两，炙　栀子仁三两　豉一升，熬，别裹

上四味，切，以水六升，煮。取二升半，去滓，分温三服，如人行八里一服。

忌蒜面。

又，疗天行五日，头痛壮热，食则呕者，竹茹饮方。

竹茹二两　生姜三两　黄芩二两　栀子仁二两

上四味，切，以水五升，煮。取一升六合，去滓，分温三服。忌蒜、热面等五日。

又，疗天行五六日，头痛，骨节疼痛，腰痛，兼痢，黄芩汤方。

黄芩三两　栀子仁三两　芍药三两　豉一升，绵裹

上四味，以水六升，煮。取二升半，去滓，分三服。忌物依前。

又，柴胡汤，天行五六日，壮热，骨烦疼，兼两胁连心肋下气胀急硬，痛不能食，恐变发黄者方。

柴胡三两　枳实三两，炙　栝楼三两　黄芩三两　栀子仁三两　茵陈三两　龙胆二两　大黄三两，切

上八味，切，以水九升，煮。取二升七合，去滓，分温三服。忌热面、蒜。并出第九卷中。

又，竹茹饮，主痢后得天行，头痛三、四日，食即呕吐者方。

竹茹二两　橘皮二两　生姜四两　人参二两　芦根切，一升　粳米一合

上六味，切，以水六升，煮。取二升五合，去滓，分温五六服，中间任食。忌热面、生冷。张文仲处。

又，疗天行热病，七八日成黄，面目身体悉黄，心满，喘，气粗，气急者，茵陈丸方。

————————

① 丁强人：即身体强壮的人。《史记·律书》："丁者，万物之丁壮也。"

② 解肌汤：《千金方》卷九第五"解肌汤"治"伤寒温病"，此方无"桂心"。

茵陈三两　大黄五两　栀子仁二两　黄芩二两　鳖甲二两，炙　常山二两　芒硝二两　巴豆一两，去皮心，熬　升麻二升　豉三合，熬

上十味，捣、筛，以蜜和。为丸如梧子大，患者饮服三丸，以得吐利则瘥。忌苋菜、生葱、生菜、野猪肉、芦笋。出第十卷中。

《救急》：疗天行热气头痛，骨肉酸疼，壮热等疾。若初病，一日在毛发，二日在皮肤，三日在肌肉，必未得取利，且宜进豉尿汤方。

豉一升　葱白切，一升　小便三升，童子者为佳

上三味，先熬豉及葱白，令相得则投小便，煮。取一升，澄清，及热顿服，或汗、或利，但瘥则得。如未歇，依前更进一剂，频用有效。

又，如不除，进柴胡汤方。

麻黄二两，陈者，去节　柴胡三两　黄芩三两　甘草二两，炙　干葛三两　石膏五两，碎，绵裹　葱白根切，一升，勿令有青处，青即热，白即冷，一作桑根皮　豉七合绵裹，三沸出之

上八味，切，以水九升，宿渍药，明旦先煮麻黄，令沸，掠去上沫，然后并诸药煮。取一升七合，分三服，服别相去三食顷，良久覆取汗。汗出，以粉拭之。恶寒多，加桂心一两。忌海藻、菘菜等。

又，疗天行病不即瘥①，经四、五日渴引饮，心上急强，手不得近，又不得眠，荒乱，此则是黄，不必得待刺黄②始服药。凡是心强气急③，不得眠卧，服此汤，吐即瘥，瓜蒂散方。

瓜蒂挍量④一合，熬令似黄，勿令焦　小豆一合，小弱量⑤

上二味，捣、筛为散，凡有病如前候，及天行病得四、五日不歇，皆宜服此方，以浆饮五合，和散一钱匕服之，二食

久必吐，不吐更与半钱匕，服吐毕即瘥。中男以上，量意斟酌服之。

又，天行病若大困，患人舌燥如锯，极渴不能服药者，宜服干粪汤，一名破棺汤，解大热方。

陈久干人粪一大升

上一味，以沸汤一大升，沃此粪一食久，澄清沥取一升，顿服。如渴不止者，又依前法更服。此宜灸，从心厌骨⑥向下一寸半，名巨阙，取患人中指节为寸，灸三十壮。若无心厌骨，则以中指节前量横括心上，至歧骨上两头筑著骨，当横量下以前一寸当中直下，则是巨阙也。

《必效》：疗天行一二日者方。

麻黄一大两，去节

上一味，以水四升，煮，去沫。取二升，去滓，则著米一匙，及豉为稀粥。取强一升，先作生熟汤浴，淋头百余碗，然后服前粥，则厚覆取汗，于夜最佳。

又，疗天行病经七日以上，热势弥固⑦，大便涩秘⑧，必腹痞满，食饮不下，精神昏乱恍惚⑨，狂言浪语⑩，脉沉细。众状之中，一无可救，宜决计服此鳖甲汤方。

鳖甲二两，炙　细辛二两　桂心二两

----

① 瘥：原作"疗"，义不顺。据程本及文义改。
② 刺黄：即针刺治疗黄病。又山田业广曰："刺黄者，盖决定黄病之义。"
③ 心强气息：此有心烦急躁之义。
④ 挍量：程本作"仅量"。高校本按："校"，有"度"义，"挍量"即"度量"。
⑤ 小弱量：程敬通曰："小弱量者，量人之强弱而减也。"山田业广曰："弱者谓分量之弱也，后《必效》'疗天行一二日者'方后云：'强取一升'并非言人之强弱。程敬通说谬。"后说可从。
⑥ 心厌骨：又叫"蔽心骨"，即胸骨剑突。
⑦ 热势弥固：谓热劳顽固，不易消除。
⑧ 大便涩秘：谓大便秘结、艰涩，排解艰难。
⑨ 精神昏乱恍惚：神识不清的昏乱。
⑩ 狂言浪语：指神识不清的胡言乱语。

白术二两　生姜四两　吴茱萸二两　白鲜皮二两　附子一两半，炮　枳实二两，炙　茵陈二两　大黄三两，切

上十一味，切，以水八升，煮。取二升六合，去滓，分三服，服别相去如人行五里，进一服。忌生葱、生菜、苋菜、猪肉、桃李、雀肉等。

又，疗天行十日以上，腹①微满谵语②，或汗出而不恶寒，体重，短气，腹满而喘，不大便，绕脐痛，大便乍难乍易，或见鬼者，大承气汤方。

大黄四两　厚朴半斤，炙　陈枳实五枚，炙　芒硝三合

上四味，切，先以水一斗煮二味，取五升，去滓，纳大黄。复煮，取二升，去滓，纳芒硝，煎令三两沸，适寒温，分再服，得下者止，不下更服之。并出第三卷中。此张仲景《伤寒论》方。

《古今录验》：八毒大黄丸，疗天行病三、四日，身热目赤，四肢不举，产乳后伤寒，舌黄白，狂言妄语；亦疗温病已后，飞尸③、遁尸④、心腹痛隔，上下不通，癖饮积聚，痈肿苦痛，温中摩痛上诸毒病方。

藜芦二分，炙　大黄三分　朱砂五分蜀椒四分　雄黄四分，研　巴豆四分，去皮，熬桂心四分

上七味，捣、筛、蜜和，为丸如麻子大。饮服三丸，当下，不瘥更服，合时勿令妇人、鸡、犬见之。忌生葱、野猪肉、芦笋、狸肉、生血物。

又，牵马丸，疗天行病四五日，下部生疮，医所不能疗者方。

附子一枚，炮　藜芦一两，炙　桂心一两巴豆一两，去心皮，熬

上四味，捣、筛、研巴豆如膏，和散蜜。丸如梧桐子，空腹服二丸。热在膈上，不下，饮半升热饮，投，吐之后下，

下部疮自瘥，神良。病家尝牵马买药，因名牵马丸。老小半之，以意消息之。忌野猪肉、生葱、狸肉、芦笋等物。

又，疗若六七日热盛心烦，狂言见鬼者方。

绞人粪汁，饮数合，服良。出第三卷中。

《近效》：疗天行三日外，若忽觉心上妨满坚硬，脚手心热，则变为黄，不疗杀人，秦艽汤方。

秦艽一两　紫草一两　白鲜皮一两　黄芩一两　栀子一两

上五味，切，以水一大升半，牛乳一大升，煮。取七合，分为二服，老小以意量之。一剂不愈，更吃一剂，试有效。

天行病方七首此方兼疗伤

寒，为题云天行，所以入天行部

许仁则⑤云：此病方家呼为伤寒，有二种，有阴有阳。阴伤寒⑥者，反于阳是也。阳伤寒⑦状，表里相应，心热则口干

---

① 腹：原误作“复”，据程本及文义改。

② 谵（zhān音展）语：即谵语。

③ 飞尸：古病名。指突然发作的危重疾病，症见心腹刺痛。其病突然而至，犹如飞来横祸。《病源》卷二十三有专论。

④ 遁尸：古病名。指突然发作的危重疾病。症见心腹胀满刺痛，气息喘满，反复发作。《病源》卷二十三有专论。

⑤ 许仁则：8～9世纪人，唐代医家，里籍不详。撰有《子母秘录》十卷，已佚。唐、宋医家多引用该书内容。

⑥ 阴伤寒：即阴证伤寒。指伤寒病邪气直中三阴经所致的里虚寒湿诸证。临证又有寒中太阴证、寒中少阴证、寒中厥阴证。

⑦ 阳伤寒：即阳证伤寒。指伤寒病邪在三阳经所致的证候。临证又有太阳伤寒证、阳明伤寒证及少阳伤寒证。

苦，肝热则眼赤晕，脾热则谷道稍涩，肾热则耳热赤，肺热则鼻干、渴，胃热则呕逆，大肠热则大便秘涩，小肠热则小便赤少，皮肤热则脉洪数，身体热，反此者乃阴伤寒。夫伤寒者，则为寒所伤也。寒主阴，阴主杀，凡人阴阳调则无病，气既为寒所伤，便致斯疾也。

又，论阴阳伤寒者，则毒气伤阴阳气也。人身中有阴阳之气，阴阳者则寒热也，本以阴为毒所伤，则不能流行，阳热独王[1]，故天行多热者也。此[2]病于诸病之中，最难为疗。阴阳二病，阴尤可忧耳。时闻有此病而多仓卒死者不少，或由诊候不能精审，方药未达指归，饮食乖宜，寒温失节，故致尔。自心不全甄别，他医难得精妙，与其疗也。宁可任之[3]，但能滋味适寒温，将理中间冷暖，守过七日，此最为得。计其中事，须服药不可徒然者，唯多日大便不通，暂须一转泄耳。病经一二日，觉身体壮热，头痛，骨肉酸楚，背脊强，口鼻干，手足微冷，小便黄赤，此是其候。若如是，宜先合煮桃柳等三物汤浴之方。

桃枝细切，五斗　柳叶细切，九斗　酢浆水一斗

上药，先以水一石，煮桃、柳枝叶二物，取七斗汁，去滓，纳醋浆水，搅，带热以浴，浴讫，拭身体令干，以粉摩之，勿触风。则于密处刺头眼后两边及舌下，血断，以盐末厌[4]刺处，则入被卧。

又，后服解肌干葛等五物饮，微覆取汗，如病根轻者，因此或歇方。

葛根切，五合　葱白切，一升　生姜切，一合　豉心一升，绵裹　粳米二合，研碎

上药切，以水五升，煮。取豉心以上四味，取三升半汁，去滓，内粳米屑，煮令米烂，带热顿啜候尽，微覆取汗，无所忌。

又，依前浴等法，不觉歇，宜更作鸡子汤重泄之方。

新壳产鸡子五枚

各破头泻置一盏中，别加一鸡子水，以箸[5]搅令极浑，别用水一升，煮极沸，则投鸡子于汤中，微搅，才似熟则泻置碗中，纳少酱清，似变腥气，带热啜，令尽，覆使汗出。

又，依前鸡子汤出汗，汗泄当歇，如不觉退，合栀子等六味散，以下之方。

栀子三十枚，擘　干葛五两　茵陈二两　蜀升麻三两　大黄五两　芒硝五两

上药切，合捣为散，以饮服三方寸匕，服之须臾当觉转则利也。如经一两食顷[6]不利，且以热饮投。又不利，即斯须臾服一方寸匕，还以饮投，得利为度。后适寒温将息，更不须服此也。

又，依前栀子等六味散取利，复不觉退，加呕逆、食不下，口、鼻、喉、舌干燥，宜合生芦根八味饮子，细细服之方。

生芦根切，一升　生麦门冬二升，去心　生姜五两　人参二两　知母二两　乌梅十颗　白蜜一合　竹沥三合

上药，切，以水八升，煮。取三升，去滓，纳蜜、沥等搅令调，细细饮，不限遍数、冷暖，亦不限食前、后服。此饮子虽不能顿除[7]热病，然于诸候不觉有加，体气安稳，心腹不冷，意又欲得此饮，任

---

① 阳热独王：指邪热邪气独亢。王，通"旺"，偏盛。

② 此：原作"以"。高校本认为"以"作"此"解。

③ 宁可任之：认为如果不能详审疾病而难准确施治，不可冒然施治。

④ 厌（yà 音押）：压。

⑤ 箸（zhù 音著）：吃饭用的筷子。

⑥ 顷：原误作"须"，据程本、高校本改。

⑦ 顿除：立即消除。顿，立刻。《词诠》卷二："顿，表态副词，剧也，急也。"

重合，但依前服之。如热势不退，心腹妨满①，饮食渐少，心上痞结，则不可重服之。

又，依前生芦根等八味饮子饮之，诸状不歇，渐不下食，心腹结硬，不得手近，有时触著，痛不可忍，既是热病，体气合热，骨肉疼痛，脉合洪数，口合苦爽，食合呕逆，体气反凉，脉反沉细，饭食反下，反不知痛恼，大小便秘塞②，心上如石③，痛不可近，视唇急、鼻张，手眼寻绎，狂言妄语，此由热极，将息酷冷，饮食寝寐④，唯冷是求。热结在心，无因通泄，如有此者，十不救⑤二三，更不可以常途⑥守之，当须作成败计耳。此非半夏等十味汤，无奈之何。其中有诸状与此无别，但加身体黄，眼白睛色如黄柏，此是急黄⑦。如有亦不可守常法，还宜合后汤救之方。

半夏五两，熊州者，汤洗去滑汁⑧尽。疑熊字⑨　干姜三两　吴茱萸二两　桂心二两　白术三两　细辛三两　柴胡三两　牡丹皮三两　大黄五两　芒硝二两

上药切，以水一斗，煮。取三升，去滓，内芒硝，搅令消尽，分温三服，每服如人行十里久。若服一服利后，须伺候将息，勿更进汤药，但研好粟米作汁饮，细细与之，如觉利伤多，可以酢、饭止，稠酢浆粥亦得。忌羊肉、饧、生葱、生菜、桃李、雀肉、胡荽等。

又，依前成败计，服半夏等十味汤后，虽得毒热势退，利过不休，体力渐弱，宜合人参等五味散，细细服之方。

人参五两　生犀角末，二两　乌梅肉三两，熬　生姜屑三两　黄连三两，去毛，无亦可以龙骨四两代之

上药捣、筛为散，以饮服一方寸匕，日三服，稍加至二匕。忌猪肉、冷水等。吴升⑩同。

天行呕逆方七首

《病源》：胃家有热，谷气入胃，与热相并，气逆则呕。或吐、下后，饮水多，胃虚冷，亦为呕也。出第九卷中。

《广济》：疗天行恶寒壮热，食则呕逆，前胡汤方。

前胡一两　麦门冬三两，去心　竹茹二两　橘皮一两　甘草一两，炙　生姜二两　生地黄四两，切

上七味，切，以水七升，煮。取二升三合，绞去滓，分温三服，服如人行六七里，进一服。忌海藻、菘菜、芜荑、热面、猪犬肉、油腻。出第一卷中。

崔氏：疗天行数日，或十许日，而表不解，心下有水，热毒相搏，遂呕，时复有咳者，增损阮氏小青龙汤方。

麻黄二两，去节　芍药二两　桂心一两　甘草二两，炙　细辛一两

上五味，切，以水六升，煮。取二

---

① 妨满：滞满，胀满。妨，滞碍、阻塞不通。
② 秘塞：闭塞不通。秘，闭也。《文选·谢灵运》李善注："秘，闭也。"
③ 心上如石：指心口沉重滞满，按之坚硬如石。
④ 寐：原误作"味"，据程本、高校本改。
⑤ 救：原作"收"，据程本及文义改。
⑥ 常途：此谓治病之常法。
⑦ 急黄：病证名。黄疸病的危重证候。因湿热邪毒燔灼营血所致，症见突然发黄，心满气急，神昏谵狂，高热抽搐，甚则呕血便血等。《病源》卷十二有专论。
⑧ 汁：原作"升"，据程本改。
⑨ 疑熊字：高校本引蓝川元慎曰："上熊字盖旧本字异，故宋臣有说也"（见《九折堂读书记》）。山胁尚德曰："'疑熊字'三字可疑，或是衍文。"按此条引自许仁则方，许氏唐人，而熊州北周明帝二年（公元558年）置，隋大业初废，许氏何故云熊州者？故有此注质疑。高注可参。
⑩ 吴升：宋代医生，撰《新修钟乱论》一卷，已佚。故"吴升同"三字疑为宋臣校注语。

升，温服七合。阮本汤方等分，虽未尝用，嫌其太温，余增损其分两，以疗十余人皆愈。忌海藻、菘菜、生葱、生菜等。出第一卷中。

《近效》：疗天行壮热，呕逆不下食，橘皮汤方。

橘皮三两　生姜四两　茯苓三两

上三味，切，以水五升，煮。取一升五合，去滓，分温五六服，中间任食，一日服尽。忌大酢、蒜、面。李处俭、张文仲等并同。出第九卷中。

《必效》：疗天行呕吐不下食方。

取腊月兔头并皮毛，烧令烟尽，擘破作黑灰，捣罗之。以饮汁服方寸匕，则下食，不瘥更服。烧之勿令大耗，无所忌。比用频效。出第一卷中。

《救急》：疗天行后，呕逆不下食，食入则出方。

取羊子肝如食法，作生淡食，不过三两度，则止。文仲同。

又方

以鸡子一枚，于沸汤中煮，三五沸，则出水浸之，外熟内热则吞之，神效。并出第一卷中。无所忌。

《集验》：疗天行后，气膈①呕逆不下食，生芦根汤方。

灯心一分　生麦门冬十二分，去心　人参四分，切　生芦根一大握，切

上四味，以水一大升，煎。取八合，去滓，分温三服。

天行呕哕方七首

《病源》：伏热②在胃，令人胸满，胸满则气逆，气逆则哕。若大下后，胃气虚冷，亦令致哕也。出第九卷中。

《肘后》：疗呕哕③不止，橘皮甘草汤方。

甘草一两，炙　橘皮三两　升麻半两
生姜三两

上四味，切，以水三升，煮。取一升，尽服之，日三四作当止。忌海藻、菘菜。文仲同。出第二卷中。

文仲、《近效》：疗呕逆，麦门冬饮子方。

麦门冬去心　芦根　人参各二两

上三味，切，以水六升，煮。取二升七合，去滓，分温五服，徐徐服，常用有验。

又方

饮生姜汁三二合，大良。

又方

枇杷叶去毛，煮饮之，作粥亦佳。出第一卷中。

又方

研油麻汁，煮绿豆令烂，取半升许，以手掌大猬皮烧作灰，筛之，纳豆中和食。出第二卷中。

《救急》：疗天行干呕若哕，手足逆冷，薤豉粥方。

薤白切，一升　香豉一升　白米四合

上三味，以水一升，煮豉一沸，漉去滓，下薤及米，煮为稀粥，进两碗，良。

又，疗天行后哕欲死，兼主伤寒，小半夏汤方。

半夏五两，洗去滑　生姜八两，切令薄细，勿令湿恶，经水浸者为好

上二味，各以水三升别煮，各取一升半，去滓，二汁相和一处，共煮。取二升，分三服，服相去如人行十里久，当令

---

① 气膈：噎膈病的一种，又名怒膈。因恼怒而致肝气不疏，气机阻滞胸膈，症见噎塞不通，胸胁逆满，嗳气呕吐者。《肘后方》卷四有论。

② 伏热：泛指伏藏体内的热邪。

③ 哕（yuě 音哕）：干呕。《难经·十六难》滑寿注："哕，干呕也。"

下食，其哕不过俄顷则止^①。近二公及任理居中属纩^②得之，明奉御来象执秘此方，但止煮^③药送，来象与方郎中邻居，后乃方便得之，大良效。忌羊肉、饧。《伤寒论》同。并出在第一卷中。

天行喉咽痛方二首

《病源》：阴阳隔绝，邪客于足少阴之络，毒气上熏，攻于喉咽，故痛，或生疮也。出第九卷中。

深师：疗天行毒病，或下不止，喉咽痛，黄连马通汤方。

小豆一升　黄连一两，去毛　马通汁三升　吴茱萸一两

上四味，以马通汁令煮。取一升，尽服。不瘥，复作，有效。忌猪肉、冷水。出第十四卷中。

《古今录验》：青木香汤，疗春夏忽喉咽痛而肿，兼下痢方。

青木香二两　黄连一两，去毛　白头翁二两

上三味，切，以水五升，煮。取一升半，分温三服。小儿若服之，一服一合。忌猪肉、冷水。出第三卷中。

天行衄血方四首

《病源》：天行衄血者，五脏热结所为。心主于血，邪热中于手少阴之经，客于足阳明之络，故衄血。衄者，血从鼻出也。出第九卷中。

深师：疗天行毒病，鼻衄是热毒，血下数升者方。

勿疗自瘥，亦无所苦。亦可取好松烟墨，捣之，以鸡子白和丸，丸如梧桐子大，水下，一服十丸，并无所忌。

又，黄土汤，疗鼻衄，去五脏热气结

所为，或吐血者方。

当归　甘草炙　芍药　黄芩　芎䓖各三两　桂心一两　生地黄一斤　釜月下焦黄土如鸡子一枚，碎，绵裹　青竹皮五两

上九味，切，以水一斗三升，煮竹皮，减三升，去滓，纳诸药，煮。取三升，分四服。忌海藻、菘菜、生葱。

又方

黄芩四两

上一味，切，以水五升，煮。取二升，分三服。亦疗妇人漏下血。

又，疗脉浮大，鼻中燥，如此必去血，鼻衄方。

灸两臂中脉取止。取臂脉法：以鼻嗅臂，点其鼻所著处是穴，两臂皆尔。出第十四卷中。

天行口疮及口干苦方四首

《病源》：发汗、下后，表里俱虚，而毒气未尽，熏于上焦，故喉、口生疮也。出第九卷中。

深师：疗天行热盛，口中生疮，酪酥煎丸。

酪酥三合　蜜三合　大青一两

上三味，合煎三沸，稍稍敷口，以瘥为度。

又，口疮方。

取蛇莓^④五升，捣绞取汁，稍稍饮之。并出第十四卷中。

《集验》：疗天行热病口疮，升麻汤方。

---

① 止：原脱，据程本、高校本补。
② 纩（kuàng 音旷）：丝棉絮。
③ 煮：原误作"者"，据程本、高校本改。
④ 蛇莓：出《名医别录》，又名野杨梅，味甘苦寒，有小毒。清热，解毒，散结。治感冒发热，咽喉肿痛，白喉，痢疾。今作"蛇莓"。

升麻二两 通草四两 射干二两 羚羊角三两,屑 芍药三两 生芦根切,一升

上六味,切,以水七升,煮。取三升,分为三服,如人行五里,更服。《古今录验》同。

又,疗天行热病口苦,下气除热,喉中鸣,石膏蜜煎方。

石膏半斤,碎 蜜一升

上二味,以水三升,煮石膏,取二升,乃纳蜜,复煎。取一升,去滓,含如枣核许,尽更含。《千金》同。并出第二卷中。

天行咳嗽方五首

《病源》:热邪气客于肺,上焦有热,其人必饮水,水停心下,则上乘于肺,故上气而咳也。出第九卷中。

《广济》:疗天行壮热咳嗽,头痛心闷,前胡汤方。

前胡 升麻各八分 贝母 紫菀各六分 石膏十二分,碎,绵裹 麦门冬八分,去心 杏仁三十枚,去尖皮两仁 竹叶切,一升 甘草二分,炙

上九味,切,以水八升,煮。取二升五合,绞去滓,分温三服,相去如人行六七里进一服,不吐、利、瘥。忌海藻、菘菜、油腻、猪鱼等。

又,疗天行肺热咳嗽,喉有疮,地黄汤方。

生地黄切,一升 升麻 玄参 芍药 柴胡 麦门冬去心,各八分 贝母六分 竹叶切,一升 白蜜一合

上九味,切,以水九升,煮。取三升,绞去滓,纳蜜,再上火煎三沸,含咽其汁,勿停,中间不妨食,不利。忌芜荑、热面、猪犬肉、油腻。

又,疗天行后,乍寒乍热,昏昏不省觉①,胁下痛,百节骨痛,咳,不能下食,兼口舌干、生疮,柴胡汤方。

柴胡八分 升麻六分 芍药六分 黄芩六分 甘草五分 石膏十二分,碎,绵裹 生麦门冬六分,去心 葱白十分 香豉六合,绵裹 生姜六分 竹叶切,一升,洗

上十一味,切,以水九升,煮。取二升五合,绞去滓,分温三服,服别相去如人行六七里进一服,不吐、不利,瘥。忌海藻、菘菜、热面、油腻。并出第一卷中。

《集验》:疗天行病,上气咳嗽,多唾黏涎,日夜不定,生姜煎方。

生姜三两,去皮,切如豆粒大

上一味,以饧半斤和,微煎令烂,每日无问早晚,少少含,仍嚼姜滓,一时咽之。

《必效》:疗天行病后,因食酒、面,肺中热拥②,遂成咳不止方。

桑白皮十二分 桔梗十分 肥干枣二十一枚,擘 麻黄六分,去节 曹州葶苈子十分,熬令紫色,令为膏,汤成下

上五味,切,先以水四升,煮桑白皮等四味,可取一升半,去滓,下葶苈子膏,更煎三五沸,去滓,分温五服,空心食后服,或利,勿怪。忌猪肉、油腻、生冷、果子等物。

天行发斑方三首

《病源》:夫热病在表,已发汗未解,或吐、下后,热毒气不散,烦躁谬语,此为表虚里实。热气燥③于外,故身体发斑如锦文。凡发斑不可用发表药,令疮开

---

① 昏昏不省觉:犹言神昏无知觉。
② 热拥:热邪壅滞。拥,通"壅"。
③ 燥:有躁扰、灼伤之意。

泄，更增斑烂，表虚故也。出第九卷中。

《肘后》： 比岁有病天行发斑疮[①]，头面及身须臾周匝[②]，状如火疮[③]，皆戴白浆，随决随生[④]。不即疗，剧者数日必死。疗得瘥后，疮斑紫黯，弥岁方灭，此恶毒之气也。世人云：以建武[⑤]中于南阳击虏所得，仍呼为虏疮[⑥]。诸医参详作疗，用之有效方。

取好蜜通身摩疮上，亦以蜜煎升麻，数数拭之，亦佳。

又方

以水浓煮升麻，渍绵洗之，苦酒渍煮，弥佳，但燥痛难忍也。并出第二卷中。

文仲、陶氏云：天行发斑疮，须臾遍身，皆戴白浆[⑦]，此恶毒气方。

云永徽[⑧]四年，此[⑨]疮从西域东流于海内，但煮葵菜叶、蒜齑啖之则止，鲜羊血入口亦止。初患急食之，少饭下菜亦得。出第二卷中。

天行发疮豌豆疱疮方一十三首

《病源》： 夫表虚里实，热毒内盛，攻于脏腑，余气流于肌肉，遂于皮肤毛孔之中，结成此疮。重者匝遍其身，状如火疮。若根赤头白，则毒轻；若色紫黑，则毒重。其疮形如豌豆，亦名豌豆疮[⑩]。脉洪数者，是其候也。出第九卷中。

《千金》： 疗人及六畜天行热气病，豌豆疮方。

浓煮黍穰[⑪]汁洗之，若是穄穰[⑫]则不瘥。疮若黑者，捣蒜封之。又，煮干芸台汁洗之。

又方

真波斯[⑬]青黛，大如枣，水服之，瘥。

又， 热病后发豌豆疮方。

黄连三两，去毛，水二升，煮。取八合，顿服之。忌猪肉、冷水。

又， 若赤黑发如疥大者方。

煎羊脂摩敷之。

又方

青木香二两，水三升，煮。取一升，顿服之，效。

又方

小豆屑和鸡子白敷之。

又方

以月布[⑭]拭之。

又， 疗豌豆疮，初发觉欲作者方。

煮大黄五两，服之。《延年》同。

又， 疗疮出烦疼者，木香汤方。

青木香二两　　丁香一两　　薰陆香一两　　白矾一两　　麝香二分

上五味，以水四升，煮。取一升半，分再服。热盛者加一两生犀角，如无犀角，以升麻代之。如病轻，去矾石，大神效。

---

　①　天行发斑疮：即天花。又名天痘、天行痘、虏疮、百岁疮。是一种传染性极强，病情凶险的传染病。症见发热、咳嗽，身发痘疮。病程分为发热、见点、起胀、灌浆、收靥和结痂六阶段。

　②　须臾周匝：很快波及全身。

　③　火疮：因火灼而致的疮疡。又叫烧疮。

　④　随决随生：溃破的同时又有新疱产生。决，溃破。

　⑤　建武：历史上汉武帝、晋惠帝、晋元帝、后赵石虎、西燕慕容忠、南朝各明帝等均以次为年号。此似指汉武帝时代。

　⑥　虏（lǔ音鲁）疮：即天花。虏，古代南方人对北方人的蔑称。

　⑦　戴白浆：指天花的白色脓液。

　⑧　永徽：唐高宗年号，不应出“陶氏”之口，高校本引范行准认为是“元徽”之误。

　⑨　此：原作“比”，据高校本、《肘后方》卷二第十三改。

　⑩　豌豆疮：即天花。

　⑪　黍穰：药名，又谓黍茎，为黍茎中白色柔软部分，性味辛热，有小毒，主治小便不利，水肿，妊娠尿血等。

　⑫　穄（jì音祭）穰：指穈子的穰。

　⑬　波斯：古代波斯国，即今伊朗。

　⑭　月布：妇女月经来潮期间阴部的衬布。《千金方》卷十第一作“妇人月水帛”。

又方

疮上以芒硝和猪胆涂，勿动，痂落无瘢，仍卧黄土末上良。此病小便涩有血者，中坏，疮皆黑靥[1]不出脓，死不疗。

又，内发疮盛方。

醋四合　大猪胆一具

上二味，煎三沸，一服一合，日五服，良验。并出第十卷中。

《延年》：疗天行壮热头痛，发疮如豌豆遍身，大青汤方。

大青三两　栀子二七枚，擘　犀角屑，一两　豉五合

上四味，切，以水五升，煮。取二升，分三服之，无所忌。

《古今录验》：水解散[2]，疗天行热气，则生疱疮疼痛，解肌出汗方。出翟世平。

麻黄一两，去节　黄芩二分　芍药二分桂心二分

上四味，捣、筛，暖水解服二方寸匕，覆令出汗，日再服，瘥者减之。忌海藻、菘菜、生葱。《延年》同。出第二卷中。一方有大黄三分，甘草二分。

天行虚烦方二首

《病源》：夫天行病，阴气少阳气多，故身热而烦。其毒气在于心腑[3]而烦者，则令人闷而欲呕；若其人胃内有燥粪而烦者，则谬语，时绕脐痛，腹满，皆当察其证候也。出第九卷中。

文仲：疗天行表里虚烦不可攻者，但当与竹叶汤[4]方。

竹叶二把　石膏碎，绵裹，一升　麦门冬去心，一升　半夏半升，洗　人参　甘草各二两

上六味，切，以水一斗，煮。取六升，去滓，纳粳米一升，煮米熟去之，分五服。呕者与橘皮汤，汤方在呕哕篇中。不愈者，重作此。宫泰数用甚效。若伤寒后虚烦，亦宜服此方。是仲景方。忌羊肉、海藻、菘菜、饧。

又，疗虚烦不可攻[5]方。

青竹茹二升

上一味，以水四升，煎至三升，去滓，分温五服，徐徐服之。

天行狂语方三首

《病源》：夫病热盛则弃衣而走，登高而歌，或至不食数日，踰垣上屋，所上非其素时所能也。病反能者，皆阴阳气争而外并于阳。四肢者，诸阳之本也。阳盛则四肢实，实则能登高而歌；热盛于身，故弃衣而走；阳盛故妄言骂詈[6]，不避亲疏[7]；大热遍身，狂言而妄见妄闻也。出第九卷中。

《千金》：水道散[8]，疗天行病烦热如火，狂言妄语欲走方。

白芷一两　甘遂二两，熬

上二味，捣、筛，以水服方寸匕，须

---

① 靥：此指黑疮。

② 水解散：《千金方》卷九第四宋臣注引："《延年秘录》有黄芩、芍药各二两。《古今录验》无甘草，有芍药。治天行热病。生疮疹疼痛，解肌汗出。"程本"黄芩三分"、"桂心一分"。

③ 心腑：《病源》卷九《时气烦候》作"心"，"腑"字衍。

④ 竹叶汤：《伤寒论》卷七第十四作"竹叶石膏汤"，主治"伤寒解后虚羸少气，气逆欲吐者"。方中"石膏一斤"。又《千金方》卷九第九，方中另有"生姜四两"。

⑤ 攻：原脱，据程本补。

⑥ 骂詈（lì音利）：恶声骂人。

⑦ 亲疏：偏义复词，即亲戚。《病源》卷九《时气犯言候》作"亲戚"。《素问·阳明脉解》亦作"亲疏"，义同。

⑧ 水道散：《千金方》卷九第七作"水导散"。导、道通。

臾令病人饮冷水，腹满则吐之，小便当赤也。一名濯腹汤，此方疗大急者。出第十卷中。文仲、范汪同。

又，五苓散，主天行热病，但狂言烦躁不安，精采言语与人不相主当[1]方。

猪苓三分　白术三分　泽泻五分　茯苓三分　桂心二分

上五味，捣、筛为散，水服方寸匕，日三服，多饮[2]暖水，汗出愈。忌大醋、生葱、桃李、雀肉等。张仲景《论》、深师同。出第九卷中。

《古今录验》：疗天行壮热，狂言谬语五、六日者方。

鸡子三枚　芒硝方寸匕　井花水一杯

上三味，合搅，尽服之。心烦，下则愈。出第三卷中。

天行热毒攻手足方五首

《病源》：热毒气从脏腑中出，攻于手足，手足则焮热赤肿疼痛也。人五脏六腑井荣输，皆出于手足指，故此毒从内而出，攻于手足也。出第九卷中。

《肘后》：疗天行病毒热攻手足，疼痛赤肿欲脱方。

盐、豉及羊肉一斤以来[3]

上三味，以水一斗，煮肉熟，以汁看冷暖渍手足，日三度，瘥。范汪同

又方

细剉黄柏五斤许，以水三斗，煮渍之，必效。亦治攻阴肿。

又方

作坎[4]令深三尺，大小容两足，烧坑中令热，以酒灌坎中，著屦踞坎上，衣壅勿令气泄，日再作之。

又方[5]

煮羊桃叶汁渍之，加少盐尤好。并出第二卷中。

崔氏：疗天行热毒攻手足方。

猪蹄一具，去毛剉碎，合葱白一握，切，以水一斗，煮熟去滓，纳少盐以渍之。《肘后》同。出第一卷中。

天行大小便不通胀满及涩方四首

《病源》：天行大小便不通，此由脾胃有热，发汗太过，则津液竭，津液竭则胃干燥，结热在内，故大便不通。又，汗后津液虚少，其人小肠有伏热，故小便不通。出第九卷中。

《广济》：疗天行热气，恶寒头痛壮热，大小便涩，柴胡散方。

柴胡八分　茵陈十分　青木香十分　黄芩八分　土瓜根十分　白鲜皮八分　栀子仁十分，擘　大黄二十四分　芒硝十二分

上九味，捣为散，平辰[6]空肚以新汲水服五六钱匕，少时当一两行微利，利后煮葱豉稀粥食之。热如未歇，明辰更服四钱匕，热歇停药。忌热食、猪犬肉、油腻等。

又，疗天行恶寒，壮热，头痛，大、小便赤涩，不下食饮，柴胡汤方。

柴胡七分　茵陈七分　大黄十二分，别渍

---

① 精采言语与人不相主当：指病人的精神状态及语言失于常态。

② 饮：原脱，据程本补。

③ 盐、豉及羊肉一斤以来：《肘后方》卷二第十三作"盐、豉及羊尿一升，捣令熟以渍之"。并无以下二十二字。

④ 坎：原作"坑"，据程本、《肘后方》卷二第十三改，方与"以滴灌坎中"一致。下仿此。

⑤ 又方：《肘后方》卷二第十三、《证类本草》卷十一"草部"并作"羊桃"，下无"叶"字。"盐"下并有"豉"字。

⑥ 平辰：即早晨。辰，通"晨"。

升麻七分 栀子四枚,擘 芒硝四分,汤成下 芍药七分 黄芩十二分

上八味,切,以水四升,先渍药少时,猛火煮,取一升五合,分温三服,服别相去如人行六七里吃一服,以快利为度。第二服则利,更不须服之。忌热食、炙肉、蒜、黏食。并出第一卷中。

《近效》:主天行后两胁胀满方。

熬盐熨之,如小便涩,亦用盐熨脐下;如水肿以榖①枝汁服,愈,大效。

《集验》:疗天行病腹胀满,大小便不通,滑石汤方。

滑石十四分,研 葶苈子一合,纸上熬令紫色,捣 大黄二分,切

上三味,以水一大升,煎。取四合,顿服。兼捣葱敷小腹,干即易之,效。《肘后》、崔氏同,无大黄。

天行热痢及诸痢方四首

《病源》:此由热气在肠胃,挟毒则下黄赤汁也。又热毒伤于肠胃,故下脓②血如鱼脑,或如③烂肉汁,壮热而腹绞痛,此温毒热气④所为也。并出第九卷中。

深师:疗天行毒病,酷热下痢,七物升麻汤方。

升麻 当归 黄连去毛 甘草炙 芍药 桂心 黄柏各半两

上药切,以水三升,煮。取一升,顿服之。忌海藻、菘菜、猪肉、冷水、生葱等物。

又,天行诸下悉主之⑤,黄连汤⑥方。

黄连三两,去毛 黄柏二两 当归二两

上三味,以水六升,煮。取三升,去滓,纳蜜一合,微火煎取二升半,分三服,良验。忌猪肉、冷水。并出第十四卷中。一方有龙骨一两。

范汪:疗天行热毒,下痢赤白,久下脓血,及下部毒气,当下细虫如布丝缕大,或长四五寸,黑头锐尾,麝香丸方。

麝香一分 附子二分,炮 雄黄 丹砂 干姜各二分

上五味,各捣下筛讫,复更合治之,蜜和。为丸如小豆大,饮下一丸,老小半之,效验。忌猪肉、生血物等。出第三十三卷中。

《甲乙方》:疗天行热病瘥后,痢脓血不止方。

龙骨一两

上一味,捣研为末,米饮下一钱,不计时节,日三服,佳。

天行䘌疮方八首

《病源》:毒热结在腹内,谷气⑦衰,毒气盛,三虫动作,食人五脏,多令泄痢,下部疮痒。若下唇内生疮,但欲寐⑧者,此虫食下部⑨也。重者肛烂,见五脏。出第九卷中。

深师:疗天行⑩下部疮烂方。

乌梅二七枚,去核 大蒜二七枚 屋尘半

---

① 榖(gǔ音古):又名楮,即枸树。《说文·木部》:"榖,楮也。"

② 脓:原误作"浓",据《病源》卷九《时气脓血利候》改。

③ 如:原脱,据高校本、《病源》补。

④ 温毒热气:指温热邪毒的伤害作用。《病源》卷九《时气脓血利候》作"湿热毒",可从。

⑤ 之:原窜在"方"字下,高校本据程本移正,可从。

⑥ 黄连汤:《肘后方》卷二第十三无此方名,并有"龙骨二两"。

⑦ 谷气:此指人体的正气。

⑧ 但欲寐:即嗜睡。但,仅仅,只是。

⑨ 下部:此指外阴。

⑩ 天行:指天地间的疫毒戾气流行而引起的传染性疾病,是疫病的别称。

升，筛取细者

上三味，捣、筛为散，苦酒一升，和调于铜器中，煎成丸，作长挺，纳下部。范汪同。出第十四卷中。

范汪：疗人下部中痒方。

蒸枣取膏，以水银熟①研丸之，令相得，长二三寸，以绵薄裹，纳大孔②中，虫出，瘥。

又，疗谷道③中疮方。

以水中荇叶④细捣，绵裹纳下部，日三。《肘后》同。

又，疗天行䘌虫食下部生疮，雄黄兑散方。

雄黄半两　青葙子三两　苦参　黄连各三两　桃仁一两半，去皮尖及两仁，熬

上五味，合捣、筛，绵裹如半枣核大，纳下部。亦可米汁服方寸匕，日三服。忌猪肉、冷水及热面、炙肉、蒜等物。

又，桂枝汤，疗天行䘌病⑤方。

桂心二两　小蓝二两

上二味，㕮咀，以水一斗，煮取二升半，纳猪肝十两，去上膜，细研，著汤中，和令相得，临时小温，若毒悉在腹内，尽服之。在下部者，三分药中用一分，竹筒纳下部中，服药一时间，当下细虫如发，大五六升。小儿半作之。忌生葱。并出第三十三卷中。

文仲、姚氏：疗天行病䘌，下部生疮方。

浓煮桃皮，煎如糖，以绵合，导下部中。若口中生疮，含之。《肘后》、范汪同。出第二卷中。

《甲乙方》：疗天行病有䘌虫，蚀下部生疮，青葙子散方。

青葙子一两　藋芦二两　狼牙一两　橘皮一两　苦参三两

上五味，捣、筛为散，米饮和服方寸

匕，日三服，未瘥更服，以瘥为度。

又，疗天行痢⑥脓血，下部生䘌虫，黄连丸方。

黄连三两，末，生用　蜡⑦一两　乌梅肉三两，熬，末

上三味，熔⑧蜡和蜜。为丸如梧子大，空心米饮下三十丸，再服加至四十丸，瘥。忌猪肉、冷水。

天行阴阳易方二首

《病源》：天行阴阳易病⑨者，是男子、妇人天行病新瘥，未平复，而与交接得病者，名为阴阳易也。其男子病新瘥未平复，而妇人与之交接得病者，名为阳易。其妇人新病瘥未平复，男子与之交接得病者，名为阴易。若二男二⑩女，并不相易。所以呼为易者，阴阳相感动，其毒疫⑪著于人，如换易也。

---

① 熟：仔细、精细。

② 大孔：指阴道。相对于尿道口而言其"大"。

③ 谷道：指肛门。因其为水谷糟粕排出之道而得名。

④ 荇叶：《肘后方》卷二第十三作"荇菜"。荇菜，为莕菜的别称，出《救疗本草》，性味甘、辛、宽，有发汗，透疹，清热，利尿，消肿，解毒之功效。

⑤ 䘌病：指妇女阴户生疮的病。因其生于隐匿难言处，且多与虫蚀有关，故名。其虫也因此而名"䘌虫"。

⑥ 天行痢：即流行性传染性痢疾。

⑦ 蜡：原误作"腊"，据程本、高校本改。下同。

⑧ 熔：原作"镕"，熔化。今通作"熔"，下仿此。

⑨ 天行阴阳易病：指疫病新瘥但未彻底康复而犯房事所引发的病。男子病此为阴易病，女子犯此为阳易病。与"伤寒阴阳易"相仿。

⑩ 二：原作"三"，据程本、高校本改。

⑪ 疫：指病之传染者。程本作"度"，据高校本改。

其病状，身体热冲胸[1]，头重不能举，眼中生眵[2]，四肢拘急，小腹绞痛，手足拳，皆即死。其亦有不即死者，病苦小腹里急，热上冲胸，头重不欲举，百节解离，经脉缓弱，血气虚，骨髓竭，便嘘嘘吸吸[3]，气力转少，著床不能摇动，起止仰人[4]，或引岁月[5]方死。出第九卷中。

深师： 疗丈夫得妇人阴易之病，若因[6]房室及诸虚劳，少腹坚，绞痛阴缩，困笃[7]欲死方。

灸阴头一百壮便瘥，可至三百壮皆愈，良无比。后生子如故，无妨。范汪同。无所忌。

又， 疗阴阳易病方。

取豚卵[8]二枚，温，令热酒吞之，则瘥。出第十四卷中。

天行虚羸方二首

《病源》： 夫人荣卫先虚，复为邪热所中，发汗、吐、下之后，经络损伤，阴阳竭绝，虚邪始散，真气尚少，五脏犹[9]虚，谷神未复，无津液以荣养，故虚羸而生众病焉。出第九卷中。

崔氏： 疗烦躁而渴不止，恶寒但热盛者，竹叶汤常用亦佳。不徒疗天行，凡虚羸久病，及疟后胸上痰热者，服之皆妙方。

甘草二两，炙　枣十五枚，擘　半夏一两，洗　芍药三两　前胡一两　黄芩一两　小麦五合　人参二两　粳米一升　知母二两　麦门冬四合，去心　栝楼一两　生姜四两　竹叶一把，须以竹䈽[10]饮代水煮汤，不用其叶

上十四味，切，以竹䈽饮一斗五升，煮。取五升，分五服。若非天行而虚羸久病，胸上痰热，亦可服之，加黄芪二两，除黄芩，减知母一两，除栝楼，用之大效。忌羊肉、海藻、菘菜、饧。出第一卷中。

《千金》：补虚大病后不足，万病虚劳同此方。

取五岁以上、七岁以下黄牛新生者乳一升，以水四升，煎，取一升，如人肌[11]，稍稍饮之，不得过多，十日不住服佳。出第十卷中。

天行瘥后禁忌方二首

《集验》云：凡热病新瘥，及大病之后，食猪肉及肠[12]、血、肥鱼、油腻等，必大下痢，医不能疗也，必至于死。若食饼饵、粢[13]黍、饴脯、鲙[14]炙、枣栗诸果，及坚实难消之物，胃气尚虚弱，不能消化，必更结热，适以药下之，则胃中虚冷，大利难禁，不下必死，下之复危，皆难救也。热病之后，多坐此死，不可不慎也。

---

① 其病状，身体热冲胸：《病源》卷九《时气病后阴阳易候》作"其病之状，身体重，小腹里急，或引阴中拘挛，热上冲胸"。

② 眵：眼睛的分泌物。

③ 嘘嘘吸吸：呼吸急促而无力貌。

④ 起止仰人：谓其体虚之极，坐卧行止都必须依赖别人的扶持。

⑤ 引岁月：犹言很长的时间。岁月，泛指时间。引，长久。《尔雅·释诂上》："引，长也。""引"字原脱，据高校本及《病源》卷九《时气病后阴阳易候》补。

⑥ 因：原误作"两"，据程本、高校本补。

⑦ 困笃：病势极重。《广雅·释诂一》："困，极也。"笃，指病势沉重。

⑧ 豚卵：指小猪的睾丸。

⑨ 犹：均，或"已"。《经传释词》卷一："犹，'均'也。"《尔雅·释诂下》："犹，已也。"

⑩ 䈽（xiǎo音小）：细竹。

⑪ 如人肌：《千金方》卷十第二作"如人体温"，义更明。谓药汁如人肌肤的温度，不热不凉。

⑫ 肠：《千金方》卷十第二作"羊"。

⑬ 粢（cí音词）：米饼。

⑭ 鲙：指鱼肉片。鳜鱼也俗称为鲙。

病新瘥，但得食糜粥，宁可少食令饥①，慎勿饱，不得他有所食，虽思之，勿与。引日②转久，可渐食羊肉糜，若羹汁、兔、雉、鹿肉，慎不可食猪犬肉也。

新瘥后当静卧，慎勿令人梳头洗面。非但体劳，亦不可多言语用心，使意劳。凡此皆令劳复。故督邮顾子献③得病已瘥未健，诣华旉视脉。旉曰：虽瘥尚虚未复，阳气不足，勿为劳事，余劳尚可，御内④即死，临死当吐舌数寸。其妻闻其夫病除，从百余里来省之，止宿交接，中间三日发病，舌出数寸而死。

病新瘥未经百日，气未平复，而以房室者，略无不死者。盖正疾愈后六十日，已能行射猎，以房室则吐涎而死。及热病房室，名为阴阳易之病，皆难疗，多死。近者有士大夫，小得伤寒，发汗已十余日，能乘马行来，自谓平复，故以房室，则小腹急痛，手中拘拳而死。出第二卷中。《千金》同。

深师说：天行病未复，强食黄花菜，手足稍重。一方云青花。天行病瘥，食鮰⑤鲙必变成瘕，又食鳠鱼⑥肉结气不化。天行病瘥，饮酒合阴阳⑦，复必死。天行病损未满三月日，食鲻⑧鮰肉则复下血；食盐豉令人四枝⑨不举。天行病瘥，食诸菜有花者，三年肌肤不充。天行病未好损⑩，食生瓜芥，三月流肿也。天行病瘥，食菜合阴阳，复必死。出第十四卷中。

《千金》：天行病瘥后，未满五日，食一切肉面者，病更发困。天行病瘥，食芥鲙作疝。天行病瘥，新起饮酒，及食蘘菜，病更发。天行病新瘥，食生鱼、鲊⑪，下痢必不止。天行病瘥，食生菜，颜色绝身不平复⑫。天行病新汗解，饮冷水者损心包，令人虚不复。天行病未损，食犬肉并葫，以合食之，复则死。天行病瘥，食生枣及生肉者，膈上作热蒸。天行

新瘥，食犬肉、羊肉，作骨中蒸热。天行病瘥，食鱼肉并瓜、生菜，食者令人身肿。天行病瘥，食蒜、脍者，病发大困。出第十卷中。

天行劳复食复方六首

《病源》：夫病新瘥，血气尚虚，津液未复，因即劳动，更成病焉。若言语思虑则劳伤于神，梳头、澡洗则劳于力，未堪⑬劳而强劳之，则生热，热气既还入经络，复为病者，名曰劳复。又病新瘥，脾胃尚虚，谷气未复，若食肥肉、鱼脍、饼、枣、粟之属，则未能消化，停积在于肠胃，使胀满结实，因更发热，复为病者，名曰食复。并出第九卷中。

《广济》：疗患天行热气瘥后劳发，头痛如初病者，鼠矢汤方。

雄鼠屎三七枚，熬末，汤成下　干葛二两　栀子十四枚，擘　葱白一升　豉八合

---

① 饥：原误作"肌"，据程本、高校本改。

② 引日：拖延时日。《尔雅·释诂上》："引，长也。"

③ 顾子献：《三国志·魏书·华佗传》作"顿子献"。

④ 御内：即入房、房事。

⑤ 鮰：鳝、鮰（dān 音单）之讹字，《说文解字注·鱼部》："鳝，今人所食的黄鳝也。"

⑥ 鳠（hù 音户）鱼：鱼类一种，体细长，约30厘米，灰褐色，无鳞。

⑦ 合阴阳：指房事。

⑧ 鲻（zì 音字）：鱼类一种，体长，头扁。

⑨ 四枝：即四肢。枝，通"肢"。

⑩ 损：病损，即病情减轻。

⑪ 鲊（zhà 音乍）：海蜇。原误为"作"，据程本、高校本改。

⑫ 颜色绝身不平复：谓疫病后未完全康复时不能吃生菜，否则肌肤的色泽终身都不能恢复到未病之前的光泽。绝身，即终身。程本、高校本作"终身"，义更明。

⑬ 未堪：不能胜任。《玉篇·土部》："堪，任也。"

上五味，切，以水三升，煮。取一升七合，去滓，纳鼠屎末，分温二服。服别相去如人行六七里，微汗，内消不利。忌如药法。

又，疗患数日复劳发者，枳实汤方。

枳实三枚，炙　栀子十四枚，擘　葱白切，一升　香豉半升　鼠屎二七枚

上五味，以水一斗，煎。取二升五合，分温三服。服别相去如人行六七里进一服，内消不利。忌如药法。并出第一卷中。

深师：竹叶汤，疗天行后虚热牵劳不腹[1]，四肢沉重，或一卧一起，气力吸吸羸弱方。

竹叶一把　小麦一升　甘草一两，炙　石膏二两，碎　茯苓二两　半夏一升，洗去滑　前胡二两　知母二两　黄芩二两　人参二两　生姜四两　大枣三十枚，擘

上十二味，切，以水一斗二升，煮竹叶、小麦，减四升，去滓，纳药，煮。取三升，分三服。忌海藻、菘菜、醋物、羊肉、饧等物。

《备急》：疗劳复方。

以粉三升，以暖饮和服，厚覆取汗。又以水和胡粉少许服之，亦佳。出第一卷中。

《延年》：葛根饮，主热病劳复，身体痛，天行壮热、烦闷，葛根汤方。

葛根一两　葱白一握　豉半斤　米一合

上四味，先切葛根，以水九升，煮。取七升，则纳葱白，更煮。取四升，去葛及葱滓讫，则纳豉及少许米，煮取三沸，并滤去米等滓，分四服，当有汗出，即瘥。明旦又更作服。忌猪肉、蒜等。并出第九卷中。

《必效》：疗天行劳复，鼠矢汤方。

雄鼠屎五枚，两头尖者　豉一升　栀子二十枚，擘　枳实三枚，中破，炙令黄

上四味，以水五升，煮。取二升四合，分四服，相去十里久。若觉大便涩，加大黄二两。出第一卷中。

天行瘥后劳发方五首

许仁则云：此病复发，不要起动劳役，或因饮食稍多，或因[2]言语过分，或缘视听不节，或为动转不常，皆成此复。若复甚者，乃至不救，剧于初得病时，不可以复发而生[3]轻易。劳复状一如伤寒初有，如此者宜合葱白等七味饮，服之渐覆取汗方。

葱白连须，切，一升　干葛切，六合　新豉一合，绵裹　生姜切，二合　生麦门冬去心，六合　干地黄六合　劳水八升，此水以杓扬之一千过

上药用劳水煎之，三分减二，去滓，分温三服，相去行八九里。如觉欲汗，渐渐覆之。兼主伤寒，忌芜荑。

又，依前葱白等七味饮服之，得可，但适寒温将息，以取安稳。若不觉，可宜合萎蕤等五味饮子，服之方。

萎蕤五两，切　葱白切，一升　豉心一升，绵裹　粳米三合，研碎　雄鼠屎七枚，末之

上药以水七升，先煮豉以上取四升汁，去滓，纳粳米屑，煮米烂讫，纳鼠屎末搅调，顿服，覆被安卧，取汗，瘥。

又，凡天行病瘥后，准常合渐，健能行履，遂过限不堪起动，体气虚羸，每觉头痛，唇口干，乍寒乍热，发作有时；或虽能行动运转，然每作时节有前状者，名天行后不了了[4]。有此宜合地骨白皮等五

---

① 不腹：疑为"不复"之误。丹波元坚："疑'不复'，言期不恢复。"程本作"食复"，则是。

② 因：原作"困"，据程本、高校本及文义改。

③ 生：程本作"云"，义顺。

④ 不了了：谓疾病未能彻底康复。

味饮子，白薇等十味丸方，细细服之。

地骨白皮三两　知母三两　麦门冬五两，去心　竹沥一升　白蜜三合

上药，切知母以上和麦门冬，然后以水六升，煮取二升，去滓，纳竹沥、蜜搅调，分温三服，服相去如人行十里久。如觉虚，不能空服，顿尽[1]，欲间食服亦佳。兼主伤寒。

又，若服前地骨白皮等五味饮子不可，虽可不能全退，宜合白薇等十味丸方。

白薇三两　知母四两　地骨皮三两　干地黄六两　麦门冬五两，去心　甘草四两，炙　蜀漆三两　萎蕤三两　橘皮二两　人参三两

上药细切，合捣、筛，绢罗为散，蜜和，丸如梧桐子大。初服，以饮下十五丸，日再服，稍加至三十丸。服经三数日后，自候腹中，若觉热则食前服。如不能以空饮下药[2]，宜合乌梅等四味饮下前丸。忌菘菜、海藻、芜荑等。

乌梅饮方

乌梅十枚　萎蕤五两　生姜五两　白蜜一合

上药，切，以水六升，煮三味，取二升，去滓，纳白蜜搅调，细细用下前丸，多少冷暖，以意斟酌。纵不下丸，但觉口干渴则饮之。吴升同。

外台秘要方卷第三

右从事郎充两浙东路提举茶盐司干办公事赵子孟校勘

---

① 顿尽：一次服完药汁。
② 空饮下药：即空腹用水服药。空，即空腹。饮，指水。下药，即服药。

外台秘要方卷第四_{温病及黄疸二十门}

朝散大夫守光禄卿直秘阁判登闻检院上护军臣林亿等上进

温病论病源一十首

《病源》：经言：春气温和，夏气暑热，秋气清凉，冬气冰寒，此则四时正气之序也。冬时严寒，万类深藏，君子固密，则不伤于寒。触冒之者，乃为伤寒[①]耳。其伤于四时之气，皆能为病，以伤寒为毒者，以其最为杀厉之气。中而即病者，名为伤寒[②]；不即病者，其寒毒藏于肌肤中，至春变为温病[③]，至夏变为暑病[④]。暑病者，热极又重于温也。是以辛苦之人，春夏多温热病者，皆由冬时触冒寒气之所致。以上与《伤寒论》同。

凡病伤寒而成温病者，先夏至日者为病温，后夏至日者为病暑。故曰：冬三月，早卧晚起，必待日光，使志若伏若匿[⑤]，若有私意，若已有得，去寒就温，无泄皮肤[⑥]，使气亟[⑦]夺。又因于寒，欲如运枢[⑧]。故冬伤于寒，春必病温也。又

---

① 伤寒：此指广义伤寒，为多种外感发热性疾病的总称。《素问·热论》："今夫热病者，皆伤寒之类也。"
② 伤寒：此为狭义伤寒，仅指寒邪伤人，感而即发，症见恶寒，发热，头身疼痛，无汗而喘，脉浮紧。
③ 温病：也有广义、狭义之分。此指冬季感寒，伏而未发，来年春季发病的一种外感温热性疾病。此即《素问·阴阳应象大论》所说的"冬伤于寒，春必温病"之义。
④ 暑病：暑病也有不同类型，此指冬感寒邪，伏而未发，来年夏季又触冒暑热而病者。
⑤ 使志若伏若匿：谓冬季养生时要收敛神气，使神气处于闭藏伏匿的状态。志，指神志、神气。
⑥ 无泄皮肤：即少出汗。出汗即开泄皮肤，损伤阳气。
⑦ 亟（qì音气）：频繁。
⑧ 欲如运枢：指卫外的阳气在受到寒邪作用时，迅速而敏捷地作出反应。枢，门户之轴枢。喻其灵活地运转。

有冬时伤非节之暖，名为冬温①之毒，与伤寒大异也。

有病温者，乃天行之病耳。其冬月温暖之时，人感乖候之气，未即发病，至春或被积寒所折，毒气不得泄，至天气暄②热，温毒始发，则肌肉斑烂也。经曰：虚邪贼风，避之有时，恬淡虚无③，真气从之，精神内守，病安从来？故曰：人清净则肉腠闭拒，虽有大风苛毒，弗之能害？又云：四时阴阳者，万物之根本也。是以圣人春夏养阳，秋冬养阴，以从其根也。从阴阳则生，逆之则死。故曰：精者身之本，藏于精者，春不病温也。

有病温，汗出辄复热④，而脉躁疾，不为汗衰，狂言不能食，病名为何？曰：病名阴阳交⑤，交者死。人所以汗出者，皆生于谷，谷生于精。今邪气交争于骨肉之间而得汗者，是邪却而精胜也，精胜则当能食而不复热。热者，邪气也；汗者，精气也。今汗出而辄复热者，是邪胜也。不能食者，精无俾⑥也。病而留者，其寿可立而倾也。汗出而脉尚躁盛者死。今脉不与汗相应，此不胜其病也，其死明矣。狂言者是失志，失志者死。今见三死，不见一生⑦，虽愈必死⑧。

凡肤热，其脉盛躁者，病温也；其脉盛而滑者，汗且出也。凡温病人，三二日身躯热，脉疾头痛，食欲如故，脉直疾，八日死。四、五日头痛，脉疾喜吐，脉来细，十二日死。此病不疗，八九日脉不疾，身不痛，目不赤，色不变，而反利，脉来牒牒⑨，按不弹手指，时时大，心下硬，十七日死。病三四日以下，不得汗，脉大疾者生；脉细小难得者，死不疗也。不利，腹中痛甚者，死不疗也。其针、石、汤、熨，别有正方，存神攘辟⑩，今附于后。

《养生方导引法》云：常以鸡鸣时，心存念四海神名三遍，辟百邪止鬼，令人不病温。

东海神名阿明　　南海神名祝融
西海神名巨乘　　北海神名禺强

又，存念心气赤，肝气青，肺气白，脾气黄，肾气黑，出周其身又兼辟邪鬼。欲辟众邪百鬼，常存心为炎火如斗，煌煌光明，则百邪不敢干之，可以入温疫之中。

又，温病一日，太阳受病。诸阳⑪主表，表谓皮肤也，病在皮肤之间，故头项腰脊痛。

又，温病二日，阳明受病，在于肌肉，故肉热鼻干，不得卧，故可摩膏火灸，发汗而愈。

又，温病三日，少阳受病。其脉循胁络于耳，故胸胁痛而耳聋。三阳始传病

---

① 冬温：温病的证候类型之一。指冬季所患之温病。

② 暄（xuān 音宣）：即温热。《广韵·元韵》："暄，温也。"

③ 恬淡虚无：谓志意安闲清静，没有妄想杂念。《素问·上古天真论》张介宾注："恬恢者，泊然不愿乎其外；虚无者，漠然无所动于中也。"淡、惔、憺并通。《说文·心部》："惔，安也。"

④ 汗出辄（zhé 音折）复热：汗出后立即又发热。辄，立即，马上。

⑤ 阴阳交：古病名。指外感热病过程中，阳热之邪入于营阴，与营阴胶着不解的病证，症见发热，汗出，狂躁谵语，不能食，脉躁急。

⑥ 精无俾（bǐ 音比）：精气得不到补充。俾，益也。

⑦ 今见三死，不见一生：谓病情凶险，只有汗出立即又发热，不能食，脉躁急三种都是正不胜邪的凶险症状，而无一种生还的迹象。

⑧ 虽愈必死：言其预后差。愈，此指病情略有好转迹象而非痊愈。

⑨ 脉来牒（dié 音迭）牒：脉来急疾，犹疾脉。牒，通"叠"。

⑩ 攘辟：指驱鬼除邪祛病的祭法。攘，通"禳"。

⑪ 诸阳：《病源》卷十《温病一日候》同此，《热病一日候》作"太阳"，当从。

讫，未入于脏，故可发汗而愈也。

又，温病四日，太阴受病。太阴者，三阴之首也。三阳受病讫，传入于阴，故毒气入胸膈之内。其病咽干、腹满，故可吐。温病大法，四日病在胸膈，当吐之愈。有得一日至二日心胸烦满，为毒已入，兼有痰实，亦宜吐之。

又，温病五日，少阴受病，毒气入腹。其病口热、舌干、引饮①，故可下之而愈也。

又，温病六日，厥阴受病，毒气入肠胃，其病烦满，其阴缩②，故可下而愈。

又，温病七日，法当愈。此是三阴三阳传病终，故也。今七日病不除者，欲作再经病③也。再经病者，经络重受于病。

又，温病八日以上不解者，或是诸经络重受于病，或经发汗、吐、下之后，毒气未尽，所以病证不罢也。

又，温病九日以上病不除者，或初一经受病则不能相传，或已传三阳讫而不能传于三阴，所以致停滞累日，病证不罢，皆由毒气未尽，表里受邪，经络损伤，腑脏俱病也。并出第十卷中。

辟温方二十首

《广济》：疗疫气，令人不染温病及伤寒，岁旦瘴癞酒④方。

大黄十五铢　白术十铢　桔梗十五铢　蜀椒十五铢、汗　乌头三铢、炮　菝葜六铢　桂心十五铢

上七味，㕮咀，绛囊盛，以十二月晦日⑤中悬沉井中，令至泥，正月朔日⑥平晓出药，置酒中煎数沸，东向户中饮之。屠苏之饮，先从小起，多少自在。一人饮一家无恙，一家饮一里无恙。饮药酒三朝⑦，还置井中，若能仍岁饮，可代代无病，当家内外井皆悉著药，辟温气也。

忌猪肉、生葱、桃李、雀肉等。《经心录》同。《千金》、《延年》有防风十二铢。

又，辟温气，太一流金散方。

雄黄三两，研　矾石一两半，烧令汁尽　鬼箭羽一两　雌黄二两、研入　羖羊角二两，炙，屑

上五味，捣、筛为散，三角绛囊盛一两带心前，并挂⑧门户上。若逢大疫之年，月初日青⑨，布裹一刀圭，中庭烧之，温病人亦烧熏之。《肘后》、《千金》并《翼》、《延年》、《集验》同。并出第一卷中。

范汪：疗天气不和，疾疫流行，预备一物柏枝散方。

南向社中柏，东南枝⑩，曝之令干，捣散，酒服方寸匕，神良。《肘后》、《千金》同。出第十二卷中。

《删繁》：辟温病，粉身散常用方。

芎䓖四两　藁本四分　远志四分　白术四分　米粉一斗，研入

上五味，捣、筛四物为散，和米粉粉身，若欲多时，加药增粉，用之一剂，法如此。出第十卷中。

----

① 引饮：谓口渴之甚，饮水较多。

② 阴缩：指阴茎、阴囊，女性则阴道向腹内抽缩。

③ 再经病：指外感温病，温邪传遍六经而病证未愈，邪气又沿六经再次传变而病。

④ 岁旦瘴癞酒：《千金方》卷九第二作"岁旦屠苏酒"，《肘后方》卷八第七十作"正朝屠苏酒"。三者剂量稍有出入。瘴癞，后通作"屠苏"。

⑤ 晦日：即阴历的月终。

⑥ 朔日：阴历的月初。

⑦ 三朝：即三日。

⑧ 挂：原脱，据程本、高校本、《千金方》卷九第二补。

⑨ 日青：即晴天。程本、《千金方》卷九第二作"旦青"。

⑩ 南向社中柏，东南枝：指座北向南村社中柏树的东南方向的枝条。《肘后方》卷二第十五作"西南社中柏，东南枝"。

《千金》：辟温，虎头杀鬼丸方。

虎头骨五两，炙　朱砂一两半，研　鬼臼一两　雄黄一两半，研　皂荚一两，炙　雌黄一两半，研　芜荑一两

上七味，捣，筛，以蜡①蜜和，如弹丸大，绛囊盛系臂，男左女右，家中置屋四角，月朔望②夜半，中庭烧一丸。忌生血物。《肘后》同。

又，治瘴气，竹茹汤方。

青竹茹二升

上一味，以水四升，煮。取三升，分三服。

又，辟温病，粉身散方。

芎䓖　白芷　藁本

上三味等分，捣，下筛，纳米粉中，以粉涂身。《延年》同。

又，断温疫，朱蜜丸方。

白蜜和上上③朱砂粉一两，常以太岁日④平旦，大小勿食，向东方立，人吞三七丸如麻子大，勿令齿近之。并吞赤小豆七枚，投井泉水中，终身勿忘此法。

又，治温病不相染方。

正旦⑤吞麻子、赤小豆各二七枚，又，以二七枚投井中。《肘后》、《延年》同。

又方

新布盛大豆一升，纳井中一宿出，服七枚。《肘后》用小豆。

又方

切松叶如粟米，酒服方寸匕，日三服，辟五年温。

又方

常以七月七日，合家吞赤小豆，向日吞二七枚。

又方

常以七月七日，男吞大豆七枚，女吞小豆七枚。

又方

神仙教子立春后有庚子日，温芜菁菹

汁，合家大小并服，不限多少。

又，疗温气蒜豉汤方。

蒜五十子，并皮研之　豉心二升

上二味，以三岁小儿小便二升，合煮五、六沸，顿服。并出第九卷中。

《千金翼》：老君神明白散方。

白术二两　桔梗一两　细辛一两　附子二两，炮　乌头四两，去黑皮

上五味，捣，粗筛，绛囊盛带之，所居闾里⑥皆无病。若有得疫疠者，温酒服一方寸匕，覆取汗，得吐则瘥。若经三四日者，以三寸匕纳五升水中，煮令大沸，分三服。忌猪肉、生菜、桃李、雀肉等。

又，度瘴散方。

麻黄去节　升麻　附子炮　白术各一两　细辛　防己　干姜　桂心　防风　乌头炮　蜀椒汗　桔梗各二分

上十二味，捣、筛为末，密封贮之。山中所在有瘴气之处，旦空腹服一钱匕，覆取汗，病重稍加之。忌猪肉、生葱、生菜、桃李、雀肉等。并出第十卷中。

《古今录验》：许季山所撰干敷散，主辟温疫疾恶，令不相染著气方。《肘后》作"敷干"。《抱朴子》作"敷于"。

附子一枚，一分者，炮　细辛一分　干姜一分　麻子一分，研　柏实一分

上五味，捣、筛为散，正旦举家以井华水各服方寸匕，服药一日，十年不病；二日，二十年不病；三日，三十年不病。

---

① 蜡：原误作"腊"，据高校本、《肘后方》卷二第十五改。

② 望：指阴历的月中。

③ 上上：即品质最好的。程本作"上等"。义同。

④ 太岁日：指干支纪日中逢甲之日。太岁，指木星。谓木星所主之日。又，太岁为值岁的神。

⑤ 正旦：正月初一。

⑥ 闾里：乡里。

受师法但应三日服，岁多病三日一服之。忌猪肉、生菜。《肘后》、胡洽、《延年》、范汪、《删繁》同。出第二卷中。

又，杀鬼丸，去恶毒方。

雄黄五两，研　朱砂五两，研　鬼臼五两

鬼督邮五两　雌黄五两，研　马笀铃五两

皂荚五两，炙　虎骨五两，炙　阿魏五两

甲香一两　羚羊角一枚，屑　桃白皮五两

白胶香一两　菖蒲五两　羖羊角一枚，屑

蜡①蜜八斤，炼　石硫黄五两，研

上十七味，捣筛十六味，蜡蜜和之，丸如杏子，将往辟温处烧之，杀鬼去恶。若大疫，家可烧，并带行。忌生血物、羊肉、饧。出第三卷中。与胡洽方七味不同。

《延年秘录》：辟温方。

正旦取东行桑根，大如指②，长七寸，以丹涂之，悬著门户上；又令人带之。出第十卷中。

辟温令不相染方二首

《病源》：此病皆因岁时不和，温凉失节，人感乖候之气而生病，则病气转相染易，乃至灭门，延及外人，故须预服药及为法术以防之。出第十卷中。

《千金》：断温疫③。主温病转相染著，乃至灭门，延及外人，无收视者④，赤小豆丸方。

赤小豆二两　鬼臼二两　鬼箭二两　丹砂二两，研入　雄黄二两，研入

上五味末之，以蜜和，如小豆大。服一丸，可与病人同床传衣也。忌生血物。出第九卷中。

《延年》：主辟温疫疾恶气，令不相染易，豉汤方。

豆豉一升　伏龙肝三两，研入　小儿小便三升

上三味，用小便煎，取一升五合，去

滓，平旦服之。令人不著瘴疫⑤，天行有瘴之处，宜朝朝服。出第十卷中。

温病哕方四首

《病源》：伏热在胃，令人胸满，胸满则气逆，气逆则哕。若大下后，胃中虚冷，亦令致哕也。并出第十卷中。

《小品》：茅根汤，疗温病有热，饮水暴冷哕⑥者方。

茅根　葛根各切半升

上二味，以水四升，煮。取二升，稍温饮之，哕止则停。

又，疗温病热未除，重被暴寒，寒毒入胃，热蕴结不散，变哕者方。

单煮梓皮，稍稍饮之，佳。温病积饮冷，冷结胃中，热入肾中，变壮热大哕者，服梓皮，温哕得止也。夫肾中有热者，病瘥后，足心皮喜剥脱去，头发秃落，是其证也。

又，茅根橘皮汤，疗春夏天行寒毒伤于胃，胃冷变哕方。

白茅根切，一升　橘皮三两　桂心二两葛根二两

上四味，切，以水六升，煮。取三升，分温服三合，数连服之，尽复合，哕止乃停耳。微有热，减桂一两。文仲、《古今录验》同。忌生葱。出第六卷中。

《古今录验》：疗温病有热，饮水暴

---

① 蜡：原误作"腊"，据高校本及文义改。

② 谓如手指粗。大，有"粗"义，言其直径大小。

③ 温疫：又作"瘟疫"，指以发热为主的传染性疾病。

④ 无收视者：指瘟疫流行严重，以致于病中无人探视，死后无人收殓，"乃至灭门"句可证。

⑤ 瘴疫：又叫"瘴疠"、"瘴气"、"瘴"，指感染湿热杂毒所致的一种疫病。

⑥ 哕：干呕。

冷，捥，枇杷叶饮子者方。

枇杷叶拭去毛　茅根各半升

上二味，切，以水四升，煮。取二升，稍稍饮之，捥止则停。出第三卷中。

温病渴方二首

《病源》：热气入肾脏，肾脏恶燥①，热气盛则肾燥②，肾燥则渴、引饮也。出第十卷中。

深师：疗毒温③病及吐、下后有余热，渴，芍药汤神方。

芍药五分　黄连四分　甘草二分，炙　黄芩二两　桂心二两　栝楼二分

上六味，切，以水五升，煮。取三升，分三服，一日令尽。忌猪肉、冷水、海藻、菘菜、生葱等。出第十四卷中。

《古今录验》：知母解肌汤，疗温热病头痛，骨肉烦疼，口燥心闷者；或是夏月天行毒，外寒内热者；或已下之，余热未尽者；或热病自得痢，有虚热烦渴者方。

麻黄二两，去节　知母三两　葛根三两　石膏三两，碎，裹　甘草二两，炙

上五味，切，以水七升，煮。取三升，分为三服。若已下及自得下，虚热未歇者，除麻黄，加知母、葛根；病热未除因梦泄④者，可除麻黄加白薇、人参各二两则止。忌海藻、菘菜。《小品》同。出第二卷中。

温病发斑方七首

《病源》：夫人冬月触冒寒毒⑤者，至春始发病，病初在表，或已发汗、吐、下，而表证未罢，毒气不散，故发斑疮。又冬月天时温暖，人感乖候之气，未即发病，至春又被积寒所折，毒气不得泄，至夏遇热，其春寒解，冬温⑥毒始发出于肌

肤，斑烂隐疹⑦如锦文也。出第十卷中。

《肘后》：疗温毒发斑，大疫难救，黑膏方。

生地黄半斤，切，打碎　好豉一升

上二味，以猪膏二升合露之，煎五、六沸，令三分减一，绞去滓，末雄黄、麝香如大豆者，纳中搅和，尽服之，毒便从皮中出，则愈。忌芜黄。出第二卷中。

《小品》：葛根橘皮汤，疗冬温未即病，至春被积寒所折，不得发，至夏得热，其春寒解，冬温毒始发出，肌中斑烂隐疹如锦文而咳，心闷，呕，但吐清汁，宜服此汤则静方。

葛根二两　橘皮二两　杏仁二两，去尖皮及两仁　麻黄二两，去节　知母二两　黄芩二两　甘草二两，炙

上七味，切，以水七升，煮。取三升，分温三服，呕、闷、吐当先定，便且消息。忌海藻、菘菜。《古今录验》同，大效。出第六卷中。

《删繁》：疗肺腑藏热暴气斑点，香豉汤方。

香豉一升，熬，绵裹　葱须切，四两　石膏八两，碎，裹　栀子仁三两，擘　生姜八两　大青二两　升麻三两　芒硝三两

---

①　肾脏恶燥：这是肾的生理特性。《素问·宣明五气》："五脏所恶……肾恶燥。"注家多从五行理论解释。实乃肾藏元阴，滋润全身，元阴不足则失于濡润而为燥，故曰："肾恶燥。"

②　肾燥：此谓肾阴不足，失于濡润的病理。

③　毒温：病名。即温毒，又名热毒、时毒，指感受温热邪毒而引起的急性热病总称，症见高热、神昏、抽搐、出血、发斑等。

④　梦泄：即梦遗。

⑤　寒毒：指寒性邪毒。因寒邪伤人最烈，故名。

⑥　冬温：因感冬季非时之暖而发生的热病。又叫新感温病。

⑦　隐疹：又名风隐疹、瘖瘟。因内蕴湿热，复感风寒或风热，邪郁皮腠而致，症见风团，小如麻粒，大如豆，剧痒，时隐时现。

上八味，切，以水六升，煮七味。取二升五合，去滓，然后下芒硝，分三服。出第十卷中。

《备急》：疗温毒发斑。赤斑者五死一生，黑斑者十死一生，大疫难救，黑奴丸方。

麻黄三两，去节　大黄二两　芒硝一两，别下　黄芩一两　釜底墨一两，研入　灶尾墨一两，研入　屋梁上尘二两，研入

上七味，捣末，用蜜和如弹子大，新汲水五合，研一丸服之。若渴但与水，须臾当寒，寒讫便汗，则解。日移五丈不觉，更服一丸。此疗六日胸中常大热、口噤，名坏病①，医所不疗，服此丸多瘥。胡洽、《小品》同，一名水解丸。又一方加小麦黑勃一两，名为麦奴丸。范汪、支方同。

《古今录验》：黄连橘皮汤，疗冬温未即病，至春被积寒所折，不得发，至夏得热，其春寒解，冬温毒始发出，肌中斑烂隐疹如锦文而咳，心闷，呕吐清汁，眼赤，口疮，下部亦生疮，已自得下痢，宜服此方。

黄连四两，去毛　橘皮二两　杏仁二两，去两仁尖皮　枳实二两，炙　麻黄二两，去节　葛根二两　厚朴一两，炙　甘草一两，炙

上八味，切，以水八升，煮。取三升，分三服，令尽，且消息，下当先止。忌猪肉、冷水、海藻、菘菜等。

又，漏芦橘皮汤，疗冬温未即病，至春被积寒所折，不得发，至夏热，其春寒解，冬温毒始发出，肌中斑烂隐疹如锦文而咳，心闷，呕吐清汁，眼赤，口疮，下部亦生疮方。

漏芦　橘皮　甘遂　麻黄去节　杏仁去皮尖及两仁　黄芩各二两

上六味，切，以水九升，煮。取三升，分四服，得下为佳。下后余外证未好

除②，更服葛根橘皮汤，方在前《小品方》。忌海藻、菘菜等。出第三卷中。一方有知母、枳实、白薇、升麻、大黄、甘草，为十二味。

又，发斑疮方。

黄连切，三两，去毛

上一味，以水二升，煮。取八合，顿服之。忌猪肉、冷水。

温病劳复方四首

《病源》：温病劳复③，谓病新瘥，津液未复，血气尚虚，因劳动早，更生于热，热气还入经络，复成病也。

又，凡得温毒病新瘥，脾胃尚虚，谷气未复，若食犬、猪、羊肉并肠、血、肥鱼、久④脂腻，必大下痢。下痢则不可救。又食饼饵、炙、鲙、枣、栗诸生果难消物，则不能消化，停积在于肠胃，便胀满结实，大、小便不通，因更发热，复成病也。非但杂食，梳头、洗浴诸劳事等，皆须慎之。并出第十卷中。

《千金》：论曰：凡热病新瘥及大病之后，食猪肉及肠、血、肥鱼、久腻，必大下痢，医所不能疗也，必至于死。若食饼饵、粢、黍、饴脯、炙鲙、枣、栗诸果及坚实难消之物，胃气尚虚弱，不能消化，必更结热，适以药下之，则胃虚冷，大利难禁。不下之必死，下之复危，皆难救也。热病及大病之后，多坐此死，不可

---

① 坏病：指外感病（即广义伤寒）一再误用汗、吐、下或温针等治疗，使阴阳气血逆乱，证情变乱，向坏处发展。《伤寒论·辨太阳病脉证并治》："太阳病三日，已发汗，若吐、若下、若温针，仍不解者，此为坏病。"

② 未好除：指疾病未愈。程本无"除"字，疑衍。

③ 劳复：外感热病未愈而因过劳，致使病情反复者。

④ 久：程本作"炙"。下同。

不慎也。

新病瘥后，但得食糜粥，宁可少食令饥，慎勿饱，不得他有所食，虽思之勿与。引日①转久，可渐食羊肉、糜，若羹汁、雉兔鹿肉，不可食猪、狗肉也。

新瘥后，当静卧，慎勿早起，勿令人梳头澡洗。非但体劳，亦不可多语言用心，使意劳②。凡此皆令人劳复。

有人得病已瘥而未健，诣华旉视脉③。旉曰：虽瘥，尚虚未复，阳气不足，勿为劳事，余劳尚可，御内④则死，临死当吐舌数寸。其妻闻其夫病除，从百余里来省之，止宿交接⑤，中间三日发病，舌出数寸而死。

病新瘥，未满百日，气力未平复，而以房室者，略无不死。及热病房室，名阴阳易之病，皆难疗，多死。《古今录验》、《集验》同。

又，疗重病新瘥，早起劳、及饮食多，致复欲死方。

烧鳖甲末服方寸匕。忌苋菜。《肘后》、《集验》、文仲、《备急》同。出第十卷中。

深师：疗温病瘥愈，食复病，麻黄散方。

麻黄十分，去节　大黄十五分，炙　附子一分，炮　厚朴二分，炙　苦参六分　石膏六分，碎，绵裹　乌头六分，炮

上七味，捣、筛，以酒若米汁和，服方寸匕，日三夜二服。忌猪肉、冷水。出第十四卷中。

《古今录验》：疗热病复，麻子汤，吴正服效方。

麻子一升　豉一升，绵裹　牡鼠屎一十二枚

上三味，以水五升，煮。取二升半，分温三服，立愈。试之有神验。《肘后》同。

又，大黄丸方。

大黄一两，蒸之二斗米下　巴豆五十枚，去心皮，熬　硝石三分，熬，无者以芒硝代之　桂心二分　干姜二分，炮

上五味，捣、筛四味，别捣巴豆令如泥，合和以蜜，更捣二千杵，丸如梧子。坏⑥一丸，汤服之。但热在膈上当吐，在膈下当利。预作粥，如服他吐、下丸法。服药两食顷不吐、下，以热饮动之；若不得吐下，可更服一丸半，能药⑦壮人可二丸。此药优于他⑧下药丸，故宜大小。下多，冷粥解之；若有疮，绵挺如指，蜜和一丸，涂挺头，且纳疮中，喁⑨出之，不瘥更作。温病不得大便，服之得下，佳。宿食不消亦服之。飞尸、遁尸，浆服半丸，日一，应须臾止。心腹胀满、痛，服一丸。疟者，依发日宿勿食，清晨服一丸，丁壮人服二丸，得吐下，忍饥，过发时乃食。妇人产后血结中，奔走起上下，或绝产无子，或月经不调，面目青黄，服半丸。小儿淋沥寒热，胪⑩胀大腹，不欲食，食不生肌，三四岁如麻子服一丸，日一；六七岁儿服二丸，此三十日，心腹诸病瘥。儿小半之愈，大良。忌野猪肉、芦笋、生葱。出第三卷中。

---

① 引日：迁延时日。引，久也。

② 意劳：即神劳。指热病未愈思虑过度而致热病因神劳而反复者。

③ 华旉视脉：华旉，即华佗。视脉，指诊病。视，察也。

④ 御内：即房事。

⑤ 止宿交接：留宿并性交。

⑥ 坏：程本无此字，疑衍。

⑦ 能（nài音耐）药：指对药物的耐受性大的人。

⑧ 他：其他，别的。

⑨ 喁（yú音于）：当作"禺"。山胁尚德："喁，疑当作'禺'，巳时曰禺中。"

⑩ 胪（lú音卢）胀：即腹胀。《说文·内部》："胪，腹前皮也。"

诸黄方一十三首

《病源》：黄病者，一身尽疼，发热，面色洞黄①，七八日后，结热在里，有血当下去之，如豚肝②状，其人小腹满急③。若其人眼睛涩疼，鼻骨疼，两膊及项强，腰背急，则是患黄④。大便涩，但令得小便快，则不虑死。不用，大便多，多则心腹胀，不好⑤。此由寒湿在表，则热蓄于脾胃，腠理不开，瘀热与宿谷相搏，郁蒸⑥不得消，则大、小便不通，故身体面目皆变黄色。凡黄候，其寸口近掌⑦无脉，口鼻气冷，并不可疗之，必死。出第十二卷中。

仲景《伤寒论》：诸黄，猪膏发煎主之方。

猪膏八两　乱发大如鸡子二枚。

上二味，纳发膏中煎之，发消尽研，绞去膏细滓，分二服，病从小便去也。出第十四卷中。《肘后》、《备急》、文仲、《千金》、《古今录验》、深师、范汪同。云：太医校尉史脱家婢再病，胃中干粪下，便瘥，神验。

《删繁》：疗天行毒热⑧，通贯脏腑，沉鼓骨髓之间，或为黄疸、黑疸⑨、赤疸⑩、白疸⑪、谷疸⑫、马疸⑬等疾，喘息须臾而绝，瓜蒂散方。

瓜蒂二七枚　赤小豆二七枚　秫米二七粒

上三味，捣、筛为散，取如大豆粒，吹于两鼻之中，甚良。不瘥，间日复服之。《千金》、范汪、《集验》同。

又方

瓜蒂二七枚

上一味，以水一升，煮。取五合，一服之。

又方

盐一升

上一味，纸裹渍湿，烧之取通赤，纳三升水中，搅令调，手巾漉⑭度为一服。已前二方服讫，并吐出黄汁。

崔氏：疗黄，贫家无药者，可依此方。

取柳枝三大升，以水一斗，煮。取浓汁弱半升，一服令尽。

又，疗黄兼主心腹方。

蔓菁子一大合，数拣使令净

上一味，捣碎熟研，以水一升，更和研，滤取汁，可得一大盏，顿服之。少顷自当转利，或亦自吐，腹中便宽，亦或得汗，便愈。《备急》、文仲、深师同。并出第一卷中。

《延年秘录》：疗黄，瓜蒂汤方。

瓜蒂一两　赤小豆四十九枚　丁香二七枚

上三味，捣末，以水一升，煮。取四合，澄清，分为两度，滴入两鼻中。出第

① 洞黄：即深黄色。洞，深也。
② 豚肝：即猪肝。
③ 小腹满急：谓小腹胀满拘急。《病源》卷十二《黄病候》"满色"作"内急"。
④ 患黄：指患黄疸一类疾病。
⑤ 不好：对病情不利。
⑥ 郁蒸：指病邪在体内郁滞而熏蒸。
⑦ 寸口近掌：指寸口三部中的寸部。
⑧ 毒热：此指感受天行温热邪气而引起的急性热病总称，又叫热毒、温毒。症见突然高热寒战，头痛恶心，烦躁口渴等症。
⑨ 黑疸：指疸病经久不愈，肝肾虚损，瘀浊内阻所致，症见身黄不泽，目青，面额色黑，心烦不安，腹胀等。
⑩ 赤疸：疸病之一。《千金方》卷十第五宋臣注语提及此病。
⑪ 白疸：疸病类型之一。《千金方》卷十第五宋臣注语提及此病。
⑫ 谷疸：又名胃疸。病名。因饮食不节，湿热与湿积蕴阻中焦而致，症见寒热不食，头晕目眩，胸腹胀满，身目发黄，小便不利等。
⑬ 马疸：疸病类型之一。《千金方》卷十第五宋臣注语提及此病。
⑭ 漉：过滤。原误为"麗"。据程本及文义改。

十卷中。

《救急》：疗三十六种黄方。

取鸡子一颗，并壳烧作灰，研破，酢一合，又温之，总和顿服。身体、眼暗①、极黄者，不过三颗，鼻中虫出，神效。

又，疗诸黄。阘黄②，眼阘，及大角赤；黑黄③，先掷手足；内黄④，患渴；疸黄⑤，眼赤黄；肾黄⑥，小便不通，气急心闷。五色黄，瓜蒂散方。

丁香　瓜蒂　赤小豆各十枚

上三味，细捣、筛，取暖水一鸡子许，和服，大神验。并出第十七卷中。《广济》同。

《必效》：疗一切黄，蒋九处得。其父远使得黄，服此极效，茵陈汤及丸方。

茵陈四两　大黄三两　黄芩三两　栀子三两，擘

上四味，切，以水五升，煮。取三升，分为三服，空肚服之。不然，捣⑦、筛，蜜和为丸，饮服二十丸，稍稍加至二十五丸，日二三，量病与之。重者作汤，胜服丸，日一服。忌羊肉、酒、面、热物等。以瘥为限。小便黄色及身黄者并主之。

又，疗诸黄，眼已黄亦瘥。瓜蒂散方。

丁香一分　赤小豆一分　瓜蒂一分，一方加秫米一分

上三味，捣末，温水食前顿服使尽，则当利，并吐黄水，不瘥，更服。并出第一卷中。

《千金》：疗黄疸，大黄丸方。

大黄二两　葶苈三两

上二味，捣、筛为末，蜜和为丸。如梧子大，未食服十丸。日三服，病瘥便止。

又，大黄丸方

大黄二两　黄连三两　黄芩　黄柏各一两　曲衣五合

上五味，捣、筛为末，蜜和。丸如梧子大，食前服三丸，日三服，不知，可至五丸。忌猪肉、冷水。并出第十卷中。

急黄方六首

《病源》：脾胃有热，谷气郁蒸，因为热毒所加，故卒然发黄，心满气喘，命在顷刻，故云急黄⑧也。有得病即身体、面、目发黄者，有初不知是黄，死后乃身、面黄者。其候，得病但发热心战者，是急黄也。并出第十二卷中。

《广济》：疗急黄，身如金色，瓜蒂散方。

赤小豆二七枚　丁香二七枚　黍米二七粒　瓜蒂二七枚　麝香　薰陆香等分，别研入青布二方寸，烧为灰

上七味，捣、筛为散，饮服一钱匕，则下黄水，其黄则定。忌生冷、热面、黏食、陈臭等。出第一卷中。一方止三味

《必效》：疗急黄疸、内黄等，大黄汤方。

大黄粗切，三两　芒硝二两

──────────

① 眼暗：又称“眼阘”。视物昏花不清。暗、阘通。

② 阘黄：指肤色黑黄。阘，通“黯”，深黑色。

③ 黑黄：此指黑疸。

④ 内黄：指女劳疸。因房劳过度伤肾所致，症见身目俱黄，五心烦热而恶寒，多为黄疸病后期，肝肾受损之故。由于房事又名入内、御内，故女劳疸又谓“内疸”。

⑤ 疸黄：此指阳黄。以湿热内盛，色黄如橘色，热象较明显者。

⑥ 肾黄：即黑疸。

⑦ 捣：原作“下”，据程本改。

⑧ 急黄：指黄疸中的危重证。多因湿热邪毒蕴结，燔灼营血所致，症见突然发黄，高热神昏，心满气急，谵语抽搐或呕血、衄血等。

上二味，以水二升，渍大黄一宿，平旦绞汁一升半，纳芒硝，搅服，须臾当快利，瘥。出第一卷中。

《延年秘录》：疗急黄，心下坚硬，渴欲得水吃，气息喘粗，眼黄，但有一候相当，则须宜服此瓜蒂散，吐则瘥方。

瓜蒂二小合，熬　赤小豆二小合

上二味，捣、筛为散；年大人暖浆水五小合和散一服，满一方寸匕，一炊久，当吐。不吐，更服五分匕，水亦减之。若轻病，直吹鼻中，两黑豆粒大，亦得，当鼻中黄水出，即歇。并宜灸心厌骨下一寸，名巨阙，灸五七炷以来。初，小作炷，在后渐大，仍不得大于梧子。

吐讫及灸了计即渴，仍服麦门冬饮子方。

麦门冬四两，去心　栝楼三两　竹叶一升
茯苓四两　升麻二两　生芦根一升　甘草一两，炙

上七味，切，以水七升，煎。服二升五合，绞去滓，分温三服，服别相去如人行八、九里久，服此饮，渴即止。出第十卷中。忌肉面、果子、生冷、酢物、海藻、菘菜等。

《千金》：疗急黄热气骨蒸，两目赤脉，地黄汁汤方。

生地黄汁八合　大黄六分，末　芒硝一两

上三味合和，一服五合，日二服，以利为度。忌芜荑。

《近效》：疗急黄方。

取蔓菁子油一盏，顿服之。临时无油，则以蔓菁子捣取汁，水和之吃，亦得。候颜色黄，或精神急则是此病。韦给事试用之，有效。忌芜荑。

黄疸方一十三首

《病源》：黄疸之病，此由酒食过度，脏腑不和，水谷相并，积于脾胃。复为风湿所搏，瘀结不散，热气郁蒸，故食已如饥，令身体、面、目、爪甲及小便尽黄，而欲安卧。若身脉[1]多赤、多黑、多青皆见者，必寒热身痛。面[2]色微黄，齿垢黄，爪甲上黄，此黄疸也。疸而渴者，其病难疗；疸而不渴者，其病可疗。发于阴部[3]，其人必呕；发于阳部[4]，其人振寒而发热。出第十二卷中。

仲景《伤寒论》：黄瘅，麻黄醇酒汤主之方。

麻黄一大把，去节，绵裹

上一味，美清酒五升，煮。取二升半，去滓，顿服尽。《古今方》云：伤寒，热出表，发黄疸，宜汗之则愈。冬月用酒、春宜用水煮之良。《小品》、《古今录验》、张文仲、《经心录》同。

又，黄疸，茵陈蒿五苓散[5]主之方。

茵陈蒿末十分　五苓散五分

上二味和，先食，白饮和方寸匕服之，日三。忌大酢、桃李、雀肉、生葱。深师、范汪同。

又，五苓散，利小便、治黄疸方。

猪苓三分，去皮　白术三分　茯苓三分
泽泻五分　桂心二分

上五味，捣、筛和合。白饮[6]和服一方寸匕，日三。多饮暖水，以助药势，汗出便愈。并出第十四卷中。忌大酢、生葱、桃李、雀肉等。《千金》、深师、范

---

① 身脉：指体表的血脉、脉络。《灵枢·论疾诊尺》："诊血脉者……多赤、多黑、多青，皆见者，寒热身痛。"此处亦沿用《内经》体表脉络的诊病方法。
② 面：原作"而"。据程本及《病源》卷十二《黄疸候》改。
③ 阴部：此指肢体的内侧。
④ 阳部：此指肢体的外侧。
⑤ 茵陈蒿五苓散：《金匮》卷中第十五作"茵陈五苓散"。
⑥ 白饮：即清水。

汪同。

《肘后》：疗黄疸方。

烧乱发，服一方寸匕，日三，秘验。酒、饮并得。《备急》、文仲同。出第一卷中。

范汪：疗黄疸散方。

取瓠子白瓤及子，熬令黄，捣为末，服半钱匕，日一服，十日愈。用瓠子数数有吐者，当先详之。出第三十四卷中。

《集验》：疗黄疸，百药不瘥者方。

驴头一枚，煮熟，以姜齑啖①之，并随多少饮汁。出第二卷中。《千金》、《备急》、崔氏、张文仲、《古今录验》同。

《千金》：疗黄疸方。

取生小麦苗，捣，绞取汁，饮六七合，昼夜三四饮，三四日便愈。无小麦苗，矿麦②苗亦得。范汪云：用小麦胜也。《备急》、文仲、《集验》并同。出第十卷中。

《千金翼》：疗黄疸，目黄不除，瓜丁散方。

瓜丁细末，如大豆许，纳鼻中，令病人深吸，取入鼻中，黄汁出。

又，黄蒸③汤方

黄蒸一升　麦麳④一升　猪屎一升

上三味，以水五升，渍一宿，煮。取三升，绞去滓，顿服一升，覆取汗。《必效》同。出第十八卷中。

崔氏：疗黄疸，年六十以上方。

茅根一把，细切　猪肉一斤

上二味，合作羹，尽一服愈。当灸脐上下两边，各一寸半，一百壮；手鱼际白肉侧各一，灸，随年壮。《备急》、范汪同。

又，疗黄疸方。

苦胡芦瓤如大枣许

上一物，以童子小便二合，浸之三、两食顷，取两酸枣许汁，分纳两鼻孔中，

余节候与上方同。此来常用，乃胜瓜蒂散。

《近效》：疗黄疸，瓜蒂散方。

瓜蒂二七枚　赤小豆七枚　生秫米二七枚　丁香二七枚

上四味，捣、筛，重者取如大豆二枚，各著一枚鼻孔中，痛缩鼻⑤，须臾鼻中沥清黄水，或从口中出升余则愈。病轻者如一小豆则可，一与不尽，间日复频用效。李暠⑥用之，立验。俗人或使人以竹筒，极力吹鼻中，无不死者，慎之。

又，疗男子女人黄疸病，医疗不愈，身目悉黄，食饮不消，胃中胀热，生黄衣，在胃中有干屎，使病尔方。

以成煎猪脂一小升，温热，顿尽服之，日三，燥屎下去乃愈。《备急》、崔氏同。

黄疸遍身方一十一首

《广济》：疗黄疸，遍身、面悉黄，小便如浓栀子汁，茵陈丸方。

茵陈四两　黄芩三两　枳实二两，炙　大黄三两

上四味，捣、筛蜜丸。空腹，以米饮服如梧子二十丸，日二服，渐加至二十五丸，微利为度。忌热面、蒜、荞麦、黏食、陈臭物。出第一卷中。一方有升麻三两。

---

① 啖：吃。

② 矿（kuàng 音矿）麦：即大麦。《天工开物·麦》："大麦曰牟、曰矿。"

③ 黄蒸：发酵剂的一种，以米、麦制成。北魏贾氏《齐民要术》载有制作方法。李时珍《本草纲目·黄蒸》引注曰："黄蒸，磨小麦粉拌水，和成饼，麻叶裹，待上黄衣，取晒。"

④ 麦麳（hún 音浑）：用整颗小麦制作的酒曲。程本作"麦面"。

⑤ 痛缩鼻：极力用鼻吸气，使鼻翼内缩。痛，极。《字汇补·疒部》："痛，甚也。"

⑥ 李暠（hào 音浩）：人名。暠，白也。

《肘后》：疗黄疸者，一身、面、目悉黄如橘柚，暴得热外以冷迫之，热因留胃中，生黄衣，热熏①上所致方。

猪脂一升

上一味，成煎者温令热，尽服之，日三，燥屎当下，下则稍愈，便止。《备急》、崔氏同。出第三卷中。与前《近效方》同。

《小品》：疗黄疸，身、目皆黄，皮肤曲尘②出，三物茵陈蒿汤③方。

茵陈蒿一把　栀子二十四枚，擘　石膏一斤，完者。《千金方》加大黄三两

上三味，以水八升，煮。取二升半，去滓，以猛火烧石膏令正赤，投汤中，沸定取清汁，适寒温服一升。自覆令汗出周身遍，以温粉粉之，则愈。若不汗，更服一升，汗出乃愈也。深师、《古今录验》、《千金翼》同。出第四卷中。

《集验》：疗黄疸，身体、面、目皆黄，大黄散④方。

大黄四两　黄连四两　黄芩四两

上三味，捣、筛为散，先食服方寸匕，日三服。亦可为丸服。《备急》、文仲、《千金》同。忌猪肉、冷水。出第二卷中。

《删繁》：疗黄疸者，通身并黄，茵陈汤⑤方。

茵陈四两　柴胡四两　升麻三两　龙胆二两　黄芩　大黄各三两

上六味，切，以水九升，煮。取三升，分三服。《古今录验》、《千金》同。若身体羸，去大黄，加栀子仁五六两、生地黄切一升。出第十卷中。

《千金翼》：论曰：凡遇天行热病，多必内瘀著黄，但用瓜丁散纳鼻中，令黄汁出，乃愈，即于后不复恐病黄矣。常须用心警候⑥病人，四肢、身面微似有黄气，则须用瓜丁散，不得令散漫、失候，

必大危矣。特忌酒面，犯者死。

又，凡人无故，忽然振寒，便发黄，皮肤黄曲尘出，小便赤少，大便时闭，气力无异，食饮不妨，已服诸汤，余热不除，久黄者，苦参散方。

苦参一两　黄连一两　葶苈子熬　瓜蒂黄芩　黄柏　大黄各一两

上七味，捣为散，饮服方寸匕，当大吐。吐⑦者日一服，不吐日二，亦得下。服药五日，知，可消息；不知，更服。忌猪肉、冷水。《古今录验》、《千金》、《小品》同。出第十八卷中。

崔氏：疗黄疸，身体面目尽黄，茵陈汤，太医校尉史脱方。

茵陈蒿三两　黄连二两　黄芩三两　栀子十四枚，擘　大黄一两　甘草一两，炙　人参一两

上七味，切，以水一斗，煮。取三升，分三服。《千金》同。忌猪肉、冷水、海藻、菘菜。出第一卷中。

《延年秘录》：栀子汤，疗遍身黄如橘，心肋满急方。

栀子仁四两　黄芩三两　柴胡四两　升麻三两　龙胆二两　大黄三两　栝楼三两　芒硝二两

上八味，切，以水九升，煮。取二升八合，去滓，分温三服，相去四、五里进

---

① 熏：原作"重"，据程本改。
② 曲尘：高校本认为是酒曲所生的细菌（当为霉菌），色微黄如米。此处形容皮肤颜色淡黄。
③ 三物茵陈蒿汤：《千金方》卷十第五方名为"茵陈汤"，方剂组成为"茵陈六两，栀子十四枚，大黄三两"，无"石膏"。
④ 大黄散：《千金方》卷十第五作"三黄散"。
⑤ 茵陈汤：《千金方》卷十第五有"栀子二两"，共七味。并作"以水八升，煮取二升八合"。
⑥ 用心警候：犹言小心谨慎地服侍。
⑦ 吐：原脱，据《千金翼》卷十八第三及《千金方》卷十第五补。

一服。出第十卷中。

《必效》：黄疸，身眼皆如金色，但诸黄皆主之方。

取东引桃根细，切如箸，若钗股①以下者一握。取时勿令见风，及妇人并鸡、犬等见之。以水一大升，煎取弱一小升，适寒温，空腹顿服，服后三五日，其黄离离②如薄云散，唯眼最后瘥，百日方平复。身黄散后，可时时饮一盏清酒，则眼中易散，不则散迟。忌食面、猪、鱼等肉。此方是徐之才家秘方，其侄珍惠说密用。出第一卷中。

《近效》：疗发黄，身、面、眼悉黄如金色，小便浓如煮黄柏汁者，众医不能疗，良验茵陈汤方。

茵陈四两　黄芩二两　栀子三两　升麻三两　大黄三两　龙胆二两　枳实二两，炙　柴胡四两

上八味，切，以水八升，煮。取二升七合，分温三服。若身绝羸，加生地黄一升，栀子加至七两，去大黄；如气力不羸犹下者，依前著大黄取验。忌如药法③，不瘥，更作，以瘥为限，不过三四剂，瘥，隔三五日一剂。《经心录》同，李昌处得此方，神良。

癖黄方三首

《病源》：阳气伏，阴气盛，热毒加之，故但身面色黄，头痛而不发热，名为癖黄④也。出第十二卷中。

《广济》：疗癖黄，身、面、眼俱黄，小便如豉汁色，茵陈散方。

茵陈四两　白鲜皮三分　栝楼四分　黄芩三分　栀子四分　芍药三分　青木香三分　柴胡三分　枳实三分，炙　黄连三分　紫雪八分　土瓜根三分　大青三分　大黄十分

上十四味，捣、筛为散，煮茅根，饮

待冷，平旦空腹，以茅根饮服五钱匕。一服，少间当一两行，微利。利后煮稀葱豉粥食之。利多，以意渐减，常取微泄，利通一两行为度，瘥止。忌猪肉、冷水、鱼、蒜、黏腻及诸热食。出第一卷中。

《必效》：疗癖黄，眼睛黄，汗染衣，涕唾黄方。

好黄蒸二大升

上一味，每夜以水二大升浸，微暖令热，勿令沸，铜器中。平旦，绞取汁半升，饮之，余汁须饮则饮。冬日微暖服，夏冷饮，每夜则浸，依前服之亦得。每夜小便中浸帛片，取色退为验。两方并极效。忌面、羊肉、猪、鱼。

又，疗癖黄，汗染衣，涕唾黄者方。

取蔓菁子，捣细罗。平旦，以井花水和一大匙服之，日再，渐加至两匙，以知为度。每夜小便里浸少许帛，各书记日，色渐退白，则瘥。不过服五升以来，必瘥。李润州传，极效。《备急》、《肘后》、张文仲、深师同。出第一卷中。

黄疸小便不利及腹满喘方二首

仲景《伤寒论》：黄家⑤腹满，小便不利而赤，身汗出者，表和⑥里实也，宜

---

① 钗股：即分叉的细枝。钗，通"叉"。

② 离离：消散貌。

③ 法：原误作"佉"，据程本、高校本及文义改。

④ 癖黄：疸病之一，指身、目、眼俱黄，汗出染衣，唾涕亦黄，尿如黄豉汁的黄疸病。非今之"阴黄"。癖，心病也。《集韵·沁韵》："癖，《字林》：心病。"

⑤ 黄家：指患了黄疸病的人。

⑥ 表和：《医心方》卷十第二十五作"表虚"，似是。

下之，大黄黄柏皮栀子硝石汤①方。

大黄四分　黄柏四两　肥栀子十五枚，擘
硝石四两，末

上四味，切，以水六升，煮三物，得
二升半，去滓，纳硝石，更煎取一升。先
食，顿服尽。《小品》、《千金翼》、深师、
范汪并同

又，黄疸小便色不变，欲自利，腹满
而喘者，不可除其热，热除必哕。哕者，
小半夏汤主之方。

半夏五两，洗之　生姜八两，切

上二味，以水六升，煮。取一升半，
去滓，分温三服。忌羊肉、饧。并出第十
四卷中。范汪同。

黄汗方三首

《病源》：黄汗②之为病，身体洪
肿③，发热，汗出而渴，状如风水。汗染
衣者，色正黄如柏汁，其脉自沉。此由脾
胃有热，汗出而入水中，若浴水入汗孔得
之。出第十二卷中。

仲景《伤寒论》：师曰：黄汗为病，
身体肿，发热，汗出而渴，状如风水④，
汗沾衣者，色正黄如柏汁，脉自沉也。问
曰：从何得之？师曰：以汗出水入汗孔，
水从外入而得之，宜黄芪芍药桂心酒汤⑤
主之方。

黄芪五两　芍药三两　桂心三两

上三味，切，以苦酒一升，水七升，
和煮。取三升，去滓，温服一升，正当心
烦⑥也，至六七日稍稍自除。其心烦不止
者，以苦酒咀故也。咀，一作阻。一方用美
清醯代酒⑦。忌生葱。《备急》、张文仲、
《千金》、《古今录验》、深师、范汪、《经
心录》同。

又，凡黄汗之病，两胫自冷，假令发
热，此属历节。食已则汗出，又身常夜卧

盗汗出者，此劳气也。若汗出即发热者，
久久身必甲错也。发热不止者，必生恶疮
也。若身重，汗出已辄轻者，久久必身
瞤⑧，瞤则胸中痛。又从腰以上必汗出，
下无汗，腰髋⑨驰痛，如虫在皮中状，剧
者不能食，身疼重，烦躁，小便小利者，
名曰黄汗。桂枝汤加黄芪五两⑩主之方。

桂心三两　芍药五两　甘草二两，炙
生姜三两　大枣十二枚，擘　黄芪五两，去皮

上六味，切，以水八升，微火煎取三
升，去滓。温服一升，覆取微汗，须臾间
不汗者，食稀热粥一升余，以助汤力。若
不汗者，更服汤也。忌海藻、菘菜、生葱。
《古今录验》、范汪同。出第十四卷中。

疗黄疸身肿，发热汗出而渴，状如风
水，汗出著衣皆黄，黄汗吴蓝汤方。

吴蓝六分　芍药　麦门冬去心　桑白
皮　汉防己　白鲜皮　山栀子各六分

上七味，各细切，以水二升，煎。取
八合，去滓，空腹分二服，未效再合服。

---

①　大黄黄柏皮栀子硝石汤：《金匮》卷中第十五
作"大黄硝石汤"，《千金翼》卷十八第三作"大黄
汤"。《千金方》卷十第五"硝石"作"芒硝"。

②　黄汗：病名。因汗出水从汗孔入内，壅遏营
卫，湿热蕴蒸，症见四肢头面浮肿，身热不恶风，汗
出如黄柏汗者。

③　洪肿：高度浮肿。洪，大也。

④　风水：病名。由风邪侵袭，肺失宣降，水道
不通利，症见发热恶风，面目四肢浮肿，骨节疼，小
便不利，脉浮等。

⑤　黄芪芍药桂心酒汤：《金匮》卷中第十四作
"芪芍桂酒汤"，"桂心"作"桂枝"。

⑥　正当心烦：即按常规，应当出现心烦。《金
匮》卷中第十四作"当心烦"，亦通。

⑦　一方用美清醯（xī 音西）代酒：醯，亦醋，
苦酒亦醋，故高校本提出质疑。《洪武正韵·支韵》：
"醯，酢也。"

⑧　瞤（shùn 音顺）：肌肉掣动。

⑨　髋：原误作"宽"，据程本、《金匮》卷中第
十四及文义改。

⑩　桂枝加黄芪五两：《金匮》卷中第十四作"桂
枝加黄芪汤"，剂量稍别。

此方未详所出。

女劳疸方四首

《病源》：女劳疸之状，身目皆黄，发热恶寒，少腹满急，小便难。由大劳、大热而房室，房室毕入水所致也。出第十二卷中。

仲景《伤寒论》：黄家，日晡发热，而反恶寒，此为女劳得之。膀胱急，小腹满，身体尽黄，额上反黑，足下热，因作黑瘅[1]，大便必黑，腹胪胀满如水状，大便黑溏者，此女劳之病，非水也。腹满者难疗，硝石矾石散主之方。

硝石熬黄　矾石烧令汁尽

上二味等分，捣，绢筛，以大麦粥汁和，服方寸匕，日三。重衣覆取汗，病随大小便去，小便正黄，大便正黑也。大麦则须是无皮麦者。《千金方》云：硝石二分，熬令燥，矾石一分，熬令燥，故注之。《肘后》、《小品》、崔氏、文仲、《千金》、范汪、深师并同。出第十四卷中。

《千金翼》：疗黄疸之为病，日晡所发热，恶寒小腹急，体黄额黑，大便黑溏泄，足下热，此为女劳也，腹满者难疗方。

滑石五两，碎研　石膏五两，研

上二味为散，以大麦粥汁服方寸匕，日三，小便极利则瘥。出第十八卷中。《小品》、《千金》、《备急》、文仲并同。

《近效》：女劳疸，黄家日晡发热，而反恶寒，此为女劳得之。膀胱急，小腹满，身体尽黄，额上反黑，足下热，因作黑疸。其大便必黑，腹胪胀满如水状，大便黑溏，此女劳之病，非水也，疗与黑疸同。谷疸食则眩，心忪[2]怫郁不安，久久发黄为谷疸，并以前茵陈汤主之方，在遍身黄部中。

《必效》：女劳之黄，气短声沉者，宜服此方。

取妇女月经[3]和血衣烧作灰，以酒空腹服方寸匕，日再服，不过三日必瘥。

黑疸方三首

《病源》：黑疸之状，苦小腹满，身体尽黄，额上反黑，足下热，大便黑是也。夫黄疸、酒疸、女劳疸，久久变成黑疸。出第十二卷中。

《肘后》：疗黄疸变成黑疸者，多死，急治之方。

取土瓜根汁，服一小升，平旦[4]服，至食时[5]，病从小便去，则愈。不忌。先须量病儿[6]气力，不得多服，力衰则起不得。《千金》并《翼》、文仲、《集验》、崔氏、《删繁》、范汪并同。出第一卷中。

深师：疗黑疸，身体及大便正黑，赤小豆茯苓汤[7]方。

赤小豆三十枚　茯苓六铢　瓜蒂四铢
雄黄二铢　甘草半两，炙　女葳四铢

上六味，切，以水三升，煮小豆、茯苓，取八合汁，捣后四药为散，取前汁调半钱匕，适寒温服之，须臾当吐，吐则

---

① 黑瘅：即黑疸，疸病之一。多因疸病经久不愈，肝肾虚损，瘀浊内阻所致，症见全身黄而不泽，面额色黑，心中懊侬，肤痒，大便黑，甚则腹胀等。又称女劳疸。

② 心忪（zhōng 音中）：心慌、心跳。《玉篇·心部》："忪，心动不定，惊也。"

③ 月经：指月经期间阴道流出的血液。程本作"月经布"，不当是"月经布"，因为此处"血布"即"月经布"。

④ 平旦：又叫平明。相当于卯时（5～7时）。

⑤ 食时：又谓"朝时"，即辰时（7～8时）。

⑥ 儿：程本、《千金方》卷七第五并作"人"，似是。因此方非专治小儿。

⑦ 赤小豆茯苓散：《千金翼》卷十八第三作"赤苓散"，剂量有别。

愈。一方云疗久黄疸。忌大醋、海藻、菘菜。《千金翼》同。出第二十卷中。《千金翼》名赤苓散。

《千金翼》：茵陈丸，主黑疸，身体暗黑，小便涩，体重方。

茯苓四分　茵陈一两　枳实五分，㕮咀，熬令黄　白术五分，亦如枳实法　半夏三两，洗

甘遂一分　杏仁三分，去尖皮　椒二升，汗

当归二分　葶苈子四分，熬　干姜四分

大黄三分，熬，勿令焦

上十二味，捣、筛，蜜和，丸如梧子。空肚饮服三丸，日三服。忌羊肉、饧醋、桃李、雀肉等。出第十八卷中。

酒疸方七首

《病源》：夫虚劳之人，若饮酒多、进谷少者，则胃内生热，因大醉当风入水，则身目发黄，心中懊痛①，足胫满②，小便黄，面色赤斑。若下之，久久变为黑疸，目青面黑，心中如啖蒜齑状③，大便正黑，皮肤抓之不仁。其脉浮弱，故知之。酒疸，心中热，欲呕者，当吐之即愈。小便不利，其候当心中热，足下热，是其证明也。若腹满欲吐，鼻躁④，其脉浮者，先吐之；沉弦者，先下之。出第十二卷中。

仲景《伤寒论》：酒瘅⑤者，心中懊侬，或热痛，栀子枳实豉大黄汤⑥主之方。

栀子七枚，擘　枳实五枚，破，水渍，炙

香豉一升，绵裹　大黄一两

上四味，切，以水六升，煮。取二升，去滓，温服七合，日三服。出第十四卷中。《肘后》、《千金》同。

《肘后》：疗酒疸者，心中懊痛，足胫满，小便黄，饮酒面发赤斑，黄黑，由大醉当风入水所致，黄芪散方。

黄芪二两　木兰皮一两

上二味为散，酒服方寸匕，日三。《备急》、文仲同。

深师：酒疸艾汤方

生艾叶一把，无生用干者半把　麻黄二两，去节　大黄六分　大豆一升

上四味，切，清酒五升，煮。取二升，分为三服。出第三十卷中。

《千金》：茵陈汤，主黄疸、酒疸、酒癖，身体面目尽黄方。太医校尉史脱处。

茵陈三两　大黄二两，一方一两　栀子二七枚，擘　黄芩三两，一方用一两　人参半两，一方用一两　黄连二两，一方用一两　甘草一两，炙

上七味，切，以水一斗，煮。取三升，分为三服。忌猪肉、冷水、海藻、菘菜。文仲、范汪同。

又，夫人病疸者，或无热，静言了了⑦，腹满欲吐。酒疸，心中热，欲呕，吐之即愈方。

取《千金翼》苦参散吐，良。在上遍身黄部中，七味者是也。

又，肉疸⑧，饮少小便多，白如泔色，得之从酒，寒水石散方。

---

① 心中懊痛：指心烦并伴有疼痛。

② 足胫满：指下肢肿胀。满，浮肿而胀。

③ 心中如啖蒜齑状：指胃脘灼热辣痛如同空腹食蒜状。

④ 躁：《金匮》卷中第十五作"燥"，燥，躁通。《释名·释言语》："躁，燥也。"今通作"燥"。

⑤ 酒瘅：即酒疸。疸病之一。多因饮酒过度，湿热熏蒸所致，症见身目俱黄，面赤发斑，心中懊侬热痛，腹满不食，欲吐等。

⑥ 栀子枳实豉大黄汤：《金匮》卷中第十五作"栀子大黄汤"，剂量稍异。

⑦ 静言了了：谓其神识清醒安静，语言不乱。

⑧ 肉疸：病名，疸病之一。因饮食过度、醉酒劳伤，脾胃有郁热而致，症见身目发黄、饮少、小便多而色如白泔。《病源》卷十二有专论。

寒水石五分　白石脂五分　栝楼五分
菟丝子三分，酒渍　知母三分　桂心三分

上六味，捣、筛，麦粥服五分匕，日
三服，五日知。忌生葱。《古今录验》、
深师等并同。

《古今录验》：疗酒癖[1]及饮，黄疸散
方。

芫花　椒目各等分

上二味，捣、下筛为散，平旦服一钱
匕，老少半服之，药攻两胁则下、便愈。
间一日复服，使小减相前，人与之使尽根
源[2]。出第二十七卷中。深师同。

谷疸方三首

《病源》：谷疸之状，食毕头眩，心
忪怫郁[3]不安，而发黄。由失饥大食[4]，
胃气冲熏所致。阳明病脉迟，食难用饱，
饱则发烦头眩者，必小便难，此欲为谷
疸。虽下之，其腹必满，以其脉迟故也。
出第十二卷中。

范汪：疗谷疸，茵陈汤方。

茵陈四两，切，以水一斗，煮。取六
升，以汁煎大黄二两、栀子七枚，得二
升，分为三服，黄从小便去，病出立愈。
出第十四卷中。《肘后》同。

《集验》：疗劳疸、谷疸丸方。

苦参三两　龙胆一两

上二味下筛，牛胆和丸，先食以麦
粥，饮服如梧子大五丸，日三，不知稍
增。出第二卷中。《千金》同。

《删繁》：疗劳疸、谷疸，苦参丸方。
劳疸者，因劳为名也。谷疸者，因食而
劳，故曰谷疸。

苦参三两　龙胆二两　栀子仁三七枚

上三味，捣、筛为散。若病甚取猪胆
和为丸，如梧子大，一服五丸，日三四
服，以饮汁下之。

许仁则诸黄方七首

许仁则：疗急黄病。此病始得，与前
天行病不多异，五六日，但加身体黄，甚
者洟音夷，鼻液也。下同、泪、汗、唾、小便
如柏色，眼白睛正黄，其更重状，与天行
病候最重者无别。如至此困[5]，自须依前
救天行最重半夏等分七味汤[6]救之。若未
至是者，宜依后法。急黄状始得，大类天
行病，经三两日，宜合麻黄等五味汤服
之，发汗以泄黄势方。

麻黄三两，去节　干葛五两　石膏八两，
裹　生姜六两　茵陈二两

上药切，以水八升，煮。取二升七
合，去滓，分温三服，服相去十里久。服
讫，当欲汗，则覆被微取汗以散之。

又，依前麻黄等五味汤，服之取汗，
汗出后未歇，经三五日，又合栀子等五味
汤以取利方。

栀子二十枚，擘　柴胡三两　黄芩三两
茵陈三两　芒硝六两

上药切，以水八升，煮四味。取二升
六合，去滓，纳芒硝，搅令消。分温三
服，如人行十里久，更服之效。

又，依前栀子等五味汤，服之取利，
利后病势不歇，经六七日，又合秦艽牛乳

---

① 酒癖：亦作"酒澼"。因饮酒过度，饮邪聚积
胸膈胁肋，久则胁下有痞块。《病源》卷二十有专论。
② 使小减相前，人与之使尽根源：程本作"使
小减如前，又与之，使尽根源"。义明，可从。根源，
谓病根。
③ 心忪（zhōng音中）怫郁：谓心悸而郁闷。
④ 失饥大食：指过度饥饿后又暴食。
⑤ 困：谓病重之极。《广雅·释诂一》："困，极
也。"
⑥ 半夏等分七味汤：程本作"半夏等十味汤"。
丹波元坚曰："'分'字恐衍，'七'当作'十'。"以
下"秦艽等二味汤"服中语可证。

二味汤，服之方。

秦艽六两　牛乳二升

上药切，秦艽以牛乳煮之，可三分减一，去滓。带暖顿服，令尽，极验。文仲、《必效》同。西域法也。

又，依前秦艽等二味汤，药服后不觉病退，渐加困笃①，势如前天行最重状，则不可更服诸冷物，冷物在心唯是痞，速宜同前天行用半夏等十味汤以救之，亦可合瓜蒂等三味散吹鼻孔中，并与之服方。

瓜蒂七枚　丁香七枚　赤小豆七枚

上药捣、筛末，取如大豆，分吹两鼻孔中，须臾当出黄水，正如煮柏汁，及出黄虫。亦可以新汲水和一方寸匕，与患人服。或利、或吐，吐利所出，亦如煮黄柏汁。天行用此疗，亦与崔氏同。

又，论云：此病俗间亦单瓜蒂汁灌鼻孔中者，亦有单服生麻油者。

又，疗黄疸病。此病与前急黄不同，自外状与平常无别，但举体正黄，甚者眼色如柏，涕、涎、洟、小便及汗，悉如柏汁，食消多于寻常，稍觉瘦悴②乏力，此病不甚杀人，亦有经年累岁不疗而瘥者。此由饮酒多，亦是积虚热所致。黄疸初得，稍觉心中烦热，满身黄色，眼白睛黄。觉如此者，宜合白鲜皮等七味汤以泄之，黄连十味丸以压之。

白鲜皮三两　干葛五两　黄芩三两　郁金三两　豉五两，绵裹　栀子十枚，擘　芒硝六两

上药切，以水八升，煮。取二升半，去滓，纳芒硝，分温三服，服相去如人行二十里久，更服此汤，当得利。利后将息一二日，则合后黄连等十味丸服之。

又，黄连丸方

黄连五两　黄芩五两　苦参六两　沙参五两　干地黄六两　干葛六两　栀子仁三两　麦门冬一升，去心　地骨白皮五两　茯苓

五两

上十味，捣、筛为末，蜜和为丸。以米饮下，初服十丸，日三服，稍稍加至三十丸，如梧子大。黄疸亦有单服猪脂得瘥者。忌猪肉、冷水、大酢、芜荑等物。吴升同。

杂黄疸方三首

《千金》：湿疸③之为病，始得之，一身尽疼，发热，面色黄黑，七八日后壮热，热在里，有血当下去之，如豚肝状。其小腹满者，急下之；亦一身尽黄，目黄，腹满，小便不利，矾石散方。

矾石五两　滑石五两

上二味，为散。大麦粥汁，服方寸匕，日三服。当先食服，便利如血者，当汗出，瘥。出第十卷中。深师、《古今录验》并同。

《古今录验》：九疸④秦王散方。

胃瘅⑤，食多喜饮。栀子仁主之。

心瘅，烦心，心中热。葛根⑥主之。

肾瘅，其人唇干。葶苈子主之，熬。

---

① 困笃：谓病情极重。笃，病重。《广雅·释诂一》："困，极也。"

② 瘦悴：消瘦而憔悴。

③ 湿疸：病名。指黄疸之湿重于热者，症见色黄而晦暗（即黄黑色）一身尽痛，四肢困重，不欲饮水，小便不利等。《病源》卷十二有专论。

④ 九疸：指黄疸的九种类型，据《病源》第十二《九疸候》，此类黄疸病多因饮食过饱或醉酒劳伤，损伤中气，脾胃郁热所致。共同表现为身目俱黄，若兼"多食喜饮"者，为"胃疸"；若兼"心烦"，"心中热"者，为心疸；若兼"唇干"者，为肾疸；若兼"溺赤出少，惕惕若恐"者，为"脾疸"，若兼"饮少小便多"者，为肺疸，又名膏疸；若兼"渴而数便"者，为舌疸；若兼"小便白泄"者，为脾疸；若兼"胃热饮多，水激肝"者，为肝疸。

⑤ 瘅：同"疸"。下同。

⑥ 葛根：《千金翼》卷十八第三作"茜根"。

脾瘅，溺赤出少，惕惕①若恐。栝楼主之。

肺瘅，饮少小便多。秦椒汗、瓜蒂主之。一云膏疸。

舌瘅，渴而数便。石钟乳主之。

肉瘅，其人小便白。凝水石主之，研入。

髓瘅，目眶深，多嗜卧。牡蛎、泽泻主之。

肝瘅，胃热饮多，水激肝。白术主之。

上十一味，名秦王散，各等分，随病所在加二分，捣合、下筛，饮服五分匕，日三，稍加可至方寸匕。忌桃李、雀肉等。

膏瘅，饮少小便多。秦椒散方。

秦椒一分，汗　瓜蒂二分

上二味，捣，下筛，水服方寸匕，日三服。出第二十七卷中。深师、《千金》同。

外台秘要方卷第四

右从事郎充两浙东路提举茶盐司干办公事赵子孟校勘

附：明末程衍道校刻《外台秘要》卷四《辟温方》中移入《肘后方》五首：

《肘后》：屠苏酒，辟疫气，令人不杂温病及伤寒，岁旦饮之方。

大黄　桂心各十五铢　白术十铢　桔梗十铢　菝葜　蜀椒十铢，汗　防风　乌头各六铢

上八味，切，绛袋盛，以十二月晦日中悬沉井中，令至泥，正月朔旦平晓出药，至酒中煎数沸，于东向户中饮之、屠苏之饮，先从小起，多少自在。一人饮，一家无疫；一家饮，一里无疫。饮药酒待三朝，还淬置井中，能仍岁饮，可世无病。当家内外有井，皆悉著药，辟温气也。

又，太乙流金散，辟温气。

雄黄三两　雌黄六两　矾石一两半　鬼箭羽一两半　羚羊角烧，二两

上五味，治下筛，三角绛袋盛一两，带心前，并挂门户上。若逢犬疫之年，以月旦青布裹一刀圭，中庭烧之，温病人亦烧熏之。

又，雄黄散，辟温气方。

雄黄五两　朱砂一作赤木　菖蒲　鬼臼各二两

上四味，捣筛末，以涂五心、额上、鼻人中及耳门。

又，断温疫，转相染著至灭门，延及外人，无收视者方。

赤小豆　鬼箭羽　鬼臼　雄黄各三两

上四味捣末，以蜜和丸，如小豆大。服一丸，可与病人同床。

又，辟温粉。

川芎　苍术　白芷　藁本　零陵香各等分

上五味，捣筛为散，和米粉粉身。若欲多时，加药增粉用之。

---

① 惕惕：戒惧貌。

外台秘要方卷第五_{疟病十五门}

朝散大夫守光禄卿直秘阁判登闻检院上护军臣林亿等上进

疗疟方二十一首

《病源》：夏日伤暑，秋必病疟。疟病之发以时者，此由邪气客于风府，循膂而下。卫气一日一夜，常大会于风府，其明日日①下一节，故其作也晏②。此先客于脊背也，每至于风府则腠理开，腠理开则邪气入，邪气入则病作，此所以日作稍益晏者也。其出于风府，日下一节，二十五日下至尾骶，二十六日入于脊内，注于伏膂之脉，其气上行，九日出于缺盆之中，其气日高③，故作日益早也。其间日

发者，由邪气内薄于五脏，横连募原④，其道远，其气深，其行迟，不能与卫气俱行，不得皆出，故间日蓄积⑤乃作。夫卫气每至于风府，则腠理乃发，发则邪气入，邪气入则病作。今卫气日下一节，则其气之发也，不当风府，其日作者奈何？曰：此邪气客于头项，循膂而下者也。故虚实不同，邪中异所，则不得当其风府也。故邪中于头项者，气至头项而病；中于背者，气至背而病；中于腰脊者，气至腰脊而病；中于手足者，气至手足而病。卫气之所在，与邪气相合，则病作。故风无常府，卫气之所发，必开其腠理，邪气之所合，则其府⑥也。

风之与疟也，相与同类⑦，而风独常在⑧也，而疟得以时休者何也？由风气留其处，疟气随经络沉以内薄，故卫气应乃

---

① 日：原脱，据高校本、《素问·疟论》补。

② 晏（yàn 音宴）：晚。与下文"早"相对。

③ 高：向上。

④ 募原：即"膜原"，一指心下至膈膜之间的部位；一指肠外的腹腔。

⑤ 蓄积：谓疟邪聚积。

⑥ 府：此指邪气聚聚处。

⑦ 相与同类：此指风病与疟病均属外感疾病。故《素问·疟论》："风之与疟，相似同类。"

⑧ 风独常在：谓风邪所致的病，其临床表现持续存在。此相对于疟病的间发而言。

作。阳当陷①而不陷，阴当升而不升，为邪所中，阳遇邪则跞②，阴遇邪则紧。跞则恶寒，紧则为栗，寒栗相薄，故名曰疟。弱则发热，浮乃汗③出，且中且发，晚中晚发。夫疟，其人形瘦，皮必粟起。问曰：病疟以月一日发，当以十五日愈。设不愈，月尽解。出第十一卷中。

《广济》：疗疟常山散方。

常山五分　升麻二分　蜀漆一分

上三味，捣筛为散，一服二钱匕，和井华水煮米半合，顿服，少间则吐，吐讫则瘥。忌生葱、生菜，及诸果子、生冷、油腻等物。

又，疗疟常山汤方。

常山三两

上一味，切，以浆水三升，浸经一宿，煎，取一升，欲发前顿服之，后微吐，瘥止。忌生葱、生菜。并出第一卷中。张文仲、《备急》同。《近效》疗疟间日或夜发者。

张仲景《伤寒论》：辨疟病。师曰：夫阴气孤绝，阳气独发，而脉微者，其候必少气烦满，手足热而欲呕也，名曰瘅疟④。若但热不寒者，邪气在心藏，外舍分肉之间，令人消烁脱肉⑤。

又，辨疟脉。夫疟脉自弦，弦数者，多热；弦迟者，多寒；弦小紧者，下之瘥；弦迟者，温药愈；数紧者，可发汗、针灸也；浮大者，吐之瘥；脉弦数者，风疾也。以饮食消息⑥之。

又，辨疟。岁岁发至三岁发，连日发不解者，以胁下有痞也。疗之不得攻其痞，但虚其津液，先其时发汗，其服汤已。先小寒者，渐引衣自覆，汗出、小便利而愈。疟者，病人形瘦，皮上必粟起。

又，问：病疟，以月一日发，当以十五日愈。设不瘥者，当月尽解也。如期不瘥，当云何？师曰：此结为癥瘕，名曰疟

母⑦，宜急疗之，大鳖甲煎方。

鳖甲十二分，炙　乌扇三分　黄芩三分　柴胡六分　鼠妇三分，熬　干姜三分　大黄三分　芍药五分　桂心三分　葶苈二分，熬　石韦二分　厚朴三分，炙　牡丹皮五分　瞿麦二分　紫葳三分　半夏一分，洗　人参一分　䗪虫五分，熬　阿胶三分，炙　蜂窠四分，炙　赤硝十二分　蜣螂六分，炙　桃仁三分，去皮尖，熬

上二十三味，末之，取锻灶下土一斗，清酒一斛五斗浸土，候酒尽一半，著鳖甲于中，煮，令泛烂如胶漆，绞取汁，下诸药煎，为丸如梧子大，空心服七丸，日三服。忌苋菜、生葱、胡荽、羊肉、饧等物。《千金》有海藻、大戟、蛀虫，无赤硝、鼠妇，用锻灶灰一斛。

又，疟发渴者，与小柴胡去半夏加栝楼根汤方。

柴胡八两　黄芩三两　人参三两　大枣十二枚，擘　甘草三两，炙　生姜三两　栝楼根四两

上七味，切，以水一斗二升，煮，取六升，去滓，更煎。取三升，温服一升，日三。并出第十五卷中。忌海藻、菘菜。《经心录》疗劳疟。

《肘后》：疗诸疟方。

取青蒿一把

上一味，以水一升，渍绞取汁，尽服

---

① 陷：即降。
② 跞：指体缩跞，拘紧。
③ 汗：原误作"来"，据程本改。
④ 瘅疟：疟病类型之一。又叫温疟、暑疟、热疟。为疟邪所伤，症见先热后寒，热重寒轻，或者但热不寒为特征者。
⑤ 消烁脱肉：灼伤肌肉而使之消瘦。
⑥ 消息：有将息、调养之义。
⑦ 疟母：又名劳疟。指疟病日久不愈，顽痰挟瘀，结于胁下，形成的痞块。即上文之"癥瘕"。相当于久疟形成的肝、脾肿大。

之。《备急》、张文仲同。

又方

鳖甲三两，炙

上一味，捣末，酒服方寸匕，至发时令服三服，兼用火灸，无不断者。忌苋菜。

又方

牛膝茎叶一把，切，以酒三升，渍一宿，分三服，令微有酒气，不即断更作，不过三服，止。文仲、《备急》、《集验》同。并出第一卷中。

深师：疗疟，膈痰不得吐，宜吐之，常山乌梅汤方。

乌梅半两　桂心半两　芫花半两　豉五合，绵裹　半夏半两　常山半两

上六味，切，以酒三升，水四升，合煮。取二升，分三服，必得吐。一方取三升。忌生葱、羊肉、饧、生菜。一方无半夏、常山。

又，疗疟丸神方。

人参三分　铅丹三分　天雄十分，熬

上三味，捣合下筛，蜜和。初服二丸，如梧子，临发服二丸，中当温热，四肢淫淫痹[1]为知。服药忌饱饭食，疟断后，食如常，万不失一。《备急》、文仲同。

又，疗疟撩膈汤方。

常山三两　甘草二两，炙　菘萝二两　乌梅十四枚　黄芩二两　瓜蒂十四枚　栀子仁十四枚，擘

上七味，切，以酒二升，渍一宿，明旦以水四升，煮。取三升，分三服。忌海藻、生葱、生菜、菘菜等。

又，疟结实积热，烦扰迷冒，寒热，但多绵惙困笃[2]，常山大黄汤方。

常山三两　甘草三两，炙　前胡三两　大黄三两

上四味，切，以水一斗，煮。取三升半，下大黄，煎。取三升，分澄令冷，初服七合，中服八合，比欲发服九合。王文州大子因疟危困[3]，服此皆愈。忌海藻、菘菜、生葱、生菜等。

又，疗疟，醇醨[4]汤方。

生姜三两　乌梅三七枚，擘。一方十四枚　甘草二两，炙　桂心二两　常山三两　蘘荷根三两

上六味，切，以六升，煮。取一升，曰醇，未发时，须顿服。更以水三升，煮，取一升，曰醨。至发不断，复顿服，甚良。别方说，发日平旦服醨一升，以醇者头边，若欲发便服醇，神良。二说不同也。出第二十二卷中。忌海藻、菘菜、生葱、生菜。

《千金》：麻黄汤，疗疟须发汗方。

麻黄四两，去节　大黄四两　栝楼[5]四两　甘草一两，炙

上四味，切，以水七升，煮。取二升半，分三服。未发前，食顷[6]服，临发更服，服后皆覆取汗。出第十卷中。《集验》同。忌海藻、菘菜。

《千金翼》：疗疟病，医不能救者方。

以绳量病人脚，圈绕足跟及五指一匝讫，截断绳取所量得绳置项上，著反向背上当绳头处，中脊骨上，灸三十壮，则定。候看复恶寒，急灸三十壮则定。比至过发一炊，久候之，虽饥勿与食，尽日。此神验。男左足，女右足。出第十八卷

---

① 淫淫痹：指肢体疼痛蔓延。痹，闭也。此谓如痹的疼。

② 绵惙（chuò 音绰）困笃：疲乏困倦以致发展到危重。惙，疲乏。困，极也。笃，危重。

③ 危困：极其危重。

④ 醇醨（lí 音离）：本义指酒味之浓淡。酒味浓者为醇，酒味淡者为"醨"。此处借指药味之厚薄。头煎药汁味浓，故谓之"醇"；二煎药汁味淡，故曰醨。

⑤ 栝楼：《千金方》卷十第六作"栝楼根"。

⑥ 食顷：即吃一顿饭的时间。

中。

崔氏：疗疟，会稽赖公常山汤方。

常山三两　石膏八两，碎，绵裹　甘竹叶一把，切　糯米一百粒

上四味，切，以水八升，明旦欲服今晚渍于铜器中，露置星月下高净处，横刀其上，向明取药，于病人房门前，于铜器里缓火煎。取三升，分三服，日欲出一服，临发又一服。若即定不须后服，取药滓、石膏裹置心上，余四分置左右手足心，甚验。忌生葱、生菜。出第四卷中。

《备急》：华佗常山桂心丸，神良方。

甘草炙　常山　大黄　桂心各四分

上四味，末之，蜜和，平旦服如兔屎，每欲发，服六丸，饮下之。欲服药时，先进少热粥良。忌海藻、菘菜、生葱、生菜。文仲同。出第二卷中。

《延年》：疗疟，常山丸方。裴右庶送。

常山四分　青木香四分，南者　蜀漆一分　牡蛎二分，熬　大黄二分　乌梅肉一分，熬　丹沙二分，研　豉二分，熬　知母二分　鳖甲二分，炙　麻黄一分，去节

上十一味，捣、筛，蜜和为丸，丸如梧子。未发前粥饮服五丸讫。微吐后，须臾任食，至欲发，更服十丸。忌苋菜、生血物、生葱、生菜、油腻。崔氏同。

又，疗疟丸方。

常山三两　甘草二分，炙　知母四分

上三味，捣、筛，蜜和为丸，丸如梧子。未发前，饮服十五丸，临发服十五丸，得快吐则愈。并出第十五卷中。忌海藻、菘菜、生葱、生菜。

《必效》：疗疟，鸡子常山丸方。

取鸡子一枚，断①开头，出黄及白令尽，置小铛②子中；又取常山细末，量满前空壳，又倾铛子中；又量白蜜，还令满壳，复倾铛子中。三味同搅，微火煎之，勿停手，微冷可丸则停，丸如梧子。如病

人午时发，巳时服三十丸，欲至发时又服三十丸。用饮汁下，欲吐任吐，亦如前。服讫，更不发者，不须服。服后禁脂腻、油面、生菜、瓜果七日。此方敕赐乔将军，服之立效。《小品》、崔氏、文仲、《延年》、支家、《备急》并同。

又，疗疟不差，虎骨常山丸方。

虎头骨炙　常山　甘草炙　鳖甲炙　乌梅熬　萎蕤　白薇　升麻　茯苓　石膏研　知母　麦门冬去心　豆豉熬　地骨白皮

上十四味，各等分，合捣，蜜和，丸如梧子大。未发前日晚，空肚服二十丸。至发日平旦服四十丸，如人行十里，食白粥一碗。欲发时亦服三十丸，三日内慎生冷，万无一触，不吐自瘥。魏右史处得，云奇效。忌海藻、菘菜、大酢、生葱、生菜、苋菜。

又，疗疟，常山酒方。

常山一两，切　独头蒜一颗去根茎，横切　糯米一百粒　乌豆一百粒　清酒一升

上五味，病未发前一日，以酒浸药于碗中，以白纸一张覆之，碗上横一刀。欲发时，三分饮一分，如未吐更服一分，得吐则瘥。忌生菜、生葱。并出第一卷中。

《古今录验》：疗疟，豉心丸方。

香豉五合，熬令色变　常山三两　大黄三分　附子二分，炮

上四味，捣、筛，蜜和丸。服如大豆十丸，当勿食，比至发来令服三十丸，疟不止亦可至四十丸，疟必止。若膈上有停痰，欲吐听③之；若腹中实，欲下亦无妨，常有验。杨孔思方。出第四卷中，忌

────────

① 断：原"断"下衍"者"，义不顺，据程本、高校本删。

② 铛（chēng 音撑）：加热药食的金属器皿，三足。

③ 听：任凭。

生葱、生菜等。

又，乌梅丸，疗疟无问温瘴①、痰疟②，悉皆主之方。

乌梅肉二两　常山二两　鳖甲二两，炙　香豉二两　蜀漆二两，生用　人参二两　肉苁蓉二两　桂心二两　知母二两　桃仁二两，去尖皮，别捣如稀饧。

上十味，捣、筛为末，蜜和，为丸如桐子。空心以酒饮，任下三十丸。忌生葱、生菜、苋菜、海藻、菘菜。一方有升麻，甘草各二两，为十二味。

五脏及胃疟方六首

《病源》：肺病为疟者，乍来乍去，令人心寒，寒甚则热发，善惊，如有所见，此肺疟③证也。若人本来语声清雄，忽尔不亮，拖气用力，方得出言，而反于常人，呼共语，直视不应。虽曰未病，势当不久，此则肺病声之候也。察病观疾，表里相应，依源审疗，乃不失也。

心病为疟④者，令人心烦，甚欲饮清水，多寒少热。若人本来心性和雅，而忽卒急反于常伦⑤，或言未讫便住，以手剔脚爪，此人必死，祸虽未及，呼曰行尸⑥，此心病声之候也。虚则补之，实则泻之，不可疗者，明而察之。

肝病为疟⑦者，令人色苍苍然⑧，气息喘闷，战掉⑨，状如死者。若人本来少于悲恚，忽尔嗔怒，出言反常，乍宽乍急，言未讫，以手向眼，如有所思，若不即病，祸必至矣，此肝病声之候也。其人若虚则为寒风所伤，若实则热气所损。阳则泻之，阴则补之。

脾病为疟⑩者，令人寒则腹中痛，热则肠中鸣，鸣已则汗出。若其人本来少于喜怒，而忽反常，嗔喜无度，多言自笑，不答于人，此是脾病声之候也。不盈旬

日，祸必至矣。

肾病为疟⑪者，令人凄凄然⑫，腰脊痛而宛转⑬，大便涩，身掉不定《素问》作"目眴眴然"，手足寒。若人本来不喜不怒，忽然謇⑭而好喜怒，反于常性，此肾已伤，虽未发觉，是其候也。见人未言而前开口笑，还闭口不声，举手爪栅腹⑮，此肾病声之候也。虚实表里，浮沉清浊，宜以察之，逐而疗之。

夫疟脉者，自弦。弦数者，多热；弦迟者，多寒；弦小紧者，可下之；弦迟者，温药已；若脉数而紧者，可发汗、针、灸之；脉浮大者，不可针灸之。凡疟先发食顷，乃可以疗之，过之则失时。

---

① 温瘴：即瘟疫，又作温疫。以发热为主的传染性的疾病。

② 痰疟：疟病之一。指疟疾兼有痰浊内停者，症见寒热交错，热多寒少，头痛，肌肉瞤动，呕吐痰涎，脉弦滑，甚则可伴昏迷抽搐。相当于脑型疟病。

③ 肺疟：五脏疟之一。疟病日久，邪气深入于肺所致，症见寒热往来，寒重热轻，易惊，易生幻觉。

④ 心病为疟：即心疟，五脏疟之一。疟病日久，邪气深入于心所致，症见寒热往来，寒重热轻，烦躁，手足躁扰不宁，预后差。

⑤ 常伦：常态。

⑥ 行尸：谓病情严重，预后不良，犹如一具活着的尸体一样。

⑦ 肝病为疟：即肝疟，五脏疟之一。疟病日久，邪气深入于肝所致，症见面青，气喘，振颤，悲怒无常，病情时好时差者。

⑧ 苍苍然：面青貌。

⑨ 战掉：全身颤抖。

⑩ 脾病为疟：即脾疟，五脏疟之一。因疟病日久，邪气内伏于脾所致，症见寒热往来，伴有腹痛，肠鸣，出汗，喜怒无常者。

⑪ 肾病为疟：即肾疟，五脏疟之一。因疟病日久，邪气内伏于肾所致，症见恶寒怕冷，腰脊痛，大便不利，振颤，喜怒无常，手足无措者。

⑫ 凄凄然：因恶寒而不乐貌。

⑬ 腰脊痛而宛转：因腰脊疼痛而不断地展转身体，以求缓解。宛转，舒展转动身体。

⑭ 謇：口吃。语言不利。

⑮ 举手爪栅腹：用手护围于腹前。手爪，即手指。栅，护围。

　　足太阳之疟①，令人腰痛头重，寒从背起，先寒后热，熇熇_{虚娇切}喝喝然②，热止汗出，难已，刺郄中出血。

　　足少阳之疟③，令人身体解㑊④，寒不甚，热不甚，恶见人，见人心惕惕然⑤，热多，汗出甚，刺足少阳。

　　足阳明之疟⑥，令人先寒，洒洒淅淅⑦寒甚，久乃热，热去汗出，喜见日月光火气乃快然⑧，刺足阳明跗⑨上。

　　足太阴之疟⑩，令人不乐，好太息，不嗜食，多寒热，汗出，病至则善呕，呕已乃衰，则取之。

　　足少阴之疟⑪，令人闷⑫，吐呕甚，多寒热，热多寒少，欲闭户而处，其病难止。

　　足厥阴之疟⑬，令人腰痛，少腹满，小便不利，如癃状，非癃也，数小便，意恐惧，气不足，腹中悒悒⑭，刺足厥阴。

　　肺疟者，令人心寒，寒甚发热，热间善惊，如有所见者，刺手太阴、阳明。

　　心疟者，令人烦心甚，欲得清水，反寒多不甚热，刺手少阴。

　　肝疟者，令人色苍苍然，太息，其状若死者，刺足厥阴见血。

　　脾疟者，令人病寒，则腹中痛，热则肠中鸣，鸣已汗出，刺足太阴。

　　肾疟者，令人洒洒，腰脊痛，宛转，大便难，目眴眴然⑮，手足寒，刺足太阳、少阴。

　　胃疟⑯者，令人旦病⑰也，善饥而不能食，食即支满腹大，刺足阳明、太阴横脉出血。并出第十一卷中。

　　《千金》：疗肝邪热为疟，颜色苍苍，战掉气喘⑱。或热久劳动如疟，积年不瘥，乌梅丸方。

　　乌梅肉_{四分}　蜀漆_{四分}　石膏_{八分，研}
鳖甲_{四分，炙}　常山_{六分}　香豉_{一合，熬}
知母_{四分}　甘草_{三分，炙}　细辛_{三分}　苦参_四

分　萎蕤_{五分}

　　上十一味，捣、筛，蜜和，丸如梧子大。酒服十丸，日再，饮下亦得。忌苋

----

　　① 足太阳之疟：十二疟之一，因邪犯足太阳经而致，病见寒热往来，热盛寒轻，腰痛头重，出汗者。

　　② 熇（hè音喝）熇喝（yé音嗫）喝：热盛貌。《素问·疟论》王冰注："熇熇，甚热状；喝喝，亦热盛也。"

　　③ 足少阳之疟：十二疟之一，因邪犯于足少阳经而致，症见寒热往来，身体疲倦，恐惧不欲见人，出汗者。

　　④ 解㑊（xiè yì音懈亦）：身体疲倦无力。

　　⑤ 惕惕然：恐惧不安貌。《玉篇·心部》："惕，惧也。"

　　⑥ 足阳明之疟：十二疟之一。因邪犯足阳明经，症见先寒后热，战栗，汗出，喜见光亮等。

　　⑦ 洒（xiǎn音显）洒淅（xī音希）淅：因寒战栗貌。

　　⑧ 快然：舒服貌。

　　⑨ 跗：足背。原误作"附"，据《素问·刺疟》、程本、高校本改。

　　⑩ 足太阴之疟：十二疟之一。因邪犯足太阴经，症见寒热往来，食欲不振，呕吐，精神抑郁，太息，汗出者。

　　⑪ 足少阴之疟：十二疟之一。因邪犯足少阴经，症见寒热往来，呕吐等症。

　　⑫ 令人闷：高校本认为"令人"以下十八字，于此义理欠安，疑是与"足阳明疟"误窜错简。此当作"令人先寒，洒洒淅淅寒甚，久乃热，热去汗出，喜见日月光火气乃快然"二十七字。检《素问》、《病源》、《太素》卷二十五皆不误。《素问·阳明脉解》记载阳明经病症与《素问·刺疟》、《素问·脉解》有别。若据足阳明、足少阴病证的一般规律，高注可取。

　　⑬ 足厥阴之疟：十二疟之，因疟病邪犯足厥阴经，症见腰痛，少腹胀满，小便不利而频数，恐惧者。

　　⑭ 腹中悒（yì音邑）悒：谓腹胀不畅貌。《素问·刺疟》王冰注："悒悒，不畅之貌。"

　　⑮ 眴（xuàn音旋）眴然：目眩之状。

　　⑯ 胃疟：十二疟之一，因邪犯于胃而致的疟病，症见内热，饥不欲食，腹胀者。

　　⑰ 旦病：《太素》卷二十五《十二疟》作"疸病"。旦，为"疸"之古写。杨上善曰："疸，内热病也。"

　　⑱ 战掉气喘：谓全身颤栗摇动而喘息。《千金方》卷十第六作"气息喘闷战掉，状如死者"。掉，摆动、摇动。《说文·手部》，"掉，摇也。"

菜、生菜、生葱、海藻、菘菜。

又，疗心疟，令人烦心甚，欲得清
水，多寒少热者，常山汤方。

常山四两　淡竹叶切，二升　栀子仁三
七枚，擘　石膏五两，碎，绵裹　乌梅三七枚，
擘　鳖甲四两，炙　甘草一两，炙　香豉一升，
绵裹　蜀漆三两

上九味，以水九升，煮。取三升，分
温三服。忌生葱、生菜、菘菜、人苋、海
藻。《删繁》同。

又，疗脾热，或渴，或不渴，热气内
伤不泄，转为脾疟，令人病寒则腹中痛，
热则肠中鸣，转汗出，常山丸方。

常山三两　甘草半两，炙　知母一两
鳖甲一两，炙

上四味，捣、筛，蜜和，丸和梧子
大。未发前酒服十丸，临发又一服，正发
又一服。忌生葱、生菜、海藻、菘菜、人
苋等。

又，疗肺热痰聚胸中，来去不定，转
为疟。其状令人心寒，甚即发热，热间善
惊，如有所见，常山汤方。

常山三两　秫米三百粒　甘草二分，炙

上三味，切，以水七升，煮。取三
升，分三服，至发时令三服尽。忌生葱、
生菜、海藻、菘菜等。《删繁》同。

又，疗肾热发为疟，令人凄凄然腰脊
痛，宛转，大便难，目眴眴然，手足寒，
常山汤方。

常山三两　乌梅三七枚，碎　香豉八合，
熬，裹　淡竹叶切，一升　葱白一握，除青令尽

上五味，切，以水九升，煮。取三
升，去滓，分温三服，至发令尽。忌生
葱、生菜等。并出第十卷中。

《删繁》：疗胃腑疟者，令人善饥而
不能食，四肢胀满、气喘，藜芦丸方。

藜芦一两　皂荚一两，去皮子　常山一两
巴豆三十枚，去皮，熬　牛膝一两

上五味，熬藜芦、皂荚，色令黄，合
捣为末，蜜丸如小豆。旦服一丸，未发前
一丸，正发一丸，一日勿食饮。忌野猪
肉、芦笋、生葱、生菜、狸肉等。出第六
卷中。六腑唯胃有疟，不可别列，故附于
后。《千金》同。

温疟方五首

《病源》：夫温疟[1]与寒疟[2]安舍[3]？
温疟得之冬中于风寒，寒气藏于骨髓之
中，至春则阳气大发，邪气不能出，因遇
大暑，脑髓铄，肌肉消释，腠理发泄，因
有所用力，邪气与汗偕[4]出。此邪气先藏
于肾，其气先从内出之于外，如果则阴虚
而阳盛，盛则病矣；阳衰则气复[5]反入，
入则阳虚，阳虚则寒矣。故先热而后寒，
名曰温疟。

疟先寒而后热者，此由夏伤于大暑，
汗大出，腠理开发，因遇夏气凄沧[6]之小
寒，寒迫之，藏于腠理皮肤之中，秋伤于
风则病成矣。夫寒者，阴气也。风者，阳
气也。先伤[7]于寒而后伤于风，故先寒而
后热，病以时作，名曰寒疟。

---

① 温疟：疟病之一。此谓感寒伏藏，又冒暑热
而发，症见先热后寒，热多寒少或但热不寒，有汗，
脉弦数者。又名瘅疟、热疟，牡疟。《素问·疟论》：
"此先伤于风而后伤于寒，故先热而后寒也，亦以时
作，名曰温疟。"

② 寒疟：疟病之一。又名牡疟，多因寒气内伏，
秋凉再感疟邪所致，症见先寒后热，寒多热少，或但
寒不热，腰背头项疼痛，无汗，脉弦紧者。

③ 安舍：此指温疟与寒疟的病位（即邪气的侵
入停留）的部位分别在于何处。

④ 偕（xié 音协）：同，俱。

⑤ 复：原误作"腹"，今据程本、高校本及《素
问》改。

⑥ 凄沧：寒凉。

⑦ 伤：原误作"阳"，据程本、高校本及《素
问》改。

先伤于风而后伤于寒，故先热而后寒，亦以时作，名曰温疟。

夫病疟六七日，但见热者，温疟也。出第十一卷中。

《甲乙经》：黄帝曰：夫疟皆生于风。夏伤于暑，秋为痎疟[1]。

黄帝问：疟先寒而后热何也？岐伯对曰：夫寒者，阴气也。风者，阳气也。先伤于寒而后伤于风，故先寒而后热也，名曰寒疟。

又，问曰：先热而后寒者何也？对曰：先伤于风而后伤于寒，故先热而后寒也，名曰温疟。

其但热而不寒者，阴气先《千金》作"孤"绝，阳气独发，即少气烦冤[2]，手足热而欲呕，名曰瘅疟[3]。

又，曰：温疟者，得之冬中于风寒，寒气藏于骨髓之中，至春即阳气大发，邪气不能出，因遇大暑，脑髓铄，肌肉消释，腠理发泄，因有所用力，邪气与汗偕出。此邪气先藏于肾，其气先从内出之于外，如是其阴虚而阳盛，盛则病矣；阳衰则气复反入，入则阳虚，阳虚则复寒矣。故先热而后寒，名曰温疟。

又，曰：瘅疟者，肺素有热，气盛于身，厥气逆上，中气实而不外泄，因有所用力，腠理开，风寒舍于皮肤之内，分肉之间而发，发则阳气盛，阳气盛而不衰则病矣。其气不及于阴，故但热不寒，热气内藏于心，外舍分肉之间，令人销铄脱肉，故名曰瘅疟。出庚卷第七。《千金》同。

《广济》：疗温疟，渐渐羸瘦，欲成骨蒸，常山汤方。

常山三两　车前叶一握　甘草二两，炙　猕猴骨三两，炙　乌梅肉二两　天灵盖一两，烧作灰末　驴粪汁三合

上七味，切，以水六升，煮五味，取三升，去滓，下粪汁、天灵盖末。分三服，微吐不利。忌生葱、生菜、海藻、菘菜、面黏食等。

又，疗温疟，常山丸方。

常山　乌梅肉熬　豉　天灵盖烧，各六分　知母　朱砂　蜀漆　大黄各四分

上八味，捣、筛，蜜和，丸如梧子，空肚，以温酒下二十九丸至三十丸，日三服。并未发前服，不吐利。忌生葱、生菜、生血物等。并出第十卷中。

《千金》：论曰：瘅疟者阴气孤绝，阳气独发。其候也，少气烦满，手足热，欲呕，热而不寒，气在心藏。

又，曰：有温疟者，其脉如平人，无寒时热，其候骨节疼烦，时呕，朝发暮解，暮发朝解，皆白虎加桂心汤主之方。

知母六两　甘草二两，炙　石膏碎，一斤　粳米六合

上四味，切，以水一斗二升，煮取米烂，去滓，加桂心三两，煎。取三升，分温三服，覆令汗，先寒，发热，汗出者愈。忌海藻、菘菜、生葱。《伤寒论》云：用秕粳米，不熟稻米是也。出第十卷中。

《备急》：竹叶常山汤，疗温疟。壮热微寒，温疟之候也。壮热后如觉微寒，或瘅疟依时手足冷，少时便壮热，亦有手足烦热，干呕者，痎疟先大寒后大热者，并主之。神效。尤宜乳下小儿亦瘥方。

常山三两，切　淡竹叶一握　小麦一升

上三味，以水五斗渍一宿，明旦煮。取二升，温分三服。忌生葱、生菜。支、《小品》、文仲并同。出第三卷中。

---

① 痎疟：多谓疟病的泛称。也有谓间日疟者，有谓老疟者，有谓久疟者，有谓疟邪未尽而四季皆发者，有谓传尸病之别称者。

② 烦冤（mèn 音闷）：心烦不宁。冤，通闷。

③ 瘅疟：疟病之一，指但热不寒为特点的疟病。

《延年》：疗温疟，壮热，不能食，知母鳖甲汤方。

知母　鳖甲炙　地骨皮各三两　常山二两　竹叶切，一升　石膏四两，碎

上六味，切，以水七升，煮。取二升五合，去滓，分三服。忌蒜、猪肉、苋菜、生葱、生菜。出第十七卷中。

山瘴疟方一十九首

《病源》：此病生于岭南，带山瘴之气也。其状发寒热，休作有时，皆由挟溪源岭嶂温毒气故也。其病重于伤暑之疟矣。出第十一卷中。

《小品》：疗山瘴疟[1]，陵鲤甲汤[2]。南方山岭溪源，瘴气[3]毒作，寒热发作无时，痿黄肿满，四肢痹弱，皆山毒所为也，并主之方。

陵鲤甲十片，炙。《千金》用十四片　乌贼鱼骨去甲　鳖甲炙，各一两　常山三两　附子一枚，炮

上五味，切，以酒三升，渍之一夕。先疟发前，稍稍服之，勿绝药味，兼以涂身体，断杂人，勿食饮，过时乃得通人[4]进饮食。忌苋菜、生葱、生菜、猪肉。出第六卷中。《千金》、文仲、《备急》、《经心录》并同。

《千金》：疗乍寒乍热，乍有乍无，山瘴疟酒方。

常山三两　鳖甲炙　升麻　附子　乌贼鱼骨去甲，各一两

上五味，并切，绢袋盛，以酒六升渍之，小令近火转之，一宿成。一服一合，比发可数服，或吐。忌猪肉、生葱、生菜、苋菜。出第十卷中。《肘后》疗老疟久不断。

《备急》：夫瘴与疟，分作两名，其实一致。或先寒后热，或先热后寒，岭南率称为瘴，江北总号为疟，此由方言不同，非是别有异病。然南方温毒，此病尤甚，原其所归，大略有四：一山溪毒气，二风温痰饮，三加之鬼疠，四发以热毒。在此之中，热毒最重。故所用药物，须审病源。患疟瘴之后，特须防痢而发痢，死不旋踵[5]，所以然者，瘴体先虚，虚不宜痢。

又，瘴宜冷瘥，痢宜温断，断痢则益瘴，断瘴则益痢，大率如此，不可不慎。非直药疗，亦须宜加将息取适，若能用一色药兼二种病，冷而止痢，温而断疟，最其妙也。如不然，先须断痢，然后疗瘴，瘴缓痢急故也，仍率须作挟毒防之，不得专医其痢。

又，服瘴药，皆在发前，必须平旦空腹服。服药之后，勿洗手、面、漱口，勿通外人，勿吃食，勿劳力，既过发时久，小进糜粥，如此将疗[6]，无不即断。

又，当发热之时，慎勿多饮冷水，及多服冷药。若心下冷结，更是难疗。得疟之后，复成癥癖，亦有即发气者，死不救。若热渴者，豉法暖服，取足得吐，弥善。水煮豉，研犀汁与服，兼时进生葛根汁。其大热盛者，与紫雪如两枣许大，水和饮之，并烧猪粪、人粪作黄龙汤亦善，各可服三二升。

---

①　瘴疟：又名疟瘴，又简称为瘴。指因感受山岚瘴毒而发的一种危重疟疾。症见寒热发作不定时，伴见神昏、狂妄等。

②　陵鲤甲汤：《千金方》卷十第六、《千金翼》卷十八第二并作"陵鲤汤"。

③　瘴气：又称瘴毒，瘴疫。《医学正传》："岭南闽广等处曰瘴气，盖指山岚雾露烟瘴湿热恶气而名之也。"此指疟邪。

④　通人：即接触人。

⑤　死不旋踵：犹言病情凶险，不及救治而迅速死亡。旋踵，言其迅速。

⑥　将疗：将息和治疗。

又，捣一大鼠，绞汁与服，大止①热毒，瘴热病服此俱效。其鼠并头、皮、五藏等全捣，若汁少，著少许水和绞，亦不难服。常用，立验也。

又，疗瘴疟服药后灸法。

灸大椎三四十壮，无不断。若先寒者，将欲寒，预前以炭火安床下，令背暖，并灸鳖甲末一方寸匕，暖酒和服，至发时令得三服，被覆，过时无不断。此是陶氏法，比欲寒时，但以火灸其背，亦乃即瘥者，从发亦轻，效验。

又，疗瘴疟常山丸方。

常山　黄连　豉各三两　附子二两，炮

上四味，捣筛为末，蜜和，丸如梧子。发前空腹服四丸，欲发更服三丸，饮下之，自旦至暮，乃食三日。勿杂食猪、鱼肉、肥腻及生冷、生葱、生蒜。桂广州家传，已用有效。此方兼痢者瘥。

又，麻黄散方。

麻黄去节　常山　杏仁去尖皮，熬　人参　干漆熬　甘草炙　鳖甲各二两，炙

上七味作散，平旦空腹，温酒三合，服方寸匕，日再，宜七日连服。服后七日，不得食杂物。此许仁则五方，元比部云：在岭南服，得力大验。年时②常服一剂。按此兼补虚羸者。忌苋菜、生葱、生菜、海藻、菘菜。

又，若患瘴热实兼吐痢者，大黄汤方。

大黄　常山　升麻　甘草炙，各三两

上四味，切，以水七升，煮。取二升半，分三服，发前尽服，别取吐利。此蒋家传。忌海藻、菘菜、生葱、生菜。

又，若瘴热兼痢、苦渴者，乌梅饮方。

乌梅二十枚，取好者擘破

上一味，以水一大升，煮。取一大盏，去梅，和一匙蜜，细细啜③之，近方验。并出第二卷中。

《延年》：蜀漆丸，主岭南瘴气发，乍热乍寒，积劳似疟，皆主之。《千金翼》云：兼主痎疟，连年不瘥方。

蜀漆　知母　升麻　白薇　地骨皮　麦门冬各五分　乌梅肉　鳖甲炙　葳蕤各四分　石膏八分　甘草三分，炙　常山六分　豆豉一合，熬

上十三味，捣、筛为末，蜜和，丸如梧子大。饮下十丸，日再服，加至二十丸。此方用，无不瘥，加光明砂一两，神良。崔氏、《千金翼》、《集验》并同。忌海藻、菘菜、人苋、生葱、生菜。出第十七卷中。《千金》亦疗劳疟。

《救急》：疗疟瘴疠，经百日或一年以上，诸药不能瘥，进此方无不损④者，蜀漆汤方。

白薇　蜀漆　知母　甘草炙　苦参　升麻　龙胆各二两　常山　大黄别渍，后下，各四两　鳖甲炙　石膏碎　茯苓　黄芩各三两　香豉二合，裹　独扶蒜七颗，切　淡竹叶切，一升

上十六味，切，以水一斗渍之，并春酒二升，合煮。取三升，去滓，分三服。未发前一服，欲至发时又一服，皆温之，当发日勿见人，在一静房卧，药渍置病儿头边，仍以药汁涂手面，过时任出。忌肥腻、腥臊、滑物、生冷、海藻、人苋、大酢、菘菜、生葱、生菜。

又，朱砂丸方。

朱砂光明者　牛膝　常山各等分

上三味，捣、筛为末，蜜和，丸如梧

---

① 止：此有制止、制伏之义。

② 时：原误作"别"，据程本改。

③ 啜（cuò 音绰）：喝，饮用。

④ 损：谓病情受到遏制。山胁尚善："损，是病损之义，古方书每用之。"程本作"愈"，义同。

桐子，候疟发日，平明①服七丸，饮下。欲觉发时更服七丸，当日不断，更作一服，即瘥。忌生葱、生菜、生血物、油腻、牛肉等。

又，敕赐长孙祥极效常山散方。

常山八分　橘皮六分　牡蛎四分，熬
桂心二分

上四味，捣为散。发日平旦酒服一方寸匕，临发又一匕，发后又一匕，二日不得洗手面，七日忌食杂物，唯药用酒得，余皆断，或吐、或不吐，皆瘥。忌生葱、生菜。

又方

取五六岁儿小便一升，纳白蜜二大匙，搅使相得，去白沫讫，即顿服。当大吐碧绿痰②，然后食。若不得吐，但数小便亦佳。以前两方吐碧痰外，更吐白沫，出后可吃食，不然瘴气终不除。

又，常山酒③方

常山苗一握，无苗取根五两代之　独扶蒜七颗　淡竹叶二握　豉一合，裹　鳖甲三两，炙

上五味，切，以苦酒三升，煎。取一升，临发随性多少服之，尽服之讫，当大吐便愈。忌人苋、生葱、生菜。

《古今录验》：瘴疟及嶂气④，常山酒方。

常山三两，细切

上一味，捣碎，虚弱者二两，蒜七瓣，去皮中切，以酒小一升半，渍一宿。旦去滓，暖服尽，须臾当吐。好适⑤令尽好，过时食，一日不得漱口及洗手面，三七日慎生葱、生菜、生冷、肉面、油腻。若早发者，半夜服，要令吐。出第四卷中。

《近效》：疗疟瘴，孟补阙岭南将来，极效，常山丸方。

常山　豉熬　桃仁去皮尖，熬，等分

上三味，各捣末，先以豉和桃仁捣如泥，然下常山末细搅，蜜丸如梧桐子，候欲发前一食时，酒下四十丸，须臾更服二十丸，如不瘥更服，远不过三服。能信用者，无不瘥。忌生葱、生菜。

又，凡跋涉江山，防诸瘴疠及蛊毒等，常服木香犀角丸方。

青木香　犀角屑　羚羊角屑，各六分
升麻　玄参　猪苓　槟榔各十分　龟甲炙
甘草炙，各八分　豉二十分，熬

上十味，捣、筛为末，蜜和丸如梧子。酒饮服三十丸，日二服。若体热即去甘草、槟榔，加大黄二十分。忌海藻、菘菜。

又，主疟兼痢，无问赤白、水谷、鲜血、瘴⑥皆瘥，黄连犀角丸方。

黄连　犀角屑　香豉熬，各二两　龙骨
四两　牡蛎二分，熬

上五味，捣、筛为末，蜜和，丸如梧子。米饮下三十丸，日三服，瘥止。忌猪肉、冷水，油腻等。

又，⑦瘴疟不差，蜀漆丸方。

蜀漆　青木香　升麻　龟甲炙　牡蛎
熬　朱砂研　猪苓　香豉各四分　常山　大
黄各八分

上十味，捣、筛为末，蜜和，为丸如梧子。米汤下十二丸，日二服，渐渐瘥，至平复止。忌人苋、油腻、陈臭、生血物等。

---

① 平明：早晨天刚亮。
② 碧绿痰：指呕吐物呈绿色的涎沫。此实乃吐呕物夹杂有胆汁之故。下“碧痰”仿此。
③ 常山酒：程本作“常山汤”。高校本按此方用苦酒煎汤，当作“常山汤”是。苦酒，即醋的别称。
④ 嶂气：疑即瘴气。
⑤ 好适：谓病情有所缓解。程本无此二字。
⑥ 瘴：高校本注曰：“瘴”字于此不协，似误倒，应移置于“疟”字上为妥，《肘后方》用此治疗“瘴疟兼诸痢”可证。可取。
⑦ 又：原误作“人”，据程本、高校本改。

十二时疟方一十二首

《千金翼》：黄帝问岐伯曰：疟多方少，愈者何？岐伯答曰：疟有十二种。

帝曰：疟鬼字何？可得闻乎？岐伯曰：但得疟鬼字便愈，不得其字百方不愈。

黄帝曰：疟鬼者十二时，愿闻之。岐伯曰：寅时发者，狱死鬼所为。疗之右[1]以疟人著窑上，灰火一周，莫令火灭，即瘥。

卯时发者，鞭死鬼所为。疗之右用五色衣烧作灰，三指摄著酒中，无酒用清水服之。

辰时发者，堕木死鬼所为。疗之右令疟人上木高危处，以棘子塞木奇[2]间，立瘥。

巳时发者，烧死鬼所为。疗之右令疟人坐，师以周匝然[3]火，瘥。

午时发者，饿死鬼所为。疗之右令疟人持脂火，于田中无人处烧脂香，假拾薪去，即瘥。

未时发者，溺死鬼所为。疗之右令疟人临发时，三渡东流水，即瘥。

申时发者，自刺死鬼所为。疗之右令疟人欲发时以刀刺冢上，使得姓名字。咒曰：若瘥，我与汝拔却，即瘥。

酉时发者，奴婢死鬼所为。疗之右令疟人碓[4]梢上，捧上卧，莫令人道姓字，即瘥。

戌[5]时发者，自绞死鬼所为。疗之右左索绳系其手、脚、腰、头，即瘥。

亥时发者，盗死鬼所为。疗之右以刀子一口，箭一枚，灰一周，刀安疟人腹上，其箭横著底下，瘥。

子时发者，寡妇死鬼所为。疗之右令疟人脱衣东厢床上卧，左手持刀，右手持杖，打令声不绝，瓦盆盛水著路边，即瘥。

丑时发者，斩死鬼所为。疗之右令疟人当户前卧，头东向，血流头下，即瘥。并出第十八卷中。

发作无时疟方二首

《病源》：夫卫气者，阳气也。一日一夜大会于风府，则腠理开，腠理开则邪气入，邪气入则病作。当其时，阴阳相并，随其所胜，则生寒热，故动作[6]皆有早晏。若腑脏受邪，内外失守，邪气妄行，所以休作无时也。出第十一卷中。

《肘后》：疗疟，发作无常，心下烦热者，常山汤方。

常山二两　甘草一两半，炙　豉五合，绵裹

上三味，切，以水六升，煎去滓，取二升，再服，当快吐，仍节饮食。忌海藻、菘菜、生葱、生菜。文仲同。

又，鸡子常山丸，疗诸疟，并经服诸药、法术不断，发无复定时不可复断者，宜服此丸。忌食、勿劳，即断方。

常山三两

上一味，捣、筛为散，以鸡子白和，并手为丸，如梧桐子大，令圆调丸讫。分置铜钵子[7]中，以汤煮铜钵令热，杀[8]得鸡子腥气即止。以竹叶清饮服三十丸，欲

---

① 右：《千金翼》卷十八第二无此字，"右"下的"以"字连上读。以下诸条仿此。

② 奇：程本作"根"。

③ 然：同"燃"，今通作"燃"。《说文·火部》："然，烧也。"

④ 碓（duì 音对）：舂米的工具。

⑤ 戌：原误作"戍"，据高校本及文义改。

⑥ 动作：此指疟疾的发作。

⑦ 铜钵（ōu 音欧）子：盛酒的器皿。

⑧ 杀：有消除的意思。

吐但吐，比至发时令得三服，时早可食者断，若晚不可断食者，当作竹叶汁糜食之。忌生葱、生菜。《经心录》同。并出第一卷中。

痎疟方五首

《病源》：夫痎疟者，夏伤于暑也。其病秋则寒甚，冬则寒轻，春则恶风，夏则多汗，然其蓄作有时[1]。以疟之始发，先起于毫毛，伸欠乃作，寒栗鼓颔[2]，腰脊俱痛，寒去则外内皆热，头痛而渴，唯欲冷饮，何气使然？此阴阳上下交争，虚实更作，阴阳相移也。阳并于阴，则阴实而阳虚，阳明虚则寒栗鼓颔，太阳虚则腰背头项痛，三阳俱虚则阴气胜，阴气胜则骨寒而痛，寒生于内，故中外皆寒。阳盛则外热，阴虚则内热，外内皆热，则喘而渴，故欲冷饮也。

此皆得之夏伤于暑，热气盛，藏于皮肤之内，肠胃之外，此营气之所舍也。此令人汗出空疏，腠理开，因得秋气，汗出遇风乃得之，及得以浴，水气舍于皮肤之内，与卫气并居。卫气者，昼日行阳，夜行于阴，此气得阳而外出，得阴而内薄[3]，内外相搏，是以日作。其间日而[4]作者，谓其气之舍深，内薄于阴，阳气独发，阴邪内著，阴与阳争不得出，是以间日而作。出第十一卷中。

《小品》：常山汤[5]，疗痎疟先寒战动地[6]，寒解壮热，日日发及间日发并断方。

鳖甲一两，炙　淡竹叶切，三升，洗　常山三两　甘草炙，三两　久酒[7]三升

上五味，切，以酒渍药，刀置上覆头安露地，明旦以水七升，煮。取三升，分五服。比未发前令尽，当吐，吐极伤多，不必尽剂，但断人[8]，禁饮食，得吐，过

时乃佳。忌人苋、海藻、菘菜、生葱、生菜。出第六卷中。

《集验》：夫疟必从四肢始疗方。

先其时一食顷，用细左索绳紧束其手足十指，过发时乃解之。《千金》同。

又方

先用羊肉、臛[9]、饼饱食之，其进少酒随所能，令其欣欣有酒气，入一密室里，然[10]炭火，厚覆，取大汗则瘥。燕国公说：此方常见用，有验。并出第二卷中。

又，疗温疟、劳疟，乌梅饮子方。

乌梅七颗　桃、柳心各七茎　葱白七茎　豆豉一合　甘草四分　柴胡四分　知母四分　大黄三分

上八味，各细判，以童子小便两茶碗宿浸，明日早煎三两沸。去滓，顿服，瘥。未瘥更作，服三服，永瘥。忌海藻、菘菜。

又，疗温疟、痎疟久不瘥，黄连散方。

宣州黄连一两

上一味，捣、筛末。以浓酒一盏，调三钱，空心顿服，相次更服三钱，更饮

---

① 蓄作有时：谓疟疾发作有时。蓄，即间歇。作，即发作。

② 寒栗鼓颔：谓疟病发作时因寒战栗，下巴颏也因之而颤抖鼓动。鼓，原误作"鼓"，据《病源》卷十一《痎疟候》改，下"鼓"仿此，而迳改。

③ 薄：通"博"，搏击。《说文通训定声·豫部》："薄，叚借为博。"

④ 而：原作"日"，今据高校本及《病源》卷十一《痎疟候》改。

⑤ 常山汤：《医心方》卷十四第二十引《小品方》作"断疟恒山酒"。

⑥ 寒战动地：此喻恶寒战栗之甚。

⑦ 久酒：即东年老酒。

⑧ 断人：谓服药后不能接触人。

⑨ 臛（huò 音获）：肉羹。

⑩ 然：同"燃"。

三、两盏酒，任意醉却睡，候过时方得食。如渴，枳实煎汤，并三日服，瘥。忌猪肉、冷水。

间日疟方二首

《病源》：此由邪气与卫气俱行于六腑①，而有时相失不相得，故邪气内薄五脏，则道远气深，故其行迟，不能与卫气偕出，是以间日而作也。出第十一卷中。

《备急》：疗间日疟方。

烧黑牛尾作灰，顿服方寸匕，日三服。出第十卷中。

又，桂广州法，醇醨汤方。

大黄三分　甘草一分半，炙　常山一分半

上三味，以水三升，煮。取一升，去滓，更以水二升，煮滓。取一升，未发服醨，醨是后煮者。相次服醇，醇是前煮者，瘥。忌菘菜、海藻、生葱、生菜等。支云：极验。文仲、《经心录方》无甘草，用石膏三铢，余同。出第二卷中。一方有桂心一分半。

久疟方八首

《病源》：夫疟，皆由伤暑及伤风所为，热盛之时，发汗、吐、下过度，腑脏空虚，荣卫伤损，邪气伏藏，所以引日不瘥，仍故休作也。疟岁岁发，至三岁发，连日发不解，胁下有癖，疗之不得攻其癖，但得虚其津液。先其时，发其汗，服汤已。先寒引衣自覆汗出，小便自利则愈也。出第十一卷中。

深师：疗久疟难断，香豉丸方。

香豉一分，熬　常山七分　蜀漆十分
附子一分，炮　大黄三分，好者

上五味，捣下筛，蜜和。发日早，服五丸，如梧子，须臾又服五丸；发晚者，

至发可三、四服。令其得吐为佳，欲不即断畏吐者，但则长将久服，无不瘥也。忌生葱、生菜、猪肉。

又，疗三十年疟，常山汤方。

常山三两　黄连三两

上二味，切，以酒一斗，宿渍之。向晚②以瓦釜煮。取六升，一服八合，比发时令得三服。有热当吐，有冷当下，服之者千百无一不断。亦可半合③，无服全剂者。并出第二十二卷中。忌猪肉、冷水、生葱、生菜。

《千金》：栀子汤，主疟经数年不瘥者，两剂瘥；一月以来，一剂瘥方。

栀子十四枚　常山三两　车前叶二十枚，炙干　秫米十四粒

上四味，切，以水九升，煮。取三升，分三服，未发一服，发时一服，发后一服。以吐、利四、五行为瘥。不止，冷饮止之。忌生葱、生菜。出第十卷中。

崔氏：疗疟，纵久患者，不过五六服以来亦瘥，常山散方。

常山三两　干漆三两，熬烟尽　牡蛎一两半，熬　桂心二两　橘皮二两　杏仁二两，去皮尖，熬

上六味，捣筛为散。一服方寸匕，先发热饮和服。若先寒，清酒和服之，时取未发前一食顷服，服药日唯须晚食，七日内慎如药法。忌生葱、生菜。出第四卷中。

《备急》：龙骨丸，疗久疟不断者方。

---

① 六腑：义难通。《素问·疟论》、《病源》卷十一《疟病候》并作"六腑"。丹波元简《素问识》"疑是'风府'之讹。"据文义，"风府"似是。

② 向晚：即傍晚、黄昏，天将黑。高校本曰："疑当作'向明'，即天将亮。"《肘后方》卷三第十六作"晓"。

③ 半合：《肘后方》卷三第十六作"半料"，似是。

龙骨一两 常山三两 大黄二两 附子二分,炮

上四味,捣末,以鸡子黄丸,如梧子大。先发、临发各饮服五丸,无不断,长将服之。支云:神验,疗三十年疟。出第二卷中。张文仲、《支方》同。忌生葱、生菜、猪肉等。

《备急》:疗疟,连绵积日不瘥,常山散方。

常山三两 羚羊角三两,炙令焦 乌梅肉三两,炙令燥 黄芩二两 甘草一两半,炙

上五味,捣为散,以竹叶煮饮,取六、七合,饮及热用。调常山散三方寸匕,未发前一服,若瘥,停。不瘥,临欲发又进二寸匕,老小以意量之。忌海藻、菘菜、生葱、生菜。

又,疗疟,无问年月远近并瘥,乌梅丸方。

乌梅肉三两,熬 苁蓉三两 桃仁三两,熬,去皮 常山三两,熬 升麻二两,炙 桂心二两 甘草二两,炙

上七味,捣、筛,蜜和,丸如梧子大。未发时酒服二十丸,欲至发时更服二十丸,百无所忌。唯触之则难[1]瘥,饮服亦得。此药或吐、利,或不吐、利,勿怪,五、六日频进,佳。并出第一卷中。文仲、《备急》同。忌海藻、菘菜、生葱、生菜。一方有豉三两,熬。

《近效》:疗久难瘥疟,常山酒方。

常山三两 鳖甲二两,炙 鲮鲤甲一两,炙 乌贼鱼骨一两,炙 乌梅肉一七枚 桃仁四十九枚,去皮尖,别捣如泥 竹叶一握,切 豉二合,熬令香 葱白切,一升

上九味,细切,合以酒三升,渍。经再宿。空腹早朝温服一合,良久取吐。如不吐,至斋午以来服之,四服如不瘥,隔日更依前服,必瘥。瘥后十日内,不得吃冷水、黏滑、人苋、生菜,余如常。梁颢

处。

劳疟方三首

《病源》:凡疟积久不瘥者,则表里俱虚,客邪未散,真气不复,故疾虽暂间[2],小劳便发也。出第十一卷中。

《肘后》:疗劳疟[3],鳖甲酒方。

鳖甲二两,炙令黄 常山三两 蜀漆二两 乌贼鱼骨一两,炙 附子一两 知母二两 椒一两,汗

上七味,切,以酒三斗,渍一宿。平旦服一合,稍稍加至二合,日三四服。忌苋菜、生葱、生菜、猪肉。并出第一卷中。

《千金》:劳疟积久不断,众疗无效,此方疗之。

长生大牛膝一虎口,切,以水六升,煮。取二升,分再服。第一服取未发前一食顷服,第二服临发服。张文仲、《肘后》同。出第十卷中。

《集验》:疗一切疟、劳疟,无问年月深远,阿魏散及丸方。

阿魏 安息香 萝卜子各二两 芜荑一合

上四味,捣筛为散。以暖水服半钱,如不能散服,蜜丸,熟水下三十丸,须臾吐,忌冷水。如吐不止,吃蒜薤、馎饦,仍以贴子盛散一钱,男左女右系臂上,立瘥。出第二卷中。

---

① 难:原误作"易",理不通,据程本改。
② 暂间:指疟疾的休止期。或暂时歇止未发病。
③ 劳疟:指疟病经治疗而暂时得以控制,但因病根未除,遇劳正虚而复发者。

牡疟方二首

仲景《伤寒论》：牡疟多寒者名牡疟[①]，牡疟汤主之方。

牡蛎<small>四两，熬</small>　麻黄<small>四两，去节</small>　甘草<small>二两，炙</small>　蜀漆<small>三两，若无，用常山代之</small>

上四味，切，以水先洗蜀漆三遍，去腥，以水八升，煮蜀漆及麻黄，去沫，取六升，纳二物，更煎。取二升，去滓，温服一升，即吐，勿更服，则愈。忌海藻、菘菜。

又，疗牡疟，蜀漆散方。

蜀漆<small>洗去腥</small>　云母　龙骨

上三味，等分，捣、筛为散，先未发前一炊，以清酢、浆水和半钱服，临发时更服一钱。温疟者，加蜀漆半分、云母炭火烧之，三日三夜用。并出第十五卷中。
<small>云母，一作云实。</small>

一切疟方四首

崔氏：疗一切疟，大黄丸方。

大黄<small>三两</small>　朴硝<small>二两</small>　巴豆<small>一两，去皮，熬令黑，研如泥</small>

上三味，捣、筛大黄、朴硝，然纳巴豆，以蜜和，捣二千杵，丸如梧桐子大。米饮下两丸，日二服，不断再服，即瘥。忌芦笋、野猪肉等物。

《救急》：疗一切疟，常山汤方。

常山<small>三两，精上者</small>　石膏<small>八两，打破，绵裹</small>
白秫米<small>一百二十粒</small>　淡竹叶<small>一握</small>

上四味，以水八升，渍一宿，煮。取二升五合，去滓分温三服：清旦一服，欲发一服，正发时一服，三服讫，静室中卧，莫共人语，过时后洗手、面与食。七日禁劳、生葱、生菜、酒及热面、毒鱼。久疟不过，再剂。一方加乌梅二七枚熬

之。出姚大夫《集验》。出第一卷中。《集验》疗疟间日或夜发。

《古今录验》：疗一切疟，大有验，朱砂丸方。

朱砂<small>一两</small>　蜀常山<small>三两，并须精上，大枰</small>

上二味，各捣下筛毕，别取朱砂，瓷器中细研，可一日研如面，白蜜和，童儿捣一万七千杵讫，作丸如梧子大。一服三丸，用清酒下，行五十余步，随意坐卧。无酒，汤下亦得，唯须暖将息。病人气力强，仍不废[②]行动者，则须于当发日服之，如似[③]日西发者，临发之日勿食，平旦服三丸，巳时服三丸，午后更服三丸，则瘥。若不瘥，必定轻微，更服则瘥。余时发者，准此日西一时，任意消息。

其病人气力微弱者，不得临发日服，应预前一日服之。如似明日发者，今日平旦空腹服三丸，至斋时[④]食一碗粥，至日西更服三丸，至日暮复食一碗淡粥，并不得饱食，至斋前更进三丸，不得食，至午时更进三丸，必瘥。瘥后三日以来，唯得食甜粥饮浆。忌生冷、酢、滑腻、面及饱食。七日以来，特忌生血物、生葱、生菜。

若后七日余者，渐食生冷二种，须复日禁。

若如百日来患瘥后，还须百日禁忌生

---

① 牡疟：指性质属阳的疟病，又称温疟，热疟。但此以"多寒"为主症。《三因极一病证方论·疟叙论》："病者寒多，不热，但惨戚振栗，病以时作，此以阳虚阴盛，多感阴湿，阳不制阴，名曰牝疟。"《医方考》："牝，阴也，无阳之名，故多寒名牝疟。"故疑此为"牝疟"之误。下仿此。

② 不废：即不放弃。《尔雅·释诂下》"废，止也。"

③ 似：通"以"。《说文通训定声·颐部》："似，叚借为以。"

④ 斋时：即午时。斋，佛教的进餐用语。小乘禁止过午而食，以午前、午中进食为斋。《萨婆多毗尼毗婆沙》卷一："斋法以过午不食为体。"

冷。乃至七日患者瘥，还复禁七日生冷。患来虽经多年，但得百日以来禁生冷，过百日后得食无妨。若不禁者，必还重发。

患来日久极重者，不过十服瘥，近者三、五服则瘥。病人十五以上者，一服三丸；十五以下、七岁以上者，一服二丸；七岁以下者，一服一丸；如小者，分此一丸，丸作二小丸服之。出第四卷中。

《近效》：加减疗一切疟无不效，比用不过再服，入口如神，万不一失，桃仁常山丸方。

桃仁二两，不熬，亦不去双仁尖皮　常山二两　豆豉三两

上三味，各别捣五、六百杵，又和更捣六七百杵，然后点好酒如黑泥自成丸。不饮酒事须酒下三十丸如梧子，未发前服，临发更服三十丸，以手捧之于鼻下嗅，取气便定。如不得平复，更服三十丸，或吐、或微利，勿怪，亦有不吐、利瘥者。吐了仍不得漱口，亦不得吃生葱、生菜、果子、甜物、油腻等，却发则难瘥。比来者不过再三服便瘥，一服瘥者多。

其常山事须直蜀者①始堪使用，桃仁须是毛桃仁，余者即无效，豉须新美不用陈者。渴者取乌梅三枚作浆，稍稍咽三五咽。其药唯一人患则少合，不堪预合，无力不效。今方有常山一两、桃仁五七枚、豉一合，恬②多者佳，捣常山作散讫，次研桃仁作泥，别捣豉，点酒捣三五百杵，次一处和捣又六百杵以来，如法服之。医人夏侯拯录之。

灸疟法一十三首

《千金》：疗疟灸法。

灸上星及大椎，大椎穴在背，从第一椎上节陷中是也至发时令满一百壮，艾炷如黍粒，

俗人不解取穴，务大炷。

又法

觉小异，则灸百会七壮。若后更发，又灸七壮。极难愈者，不过三灸。

又法

以足踏地，以线围足一匝，中折，从大椎向百会，灸线头三七壮，炷如小豆许大。

又法

灸风池二穴，各三壮。

又法

从手发者③，灸三间穴在虎口，第二指节根下一寸。三年疟，欲发惨惨④则下火。

又法

从头项发者，未发前预灸项大椎尖头，渐灸，过时止。

又法

从腰发者，灸肾俞百壮穴在第十四椎下，两傍各一寸半是。

又，疗一切疟，无问远近法。

正仰卧，以线量两乳间，中屈，从乳向下灸度头，随年壮，男左女右灸。

又，疗五藏疟，及一切诸疟法。

灸尺泽七壮穴在肘中约上动脉是也。

又，疗痎疟法。

上星主之，穴在鼻中央直入发际一寸，陷容豆是也灸七壮。

又，疗疟日西而发者法。

————

① 其常山事须直蜀者：程本作"其常山须蜀者"。义明，可从。

② 恬：山胁尚德："'恬'，疑当作'黏'。"义顺。

③ 从手发者：指疟病先出现手臂不适症状者。《千金方》卷十第六部称为"从手臂发者"。然后根据发病情况进行穴灸治。故《千金方》："凡灸疟者，必先叩其病之所先发者，先灸之。"

④ 惨惨：严重貌。

临泣主之，穴在目眦上入发际①五分，陷者中是也灸七壮。

又，疗疟多汗，腰痛，不能俯仰，目如脱，项如拔者法。

昆仑主之，穴在足外踝后跟骨上，陷中是也。灸三壮。

又，疗疟实则腰背痛，虚则鼻衄法。

飞扬主之穴在外踝上七寸。灸七壮。并出第十卷中。

攘②疟法六首

《千金》：疗疟法。

未发前抱大雄鸡一只，著怀中，时时警动，令鸡怀中作大声，无不瘥。出第十卷中。《肘后》同。

崔氏：书疟法。

平旦日未出时，闭气书之。先书额上，则戴九天；次书两手心，作把九江；又书背上，从右胛骨下向左，分作两行书之，一如后法：南山有一木，木下不流水，水中有一鱼，三头九尾，不食五谷，唯唆疟鬼，急急如律令；又书两脚心下，作履九江。

上以前法既不损人，又无不瘥者。其有一度书不甚瘥，可更书之。书符必不得脱错，亦不可重点画不成也。又勿食五辛。书疟法路州③满上人传。云：妙，不可道。以下二法，余用俱效。

又法

令所患人未发前，正南北眠，头向南，五心并额及舌上七处，闭气书鬼字，则瘥。随意任东西。《肘后》同。

又法

总书八行，其下七行，一准前行，通而为八，山题子，山题子，山题子，山题子，准前计更有七行，通前为八行。此符压疟鬼，一去千里外，急急如律令，某

年、某月、某州、某县、某乡、某里、姓名牒，姓名则所患人也。

上以手把符勿开，男左女右，待过时久，然后任开，其符仍以火烧却。

咒疟法：

候病者发日，日未出时，自执一石于水滨，一气咒云：智智④团团，行路非难，捉取疟鬼，送与河官。急急如律令，即投石沉于水中，勿反顾而去。并出第四卷中。

元希声侍郎《集验》：书疟法。

额上书两金字重，胸前书两火字并，背上书两水字并，两手书木字单，两足下各书土字，脐下作四口字重。

上含水闭气，用朱书，未发前书之，有验。

许仁则疗疟方四首

许仁则：此病之候，乃有数种，亦有宿患痃癖⑤，饮食失宜，因节气初交，亦生此病；亦有痰澼⑥积聚，久不通散，冷热相攻，亦生此疾；亦有地居卑湿，时属暑热，内有宿病，外感恶气，亦生此疾；亦有盛夏蒸热饮冷，冷热间隔，秋夏气交，亦生此疾。以要言之，终由饮食失

---

① 际：原误作"除"，据程本、高校本、《千金方》卷十第六改。

② 攘：通"禳"（ráng 音瓤），去邪消病除恶之祭。《说文通训定声·壮部》："攘，叚借为禳。"下"许仁则疗疟方四首"中可证。

③ 路州：山胁尚德："'路'，疑当作'潞'。"高校本按：作"潞"似是。崔氏方的唐高宗时成书，时置有潞州，而史无路州。

④ 智（yuān 音渊）智：目深貌。《肘后方》卷三第十六作"圆圆"。

⑤ 痃癖：病名，指邪气久居胁肋或脐腹而患癖块病的泛称。此处为疟疾所致，似属疟母。

⑥ 痰澼：病证名，又谓痰癖，指水饮久停或痰，流移胁肋，症见胁痛有块的病证。

常，寒暑乖宜，上热下击，将疗之方，吐下为本。

人有强羸，病有轻重，自须临时斟酌，不可一概言之。此病别有祈祷压禳而瘥者，自是人心妄识，畏爱生病，亦犹弓影成蛊耳。必有不诬此法，专意信之，亦任其从禳祷之道。虽然，必须资药以救之，比见用药攻疗，无不瘥者，以法禳之，则有无不效者，以此言之，明知病在于内，徒劳于外耳。

此病之始，与天行不多别，亦头痛，骨肉酸楚，手足逆冷，口、鼻、喉、舌干，好饮水，毛耸，腰脊强欲反拗[1]，小便赤，但先寒后热，发作有时，可不审察，其发作日有准，凡经七日以后，先服鳖甲等五味散，取快吐方。

鳖甲三两，生用　常山二两　甘草二两，炙　松萝二两　桂心一两

上药，捣、筛为散。煮乌梅汤下，初服一方寸匕，日二服，稍稍加之，以得吐为限。忌人苋、生葱、生菜、海藻、菘菜。

又，审其[2]候，若体力全强，日再服，每服皆取吐。自觉气力不甚强，则每一服取吐，晚不须服。如全绵惙[3]，事须取吐，则三两日一服，经五六度吐讫，但适寒温将息，并食饮使体气渐强；若知病虽轻吐，根本未似得除，事须利之，以泄病势，宜合当归等六味散服之。取利方。

当归五两　白术五两　细辛四两　桂心三两　大黄五两　朴硝四两

上药，捣筛为散。平日空肚以酒饮下，初服一方寸匕，日再服，稍稍加之，得利为度。候气为强羸，取利多少，一一如前取吐法。忌桃李、雀肉、生葱、生菜。

又，依前鳖甲等五味散取吐，当归等六味散利后，虽经吐下，其源尚在，如更吐利，又疟疟[4]羸，宜合鬼箭羽等十味丸服之方。

细辛四两　橘皮四两　鬼箭羽折看之如金色者，二两　白术五两　桂心四两　地骨皮四两　蜀漆二两　甘草三两，炙　当归五两　丁香三两

上药，捣、筛，蜜和，丸如梧子。煮乌梅饮下之，初服十五丸，日再，稍稍加至三十丸。服经三五日后，若觉热上，每服药后良久，任吃三两口粥，饮压之。忌海藻、菘菜、桃李、雀肉、生葱。

又，疗此病，曾用释深师一方，大有效，其方有巴豆、皂荚、藜芦，三味作丸服，虽经困苦，一服永断。并出第一卷中。吴升同。

外台秘要方卷第五

右从事郎充两浙东路提举茶盐司干办公事赵子孟校勘

---

①　反拗（ǎo音袄）：反折。《玉篇·手部》："拗，拗折也。"
②　其：原作"自"，义难通，据程本改。
③　如全绵惙：谓全身疲软无力。《集韵·薛韵》："绵，弱也。"《玉篇·心部》："惙，疲也。"
④　疟：原作"汪"，据程本，高校本及文义改。

外台秘要方卷第六 霍乱及呕吐二十九门

朝散大夫守光禄卿直秘阁判登闻检院上护军臣林亿等上进

霍乱病源论三首

《**病源**》：霍乱[1]者，由人温凉不调，阴阳清浊二气有相干乱之时，其乱在于肠胃之间者，因遇饮食而变发，则心腹绞痛；其有先心痛者，则先吐；先腹痛者，则先痢[2]；心腹并痛者，则吐痢俱发。挟风而实者，身发热，头痛、体疼而复吐痢；虚者，但吐痢，心腹刺痛而已。亦有饮酒食肉，好餐腥脍，生冷过度；或居处不节；或露卧湿地；或当风取凉，而风冷之气归于三焦，传于脾胃，脾胃得冷则不磨，不磨则水谷不消化，亦令清浊二气相干，脾胃虚弱，便生吐痢，水谷不消，则令心腹胀满，皆成霍乱。

----

[1] 霍乱：病名。泛指突然剧烈吐泻，心腹绞痛的病。又有"胃反"和"走哺"之别称。

[2] 痢：当作"利"，即下利，也谓之泄泻。按古"利"多用于表述泄泻。《内经》、《伤寒论》、《金匮》、《病源》多如是。"痢"，指腹痛，里急后重，大便呈脓血黏冻的病。故"利"、"痢"有别。检本卷及全书，仅少数情况的"痢"名实相符（如本卷《下焦热方六首》），别处多与"利"相混。此处予以说明，别处维持原书不出注。

霍乱有三名：一名胃反[1]，言其胃气虚逆，反吐饮食也；二名霍乱，言其病挥霍[2]之间，便致撩乱[3]也；三名走哺[4]，言其哺食变逆者也。诊其脉来代者，霍乱；又脉代而绝者，亦霍乱。霍乱脉大可疗，微细不可疗。霍乱吐下，脉微迟，气息劣[5]，口不欲言者，不可疗也。

《养生方》云：七月食蜜，令人暴下，发霍乱。出第二十二卷中。

《千金》论曰：原夫霍乱之为病也，皆因食饮，非关鬼神，饱食肫脍，复餐乳酪，海陆百品，无所不喙；眠卧冷席，多饮寒浆。胃中诸食，结而不消，阴阳二气，拥而反戾，阳气欲降，阴气欲升，阴阳乖隔[6]，变成吐痢。头痛如破，百节如懈，遍体诸筋，皆为回转。论时虽小，卒病之中，最为可畏，虽临深履，危不足以喻之也。养生者宜达其旨趣，庶可免于夭横[7]者矣。

又，凡霍乱，务在温和将息，若冷则遍体转筋。凡此病定已[8]后，一日不食为佳，仍须三日少少吃粥，三日以后，乃可恣意食息也。七日勿杂食为佳，所以养脾气也。出第二十卷中。

霍乱吐痢方一十二首

《广济》：疗霍乱吐痢，藊豆汤方。

藊豆叶切，一升　香薷叶切，一升　木瓜一枚，切　干姜一两，切

上四味，以水六升，煮。取二升五合，绞去滓，分温三服，服别相去如人行六、七里，并无所忌。

又，疗冷热不调，霍乱吐痢，宿食不消，理中丸方。

人参八分　白术八分　甘草八分，炙　干姜六分　高良姜八分　桂心六分

上六味，捣、筛，蜜丸。空腹，以饮服如梧子大三十丸，日二服，渐加至四十丸，老小以意减之。忌生冷、油腻、生葱、海藻、菘菜、桃李、雀肉等物。

又，疗霍乱，冷热不调，吐痢，高良姜汤方。

高良姜五两　木瓜一枚　杜梨枝叶三两

上三味，切，以水六升，煮。取二升，绞去滓，空腹，温三服，服别如人行六七里，无所忌。并出第四卷中。

《小品》：霍乱吐痢，心烦，乱发汤主之方。

乱发一枚　如鸭子大，烧令焦　人参一两　吴茱萸一升　甘草一两，炙

上四味，切，以水三升，酒二升，煮。取二升，绞去滓，温服五合。忌海藻、菘菜。

又，疗霍乱吐痢，已服理中及四顺汤不解者，以竹叶汤方。

竹叶一虎口，寸切之　小麦一升　生姜十两　甘草一两，炙　人参一两　附子一两，炮　肉桂二两　当归二两　芍药一两　白术三两　橘以二两

上十一味，以水一斗半，先煮小麦、竹叶，取八升汁，去滓，纳诸药，煮。取二升半，分三服。吐痢后，腹满加厚朴二两炙；上气加吴茱萸半升，瘥。理中、四顺则大热，热毒霍乱宜竹叶汤。忌生葱、

---

① 胃反：霍乱病之别称。指霍乱病呕吐剧烈者。但与《金匮》、《肘后方》之"朝食暮吐，或暮食朝吐"之胃反有别。

② 挥霍：迅疾貌。

③ 撩乱：纷乱。亦作"缭乱"。

④ 走哺：霍乱病之别称。指霍乱病的一种类型，下焦实热，致使二便不通，呕吐不止者。

⑤ 气息劣：气息极度微弱。劣，极差。

⑥ 阴阳乖隔：指阴阳隔阻不通而逆乱。乖，悖违。

⑦ 夭横：意外死亡。

⑧ 已：通"以"。

海藻、菘菜、猪肉、桃李、雀肉等。《千金》、《古今录验》并同。

又，霍乱吐痢而汗出，小便复利，或下利清谷①，里外无热②，脉微欲绝，或恶寒，四肢拘急，手足厥逆③，四逆加猪胆汤主之方。

甘草二两，炙　干姜半两，炮　附子一枚，生去皮，破八片　猪胆汁半合

上四味，切，以水二升，煮。取一升四合，温分再服。无猪胆以羊胆代之。《删繁》、《千金》、《经心录》同。强人可与大附子一枚，干姜至三两。若吐之后，吸吸少气④者，及下而腹满者，加人参一两，诸药皆减为一两。如证者，亦宜与理厥人参汤佳。忌海藻、菘菜、猪肉。

又，四顺汤，与前疗同，常用此方。

人参三两，一方二两　干姜三两，一方一两
甘草三两，一方一两，炙　附子二两，《范汪方》用一两

上四味，切，以水六升，煮。取二升，绞去滓，温分三服。转筋⑤肉冷，汗出呕哕者良。忌海藻、菘菜、猪肉。《千金》同。《删繁》、《范汪方》云：利甚者加龙骨二两，妙。

又，白丸，疗霍乱呕吐，及暴痢⑥良方。

半两三两，洗　附子四两，炮　干姜三两，炮　人参三两　桔梗二两

上五味，作散，临病和之。若吐痢不止者，以苦酒和之。饮服二丸如梧子，不瘥复服。耐药者加之以意，下者以蜜和丸亦得。忌猪羊肉、饧。范汪同。并出第四卷中。

崔氏：理中丸，疗三焦不通，呕吐不食，并霍乱吐逆下痢，及不得痢，悉主之方。

人参三两　干姜二两，炮　白术三两
甘草三两，炙

上四味，捣、筛，蜜和丸，丸如梧子。平旦取粥清服五丸，日再服。一方干姜三两。忌海藻、菘菜、桃李、雀肉等。出第二卷中。

《延年》：理中丸，疗霍乱吐痢宿食不消方。

白术二两　干姜二两，炮　人参二两
甘草二两，炙　大麦蘖二两，熬令黄

上五味，捣、筛，蜜和为丸。以饮服十五丸，如梧子大，日再服，稍加至二十丸。忌海藻、菘菜、桃李、雀肉等。出第六卷中。

《必效》：理中散，主霍乱及转筋吐痢不止方。

青木香六分　桂心八分，炙　厚朴八分，炙　甘草八分，炙　白术八分　干姜十分，炮　附子六分，炮

上七味，捣、筛为散。饮服两钱匕，如人行五六里不定，更服一钱匕，瘥止。忌海藻、菘菜、生葱、猪肉、桃李、雀肉等。

又方

若热霍乱⑦则渴，心烦欲得冷水吃，则宜恣意饮冷水及土浆，取足定止。

---

① 下利清谷：指大便呈稀水样，并夹杂有较多未消化的食物。

② 里外无热：指里有阳虚阴盛病机，外无发热的症状。

③ 手足厥逆：即手足逆冷不温。

④ 吸吸少气：因气少而致呼吸困难。吸吸，呼吸急促貌。

⑤ 转筋：也称霍乱转筋。指霍乱病因吐泻过度伤津或损阳，筋失濡润或温煦，而有筋脉拘急挛缩扭转之征。《素问·生气通天论》："阳气者，精则养神，柔则养筋。"下有"霍乱转筋"专述。

⑥ 暴痢：此指霍乱病的突然大泻症状。

⑦ 热霍乱：指以热毒炽盛，并有发热症状的霍乱病。"霍乱"，原作"霍霍"，据程本、高校本及文义改。

霍乱脐上筑方三首

《病源》：霍乱而气筑悸①者，由吐下之后，三焦、五脏不和，而水气上乘于心故也。肾主水，其气通于阴。若吐下则三焦、五脏不和，故脾气亦虚，不能制水，水不下宣，与气俱上乘心，其状起脐下，上从腹至心，气筑筑然而悸动不定也。出第二十二卷中。

仲景论：霍乱脐上筑者，肾气动也。先疗气，理中汤去术加桂。凡方加术者，以内虚也；加桂者，恐作奔豚②也。理中汤方。

人参三两　甘草三两，炙　白术三两
干姜三两，炮

上四味，切，以水八升，煮。取三升，去滓，温服一升，日三夜一。若脐上筑者，肾气动也，去术加桂心四两；吐多者，去术加生姜三两；若下多者，复用术；悸者，加茯苓二两；若病先时渴喜得水者，加术合前成四两半；若腹中痛者，加人参合前成四两半；若恶寒者，加干姜合前成四两半；若腹满者，去术加附子一枚炮去皮，破六片。服汤后一食顷，饮热粥一升许，汗微出自温，勿发揭衣被也。忌海藻、菘菜、桃李、雀肉等。《千金》、《备急》、文仲、崔氏、《集验》、《必效》、《小品》、《古今录验》并同。

又，霍乱脐上筑者，以吐多故也。若吐多者，理中汤主之方，如前法加减。霍乱四逆③吐少呕多者，附子粳米汤④主之方。

附子一枚，炮去皮，破六片　半夏半升，洗，完用　甘草一两，炙　大枣十枚，擘　粳米半升

上五味，切，以水八升，煮米熟去滓。温服一升，日三。忌羊肉、猪肉、海

藻、菘菜、饧。《小品》、《千金》同。出第十七卷中。一方有干姜一两。

范汪：疗霍乱，脐上筑而悸，茯苓理中汤方。

茯苓大如枣者三枚，一方二两　甘草三两，炙　干姜一两，炮　人参三两　木瓜三两

上五味，㕮咀，以水六升，煮。取三升，去滓，适寒温分为四服。忌海藻、菘菜、酢物。出第四卷中。

霍乱腹痛吐痢方七首

《广济》：疗霍乱腹痛吐痢方。

取桃叶切三升，以水五升，煮。取一升三合，分温二服。出第四卷中。

范汪：理中加二味汤，疗霍乱胸满腹痛吐下方。

人参三两　干姜三两，炮　甘草三两，炙　白术三两　当归二两　芍药二两

上六味，㕮咀，以水七升，煮。取三升，绞去滓，温服一升，日三，甚良。忌海藻、菘菜、桃李、雀肉等。

又，主霍乱腹痛吐下方。

取桃叶，冬取皮煎汁，取一酒杯，有效。出第四卷中。《千金》云捣绞取汁一升，服立止。

《千金》：理中汤⑤，疗霍乱吐下，胀

---

① 气筑悸：谓自觉有气鼓动，如有物捣筑貌。下"筑筑然"义同此。《病源》卷二十二《霍乱心腹筑悸候》作"心腹筑悸"。
② 奔豚：病证名。又称奔豚气。五积之一，症见有气从少腹上冲胸脘、咽喉，发作时痛苦异常，往来寒热，少气咳逆。多由肾经阴寒水气上逆或肝经气火上冲所致。
③ 四逆：指四肢逆冷。
④ 附子粳米汤：《千金方》卷二十二第六，方中有"干姜一两"。
⑤ 理中汤：《千金方》卷二十二第六作"治中汤"。

满，食不消，心腹痛方。

人参三两　白术三两　甘草三两，炙
干姜三两

上四味，以水六升，煮。取三升，绞
去滓，温分三服。不瘥，频进两三剂。远
行防霍乱，作丸如梧子，服二十丸。散服
方寸匕，酒亦得。若转筋者，加石膏三
两。忌海藻、菘菜、桃李、雀肉等。《备
急》、《集验》、《小品》、文仲、《古今录
验》同。出第二十卷中。与前仲景方同，加减
别。

《备急》：疗霍乱吐痢，高良姜酒方。
高良姜火炙令焦香，每用五两打破，
以酒一升，煮。取三四沸，顿服。亦疗霍
乱腹痛气恶①。崔氏、《延年》同。出第
一卷中。

《救急》：疗霍乱初觉不好，则用此
方。主腹痛吐痢，香薷汤方。

生香薷切，一升　小蒜一升，碎　厚朴六
两，炙　生姜十两

上四味，切，以水一斗，煮。取三
升，分三服。得吐痢止，每服皆须温，如
吐痢不止，用后方。

又，芦根汤方。

生芦根切，一升，入土者　生姜一斤　橘
皮五两

上三味，切，以水八升，煮。取二
升，分二服，服别相去，以意消息之。并
出第一卷中。

霍乱不止及洞下泄痢方八首

《病源》：霍乱而下痢者，是冷气先
入于肠胃，肠胃之气得冷则交击而痛，故
霍乱。若先腹痛者，则先下痢也。出第二
十二卷中。

《广济》：疗霍乱不止方。
取酢浆水三升，煮。取一升五合，纳

米粉一抄，搅调分二服，服别相去如人行
三、四里。出第四卷中。

《小品》：霍乱卒吐不下禁，脉暴数
者，人参汤主之方。

人参二两　茯苓二两　葛根二两　橘皮
二两　麦门冬去心，二两　甘草二两，炙

上六味，切，以水五升，煮。取二
升，绞去滓，温分三服。忌海藻、菘菜、
酢物。出第四卷中。

《删繁》：疗霍乱洞泄②不止，脐上筑
筑，肾气虚，人参理中汤方。

人参　干姜　甘草炙，各三两　茯苓四
两　橘皮四两　桂心三两　黄芪二两

上七味，切，以水九升，煮。取三
升，去滓，分温三服。忌海藻、菘菜、生
葱、醋物。出第四卷中。《肘后》云：洞者，
宜泻也。

又，疗中焦虚寒，洞泄，人参汤补虚
泄方。

人参三两　甘草二两，炙　黄芩二两
当归三两　茯苓四两　干姜四两　厚朴四两，
炙　芎䓖三两　粟米二升

上九味，切，以水一斗五升，煮米取
熟，去米，澄取七升，下诸药，煎。取三
升，分三服。忌海藻、菘菜、大酢等物。

又，疗中焦洞泄下痢，或因霍乱后泻
黄白无度，腹中虚痛，黄连汤方。

金色黄连四两　黄柏三两　当归三两
厚朴三两　酸石榴皮四两　干姜三两　地榆
四两　阿胶四两

上八味，切，以水九升，煮。取三
升，去滓，下阿胶，更煎取烊，分三服。
忌猪肉、冷水。并出第四卷中。

————————

① 气恶：气逆恶心。
② 洞泄：即泄泻之急者。《文选·陆机》李善
注："洞，疾貌。"

《千金》：疗霍乱洞下①不止方。

取艾一把，水三升，煮。取一升，顿服之。《备急》同。出第二十卷中。

《延年》：增损理中丸，主霍乱下气能食，止泄痢方。

人参六分　白术六分　厚朴六分，炙　茯苓六分　甘草六分，炙　姜屑二分

上六味，捣、筛，蜜和，为丸如梧子大。一服十丸，饮下，酒下亦得，加至十五、二十丸。忌生冷、海藻、菘菜、桃李、雀肉、大醋。出第六卷中。

《必效》：疗霍乱水痢②，腹中雷鸣，无不瘥。乌梅黄连散方。

乌梅肉三两　黄连三两　熟艾叶三两　赤石脂二两　当归三两　甘草三两，炙　附子二两，炮　阿胶三两，碎，熬令黄，然后末

上八味，捣、筛为散。有患者每服二方寸匕。疑热则饮下，疑冷则酒下。忌海藻、菘菜、猪肉、冷水。出第二卷中。

霍乱后脉绝手足冷方四首

《病源》：霍乱而大吐、下后，其肠胃俱虚，乃至汗出，其脉欲绝，手足皆冷，名为四逆。四逆者，谓阴阳卒厥绝③也。出第二十二卷中。

仲景《伤寒论》：既吐且痢而大汗出，小便复利，或下利清谷，里寒外热，脉微欲绝，或发热恶寒，四肢拘急，手足厥逆者，四逆汤主之方。

甘草二两，炙　附子一枚，生，去皮，破六片　干姜一两半

上三味，切，以水三升，煮。取一升二合，去滓，温分二服，加减依后法④。忌海藻、菘菜、猪肉。《千金》同。

又，吐已下断，汗出厥冷，四肢拘急不解，脉微欲绝者，通脉四逆汤主之方。

甘草二两，炙　大附子一枚，削去皮，破六片　干姜三两，炮，强人可至四两

上三味，以水三升，煮。取一升二合，去滓，温分二服，其脉即出⑤愈。若面色赤者，加葱白九茎；若腹中痛者，去葱白加芍药二两；若呕者，加生姜二两；若咽痛者，去芍药加桔梗一两；若利止脉不出⑥者，去桔梗加人参二两，病皆与方相应，乃合服之。若吐利止，身疼痛不休者，消息和其外。《伤寒论》中又有：疗诸发热霍乱者，审取之。忌海藻、菘菜、猪肉。并出第十七卷中。仲景《伤寒论》上证合用通脉四逆加猪胆汤⑦。又吐利止，身痛不休者，消息和解其外，宜桂枝汤小和之。

《小品》：扶老理中散，并作丸长服亦得。疗羸老冷气恶心，食饮不化，腹虚满，拘急短气，及霍乱呕逆，四肢厥冷，心烦气闷流汗悉主之方。

人参五两　干姜六两　白术五两　麦门冬六两，去心　附子三两　茯苓三两　甘草五两，炙

上七味作散，临病煮取三合，白汤饮和方寸匕，一服不效又服，常将蜜丸，酒服如梧子二十丸。忌海藻、菘菜、猪肉、

---

① 洞下：即洞泻。下，下利，即泻也。

② 水痢：指霍乱病泻下物清稀如水。

③ 阴阳卒厥绝：谓阴阳二气猝然逆乱，阻隔不通所致。厥，气逆也。绝，阻隔不通。

④ 加减依后法：《伤寒论》卷二第五、《金匮》卷中第十七并作"强人可大附子一枚，干姜三两"。按此五字疑为王焘语，似指应参考下文"通脉四逆汤"的加减方法，故曰"以后法"。

⑤ 其脉即出：指脉象转和而原有的"脉微欲绝"之象消失。

⑥ 利止脉不出："出"原作"止"。高校本据"证言'脉微欲绝'，故当作'出'是。今据程本、《伤寒论》卷六第十一、《千金方》卷二十第六改。按"脉不止"亦顺，指病人下利停止而"脉微欲绝"仍在，此为正气未复之象，故"去桔梗加人参二两"才有临证依据。

⑦ 通脉四逆加猪胆汤：《伤寒论》、《金匮》均载此方，但所主病证与此处所改有出入。

桃李、雀肉、大醋。出第四卷中。《千金》同。

《千金》：四逆汤①，主多寒，手足厥冷，脉绝方。

吴茱萸二升　当归三两　桂心三两　芍药三两　细辛二两　通草二两　生姜八两　甘草二两，炙　大枣十二枚，擘

上九味，切，水六升，清酒六升，合煮。取三升，分温四服。旧方枣二十五枚，今以霍乱法多瘀，故除之。若除枣，入葛根二两佳。忌生葱、生菜、海藻、菘菜。《小品》同。仲景《伤寒论》此方名当归四逆加②吴茱萸生姜汤。

霍乱烦躁方八首

《病源》：霍乱之后，烦躁卧不安者，由吐下之后，腑脏虚极，阴阳未理，血虚气乱，故血气之行，未复常度，内乘于腑脏，故烦躁而不得安卧也。出第二十二卷中。

《肘后》：霍乱后，烦躁卧不安，葱白大枣汤方。

葱白二十枚　大枣十二枚，擘

上二味，以水二升半，煮。取一升，去滓，顿服之。文仲同。

又，疗霍乱心腹胀痛，烦满短气，未得吐下方。

生姜若干姜一小升

上一味，㕮咀，以水五升，煮三沸，顿服。若不即愈，可更作，无新药，煮滓亦得。

又方

桂心屑半升，以暖饮二升和之，尽服。忌生葱。《备急》同。并出第二卷中。

文仲：疗霍乱烦躁方。

浓煮竹叶，饮五升，令灼灼尔，以淋转筋处。《肘后》、《备急》同。

又方

服干姜屑三两方寸匕。《肘后》、《备急》同。

又方

小蒜一升，㕮咀，水三升，煮。取一升，顿服之。《肘后》同。并出第二卷中。

《备急》：疗霍乱烦躁方。

黄粱米粉半升，水一升半，和搅如白饮③，顿服。糯米亦得。

又方

烧乱发如鸡子大，以盐汤三升和服之，不吐复服。出第一卷中。

霍乱众药疗不效方二首

《小品》：疗霍乱，诸药不能疗，乱发汤方。

乱发握如鸡子，熬令焦　小蒜十四枚　附子一两，炮　甘草三两，炙

上四味，切，以水六升，煮。取三升，去滓，温分三服。忌猪肉、海藻、菘菜。出第四卷中。

《千金》：人参汤，疗毒冷霍乱④，吐痢，烦呕，转筋，虚冷汗出，手足指浮肿，气息垂死，绝语音声不出，百方不效，脉不通者，服此汤取瘥乃止，随吐者续更服勿住方。

人参　附方炮　厚朴炙　茯苓　甘草

---

① 四逆汤：《伤寒论》卷六第十二作"当归四逆加吴茱萸汤"。

② 加：原误作"如"，据程本、高校本、《伤寒论》卷六第十二改。

③ 白饮：即清水。《医心方》卷十一第三引作"白粥"。

④ 毒冷霍乱：病名，霍乱的类型之一。又称冷霍乱、寒霍乱。指霍乱病阴阳虚阴寒内盛，以诸寒之象见征者。毒冷，极寒极冷。毒，凶狠。

炙 橘皮 当归 葛根各二两 桂心 干姜炮,各三两

上十味,以水七升,煮。取二升半,分温三服。忌海藻、菘菜、生葱、大酢。出第二十卷中。

干湿霍乱及痰饮方五首

《病源》：霍乱者,多吐痢也。干霍乱①者,冷气搏于胃,饮食不消,但腹满烦乱,绞痛短气,其肠胃先挟实,故不吐痢,名为干霍乱也。出第二十二卷中。

《救急》：疗霍乱,无问干湿冷热等,木香汤方。

青木香长三寸 高良姜二两 豆蔻子二枚

上三味,㕮咀,以水一大升,煮。取半升,顿服之则定。

又方

乌牛屎二两,以水二升,煮沸,绞滤顿服之,大良。

又,生姜汤方

以东壁土一把 生姜一大两,碎之

上二味,用水一大升,煮。取半升,澄清热饮之。如渴,依前进。并出第一卷中。

《必效》：疗上吐下痢者,名为湿霍乱②方。

黄牛屎半大升许,取水一大升,煮三两沸,和牛屎滤取汁,服半升即止。犁牛子屎亦佳。无牛处,常将干者相随亦好用。《备急》、崔氏、范汪同。出第三卷中。

又,四神丸,主霍乱冷实不除,及痰饮百病无所不主方。

干姜一两 桂心一两 附子一两,炮巴豆六十枚,去心皮,熬,研如脂

上四味,末之,蜜和,为丸如小豆大。饮服二丸,取快下,不下又服一丸。忌生葱、野猪肉、芦笋。胡洽同。出第四卷中。

霍乱心腹痛方三首

《病源》：霍乱而心腹痛者,是风邪之气客于脏腑之间,冷气与真气相击,或上攻心,或下攻腹,故心腹痛也。出第二十二卷中。

《广济》：疗霍乱心腹痛,烦呕不止,厚朴人参汤方。

厚朴四两,炙 橘皮二两 人参二两高良姜一两 当归一两 藿香一两

上六味,以水七升,煮。取二升五合,绞去滓,分温三服,服别相去如人行六、七里。忌生冷、黏腻。出第四卷中。

《肘后》：疗霍乱苦绞痛不止方。

姜二累,豉二升

合捣,中分为两分,手捻令如粃③,熬令灼灼④尔,更番以熨脐中,取愈。出第一卷中。

《千金》：霍乱、蛊毒、宿食、心腹痛、冷气、鬼气方。

极咸盐汤三升一味,霍乱心腹暴痛,宿食不消,积冷烦满者,热饮一升,以指刺口,令吐,宿食使尽。不尽更刺,吐讫复饮,三吐住静止。此法大胜诸药,俗人

---

① 干霍乱：病名,霍乱的类型之一。又名搅肠痧。因饮食不节,或感触山岚瘴气,以致浊邪闭塞胃肠而引起,症见突然腹中绞痛,欲吐不吐,欲泻不泻,烦闷不安,甚则面青肢冷,汗出,脉伏者。
② 湿霍乱：病名。因内伤饮食,外感寒、湿、暑、热之邪,症见呕吐泻泄,甚则手足逆冷、转筋等,有寒、热之分。
③ 粃(shēn音身)：谷类加工后的渣滓。《玉篇·米部》："粃,粉滓也。"
④ 灼灼：炙热貌。

以为田舍①浅近法，鄙而不用，守死而已。凡有此疢②，即须先用之。《备急》、崔氏、《集验》、文仲并同。出第二十卷中。

霍乱烦渴方四首

《病源》：霍乱而烦渴者，由大吐逆，上焦虚，气不调理，气乘于心则烦闷也；大利则津液竭，津液竭则脏燥，脏燥则渴也。烦渴不止则引饮，引饮则利亦不止。出第二十二卷中。

《肘后》：疗霍乱吐下后，大渴多饮则杀人方。

黄粱米③五升，水一斗，煮之令得三升，澄清稍稍饮之，勿饮余饮。《备急》同。糯米亦得。出第二卷中。

《备急》、《近效》：疗霍乱，不吐，不下食，气急而渴方。

木瓜一枚，切，以水四升，煮。取二升，细细饮尽，更作。吐不止者，亦瘥。若渴，唯饮此汤，佳。根茎亦可用。此汤令人吐。崔氏、张文仲同。出第一卷中。

《必效》：霍乱渴方。

糯米二升，涛④取泔，饮讫则定。若不渴，不须。一方渴者，服之并当饱。又云：研糯米取白汁，恣意饮之，以瘥为度。泾阳崔尉云奇效，偏主干霍乱。出第三卷中。

又，疗霍乱后，渴，口干，腹痛不止者，厚朴桂心汤方。

厚朴四两，炙　桂心二两

上二味，切，以水四升，煮。取一升二合，绞去滓，内分六合，细细饮之。服了如其渴，欲得冷水，尽意饮之。长安傅少府常服。忌生葱。出第二卷中。

霍乱干呕方五首

《病源》：霍乱而干呕者，由吐下之后，脾胃虚极，上焦⑤不理，气痞结⑥于心下，气时逆上，故干呕。干呕者，谓欲呕而无所出也。若更遇冷，冷折胃气，胃气不通，则变哕也。出第二十二卷中。

《肘后》：疗苦呕不息方。

取薤白一虎口，切，以水三升，煮。令得一升半，服之不过三度。《备急》同。

又，干姜茱萸汤方

干姜切　茱萸各二两，熬

上二味，以水二升，煮。取一升，顿服之。下不止，手足逆冷者，加椒百枚、附子一枚炮，水三升，煮，取一升，顿服。出第二卷中。

《删繁》：疗霍乱后不欲食，胃弱呕吐不止，厚朴汤方。

厚朴四两，炙　干藊豆叶二两　茯苓三两　白术五两　人参三两

上五味，切，以水七升，煮。取二升，分三服。忌桃李、大醋、雀肉等。出第二卷中。

《千金》：疗霍乱引饮，饮辄干呕方。

生姜五两，水五升，煮。取二升半，分二服。又，煮高良姜饮之，大佳。《延年秘录》、《备急》、《小品》、崔氏、张文仲同。出第二十卷中。

①　田舍：谓民间。
②　疢（chèn 音衬）：疾病的泛称。程本作"疾"。
③　黄粱米：《肘后方》卷二第十二作"黄米"，且服后"莫饮余物也"。
④　涛：山胁尚德曰："'涛'，疑当作'淘'。"高校本按："涛"用作"淘"。
⑤　上焦：《病源》卷二十二《霍乱干呕候》作"三焦"。
⑥　痞结：郁阻结聚。痞，闭塞不通。

《经心录》：疗霍乱后烦呕，厚朴汤方。

厚朴二两，一方四两，炙　生姜三两　枳实三两，炙，一方三枚

上三味，切，以水六升，煮。取二升，分三服。出第二卷中。

霍乱转筋方一十四首

《病源》：霍乱而转筋者，由冷气入于筋故也。足之三阴、三阳之筋，起于足指；手之三阴、三阳之筋，起于手指，并循络于身。夫霍乱大吐下之后，阴阳俱虚，血气虚极，则手足逆冷，而荣卫不理，冷搏于筋，则筋为之转。冷入于足之三阴、三阳，则脚筋转；入于手之三阴、三阳，则手筋转。随冷所入之筋，筋则转。转者，由邪冷之气击动其筋而移转也。

又，转筋者，由荣卫气虚，风冷搏于筋故也。手、足三阴、三阳之筋，皆起于手、足指，而并络于身。若血气不足，阴阳虚者，风冷邪气中其筋，随邪所中之筋，筋则转。转者，谓其转动也。《经》云：足太阳下，血气皆少，则喜转筋，喜踵下痛[1]者，是血气少，则易虚，虚而风冷乘之故也。

诊其左手关上，肝脉也。沉为阴，阴实者，肝实也，苦肉动转筋[2]。左手尺中名神门以候脉[3]，足少阴经也。浮为阳，阳虚者病苦转筋。其汤、熨、针、石，别有正方，补养宣导，今附于后。

《养生方导引法》云：偃卧，展两胫、两手，外踵者相向，令鼻纳气，自极七息。除两膝寒，胫骨疼，转筋。

又云：覆卧，傍视[4]立两踵，生腰[5]，鼻内气，去转筋。

又云：张胫两足指，号[6]五息止，令人不转筋。极自用力张脚，痛挽两足指[7]，号言宽大，去筋节急挛躄痛。久

行，身开张。

又云：覆卧，傍视，立两踵，生腰，以鼻纳气，自极七息。除脚中弦痛，转筋酸疼。一本云：疗脚弱。出第二十二卷中。

《广济》：疗霍乱，吐痢，转筋欲入腹，高良姜汤方。

高良姜四两　桂心四两

上二味，切，以水七升，煮。取二升，去滓，分三服，如人行四、五里一服。忌生冷、生葱。

又，疗霍乱转筋不止，茱萸汤方。

吴茱萸一升　甘草二两，炙　干姜二两，炮　蓼子一把　乱发一两，灰汁洗却腻　桂心二两

上六味，切，以水七升，煮。取二升三合，绞去滓，分温三服，服别相去如人行六七里。忌生葱、海藻、菘菜、生冷、黏腻等。

又，疗转筋方。

取故绵，多取酽醋，甑中蒸及热，用裹病人脚。冷更易，勿停，瘥止。并出第四卷中。《千金》同。

《肘后》：疗两臂脚及胸胁转筋者方。

取盐一升半，水一斗，煮。令热灼灼尔，渍手足，有胸胁者汤洗之。转筋入腹中，到檐[8]病人，令头在下，腹中平乃

---

①　喜踵下痛：易生脚跟下痛。喜，易也，善也。

②　苦肉动转筋：苦于肌肉眠动，筋脉拘挛扭转疼痛。

③　脉：《病源》卷二十二《转筋候》作"肾"。当是，宜从。

④　傍视：即"旁视"，侧目而视。

⑤　生腰：即伸腰，舒展腰部。

⑥　号：大声呼叫呐喊。下仿此。

⑦　痛挽两足指：极力挽拉足趾。《管子·七臣七主》尹知章注："痛，甚极之辞。"

⑧　到檐（dàn 音旦）：当作"倒担"，即将病人头向下，倒竖而担之。《肘后方》卷二第十二作"倒担"。下同。

止。若剧者引阴①，阴缩必死，犹在到檐之可冀②活耳。

又方

煮苦酒三沸，浸毡裹转筋上，令少粉尤佳。又以绵缠膝下至足。崔氏、《集验》、《备急》同。

又，若转筋入腹中如转者方。

取鸡屎白一方寸匕，水六合，煮三沸，温顿服，勿令病者知。仲景、《经心录》、《备急》、《集验》、《必效》同。

又，若霍乱注痢③不止，而转筋入腹欲死者方。

生姜三两，捣破，以酒一升，煮三四沸，顿服之。《肘后》、《小品》、《备急》同。出第二卷中。

《删繁》：疗舌强筋缩，牵阴股，引胸腹，胀痛霍乱，黄龙藤汤方。

黄龙藤切，一升。黄龙藤者，樟木藤也。断以吹气，从里贯度者好也。

上一物，以水四升，煮。取八合，为一服。一剂不止，更至一剂，良验。或宿食不消霍乱，或干霍乱，或吐痢不止，或不吐痢并悉疗之。出第三卷中。

《千金》：霍乱转筋入腹，不可奈何方。

极咸作盐汤于槽中，暖渍之则瘥。《小品》、《集验》同。

又方

以醋煮青布搨④之脚膝，冷复易之。《备急》、文仲、崔氏、《小品》、《集验》、《救急》同。

又方

蓼一把，去两头，以水二升，煮。取一升，顿服。文仲、《小品》、《备急》同。并出第二十卷中。一方云梨叶。

《救急》：霍乱脚转筋绝，四肢已冷强⑤，气绝，心上微暖者，犹可救之方。

取朱砂二两熟研，蜡三两和之为丸，待冷著火笼中，如熏衣被，厚覆勿令烟

泄，兼床下著火，令腹微暖彻，良久当汗，则渐气通便活。忌生血物。出第一卷中。

《必效》：主霍乱脚转筋及入腹方。

以手拗所患脚大母指。灸，当脚心下急筋上，七壮。

又方

木瓜子、根皮合煮汤，服之。并出第二卷中。

霍乱杂灸法二十六首

《肘后》：疗霍乱先腹痛者法。

灸脐上一夫⑥，十四壮，名太仓。在心厌下四寸，更度之。《千金》、《备急》、崔氏、《古今录验》并同。《铜人经》：中管，一名太仓，在脐上四寸，胃募也。

又，疗先洞下者法。

灸脐边二寸⑦，男左女右，十四壮。甚者至三十、四十壮，名大肠募也。《千金》、《备急》、崔氏、《古今录验》同。

又，疗转筋者法。

灸脚心下，名涌泉。

又，灸当足大母指聚筋上，六七壮，神验。

又，灸足大指下约中，一壮。《千金》及《翼》同。

又，疗转筋入腹痛者法。

---

① 引阴：用手握住病人的阴茎、阴囊，向下拽拉。

② 冀：希望，企盼。

③ 注痢：即注利，又谓下注、注泄。指泻下如注。言泄泻之甚者。

④ 搨（dá 音答）：即搭，覆盖。

⑤ 冷强：逆冷而僵硬。强，僵硬。

⑥ 一夫：即取穴的"一夫法"。《千金方》卷七第一曰："凡量一夫之法，覆手并舒四指，对度四指上、中节上横过为一夫。"

⑦ 脐边二寸：即大肠的募穴，别称天枢。

令四人捉手足，灸脐左二寸，十四壮。

又，灸股中大筋上去阴一寸。

又，疗若捥者法。

灸手腕第一约理①中，七壮，名心主，当中指。

又，疗下痢不止者法。

灸足大指本节内侧一寸白肉际，左、右七壮，名大都。《千金》同。《铜人经》：大都二穴，在足大指本节后陷中。

又，疗吐且下痢者法。

灸两乳边连黑外、近腋、白肉际各七壮，可至二七壮。

又，疗若烦闷凑满法。

灸心厌下三寸，七壮，名胃管②。文仲同。

又法

以盐纳③脐中，灸上二七壮。文仲、《千金翼》同。

又，疗若绕脐痛急者法。

灸脐下三寸，三七壮，名关元，良。文仲同。

又，疗先吐者方。

灸心下一寸，十四壮。又，并疗下痢不止，上气，灸五十壮，名巨阙，正心厌尖头下一寸是也。《千金翼》、文仲、崔氏、《备急》同。《铜人经》：巨阙在鸠尾下一寸，心之募也。

又，疗霍乱神秘起死灸法。

以物横度病人口，中屈之，从心鸠尾度以下，灸度下头五壮，横度左右，复灸五壮，此三处并当先灸中央毕，更横度左右也。又灸脊上以物围令正当心厌，又夹脊左右一寸，各七壮，是腹背各灸三处。崔氏、文仲同。

又，华佗疗霍乱已死，上屋唤魂者；又以诸疗皆至，而犹不瘥者法。

捧病人覆卧之，伸臂对以绳度两肘尖头，依绳下夹背脊大骨肉中，去脊各一寸，灸之百壮，无不活者。所谓灸肘椎，空囊归。已试数百人，皆灸毕即起坐。佗以此术传其子孙，世世皆秘之不传。《千金》、崔氏、《备急》同。并出第一卷中。

《千金》：凡得霍乱，灸之或时虽未立瘥，终无死忧，不可逆灸。或但先腹痛，或先下后吐，当随病灸之。

又，疗霍乱灸法。

灸谷门穴，在脐傍二寸，男左女右，一名大肠募，灸二七壮。不止，又灸如前数。《甲乙针经》：天枢，一名长豁，一名谷门，夹脐两傍各二寸陷者中。

又，疗吐下不禁，两手三阴三阳脉俱疾数者法。

灸心厌骨下三寸，又灸脐下三寸，各六、七十壮。

又，疗干呕者法。

灸间使穴，在手掌后三寸两筋间，左右各灸七壮。不瘥，更灸如前数。《翼》、文仲、《肘后》同。

又，疗手足逆冷者法。

灸三阴交穴，在足内踝直上三寸，廉骨际陷中，左右七壮。不瘥，更灸如前数。《肘后》、《古今录验》同。

又，疗转筋不止者法。

灸足踵聚筋上白肉际，七壮，立愈。

又，疗走哺转筋者法。

灸踝④白肉际，左右各二十一壮。

又，灸小腹下横骨中央，随年壮。

又，疗转筋四厥⑤者法。

---

① 约理：即纹理。《外台》多处将"纹"作"约"、"文"。上下仿此。

② 胃管：上脘穴之别称。

③ 纳（内）：原误作"肉"，据程本、《肘后方》卷二第十二改。

④ 踝：《千金方》卷二十第六作"踵"。

⑤ 四厥：即四肢厥冷。

灸两乳根黑①际各一壮。

又，疗转筋在两胁②及胸中法。

灸手掌白肉际七壮。

又，灸膻中、中府、巨阙、胃管、尺泽。以上并疗筋拘头足掌③皆愈。

又，疗转筋不止者法。

若是男子，手挽其阴牵之；女子挽其乳，逐左右边。

又，疗转筋欲死者方。

令四人持手④足，灸脐上一寸十四壮，自不动，勿复持之。

又，疗霍乱泄痢所伤，烦欲死者方。

灸慈宫各二十壮，慈宫在横骨两边各二寸半。横骨在脐下横门骨是也。并出第二十卷中。《甲乙针经》：冲门，一名慈宫，上去大横五寸，在横骨两端约中动脉是。

《救急》：疗霍乱心腹痛胀吐痢，烦闷不止，则宜灸之方。

令病人覆卧，伸两臂膊著身，则以小绳正当两肘骨尖头，从背上量度，当脊骨中央绳下点之，去度。又取绳量病人口，至两吻截断，便中折之，则以度向所点背下两边，各依度长短点之。三处一时下火，灸绝便定，神验。艾炷大稍加也。

又，疗霍乱转筋不止，渐欲入腹。凡转筋能杀人，起死之法无过于灸。灸法唯三处要穴：

第一承筋穴，在踹肠下际，取穴法：以绳从脚心下度至脚踵，便截断度，则回此度从脚踵纵量向上，尽度头，当踹下际宛宛中是穴，灸一二七壮则定。

又法，不止则灸涌泉，在足心下当足大指中节后一寸半，正当大筋上是穴。

又法，灸足跟后黑白肉交际当中央。此三处要穴灸之不过二三七壮，必定。并出第一卷中。

三焦脉病论二首

《删繁》论曰：夫三焦者，一名三关也。上焦名三管反射，中焦名霍乱，下焦名走哺，合而为一，有名无形，主五脏六腑，往还神道，周身贯体，可闻不可见，和利精气，决通水道，息气脾胃之间，不可不知也。

凡上焦三管反射者，通⑤三焦名，中清之腑也。别号玉海、水道，出属膀胱合者，虽合而不同。上、中、下三焦，同号为孤之腑也。而荣出中焦，卫出上焦。荣者，是络脉之气道；卫者，是经脉之气道也。

上焦如雾，雾者，霏霏起上也起于胃上管，并咽以上，贯膈布胸中，走腋，循足太阴之分而行，还注手阳明，上至舌，下注足阳明。常以荣卫俱行于阳二十五度，行阴亦二十五度，为一周，日夜五十周身，周而复始，大会于手太阴。手少阳也，主心肺之病，内而不出。

人有热则饮食下胃，其气未定，汗则出，或出于面，或出于背，或出于身手，皆不循卫气之道而出。盖外伤于风，内开腠理，毛蒸理泄，卫气走之，故不得循其道。此气慓悍滑疾，见开而出，故不得从

---

① 黑：《千金方》卷二十第六作"黑白"。宜从。

② 胁：《千金方》卷二十第六作"臂"。宜从。

③ 掌：程本作"牵急"。似是。

④ 持手：原误倒作"手持"，据《千金方》卷二十第六正之。

⑤ 凡上焦……通：《千金方》卷二十第四无此九字。

其道，名曰漏泄①。

其病则肘掌痛，食先吐而后下，气不续，胸膈②间厌闷，所以饮食先吐而后下也。寒则精神不守，泄下便利，语声不出。若实则上绝于心，若虚则引气于肺。出第四卷中。《千金》同。

《千金》论曰：三焦病者，腹胀气满，少腹尤坚，不得小便，窘急，溢则为水，留则为胀，候在足太阳之外大络，在太阳、少阳之间，亦见于脉，取委阳。少腹病肿痛，不得小便，邪在三焦，约取太阳大络，视其结脉，与厥阴小络结而血者。三焦胀者，气满在皮肤，壳壳然而不坚。

手少阳之脉，是动则病耳聋浑浑焞焞③，嗌肿喉痹。是主气所生病者，汗出，目锐眦④痛，颊痛，耳后、肩、臑、肘、臂、外皆痛，小指次指不用。为此诸病，寒则留之，热则疾之⑤，陷下则灸之，不盛不虚，以经取之。盛者人迎一倍于寸口⑥，虚者人迎反小于寸口。出第二十卷中。

上焦热及寒吐痢肠鸣短气方九首

《删繁》：疗上焦实热。饮食下胃，其气未定，汗出面背，身中皆热，名曰漏气⑦。通脉泻热，泽泻汤方。

泽泻二两　生地骨皮五两　甘草一两，炙　半夏二两，洗　石膏八两，碎　柴胡三两　茯苓三两　生姜三两　竹叶切，五合　人参二两　桂心一两　纯心一升

上十二味，切，以水一升，煮。取三升，分三服。忌海藻、菘菜、羊肉、饧、醋、生葱。《千金》同。

又，疗上焦热，腹满而不欲食；或食先吐而后下，肘胁挛痛，麦门冬理中汤方。

生麦门冬一升　生姜四两　白术五两　甘草二两，炙　上党人参三两　茯苓二两　橘皮三两　竹茹一升　生姜根⑧一升　纯心五合　葳蕤三两　廪粟一升

上十二味，切，以水一斗五升，煮。取三升，分三服，忌海藻、菘菜、大醋、桃李、雀肉等。《千金》同。

又，疗上焦气不续，胸膈⑨间厌闷，所以饮食先吐而后下，半夏理中续膈破寒汤方。

半夏半升，洗，四破　生姜四两　麻黄三两，去节　前胡三两　泽泻三两　竹叶切，一升　细辛三两　枳实三两，炙　杏仁三两，去尖

上九味，切，以水九升，煮。取三升，去滓，分三服。忌羊肉、饧、生菜等

---

① 荣出中焦……名曰漏泄：此段文字为《千金方》引自《灵枢·营卫生会第十八》。其中"起于胃上管"，当作"出于胃上口"；"足太阳"当为（手）"太阴"；"常以荣卫"，当作"常与荣"；"身手"，当作"身半"，"手少阳……内而不出"十三字，不见《灵枢》。

② 胸膈：原作"膈膈"，据程本改。《千金方》卷二十第五为"其气不续，膈间厌闷"。

③ 浑浑焞焞（hún音浑）焞焞（tuī音推）：《灵枢·经脉第十》作"浑浑焞焞"，指听觉模糊不清，耳内烘烘作响。

④ 目锐眦：即目外眦。眦，原误作"背"，据程本、高校本、《千金方》卷二十第四改。

⑤ 为此诸病……热则疾之：《灵枢·经脉第十》、《千金方》卷二十第四并作"为此诸病，盛则泻之，虚则补之，热则疾之，寒则留之"。

⑥ 一倍于寸口：《灵枢·经脉第十》作"大一倍于寸口"，《千金方》卷二十第四作"大再倍于寸口"。

⑦ 漏气：即上节之"漏泄"。病名，此指上焦有郁热，又外感风邪，营卫不和，以汗出、恶风为主症者。因汗出卫气随之而外越，故称"漏气"。

⑧ 生姜根：《千金方》卷二十第五作"生芦根"。宜从。

⑨ 胸膈：原误作"膈膈"，据程本改。

物。

又，疗上焦热，牵肘挛心痛，喘咳短气，动而好唾，润肺止心痛大枣汤方。

大枣三十枚，去核　杏仁三两，去皮尖及两仁者　人参三两　紫菀二两　姜蒌三两　麦门冬三两，去心　干百部三两　通草三两　石膏八两，碎　五味子二两　羊肾三枚，四碎，去膏　麻黄三两，去节

上十二味，切，以水一斗，煮。取二升五合，去滓，下蜜三合、生姜汁三合、淡竹沥三合，更上火煎。取三升，分三服。

又，疗上焦虚寒，精神不守，泄下便利，语声不出，茯苓安心汤方。

茯苓三两　人参三两　干姜三两　桂心一两　远志皮三两　甘草二两，炙

上六味，切，以水九升，煮。取三升，去滓，分三服。忌生葱、醋物、海藻、菘菜等物。

又，疗上焦虚寒，肠鸣不利①，心下痞坚，半夏泻心汤方。

半夏五两，洗，四破　黄芩三两　甘草三两，炙　人参三两　干姜三两　黄连一两　桂心三两

上七味，以水九升，煮。取三升，去滓，分三服。忌海藻、菘菜、饧、羊肉、生葱、猪肉、冷水。出第四卷中。此仲景半夏泻心汤方，本无桂心，有大枣十二枚。

《千金》：疗上焦虚寒，短气②，语声不出，黄芪理中汤方。

黄芪二两　桂心二两　丹参四两，一作人参　桔梗三两　干姜三两　五味子三两　茯苓三两　甘草三两，炙　杏仁四两，去皮尖双仁，熬　芎䓖二两

上十味，切，以水九升，煮。取三升，绞去滓，温分三服。忌海藻、菘菜、猪肉、生葱、大醋。《删繁》同。

又，疗上焦冷，下痢，腹内不安，食好注下，黄连丸方。

黄连八两　干姜四两　樗皮三两　乌梅肉八两　附子四两，炮　桂心一两　芎䓖三两　黄柏三两　阿胶四两，炙

上九味，末之，白蜜和，为丸如梧子大。饮下二十丸，加③至三十丸。忌猪肉、冷水、生葱等。《删繁》同。

又，疗上焦闭塞干呕，呕而不出，热少冷多，好吐白沫清涎，吞酸，厚朴汤方。

厚朴四两，炙　吴茱萸五合　人参三两　茯苓四两　桔梗三两　生姜八两　玄参三两　芎䓖四两　白术四两　附子三两　橘皮三两，去赤脉

上十一味，切，以水九升，煮。取三升，绞去滓，分三服。忌猪肉、桃李、雀肉、大醋。《删繁》同。出第二十卷中。

中焦热及寒泄痢方三首

《删繁》论曰：中焦如沤，沤者，在胃中如呕也。起于胃中管，在上焦之后。此受气，泌糟粕，蒸津液，化其精微，上注于肺脉，乃化而为血，奉以生身，莫贵于此，故独得行于经隧，名曰荣气。主足阳明，阳明别号曰丰隆，在外踝上，去踝八寸，别走太阴，络诸经之脉，上下络太仓，主熟五谷，不吐不下。实则生热，热则闭塞不通，上下隔绝。虚则生寒，寒则洞泄，便痢霍乱，主脾胃之病。

夫血与气，异形而同类。卫是精气，荣是神气，故血与气，异形而同类焉。夺

---

① 肠鸣不利：程本作"肠鸣下利"，《金匮》卷中第十七作"呕而肠鸣"。

② 短气：《千金方》卷二十第五作"短气不续"。

③ 加：原误作"如"，据程本、高校本、《千金方》卷二十第五改。

血无汗，此是神气；夺汗无血，此是精气。故人有一死，而无载生^①也。犹精神之气隔绝也。若虚则补于胃，实则泻于脾，调其中，和其源，万不遗一也。《千金》同。

又，疗中焦实热闭塞，上下不通，隔绝关格，不吐不下，腹满彭彭，喘急，大黄泻热开关格通隔绝汤^②方。

大黄三两，切，以水一升五合，别渍　黄芩三两　泽泻三两　升麻三两　羚羊角四两　栀子仁四两　生地黄汁一升　生玄参八两　芒硝三两

上九味，切，以水七升，先煮七味。取二升三合，下大黄更煎数沸，绞去大黄滓，下硝，分三服。忌芜荑。《千金》同。

《千金》：疗中焦热，水谷下痢，蓝青丸方。

蓝青汁三升　黄连八两　黄柏四两　白术三两　地榆二两　地肤子二两　阿胶五分，炙　乌梅肉三两

上八味，下筛，用蓝汁和，微火上煎，为丸如杏仁大。饮服三丸，日再。七月七日合之良。当并手丸之。忌猪肉、冷水、桃李、雀肉等。

又，疗中焦虚寒，四肢不可举动，多汗洞痢方。

灸大横，随年壮。大横侠脐傍行相去两边，各两寸五分。《删繁》同。出第二十卷中。

下焦热方六首

《删繁》论曰：下焦如渎，渎者，如沟水决泄也起胃下管，别回肠，注于膀胱而渗入焉。故水谷常并居于胃中，成糟粕而俱下于大肠。主足阳明^③，灌渗津液，合膀胱，主出不主入，别于清浊，主肝肾之病也。若实则大小便不通利，气逆不续，吐呕不禁，故曰走哺。若虚则大小便不止，津液气绝。人饮酒亦入胃，谷未熟而小便独先下者何也？盖酒者熟谷之液也。其气悍以滑，故后谷入而先谷出也。所以热则泻于肝，寒则补于肾。《千金》同。

又，疗下焦热，大小便俱不通，柴胡通塞汤方。

柴胡三两　黄芩三两　橘皮三两　泽泻三两　栀子仁四两　石膏六两，碎　羚羊角三两，炙　生地黄切，一升　芒硝三两　香豉一升，绵裹

上十味，切，以水一斗，煮九味。取三升，去滓，下芒硝，分三服。忌芜荑。《千金》同。

又，疗下焦热，气逆不续，吐呕不禁，名曰走哺，止呕人参汤方。

人参　生芦根　栀子仁　萎蕤　黄芩　知母　茯苓各三两　白术四两　石膏八两　橘皮四两

上十味，切，以水九升，煮。取三升，去滓，分三服。忌桃李、雀肉、醋等。《千金》同。

又，疗走哺不止，或呕噎，热气冲心，满闷，香豉汤方。

香豉一升，熬，别裹　生地黄切，一升　白术三两　甘草二两，炙　竹叶切，一升　石膏八两，碎，绵裹　茯苓三两　葱白切，一升

上八味，切，以水七升，煮。取二升五合，去滓，分三服。须利，下芒硝三两。忌芜荑、海藻、菘菜、桃李、雀肉、酢物等。

---

① 无载生：不可能死而复生。载，通"再"。《说文通训定声·颐部》："载，叚借为再。"程本作"再"。

② 大黄泻热开关格通隔绝汤：《千金方》卷二十第五作"开关格，通隔绝，大黄泻热汤"。

③ 足阳明：《千金方》卷二十第五作"足太阳"，当从改。

又，疗下焦热，毒痢①，血如鹅、鸭肝不止，升麻汤方。

升麻三两　犀角三两，屑　地榆四两，炙　绛草三两　襄荷根四两　黄芩三两　巴焦根切，一升　桔梗三两　栀子仁三七枚

上九物，切，以水九升，煮。取三升，去滓，分三服。忌猪肉。出第四卷中。

《千金》：疗下焦热，或痢下脓血，烦闷恍惚，赤石脂汤方。

赤石脂八两　乌梅二十枚，去核　栀子仁十四枚　白术三两　干姜二两　廪米一升　升麻三两

上七味，切，以水一斗，煮米取熟，去米取七升，下诸药，煮。取二升五合，去滓，分三服。忌桃李、雀肉等。《删繁》同。

又，疗下焦热，毒痢鱼脑，杂痢鲜血，脐下少腹绞痛不可忍，欲痢不出，香豉汤方。

香豉一升，熬　栀子四两　薤白切，一升　黄连三两　黄柏三两　黄芩四两，炙　地榆四两，炙　白术三两　茜根三两

上九味，切，以水一斗，煮。取三升，分三服。忌猪肉、冷水、桃李、雀肉等。《删繁》同。出第二十卷中。

下焦虚寒方六首

《删繁》：疗下焦虚寒，大便洞泄不止，柏皮汤止痢②方。

黄柏三两　黄连五两　人参三两　茯苓四两　厚朴四两，炙　艾叶一升　地榆三两，炙　榉皮四两，炙　阿胶三两

上九味，切，以水一斗，煮。取三升，去滓，下胶，煎。取二升，分三服。忌猪肉、冷水、醋等。《千金》同。

又，疗下焦虚寒，津液不止，气欲绝，人参续气汤③方。

人参　橘皮去赤脉　茯苓　乌梅皮　麦门冬去心　黄芪　芎劳　干姜各三两　白术四两　厚朴四两，炙　桂心二两　吴茱萸三合

上十二味，切，以水一斗二升，煮。取三升，去滓，分三服。忌桃李、雀肉、生葱、醋物。《千金》同。

又，疗下焦虚寒损，腹中瘀血，令人喜忘，不欲闻人声，胸中气塞而短气，茯苓丸方。

茯苓八分　甘草七分，炙　杏仁五十枚，熬令黄，去皮尖　人参七分　厚朴五分，炙　干姜七分　黄芪六分　桂心四分　当归八分　芎劳五分　干地黄八分

上十一味，捣、筛，下蜜和，为丸如梧子。初服二十丸，加至三十丸，日再服，清白饮进之。忌海藻、菘菜、生葱、酢物、芜荑等。

又，疗下焦虚寒损，或先见血后便转，此为远血④，或利、不利，伏龙肝汤⑤方。

伏龙肝五合　甘草二两，炙　干姜二两　黄柏五两　黄芩二两　牛膝根二两　槲脉二两，炙　烧头发屑二合　阿胶二两

上九味，切，以水七升，煮。取三升，去滓，下阿胶更煎。取胶烊，下发

---

① 毒痢：指痢疾病情严重，预后凶险者。毒，凶狠。下仿此。

② 柏皮汤止痢：《千金方》卷二十第五作"黄柏止泄汤"，"八味，㕮咀"。无"厚朴四两炙"五字。

③ 人参续气汤：《千金方》卷二十第五"乌梅皮"作"乌梅"，"气欲绝"作"短气欲绝"。

④ 远血：谓出血部位距肛门远者。程本、《千金方》卷二十第五并作"近血"。

⑤ 伏龙肝汤：程本"槲脉"作"槲"。《千金方》卷二十第五无"槲脉"有"地榆"。《千金翼》卷十八第四无"黄柏"有"干地黄"。三书煎服方法同，药味剂量互有出入。槲，出《本草图经》，又名槲苦，有收敛止血，治痢及肠风便血之功用。

屑，分三服。忌海藻、菘菜。《千金》并《翼》同。出第四卷中《千金》并《翼》有干地黄五两，无黄柏。

《千金》：疗下焦虚寒损，或先便转后见血，此为近血①，或利下，或不利，好因劳冷而发，续断止利汤方。

续断三两　当归三两　干姜四两　蒲黄三分　桂心二两　甘草二两，炙　干地黄四两　阿胶二两

上八味，以水九升，煮六味，取三升五合，去滓，下阿胶更煎。取胶烊尽，下蒲黄，分三服。忌海藻、菘菜、生葱、芜荑。

又，疗三焦虚损，或上下发泄吐唾血，皆从三焦因起，或热损发，或虚寒损发，或因劳发，或因酒发，当归汤②方。

当归三两　白芍药四两　羚羊角三两，炙　伏龙肝一丸，如鸡子　黄芩二两　干地黄二两　白术四两　青竹皮一升　柏枝三两，炙　小蓟三两　阿胶三两，炙　干姜二两　甘草二两　蒲黄五合　乱发一丸，如鸡子，烧灰

上十五味，切，以水一斗二升，煮十二味，取三升五合，去滓，下阿胶，煎。取胶烊，下发灰、蒲黄，分三服。忌海藻、菘菜、芜荑、桃李、雀肉等。《删繁》同。并出第二十卷中。

许仁则疗霍乱方三首

许仁则云：此病有两种：一名干霍，一名湿霍。干霍死者多，湿霍死者少，俱由饮食不节，将息失宜。

干霍之状，心腹胀满，搅刺疼痛，烦闷不可忍，手足逆冷，甚者流汗如水，大小便不通，求吐不出，求痢③不下，须臾不救，便有性命之虑。

湿霍之状，心腹亦搅痛④，诸候有与干同，但吐痢无限。此病始得，有与天行相似者，亦令头痛，骨肉酸楚，手足逆冷，四体发热。

干霍大小便不通，烦冤欲死，宜急与巴豆等三味丸服之，服取快利方。

巴豆一百枚，熬令熟，去心皮　干姜三两，崔氏以芒硝五两代，与《千金》同　大黄五两

上药先捣干姜、大黄为散，后别捣巴豆如膏，和前二味同捣，令调，细细下蜜，堪丸出之，以饮下。初服三丸，丸如梧子大。服讫数挼肚⑤，令转动速下利，良久不觉，则以热饮投之。又良久不利，更服一丸，须臾⑥当利，利后好将息，食饮寒温，以意取适。如渴者，煮浆水粥少少啜之。张文仲处。忌野猪肉、芦笋等物。

又，疗湿霍乱，吐痢无限，宜合高良姜等三味饮子服之方。

高良姜二两　豆蔻子十二枚　桂心二两

上药切，以水四升，煮。取一升，去滓，细细啜之。亦有于此方加干姜、人参二物。忌生葱。

又，木瓜桂心二物饮之方。

木瓜一枚，湿、干并得　桂心二两

上药，以水二升，煮。取七合，去滓，细细饮之。亦有豆蔻子代桂心者，亦有单煮木瓜汁饮之。忌生葱。吴升同。出

----

① 近血：谓出血部位距肛门近者。程本、《千金方》卷二十第五并作"远血"。

② 当归汤：《千金方》卷二十第五"青竹皮一升"作"青竹茹半升"，"柏枝"作"柏枝皮"。

③ 痢：当作"利"。即泄下。下文"取服快利方"可证。下同。

④ 搅痛：其痛如物搅动状。

⑤ 挼（nuó 音挪）肚：揉搓肚腹。挼、挪，异体，揉搓。

⑥ 须臾："臾"，疑为"臾"之讹。须臾指很短的时间。

第一卷中。

杂疗霍乱方四首

《小品》：疗霍乱呕哕，气逆不得喘息，豉汤①方。

豉一升　半夏一两，洗　生姜二两　人参一两　柴胡一两　甘草一两，炙

上六物，切，以水五升，煮。取二升半，温服七合。忌羊肉、饧、海藻、菘菜等。《千金》有桂心一两。

又，疗卒道中得霍乱，无有方药，气息危急，医视舍去，皆云必死。疗之方。

芦蓬蕽一大把，煮。令味浓，顿服二升，则瘥。已用有效。食中鱼蟹毒者，服之尤良。《备急》、《集验》、文仲、范汪同。并出第四卷中。芦蓬蕽，芦花是也。

《删繁》：疗霍乱食不消，肠鸣腹痛，热不止，桔梗汤方。

桔梗四两　白术五两　干姜三两　茯苓三两　仓米一升

上五物，切，以水八升，煮仓米熟，去米将汁煮药。取二升，绞去滓，分服。忌桃李、雀肉、猪肉、大酢。

《近效》：诃梨勒散，疗一切风气痰冷，霍乱食不消，大便涩方。

取诃梨勒三颗，捣取皮，和酒顿服，三五度则瘥。

干呕方六首

《病源》：干呕者，胃气逆故也。但呕而欲吐，吐而无所出，故谓之干呕也。出第二十一卷中。

《广济》：疗卒干呕不息方。

破鸡子去白，吞中黄数枚，则愈。《肘后》、《备急》、张文仲同。

又方

生葛根，绞取汁，服一升。

又方

甘蔗汁，温令热，服一升，日三服。张文仲同。并出第三卷中。一云甘草汁。

《集验》：疗病人干呕方。

取羊乳汁，饮一杯。《千金》同。

又，疗吐逆干呕，生姜汤方。

生姜四两　泽泻三两　桂心二两　橘皮三两　甘草二两　茯苓四两　人参一两　大黄四两

上八味，切，以水七升，煮。取三升，服五合，日三。忌海藻、菘菜、醋物、生葱。并出第四卷中。

崔氏：疗患呕，人参汤方。

人参一两　胡麻仁八合，熬令香　橘皮二两　枇杷叶半斤，拭去毛，炙

上四味，切，以水一半，煮枇杷叶。取五升汁，纳人参等三种，煎。取三升，稍稍饮之。徐王、张文仲、《千金》同。出第三卷中。

呕哕方四首

《病源》：呕哕之病者，由脾胃有邪，谷气不消所为也。胃受邪，气逆则呕；脾受邪，脾胀气逆，遇冷折之，气逆不通则哕②也。出第二十一卷中。

《广济》：疗呕哕不止，橘皮汤方。

橘皮一升　生姜八两　甘草二两，炙　枇杷叶四两，炙令香熟，去毛

上四味，切，以水五升，煮。取二升五合，绞去滓，分温三服。每服相去如人行六七里进一服，内消。忌海藻、菘菜。

---

① 豉汤：《千金翼》卷十八第一作"大豉汤"，方中"柴胡"作"前胡"，另有"桂心"一味，共凡七物。《千金方》卷十六第五药味与《千金翼》同。

② 哕（yuě 音曰）：一谓呃逆，二指干呕。胃气上逆者皆可见之。此处与呕并提，多见于后者。

出第一卷中。

《肘后》：疗呕哕方。

生黄蘡薁藤断之，当汁出器承，取饮一升，生葛藤尤佳。

又方

枇杷叶一斤，炙，拭之去毛[1]，水一斗，煮。取三升，分再服。《备急》同。出第一卷中。

《必效》：疗呕哕方。

取芦根五两，切，以水五升，煮。取三升，顿服。兼以童子小便一两合，不过三服则瘥。出第二卷中。

哕方七首

《病源》：脾胃俱虚，受于风邪，故令新谷入胃，不能传化，故谷之气与新谷相干，胃气则逆，胃逆则脾胀，脾胀则气逆，因遇冷折之，则哕[2]也。右手关上脉沉而虚者，病善哕也。出第二十一卷中。

《肘后》：疗卒哕[3]不止方。

痛抓眉中央，闭气也。

又方

以物刺鼻中，若以少许皂荚纳鼻中，令嚏则瘥。

又方

但闭气抑引之。

又方

好豉二升，煮，取汁服之。《千金》同。

又方

粢米粉二升，井华水服之。并出第三卷中。

《集验》：疗卒哕方。

枳实三枚，炙，去核，哎咀之，以三家乳一升，以羊脂五两，煎枳实，令沸，复纳乳令沸，去滓，含咽之。范汪同。出引六卷中。

张文仲、陶氏：哕方。

饮新汲井水数升，佳。《肘后》、《备急》、《千金》同。出第六卷中。

呕逆吐方八首

《病源》：呕吐者，皆由脾胃虚弱，受于风邪所为也。若风邪在胃，则呕；膈间有停饮，胃内有久寒，则呕而吐。其状，长太息，心里澹澹然[4]，或烦满而大便难，或溏泄，并其候。

《养生方》云：八月勿食姜。一云：被霜爪，向冬发寒热及温病，食欲吐，或心中停饮不消，或为反胃。其汤、熨、针、石，别有正方，补养宣导，今附于后。

《养生方导引法》云：正坐，两手向后捉腕，反向拓席，尽势，使腹弦弦[5]，上下七，左右换手亦然。除腹肚冷风、宿气，或胃口冷，食饮进退吐逆不下。

又云：偃卧，展两胫两手，左右跻两足踵，以鼻纳气，自极七息。除腰[6]中病食苦呕。

又云：坐，直舒两足，以两手挽两足，自极十二通，愈肠胃不能受食、吐逆。以两手直叉两脚底，两脚痛舒[7]，以头抵膝上，自极十二通，愈肠胃不能受食、吐逆。出第二十一卷中。

---

① 炙，拭之去毛：程本作"拭毛蜜炙"。《肘后方》卷四第三十作"拭去毛，炙"。当从。

② 哕：此节指干呕。

③ 哕（yě 音也）：干呕。

④ 澹（dàn 音旦）澹然：动荡不安貌。

⑤ 弦弦：有拉引之义，此谓用力吸气使腹部得以鼓气拉引。

⑥ 腰：程本作"腹"。当从。

⑦ 痛舒：极力舒展。痛，极也。

仲景《伤寒论》①：呕吐病在膈上，后必思水者，急与之。思水，与猪苓散方。

猪苓去皮　茯苓　白术

上三味，各等分，捣筛。饮汁和服方寸匕，日三服。欲饮水者，极与之。本虚与水则哕，攻其热亦哕。忌桃李、雀肉、醋物。《千金》同。出第十六卷中。

《必效》：小麦汤，主呕吐不止方。

小麦一升，洗涛②完用　人参四两　青竹茹二两半　茯苓三两　厚朴四两，炙　甘草一两，炙　生姜汁，三合

上七味，以水八升，煮。取三升，分三服。忌海藻、菘菜、酢物。《千金》同。

又，凡服汤呕逆不入腹者方。

先单煮炙甘草三小两，以水三升，煮。取二升，服之得吐。但更服不吐益好，消息定然后服余汤，则流利更不吐也。忌海藻、菘菜。《千金》同。并出第二卷中。

《延年》：人参饮主吐方。

人参二两　橘皮三两　生姜一两

上三味，切，以水四升，煮。取一升五合，分温三服。出第六卷中。

又，麦门冬饮，主风邪热气冲心，心闷短气，吐不下食方。

麦门冬二两，去心　人参一两　橘皮一两　生姜三两　羚羊角一角，屑

上五味，切，以水五升，煮。取一升五合，去滓，分温三服。

又，甘草饮，主脾肾冷气乘心，痛闷吐利，四肢逆冷，或则烦疼方。

甘草二两，炙　人参二两　干姜二两　厚朴二两，炙　白术二两

上五味，切，以水五升，煮。取一升五合，去滓，分温三四服，如人行八九里。忌海藻、菘菜、桃李、雀肉等。出第六卷中。

《新附近效》：疗呕逆方。

白油麻一大合，以清酒半胜③，煎。取三合，看冷热得所去油麻，以酒顿服之，立验，无忌。

又方

麻仁三合，熬捣，以水研取汁，著少盐吃，立效。李谏议用有效。

呕逆不下食方八首

《广济》：疗呕逆不能多食④方。

诃梨勒三两，去核，熬

上一味，捣为散，蜜和丸。空腹服二十丸，日二服，以知为度，利多减，无所忌。

又，疗呕逆不下食，腹中气⑤，豆蔻子汤方。

豆蔻子七枚，碎　生姜五两　人参一两　甘草一两，炙

上四味，切，以水四升，煮。取一升五合，去滓，分温二服，相去如人行五六里进一服，内消。忌海藻、菘菜。

又，疗两胁下妨⑥，呕逆不下食，柴胡汤方。

柴胡八分　茯苓八分　橘皮六分　人参六分　厚朴八分，炙　桔梗六分　紫苏五分　生姜十六分　诃梨勒七枚，去核，熬　甘草五

① 仲景《伤寒论》：本节出自《金匮》卷中第十七，作"呕吐而病在膈上，后思饮水者，解，急与之。思水者，猪苓汤主之"。

② 涛：用同"淘"。

③ 胜：程本、《证类本草》卷二十四《米谷部·油麻》引并作"升"。高校本按："胜"读为"升"，古字通用。

④ 不能多食：原"能多"二字误倒，据程本、高校本、《证类本草》卷十四《木部·诃梨勒》引本方正之。

⑤ 腹中气：程本作"腹中气逆"，义胜。

⑥ 妨：引申为气机阻碍而胀满。下仿此。

分，炙

上十味，切，以水八升，煮。取二升五合，绞去滓，分温三服，服别相去如人行六七里进一服，不吐利。忌海藻、菘菜、醋物、猪肉等。

又，疗患身体烦疼，头痛，吃食呕逆，不得食，柴胡汤方。

柴胡十分　茯苓八分　枳实八分，炙白术八分　生姜八分，合皮切　麦门冬八分，去心　甘草六分，炙

上七味，切，以水六升，煮。取二升三合，绞去滓，分温三服，每服相去如人行六七里进一服，内消不利。忌海藻、菘菜、酢物、桃李、雀肉、热面、炙肉、油腻。

又，疗虚热，呕逆不下食，食则烦闷，地黄饮子方。

生地黄汁六合　芦根一握　生麦门冬一升，去心　人参八分　白蜜三合　橘皮六分生姜八分，一方云生姜汁一合

上七味，切，以水六升，煮。取二升，去滓，下地黄汁，分温三服，如人行四五里进一服，不利。忌芜荑、生冷、面、炙肉、荞面、猪肉、蒜、黏食。

又，疗烦热，呕逆不下食，食则吐出，麦门冬汤方。

生麦门冬三两，去心　青竹茹三两　茅根五两　甘草一两，炙　生姜五两　人参一两

上六味，切，以水七升，煮。取二升五合，去滓，分温三服，如人行六七里进一服，不吐利。忌海藻、菘菜。并出第一卷中。

《备急》：疗吐逆，水米不下[1]，干姜甘草汤方。

干姜二分，炮　甘草一分，炙

上二味，切，以水二合，煎。取一合，去滓，顿服则定，少间与粥则不呕，神验。忌海藻、菘菜。张文仲同。出第三

卷中。

《延年》：人参饮，主呕不能食方。

人参八分　厚朴六分，炙　橘皮六分白术八分　生姜八分

上五味，切，以水四大升，煮。取一升五合，分温三服。忌桃李、雀肉等。蒋孝璋处。出第六卷中。

许仁则疗呕吐方四首

许仁则：疗呕吐病有两种：一者积热在胃，呕逆不下食；一者积冷在胃，亦呕逆不下食。二事正反，须细察之，必其食饮、寝处、将息伤热，又素无冷疹[2]，年壮力强，肤肉充满，此则是积热在胃，致此呕逆。如将息、食饮、寝处不热，又素有冷病，年衰力弱，肤肉瘦悴，此则积冷在胃，生此呕逆。若是积冷，呕逆经久，急须救之，不尔，甚成反胃。病积热在胃，呕逆不下食，宜合生芦根五味饮服方。

生芦根切，一升　生麦门冬一升，去心青竹茹一升　生姜汁五合　茯苓五两

上药切，以水八升，煮。取二升半，去滓加竹沥六大合，搅调分三服，相去如人行十里久始服一剂。得可[3]，欲重合服亦佳。忌醋物。

又，依前生芦根等五味饮，服之虽可，然未能全除者，宜合茯苓等五味丸服之方。

茯苓五两　人参三两　麦门冬一升，去心生姜屑，六两　青竹茹一升

上药捣筛，蜜和为丸，煎芦根饮下

---

① 水米不下：谓病人不能吃饭也不能喝水。

② 冷疹：即寒性疾病。疹，病也。《集韵·屑韵》："疹，疾也。"

③ 得可：指服药后已见药效。书中常用"可"、"得"、"得可"表达此意。

之。初服十五丸，日二服，稍稍加至三十丸，丸如梧子大。忌醋物。

又，积冷在胃，呕逆不下食，宜合半夏等二味丸服之方。

半夏一升，真熊州者，洗去滑　小麦面一升

上捣，半夏为散，以水溲①面，丸如弹子大，以水煮令面熟，则是药成。初吞四五丸，日二服，稍稍加至十四五丸。旋煮旋服②，服此觉病减，欲更重合服亦佳。忌羊肉、饧。《救急》同。

又，依前半夏等二味丸，虽觉渐损③，然病根不除，欲多合前丸，又虑毒药④不可久服，欲不服药，又恐病滋蔓，宜合人参等七味丸服之方。

人参五两　白术五两　生姜屑八两　厚朴四两，炙　细辛四两　橘皮三两　桂心二两

上药，捣、筛为末，蜜和，为丸如梧子，饮下之。初服十丸，日二服，稍稍加至二十丸。欲与前半夏丸间服亦得。忌桃李、雀肉、生葱、生菜。吴升同。并出第一卷中。

杂疗呕吐哕方三首

仲景《伤寒论》：夫呕家有痈脓者，不可疗也，其呕脓尽自愈。

若先呕后渴者，为欲解也；先渴后呕者，为水停在心下，此属饮家。

呕家本渴，今反不渴者，以心下有支饮⑤故也，此属支饮。张仲景杂方此证当用小半夏加茯苓汤方，在支饮门中。

呕脉弱，小便复利，身有微热，见厥者，难疗。四逆汤主之方。

甘草二两，炙　附子一枚，破八片　干姜一两半

上三物，㕮咀，以水三升，煮。取一升二合，去滓，温分再服。强人用大附子一枚、干姜三两。忌海藻、菘菜、猪肉。

又，呕心下痞坚者，大半夏汤主之方。

半夏三升，洗，全用　人参三两，切　白蜜一升

上三味，以泉水一斗二升，并蜜和，扬之二百四十遍，煮药。取二升半，温服一升，日再服。忌羊肉、饧。本论治反胃支饮。

又，干呕下利，黄芩汤主之方。

黄芩三两　人参三两　桂心二两　大枣十二枚，擘破　半夏半升，洗　干姜三两强

上六味，切，以水七升，煮。取三升，温分三服。忌羊肉、饧、生葱。出第十六卷中。

噫醋方七首

《病源》：噫醋⑥者，由上焦有停痰，脾胃有宿冷，故不能消谷，谷不消，胀满而气逆，所以好噫⑦而吞酸，气息酸臭也。出第二十一卷中。

《广济》：疗吐酸水，每食则变作醋水⑧吐出，槟榔散方。

槟榔仁十六分　人参六分　茯苓八分　橘皮六分　荜菝六分

上五味，捣、筛为散。平晨空腹，取

---

① 溲（sǒu 音叟）：拌和，以液体调和粉状物。

② 旋（xuàn 音绚）煮旋服：即现煮现服。旋，临时，现。有立即、随即之意。《广韵·仙韵》："旋，疾也。"

③ 损：病情得到控制。损，指病损。

④ 毒药：此泛指疗病的药物。俗云："凡药三分毒"，即是此意。

⑤ 支饮：四饮之一。因饮邪停留于胸膈，症见胸闷、咳逆、短气不能平卧者。

⑥ 噫醋：病证名。又称反酸、泛酸，即随着嗳气而有酸水上泛。

⑦ 噫：即嗳气。指胃气上逆，冲击喉间的声响。

⑧ 醋水：即胃中泛出的酸水。下文"常吐酸水"可证。

生姜五大两，合皮捣，绞取汁，温纳散方寸匕，搅调，顿服之，日一服，渐加至一匕半。若利多减，以微通泄为度。忌酢物、生冷、油腻、猪鱼等。

又，疗常吐酸水，脾胃中冷，茯苓汤方。

茯苓十二分　橘皮十二分　白术八分　人参六分　桂心六分　甘草八分，炙　紫苏十分　生姜十二分　槟榔七枚，合皮子碎

上九味，切，以水九升，煮。取二升半，绞去滓，分温三服，每服如人行七八里。未好瘥，三两日更服一剂，老小取微利[1]。忌生葱、酢物、桃李、雀肉、海藻、菘菜。

又，疗呕吐酸水，结气筑心，白术散方。

白术八分　茯苓八分　吴茱萸四分　橘皮六分　荜茇四分　厚朴八分，炙　槟榔仁十分　人参六分　大黄十分

上九味，捣、筛为散。空腹，煮姜枣汤，服方寸匕，日二服，渐加至二匕半，觉热服，少饮食，三两口压之。忌酢物、桃李、雀肉等。

又，疗心头结气，连胸背痛，及吐酸水，日夜不止，茯苓汤方。

茯苓四两　厚朴四两，炙　橘皮二两　白术二两　生姜十两

上五味，切，以水九升，煮。取二升七合，绞去滓，分温三服，每服相去如人行七八里。须利、加槟榔仁末一两半，汤欲熟时纳之，甚安稳。三日服一剂，频服五六剂可则停。忌酢物、桃李、雀肉等。并出第一卷中。一方有吴茱萸、人参各二两。

《延年》：疗食讫，醋咽[2]多噫，吴茱萸汤方。

吴茱萸五合　生姜三两　人参二两　大枣十二枚，破

上四味，切，以水六升，煮。取二升，绞去滓，分为三服，每服相去十里久。或中间食时后能服一剂，销痰破冷。《肘后》、《集验》、文仲、《备急》、《千金》并同。《肘后》分两小别。

又，增损承气丸，疗胸胁支满，背上时有一荅热[3]则痛，腹胀多噫，醋咽气逆，两胁满，并主之方。

前胡七分　枳实七分，炙　桂心五分　干姜五分　吴茱萸五分　茯苓四分　芍药六分　厚朴十分，炙　橘皮七分　大黄七分　杏仁七十枚，去双仁皮尖，熬令紫色，别捣作脂。

上十一味，捣筛为末，纳杏仁脂中研调，筛，度蜜和丸。每服食后少时，酒饮任性，初服七丸如梧子，以气宣[4]下泄为度。忌生葱、大醋。并出第十七卷中。

《必效》：理中散[5]，主食后吐酸水，食羹粥酪剧方。

干姜二两　吴茱萸二两

上二味作散，酒服方寸匕，日三服，勿冷服之，当醋水，瘥。《千金》同。出第二卷中。

外台秘要方卷第六

右迪功郎充两浙东路提举茶盐司干办公事张寔校勘

---

① 微利：服药后产生的轻微泄泻之药效反应。利，即泄。以下仿此。

② 醋咽：指胃中酸水上泛刺激咽部，使咽部产生的酸涩不适感觉。《肘后方》卷四第三十作"醋心"。二者病情相同，只是胃中酸水刺激部位之别。

③ 一荅热：方言，即一块灼热的感觉。山田业广引伊泽兰轩曰："一荅热者，一团热也。"义切。

④ 气宣：气机通畅。宣，疏通。《广韵·仙韵》："宣，通也。"

⑤ 理中散：《千金方》卷十六第四作"活中散"。

外台秘要方卷第七 心痛心腹痛及寒疝三十二门

朝散大夫守光禄卿直秘阁判登闻检院上护军臣林亿等上进

心痛方八首

《**病源**》：心痛①者，由风冷邪气乘于心也。其痛发有死者，有不死者，有久成疢者。心为诸脏主②而藏神，其正经不可伤③，伤之而痛，为真心痛④，朝发夕死，夕发朝死。心有支别之络脉，其为风冷所乘，不伤于正经者，亦令心痛，则乍间乍甚，故成疢不死。

又，心为火，与诸阳会合，而手少阴心之经也。若诸阳气虚少，阴之经气逆，谓之阳虚阴厥，亦令心痛，其痛引喉是也。

---

① 心痛：胸脘部疼痛的统称。一指心前区痛，如真心痛者是；二指胃脘痛，如诸种厥心痛者是。此处两者均涵盖。

② 心为诸脏主：谓心是人体内脏乃至全身的主宰者。故《灵枢·邪客》："心者，五脏六腑之大主也，精神之所舍也。"

③ 其正经不可伤：谓心脏的脉络不能轻易地受到伤害。不可，不能也。

④ 真心痛：古病名。谓邪伤心脏脉络，致其不通，症见心前剧痛，病情凶险者。故曰："朝发夕死，夕发朝死。"

又，诸脏虚受病，气乘于心者，亦令心痛。则心下急痛，谓之脾心痛①也。足太阴为脾之经，与胃合。足阳明为胃之经，气虚逆乘心而痛。其状腹胀，归于心而痛甚，谓之胃心痛②也。肾之经，足少阴是也，与膀胱合；膀胱之经，足太阳是也。此二经俱虚而逆，逆气乘心而痛者，其状下重，不自收，时若泄，寒中，为肾心痛③也。

诊其心脉急者，为心痛引背，食不下。寸口脉沉紧，若心下有寒，时痛。关上脉紧，心下苦痛。左手寸口脉沉，则为阴，阴绝者，无心脉也，苦心下毒痛④。出第十六卷中。

《备急》：疗心痛方。

桂心末，温酒服方寸匕，须臾六七服。干姜依上法服之，亦佳。文仲、《集验》、《肘后》同。忌生葱。出第一卷中。

《延年》：疗心痛，茱萸丸方。

吴茱萸一两半　干姜一两半　桂心一两　白术二两　人参一两　橘皮一两　附子一两半，炮　椒一两，去闭口者及目，汗　甘草一两，炙　黄芩一两　当归一两，细切

上十一味，捣、筛为散，蜜丸。一服五丸，如梧子大，日三服，稍加至十丸、十五丸。忌猪肉、生葱、海藻、菘菜、桃李、雀肉等。药尽更合，酒饮无在，食前后任意。出第十五卷中。《肘后》有桔梗一两。

《救急》：疗心痛方。

取驴粪，绞取汁五六合，及热顿服，立瘥。《肘后》同。

又方

东引桃枝一握，切，以酒一升，煎。取半升，顿服大效。《肘后》同。出第八卷中。

《必效》：疗心痛方。

当归末，酒服方寸匕，频服。《备急》、文仲同。

又方

生油半合，温服，瘥。《肘后》、《备急》、张文仲同。并出第五卷中。

《古今录验》：疗心痛，黄连汤方。

黄连八两

上一物，㕮咀，以水七升，煮。取一升五合，绞去滓，适寒温，饮五合，日三。忌猪肉、冷水。《肘后》、范汪同。出第八卷中。

九种心痛方三首

《广济》：疗九种心痛，蛔虫、冷气，先从两肋、胸、背撮痛⑤，欲变吐，当归鹤虱散方。

当归八分　鹤虱八分　橘取六分　人参六分　槟榔仁十二分　枳实六分，炙　芍药六分　桂心五分

上八味，捣、筛为散。空腹煮姜、枣饮，服方寸匕，日二服，渐渐加至一匕半，不利⑥。忌生葱、生冷物、油腻、黏食。出第四卷中。

《千金》：疗九种心痛：一虫心痛⑦，

----

①　脾心痛：厥心痛之一。因脾病而邪气上乘于心所致，症见心痛如锥刺，伴有心腹胀满者。
②　胃心痛：厥心痛之一。因胃病而邪气上乘于心所致，症见心痛，伴有脘腹胀满，食不下者。
③　肾心痛：厥心痛之一。因肾病而邪气上乘于心所致，症见心痛牵引于腰背，抽搐者。
④　毒痛：剧痛。毒，凶狠。
⑤　撮痛：像用手指抓取一样的疼痛。
⑥　不利：指不出现泄泻的药效反应。按《外台》在论方药反应时，常用"利"（即泄泻）、"不利"、"微利"、"快利"表述其药效反应。
⑦　虫心痛：九心痛之一。因肠道寄生虫（主要是蛔虫）而致的胃脘痛。

二注心痛①，三气心痛②，四悸心痛③，五食心痛④，六饮心痛⑤，七冷心痛⑥，八热心痛⑦，九去来心痛⑧，悉主之。并疗冷冲上气，落马堕车，附子丸⑨方。

附子—两，炮　巴豆仁—两，去心皮，熬

人参—两　生狼毒—两，炙令极香　干姜—两　食茱萸—两

上六味，捣末，蜜和。空腹服如梧子三丸，一日一服，弱者二丸。卒中恶心痛，口不能言，连年积冷，流注心胸痛者，亦服之。好好将息，神效不传。忌野猪肉、芦笋。《必效》、《经心录》同。

又，疗九种心痛方。

取当太岁上新生槐枝一握，去两头，水三升，煮，一升顿服。并出第十三卷中。

诸虫心痛方一十八首

《广济》：疗诸虫心痛，无问冷热蛔虫心痛，槟榔鹤虱散方。

当归　桔梗　芍药　橘皮　鹤虱各八分　人参八分　桂心六分　槟榔仁十分

上八味，捣、筛为散。空腹煮姜枣汤服方寸匕，渐渐加至二匕，不利。忌猪肉、生葱、油腻、小豆、黏食等。

又，疗蛔虫心痛，积年久不瘥方。

取苦酒五合，烧青钱二文，令赤，安酒中，则取鸡子白一颗，去却钱，泻著酒中，顿服之，瘥。无所忌。

又，主心腹搅结痛不止，仍似有蛔虫者，当归汤方。

当归　橘皮　细辛　甘草炙　生姜各四分　大黄八分，别渍　鹤虱二分

上七味，切，以水六升，煮。取二升，分温三服，如人行四五里进一服，不利。未瘥，三日更作服之。忌海藻、菘菜、生菜，《救急》同。出第四卷中。

《小品》：温中当归汤，疗暴冷心腹刺痛，面目青，肉冷汗出，欲霍乱吐、下，脉沉细者，及伤寒毒冷，下清水，变作青白滞下，及白滞⑩后还复下清水者，悉主之。此方可以调诸冷痛也。

当归　人参　干姜　茯苓　厚朴炙　青木香　桂心　桔梗　芍药　甘草炙，各二两

上十味，切，以水八升，煮。取三升，分温三服，日三服。不耐青木香者，以犀角一两代之。忌海藻、菘菜、猪肉、醋物、生葱等。

又，凡厥心痛⑪，与背相引，喜瘛疭，如物从后触其心，身伛偻者，肾心痛也。

厥心痛，腹胀满，心痛尤甚者，胃心痛也。

厥心痛，痛如锥针刺其心，心痛甚

---

① 注心痛：九心痛之一。又称疰、恶疰心痛、注痛。指感触秽浊邪气所致的胃脘痛。

② 气心痛：九心痛之一。指情志所伤，肝气郁结而致的胃脘痛。

③ 悸心痛：九心痛之一。指心痛并伴见心悸症状的胃脘痛。

④ 食心痛：九心痛之一。指饮食所伤而致的胃脘痛。

⑤ 饮心痛：九心痛之一。指水饮泛溢而致的胃脘痛。

⑥ 冷心痛：九心痛之一。指感受寒邪或阳虚阴盛而致，并以心腹冷痛，遇寒加剧的胃脘痛。

⑦ 热心痛：九心痛之一。指感受火热或内热炽盛，或阴虚阳亢而致，并伴有局部灼痛，遇热加剧的胃脘痛。

⑧ 去来心痛：九心痛之一，是指心腹疼痛时发时止，反复发作者。

⑨ 附子丸：《金匮》卷上第九作"九痛丸：治九种心痛"，主"治连年积冷，流注心胸，痛，并冷冲上气，落马坠车血疾等皆主之"，"食茱萸"作"吴茱萸"。

⑩ 白滞：指大便有白色黏冻而不爽。

⑪ 厥心痛：古病名，心痛病的类型之一，多因感触邪气，脏腑气机逆乱而致，症见心痛，手足逆冷等。

者，脾心痛也。

厥心痛，色苍苍[1]如死灰状，不得太息者，肝心痛[2]也。《千金》同。

厥心痛，卧若从居，心间痛，动作痛益甚，色不变，肺心痛[3]也。

真心痛，手足清至节[4]，心痛甚，旦发夕死，夕发旦死。

心腹中痛，发作种聚[5]，行来上下，痛有休止，腹中热，喜涎出，是蛔虫咬也。出《甲乙经》第一卷中。

《千金》：疗心腹中痛，发作种聚，往来上下，痛有休止，多热，喜涎出，是蛔虫咬也，并宜温中当归汤。服两、三剂后，若不效有异，宜改方增损汤。其温中当归汤在前《小品方》中，此是增损[6]方。

芍药六两　黄芩四两　厚朴四两　桔梗四两　柴胡四两　当归三两　升麻三两

上七味，切，以水八升，煮。取二升半，分三服。忌猪肉。出第十三卷中。

张文仲：疗蛔虫心痛，鹤虱散方。

鹤虱二分，末，温酢一盏，和服之，虫当出。《备急》、《千金》同。

又，干漆丸方

干漆熬捣，蜜和丸。服十五丸，日再。《备急》同。

又方

取槐上木耳，烧灰末，如枣大，正发和水服。若不止，饮热水一升，蛔虫立出。《必效方》云：酒下。《备急》同。

又方

发时取盐一匕，纳口中，水下立定，虫即出。《备急》同。出第一卷中。

《延年》：疗蛔虫恶[7]吐水，心痛，鹤虱丸方。

鹤虱三两，捣筛，蜜和为丸。用蜜、浆水，平旦服二十丸，日只一服。各依前不相妨，禁肉。若不服，则不食。《古今录验》用十两，云：韦云患心痛十年不可瘥，于杂方内

见合，服之便瘥。

又，鹤虱方，疗蛔虫心痛方。

鹤虱六两　吴茱萸五两　橘皮四两　桂心三两　槟榔四两

上五味，捣、筛，蜜和，为丸如梧子大。一服二十丸，蜜汤下，日二服，加至三十丸，以虫出为度。忌生葱。出第十五卷中。

《救急》：疗心痛不可忍，似蛔者，胡粉丸方。

生真胡麻一合　胡粉半合，熬捣

上二味，先以猪肉脯一片，空腹啖，咽汁勿咽肉，后取胡粉和胡麻搜[8]作丸，以少清酒使成，顿服尽。十岁以上，斟酌增减。忌生冷、猪肉、鱼鸡、蒜、酢滑等七日。若是蛔，吐水者是也。出第八卷中。

《必效》：疗蜎于沿切，作蜎非心痛[9]方。

取鳗鲡鱼，淡炙令熟，与患人吃一二枚，永瘥。饱食弥佳。

又方

熊胆如大豆，和水服，大效。

---

[1] 色苍苍：面色发青貌。

[2] 肝心痛：心痛病类型之一，因肝病而邪乘于心所致，症见心痛，面色青，太息者。

[3] 肺心痛：心痛病类型之一，因肺病而邪乘于心所致，症见心痛，活动后疼痛加剧者。

[4] 手足清至节：手足逆冷直至腕肘关节。清，冷也。《灵枢·厥病》为"青"。青，青紫。青，清，其义理并通。

[5] 种聚：犹肿胀积聚。种，通"肿"。下仿此。

[6] 增损汤：《千金方》卷十三第六作"增损当归汤"，方内"厚朴"作"朴硝"。

[7] 恶：即恶心。山田业广曰："'恶'下疑脱'心'字。"

[8] 搜：聚、集也。《玉篇·手部》："搜，聚也。"又，山胁尚德曰："疑当作'溲'。"溲，搅拌。搜、溲，义并同。

[9] 蜎（yuán 音元）心痛：即心痵痛。《周礼·考工记》郑玄注曰："蜎"作"悁"，通"痟"，《素问·阴阳别论》王冰注："痟，痵痛也。"

又，茱萸丸方

吴茱萸一升　桂心二两　当归二两

上三味，捣筛，蜜和，丸如梧子。酒服三十丸，日再服，渐加至四十丸，以知为度。忌生葱。

又，丁香散方

丁香七枚　头发灰一枣许

上二味，并末，和酒服之。

又，鹤虱槟榔汤方

鹤虱二两，小儿用一两　大腹槟榔二七枚，切碎皮子

上二味，以猪肉汁六升，煮槟榔，取三升，去滓，纳鹤虱末，先夜不食，明旦空腹顿服之，须臾病下及吐水，永瘥，神效。七日禁生冷、酢滑。高大处。并出第五卷中。

冷气心痛方五首

《广济》：主冷气心痛，肋下鸣转，喉中妨食，不多消，常生食气①，每食心头住不下，桔梗散方。

桔梗　当归　芍药　茯苓　橘皮　厚朴炙　白术各八分　荜拨四分　豆蔻子四分　槟榔仁六分　桂心六分　诃梨勒皮六分，炙

上十二味，捣、筛为散。空腹，煮姜枣饮，服方寸匕，日二服，加至一匕半，不利。忌生葱、猪肉、酢物、桃李、雀肉等。出第四卷中。一方有枳实，不用桔梗。

深师：疗胸满短气，心痛吐②，虚冷，防风茯苓汤方。

防风二两　茯苓二两　桂心六两　甘草二两，炙　半夏四两，洗　干姜四两，炮　人参三两

上七物，切，以水一斗，煮。取三升，绞去滓，分三服，良。忌酢物、生葱、海藻、菘菜、羊肉、饧。出第十六卷中。

崔氏：疗心痛与冷气痛者，特相宜，乌头丸方。

乌头三两，炮　附子三两，炮　赤石脂三两　蜀椒二两，去目及开口者，汗　桂心二两　干姜二两

上六物，捣、筛，蜜和为丸。痛发时温清酒服三丸，如梧子，觉至痛处，痛则止。若不止，加至五六丸，以知为度。若早朝服无所觉，至午时又服三丸，暝③又服三丸。此方丹阳有隐士出山云得华他④法，其疗略同。他云：若久心痛，每旦服三丸，稍加至十丸，尽一剂，遂终身不发。忌生葱、猪肉。张文仲、《备急》同。出第四卷中。

《延年》：疗冷气，又刺心痛，不能食方。

当归　桂心　桔梗　吴茱萸　人参　白术　高良姜已上各六分　橘皮三分

上八味，捣、筛为散，蜜和为丸，如梧子大。一服十丸，酒下，日二服，加至十五、二十丸为度。忌生葱、桃李、猪肉、雀肉等。

又，疗心痛，冷痛，腹满如锥针刺，及虫啮心痛，当归汤方。

当归三两　桔梗二两　吴茱萸三两　桂心三两　芍药二两　大黄二两

上六味，切，以水六升，煮。取三升三合，去滓，纳鹤虱一两，搅温一沸，分三服，空腹服之，微利为度。忌猪肉、生葱。出第十五卷中。

————————

① 食气：此指食物在胃中发酵产生的气体，是病邪之气。

② 吐：吐涎，吐清水。因心有"虚冷"故也。程本作"吐涎"。

③ 暝（míng 音名）：夜晚。《玉篇·日部》："暝，夜也。"

④ 华他：即华佗。他，通"佗"。下仿此。

恶疰心痛方三首

《广济》：疗恶疰①撮②肋连心痛，当归汤方。

当归八分　青木香六分　白槟榔十颗，碎　麝香一铢，研

上四味，切，以小便一大升半，煮。取六大合，绞去滓，下麝香末，分温三服，服别如人行四五里进一服，微微利。忌生菜、热面、猪犬肉、黏食、蒜、陈臭物。出第四卷中。

崔氏：疗疰在心腹，痛不可忍方。

取东引桃枝，削去苍皮。取白皮一握，以水二大升，煮。取半升，一服令尽，则瘥。如不定，更依前服之。无忌。

又，疗心腹痛不可忍，似疰病者。或暴得恶疰，搅刺欲死，桃仁大黄汤方。

鬼箭羽二两　桃仁六十枚，去尖皮两仁　芍药四两　鬼臼二两，削去皮　橘皮二两　当归二两　生姜五两　桂心二两　柴胡二两　朱砂一两，研，汤成下　麝香一分，研，汤成下　朴硝二两，研，汤成下　大黄三两，粗切，别浸，汤欲熟纳之

上十三味，切，以水九升，急火煮。取三升，温分三服，如人行相去六七里服，但得快利三四行，必瘥。忌生葱、生血物。并出第四卷中。

心痛癥块方二首

《广济》：疗心痛癥块硬筑，心气欲绝，当归汤方。

当归　桔梗　芍药各八分　厚朴十分，炙　橘皮八分　人参六分　高良姜十分　桃仁五十枚，去皮尖两仁　生姜八分

上九味，切，以水八升，煮。取二升五合，去滓，分温三服，服别相去如人行

六七里进一服，不利。忌猪肉、生冷、油腻、鸡鱼、黏食、小豆、大蒜。出第四卷中。

张文仲：疗心下坚痛，大如碗，边如旋柈③音盘，名为气分，水饮所结方④。

枳实七枚，炙　白术三两

上二味，切，以水一斗，煮。取三升，分三服，腹中软，即当散也。《备急》、《肘后》同。忌桃李、雀肉等。出第一卷中。此张仲景《伤寒论》方。

心背彻痛方四首

仲景《伤寒论》：心痛彻⑤背，背痛彻心，乌头赤石脂丸⑥主之方。

乌头一分，炮，去皮　附子一分，炮去皮　赤石脂二分　干姜二分　蜀椒一分，汗

上五味，捣筛，蜜和丸。先食服如麻子大，一服三丸，少少加之。忌猪肉、冷水。《千金》、《必效》、文仲、范汪、《经心录》等同。出第十五卷中。《千金》分两小别。

张文仲：蜀椒丸，疗胸中气满，心痛引背方。

蜀椒一升，出汗　半夏一升，洗　附子一两，炮

上三味，捣、筛，蜜和，为丸如梧子大。一服五丸，日三。忌猪羊肉、饧等。

---

① 恶疰：指触冒山岚瘴气或秽浊之邪而发生的突然心腹绞痛的危重病证。

② 撮：牵引。《集韵·末韵》："撮，挽也。"

③ 柈（pán 音盘）：即盘。盛物的器皿。

④ 水饮所结方：《金匮》卷中第十四作"枳术汤"，主治"心下坚，大如盘，边如旋盘，水饮所作"。

⑤ 彻：触动，贯通也。《管子·弟子职》尹知章注："彻，动也。"《说文·餐部》："彻，通也。"

⑥ 乌头赤石脂丸：《金匮》卷上第九作"赤石脂丸"，《千金方》卷十三第六作"乌头丸"。

出第三卷中。

范汪：疗心下切痛引背，胸下蓄气，在胃中有宿食，茱萸煎方。

成择吴茱萸一升，勿咬咀　蜀椒五升，勿咬咀　甘草二两，炙，咬咀　干地黄一斤，咬咀

上四味，以清酒三升，渍三宿，绞取汁，铜器中煎令沸，麦门冬五升去心，干漆一斤咬咀，纳煎中，色黄绞去之，纳成择六安①石斛五两、阿胶一斤、白蜜六升。凡九味，以汤煎令可丸，取如枣大，含，稍稍咽之，日三。甚者日五六服。药温中下气，稍益体中病。膝胫重痛者加石斛，少气加麦门冬，服药五日愈，当下癥。奉车都尉陈盖，试，有验。忌海藻、菘菜、芜荑等。

又，芫花汤，主卒心痛连背，背痛彻心，心腹并懊痛，如鬼所刺，绞急欲死者方。

芫花十分　大黄十分

上二味，捣下筛，取四方寸匕，著二升半苦酒中，合煎。得一升二合，顿服尽，须臾当吐，吐便愈。老小从少起，此疗强实人，良。若虚冷心痛，恐未必可服。并出第十八卷中。

卒心痛方一十四首

《肘后》：疗卒心痛方。

先煮三沸汤一升，以盐一升合搅，饮之。若无火以作汤，仍可用水、盐，或半升服之。《古今录验》同。

又方

吴茱萸二升　生姜四两，切　豉一升　酒六升

上四味，煮，取二升半，分三服。

又方

白艾成熟者三升

以水三升，煮，取一升，去滓，顿服之。若为客气所中者，当吐虫物出。范汪同。

又方

取灶下热灰，筛去炭，分以布囊盛，令灼灼②尔，更番以熨痛上。冷者，更熬令热。

又，桂心散方

桂心　当归各一两　栀子仁十四枚

上三味，捣为散。酒服方寸匕，日三五服。亦主久心痛，发作有时节者。忌生葱。

又，桂心丸方

桂心一两　乌头一两，炮

上二味，捣、筛，蜜和，为丸如梧子。服三丸，稍增之。忌生葱、猪肉。

又，疗暴得心痛如刺，苦参汤方。

苦参二两　龙胆二两　升麻三两　栀子仁三两，擘

上四味，切，苦酒五升，煮。取一升，分二服，当大吐，乃瘥。并出第一卷中。

《集验》：卒心痛，桂心汤方。

桂心八两

上一味以水四升，煮。取一升半，分二服。《肘后》、范汪、《千金》同。忌生葱。出第一卷中。

张文仲：疗卒心痛方。

取败布③裹盐如弹子，烧令赤，末。以酒一杯，和，服之。《肘后》、《备急》同。出第五卷中。

又方

闭气忍之数十过，并以手大指案④心下宛宛中，取，瘥。《肘后》、《备急》

---

① 成择六安：古地名。
② 灼灼：炙热貌。
③ 败布：破旧的布。败，破也。
④ 案：通"按"。即按压。程本、《肘后方》卷一第八并作"按"。

同。

又方

苦酒一升，破鸡子一枚著中，合搅饮之，好酒亦佳。《肘后》、《备急》、范汪同。

又方

蒸大豆若煮之，以囊盛，更番熨心上，冷复易之。《肘后》同。并出第十卷中。

《救急》：疗卒心痛不能起止[1]方。

井华水一大升　蜜半合

上二味相和，妇人患，令男度[2]与饮；男夫患，令妇人度与饮，必愈。出第八卷中。

《必效》：疗卒心痛，人参汤方。

人参　桂心　栀子擘　黄芩　甘草各一两，炙

上五味，切，以水六升，煮。取二升，分三服，则愈，奇效。忌海藻、菘菜、生葱。《肘后》同。出第五卷中。

中恶心痛方五首

《广济》：疗卒中恶[3]，心腹绞刺痛，气急胀，奄奄欲绝[4]，瓜蒂散方。

雄黄四两，研　赤小豆四分，熬　瓜蒂三分

上三味，捣筛为散。空肚温浆水服一钱匕半，当吐，止。不吐，加至两钱匕。忌生冷、油腻、黏食、陈臭等。

又，疗卒中恶，心腹刺痛，去恶气麝香散方。

麝香一分，研　生犀角二分，屑　青木香二分

上三味，捣、筛为散。空肚，以熟水服方寸匕，立愈。未止，更服之。不利。忌五辛。并出第四卷中。

《集验》：疗卒暴心痛，或中恶气，毒痛不可忍方。

大黄四两　芍药四两　升麻三两　黄芩三两　鬼箭三两　鬼臼二两　桂心二两　桔梗三两　柴胡四两　朱砂二两，别研　朴硝二两

上十一味，切，以水九升，煮。取二升七合，分三服，先分朱砂作三分，一服纳一分，搅朱砂，调服之。此汤快利，若痛不止，宜服后方。忌猪肉、生葱、生血物。《千金》同。《千金》云：寒气卒客于五脏六腑中，则发心痛方。

又方

赤芍药六两　桔梗五两　杏仁五两，去尖皮两仁，碎

上三味，切，以水六升，煮。取二升半，分三服，日三。忌猪肉。《千金》同。出第一卷中。

《千金》：疗卒中恶心痛方。

苦参三两，切　好验醋[5]一升半

上二味，以醋煮苦参。取八合，强人顿服，老小二服。出第十三卷中。

多唾停饮心痛方二首

《病源》：心痛而多唾者，停饮乘心之络故也。停饮者，水液之所为也。心气通于舌[6]，心与小肠合，俱象火；小肠，心之腑也，其水气下行于小肠，为溲便，则心络无有停饮也。膀胱与肾俱象水，膀

---

① 起止：起居。

② 度：此指用口将药液给病人送服。《史记·平准书》司马贞李隐："度，犹运也。"

③ 中恶：病证名。指突然触冒秽浊邪气而致心腹绞痛的危重证。

④ 奄奄欲绝：疼痛而致病人如同气绝身亡的奄奄一息貌。

⑤ 好验醋：当作"好酽醋"。谓醋之质地优良者。

⑥ 舌：原误作"口"，据高校本及《病源》卷十六"心痛多唾候"改。

胱为肾之腑，主藏津液，肾之液上为唾，肾气下通于阴，若腑脏和平，则水液下流宣①利。若冷热相乘，致腑脏不调，津液水饮停积，上迫于心，令心气不宣畅，故痛而多唾也。出第十六卷中。

范汪：疗胸中寒热心痛，清唾满口，数数欲吐，食不化，干姜丸方。

干姜一分　桂心一分　矾石一分，熬令汁尽　半夏一分，汤洗　蜀椒一分，去闭口者及目，汗

上五味，捣筛，蜜和，丸如大豆许。服二丸，日三。不知稍加，以知为度。忌生葱、羊肉、饧。出第十八卷中。

《集验》：疗心痛唾多似虫者方。

取六畜心，随得生切作四脔②，刀纵横各一割破之，纳少真朱砂著中，平旦吞之，虫死愈矣。无真朱砂，可用雄黄、麝香也。《肘后》、《经心录》同。出第一卷中。《肘后》云：切作十四脔，刀纵横各割之，以真丹一两，粉，纳割中，旦悉吞之。入雄黄、麝香佳③。

心下悬急懊痛方四首

《病源》：心与小肠合为表里，俱象于火，而火为阳气也。心为诸脏主，故正经不受邪。若为邪所伤而痛，则死。若支别络为风邪所乘而痛，则经久成疹，其痛悬急懊④者，是邪迫于阳，气不得宣畅，拥⑤疹生热，故心如悬而急，烦懊痛也。出第十六卷中。

仲景《伤寒论》：心下悬痛，诸逆大虚者，桂心生姜枳实汤⑥主之方。

桂心三两　生姜三两　枳实三枚，炙，破四片

上三味，切，以水六升，煮。取三升，去滓，温分三服。忌生葱。范汪同。出第十五卷中。

《肘后》：姜附丸⑦方。

附子二两，炮　干姜一两

上二味，捣、筛，蜜和，丸如梧子。服四丸，酒、饮并得，日三服。忌猪肉、冷水。出第一卷中。本方云：治心肺伤动冷痛。

《古今录验》：疗人心痛懊恲悁闷⑧，筑筑引两乳⑨，玄或如刺⑩，困极⑪，桂心汤方。

桂心半两　茱萸二两　芍药三两　当归二两　生姜半斤，无生姜以干姜五两代之

上五味，切，以水一斗二升，煮。取四升，服一升，昼三夜一良。有验。忌生葱。出第八卷中。

《千金》：心下痞，诸逆，悬痛，桂心三物汤主之方。

桂心二两　胶饴半斤　生姜二两

上药切，以水四升，煮二味。取三升，去滓，纳饴，分三服。忌生葱。出第十三卷中。

---

① 宣：通，畅通，疏通。《广韵·仙韵》："宣，通也。"

② 脔：肉块。

③ 佳：原误为"作"，据程本、高校本及《肘后方》卷一第八改。

④ 痛悬急懊：谓心痛牵拉拘急而烦。悬，牵连。懊，烦也。

⑤ 拥：有阻滞、壅塞之义。《病源》卷十六《心悬急懊痛候》作"壅"。壅、拥义同。

⑥ 桂心生姜枳实汤：《金匮》卷上第九作"桂枝生姜枳实汤"，"桂心"作"桂枝"。主治"心中痞，诸逆，心悬痛"。

⑦ 姜附丸：《肘后方》卷一第八载此方：一治"卒心痛"，一治"心肺伤动冷痛"，与下宋臣注语合。

⑧ 懊恲悁（yuān 音元）闷：心烦而忧郁满闷。《说文·心部》："悁，忧也。"

⑨ 筑筑引两乳：牵引两乳，如有物触动貌。

⑩ 玄或如刺：牵拉之状如物之刺。玄，通"悬"，牵拉。

⑪ 困极：极度疲倦。《广韵·慁韵》："困，悴也。"

心痛不能饮食方二首

《病源》：心痛而不能饮食者，积冷在内，客于脾而乘心络故也。心，阳气也；冷，阴气也。冷乘于心，阴阳相乘，冷热相击，故令痛也。脾主消水谷，冷气客之，则脾气冷弱，不胜于水谷也。心为火，脾为土，是母子也。俱为邪所乘，故痛复不能饮食也。出第十六卷中。

《广济》：疗叉心刺肋[1]，冷气结痛，不能食，高良姜汤方。

高良姜十分　当归十分　橘皮八分　厚朴十分，炙　桔梗八分　桃仁五十枚，去尖皮两仁，碎　吴茱萸八分　生姜八分　诃梨勒五分

上九味，切，以水八升，煮。取二升八合，绞去滓，分温三服，服别相去如人行六、七里，再服。忌猪肉、生冷、油腻、黏食、小豆等。出第四卷中。

《肘后》：疗常患心痛，不能饮食，头中疼重，乌头丸方。

乌头六分，炮　椒六分，汗　干姜四分　桂心四分

上四味，捣末，蜜丸。酒服如大豆四丸，稍稍增之。忌生葱。出第一卷中。

久心痛方六首

《病源》：心为诸脏主，其正经不可伤，伤之而痛者，则朝发夕死，夕发朝死，不暇展疗[2]。其人心痛者，是心之支别络，为风邪冷热所乘痛也，故成疢[3]不死，发作有时，经久不瘥也。出第十六卷中。

《广济》：疗心痛三十年不瘥，月上旬杀虫，雷丸鹤虱散方。

雷丸八分　鹤虱八分　贯众八分　狼牙八分　桂心八分　当归八分　槟榔仁八分

上七味，捣、筛为散。空腹，煮蜜水半鸡子许，服方寸匕，日二服。若重，不过三服则瘥，不利。忌生葱、生冷、油腻、猪鱼、小豆、大蒜等。出第四卷中。

范汪：疗久心痛，乌头赤石脂丸方。

赤石脂　干姜　桂心　椒汗，去闭口者及目　乌头炮

上五味，等分，末之，蜜和，丸如梧子。服三丸，日三，以知为度。赤石脂当取斑斑赤中者。忌猪肉、冷水、生葱。出第十八卷中。

《必效》：疗三十年心痛方。

桃仁七枚，去皮尖两仁，熬

上一味，研，汤水合。顿服，酒服亦良。《肘后》、《经心录》同。出第五卷中。

《古今录验》：疗久心痛，腹痛积年，定不过一时间还发，发甚则数日不能食，又便出干血，穷天下方不瘥。甄立言[4]为处犀角丸[5]服之，数日则瘥方。

犀角二分，屑　麝香二分，碎　朱砂四分，光明者，研　桔梗二分　莽草二分，炙　鬼臼二分　附子二分，炮　桂心二分　贝齿五枚　甘草六分　芫花二分，熬　巴豆二十枚，去心皮　赤足蜈蚣二枚，去足，炙

上十三味，捣、筛，蜜和，丸如梧子。饮服一丸，日一，渐加至三丸，以利为度。忌生葱、猪肉、野猪肉、芦笋、生血物。出第八卷中。一方无附子。《千金》有雄黄二分。

---

① 叉心刺肋：谓心肋疼痛如有物刺之。即刺痛。叉，刺也。

② 不暇（xiá 音侠）展疗：谓病情危急，没有救治的时间。暇，时间。

③ 疢（chèn 音瞋）：病。

④ 甄立言：人名，唐代医家，许州扶沟（今河南扶沟）人，与兄甄权俱以医术闻名，尤长于本草，撰《本草音义》、《本草药性》等，惜已亡。

⑤ 犀角丸：《千金方》卷十三第六："治久心痛，腹痛，积年不定。"无"甘草"，有"雄黄、甘遂"，共十四味，剂量也不同。

疗心痛如虫啮痛，宛转欲不救方。

又，浓捣地黄汁，和面，作冷淘，不用盐，服一顿，虫即出。不出，再服必出，便瘥。正元十年①，通事舍人崔抗女患心痛，垂气欲绝，忽记此方，服，便吐出一物，可方一寸以来，状如虾蟆，无目足，微似有口，盖被此物所蚀。抗云：往年见亲表患心痛，因偶食地黄馎饦，遂吐一虫犹动，其时亦不谓地黄冷淘，能害此虫。因盛于小竹筒，正食缘其上，便以数茎地黄冷淘，投于竹筒中，须臾视之，已化为水。然觉此冷淘杀虫，心痛无不永绝，绛②自得此方，救三四人，皆如神效，出手抄方。

《经心录》：疗四十年心痛不瘥方。

黍米沉汁，温服，随多少。出第一卷中。

杂疗心痛方三首

《广济》：疗心痛又心撮肋③，心闷则吐血，手足烦疼，食饮不入，桃仁丸方。

桃仁八分，去皮尖两仁，熬　当归六分　芍药八分　诃梨勒六分　甘草六分，炙　延胡索四分　人参六分　槟榔仁十四枚

上八味，捣、筛，蜜丸如梧子。以酒空腹下二十丸，渐加至三十丸，日再服，取快利。忌海藻、菘菜、生菜、热面、荞麦、猪犬肉、黏食。出第四卷中。

《古今录验》：真心痛证④，手足青至节，心痛甚者，旦发夕死，夕发旦死。疗心痛，痛及已死方。

高其枕，柱⑤其膝，欲令腹皮蹙柔⑥，灸其脐上三寸胃管有顷。其人患痛短气，欲令人举手者，小举手，问痛瘥，缓者，止。出第八卷中。

《救急》：疗心痛冷热方。

取伏龙肝末，煮水服方寸匕。若冷，以酒和服，瘥。范汪、《经心录》同。出第八卷中。

腹痛方四首

《病源》：腹痛者，由腑脏虚，寒冷之气客于肠胃、募原之间，结聚不散，正气与邪气交争相击，故痛。其有冷气搏于阴经者，则腹痛而肠鸣，谓之寒中。是阳气不足，阴气有余者也。

诊其寸口脉沉而紧，则腹痛。尺脉紧，脐下痛。脉沉迟，腹痛。脉来触触者，少腹痛。脉阴弦，则腹痛。凡腹急痛，此里之有病，其脉当沉，若细而反浮大，故当愈矣。其人不即愈者，必当死，以其病与脉相反故也。其汤、熨、针、石，别有正方，补养宣导，今附于后。

《养生方导引法》云：股⑦、胫、手、臂痛法：屈一胫，臂中所痛者，正偃卧，口鼻闭气，腹痛以意推之，想气往至痛上，俱热即愈。

又云：偃卧，展两胫、两手，仰足指，以鼻纳气，自极七息，除腹中弦急切痛。

又云：偃卧，口纳气，鼻出之，除里急。饱⑧咽气数十，令温中。寒⑨干吐呕

---

①　正元十年：即"贞元十年"（甲戌年，公元794年）。

②　绛：程本作"抗"，指上文"崔抗"。宜从。

③　又心撮肋：谓心痛如刺并牵引肋部。又，刺也。《集韵·末韵》："撮，挽也。"

④　证：原误作"论"，据程本改。

⑤　柱：山胁尚德曰："疑当作'拄'。"高校本按：作"柱"不误。柱，犹起高也。可从。"柱其膝"指让患者提高双膝。如此才能使腹壁松弛。

⑥　蹙（cù音促）柔：收缩而柔软。

⑦　股：高校本引注作"治股"。当是。

⑧　饱：高校本引注作"饱食后"。

⑨　寒：高校本引注作"若气寒者，使人"。

腹痛。口纳气七十所，大振腹，咽气数十，两手相摩，令热，以摩腹，令气下。出第十六卷中。

张文仲：当归大黄汤，疗冷气牵引腰背、肋下、腹内痛方。

当归三两　芍药八分　桂心三分　干姜六分　茱萸五分　人参一两　大黄一两　甘草二两，炙

上八味，切，以水六升，煮。取三升，去滓，温服一升，日三。忌海藻、菘菜、生葱。出第三卷中。

范汪：四味当归汤①，主寒腹痛方。

当归　桂心　干姜各三两　甘草二两，炙

上切，以水八升，煮。取三升，一服一升，日三服。虚冷激痛甚者，加黄芪、芍药各二两。忌海藻、菘菜、生葱。出第十五卷中。《千金》无甘草，有附子一两。

《小品》：疗寒冷腹痛，茱萸汤②方。

吴茱萸二两　甘草炙　人参　桂心各一两　生姜五两　半夏一升，洗　小麦一升　当归二两

上八味，切，以水一斗五升，煮。取三升，分温服一升，日三服。忌海藻、菘菜、羊肉、饧、生葱。出第一卷中。《千金》桂二两，生姜切一升。

《古今录验》：芎劳汤，疗卒寒，腹中拘急痛方。

芎劳　当归　桂心　芍药　甘草炙，各一两　黄芩半两　干姜半两　杏仁三十枚，去皮尖两仁，熬

上八味，切，以水五升，煮。取二升，分再服。忌海藻、菘菜、生葱。出第八卷中。

卒腹痛方七首

《肘后》：疗卒腹痛方。

粳米二升

上一味，以水六升，煮。取六七沸，饮之。

又方

掘土作小坎，以水满坎中，熟搅取汁，饮之，瘥。并出第一卷中。

张文仲：疗卒腹痛方。

令病人卧，高枕一尺许，柱膝③，便腹皮趢④，气入胸，令人爪⑤其脐上三寸，便愈。能干咽吞气数十过者，弥佳。亦疗心痛。《肘后》、《备急》同。

又方

灸两足指头，各十四壮，使火俱下，良。《备急》、《肘后》同。并出第一卷中。

《千金》：疗胸腹中卒痛，生姜汤方。

生姜一斤，捣取汁　食蜜八两　醍醐四两

上三味，微火上耗⑥令相得。适寒温，服三合，日三。出第十六卷中。

《集验》：疗卒腹痛，葛氏方。

桂末三匕，酒服。人参上好，干姜亦佳。忌生葱。《肘后》、文仲同。

又方

食盐一大把，多饮水送，取吐。《肘后》、张文仲同。并出第一卷中。

---

① 四味当归汤：《千金方》卷十三第六有六方作"当归汤"，其中能"治久寒宿疾，胸腹中痛，短气，时滞下痢当归汤方。"如宋臣注文"无甘草，有附子"，且"干姜"用"四两"，"附子"用"五两"。

② 茱萸汤：《千金方》卷十三第六作"当归汤"，《小品方》卷一名"吴茱萸汤"。三者药物组成相同，剂量互有出入。

③ 膝：原误作"漆"，据程本改。上节"高其枕，柱其膝"可证。

④ 柱膝，便腹皮趢（cù 音促）：与前节《杂疗心痛方三首》义同。"膝"，原作"漆"，据程本、《肘后方》改，"便"作"使"。趢，通"蹙"，有柔软意。《正字通·足部》："趢，与蹙通。"

⑤ 爪：抓。《说文解字注》王筠释例："爪，俗称抓，把搔其义也。"

⑥ 耗：程本作"熬"，宜从。

心腹痛及胀满痛方一十首

《病源》：心腹痛者，由腑脏虚弱，风寒客于其间故也。邪气发作，与正气相击，上冲于心则心痛，下攻于腹则腹痛，上下相攻，故心腹绞痛，气不得息[1]。

诊其脉，左手寸口人迎以前脉，手少阴[2]经也。沉者为阴。阴虚者，病若心腹痛，难以言，心如寒状。心腹痛[3]，痛不得息，脉细小者生，大坚疾者死。心腹痛，脉沉细小者生，浮大而疾者死。其汤、熨、针、石，别有正方，补养宣导，今附于后。

《养生方导引法》云：行大道，常度日月星辰。清静以鸡鸣，安身卧，漱口三，咽之。调五脏，杀蛊虫，令人长生，疗心腹痛[4]。出第十六卷中。

《广济》：疗心腹中气，时时痛，食冷物则不安稳，及恶水，桔梗散方。

桔梗　茯苓各八分　枳实炙　人参　厚朴炙　芍药　橘皮各六分　桂心五分　槟榔仁八分　麦门冬去心，八分

上十味，捣、筛为散。空肚，煮姜枣饮，服方寸匕，日三服，渐加至一匕半。热以茶饮下，不利。忌猪肉、酢物、生葱、生冷、油腻、小豆、黏食、热面、炙肉等物。

又，疗卒心腹痛，气胀满，不下食，欲得泻三、两行，佳。当归汤方。

当归　茯苓　桔梗　橘皮　高良姜　槟榔仁各八分　生姜八分

上七味，细切，以水七升，煮。取二升三合，绞去滓，分温三服，服别相去如人行六七里，服讫，利三两行，宜停后服。忌猪肉、酢物、生冷、油腻、鱼蒜、黏食、小豆。并出第十五卷中。

《肘后》：疗心腹俱胀痛，烦满，短气欲死，或已绝方。

栀子十四枚，擘　豉七合，绵裹

上二味，以水二升，先煮豉。取一升二合，去滓，纳栀子，更煎。取八合，绞去滓，服半升。不愈者，尽服之。《备急》、文仲同。

又方

乌梅二七枚，水五升，煮一沸，纳青大钱二七文，煮。取一升半，强人可顿服，羸人分再服，当下，愈。文仲同。

又方

茱萸二两　生姜四两，切　豉三合，绵裹

上三味，酒四升，煮。取二升，分三服，即瘥。

又，疗心腹相连常胀痛，狼毒丸方。

狼毒二两，炙　附子半两，炮

上二味，捣、筛，蜜和丸，服如梧子。一日服一丸，二日二丸，三日三丸，再一丸[5]，至六日服三丸。自一至三，以为常服，即瘥。当避食。忌猪肉、冷水。

又方

吴茱萸一合　干姜四分　附子二分，炮　细辛二分　人参二分

上五味，捣末，蜜和，丸如梧子。服五丸，酒、饮并得，日三。忌猪肉、生菜等。并出第一卷中。

深师：疗久寒冷，胸膈满，心腹撒[6]

---

[1] 气不得息：指因痛甚气闭，不能平稳呼吸。息，呼吸。

[2] 手少阴：《脉经》卷二第二作"手厥阴"。

[3] 心腹痛：《病源》卷十六《心腹痛候》作"心腹疞痛"。按据上下文义例律之，"心腹痛"亦不误。

[4] 令人长生，疗心腹痛：高校本疑前后句互倒。义顺宜从。

[5] 再一丸：高校本疑作"再一日服一丸"，即第四日，又从一丸服起。宜从。下文"至六日服三丸"句可证。

[6] 撒：程本作"绞"。宜改。

痛，不能食，葱乏①吸吸不足，前胡汤方。

前胡一两　羊脂二两　大枣二十枚，擘　当归一两　茯苓一两　白术一两　芍药六分　桂心一两　半夏二两，洗　干姜一两　麦门冬六分，去心　吴茱萸三百粒

上十二味，切，以水八升，煮。取三升，分三服，相去如人行十里，进一服。忌酢物、生葱、羊肉、饧、桃李、雀肉等。出第十六卷中。

《小品》：当归汤，疗心腹撇②痛，诸虚冷气满方。

当归三两　干姜四两　甘草二两，炙　芍药三两　厚朴三两，炙　黄芪二两　蜀椒一两，汗　半夏三两，洗　肉桂三两　人参三两

上十味，切，以水一斗，煮。取三升二合，强人可一升，羸人服八合。大冷者加附子一枚炮。忌海藻、菘菜、羊肉、饧、生葱。《古今录验》、《千金》同。

《古今录验》：通命丸，疗心腹积聚，寒中绞痛，又心迫满，胁下急，绕脐痛方。

大黄　远志去心　黄芩　麻黄去节　甘草炙，已上各四两　芒硝三两　杏仁六十枚，去尖两仁，熬　豉二合，熬　巴豆五十枚，去心皮，熬，别为脂

上九味，捣合下筛，蜜和，丸如梧子大。先食，饮服三丸，日三。忌野猪肉、芦笋、海藻、菘菜。出第八卷中。

心腹胀满及鼓胀方一十四首

《病源》：心腹胀者，脏虚而邪气客之，乘于心脾故也。足太阴脾之经也，脾虚则胀。

足少阴肾之经也，其脉起于足小指之下，循行上络膀胱。其直者，从肾上入肺；其支者，从肺出络于心。

脏虚，邪气客于三经③，与正气相搏，积聚在内，气并于脾，脾虚则胀，故令心腹烦满，气急而胀也。

诊其脉④，迟而滑者，胀满也。其汤、熨、针、石，别有正方，补养宣导，今附于后。

《养生方导引法》云：伸右胫，屈左膝，内压之，五息。引脾，去心腹寒热，胸臆邪胀⑤。依经为之，引脾中热气出，去心腹中寒热，胸臆中邪气胀满。久行之，无有寒热，时节之所中伤，名为真人之方。出第十六卷中。

《广济》：疗心腹胀满，脐下块硬如石，疼痛不止，芍药丸方。

芍药　当归　白术　鳖甲炙，各八分　诃梨勒十颗，去核，熬　干姜　人参各六分　豆蔻　雄雀屎各四分　郁李仁十分，去皮

上十味，捣、筛，蜜和为丸如梧子大。空肚，以酒下二十丸，渐加至三十丸，日再服。不吐不利。忌生菜、热面、人苋、桃李、雀肉、蒜、黏食等物。

又，疗鼓胀⑥气急，冲心硬⑦，鳖甲丸方。

鳖甲炙　芍药　枳实炙　人参　槟榔各八分　诃梨勒　大黄各六分　桂心四分　橘皮四分

────────

① 葱乏：程本作"忽气"。宜改。

② 撇：程本、《小品方》卷一《治心腹痛腹胀满冷痛诸方》并作"绞"。

③ 三经：原作二经，据程本、《病源》卷十六《心腹胀候》、高校本改。

④ 脉：原误作"诈"，据程本、高校本、《病源》卷十六《心腹胀候》改。

⑤ 胸臆邪胀：指胸部因邪气滞碍而胀满不舒。下有"胸臆中邪气胀满"可知。邪，邪气。臆，胸膺。

⑥ 鼓胀：病名。多因情志郁结、饮食失调、嗜酒过度、虫积日久，损伤肝脾，气血瘀滞，水湿不运而致，症见腹部胀大，腹皮青筋怒张，四肢不肿或微肿者，临证又有多种分类名称。

⑦ 硬：程本作"痛"。

上九味，捣、筛为末，蜜和为丸。空肚，以酒服如梧子大二十丸，渐加至三十丸，日二服。微利为度。忌生葱、苋菜、炙肉、蒜、面等。

又，疗鼓胀气急，通草汤方。

通草　茯苓　玄参　桑白皮　白薇　泽泻各三两　人参二两　郁李仁五两　泽漆叶切，一升

上九味，切，以水一斗，煮。取三升，去滓，分温四服，服别相去如人行六七里进一服，不利。忌热面、油腻、酢、黏食等。

又，疗鼓胀上下肿，心腹坚强，喘息气急，连阴肿，坐不得，仍下赤黑血汁，日夜不停者，茯苓汤方。

茯苓二两　防己一两半　橘皮一两　玄参一两　黄芩一两半　泽泻一两半　杏仁二两半，去尖皮两仁，熬　白术一两半　大豆一升半　郁李仁二两半　桑白皮二两半　泽漆叶切，一升　猪苓一两半

上十三味，切，以水一升，先煮桑白皮、大豆、泽漆叶，取五升，去滓，澄去下淀，纳诸药，煎。取二升，绞去滓，分三服。咳者加五味子二两，停二日服一剂。忌酢物、桃李、雀肉、热面、蒜、炙肉、黏食、油腻等。茯苓，一云茯神。防己，一云防风。

又，疗患久心痛、腹满，并痰饮不下食，人参丸方。

人参　白术　枳实各六分　茯苓八分　厚朴六分，炙　青木香六分　橘皮五分　大黄六分　槟榔仁六分

上九味，捣、筛，蜜和丸。空腹，煮生姜枣汤，下如梧子二十丸，日二服，渐加至三十丸，不利。忌酢物、桃李、雀肉等。

又，疗心腹胀满，柴胡厚朴汤方。

柴胡　厚朴炙，各十分　茯苓　橘皮　紫苏各八分　生姜十二分　槟榔仁五分，末

上七味，切，以水七升，煮。取二升五合，绞去滓，分温三服，服别相去如人行六、七里，进一服，微利。忌酢物、生冷、油腻、黏食。

又，疗心腹胀满，腹中有宿水，连两肋满闷，气急冲心，坐不得，郁李仁丸方。

郁李仁八分　牵牛子六分，熬　甘遂熬，四分　防葵三分　菴䕡子　桑白皮　槟榔仁各四分　橘皮　泽泻各二分　茯苓　泽漆叶炙　杏仁去尖两仁，熬，各三分

上十二味，捣、筛，蜜和丸。空肚饮，服如梧子五丸，日二服，服别一丸[1]，微利为度。忌酢物、生冷、油腻、热面、炙肉、蒜等。

又，疗患气发，心腹胀满，两肋气急，紫苏汤方。

紫苏一握　诃梨勒皮　当归　生姜各八分　人参六分　槟榔十颗，合子碎　生地黄汁半升

上七味，切，以水六升，煮六味。取二升，绞去滓，下地黄汁，分温三服，服别如人行四五里，温进一服，利三两行。忌芜荑、生菜、热面、炙肉、鱼、蒜、黏食、陈臭等。并出第二卷中。

深师：疗腹胀满彭彭[2]，逆害饮食，烦热不得卧，流汗，厚朴汤方。

厚朴炙　桂心　芍药　半夏洗，各三两　枳实三枚，炙　甘草二两，炙　麦门冬四两，去心　黄芩一两　干姜二两

上九味，切，以水一斗，煮。取二升半，绞去滓，服八合，日三。小便难，加术三两、人参四两。忌生葱、海藻、菘

———————

① 服别一丸：程本作"服别十丸"。高校本按：循上下文例，疑当作"服别如人行××里，进一服"。可从。

② 彭彭：腹部膨隆胀大貌。彭，通"膨"。

菜、羊肉、饧。出第十六卷中。

《千金》：厚朴七味汤①，主腹满气胀方。

厚朴半斤，炙　甘草炙　大黄各三两　大枣十枚，擘　枳实五枚，大者四枚，炙　桂心二两　干姜五两

上切，以水一斗，煮。取五升，去滓，纳大黄。取四升，服八合，日三。呕者加半夏五合，利者去大黄，寒加生姜至半斤。忌海藻、菘菜、生葱、羊肉、饧。出第十六卷中。此本仲景《伤寒论》方。

《集验》：疗胸满有气，心腹胀，中冷，半夏汤方。

半夏一升，洗　桂心四两　生姜八两，切

上三味，切，以水七升，煮。取二升，绞去滓，适寒温，饮七合。忌羊肉、饧、生葱等。出第六卷中。

《古今录验》：消化丸，疗人腹胀心满，肠胃结食不消化，呕逆头痛，手足烦疼。此方出太医熟药②常用芫花丸方。

芫花一两，熬　大黄　葶苈子熬　甘遂　黄芩各二两　巴豆四十枚，去心皮，熬，别研　硝石一两

上七味，捣合，蜜和，丸如梧子。先食服三丸，日再服。一方无硝石。忌野猪肉、芦笋等。出第十卷中。

《必效》：青木香丸，主气满腹胀不调，不消食兼冷方。

青木香六分　槟榔仁六分　大黄十二分　芍药五分　诃梨勒五分　枳实五分，炙　桂心四分

上七味，捣、筛，蜜和，丸如梧子。饮服十五丸左侧③，渐渐常加，以利为度，不限丸多少。不利者，乃至五十、六十丸亦得。韩同识频服大效，古今常用。忌生葱。

又，疗腹胀满，坚如石，积年不损者方。

取白杨东南枝，去苍皮护风，细剉五

升，熬令黄，酒五升，淋讫，则以绢袋盛滓，还纳酒中，密封，再宿④，每服一合，日三。并出第二卷中。

卒心腹胀满方六首

《肘后》：疗卒心腹烦满⑤方。

剉薏苡根，浓煮取汁，服三升。

又方

黄芩一两　杏仁二十枚，去尖皮两仁，熬　牡蛎一两，熬

上三味，切，以水三升，煮。取一升，顿服之。

又方

灸两手大拇指内边爪后第一文⑥头，各一壮；又灸两手中央长指爪下一壮，愈。《肘后》此方本治卒吐逆。

此本在杂疗中，其病亦是痰饮霍乱之例，兼宜依霍乱条中法疗之。人平居有患者⑦亦少，皆因他病兼为之耳。或从伤寒

---

①　厚朴七味汤：《金匮》卷上第十、《千金方》卷十六第七并作"厚朴七物汤"，仲景用以主治"腹满，发热十日，脉浮而数，饮食如故"者，并"桂心"作"桂枝"，"生姜"作"干姜"。

②　太医熟药："太医熟"，程本作"太医院"。高校本按："熟"为"署"之误，或"熟药常用"为句。考宋以前有"熟药局"，隶属太医署，"太医熟药"或为"太医署熟药局"之简称。《太平惠民和剂局方》即为"太医局熟药所"规范的成药方书，据"此方出太医熟药"文义语气，并循上下文例，疑为宋臣注语。

③　左侧：程本无此二字。高校本引丹波元坚注："'侧'下疑脱'卧'字。"高按不必脱"卧"，"侧"亦"卧"也。"左侧"者，犹言"左右"也。可从，因下文"不限丸多少"可证。

④　再宿：即两宿。犹言两天两夜。

⑤　烦满：《肘后方》卷一第十一作"烦满，又胸胁痛欲死"。

⑥　文：纹理。

⑦　有患者：疑为"有此患者"。《肘后方》卷一第十一作"在此上条患者"可知。

后未复，或从霍乱吐下后虚躁，或是劳损服诸补药痞满，或触寒热邪气，或食饮恼毒①，或服药失度，并宜各循其本源为疗，不得专用此法也。并出第一卷中。

《备急》：疗卒心腹胀满，又胸胁痛欲死方。

热煮，汤令灼灼②尔，以渍手足，冷则易。秘之。《肘后》、张文仲同。

又，桂心散方。

枳实炙　桂心

上二味等分，下筛，以米汁服一匕。忌生葱。《肘后》、张文仲同。并出第一卷中。

《救急》：疗卒患心腹胀满、刺痛方。

生姜大有功能，远行宜将自随，煮汁服良。患久痢虚损，呕逆不下食，见食则吐，取三两细切，捣绞取汁，微暖点少多蜜，顿一服，则下食，大效。出第七卷中。

腹胀雷鸣方三首

范汪：疗腹中寒，气胀雷鸣，切痛，胸胁逆满③，附子粳米汤方。

附子一枚，炮，八破　半夏半升，洗去滑　甘草一两，炙　大枣十枚，擘　粳米半升

上五味，切，以水八升，煮米取熟，去米纳药，煮。取三升，绞去滓，适寒温，饮一升，日三。仲景《伤寒论》同。《集验》加干姜二两。忌海藻、菘菜、猪羊肉、饧。出第十五卷中。

《延年》：疗患腹内气胀，雷鸣，胸背痛方。

丹参　枳实炙，各三两　桔梗　白术　芍药各二两　生姜四两　槟榔仁七枚

上七味，细切，以水九升，煮。取二升七合，去滓，分温三服。忌猪肉、桃李、雀肉、生冷、油腻、鱼、蒜等。出第

十五卷中。

又，丹参汤，疗肠鸣发则觉作声方。

丹参　茯苓各三两　桔梗二两　生姜四两　细辛　厚朴炙　食茱萸各二两

上七味，切，以水八升，煮。取二升五合，去滓，分温三服，每服如人行七八里。忌生菜、猪肉、酢物。出第四卷中。

腹内诸气及胀不下食方一十一首

《广济》：疗腹内诸气胀满，昆布散方。

昆布　海藻　人参　玄参　橘皮　升麻各三两　芎䓖　桂心　干姜各二两　小麦一升，大醋④一升半，渍之一宿出，曝醋尽止

上十味，捣、筛为散，别捣小麦作散，合药散一处，更捣千杵。酒服方寸匕，日三服，渐加至二匕，不利。忌热面、炙肉、生葱、蒜、黏食等物。

又，疗冷气，薏苡仁饭粥方。

细伐⑤薏苡仁炊为饭，气味欲匀如麦饭，煮粥亦好，豉浆粥并任意，无所忌。

又，疗气，苏子粥方。

苏子不限多少，研如麻子，作粥依食法，著葱、豉、姜并得，无所忌。

又，疗气，膀胱急妨，宜下气方。

芜荑捣，和食盐末，令调，以绵裹如

---

① 恼毒：即"服毒"。《篇海类编·身体部·心部》："恼，服也。"
② 灼灼：炽热貌。
③ 逆满：《金匮》卷上第十、《千金方》卷十六第七作"逆满呕吐"。
④ 大醋："大"，程本作"半"，属上读。"大醋"亦通，大醋即好醋。
⑤ 细伐：敲碎，捣为细末。伐，敲击。《诗·尔雅·采芑》："钲人伐鼓。"毛传："伐，击也。"

枣大，纳下部，久时或下恶汁，并下气[1]佳。无所忌。

又，疗气，昆布臛法[2]。

高丽昆布一斤，白米泔汁浸一宿，洗去咸味，以水一斗，煮令向熟，擘长三寸，阔四五分，仍取葱白一握，二寸切断，擘之更合，熟煮，令昆布极烂，仍下盐、酢、豉糁调和，一依臛法，不得令咸、酸，以生姜、橘皮、椒末等调和。宜食粳米饭、粳米粥、海藻，亦依此法。极下气，大效。无所忌。

又，疗心头冷硬，结痛下气，槟榔汤方。

槟榔十颗，合子碎　生姜　青木香各三两　橘皮　枳实炙　甘草炙　大黄各二两

上七味，切，以水六升，煮。取二升半，绞去滓，分温三服，服别如人行四五里，进一服，取微利。忌生菜、热面、炙肉、海藻、菘菜等。

又，疗一切气，妨闷不能食，槟榔丸方。

槟榔七个　芍药五分　枳实七枚，炙　人参五分　大黄十六分　青木香六分　桂心四分

上七味，捣、筛，蜜和丸。空腹，服如梧子二十丸，日再服，渐加至二十五丸，微泄为度。忌生菜、热面、炙肉、蒜、黏食、生葱等物。

又，疗气，小芥子酒方。

小芥子一升，捣碎，以绢袋盛，好酒二升浸之七日，空腹，温服三合，日二服，渐渐加之，以知为度，酒尽，旋旋添之[3]，无所忌。

又，疗久患气胀，乌牛尿方。

取乌牛尿，空心温服一小升，日一服，气散则止，无所忌。并出第二卷中。

《近效》：烧盐通一切气[4]，尤疗风方。

取盐花以生麻油和之，以湿布一片急裹[5]，以绳子系，如打墙锤许大，置瓦子上，以炭火四面烧，望之，如火气讫，更勿加炭，待火尽冷讫，吹、扇去灰，收取盐，捣破。如患心腹胀满，气隔不通，取棋子大，含咽之，立瘥。如煮诃梨勒、槟榔及茶汤，用此盐，疗一切病。韦特进用之，极效验。

又，诃梨勒丸，疗气胀不下食，尤除恶气方。

诃梨勒　青木香

上二味等分，捣、筛，融沙糖和，众手一时捻为丸，随意服之。气甚者，每服八十丸，日再；稍轻者，每服四五十丸则得；性热者[6]，以生牛乳下；性冷者，以酒下，不问食之前后。礼部萧郎中处得，云自服大效。

灸诸胀满及结气法二十二首

《千金》：疗胪胀，胁腹满法。

灸膈俞百壮，三报[7]。穴在第七椎下两傍各一寸半。《翼》同。

又，疗胀满水肿法。

---

① 下气：即肛门排气。俗谓"放屁"。此为气机已经通畅的服药反应。

② 臛法：做肉羹的方法。臛，肉羹。《广韵·沃韵》："臛，羹臛。"

③ 旋旋添之：随时添加。旋，随时。《广韵·仙韵》："旋，疾也。"

④ 气：泛指气机失调的病证。此节上下仿此。

⑤ 急裹：即紧紧地包裹。《字汇·心部》："急，紧也。"

⑥ 性热者、性冷者：指病人体质偏热或偏寒。性，指人的身体特质，即体质。《广雅·释诂》："性，质也。"

⑦ 三报：重复三次。报，再，重复。《周礼·春官》郑玄注："报释，再释是也。"

灸脾俞，随年壮①，穴在第十一椎下两傍各一寸半。《翼》同。

又，疗胀满雷鸣，酒沸法。

灸大肠俞百壮，三报，穴在第十六椎下两傍各一寸半。《翼》同。

又，疗胀满气聚寒冷法。

灸胃管，穴在心鸠尾下三寸，灸百壮，三报之。《翼》同。

又，疗胀满绕脐结痛，坚不能食法。

灸中守百壮，穴在脐上一寸，一名水分。《翼》同。

又，疗胀满、瘕聚，带下疼痛②法。

灸气海百壮，穴在脐下一寸半，忌不可针。《翼》同。

又，疗胀满，结气如水肿状，小腹坚如石法。

灸膀胱募百壮，穴在中极，脐下四寸。《翼》同。

又，疗胀满肾冷，瘕聚、泄痢法。

灸天枢百壮③。《翼》同。《铜人经》天枢二穴，侠脐二寸。

又，疗冷胀胸满，心腹积聚、痞、疼痛法。

灸肝俞百壮，穴在第九椎下两傍各一寸半。《翼》同。

又，疗五脏六腑积聚、胀满、羸瘦，不能饮食法。

灸三焦俞，随年壮，穴在第十三椎下两傍各一寸半。《翼》同。并出第十六卷中。

又，疗结气法。

扁鹊曰：第四椎下两傍各一寸半名阙俞④，主胸中膈气，灸，随年壮。

又，主心腹诸病，坚满烦痛，忧思结气，寒冷霍乱，心痛吐下，食不消，肠鸣泄痢法。

灸太仓穴，一名胃募，在心下四寸，胃管下一寸，灸百壮。

又，主结气囊裹，针药所不及法。

灸肓募二穴，在从乳头邪⑤度至脐中，屈去半，从乳下行度头是，灸随年壮。《铜人腧穴》依法量度乃得日月胆募之穴，然主疗有别。肝募期门穴在此穴上五分，然主疗与此颇同。

又，凡脐下撤痛⑥，流入阴中，发作无时，此冷气，疗之法。

灸脐下三寸，名关元，百壮。

又，疗短气不语法。

灸肘后两筋间，名天井，百壮。

又方

灸大椎，随年壮。

又方

灸肺俞，穴在第三椎⑦两傍各一寸半，百壮。

又方

灸肝俞，第九椎⑧，百壮。

又方

灸尺泽，百壮。

又方

灸手十指头，各十壮。

又方

灸小指第四指间交脉上七壮。

————

① 随年壮：即根据年龄的长幼增减艾灸壮数。壮，艾灸次数或每次灸取的穴数。

② 带下疼痛："带下"为"滞下"之误，《千金方》卷十六第七作"滞下疼冷"。《千金翼》卷二十七第六并作"滞下疼"。滞下，痢疾古名。《景岳全书·卷二十四》："痢疾……因其闭滞不利，故又谓滞下。"本书多处将"滞下"误作"带下"。

③ 灸天枢百壮：《千金方》卷十六第七下有"穴在脐旁相对，横去脐旁二寸"十四字。

④ 阙俞：当作"厥阴俞"。程敬通曰："'阙'，当作厥，四椎两旁一寸半，乃厥阴俞也。"

⑤ 邪：通"斜"。

⑥ 撤痛：即绞痛。程本、《千金方》卷十七第五作"绞"。

⑦ 第三椎："椎"下疑脱"下"字，因肺俞在三椎下两旁。

⑧ 第九椎："椎"下疑脱"下两旁各一拌"七字。

又，少年房室多，短气者法。

灸鸠尾头五十壮。并出第十七卷中。

胸胁痛及妨闷方四首

《病源》：胸胁痛者，由胆与肝及肾之支脉虚，为寒气所乘故也。足少阳胆之经也，其支脉从目兑眦贯目[1]，下行至胸，循胁里。足厥阴肝之经也，其脉[2]起足大指聚毛，上循入腹，贯膈，布胁肋。足少阴肾之经也，其支脉起肺，出络心，注胸中。此三经之支脉，并循行胸胁，邪气乘于胸胁，故伤其经脉。邪气之与正气交击，故令胸胁相引而急痛也。

诊其寸口脉弦而滑，弦则为痛，滑则为实；痛则为急，实则为跃[3]。弦滑相搏，则胸胁抢息痛[4]也。

又，卒苦烦满，叉胸胁痛[5]欲死候。此由手少阳之络脉虚，为风邪所乘故也。手少阳之脉，起小指、次指之端，上循入缺盆，布膻中，散络心包。风邪在其经，邪气迫于心络，心气不得宣畅，故烦满；乍上攻于胸，或下引于胁，故烦满而又胸胁痛[6]也。若经久，邪气留连，搏于脏则成积，搏于腑则成聚也。并出第十六卷中。

《广济》：疗气结筑心，胸胁闷痛，不能吃食，诃梨勒散方。

诃梨勒四颗，炮去核 人参二分

上二味，捣筛为散。以牛乳二升，煮三四沸，顿服之。分为二服亦得，如人行三二里进一服，无所忌。

又，疗胸胁不利[7]，腹中胀气急妨闷，半夏汤方。

半夏一升，洗去滑 生姜一斤，合皮切 桂心六两 槟榔仁二两，末

上四味，细切，以水八升，煮。取二升四合，绞去滓，分温五服，服别相去如人行六、七里，进一服，快利为度。忌羊肉、饧、生葱、油腻。《小品》有吴茱萸三十颗，无槟榔仁，余并同。

又，疗胸胁妨[8]，胃中客气，大便苦难，大黄丸方。

大黄十二分 厚朴四分，炙 枳实四分，炙 芒硝八分 杏仁六分，去皮尖两仁，熬 葶苈子四分，熬

上六味，捣，筛，蜜和丸。空腹，以饮服如梧子十丸，日二服，稍稍加，以大便微调为度。忌生冷、油腻、黏食。出第二卷中。

《千金》：疗冷气胁下往来，胸膈痛引胁背闷，当归汤[9]方。

当归 芍药 吴茱萸 桂心 人参 大黄 甘草各二两 茯苓 枳实各一两 干姜三两

上十味，细切，以水八升，煮。取二升半，一服八合，日三服。治尸注亦佳。忌海藻、菘菜、生葱、酢物等。出第十六卷中。

---

① 目兑眦贯目：从目外眦向内横贯眼球。原作"目兑贯眦"，今据《病源》卷十六《胸胁·痛候》、程本稿补。兑，通"锐"。

② 其脉：原作"其支脉"，据高校本及《灵枢·经脉第十》改。

③ 跃：跳动。此指气逆走窜。

④ 抢息痛：谓疼痛有撞击貌。《病源》卷十六《胸胁·痛候》作"抢急痛"，《太平圣惠方》卷四十三《治胸胁·痛诸方》作"拘急痛"。宜从。

⑤ 叉胸胁痛：谓胸胁刺痛。叉，刺也。原行书俗写似"义"，程本误作"又"，据《病源》卷十六《卒苦烦满叉胸胁病欲死候》及本书卷六《呃逆吐方八首》等改。下仿此。

⑥ 痛：原脱，据程本、《病源》及本书节上文补。

⑦ 不利：原误作"利"，据程本及文义改。

⑧ 妨：滞碍而胀。妨，有滞塞之义。程本作"闷"。

⑨ 当归汤：《千金方》卷十三第六，方中有"大黄二两"，主治作"冷气胁下往来，冲胸膈，痛引胁背"。

胁肋痛方二首

《小品》：疗胁下偏痛，发热，其脉紧弦。此寒也，当以温药下之，大黄附子汤方。

大黄三两　附子三枚，炮　细辛二两

上三味，切，以水五升，煮。取二升，分三服。若强盛人，煮，取三升半，分为三服。服别如人行四五里，进一服。仲景同。忌猪肉、冷水、生菜等。

又，半夏茯苓汤，疗胸膈心腹中痰水冷气，心下汪洋嘈烦①，或水鸣多唾，口清水自出，胁肋急胀，痛不欲食，此皆胃气弱，受冷故也。其脉喜沉弦细迟，悉主之方。

半夏五两，洗　生姜五两　茯苓三两　旋覆花一两　陈橘皮　人参　桔梗　芍药　甘草炙，各二两　桂心三两

上十味，切，以水九升，煮。取三升，分三服。欲得利者，加大黄；须微调者，用干地黄；病有先时喜水下者，加白术三两，除旋覆花，去下便调，瘥也。宜加大黄及干地黄者，并用三两足也。忌羊肉、饧、酢物、生葱、猪肉、海藻、菘菜。《集验》同。出第一卷中。

胸膈气方三首

《广济》：疗胸膈气胀满，吃食心下妨，虚热，脚手烦疼，渐羸瘦不能食，四肢无力，枳实丸方。

枳实六分　犀角四分　前胡四分　青木香八分　麦门冬去心，八分　赤茯苓八分　苦参六分　芍药六分

上八味，捣、筛为末，蜜和，丸如梧子。以饮空腹下二十丸，渐加至三十丸，日二服，不利。忌生菜、热面、油腻、炙肉、酢、蒜。

又，疗胸膈满塞，心背撮痛②，走注气闷，宜服此柴胡汤方。

柴胡六分　当归六分　青木香六分　犀角屑，六分　槟榔十个，和子碎　甘草二分，炙

上六味，切，以水七升，煮。取二升半，绞去滓，纳麝香末，分温三服，如人行四五里，微利为度。忌海藻、菘菜、生菜、热面、荞麦、猪鱼、蒜。

又，疗胸膈间伏气不下食，脐下满，柴胡汤方。

柴胡三两　枳实三两　生姜三两　白术三两　甘草炙，一两　槟榔七个，合子破

上六味，切，以水六升，煮。取二升，绞去滓，分温三服，服别如人行六七里进一服，小弱人微利。禁生冷、蒜腥、海藻、菘菜、桃李、雀肉等。并出第一卷中。

寒疝腹痛方一十二首③

《病源》：疝④者，痛也。此由阴气积于内，寒气结搏而不散，腑脏虚弱，风冷邪气相击⑤，则腹痛里急，故云寒疝⑥腹痛也。出第二十卷中。

《广济》：疗丈夫虚劳，寒疝腹痛，

---

① 心下汪洋嘈烦：谓心下有水液激荡，嘈杂而烦闷。

② 心背撮痛：谓心与背牵引而痛。《集韵·末韵》："撮，挽也。"

③ 一十二首：原作"一十三首"，文中实有方一十二首，故改。

④ 疝：病名。心腹痛。《说文·疒部》："疝，腹痛也。"又，专指外阴病。《字汇·疒病》："疝，阴病。"

⑤ 风冷邪气相击：谓正气与外邪相互搏击。《病源》卷二十《寒疝腹痛候》作"故风邪冷气与正气相击"。

⑥ 寒疝：疝病之一。因寒邪凝滞腹内所致，症见腹中拘挛，绕脐冷痛，出冷汗，恶寒肢冷，甚则麻木，周身疼痛的病。也指阴囊冷痛的疝病。此指前者。

并主产后方。

生干地黄三两　甘草炙，二两　茯苓二两　人参二两　当归二两　大枣十四枚，擘　白羊肉去脂，三斤

上七味，切，以水三斗，先煮羊肉取一斗。去羊肉，纳诸药，煮。取五升，纳葱白一把，煮。取四升，绞去滓，分温五服，服别相去如人行十二三里后，药消，进少食，食消服药。忌芜荑、海藻、菘菜、酢物，余无忌。出第四卷中。

仲景《伤寒论》：寒疝绕脐苦痛，若发则白汗[①]出，手足厥寒，若脉沉弦者，二物大乌头煎[②]主之方。

大乌头十五枚，炮，不㕮咀　白蜜二斤

上药以水三升，煮乌头，取二升。去乌头，纳蜜，煎，令水气尽，得二升。强人服七合，弱人五合。一服不瘥，明日更服，日止一服，不可再也。忌猪肉、冷水。《千金》同。

又，寒疝腹满，逆冷，手足不仁，若一身尽痛，灸刺诸药所不能治者，抵党乌头桂枝汤[③]主之方。

秋乌头实中大者，十枚，去皮生用，一方五枚　白蜜二斤，一方一斤　桂心四两

上三味，先以蜜微火煎乌头减半，去乌头，别一处；以水二升半煮桂，取一升，去滓，以桂汁和前蜜合煎之。得一升许，初服二合，不知更服至三合，又不复知更加至五合。其知如醉状，得吐者，为中病也。忌猪肉、冷水、生葱等。

范汪方[④]云：

桂心三两　芍药三两　甘草二两，炙　生姜三两，切　大枣十二枚，擘

上五味，切，以水七升，煮。取三升，去滓，取五合，和前乌头、蜜，令得一升余，并同前法服。仲景《伤寒论》、《千金》同。

又，疗寒疝腹中痛，引胁痛及腹，里急者，当归生姜羊肉汤主之方。

当归三两　生姜五两　肥羊肉一斤，去脂

上三味，切，以水一斗，合煮。取三升，去滓，温服七合，日三，痛即当上。若寒多者，加生姜足前成一斤；若痛多而呕者，加橘皮二两，术一两，合前物煮取三升。加生姜者，亦加水五升，煮。取三升二合，服之依前。《经心录》、范汪同。无忌。

又，疗寒疝腹中痛者，柴胡桂枝汤方。

柴胡四两　大枣六枚，擘　黄芩一两半　人参一两半　甘草一两，炙　半夏二合半，洗　桂心　生姜各一两半　芍药一两半

上九味，以水八升，煮。取三升，去滓，温服一升，日三服。本云：人参汤，作如桂枝法，加半夏、茈胡[⑤]、黄芩，复如茈胡法，今著人参作半剂。忌海藻、菘菜、羊肉、饧、生葱。并出第十五卷中。

《小品》：寒疝气，腹中虚痛，及诸胁痛里急，当归生姜等四味汤[⑥]主之方。

当归　生姜　芍药各三两　羊肉三斤

上药切，以水一斗二斤，煮肉烂熟，出肉纳诸药，煎。取三升，分温服七合，

---

① 白汗：此谓因痛而出汗，或曰"自汗"。

② 二物大乌头煎：《金匮》卷上第十作"大乌头煎"。

③ 抵党乌头桂枝汤：《金匮》卷上第十作"乌头桂枝汤"，无"桂心四两"，"以桂汁和前蜜合煎之"作"以桂枝汤合解之"，主治"腹满"作"寒疝腹中痛"。

④ 范汪方：此为《金匮》卷上第十"乌头桂枝汤"。

⑤ 茈（chái音柴）胡：即柴胡。出《神农本草经》。

⑥ 当归生姜等四味汤：《小品方》卷一《治心痛腹胀满冷痛诸方》作"当归生姜羊肉汤"，主治"寒疝腹中胀，及诸胁痛里急"。《金匮》卷第十"当归生姜羊肉汤"治寒疝，方中三味，无"芍药"。并曰："痛多而呕者，加橘皮。"

日三，数有效。《古今录验》、《经心录》、范汪同。出第一卷中。

《集验》：疗寒疝气来往冲心，腹痛，桂心汤方。

桂心四两　生姜三两　吴茱萸二两

上三味，切，以酒一大升，煎至三合，去滓。分温三服，如人行六、七里一服，忌生葱。

又，疗寒疝，下牵少腹痛，附子丸方。

附子二两，炮去皮　桃仁三两，去皮尖两仁，熬　蒺藜子一升，去角尖，熬

上三味，捣、筛末，蜜和，丸梧子大。空腹，酒下十丸，渐加至十五丸及二十丸，日再服。忌生菜、热面、炙肉、笋、蒜、猪、鱼。出第六卷中。

又，疗积年腹内宿结疝冷气，及诸癖癥等，香豉丸方。

香美烂豉曝干，微熬，令香即止　小芥子拣去土石，微熬，令赤即止，各一升

上二味，捣、筛，蜜和丸。空腹，酒服二十丸，渐加至三十丸，日二服。初服半剂以来，腹中微绞痛，勿怪之，是此药攻病之候。

又，疗疝瘕冷气方。

采鼠李子[1]日干，九蒸九曝，酒浸。服三合，日两服，渐加至三服，能下血及碎肉积滞物。

《古今录验》：楚王瓜子丸，疗心腹寒疝，胸胁支满，食饮不化，寒中腹痛，及呕唎风痉，齐[2]项强急，不得俯仰方。

桂心五分　茱萸三两　白薇一分　干姜四分　乌头二分，炮　椒三分，熬，汗　芎䓖四分　防葵二分　白芷三分

上九味，末之，合蜜和，为丸如梧子。先食，服一丸，日三，不知稍稍增之，以腹中温，身中恢恢[3]为度。忌生葱、猪肉、冷水。范汪等同。出第八卷中。方中无瓜子，未详方名。[4]

寒疝心痛方三首

《病源》：夫疝者，痛也，阴气积结所生也。阴气不散，则寒气盛。寒气盛，则痛，上下无常处[5]，冷气上冲于心，故令心痛也。出第二十卷中。

范汪：大茱萸丸，疗心腹寒疝，胸中有逆气，时上抢心[6]痛，烦满不得卧，面目恶风，悸掉[7]，惕惕时惊[8]，不欲饮食而呕，变发寒热方。

吴茱萸半斤　细辛　芍药　柴胡一方用前胡　旋覆花　黄芩　紫菀　人参　白术　茯苓　干姜　桂心　附子炮　甘草炙　半夏洗　当归各半两

上十六味，捣、筛，以蜜和，为丸如梧子。先食，服三丸，日三，不知稍加。忌生葱、羊肉、饧、酢物、桃李、雀肉、猪肉、生菜、海藻、菘菜，除此更无所忌。深师同。出第十四卷中。一方有蜀椒，无桂心。又一方有干地黄，无黄芩。

《小品》：解急蜀椒汤，主寒疝气，心痛如刺，绕脐腹中尽痛，白汗[9]出，欲绝方。

---

①　鼠李子：为鼠李科植物鼠李的果实。有毒，主治蜃齿等。

②　齐：程本作"颈"。

③　恢恢：心烦而致不适貌。

④　方中无瓜子，未详方名：高校本引森立之曰："方中茱萸用三两，盖以为治疝之主药也。《本草和名》云：'吴茱萸'一名芋子。盖'瓜子'本作'芋子'，'芋'与'苽'字体相似而误，遂省草冠作'瓜子'钬！"可参之。

⑤　处：原误作"言"，据程本、《病源》卷二十《寒疝心痛候》及文义改。

⑥　抢心：撞击心下。抢，顶触，冲撞。《广韵·阳韵》："抢，突出。"

⑦　悸掉：心悸并伴有肢体摇晃。

⑧　惕惕时惊：时时惊恐貌。惕，戒惧。

⑨　白汗：此指因痛而出的冷汗。也指自汗。

蜀椒二百枚，汗　附子一枚，炮　粳米半升　干姜半两　半夏十二枚，洗　大枣二十枚，擘　甘草一两，炙

上七味，切，以水七升，煮。取三升，澄清热服一升。不瘥，更服一升。数用疗心腹痛，槎徼①困急②欲死，解结逐寒③，上下痛，良。忌猪羊肉、饧、海藻、菘菜。《肘后》、《古今录验》、《范汪方》无甘草，余同。《经心录》同。出第一卷中。

《古今录验》： 疗心痛寒疝，牡丹丸方。

牡丹去心　桂心各二两　乌头炮，二枚

上三味，末之，合蜜和，为丸如大豆。旦起未食，服三丸，日二。不知，稍增之。药少急，宁少服。并治遁尸发动。无乌头，附子亦可用，炮之。忌胡荽、猪肉、冷水、生葱等。出第八卷中。

卒疝方三首

《集验》： 疗卒疝暴痛方。

灸大敦，男左女右，三壮立已。穴在《灸经图》上。出第六卷中。

文仲： 疗卒得诸疝，少腹及阴中相引绞痛，白汗出，欲死方。

捣沙参下筛，酒服方寸匕，立愈。《肘后》、《备急》同。

又，若不瘥，服诸利丸下之，走马汤亦佳。此名寒疝，亦名阴疝，张仲景飞尸走马汤④方。

巴豆二枚，去心皮，熬　杏仁一枚，去尖皮

上二味，取绵缠槌令极碎，投热汤二合，捻取白汁服之，须臾瘥。未瘥，更一服，老小量之。通疗鬼系有尸疢⑤者。常蓄此药，用验。忌野猪肉、芦笋、《备急》同。出第十卷中。

七疝方三首

《病源》： 七疝候。七疝者，厥疝⑥、癥疝⑦、寒疝⑧、气疝⑨、盘疝⑩、胕疝⑪、狼疝⑫也。厥逆心痛，足寒，诸饮食吐不下，名曰厥疝也。腹中气乍满，心下尽痛，气积如臂，名曰癥疝也。寒饮食则胁下、腹中尽痛，名曰寒疝也。腹中乍满乍减而痛，名曰气疝也。腹中痛在脐傍，名曰盘疝也。腹中脐下有积聚，名曰胕疝也。少腹与阴相引而痛，大便难，名曰狼疝也。凡七疝，皆由血气虚弱，饮食寒温不调之所生也。出第二十卷中。

---

① 槎徼（chá jiǎo 音差绞）：喻腹痛如击如搅。槎，砍、劈（《说文·木部》）。徼，用同"搅"。常用作"绞"。

② 困急：拘急而疲倦。困，疲乏。

③ 解结逐寒：驱逐寒邪，解除结滞。

④ 飞尸走马汤：《金匮》卷上第十"附方"作"走马汤"。主治"中恶，心痛，腹胀，大便不通"，并"通治飞尸鬼击病"。

⑤ 尸疢：指上文之"飞尸"病。即突然发作的危重病。又称"遁尸"。

⑥ 厥疝：病名。因脾虚，肝气乘逆而致，症见腹中有逆气上冲，脘腹作痛，足冷，呕吐，不能食，少腹痛引睾丸者。

⑦ 癥疝：疝病名。因饮食不节，寒温不调，胃肠气机阻滞而致，症见骤然腹胀痛，有气聚而形如手臂，胃脘作痛者。

⑧ 寒疝：疝病名。外感寒邪，或过食生冷，致使胁下、腹中冷痛，遇寒加重者。也指寒邪侵犯厥阴经而致，症见阴囊睾丸冷痛，遇寒加重者。

⑨ 气疝：疝病名。因饮食寒湿不适，气机阻滞而致，症见腹中疼痛，时轻时重。也指因肝失疏泄，气机郁滞，或因用力，致使阴囊坠胀疼痛。

⑩ 盘疝：疝病名。因感寒邪，腹中气机收引挛急，症见脐周冷痛者。

⑪ 胕疝：疝病名。因邪气侵扰，气机逆乱而致，症见腹痛，脐下有积聚者。

⑫ 狼疝：疝病名。因感寒邪，气机逆乱而致，症见小腹疼痛，抽引前阴而痛，大便困难者。

文仲：小器七疝丸①，主暴心腹厥逆，不得气息，痛达背膂，名曰尸疝②；心下坚痛，不可手迫，名曰石疝③；脐下坚痛，得寒冷食辄剧，名曰寒疝；胁下坚痛，大如手，痛时出，若不痛不见，名曰盘疝；脐下结痛，女人月事不时，名曰血疝④；少腹胀满，引膀胱急痛，名曰脉疝⑤。悉主之方。臣等看详七疝，已载前序。

椒四分，汗　桔梗　芍药　干姜　厚朴炙　细辛　附子炮，各二分　乌头一分，炮

上八味，末之，蜜和丸。服如大豆三丸，加到七八丸，日三服。忌猪肉、冷水、生菜。出第一卷中。

《古今录验》：七疝丸，疗疝诸寒，脐傍痛，上叉⑥胸中满，少气，太医丞樊之方。

蜀椒五分，汗　干姜　厚朴炙　黄芩　细辛　芍药　桂心各四分　桔梗二分　乌喙一分，炮　柴胡一分　茯苓一分　牡丹皮一分

上十二味，捣、筛，蜜和丸梧子大。先铺⑦，以酒服七丸，日三，不知渐加，以知为度。忌猪肉、冷水、生葱、生菜、酢物、胡荽。范汪同。出第十卷中。

《集验》：疝气，桃仁汤方。

桃仁去皮尖及双仁　吴茱萸　橘皮　海藻各三两　生姜　茯苓　羌活　蒺藜子去角，各三两

上八味，切，以水三大升，煮。取九合，分为三服，空心服。忌酢物。

寒疝不能食方四首

深师：疗虚冷心腹寒疝，胸胁支满，饮食不消，腹中痛，久痢颈强，芎䓖丸方。

芎䓖七分　乌头四分，炮　防葵三分　蜀椒九分，汗　白薇二分　桂心十分　白芷五分　茱萸六分　干姜八分

上九味，捣、筛，蜜和，丸如梧子。饮服二丸，日三，稍加至五六丸，以知为度。忌猪肉、冷水、生葱。范汪同。

又，主虚冷痰癖疝，食不消，心腹痛，气弱不欲食，虚惙赢瘦⑧，吴茱萸丸方。

吴茱萸十分　紫菀三分　白薇三分　乌头十分，炮　桂心六分　前胡　芍药　细辛　芎䓖　黄芩各五分

上十五味，下筛，蜜和。酒服，如梧子五丸，日三，稍加之。忌猪肉、冷水、桃李、生葱、生菜等。出第十六卷中。谨按别本有此方，元欠五味。按忌法有桃李，即当用白术，恐后《古今录验》治寒疝积聚是全方。

范汪：疗手足热，腹中寒疝，不能食饮，数心腹痛，十一物七熬饭后丸方。

茯苓五两　干姜六两，今倍并十二两　大黄二斤　柴胡十两　芎䓖七两　蜀椒一两，汗　芒硝一斤，重十两，今减五合　杏仁一升，去皮尖两仁，熬　葶苈子一升　加桂心五两　附子三两，炮

上药，干姜、茯苓不熬，余皆熬，

① 七疝丸：山胁尚德曰："此主治止六疝，疑脱。"

② 尸疝：疝病名。因触冒秽浊邪气，症见突然发作性剧烈心腹疼痛，向背部扩散，或伴有厥冷气闭的病证。

③ 石疝：疝病名。因邪气所犯，气血壅滞而致，症见上腹部剧烈疼痛，按之坚硬如石的病证。

④ 血疝：疝病名。因瘀血内结少腹而致，症见少腹结痛，硬满有形，甚或便秘而黑，小便自利，月经不调等。后世有指阴囊外伤血肿（《寿世保元》），有指便痈（《儒门事亲》），有指便毒鱼口（《医宗金鉴》）。

⑤ 脉疝：疝病名。指小腹胀满而伴有拘急疼痛的病。

⑥ 叉：刺。程本作"支"。

⑦ 铺：进食、吃饭。《广雅·释诂》："铺，食也。"

⑧ 虚惙（chuò 音绰）赢瘦：虚弱消瘦，疲乏无力。《玉篇·心部》："惙，疲也。"

捣、筛，以蜜和，丸如梧子。饮服七丸，日三。龙朔元年①三月十七日，诏书十一物七熬方②。忌猪肉、冷水、酢物、生葱等。出第十四卷中。

《集验》：疗寒疝，不能食方。

取马蔺子一升，每日取胡桃许，以面拌，熟煮吞之，然后依常饭，日再服，服尽必愈。亦除腹内一切诸疾，消食肥肌③，仍时烧砖热，以殺羊毛作毡裹，却毡上熨之，日一度，尤佳。

寒疝积聚方四首

《病源》：夫积聚者，由寒气在内所生也。血气虚弱，风邪搏于腑脏，寒多则气涩，气涩则生积聚也。

积者阴气，五脏所生，始发不离其部，故上下有所穷已。聚者阳气，六腑所成也，故无根本，上下无所留止。但诸脏腑受邪，初未能为积聚，邪气留滞不去，乃成积聚。其为病也，或左右胁下如覆杯，或脐上下如臂，或胃管④间覆大如盘，羸瘦少气；或洒淅寒热，四肢不收，饮食不为肌肤；或累累如桃李；或腹满呕泄，寒则痛，故云寒疝积聚也。

其脉驶⑤所吏反而紧，积聚；浮而牢，积聚。牢强急者生，虚弱急者死。出第二十卷中。

深师：破积丸，疗寒疝久积聚，周走动摇，大者如鳖，小者如杯，乍来乍去，在于胃管、大肠，胀满不通，风寒则肠鸣，心下寒，气上抢，胸胁支满，芫花丸方。

芫花一分，洗，炒　椒一分，汗　大黄六分　细辛六分　桔梗五分　乌头四分，炮　茱萸　芍药　茯苓各三分　龙胆二分　半夏一分，洗

上十一味，捣、筛，蜜和，丸如梧子

大。饮服五丸，日三，当下如泥，病愈。忌猪羊肉、饧、酢物、生菜等。

又，当归丸，疗心腹劳强，寒疝，邪气往来，牢坚固结聚，苦寒烦悁⑥于缘切。下同不得卧，夜苦汗出，大便坚，小便不利，流饮在腹中，食不生肌方。

桔梗二分　葶苈子熬，五分　藜芦炙，二分　厚朴炙，五分　杏仁五十枚，去尖皮两仁，熬　附子炮，五分　桂心　人参各三分　沙参三分　特生礜石一两，烧半日

上十味，捣、筛，蜜和如梧子。服三丸，日三，稍加之。忌猪肉、生葱、冷水。出第二十二卷中。

《古今录验》：疗久寒三十岁，心腹疝，癥瘕积聚，邪气往来，厥逆抢心痛，大痹⑦羸瘦少气，妇人产乳余疾，胸胁支满，不嗜食，手足悁烦，月水不通，时时便血，名曰破积聚乌头续命丸方。

食茱萸十分　芍药五分　细辛五分　前胡五分，一云柴胡　干姜十分　乌头十分，炮　紫菀　黄芩　白术　白薇各三分　芎䓖　人参　干地黄各五分　蜀椒十分，汗　桂心十分

上十五味，捣、筛，蜜和，为丸如梧子大。先食，服三丸，日三。不知，稍加至七丸。忌生菜、生葱、猪肉、冷水、桃李、雀肉、芜荑等。范汪同。出第十卷中。

---

① 龙朔元年：即公元661年（辛酉）。唐李治第三个年号。

② 十一物七熬方：程敬通按："除干姜、茯苓，当九熬。当云七者，以桂心、附子盖加之。"

③ 消食肥肌：使食积消化，使肌肉丰腴。

④ 胃管：《病源》卷二十《寒疝积聚候》作"胃脘"。"胃脘"又称"胃管"。管、脘通。

⑤ 驶（kuài音快）：疾也，同"快"。《集韵·夬韵》："驶，马行疾。"山胁尚德亦释之"与快通"。

⑥ 烦悁（yuān音渊）：烦郁不舒。《说文·心部》："悁，忧也。"

⑦ 大痹：痹病之甚者。程本作"久痹"。

《集验》：疗肾冷及疼疝气滞，后灌方①。

盐花一大合　浆水半大升

上二味，和暖灌下部，少间即下脓，日一度。再灌之，即止。

心疝方四首

《病源》：心疝②者，由阴气积于内，寒气不散，上冲于心，故使心痛，谓之心疝也。其痛也，或③如锥刀所刺，或四肢逆冷，或唇口变青，皆其候也。出第二十卷中。

范汪：疗心疝，复绕脐痛，上支胁④，心下痛方。

芍药　桔梗　细辛　蜀椒汗　桂心　干姜各三分　附子一分，炮

上七味，末之，合蜜和，为丸如梧子，服七丸，以酒下，日二服。忌猪肉、冷水、生葱、生菜等。

又，疗三十年心疝神方。

真射芒⑤酽好者　新好茱萸一名杀⑥子。

上二味等分，捣、筛，蜜和丸，服如麻子二丸，日三，药势尽乃热食，良秘⑦，已用得瘥。刘国英所秘。

又，主心疝方。

灸两足大指甲肉之际，甲肉各半炷，随年壮，良。

又，心疝发时，心腹痛欲死方。

灸足心及足大指甲后横理节上，及大指岐⑧间黑肉际百壮⑨，则止。足心者，在足下偏近大指本节际，不当足心中央也。并出第十八卷中。

外台秘要方卷第七

右从事郎充两浙东路提举茶盐司干办公事赵子孟校勘

---

①　后灌方：指灌肠方剂。后，此指肛门。

②　心疝：疝病名。指阴寒气逆而致心痛引胁，唇口变青，四肢逆冷的病。

③　或：《病源》卷二十《心疝候》"或"前有"或阴阴而痛"。阴阴，通"隐隐"。

④　上支胁：指寒邪所致的逆乱之气向上撞击胁肋，而致胁肋部如物支撑样之不舒貌。

⑤　芒（wǎng音枉）：《广韵·养韵》作"莔"，即稻田中的稗子，《政和证类本草·米谷部·莔米》引《本草拾遗》："莔米，味甘寒，无毒，主利肠胃，益气力，久食不饥，去热。"

⑥　杀：高校本引山田业广："元慎曰：'杀，橄通用。'按即食茱萸一名。"

⑦　秘：程本无此字。

⑧　岐：分杈。此义通作"歧"。

⑨　壮：原误作"状"，据程本改。

外台秘要方卷第八 痰饮胃反噎鲠等三十门

朝散大夫守光禄卿直秘阁判登闻检院上护军臣林亿等上进

痰饮论二首

《病源》：痰饮①者，由气脉②闭塞，津液不通，水饮气停在胸腑③，结而成痰。又其人素盛④今瘦，水走肠间，沥沥⑤有声，谓之痰饮⑥。其为病也，胸胁胀满，水谷不消，结在腹内两肋，水入肠胃，动作有声，身体重多唾，短气好眠，胸背痛，甚则上气咳逆，倚息⑦短气不得卧，其形如肿是也。

脉偏弦为痰⑧，浮而滑为饮。

---

① 痰饮：指体内水湿不化，生饮酿痰而致的一类病证。痰，原作"淡"，淡（tán），古"痰"字。《说文通训定声·谦部》："阮孝绪《文字集略》：'淡，胸中液也。'《方言》骞师注：'淡字又作痰也。'《衡方碑》：'淡界缪动。'今字作痰，从疒。"故以下凡"淡"作"痰"义者，迳改，不出注。

② 气脉：此指气道，气机运行的道路。

③ 胸腑：《病源》卷二十《痰饮候》作"胸府"。义胜。

④ 盛：此指形体肥胖。

⑤ 沥沥（lù 音鹿）：水流声。此指肠鸣貌。

⑥ 痰饮：饮证之一。因水饮留于肠胃所致，症见消瘦，肠鸣等。又叫留饮。

⑦ 倚息：坐、靠呼吸而不能平卧。

⑧ 痰：指体内有痰浊。原作"饮"，据《病源》卷二十《痰饮候》及文义改。

其汤、熨、针、石，别有正方，补养宣导。今附于后。

《养生方导引法》云：左右侧卧，不息十二通，疗痰饮不消。右有饮病，右侧卧；左有饮病，左侧卧。

又，有不消，气排之，左右各十二息，疗痰饮。出第二十卷中。

《千金》：痰饮论。问曰：夫饮①有四，何谓？师曰：有痰饮—云留饮，有悬饮，有溢饮，有支饮。问曰：四饮之证，何以为异？师曰：其人素盛今瘦，水走肠间，沥沥有声，谓之痰饮；饮后水留在胁下，咳唾引痛，谓之悬饮②；饮水过多，归于四肢，当汗出而不汗出，身体疼重，谓之溢饮③；其人咳逆倚息，短气不得卧，其形如肿，谓之支饮④。

凡心下有水者，筑筑而悸⑤，短气而恐，其人眩而癫，先寒即为虚，先热即为实。故水在于心，其人心下坚，筑筑短气，恶水而不欲饮；水在于肺，其人吐涎沫，欲饮水；水在于脾，其人少气，身体尽重；水在于肝，胁下支满，嚏而痛；水在于肾，心下悸。

夫病人卒饮水多，必暴喘满。凡食少饮多，水停心下，甚者则悸，微者短气。脉双弦者，寒也，皆大下后喜虚耳。脉偏弦者，饮也。肺饮⑥不弦，但喜喘短气；支饮亦喘而不能眠，加短气，其脉平也；留饮形不发作，无热，脉微。烦满不能饮食，脉沉滑者，留饮病。病有留饮⑦者，胁下痛引缺盆，咳嗽转甚—云辄已，其人咳而不得卧，引项上痛，咳者如小儿掣疭状。夫胸中有留饮，其人短气而渴，四肢历节痛⑧；心下有留饮，其人背寒冷大如手，病人胸息上引，此皆有溢饮在胸中。久者缺盆满，马刀⑨肿有剧时，此为气饮所致也。膈上之病，满喘咳吐，发则寒热、背⑩痛、恶寒，目泣出，其人振振身

瞤剧⑪，必有伏饮。病人一臂不随，时复转移在一臂，其脉沉细，此非风也，必有饮在上焦。其脉虚者，为微劳，荣卫气不周故也。出第十八卷中。

痰饮食不消及呕逆不下食方九首

《病源》：夫痰水结聚在于胸腑⑫、膀胱之间，久而不散，流行于脾胃。脾⑬恶湿，得水则胀，胀则不能消食也。或令腹里虚满，或水谷不消化，或时呕逆，皆

---

① 饮：饮证的总称。指水饮之邪停聚所致的一类病证。《金匮》分为痰饮、悬饮、溢饮、支饮四种。此外还有饮癖、气饮、饮痫等。
② 悬饮：四饮之一。指水饮之邪留于胁下所致，症见咳嗽抽引胁痛者。
③ 溢饮：四饮之一。指水饮之邪泛溢肌肤四肢，症见汗不出，肢体重痛者。
④ 支饮：四饮之一。指水饮之邪留于胸膈，咳喘气逆不得卧，肢体肿胀者。
⑤ 筑筑而悸：水饮之邪凌犯于心而有心悸如有物触动貌。
⑥ 肺饮：饮证之一。指水饮之邪犯肺，肺失宣降，症见喘息，短气者。
⑦ 留饮：饮证之一。指水饮之邪伏蓄而致的病证。饮邪伏蓄部位较广，因而病证不一。有在心、肝、脾、肺、肾五脏者，有在胸、胁、腔腹者，有在肠胃者，有在四肢、皮下者等等。
⑧ 四肢历节痛：谓肢体关节俱痛。《千金方》卷十八第六"痛"下有"其脉沉者，有留饮也"八字。
⑨ 马刀：即马刀疮。出《灵枢·经脉第十》，指生于耳之前后，忽有疮作核，大小不一。亦生于项腋之间。因初起状如马刀，故名。
⑩ 背：原误作"皆"，据程本、高校本及《千金方》卷十八第六改。
⑪ 振振身瞤剧：指肌肉跳动而致身体剧烈摇动貌。《广雅·释诂一》："振，动也。"
⑫ 腑：《病源》卷二十《痰饮食不消候》作"府"。似是，宜从。
⑬ 脾：原作"脾胃"，据《病源》卷二十《痰饮食不消候》删改。按《素问·宣明五气》："脾恶湿。"胃恶燥。

其候也。出第二十卷中。

《广济》：疗心头痰积宿水，呕逆不下食，前胡丸方。

前胡　白术　甘草炙，各五分　旋覆花　豆蔻仁各三分　人参　麦门冬去心，各六分　枳实炙　大黄各四分

上九味，捣、筛，蜜和，为丸如梧子大。空肚以酒下二十丸，渐加至三十丸，日再服，不利。忌桃李、雀肉、海藻、菘菜、热面、炙肉、鱼、蒜、黏食、生冷等物。

又，疗心胸中痰积，气噎呕逆，食不下方。

柴胡　橘皮各六分　茯苓十分　人参　麦门冬去心　鸡苏各八分　生姜二十分　槟榔人四分，末，汤成下

上八味，切，以水八升，煮，取二升五合，绞去滓，分温三服，服别相去如人行七、八里，进一服。未瘥，三日更服一剂，以利为度。忌酢物、生冷、油腻、黏食。并出第一卷中。

《千金》：疗痰饮，饮食不消，干呕汤方。

泽泻　杏仁去尖皮　枳实炙　白术各三两　茯苓　柴胡　生姜　芍药各四两　旋覆花　人参　橘皮　细辛各二两　半夏四两，洗

上十三味，切，以水九升，煮。取三升七合，分为三服。忌桃李、雀肉、大酢、生菜、羊肉、饧等物。

又，疗胸中痰饮，腹中水鸣，食不消，呕吐水汤方。

大腹槟榔四十枚，合子碎　生姜八两　半夏半升，洗　杏仁四两，去尖皮，熬　橘皮三两　茯苓五两　白术四两，切

上七味，切，以水一斗，煮。取三升，去滓，分三服。忌羊肉、饧、大酢、桃李、雀肉等。《古今录验》同。并出第十八卷中。

范汪：姜椒汤，主胸中积聚痰饮，饮食减少，胃气不足，咳逆吐呃[1]方。

半夏三两，洗　生姜汁，七合　桂心　附子炮　甘草炙　茯苓　桔梗各一两　蜀椒二合，汗　橘皮二两，切

上九味，切，以水七升，煮。取二升半，去滓，纳姜汁，煎。取二升半，分三服，服三剂，佳。若欲服大散，并诸五石丸，必先服此方，及进黄芪丸辈，必佳。忌海藻、菘菜、羊肉、饧、生葱、猪肉、冷水、酢物。《千金翼》、深师同。

又，白术茯苓汤[2]，主胸中结痰、饮澼结脐下，弦满呕逆，不得食，亦主风水方。

白术五两　茯苓三两　橘皮　当归　附子炮，各二两　生姜　半夏各四两，切　桂四两　细辛四两，一作人参

上九味，切，以水一斗，煮。取三升，分三服，服三剂良。忌羊肉、饧、桃李、雀肉、猪肉、冷水、生葱、生菜、醋物等。《千金翼》同。

又，旋覆花汤，主胸膈痰结，唾如胶，不下食者方。

乌头五枚，去皮，熬　旋覆花　细辛　前胡　甘草炙　茯苓各二两　半夏一两，洗　生姜八两　桂心四两

上九味，切，以水九升，煮。取三升，分为三服。忌羊肉、饧、海藻、菘菜、生葱、酢物、猪肉、冷水等。并出第十六卷中。

---

① 呃（xiàn音县）：泛指呕吐。《说文·口部》："呃，不呕而吐也。"

② 白术茯苓汤：《千金方》卷十八第六作"大茯苓汤"，"白术"用"三两"。饮用时"分三服，日三"。

《延年》：茯苓饮①，主心胸中有停痰宿水，自吐水出后，心胸间虚，气满，不能食。消痰气，令能食方。

茯苓三两　人参二两　白术三两　生姜四两　枳实二两，炙　橘皮一两半，切

上六味，切，以水六升，煮。取一升八合，去滓，分温三服，如人行八九里进之。忌酢物、桃李、雀肉等。仲景《伤寒讼》同。出第十七卷中。

《古今录验》：疗胸膈痰饮，食噉②经日，则并吐出，食皆不消，出如初，空腹一、两日，聚食还复吐之，极不便。此由痰饮聚下绝③不通，服此丸宣通下气方。

吴茱萸　泽泻　芍药　白术　汉防己　赤茯苓各二两　蜀大黄二两

上七味，捣、筛，蜜和，为丸如梧子大。饮服二十五丸。忌桃李、雀肉、酢物。出第十九卷中。

悬饮方二首

《病源》：悬饮，谓饮水过多，留在④胁下，令胁间悬痛，咳唾引胁痛，故云悬饮。出第二十卷中。

范汪：大甘遂丸，疗久澼留水澼饮方。

芫花熬　甘遂　葶苈子熬　大黄　苦参　大戟　芒硝　贝母　桂心各一两　杏仁三十枚，熬　巴豆三十枚，去心皮，熬　乌喙三分，炮令拆

上十二味，捣、筛，其巴豆、杏仁捣如膏，合，以蜜和，丸如大豆许。服二丸，日三服，不知稍加，以意将息之，大佳。疗大水饮病。忌食芦笋、猪肉、生葱等。出第十六卷中。

《千金》：疗悬饮，十枣汤⑤方。

芫花　甘遂　大戟

上三味，等分，捣、筛，以水一升五合，煮大枣十枚，取八合；绞去滓。纳药末，强人取一钱匕，羸人半钱匕，顿服之。平旦不下者，益药半钱。下后，以糜粥自养。出第十八卷中。此本仲景《伤寒论》方。

溢饮方三首

《病源》：溢饮，谓因大渴而暴饮水，水气溢于肠胃之外，在于皮肤之间，故言溢饮。令人身体疼重而多汗⑥，是其候也。出第二十卷中。

范汪：溢饮者，当发其汗，大青龙汤⑦主之方。

麻黄六两，去节　桂心二两　甘草炙，二两　生姜三两　石膏如鸡子一枚　杏仁四十枚，去双仁尖皮　大枣十枚，擘

上七味，哎咀，以水九升，先煮麻黄减二升，乃纳诸药，煮。取三升，绞去滓，适寒温，服一升。温覆令汗。汗出多者，温粉粉之。一服，汗出者，勿复服。

---

① 茯苓饮：《金匮》卷中第十二附方，"人参"用"三两"，"橘皮"用"二两"。

② 食噉（dàn 音淡）：即饮食无味。噉，同"啖"。"啖"，通"淡"，味薄，或无味。《史记·刘敬叔孙通列传》裴骃集解引徐广注："啖，一作淡。"

③ 绝：阻隔。

④ 在：《病源》卷二十《悬饮候》作"住"。在、住义相同。

⑤ 十枣汤：《千金方》卷十八第五服用此方时，若"平旦服而不下者，明旦更加药半钱，下后自补养"。主治"支饮家，咳烦，胸中痛，不卒死"。

⑥ 多汗：程敬通按："溢饮，当汗出而不汗出，身体如肿。今云多汗，不卜何故。"此"多汗"一症与仲景大青龙汤证不合，故疑为"无汗"之误，下文"令汗，汗出"，"汗出多者"可证。

⑦ 大青龙汤：《金匮》卷中第十二"桂心"作"桂枝"，"大枣"用"十二枚"（十枚）适应证为"病溢饮者，当发其汗"。

汗出多亡阳①，逆虚，恶风烦躁，不得眠。脉微弱，汗出恶风，不可服，服之则厥逆，筋惕肉瞤②，此为逆也。忌海藻、菘菜、生葱。出第十六卷中。此本仲景《伤寒论》方。

《千金》：溢饮者，当发其汗，宜小青龙汤③方。

麻黄去节　芍药　细辛　桂心　干姜　甘草炙，各三两　五味子半升　半夏半升，洗

上八味，切，以水一斗，先煮麻黄减二升，乃纳余药，煮。取三升，去滓，温服一升。忌海藻、菘菜、羊肉、饧、生菜、生葱。出第十八卷中。此仲景《伤寒论》小青龙汤也。

《千金翼》：大五饮丸，主五种饮：一曰留饮，停水在心下；二曰澼饮④，水澼在两胁下；三曰痰饮，水在胃中；四曰溢饮，水溢在膈上、五脏间；五曰流饮，水在肠间，动摇有声。夫五饮者，皆由饮后及伤寒⑤，饮冷水过多所致方。

远志去心　苦参　乌贼鱼骨　藜芦　白术　甘遂　五味子　大黄　石膏　桔梗　半夏洗　紫菀　前胡　芒硝　栝楼　桂心　苁蓉　贝母　芫花　当归　人参　茯苓　芍药　大戟　葶苈　黄芩各一两　常山　甘草炙　薯蓣　厚朴　细辛各三分　巴豆三十枚，去皮心，熬　附子三分，炮

上三十三味，捣、筛，蜜和，为丸如梧子大。酒服三丸，日三，稍加之。忌狸肉、桃李、雀肉、猪羊肉、饧、生葱、酢物、生菜、野猪肉、芦笋等。胡洽同。出第十九卷中。

支饮方九首

《病源》：支饮，谓水饮停于胸膈之间⑥，支乘于心，故云支饮。其病令人咳逆喘息，身体如肿之状，谓之支饮。出第二十卷中。

深师：疗心下有支饮，其人喜眩⑦，一作苦冒泽泻汤方。

白术二两　泽泻五两

上二物，切，以水二升，煮，取一升。又以水一升，煮。取五合，合此二汁，分为再服。忌桃李、雀肉等。此本张仲景《伤寒论》方。

《千金》：疗支饮不得息，葶苈大枣泻肺汤方。

葶苈子熬令紫色，捣为丸，如弹丸大　大枣二十枚

上二味，先以水三升，煮大枣得汁二升，纳葶苈，煎。取一升顿服，三日服一剂，可服三四剂。此本仲景《伤寒论》方。

又，呕家不渴者为欲解。本渴，今反不渴，心下有支饮故也，小半夏汤主之，宜加茯苓者是。先渴却呕，此为水停心下，小半夏加茯苓汤主之。卒呕吐，心下痞，膈间有水，目眩悸，小半夏加茯苓汤方。

半夏一斗，洗　生姜半斤　茯苓四两

上三味，切，以水七升，煮。取一升五合，分再服。忌羊肉、饧、大醋。仲景

①　亡阳：此谓阳气因汗出过多而严重损伤。亡，丢失。

②　筋惕肉瞤（shùn 音顺）：即筋肉跳动。

③　小青龙汤：原误作"青龙汤"。据《伤寒论》卷三第六、《金匮》卷中第十二、《千金方》卷十八第五、第六补正之。

④　澼饮：饮证之一，又叫悬饮。指水饮邪气积于胁下，咳引胁痛。澼，今作"癖"，其原义指肠间水。

⑤　由饮后伤寒：《千金翼》卷十九第四作"皆由饮后、酒后及伤寒"。

⑥　谓水饮停于胸膈之间：《病源》卷二十《支饮候》作"谓饮水过多，停积于胸膈之间"。

⑦　喜眩：易生目眩。喜，善也、易也。《金匮》卷中第十二作"苦冒眩"。

《伤寒论》茯苓三两，余并同。

又，假令瘦人，脐下有悸者，吐涎沫而癫眩，水也，五苓散主之方。

猪苓去皮　白术　茯苓各三分　桂心去皮，二分　泽泻五分

上五味，下筛，水服方寸匕，日三。多饮水，汗出愈。忌桃李、雀肉、生葱、醋物等。此本仲景《伤寒论》方。

又，心下有痰饮，胸胁支满，目眩，甘草汤[①]主之方。

甘草二两，炙　桂心　白术各三两　茯苓四两

上四味，细切，以水六升，煮。取三升，去滓，服一升，日三，小便当利。忌海藻、菘菜、生葱、桃李、酢物等。此本仲景《伤寒论》方。

又，夫酒客咳者，必致吐血，此坐而极饮过多所致也。其脉虚者必冒，其人本有支饮在胸中也。支饮胸满，厚朴大黄汤主之方。

厚朴一两，炙　大黄六两　枳实四两，炙

上三味，细切，以水五升，煮。取二升，去滓，分温再服之。此本仲景《伤寒论》方。

又，夫上气汗出而咳者，此为饮也，干枣汤主之；若下后不可与也。干枣汤，主肿及支满澼饮方。

大黄　大戟各一两　芫花炒　荛花各半两　甘草炙　甘遂　黄芩各两　干枣十枚

上八味，切，以水五升，煮。取一升六合，分四服，空心服，以快下为佳。忌海藻、菘菜。

又，膈间支饮，其人喘满，心下痞坚，面黧黑，其脉沉紧，得之数十日，医吐、下之不愈，木防己汤主之方。

木防己三两　石膏鸡子大十二枚，碎，绵裹　桂心二两　人参四两，切

上四味，以水四升，煮。取二升，去滓，分再服。虚者，即愈；实者三日复发，则复与。不愈者，宜去石膏加茯苓芒硝汤方。

木防己三两　桂心二两　人参　茯苓各四两　芒硝三合

上五味，以水六升，煮四味。取二升，去滓，纳芒硝，分温再服，取微下利则愈。忌生葱。深师同。并出第十八卷中。此本仲景《伤寒论》方。

留饮方二首

《病源》：留饮者，由饮酒后饮水多，水气停留于胸膈之间而不宣散，乃令人胁下痛，短气而渴，皆其候也。出第二十卷中。

范汪：海藻丸，疗腹中留饮方。

海藻　木防己　甘遂　苁蓉　椒熬　芫花熬　葶苈子熬，各一两

上七味，捣、筛，蜜和，为丸如梧子，服十丸。不瘥，当增之。出第十六卷中。

《千金》：疗病者脉伏，其人欲自利。利者反快，虽利心下续坚满，此为留饮欲去故也，甘遂半夏汤主之方。

甘遂大者三枚　半夏十二枚，洗，以水一升，煮取半升，去滓　芍药一两，又云三枚　甘草如指大一枚，炙，以水一升，煮取半升，去滓

上四味，以蜜半升，纳药汁及蜜，合一升，煎。取八合，顿服之。忌海藻、菘菜、羊肉、饧。出第十八卷中。此本仲景《伤寒论》方。

---

① 甘草汤：《金匮》卷中第十二作"苓桂术甘汤"，方中"桂心"作"桂枝"。

酒澼饮方三首

《病源》：夫酒澼①者，因大饮酒后，渴而引饮无度，酒与饮俱不散，停滞在于胁肋下，结聚成澼，时时而痛，因即②呼为酒澼。其状，胁下弦急而痛。出第二十卷中。

深师：消饮丸，疗酒澼，饮酒停痰水不消，满逆呕吐，目视茫茫③，耳聋，腹中水声方。

干姜　茯苓各三两　白术八两　枳实四枚，炙

上四物，捣、筛，蜜和丸。服如梧子五丸，日三，稍加之。若下，去枳实，加干姜二两，名为五饮丸。忌桃李、雀肉、大醋、生冷之类，大神验。

又，倍④术丸，疗五饮酒澼方。

白术一斤　桂心　干姜各半斤

上三味，捣、筛，蜜和，丸如梧子。饮服十丸，稍加之。取下，先食服之，日再。常将⑤，不复取下。忌桃李、雀肉、生葱。

又，温脾丸，疗久寒宿食酒澼方。

干姜三两，熬黄　芍药三两，熬干　蜀椒二两，汗　大黄八两，切，熬令黄黑　小草一两，熬干　芎䓖熬黄　茯苓　桃仁去尖皮，熬　柴胡熬干，各三两

上九味，捣、筛，蜜和，更捣万杵，服如大豆许十丸，日三。忌大醋。并出第二十三卷中。

留饮宿食方七首

《病源》：留饮宿食⑥者，由饮酒宿食后，饮水多，水气停留于脾胃之间，脾得湿气则不能消食，令人噫气⑦酸臭，腹胀满，亦壮热，或吞酸，所以谓之留饮宿食

也。出第二十卷中。

深师：通草丸⑧，疗积聚留饮宿食，寒热烦结。长肌肤，补不足方。

椒目　附子炮　半夏洗　厚朴炙，各一两　芒硝五两　大黄九两　葶苈子三两，熬　杏仁三两，去尖皮，熬

上八味，捣、筛为末，别捣葶苈、杏仁令如膏，合诸末，以蜜和丸，捣五千杵，服如梧子二丸。忌猪羊肉、饧等。大效。出第二十三卷中。方中无通草，未详其名。

范汪：千金丸，疗心腹留饮宿食方。

沙参　丹参　苦参　桂心各二分　石膏五分，研　人参一分　大黄一分　半夏五分，洗　干姜五分　戎盐复熬令黄色，别研　附子一分，炮

上十二味，皆捣，合以白蜜，和如小豆，吞一丸，日再。令人先食服一丸，不知稍益，以知为度。忌猪肉、冷水、羊肉、饧、芦笋、生葱。

---

① 酒澼：即"酒癖"。一指嗜酒成癖，谓病因。也指饮酒过度，致使水饮搏聚胸膈、胁、肋的癖病。《病源》卷二十《酒癖候》作"酒癖"。澼，通"癖"。王氏于书中"澼"、"癖"通用，如下文《痰澼二首》所引《延年》"旋覆花丸"即是其例。癖，有停积不散之意。

② 即：原误作"却"，据《病源》卷二十《酒癖候》改。

③ 茫茫：程本作"晄晄"。《玉篇·目部》："晄，目不明。"茫茫，有模糊不清之意，故亦通。

④ 倍：高校本疑当作"白"。"倍"亦通，因本方白术用一斤，其他两药各半斤，白术用量为别药用量之倍，故名。

⑤ 将：将息、调养之义。

⑥ 留饮宿食：指留饮并伴有食积的病证。

⑦ 噫气：即嗳气。

⑧ 通草丸：方中无"通草"，而以"通草"为名，实令人费解。高校本疑"通草"当作"通导"，"草"、"导"同为幽部韵，音近而致误。方中大黄、芒硝剂量最大为主药，均能荡涤肠胃，推陈致新，通利水谷之道，又有葶苈子下气行水，通利小便，杏仁能散能降，下气消积，而剂量次之为辅药，合则行使"通导"之功，故以名方。

又，疗留饮宿食，桑耳丸方。

桑耳二两　巴豆一两，去皮熬，蒸五升米下

上二味捣，和以枣膏，丸如麻子。先食服一丸，不下，服二丸，病下即止。忌野猪肉、芦笋。

又，主留饮宿食，芫花丸方。

芫花一两，熬　大黄　甘遂　黄连　麻黄去节　杏仁去尖皮两仁，熬，各二两　甘草炙　附子炮令坼，各一两　巴豆五十枚，去心皮，汤炼百遍，令变色

上九味，捣筛，杏仁、巴豆别捣如膏，合和以蜜，丸如小豆。先食，服一丸，日再，不知稍增，以知为度。忌海藻、菘菜、猪肉、冷水、芦笋等。

又，顺流紫丸，疗百病留饮宿食，心下伏痛①，四肢烦疼，男子五劳七伤，妇人产有余疾等方。

当归　代②赭各一分　茯苓　乌贼鱼骨　桂心各三分　肉苁蓉二分　藜芦五分，小熬　巴豆六十枚，去心皮，熬

上八味，捣、筛，白蜜和丸。先食，服如小豆一丸，日再，不知增之。欲下倍服之，别捣巴豆令如膏。忌生葱、狸肉、酢物、野猪肉、芦笋等。并出第十六卷中。

《千金》：疗留饮宿食不消，腹中积聚转下，当归汤方。

当归　人参　桂心　甘草炙　芒硝　芍药各二两　大黄四两　生姜　黄芩　泽泻各三两

上十味，切，以水一斗，煮。取三升，分三服，空心食后服③。忌生葱、海藻、菘菜。出第十八卷中。

《集验》：痰饮积聚呕逆，兼风虚劳阴疝方。

霜后蒴藋苗子，捣汁一石，先以武火煎减半，即以文火煎搅勿停手，候可丸止。空腹，酒下梧子大三十丸，煎服亦得。出第五卷中。

痰澼方二首

《病源》：痰澼④者，由饮水未散，在于胸府之间，因遇寒热之气相搏，沉滞而成痰也。痰之停聚流移于胁肋之间，有时而痛，则谓之痰澼。出第二十卷中。

《延年》：疗左胁下停痰澼饮，结在两胁，胀满羸瘦，不能食，食不消化，喜唾干呕，大小便或涩、或利，或赤、或黄，腹中有时水声，腹内热，口干好饮水浆，卒起头眩欲倒，胁下痛，旋覆花丸方。

旋覆花五分　大黄七分，蒸　茯苓三分　泽泻四分　人参　桂心　皂荚去皮子，炙　附子炮去皮各二分　芍药四两　蜀椒三分，去目汗　干地黄四分　防葵取水中浮者　干姜　枳实炙　杏仁去双仁尖皮，熬，别捣作脂，各三分　葶苈子四分，熬令紫色，别捣

上十六味，捣筛为末，纳杏仁、葶苈脂中，碎研调筛，度蜜和为丸。每食后少时，白饮服三丸如梧子，日二服，稍增，以微利为度。禁食猪肉、鱼、面、蒜、生葱、酢。

今既在胁下，有澼气水饮结聚不散，数发则闷，刺心痛。又未曾服如此破澼饮药，虽服补药，澼气不除，终是不损。恐久积聚更急，饮食减少，此方正与澼气相当，更有三两种毒药，今商量除讫。其方内有附子，及别本续命丸有乌头，此并破澼疾，不得不用，复听临时不如服乌头

① 伏痛：即隐痛。伏，隐蔽。《广雅·释诂四》："伏，藏也。"

② 代：原作"岱"，据程本改。

③ 空心食后服：义难通。"食后服"就不是"空心"。《千金方》卷十八第六无此五字。

④ 痰澼：指水饮久停化痰，流移胁肋之间，以致时有胁痛的痛证。与饮澼相似。

丸，癖气得减，亦未必须服旋覆花丸。忌酢物、生葱、猪肉、芜荑。出第十六卷中。

《集验》：疗痰澼心腹痛兼冷方。

鳖甲炙　柴胡　赤芍药各八分　甘草炙　枳实炙　生姜　白术各六分　槟榔七个，末，汤成后下

上八味，切，以水六升，煮七味。取二升半，去滓，纳槟榔末，分服八合，当利。忌海藻、菘菜、苋菜、桃李、雀肉等。出第五卷中。

饮癖方二首

《病源》：饮癖①者，由饮水过多，在于胁下不散，又遇冷气相触而痛，呼为饮癖也。其状胁下弦急，时有水声。出第二十卷中。

深师：附子汤②，疗气分，心下坚如盘，边如旋杯，水饮所作，此汤主之方。

桂心三两　生姜三两　麻黄去节，三两　甘草炙，二两　细辛三两　大附子一枚，炮　大枣十二枚，擘

上七味，切，以水七升，先煮麻黄再沸，掠去沫，乃下诸药，煮取二升，去滓，分服七合，当汗出如虫行皮中即愈。神验。忌海藻、菘菜、猪肉、生葱、冷水、生菜等。并出第二十二卷中。仲景《伤寒论》名桂枝去芍药加麻黄细辛附子汤。

《备急》：疗心下坚，大如盘，边如旋盘，水饮③所作，枳实术汤④方。

枳实七枚，炙　白术三两

上二味，切，以水一斗，煮取三升，分三服，腹中软即散。此出姚大夫方。忌桃李、雀肉等物。出第三卷中。此本仲景《伤寒论》方。

癖饮方七首

《病源》：此由饮水多，水气停聚两胁之间，遇寒气相搏，则结聚而成块，谓之癖饮⑤。在于两胁下，弦亘起⑥，按之作水声也。出第二十卷中。

深师：朱雀汤，疗久病癖饮，停痰不消，在胸膈上液液，时头眩痛，若⑦挛，眼睛、身体、手足十指甲尽黄，亦疗胁下支满饮，辄引胁下痛方。

甘遂　芫花各二分　大戟三分

上三味为散，以大枣十二枚擘破，以水六升先煎枣。取二升，纳药三方寸匕，更煎。取一升二合，分再服，以吐下为知，未知重服，甚良无比。出第二十三卷中。

《千金》：中侯黑丸⑧，疗癖饮停结、闷满、目䀮方。

巴豆八分，去皮心，熬　芫花三两，熬　桂心四分　桔梗四分　杏仁五分，去尖皮，熬令熟

上五味，捣、筛，蜜和丸。饮服如胡豆三丸，日一，稍增，得快下为度。忌猪肉、芦笋、生葱等。《肘后》同。

---

① 饮癖：又作"饮澼"。多因中阳不振，水饮停聚所致，症见胁下如弦绷急，时有水声，遇寒作痛，或吐清水，或心下坚硬如盘者。

② 附子汤：《金匮》卷中第十四作"桂枝去芍药加麻辛附子汤"，又"桂心"作"桂枝"，"细辛"用"二两"主治病证中"如盘"为"大如盘"。

③ 水饮：指津液不化而成的水湿饮邪等病理产物，又可导致其他病证而成为继发性病因。

④ 枳实术汤：《金匮》卷中第十四作"枳术汤"，"白术"用"二两"。

⑤ 癖饮：即"悬饮"。又称饮癖、饮澼。

⑥ 弦亘（gèn 音艮）起：形容癖病挺直而横贯的状态。"亘"原误作"旦"，据《病源》卷二十《癖饮候》改。

⑦ 若：或也、又也。程本作"苦"。

⑧ 中侯黑丸：《千金方》卷十八第六作"中军侯黑丸"，主治"目䀮"作"目暗"。䀮，即暗。

《千金》：半夏汤①，疗痰冷癖饮，胸膈中不理方。

白术三两　半夏一升，洗　生姜八两　茯苓二两　人参　桂心　甘草　附子炮，各二两

上八味，切，以水八升，煮。取三升，绞去滓，分温三服。忌羊肉、饧、桃李、雀肉、大酢、生葱、海藻、菘菜、猪肉、冷水。

又，旋覆花丸，疗停痰癖饮，结在两胁，腹胀满，羸瘦不能食，食不消化，喜唾干呕，大小便或涩、或痢，水在肠胃动摇作水声方②。

旋覆花　桂心　枳实炙　人参各五分

干姜　芍药　白术各六分　茯苓　狼毒炙　乌头炮　礜石烧，各八分　细辛　大黄　黄芩　葶苈子熬　厚朴炙　芫花熬　吴茱萸　橘皮各四分　甘遂三分

上二十味，捣、筛，蜜和丸。酒服如梧子五丸，日再服，加之，以知为度。忌生葱、桃李、雀肉、大酢、猪肉、生菜等。大验。并出第十八卷中。

《千金翼》：前胡汤，主胸中久寒，癖实宿痰，膈塞胸痛，气不通利，三焦冷热不调，食饮损少无味，或寒热体重，卧不欲起方。

前胡三两　生姜四两　黄芩一两　人参二两　吴茱萸一两　大黄二两　防风一两　杏仁三十枚，去皮尖，熬　当归　甘草各二两，炙　半夏三两，洗　麦门冬一两，去心

上十二味，切，以水一斗，煮。取三升，去滓，分温三服，日三，服三剂良。深师云：若胁下满，加大枣二枚，利水亦佳。忌海藻、菘菜、羊肉、饧。

又，半夏汤，主痰饮、癖气③吞酸方。

半夏三两，洗　生姜六两，切　附子一枚，烧　吴茱萸三百粒，炒

上右四味，切，以水五升，煮，取二升半，去滓，分温三服，老小服半合，日三服。忌猪羊肉、饧。

又，姜附汤，主痰④癖气方。

生姜八两，切　附子四枚，生用，四破

上二味，水五升，煮。取二升，分再服。亦主卒风，大良。忌猪肉、冷水。深师同。出第十九卷中。

冷痰方四首

《病源》：冷痰⑤者，言胃气虚弱，不能宣行水谷，故使痰水结聚，停于胸膈之间，遂令人吞酸气逆，四肢变青，不能食饮。出第二十卷中。

范汪：病痰饮者，当以温药和之。疗心腹虚冷，游痰气上，胸胁满，不下食，呕逆，胸中冷，半夏汤⑥方。

半夏一升，洗　生姜一斤　橘皮四两

上三味，切，以水一斗，煮。取三升，分三服。若心中急，及心痛，纳桂心四两；若腹痛，纳当归四两。羸瘦老小者，服之佳。忌羊肉、饧。

又方

半夏一升，汤洗　生姜一斤　桂心三两

---

① 半夏汤：《千金方》卷十八第六作"大半夏汤"。

② 或痢……水声方：《千金方》卷十八第六作"或利，腹中动摇作水声，腹内热，口干，好饮水浆，卒起头眩欲倒，胁下痛方"。

③ 癖气：即"癖"。指痞块生于胁下，平时摸不见，痛时可触及者。临证有水癖、饮癖、痰癖、酒癖、寒癖。《外台》癖，又作"澼。"气，原脱，据高校本及《千金翼》卷十九第四补。

④ 痰：山胁尚德云："《肘后》'痰'字下有'冷'字，用水八升。"

⑤ 冷痰：痰证之一。指因阳气不足，脾胃无力宣行水谷，致使痰水结聚胸膈、心肺、肠胃而病者。亦指风寒袭肺，阴寒内盛之痰证。也称"寒痰"。

⑥ 半夏汤：《千金方》卷十八第六作"小半夏汤"。

甘草三两，炙

上四味，切，以水七升，煮。取二升半，分三服。忌海藻、菘菜、羊肉、饧、生葱。并出第十六卷中。

《千金》：茯苓汤，主胸膈痰满方。

茯苓四两　半夏一升，洗　生姜一斤　桂心八两

上四味，切，以水八升，煮。取二升半，分四服。冷极者，加大附子四两；气满者，加槟榔三七枚。忌酢物、羊肉、生葱、饧。出第十八卷中。

《千金翼》：论曰：凡痰饮盛，吐水无时节，其源为冷饮过度，遂令痼冷，脾胃气羸[1]，不能消于食饮，食饮入胃皆变成冷水，反吐不停者，赤石脂散主之方。

赤石脂三斤

上一味，捣下筛，服方寸匕，日三。酒饮并可，稍稍加至三匕，服尽三斤，则终身不吐水，又不下利。补五脏，令肥健[2]。有人一名[3]痰饮，诸药不瘥，惟服此一斤则愈。出第十九卷中。

痰结实及宿食方三首

《病源》：此由痰水积聚，在于胸腑[4]，遇冷热之气相搏，结实不消，故令人心腹痞满，气息不安[5]，头眩目暗，常欲呕逆，故言痰结实。出第二十卷中。

《集验》：疗宿食结实，及痰澼癖实瓜蒂散方。

瓜蒂一两　赤小豆四两

上二味，捣筛。温汤三合，以散一钱匕投汤中，和服之，须臾当吐。不吐，更服半钱，汤三合，令吐。如吐不止，饮冷水。《备急》、《救急》同。出第四卷中。

《千金》：松萝汤，主胸中痰、积热皆除之方。

松萝二两　乌梅　栀子各二七枚　常山

三两　甘草一两，炙

上五味，切，以酒三升，渍一宿，平旦合水三升，煮。取二升半，去滓，顿服之，亦可再服，得快吐止。忌海藻、菘菜、生葱菜。

又，撩膈散，疗心上结痰实，寒冷心闷方。

爪丁二十八枚　赤小豆二十枚　人参　甘草炙，各一分

上四味，捣为散。酒服方寸匕，日二。亦疗诸黄。忌海藻、菘菜。并出第十八卷中。

胸中痰澼方三首

《肘后》：疗胸中多痰，头痛不欲食，及饮酒则瘀阻[6]痰方。

矾石一两

上一味，以水二升，煮。取一升，纳蜜半合，顿服之。须臾未吐，饮少热汤。

又方[7]

杜蘅三两　瓜蒂三七枚　松萝三两

上三味，切，以水、酒一升二合，渍之再宿，去滓。温分再服，一服不吐，晚更一服。《千金》同。并出第三卷中。

《千金》：治膈汤[8]，主胸中痰澼方。

---

① 气羸：即气虚、气弱。

② 令肥健：使人丰满健壮。

③ 一名：程本作"久患"，《千金翼》卷十九第四无此二字。

④ 腑：《病源》卷二十《痰结实候》作"府"。

⑤ 安：平静。《说文·门部》："安，静也。"《太平圣惠方》卷五十一《治痰结实诸方》作"利"。

⑥ 瘀阻：原误作"瘀菹"。据程本、高校本及《肘后方》卷四第二十八改。

⑦ 又方：《千金方》作"杜蘅汤"，《肘后方》卷四第二十八"水酒"作"酒"。

⑧ 治膈汤：《千金方》卷十八第六作"断肠汤"。

常山三两　甘草一两　松萝一两　瓜蒂
二七枚

上四味，酒、水各二升半，煮。取一
升半，初服七合，取吐。吐不尽，余更分
二服。得快吐瘳后，须服半夏汤。在前冷
痰部中。忌海藻、菘菜、生葱、生菜。
《备急》、《肘后》同。出第十八卷中。

痰厥头痛方八首

《病源》：谓痰水在于胸膈之上，又
犯大寒，使阳气不行，令痰水结聚不散，
而阴气逆上，上与风痰相结，上冲于头，
即令头痛。或数岁不已，久连脑痛，故云
膈痰风厥头痛。若手足寒冷至节则死。出
第二十卷中。

《千金》：疗卒头痛如破，非中冷，
又非中风，其病是胸膈中痰，厥气上冲所
致，名为厥头痛①，吐之则瘳方。

但单煮茗作饮二、三升许，适冷暖，
饮三升，须臾适②吐，适吐毕又饮，能如
此数过，剧者须吐胆汁，乃止。不损
人③，渴而则瘳。《集验》同。出第十八
卷中。

《千金翼》：葱白汤，主冷热膈痰，
发时头痛闷乱，欲吐不得方。

葱白二七茎　乌头二分，炮　甘草二分，
炙　真朱二分，研　常山二分　桃叶一把

上六味，切，以酒四升，水四升，合
煮。取三升，去滓，纳真朱，服一升，得
吐止。忌海藻、菘菜、猪肉、冷水、生
葱、生菜、生血物等。《千金》、深师同。

又，疗痰饮头痛，往来寒热方。

常山一两　云母粉二两

上二味，为散，熟汤④服方寸匕，吐
之止。若吐不尽，更服。忌生葱、生菜。
深师云：用云母半两炼之，余同。并出第
十九卷中。

《备急》：葛氏主卒头痛如破，非中
冷、又非中风，是胸膈中痰，厥气上冲所
致，名厥头痛，吐即瘳，疗方。

釜下墨四分　附子三分，炮

上二味，捣散，以冷水服方寸匕，当
吐愈。一方有桂心一分。忌猪肉、冷水。
文仲、《肘后》同。

又方

以盐汤吐，不吐摘⑤出。张文仲同。

又方

苦参　桂心　半夏洗

上三味等分，为末，苦酒和，以涂痛
上，则瘳。忌生葱、羊肉、饧。《肘后》
同。

又方

常山四分　甘草半两

上二味，切，以水七升，煮。取三
升，服一升，不吐更服。亦可纳蜜半升。
忌生葱、生菜、海藻、菘菜。《千金》、
《肘后》、《延年》同。

又方

乌梅三十枚　盐三指撮

上二味，以酒三升，煮。取一升，一
服，当吐愈。《肘后》同。

风痰方五首

《延年》：白术丸，主除风痰积聚，
胃中冷气，秋⑥发动令人呕吐食，或吐清

---

①　厥头痛：病名。经气逆乱，而致以头痛为主
症的病。
②　适：犹"得"。《玉篇·足部》："适，得也。"
③　不损人：对人体没有损伤。
④　熟汤：即热汤。《素问·疏五过论》王冰注：
"熟，热也。"
⑤　摘：取也。即以手探吐。程本作"撩"。摘、
撩义并同。
⑥　秋：程本作"每"，义胜。

水，食饮减少，不作肌肤①方。

　　白术五分　白芷三分　干姜　石斛各六分　五味子　细辛　橘皮　厚朴炙　桂心　防风　茯苓　甘草各四分

　　上十二味，捣、筛，蜜和，丸如梧桐子。服十丸饮下，日二，加至二十丸。忌桃李、雀肉、生葱、海藻、菘菜、生菜、酢物。蒋孝璋处。一方有人参五分，十三味。

　　又，茯苓汤，主风痰气发，即呕吐欠呿②，烦闷不安，或吐痰水者方。

　　茯苓三两　人参　生姜　橘皮　白术各二两

　　上五味，切，以水五升，煮。取一升五合，去滓，温分三服，中间任食。忌大醋、桃李、雀肉等。出第十七卷中。

　　又，木兰汤，主热痰饮气，两胁满痛，不能食者方。

　　木兰　枳实炙　黄芩　白术各三两　漏芦根　白蔹　升麻　芍药　桔梗各二两　生姜　大黄各四两

　　上十一味，以水八升，煮。取二升六合，分为三服，如人行三四里进一服。忌桃李、猪肉、雀肉。一方有玄参二两。

　　又，茯苓饮，主风痰气，吐呕水者方。

　　枳实炙，一两　茯苓　白术　人参各二两　生姜四两　橘皮一两半

　　上六味，切，以水五升，煮。取一升半，分三服，中间任食。忌桃李、雀肉、大醋。张文仲处。并出第六卷中。

　　又，疗风痰饮气逆满，恶习不能食方。

　　人参二两　枳实炙　白术各三两　生姜四两　桂心一两半

　　上五味，切，以水五升，煮。取一升五合，分温三服。忌桃李、雀肉、生葱。张文仲处。出第十七卷中。

疗诸痰饮方四首

　　《广济》：疗饮气③痰膈，食则呕吐方。

　　茯苓八分　橘皮六分　甘草四分，炙　生姜八分　鸡苏六分　人参四分

　　上六味，切，水五升，煮，取一升五合，去滓，分温二服，服别相去如人行六七里进一服，不利。忌海藻、菘菜、酢物。出第一卷中。

　　《千金》：顺流紫丸④，疗心腹积聚，两胁胀满，留饮痰澼，大、小便不利，小腹切痛⑤，膈上寒方。

　　岱赭三分　乌贼鱼骨炙，三分　半夏洗，三分　巴豆七分，去心皮，熬　桂心四分　石膏五分，研

　　上六味，捣、筛，蜜和丸。平旦服一丸，如胡豆，至二丸。忌羊肉、饧、猪肉、芦笋、生葱。出第十八卷中。

　　《延年》：前胡汤，主胸背气满，膈上热，口干，痰饮气，头风旋⑥方。

　　前胡三两　枳实炙　细辛　杏仁去尖皮，碎　芎䓖　防风　泽泻　麻黄去节　干姜　芍药已上各三两　茯苓一作茯神　生姜各四两　桂心　甘草炙，各二两

---

　　① 不作肌肤：（虽然饮食减少，但）不影响肌肤。谓肌肤无明显的病理性变化。

　　② 欠呿：打呵欠。亦作"欠欨"。《一切经义》引《埤苍》曰："欠欨，张口频伸也。"《灵枢·经脉》张介宾注："欠欨，张口伸腰也。"

　　③ 饮气：指津液停聚而生成的质地清稀的病理产物，又成为新的致病原因，常称为"饮邪"或水饮、邪饮。

　　④ 顺流紫丸：《千金方》卷十八第六"岱赭"作"代赭"，主治"膈上寒"作"膈上塞"。

　　⑤ 切痛：犹言刀割一样的疼痛。又作急痛。切有"急"义。

　　⑥ 头风旋：病证名。指因风邪而致的头晕目眩。旋，眩通。

上十四味，切，以水九升，煮。取二升六合，分三服，微汗。忌生冷、油滑、猪牛肉、面、海藻、菘菜、生葱、生菜、酢物。出第十卷中。

《古今录验》：姜附汤，疗冷胸满短气，呕沫头痛，饮食不消化方。

附子六分　生姜十二分

上二味，切，以水八升，煎。取三升二合，分为三服。忌猪肉、冷水等。出第九卷中。

胃反方二十首

《病源》：夫营卫俱虚，血气不足，停水积饮在于胃管①则脏冷，脏冷而脾不磨②，脾不磨则宿谷不化，其气逆而成胃反③也。则朝食暮吐，暮食朝吐，心下牢④，大如杯，往来寒热，甚者食已则吐。

其脉紧而弦，紧则为寒，弦则为虚，虚寒相搏，故食已则吐，名为反胃也。出第二十一卷中。

《集验》：疗胃反不受食，食已呕吐，大半夏汤⑤方。

人参一两　茯苓四两　青竹茹五两　大黄六两　橘皮　干姜各三两　泽泻　甘草炙　桂心各二两

上九味，切，以水八升，煮。取三升，服七合，日三夜一。已利，去大黄，用泉水、东流水尤佳。忌海藻、菘菜、生葱、大酢。《千金》、《备急》、张文仲同。方中无半夏，未详其名。

又，疗胃反吐而渴者，茯苓小泽泻汤⑥方。

茯苓　泽泻　半夏各四两，洗　桂心　甘草炙，各二两

上五味，以水一斗，煮。取二升半，去滓，服八合，日三。忌海藻、菘菜、羊肉、饧、生葱、酢物等。《千金》加生姜四两。

又，疗胃反，朝食暮吐，食讫腹中刺痛，此由久冷者方。

橘皮三两　白术　人参各二两　椒一百二十粒，出汗　桂心一两　薤白一握，去青

上六味，切，以水二升，渍一宿，纳猪肚中缝合，三升水煮，水尽出之，决破去滓，分三服。忌桃李、雀肉、生葱。《千金》用羊肚。

又，疗胃反大验方。

前胡　生姜各四两　阿胶一两　大麻子仁熬　吴茱萸各五合　桂心三寸　甘草五寸，炙　大枣十枚，擘

上八物，切，以酒二升，水三升，煮。取一升七合，分再服。忌生葱、海藻、菘菜等物。一方有橘皮三两。

---

① 胃管：即胃脘。管，同"脘"。

② 磨：此指消化。

③ 胃反：即反胃，病证名。指食下良久吐出，或呕吐宿食者。又叫"翻胃"，也指噎膈病。此处指前者。

④ 心下牢：心下的痞块满硬坚实。《广雅·释诂一》，"牢，坚也。"

⑤ 大半夏汤：此方无半夏，何以"半夏"名方？高校本考据后认为：此条为两方误为一方，"大半夏汤"主证下脱"药物组成"及"煎服法"，而下"药物组成"及"煎服方法"上脱"主证"。于是高校本据《千金方》卷十六第四考并补注如下："治胃反不受食，食已即呕吐，大半夏汤方。

半夏三升　人参二两　白蜜一升　白术一升　生姜三两

上五味，㕮咀，以水五升和蜜，扬之二三百下，煮。取一升半，分三服。

治胃虚反，食下喉便吐出。

人参一两　泽泻　甘草炙　桂心各二两　橘皮　干姜各三两　茯苓四两　青竹茹五两　大黄六两

上九味，㕮咀，以水八升，煮。取三升，一服七合，日三夜一。已利者，去大黄。"

高校本最后指出，从上所见，《千金》、《外台》两书均引自《集验方》，王焘引录（或后人抄录）时误窜，而宋后不查，遂有"方中无半夏，未详其名"之误。高氏之考、之注颇有说服力，可参。

⑥ 茯苓小泽泻汤：《医心方》卷九第九引《经心方》作"茯苓汤"。

又，疗胃反吐食者方。

捣粟米作粉，水和作丸，如楮子大七枚。烂煮纳酢中，细细吞之，得下便，已。面亦得用之。

又方

好曲十斤，粗地黄二斤，二味捣，日干。酒服，若饮三方寸匕，日三服。《千金》云治酢咽。

又，主胃反，食则吐出，上气者方。

灸两乳下各一寸，以瘥为度。

又方

灸脐上一寸二十壮。

又方

灸内踝下三指，稍邪①向前有穴，三壮，即瘥。

又方

芦根　茅根各二两

上二味，切，以水四升，煮。取二升，顿服，得下食。并出第十六卷中。以上并与《千金》同。

崔氏：疗食则吐，或朝食夜吐，名曰胃反，或气噎不饮食，数年羸削②，唯饮水，亦同此方。朱灵感录送。

半夏六两，削去皮，汤洗　人参三两　生姜一两　橘皮二两　舂杵头糠一升，绵裹　牛涎一升　厚朴二两，炙　羚羊角三角，削

上八味，切，以水八升，煮。取三升，分温三服，相去十里久。欲频服者，可至三剂。气噎病者，胃闭不受食，唯饮水，水入吐出，积年不瘥，乃至于死，人间多有此病，此方救疗有效。忌羊肉、饧、黏食。

又，华他③疗胃反。胃反为病，朝食夜吐，心下坚如杯，往来寒热，吐逆不下食，此为寒癖④所作，疗之神效方。

真珠　雄黄　丹砂以上研，各一两　朴硝五两　干姜十累

上五味，捣、筛，蜜丸。先食，服如梧子二丸。小烦者，饮水则解之。忌生血物。《备急》、《集验》、《千金》、张文仲同。并出第四卷中。一方有桂心一两。《必效》云：治心下坚痛，胃反寒癖所作，久变成肺痿方。

《救急》：疗胃反方。

昔在幼年，经患此疾，每服食饼及羹粥等物，须臾吐出。正观⑤中，许春御兄弟及柴、蒋等家，时称名医，奉敕令疗，罄竭口马⑥，所患终不能瘥⑦，渐羸惫⑧，候绝朝夕。忽有一卫士而云：服驴小便极验。此日服食二合，然后食，唯吐一半。晡时又服二合，人定时食粥，吐便即定⑨，迄至今日午时奏知之。大内⑩中有五六人患胃反，同服用，一时俱瘥。此药稍有毒，服时不可过多，承⑪取尿及热⑫服二合。病若深，七日以来服之。后来疗人并瘥。《必效》同。出第六卷中。

《必效》：人参汤，主胃逆，不消食，吐不止方。

人参　泽泻　桂心各二两　橘皮　甘草炙　黄芪各三两　茯苓四两　生姜八两　麦门冬二升，去心　半夏一升，洗　大黄一两半

上十一味，切，以水一斗二升，煮。取三升二合，服八合，日三夜一服。若羸

---

① 邪：通"斜"。

② 羸削：即消瘦。羸，瘦，弱。

③ 华他：即华佗。他，通"佗"。

④ 寒癖：病证名。指寒邪挟水饮停积胁下所致的癖病。

⑤ 正观：即"贞观"，为唐太宗李世民年号（公元627～649年）。

⑥ 罄竭口马：指用尽所有良医。"罄竭"，用尽；"口马"，泛指良马，此讥喻名医。

⑦ 瘥：病愈。

⑧ 渐羸惫：逐渐的衰竭。羸，虚弱。惫，衰竭。

⑨ 定：停止。《尔雅·释诂下》："定，止也。"

⑩ 大内：指皇宫。

⑪ 承：取，引取。《礼记·坊记》王引之注："承，引也。"

⑫ 及热：犹"乘热"。

人，服六合。已下，去大黄。忌海藻、菘菜、酢物、生葱、羊肉、饧。《千金》同。

又，疗胃反，朝食夜吐，夜食朝吐，诸药疗不瘥方。

羊肉去脂膜作生①，以好蒜齑，空腹，任意多少食之，立见效验。

又，疗胃反，吐水及吐食方。

大黄四两　甘草二两，炙

上二味，切，以水三升，煮。取一升，去滓，分温再服。如得可，则隔两日更服一剂。神验。千金不传。忌海藻、菘菜。并出第二卷中。此本仲景《伤寒论》方。②

《万全方》：疗脾饮食吐逆，水谷不化，此为胃反，半夏饮子③方。

半夏八分，汤洗滑尽　厚朴炙　人参　白术　生姜切　枣各六分　粳米两合　橘皮四分

上八味，细切，以水二大升，煎。取一升，去滓，分温四服，空肚服二服。忌羊肉、饧。并出第一卷中。

脾胃弱不能食方三首

《病源》：脾者，脏也；胃者，腑也。脾胃二气相为表里。胃为水谷之海，主受盛饮食者也；脾气磨而消之，则能食。今脾胃二气俱虚弱，故不能食也。尺脉浮滑速疾者，食不消，脾不磨也。出第二十一卷中。

《广济》：疗脾胃气微，不能下食，五内④中冷，时微下痢方。

白术八两　神曲末，五两，熬香　甘草二两，炙　干姜二两　枳实二两，炙

上五味，捣、筛，蜜和丸。空腹温酒服，如梧子二十丸，日二服，渐加至三十丸。腹中有痛，加当归二两。忌热面、海藻、菘菜、桃李、雀肉等。出第一卷中。

《延年》：人参饮，主虚客热，不能食，恶心方。

人参　麦门冬去心　橘皮　白术　厚朴各二两，炙　茯苓四两　生姜三两，切　甘草一两，炙，切

上八味，切，以水八升，煮。取三升，分为三服，日三。忌海藻、菘菜、桃李、雀肉等。蒋孝瑜处，大效。

又，厚朴汤，疗不能食，腹内冷气方。

厚朴三两，炙　白术　人参各二两　茯苓三两　生姜五两　橘皮二两

上六味，切，以水四升，煮。取一升二合，分为三服。忌桃李、雀肉、酢物。蒋孝瑜处。出第六卷中。

脾胃病日渐瘦困不食方三首

《广济》：主脾胃中热，消渴，小便数，骨肉日渐消瘦方。

黄连　麦门冬各十二分，去心　苦参　栝楼　知母　茯神　土瓜根各八分　人参　甘草炙，各六分

上九味，捣、筛，蜜和丸。每食后少许，煮芦根大麦饮，服如梧子二十丸，日二服，渐加至四十丸，不利。忌海藻、菘菜、猪肉、冷水、酢物等。

又，主胃气冷弱，食则吐逆，从朝至夜不得食，食入腹则胀气满急，大便出饭

---

① 生：程本作“脯”。高校本疑“生”当作“脍”，《汉书·东方朔传》：“生肉为脍，干肉为脯。”

② 此本仲景《伤寒论》方：《金匮》卷中第十七，名作“大黄甘草汤”。按张仲景的《伤寒杂病论》，宋以后分割为今本《伤寒论》和《金匮要略》，故王焘的《外台》所言《伤寒论》，指未分割前的全书名称。

③ 半夏饮子：原方“半夏、厚朴、京枣、生姜”四味重出，“八味”原作“六味”，并据程本、高校本删改。

④ 五内：即五脏。

粒如故，带酸气而羸，计日渐困①者方。

吴茱萸二两　白术三两　人参　干姜　甘草炙　五味子各二两　曲末　麦蘖末，各五合，熬令黄色　厚朴一两半　桂心一两

上十味，捣、筛为散。空腹，煮生姜汤服方寸匕，一日三服，渐加至二匕。忌生葱、桃李、雀肉、海藻、菘菜。出第一卷中。

《延年》：白术丸，疗恶心，数吐水不多，能食，少心力者方。

白术　干姜　人参　厚朴炙　桂心各八分　细辛　茯苓　当归　茯神　枳实炙　五味子　附子各六分，炮　吴茱萸六分　远志五分，去心　旋覆花四分　泽泻五分

上十六味，捣、筛，蜜和，为丸如梧子。酒服二十丸，日再服，加至三十五丸。忌桃李、雀肉、大酢、生菜、生葱、猪肉、冷水。出第十七卷中。

胃实热方二首

《千金》：凡右手关上脉阳实者，足阳明经也。病苦头痛《脉经》云：肠中坚痛而热，汗不出，如温疟，唇口干，善哕，乳痈，缺盆腋下肿，名曰胃实热也。疗胃实泻胃热汤方。

栀子仁二两　芍药四两　白术五两　茯苓二两　生地黄汁，一升　射干三两　赤蜜一两　升麻三两

上八味，切，以水七升，煮六味。取一升五合，去滓，下地黄汁两沸，次下蜜，煎。取二升，分三服。老小以意服之。忌桃李、雀肉、酢物、芜荑等。

又方

灸膝下三寸，两脚三里穴②各三十壮。主胃中热病。

胃虚寒方七首

《千金》：右手关上脉阳虚者，足阳明经也。病苦胫寒，不得卧，恶风寒洒洒，目急，腹中痛，耳虚鸣，时寒时热，唇口干，面浮肿，名曰胃虚冷也。

又，疗胃虚冷，少气口苦，身体无泽，补胃汤方。

防风　柏子仁　细辛　桂心　橘皮各二两　芎䓖　吴茱萸　人参各三两　甘草一两，炙

上九味，切，以水一斗，煮。取三升，分温三服。忌海藻、菘菜、生葱、生菜等物。

又，补胃虚寒，身枯绝，骨诸节皆痛③，人参散方。

人参　细辛　甘草炙，各六分　桂心　当归各七分　麦门冬七分，去心　干姜八分　远志皮四分　蜀椒三分，汗　吴茱萸二分

上十味为散，食后，服方寸匕，温清酒进之。忌海藻、菘菜、生葱、生菜。并出第十六卷中。

范汪：疗胃气虚，不欲食，四肢重，短气。谓和五脏，并疗诸病，调中汤方。

薤白切，一升　枳实六枚，炙　橘皮三枚　大枣十二枚，擘　粳米三合　香豉六合

上六味，切枳实、橘皮、枣，以水六升，先煮薤，得四升，纳诸药，煮，取一升半，适寒温服，中分服之良。出第二十一卷中。一方生姜四分。

---

① 计日渐困：由于病情危重，其死为时不远。计日，形容短暂，为时不远。困，《广雅·释诂一》："困，极也。"又，《广韵·慁韵》："困，悴也。"

② 三里穴：原误作"三里空"，据高校本、程本改。

③ 骨诸节皆痛：谓全身各关节疼痛。《千金方》卷十六第二作"诸骨节痛"。

《删繁》：疗胃虚，苦饥寒痛，人参补虚汤方。

人参　当归　茯苓　桔梗　芎藭　橘皮　厚朴炙，各三两　桂心　甘草炙，各二两

白术五两　吴茱萸二两　大麦蘖二升，炒

上十二味，切，以水一斗二升，煮，取三升，去滓，分三服。忌海藻、菘菜、桃李、雀肉、生葱、猪肉、酢物等。出第十一卷中。

又，白术八味等散方。与前疗同。

白术　厚朴炙　人参　吴茱萸　麦蘖炒　茯苓　芎藭　橘皮各三两

上药，捣、筛为散。食前，服方寸匕，暖酒进之，随性服。忌桃李、雀肉、大酢。出第四卷中。

《延年》：补胃饮，主胃气虚热，不能食，兼渴引饮方。

茯苓四两　人参三两　橘皮二两　生姜三两　薤白切，一升　豉五合，绵裹　糯米二合

上七味，切，以水七升，煮。取三升，去滓，分温六服，中间任食，一日令尽。忌酢物。张文仲处。出第一卷中。

五膈方八首

《病源》：五膈①气者，谓忧膈、恚膈、气膈、寒膈、热膈也。

忧膈②之为病，胸中气结，烦闷，津液不通，饮食不下，羸瘦不为气力。

恚膈③之为病，心下苦实满，噫④辄酢心⑤，食不消，心下积结，牢在胃中，大、小便不利。

气膈⑥之为病，胸胁逆满，噎塞，胸膈不通，噫，闻食臭。

寒膈⑦之为病，心腹胀满，咳逆，腹上苦冷，雷鸣，绕脐痛，食不消，不能食肥。

热膈⑧之为病，脏有热气，五心中热，口中烂，生疮，骨烦，四肢重，唇口干燥，身体头、面、手、足或热，腰背疼痛，胸痹引背，食不消，不能多食，羸瘦少气及癖也。此是方家所说五膈形证也。

《经》云：阳脉结，谓之膈。言忧、恚、寒、热，动气伤神，而气之与神并为阳也。伤动阳气，致阴阳不和，而腑脏生病，结于胸膈之间，故称为膈气⑨。众方说：五膈互有不同，但伤动之由有五，故云五膈气。出第十三卷中。

《备急》：膈中之患，名曰膏盲⑩。汤丸径过，针灸不及，所以作丸含之，令气势得相熏染，有五膈要丸⑪方。

麦门冬十分，去心　椒六分，汗　远志　附子炮　干姜　人参　桂心　细辛各六分　甘草十分，炙

上九味，捣、筛，以蜜和，丸如弹

---

① 五膈：谓五种膈病。《病源》卷十三谓忧膈、恚膈、气膈、寒膈、热膈五者。又《三因极一病证方论》谓忧膈、思膈、怒膈、恐膈、喜膈五者。

② 忧膈：膈病之一。因忧愁过度，气机郁结胸中，症见烦闷不舒，津液不通，饮食不下，瘦弱者。

③ 恚膈：膈病之一。因恨怒过度，气机郁阻，症见心下坚满，嗳气吞酸，饮食不消化，心下积聚，胃中坚硬，二便不利者。

④ 噫：高校本引周学海刊本《病源》作"恶"，义胜。

⑤ 酢心：即胃中泛酸。

⑥ 气膈：膈病之一。因郁怒而气机郁滞，症见胸胁气逆胀满，咽部梗塞，憎恶饮食之气味者。

⑦ 寒膈：膈病之一。因感寒所致气机收引不畅，症见心腹胀满，咳嗽气逆，腹有冷感，肠鸣，绕脐疼痛，不能消化饮食，不能进食肥腻者。

⑧ 热膈：膈病之一。因内脏郁热所致，症见五心烦热，口中生疮溃烂，骨节烦痛，四肢困重，唇口干燥，身体头面发热，腰背痛，消瘦，少气，并有痞块者。

⑨ 膈气：指可以引起诸膈病的病气，属病机概念。

⑩ 盲：高校本疑当作"肓"。当从改。

⑪ 五膈要丸：《肘后方》卷四第二十八、《千金方》卷十七第五并作"五膈丸"。

子。以一枚著牙齿间含，稍稍咽汁，日三。主短气胸满，心下坚，冷气。此病有十许方，率皆相类，此丸最效。五膈者，谓忧膈、气膈、恚膈、热膈、寒膈也。忌猪肉、生菜、海藻、菘菜、生葱。《千金》、《肘后》、文仲同。出第三卷中。

张文仲：五膈丸方。

吴茱萸　曲　杏仁去皮尖，熬　干姜　蜀椒汗，去开口者及目　好豉熬令色变

上六味等分，捣、筛，蜜和，丸如梧子。饮服七丸，日三。忌生冷。此方出隐居《效验》，《备急》、《肘后》同。出第三卷中。

《延年秘录》：凡忧膈、气膈、食膈[1]、寒膈[2]、饮膈[3]，五病同药，常以忧愁思、虑、食饮而得之。若寒食、食生菜便发。其病苦心满，不得气息，引脊痛，如刺之状，食则心下坚，大如粉絮，大痛欲吐，吐则瘥。饮食不得下，甚者乃手足冷，上气咳逆，喘息气短，疗之九物五膈丸[4]方。

麦门冬去心　蜀椒汗，各三两　远志三两，去心　甘草五两，炙　附子一两，炮　干姜三两　人参四参　桂心三两　细辛三两

上药捣筛，蜜和，微使淖[5]，置有盖器中。先食，含大如弹子丸一丸，置喉中稍咽之。喉中胸中当热，药力稍尽，复含一丸，日三四，夜一二服，服药七日愈，二十日平复。若不能含者，可分一大丸作二小丸，尽服之。唯夏月合乃益麦门冬、甘草、人参耳，其余不异，神良。椒当以铜器熬如火上，使极热，下置地，纳椒器中熟搅之，须臾汗出，便捣，名曰起[6]，椒力有热，亦去其毒，非令有热也。忌海藻、菘菜、猪肉、冷水、生葱、生菜。《千金》、《集验》同，不能具，于此方录用之耳。

《古今录验》：大五膈丸，疗膈中游气，上下无常处，脏有虚冷，气迫咽喉，胸满气逆，胁有邪气，食已气满，羸瘦著床骨立，往来寒热，腹中不调，或下痢，呕逆、咳嗽，骨肉销尽。服之令人能食，长肌肉，强筋骨，利五脏，好颜色，补不足，益气力方。

细辛　桂心　黄芩　食茱萸　厚朴炙，各三分　杏仁三十枚，去尖皮并两仁，熬　干姜　椒汗　远志各三分，去心　小草　芍药　附子炮　当归各二分　黄连二分

上十四味，捣、筛，蜜和。服如梧子二丸，日三，不知加之，以知为度。忌猪肉、冷水、生葱、生菜等。

又，五膈丸，疗忧膈、气膈、食膈、寒膈、饮膈，异病同药神方。

人参　附子炮　远志去心　桂心　细辛各四分　干姜　蜀椒各五分，汗

上七味，捣、筛，以蜜和。服如弹丸，著牙下咬咀咽之。若病剧者，日三夜再。并疗诸毒风注气，腹中百病皆应。当得真新好药，即可中病耳。神秘妙方，不传。忌生葱、生菜、猪肉、冷水等物。

又，疗邪气呕逆，吸气，五膈为病。五脏俱虚，则受风冷；五脏有邪，呼吸不足，阴注于内，阳结于外，阴阳错乱，语言无常，侠舌左右，状如结气，喉咽不利，气出不入，此血气衰微，脏凝冷气成之，服此丸安谷、通气、温脏，五膈丸出

---

① 食膈：膈病之一。因饮食不节而致胸脘气机隔塞不畅，症见纳差，食不下者。

② 寒膈：《千金方》卷十七第五作"劳膈"。

③ 饮膈：膈病之一。因水饮停聚胸膈而致气机滞塞，症见胸脘痞闷，不欲水，饮入即吐者。

④ 九物五膈汤：《千金方》卷十七第五作"五膈丸"。本方与上"五膈要丸"药味组成相同，唯剂量及服用方法有别。

⑤ 淖（nào音闹）：湿润。《广雅·释诂一》："淖，湿也。"

⑥ 名曰起：程本作"合同处"。

僧深方。

蜀椒一升，汗　干姜二两　桂心二两
芍药一两半　半夏洗　细辛　茯苓各一两
前胡一两半

上八物，捣、筛，蜜和。服如弹丸一枚，喉中稍稍吞之，可增至三丸。或冷则加远志一两佳，日再。忌羊肉、饧、生葱、生菜、醋物。

又，疗胸痛达背，膈中烦满，结气忧愁，饮食不下，药悉主之，宜丸方。

半夏一分，削去皮，熬　甘草炙　远志去心，各四分　干姜　桂心　细辛　椒去目，汗　附子炮，各二分

上八味，捣、筛，以蜜和为丸。先饭，酒若粳米饭，服如梧子五丸，日三，稍增至十丸。忌海藻、菘菜、羊肉、饧、猪肉、冷水、生葱、生菜。并出第十八卷中。

《经心录》：五膈丸，疗寒冷则心痛，咽中如有物，吐之不出，咽之不入，食饮少方。

干姜三两　麦门冬二两，去心　附子一两，炮　细辛二两　蜀椒一两，汗　远志一两，去心　甘草一两，炙　人参二两　食茱萸二两　桂心三两

上十味，蜜和，为丸如梧子。服五丸，日二。忌猪肉、冷水、海藻、菘菜、生葱、生菜。《千金》同。出第二卷中。

七气方三首

《病源》：七气①者，寒气、热气、怒气、恚气、喜气、忧气、愁气。凡七种气积聚，坚大如杯若柈②一作盘，蒲官切，在心下腹中，疾痛欲死，饮食不能，时来时去，每发欲死，如有祸祟③，此皆七气所生。寒气则呕吐、恶心；热气则说物不意，言而迫④一云恍惚不章；怒气则上气不可忍，热

痛上抢心，短气欲死，不得气息；恚气则积聚在心下，心满不得饮食；喜气则不可疾行，不能久立；忧气则不可剧作，暮卧不安席；怒气则喜忘，不识人语，置物四方，还取不得去处，若闻急则四肢手足筋挛不能举，状如得病。此是七气所生，男子卒得饮食不时所致，妇人则产中风余疾。出第十三卷中。《千金》同。

《千金》：七气丸方。

乌头七分，炮　紫菀　前胡　半夏洗　细辛　丹参　茯苓　芎劳　桃仁去尖皮并两仁，熬　吴茱萸　桂心　桔梗　石膏各三分，研　人参　甘草　防葵各四分，《千金》作防风　大黄七分　干姜二分　蜀椒二分，汗　菖蒲三分

上二十味，捣、筛为末，蜜和丸。酒服如梧子三丸，日三，加至十丸。一方去半夏，加甘遂三分。忌海藻、菘菜、羊肉、饧、猪肉、冷水、生葱、大酢、生菜。一方有芍药，无菖蒲。

又，七气丸，主七气。七气者，寒气、热气、怒气、恚气、喜气、忧气、愁气。此七气为病，皆生积聚，坚牢如杯，心腹绞痛，不能饮食，时去时来，发则欲死。凡寒气状，吐逆心满；热气状，恍惚眩冒，失精；怒气状，上气不可当，热痛上汤⑤心，短气欲绝，不得喘息；恚气状，积聚心满，不得食饮；喜气状，不可

---

① 七气：指寒、热等七种致病因素所致的气机失调病机。气，指气机失调的病理状态。

② 柈：即"盘"，异体。见本书卷七《心痛癥块方三首》注。

③ 祸祟：指疾病给人造成的痛苦。《病源》卷十三《七气候》作"祸状"。

④ 说物不意，言而迫：《病源》卷十三《七气候》作"说物不章，言而遑"。章，有条理。遑，急迫。指病人语言急迫而失序。

⑤ 汤：程本《千金方》卷十七第五并作"荡"。荡，有激荡，冲撞之义。

疾行久立；忧气状，不可苦作，卧不安席；愁气状，平故怒气，善忘，四肢胕肿[1]，不得举止。亦疗产后中风余疾方。

大黄十分　椒二分　人参　半夏洗　芎䓖　柴胡　甘草炙　桔梗　石膏　菖蒲　桃仁去皮尖两仁，熬　吴茱萸　茯苓各三分　干姜四分　细辛三分

上十五味，捣筛，蜜和，丸如梧子。酒服三丸，日三，加至十丸。忌羊肉、饧、生葱、海藻、菘菜、猪肉、生菜、醋物。

又，七气汤，疗虚冷上气、劳气方。

半夏一升，洗　生姜十两　人参　桂心　甘草炙，各一两

上五味，切，以水一斗，煮。取三升，分为三服，日三，忌羊肉、饧、生葱、海藻、菘菜。并出第十七卷中。

气噎方六首

《病源》：此由阴阳不和，脏气不理[2]，寒气填[3]于胸膈，故气噎塞不通而谓之气噎[4]。令人喘悸，胸背痛也。出第二十卷中。

《广济》：疗噎，胸胁气满，每食气噎，通气汤方。

半夏洗　生姜各六两　橘皮　桂心各三两，切

上四味，切，以水八升，煮。取二升五合，绞去滓，分温三服，服别相去如人行六七里，服。忌羊肉、生葱、饧等。出第一卷中。

深师：疗胸满气噎，通气汤方。

半夏八两，洗　生姜六两　桂心三两　大枣三十枚，擘

上四味，切，以水八升，煮。取三升，分服五合，日三夜一。忌羊肉、饧、生葱。《千金》同。出第二十二卷中。

《集验》：疗气噎煎方。

蜜酥姜汁各一升

上三味，合和，微火煎五、六大沸，取如大枣二枚，纳酒中饮之，直抄服之，亦好。《千金》、《古今录验》同。

又，通气噎汤[5]方。

半夏三两，洗　桂心三两　生姜八两　羚羊角三两

上四味，切，以水八升，煮。取三升，分服半升，日再服。忌羊肉、生葱、饧。《古今录验》同。并出第四卷中。

《救急》：疗喉中气噎方。

半夏洗　柴胡　生姜各三两　羚羊角屑，一法三两　犀角屑　桔梗　昆布　通草　甘草炙，各二两

上九味，切，以水八升，煮。取三升，分三服。忌羊肉、饧、猪肉、海藻、菘菜等。

《古今录验》：羚羊角汤，疗噎气不通，不得下食方。

羚羊角屑，二两　厚朴炙　吴茱萸　干姜各三两　通草　橘皮各二两　乌头十五枚，炮

上七味，切，以水九升，煮。取三升，分三服，日三。忌猪肉、冷水。深师、《千金》同。出第二十七卷中。

诸噎方一十二首

《病源》：夫阴阳不和，则三焦隔绝，

---

① 胕肿：即浮肿。原误作"跗肿"，据《千金方》卷十七第五改。

② 理：顺，和调。《广雅·释诂一》："理，顺也。"

③ 填：充塞、充满。《说文·土部》："填，塞也。"《一切经义》引《广雅》："填，满也。"

④ 气噎：病证名。指因气机不通而致的噎膈病。

⑤ 通气噎汤：《医心方》卷九第五引《集验方》无"羚羊角"，共三味。

三焦隔绝，则津液不利，故令气塞不调理也，是以成噎①。此由忧恚所致。忧恚则气结，气结则不宣流，使噎。噎者，噎塞不通也。出第二十卷中。

深师：疗噎方。

羚羊角屑　前胡　甘草各一两　人参　橘皮各二两

上五味，切，以水六升，煮。取二升，分四服。忌海藻、菘菜。

又方

鸬鹚喙

上一物，当噎时以衔之，则下。《肘后》同。

又方

羚羊角

上一物，多少自在，末之，饮服亦可。以角摩噎上，良。并出第二十二卷中。

《广利方》②：疗因食即噎塞，如炙肉脔在咽中不下方。

吴射干六分　升麻四分　桔梗四分　木通十二分　赤茯苓八分　百合八分　紫菀须二十一枚

上七物，切，以水二大升，煎。取九合，去滓，分温三服，食后良久服。忌猪肉、酢物。出第四卷中。

《千金》：理诸噎方。

常食干粳米饭，即不噎。

又方

炭末细罗，蜜丸如弹子大。含少，细细咽津即下。《集验》同。并出第十六卷中。

《集验》：疗噎方。

取头垢如枣大，以粥若浆水和，服之。《肘后》、深师同。出第十卷中。

《必效》：主噎方。

鏊捺③大推尽力则下，仍令坐之。

又方

以酢煮面糊，啖之则瘥。此只可一两日瘥。欲长久绝者，取溲④为丸如弹子，酢中煮熟，于水中泽却，及热则食二十丸，神验。不过三两度，则瘥。大效。

又，半夏汤⑤，主噎方。

生姜四两　半夏一升，洗，　石膏四两，碎　小麦一升，完用　吴茱萸一升　赤小豆二十颗　大枣二十一颗　人参　甘草炙　桔梗　桂心各二两

上十一味，切，以酒二升，水八升，煮。取三升，分三服。忌猪羊肉、海藻、菘菜、饧、生葱等。《古今录验》有栝楼，无桔梗，名干姜汤，不用生姜。

又方

杏仁二两，去尖皮并两仁，熬　桂心二两

上二味末之，蜜和丸含之，如枣核许，稍稍咽之，临食先含弥极效。忌生葱。《千金》同。并出第二卷中。

《古今录验》：疗噎方。

芦根三斤

上一味，切，以水一斗，煮。取四升，分四服。出第二十七卷中。

---

① 噎：即噎膈病，又叫噎塞。因忧思气结生痰，痰气交阻胸膈，症见饮食不下，塞滞咽膈，伴有大便干结者。

② 广利方：高校本考证是此误，《广利方》成书晚于《外台》四十五年，决非王氏所引录。是"广济方"之误，还是后人妄增？今不能确考。

③ 鏊捺：山胁尚德曰："鏊捺，盖以饼鏊按之也。"山田业广曰："鏊音散，敦有敦慢、敦妄之义，则'鏊捺'即'敦捺'，手妄强按之之谓。"

④ 溲：指后溲，即大便。《史记·扁鹊仓公列传》司马贞索隐："前溲谓小便，后溲，大便也。"人粪入药，本书卷三《天行病发汗等方四十二药》引《救急》"干粪汤"可证。

⑤ 半夏汤：《千金方》卷十六第六方中无"桔梗"，有"栝楼根"，"生姜"易"干姜"，名"干姜汤"，与宋臣引《古今录验》合。

卒食噎①方九首

《病源》：此由脏气冷而不理，津液涩少而不能传行饮食，故食入则噎塞不通，故谓之食噎。胸内痛，不得喘息，食不下，是故噎②也。出第二十卷中。

《肘后》：疗卒食噎方。

橘皮三两

上一味，切，以水三升，煮。取一升，顿服之。

又方

春杵头糠，置手巾角以拭齿，立下。《集验》、深师、《千金》同。并出第五卷中。

深师：疗卒噎法。

傍人可缓解衣带，勿令噎者知，则愈。

又，疗卒噎方。

与共食人当以手捉噎人箸，问曰：此等何物？噎人当答言：箸。共食人云：噎下去。则立愈。

又，疗卒噎不下方。

水一杯　刀一口

上二物，先以刀横画水，已后，尽饮之，则下。出第二十二卷中。

《集验》：疗醋噎方。

羌活五两

上一味，捣，用水一升，浸三宿，每日温服五合，瘥。

又，疗气噎，不下食，兼呕吐方。

半夏四两，洗　生姜三两，各切

上二味，以东流水二大升，煎。取一升，去滓，温服三合，三日③服。忌羊肉、饧。并出第五卷中。

《备急》：疗卒食噎不下方。

取蜜含之，则下。《千金》、《集验》、《肘后》同。

又方

取老牛涎沫如枣核大，置水中饮之，终身不有噎。《必效》、《肘后》、深师、《千金》同。并出第三卷中。

五噎方三首

《病源》：夫五噎：谓一曰气噎，二曰忧噎，三曰食噎，四曰劳噎，五曰思噎。虽有五名，皆由阴阳不和，三焦隔绝，津液不行，忧、恚、嗔、怒所生，谓之五噎。噎者，噎塞不通也。出第二十卷中。

《古今录验》：五噎丸，疗胸中久寒，呕逆，逆气，隔饮食不下，结气不消。气噎、忧噎、劳噎、食噎、思噎。气噎者，心悸，上下不通，噎哕不彻，胸胁苦痛；忧噎者，天阴苦厥逆，心下悸动，手足逆冷；劳噎者，苦气隔，胁下支满，胸中填塞，令手足逆冷，不能自温；食噎者，食无多少，唯胸中苦塞常痛，不得喘息；思噎者，心悸动，喜忘，目视𥄢𥄢④。此皆忧、恚、嗔、怒、寒气上叉⑤胸胁所致，疗之方。

干姜　蜀椒汗　食茱萸　人参　桂心各五分　细辛　白术　茯苓　附子炮，各四分　橘皮六分

上十味，捣筛，以蜜和为丸如梧子。酒服三丸，日再，不知渐增。忌桃李、雀肉、大酢、猪肉、冷水、生葱、生菜、酢物。出第二十七卷中。

---

① 食噎：指进食仓促而致食物窒碍于咽嗌的症状。此非噎膈病。

② 噎：此指有物堵塞喉咙。非噎膈病。《说文·口部》："噎，饭窒也。"

③ 三日：程本作"日三"，应据改。

④ 目视𥄢𥄢：视物昏花不清貌。

⑤ 气上叉：因邪而致气机上逆，向上插推。叉，插或以物卡住推。

《经心录》：五噎丸①，主五种之气皆令人噎方。

人参　半夏　桂心　防葵一方用防风、小草各二两　附子炮　细辛　甘草炙，各二两　食茱萸三合　紫菀　干姜　芍药　枳实炙　乌头各六分，炮

上十三味，捣、筛，以蜜和为丸，如梧子大。服五丸，日三。不知，加至十五丸②。忌羊肉、饧、海藻、菘菜、猪肉、生葱、生菜。《千金》同。出第二卷中。

《集验》：噎塞不通方。

营实根十二分

上一味，捣为散。酒下方寸匕，日三服。出第五卷中。

诸骨哽方三十五首

《肘后》：疗食诸鱼骨哽，百日哽③者方。

用绵二两，以火煎蜜，纳一段④绵，使热灼灼尔，从外薄⑤哽所在处，灼瓠以熨绵上。若故未出，复煮一段绵以代前，并以皂荚屑少少吹鼻中，使得哽⑥出矣。秘方不传。礼云：鱼去乙。谓其头间有骨如乙字形者，哽入不肯出故也。

又方

取捕鱼竹笱⑦须烧末饮之，鱼网亦佳。

又，疗食诸肉骨哽方。

白雄鸡左右翮大毛，各一枚烧末，水服一刀圭也，仍取所食余者骨，左右手反覆掷背后，则下。文仲、《备急》同。

又方

烧鸡足末，服方寸匕，酒下，立出。深师同。

又方

生艾蒿数升，水、酒共一斗，煮。取三、四升，稍稍饮之。深师同。

凡疗病皆各以其类⑧，岂宜以鸬鹚疗肉骨⑨，狸虎疗鱼哽耶？至于竹蔑、薤白、嚼筋、绵蜜事，乃可通为诸哽用耳。又有咒术，小小皆须师解，故不备载。出第五卷中。

深师：疗食鱼骨哽方。

捕鱼网烧，饮服刀圭匕，良。是鱼哽，烧鱼网服之，良。

又，疗哽及刺不出方。

服蔷薇灰末方寸匕，日三。亦疗折箭刺入，脓囊不出，坚燥及鼠扑⑩，服之十日，哽刺皆穿皮出，效。

又，疗铁、棘、竹、木诸刺在肉中，折不出，及哽不下方。

半夏二两，洗　白敛二两

上二物，捣、筛。酒服半钱匕，日三。宁从少少起者，半夏戟入喉中故也。忌羊肉、饧等。加干姜一两尤佳。

又方

---

① 五噎丸：《千金方》卷十六第六五噎丸中有"防风、小草各二两"，与此注合。小草，即细叶远志，又名细草，有益精、养阴功效。

② 丸：《千金方》卷十六第六"丸"下有"乌头、半夏相反，但去一味合之"十二字，此疑宋臣注文。

③ 哽（gěng音耿）：阻塞。此指食物不能下咽，噎住。《庄子·外物》陆德明释文："哽，塞也。"哽，用同"鲠"，《肘后方》卷六第五十作"鲠"。

④ 段：《千金方》卷十六第六作"段"，下同。可从。

⑤ 薄：程本作"缚"。薄有"缚"义。《释名·释言语》："缚，薄也。"或作"敷"，贴敷，亦通。

⑥ 哽：程本作"嚏"。《千金方》卷十六第六作"嚏，哽"。当补。

⑦ 笱（gǒu音枸）：蔑织的捕鱼笼子。

⑧ 类：《千金方》卷十六第六"类"下有"至如治哽之法"六字。有此义顺。

⑨ 肉骨：《千金方》卷十六第六作"骨哽"。义顺。

⑩ 鼠扑：山胁尚德："鼠扑，即鼠朴，《战国策》第三曰：'周人谓鼠未腊者曰朴。'注云：'元作璞。'盖朴、璞、朴音又相近。"鼠璞，未腊制的鼠肉。

鼠脑，厚涂疮上则出，亦可用坟鼠，大效。

又，疗哽方。

喽咕脑

上一物，吞即下。亦疗刺不出，涂刺疮上。

又，疗咽哽方。

取鱼，尾著衣领，令下，推立下。

又方

白蔹、白芷等分，捣散，饮服刀圭。

又，疗食哽方。

鹰粪烧①

上一物，下筛，服方寸匕。虎、狼、鹘屎皆可服之，佳。

又，疗骨哽咽，不得下饮食方。

白鸡翼翮大毛各一枚，著铜器中烧之，焦作灰，饮服一刀圭，立下。

又，疗哽方。

半夏五两，洗　白芷五两

上二物，捣、筛。服方寸匕，则呕出。忌羊肉、饧。

又方

以东流水一杯，东向坐，以手指画水中，作龙字讫，饮水。不自晓书②，令他人持手书良。

又方

凡书文曰：天有门，地有根，诸家入口者，皆当得吞。《集验》同。并出第二十二卷中。

《千金》：疗哽方。

取鹿筋渍之濡，索③之，大如弹丸，持筋端吞之，候至哽处，徐徐引之，哽著筋出。《集验》同。

又方

极吹之食骨鲠，烧虎狼屎服。

又方

末虎骨若狸骨，服方寸匕。《集验》同。

又方

服瞿麦末方寸匕。《集验》同。《古今录验》云：兼主折刺不出。

又方

吞猪膏如鸡子大，不瘥更吞，瘥止。《古今录验》同。

又，疗诸哽方

作竹篾刮令滑，绵缠，纳咽中令至哽处，可进退引之，哽即出。《小品》、《古今录验》、深师同。

又，疗诸哽④方。

鸬鹚屎末，服方寸匕。《集验》、《古今录验》同。

又，疗鱼骨哽方。

口称鸬鹚、鸬鹚，则下。并出第二十六卷中。

张文仲：疗食诸鱼骨哽方。

以鱼骨插头上，则立下。陶云：因嚊咳⑤则出。《肘后》、《备急》同。

又方

小嚼薤白令柔，以绳系中央，持绳一端，吞薤到哽处引，哽当随出。《集验》、《古今录验》、深师、《备急》、《千金》同。

又，疗鱼骨哽在喉中，众法不能去者方。

取饴糖丸如鸡子黄，大吞之。不去又吞，亦渐大作丸，比用得效也。《肘后》、《备急》、《千金》、《集验》、《小品》同。

又，疗食中吞发哽不去，绕喉者方。

取梳头发烧灰，饮服一钱匕。《肘后》、《备急》、《集验》、《千金》同。并

---

① 烧：程本作"烧灰存性"，可从。

② 晓书：知道书写。原作"烧书"，据程本、高校本改。

③ 索：索取，取用。《小尔雅·广诂一》："索，取也。"索之，《千金方》卷十六第六作"合而索之"。

④ 诸哽：各种原因引起的咽喉梗塞不通。《千金方》卷十六第六作"诸鱼骨哽"。

⑤ 嚊（qìng 音磬）咳：即咳嗽。《肘后方》卷六第五十作"磬咳"。《说文·言部》："磬，咳也。"

出第三卷中。

《救急》：疗哽方。

好蜜以一匙，抄，稍稍咽之，令下良。文仲骨。

又，疗鱼骨哽在喉中方。

以少多[1]硇砂，口中咀嚼，咽之，立下。出第七卷中。

《必效》：疗鱼骨哽方。

含水獭骨，立出。《小品》同。

又方

鱼网覆头，立下。《千金》云：烧灰服半匕。《小品》同。出第二卷中。

《古今录验》：疗鱼哽骨横[2]喉中，六、七日不出方。

取鲤鱼鳞、皮合烧作屑，以水服之，则出也。未出，更服之，取出为度。出第二十九卷中。

杂误吞物方一十七首

《肘后》：疗误吞钩方。

若绳犹在手中者，莫引之，但益以珠珰若薏子辈就贯之，著绳，稍稍令推至钩处，小小引之则出。

又方

以小羊喉以沓绳[3]推至钩处，当退脱，小引[4]则出。

又方

但大戾头[5]，四向顾，小引之则出。

又方

常思草头一把，二升水淘灌之，十余过而饮之。

又，疗误吞诸木竹叉[6]辈方。

取布刀故锯，烧，渍酒中，以女人大指甲二枚，烧末，纳酒中，饮之。

又方

若是桃枝竹钗，但[7]数数多食白糖，自消去。

又，疗以银钗、簪、箸擿吐[8]，因气吸误吞不出方。

多食白糖，渐渐至十斤，当裹物自出。此说与葛氏小异。并出第五卷中。

深师：疗误吞钩方。

虎珀珠

上一物，贯著钩绳，推令前入至钩所，又复推，以牵引出矣。若水精珠，卒无珠，坚物摩令滑，用之也。出第二十二卷中。

《千金》：疗误吞环，若指弪[9]方。

烧鴈毛[10]二七枚，末服之。鹅羽亦佳。《备急》、文仲同。

又，误吞珠、铜、铁而哽者方。

烧铜弩牙[11]令赤，纳酒中饮之，立愈。出第二十六卷中。

张文仲：疗吞诸珠珰、铁而哽方。

烧弩铜牙，令赤纳水中，饮其汁，立愈。《肘后》、《备急》同。

又，疗误吞钱方。

捣火炭末，服方寸匕，则出。《肘后》、《小品》、《集验》、《千金》、《备急》、深师同。

---

① 少多：即少量。程本作“少许”。

② 横（guàng 音逛）：充斥。《集韵·宕韵》：“横，充也。”程本作“横”。

③ 沓绳：即套绳。沓，通“套”。《通俗编·器用》：“沓杯，《通雅》：‘俗曰套杯’。”

④ 小引：轻轻地拉动套绳。

⑤ 大戾头：用力大幅度地扭转头部。戾，扭转。《文选·潘岳射雉赋》李善注：“戾，转也。”

⑥ 叉：指木叉或竹叉，《外台》多将“叉”行书或草书为“义”。

⑦ 但：单、只也。

⑧ 擿（tī 音梯）吐：即探吐。擿，有挠、探之义。

⑨ 弪（kōu 音抠）：环，环类器物。

⑩ 鴈（yàn 音燕）：鸿雁。《说文解字注·鸟部》：“今雁、鴈不分。”

⑪ 铜弩牙：原作“弩铜牙”，据《千金方》卷十六第六正之。

《备急》：葛氏误吞钗方。

取薤，曝令萎，煮令熟，勿切，食一大束，钗则便随出。生麦菜若筋缕①皆可用。良效。《千金》、《肘后》同。

又，误吞钉及箭金针铁物等方。

多食肥羊肉脂及诸肥肉，自裹出。《肘后》、《千金》、文仲同。并出第五卷中。

《古今录验》：疗误吞金银镮②及钗者方。

取饴糖一斤，一顿，渐渐食尽，多食之，镮及钗便出。《小品》、《集验》、《千金》同。

又方

取水银一两，分服之，钗便下去也。亦可以胡粉一两，捣调之，分再服，食③银令如泥也。若吞金银物在腹中，皆服之，令消烊④，出之。

又，疗误咽针方。

取精吸针磁石末，酒、白饮⑤服一方寸匕，解曰：磁石特能吸取针。难云：今吞针哽在喉中，而服磁石末入腹耶，若含磁石口中者，或吸针出⑥耳。二理详取其义焉。《小品》、《集验》、《千金》同。出第二十九卷中。

外台秘要方卷第八

右迪功郎充两浙东路提举茶盐司干办公事张寔校勘

---

① 生麦菜若筋缕：《千金方》卷十六第六作"生麦叶，筋缕如韭法"。

② 金银镮（huán 音环）：原作"银镮"，据《千金方》卷十六第六作改，下文可证。

③ 食：通"蚀"，腐蚀。

④ 令消烊：认为水银可使金、银熔化。

⑤ 取精吸针磁石末，酒白饮：《千金方》卷十六第六作"取悬针磁石末，饮"。"酒白饮"可现解为"酒"或者"清水"。白饮，即清水。精，最好的。《广韵·清韵》："精，善也，好也。"

⑥ 吸针出：原作"吸钱出"。据程本及《千金方》卷十六第六注文正之。

外台秘要方卷第九咳嗽二十三门

朝散大夫守光禄卿直秘阁判登闻检院上护军臣林亿等上进

咳嗽方三首

《病源》：咳嗽者，由肺感于寒，微者成咳嗽也①。肺主气，合于皮毛。邪之初伤，先客皮毛，故肺先受之。五脏与六腑为表里，皆禀气于肺。以四时更王②，五脏六腑皆有咳嗽，各以其时感于寒而受病，故以咳嗽形证③不同。

五脏之咳者，乘秋则肺先受之，肺咳之状，咳而喘息有音声，甚则唾血。乘夏则心先受之，心咳之状，咳则心痛，喉中介介如哽④，甚则咽肿喉痹⑤。乘春则肝先受之，肝咳之状，咳则两一作左胁下痛，甚则不可转侧，两胠⑥下满。乘季夏则脾先受之，脾咳之状，咳则右胁下痛，阴阴引于肩背⑦，甚则不可以动，动则咳⑧。乘冬则肾先受之，肾咳之状，咳则腰背相

---

① 微者成咳嗽也：微者，指感寒相对轻者。《素问·咳论》："感于寒则受病，微则为咳，甚则为泄，为痛。"

② 王：音、义同"旺"。

③ 形证：指咳嗽病的临床表现，原作"刑证"，据《病源》卷十四《咳嗽候》、程本改。

④ 哽：谓咽喉不利。哽，阻塞。《庄子·外物》陆德明释文："哽，塞也。"

⑤ 喉痹：病证名。指咽喉肿痛，吞咽困难的病证。

⑥ 胠（qū 音去）：腋下胁上松软处。

⑦ 阴阴引于肩背：指胁痛向肩背部隐约抽掣。《素问·咳论》作"阴阴引肩背"，"阴阴"，《病源》卷十四《咳嗽候》作"瘖瘖"。阴阴，瘖瘖均义同"隐隐"。

⑧ 咳：《素问·咳论》作"咳剧"，义胜。

引而痛，甚则咳逆①。此五脏之咳也。

五脏咳久不已，传与六腑。脾咳不已，则胃受之，胃咳之状，咳而呕，呕甚则长虫出。肝咳不已，则胆受之，胆咳之状，咳而呕胆汁。肺咳不已，则大肠受之，大肠咳之状，咳而遗粪。心咳不已，则小肠受之，小肠咳之状，咳而失气，夫气者与咳俱出。肾咳不已，则膀胱受之，膀胱咳之状，咳而遗溺。久咳不已，则三焦受之，三焦咳之状，咳而腹满，不欲食饮。此皆聚于胃，关于肺，使人多涕唾而面浮肿，气逆也。

又有十种咳：一曰风咳②，欲语因咳，言不得终是也；二曰寒咳③，饮冷食寒，注入于胃，从肺脉上，气内外合，因之而咳是也；三曰支咳④，心下硬满，咳则引四肢痛，其脉反迟是也；四曰肝咳⑤，咳而引胁下痛是也；五曰心咳⑥，咳而唾血，引手少阴⑦是也；六曰脾咳⑧，咳而涎出，续续不止，下引少腹是也；七曰肺咳⑨，咳引颈项，而唾涎沫是也；八曰肾咳⑩，咳则耳聋无所闻，引腰并脐中是也；九曰胆咳⑪，咳而引头痛、口苦是也；十曰厥阴咳⑫，咳而引舌本是也。

诊其右手寸口，气口以前脉，手阳明经也。其脉浮则为阳实，阳实者，病苦腹满，善喘咳。脉微大为肝痹⑬，咳引少腹。咳嗽，脉浮大者生，沉小伏匿者死。又云：脉浮直者生，沉硬者死。咳且呕，腹胀且泄，其脉弦弦⑭欲绝者死。咳脱形发热，脉小硬急者死。咳且羸瘦，络脉大硬者死。咳而尿血，羸瘦脉大者死。出第十四卷中。

《小品》： 疗咳嗽，紫菀七味汤方。

紫菀半两　五味子一两　桂心二两　杏仁七十枚，去皮尖两仁，碎　干姜四两　麻黄四两，去节　甘草二两

上药切，以水九升，煎。取二升半，去滓，温服七合，日三服。《经心录》、《古今录验》同。忌海藻、菘菜、生葱、蒜、面、腥腻。出第二卷中。

《延年》： 紫菀饮，主咳嗽方。

紫菀　贝母　茯苓　杏仁去皮尖两仁者　生姜各三两　人参二两　橘皮一两，去脉

上七物，切，以水五升，煮。取一升五合，去滓，分温三服，如人行七八里更进一服。忌葱、蒜、酢。张文仲处。《古今录验》同。出第五卷中。

---

① 咳逆：《素问·咳论》作"咳涎"，义胜。

② 风咳：咳病之一，又称肺风咳，指风邪犯肺，肺失宣降所致，症见阵发性咳嗽，咽痒，咯痰清稀色白有泡沫。

③ 寒咳：又谓寒湿咳。因寒邪犯肺，肺气不能宣降所致，症见咳嗽剧烈，遇冷或饮食寒凉而加剧，咯痰清稀色白。

④ 支咳：因饮邪停留于肺而致，症见咳嗽，咯痰清稀如水，心下硬满，伴有四肢疼痛。

⑤ 肝咳：五脏咳之一。因邪犯于肝，肝气郁滞，症见咳嗽，抽引胁下疼痛。

⑥ 心咳：五脏咳之一。因邪犯于心，心气郁滞，经气不利，症见咳嗽，心痛，伴见咽喉梗塞不利，甚则肿痛，吞咽困难。

⑦ 手少阴：即咳引心痛。手少阴为心之经脉，此处指代心。

⑧ 脾咳：五脏咳之一。因邪犯于脾，症见咳嗽，吐清涎，咳时牵引右胁痛，并向肩背隐约牵引，同时下引少腹者。

⑨ 肺咳：五脏咳之一。因感寒或寒饮食所伤，寒邪伤犯于肺所致，症见咳嗽气喘，咯痰，痰鸣，甚则伴有咯血者。

⑩ 肾咳：五脏咳之一。因咳病日久及肾，使肾脏受损而致，症见咳嗽牵引腰背痛或脐痛，甚则伴有耳聋者。

⑪ 胆咳：脏腑咳之一。因肝咳病久不愈，波及于胆所致，症见咳嗽，牵引头痛，伴有呕吐胆汁，口苦者。

⑫ 厥阴咳：咳病之一，因咳病日久，引起厥阴经气逆乱，症见咳嗽，牵引舌根者。

⑬ 肝痹：脏腑痹之一。因风寒湿邪致痹日久，波及于肝而成，咳喘，夜卧多惊，口渴多饮，小便频数，腹胀者。

⑭ 脉弦弦：《脉经》卷四第七，《千金方》卷二十八第十五并作"脉弦急"。

《古今录验》：天门冬煎，疗咳嗽方。

天门冬六两，去心　杏仁三升，去双仁皮尖，碎　椒三升，熬令汗出　桂心　厚朴炙　杜仲　苦参各三两　附子六两，炮　干姜六两　乌头二枚，炮　人参六两　蜈蚣一枚，去头足，炙

上十二味，别捣杏仁，其余者合捣下筛，以五斤胶饴和，捣千杵。服如大枣一枚，日三。忌冷水、猪肉、生葱、鲤鱼。出第九卷中。

五咳方四首

深师：疗五嗽：一曰上气嗽[①]，二曰饮嗽[②]，三曰鳈[③]嗽，四曰冷嗽，五曰邪嗽[④]，四满丸方。

干姜　桂心　踯躅花　芎䓖　紫菀　芫花根皮各二分　人参　细辛　甘草炙　半夏洗　鬼督邮各一分　蜈蚣一枚，去头足，炙

上十二物，捣、筛、蜜和。服如大豆五丸，米饮下，三日。不知，加之至七八丸。服此丸，无不瘥，方秘不传。忌羊肉、饧、生葱、生菜、海藻、菘菜。

又方

特生礜石一两，泥包烧半日　款冬花一两　豉三百枚，捣千杵　巴豆十六枚，去心皮熬，别捣如脂

上四味，捣、筛、蜜和。服如大豆，米饮下二丸。不知，稍增，至四五丸。忌野猪肉、芦笋。并出第十八卷中。《古今录验》疗三十年咳。

《备急》：华佗五嗽丸方。

皂荚炙　干姜　桂心

上三物等分，捣、筛、蜜和，丸如梧子。服三丸，酒、饮俱得，日三。忌葱。出第三卷中。

《古今录验》：四满丸，疗五咳：一为气嗽，二为痹嗽，三为燥嗽[⑤]，四为邪嗽，五为冷嗽，悉疗之方。

蜈蚣二枚，炙　芫花根五分，熬　踯躅花四分　干姜　芎䓖　桂心各四分　人参　细辛各二分

上八味，捣、筛，蜜和为丸。一服，米饮下五丸如大豆许，日三，稍加至十丸。忌生葱、生菜。出第十九卷中。

新久咳嗽方三首

深师：疗新久咳嗽，唾脓血，连年不瘥，昼夜肩息[⑥]，麻黄汤方。

麻黄去节，四两，一方二两　桂心二两　甘草二两　大枣十四枚，擘

上四味，切，以水九升，煮。取三升，去滓，分温三服，日三，数用有效。忌海藻、菘菜、生葱等物。

又，疗新久咳嗽，前胡丸方。

前胡六分　乌头炮，二枚　桔梗　干姜各二分　桂心八分　蜀椒八分，汗

上六味，捣、筛，蜜和如樱桃大。一丸含化，稍稍咽之汁，日三。

又，疗久咳，昼夜不得卧，咽中水鸡声，欲死者，疗之良。忌猪肉、冷水、生葱。并出第十八卷中。

---

① 上气嗽：指以肺气上逆为主要病机的咳嗽病。

② 饮嗽：指饮邪停聚于肺而致的咳嗽病，其咯痰清稀如水。

③ 鳈（sāo音骚）嗽：指咳痰有腥臭气味的咳嗽病。鳈，原指鱼的腥气。今通用作"臊"。

④ 邪嗽：即实证性咳嗽。因邪犯于肺，肺气失于宣降而成，故名。

⑤ 燥嗽：因燥邪犯肺或肺阴不足而致的咳病。症见口咽干燥，痰少而黏，或干咳无痰。燥，原误作"臊"，程本作"燥"，据改。

⑥ 肩息：此言呼吸困难之甚，须张口抬肩者。

《千金》：疗新久咳嗽，款冬花煎①方。

款冬花　干姜为末　芫花根熟熬为末，各二两　五味子　紫菀各三两

上五味，先以水一斗，煮三物，取三升半，去滓，纳芫花、干姜末，加白蜜三升，合投汤中，令调于铜器中，微火煎令如饴，可一升半。服枣核大含之，日三服。曾数用甚良。忌蒜、面、腥腻。深师同。出第十八卷中。

卒咳嗽方八首

《肘后》：疗卒咳嗽方。

釜月下土一分　豉七分，熬

上二物，熬捣，蜜丸如梧子大。米饮服十四丸，曾用有验。

又方

饴糖六分　干姜六分，末　豉二两

上三味，先以水二升，煮豉三两沸，去滓，纳饴糖消，后纳干姜末，分为三服。

又方

生姜汁　百部根汁

上二物，合煎，服二合。并出第一卷中。

张文仲：卒咳方。

百部根四两

上一物，酒一斗，煮之再宿。火温，服一升，日再服之，效。《肘后》同。

又方

温清酒一升　驴膏一升

上服之，亦疗上气。并出第三卷中。

《备急》：卒咳嗽方。

芫花二两，熬

上一物，水二升，煮四沸，去滓。纳白糖一斤，服如枣大，勿食咸、酸物。亦疗久咳。《肘后》同。

又方

炉中取铅②屑一分　桂心二两　皂荚二两，去皮、子，炙

上三物，捣、筛，蜜和，丸如梧子许。大人米饮下，服十五丸；小儿五丸，日二服。忌生葱。《肘后》同。并出第三卷中。

深师：疗卒咳逆上气，肩息，昼夜不止，欲绝，麻黄汤方。

麻黄去节　细辛各二两　甘草半两，炙桃仁二十枚，去皮尖两仁者，研

上四味，切，以水七升，煮。取三升，去滓，分三服。秘方。忌海藻、菘菜、生菜。出第十八卷中。

暴热咳方二首

《千金》：疗暴热咳，杏仁饮方。

杏仁四十枚，去皮尖两仁，研　柴胡四两紫苏子一升　橘皮一两

上四味，切，水一斗，煮。取三升，分三服，常服饮之不妨，出第十八卷中。本方无紫苏子，有干枣③。

《延年》：贝母煎，主暴热咳方。

贝母三两　紫菀　五味子　百部根杏仁去皮尖两仁者，研　甘草炙，各二两

上六味，切，以水五升，煮。取二升，去滓，和地黄汁三升、生麦门冬汁一升、白蜜五合、好酥④二合、生姜汁一合。又先取地黄、麦门冬及汤汁和煎减半，纳苏、姜汁，搅不得停手。又减半，纳蜜，煎如稠糖。煎成，取如枣大含咽

---

① 款冬花煎：《千金方》卷十八第五作"款冬煎"，剂量有区别。

② 铅：原作"铞"。铞、铅同。迳改。

③ 本方无紫苏子，有干枣：《千金方》卷十八第五药物组成，剂量均与此处同，宋臣所注可能另有别本。

④ 酥：原作"苏"据程本改。苏，通酥。下仿此。

之，日三夜再。蒋孝璋处。忌海藻、菘菜、咸物。出第五卷中。

冷咳方三首

深师：疗冷咳逆气，干姜汤方。

干姜四两　紫菀一两　杏仁七十枚，去皮尖双仁，切　麻黄去节，四两　桂心　甘草炙，各二两　五味子一两

上七味，切，水八升，煮。取二升七合，分三服。平体人①加射干一两代干姜。忌海藻、菘菜、生葱等。

又，疗冷饮咳②，芫花煎③方。

芫花二两　干姜二两　白蜜二升

上三味，捣筛二味，纳蜜中搅令相和，微火煎令如糜，服如枣核一枚，日三夜一。欲痢者，多服。并出第十八卷中。《千金》主新久咳。

《千金》：疗冷嗽④方。

干姜三两，末　胶饴一斤

上二味，搅令和调，蒸五升米下，令熟。以枣大含化，稍稍咽之，日五夜三。出第十八卷中。

咳失声方四首

《广济》：疗咽喉干燥咳嗽，语无声音，桂心散方。

桂心三两　杏仁三两，去皮尖双仁，熬捣

上二味，捣、筛为散，以蜜和绵裹如枣大。含之咽汁，日三夜二。忌生葱、油腻。出第二卷中。

《古今录验》：疗暴中冷伤寒，鼻塞喘咳，喉中痖⑤塞，失音声者方。

取芫荽根一虎口，切，曝

上一味，令病人以荐自縈⑥就里，舂芫花根令飞扬，入其七孔中，当眼泪出，口鼻皆罗喇⑦郎达切，毕毕⑧耳勿住，令芫

花根尽则止。病必于此瘥。

又，疗忽暴咳，失声语不出，杏仁煎方。

杏仁一升，去皮尖两仁者，熬　通草四两　紫菀　五味子各三两　贝母四两　桑白皮五两　蜜一升　沙糖⑨一升　生姜汁，一升

上九味，切，以水九升，煮五味，取三升，去滓，纳杏仁脂、姜汁、蜜、糖和搅，微火上煎。取四升，初服三合，日再夜一，稍稍加之。《千金》同。忌蒜、面炙肉等。

又，通声膏方

五味子　款冬花　通草各三两　杏仁一升，去尖皮两仁者，熬　人参　桂心　细辛　青竹皮　菖蒲　酪酥各二两　枣膏三升　白蜜一升　姜汁一升

上十三味，细切，以水五升，微火煎三上三下，去滓，纳姜汁、枣膏，煎令调和，酒服如枣二枚。忌生菜、生葱、羊肉、饧。并出第十九卷中。《千金》用苏五

---

① 平体人：指体质属于中性，无阴阳之偏者。

② 冷饮咳：咳病之一，指寒邪裹挟伏饮而致的咳病，症见咳嗽，恶寒，咯痰清稀如水，遇寒咳剧。

③ 芫花煎：《千金方》卷十八第五"白蜜"用"一升"，"治新久嗽"。《千金方》宋臣注引《深师》方作"冷饮嗽，又治三十年嗽者，以水五升煮芫花，取三升，去滓，纳姜加蜜，合煎如糜，服之"。

④ 冷嗽：即寒咳。指感受寒邪，肺失宣降所致，症见阵发性咳嗽，咯痰清稀色白量多，遇冷加剧。《千金方》卷十八第五作"上气咳嗽"。

⑤ 痖：同"哑"。《集韵·马韵》："哑，痖也。或作痖。"

⑥ 以荐自縈：谓自己用草席缠裹身体。荐，草席、草垫。

⑦ 罗喇：高校本按："剌"当作"喇"，下"郎达切"可证。是抄刻过程中"喇"先脱偏旁误成"剌"，后又误"剌"为"刺"。《集韵》："喇，郎达切。"与注音合。"罗喇"连绵词，与"罗络"、"娄络"等同，皆取其声，即绵连幕络不绝之义，此处用来形容泪、涕、涎流出不断。

⑧ 毕毕：象声词。此形容舂芫花之声。

⑨ 沙糖：原作"清糖"，据程本改。

升，枣膏、蜜各二升，余同。

气嗽方八首

《病源》：夫肺主气，候皮毛。人有运动劳役，其气外泄，腠理则开，因乘风取凉，冷气卒伤于肺，即发成嗽，故为暴气嗽。其状，嗽甚而少涎沫。出第十四卷中。

《古今录验》：疗患气嗽①，并下焦冷结方。四方同疗。姚大夫《别录要方》。

紫菀 贝母 百部根 款冬花 五味子 半夏洗，各五分 射干十分 芫花根皮四分，切，熬令焦 干姜 橘皮各四分 杏仁八分，去皮尖双仁者，熬 苏子四分 白石英八分，研 钟乳十分，研

上十四味，捣、筛，以蜜和，为丸如梧桐子。酒服十丸，日再，稍加至三十丸。忌羊肉、饧、诸生冷等物。

又方

干地黄 桂心 山茱萸 五味子各三两 茯苓四两 苁蓉 丹参 泽泻 甘草炙 钟乳研，各二两

上十味，捣、筛，蜜和。酒服十五丸如梧子，日增至三十丸。忌海藻、生葱、醋物、菘菜、芜荑。

又，酒方

丹参 干地黄各五两 芎䓖 石斛 牛膝 黄芪 白术 苁蓉各四两 防风 独活 附子炮 秦艽 桂心 干姜各三两 钟乳六分，研

上十五味，切，以酒三斗浸七日。初服二合，日再，稍稍加之。忌食桃李、雀肉、生葱、猪肉、冷水、芜荑。

又，丸方

干地黄四两 防风 苁蓉 泽泻各三两 山茱萸 丹参 五味子 茯神各二两，一方作茯苓 桂心一两半

上九味，捣、筛，蜜和，丸如梧子。酒服二十丸，日再，稍加至三十丸。忌醋物、生葱、芜荑。并出第十九卷中。

《延年》：杏仁煎，主气嗽方。

好杏仁一升，去皮尖两仁者，酥熬 糖一合 蜜五合 酥一合 生姜汁一合 贝母八合，别筛末 苏子汁一升，以七小合苏子研，水和滤取汁

上七味，先捣杏仁如泥，纳后六味药，合煎和稠糖。取如枣大含咽之，日三。但嗽发，细细含之。忌猪肉。蒋孝璋②处。

又，疗气嗽煎方。

贝母 紫菀 百部根炙 款冬花 甘草炙，各三两 桂心二两

上六味，切，以水六升，煮。取一升五合，去滓，纳后③。

生地黄汁三升 生麦门冬汁五合 生姜汁五合 白蜜五合 酥五合 白糖五合 杏仁三合，去皮尖双仁，熬捣作膏

煎如糖，一服一匙，日三，稍加至三匙，嗽定则停。忌海藻、生葱、菘菜、芜荑、蒜、醋、咸食、猪肉等。

又，疗气嗽，杏仁煎方。

杏仁五合，去皮尖，捣研 生姜汁二合 酥一合 蜜三合

上四味，以水三升，研杏仁取汁，纳铜铛中，煎搅可减半，纳姜汁，煎如稀糖，纳酥、蜜煎令如稠糖。一服一匙，日三服，夜一服，稍加至两匙。忌猪肉。

又，杏仁煎，主气嗽方。

杏仁一升，去尖皮两仁者，研，滤取汁 酥

① 气嗽：咳病之一。指外感风冷之邪，肺气失于宣降所致，症见突然咳嗽，但咳痰量少者。

② 璋：原作"瑜"，据程本改。"疗咳方二十四首"引《延年》方可证。

③ 纳后：程本"后"下有"药"字。作"纳后药"。

三合　白蜜三合

上三味，以水三升，研滤杏仁，令味尽。纳铜铛中，煎可减半。纳酥、蜜煎二十沸。纳贝母末四分、紫菀末三分、甘草炙末一分，更煎，搅如稀糖。一服一匙，日三夜一服，以咳嗽止为度。大验。忌蒜、猪肉。并出第五卷中。

呷咳方二首

《病源》：呷咳[1]者，犹是咳嗽也。其胸膈痰饮多者，咳则气动于痰，上搏咽喉之间，痰气相击，随咳动息，呀呷有声，谓之呷咳。其与咳嗽大体虽同，至于投药，则应加消痰破饮之物，以此为异耳。出第十四卷中。

崔氏：三十年以来呷咳，并疗之方。

莨菪子新者　南青木香真者　熏黄无石臭者

上三味等分，捣、筛为散，以羊脂涂青纸一张，以散药著纸上，卷裹之。平旦空腹烧裹头令烟出，吸取十咽，日中时复吸十咽，日晚后吸十咽。七日内禁生冷、醋滑，三日则瘥。出第六卷中。

《古今录验》：疗呷咳，书墨丸方，大神验。万年县令席君懿送。

书墨二分　甘遂二分　葶苈子二分，熬
前胡五分　大黄五分　巴豆二分，去心皮，熬

上六味，捣、筛为散，巴豆、葶苈别细研，蜜和，丸如梧子。以白蜜粥清饮，且空腹服三丸，人弱服二丸，则利水或吐。三日以后更一服，还如上法，不过三服愈，疗三十年咳。如利不止者，以冷白饮止之。吐利止后，食禁生冷、醋、滑、猪、鱼、鸡、面、油、酒、冷水、蒜、芦笋。此药宜春夏服之。有毒之药，宁从少起。出第十九卷中。《广济》疗瘕嗽[2]上气，喉中作水鸡鸣。

熏咳法六首

《千金》：疗咳熏法。

细熟艾薄薄布纸上，广四寸，复以石硫黄末薄布艾上，务令调匀，以荻[3]一枝如纸长卷之，作十枚，先以火烧缠，下去荻，其烟从荻孔中出，口吸取烟咽之，取吐止。明旦复熏之。昨日余者，后日复熏之，三日止，自然瘥。惟得食白糜，余皆禁之。《古今录验》同。

又法

熏黄研令细，一两

以蜡蜡纸[4]并上熏黄，令与蜡相入，调匀卷之，如前法，裹[5]之亦如上法，日一、二止，以吐为度，七日将息，后羊肉羹补之。

又法

烂青布广四寸，上布艾，艾上又布青矾石末，矾上布少熏黄末，又布少盐，又布少豉末，急卷之。烧令著，纳燥罐中，以纸蒙头，作小孔，以口含取烟咽之[6]，以吐为度。闷时复息[7]，烟尽止，日一二用，三卷用不尽，瘥。三七日慎油腻。并

① 呷（gā 音呷）咳：指咳嗽时咳喉中有"呀呀"痰鸣声。呷，鸭子、大雁之类的叫声。此喻喉中痰鸣声。

② 瘕嗽：即"呷咳"。瘕，通"呷"。

③ 荻：即荻秆。荻，禾本科多年生植物，像芦苇。

④ 以蜡蜡纸：即用蜂蜡制作蜡纸。《千金方》卷十第五作"以蜡纸"。

⑤ 裹：程本作"烧"，《千金方》卷十八第五作"熏"。"熏"字胜。

⑥ 以口含取烟咽之：《千金方》卷十八第五作"口吸取烟，细细咽之"。

⑦ 闷时复息：即胸闷欲作咳时再吸。息，呼吸。此仅指咳。《千金方》卷十八第五作"若心闷时略歇，烟尽止"。

出第十八卷中。

崔氏：疗久咳不瘥，熏法。

款冬花

上一味，每旦取如鸡子许，用少许蜜拌花使润，纳一升铁铛中。又用一瓷碗合铛，碗底钻一孔，孔内插一小竹筒。无竹，苇亦得。其筒稍长作碗铛相合，及插筒处皆面泥之，勿令漏烟气。铛下著炭火，少时款冬烟自从筒中出，则口含筒吸取烟、咽之。如觉心中少闷，须暂举头，即将指头捻筒头，勿使漏烟气。吸烟使尽，止。凡如是三日一度为之，待至六日则饱食羊肉馎饦一顿，则永瘥。出第六卷中。

《古今录验》：疗咳欶[①]呼合切，下同烟法。

钟乳研　白石英研　人参　丹参研　雄黄各七分，研　水银二分，研　乌羊肾脂一具　净纸十张

上八味，各捣筛为末，以水银投药里[②]细研，使入诸药。羊脂熬取置纸中，令均平，使厚一分，散药令周遍。剪纸一张作三分，瘦弱、妇人五日用半寸熏。未服药前齐五日，服药后一百日，忌五辛、酒肉。此一剂得疗五十人，上气悉皆愈。忌生血物。

又，疗咳，腹胀，气上不得卧，身体水肿，长孙振熏法。

蜡纸一张，熟艾薄布遍纸上　熏黄末，一分　款冬花末，二分

上三味，并遍布艾上，著一苇筒卷之。寸别，以绳系之，烧下头，欲烟咽之，亦可三十咽，欲讫则瘥。欲尽三剂，一百日断盐、醋，日一。每欲三寸，三日尽一剂。出第十九卷中。

疗咳方一十四首

深师：疗咳方。

巴豆炮去壳，勿伤肉

上完吞[③]，初日饮服二枚，日三服良。忌野猪肉、芦笋。《千金》同。

又方

蜀椒一合，汗，去目　杏仁去皮，熬，倍于少椒　豉少多与杏仁相似，熬　款冬花如豉一半多

上四味捣，蜜和为丸。晚间不食，含一丸，如弹丸大，含一丸则知效验。十年者，五、六日知良。并出第十八卷中。

《小品》：疗咳，生姜五味子汤方。

五味子五合　生姜八两　紫菀一两半夏二两，洗　吴茱萸一两　款冬花半两　细辛一两　附子一枚，炮　茯苓四两　甘草二两，炙　桂心一两

上十一味，切，以水一斗，煮。取五升，分温三服，老人可服五合。忌海藻、菘菜、猪肉、冷水、羊肉、饧、生菜、醋物、生葱。《古今录验》同。第一卷中。

《备急》：疗咳方。

杏仁半斤，去尖皮两仁者，熬　紫菀二两

上二味，先研杏仁取汁使尽，细切紫菀，更煎少[④]浓，去滓，纳蜜使稠，细细饮之，立定。出第三卷中。

崔氏：疗咳方。

杏仁一升，去尖皮两仁，熬　苏[⑤]子汁，五

---

① 欶（hē 音何）：犹"吸"也。下同。《说文解字注·欠部》："欶与吸意相近。"

② 里：原误作"裹"。据文义及山胁尚德按改。

③ 完吞：即将去壳后完整无破损的巴豆吞服。故《千金方》卷十八第五作"勿伤破肉，白饮吞之，初日二枚，二日三枚"。

④ 少：相当于"稍"、"略微"。

⑤ 苏：原作"蘇"，据程本改。

合　生姜汁五合，煎　蜜五合，煎令沫尽

上四味，先捣杏仁作脂讫，纳诸药和，煎搅三四沸，药成。含咽如枣大，日三四。忌蒜、面。出第六卷中。

《延年》：紫菀饮，主咳方。

紫菀一两半　贝母二两　杏仁一两半，去皮尖两仁者，研　人参一两　橘皮半两　生姜一两

上六味，切，以水二升五合，煮。取八合，分三服，欲再服亦得。慎咸、醋、蒜、面。蒋孝璋处。出第五卷中。

《必效》：疗咳方。

枣一百二十颗，去核　豉一百粒　桃仁一百二十颗，去皮尖两仁者，熬令色黄

上三味，合捣，为丸如枣大，含之，无不瘥。

又方

鸡子白皮十四枚，熬令黄　麻黄三两，去节

上二味，捣成散。每服方寸匕，日二，食后饮下之。无所忌。

又方

麻黄二两，去节　紫菀二两　贝母三两，去心

上三味，捣、筛，蜜和，丸如杏核。绵裹含，稍稍咽汁，尽更作，日四五度。

又方

杏仁一百二十枚，去皮，尖熬　豉一百枚，熬令干　干枣四十枚，去核

上三味，合捣如泥，丸如杏核。含咽令尽，日七、八度，尽更作。出第一卷中。

《古今录验》：百部汤[1]，疗咳，昼夜不得眠，两眼突出方。

百部半两　生姜半斤　细辛三两　贝母三两　甘草二两，炙　杏仁四两，去皮尖两仁者

紫菀三两　桂心二两　白术二两　麻黄六两，去节　五味子二两

上十一味，切，以水一斗二升，煮。取三升，分三服。忌桃李、雀肉、海藻、菘菜、生葱。《千金》无杏仁、紫菀，余同。

又，疗咳，吸散方。

细辛　紫菀　天雄炮　石膏　款冬花　钟乳各二分

上六味，捣、筛作散。如大豆七聚，以小竹筒吸服，日二。不得食生鱼、酱醋、生菜，但食糜，七日，咳愈乃止。若大豆聚不知，亦小益，勿太多，甚良。忌生菜、冷水、猪肉。《千金》同

又，疗咳，麻黄五味子汤方。

麻黄四两，去节　五味子五合　甘草二两，炙　半夏三两，洗　干姜五合　细辛二两　桂心六两　杏仁三两，去皮尖两仁者

上八味，切，以水一斗，煮。取四升，去滓，分温五服，日三夜二。忌海藻、菘菜、羊肉、饧、生菜、生葱。

又，疗咳，羊肺汤。太医史脱方。

款冬花一两　紫菀　干姜　细辛各一两　桂心　甘草炙，各半两　五味子半升　白前　食茱萸各半两　羊肺一枚，细切

上十味，切，以水八升，合煮。取三升，去滓，一服三合，日三。禁食盐、蒜、生菜、海藻、菘菜、生葱。并出第十九卷中。

积年久咳方二十一首

《病源》：肺感于寒，微者则成咳嗽。久咳嗽，是连滞岁月，经久不瘥者也。凡五脏皆有咳嗽，不已则各传其腑。诸久咳不已，三焦受之，其状，咳而腹满，不欲食饮。此皆寒气聚于胃，而关于肺，使人

————————

[1] 百部汤：《千金方》卷十八第五作"百部根汤"，无"杏仁四两，紫菀三两"，剂量与此有出入。

多涕唾而变面浮肿，气逆故也。出第十四卷中。

深师：疗五脏咳积年，剧则上气不得卧，喉中如有物，医所不疗，五愈丸方。

桂心 细辛 干姜 白菀① 甘草炙，各三分 蜀椒汗 代赭 通草 款冬花 芫花熬，各一分 伏龙肝 紫菀 牡蛎各二分，熬

上十三味，捣、筛，以饴糖和之，捣令调和。如枣核一丸含之，稍稍咽其汁，尽复含，令胸中热为候。不知，以意加之。其久病重者，昼夜二十余丸。若一岁咳者，一月愈；十岁咳者，百日愈。忌海藻、菘菜、生葱、生菜等。

又，疗三十年咳，芫花煎方。

芫花二两 干姜三两，末之

上二味，以水五升，煮芫花，取三升，去滓，纳姜末，加蜜一升，合煎之如糜。一服如半枣，日三，不知加之。一方不用干姜，取芫花汁、蜜和，煎令可丸。服如梧子三丸，日三。

又，疗三十年咳，气奔上，守死②，医所不疗，海藻丸。褚③仲堪方。

海藻三分 麦门冬五分，去心 昆布 干姜 细辛 文蛤 桂心 蜀椒汗，各二分

上八味，捣、筛，蜜和。服如杏仁许，夜卧一丸著舌上，稍稍咽汁，尽更著一丸。忌生葱、生菜等。

又，疗三十年咳嗽上气，短气久冷，五脏客热，四肢烦疼，食饱则剧，时有发甚，不能行步，夜不得卧，多梦，香豉丸。

香豉四分，熬④ 杏仁二分，去尖皮两仁，熬 紫菀三分 桂心三分 甘草八分，炙 干姜二分 细辛三分 吴茱萸二分

上八味，捣、筛，蜜和。服如梧子四丸，日三，不知增之，能含嚼咽汁亦佳。忌海藻、菘菜、生葱、生菜。

又，疗三十年上气咳嗽，款冬花丸方。

款冬花六分 桂心四分 紫菀六分 杏仁四分，去尖皮两仁，熬 附子二两，炮 藜芦四分 干姜六分 甘草七分，炙 细辛六分 防风八分 芫花六分，熬 蜀椒八分，汗 野葛四分，去心

上十三味，捣、筛，蜜和，丸如梧子。服三丸，稍加，日三服。忌生葱、辛咸、醋、猪肉、冷水、海藻、菘菜、生菜、狸肉等。一方十四味，此方忌酢，恐有茯苓。

又，疗三十年咳逆上气，咽喉如水鸡鸣，或唾脓血，师药不能疗者方。

香豉三升，熬 蜀椒一升，汗 干姜一斤 猪肪三斤

上四味，捣、筛，纳肪药中，以水五升合豉等物，熟煎。每以二合服之，大效。

又，疗三十年咳嗽，七星散⑤方。

蜀椒汗 桑根白皮 芫花根皮 款冬花 紫菀 代赭 细辛 伏龙肝各一两

上八物，捣为散，取作七星聚聚如藊豆⑥大，以竹筒口当药上，一一吸咽之，令药入腹中。先食讫，即服药，日三服。后三日不瘥，复作七聚，以一脔肉炙，令熟，以转展药聚上，令药悉在炙肉中，仰卧，哎咀炙肉汁⑦，令药力欵欵，皆毒螫

---

① 白菀：程本作"白前"。
② 守死：程本"守"作"欲"，连上读。
③ 褚：原作"禇"，形讹，据程本改。
④ 熬：原作"熟"，据程本改。
⑤ 七星散：《千金方》卷十八第五无"蜀椒，芫花"，与下宋臣注文合。
⑥ 藊豆：即"扁豆"，又名"蛾眉豆"。
⑦ 仰卧，哎咀，炙肉汁：《千金方》卷十八第五作"仰卧咀嚼肉，细细咽汁"。

咽中①，药力尽吞肉。前后所疗，皆不至食肉便愈。若不愈，复作如初法，必愈，乃止。羊、牛、鹿肉皆可用，勿用猪肉。忌生菜。并出第十八卷中。《千金》、《延年》不用椒与芫花根，余同。

《千金》：疗三十年咳嗽方。

蜜一斤　生姜二斤，取汁

上二味，先秤铜铫知斤两讫。纳蜜，复秤知斤两。次纳姜汁，以微火煎令姜汁尽，惟有蜜斤两在止②。旦服如枣大，含一丸，日三，禁一切杂食。

又，疗三十年咳方。

紫菀二两　款冬花三两

上二味为散，先食，饮服一钱匕，日三，七日愈。张文仲、《古今录验》、深师同。

又，疗三十年咳方。

百部根二十斤

上一味，捣取汁，煎之如饴，以温粥饮，服方寸匕，日三服。《深师方》白蜜二升，更煎五六沸，服三合，有验。

又，疗久咳不瘥方。

兔矢四十九枚　胡桐律一分　硇砂三分

上三味，捣筛，蜜和为丸。服如梧子三丸，令吐冷物尽③则瘥。并出第十八卷中。

《延年》：疗久咳不瘥方。

猪肾一具，去脂膜　椒二十八颗，开口者

上二味，取肾一颗，上作十四孔，取椒纳孔中，两肾总著二十八颗，了以水缓煮令熟，割破细切，啖之令尽，有验。张文仲处。出第五卷中。

崔氏：疗积年咳，喉中哑声方。

芫花根白皮六分，切，熬令焦黑　贝母十二分　款冬花六分　百部根八分，切，熬　杏仁十分，去尖皮，熬　皂荚四分，去皮、子，炙　五味子六分　蜈蚣半枚，炙　桑白皮六分　麻黄八分，去节　紫菀八分

上十一味，捣、筛，蜜和，为丸如梧子。一服五丸，日再服，加至十五丸，煮枣汁送之。出第六卷中。

《必效》：疗咳嗽积年不瘥者，胸膈干痛不利方。

紫菀一大两　杏仁四十九枚，去两仁尖皮，熬　酥一大合　蜜一大合

上四味，紫菀及杏仁各别捣，先煮酥、蜜，搅令和，纳紫菀、杏仁研破块煎十余沸，药成，出瓷器中。每日空腹服一弹丸，细细含咽之。忌酒面及猪肉等。凌空道士得此方，传效不复可言。

又方

荩草二分，以水淘去浮者，水煮令牙出，焙干，炒令黄黑色　酥一鸡子许　大枣七枚

上三味，铛中煎，令酥尽。取枣去皮食之，日二。

又方

生姜五两　饧半大升

上二味，取姜，刮去皮如算子切之，置饧中，微火煎姜使熟。食使尽则瘥。段④侍御用之极效。

又方

款冬花

上一味，和蜜火烧，含取烟咽之，三数度，则瘥。

又方

取荩草子三指撮，吞唾咽之，日五六度。光禄李丞自服之，极神效。并出第一卷中。

---

①　令药力欹欹，皆毒螫咽中：指含咽药汁时，咽部有割刺般的刺激反应。《千金方》卷九第五作"令药力欹欹割刺然，毒气入咽中"。

②　在止：当作"再止"。

③　令吐冷物尽：谓服药后的反应是让病人吐清冷痰涎。《千金方》卷十八第五作"以粥饮下，日三，吐令物尽"。

④　段：原误作"叚"，据前文改。

《古今录验》：疗人三十年寒冷，咳逆上气，麻黄汤方。

麻黄八分　蜀椒四分，汗　细辛三分　藁本二分　杏仁五十枚，去皮尖两仁者，碎

上五味，切，以水七升，煮。取三升，分为三服，日三。忌生菜。

又，许明疗人久咳欲死方。

取厚榆皮，削如指大，去黑，刻①令如锯，长尺余，纳喉中，频出入，当吐脓血则愈。

又，香豉丸，疗上气三十年咳，气久寒冷痹，脾中客热变为冷方。

食茱萸一两　甘草一两　香豉二十枚　细辛　杏仁去尖皮两仁者，熬，各一两　紫菀二两

上六味，捣、筛为末，别捣杏仁如膏，乃纳末，搅令匀，蜜和，丸如梧子。服三丸，日三，不知增之，至五丸，暮卧时含十丸，著咽喉中咽之。忌海藻、菘菜、生菜。出第十九卷中。

久咳坐卧不得方二首

《集验》：疗久患气嗽，发时奔喘，坐卧不得，并喉里呀声，气欲绝方。

麻黄去节　杏仁去尖皮两仁者，碎　紫菀各三两　柴胡　橘皮各四两

上五味，切，以水六升，煮。取二升半，去滓，分三服。一剂不瘥，频两三剂，从来用甚验。张文仲同。出第四卷中。

《备急》：疗久咳奔喘，坐卧不得，并喉里呀声，气绝方。

麻黄去节　干苏叶　橘皮各三两　杏仁四两，去尖皮两仁者，碎　柴胡四两

上五味，切，以水六升，煮。取二升半，分三服。服两剂必瘥，甚效。张文仲同。出第三卷中。

咳嗽短气方七首

《病源》：肺主于气，候于皮毛。气虚为微寒客于皮毛，伤于肺，气不足则成咳嗽②。夫气得温则宣和，得寒则痞涩。虚则气不足，而为寒所迫，并聚于肺间，不得宣发，故令咳而短气也。出十四卷中。

深师：疗伤中咳嗽短气，肠中痛，流饮厥逆，宿食不消，化寒热邪癖，五内③不调，肉苁蓉汤方。

肉苁蓉五两　干地黄四两　大枣三十枚，擘　乌头一两，炮　甘草炙　桂心　紫菀　五味子各二两　生姜　石膏碎，绵裹　麦门冬去心，各三两

上十一味，切，以水一斗五升，煮。取七升，去滓，分为七服，日四夜三。一方用大枣五十枚，水一斗二升，煮取九升。忌海藻、生葱、菘菜、芜荑、猪肉、冷水。

又，疗上气咽喉窒塞，短气不得卧，倚壁而息，腰背苦痛，支胁满，不能食，面色痿黄，贝母饮方。

贝母　石膏绵裹，碎　桂心　麻黄去节　甘草炙，各二两　杏仁三十枚，去尖皮两仁者　生姜五两　半夏五两，洗

上八味，切，以水一斗，煮。取三升，去滓，分三服。忌海藻、菘菜、羊肉、生葱、饧等。

又，疗咳而不利，胸中痞而短气，心中时悸，四肢不欲动，手足烦，不欲食，肩背痛，时恶寒，海藻汤方。

海藻四两　茯苓六两　半夏五合，洗

---

① 刻：原作"剋"。今通作"刻"。

② 肺主于气……成咳嗽：《病源》卷十四《咳嗽短气候》作"肺主气，候皮毛。气虚为微寒客皮肤，入伤于肺，则不足，成咳嗽"。

③ 五内：五脏。

五味子五合　细辛二两　杏仁五十枚，去尖皮两仁者

上六味，切，以水一斗，煮。取二升，分三服。忌羊肉、饧、生葱、醋物。《千金》同。出第十八卷中。一方有生姜一两。

《古今录验》：五味子汤，疗逆气咳嗽，胸膈中寒热，短气不足方。

五味子一两　前胡三两　紫菀　甘草炙　桂心　生姜各二两　枣三十枚，擘　山茱萸三两

上八味，切，以水一斗，煮。取七升，绞去滓，服一升，日三夜三。忌生葱、海藻、菘菜①。《广济方》用橘皮，不用茱萸。

又，胡椒理中丸，疗咳嗽逆气，不能饮食，短气方。

胡椒　毕拨　干姜　款冬花　甘草炙　橘皮　高良姜　细辛各四两　白术五两

上九味，捣、筛，蜜和，丸如梧子。一服五丸，日再。忌桃李、雀肉、生菜、海藻、菘菜。

又，泻肺汤，疗咳逆短气方。

人参三分　生姜四分　半夏五分，洗　甘草四分，炙　橘皮十二分　竹叶二两

上六味，切，以水六升，煮。取二升，分三服。此方亦疗霍乱。忌羊肉、饧、海藻、菘菜。

又，疗咳嗽，及短气胁痛，姜椒汤方。

生姜　椒去目，汗，各一两

上二味，切，以水五升，煮。取三升，每服一合。并出第十九卷中。

九种咳嗽方一首

《千金》：九种气咳嗽欲死百病方②。

干姜二分　半夏洗　细辛　紫菀　吴

茱萸　芫花　茯苓　甘遂　防葵　甘草炙　人参　乌头炮　大黄　葶苈子熬　巴豆去皮心，熬　厚朴炙　杏仁去皮尖两仁者，熬，各一分　五味子　远志去心　枳实炙　皂角去皮子，炙　当归　桂心　前胡　菖蒲　大戟　蜀椒各半分　白薇③三分

上二十八味，捣合蜜丸。先食，服如梧子二丸，日三，以知为度，不知增之。忌海藻、菘菜、羊肉、饧、生葱、酢物、野猪肉、芦笋。出第十八卷中。一方无巴豆，有䗪虫半分。恐非。

咳逆及厥逆饮咳方七首④

《病源》：咳逆者，是咳嗽而气逆上也。气为阳，流行腑脏，宣发腠理，而气肺之所主也。咳病由肺虚感微寒所成，寒搏于气，气不得宣，胃逆聚还肺，肺则胀满，气逆不下，故为咳逆。其状，咳而胸满气逆，髆背痛，汗出，尻、阴、股、膝、腨⑤、胻、足皆痛也。其汤、熨、针、石，别有正方，补养宣导，今附于后。

《养生方导引法》云：先以鼻纳气，乃闭口咳，还复以鼻纳气，咳则愈。

向晨去枕，正偃卧，伸臂胫，瞑目闭口无息，极胀⑥腹、两足再息。顷间，吸

① 菘菜：即白菜。原误作"松菜"，以全卷文例改。

② 方：《千金方》卷十八第五药味与此同，惟剂量小别。

③ 白薇："白薇"以上二十八味方，《千金方》卷十第五主治病证及药味组成同此，惟"芫花"作"莞花"，剂量小别。

④ 七首：文中有方药六首，《养生方导引法》亦一首，合为七首。但别处时有不计入者。

⑤ 腨：小腿肚。原作"踹"。《龙龛手鉴·足部》认为"踹"、"腨"同，均指腓肠。

⑥ 极胀：极力鼓起。胀：通"张"。

腹仰两足，倍拳[①]，欲自微息定，复为之。春三、夏五、秋七、冬九。荡涤五脏，津润六腑。

又云：还向反望、侧望，不息七通。疗咳逆胸中病，寒热。出第十四卷中。

深师： 疗咳嗽短气不得息，发热苦满，不得饮食，五味子汤方。

五味子二两　桂心　甘草炙　细辛各一两　干姜三两　紫菀二两，一方一两　大枣二十枚，擘　麻黄二两，去节

上八味，切，以水八升，煮。取三升，分三服。无干姜，生姜亦得。忌海藻、菘菜、生菜、生葱。出第十八卷中。

《千金》： 竹皮汤，主咳逆下血不息方。

生竹皮三两　紫菀二两　饴糖一斤　生地黄汁，一升

上四味，切，以水六升，煮。取三升，分三服。忌芜荑。深师同。

又，疗大逆上气，喉咽不利，止逆下气，麦门冬汤主之方。

麦门冬二升，去心　半夏一升，洗　人参　甘草各二两，炙　粳米三合　大枣十四枚

上六味，切，以水一斗二升，煮。取六升，服半升，日三夜一。忌羊肉、饧、海藻、菘菜。并出第十八卷中。此本仲景《伤寒论》方。

《古今录验》： 疗厥逆，脏气有余，寒气虚劳，忧气、惊气，其人善悸，胸中或寒，上下无常，多悲伤，流四肢，脐四边，常有核，游肿，大便不利，游气汤[②]方。

厚朴四两，炙　人参　甘草炙　牡蛎各二两，熬　茯苓四两　桂心　半夏各一两，洗　栀子四枚　生姜八两　黄芩三两

上十味，切，以水九升，煮。取三升半，去滓，分服七合，日三夜再。若腹痛去黄芩加芍药三两，良验。忌海藻、菘

菜、生葱、羊肉、饧、醋物等。

又，疗咳逆上气丸方。

干姜四两　桂心　款冬花各一两　附子四个，炮　五味子二两　巴豆六十枚，老者三十枚，去皮心，熬

上六味，先捣上五味，下筛；别捣巴豆如膏，纳药末，以蜜和，丸如麻子。以一丸著牙上，咬咀，常暮卧时服，亦可日三服。忌生葱、猪肉、芦笋。

又，小胡椒丸，疗寒冷咳逆，胸中有冷，咽中有物状，吐之不出方。

胡椒五分　干姜六分　款冬分三分

上三味，捣、筛，蜜和，丸如梧子大。米饮服三丸，日再服，以知为度。禁如前法。并出第十卷中。

十咳方七首

《千金》： 问曰：咳病有十，何谓也？师曰：有风咳，有寒咳，有支咳，有肝咳，有心咳，有脾咳，有肺咳，有肾咳，有胆咳，有厥阴咳。问曰：十咳之证，何以为异？师曰：欲语因咳言不得终，谓之风咳；饮冷食寒，因之而咳，谓之寒咳；心下坚满，咳则支痛，其脉反迟，谓之支咳；咳引胁下痛，谓之肝咳；咳而唾血，引手少阴，谓之心咳；咳而涎出，续续不止，下引少腹，谓之脾咳；咳引颈项，而唾涎沫，谓之肺咳；咳则耳无所闻，引腰并脐中，谓之肾咳；咳而引头痛，口苦，谓之胆咳；咳而引舌本，谓之厥阴咳。

夫风咳者，下之；寒咳、支咳、肝

---

① 倍拳：指身体反曲。《说文·人部》："倍，反也。"拳，屈曲。同"踡"。

② 游气汤：此方《小品方》卷一亦有载，名同而药物组成及药量，主治病证有别。可参。

咳，灸足太冲；心咳，灸刺[1]手神门；脾咳，灸足太白；肺咳，灸手太泉[2]；肾咳，灸足太谿；胆咳，灸足阳陵泉；厥阴咳，灸手太阴[3]。

留饮咳[4]者，其人咳不得卧，引项上痛。咳者，时如小儿瘰疬状。

夫久咳为水，咳而时发热，脉在九菽一云卒弦者，非虚也，此为胸中寒实所致也，当吐之。

咳家其脉弦，欲行吐药，当相[5]人强弱，无热，乃可吐耳。

又，咳家，其人脉弦为有水，可与十枣汤下之。不能卧出者，阴不受邪故也。

又，夫有支饮家，咳烦胸中痛者，不卒死，至一百日、一岁，与十枣汤方。

芫花　甘遂　大戟_{并熬，等分}

上三味，捣下筛，以水一升五合，煮大枣十枚，取八合，绞去滓，纳药末。强人取重一钱，羸人半钱匕，顿服之。平旦服而不下者，明旦更益药半钱，下后自补养[6]。《古今录验》同。此本[7]仲景《伤寒论》方。

又，咳而引胁下痛者，亦十枣汤主之。_{用前方。}

又，夫酒客咳者，必致吐血，此坐[8]久极饮过度所致也。

其脉沉者，不可发汗。久咳数岁，其脉弱者可疗，实大数者死。其脉虚者必苦冒也，其人本有支饮在胸中故也，治属饮家。上气汗出而咳属饮家。咳而小便利，若失溺，不可发汗，发汗出则厥逆冷。

又，咳逆倚息不得卧，小青龙汤主之。

麻黄_{去节}　芍药　细辛　桂心　干姜　甘草_{炙，各三两}　五味子_{半升}　半夏_{半升，洗}

上八味，切，以水一斗，先煮麻黄减二升，去沫，乃纳诸药，煮。得三升，去滓，服一升。若渴者，去半夏加栝楼根三两；微利者，去麻黄加芫花如鸡子大，熬黄；若食饮噎者，去麻黄加附子一枚，炮去皮，六片破；小便小利，少腹满者，去麻黄加茯苓四两；若喘，去麻黄加杏仁半升，去尖、皮两仁者，熬。芫花不主利，麻黄止喘，今语反之，疑非仲景意加减。忌海藻、菘菜、生葱、生菜、羊肉、饧。_{此本仲景《伤寒论》方。}

青龙下已，多唾口燥，寸脉沉而尺脉微，手足厥逆，气从少腹上撞[9]胸咽，手足痹，其面翕热如醉状，因复下流阴股，小便难，时复冒者，可与茯苓桂心甘草五味子等汤[10]主之，治其气撞方。

茯苓_{四两}　桂心_{一两}　甘草_{三两，炙}　五味子_{半升}

上四味，切，以水八升，煮。取三升，去滓，温分三服。忌海藻、菘菜、生

---

①　灸刺：高校本引注曰："王焘改刺作灸，误存一刺字，当削。"按：削之不可。《外台》虽重灸法，亦间或载有刺法，如卷三《天行病方七首》、卷五《五脏及胃疟六首》中均载有多个针刺方法。《千金方》卷十八第五作"刺"。

②　太泉：即"太渊"穴，避高宗李渊讳改。

③　太阴：程本，《千金方》卷十八第五并作"太陵"，今作"大陵"。

④　留饮咳：咳病的一种，指饮邪久留体内及胸中、肺部，致使肺气不得宣肃，症见咳嗽，不得平卧，抽引颈项痛，咯痰清稀如水者。

⑤　相：省视，诊察。《说文·目部》："相，省视也。"

⑥　自补养：《金匮》卷中第十二作"糜粥自养"。

⑦　本：原作"方"。山胁尚德："'方'疑当作'本'。"循例改。

⑧　此坐：此病、该病。坐，量词。此处相当于"个"。

⑨　撞：冲击。程本、《金匮》卷中第十二《附方》并作"冲"。

⑩　茯苓桂心甘草五味子等汤：《千金方》卷十八第五无"等"字，且"桂心"用"三两"。《金匮》卷中第十二《附方》无"子等"二字，"桂心一两"作"桂枝四两"。

葱。以《千金》校之,亦脱此方,今于仲景方录附之。

冲气则抵①而反更咳、胸满者,与茯苓甘草五味子去桂心②加干姜细辛,以治其咳满方。

茯苓四两　甘草炙　干姜　细辛各三两
五味子半升

上五味,切,以水八升,煮。取三升,去滓,温服一升,日三。忌海藻、菘菜、生菜、醋物等。

咳满即止,而复更渴,冲气复发者,以细辛、干姜为热药,此法不当逐渴③,而渴反止者,为支饮也。支饮法当冒,冒者必呕,呕者复纳半夏,以去其水方。

茯苓四两　甘草炙　干姜　细辛各三两
五味子半升　半夏半升,洗

上六味,切,以水八升,煮。取三升,去滓,温服一升,日三。忌海藻、菘菜、生菜、羊肉、饧、酢等。

水去呕则止,其人形肿,可纳麻黄。以其欲逐痹④,故不纳麻黄,乃纳杏仁也。若逆而纳麻黄者,其人必厥,所以然者,以其人血虚,麻黄发其阳故也。

又方

茯苓四两　干姜三两　细辛三两　五味子半升　半夏半升,洗　杏仁半升,去尖皮两仁者　甘草三两,炙

上七味,切,以水一斗,煮。取三升,去滓,温服一升,日三。忌海藻、菘菜、生菜、羊肉、饧、酢等。

若面热如醉状者,此为胃中热上冲,熏其面令热,加大黄利之方。

细辛　甘草炙　干姜各三两　茯苓四两
五味子　半夏洗　杏仁去皮尖,各半升
大黄三两,蒸

上八味,切,以水一斗,煮。取三升,去滓,温服一升,日三服。忌海藻、菘菜、饧、醋、羊肉。并出第十八

卷中。

久咳嗽上气唾脓血及浊涎方五首

《病源》:久咳嗽上气者,是肺气虚极,风邪停滞,故其病积月累年。久不瘥则胸背痛,面肿,甚则唾脓血也。出第十四卷中。

深师:疗肺气不足,咳逆唾脓血,咽喉闷塞,胸满上气,不能饮食,卧则短气,补肺汤方。

款冬花三两　桂心二两　钟乳二两　干姜二两　白石英二两　麦门冬去心,四两　五味子三两　粳米五合　桑根白皮一斤　大枣一百枚,擘

上十味,切,以水一斗二升,先煮桑白皮、枣令熟,去滓纳药,煮,取二升二合,分三服。忌生葱等。《千金》同。

又,疗咳逆上气,时时唾浊,但坐不得卧,皂荚丸方。

长大皂荚一挺,去皮、子,炙

上一味,捣、筛,蜜和。服梧子一丸,日三夜一,以大枣膏和汤下之。《千金》、《经心录》、《延年》同。此本仲景《伤寒论》方,一名枣膏丸。

又,疗咳逆上气,吐脓或吐血,胸满痛,不能食,补肺汤⑤方。

黄芪一法五两　桂心　干地黄　茯苓　厚朴　干姜　紫菀　橘皮　当归　五味

---

① 抵:触及。

② 与茯苓甘草五味子去桂心:《金匮》卷中第十二《附方》作"用苓桂五味甘草汤去桂"。

③ 此法不当逐渴:程本、《千金方》、《金匮》卷中《附方》并作"服之当遂渴"。

④ 以其欲逐痹:程本、《千金方》、《金匮》卷中第十二《附方》并作"其人遂痹"。

⑤ 补肺汤:按《千金方》卷十八第五"补肺汤"又治"咽中闷塞短气,寒从背起,口中如含霜雪,言语失声"。

子　远志去心　麦门冬去心，各三两　甘草炙　钟乳　白石英各二两　桑根白皮　人参各三两　大枣二十枚，擘

上十八味，切，以水一斗四升，煮。取四升，分温四服，日三夜一。忌海藻、菘菜、生葱、醋物。《千金》同。并出第十八卷中。

《古今录验》：疗寒冷咳嗽上气，胸满唾腥脓血，四味石钟乳散①方。

钟乳碎研　白礜石②炼　款冬花　桂心各一分

上四味，捣合下筛。以筒吸之如大豆许七聚，先食，日三；不知，稍增之。数试有验，当作七聚遂吸之。忌生葱。《千金》、《集验》同。出第十九卷中。

《必效》：疗上气唾脓血方。

灸两乳下黑白际，各一百壮，良。《千金》同

咳嗽脓血方一十一首

《病源》：咳嗽脓血者，损肺伤心故也。肺主气，心主血，肺感于寒，微者则咳嗽。伤于阳脉则有血，血与气相随而行。咳嗽极甚，伤血动气，俱乘于肺，以津液相搏，蕴结成脓，故咳嗽而有脓血也。出第十四卷中。

《广济》：疗瘦瘶③吐脓损肺方。

人参二分　瓜蒂三分　杜蘅五分

上三味，捣、筛为散。平旦空腹，以热汤服方寸匕，当吐痰水、恶汁一、二升。吐已，复煮白粥食。痰水未尽，停三日更进一服。忌生冷、油腻、猪、鱼。《肘后》、《古今录验》用杜蘅三分、人参一分，服一钱匕。出第二卷中。

深师：疗咳逆唾脓血，鸡子汤方。

鸡子一枚　甘草二分，炙　甘遂一分　大黄二分　黄芩二分

上五味，切，以水六升，煮。取二升，去滓，纳鸡子搅令调，尽饮之，良。忌海藻、菘菜。

又，疗伤肺唾血方。

茅根

上一味，捣、筛为散。服方寸匕，日三。亦可绞取汁饮之，主热渴。出第四卷中。

《删繁》：疗肺偏损，胸中应肺偏痛，唾血气咳，款冬花散方。

款冬花　当归各六分　桂心　芎䓖　五味子　附子炮，各七分　细辛　贝母各四分　干姜　干地黄各八分　白术　甘草炙　杏仁去尖皮，各五分　紫菀三分

上十四味，捣、筛为散，清酒服方寸匕，日二服。忌生葱、生菜、桃李、雀肉、海藻、菘菜、猪肉、芜荑。出第五卷中。

《千金》：百部丸，主诸咳不得气息，唾脓血方。

百部根二两　升麻半两　桂心　五味子　甘草炙　紫菀　干姜各一两

上七味，捣、筛，蜜和，丸如梧子。服三丸，日三，以知为度。忌生葱、海藻、菘菜等物。

又，疗肺伤咳唾脓血，肠涩背气④不欲食，恶风，目暗眩眩⑤，足膝胫寒汤方。

干地黄切，半升　桑白皮切，二升　芎䓖切，一升　白胶五两　桂心二尺　人参

---

① 四味石钟乳散：《千金方》卷十八第五作"钟乳七星散"。

② 白礜石：《千金方》卷十八第五作"矾石"。

③ 瘦瘶（sòu 音嗽）：即咳嗽，亦作"呷嗽"。《广韵·候韵》："瘶，咳嗽。"

④ 背气：气机不利，即气逆。背，不顺，不利。

⑤ 目暗眩眩：视物昏花不清。"暗"，通"暗"。"眩眩"，《千金方》卷十八第五作"眴"。

紫菀各二两 大枣二十枚,擘 生姜五两 饴糖一升 大麻仁一升 大麦三升

上十二味,切,以水一斗五升,煮麦滤取一斗,去滓,纳药,煎。取三升,分三服。忌生葱。

又,疗肺病咳嗽脓血,及唾涕血出不止方。

好酥五十斤

上三遍炼,停凝,当出醍醐①,服一合,日三,以瘥止。

又方

三遍炼酥如鸡子黄,适寒温,灌鼻中,日二夜一。

又,疗咳嗽喘息,喉中如有物,唾血方。

杏仁二升,去尖皮两仁者 猪脂二合 糖一升 生姜汁二升 蜜一升

上五味,先以猪膏煎杏仁,黄黑出②,以纸拭令净,捣如膏,合煎五物,令可丸。服如杏核,日夜六七,渐渐加之。并出第十八卷中。

《古今录验》:泻肺汤,疗肺中脓,咳唾血,气急不安卧方。

芎䓖 麻黄去节 细辛 椒汗 当归各一两

上五味,切,以水七升,煮。取三升,分为三服,日三。微汗,或吐脓血。忌生菜。一方有生姜一两。

又,羊肺汤,疗咳,昼夜无闲③,息气欲绝,肺伤唾血方。

钟乳五两 牡蛎④熬 桂心六两 射干 桃仁去尖皮 贝母 橘皮 百部根 五味子各三两 生姜六两 白石英 半夏洗,各五两 款冬花 甘草炙 厚朴炙,各二两 羊肺一具

上十六味,切,先以水二斗三升,煮羊肺⑤,取一斗,去肺,纳诸药,煮。取三升,分四服,日三夜一。忌海藻、菘菜、羊肉、饧、生葱。出第十九卷中。

久咳嗽脓血方四首

《病源》:久咳嗽脓血者,肺感于寒,微则成咳嗽。咳嗽极甚,伤于经络,血液蕴结,故有脓血。气血俱伤,故连滞积久,其血黯瘀,与脓相杂而出也。出第十四卷中。

《广济》:疗积年咳嗽脓血方。

莨菪二升 大枣一百颗,青州者

上二味,以水三大升,取马粪烧火煎熟之。候令汁尽取枣,早晨服一枚,日中一枚,日暮一枚。不觉渐加,口干胸热则以为度,不吐不利。忌并如前法。

又,疗咳,经年不瘥,气喘欲绝,伤肺见血方。

桑白皮切,五合 白羊肺一具,切 芍药十分 款冬花六分 茯苓十二分 贝母十二分 麦门冬六分 杏仁六分,去尖皮,熬为脂 升麻十二分 生地黄汁一升 黄芩十二分 蜜一升

上十二味,切,以水斗,煮。取三升,去滓,纳杏仁脂、地黄汁、蜜等,微火上煎,如鱼眼沸,搅,勿停手。取二升二合煎成,净绵夹布滤。每食后含一合,日夜三四度,老小以意减之,微暖含之佳。忌生冷、油、醋、面、鱼、蒜、芜荑。并出第二卷中。

深师:疗咳逆,气喘不息,不得眠,唾血呕血,短气连年,款冬花丸方。

---

① 醍醐(tí hú 音提胡):即奶油。

② 黄黑出:《千金方》卷十八第五作"黄出之"。

③ 昼夜无闲:犹言咳嗽昼夜不止,连续不断。

④ 牡蛎:其用量原缺,程本亦无。据此方计二味矿物药物为五两,故此以五两为妥。

⑤ 羊肺:原误作"羊蹄",据程本改。

款冬花十八分　紫菀十二分　杏仁八分，去尖皮两仁者，熬　香豉十分，熬　人参二分　甘草三分，炙　蜀椒三分，汗　天门冬六分，去心　干姜　桂心　干地黄各三分

上十一味，捣、筛，蜜和如弹丸。含，稍稍咽汁，日四夜再，神良。忌海藻、菘菜、生葱、芜荑、鲤鱼。出第十八卷中。

《近效》：疗久咳兼唾血方。

白前三两　桑白皮　桔梗各二两　甘草一两，炙

上四味，切，以水二大升，煮。取半大升，空腹，顿服。若重者，十数剂。忌猪肉、海藻、菘菜。李子钊方。

咳嗽唾黏方二首

《广济》：疗肺热咳嗽，涕唾多黏，甘草饮子方。

甘草六分，炙　款冬花七分　豉心一合　生麦门冬八分，去心　葱白一握　槟榔十颗，合子碎　桔梗六分　地黄汁半升

上八味，切，以水六升，煮。取二升，绞去滓，下地黄汁，分温三服，如人行四五里进一服，不利。忌生菜、热面、炙肉、海藻、菘菜、鱼、蒜、黏食、猪肉、芜荑。出第二卷中。

《延年》：紫苏饮，疗咳嗽短气，唾涕稠，喘乏，风虚烦损，发无时者，宜服此方。

紫苏　贝母各二两　紫菀一两　麦门冬一两，去心　枣五枚，擘　葶苈子一两，熬令黄，别捣　甘草一两，炙

上七味，切，以水六升，煮。取二升，分为四服，每服如人行七里。禁猪鱼肉、蒜、海藻、菘菜。出第五卷中。

许仁则疗咳嗽方一十二首

许仁则：论咳嗽病有数种，有热嗽，有冷嗽，有肺气嗽，有饮气嗽。热嗽①者，年少力壮，体气充满，将息伤热，积热所成，故致热嗽。此但食饮取冷，兼以药压之，自歇。

冷嗽者，年衰力弱，体气虚微，如复寝食伤冷，故成冷嗽②。此亦但将息以温，兼进温药，则当平复。

肺气嗽③者，不限老少，宿多上热，后因饮食将息伤热，则常嗽不断，积年累岁，肺气衰便成气嗽。此嗽不早疗，遂成肺痈④。若此将成，多不救矣。

饮气嗽⑤者，由所饮之物，停澄在胸，水气上冲，冲叉于肺⑥，肺得此气，便成嗽。久而不除，渐成水气，若作此病，亦难疗之。

热嗽之状，更无其余，但遇于热便发。此者宜合生地黄等七味汤服之方。

生地黄一升，切　生姜二合，切　桑根白皮切，一升　射干切，二升　干葛切，六合　紫苏三合　竹沥一升

---

① 热嗽：即热咳嗽。指外感热邪或邪郁化热而致，症见咳嗽，发热，痰稠色黄，口渴，尿少色黄者。

② 冷嗽：即寒咳嗽。因感寒邪，或病久阳虚，阴寒内盛而致，症见咳嗽，怕冷，少气，痰稀色白，遇冷复发或病情加剧者。

③ 肺气嗽：此指因久病或年迈，损伤肺气，宣降无力而致，症见咳嗽，经年屡月不愈，久则可成肺痿者。

④ 肺痈：指肺热日久，腐肉成脓，症见咳嗽，胸痛，咳吐脓血痰，痰液腥臭。程本作"肺痿"当是，因为此是"肺衰"、"不早疗，遂成"此疾，下有"白前等七味汤"所治"肺痿"可证。

⑤ 饮气嗽：因水饮久留于肺而致，症见咳嗽，痰液清稀如水，病久难疗者。

⑥ 冲叉于肺：谓水气冲击肺叶。"叉"本书写刻常与"义"难辨，故程本作"入"。"叉"字义胜。

上药细切六味，以水一斗，煮。取三升，去滓，纳竹沥搅调，每食后良久则服之，分一剂作四服。若觉可，则重合服之。病轻者，三数剂则瘥。忌芜荑。

又，依前生地黄等七味饮[1]，虽得暂瘥，于后还发，宜合紫菀等十味丸方。

紫菀五分　桑白皮六合　射干四两　百部根五两　麻黄二两，去节　干葛五两　地骨皮　升麻各四两　干地黄六两　芒硝六两

上药捣、筛，蜜和，丸如梧子。以竹沥下之，初服十五丸，日再服，稍稍加至三十丸。忌芜荑。

又，冷嗽之状，但遇诸冷，此疾便发，有如此者，宜合大枣等七味汤主之方。

大干枣三十枚，擘　桂心四两　杏仁一百枚，去尖皮两仁，研　细辛五两　吴茱萸　当归各三两

上药切，以水八升，煮。取二升六合，去滓，温分三服，每服如人行十里久。服一剂觉得力，至三四剂亦佳。隔三四日服一剂。此汤原欠一味。忌生葱、生菜。

又，依前大干枣汤服之虽可，未能断其根，遇冷便发，宜合当归等十味丸服之方。

当归切　细辛　甘草炙，各五两　桂心　吴茱萸　人参各三两　蜀椒三合，汗　橘皮　干姜各四两　桑白皮八两

上药捣、筛，蜜和丸。煮干枣饮下之。初服十丸，日再服，稍加至三十丸，如梧子。服此丸经三五日觉热，每服药后良久，吃三数口粥食压之。忌海藻、菘菜、生葱、生菜。

又，肺气嗽，经久将成肺痿[2]，其状不限四时冷热，昼夜嗽常不断，唾白如雪，细末稠黏，喘息气上，乍寒乍热，发作有时，唇、口、喉、舌干焦；亦有时唾血者，渐觉瘦悴，小便赤，颜色青白毛耸，此亦成蒸[3]，有此状者，宜合白前等七味汤服之，兼有麻黄等十味丸，桑白皮等十味煎。

又，肺气嗽，经久有成肺痈者，其状与前肺痿不多异，但唾悉成脓，出无多少。有此病者，于白前汤中加半夏五两，黄芪三两，以水一斗，煮取二升八合；于麻黄丸中加黄芪五两，苦参六两，芍药三两；于桑白皮煎中加黄芪，切，三升，共桑白皮、地骨皮同煎，又加水三升同煎。忌羊肉、饧。

白前汤方

白前三两　桑白皮三两　生地黄一升　茯苓五两　地骨皮四两　麻黄二两，去节　生姜六两

上药切，以水八升，煮。取二升六合，去滓，加竹沥五合，分温四服，食后服之，昼三夜一。觉得力，重合服五六剂，佳。隔三日服一剂。忌醋、芜荑。

又，依前白前等七味汤，虽服觉可，根本未除，宜合麻黄等十味丸服之方。

麻黄二两，去节　白前二两　桑白皮六两　射干四两　白薇三两　百部根五两　干地黄六两　地骨皮六两　橘皮三两

上药捣、筛，蜜和丸。煮桑白皮饮下之，初服十丸，日再服，稍稍加至十五丸，丸如梧子大。本欠一味。忌芜荑。

又，凡病在胸膈上者，宜饱满而在夜，肺既居上，此是病在上，已昼服丸，

---

① 七味饮：即上方"七味汤"。

② 肺痿：因燥热熏灼，或内热炽盛，或因肺病日久，损伤津液，肺失濡润，渐致枯萎不荣，症见常年咳嗽，气喘昼夜不息，痰稠色白，午热午寒，唇咽干燥，或咯血，渐致消瘦，骨蒸劳热者。

③ 蒸：即蒸病，又名劳蒸。因其以潮热为主症，其热如从体由深层向外蒸出，故名。详见后"虚劳"门。

夜无凭准，宜合桑白皮汁等十味煎，每夜含咽之方。

桑白皮切，一升　地骨皮切，三升。二味用水七升熟煎，取三升汁，去滓澄清　生地黄汁五升　生麦门冬汁二升　生姜汁一升　竹沥三升　生葛根汁三升　白蜜一升　牛酥三合　大枣膏一升

上八味，先于微火上取生地黄汁以下、生葛根汁以上，和煎减半，则纳桑白皮等二物汁和煎之，三分减一，则纳酥、蜜、枣膏，搅之，勿停手，得如稠饴状，煎成，讫，置别器中服之。每夜欲卧时取一胡桃大含之，细细咽汁，稍加至鸡子大，欲昼日间丸服亦得。忌芜荑。

又，饮气嗽经久不已，渐成水病[1]。其状亦不限四时，昼夜嗽不断，遇诸动嗽物[2]，便致困剧[3]，甚者乃至双眼突出，气即欲断，汗出，大小便不利，吐痰饮涎洟[4]沫，无复穷限[5]，气上喘息肩息，每旦眼肿，不得平眠[6]。有如此者，宜合细辛等八味汤，葶苈子十五味丸服之方。

细辛　半夏洗　桂心　桑白皮各五两　干姜　当归各四两　芒硝六两　杏仁六合，去尖两仁者，研

上药切，以水九升，煮。取三升，去滓，纳芒硝，分温三服，每服如人行十里久，当得快利后，好将息[7]。经三四日，合丸服之。忌生葱、生菜、羊肉、饧。

丸方

葶苈子六合，熬　细辛　五味子各五两　干姜　当归各四两　桂心　人参　丁香　大黄　商陆根各三两　橘皮四两　桑白皮六两　皂荚肉二两，炙　大腹槟榔二十枚　麻黄二两，去节

上药捣、筛，蜜和丸。煮桑白皮饮下，初服十丸，日再服，稍加至十五丸，如梧子大。若利则减，秘则加，以大便通滑为度，时时得鸭溏[8]亦佳。忌生葱、生菜。

又，依前细辛等八味汤，葶苈子等十五味丸不觉，可渐成水病，余一如前况，更加大小便秘涩，头面身体浮肿，宜合大干枣三味丸服之方。

大枣六十枚，擘，去核　葶苈子一升，熬　杏仁一升，去尖皮两仁者，熬

上药合捣，令如膏，可作丸，如硬燥不相著，细细下蜜作丸。依前[9]以桑白皮饮下之，初服七八丸，日再服，稍稍加之，以大便通为度。病重者，时令鸭溏，佳。亦有以前三味煮汤服之。

又，依前大枣等三味丸服，虽觉所暂歇，然病根深固，药力微弱，且停服大枣丸，合巴豆丸五味，细细服之，荡涤宿病[10]方。

巴豆仁二十枚，熬，去心皮　杏仁一百颗，去尖皮两仁者，熬　牵牛子五合，熬　葶苈子六合，熬　大枣六十枚，擘，去核

上药合捣，一如前大枣丸法，还以桑白皮饮下之，服三四丸，日再，稍加。利即减，秘即加，常以大便调为候。病甚，时时取鸭溏，亦佳。忌芦笋、野猪肉。吴

---

① 水病：此指久咳而致上源失于宣降，水液不能布散，滞留体内而成的水肿病。症见四季咳嗽不断，昼夜不息，喘息者因呼吸困难而致双眼突出，自汗、痰涕多，晨起即见面目浮肿。此即《素问·咳论》所言：咳久"使人多涕唾而面浮肿气逆也。"

② 诸动嗽物：各种可以引发咳嗽的饮食物或者气候之寒凉等。

③ 困剧：此谓咳嗽剧烈。困，极也。

④ 洟：即涕。《说文·水部》："洟，鼻液也。"

⑤ 无复穷限：谓病情持续，无有歇止。

⑥ 平眠：即平卧。

⑦ 好将息：即"好好将息"。强调调养对本病治疗的重要性。

⑧ 鸭溏：谓大便呈稀糊状，如鸭粪。

⑨ 前：原作"还"，文义不畅。据程本改。下文"又依前大枣等三味丸服"可证。

⑩ 宿病：指停蓄日久的顽固病根。

升同。出下卷中。

杂疗咳嗽方三首

《古今录验》：五脏六腑皆令人咳，肺居外而近上，合于皮毛，皮毛喜[1]受邪，故肺独易为嗽也。邪客于肺则寒热，上气，喘，汗出，咳动肩背，喉鸣，甚者唾血。

肺咳经久不已，传入大肠，其状咳则遗粪。

肾咳者，其状引腰背痛，甚则咳涎。肾咳经久不已，传入膀胱，其状咳则遗尿。

肝咳者，其状左胁痛，甚者不得转侧。肝咳经久不已，传入胆，其状咳则清苦汁出。

心咳者，其状引心痛，喉中介介如鲠状，甚者喉痹咽肿。心咳经久不已，传入小肠，其状咳则失气。

脾咳者，其状右胁痛，阴阴则引肩背，甚者不得动，动便咳剧。脾咳经久不已，则传入胃，其状咳即呕，甚则长虫出。

久咳不已，则三焦受之，三焦咳之状，咳而腹满，不能食饮。此皆聚于胃，关于肺，使人多涕唾而面浮肿，气逆也。

又，非时有风寒冷，人触冒解脱，伤皮毛间，入腑脏为咳上气如此也。又非时忽然暴寒，伤皮肤，中与肺合，则咳嗽上气，或胸胁又痛，咳唾有血者，是其热得非时之寒暴薄[2]之，不得渐散，伏结深，喜肺痈也。因咳服温药，咳尤剧，及壮热吐脓血，汗出恶寒是也。天有非时寒者，急看四时方也。

又，疗咳嗽上气，时时呕白唾沫，数十岁者方。

吴茱萸　五味子　大黄　桂心　甘草

炙　细辛　人参　紫菀　款冬花各一两
大戟　竹茹各三分

上十一味，切，以水一斗，煮。取三升，分为三服，亦疗阴冷咳[3]至良。忌海藻、菘菜、生菜、生葱。深师同。并出第十九卷中。

深师：疗诸咳，心中逆气，气欲绝，杏仁煎方。

杏仁四两，去尖皮，末　猪膏二斤　白蜜二升　生姜汁三升

上四味，著铜器中，于微火上先煎姜汁，次纳蜜、膏，令如饧，置器著地，乃纳杏仁末，复令得一沸，煎成。服如枣大一丸，含之，日三。不知，稍稍增之。

又，疗气上迫满，或气不通，烦闷喘呕，苏子汤方。

苏子一升　干姜三两　半夏四两，洗
桂心　人参各二两　橘皮　茯苓各三两　甘草一两，炙

上八味，切，以水八升，煮。取二升半，分为三服。若虚热，去干姜，用生姜六两，加黄芩二两。忌海藻、菘菜、羊肉、饧、生葱、酢物等。并出第十八卷中。

外台秘要方卷第九
朝奉郎提举药局兼太医令医学博士臣裴宗元校正
右迪功郎充两浙东路提举茶盐司干办公事张寔校勘

---

① 喜：善，易。
② 暴薄：突然侵犯。薄，通"迫"，入侵，侵犯之义。
③ 阴冷咳：即寒咳，又谓寒嗽、冷嗽。

外台秘要方卷第十　肺痿肺气上气咳嗽二十八门

朝散大夫守光禄卿直秘阁判登闻检院上护军臣林亿等上进

肺痿方一十首

《千金》论曰：寸口脉数，其人病咳，口中反有浊唾涎沫出，何也？师曰：此为肺痿之病。肺痿之病，何从得之？师曰：病热在上焦，因咳为肺痿。或从汗出，或从呕吐，或从消渴，小便利、数，或从便难，被快药①下利，重亡津液，故得肺痿。

又，寸口脉不出，而反发汗，阳脉早索②，阴脉不涩，三焦踟蹰③，入而不出，身体反冷，其内反烦，多唾唇燥，小便反难，此为肺痿。伤于津液，便④如烂瓜，亦如豚脑，但坐⑤发汗故也。其病欲咳不得咳，咳则出干沫，久久小便不利，甚则脉浮弱。

肺痿吐涎沫，而不咳者，其人不渴，必遗尿，小便数。所以然者，上虚不能制下故也，此为肺中冷，必眩。

---

① 快药：指峻猛攻下的药物。

② 阳脉早索：指阳明脉气已经耗散枯竭。索，消散、耗竭。《素问·调经论》："邪气乃索。"王冰注："索，散尽也。"

③ 三焦踟蹰（chí chú 音迟除）：形容三焦气机运行不畅的状态。踟蹰，徘徊不前貌。

④ 便：粪便。

⑤ 坐：用如连词，相当于"因为"、"由于"之义。《词诠》卷六："坐，因也。"

师曰：肺痿咳唾，咽燥欲饮水者，自愈；自张口[1]者，短气也。出第十七卷中。

仲景《伤寒论》：疗肺痿吐涎唾不咳者，其人不渴，必遗尿，小便数。所以然者，以上虚不能制偃[2]下故也。此为冷[3]，必眩。甘草干姜汤主之，以温其脏方。

甘草四两，炙　干姜二两

上二味，切，以水三升，煮。取一升半，分温二服，服汤已，小温覆之。若渴者，属消渴[4]。忌海藻、菘菜。

又，疗肺痿涎唾多，心中温温液液者，炙甘草汤[5]方。

甘草四两，炙　生姜三两，去皮　人参二两

地黄一斤　阿胶三两，炙　大麻子仁半升　大枣四十枚，擘　麦门冬半升，去心　桂心二两

上九味，切，以美酒七升、水八升相和，先煮八物，取四升，绞去滓，纳胶，上微火烊销。温服七合，日三夜一。忌海藻、菘菜、生葱、芜荑。并出第八卷中。

《肘后》：疗肺痿咳嗽，吐涎沫，心中温温[6]，咽燥而渴者方。一云不渴。

生天门冬捣取汁，一升　酒一升　饴糖一斤　紫菀末，四合

上四味，合铜器中，于汤上煎可丸。服如杏仁一丸，日三。忌鲤鱼。出第一卷中。范汪、《经心录》同。

《集验》：疗肺痿，咳唾涎沫不止，咽燥而渴方。一云不渴。

生姜五两　人参三两　甘草二两，炙　大枣十二枚，擘

上四味，切，以水五升，煮。取一升半，分再服。忌海藻、菘菜。仲景《伤寒论》、《备急》、范汪、《千金》、《经心录》同。

又，疗肺痿，咳嗽涎沫，心中温温，咽燥而渴方。一云不渴。

生姜五两　甘草二两，炙　大枣十二枚，擘

上三味，切，以水五升，煮。取一升半，分再服。一方干姜三两代生姜。忌海藻、菘菜。文仲、《千金》、《古今录验》同。深师云温脾汤。范汪亦同。

又，疗肺痿，时时寒热，两颊赤，气急方。

童子小便，每日晚取之，去初、末少许，小便可有五合，取上好甘草，量病人中指节，男左女右，长短截之。炙令熟，破作四片，纳小便中，置于闲净处露一宿，器上横一小刀。明日平旦去甘草，顿服之，每日一剂。其童子，勿令吃五辛。忌海藻、菘菜、热面。并出第四卷中。

《删繁》：疗虚寒喘鸣多饮，逆气呕吐，半夏肺痿汤方。

半夏一升，汤洗，四破　母姜一斤　橘皮一斤　白术八两　桂心四两

上五味，切，以水九升，煮。取三升，去滓，分温三服。忌羊肉、饧、桃李、雀肉、生葱。一方有桑白皮切一升。

又，疗凡虚寒肺痿喘气，干地黄煎方。

干地黄五两　桑根白皮切，二升　芎劳五两　桂心　人参各三两　大麻仁一升，熬，研为脂

上六味，切，以水九升，先煮五味。

----

[1]　自张口：指因短气而致张口呼吸之状。

[2]　制偃：即制伏。偃，伏。程本、《金匮》卷上第七作"制"。

[3]　此为冷：这是肺中虚冷。《金匮》卷上第七、《千金方》卷十七第六并作"肺中冷"。

[4]　消渴：消渴病。原作"痟渴"，程本、《千金方》及本卷上文均作"消渴"。

[5]　炙甘草汤：《伤寒论》卷四方名及药味组成与此同，剂量、煎服方法、主治与此异。

[6]　心中温温：温温，通"愠愠"，郁阿不舒貌。下同。《素问·玉机真脏论》："愠愠然。"张志聪注："愠愠，忧郁不舒之貌。"《千金方》卷十七第六作"心中温温液液"。《肘后方》卷三第二十三用作治疗此病证之方的剂量，小异于此。

取三升，去滓，纳大麻仁煎数沸，分三服。忌生葱、芜荑。并出第二卷中。

《千金》：疗肺痿，涎唾多出，心中温温液液①，甘草汤②方。

甘草二两，炙

上一味，切，以水三升，煮。取一升半，分温三服。忌海藻、菘菜。范汪同。

又，疗肺痿，吐涎沫，桂枝去芍药加皂荚汤方。

桂心③三两　甘草二两，炙　大皂荚一挺，去皮、子，炙　生姜三两　大枣十二枚，擘

上五味，切，以水七升，微火煮。取三升，分三服。忌生葱、海藻、菘菜。范汪、《经心录》同。并出第十七卷中。

肺气客热方二首

《延年》：百部根饮，主肺气客热，暴伤风寒，因嗽不安方。

百部根一两半　天门冬二两，去心　紫菀一两半　贝母　干葛　白前　橘皮各一两　生姜二两　葱白切，三合　豉三合

上十味，切，以水六升，煮。取一升七合，去滓，分温三服，疏数任情④，亦可分为四服，欲间食亦得。禁生冷、鲤鱼、蒜。出第五卷中。

《古今录验》：疗肺客热，并肝、心家气，人参汤方。

桂心　甘草炙，各三两　人参　干姜　防风各二两　白术一两

上六味，切，以水八升，煮。取三升，分三服，日三，宜温。忌桃李、雀肉、生葱、海藻、菘菜。出第二十一卷中。

肺热兼咳方七首⑤

《删繁》：疗肺热气上，咳息奔喘，橘皮汤方。

橘皮　杏仁四两，去尖皮　柴胡　麻黄去节，各三两　干苏叶二两　母姜四两，去尖　石膏八两，研，绵裹

上七味，切，以水九升，先煮麻黄两沸，除沫，下诸药，煮。取三升，去滓，分三服，不瘥，频以两剂。《千金》同。出第五卷中。母姜，《千金》云：宿姜。

《千金》：疗肺热闷不止，胸中喘急惊悸，客热来去⑥欲死，不堪服药，泄胸中喘气方。

桃皮一斗　芫花一斗

上二味，以水四斗，煮。取一斗，去滓，以故布⑦手巾纳汁中，薄胸、温四肢，不盈数日即歇⑧。

又，凡右手寸口气口以前脉，阴实者手太阴经也。病苦肺胀，汗⑨出若露，上气喘逆，咽中塞，如欲呕状，名肺实热⑩也。

又，疗肺实热，胸凭仰息⑪，泄气除热汤方。

枸杞根皮二升　白前三两　石膏八两，碎，绵裹　杏仁三两，去双仁尖、皮，研　橘皮　白术各五分　赤蜜七合

上七味，切，以水七升，煮。取二

---

① 温温液液：津润貌。此言水饮上泛所致。"温温"、"液液"均有"津润"的意思。

② 甘草汤：此方见《千金方》卷十七第六。《千金翼》卷十五第四名"温液汤"，"甘草"用"三两"。

③ 桂心：《千金方》卷十七第六作"桂枝"。

④ 疏数任情：少次任意服用。

⑤ 七首：卷中实有八首。

⑥ 客热来去：指阵发性的发热，时发时止。

⑦ 故布：旧布。

⑧ 歇：止也。此谓病愈。

⑨ 汗：原误作"汁"，据程本、高校本及《千金方》卷十七第二改。

⑩ 肺实热：指邪热壅滞于肺的病理。原作"肺热实"，不顺，据《千金方》卷十七第二正之。

⑪ 胸凭仰息：胸中满闷而仰胸呼吸。息，呼吸。《广雅·释诂一》："凭，满也。"

升，去滓，下蜜，更煮两、三沸，分三服。忌桃李、雀肉等。

又，疗肺热，言音喘息短气，好唾脓血方。

生地黄切，二升　石膏八两　淡竹茹如鸡子大一枚　杏仁四两，去尖皮两仁，研　羚羊角屑，三两　芒硝三两　赤蜜一升　麻黄五两，去节　升麻三两

上九味，以水七升，煮。取二升，去滓，下蜜，煮两沸，分三服。忌芜荑。出第十七卷中。

《延年》：天门冬煎，主肺热兼咳，声不出方。

生天门冬汁，一升　生地黄汁，五合　白蜜五合　牛酥三合　白糖五两　杏仁一升，去尖皮，研取汁　贝母　紫菀　通草各三两　百部根　百前　甘草炙　人参　橘皮各二两

上十四味，切，以水六升，煮贝母等药。取二升五合，去滓，纳天门冬、地黄汁，煎可减半，纳酥、蜜、生姜等，煎令可丸稍强①。取如鸡子黄大，含咽之，日四、五度。忌鲤鱼、芜荑、海藻、菘菜等。张文仲处。

又，地黄麦门冬煎，主肺热兼咳方。

生地黄汁三升　生麦门冬汁②三升　生姜汁一合　酥二合　白蜜二合

上五味，先煎地黄、麦门冬、姜汁等，三分可减一分，纳酥、蜜，煎如稀饧，纳贝母末八分，紫菀末四分，搅令调。一服一匙，日二服夜一服。忌芜荑。

又，天门冬煎，主肺间热咳，咽喉塞方。

天门冬三两，去心　麦门冬二两，去心　款冬花一两　贝母一两　紫菀二两　茯苓二两　升麻二两　生姜汁，二升　蜜一升　酥一合　地黄汁，三升

上十一味，以水八升，煮七物。取一升，去滓，纳生姜、地黄汁，煮。取一升，纳蜜、酥于银器中，加汤上，煎令成丸。一服如弹丸一枚，含咽，日夜三五丸。忌醋物、芜荑、鲤鱼等。颜仁楚处。

又，羚羊角饮，主肺热胸背痛，时时干咳，不能食方。

羚羊角屑，二两　贝母　生姜　茯苓各三两　橘皮　人参　芍药各二两

上七味，切，以水五升，煮。取一升八合，去滓，分温三服，每服如人行八九里久更服。禁生冷、蒜、面、醋。并出第五卷中。

肺虚寒方三首

《删繁》：疗肺虚寒，疠风所伤，声音嘶塞，气息喘惫，咳唾，酥蜜、膏酒，止气咳通声方。

酥　崖蜜　饴糖　生姜汁　生百部汁　大枣肉研为脂　杏仁熬，去皮尖，研为脂，各一升　甘皮五具，末

上八味合和，微火煎，常搅，三上三下，约一炊久，姜汁并百部汁各减半，停。下温清酒一升，服方寸匕，细细咽之，日夜三。《千金》同。出第六卷中。

《千金》：疗肺虚寒，疠风③伤，语音嘶塞，气息喘惫，嗽唾方。

猪胰三具　大枣一百枚，去核　好酒五升

上三味，以酒渍二味，秋冬七日，春夏三日，生布绞去滓，二七日服尽。二七日忌盐，余如药法，暖将息。无猪胰以羊胰代。《肘后》、张文仲、《备急》同。出

---

① 稍强：即稍硬。《玉篇·弓部》："强，坚也。"

② 生麦门冬汁：原脱"汁"字，据山胁尚德校语补，下文煎煮方法可证。

③ 疠风：指麻风，又称恶风、癞风。谓疠风病邪犯肺而致肺的虚寒证。

第十八卷中。

又，凡右手寸口气口以前脉阴虚者，手太阴经也。病苦少气不足以息，嗌干不津液，病名曰肺虚寒也。

又，疗肺虚寒则声嘶伤，语言用力，战掉缓弱①，虚瘠②，风入肺，防风散③方。

防风　独活　芎劳　秦椒汗　黄芪各七分　附子炮，七分　干姜七分　石膏研　天雄炮　甘草炙　山茱萸　麻黄去节　五味子各六分　秦艽　桂心　薯蓣　杜仲　人参　防己各五分　贯众二枚　紫菀　菊花各四分　细辛五分　当归五分

上二十四味，捣、筛为散。酒服方寸匕，日再。忌海藻、菘菜、猪肉、冷水、生葱、生菜。出第十七卷中。一方无石膏、当归。

肺气不足口如含霜雪方四首

《广济》：疗肺气不足，寒从背起，口如含霜雪，语无声音，剧者吐血，苦寒，五味子汤方。

五味子三两　大枣五十枚，擘　桑根白皮一升　藁本二两　钟乳三两，绵裹　款冬花二两　鸡苏二两

上七味，切，以水九升，煮。取三升，分温三服，每服如人行八里进一服，不利。忌猪鱼、炙肉、热面、陈臭等物。此方甚良。

又，疗肺气不足，逆气胸满，上迫喉咽，闭塞短气，连唾相属，寒从背起，口如含霜雪，语无音声，剧者唾血腥臭，或歌或哭，干呕心烦，耳闻风雨声，皮毛悴面白，紫菀汤④方。

紫菀　五味子　生姜合皮切　白石英碎，绵裹　款冬花　桂心　人参各二两　钟乳碎，绵裹　麦门冬去心　桑根白皮各三两

大枣二十枚，擘　粳米一合

上十二味，切，水一斗五升，先煮桑根白皮、粳米，取九升，去滓，纳诸药，煎。取三升，去滓，分温三服，每服相去如人行七、八里久，吃之不利。忌生葱、热面、炙肉。并出第二卷中。深师、《千金》无紫菀、人参。

深师：疗肺气不足，逆满上气，咽喉中闭塞，短气，寒从背起，口中如含霜雪，语言失声，甚者吐血，补肺汤方。

五味子三两　干姜二两　款冬花二两　桂心一尺　麦门冬一升，去心　大枣一百枚，擘　粳米二合　桑根白皮一斤

上八味，切，以水一斗二升，先煮枣并桑白皮、粳米五沸，后纳诸药，煮。取三升，分三服。忌生葱。《千金》同。出第十八卷中。

《集验》：补肺汤，疗肺气不足，咳逆短气，寒从背起，口中如含霜雪，语无音声而渴，舌本干燥方。

五味子　白石英末，绵裹　钟乳末，同上　桂心　橘皮　桑根白皮各三两　粳米二合　茯苓　竹叶　款冬花　紫菀各二两　大枣五十枚　杏仁五十枚，去两仁尖皮　苏子一升　生姜五两　麦门冬四两，去心

上十六味，切，以水一斗三升，先煮桑白皮、枣、粳米熟，去滓，纳诸药，煮。取四升，分三服，日再夜一服。忌大酢、生葱。《千金》同。出第四卷中。

---

① 缓弱：原作"绞弱"，不通，据程本、《千金方》改。

② 瘠（jí 音脊）：瘦。《玉篇·疒部》："瘠，瘦也。"

③ 防风散：《千金方》卷十七第二无"石膏、当归"，共二十二味，与宋臣注合。主治"毒气上冲心胸，呕逆宿癖，积气，疝气，一病相当，即服之方"。

④ 紫菀汤：《千金方》卷十七第二名"补肺汤"，无紫菀、人参、白石英。

肺胀上气方四首五法

《广济》：疗患肺胀①气急，瘕嗽②喘粗，眠卧不得，极重，恐气欲绝，紫菀汤方。

紫菀六分　甘草八分，炙　槟榔七枚　茯苓八分　葶苈子三合，熬，末，汤成下

上五味，切，以水六升，煮。取二升半，绞去滓，分温三服，每服如人行四五里久进之，以快利为度。忌生葱、菜、热面、海藻、菘菜、大醋、蒜、黏食。出第二卷中。

仲景《伤寒论》：肺胀者，咳而上气，烦躁而喘，脉浮者，以心下有水，宜服小青龙汤加石膏③主之方。

麻黄三两，去节　五味子半升　石膏碎，绵裹　干姜　芍药　细辛各三两　桂心　甘草各三两，炙　半夏半升，洗

上九味，切，以水一斗，先煮麻黄，减二升，去上沫，纳诸药，煮。取二升半，去滓，温服。强人一升，瘦人及老小以意减之，日三夜一。忌生葱、生菜、海藻、菘菜、羊肉、饧等。

又，肺胀者，病人喘，目如脱状④，脉浮大也。肺胀而咳者，越婢加半夏汤主之方。

大枣十五枚，擘　半夏半升，洗　生姜三两　麻黄六两，去节　甘草二两，炙　石膏半斤，碎，绵裹

上六味，切，以水六升，先煮麻黄三二沸，去沫，纳诸药，煮。取二升，去滓，温服八合，日三，不知更作之。忌海藻、菘菜、羊肉、饧。并出第十八卷中。

深师：疗咳而上气，肺胀，其脉浮，心下有水气，小青龙汤加石膏二两；设若有实者，必躁，其人常倚伏，小青龙汤方。用前仲景方。

《千金》：疗肺胀，咳嗽上气，咽燥⑤，脉浮，心下有水，麻黄汤方。

麻黄去节　芍药　生姜一法五两　细辛　桂心各三两　半夏半升，洗　石膏四两，碎，绵裹　五味子半升

上八味，切，以水一斗，煮。取三升，分三服。忌生葱、羊肉、饧、生菜。《集验》同。出第十七卷中。

肺气积聚方二首

《救急》：疗肺气积聚，心肋下满急，发即咳逆上气方。

麻黄三两，去节　杏仁去双仁尖皮　柴胡　生姜　半夏洗十遍　葶苈子熬，研如脂，汤成下⑥，各四两　干枣十二枚，擘　槟榔十枚，并子碎

上八味，切，以水一斗，煮。取二升八合，去滓，分温三服，每服相去如人行八、九里久。七日忌食生冷、猪、鱼、羊肉。此方服一剂讫，将息满七日，则服后方。忌羊肉、饧。

又方

茯苓　干苏茎叶　橘皮　麻黄各三两

---

① 肺胀：古病名。因邪客于肺，肺气失于宣降，日久所致，症见咳嗽气喘，胸部胀满，甚则胸盈仰息，不能平卧，目突似脱等。

② 瘕嗽：程本作"咳嗽"。瘕嗽，即"呷嗽"。谓咳嗽时喉中有痰鸣如鸭叫声。

③ 小青龙汤加石膏：《金匮》卷上第七、《千金方》卷十八第五并作"小青龙加石膏汤"，"石膏"用"二两"，"桂心"作"桂枝"。《千金方》所治并有"胁下痛引缺盆"、"其人常倚伏"诸症。

④ 目如脱状：即眼球突出似脱。指肺胀病人气急喘息之甚者，常伴有目突症状。

⑤ 咽燥：肺胀者，其肺失于宣肃，津液不能布散上润于口咽，故症见干燥，但却滞留而生水饮邪气停于心下，故曰"心下有水"。《千金方》卷十七第六作"咽燥而喘"。

⑥ 下：原脱，高校本据文义补。今从之。

杏仁去尖皮两仁者　柴胡　生姜各四两

上七味，切，以水一斗，煮。取二升七合，去滓，分温三服，每服如人行八、九里久。禁酢物、蒜、热面、猪肉。五日服一剂。并出第六卷中。

肺痈方九首

《千金》论曰：病咳唾[①]，其脉数，实者属肺痈[②]，虚者属肺痿。咳而口中自有津液，舌上胎[③]滑，此为浮寒，非肺痿也。若口中辟辟燥[④]，咳即胸中隐隐痛，脉反滑数，此为肺痈也。

问曰：病者咳逆，师脉之[⑤]，何以知此为肺痈？当有脓血，吐之则死，后终吐脓死。其脉何类？何以别之？

师曰：寸口脉微而数，微则为风，数则为热；微则汗出，数则恶寒；风中于卫，呼气不入；热过于荣，吸而不出；风伤皮毛，热伤血脉；风舍于肺，其人则咳，口干喘满，咽燥不渴，唾而浊沫，时时振寒；热之所过，血为凝滞，蓄结痈脓，吐如米粥[⑥]。始萌可救，脓已成则难治。寸口脉数，趺阳脉紧，寒热相搏，故振寒而咳。趺阳脉浮缓，胃气如经，此为肺痈。趺阳脉浮缓，少阴微紧，微为血虚，紧为微寒，此为鼠乳[⑦]，其病属肺也。

问曰：振寒发热，寸口脉滑而数，其人饮食起居如故，此为痈肿病，医反不知，而以伤寒治之，应不愈也。何以知有脓？脓之所在，何以别知其处？

师曰：假令在胸中者，为肺痈。其脉数，咳唾，设脓未成，其脉自紧数，紧去但数，脓为已成也。出第十七卷中。

仲景《伤寒论》：咳，胸中满，而振寒脉数，咽干不渴，时出浊唾腥臭，久久吐脓如粳米粥者，肺痈也，桔梗白散[⑧]主之方。

桔梗三分　贝母三分　巴豆一分，去皮心，熬，研作脂

上三味，捣、筛。强人饮服半钱匕，羸人减之。若病在膈上者，必吐；膈下者，必利；若利不止者，饮冷水一杯则定。忌猪肉、芦笋等。出第十八卷中。

《集验》：疗胸中满而振寒脉数，咽燥而不渴，时时出浊唾腥臭，久久吐脓如粳米粥，是为肺痈，桔梗汤方。

桔梗二两，《千金》、《古今方》云：用一枚
甘草二两，炙

上二味，切，以水三升，煮。取一升，分再服，朝吐脓血则瘥。张文仲、《千金》、《备急》、《古今录验》、范汪同。忌海藻、菘菜、猪肉、冷水。出第四卷中。此本仲景《伤寒论》方。

《千金》：疗咳有微热，烦满，胸心甲错[⑨]，是为肺痈，黄昏汤方。

黄昏手掌大一枚，是合昏[⑩]木皮

上一味，切，以水三升，煮。得一

① 唾：《千金方》卷十七第七作"唾脓血"。
② 肺痈：病名。指肺热炽盛，熏灼肺叶，使肺叶溃烂化脓，症见身热、胸痛、咳嗽、唾腥臭的脓血痰，其状如米粥，病程较长，肌肤甲错者。类似于今之肺脓疡。
③ 胎：通"苔"。指舌苔。今通作"苔"。
④ 辟辟燥：燥涩貌。
⑤ 师脉之：老师凭脉诊断并鉴别诸种性质的咳嗽病。脉，用如动词。凭借切脉诊断。
⑥ 吐如米粥：指肺痈病人咯吐的脓血如同米粥状。
⑦ 鼠乳：病名。因风邪搏于肌肤而致，症见身面忽生刺状突起，状如老鼠乳头，故名之。
⑧ 桔梗白散：高校按：以上诸症，《金匮》卷上第七用"桔梗汤"方，而"药味组成"及"煎服方法"属《伤寒论》"三物白散"之下，用治"寒实结胸，无热证者"。未知是一方两用，还是传抄中误窜。可参。
⑨ 甲错：肌肤干燥如鳞甲交错。
⑩ 合昏：程本作"合欢"。合昏，即中药"合欢"。

升，分再服。范汪同。

又，肺痈喘不得卧，葶苈大枣泻肺汤主之。兼疗胸胁胀满，一身面目浮肿，鼻塞清涕出，不闻香臭酸辛，咳逆上气，喘鸣迫塞方。

葶苈三熬令色①

上一味，捣令可丸，以水三升，煮擘大枣二十枚，得汁二升，纳药如弹丸一枚，煎取一升，顿服②。《古今录验》、《删繁》、仲景《伤寒论》、范汪同。并出第十七卷中。

《备急》：疗肠痈③、肺痈方。

升麻　白蔹　漏芦　芒硝各一两　黄芩　枳实炙　连翘　蛇衔各三两　栀子二十枚，擘　蒴藋根四两

上十味，捣令细，以水三升，渍经半日，以猪脂五升，煎令水竭，去滓傅④之，日三。若交⑤急，合水煎。出第四卷中。

《古今录验》：疗肺痈方。

薏苡仁一升　醇苦酒三升

上二味，煮。取一升，温令⑥顿服，有脓血当吐。范汪、《经心录》同。

又，疗肺痈苇汤⑦方。

剉苇一升　薏苡仁半升　桃仁五十枚，去尖皮两仁者　瓜瓣半升

上四味，㕮咀，以水一斗，先煮苇，令得五升，去滓，悉纳诸药，煮。取二升，分再服，当吐如脓。仲景《伤寒论》云：苇叶切二升。《千金》、范汪同。《千金》云：茎苇二升⑧，先以水二斗，煮五升。

又，疗肺痈，经时不瘥，桔梗汤方。

桔梗三升　白术二两　当归一两　地黄二两　甘草炙　败酱　薏苡仁各二两　桑白皮一升，切

上八味，切，以水一斗五升，煮大豆四升，取七升汁，去豆纳清酒三升，合诸药煮之。取三升，去滓，服七合⑨，日三

夜再，服。忌猪肉、芜荑、桃李、雀肉、海藻、菘菜等。

又，疗肺痈，生地黄汁汤方。

生地黄汁一升　当归　甘草炙　白石英绵裹　人参各一两　附子二分，炮　白小豆二十颗　白鸡一头，男用雌，女用雄，疗如食法，一作雉

上八味，切，以水一斗五升，煮鸡，取七升汁，去滓，纳地黄汁诸药等，煮。取三升，去滓，分服六合，日三夜二。忌芜荑、海藻、菘菜、冷水、猪肉等。并出第二十一卷中。

大肠论二首

《千金》论曰：大肠腑者，主肺也。鼻柱中央，以为候也。肺所以合气于大肠者，大肠为行道传写之腑也，号监仓掾⑩，重二斤十二两，长一丈二尺，广六寸，脐右回叠积还反十二曲，贮水谷一斗二升，主十二时，定血脉，和利精神。

---

① 三熬令色：程本作"三熬令色紫"，《金匮》卷上第七作"熬令黄色"，《千金方》卷十七第七作"三两末之"。

② 纳药……顿服：《千金方》卷十七第七作"纳药一枣大，煎取七合，顿服令尽，三日服一剂，可服三四剂"。

③ 肠痈：病名。指热邪结聚于肠，腐肉成脓的一种内痈病，类似于今之急性阑尾炎、阑尾周围脓肿等病。

④ 傅：高校本疑作"服"。可从。

⑤ 交：高校本疑作"较"。

⑥ 令：原误作"冷"，据程本、高校本改。

⑦ 苇汤：程本作"苇茎汤"与《金匮》卷上第七所引《附方》合。

⑧ 升：原误作"枚"，据程本、《千金方》卷十七第七改。

⑨ 七合：程本作"六合"，当改。如此"日三夜再"与"取三升"之数合。

⑩ 监仓掾（yuàn 音愿）：监管仓库的官员。此喻指大肠。掾，历代官职的通称。《玉篇·手部》："掾，公府掾吏也。"

又，曰：肺前①受病，移于大肠，肺咳不已，则大肠受之，大肠咳则遗失②便利。

肺应皮，皮厚即大肠厚；皮薄即大肠薄；皮缓腹裹大者，大肠缓而长；皮急者，大肠急而短；皮滑者，大肠直；皮肉不相离者，大肠结。《删繁》同。

又，扁鹊云：大肠绝不疗，何以知之？泄痢无度，痢绝则死。

实即肠热，热则胀满不通，口为生疮。

食下入肠，则肠实而胃虚，下胃则胃实而肠虚，所以实而不满，乍实乍虚，乍来乍去。虚则肠寒，寒则肠中雷鸣，泄青白之痢，而发于气水，根在大肠。

大肠有寒，鹜溏③；有热，便肠垢④；大肠有宿食，寒栗发热，有时如疟状。

大肠病者，肠中切痛而鸣濯濯⑤，冬日重感于寒则泄，当脐而痛，不能久立，与胃同候。肠中雷鸣，气上冲胸，喘不能久立，邪在大肠也。大肠胀鸣而痛，肠寒即泄，食不化。出第十八卷中。

大肠热实方三首

《千金》：凡右手寸口气口以前脉阳实者，手阳明经也。病苦肠满，善喘咳，面赤身热，喉咽中如核状，名曰大肠实热也。

又，疗大肠实热，腹胀不通，口为生疮，生姜泄肠汤方。

生姜　橘皮　青竹茹　白术　黄芩　栀子擘，各三两　桂心一两　生地黄十两　茯苓　芒硝各二两　大枣十四枚，擘

上十一味，切，以水七升，煮。取三升，去滓，下芒硝，分三服。忌生葱、芜荑、海藻、菘菜、醋物、桃李、雀肉等。出第十八卷中。

《删繁》：疗肺脉厥逆⑥大于寸口，主大肠热，咳上气，喘鸣，心烦，麻黄汤方。

麻黄六两，去节　芍药　生姜　半夏洗十遍　细辛　五味子各三两　桂心二两　石膏八两，碎，绵裹

上八味，切，以水九升，先煮麻黄七八沸，去沫，次下诸药，煎。取三升，去滓，分三服。忌羊肉、饧、生葱、生菜等。

又，疗大肠热甚，胁满，掌中热，淡竹叶饮，泄热气方。

淡竹叶切，三升　橘皮三两　干苏叶三两　白术四两　甘草一两，炙　葱白切，一升　桂心一两　石膏六两，碎　杏仁六十枚，去皮尖，熬

上九味，切，以水一斗二升，先煮竹叶，取一斗；去滓，澄清，取九升，下诸药，煮。取三升，绞去滓，分三服。若须利下，纳芒硝三两。忌海藻、菘菜、桃李、雀肉、生葱。并出第二卷中。

大肠虚寒方三首

《千金》：凡右手寸口气口以前脉阳虚者，手阳明经也。病苦胸中喘，肠鸣，虚渴唇干，目急，善惊，泄白⑦，名曰大肠虚寒也。

---

① 前：先也。指肺在大肠之前发病。《正字通·刀部》："前，先也。"

② 遗失：即大便失禁。失，通"矢"，矢通"屎"。

③ 鹜溏：指大便稀溏如鸭粪。程本作"鶩"。今通用"鹜"，鸭子。

④ 便肠垢：指排泄的大便呈黏液状，如同肠之污垢。

⑤ 鸣濯濯：指肠鸣如同水流声之状。濯濯，水流声。

⑥ 厥逆：此谓脉气逆乱。厥，亦"逆"也。

⑦ 泄白：泄下的大便呈白色黏冻。

又，疗大肠虚寒，痢下青白，肠中雷鸣相逐[1]，黄连补汤[2]方。

黄连四两　茯苓四两　芎䓖三两　醋石榴皮四枚　地榆五两　伏龙肝如鸡子大一枚，是灶心内土，研

上六味，切，以水七升，煮五味。取二升五合，去滓，下伏龙肝屑，搅调，分三服。忌猪肉、冷水、大醋。出第十八卷中。

《删繁》：疗大肠虚寒，欠㰦[3]，咳，气短，少腹中痛，款冬花丸方。

款冬花七分　桂心　五味子各六分　干姜　芎䓖　甘草炙，各五分　附子四分，炮　桔梗四分　苏子五合，熬　蜀椒一升　百部汁七合　白蜜一升　干枣五十枚，擘，去皮，研为脂　姜汁一升

上十四味，细捣为末，将苏、蜜[4]、汁和，微火上煎，取为丸如梧子。每服温酒下三十丸，加至四十丸，日再。忌海藻、菘菜、猪肉、冷水、生葱。出第二卷中。

皮虚实方二首

《删繁》：论曰：夫五脏六腑者，内应骨髓，外合皮毛肤肉。若病从外生，则皮毛肤肉关格强急[5]；若病从内发，则骨髓疼痛。然阴阳表里，外皮内髓，其病源不可不详之也。皮虚者寒，皮实者热。凡皮虚实之应，主于肺、大肠，其病发于皮毛，热即应脏，寒即应腑。《千金》同。出第三卷中。

《千金》：疗皮虚，主大肠病，寒气关格，蒴藋蒸汤[6]方。

蒴藋根叶切，三升　桃皮叶剉，三升　菖蒲叶剉，三升　细糠一斗　秫米五升

上五味，以水一石五斗，煮。取米熟为度，大盆器贮，于上作小竹床[7]子罩

盆，人身坐床中，四面周回将席荐障风，身上以衣被盖覆，若气急时开孔对口[8]泄气[9]，取通身接汗[10]，可作两食久许。如此三日蒸，还温药足汁用之。若盆里不过热，盆下安炭火也。非惟疗寒，但是皮肤下一切劳冷，并皆疗之。忌羊肉、饧。《删繁》同。

又，疗皮实，主肺病热气，栀子煎方。

栀子　枳实炙　大青　杏仁去两仁尖皮　柴胡　芒硝各三两　生地黄切，一升　石膏八两，碎，绵裹　淡竹叶切，一升　生玄参五两

上十味，切，以水九升，煮。取三升，下芒硝，分三服。忌芜荑。《删繁》同。并出第十八卷中。

上气方九首

《广济》：疗上气[11]方。

---

① 肠中雷鸣相逐：谓腹中鸣响如雷声，连属不绝。逐，随。《玉篇·足部》：“逐，从也。”“中”原脱，据程本、高校本、《千金方》卷十八第二补。
② 黄连补汤：《千金方》卷十八第二“茯苓”用“三两”，“酸石榴皮”用“五片”。高校本据文义题作“黄连补肠汤”脱“肠”。可参。
③ 欠㰦：即呵欠。
④ 苏蜜：即酥油、蜂蜜。苏，即“酥”。
⑤ 关格强急：此谓皮肉因僵硬拘急而活动不灵。关与格，义同，均有阻隔不通之义。《一切经义》引《考声》：“关，隔也，碍也。”《字汇·木部》谓“格”有阻隔义。下仿此。
⑥ 蒴藋蒸汤：《千金方》卷十八第四“桃皮、叶”作“桃叶、皮、枝”。
⑦ 小竹床：原作“小竹历床”，衍“历”字，据程本、高校本及《千金方》卷十八第四删。
⑧ 口：原作“中”，义难通。据程本改。
⑨ 泄气：此指呼吸。
⑩ 通身接汗：指全身持续出汗。
⑪ 上气：因外感六淫，痰气凝结，气逆壅塞而致的呼吸急促之症。其特点是肺气上逆不能肃降，气憋上涌，吸气困难。

葶苈子五合，熬紫色，别捣如泥　桑根白皮切　大枣二十枚，擘

上三味，以水四升，煮。取一升，绞去滓，纳葶苈子泥如枣大，煮之三分减一，顿服，以快利为度。忌如药法。出第二卷中。

《肘后》：主上气方。

灸从大椎①数下行第五节下，第六节上空间，即灸一处，随年壮，秘方。深师、《千金翼》、文仲同。出第三卷中。

《千金》：疗上气方。

上酥一升　独头蒜五颗，去皮，先以酥煎蒜，蒜黄出之　生姜汁一合

上三味，同煎使熟，空腹服一寸匕，温服之。忌熟面。

又方

芥子三升

上一味，末之，蜜和为丸。寅时，井华水服如梧子七丸，日二服，散亦佳。禁如药法。尤忌油、面等。并出第十七卷中。

《必效》：疗上气方。

半夏洗　茯苓各四两　橘皮　白术各三两　生姜五两　槟榔十颗

上六味，切，以水一斗，渍一宿，煮。取二升七合，分三服。更加甘草②三两、人参二两、前胡三两、紫苏一两。忌羊肉、饧、桃李、雀肉③、醋物。出第一卷中。

《古今录验》：温中汤，疗上气方。

甘草三两，炙　桂心四两　生姜一斤

上三味，切，以水七升半，煎。取三升，分五服。忌生葱、海藻、菘菜。

又，昆布丸，疗胸满上气方。

大黄　硝石　海藻洗　水银各一两　昆布三两，洗　苦瓠瓣四十枚　葶苈半升，熬　通草二分　桃仁五十枚，去皮尖两仁者，熬

上九味，捣、筛，以蜜和，为丸如梧子许。先食，服三丸，日再服。

又，已试鲤鱼汤，疗上气方。

杏仁去两仁尖皮，熬　贝母　桂心各三两　橘皮　人参　甘草炙　厚朴炙　麻黄去节　茯苓　胡麻　白前各二两　鲤鱼五斤　生姜六两　半夏五两，洗

上十四味，切，先以水二斗，煮鱼，得一斗二升，去鱼纳药，煎④。取三升二合，分四服，日三夜一服。忌海藻、菘菜、醋物、羊肉、饧、生葱等物。

又，上气二物散。本司马大将军方。

麻黄一斤，去节　杏仁一百枚，去尖皮双仁，熬

上药各别捣，合和下筛为散。上气发时服方寸匕，可至三方寸匕，以气下为候，不必常服。范汪同。并出第十九卷中。深师疗上气兼咳。

卒上气方六首

深师：疗卒上气，胸心满塞，半夏苏子汤方。

半夏五两，洗　苏子一升　生姜五两　大枣四十枚，擘　橘皮　桂心各三两　甘草二两，炙

上七味，切，以水七升，煮。取二升七合，分三服，气即下。忌海藻、菘菜、羊肉、饧、生葱。

又，疗卒急上气，胸心满，竹筱下气汤方。

生甘竹筱⑤一虎口　石膏一两，绵裹⑥

---

① 大椎：此指第七颈椎的大椎穴。原误作"大推"，据程本、高校本、《千金翼》卷二十七第八改。

② 甘草：原误作"甘甘"，据程本、高校本改。

③ 肉：原误作"内"，据程本、高校本改。

④ 煎：原误作"前"，据程本、高校本改。

⑤ 竹筱（xiǎo 音小）：细竹子。

⑥ 绵裹：原脱"裹"，义不全。据高校本补。

生姜 橘皮各三两 甘草二两，炙

上五味，切，以水七升，煮竹篠取四升半，去滓，纳诸药，煮。取二升，分二服。此方疗忽上气不止者，服两、三剂瘥。忌海藻、菘菜。并出第十八卷中。

《备急》：葛氏疗卒上气，鸣息便欲绝方。

桑根白皮切，三升 生姜切，半升 吴茱萸半升

上三味，切，以酒五升，煮三沸。去滓，尽令服之，入口则愈。千金秘方。

又方

麻黄去节 甘草炙，各三两

上二味，切，以水三升，煮。取一升半，分三服。《古今录验》用水八升，煮，取三升八合。忌海藻、菘菜。瘥后欲令不发者，更取二味，并熬杏仁五十枚，捣、筛，蜜和丸。服四五丸，日三。文仲、《肘后》、范汪同。

又，疗卒上气，气不复报肩息方。

干姜三两，㕮咀

上一味，以酒一斗，渍。服一升，日三服。

又方

麻黄三两，去节 桂心 甘草炙，各一两 杏仁四十颗，去尖皮两仁者

上四味，切，以水六升，煮。取二升，分三服。此二方名小投杯汤，有气疾者亦可为散将服之。冷多，加干姜三两；痰唾者，加半夏三两洗之。忌海藻、菘菜、生葱。并出第三卷中。

久上气方四首

《千金》：疗积年上气不瘥，垂死者方。

莨菪子熬，令色变 熟羊肺薄切，曝干为末

上二味，各别捣，等分。以七月七日神酢，拌令相著，夜不食，空肚服二方寸匕，须臾拾针两食间①，以冷浆白粥二口止之，隔日一服，永瘥。三十日内得煮饮汁，作芜菁羹食之，以外一切禁断。文仲、《肘后》同。

又，疗上气，三十年不瘥方。

大枣一百枚，去核皮 豉一百二十颗，熬 杏仁一百颗，去两仁尖皮，熬 椒三百粒，汗，末

上四味，先捣杏仁令极熟，后纳枣、椒、豉，更捣作丸。如枣核大含，稍稍咽之，日三夜一。并出第十七卷中。

《近效》：疗久上气，气急卧不得方。

紫苏叶二两 生姜 麻黄去节 杏仁去皮尖两仁者，碎，各三两 赤茯苓 桑根白皮 葶苈子各二两，熬 橘皮一两半

上八味，切，以水八升，先煮麻黄去沫，下诸药，和煮。取二升七合，绞去滓，分三服，每服如人行七八里久，温服之。毕，服后丸。

又，丸方

葶苈子六两，熬令紫色

上一味，捣如泥，丸如梧子大。每食后以枣饮，下十丸，日二服。干枣十颗擘碎，以水一升，煮取五合，去滓，用下丸，甚效。

---

① 须臾拾针两食间：此谓在两次进餐之间快速服药。拾针，喻服药之迅速。但高校本认为："拾针"有"幻视"之义。山胁尚德曰："《证类》引《药性论》之：'莨菪亦可单用，生能泻人，见鬼、拾针、狂乱。'观此语则'拾针'者，盖谓昏迷摸床如拾针状也。"又伊泽兰轩曰："博士《金刚经》颂曰：'猿猴探水月，蔺蓆拾华针。'注：'蔺蓆'，《本草》作'蔺苕子'，亦名浪荡，生食令人发狂，眼生华针，即以手拾之，其实无华针。"高本引注从莨菪子服药后病人的迷幻反应解之，亦可参之。

上气胸满方二首

《古今录验》：胡椒丸，疗咳上气胸满，时复呕沫方。

胡椒　荜拨　干姜各三两　白术二两桂心　高良姜　人参　款冬花　紫菀　甘草炙，各二两

上十味，捣、筛，蜜和，丸如梧子。一服五丸，日二服。不知增之，以知为度。忌生冷、醋滑、猪鱼肉、蒜、桃李、雀肉、生葱、海藻、菘菜。出第十九卷中。

《救急》：茯苓人参散，疗上气胸胁满闷，益心力，除谬忘，永不霍乱，能饮食。此方功力，诸药不逮[1]。有人年四十时，因患积痢，羸惫[2]不能起止，形状如七十老人，服此药两剂，平复如旧，久服延年益寿方。

茯苓二斤，去黑皮，擘破如枣大，清水渍，经一日一夜，再易水，出，于日中曝干，逐手并为散人参七两，捣、筛　甘草一两，炙，切　牛乳七升　白沙蜜一升五合

上五味，以水五升，纳甘草，煮，取二升，除甘草澄滤；纳茯苓，缓火煎，令汁欲尽；次纳白沙蜜[3]、牛乳；次纳人参，缓火煎令汁尽，仍搅药令调，勿许焦成，日中曝干，捣、筛为散，以纸盛之。温乳及蜜汤和吃并得，亦不限多少。夏月水和，当麨[4]。忌海藻、菘菜、大醋。并是大斗、大升、大秤两也。此方极验，合数剂，立效。出第六卷中。

上气咳身面肿满方四首

崔氏：疗肺热而咳，上气喘急，不得坐卧，身面肿，不下食。消肿、下气、止咳立验方。

葶苈子二十分，熬，别捣令熟　贝母六分

杏仁十二分，去尖皮，熬，别捣　紫菀六分茯苓　五味子各六分　人参　桑白皮各八两

上八味，捣、筛，蜜和，丸如梧子。一服十丸，日二服。甚者夜一服，渐渐加至二三十丸，煮枣汁送之。若肿气盛者，宜服此药；若小便不利者，宜服后方。忌酢物。

又方

葶苈子二十分，熬令变色，别捣极熟　杏仁十二分，去尖皮，熬，别捣　茯苓六分　牵牛子八分，熬

上四味，捣、筛，蜜和，为丸如梧子许。每服八丸，日再夜一服，渐渐加至二十丸，煮枣汁送之。大忌醋物。

又，疗上气咳嗽，长引气不得卧，或水肿，或遍体气肿，或单面肿，或足肿，并主之方。

葶苈子三升，微熬

上一味，捣、筛为散，以清酒五升渍之。春夏三日，秋冬七日。初服如胡桃许大，日三夜一。冬，日二夜二，量其气力，取微利为度。如患急困[5]者，不得待日满，亦可以绵细绞即服。

其葶苈单茎向上，叶端而角，角粗且短。又有一种苟芥草，叶近根下，作歧生，角细长，采时必须分别前件二种[6]。

病状发动各不同，始终至困，并归于

---

① 不逮（dài音呆）：不及。达不到应有的治疗效果。《尔雅·释言》："逮，及也。"

② 羸惫：极度衰弱。惫，衰竭。《玉篇·羊部》："羸，弱也。"

③ 白沙蜜：原脱"沙蜜"二字，据高校本及程本补。

④ 麨（chǎo音炒）：指谷类磨粉后炒熟作成的干粮。

⑤ 急困：病情急而憔悴。《广韵·恩韵》："困，悴也。"

⑥ 二种：原作"六种"，《证类本草》引作"两种"，高校本认为，"二种"，即指"葶苈子"和"苟芥草"。

水。但人腹内有块，及两边皆有者，或当心有块，稍肚大者，并是水病①。即此药必须得好、新、熟，无灰酒清者，始可用。经日多者②，恶不堪用。前件病皆是热服药，唯须慎酒、面、生冷、鸡猪鱼肉。大困③及不得卧，入口则定。老少任意量力，必须好瘥、平复，始可停药。此方神验。服药如伤④，多闷乱者，作土浆饮即定。并出第六卷中。

《必效》：疗上气咳嗽，腹满体肿方。

取楸叶三升

上一味，煮三十沸，去滓，煎堪作丸如小枣子，以竹筒纳下部，立愈。出第一卷中。

上气喉中水鸡鸣方一十二首

深师：疗久逆上气胸满，喉中如水鸡鸣，小投杯汤⑤方。

小麦一升　麻黄四两，去节　厚朴五两　石膏如鸡子大一枚，碎，绵裹　杏仁五合，去皮尖两仁者，切

上五味，以水一斗，煮。取小麦熟，去麦，纳药，煮。取三升，分三服。咳嗽甚者，加五味子、半夏洗各半升、干姜三累，经用甚良。

又，疗上气，脉浮咳逆，咽喉中水鸡鸣，喘息不涌，呼吸欲死，麻黄汤方。

麻黄八两，去节　射干二两　甘草四两，炙　大枣三十颗，擘

上四味，切，以水一斗，先煮麻黄三沸，去上沫，纳诸药，煮。取三升，分三服，已用甚良。忌海藻、菘菜等。

又，疗咳逆上气，胸中塞，不得息，卧不安席，牵绳而起，咽中如水鸡声，投杯汤方。

款冬花二十分　杏仁四十颗，去两仁者及尖皮　甘草一两，炙　大枣二十颗，擘　桂心二

两　麻黄四两，去节　生姜　半夏洗，各三两　紫菀　细辛各一两

上十味，切，以水八升，煮。取二升，顿服之。一方分再服，卧令汗出。食粥数口，勿饱食，神良。忌海藻、菘菜、羊肉、饧、生葱、生菜。

又，疗咳逆上气，鳋⑥嗽、冷嗽，昼夜甚，喉中水鸡鸣，钟乳丸方。

钟乳　人参　桂心　干姜各八分　附子炮　款冬花　细辛各六两　紫菀十分　杏仁四分，去皮尖，两仁者，熬

上九味，捣、筛，蜜和。酒服如小豆二丸，日三。不知，稍稍加之。忌猪肉、冷水、生葱、生菜等物。

又，疗上气咳嗽，喉中水鸡鸣，唾脓血腥臭，麻黄汤方。

麻黄六两，去节　桂心一两　甘草炙　杏仁去尖皮，各二两　生姜八两，一方用干姜三两

上五味，切，以水七升，煮。取三升半，分五服。已用疗咳唾脓血，喉中腥臭。得力⑦后长将丸服。忌海藻、菘菜、生葱。

又，疗久咳上气，喉中鸣，昼夜不得卧，贝母散方。

贝母三两　麻黄去节　干姜各二两　桂心　甘草炙，各一两

上五味，捣、筛。平旦酒服方寸匕，日二，不知增之，至二匕。大剧⑧可至再

---

① 水病：谓水液停聚所致的病。原误作"少病"，据程本及文义改。

② 经日多者：指不新鲜，收贮时间久的葶苈子或"苟芥草"。

③ 大困：此谓病甚。困，憔悴、疲倦。

④ 服药如伤：服药后的反应如同劳倦损伤。

⑤ 小投杯汤：《千金方》卷十八第五作"麻黄石膏汤"。

⑥ 鳋（são 音臊）：专指鱼的臊腥气。

⑦ 得力：指服药已见效果，病情得以控制。力，药力。

⑧ 大剧：犹言病情较重。

服，酒随能多少①。忌海藻、菘菜、生葱等。

又，疗久咳逆上气，体肿、短气、胀满，昼夜倚壁不得卧，喉常作水鸡鸣，白前汤方。

白前二两　紫菀　半夏洗，各三两　大戟切，七合

上四味，切，先以水一斗，渍之一宿，明旦煮。取三升，分三服。忌羊肉、饧。《千金》、《古今录验》同。并出第十八卷中。此方四味，《千②金方》见水肿、咳、上气中。

《小品》：疗咳逆，喉中如水鸡声，贝母汤方。

贝母　甘草炙，各二两　麻黄去节　桂心各四两　半夏洗　干姜各三两　杏仁七十枚，去尖皮两仁者，熬

上七味，切，以水二斗三升，先煮麻黄得十沸，纳药煮。取三升，温服七合，日三。忌海藻、菘菜、生葱、羊肉、饧。《古今录验》同。

又，疗咳而上气，咽中如水鸡声，射干麻黄汤方。

射干十二枚　麻黄去节　生姜各四两　紫菀三两　款冬花三两　细辛三两　五味子半升　半夏如大钱许八枚，洗　大枣七枚，擘

上九味，切，以东流水一斗二升，煮。取三升，分三服。忌羊肉、饧、生菜。《千金》、《古今录验》同。并出第一卷中。此本仲景《伤寒论》方。

《必效》：疗瘕病③，喘息气急，喉中如水鸡声者，无问年月远近④方。

肥皂荚两挺　好酥用大秤一两

上二味，于火上炙，去火高一尺许，以酥细细涂之。数翻覆，令得所，酥尽止，以刀轻刮去黑皮，然后破之，去子、皮、筋脉，捣、筛，蜜和为丸。每日食后，服一丸如熟豆，日一服讫。取一行微

利，如不利，明且细细量加⑤，以微利为度。日止一服。忌如药法。出第一卷中。

《古今录验》：沃雪汤，疗上气不得息卧，喉中如水鸡声，气欲绝方。

麻黄四两，去节　细辛二两　五味子半升　桂心　干姜各一两　半夏如博棋子八枚，洗去滑，一方四两

上六味，切，以水一斗，煮。取三升，绞去滓，适寒温，服一升，投杯则卧⑥。一名投杯麻黄汤，令人汗出不得卧，勿怪⑦。亦可从五合，不知稍增，日再。凡煮麻黄，先煮二沸，去上沫，又纳余药。忌生葱、生菜、羊肉、饧。《集验》、《经心录》、范汪同。

又，投杯汤，疗久咳嗽上气，胸中寒冷，不得息食⑧，卧不安席，每牵绳而起⑨，咽中如水鸡声方。

款冬花四十颗　细辛一两　紫菀三两　甘草炙　桂心　麻黄去节　干姜各二两　五味子半升　杏仁四十枚，去皮尖两仁者　半夏半

---

①　酒随能多少：指服送药粉时饮酒的多少应根据饮酒的能力而定。

②　千："千"字原误窜在"此方"之下，"四味"之上，据程本、高校本移正。

③　瘕病：指喉咙有呀呷作声的病。即今之"哮"病。本卷《肺胀上气方四首》作"瘕嗽"。也称"呷嗽"、"呷咳"。

④　年月远近：谓病程长短。

⑤　明且细细量加：如果服未见效果，第二天稍稍增加药量。"明"，第二天。且，高校本疑作"旦"，程本作"时"。

⑥　投杯则卧：言服药后见效之快，放下服药的杯子就能平卧。

⑦　勿怪：谓服含有麻黄的汤药后有汗出，不得卧者，这是服药的反应，不必怀疑或者感到意外。

⑧　不得息食：由于肺气壅塞上逆，故在咳嗽上气时常伴有呼吸困难，也不能正常进食。息，呼吸。食，进食。

⑨　牵绳而起：谓病人不能自如地坐起，需借牵绳之力方能坐起。本卷下"补肺汤"主治亦有此症。又，高校本谓喘息困难，抬肩探头之状，如绳之牵引。亦通，可参。

升，洗

上十味，切，以水八升，煮。取二升，分再服。卧，汗出即愈。忌海藻、菘菜、生葱、生菜、羊肉、饧。并出第九卷中。

因食饮水上气方四首

《古今录验》：宫泰说：李将军儿得病，喘息甚难，并数上气呼吸，疗之不瘥，遂亡。本由食饼后乃饮水得之，服五味汤不瘥，此辈皆死。是后乃有婢得之，行极而渴饮水多，此为所发起同，与五味汤，亦不瘥。然后小瘥，泰因此与三物备急药半钱，吐、下得瘥。由此思，惟病之所由，以冷水入肺及入肠，寒热不消化，结聚逼迫于胃口，故令其呼吸乏，气息不得下过，谓喘而上气息数也。宜吐、下之，亦可与三物瓜蒂散吐之。

三味备急散，本疗卒死感忤，宫泰以疗人卒上气，呼吸气不得下，喘逆。瘥后已为常用方。

巴豆　干姜　大黄

上药等分，巴豆小熬去心皮，合捣下筛。服半钱匕，得吐、下则愈。忌野猪肉、芦笋。范汪同。

又，三味吐散，宫泰以疗上气，呼吸喘逆方。

瓜蒂三分　杜蘅三分　人参一分

上药捣、筛为散。以温汤服一钱匕，老、小半之。范汪同。并出第十九卷中。

《肘后》：疗大走马奔走①喘乏，便饮冷水。冷饮②因得上气发热方。

竹叶三斤　橘皮三两，切

上二味，以水一斗半，煮。取三升，去滓，分为三服，三日服一剂良。《集验》用竹叶三两。文仲、《备急》、范汪等同。

又方

葶苈子一两，熬，捣　干枣四十颗，擘

上二味，以水三升，先煮枣取一升，纳葶苈子煎。取五合，大人分一二服，小儿分三、四服。并出第一卷中。

卒短气方四首

《肘后》：卒短气方。

捣韭取汁，服一升，立愈。文仲、《备急》、《千金》同。出第一卷中。

《千金》：疗卒短气方。

枸杞叶二两　生姜二两，切

上二味，以水三升，煮。取一升，顿服之。

又方

生姜五两，切　小麦一升

上二味，以水七升，煮。取一升，顿服之。

又方

紫苏茎、叶切，一升　大枣二七枚，擘

上二味，以酒三升，煮。取一升半，分再服，水煮亦得。又方加橘皮半两。并出第十七卷中。

上气及气逆急牵绳不得卧方八首

《广济》：疗肺气，痰，上气，气急及咳方。

柴胡五两　五味子　橘皮　紫菀　贝母　杏仁去尖皮两仁者，熬，各三两　麻黄四两，

---

① 大走马奔走：行路急促。大走马，即奔跑。奔走，亦跑。

② 冷饮：指寒凉的水和饮品。冷水，即凉水。冷饮，即寒凉的饮品。《灵枢·邪气脏腑病形》："形寒寒饮则伤肺"，则其义也。

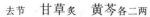

去节　甘草炙　黄芩各二两

上九味，细切，捣令极碎。每服取麦门冬一两去心、生姜半两切、竹叶一两半，以水二升五合，先煮麦门冬、生姜、竹叶，有①一升五合，纳散二两，煎。取一升二合，绞去滓，分二服，平旦空肚服之一服，日晚食消后服之，每日作一剂，不利。忌油、面、猪犬肉、小豆、黏滑、酸咸、海藻、菘菜。出第三卷中。

《肘后》：疗咳，上气，喘息便欲绝方。

末人参，服之方寸匕，日五六。出第一卷中。

深师：疗上气及诸逆气，神验白前汤方。

白前五两　紫菀　杏仁去尖皮并两仁者
厚朴炙，各三两　半夏洗　麻黄去节，各四两
生姜一斤，一方用八两　人参　桂心各二两
甘草一两，炙　大枣十四枚，擘

上十一味，切，以水八升，煮。取二升半，分三服，良。忌海藻、菘菜、羊肉、生葱、饧。

又，疗肺气不足，咳嗽上气，牵绳而坐，吐沫唾血，不能食饮，补肺溢汤②方。

苏子一升　桑白皮五两　半夏六两，洗
紫菀　人参　甘草炙　麻黄去节　五味子　干姜　杏仁去尖皮两仁者，各二两　细辛一两半　桂心三两　款冬花一两　射干一两

上十四味，切，以水一斗二升，煮。取三升，分五服，日三夜再。忌海藻、菘菜、羊肉、饧、生葱、生菜。《千金》同。

又，疗诸咳病，上气胸满，昼夜不得卧，困笃，钟乳丸方。

钟乳八分　干姜六分　款冬花　细辛
桑白皮　半夏洗，各四分　贝母　附子炮，各五分　蜀椒三分，汗　芎䓖四分　紫菀八分
杏仁三分，去尖皮两仁者，熬

上十二味，捣、筛，蜜和。服如大豆二丸，日三。忌冷食、猪羊肉、饧、生菜。出第十八卷

《千金》：疗上气不得卧，神秘方。

橘皮　生姜　紫苏　人参　五味子各五两

上五味，切，以水七升，煮。取三升，分三服。出第十七卷中。一方有桔梗，无五味子。

《古今录验》：疗积病后，暴上气困笃③，投杯汤方。

石膏四两，碎　甘草二两，炙　五味子三两　大枣二十枚，擘　人参　桂心　半夏洗
杏仁去尖皮，各二两　麻黄三两，去节　生姜四两

上十味，切，以水一斗，煮。取三升，一服六合，日三夜一。忌羊肉、饧、海藻、菘菜、生葱等。

又，疗上气，呼吸牵绳，肩息欲死，覆杯汤方。

麻黄四两，去节　甘草炙　干姜　桂心
贝母各二两

上五味切，以水八升，煮。取二升，分再服则愈。有人先有风患兼有石热④，取冷当风，饮酒、房室体虚；末春因天行病⑤，至夏中瘥尚虚；有风热未除，兼药石势取过，伤于胃气；因腹胀坚如石，气息不利；因自下后，变四肢肿，游走不定，小便不通，积服利药，忽吐逆，不下食，变哕，至掣动百脉，状如嘘唏⑥，积日乃变上气。服此方加杏仁二两，与两

---

① 有：犹取也。《玉篇·有部》："有，得也，取也。"

② 补肺溢汤：《千金方》卷十七第二作"补肺汤"。"溢"字疑衍。

③ 困笃：极度的疲倦及沉重。此谓病势危重。

④ 石热：指服石类药物所产生的热毒。

⑤ 天行病：指流行性的时令传染病。

⑥ 嘘唏：此有气息微弱貌。嘘、唏皆为吹气貌。

剂，上气得止。忌海藻、生菜、菘菜。范汪、《经心录》同。出第十九卷中。

咳嗽上气方七首

《病源》：咳嗽上气者，肺气有余也。肺感于寒，微则成咳嗽。肺主气，气有余则喘咳上气。此为邪搏于气，气拥滞①不得宣发，是为有余，故咳嗽而上气也。其状喘咳上气，多涕唾，面目浮肿，则气逆也。出第十四卷中。

深师：疗上气咳嗽，苏子煎方。

苏子二升　生姜汁，二升　白蜜二升　生地黄汁，二升　杏仁二升，去尖皮两仁者，熬

上五味，捣苏子，以地黄、姜汁浇之，绢绞取汁，更捣以汁浇，复绞，如此六七过，令味尽，去滓，熬杏仁令黄黑，捣令如脂。又以向汁浇之，绢绞取汁，往来六七过，令味尽，去滓纳蜜，和，置铜器中，于重汤中煎之，令如饴，煎成。一服方寸匕，日三夜一服。忌芜荑。《千金》同。

又，疗咳嗽上气，射干煎②方。

射干八两　紫菀半两　胶饴五两　细辛半两　干姜五两，末　生竹沥一升　芫花根半两　桑根白皮　款冬花各八两　附子半两，炮　甘草半两，炙　白蜜一升半

上十二味，先切射干，合蜜、竹沥汁，煎五六沸，绞去滓，㕮咀诸药，以水一升四合，渍一宿，煎之七上七下，去滓，乃合饴、姜末，煎令如铺③。服酸枣一丸许，日三夜一，不知稍增之。忌海藻、菘菜、猪肉、冷水、生菜。《千金》同。

又，疗咳，上气，中寒冷，鼻中不利，杏仁煎方。

杏仁五两，去两仁者及皮，炙　五味子三合　甘草四两，炙　麻黄一斤，寸切　款冬花三合　紫菀　干姜各二两　桂心四两

上八味，切，以水一斗，煮麻黄，减二升，掠去沫，乃纳诸药，煮。取四升，绞去滓。又纳胶饴半斤、白蜜一斤，合纳汁中，搅令相得，汤中煎如饴，成。先食服如半枣，日三，不知稍加之。忌海藻、菘菜、生葱。《千金》同。出第十八卷中。

崔氏：疗上气，暴咳方。

紫苏茎叶，剉，二升　大豆一升

上二味，以水四升，煮大豆，次下紫苏，煮。取一升五合，分为三服，昼二夜一。忌醋、酢、咸、酸、油腻等。出第六卷中。

《必效》：主上气，腹胀，心胸满，并咳不能食方。段明府云：极效。

枇杷叶一握，去毛炙　槟榔三七颗，大，并皮子碎　生姜二分　高良姜二两　蜜二合　酥二合

上六味，切，以水二大升，煮。取一大升，汤成后纳酥、蜜，更煮三五沸。分温三服，每服如人行八九里久。甚重者三、两剂，任意食之。出第一卷中。

《救急》：疗上气，咳，肺气胸痛方。

杏仁三大升，去尖皮两仁者　白蜜一大升　牛酥二大升

上三味，杏仁捣碎，于瓷盆中研，取汁五升，净磨铜铛，勿令脂腻，先倾三升汁于铛中，刻木记其深浅；又倾二升汁，以缓火煎，减至于所记处，即纳白蜜及酥，还至木记处，药乃成，贮不津瓷器④中。每日三度，以暖酒服一大匙，不能饮酒，和粥服亦得。服一七日唾色变白，二

---

① 拥滞：即壅滞不畅。拥、壅，义同。

② 射干煎：《千金方》卷十八第五无"芫花"，计十一味，剂量稍异。

③ 铺（bù 音步）：饧之稠浊者。见《正字通》。

④ 不津瓷器：指干燥的瓷器。津，湿润。

七日唾稀，三七日咳断。此方非但疗咳，兼补虚损，去风冷，兼悦肌肤①，白如瓠。妇人服之，更佳。《延年秘录》同。出第六卷中。

《古今录验》：疗上气兼咳，苏子汤方。

苏子一升　五味子五合　麻黄去节　细辛　紫菀　黄芩　甘草炙，各二两　人参　桂心　当归各一两　半夏三两，洗　生姜五两

上十二味，切，以水九升，煮。取三升，分二服。上气病亦特单煮苏子及生苏叶，冬天煮干枝、茎、叶亦佳。忌海藻、菘菜、羊肉、饧、生葱、生菜。出第十九卷中。

咳逆上气呕吐方四首

《病源》：五脏皆禀气于肺，肺感微寒则成咳嗽也。寒搏于气，气聚还肺，而邪有动息②。邪动则气奔逆上，气上则五脏伤动。动于胃气者，则胃气逆而呕吐也。此是肺咳连滞，气动于胃而呕吐者也。

又，有季夏脾王之时，而脾气虚不能王，有寒气伤之而咳嗽者，谓之脾咳。其状，咳则右胁下痛，阴阴引膊背，甚则不可动，动则咳发。脾与胃合，脾咳不已，则胃受之。其状，咳嗽而呕，呕甚则长虫出是也。凡诸咳嗽，甚则呕吐，各随证候，知其腑脏也。出第十四卷中。

深师：疗咳嗽，上气，喉咽中腥臭，虚气搅头，头痛眼疼，耳中嘈嘈③，风邪毒注天行，食不生肌④，胸中隔塞，呕逆多唾，恶心，心下坚满，饮多食少，疗痉⑤并淋⑥，通气丸方。

胶饴五斤　蜀椒二升，汗　乌头七分，炮　桂心六分　大附子五枚，炮　干姜　人参各四分　杏仁一升，去皮尖两仁者，熬　天门冬

十分，去心　蜈蚣五节，去头，炙

上十味，末之，捣杏仁作膏，稍稍纳药末，捣千过，烊胶饴乃纳药中，搅令调和。含如半枣一枚，日六七，夜二三服，令胸中温为度。若梦与鬼神交通及饮食者，全用蜈蚣；食不消者，加杏仁五合；有虚气，少腹急，腰痛，加天门冬、杜仲；有风加乌头二枚，附子一枚，立夏后勿加也；有留饮加葶苈子一两，熬，末之。忌猪肉、冷水、生葱、鲤鱼等物。《千金》同。

又，疗上气咳逆，口干，手足寒，心烦满，积聚不利⑦，呕逆；若坠瘀血，上气，胸胁胀满，少气肠鸣；饱食伤中，里急；妇人乳饮滞，下有邪湿，阴不足，大小便不利，肢节皆痛，硝石丸方。

硝石一升　干姜　前胡　大黄各一斤　杏仁一升，去尖皮，熬

上五味，捣，筛，蜜和。饮服如梧子三丸，日再。五日后，心腹诸疾随大、小便去，月经绝则通，下长虫数十。亦利血及冷、热、赤、白汁，癥瘕毒，悉主之。药利以意消息。

又，疗上气，烦闷，呕逆，不得饮食，厚朴汤方。

厚朴三两，炙　人参一两　半夏四两，洗

---

①　悦肌肤：使肌肤润泽而漂亮。

②　邪有动息：邪气有扰动而发病的时候，也有暂时歇止的时候。动，扰动，发动。息，止。

③　耳中嘈嘈：耳鸣如众声繁杂喧闹貌。《集韵·韵》："嘈，喧也。"

④　食不生肌：能进食但不长肉。

⑤　痉：也作注。多指具有传染性和病程长的慢性疾病。主要指劳瘵。《释名·释疾病》："注病，一人死，一人复得，气相灌注也。"此处似指"痉嗽"，即劳嗽，也指劳瘵所致的咳嗽病。

⑥　淋：病证名。因邪犯膀胱，气化失常而致，症见小便急迫，及排尿短数、涩痛的病证。也有因脾或肾虚而致。此处即是。

⑦　积聚不利：指气机壅滞郁积而不通。

生姜八两　茯苓　甘草炙　橘皮　桂心各二两　枳实二两，炙

上九味，切，以水八升，煮。取三升，分三服。忌海藻、菘菜、羊肉、饧、生葱、醋物。并出第十八卷中。

《必效》：疗上气，咳嗽，呕逆，不下食，气上方。

橘皮　紫菀各三两　人参　茯苓　柴胡　杏仁去尖皮两仁者，各二两

上六味，切，以水六升，煮。取二升，分为三服。患冷，加生姜二两；患热，加麦门冬三两去心；不能食，加白术二两、厚朴二两炙。忌醋物、桃李、雀肉等。出第一卷中。

上气咳嗽多唾方三首

《广济》：疗上气，肺热咳嗽，多涕唾方。

白前四分　生麦门冬十分，去心　贝母　石膏碎，绵裹　甘草炙　五味子　生姜各四分　黄芩五分　杏仁四十颗，去皮尖两仁者　淡竹叶切，一升　白蜜一匙

上十一味，切，以水七升，煮。取二升七合，绞去滓，纳白蜜，更上火煎三沸。分温三服，每服如人行五六里，须利三两行。汤成后宜加芒硝八分。忌热面、炙肉、油腻、醋食、海藻、菘菜等。出第二卷中。

《古今录验》：小紫菀丸，疗上气，夜咳逆，多唾浊方。

干姜　甘皮一作甘草　细辛　款冬花各三分　紫菀三分　附子二枚，炮

上六味，捣、筛，以蜜和，为丸如梧子。先食，服三丸，日再，以知为度。忌冷水、猪肉、生菜等物。

又，疗咳，气上，多涕唾，杏仁煎方。出徐王。

杏仁大升一升，不用去皮

上一味，捣碎，研，取大升三升汁，以水和，研之，煎。取一大升，酒服一匙头，日三。忌猪鸡鱼肉、胡荽等物。并出第十九卷中。

上气咳方一首

《古今录验》：疗咳逆，上气，胸满，多唾。太医令[1]王叔和所撰，已更御服[2]甚良效方[3]。

干姜三分　礜石一分，泥裹烧半日　蜀椒五分，汗　细辛二分　乌头一分，炮去皮　杏仁一分，去皮尖两仁者，熬　吴茱萸四分，洗　菖蒲一分　紫菀二分　皂荚一分，去皮子炙　款冬花三分　麻黄四分，去节

上十二味，捣、筛，蜜和，丸如梧子。夜卧吞一丸，日二，不知加之。疗二十年咳，不过二十丸便愈，御药也。秘在石室[4]不传。忌猪羊肉、饧、生菜、冷水。《千金》同。出第十九卷中。一方有桂心三分，无麻黄。

久咳嗽上气方三首

《肘后》：疗久咳、上气十年、二十年，诸药疗不瘥者方。

猪胰三具　干枣一百颗，擘

上二味，以酒三升，渍数日。服二三合，至四五服愈，服尽此则瘥。《千金》

---

① 太医令：官名。秦置太医令丞，掌医官。汉沿置，初属太常，后改少府。隋改为太医署。

② 御服：谓进献给宫廷用服。御，进献。《诗经·小雅》毛传："御，进也。"

③ 效方：《千金方》卷十八第五作"蜀椒丸"，药味组成相同，剂量稍异。

④ 秘在石室：秘，即珍藏。石室，古代藏图书档案处。

同。出第三卷中。

深师：疗久上气咳，麻黄散方。司马太傅咳，常将此服愈。

麻黄一斤，去节　杏仁一百枚，去尖皮两仁者，熬　甘草二两，炙　桂心一两

上四味，捣、筛，别捣杏仁如脂，纳诸末，合令调。临气上发时服方寸匕，气下止。食顷，气不下，更服一匕，可至三匕。气发便服，即止。忌海藻、菘菜、生葱。《千金》、《古今录验》同。

又，疗久上气咳，亦疗伤寒后咳嗽方。

甘草二两，炙，切　大枣二十枚，擘

上二味，以水七升，煮。取二升，分再服，数用验。忌海藻、菘菜等。并出第八卷中。《古今录验》名温脾汤。

咳逆上气方五首

《**病源**》：肺虚感微寒而成咳，咳而气还聚于肺，肺则胀，是为咳逆也。邪气与正气相搏，正不得宣通，但逆上喉咽之间。邪伏则气静，邪动则气奔上，烦闷欲绝，故谓之咳逆上气。出第十四卷中。

深师：疗咳逆上气，支满，息欲绝[1]，气结于胸中，心烦躁不安，一合汤方。

芫花二分，熬　桂心　干姜各五分　甘草炙　细辛各四分　荛花二分

上六味，切，以水三升，煮。取一升，先食，服一合，日三夜一。又云合汤，亦得分六七服，一日尽便愈。一方有菖蒲四分，无荛花。忌海藻、菘菜、生葱、生菜等。

又，疗咳逆上气，腹中有坚痞，往来寒热，令人羸瘦，不能饮食，或时下痢，此腹中如校[2]在脐上下关，疝气上肠[3]使然，为病有气涌逆，蜀椒散方。

蜀椒五合，去目并闭口者，汗　桂心　甘草炙，各一两　通草　半夏洗，各三两

上五味，捣、筛。饮服方寸匕，日三夜一，为常药，不烦毒。忌海藻、菘菜、羊肉、饧、生葱。并出第十八卷中。

《**古今录验**》：麦门冬丸，主气逆，上气方。

干姜六分　麦门冬十分，去心　昆布洗　海藻洗，各六分　细辛　海蛤　蜀椒熬　桂心各四分

上八味，捣、筛，蜜和，丸如梧子。以饮服十丸，渐加至二十丸，日三。有人患风虚得冷，辄胸中上气，喉中常如吹管声，咳嗽，唾清沫，将此丸服得瘥。若散，服方寸匕，日三。忌生葱、生菜。《经心录》同。

又，鲤鱼汤，疗咳逆上气，喉中不利方。

生鲤鱼一枚，重十三斤　熟艾二升　白蜜一升　紫菀　牡蛎各四两，熬　款冬花一升　杏仁二十枚，去皮尖两仁者　豉半升　射干二两　细辛三两　饴八升　菖蒲二两

上十二味，㕮咀，药和，纳鱼腹中，置铜器中蒸之，五斗米饭下，药成。服一升，日三夜一。忌生菜、羊肉、饧等。

又，杏仁煎，疗咳逆上气方。

杏仁一升，去皮尖两仁者　石斛　干姜各四两　桂心　甘草炙　麻黄去节，各五两　五味子　款冬花　紫菀各三两

上九味，捣八味下筛，以水一斗，先

---

① 息欲绝：呼吸极度困难，气息将绝。

② 校：程本作"绞"。高校本认为，"校"通"绞"，然此处作"校"，亦未必是。"校"疑当作"蛟"，形声近似致误。"蛟"，即指"蛟龙"，腹内寄生虫之一种。《千金方》卷十（实为"卷十一"）第五"坚癥积聚"中记载有"蛟龙病"，可造成虫瘕，与此方所述症状相合。高氏之解，有可取之处。

③ 肠：原误作"阳"，义难明。据程本及文义改。

煮麻黄取八升，去滓纳药末，胶饴半斤、蜜一升，搅令相得。未食，服如枣大一枚，日三。忌生葱、海藻、菘菜等。并出第二十九卷中。

杂疗上气咳嗽方四首

《广济》：疗上气咳嗽，兼水气[①]、癖气[②]方。

葶苈子熬　贝母　桔梗　鳖甲炙　防葵各六分　白术　茯苓　大戟　枳实炙　紫菀　旋覆花　杏仁去皮尖，熬　橘皮各四分　芫花二分　大黄十分　皂荚一分，炙，去皮子

上十六味，捣、筛，蜜和为丸。空腹，以饮服如梧子五丸，日二服，渐渐加至十丸，以微利为度。忌桃李、雀肉、苋菜、醋物、猪肉、陈臭等。出第二卷中。

深师：疗上气抢[③]心胸，奄奄[④]不得息，腹中胀满，食辄吐，苏子汤方。

苏子一升　大枣三十颗，擘　半夏三两，洗　橘皮　生姜　桂心各一两　蜀椒二分，汗

上七味，切，以水七升，煮。取二升，分三服。忌羊肉、饧、生葱。出第十八卷中。

《古今录验》：半夏汤，疗上气，五脏闭塞，不得饮食，胸中胁下支胀[⑤]，乍来乍去[⑥]，虚气结于心中，伏气住胃管[⑦]，唇干口燥，肢体动摇，手足疼冷，梦寤[⑧]若见人怖惧，此五脏虚乏，诸劳气不足所致。并疗妇人方。

当归　防风　黄芪各二两　柴胡半斤细辛　麻黄去节　人参各一两　杏仁五十颗，去尖皮两仁者　桂心三两　半夏一升，洗　大枣二十枚，擘　生姜五两　黄芩一两

上十三味，切，以水一斗，先煮麻黄一沸，去上沫，更入水一升及诸药，煮。取五升，分为五服，日三夜二。忌羊肉、生葱、生菜、饧等。出第十九卷中。

《近效》：疗上气腹内胀满，饮食不消，欲作霍乱及咳嗽，紫苏子丸方。

紫苏子　橘皮各二两　高良姜　桂心人参各一两

上五味，捣、筛，蜜和为丸。每服十五丸，酒、饮任下。若食瓜、脍等物，有生熟气，拟似霍乱者，即含枣、栗许大，细细咽取汁，令消尽，应时立愈。常有此药，永不患霍乱，甚神效也。忌生葱、猪肉、陈臭等物。

外台秘要方卷第十

右从事郎充两浙东路提举茶盐司干办公事赵子孟校勘

---

①　水气：病证名。指水液停聚于体内所致的水肿、痰饮及水饮病。

②　癖气：病证名。又名癖、澼。因水饮停聚，结滞于胸胁、脘腹的病证。久成肿块，则称为"痞块"。

③　抢：撞击。

④　奄奄：急剧，突然。《方言》卷二："奄，遽也。"

⑤　支胀：支撑胀满。谓其胀如有物支撑。

⑥　乍来乍去：时作时止。

⑦　伏气住胃管：谓久伏邪气滞留于胃脘。住，留止。胃管，即胃脘。

⑧　寤：程本作"寐"。高校本按：作"寤"不误，《说文·瘳部》："寤，昼见而梦也。"段玉裁曰："寤觉而有言曰寤。"

外台秘要方卷第十一_{消渴消中十八门}

朝散大夫守光禄卿直秘阁判登闻检院上护军臣林亿等上进

消渴方一十七首

《病源》：夫消渴①者，渴而不小便是也②。由少服五石③诸丸散，积久经年，石势④结于肾中，使人下焦虚热。及至年衰⑤，血气减少，不能制于石。石势独盛，则肾为之燥，故引水而不小便也。其病变者多发痈疽，此坐⑥热气，留于经络，经络不利，血气壅涩，故成痈脓也。

诊其脉，数大者生，细小浮者死。又沉小者生，实牢大者死。

有病口甘者，名为何？何以得之？此五气⑦之溢也，名曰脾瘅⑧。夫五味入于口，藏于胃，脾为之行其精气。溢在于脾，令人口甘，此肥美之所发也。此人必数食甘美而多肥，肥者⑨令人内热，甘者⑩令人中满，故其气上溢，为⑪消渴也。

---

① 消渴：病名，又称三消。因过食肥甘厚腻，或情志失调，导致脏腑燥热，阴虚火旺而成，症见多饮、多食、多尿、消瘦为特点，后期变证多端。

② 渴而不小便是也：《病源》卷五《消渴候》作"渴不止，小便多是也"。当改。

③ 五石：指五种用作炼制金丹的石类药物。《抱朴子》金丹卷第四作"丹砂、雄黄、曾青、白矾、磁石"，《病源》卷六《解散病诸候》记载是"钟乳、硫黄、白石英、赤石脂、紫石英"。

④ 石势：石药的毒副作用。

⑤ 年衰：指年迈体衰。

⑥ 此坐：即此病。指消渴病。坐，量词，相当于"个"、"种"、"类"等。

⑦ 五气：此指脾土之气。《素问·奇病论》张志聪注："五气者，土气也。"

⑧ 瘅：程本、《素问·奇病论》、《病源》并作"瘴"，《素问》王冰注："瘴，谓热也。"

⑨ 肥者：指恣食肥美之物的人。原脱"肥"作"者"，程本脱"者"作"肥"，《病源》无此二字。高校本据《素问·奇病论》补。今从之。

⑩ 甘者：指恣食甜腻之物的人。

⑪ 为：成，成为，变为。《素问·奇病论》、《病源》均作"转为"。

厥阴之为病，消渴，气上冲①，心中疼热，饥不欲食，甚者则欲吐，下之不肯止②。

《养生法》云：人睡卧，勿张口，久成消渴及失血色。

赤松子云：卧，闭目，不息十二通，治饮食不消。其汤、熨、针、石，别有正方，补养宣导，今附于后③。

法云：解衣惔卧④，伸腰，瞋少腹，五息止。引肾去消渴，利阴阳。解衣者，使无窒碍⑤；惔卧者，无外想，使气易行；伸腰者，使肾无逼蹙；瞋者，大努使气满少腹者，膶腹牵气使止息即为之⑥；引肾者，引水来咽喉，润上部，去消渴枯槁病；利阴阳者，饶气力⑦也。出第五卷中。

《千金》论曰：夫消渴者，凡积久饮酒⑧，无有不成消渴病者。然则大寒凝海⑨而酒不冻，明其酒性酷热，物无以加。脯炙盐咸，此味酒客耽⑩嗜，不离其口，三觞⑪之后，制不由己。饮啖无度，咀嚼鲊酱，不择酸咸，积年长夜，酣兴⑫不懈。遂使三焦猛热，五脏干燥。木石犹且焦枯，在人何能不渴？疗之愈不⑬，属在病者。若能如方节慎，旬月而瘳；不自爱惜，死不旋踵。方书医药，实多有效，其如不慎者何？其所慎者有三：一饮酒、二房室、三咸食及面，能慎此者，虽不服药，而自可无他。不知此者，纵有金丹，亦不可救。深思慎之！深思慎之！

凡消渴之人，愈与未愈，常须虑患大痈⑭，何者？消渴之人，必于大骨节间忽发痈疽而卒，所以戒在大痈也。当预备痈药以防之。宜服麦门冬丸⑮，除肠胃热实，兼消渴方。

麦门冬八分，去心　茯苓八分，坚白者　黄连八分　石膏八分，碎　萎蕤八分　人参六分　龙胆六分　黄芩六分　升麻四分　栝楼十分　枳实五分，炙　生姜屑十分　地骨白皮六分　茅根切，一升　粟米三合，白粱米

上十五味，以水六升，煮茅根及粟米令烂，余十三味捣末，蜜和，丸如梧子。以前茅根、粟米汁作饮，服十丸，日二。若渴，则与此饮至足。大麻亦得。忌猪肉、酢物。

又，栝楼汤方

栝楼五两，切　麦门冬汁，二升　生姜五两，切　茅根切，三升　芦根切，二升

上五味，以水一斗，煮。取三升，分为三服。忌如药法。

---

① 气上冲：指厥阴的逆乱之气向上撞击。《伤寒论》卷六第十二作"气上撞心"。

② 甚者则欲吐，下之不肯止：谓病情严重时，胃气上逆而欲吐，下法治疗也难以消除。《病源》卷五《消渴候》作"甚则欲吐蚘"，《伤寒论》卷六第十二作"食则吐蚘，下之利不止"。

③ 其汤、熨、针、石……今附于后：高校本按："其"下十七字误窜，疑当在上"下之不肯止"句下。可从。

④ 惔卧：静静地躺卧。程本作"惔"。《玉篇·人部》："惔，静也，恬也。"今通作"惔"。

⑤ 窒碍：有约束、阻滞之意。"窒"，无可考。

⑥ 膶（niè 音聂）腹牵气使止息即为之：《病源》卷五《消渴病诸候》作"即膶腹牵气，使五息即止之"。膶，肉动。膶腹，即运动腹壁。

⑦ 饶气力：增长气力。《广雅·释诂一》："饶，益也。"

⑧ 饮酒：原作"兴酒"，据《千金方》卷二十一第一、程本改。

⑨ 大寒凝海：异常寒冷而使海水结冰凝固。

⑩ 耽（dān 音丹）：沉溺，迷恋。

⑪ 觞（shāng 音伤）：酒器。《玉篇·角部》："觞，饮器也。"

⑫ 酣兴：即"酒兴"。指饮酒的情趣。

⑬ 不：指未愈。通"否"。程本《千金方》并作"否"。《正字通·一部》："不，与可否之否通。"

⑭ 大痈：即疮疡。指消渴合并皮肤感染的化脓性病变。

⑮ 麦门冬丸：《千金方》卷二十一第一无此方名，药味基本同此，惟"栝楼"作"栝楼根"，"地骨白皮六分"作"枸杞子十分"，"茅根"作"茆根"，"茆"通"茅"，又名"女菀"。下"栝楼汤"仿此。

又，胃腑实热引饮常渴，茯苓汤①泄热止渴方。

茯苓五两，一作茯神　栝楼五两　知母四两　小麦二升　麦门冬五两，去心　大枣二十枚，去核　生地黄六两　萎蕤四两　淡竹叶切，三升，洗

上九味，切，以水三斗，先煮小麦、竹叶。取九升，去滓，纳诸药，煮。取四升，分四服。不问早晚，随渴即进，非但正治②胃渴，通治渴病，热即服之。忌芜荑、酢物。

又，猪肚丸③，疗消渴方。

猪肚一枚，治如食法　黄连五两，去毛　栝楼四两　麦门冬四两，去心　知母四两　茯神四两　粱米五两

上七味，捣为散，纳肚④中，线缝，安置甑中，蒸之极烂熟，接热及药木白中捣，可堪丸⑤。若硬加少蜜和，丸如梧子。饮汁下三十丸，日再服。渐加至四、五十丸，渴即服之。《翼》同。忌猪肉、酢物。

又，栝楼散⑥方。

栝楼八分　麦门冬六分，去心　甘草六分，炙　铅丹八分

上四味，捣为散。以浆水服方寸匕，日三服。忌海藻、菘菜。一方有茯苓六分。

又，黄芪汤⑦方。

黄芪三两　茯神三两　栝楼三两　甘草三两，炙　麦门冬三两，去心　干地黄五两

上六味，切，以水八升，煮。取二升半，分三服。忌芜荑、酢物、海藻、菘菜。日进一剂，服十剂讫，服丸药。后肾消门中宣补丸是。

又方

取七家井索⑧近桶口结处，烧作灰。

上一味，以井华水服之，不过三服。

又方

饮豉汁，任性多少，瘥止。

又方

浓煮竹根汁饮之，取瘥止。《肘后》同。

又方

煮青粱米汁饮之，瘥止。《肘后》同。

又，消渴，阴脉绝，胃反吐食方。

茯苓八两　泽泻四两　白术三两　生姜三两　桂心三两　甘草一两，炙

上六味，切，以水一斗，煮小麦三升，取五升，去滓，纳茯苓等，煮。取二升半，一服八合，日再。《翼》同。忌海藻、菘菜、生葱、酢物、桃李、雀肉等。

又方

取屋上瓦三十年者，破如雀头三大升，以东流水两石，煮。取二斗，纳药如下⑨：

干地黄八两　生姜八两　橘皮三两　甘草三两，炙　人参三两　黄芪三两　桂心二两　远志三两，去心　当归二两　芍药二两　大枣二十枚，擘　白术八两

上十二味，切，纳瓦汁中，煮。取三升，分温四服。单瓦汁亦佳。一方无甘草。

又，疗热病后虚热渴，四肢烦疼方。

葛根一斤　人参一两　甘草一两，炙

---

① 茯苓汤：《千金方》卷二十一第一作"茯神汤"，"茯苓五两"作"茯神二两"，"栝楼"作"栝楼根"。

② 正治：仅仅治疗。正，相当于"只"，"仅"。见《韩非子·十过》。

③ 猪肚丸：《千金方》卷二十第一"栝楼"作"栝楼根"。麦门冬、知母用量两书有别。

④ 肚：指猪胃。程本、《千金方》并作"猪肚"。

⑤ 可堪丸：可以做成丸药。《诗经·周颂》毛传"堪，任也。"

⑥ 栝楼散：《千金方》卷二十一第一"栝楼"作"栝楼根"，另有"茯神六分"，共五味。剂量稍有不同。

⑦ 黄芪汤：《千金方》卷二十一第一无此三字，"栝楼"作"栝楼根"。卷中"黄芪汤"有药十味，与此有别，主治"消中，虚劳少气，小便数"。

⑧ 井索：即井绳。从井中提水用的绳子。

⑨ 纳药如下：原无四字，据高校本、《千金方》卷二十一第一补。

竹叶一把

上四味，切，以水一斗五升，煮。取五升，渴则饮一升，日三夜二。忌海藻、菘菜。

又，虚热渴无不效，填骨煎[1]方。

茯苓三两　菟丝子三两　山茱萸三两　当归三两　大豆黄卷一升　石韦二两，去毛　牛膝三两　巴戟天三两　麦门冬三两，去心　天门冬五两，去心　五味子三两　人参二两　远志三两，去心　桂心二两　附子二两，炮　石斛三两

上十六味，先捣、筛，别取生地黄十斤、生栝楼十斤，春绞取汁，于火上煎之减半，便作数分纳药，并下白蜜二升、牛髓一升，微火煎之令如糜，食如鸡子黄大，日三。亦可饮服之，佳。忌酢物、鲤鱼、生葱、猪肉、冷水。一方有苁蓉四两。

又方

桃胶如弹丸，含之咽津，甚佳。本方疗渴，小便利复非淋。

又方

蜡如鸡子大，酢一升，煮两沸，适寒温顿服之。本方疗渴，小便利复非淋。

又方

水和栝楼散服方寸匕。亦可蜜丸如梧子。服三十丸，日再服，无所忌。并出第二十一卷中。

《近效极要》消渴方二首

《近效极要》：论消渴旧来以为难疗，古方有黄连汤、牛胆丸为胜，亦不能好瘥，自作此方以来，服者皆瘥。服多者即吐水，岂有更渴之理。

又，疗消渴，麦门冬丸方。

麦门冬五两，去心　干地黄三两　蜀升麻五两　黄芩五两　栝楼七两　苦参八两　上党人参三两　黄连五两　黄柏五两

上九味，末之，以牛乳和，众手捻作丸子，曝干。以饮服二十丸，日二，加至五十、六十丸。忌芜荑、猪肉、冷水。

又方

宣州黄连五两　苦参粉一斤　知母五两　栝楼五两　麦门冬五两，去心　牡蛎粉五两，熬　上党人参五两　黄芪五两　干地黄五两

上九味，末之，以牛乳丸[2]。清浆服二十丸，日二服，加至五十丸。忌猪肉、冷水、芜荑。

《近效极要》热中小便多渐瘦方四首

《近效极要》：论热中[3]虽能食多，小便多，渐消瘦方。

生枸杞根切，一升　生麦门冬三两，去心　黄连二两　小麦八合　人参一两

上五味，切，以水九升，煮。取三升八合，去滓，分为三服，间食服之。如不能多服，分作四五服亦得。忌猪肉。

又方

人参五分　麦门冬八分，去心　牡蛎粉八分，熬　干地黄十分　知母八分　苦参二十分　黄连八分　栝楼八分

上八味，末之，以生牛乳为丸如梧子。清浆服十五丸，日再，加至四十丸，食后服。忌芜荑、猪肉、冷水。

又，疗小便多，或不禁方。

---

① 填骨煎：《千金方》卷二十一第一作"骨填煎"，义同，主治"虚热"作"虚劳"，"栝楼"作"栝楼根"。两者药味组成相同，剂量小有区别。

② 以牛乳丸：用牛乳汁搅拌药粉制成药丸。

③ 热中：病证名。指饮食劳倦，七情不和而致气郁化火，伤及中焦脾胃，症见善饥能食，小便多为特点的病证。

菟丝子二两　蒲黄三两　黄连三两　硝石三两　肉苁蓉二两

上五味，兼鸡肶胵①中黄皮三两为散服。服方寸匕，日三服，如行五里久又一服，未有不瘥者。忌猪肉。《千金》名九房散②。

又，疗小便数多不定③，日便一二斗，或如血色秘方。

麦门冬八两，去心　蒺藜子三两　甘草一两，炙　干姜四两，炮　桂心二两　干地黄八两　续断二两

上七味，切，以水一斗，煮。取二升五合，分为三服。忌海藻、菘菜、生葱、芜荑。《古今录验》疗肾消，脚瘦细，小便数，赤色似血，虚冷者。

渴利虚经脉涩成痈脓方一十一首

《病源》：夫渴利④者，随饮小便是也。由少服乳石⑤，石热盛时，房室过度，致令肾气虚耗，下焦生热，热则肾燥，肾燥则渴。然肾虚又不能传制⑥水液，故随饮小便也。其病变多发痈疽，以其内热，而小便利故也。小便利则津液竭，津液竭则经络涩，经络涩则荣卫不行，荣卫不行则热气留滞，故成痈脓也。出第五卷中。

《千金》：疗下焦虚热注脾胃，从脾注肺，好渴利方。

小麦一升　竹叶切，三升，洗　麦门冬四两，去心　茯苓四两　甘草三两，炙　大枣三十枚，去核　生姜五两　栝楼⑦五两　地骨皮一升

上九味，切，先以水三斗，煮小麦，取一斗，去滓，澄清取八升，去上沫，取七升，煮药。取三升，分三服。忌海藻、菘菜、酢物。

又，疗渴利虚热，引饮不止。消热止渴，茯神汤⑧方。

茯神四两　石膏八两，碎　地骨皮一升　竹叶切，三升，洗　栝楼五两　姜蕤四两　生麦门冬二升，去心　知母四两　生地黄切，一升　宿姜四两

上十味，切，以水一斗二升，下大枣三十枚，擘，并药，煮。取四升，分为四服。忌芜荑。

又，消渴利方。

生栝楼根三十斤

上一味，切，以水一石，煮。取一斗半，去滓，以牛脂五合，煎。取水尽，以暖酒先食，后服如鸡子大，日三服。

又方

葵根五升，盆大两束，切

上一味，以水五升，煮。取三升，宿不食，平旦一服三升。

又，疗渴，小便利复非淋方。

榆白皮二斤，去黑皮，切

上一味，以水一斗，煮。取五升，一服三合，日三服。

---

① 鸡肶胵（pí chí 音皮迟）：鸡内金的别称。出《本草经集注》。

② 九房散：《千金方》卷二十一第一、《千金翼》卷十九第二作"久房散"，高校本认为，"九"为极数，又通"久"，犹言次数多。

③ 不定：犹言不止。《尔雅·释诂下》："定，止也。"高校本认为，程本改"定"为"足"，属下读，似不必。《千金方》、《千金翼》并云："治小便不禁"与"不定"义合。

④ 渴利：此指消渴病的多尿症状。

⑤ 少服乳石：指少壮之时常服钟乳之类的石药。《病源》卷五《渴利候》作"少时服乳石"。

⑥ 传制：即传化、节制。

⑦ 栝楼：《千金方》卷二十一第一作"栝楼根"。按本卷"栝楼"皆当作"栝楼根"妥。

⑧ 茯神汤：《千金方》卷二十一第一"石膏"作"小麦"，"栝楼"作"栝楼根"，"宿姜（即母姜）"作"生姜"。剂量稍有区别。

又方

小豆藿一把，捣取汁，顿服，日三。《肘后》、文仲同。

又，渴利方。

栝楼粉和鸡子，日曝干，更捣。水服方寸匕，日三。丸服亦得。

又，疗虚热，四体羸瘦，渴热不止，茯神消渴补虚煮散方[1]。

茯神四两　生石斛八两　栝楼五两　甘草三两，炙　五味子三两　苁蓉四两　知母三两　黄连八两　丹参五两　人参三两　当归三两　小麦三升　萎蕤四两

上十三味，捣、筛为散，取三寸匕，以水三升，煮。取一升，绢袋贮煮之。日再，一煮为一服。忌猪肉、酢物、海藻、菘菜。出第二十一卷中。

崔氏：疗消渴瘦，中焦热渴方。

苦参粉一大斤　黄连六分　栝楼五两　知母五两　牡蛎粉五两，熬　麦门冬五两，去心

上六味，并大两，各别捣、筛为散。如须少合，任量减之，捣、筛、搅使匀，以牛乳和，并手捻为丸，如梧子大，曝干。日再服，饱食讫。以浆水下之，服二十丸。如微利，减十丸。如食热面、酒等，即加服五丸。忌猪肉。出第三卷中。

《广济》：疗脾胃中虚热，消渴，小便数，骨肉日渐消瘦。

麦门冬十二分，去心　苦参粉八分　栝楼八分　知母八分　茯神八分　土瓜根八分　甘草六分，炙　人参六分

上八味，捣、筛，蜜和丸。每食，少时煮芦根、大麦饮，服如梧子二十丸。日再，渐加至三十丸，不利。忌海藻、菘菜、猪肉、大酢。出第一卷中。一方有黄连十二分。

《肘后》：疗消渴，肌肤羸瘦，或虚热转筋[2]，不能自止，小便数[3]方。

栝楼六分　黄连六分　汉防己六分　铅丹六分，研

上四味，捣、筛为散。每食后，取酢一合、水二合，和服方寸匕，日三服。当强饮水，须臾恶水不复饮矣。出第十卷中。陶氏、《广济》、文仲同。忌猪肉、热食。《千金翼》同[4]，分两小别。

消渴口干燥方三首

《广济》：疗口干、数饮水，腰、脚弱，膝冷，小便数，用心力即烦闷、健忘方。

麦门冬十二分，去心　牛膝六分　龙骨八分　土瓜根八分　狗脊六分　茯神六分　人参六分　黄连十分　牡蛎六分，熬碎　山茱萸八分　菟丝子十二分，酒渍一宿　鹿茸八分，炙

上十二味，捣、筛为末，蜜和丸。每服食后煮麦饮，服如梧子二十丸，日二服，渐加至三十丸，不利。忌生菜、热面、猪牛肉、蒜、黏食、陈臭、酢物等。

又，疗消渴口苦[5]舌干方。

生麦门冬五两，去心　茅根切，一升　栝楼三两，切　乌梅十颗，去核　小麦三合　竹茹切，一升[6]

上六味，以水九升，煮。取三升，去滓，细细含咽，分为四五服。忌热面、炙肉。并出第一卷中。

---

[1] 茯神消渴补虚煮散方：《千金方》作"茯神煮散方"，"栝楼"作"栝楼根"、"小麦"作"麦蘖"，药味组成相同，剂量有别。

[2] 转筋：指筋脉拘挛扭结。

[3] 小便数：《千金翼》卷十九第一作"小便不禁"。

[4] 《千金翼》同：按此方《千金翼》卷十九第一名"防己散"。

[5] 口苦：原作"苦口"，误倒，据程本、高校本正之。

[6] 一升：作原"升"，据程本补。

《千金》：口含酸枣丸①，疗口干方。

酸枣一升五合，去核　醋石榴子五合，干之　葛根三两　乌梅五十颗，去核　麦门冬四两，去心　茯苓三两半　覆盆子三两　桂心三两，六铢　石蜜四两半　栝楼三两半

上十味，捣、筛，蜜和为丸。含如酸枣许大，不限昼夜，常令口中有津液出，为佳。忌大酢、生葱。《翼》同。出第二十一卷中。

消中消渴肾消方八首②

《病源》：内消③病者，不渴而小便多是也。由少服五石，热④结于肾，内热之所作也。所以服石之人，小便利者，石性归肾，肾得石则实，实则消水浆，故利。利多则不得润养五脏，脏衰则生诸病焉。由肾盛之时，不惜真气，恣意快情，数使虚耗，石热孤盛，则作消中，故不渴而小便多也。出第五卷中。

《千金》论曰：寻夫内消之为病，当由热中⑤所作也，小便多于所饮，令人虚极短气。又内消者，食物皆消作小便，而又不渴。

正观十年⑥，梓州刺史⑦李文博，先服白石英久，忽然房道强盛⑧，经月余渐患渴，经数日小便大利，日夜百行以来，百方疗之，渐以增剧，四体羸惙⑨，不能起止，精神恍惚，口舌焦干而卒。

此病虽稀，甚可畏也。利时脉沉细微弱，服枸杞汤即效。若恐不能长愈，服铅丹散立效，其间将服除热宣补丸。

枸杞汤方

枸杞枝叶一斤　栝楼根三两　石膏三两，碎　黄连三两，去毛　甘草二两，炙

上五味，切，以水一斗，煮。取三升，去滓，分温五服，日三夜二服。困重⑩者多合，渴即饮之。忌海藻、菘菜、猪肉。

又，铅丹散，主消渴，止小便数，兼消中⑪悉主之方。

铅丹二分，熬，别研入　栝楼根十分　甘草十分，炙　泽泻五分　胡粉二分，熬，研入　石膏五分，研　白石脂五分，研入　赤石脂五分，研

上八味，捣、研为散。水服方寸匕，日三服，少壮人一匕半。患一年者，服之一日瘥；二年者，二日瘥；渴甚者，夜二服。若腹中痛者，减之。丸服，亦佳。一服十丸，以瘥为度，不要伤多，令人腹痛。此方用之如神，已用经今三十余载矣。忌海藻、菘菜。文仲云：腹中痛者宜浆水、饮汁下之，亦得。

又，《备急》云：不宜酒下，用麦汁下之，亦得。丸服者，服十丸，日再服，合一剂救数人得愈。

《古今录验》云：服此药了，经三两日，宜烂煮羊肝、肚，空腹吃之，或作

---

① 口含酸枣丸：《千金方》卷二十一第一用"治口干燥，内消"，"栝楼"作"栝楼根"。

② 八首：卷中实有方九首。

③ 内消：病证名，指因少壮之时服用五石诸药，致使石热蕴结于肾，症见不渴而小便多。

④ 热：指服石药所致的邪热。又称"石热"，即药物所致的内热。《病源》卷五《内消候》作"石热"。

⑤ 热中：即"中消"，也称消中。指善饥能食，小便多的病证。

⑥ 正观十年：唐贞观十年，即公元636（丙申）年。正观，即贞观，唐太宗李世民年号。

⑦ 刺史：官名。西汉武帝时全国置十三州（部），州设刺史。掌管一州的军政大权。

⑧ 房道强盛：指性欲亢进，阴茎异常勃起坚挺。

⑨ 羸惙（chuò音绰）：瘦弱疲乏。《玉篇·心部》："惙，疲也。"

⑩ 困重：指（消渴病的病情）极重。《广雅·释诂一》："困，极也。"

⑪ 消中：又称中消。由脾胃燥热所致。症见多食善饥，形体消瘦，小便频数，大便坚硬者。

羹，亦得，宜汤[1]淡食之，候小便得咸苦[2]，即宜服后花苁蓉丸，兼煮散将息。

又，疗肾消渴，小便数，宜补丸[3]方。

黄芪三两　栝楼三两　麦门冬三两，去心　茯神三两　人参三两　甘草三两，炙　黄连三两　知母三两　干地黄六两　石膏六两，研　菟丝三两　苁蓉四两

上十二味，末之，以牛胆汁三合，共蜜和，丸梧子大。以茅根饮汁，服三十丸，日渐加至五十丸。一名茯神丸。《集验》同。忌物酢、海藻、菘菜、猪肉、芜荑。

又，疗肾气不足，虚损消渴，小便数，腰痛，宜服肾沥汤[4]方。

羊肾一具去脂膜，切　远志二两，去心　人参二两　泽泻二两　干地黄二两　桂心二两　当归二两　龙骨二两　甘草二两，炙　麦门冬一升，去心　五味子五合　茯苓一两　芎䓖二两　黄芩一两　生姜六两　大枣二十枚，去核

上十六味，切，以水一斗五升，煮羊肾取一斗二升，纳药。取三升，分三服。忌海藻、菘菜、生葱、酢物、芜荑。《集验》同。

又，阿胶汤[5]，疗久虚热，小便利而多，或服石散人虚热，多由汗出当风取冷，患脚气，喜发动，兼消渴、肾消[6]，脉细弱，服此即立减方。

阿胶三两　干姜二两　麻子一升，熬　远志四两，去心　附子一两，炮　人参一两　甘草三两，炙

上七味，切，以水七升，煮，取二升半，去滓，纳胶令烊，分三服。说云：小便利多白，日夜数十行至一石，令五日服之甚良。忌海藻、菘菜、猪肉、冷水。

又，肾消，夜尿七八升方。

鹿角一具，炙令焦

上一味，捣、筛，酒服方寸匕，渐渐

加至一匕半。

又，黄芪汤，主消中，虚劳少气，小便数方。

黄芪二两　芍药二两　生姜二两　当归二两　桂心二两　甘草二两　大枣三十枚，擘破　麦门冬一两，去心　干地黄一两　黄芩一两

上十味，切，以水一斗，煮。取三升，去滓，空腹，温分三服。忌海藻、菘菜、生葱、芜荑。

《古今录验》：论消渴病者有三：一渴而饮水多，小便数，无脂[7]，似麸片甜者，皆是消渴病也；二吃食多，不甚渴，小便少，似有油而数者，此是消中病也；三渴，饮水不能多，但腿肿，脚先瘦小，阴痿弱[8]，数小便者，此是肾消病也，特忌房劳。若消渴者，倍黄连；消中者，倍栝楼；肾消者，加芒硝六分，服前件铅丹丸[9]，得小便咸苦如常，后恐虚愈者，并宜服此花苁蓉丸方。

花苁蓉八分　泽泻四分　五味子四分

---

① 汤：原误作"伤"，据程本改。

② 咸苦：《千金方》卷二十一第一引宋臣注作"咸更"。

③ 宣补丸：《千金方》卷二十第一作"茯神丸"，"栝楼"作"栝楼根"，"以茅根饮汁"作"以茆根汤"。

④ 肾沥汤：《千金方》卷二十一第一作"增损肾沥汤"。

⑤ 阿胶汤：《千金方》卷二十第一方名、主治与此同，无"人参、甘草"，凡五味，剂量亦与此稍有区别。

⑥ 肾消：古病名，又称下消。《证治汇补·消渴章》："下消者，肾也。精枯髓竭，引水自救，随即溺下，稠浊如膏。"

⑦ 无脂：程敬通曰："'无脂'当作'有脂'。"

⑧ 阴痿弱：指阴茎痿软，勃起无力。即消渴病所伴见的性功能减退并发证。

⑨ 铅丹丸：山田业广注曰："前《千金》铅丹方后云：丸服亦佳，知铅丹丸即铅丹散也。"又云："黄连、栝楼云倍，芒硝云加，因考疑铅丹散方中脱黄连一味。"

紫巴戟天四分，去心　地骨白皮四分　磁石六分，研，水淘去赤汁，干之，研入　人参六分　赤石脂六分，研入　韭子五分，熬　龙骨五分，研入　甘草五分，炙　牡丹皮五分　干地黄十分　禹余粮三分，研入　桑螵蛸三十枚，炙　栝楼四分

上十六味，捣、筛，蜜和，丸如梧子，以牛乳空腹下二十丸，日再服。忌海藻、菘菜、胡荽、芜荑等物。

又，服前丸渴多者，不问食前后，服煮散方。

桑根白皮六分　薏苡仁六分　通草四分　紫苏茎叶四分　五味子六分　覆盆子八分　枸杞子八分　干地黄九分　茯苓十二分　菝葜十二分　黄芪二分

上十一味，捣，以马尾罗筛之，分为五贴，每贴用水一升八合，煎。取七合，去滓，温服。忌酢物、芜荑。出第二十六卷中。

睡中①尿床不自觉方六首

《病源》：夫人有于眠睡中不觉尿出者，是其禀质阴气偏盛，阳气偏虚，则膀胱、肾气俱冷，不能温制于水，则小便多、或不禁而遗尿。膀胱，足太阳也，为肾之腑；肾者，足少阴也，为脏，与膀胱合，俱主水。凡人之阴阳，日入阳气尽则阴受气，至夜半阴阳大会，气交则卧睡。小便者，水液之余也，从膀胱入于胞②为小便，夜卧则阳气衰伏，不能制于阴，所以阴气独发，水下不禁，故于睡眠而不觉尿床也。出第十四卷中。

《肘后》：疗少小③睡中遗尿不自觉方。

取鹊巢中蓐烧④，水服一钱匕，即瘥。《文仲方》、《千金》同。

又方

雄鸡肝　桂心

上二物等分，捣丸。服如小豆一枚，日三服。

又方

雄鸡屎白熬　桂心

上二味等分，末。酒服方寸匕，日二。亦可除桂心。

又方

矾石烧令汁尽　牡蛎熬

上二味等分，末之。以粟米粥饮服方寸匕，日三。

又方

雄鸡喉咙，及矢白⑤、肶胵里黄皮烧末。麦粥清，尽服之。亦可以赤鸡翅烧末，酒服，三指撮，日三。

又方

蔷薇根随多少，剉捣，以酒饮之。并出第二卷中。

渴后小便多恐生诸疮方二首

《病源》：渴利⑥之病，随饮小便也。此谓服石之人，房室过度，肾气虚耗故也。下焦生热，热则肾燥，肾燥则渴。然肾虚又不能制水，故小便利也。其渴利虽瘥，热犹未尽，发于皮肤，皮肤先有风湿，湿热相搏，所以生疮也。出第五卷中。

《近效》：恐肾虚热，渴，小便多。除风湿，理石毒，止小便，去皮肤疮，调中方。

升麻四分　玄参五分　甘草四分，炙　知母五分　茯苓三分　牡蛎六分，熬　漏芦五

---

① 中：原作"申"，形近致误，今据程本及本书总目、卷目改。

② 胞：即尿脬。

③ 少小：即小儿。

④ 取鹊巢中蓐烧：取鹊窝的内衬部分烧灰为末。《千金方》卷二十一第一引作"三十年喜鹊巢烧末"。

⑤ 矢白：即鸡矢白。矢，通"屎"。

⑥ 渴利：指消渴病的多尿症。利，此指小便通利而频数。下引《近效》的"渴，小便多"即是。

分 枳实六分，炙 菝葜四分 黄连六分

上十味，捣、筛。饮汁，服方寸匕，日再服，以瘥为度。忌猪肉、海藻、菘菜、酢物。

又方

栝楼八分 茯苓八分 玄参四分 枳实六分，炙 苦参粉三分 甘草三分，炙 橘皮三分

上七味，捣、筛。每空腹以浆水服方寸匕，日再服。忌海藻、大酢、菘菜。

渴后恐成水病方三首①

《病源》：五脏六腑，皆有津液。若腑脏因虚、实而生热者，热气在内，则津液竭少，故渴也。夫渴数饮，其人必眩，背寒而呕者，因利虚故也。

诊其脉，心脉滑甚为善渴。其久病变，或发痈疽，或为水病。出第五卷中。

《近效》：渴后数饮，呕逆，虚羸，恐成痈疽、水病方。

茯苓五分 栝楼六分 升麻四分 麦门冬六分，去心 桑根白皮八分 橘皮三分

上六味，捣为散。清水服一方寸匕，日再服。忌酢物。

又方

人参三分 猪苓三分 通苹②五分 黄连六分 干麦门冬八分，去心 栝楼八分

上六味，捣为散。浆水送方寸匕，日再服，以瘥为度。忌猪肉、冷水、生冷等物。

又，若已觉津液竭，身浮气如水病者方。

汉防己六分 猪苓六分 栝楼八分 茯苓四分 桑根白皮十二分 白术三分 杏仁六分，去皮尖，熬 郁李仁六分 葶苈子十二分，熬紫色

上九味，捣、筛，蜜和，丸如梧子。空腹，浆水服三十丸，日一服。肿消，小

便快下为度。忌酢物、桃李、雀肉等。

虚劳小便白浊如脂方四首③

《病源》：此由劳伤于肾，肾气虚冷故也。肾主水而关窍在阴④，阴为尿便之道。胞冷肾损，故小便白⑤而如脂，或如麸片也。出第四卷中。

崔氏：饮水不知休，小便中如脂，舌干渴方。

黄连五两 栝楼五大两

上二味，捣末，以生地黄汁和丸，并手丸。每食后牛乳下五十丸，日再服之。忌猪肉。

《近效》：消渴，肝、肺热，焦枯消瘦，或寒热口干，日夜饮水，小便如脂不止，欲死方。

————————

① 三首：总目、卷目及程本并作"三首"，此节录文亦实为"三首"。高校本"疑为明版妄增"。此为"全书"，故辑录如下：

"又（葶）苈丸，疗消渴，成水病浮肿方。

甜葶苈隔纸炒 栝楼仁 杏仁去皮尖双仁，麸炒黄 汉防己各一两

上四味为末，蜜合，捣二三百杵，如梧子大。服三十丸，食前，茯苓煎汤送下，日三四服。

又，瞿麦汤，疗消渴，欲成水气，面目并足胫浮肿，小便不利方。

瞿麦穗 泽泻 滑石各两半 防己三分 黄芩 大黄各一分 桑螵蛸炒十四枚

上七味，切，每服三钱匕，水三升，煮一升，去滓，空心温服。良久再服。"

② 通苹：即程本所用的"通草"。

③ 四首：总目、卷目及程本全同，然程本中实有五首，即此"四首"后多出"经验"方，高校本疑为明版妄增。现附于此，以借参阅。"经验：用大牡蛎，不计多少，以腊日、端午日将黄泥裹，煅通赤，放冷，取出为末，用活鲫鱼煎汤调下一钱。"

④ 关窍在阴：即肾开窍于前阴。关窍，《病源》卷四《虚劳小便白浊候》作"开窍"。作"关窍"亦可通。阴，此指前阴。

⑤ 小便白：指小便混浊如米泔，亦称小便白浊。《病源》卷《虚劳小便白浊候》作"小便白而浊也"。

水飞铁粉三大两，绝燥①者，别研入　鸡肶胵五枚，阴干，末入　牡蛎二大两，熬，别研如粉入　黄连三大两，去毛

上四味，捣、筛三五度，炼蜜和丸。饮汁下如梧子大五十丸。重者不过食时，轻者手下②瘥，勿传。忌猪肉。

又，主消渴口干方。

取黄连为末　好豉微曝令干

上二味，一处捣令成丸。食后，饮服四十丸，日再丸。稍大于常药丸，常服有效。忌猪肉。

又，消渴能饮水，小便甜，有如脂麸片，日夜六、七十起方。

冬瓜一枚　蜀黄连十两，捣为末

上截瓜头去穰，入黄连末，火中煨之，候黄连③熟，布绞取汁。一服一大盏，日再服，但服两三枚瓜，以瘥为度。一方云：以瓜汁和黄连末，丸如梧子大，以瓜汁空肚下三十丸，日再服。不瘥，增丸数。忌猪肉、冷水。

强中生诸病方六首

《病源》：夫强中④病者，茎长，兴盛不痿，精液自出是也。由少服五石⑤，石热⑥住于肾中，下焦虚热。少壮之时，血气尚丰，能制于石，及至年衰，血气减少，肾虚不能制精液也。若精液竭，则诸病生矣。出第五卷中。

《千金》论曰：夫人生放恣者众，盛壮之时不自慎惜，快情纵恣，极意房中，稍至年长，肾气虚竭，百病滋生。又年少虑不能房，多服石散，真气既尽，石气孤立，唯有虚耗，唇口干焦，精液自泄；或小便赤黄，大便干实；或渴而且利，日夜一石以来；或渴而不利；或不渴而利，所食之物，皆作小便，此皆由房室不节之所致也。

又，强中之病者，茎长兴盛不痿，精液自出也。消渴之后，即作痈疽，皆由石热。凡如此等，宜服猪肾荠苨汤，制肾中石热。又将服白鸭通丸⑦，便瘥。

猪肾荠苨汤方。

猪肾一具去脂膜　大豆一升　荠苨三两　人参二两　茯神二两　磁石二两，碎，绵裹　知母二两　葛根二两　黄芩二两　栝楼⑧二两　甘草二两，炙　石膏三两，碎，绵裹

上十二味，切，以水一斗五升，先煮猪肾、大豆取一斗，以下去滓，纳诸药，煎。取三升，去滓，分温三服，渴乃饮之。下焦热者，辄合一剂，病势渐歇即停。忌海藻、菘菜、酢物。

又，平人夏月喜渴者，由心王⑨也。心王便汗出，汗出则肾中虚燥⑩，故令渴而小便少也。冬月不汗出，故小便多而数

① 燥：原误作"磲"，据程本、高校本改。
② 手下：犹言取效迅速，随手下药，即见疗效。
③ 黄连：原"黄"下脱"连"，据程本、高校本补。
④ 强中：病证名。指因过饵金石丹药，火热内盛，以致肝肾阴虚，虚热内炽，症见阴茎勃起坚硬，持久不软，伴有精液自出的病证。
⑤ 五石：指炼丹用的五种矿物药。见《抱朴子·内篇·金丹》。五石：丹砂、雄黄、白矾、曾青、慈（磁）石。
⑥ 石热：指石类药物所产生的对人有害的毒热邪气。
⑦ 白鸭通丸：《千金方》卷二十四第三作"鸭通汤"。药物有："白鸭通五升，沸汤二斗半淋之，澄清，取二斗汁，麻黄八两，豉三升，甘草五两，石膏三两，栀子仁二十枚。上六味，㕮咀，以鸭通汁煮六升，去滓，纳豉三沸，分服五合。若觉体冷，小便快阔。其间若热犹盛，小便赤促，服之不限五合。宜小劳之，渐进食，不可令食少，但匆便多耳。"
⑧ 栝楼：《千金方》卷二十四第三作"栝楼根"。
⑨ 心王：心气旺盛。王，通"旺"。
⑩ 肾中虚燥：指肾阴不足，失于濡润滋养的病理状态。

也。此皆是平人之候，名曰肾渴[1]。但小便利，而不饮水者，名肾实也。

《经》曰：肾实则消。消者，不渴而利是也。所以服石之人，其于小便利者，石性归肾，肾得石则实，实则能消水浆故利，利多则不得润养五脏，脏衰则生诸病也。

张仲景曰：若热结中焦，则为坚热也；热结下焦，则为尿血，亦令人淋闭不通。明知不必悉患小便利，信矣。内有热气者，则喜渴也，除其热则止。渴兼虚者，须除热而兼宜补虚，则病愈。

又，疗岭南山瘴气，兼风热毒气入肾中，变成寒热，脚弱虚满而渴方。

黄连末不限多少　生栝楼汁　生地黄汁　羊乳无，即用牛乳及人乳，亦得

上四味，取三般汁、乳和黄连末任多少，众手捻，为丸如梧子。大麦饮[2]，服三十丸，渐加至四十丸、五十丸，日三服。轻者三日愈，重者五日愈。若药苦难服，即煮麦饮汁下[3]亦得。文仲云：黄连丸，一名羊乳丸。《肘后》同。忌猪肉、芜荑。

又，疗消渴，浮萍丸方。

浮萍　栝楼根等分

上二味，捣筛，以人乳汁和，为丸如梧子。麦饮[4]服二十丸，日三服。三年病，三日瘥。《肘后》、文仲同。主虚热甚佳。

又，疗面黄，咽中干燥，手足俱黄，短气，脉如连珠。除热止渴利，补养地黄丸方。

生地黄汁二升　生栝楼汁二升　生羊脂三升，牛脂亦得　好蜜四升　黄连末一斤

上五味，捣合银锅中，熬成煎，可丸如梧子。饮汁送五丸，日三服，加至十丸。若苦冷而渴瘥，即令别服温药。忌猪肉、芜荑。《肘后》同。

又，疗渴，小便数散方[5]。

知母六分　栝楼一斤　茯苓四分　铅丹一分　鸡肶胵中黄皮十四枚

上五味为散，饮服方寸匕，日三。禁酒、生菜、肉。瘥后去铅丹，以蜜和之，以麦饮长服勿绝，良。忌酢物。《肘后》同。

消渴不宜针灸方一十首

《千金》论曰：凡消渴病经百日以上者，不得灸刺，灸刺则于疮上漏脓水不歇，遂成痈疽，羸瘦而死。亦忌有所误伤皮肉。若作针孔许大疮者，所饮之水，皆于疮中变成脓水而出，若水出不止者，必死。慎之！慎之！初得消渴者，可依后方灸刺之为佳。

孙氏云[6]：消渴病百日外，既不许针刺，所饮之水，皆化为脓水，不止者皆死，特须慎之。

又云：仍不得误伤皮肉，若有小疮，亦云致死。既今亦得消渴，且未免饮水，水入疮即损人。今初得日，岂得令其灸刺，致此误伤之祸，辄将未顺其理，且取百日以上为能，未悟初灸之说，故不录灸

---

① 肾渴：病证名，即下消，又称"消肾"、"肾消"。多因肾阴乏竭，蒸化失常所致。症见多尿，饮一溲二，面黑耳焦，尿似淋浊，如膏如油者。《千金方》卷二十一第一作"消渴"。

② 大麦饮：用大麦熬成的汤汁。《千金方》卷二十一第一作"空腹"。

③ 麦饮汁下：指用小麦熬成的汤汁服药。《千金方》卷二十一第一作"小麦粥饮服之"。

④ 麦饮：以小麦熬成的汤。

⑤ 疗渴，小便数散方：《千金方》卷二十一第一"知母"作"贝母"，注云："一作知母"；"栝楼一斤"作"栝楼根四分"。

⑥ 孙氏云：引山田业广注："'孙氏云：消渴百日外，即不许针刺'至'是以不取灸穴者耳'，此百余字（一百四十二字），《千金》二十一卷中无考，今味其文义，疑王氏所演述'。"

刺。凡灸刺则外脱其气，消渴皆是宣疾①，灸刺特不相宜，唯脚气宜即灸之，是以不取灸穴者耳。

又，有人患消渴，小便多而数②，发在于春，经一夏，专服栝楼及豉汁，得其力，渴渐瘥。然小便犹数甚，昼夜二十余行，常至三四升，极差不减二升也，转久便止。渐食肥腻，日就羸瘦，唇口干燥③，吸吸少气，不得多语，心烦热，两脚酸，食乃兼倍于常，故④不为气力者，然此病皆由虚热所为耳。疗法：栝楼汁可长服，以除热；牛乳、杏酪善于补。此法最有益。出第二十一卷中。

文仲：疗消渴热中，加减六物丸方。

栝楼根八分　麦门冬六分，去心　知母五分　人参四分　苦参粉四分　土瓜根四分

上药捣、筛，以牛胆和，为丸如小豆。服二十丸，日三服，麦粥汁下。未知⑤，稍加至三十丸；咽干者，加麦门冬；舌干，加知母；胁下满，加人参；小便难，加苦参；小便数，加土瓜根。随患加之一分。《肘后》同。

又，黄连丸，主消渴方。

黄连一斤，去毛　生地黄十斤

上二味，捣，绞地黄取汁，渍黄连，出，曝之燥，复纳之，令汁尽，干捣之下筛，蜜和，丸如梧子。服二十丸，日三服，食前、后无在⑥。亦可散，以酒服方寸匕，日三服。尽更令作，即瘥止。忌猪肉、芜荑。《肘后》、《集验》、《千金》、《广济》同。并出第八卷中。

《千金》：栝楼粉散，疗消渴秘方。

深掘大栝楼根，厚削皮至白处。

上一味，寸切，以水渍，一日一易，经五日，出取烂捣破之，以绢袋盛摆之⑦，一如出粉法。水服方寸匕，日三四。亦可作粉粥乳酪中食之，不限多少，取瘥止。出第二十一卷中。

《肘后》：主消渴方。

秋麻子一升，以水三升，煮三四沸。取汁饮之，无限，不过五升⑧瘥。文仲同。出第二卷中。

《广济》：疗消渴兼气散方。

栝楼三两　石膏三两，碎　甘草三两，炙　甘皮二两

上四味，捣、筛为散。食后煮大麦饮，服方寸匕，日二夜一服，渐加至二匕，不利。忌热面、海藻、菘菜。

又，疗消渴麦门冬汤方

生麦门冬二升，去心　苧根切，二升　栝楼五两　生姜五两　芦根切，二升　石膏六分，研　小麦二升

上七味，切，以水二斗，煮。取六升，去滓，一服一升，渴即任意饮，未瘥更作，不利。并出第一卷中。

崔氏：疗患热消渴，常服有验方。

豉心三两，以酽醋拌蒸，干晒，如此者三，熬令微黄　吴黄连三两

上二味，捣、筛讫，以蜜和为丸。每日空腹服二十五丸，食后又服二十丸。

又，取乌梅十颗，以水二小升煎之数

① 宣疾：因为消渴病有多饮、多尿等通利之症，故谓其为"宣疾"。宣，通也。

② 有人患消渴，小便多而数：《千金方》卷二十一第一作"有人病消利"。消利，病证名。因少壮之时服石药及房事过度所致，症见口干心烦，随饮而小便，多发痈疽的病证。

③ 唇口干燥：此为消渴病阴津枯竭，失于滋润之故。《千金方》卷二十一第一作"咽喉唇口干燥"。

④ 故：反而。《韩非子·内储说下》陈奇猷校注："故，与顾同，反也。"

⑤ 未知：此指服药后未见任何药效的反应。

⑥ 食前、后无在：指食前空腹服药或食后服药均不影响药效。

⑦ 摆之：即摆动而滤出之义。《千金方》作"滤之"。

⑧ 五升：指秋麻子五升。《证类本草》卷二十四《米谷部》引作"九升麻子"。

沸，取汤下前件丸药。如无乌梅，以小麦子二升，煮取汁替，亦得。

又方

黄连一升，吴者去毛　麦门冬五两，去心

上二味，捣、筛，以生地黄汁、栝楼根汁、牛乳各三合和，顿①为丸如梧子。一服二十五丸，饮下，日再服，渐渐加至三十丸。若不顿为丸，经宿即不相著也。消渴及小便多，并是虚热，但冷将息即瘥。前件三方，崔氏本方中此处更有一方，用栝楼、黄连者，故云前件三方。并是冷补，空腹服，恐少腹下冷，常吃少许食，服之大好。忌猪肉、芜荑。

又，疗消渴无比方。

土瓜根六两　苦参粉三两　黄连五两，去毛　鹿茸三两，炙　栝楼三两　鸡肶胫黄皮三十具，熬　雄鸡肠三具　牡蛎五两，熬　白石脂三两，研　甘草三两，炙　黄芪三两　桑螵蛸三七枚，炙　白龙骨五两，研

上十三味，捣、筛为散。一服六方寸匕，日再服，夜一服，以后药下之。

竹根十两　麦门冬四两，去心　石膏四两，碎之，绵裹　甘李根白皮三两

上四味，以水一斗二升，煮。取三升五合，以下前件散药，如难服，可取此药汁和丸。一服六十丸，仍还用此药汁下之。忌猪肉、海藻、菘菜。并出第四卷中。

《千金》：加减巴郡太守②奏三黄丸，疗男子五劳七伤，消渴，不生肌肉，妇人带下，手足寒热者方。

春三月　黄芩四两　大黄三两，炒　黄连四两

夏三月　黄芩六两　大黄一两，炒　黄连七两，炒

秋三月　黄芩六两　大黄二两　黄连三两

冬三月　黄芩三两　大黄五两　黄连二两，炒

上三味，随时合捣下筛，以蜜和，为丸如大豆。服五丸，日三。不知，稍增七丸，食上饮下③，服一月病愈，久服走及奔马④，近常试，验。忌猪肉。出第二十一卷中。

卒消渴小便多太数方八首

《肘后》：卒消渴，小便多方

多作竹沥饮之，恣口⑤，数日瘥。忌面、炙肉。

又方

酒煎黄柏汁，取性饮之⑥。

又方

熬胡麻令变色，研淘取汁，饮半合，日可三四服，不过五升即瘥。

又，疗日饮水一斛者方。

桑根白皮⑦，新掘入地三尺者佳。炙令黄黑色，切，以水煮之。无多少，但令浓，随意饮之，无多少。亦可纳少粟米，勿与盐。《集验》云：宜热饮之。

又，小便卒太数，复非淋，一日数十过，令人瘦方。

末中水猪脂如鸡子一枚，炙。承取肥汁，尽服之，不过三剂，瘥。

---

① 顿：相当于"立刻"、"马上"。《词诠》卷二："顿，表态副词。遽也，急也。"

② 太守：官名。原为战国对郡守的尊称。汉景帝改郡守为太守，为一郡的最高行政长官。

③ 食上饮下：即食前用饮服药。

④ 走及奔马：指走路或奔跑。谓服药后病情好转。

⑤ 恣口：程敬通曰："恣口者，谓饮竹沥，非恣食也。"

⑥ 取性饮之：山胁尚德曰："取性饮之者，谓随酒量饮之也。"

⑦ 桑根白皮：《千金翼》卷十九第一名"桑根汤"。

又方

羊肺一具，作羹纳少肉，和盐、豉，如食法，任意进之，不过三具，瘥。《千金》同。

又方

豉一升，纳于盐中绵裹之，以白矾好者半斤，置绵上，令蒸之三斗米许时即下，白矾得消，入豉中，出曝干捣末，服方寸匕。

又，小便数，猪肚黄连丸方。

猪肚一枚，洗去脂膜，黄连末三斤，纳猪肚中，蒸之一石米熟，即出之，曝干，捣，丸如梧子。服三十丸，日再服，渐渐加之，以瘥为度。忌猪肉。出第二卷中。

《近效》祠部李郎中消渴方二首

论曰：消渴者，原其发动，此则肾虚所致，每发即小便至甜，医者多不知其疾，所以古方论亦阙[①]而不言，今略陈其要。

按《洪范》[②]：稼穑作甘。以物理推之，淋饧、醋、酒、作脯法，须臾即皆能甜也。足明人食之后，滋味皆甜，流在膀胱。若腰肾气盛，则上蒸精气，气则下入骨髓。其次以为脂膏，其次为血肉也。上[③]余别为小便，故小便色黄，血之余也。燥气者，五脏之气。咸润者，则下味[④]也。腰肾既虚冷，则不能蒸于上，谷气则尽下为小便者也。故甘味不变，其色清冷，则肌肤枯槁也。由[⑤]如乳母，谷气上泄，皆为乳汁。消渴疾者，下泄为小便，此皆精气不实于内，则便羸瘦也。

又，肺为五脏之华盖，若下有暖气蒸即肺润，若下冷极即阳气不能升，故肺干则热。故《周易》有否卦，乾上坤下，阳阻阴而不降，阴无阳而不升，上下不交，故成否也。譬如釜中有水，以火暖之，其釜若以板盖之，则暖气上腾，故板能润也；若无火力，水气则不上，此板终不可得润也。火力者，则为腰肾强盛也，常须暖将息。其水气即为食气，食气若得暖气，即润上而易消下，亦免干渴也。是故张仲景云：宜服此八味肾气丸，并不食冷物及饮冷水。今亦不复渴，比频得效，故录正方于后耳。

凡此疾与脚气虽同为肾虚所致。其脚气，始发于二、三月，盛于五、六月，衰于七、八月。凡消渴，始发于七、八月、盛于十一月、十二月，衰于二、三月。其故何也？夫脚气者，拥疾[⑥]也；消渴者，宣疾[⑦]也。春、夏阳气上，故拥疾发，即宣疾愈也。秋、冬阳气下，故宣疾发，即拥疾愈也。审此二者，疾可理也。

又，宜食者，每间五六日空腹一食饼，以精羊肉及黄雌鸡为臛，此可温也。若取下气不食肉、菜，食者宜煮牛膝、韭、蔓菁，又宜食鸡子、马肉，此物微拥[⑧]，亦可疗宣疾也。拥之过度，便发脚

---

① 阙：缺少。《玉篇·门部》："阙，少也。"阙，缺义同。

② 《洪范》：指《尚书》的《洪范》篇。

③ 上：程本作"其"，于义顺畅。

④ 下味：指肾所主的味。肾位于下焦，故谓咸味为"下味"。

⑤ 由：通"犹"。程本作"犹"。

⑥ 拥疾：指脚气病属于阻塞、壅聚性疾病。拥，通"壅"，滞碍壅塞。见《管子·明法》。

⑦ 宣疾：谓消渴病属于通利、发散性疾病。因其多饮、多尿，故名。宣，通也。

⑧ 此物微拥：指鸡蛋、马肉等食物食后难消化，易致胃气壅滞而生食积证。

气，犹如善为政者，宽以济猛，猛以济宽，随事制度，使宽、猛得所，定之于心，口不能言①也。

又，庸医或令吃栝楼粉，往往经服之都无一效。又每至椹熟之时，取粒美者水淘去浮者餐之，候心胸间气为度，此亦甚佳。生牛乳暖如人体，渴即细细呷之，亦佳。

张仲景云：足太阳者，是膀胱之经也。膀胱者，是肾之腑也。而小便数，此为气盛，气盛则消谷，大便硬；衰则为消渴也。男子消渴，饮一斗水，小便亦得一斗，宜八味肾气丸主之。神方，消渴人宜常服之。

干地黄八两　薯预四两　茯苓三两　山茱萸五两　泽泻四两　牡丹皮三两　附子三两，炮　桂心三两

上药捣、筛，蜜和，丸如梧子大。酒下十丸，少少加②，以知为度。忌猪肉、冷水、芜荑、胡荽、酢物、生葱。与范汪、《小品》、深师、《古今录验》、《必效》、《文仲方》等并同。

先服八味肾气丸讫，后服此药压之方。

黄连二十分，蜀者　苦参粉十分　干地黄十分　知母十分　牡蛎八分，熬　吴麦门冬十二分，去心　栝楼七分，一方无，余及数分并同。

上七味，捣、筛，牛乳和，为丸如梧子大，并手作丸，曝干，油袋盛。用浆水或牛乳下，日再服，二十丸，一方服十五丸。患重得，渴瘥后更服一年以来。此病特慎③獐鹿肉，须慎酒、炙肉、咸物，吃素饼五日一顿，细切精羊肉，勿著脂，饱食，吃羊肉须著桑根白皮食。一方云：瘥后须服此丸一载以上，即永绝根源。此病特忌房室、热面并干脯，一切热肉、粳米

饭、李子等。若觉热渴，加至二十五丸亦得，定后还依前减。其方神效无比，余并准前方。忌猪肉、芜荑。

将息禁忌论一首④

夫人虽当服饵，而不知养性之术，亦难以长生。养性之道，不欲饱食便卧，亦不宜终日久坐，皆损寿也。人欲小劳，但莫久劳疲极也，亦不可强所不能堪耳。人不得每夜食，食毕即须行步，令稍畅而坐卧。若食气未消，而伤风或醉卧，当成积聚百疾，或多霍乱，令人暴吐。

又，食欲得少而数，不欲顿而多，多即难消也。能善养性者，皆先候腹空积饥乃食，先渴后饮，不欲触热而饮。饮酒伤多，即速吐之为佳。亦不可当风卧、及得扇之，皆令人病也。才不逮而思之⑤，伤也；悲哀憔悴，伤也；力所不胜而举之⑥，伤也。

凡人冬不欲极温，夏不欲穷凉，亦不欲雾露星月下卧，大寒、大热、大风，皆不用触冒。

五味入口不欲偏多，偏多则损人腑脏，故曰酸多即伤脾，苦多即伤肺，辛多即伤肝，咸多即伤心，甘多即伤肾，此是

---

① 定之于心，口不能言：犹言只可意会，不可言传。

② 少少加：稍稍地，渐渐地增加用药。

③ 特慎：格外的谨慎。特，表示程度。相当于"非常"，"格外"。

④ 将息禁忌论一首：程敬通按："此条虽附消渴后，不单言消渴也。凡病也不病，人俱宜遵之，后鱼、肉、菜、米、豆等仿此。"

⑤ 才不逮而思之：指才能和智慧不足而又思之太过。原作"逮而思之"，高校本嫌其文义不足，据程本补。今从之。

⑥ 力所不胜而举之：原作"力所不胜而"，高校本嫌其文义不足，据程本补。今从之。

五行自然之理①。

又，伤初即不觉，久乃损寿耳。夫吃生肉、鲙②，必须日午前即良，二味之中，其鲙尤腥而冷也，午后阴阳交错，人腹中亦顺天时，不成癥积，亦能霍乱矣。

夫人至酉戌③时后，不要吃饭。若冬月夜长，性热者须少食，仍须温软，吃讫，事须摇动④，令食消散，即不能成脚气。凡冲热有汗，不用洗手面及漱口，令人五脏干枯少津液。又冬夏月不用枕冷物，石铁尤损人，水枕⑤亦损人。纵不损人，及少年之时，即眼暗⑥也。

叙鱼肉等一十五件

羊肉甚补虚，患风及脚气不用，吃呕⑦，食即生姜和煮。又猪肉、兔肉、鹑肉、牛肉、驴马肉、大鲤鲇鱼、河豚等，并禁不可食之。鹿肉微冷少吃。獐肉温不可炙吃，令人消渴，久吃炙肉，令人血不行。野鸡春月以后不堪吃。鲫鱼长六、七寸以上者，并益人，仍不要生吃。生干脯不可吃，不消化，为虫。

叙菜等二十二件⑧

凡冬瓜食之下气，唯脚气相宜，令人寒中，不可多吃，能下积年药力，甚损人，久服令人虚，坏筋骨；

莴苣令人寒中，久食节骨头生冷水，令人发鬓白；

兰香、胡荽、芸台三物，不益人也；

甘菊、枸杞菜发丹石，少吃即温，多即冷；

紫苏、薄荷、荏叶、水苏温中益人；

苜蓿、白蒿、牛蒡、地黄苗甚益人，长吃苜蓿虽微冷，益人，堪久服；

凡菜皆取熟吃，不可生吃，损人；

薤虽荤，不同五辛，温中补筋骨，可食；

葱调诸候，但少吃无妨，多食令人虚冷；

韭从二月以后青稍长，煮吃甚补，至四月上旬止，不可食；从七月二十日后，即渐堪吃；至九月后冷，兼有土气。

萝卜消食下痰澼，甚宜人，生熟吃俱善；

斜蒿不甚益人，亦无损；

蔓菁作葅令黄，堪吃；

芥发热动风，伤筋骨；

蒜伤血损药，不可食；

葵性滑，夏不堪食；冬干，热时煮用萝卜作葅下之，利大小肠；

醋、咸并伤筋骨，尤须节之，不可纵性。

叙米豆等九件<small>茶、酒附</small>

白米甚益人；

小豆、绿豆、白豆并动气，仍下津液，少吃任意；

大豆甚下气益人，久服令人身重；

---

① 此是五行自然之理：上述五味过食伤五脏是运用五行相克理论。如酸入肝，酸多则肝木偏旺，木旺乘土，故曰“酸多即伤脾”。其余四者皆仿此。

② 鲙：生鱼块。

③ 酉戌：犹言傍晚。因为酉时是下午19时至21时，戌时为21时至23时。“戌”，原误作“戍”，据程本、高校本及文义改。

④ 摇动：犹言运动身体。

⑤ 水枕：以水囊为枕头。程本作“木枕”。

⑥ 眼暗：指视力障碍，视物昏暗不清。

⑦ 吃呕：义不顺。程本作“吃，偶”。义明。

⑧ 二十二件：山胁尚德曰：“今有菜等二十六件。”

荞麦不可食；

小麦面吃之令人动热，不可频餐之；

大麦面甚益人，性小冷，发癖气；

粳米性寒。

南中温茶，不可多吃，热温煮桑代之。

酒有热毒，渍地黄、丹参、大豆即得饮之。以上并是祠部方法，亦一家秘宝也。

外台秘要方卷第十一

右迪功郎充两浙东路提举茶盐司干办公事张寔校勘

外台秘要方卷第十二 癖及痃气积聚癥瘕胸痹奔豚三十八门

朝散大夫守光禄卿直秘阁判登闻检院上护军臣林亿等上进

疗癖方五首

《病源》：夫五脏调和，则营卫气理①。营卫气理，则津液通流，虽复多饮水浆，亦不能为病。若摄养乖方②，则三焦痞隔③。三焦痞隔，则肠胃不能宣行④。因饮水浆⑤，便令停滞不散，更遇寒气，积聚而成癖⑥。癖者，谓僻侧在于两胁之

---

① 理：顺，畅顺，和利。

② 乖方：失于常度。方，常也。

③ 三焦痞隔：指三焦气机气化阻塞不通的病理。痞，不通。隔，阻塞。

④ 宣行：通行，通利。宣，通也。

⑤ 水浆：饮水或者汤液。此谓摄入过多。《病源》卷二十《癖候》作"水浆过多"。

⑥ 癖：古病名。因饮食不节，寒痰水饮凝聚，气血瘀阻所致，症见痞块生于胁下，时痛时止，或平时触摸不见，痛时方可触及者。

间，有时而痛是也。其汤、熨、针、石，别有正方，补养宜导，今附于后。

《养生方①》云：卧觉勿饮水更眠，令人作水澼。

又云：饮水忽急咽②，久成水澼。

又云：举两膝，夹两颊边，两手据地蹲坐，故久行之，愈伏梁③。伏梁者，宿食不消成癖，腹中如杯如盘。宿痛④者，宿水⑤、宿气⑥、癖数生痛。久行，肠化为筋，骨变为实。出第二十卷中。

《广济》：疗腹中癖气方。

牛膝八分　桔梗六分　芍药六分　枳实八分，炙　白术六分　鳖甲八分，炙　茯苓八分　人参六分　厚朴六分，炙　大黄六分　桂心六分　槟榔仁六分

上十二味，捣、筛，蜜和丸。空肚，温酒服如梧子二十丸，日二服，渐加至三十丸。老小微利。忌生冷、油腻、小豆、黏食、苋菜、桃李、雀肉、大醋、生葱、猪肉。出第二卷中。

《千金翼》：江宁衍法师破癖方。

白术三两　枳实三两，炙　柴胡三两

上三味，切，以水五升，煮。取二升，分温三服，服三十剂永瘥。忌桃李、雀肉。出第十九卷中。

《必效》：疗癖方。

取车下李仁，微汤退去皮及并仁，与干面相半，捣之为饼，如犹干和淡水如常，溲面⑦，大小一如病人手掌，为二饼，微炙使黄，勿令至热，空肚食一枚，当快利。如不利，更食一枚。或饮热粥汁即利，以快利为度。至午后利不止，即以醋饭止之。利后当虚，病未尽者，量力一二日，更进一服，以病尽为限。小儿亦以意量之，不得食酪及牛、马肉，无不效。但病重者，李仁与面相半，轻者以意减。病减之后，服者亦任量力，频试，瘥，神效。

又方

大黄十两

上一味，捣、筛，醋三升，和煎，调，纳白蜜两匙，煎堪丸如梧子。一服三十丸。以利为度，小者减之。

又方

牛黄三大豆许　麝香一当门子大　朱砂准麝香　生犀角小枣许，别捣末。

以上四味并研，令极细，汤成后纳之。

大黄一两　吊藤一两　升麻一两　甘草半两，炙　鳖甲半两，炙　丁香五十枚

上十味，切，以水三升，先煮大黄等六味，取强半升，绞去滓，纳牛黄等四味，和绞。分为三服，每服如人行十里久，忌如药法。若利出如桃胶、肉酱等物，是病出之候。特忌牛、马肉。其药及水并是大两、大升，此药分两⑧是十五以上人服。若十岁以下，斟量病减之。忌苋菜、海藻、菘菜、生血物等。并出第三卷中。

癖结方三首

《病源》：此由饮水聚停不散，复因饮食相搏，致使结积在于胁下，有时弦且

---

① 养生方：即《病源》卷二十《癖候》下《养生方导引法》之简称。

② 饮水忽急咽：谓饮水咽下时过急过猛。程本"忽"作"勿"亦通。

③ 伏梁：古病名。因气血结滞而成，症见脘腹部痞满肿块者。《内经》所论伏梁病有四：一指内痈（《素问·腹中论》）；二指气溢于大肠者（《素问·奇病论》）；三指病在心下，包块能上下移动（《灵枢·邪气脏腑病形》）；四指心之积病。

④ 宿痛：指久病而成的痈疡者。

⑤ 宿水：水饮病积久不愈者。

⑥ 宿气：指气机久郁者。

⑦ 溲面：用水搅拌面粉。溲，搅拌。

⑧ 分两：犹药物之剂量。

起①，或胀痛，或喘息、短气，故云癖结②。脉紧实者，癖结也。出第二十卷中。

《广济》：疗癖结，心下硬痛，巴豆丸方。

巴豆三枚，去心皮，熬　杏仁七枚，去尖皮，熬　大黄如鸡子大

上三味，捣、筛大黄，取巴豆、杏仁别捣如膏，和大黄入蜜和丸。空肚，以饮服如梧子七丸，日一服，渐加，以微利下病为度。忌生冷、油腻、小豆、野猪、鱼、芦笋等。出第二卷中。

《千金》：狼毒丸，主坚癖方。

狼毒五两，涂姜汁炙　半夏五两，洗　杏仁三两，去尖皮两仁者，熬　桂心四两　附子二两，炮　细辛二两　椒二两，汗。

上七味，捣、筛，别捣杏仁蜜和。饮服如大豆二丸。忌猪肉、冷水、生葱、生菜、羊肉、饧。出第十一卷中。

《救急》：中侯黑丸③，疗诸癖结、痰饮等大良方。

桔梗四分　桂心四分　巴豆八分，去心皮，熬　芫花十二分，熬　杏仁五分，去皮尖两仁者，熬

上五味，先捣三燥药成末，别捣巴豆、杏仁如膏，合和，又捣一千杵，下蜜又捣二千杵，丸如胡豆。浆服一丸，取利，可至二三丸。儿生十日欲痫发，可与一二丸如黍米，诸腹不快，体中觉患便服之，得一、两行利即好。《肘后》、《千金》同。服四神丸下之，亦佳。忌猪肉、生葱、芦笋。出第三卷中。

寒癖方五首

《病源》：寒癖④之为病，是饮水⑤停积，胁下痃⑥强是也。因遇寒即痛，所以谓之寒癖。脉弦而大者，寒癖也。出第二

十卷中。

《肘后》：疗腹中冷癖⑦，水谷痻结⑧，心下停痰，两胁痞满，按之鸣转，逆害饮食方。

大蟾蜍一头，去皮及腹中物，支解之　芒硝大人⑨用一升，中人七合，羸小五合

上二味，以水七升，煮。取四升，温服一升，一时顿服。一升若未下，更服一升。中人七合，羸小五合，得下者止，后九日、十日一遍作之。

又方

大黄三两　甘草二两，炙　蜜一升二合枣二十七枚

上四味，切，以水四升，先煮三物。取二升一合，去滓，纳蜜，再上火煎令烊，分再服。忌海藻、菘菜。

又方

巴豆三十枚，去皮者熬　杏仁二十枚，去两仁及尖皮，熬　桔梗六分　藜芦四分，炙　皂荚三分，炙，去皮

上五味，捣，蜜和，丸如胡豆。未食

---

① 弦且起：程本作"弦旦起"，《病源》卷二十《癖结候》作"弦亘起"，似是。弦亘起，谓癖块挺直而横起之状。

② 癖结：病名。指水邪与宿食相搏，结聚于胁下而成的癖块。《病源》卷二十《癖病诸候》有专论。

③ 中侯黑丸：《千金方》卷十八第六作"中军侯黑丸"，组成相同，剂量有别。

④ 寒癖：病名。指寒邪水饮相挟停阻而成，症见胁肋间有弦索状拱起，遇冷即觉疼痛者。

⑤ 饮水：《病源》卷二十《寒癖候》作"水饮"，义胜。

⑥ 痃：《病源》卷二十《寒癖候》作"弦"。痃、弦通。

⑦ 冷癖：即寒癖。

⑧ 痻（yīn 音阴）结：指心痛之结聚。《集韵·沁韵》："痻，心病也。"

⑨ 大人、中人、羸小：此言体质的强弱及对药物的耐受能力。大人，指体质强壮并对药物的耐受力强者；中人，谓体质及对药物的耐受力均居于中者；羸小，指体质弱及对药物的耐受力小者。

服一丸,日三。欲下病者,服二丸。长将服[1],百日都好,瘥。忌猪肉、芦笋、狸肉。《古今录验》同。并出第三卷中。

深师:主久寒癖,胸满短气,心腹坚,呕吐,手足逆冷,时来时去,痛不欲食,食即为患心冷,引腰背强急,吴茱萸丸方。

吴茱萸八分 附子三分,炮 厚朴五分,炙 半夏五分,洗 桂心五分 人参五分 矾石五分,熬 枳实五分,炙 干姜五分

上九味,下筛,蜜和。酒服如梧子二十丸,日三,不知增之。忌猪羊肉、饧、生葱、冷水。出第十六卷中。

《延年》:白术丸,主宿冷癖气,因服热药发热,心惊虚悸,下冷上热,不能食饮,频头风旋,喜呕吐方。

白术六分 厚朴两分,炙 人参五分 白芷三分 橘皮四分 防风五分 吴茱萸四分 芎䓖四分 薯蓣四分 茯神五分 桂心四分 大麦蘖四分,熬 干姜四分 防葵四分,炙 甘草五分,炙

上十五味,捣、筛,蜜和,丸如梧桐子。酒服十五丸,日再,加至二十丸。忌桃李、雀肉、海藻、菘菜、醋物、生葱。出第十六卷中。

久癖方二首

《病源》:久癖,谓因饮水过多,水气拥滞[2],遇寒热气相搏,便成癖。在于两胁下,经久不瘥,乃结聚成形段[3]而起,按之乃水鸣,积有岁年,故云久癖[4]。出第二十卷中。

《集验》:疗冷热久癖实,不能饮食,心下虚满如水状方。

前胡四两 生姜四两 枳实三两,炙 半夏四两,洗 白术三两 茯苓四两 甘草二两,炙 桂心二两

上八味,切,以水八升,煮。取三升,分三服。忌羊肉、饧、桃李、雀肉、生葱、醋物、海藻、菘菜。《千金》同。出第六卷中。

《古今录验》:曾青丸,疗久寒积聚,留饮[5]宿食[6],天行伤寒者,服之二十日愈,久服令人延年益寿。浩[7]仲堪云:扁鹊曾青丸,疗久癖积聚,留饮宿食,天行伤寒,咳逆消渴,随病所在,久病羸瘦,老小宜服药,或吐、或下、或汗出方。

曾青二分 寒水石三分 朴硝二分 茯苓三分 大黄三分 附子三分,炮 巴豆二分,去心皮,熬

上七味,各异捣下筛,巴豆、硝石[8]合捣六千杵,次纳附子捣相得,次纳茯苓捣相得,次纳大黄捣相得,次纳曾青捣相得,次纳寒水石捣相得,次纳蜜和捣千杵。大人服[9]大豆二丸,小儿五岁以下如麻子一丸,二、三岁儿如黍米一丸。如服药以薄粉粥清下,当覆卧令汗出。吐下气发作,服二丸;霍乱,服三丸;泄痢不止,服一丸,可至二丸。一方用曾青三

---

[1] 长将服:谓此方可用作长期调养将息时服用。将,将息。

[2] 拥滞:壅塞滞留。拥,《病源》卷二十《久癖候》作"壅"。拥、壅义同。

[3] 段:通"瘕"。病证名。瘕病的名目繁多,此见《病源》卷十九《瘕病候》所论。曰:"瘕病者,由寒温不适,饮食不消,与脏气相搏,积在腹内,结块瘕痛,随气移动是也。言其虚假不牢,故谓之为瘕也。"又,山田业广曰:"盖分段之段,谓癥瘕个个成形也。"

[4] 久癖:指癖病经久不愈者。

[5] 留饮:饮病之一。指饮邪久留体内而致的饮病。

[6] 宿食:指食积日久者。

[7] 浩:程本作"殷"。

[8] 硝石:方中药味组成为"朴硝",此云"硝石",高校本疑二者必有一误。当是。

[9] 服:高校本据文义疑"服"下脱"如"字,当从。

分。忌猪肉、冷水、芦笋、大酢。崔氏同。出第十卷中。

癖羸瘠方二首

《删繁》：疗癖羸瘠①，膏髓酒方。

猪肪骨三升　牛髓二升　油五升　姜汁三升　生地黄汁三升　当归四分　蜀椒四分，汁　吴茱萸五合　桂心五分　人参五分　五味子六味　芎䓖五分　干地黄七分　远志皮五分

上十四味，切，捣九味，三筛为散。取膏髓等五种汁，加水一斗，同汁煎，取水并药汁俱尽，但余膏在，停小冷下散，搅令调，火上煎三上三下，燥器贮。凝冷为饼方寸，以清酒一升，暖下膏，取服之，昼两服，夜一服。非但疗癖，亦主百病。忌生葱、芜荑。

又，枸杞子散方。

枸杞子不问多少，夏可采五升青者　干姜五两　白术五两　吴茱萸一升　蜀椒三合，汗　橘皮五两

上六味，切，捣五味，三筛下为散，取枸杞子燥瓷器贮，研曝如作米粉法。七日曝之，一曝一研，取前药散和之，又研。随饮酒食等，即便服一方寸匕，和酒食进之，如此能三年服，非但疗百病，亦长阳气。忌桃李、雀肉、青鱼、酢等。并出第五卷中。

痃癖方四首

《广济》：疗痃癖②气，两胁妨满③方。

牛膝十分　桔梗八分　芍药八分　枳实八分　人参六分　白术八分　鳖甲八分　茯苓八分　诃黎勒皮八分　柴胡六分　大黄十分　桂心六分

上十二味，捣、筛，蜜和，丸如梧子。空肚，酒饮及姜汤任服二十丸，日二服，渐加至三十丸。利多，即以意减之，常取微通泄为度。忌生硬难消、油腻等物，及苋菜、桃李、雀肉、猪肉、冷水、生葱。出第二卷中。一方用五加皮，无人参。

《千金翼》：疗十年痃癖方。

桃仁六分，去皮尖两仁者，熬　豉六升，干曝去皮，熬，捣、筛　蜀椒三两，去目闭口者，生捣下筛　干姜三两，生捣下筛

上四味，先捣桃仁如脂，令捣千杵，如干，可下少许蜜，和捣令可丸。空肚，酒服三丸如酸枣大，日三。出第十九卷中。本方下有熨法，此不载。

崔氏：疗痃癖积冷，发如锥刀所刺，鬼疰④往来者方。

乌头八分，炮　人参八分　桂心八分　附子八分，炮　干姜八分　赤石脂八分　朱砂三分，研

上七味，捣、筛，蜜和，为丸如梧子。以暖酒服七丸，稍稍加之，至十丸。慎生冷、醋滑、猪、鱼、鸡、蒜、小豆、油腻、牛马肉、生血物、生葱等。

---

① 羸瘠：虚弱而消瘦。

② 痃癖：病名。指脐腹旁或胁肋部时有筋脉攻撑急痛者。《太平圣惠方》卷四十九："夫痃癖者，本因邪冷之气积聚而生也。痃者，在腹内近脐左右，各有一条筋脉急痛，大者如臂，次者如指，因气而成，如弦之状，名曰痃气也；癖者，侧在两肋之间，有时而僻，故曰癖。夫痃之与癖，名号虽殊，针、石、汤、丸、主、疗无别。此皆阴阳不和，经络否隔，饮食停滞，不得宣疏，邪冷之气，搏结不散，故曰痃癖也。"又谓痃气、癖气。或简称为痃、为癖。

③ 妨满：阻滞胀满。《广韵·漾韵》："妨，妨碍。"

④ 鬼疰：病名。触冒鬼气而致的重危病证。也有指触犯死人病气而致的危重证。《太平圣惠方》卷五十六："人先天地痛，忽被鬼邪所击，当时心腹刺痛，或闷绝倒地，如中恶之类，死后疰旁人，故谓之鬼疰也。"

又，疗痃癖方。

鼠屎一大合，熬令黄黑者，无干者不用熬，即用

上一味，以水二升，煮五六沸，及热滤取汁，置碗中，急纳硇砂一小两，乃盖头经宿。明日平旦温为两服，稍晚食，无所忌。并出第七卷中一方硇砂作朱砂。

痃气方三首

《广济》：疗痃气①方。

牛膝六分　苟药六分　桔梗八分　枳实五分，炙　厚朴六分，炙　橘皮四分　茯苓八分　人参五分　蒺藜子五分，熬　诃梨勒六分，熬　柴胡八分　槟榔四分　大黄六分

上十三味，捣、筛，蜜和丸。空肚，煮大枣饮服如梧子二十丸，日再，渐渐加至三十丸。如利多，以意减之。忌生硬、难消物及油腻、猪肉、醋物。出第二卷中。

《延年》：疗两肋胀急，痃满②不能食，兼头痛壮热，身体痛方。

枳实三两，炙　枳梗二两　鳖甲二两，炙　人参二两　前胡二两　生姜四两　槟榔七枚，并二破　桂心二两

上八味，切，以水九升，煮。取二升五合，去滓，分温三服，如人行七八里久。禁生冷、鱼、蒜、面食、生葱、苋菜。出第十六卷中。

《救急》：疗腹中痃气，连心以来相引痛紧急方。

白术三两　枳实三两，炙　柴胡四两　鳖甲二两，炙

上四味，切，以水七升，煮。取二升五合，去滓，空肚分三服，相去七八里久。能连服三四剂，始知验。禁生冷、猪肉并毒鱼，大须慎之。频服有效。忌苋菜、桃李、雀肉、生葱。出第七卷中。

癖及痃癖不能食方一十四首

《广济》：疗癥癖痃气不能食，兼虚羸瘦，四时常服方。

牛膝六两　生地黄九两　当归三两　桂心四两　苁蓉六两　远志三两，去心　五味子五两　曲末五合，熬令黄　大麦蘖末一升五合，熬黄　白术三两　人参三两　茯苓六两，一方三两

上十二味，捣、筛为散。空腹，温酒服方寸匕，日二服，渐加至一匕半。夏中煮生姜及槟榔饮下，加麦门冬六两，不利。此方甚宜久服，令人轻健。忌桃李、雀肉、生葱、芜荑、醋物、牛大③肉。出第二卷中。

崔氏：疗宿癖④，时腹微满，不能食，调中五参丸方。

人参　沙参　玄参　丹参　苦参各一两　大黄四两　附子一两，炮　巴豆四十枚，去心皮，熬　蜀椒一合，去目、汗　干姜半两　防风一两　䗪虫十五枚，熬　葶苈一合，熬

上十三味，捣下筛，蜜和，为丸如梧子。先食服一丸，日三。忌野猪肉、芦笋、生血物等。

又，疗癖饮⑤并醋咽⑥，吐水及沫，食饮不消，气逆胀满方。

---

① 痃气：即痃的别称，病名。指腹部两侧筋脉杠起急痛的疾患。

② 两肋胀急，痃满：原作"两痃胀急肋满"，今据高校本移正。程本作"痃胀急，肋满"，似是。

③ 大：程本无"大"字。高校本疑当作"犬，缺笔致误"。今从之。

④ 宿癖：经久不愈的癖病。

⑤ 癖饮：饮病之一。《病源》卷二十《癖饮候》："此由饮水多，水气停聚两胁之间，遇寒气相搏，则结聚而成块，谓之癖饮。在胁下，弦亘起，按之则作水声。"

⑥ 醋咽：指胃中反酸水，酸水刺激咽部。

大腹槟榔十两，其子熬，实者末之　高良姜三两　桃仁一升，去皮两仁者，熬，别捣如泥

上三味，和捣，绢筛，以白蜜和丸。酒服如弹丸二枚，日再服，渐加至四五丸，加减任意自量。并出第七卷中。

《延年》：人参丸，主痃癖气，不能食方。

人参八分　白术六分　枳实六分，炙　橘皮四分　桂心六分　甘草五分，炙　桔梗五分

上七味，捣、筛，蜜和，为丸如梧子大。一服十五丸，酒下，日二服，加至二三十丸。禁生冷、猪肉、生葱、雀肉、桃李、海藻、菘菜。

又，疗冷气，两肋胀满，痃气不能食方。

白术三两　人参二两　茯苓五两　枳实三两，炙　生姜三两　桔梗二两　桂心一两半

上七味，切，以水八升，煮。取二升五合，去滓，分温三服，如人行七八里久。忌生冷、猪肉、鱼、桃李、雀肉、醋物、生葱。

又，桃仁丸，主痃癖气，漫心胀满，不下食，发即更胀，连乳满，头面闭闷，咳气急者方。

桃仁八分，去尖皮，熬　鳖甲六分，炙　枳实六分，炙　白术六分　桔梗五分　吴茱萸五分　乌头七分，炮　槟榔仁五分　防葵五分　芍药四分　干姜五分　紫菀四分　细辛四分　皂荚三分，去皮、子　人参四分　橘皮四分　甘草四分，炙

上十七味，捣、筛，蜜和，丸如梧子。服十丸，日再服，加至二十丸。忌海藻、菘菜、猪肉、冷水、生菜、桃李、雀肉等。

又，浸药酒，用下前药方。

紫苏三两　牛膝三两　丹参三两　生姜六两　生地黄切，三升　香豉三升，熬　紫菀三两　防风四两　橘皮三两　大麻仁一升五合，熬

上十味，细切，绢袋盛，以清酒二斗五升，浸。三宿后，温一盏用下桃仁丸，酒尽更添。忌芜荑。

又，槟榔子丸，主腹内痃癖，气满胸背痛，不能食，日渐羸瘦，四肢无力，时时心惊方。

槟榔子六分　桔梗四分　当归四分　人参五分　桂心四分　前胡四分　橘皮三分　厚朴三分，炙　白术四分　甘草五分，炙　乌头四分，炮　干姜四分　茯神四分　鳖甲五分，炙　大黄四分　龙齿六分，炙

上十六味，捣、筛，蜜和，为丸如梧子大。服十丸，饮汁下，日二服。加至十五、二十丸，酒下亦得。忌海藻、菘菜、猪肉、桃李、雀肉、大醋、苋菜、生葱等。

又，疗痃癖，胸背痛，时时咳嗽，不能食方。

桂心四分　细辛四分　白术六分　厚朴三分，炙　附子五分，炮　干姜五分　橘皮三分　鳖甲四分，炙　防葵三分，炙　吴茱萸三分

上十味，捣筛，蜜和，为丸如梧子大。服十五丸，酒下，日二服，加至二三十丸。忌猪肉、冷水、桃李、雀肉、苋菜、醋物、生菜、生葱等。

又，疗痃癖，发即两肋[1]弦急[2]、满，不能食方。

槟榔子六分　枳实六分，炙　桔梗四分　鳖甲四分，炙　人参六分　白术六分　桂心三分　龙胆五分　前胡四分　萎蕤五分　大黄五分　甘草六分，炙

---

[1]　两肋：原“两”下脱“肋”字，据程本补，足句。

[2]　弦急：劲急、拘急。《说文解字注·弦部》："弦，有急意。"

上十二味，捣、筛，蜜和，为丸如梧子大。服十丸，酒下，日二服，加至十五、二十丸。忌海藻、菘菜、桃李、雀肉、苋菜、生葱、猪肉等。

又，半夏汤，主腹内左胁痃癖硬急，气满不能食，胸背痛者方。

半夏三两，洗　生姜四两　桔梗二两　吴茱萸二两　前胡三两　鳖甲三两，炙　枳实二两，炙　人参一两　槟榔子十四枚，打破

上九味，切，以水九升，煮。取二升七合，去滓，分温三服，如人行八九里久。忌猪羊肉、饧、苋菜等。

又，疗冷痃癖气，发即痃气急引膀胱痛，气满，不消食，桔梗丸方。

桔梗四分　枳实四分，炙　鳖甲四分，炙　人参四分　当归四分　桂心三分　白术四分　吴茱萸三分　大麦蘖六分，熬　干姜四分　甘草五分，炙

上十一味，捣、筛，蜜和，为丸如梧子大。一服十丸，酒下，日再服，稍加至二十丸。禁生葱、猪肉、苋菜、海藻、菘菜、桃李、雀肉等。

又，黄芪丸，疗风虚盗汗，不能食，腹内有痃癖，气满者方。

黄芪五分　白术六分　鳖甲五分，炙　白薇三分　牡蛎四分，熬　茯苓六分　桂心三分　干姜四分　枳实四分，炙　橘皮三分　当归四分　槟榔子六分　人参六分　前胡四分　附子四分，炮

上十五味，捣、筛，蜜和，为丸如梧子大。一服十五丸，酒下，日再服，加至二十丸。忌桃李、雀肉、醋物、猪肉、冷水、苋菜、生葱。并出第十六卷中。

《必效》：练中丸，主癖虚热，两胁下癖痛，恶不能食，四肢酸弱，口干，唾涕稠黏，眼涩，头时时痛，并气冲背膊，虚肿，大小便涩，小腹痛，热冲头，发落耳鸣，弥至健忘。服十日许，记事如少

时，无禁忌方。

大黄一斤　朴硝十两，练①　芍药八两　桂心四两

上四味，捣、筛，蜜和，为丸如梧子。平旦酒服二十丸，日再，稍加至三十丸，以利为度，能积服弥佳②，纵利不虚人神良。忌生葱。

又，鳖甲丸，主癖气发动，不能食，心腹胀满，或时发热方。

鳖甲八分，炙　白术十分　枳实八分，炙　芍药六分　麦门冬八分，去心　人参八分　前胡六分　厚朴六分，炙

上八味，捣、筛，蜜和，为丸如梧子。饮服二十丸，渐渐加至三十丸，冷即酒服，极效。禁生物、粉酪、油腻等。亦忌苋菜、桃李、雀肉。并出第二卷中。

癥癖等一切病方四首

《千金翼》：疗癥癖③，乃至鼓胀④满方。

乌牛尿一升

上一味，微火煎如稠糖。空肚服大枣许一枚，当鸣转病出。隔日更服，慎口味⑤等。

又，三棱草煎，主癥癖方。

三棱草切，一石

---

① 练：山胁尚德曰："'练'疑当作鍊。"高校本按"练"为"鍊"之古字，与今"炼"字通用。

② 积服弥佳：多服药更好。《周礼·地官·遗人》郑玄注："少曰委，多曰积。"《小尔雅·广诂》："弥，益也。"

③ 癥癖：即癥瘕积聚一类的疾病。本节下"温白丸"服用方法下"心腹积聚，久癥癖"可证。

④ 鼓胀：病证名。由情志郁结，饮食失常，嗜酒过度，或虫积日久，肝脾受损，气滞血瘀水停而成。症见腹皮绷急如鼓，胀满的疾患。

⑤ 慎口味：即慎饮食。谓服药期间要五味和调，节制食量等。

上一味，水五石，煮，取一石，去滓。更煎取三斗汁，铜器中重釜煎如稠糖，出纳密器中。且以酒一盏服一匕，日二服，每服常令酒气相续。并出第十九卷中。

崔氏：疗腹中癥癖兼虚热者，不可用纯冷专泻药，宜羁縻①攻之方。

鳖甲八分，炙　龟甲八分，炙　桑耳八分，金色者，炙　大黄八分　吴茱萸八分　防葵八分　附子四分，炮

上七味，下筛，蜜和，为丸如梧子。饮若酒服十丸，日再服，渐渐加一丸，以微泄为度，无所忌。日晚服马苋汁三、四合，以瘥为期。亦是单省②暖此汁，服前药更佳。马齿菜即马苋也。忌猪肉、冷水。出第七卷中。今详前方用鳖甲不宜服苋菜，云：日晚服马苋汁并服药，此必误也③。

又，温白丸④，疗癥癖块等一切病方。

紫菀三分　吴茱萸三分　菖蒲二分　柴胡二分　厚朴二分，炙　桔梗二分　皂荚三分，去皮子，炙　乌头十分，熬　茯苓二分　桂心二分　干姜二分　黄连二分，去毛　蜀椒二分，汗　巴豆二分，去心皮，熬　人参二分

上十五味，合捣下筛，和以白蜜，更捣二千杵，丸如梧子。一服二丸，不知稍增至五丸，以知为度。

心腹积聚，久癥癖，块大如杯碗，黄疸宿食，朝起呕变，支满上气，时时腹胀，心下坚结，上来抢心⑤，傍攻两胁，彻背连胸，痛无常处，绕脐绞痛，状如虫咬。

又，疗十种水病，八种痞塞，反胃吐逆，饭食噎塞，或五淋五痔，或九种心痛，积年食不消化；或妇人不产⑥，或断绪多年带下淋沥，或痎疟连所不瘥。

又，疗一切诸风，身体顽痹，不知痛痒，或半身疼痛，或眉发堕落⑦。

又，疗七十二种风，亦疗三十六种遁注，或癫或痫。或妇人五邪，梦与鬼交通，四肢沉重，不能饮食，昏昏默默，只欲取死，终日忧愁，情中不乐，或恐或惧，或悲或啼，饮食无味，月水不调，真似怀孕，连所累月，羸瘦困弊，遂至于死，或歌或哭，为鬼所乱，莫之知也。但服此药者，莫不除愈。

臣⑧知方验，便合药与妇人服之，十日下出癥癖，虫长二尺五寸，三十余枚，下脓三升，黑血一斗，青黄汁五升，所苦悉除，当月有子。

臣兄堕马被伤，腹中有积血，天阴即发，羸瘦异常，久著在床，命在旦夕。臣与药服之，下如鸡肝黑血，手大一百片，白脓二升，赤黄水一升许，其病即瘥。臣知方验，谨上。禁生冷、伤、醋、猪、羊、鱼、鸡、犬、牛、马、鹅肉、五辛、葱、面、油腻、豆及糯米、黏滑、郁臭之属。出第二卷中。

癖硬如石腹满方二首

《广济》：疗腹中痃气癖硬，两胁脐下硬如石，按之痛，腹痛不下食，心闷咳逆，积年不瘥，鳖甲丸方。

鳖甲八分，炙　牛膝五分　芎藭四分　防葵四分，襄州者　大黄六分　当归四分　干

① 羁縻：羁，马络头；縻，牛缰绳。羁縻，犹言牵制。高校本解此指用药要有节制，勿攻伐太甚。
② 省：程本作"煮"。
③ 此必误也：山田业广注："此盖相反而动其病也。犹附子与酒合用之理，不必为误。"
④ 温白丸：高校本按：此方出苍梧道士杜胜，治愈南州刺史阴铿妻病后，由阴铿上奏朝廷。《医心方》卷十六第六《新录方》亦载此方，较此方为详。
⑤ 抢心：撞击于心。
⑥ 不产：即不孕证。
⑦ 堕落：即脱落。
⑧ 臣：指南州刺史阴铿。下同。

姜四分　桂心四分　细辛四分　附子四分，炮
甘草四分，炙　巴豆二七枚，去心皮，熬

上十二味，捣、筛，蜜和丸。平旦空
腹温酒下如梧子四丸，日三服，渐加，以
微利一、两行为度。忌海藻、菘菜、猪鱼
牛犬肉、生菜、生葱、笋、苋菜。出第二
卷中。

《必效》：疗腹满癖坚如石，积年不
损方。

取白杨木东南枝，去苍皮护风，细剉
五升，熬令黄，酒五升淋讫，即以绢袋盛
滓，还纳酒中，密封再宿。每服一合，日
二。出第三卷中。

食不消成癥积方四首

《集验》：疗凡所食不消方。

取其余类烧作末，酒服方寸匕，便吐
去宿食，即瘥。张文仲、《备急》同。陆
光禄说：有人食桃不消化作病，时无
桃[1]，就林间得槁桃子[2]烧服之，登时
吐[3]，病即瘥。《千金》同。出第六卷中。

《备急》：食鱼鲙及生肉，住胸膈中
不消化，吐之不出，多成癥病方。

朴硝如半鸡子一枚　大黄二两，切

上二味，以酒二升，煮。取一升，去
滓，尽服之，立消。无朴硝，用芒硝、硝
石亦佳。《肘后》同。

又，宿食不消，大便难，练中丸[4]
方。

大黄八两　葶苈熬　杏仁去皮尖，熬
芒硝各四两

上四味，捣、筛，蜜和，丸如梧子。
服七丸，日三。不知，稍加至十丸。姚
方。并出第三卷中。

《古今录验》：疗卒食不消，欲成癥
积，艾煎丸方。

白艾五尺围一束　薏苡根一大把

上二味，合煮，汁成如饴。取半升一
服之，便刺吐[5]去宿食，神验。出第十卷
中。

心下大如杯结癥方二首

《病源》：积聚痼结[6]者，是五脏六腑
之气已积聚于内，重因饮食不节，寒温不
调，邪气重沓[7]，牢痼盘结者也。久即成
癥。出第十九卷中。

《肘后》：疗心下有物大如杯，不得
食者方。

葶苈二两，熬　大黄二两　泽漆四两，洗

上三味，捣筛，蜜和捣千杵。服如梧
子二丸，日三，不知稍加。《千金》、文
仲、《集验》、《古今录验》同。云：疗癥
坚，心下大如杯，食则胀满，心腹绞痛。

又，熨癥方。

灶中黄土一斤　生葫一斤

上二味，先捣葫熟，纳土复捣，以好
苦酒浇令渳渳[8]，先以涂布一面，仍搭[9]
病上；又涂布上，干，复易之，取令消
止。并出第一卷中。

癥癖痃气灸法四首

崔氏：疗癥癖、闪癖[10]方。

---

① 时无桃：指无桃的时节。
② 槁桃子：即干枯的桃。也称瘪桃干。
③ 登时吐：立即吐。登，立即、马上、当即。
④ 练中丸：《千金丸》卷十五第六方后注曰：
"《肘后》名承气丸。"
⑤ 刺吐：即探吐。谓用手指刺探咽部以取吐的
方法。
⑥ 痼结：邪气凝结成块，病情顽固难愈。
⑦ 重沓（tà音榻）：指邪气叠至，累积盘踞之
意。《玉篇·日部》："沓，重叠也。"
⑧ 渳（yà音亚）渳：湿润貌。
⑨ 搭（dà音答）：搭，覆盖。
⑩ 闪癖：似指因闪挫扭伤而成癖者。

令患人平坐，取麻线一条，绕项向前，垂线头至鸠尾，横截断，即回线向后，当脊取线穷头，即点记。乃别横度口吻，吻外截却，即取度吻线，中折于脊骨点处中心，上下分之，各点小两头，通前合灸三处。其所灸处，日别灸七壮以上，十壮以下，满十日即停。看患人食稍得味，即取线还度口吻，于脊中点处横分灸之，共数一准前法。仍看脊节穴去线一二分，亦可就节穴下火，如相去远者，不须就节穴。若患人未损①，可停二十日外，还依前灸之。仍灸季肋头二百壮，其灸季肋早晚与灸脊上同时下火也。

又，灸闪癖法。

其癖有根，其根有著背者，有著膊上者，遣所患人平坐，熟看癖头②，仍将手从癖头向上寻之，当有脉筑筑然③，向上细细寻至膊上，至筑筑头，当膊即下火，还与前壮数无别。王丞云：背④上恐不得过多下火，只可细细日别七炷以来。

又，疗癖左右相随病灸法。

第一屈肋头近第二肋下，即是灸处。第二肋头近第三肋下，亦是灸处。左右各灸五十壮，一时使了。《千金》云：患癥癖方，患左灸左，患右灸右，脊屈肋数第二肋上第三肋下，向肉翅前，初日灸三，次日五，周而复始，至五十止。忌大蒜。余不忌。

又，灸痃气法。

从乳下即数至第三肋下，共乳上下相当，稍似近内接腰骨⑤外取穴孔，即是灸处。两相俱灸，初下火各灸三壮，明日四壮，每日加一壮，至七壮还从三壮起，至三十日即罢。

上前两种灸法，若点时拳脚枕枕⑥，即拳脚枕枕灸。若舒脚点时⑦，还舒脚灸。并出第七卷中。

积聚方五首

《病源》：积聚者，由阴阳不和，腑脏虚弱，受于风邪，搏于腑脏之气所为也。腑者阳也，脏者阴也；阳浮而动，阴沉而伏。积者阴气，五脏所生，始发不离其部，故上下有所穷已⑧；聚者阳气，六腑所成，故无根本，上下无所留止⑨，其痛无有常处。诸脏受邪，初未能为积聚，留滞不去，乃成积聚。

肝之积，名曰肥气⑩。在左胁下，如覆杯，有头足（即包块边界清楚，有起止点），久不愈，令人发痎疟，连岁月不已。以季夏戊己日⑪得之。何以言之？肺病当传肝，肝当传脾，脾季夏适王⑫，王者不受邪，肝欲复还肺，肺不肯受，故留结为积，故知肝之积，以季夏戊己日得之也。

心之积，名曰伏梁⑬。起脐上，大如

---

① 损：即病情受到控制而好转。

② 癖头：指癖块的顶端。

③ 筑筑然：病变部位有波动感，如同有物捣筑貌。

④ 背：山胁尚德："'背'疑当作'肩'。"

⑤ 腰（nèn 音嫩）骨：即肋软骨。程本作"腰骨"。

⑥ 拳脚枕枕：指灸疗方法。即拳脚枕枕灸法。程本作"拳脚点即拳脚灸"。言简文明。

⑦ 舒脚点时：山胁尚德曰："疑当作'点时舒脚'。"

⑧ 有所穷已：此指病变部位固定。

⑨ 无所留止：此指病位不固定。

⑩ 肥气：五积病证中的肝之积。是指左胁下痞块，如覆杯，有头足（即包块边界清楚，有起止点），病程久延，常见于疟疾或咳嗽病。

⑪ 戊己日：五行中的土日。原误作"戊巳"，据干支组合规律改。下仿此。

⑫ 王：谓脾气旺盛。王，通"旺"。下皆仿此。

⑬ 伏梁：五积病证中的心之积。多因气血结滞而成，症见脘腹部痞满肿块的一类疾病。有四种证候，此谓心下脐上肿块如臂，经久不愈，使人心烦者。

臂，上至心下。久不愈，令人病烦心①，以秋庚辛日得之。何以言之？肾病当传心，心当传肺，肺以秋适王，王者不受邪，心欲复还肾，肾不肯受，故留结为积，故知伏梁以秋庚辛日得之也。

脾之积，名曰痞气②。在胃管③，覆覆大如盘④，久不愈，令人四肢不收，发黄疸，饮食不为肌肤，以冬壬癸日得之。何以言之？肝病当传脾，脾当传肾，肾以冬适王，王者不受邪，脾欲复还肝，肝不肯受，故留结为积，故知痞气以冬壬癸日得之也。

肺之积，名曰息贲⑤。在右胁下，覆覆大如杯，久不愈，令人洒淅寒热，喘咳，发肺痈，以春甲乙日得之。何以言之？心病当传肺，肺当传肝，肝以春适王，王者不受邪，肺欲复还心，不肯受，故留结为积，故知息贲以春甲乙日得之也。

肾之积，名曰贲豚⑥。发于少腹，上至心下，若豚贲走之状，上下无时。久不愈，令人喘逆，骨痿少气，以夏丙丁日得之。何以言之？脾病当传肾，肾当传心，心以夏适王，王者不受邪，肾欲复还脾，脾不肯受，故留结为积，故知贲豚以夏丙丁日得之也。此为五积。

诊其脉，驶⑦而紧，积聚。脉浮而牢，积聚。脉横者，胁下有积聚。脉来小沉实者，胃中有积聚，不下食，食即吐出。脉来细耎附骨者⑧，积也。脉出在左，积在左；脉出在右，积在右；脉两出，积在中央，以部处之。

诊得肺积脉，浮而毛，按之辟易⑨，胁⑩下气逆，背相引痛，少气，善忘，目瞑，皮肤寒，秋愈夏剧⑪。主皮中时痛，如虱缘⑫状，其甚如针刺之状，时痒，白色也。

诊得心积脉，沉而芤，时上下无常处，病悸，腹中热，面赤，咽干，烦，掌中热，甚即唾血。主身瘛疭，主血厥，夏瘥冬剧，色赤也。

诊得脾积脉，浮大而长，饥则减，饱则见，膜起与谷争⑬，累累如桃李，起见于外，腹满，呕泄，肠鸣，四肢重，手足胫肿，厥不能卧。是主肌肉损⑭，色黄也。

诊得肝积脉，弦而细，两胁下痛，邪⑮走心下，足胫寒，胁痛引少腹，男子

---

① 烦心：以上八字原脱，文义不足，高校本据《难经·五十六难》补。今从之。

② 痞气：五积病证中的脾之积。多因脾虚气郁，痞塞不通。留滞积结而成，症见胃脘部有肿块突起，状如覆盘，肌肉消瘦，四肢无力等，日久可成黄疸者。

③ 胃管：即胃脘。

④ 覆覆大如盘：谓包块如倒翻的盘子。"覆覆"，诸本不叠，此处为加强语气，下仿此。

⑤ 息贲：五积病证中的肺之积。指邪气犯肺，症见气急上奔，呼吸急促。右胁下有块如覆杯状，发热恶寒，胸闷咳逆，久则咳吐脓血者。

⑥ 贲豚：五积病证中的肾之积。多由肾脏阴寒之气上逆，或肝经气火冲逆所致。症见气从少腹上冲脘腹胸咽，发作时异常痛苦，腹痛，寒热往来，咳逆，少气等。

⑦ 驶：同"快"。

⑧ 耎（ruǎn 音软）附骨者：即沉而无力之脉。耎，弱也。

⑨ 辟易：移动变化。辟，通"避"，移也。易，变也。

⑩ 胁：原误作"时"，据程本、高校本改。

⑪ 秋愈夏剧：肺属金，畏火，故肺之积病，肺气秋天旺盛，盛则胜邪，故"秋愈"。夏属火，金畏火，故"夏剧"。高校本据"心、肝"之积文例，认为此句应在"白色也"句上。

⑫ 虱缘：犹如虱子攀援、爬行。缘，攀援。

⑬ 膜起于谷争：谓积块撑胀突起与水谷相争。所以上有"饥则减，饱则见"的特点。"膜"，原误作"膜"。据高校本、《脉经》卷八第十二改。

⑭ 主肌肉损：这是脾虚不能运化水谷精气，肌肉失于营养而虚损的缘故。又，高校本据"肺、心、肝"诸积文例，认为此句下当有"季夏瘥春剧"五字。

⑮ 邪：通"斜"。

积疝也，女子病淋也。身无膏泽，喜转筋，爪甲枯黑，春瘥秋剧，色青也。

诊得肾积脉，沉而急，苦脊与腰相引痛，饥则见，饱则减。病腰痛，少腹里急，口干，咽肿伤烂，目茫茫，骨中寒，主[1]髓厥，喜忘，色黑也。

诊得心腹积聚，其脉牢强急者生，脉虚弱急者死。

又，积聚之脉，实强者生，沉者死。其汤、熨、针、石，别有正方，补养宣导，今附于后。

《养生方导引法》云：以左足践右足上，除心下积。

又云：病心下积聚，端坐生腰[2]，向日仰头，徐以口纳气，因而咽之，三十过而止，开目。

又云：左胁侧卧，伸臂直脚，以口纳气，鼻吐之，通而复始。除积聚、心下不便。

又云：以左手按右胁，举右手极形。除积及老血[3]。

又云：闭口微息，正坐向王气，张鼻取气，逼置脐下，小口微出十二通气[4]。以除结聚。低头不息十二通，以消饮食，令人轻强[5]。行之冬月，令人不寒。

又云：端坐生腰，直上，展两臂，仰两手掌，以鼻纳气闭之，自极七息，名曰蜀王桥。除胁下积聚。

又云：向晨、去枕、正偃卧，伸臂胫[6]，瞑目闭口不息，极张腹、两足，再息，顷间吸腹仰两足，倍拳，欲自微定[7]，复为。春三、夏五、秋七、冬九，荡涤五脏，津润六腑，所病皆愈。腹有病积聚者，张吸其腹，热乃止，癥痕散破，即愈矣。出第十九卷中。

范汪：破积丸，疗积聚坚癥方。

大黄一斤　牡蛎三两，熬　凝水石一两
石膏一两　石钟乳一两　理石一两

上六味，捣合下筛，和以蜜，丸如梧子。先食服，酒、饮任下三丸，日三，不知稍增，以知为度。

又，顺逆丸，主久寒积聚，气逆不能食方。

大黄十分　黄芩四分　厚朴四分，炙
干地黄四分　桂心四分　滑石四分，熬　杏子四分，去尖皮，熬　黄连四分　麦门冬四分，去心

上九味，捣合下筛，和以蜜，丸如梧子。服十丸，日再服，后食，不知稍增，以知为度。忌芜荑、生葱、猪肉。

又，捶凿丸，疗腹中积聚，邪气寒热。消谷方。

甘遂一分　荛花一分　芫花一分　桂心一分　巴豆一分　杏仁一分　桔梗一分

上七味，荛花、芫花熬令香，巴豆、杏仁去皮熬令变色已。各异捣，下细筛，捣合丸，以白蜜捣万杵。服如小豆一丸，日三行，长将服之。伤寒增服，膈上吐，膈下利[8]。小儿亦服，妇人兼身[9]亦服。名曰捶凿，以消息之。忌猪肉、芦笋、生葱。并出第十三卷中。

《延年》：疗腹内积聚，癖气冲心、胁，急满，时吐水，不能食，兼恶寒方。

鳖甲六分，炙　防葵四分　人参四分
前胡四分　桔梗四分　槟榔子八分　白术八

---

① 主：原误作"生"，据程本、高校本改。

② 生腰：即伸腰，舒展腰部。下仿此。

③ 老血：即陈旧的瘀血。

④ 小口微出十二通气：小口微微呼气十二次。通，量词。犹"遍、次"也。下仿此。

⑤ 令人轻强：使人身体强壮轻便。

⑥ 胫：原作"腹"，据程本、高校本改。

⑦ 欲自微定：程本作"欲息微定"，其义明确，可从。

⑧ 膈上吐，膈下利：指服捶凿丸后，若属膈上的病证，服药后当有呕吐的药效反应；膈下的病证，服药后当有大便通利或泄下的服药反应。

⑨ 妇人兼身：指妇女有了身孕。身，身孕。

分 大黄八分 枳实四分，炙 厚朴三分，炙 当归四分 附子四分，炮 干姜四分 甘草五分，炙 吴茱萸三分

上十五味，捣、筛，蜜和，为丸梧子大。一服十五丸，酒下，日再服，加至三十丸。忌桃李、雀肉、苋菜、猪肉、海藻、菘菜、生冷、鱼、蒜。

又，白术丸，主积聚癖气，不能食，心、肋下满，四肢骨节酸疼，盗汗不绝方。

白术六分 黄芪六分 牡蛎四分，熬 人参六分 茯苓六分 乌头六分，炮 干姜六分 芍药四分 当归六分 细辛四分 麦门冬四分，去心 桂心五分 前胡四分 甘草六分，炙 防葵三分 鳖甲四分，炙 紫菀三分，炙 槟榔子六分 桔梗三分

上十九味，捣、筛，蜜和为丸。空肚酒下二十丸，日再，加至三十丸。忌苋菜、桃李、雀肉、大醋、猪肉、生葱、海藻、菘菜、生菜。并出第十六卷中。

积聚心腹痛方三首

《病源》：积者阴气[1]，五脏所生，其痛不离其部，故上下有所穷已。聚者阳气[2]，六腑所成，故无根本，上下无所留止，其痛无有常处。此皆由寒气搏于脏腑，与阴阳气相击上下，故心腹痛也。

诊其寸口之脉沉而横，胁下有积，腹中有横，积聚痛。

又，寸口脉细沉滑者，有积聚在胁下，左右皆满，与背相引痛。

又云：寸口脉紧而牢者，胁下、腹中有横，积结，痛而泄痢。脉微细者生，浮者死。出第十九卷中。

范汪：通命丸，疗心腹积聚，寒中疞[3]痛，又心迫满[4]，胁下急，绕脐痛方。

大黄四分 远志四分，去心 黄芪四分

麻黄四分，去节 甘遂四分 鹿茸四分，炙 杏仁六十枚，去皮尖两仁者，熬 豉一合，熬 巴豆五十枚，去心皮，熬 芒硝三分

上十味，捣合下筛，和以蜜，丸如小豆。先食，服三丸，日再。忌芦笋、野猪肉。出第十四卷中。一方无鹿茸、黄芪，用黄芩。

又，疗心腹积聚，食苦不消，胸胁满。除去五脏邪气，四物丸方。

大戟五分，㕮咀，熬令色变 芫花四分，熬 杏仁二分，去皮尖两仁者，熬，别捣 巴豆一百枚，去皮心，汤中练九沸，三易水，曝令燥，研

上药，捣合下细筛，以鸡子中黄、亦可以蜜和，丸如小豆。日三，日增一丸。觉，勿复益。欲下，顿服七丸，下如清漆陈宿水。妇人乳有余疾留饮者，下水之后养之，勿饮冷水。长将[5]者，服五丸，先食。忌野猪肉、芦笋。出第十三卷中。

《古今录验》：匈奴露宿丸，疗心腹积聚，膈上、下有宿食，留饮神方。出僧深。

甘草三分，炙 大黄二分 甘遂二分 芫花二分，熬 大戟二分，炙 葶苈子二分，熬 苦参一分 硝石一分 巴豆半分，去心皮，熬

上九味，细捣合，蜜和，丸如小豆。服三丸，当吐下。不吐下，稍益至五、六丸，以知为度。先少起。忌海藻、芦笋、菘菜、野猪肉。范汪同。出第十卷中。

---

① 阴气：此谓属阴的邪气，如寒湿、水饮、痰浊、瘀血、虫者是。

② 阳气：此谓属阳的邪气，如风热、气滞等。

③ 疞（jiǎo 音绞）："疞"的俗写。《广韵·巧韵》："疞，腹中急痛，俗作'疞'。"今通作"绞痛"。

④ 叉心迫满：谓寒邪引起的心刺痛及胀满。叉，刺也。

⑤ 长将：长期将息（调养）。

积聚心腹胀满方一首

《病源》：积聚成病，蕴结在内，则气行不宣通，还①搏于腑脏，故心腹胀满，则烦闷而短气也。出第十九卷中。

深师：乌头丸，疗心腹积聚胀满，少食多厌，绕脐痛，按之排手，寒中有水上气，女人产后余疾，大人风癫，少小风惊痫百病之者。元嘉②中用疗数人皆良。有一人服五服药，即出虫长一尺余三枚，复出如牛胆黑坚四枚，中皆有饭食，病即愈方。

乌头七枚，炮　干姜五分　皂荚五分，炙　兼皮子　菖蒲三分　桂心四分　柴胡三分　附子三分，炮　人参三分　厚朴三分，炙　黄连三分　茯苓三分　蜀椒五分，汗　吴茱萸四分　桔梗三分

上十四味，捣、筛，蜜和为丸。服如梧子二丸，日三，稍加至十五丸。忌猪肉、冷水、醋物、生葱、羊肉、饧。出第二十三卷中。

积聚宿食寒热方四首

《病源》：积聚而宿食不消者，由腑脏为寒气所乘，脾胃虚冷，故不能消化，留为宿食也。诊其脉来实，心腹积聚，饮食不消，胃中冷故也。出第十九卷中。

《千金翼》：三台丸，疗五脏寒热积聚，胪胀③肠鸣而噫，食不作肌肤，甚者呕逆，若伤寒寒疟已愈，令不复发，食后服五丸，饮多者吞十丸。长服令人大小便调和，长肌肉方。

大黄二两，熬　熟硝石一升　葶苈一升，熬　前胡二两　厚朴一两，炙　附子一两，炮　茯苓半两　半夏一两，洗　杏仁一升，去尖皮，熬　细辛一两

上十味，捣、筛，蜜和捣五千杵。酒服如梧子五丸，稍加，以知为度。忌猪羊肉、饧、生菜、酢物。深师同。出第二十卷中。

《古今录验》：气瘕丸，疗寒气瘕积，聚结不通，绕脐切痛，腹中胀满，胸逼满，风入脏，忧恚所积，用力不节，筋脉伤，羸瘦，不能食饮。此药令人强嗜食，益气力方。

乌头二分，炮　甘草二分，炙　葶苈子二分，熬　大黄二分　芎䓖二分　芍药二分　甘皮二分，炙

上七味，下筛，蜜和，丸如梧子。一服三丸，日再。不知，渐至五丸、七丸。一方桂心二分，去甘皮。忌海藻、菘菜、猪肉、冷水等。一方有通草，无甘皮。

又，小乌头丸，疗久寒积聚心腹，绕脐切痛，食饮不下方。

乌头三两，炮　甘草三两，炙　茱萸半两　细辛二两　半夏二两，洗三十遍　附子二两，炮　藁本二两

上七味，下筛，蜜和，丸如梧子大。先食，服五丸，日再，不知稍增之。忌羊猪肉、冷水、生菜、海藻、菘菜、饧。

又，五通丸，主积聚、留饮、宿食，寒热烦结。长肌肤，补不足方。

椒目一两　附子一两，炮　厚朴一两，炙　杏仁三两，去皮尖两仁者，熬　半夏一两，洗　葶苈三两，熬　芒硝五两　大黄九两

上八味，捣葶苈子、杏仁使熟，和诸药末，和以蜜，捣五千杵。吞如梧子二丸。忌猪羊肉、饧、冷水。出第十卷中。

―――――

① 还：反而、却。《词诠》卷三："还，副词。反也。"

② 元嘉：年号，东汉桓帝刘志的年号（公元151～152年）

③ 胪胀：腹胀。《广韵·鱼部》："胪，腹前曰胪。"

疗癥方三首

《病源》：癥者，由寒温失节，致腑脏之气虚弱，而食饮不消，聚结在内，渐染①生长，块段②，盘劳不移动者，是癥也。言其形状，可征验也。若积引岁月，人则柴瘦③，腹转大，遂至于死。诊其脉弦而伏，其癥不转动者，必死。出第十九卷中。

范汪：疗癥病丸方。

射罔二两，熬　蜀椒三百枚，去目汗

上二味，捣末下细筛，以鸡子白和丸，半如麻子，半如赤小豆。先服如麻子、渐服如赤小豆二丸，不知稍增之，以知为度。出第十三卷中。

《集验》：疗心腹宿癥，及卒得癥方。

取雄鸡一头，饲之令肥。肥后饿二日，以好赤朱溲饭④，极令朱多以饲鸡，安鸡著板上，取粪，曝燥末。温清酒，服五分匕，可至方寸匕，日三。若病困急⑤者，昼夜可五、六服。一鸡少，更饲余鸡，取足。出第六卷中。

《备急》：熨癥方。

吴茱萸三升，碎之

上一味，以酒和煮热，布裹以熨癥上，冷更炒，更番用之，癥移走，逐熨，都消乃止也。《肘后方》云：亦可用射罔五两、茱萸末，以鸡子白和，涂癥上。出第三卷中。

暴癥方六首

《病源》：暴癥⑥者，由脏气虚弱，食生冷之物，脏既本弱，不能消之，结聚成块，卒然而起，其生无渐，名之暴癥也。本由脏弱，其癥暴生，至于成病，毙人则速。出第十九卷中。

《肘后》：疗卒暴癥，腹中有物，坚如石，痛如刺，昼夜啼呼，不疗之，百日死方。

取牛膝根二斤，咬咀，曝令极干

上一味，酒一斗浸之，蜜⑦器中封口，举著热灰中温之，令味出。先食，服五、六合，至一升，以意量多少。又用萹蓄根，亦准此，大良。《千金》、《集验》、《经心录》、张文仲同。

又，凡癥坚之起，多以渐生，而有觉便牢大者，自难疗也。腹中微有结积，便害饮食，转羸瘦，疗多用陷冰、玉壶、八毒诸大药⑧，今止⑨取小小易得者方。

取虎杖根，勿令影临水上者，可得石余，净洗干之，捣作末，以秫米五斗炊饭，纳搅之，好酒五斗渍封，药消饭浮，可饮一升半，勿食他鲑、盐，癥当出。亦可但取其根一升，干捣千杵，酒渍饮之，从少起，日三亦佳。此酒疗癥，乃胜诸大药。张文仲同。

又方

大黄半斤　朴硝三两　蜜一斤

上三味合，于汤上煎，可丸如梧子，服十丸，日三。《备急》、文仲、崔氏同。惟崔氏用朴硝半斤，蜜一升半，服二十

---

① 渐染：逐渐、渐渐。此谓病邪日渐浸渍。
② 块段：指包块。段，通"瘕"。
③ 柴瘦：骨瘦如柴。
④ 以好赤朱溲饭：用上好的朱砂与饭搅拌（作鸡饲料）。溲，拌搅，搅和。
⑤ 病困急：病情十分紧急。《广雅·释诂一》："困，极也。"
⑥ 暴癥：病名。指腹部急骤发生的癥块，质硬，剧痛，预后凶险。
⑦ 蜜：通"密"，严密。
⑧ 陷冰、玉壶、八毒诸大药：三者均为用于破坚逐瘀治疗癥病的力量峻猛的方药。《千金翼》载有"玉壶丸"可证。
⑨ 止：只，仅。原误作"上"，高校本认为缺笔致误，据《肘后方》卷四第二十六改。

丸，日再服。余依《肘后》。并出第一卷中。

《千金翼》：疗卒暴癥方。

蒜十片，去皮，五月五日户上者　桂心一尺二寸　伏龙肝鸭卵大一枚

上三味，合捣，以淳苦酒和之如泥，涂著布上，掩病处①，三日消。《肘后》、《千金》同。凡蒜或无桂心亦得用也。忌生葱。

又方

商陆根捣蒸之，以新布藉②腹上，以药铺巾上，以衣覆，冷即易，即瘥止。数日之中，晨夕勿息。《千金》、《集验》、《肘后》同。并出第十九卷中。

《古今录验》：疗暴得癥方。

取莔藘根一小束，净洗沥去水，细切，以醇酒浸之。取淹根三宿，服五合，至一升，日三。若欲速得，可于热灰中温令药味出，服之。此方无毒，已愈十六人，神验。药尽复作，将服之。出第十卷中。

鳖癥方四首

《病源》：鳖癥③者，谓腹内癥结如鳖之形状也。有食鳖触冷不消而生癥者也；有食杂物得冷不消，变化而作者。此皆脾胃气弱而遇冷，不能克消故也。癥者，其病结成，推之不动移是也。出第十九卷中。

《广济》：疗鳖癥，服白马尿方。

白马尿一升五合，温服之，令尽，瘥。

又方

白马尿一升　鸡子三枚，破，取白

上二味，于铛中煎取三合，空腹服之，不移时当吐出病。无所忌。《千金》同。

又，疗鳖癥，蟹爪丸方。

蟹爪三分　附子六分，炮　麝香三分，研　半夏六分，汤洗十遍　生姜四分，屑　鳖甲六分，炙　防葵六分　郁李仁八分

上八味，捣、筛，蜜和，为丸如梧子。空肚，以酒下二十丸，日再服，以知为度。忌生冷、油咸、热面、荞麦、陈臭、黏腻、羊肉、饧、猪肉、苋菜。并出第二卷中。

《集验》：疗鳖癥伏在心下，手揣见头足，时时转者，并心腹宿癥④，及卒得癥方。

白雌鸡一双，绝食一宿，明旦以膏熬饭饲之，取其屎，无问多少，以小便和之，于铜器中火上熬令燥。捣筛，服方寸匕，日四、五服，消尽乃止。常饲鸡取屎，癥毕，杀鸡单食之。《肘后》同。出第六卷中。

米癥方二首

《病源》：人有好哑米⑤哑，谨按《说文》于革切，笑也。《集韵》无此字，但有𩜾，乙革切，饥也。今详哑者，饥而喜食之义也。下同。转久弥嗜，哑之若不得米，则胸中清水出，得米便止，米不消化，遂生癥结。其人常思米，而不能饮食，久则毙人。出第十九卷中。

《广济》：疗米癥⑥，其疾常欲食米。

---

① 掩病处：指将涂有药物的布敷盖在病变部位。掩，敷贴，覆也。

② 藉（jiè 音借）：铺，垫。

③ 鳖癥：癥病之一。因脾胃虚弱，饮食伤冷，积滞久阻，挟痰瘀内结所致，症见腹部癥块固定不移，少腹切痛，甚则牵连腰背，面目黑黄者。

④ 宿癥：指癥病迁延日久，难以治愈者。

⑤ 哑米：嗜食生米。

⑥ 米癥：癥病之一。因喜食生米，食多不消化，兼挟痰瘀积聚而成，症见脘腹结块固定不移，常思食生米，其他食物难进，呕吐清水者。

若不得米，则胸中清水出方。

鸡屎_{一升}　白米_{五合}

上二味，合炒取米焦，捣筛为散。用水一升，顿服取尽，少时即吐，吐出瘕如研米汁碎。若无瘕，即吐白沫痰水，乃憎米不复食之。无所忌禁。《千金》同。

又，疗米瘕，久不疗羸瘦以至死方。

葱白_{两虎口，切}　乌梅_{三十枚，碎}

上二味，以水三升，宿渍乌梅，使得极浓，清晨啖葱白，随饮乌梅汁，令尽，顷之。心腹烦，欲吐，即令出之。三晨疗之，当吐去米瘕，瘥。无所忌。并出第三卷中。

食瘕及食鱼肉成瘕方二首

《病源》：有人卒大能食，乖其常分①，因饥值生葱，便大食之，乃吐一肉块，绕畔②有口，其病则愈③，故谓食瘕④。特⑤由不幸，致此妖异成瘕，非饮食生冷过度之病也。出第十九卷中。

《广济》：疗食瘕病，食葱瘥方。

有一人食饭七升，并羊脂饼番不论数。因于道中过饥，急食生葱，须臾吐出一肉，薄而圆，绕畔有口无数，即以食投之立消，尽饭七升乃止。吐此物后，其人食病便愈，此名食瘕。无忌。出第二卷中。

《千金》：疗食鱼肉等成瘕，结在腹内，并诸毒气方。

狗粪_{五升}

上一味，烧灰末之，绵⑥裹，以酒一斗渍再宿，滤取清，分十服，日三服。三日令尽，随所食，瘕结即便出矣。出第十一卷中。

发瘕方二首

《病源》：有人因食饮内误有头发，随食而入胃成瘕。胸喉间如有虫下上来去者是也。出第十九卷中。

《广济》：疗发瘕⑦，乃由人因食而入，久即胸间如有虫，上下去来，唯欲得饮油方。

油_{一升}

上一味，以香泽煎之，大锴锗⑧贮之，安病人头边，以口鼻临油上，勿令得饮，及传之鼻面。并令有香气，当叫唤取饮，不得与之，必疲极眠睡，其发瘕当从口出饮油。人专守视之，并石灰一裹，见瘕出以灰粉手，捉瘕抽出，须臾抽尽，即是发也。初从腹出，形如不流水中浓菜，随发长短，形亦如之。无忌。《千金》同。

又，疗胸喉间觉有瘕虫上下，偏闻葱豉食香，此是发虫故也，方。

油煎葱豉令香，二日不食，张口而卧，将油葱豉置口边，虫当渐出，徐徐以物引去之。无所忌。出第二卷中。

---

① 乖其常分：异于素常的食量。乖，悖也。分，份量。

② 绕畔：环绕边缘。

③ 愈：《病源》卷十九《食瘕候》作"难愈"。可据补。

④ 食瘕：瘕病之一。此因饮食失调积滞，兼挟痰饮瘀血而成，症见寒热如疟，进食异常，形体瘦弱，心脘有瘕块者。

⑤ 特：独、单。《广雅·释诂三》："特，独也。"原误作"持"，据程本、高校本、《病源》卷十九《食瘕候》改。

⑥ 绵：原误作"绵"，据程本、《千金方》卷十一第五改。

⑦ 发瘕：瘕病之一。因误食毛发而致脘腹痰食气血瘀滞，症见胃脘不适，胸喉间如有虫上下活动者。

⑧ 锴锗：铜制的容器。

肉、冷水。出第九卷中。

虱癥方一首

《病源》：人有多虱性好啮之，所啮既多，而腑脏虚弱，不能消之，不幸变化生癥，而患之者亦少。俗云：患虱癥[1]人，见虱必啮[2]之，不能禁止。虱生长在腹内，时有从下部出，亦毙人。出第十九卷中。

《千金》：疗虱癥，由啮虱在腹，生长为虱癥方。

故篦子一枚　故梳子一枚

上二味，各破为两分，各取一分，烧作灰，末之；又取一分，以水五升，煮取一升用，顿服。前未尽，少时当病出。无所忌。出第二卷中[3]。《广济》同。

鳖瘕方一首

《病源》：鳖瘕[4]者，谓腹内瘕结，如鳖状是也。有食鳖触冷不消而生者，亦有食诸杂冷物[5]变化而作者。皆由脾胃气弱而遇冷，即不能克消所致。瘕言假也，谓其形假而推移也。昔曾有人共奴俱患鳖瘕，奴在前死，遂破其腹，得一白鳖，仍故活。有人乘白马来看此鳖，白马忽尿，堕落鳖瘕[6]，即缩头及脚，寻以马尿灌之，即化为水。其主曰：吾将愈矣。即服之，果如其言，得瘥。故《养生》[7]云：六月勿食泽中水，令人成鳖瘕。出第十九卷中。

崔氏：疗鳖瘕方。

大黄六铢　干姜半两　附子九铢，炮　人参九铢　䗪虫大一寸者，七枚，熬　侧子半两，炮　桂心六铢　贝母半两　白术一两　细辛十八铢

上十味，捣下筛。以酒服半方寸匕，日三。忌生菜、生葱、桃李、雀肉、猪

蛇瘕方一首

《病源》：人有食蛇不消，因腹内生蛇瘕[8]也。亦有蛇之津液[9]误入饮食内，亦令人病瘕。其状常苦饥[10]，而食则不下，喉噎塞，食至胸内即吐出。其病在腹，摸揣亦有蛇伏，谓蛇瘕也。出第十九卷中。

崔氏：疗蛇瘕，大黄汤方。

大黄半两　芒硝如鸡子一枚　乌鱼骨三枚　黄芩半两　皂荚六枚，如猪牙者，炙去皮子　甘草如大指一尺，炙

上六味，哎咀，以水六升，煮之三沸，下绞去滓，纳芒硝，适寒温尽服之。十日一剂，煮作如上法，欲服之，宿无食，平旦服，当下病[11]也。《千金》同。

---

① 虱癥：癥病之一。体虱感染而致，症见体虚瘦弱等症。
② 啮（niè 音聂）：咬。
③ 出第二卷中：此方见于《千金方》卷十一第五。故高校本"疑出《广济方》第二卷中"。
④ 鳖瘕：瘕病之一。因食鳖触冷不消，脾胃虚弱，致使体内痰湿瘀血久聚而成腹部瘕聚的病。
⑤ 诸杂冷物：泛指一切生冷食物。《病源》卷十九《鳖瘕候》作"诸杂物，得冷不消"。
⑥ 堕落鳖瘕：指白马撒尿溅落在"鳖瘕"（体内排出的病物）上。《病源》卷十九《鳖瘕候》作"堕落鳖上"。
⑦ 《养生》：即《病源》的"养生法导引方"。据上下文例，当为"养生方"。
⑧ 蛇瘕：瘕病之一。因食蛇肉不消化，滞于脘腹，致使脾胃虚弱，痰饮水湿与食积聚结而成，症见善饥，但食不下，咽喉梗塞，食入即吐，腹中有瘕块如蛇状者。
⑨ 津液：《病源》卷十九《蛇瘕候》作"精液"。
⑩ 苦饥：《病源》卷十九《蜿瘕候》作"若饥"。义胜。
⑪ 下病：祛除疾病。下，有消除、祛除之义。《千金方》卷十一第五作"下病根"，义同。

忌海藻、菘菜。出第九卷中。

蛟龙病方一首

《病源》：蛟龙病[1]者，云：三月、八月蛟龙子生芹菜上，人食芹菜，不幸随入人腹，变成蛟龙。其病之状，发则如癫。出第十九卷中。

《广济》：疗蛟龙病，三月、八月近海及水边，因食生芹菜，为蛟龙子生在芹菜上，食入人腹，变成龙子，须慎之。其病发似癫，面色青黄，少腹胀，状如怀妊，宜食寒食汤方。

寒食强饧[2]三升，日三服之。吐出蛟龙，有两头及尾。开皇六年[3]，又贾桥有人吃饧，吐出蛟龙。大验，无所忌。《千金方》同。出第二卷中。

胸痹方二首

《病源》：寒气客于五脏六腑，因虚而发，上冲胸间，则胸痹[4]。胸痹之候，胸中愊愊如满[5]，噎塞不利[6]，习习如痒[7]，喉里涩，唾燥。甚者，心里强痞[8]急痛，肌肉苦痹[9]，绞急如刺，不得俯仰，胸前皮皆痛，手不能犯，胸满短气，咳唾引痛，烦闷，白汗[10]出，或彻背膂。其脉浮而微者是也。不治，数日杀人。其汤、熨、针、石，别有正方，补养宣导，今附于后。

《养生方》云：以右足践地左足上[11]，除胸痹、食热呕。出第三十卷中。

仲景《伤寒论》：疗胸痹，理中汤[12]方。

人参三两　甘草二两，炙　白术三两　干姜三两

上四味，切，以水八升，煮。取三升，去滓，温服一升，日三夜一，频服三剂。忌海藻、菘菜、桃李、雀肉等。《千金》同。出第十六卷中。张仲景云：胸痹，心中痞坚，留气结于胸，胸满，胁下逆气抢心，理中汤亦主之。

深师：疗胸痹，麝香散方。

麝香四分　牛黄二分　生犀角一分，屑末

上三味，研。服五分匕，日三。忌生冷物、鱼[13]、蒜。出第十六卷中。

胸痹短气方三首

《千金》论曰：夫脉当取太过与不及，阳微阴弦，即胸痹而痛，所以然者，责其极虚故也。今阳虚知在上焦，所以胸痹心痛者，以其脉阴弦故也。平人无寒热，短气不足以息者，实也。仲景《伤寒论》同。

胸痹之病，喘息咳唾，胸背痛，短气。其脉沉而迟，关上小紧数者，栝楼汤[14]主之方。

栝楼一枚　薤白一斤　半夏半升，洗

---

① 蛟龙病：似指寄生虫病，病发如癫，面色青黄，小腹胀，状如怀妊，甚则吐虫的病。

② 强饧：较硬的糖。

③ 开皇六年：即公元586年（丙午年），开皇隋文帝年号。

④ 胸痹：多因外感温热犯肺，或内伤寒痰壅滞，水饮积留胸胁，或心阳不足，或心脉痹阻而致，症以胸部疼痛为主的病证。

⑤ 愊（bì音毕）愊如满：郁闷胀满不舒貌。

⑥ 噎塞不利：吞咽时梗塞不畅。

⑦ 习习如痒：指咽痒如风吹拂貌。

⑧ 强痞：滞塞不通按之坚硬。

⑨ 苦痹：痛苦如痹状。

⑩ 白汗：因痛而出汗。也指自汗。

⑪ 以右足践地左足上：指右脚踩地，左足向上提起。上，升提。

⑫ 理中汤：《金匮》卷上第九作"人参汤"，主治与下宋臣注语同。

⑬ 鱼：程本作"葱"，似是。葱与蒜一致。

⑭ 栝楼汤：《金匮》卷上第九作"栝楼薤白白酒汤"，无"干姜"。

生姜四两　枳实二两，炙

上五味，切，以白䣎①浆一斗，煮。取四升，服一升，日三。《肘后》、仲景《伤寒论》无生姜、枳实、半夏等三味。同。《小品》云：用水一斗。忌羊肉、饧。

又，胸中气塞，短气，茯苓汤②主之方。

茯苓三两　甘草一两，炙　杏仁五十枚，去两仁尖皮

上三味，㕮咀，以水一斗，煮。取五升，温服一升，日三服。不瘥更合。仲景《伤寒论》同。忌大醋、海藻、菘菜。并出第十三卷中。

深师：疗胸痹达背痛，短气，细辛散方。

细辛　干地黄　甘草各二两，炙　桂心　茯苓各五两　枳实炙　白术　生姜　栝楼实各三两

上九味，捣、筛。酒服方寸匕，日三。忌海藻、菘菜、大醋、芜荑、生葱、桃李、雀肉等。《古今录验》、《千金》同。出第十三卷中。

胸痹心下坚痞缓急方四首

《千金》：论胸痹之病，令人心中坚痞急痛③，肌中苦痹，绞急如刺，不得俯仰，其胸前皮皆痛，手不得犯，胸中愊愊如满，咽塞，习习痒，喉中干燥，时欲呕吐，胸满短气，咳唾引痛，烦闷，自汗出，或彻引背胠痛④。不即疗之，数日杀人。出第十三卷中。

范汪：疗胸痹，心中痞坚，留气结于胸中，胸满，胁下逆气抢心⑤，枳实汤⑥方。

陈枳实四枚，炙　厚朴四两，炙　薤白八两　桂心一两　栝楼实一枚

上五味，先以水五升，煮枳实、厚朴

取二升半，去滓，纳余药。又煎三、两沸，去滓，分温三服。除心气，良。忌生葱。《古今录验》、《千金》同。此本仲景《伤寒论》方。

《古今录验》：疗胸中隐然而痛，脊齐⑦肩痛方。

桂心一分　干姜一分　人参三分　细辛三分　乌头一分，炮　山茱萸三分　贝母三分

上七味，捣下筛，和以蜜丸，如小豆大。酒若粥汁吞二丸，稍稍益，以胸中痛、心温温⑧为度。忌生葱、生菜、猪肉、冷水。

又，疗胸痹，偏缓急，薏苡仁散方。

薏苡仁五百枚　附子十枚，大者，炮　甘草三两，炙

上三味，捣下筛。服方寸匕，日三。忌海藻、菘菜、猪肉、冷水。

又，疗胸痹，偏缓急，薏苡仁散⑨方。

薏苡仁一千五百枚　附子大者十枚，炮

上二味，捣下筛。服方寸匕，日三，

---

① 䣎（zài 音载）：醋。《说文·酉部》："䣎，酢也。"
② 茯苓汤：《金匮》卷上第九作"茯苓杏仁甘草汤"，主治证、药味组成及煎服方法均同此。《千金方》卷十三第七煎服方法稍异。
③ 心中坚痞急痛：心胸滞塞坚硬而急切疼痛。
④ 彻引背胠痛：心胸疼痛牵引脊背亦痛。《说文·吕部》："胠，古作吕。"《说文·吕部》："吕，脊骨也。"今通作"膂"。程本作"彻引背腹痛"。
⑤ 抢心：撞击心胸。
⑥ 枳实汤：《金匮》卷上第九、《千金方》卷十三第七并作"枳实薤白桂枝汤"，"桂心"作"桂枝"，此处剂量与《金匮》同，与《千金方》异。
⑦ 脊齐：程本作"脊膂"。可从，当改。
⑧ 胸中痛、心温温：心胸疼痛，郁闷不舒。程本"心"作"止"，属上读，亦通。温，通"愠"，郁闷貌。
⑨ 薏苡仁散：《金匮》卷上第九作"薏苡附子散"，"胸痹偏缓急"作"胸痹缓急"，"薏苡仁"用"十五两"，与宋臣注语合。

不知稍增之。忌猪肉、冰水①。并出第八卷中。此方出僧深，范汪同。仲景方用薏苡仁十五两。

胸痹噎塞方二首

仲景《伤寒论》：胸痹之病，胸中愊愊如满，噎塞习习如痒，喉中涩，唾燥沫是也②，橘皮枳实汤③主之方。

橘皮半斤　枳实四枚，炙　生姜半斤

上三味，切，以水五升，煮。取二升，分再服。《肘后》、《小品》、文仲、深师、范汪、《古今录验》、《经心录》、《千金》同。出第十五卷中。

《千金》：通气汤④，疗胸满、短气、噎塞方。

半夏八两，洗　生姜六两　桂心三两
吴茱萸四十枚

上四味，切，以水八升，煮。取三升，去滓，分温三服。忌羊肉、饧、生葱。出第十三卷中。一方无桂心，用橘皮。

胸痹咳唾短气方四首

仲景《伤寒论》：胸痹之病，喘息咳唾，胸背痛，短气，寸脉沉而迟，关脉小紧数者，栝楼薤白白酒汤⑤主之方。

栝楼实一枚　薤白切，半斤

上二味，以白截酒七升，煮。取二升，去滓，温分再服。深师、范汪同。出第十五卷中。

《肘后》：论胸痹之病，令人心中坚痞急痛，肌中苦痹，绞急如刺，不得俯仰，其胸前及背皆痛，手不得犯，胸满，短气，咳唾引痛，烦闷，白汗出，或彻引背膂，不即疗，数日杀人。疗卒患胸痹方。

雄黄　巴豆去皮心，熬

上二味，先捣雄黄细筛，纳巴豆，务熟捣之相和，丸如小豆。服一丸，不觉稍益。忌野猪肉、芦笋。

又方

枳实炙

上一味，捣、筛。以米汁先食服方寸匕，日三夜一。

又，或已瘥，复更发方。

取薤根⑥五斤

上一味，捣，绞取汁，饮之立愈。并出第一卷中。

胸痹心痛方四首

仲景《伤寒论》：胸痹不得卧，心痛彻背⑦者，栝楼薤白半夏白截浆汤⑧主之方。

大栝楼一枚　薤白切，三两　半夏半升，洗

上三味，以白截浆一斗，煮。取四升，去滓，温服一升，日三。忌羊肉、饧。《古今录验》同。出第十五卷中。范汪同。

----

① 冰水：即寒凉的水。程本作"冷水"。冰，寒冷也。

② 仲景《伤寒论》……是也：此段见于今本《小品方》卷一《治胸痹诸方》。"唾燥沫"作"唾燥呕沫"。《病源》卷三十《胸痹候》亦有相近似的文字。

③ 橘皮枳实汤：《金匮》卷上第九作"橘枳姜汤"，《小品方》卷一《治胸痹诸方》作"橘皮汤"，三书剂量互有差异。

④ 通气汤：《千金方》卷十三第七无"桂心三两"，有"橘皮三两"，此与宋臣注语合。《小品方》卷一通气汤中"桂心"作"桂枝"。

⑤ 栝楼薤白白酒汤：《金匮》卷上第九"寸脉"作"寸口脉"，"关脉"作"关上"，"白截酒"作"白酒"。

⑥ 薤根：《肘后方》卷四第二十九作"韭根"。

⑦ 心痛彻背：指心痛牵引到背部，背部亦痛。

⑧ 栝楼薤白半夏白截浆汤：《金匮》卷上第七作"栝楼薤白半夏汤"，"白截浆"作"白酒"。

《千金》：疗胸痹心痛方。

灸膻中百壮，穴在鸠尾上一寸。一云：膺腧中行直两乳内间是，忌针。

又，疗胸胁满，心痛方。

灸期门随年壮，穴在第二肋端乳直下不容傍一寸半是。并出第十三卷中。

《古今录验》：小草丸，疗胸痹心痛逆气，膈中饮不下方。

小草三分　桂心三分　蜀椒三分，汗

干姜三分　细辛三分　附子二分，炮

上六味，捣合下筛，和以蜜，丸如梧子大。先食，米汁服三丸，日三。不知稍增，以知为度。忌猪肉、冷水、生葱、生菜。出第八卷中。范汪同。

胸痛方二首

范汪：疗胸痛，枳实散方。

枳实八分，炙　桂心五分

上二味，捣下筛。酒服方寸匕，日三。忌生葱。深师同。

深师：疗胸痛，枳实散方。

枳实四枚，炙　神曲一两，熬　白术一两

上三味，捣筛。酒服方寸匕，日三。忌桃李、雀肉等。出第十六卷中。

贲豚气方四首

《病源》：夫贲狖①者，肾之积气也。起于惊恐、忧思所生也。若惊恐则伤神，心藏神也。忧思则伤志，肾藏志也。神志伤动，气积于肾，而气上下游走，如豚之贲，故曰贲豚。其气乘心，若心中踊踊②，如车所惊，如人所恐，五脏不定，食饮辄呕，气满胸中，狂痴③不定，妄言妄见，此惊恐奔豚之状也。

若气满支心④，心下烦乱，不欲闻人声，休作有时，乍瘥乍剧，吸吸短气⑤，

手足厥逆，内烦结痛，温温欲呕⑥，此忧思贲豚之状也。

诊其脉来祝祝⑦—云触祝者，病贲豚也。肾脉微急，沉厥，贲豚也。其足不收，不得前后。出第十三卷中。

《小品》：黄帝问金冶子曰：惊为病如奔豚，其病奈何？金冶子对曰：惊为奔豚，心中踊踊，如车盖惊，人所常恐⑧，五脏不定，食饮辄呕，气满胸中，狂痴欲走，闭眼谬言，开眼妄语，或张面目，不相取与。众师不和，呼有所负⑨，贲豚汤主之。黄帝曰：善。所负者，如祸祟罪负，鬼神信之。

黄帝问金冶子曰：忧思贲豚，何以别之？金冶子对曰：忧思贲豚者，气满支心，心下烦乱，不欲闻人入⑩声，发作有时，乍瘥乍剧，吸吸短气，手足厥逆，内烦结痛，温温欲呕。众师不知，呼有触忤⑪，奔豚汤主之。黄帝曰：善。

师曰：病如奔豚者，气从少腹起，上冲喉咽，发作欲死，复还生，皆从惊恐得之，肾间有脓故也⑫。范汪同。

---

① 贲狖：今通作"奔豚"。《广韵·魂》："狖"，同"豚"，今多作"豚"。下文迳改，不出注。

② 心中踊踊：谓心慌心跳得很厉害。踊，跃起。

③ 狂痴：即疯癫。

④ 气满支心：谓气机郁阻，滞碍于心。支，撑也。

⑤ 吸吸短气：气短而呼吸微弱貌。吸吸，呼吸微弱貌。

⑥ 温温欲呕：因欲呕吐而致烦闷不舒。温温，通"愠愠"，郁怒的样子。

⑦ 祝祝：即触祝。《诸病源候论校释》谓"形容脉来阵阵跃动"。高校本"谓脉象阵阵跳动搏手"。

⑧ 如车盖惊，人所常恐：如同乘坐马车被惊后的恐惧状。程本作"如事所惊，如人所恐"。义顺可取。

⑨ 负：原误作"賨"，据程本及下注文改。

⑩ 人：程本作"之"，似是，当改。

⑪ 触忤：冒犯。

⑫ 肾间有脓故也：谓肾所在部位有脓，因而发为奔豚。《金匮》卷上第八无此六字。

师曰：病有奔豚，有吐脓，有惊怖，有火邪，此四部病者，皆从惊发得之。火邪者，桂枝加龙骨牡蛎汤主之；若新亡财，为县官所捕迫，从惊恐者，疗用鸥头、铅鞑①。《千金翼》②有飞鸥铅丹丸，主癫痫瘛疭，此意相近。铅鞑一云角，为马桃末③，即羚羊角。复余物未定。未定者，上作方未成。所言奔豚者，病人气息逆喘迫上，如豚奔走之状，奔豚汤主之④。

又，疗卒伤损，食下则觉胸中偏痛，栗栗然⑤，水浆下亦尔，问病与相应，急作此方。

生李根一斤，细剉之　麦门冬一斤，去心　人参二两　桂心二两　甘草二两，炙

上五味，㕮咀，以水一斗，煮。取三升，分三服。忌海藻、菘菜、生葱。范汪同。

又，奔豚汤，疗虚劳，五脏气之损⑥，游气归上，上走时若群豚相逐憧憧⑦，时气来便自如坐惊梦，精光竭不泽，阴痿，上引少腹急痛，面乍热上色⑧，喜怒无常，耳聋，目视无精光方。

葛根八两，干者　生李根切，一升　人参三两　半夏一升，洗　芍药三两　当归二两　桂心五两　生姜二斤　甘草炙，二两

上九味，切，以水二斗，煮。得五升，温服八合，日三。不知稍增，至一升，日三。忌羊肉、饧、生葱、海藻、菘菜等。出第十一卷中。

《肘后》：疗卒厥逆上气，气叉⑨两胁，心下痛满，淹淹欲绝，此谓奔豚。病从卒惊怖忧迫得之，气从下上，上冲心胸，脐间筑筑，发动有时，不疗杀人方。

甘草二两，炙　人参二两　吴茱萸一升　生姜一斤　半夏一升，洗　桂心三两

上六味，切，以水一斗，煮。取三升，分三服。此药须预蓄，得病便急合服之。张文仲同。忌海藻、菘菜、生葱、羊

肉、饧。出第一卷中。《千金方》桂五两、甘草三两。

贲豚气冲心胸方四首

《广济》：贲豚气在心，吸吸短气，不欲闻人语声，心下烦乱不安，发作有时，四肢烦疼，手足逆冷方。

李根白皮八两　半夏七两，洗　干姜四两　茯苓三两　人参二两　甘草二两，炙　附子一两，炮　桂心四两

上八味，切，以水一斗，煮。取三升，绞去滓，分三服，别相去如人行六七里。忌生冷、羊肉、饧、海藻、菘菜、油腻、醋物、生葱、黏食。范汪同。

又，疗贲豚气在胸心迫满支胁⑩方。

生姜一斤　半夏四两，汤洗　桂心三两　人参二两　甘草二两，炙　吴茱萸一两

上六味，切，以水一斗，煮。取三升，绞去滓，分温三服，服别相去如人行

---

① 铅鞑：高校本按"鞑"字不见字书，疑为"铗"字之形误。"铗"与"颁"双声，"颁"后作"汞"。伊泽兰轩曰："铅鞑，盖铅投汞中而造者。《证类本草》引《丹房镜源》云：'铅黄花投汞中，以文武火养，自浮面上，掠刮取炒，作黄丹色'云云。"《千金方》卷十四第五有"鸥头、铅丹"二味为丸，用治"癫痫瘛疭"。可兹佐证。但高注与宋臣注语难合。

② 千金翼：当作《千金方》。

③ 马桃末：桃末，山胁尚德曰："疑当作'排沫'，马镳也。"

④ 主之：原误作"之主"，今居程本正之。

⑤ 栗栗然：因痛而致的颤栗貌。

⑥ 五脏气之损：程本作"五脏气乏损"。

⑦ 憧（chōng 音冲）憧：犹奔突冲撞状。

⑧ 面乍热上色：谓面部突然因热而有诸如赤色的变化。程本作"面乍热赤色"。

⑨ 叉：插也，如物撑之。程本作"支"。王氏多处将"叉"写作"义"。

⑩ 支胁：指上逆的奔气支撑胁肋。原作"支寄"，据程本改。

六七里，不利。忌生葱、热面、羊肉、饧、黏食、海藻、菘菜。并出第四卷中。范汪同。

《集验》：贲豚茯苓汤，疗短气，五脏不足，寒气厥逆，腹胀满，气贲走，冲胸膈，发作气欲绝，不识人，气力羸瘦，少腹起腾踊如豚子①，走上走下，驰往驰来，寒热，拘引阴器②，手足逆冷，或烦热者方。

茯苓四两　生葛八两　甘草二两，炙李根白皮切，一升　生姜五两　半夏一升，汤洗　人参三两　当归二两　芎䓖二两

上九味，切，以水一斗二升，煮。取五升，服一升，日三夜二服。忌羊肉、饧、海藻、菘菜、酢物等。

又，疗贲豚气，上冲胸腹痛，往来寒热，贲豚汤方。

甘草二两，炙　芎䓖二两　当归二两半夏四两，汤洗　黄芩二两　生葛五两　芍药三两　生姜四两　甘李根白皮切，一升

上九味，切，以水二斗，煮。取五升，去滓，温服一升，日三夜二服。忌海藻、菘菜、羊肉、饧等。并出第四卷中。

杂疗奔豚气及结气方六首

深师：疗忧、劳、寒热、愁思，及饮食隔塞，虚劳内伤，五脏绝伤，奔气不能还下，心中悸动不安，七气汤方。

桔梗二两　人参三两，一方二两　芍药三两　茱萸七合　黄芩二两，一方三两　干地黄三两，一方二两　枳实五枚，炙　桂心二两，一方三两　干姜三两，一方二两　甘草三两，一方二两，炙　橘皮三两　半夏三两，洗，一方一升

上十二味，切，以水一斗，煮。取三升，去滓，分三服。忌海藻、菘菜、羊肉、饧、生葱、猪肉、芜荑等。《千金》无桂心、橘皮、桔梗，有厚朴、栝楼、蜀椒。

《集验》：疗贲豚气从下上者汤方。

生葛五两　甘李根白皮五两，切　半夏五两，洗　黄芩二两　桂心二两　芍药三两人参二两　生姜五两

上八味，切，以水一斗二升，煮。取五升，去滓，温分为五服，日三夜二服。忌羊肉、饧、生葱。出第四卷中。

《小品》：牡蛎贲豚汤，疗贲豚气从少腹起憧胸③，手足逆冷方。

牡蛎三两，熬　桂心八两　李根白皮一斤，切　甘草三两，炙

上四味，切，以水一斗七升，煮。取李根皮得七升，去滓，纳余药再煮。取三升，分服五合，日三夜再。忌生葱、海藻、菘菜。范汪同。

又，疗手足逆冷，胸满气促，从脐左右起，郁冒④者，奔豚汤方。

甘草四两，炙　李根白皮一斤，切　葛根一斤　黄芩三两　桂心二两　栝楼二两人参二两　芎䓖一两

上八味，切，以水一斗五升，煮。取五升，去滓，温服一升，日三夜再。忌海藻、菘菜，生葱。范汪同。

又方

桐君说：

伏出鸡卵壳中白皮　梨木灰　麻黄去节　紫菀各等分

上四味，捣下筛，作丸、散随宜。酒服十丸如梧子，散者方寸匕。疗三十年喉中结气、咳逆，立瘥也。亦可水煮为汤，以意分之。并出第一卷中。《经心录》同。

---

① 豚子：即猪仔。
② 拘引阴器：拘急牵引外阴。
③ 憧胸：指奔气撞击心胸。憧，通"撞"。
④ 郁冒：郁闷昏冒。

《千金》：奔气汤①，主大气②上奔，胸膈中诸病，每发时迫满短气，不得卧，剧者便悁欲死③，腹中冷湿湿气，肠鸣相逐成结气方。

桂心五两　生姜一斤　人参三两　半夏一升，洗　吴茱萸一升　甘草三两，炙

上六味，切，以水一斗，煮。取三升，去滓，分为四服。忌羊肉、饧、生葱、海藻、菘菜。出第十七卷中。

灸奔豚法六首

《千金》：疗奔豚腹肿法。

灸章门，一名长平，二穴在大横外直脐季肋端，百壮。

又，主奔豚冲心不得息法。

灸中极，一名玉泉，在脐下四寸，五十壮。

又，主奔豚上下，腹中与腰相引痛者法。

灸中府二穴，在云门下一寸，乳上三肋间动脉是，百壮。一云百五十壮。

又，主奔豚上下者法。

灸四满，夹丹田傍相去三寸，七壮。

又，主奔豚法。

灸气海，在脐下一寸半，百壮。

又法

灸关元，在脐下三寸，五十壮。亦可百壮。并出第十七卷中。

外台秘要方卷第十二

右迪功郎充两浙东路提举茶盐司干办公事张寔校勘

---

① 奔气汤：《千金方》卷十七第五主治证及组成与此同，剂量稍异。《金匮》卷上第八有"当归、芍药、生姜、半夏"，无"人参、桂心、栝楼"，计九味。
② 大气：指"腹中冷湿"邪气。
③ 悁欲死：忧闷不舒，烦扰欲死。

外台秘要方卷第十三 <small>骨蒸传尸鬼疰鬼魅二十六门</small>

朝散大夫守光禄卿直秘阁判登闻检院上护军臣林亿等上进

虚劳骨蒸方七首

《病源》：夫蒸病①有五：一曰骨蒸②，其根在肾，旦起体凉，日晚即热，烦躁，寝不能安，食都无味③，小便赤黄，忽忽烦乱④，细喘无力，腰疼，两足逆冷，手心常热，蒸盛伤内⑤，即变为疳⑥，食人五脏⑦。

二曰脉蒸⑧，其根在心，日增烦闷，掷手出足，翕翕思水⑨，口唾白沫，卧即

---

① 蒸病：属虚劳病范畴。以潮热、虚弱，热自内向外蒸腾为特征。常简称为"蒸"。

② 骨蒸：蒸病之一。因阴虚内热所致，症见潮热，心烦，手足心热，盗汗者。人们又称"肾蒸"、"髓蒸"。

③ 食都无味：指口淡无味。《病源》卷四《虚劳骨蒸候》作"食无味"。

④ 忽忽烦乱：心烦意乱，恍恍惚惚。忽忽，恍惚，不明貌。

⑤ 蒸盛伤内：指虚热内蒸，甚则损伤内脏阴精。《病源》卷四《虚劳骨蒸候》作"蒸盛过伤内"。

⑥ 疳：亦称"疳劳"，蒸病之重者。

⑦ 食人五脏：指蒸热消蚀五脏的精气。食，通"蚀"。

⑧ 脉蒸：蒸病之一。指心阴不足，虚热内蒸而致烦闷，四肢躁扰不宁，口干呓语，脉数者。又称"心蒸"。

⑨ 翕（xī音吸）翕思水：形容口干欲饮而屡伸其舌舔唇状。《诗经·小雅》笺："翕，犹引也。"又，"翕翕"作"火盛"解，亦通。

浪言①，或惊恐不定，脉数。蒸盛之时，或变为疳，脐下闷，或暴痢②不止。

三曰皮蒸③，其根在肺，必大喘鼻干，口中无水，舌上白，小便赤如血。蒸盛之时，胸满，或自称得痊④热，两胁下胀，大咳，彻背连胛疼，眠寐不安，或蒸毒⑤伤脏，口内唾肉。

四曰肉蒸⑥，其根在脾，体热如火，烦躁无汗，心腹鼓胀，食即欲呕，小便如血，大便秘涩。蒸盛之时，或体肿目赤，寝卧不安。

五曰内蒸⑦，亦名血蒸。所以名内蒸者，必外寒而内热，把手附骨而热甚，其根在五脏六腑，其人必因患后得之，骨肉自消，饮食无味，或皮燥而无光。蒸盛之时，四肢渐细，足跗⑧肿起。

又，有二十三蒸：一胞蒸，小便黄赤。二玉房⑨蒸，男子则遗沥漏精，女则月经不调。三脑蒸，头眩闷热。四髓蒸，髓沸热。五骨蒸，齿黑。六筋蒸，甲焦⑩。七血蒸，发焦。八脉蒸，脉不调，或急、或缓。九肝蒸，眼黑。十心蒸，舌干。十一脾蒸，唇焦。十二肺蒸，鼻干。十三肾蒸，两耳焦。十四膀胱蒸，右耳偏焦。十五胆蒸，眼白失色。十六胃蒸，舌下痛。十七小肠蒸，下唇焦。十八大肠蒸，鼻右孔干痛。十九三焦蒸，亦杂病，乍热乍寒。二十肉蒸⑪。二十一肤蒸⑫。二十二皮蒸。二十三气蒸，遍身气热⑬。

凡诸蒸患，多因热病患愈后，食牛、羊肉及肥腻，或酒、或房⑭，触犯而成此疾。久蒸不除，多变成疳，必须先防下部，不得轻妄疗之。出第四卷中。

崔氏：疗五蒸。夫蒸者，是附骨热毒之气，皆是死之端渐，庸医及田野之夫，不识热蒸体形状，妄注神祟，以相疑惑，蒸盛总变为疳而致死者，不可胜记。其蒸有五，请略陈之：

一曰骨蒸⑮。早起体凉，日晚便热，烦躁不安，食都无味，小便赤黄，忽忽烦乱，细喘无力，或时腰痛，两足逆冷，手心常热。蒸盛伤内，乃变成疳，食人五脏，若大便涩方。

可服芒硝，一服一方寸匕，日再服。亦可捣苦参，蜜和为丸如梧子大，一服七丸，日再，以饮送之，无忌，以体轻凉为度。

二曰脉蒸。其根在心，日增烦闷，掷

---

① 卧即浪言：即睡梦时多呓语。《病源》卷四《虚劳骨蒸候》作"睡即浪言"。《说文·卧部》："卧，眠也。"

② 痢：此作下利，即泄泻，非痢疾。《病源》卷四《虚劳骨蒸候》作"利"。

③ 皮蒸：蒸病之一。肺阴不足，虚热内蒸，症见低热，喘咳，鼻干，口渴，尿赤，胸闷，不寐，唾血等。又称"肺蒸"。

④ 痊：古病名，即传染性或缠绵难愈的疾病。《病源》卷四《虚劳骨蒸候》作"注"。注、痊通，今多用"痊"。《释名·释疾病》："注，病。一人死，一人复得，气相灌注也。"

⑤ 蒸毒：指蒸病对人体正气的毒害作用。

⑥ 肉蒸：蒸病之一。脾胃阴虚，虚热内蒸，症见身热，烦躁，腹胀，呕吐，尿赤，便秘者。又称"脾蒸"。

⑦ 内蒸：又叫血蒸。脏腑阴虚，虚热内蒸，消瘦，口淡无味等。

⑧ 足跗：足背。

⑨ 玉房：指男子的精室，女子的胞宫。

⑩ 甲焦：指甲枯槁无光泽。"发焦"，"唇焦"、"耳焦"均仿此。

⑪ 肉蒸：《太平圣惠方》下有"肌肉消瘦"四字。

⑫ 肤蒸：痊病之一。脏腑阴虚内热所致，症见喘息，气急者。

⑬ 气蒸，遍身气热：蒸病之一。脏腑阴气不足，虚热内蒸，症见身热，少气者。

⑭ 房：此指房事过度。

⑮ 骨蒸：《医心方》卷十三第十四引《玄感传尸方》下有"其根在肾"四字，高校本认为，律以下"脉、皮、肉、内"四蒸文例，当补。按：但据上引《病源》文，五蒸名下皆"病根"陈述，疑王氏有意不引病根四字，以避重复之嫌。

手出足①，翕翕思水，口唾白沫，卧便浪语，或惊恐不安，其脉又数。此蒸若盛，亦变为疳，傍脐时闷，或痢不止方。

苦参　青葙各二两　艾叶　甘草各一两

上四味，切，以水四升，煮。取一升半，分为三分，用羊胞②盛之，以苇灌下部③中。若不痢，取芒硝一方寸匕，和冷水合和服之，日再服。忌海藻、菘菜。

三曰皮蒸。其根在肺，必大喘鼻干，口中无水，舌上白，小便赤如血。蒸盛之时，胸中满闷，或自称得痊，手掩两胁，不得大咳，彻背连胛疼，眠寐不安。此蒸毒伤五脏，口便唾血方。

急与芒硝一两，以水一升半和，分为三服，三日服止讫。以冷水浸手，以熨胁间，及腋下并胸上，及痛处。亦可举臂指，灸侧腋下第三肋间，腋下空中七壮，立止。

四曰肉蒸。其根在脾，体热如火，烦躁无汗，心腹鼓胀，食饮无味，食讫便呕，小便如血，大便秘涩。蒸盛之时，或体肿目赤，不得安寐方。

大黄一两半，切如小豆大，以水一升浸一宿，明旦绞取汁，一服五合许，微利即止。若热不定④，亦可服芒硝一方寸匕，日三，以体凉为度。

五曰内蒸。所以言内蒸者，必外寒内热，把手附骨而热也。其根在五脏六腑之中，其人必因患后得之，骨肉自消，食饮无味，或皮燥而无光。蒸盛之时，四肢渐细，足跗肿起方。

石膏十两，研如乳粉法，水和服方寸匕，日再，以体凉为度。出第七卷中。

《古今录验》：解五蒸汤方。

甘草一两，炙　茯苓三两　人参二两　竹叶二把　葛根　干地黄各三两　知母　黄芩各二两　石膏五两，碎　粳米一合

上十味，切，以水九升，煮。取二升半，分为三服。亦可以水三升，煮小麦一升，乃煮药。忌海藻、菘菜、芜荑、大醋。范汪同。一方无甘草、茯苓、人参、竹叶，止六味。

又，五蒸丸方

乌梅　鸡骨⑤　紫菀　芍药　大黄　黄芩　细辛各五分　知母四分　矾石炼　栝楼各一分　桂心二分

上十一味，末之，蜜和，丸如梧子。饮服十丸，日二。忌生葱、生菜。并出第五卷中。一方无桂心。

骨蒸方一十七首

《广济》：疗骨蒸肺气，每至日晚，即恶寒壮热，颊色微赤，不能下食，日渐羸瘦方。

生地黄三两，细切　葱白细切　香豉　甘草炙，各二两　童子小便二升

上五味，切，以地黄等于小便中，浸一宿，平晨煎两沸，绞去滓。澄取一升二合，分温二服，服别相去如人行七八里，服一剂瘥止，不利。忌海藻、菘菜、芜荑、热面、猪肉、油腻、黏食等。出第四卷中。

崔氏：疗骨蒸，以骨汁淋方⑥。

取枯朽骨，碎，五大升，一切骨皆堪用，唯洗刷刮，不得遣微有土气，但似有土气即不瘥病　柳枝三大斗，剉　枯棘针三大斗　桃枝三大斗，剉

上四味，以清水五大石，煮之减半，

① 掷手出足：因烦而致手足躁扰不宁。
② 羊胞：羊的尿脬。胞，同"脬"。
③ 以苇灌下部：用芦苇杆将羊尿脬中的药液导入病人的肛门内。下部：指肛门。
④ 热不定：指发热症状不消除。定，止也。
⑤ 鸡骨：程本作"鸡骨，一本是鹳骨"。
⑥ 骨汁淋方："枯朽骨"原作"枯朽骨"，"桃枝"原作"柳枝"，"接出汁"当为"滤出汁"，均据程本、高校本改。

乃接出汁，别取清浆两大石投釜中，和骨重煮三两沸，然后总滤出，净拭釜，取此前后汤相和，便报暖①，随次取用，使患者解发令散，以此汤泼顶淋之。其汤令热，但不破肉②为准，一举淋汤遣尽。若觉心闷，即吃三两口冷饭。如不能坐，即卧淋。淋汤之时，自当大汗，汗出少处，仍偏淋之，务使汗匀，以祛恶气。淋讫，可食一大碗热葱豉粥，仍暖覆取汗。汗解，以粉摩身，连手足使周遍。患重者，不过再淋。欲重淋时，量气力淋。此汤若饮之尤佳。出第七卷中。

文仲： 疗骨蒸方。

生地黄一大升，捣绞取汁，三度捣绞，然始汁尽，分再服。若痢即减之，以身轻凉为度。忌芜荑。

又，疗骨蒸，苦热瘦羸，面目痿黄，呕逆上气，烦闷、短气、喘急，日晚便剧，不能饮食，若服生地黄汁，即更服此方。

龙胆　黄连　栝楼③　苦参　青葙
芍药各一两　栀子仁一枚　芒硝　大黄各二分　黄芩三分

上十味，捣筛为散。饮服一钱匕，加至方寸匕，日再，大须慎生食。若不禁生食，不须服之。忌猪肉、冷水。《千金》、《经心录》并作丸服之，药味同。

又，疗骨蒸，唇干口燥，欲得饮水。止渴竹叶饮方。

竹叶一握　麦门冬一升，去心　大枣二十颗，擘　甘草三两，炙　半夏一升，汤洗令滑尽
粳米五合　生姜三两

上七味，切，以水五升，煮。取二升半，分温三服。忌羊肉、饧、海藻、菘菜。

又方

麦门冬一升，去心　小麦二升　枸杞根切，三升

上三味，以水一斗，煮。取三升，煮小麦熟，去滓，分温日三服。

又方

大乌梅二十枚　石膏六两，碎，绵裹

上二味，以水七升，煮。取四升，去滓，以蜜三合，稍稍饮之佳。

又方

患殗殜④上于劫切，下余摄切。下同等病必瘦，脊骨自出，以壮丈夫屈手头指及中指，夹患人脊骨，从大椎向下尽骨⑤极，揩⑥复向上，来去十二三回。然以中指于两畔处极弹之，若是此病，应弹处起作头，多可三十余头，即以墨点上记之。取三指大青竹筒，长寸半，一头留节，无节头削令薄似剑。煮此筒子数沸，及热出筒笼墨点处，按之良久，以刀弹破所角⑦处。又煮筒子重角之，当出黄、白、赤水，次有脓出，亦有虫出者，数数如此角之，令恶物出尽，乃即除，当目明身轻也。

又，疗骨蒸、消渴、消中、热中、渴痢，心热心忪⑧，风虚热传尸⑨等方。

苦参一大斤　黄连去毛　知母　栝楼
麦门冬去心　牡蛎各五大两，熬

上六味，捣筛，以生牛乳和，并手捻

---

① 报暖：再加热。报，复也。

② 破肉：烫伤皮肉。破，损伤。

③ 栝楼：《千金方》卷十六第八作"栝楼根"。

④ 殗殜（yè dié，或 yè 音爷迭）：微病貌，此作"疾病"解。也指传尸病。《字汇·歹部》："殗殜，微病。"

⑤ 尽骨：脊骨之尽处，即骶尾骨。

⑥ 揩：疑当作"揩"，揩，摩也。程本作"揩"，义顺当改。

⑦ 角（jué 音厥）：触，触穿。《广雅·释言》："角，触也。"

⑧ 心忪（zhōng 音中）：心跳、惊惧不安。《玉篇·心部》："忪，心动不定，惊也。"

⑨ 传尸：古病名。指能传染的消耗性疾病。一名传注、传疰、殗殜。

为丸，如梧子大，曝干。一服二十丸，稍稍加至三十丸，日再服。饱食讫，以浆水下。如食热面、酒，加至五十丸。忌猪肉、冷水。《救急》同。

又，疗骨蒸，苍梧道士方。

紫菀　桔梗　续断　青竹茹　五味子各三两，碎　桑根白皮五两　甘草二两，炙　干地黄五两，热多者用　赤小豆一升

上九味，切，以水九升，煮。取三升五合，分温三服，服五六剂，十年者亦瘥。每隔五日一剂，初发即服，大验，勿轻之。可频服，立验。苏游《玄感论》云：主肺气咳者相当。余同。忌海藻、菘菜、猪肉、芜荑。

又，疗骨蒸咳出脓，病重者方。

皂荚一两，炙去皮，绵裹　白饧一两　干枣七枚，擘　生姜二分，切

上四味，以酒一大升，煮。取半升，去滓，先食饭，然后服二合，如人行三四里不吐，更服二合。又如人行二三里不吐，总服尽方，便令吐，即脓出。并出第一卷中。

《救急》：骨蒸之候，男子因五劳七伤，或因肺壅[1]之后，或为瘴疟之后，宿患痃癖[2]，妇人因产后虚劳，漏汗[3]寒热；或为月闭不通，无问男夫妇人，因天行已后，余热不除；或为频频劳复，小儿闪癖。其病并缘此十候所致，因兹渐渐瘦损，初著盗汗。盗汗以后即寒热往来，寒热往来以后即渐加咳，咳后面色白，两颊见赤如胭脂色[4]，团团如钱许大，左卧即右出，唇口非常鲜赤。若至鲜赤即极重，十则七死三活。若此以后加吐，吐后痢，百无一生，不过一月死。服此丸仍得不著后人。此病人急，多是冤鬼病[5]，治之方。

青葙苗六月六日采　知母　黄连去毛　大黄　栀子仁　栝楼　常山　蒌蕤各八分

苦参皮十二分　甘草炙　蜀漆各五分，洗

上十一味，捣、筛，蜜和，为丸如梧子大。饮服五丸，渐加至十五丸，日再，以知为度，因至利。忌猪肉、热面、葱蒜、生菜、海藻、菘菜。

又，疗骨蒸方。

毛桃仁一百二十枚，去皮及双仁，留尖

上一味，捣令可丸。平旦以井华水顿服使尽。服讫，量性饮酒使醉，仍须吃水，能多最精[6]，隔日又服一剂，百日不得食肉。

又，疗骨蒸极热方非其人莫浪传。

取干人粪，烧令外黑，纳水中澄清，每旦服一小升，薄晚[7]后服小便一小升，以瘥为限。既常服，不可朝朝新[8]，作大坑烧二升，夜以水三升渍之，稍稍减服小便。勿用自身者，小儿者佳。

又方

用雄黄一大两，和小便一大升，研令为粉，乃取黄理石一枚，方圆[9]可一尺左侧[10]，以炭火烧桩。三食顷极热，灌雄黄汁于石上，恐太热不可近，宜著一片薄毡置石上，令患人脱衣坐上，石冷停。以衣

---

① 肺壅：即肺痈。壅，通"痈"。
② 痃癖：古病名。指脐腹两侧或胁肋部时有筋脉支撑急痛的一类疾病。常又称为"痃"或"癖"。
③ 漏汗：指汗出如水，漏泄不止。又作灌汗。多因发汗太过所致。
④ 两颊见赤如胭脂色：即两颧潮红。此阴虚内热所致。原作"两颊见赤如燕脂色"，据程本改。程本作"臙"，胭之异体字。
⑤ 是冤鬼病：鬼病之一。"是冤"原误为"冤是"，据程本及文义正之。
⑥ 精：最好。《广韵·清韵》："精，善也，好也。"
⑦ 薄晚：即傍晚，薄暮。薄，接近、迫近。
⑧ 朝朝新：程作"朝朝取"。二者义并通。朝朝，即每天、天天。
⑨ 方圆：犹言"大小"。
⑩ 左侧：犹言"左右"。

被围绕身，勿令药气泄出，莫辞①衣物臭也。凡经三五度，如此必瘥。

又，疗骨蒸传尸方。

皂荚长一尺者无相续，取炙令微焦，去黑皮碎之，绵裹　黑饧大如鸡子　羊肉大如拳，煮如常法

上三味，取一升无灰清酒，贮铜铛内，即著绵裹。煎三五沸，即漉，去绵裹，即纳黑饧使融液尽，煎。取三合，令病者先啜②肉汁，即服一合。如变吐困③不须起，次以铜盆贮水，令病人坐上，有虫粗如马尾，赤色头黑，即效。如无，以服三合尽为度。一服相去如人行十里，必是得验，其禁食一如药法。并出第二卷中。

《必效》：主骨蒸病小便方。

取三岁童子小便五升，煎。取一大升，以三匙蜜和为两服，中间如人行二十里。服此以后，每自小便即取服之，仍去前后取中央者。病轻者二十日，病重者五十日。二十日以后，当有虫蚰蜒貌，其虫在身当处出，俱令去人五步、十步，闻病人小便臭者无不瘥。台州丹仙观张道士自服，非常神验。出第二卷中。

灸骨蒸法图四首 崔氏《别录》灸

骨蒸方图并序，中书侍郎崔知悌撰。

夫含灵④受气，禀之于五常⑤；摄生乖理⑥，降之以六疾。至若岐黄广记，抑⑦有旧经；攻救⑧单行，罕取今术⑨。骨蒸病者，亦名传尸，亦谓殗殜，亦称伏连⑩，亦曰无辜⑪。丈夫以癖气为根，妇人以血气为本，无问少长，多染此疾。婴孺之流，传注更苦。其为状也，发干而耸，或聚、或分，或腹中有块；或脑后近下两边有小结，多者乃至五六；或夜卧盗汗，梦与鬼交通，虽目视分明，而四肢无力；或上气食少，渐就沉羸，纵延时日，终于溘尽⑫。

余昔忝⑬洛州司马⑭，当三十日灸活一十三人，前后瘥者数过二百。至如狸骨、獭肝，徒闻曩⑮说，金牙、铜鼻，罕见其能，未若此方扶危拯急，非止单攻骨蒸，又别疗气、疗风，或瘴、或劳、或邪、或癖。患状既广，救愈亦多，不可具录，略陈梗概。

又，恐传授谬讹，以误将来，今故具图形状，庶令览者易悉，使所在流布，颇用家藏，未暇外请名医，傍求上药，还魂反魄，何难之有？遇斯疾者，可不务乎！

灸骨蒸及邪，但梦与鬼神交通，无不瘥之法。

使患人平身正立，取一细绳，令于脚下紧踏男左女右。其绳前头使与大拇指端齐，后头令当脚根⑯后，即引向上至曲脉⑰中大横文，便截绳使断；又使患人解发分两边，使见分头路，仍平身正坐，乃

---

① 辞：责备、斥责。《左传·昭公九年》杜预注："辞，责让也。"
② 啜（chuò 音绰）：饮，喝。
③ 困：疲乏。
④ 含灵：佛教谓人类为"含灵"。
⑤ 五常：即木、土、火、金、水五行。
⑥ 乖理：悖于常理。乖，悖也。
⑦ 抑：或者，抑或。
⑧ 攻救：指攻邪救治的方法。又程本"救"作"灸"，义通，但义窄。
⑨ 罕取今术：指下述的治病方法较少采用。
⑩ 伏连：病证名。即传尸病。
⑪ 无辜：病证名。即传尸病。
⑫ 溘（kè 音客）尽：即溘逝。死亡。
⑬ 忝（tiǎn 音舔）：辱，有愧于。
⑭ 司马：官名。魏晋至宋，司马均为军府之官，在将军之下，总理一府之事，参与军事计划。
⑮ 曩（nǎng 音攮）：从前的，旧的。
⑯ 脚根：即脚跟。根，今通作"跟"。
⑰ 曲脉（qiū 音秋）：膝关节弯曲。

取向所截绳一头，与鼻端齐，引向上络头通过，逐脊骨引绳向下，尽绳头即点著；又别取小绳，一头与唇端齐合口处，一头向上至鼻底便截断，将此短小绳于前所点处中折，横分两边，两头各点记，使与中央初点处正横相当。此小绳两头是灸处，当脊初点者非灸处，只借为度，其点拭却。

又法

使患人平身正坐，稍缩髆，取一绳绕其项向前双垂，共鸠尾齐即截断。鸠尾是心歧骨[1]，人有无心歧骨者，可从胸前两歧骨下量取一寸，即当鸠尾。仍一倍翻绳向后，取中屈处，恰当喉骨。其绳两头还双垂，当脊骨向下尽绳头点著。又别取一小绳，令患人合口横度两吻便割断，还于脊上所点处，横分点如前。其小绳两头是灸处，长绳头非灸处，拭却。以前总通灸四处，日别各灸七壮以上，二七以下，其四处并须满二十壮，未觉效可至百壮乃停。候疮欲瘥，又取度两吻小绳子当前双垂绳头所点处，逐脊骨上下中分点两头，如横点法，谓之四花。此后点两头，亦各灸百壮。此灸法欲得取离日量度，度讫即下火，唯须三月三日艾为佳。疗瘵百日以来，不用杂食。灸后一月许日，患者若未好瘥，便须报灸，一如前法，当即永瘥。出第七卷中。

张文仲说：荆州人王元礼，当家患骨蒸传尸死尽，有一道士忽教灸即断，兼更教人，无有不瘥者。

欲识此病，其病儿乍寒乍热，有时唇赤或颊赤，并有时痢血多唾，有时欲得食，有时不欲食，两脊脉常急，患儿多咳盗汗，以指按捻脊膂四边肉，有时心胸气满急，黄瘦，膂中肉尽，遂即著床[2]。如著床胸前自动，脊膂两边肉尽，灸疗即难。

如灸，候胸前肉动，非事灸法，如看病儿是病，更不须选离日，即预将艾去，即将病儿于五道[3]头日午时灸，灸七壮。若先知其病又缓，即取离日午时大吉。

欲灸，覆病儿面向下著地，取橛肋[4]头以病儿大拇指自捻著，展中指直向脊骨，指头脊膂中肉小筋上点记，从点记处向上至耳下尖头，即中央屈绳从初点处向上，还当脊膂点绳所到记之。又更再屈绳从原点记处向上，还准前点记。又以杖量取患儿中指头两节折断，还从原点记向下当脊膂点记。一边点四处，两边俱点总八处，各须去脊骨远近一种[5]，并须上下相当，下从橛肋上至耳根，取直。其八处一时下火，艾炷如枣核大，坚实作[6]，灸了即以灰三匝围坐处，便归家不须回顾。禁肉、面、生冷，特忌色及杂食。平复后任依常。未平复有犯重发，即不可复疗。

神素师：灸骨蒸咳法。

当头耳孔横量，相离三寸许，相当灸有穴，日灸三壮，至第八日灸二七了。第三椎上，第二椎下，男取左手，女取右手，头指[7]依两指头东西灸，日一七壮，至第八日各灸五十壮。复五日，日各灸十五壮。胫取系鞋横大文，量至膝酺[8]口亚切下中分，当胫骨外，日灸一七壮，满第八日日灸满三十五日了。当臂上皆男左女右，取头指从腕文当指当头灸，日七壮，

---

① 心歧骨：即胸骨剑突。

② 著床：谓病人病情沉重，卧床不起。

③ 五道：程本作"王道"。

④ 橛肋：指第十一、十二肋骨。《释骨》："肋骨之短而下者曰橛肋。"

⑤ 种：山胁尚德："'种'，犹'样'也。"

⑥ 坚实作：谓将艾炷做的结实。程本作"坚实作之"。

⑦ 头指：即手拇指。

⑧ 膝酺（kē 音棵）：即膝盖骨。

至第八日满百壮。妇人肚胀，月节不通①，取右手头指当脐量至下腹，当指头灸，日七，满三百壮。鬲②上午后灸，鬲下午前灸。并出第一卷中。

疟气骨蒸方三首

《广济》：疗疟气、心忪、骨蒸热、阍风③，鳖甲丸方。

鳖甲炙　芍药　蝮蛇脯炙　大黄各八分　人参　诃梨勒皮煨　枳实炙　防风各六分

上八味，捣、筛为末，蜜和，丸如梧子。以酒饮下二十丸，渐渐加至三十丸，日再服，不利。忌苋菜、生菜、热面、荞麦、蒜、黏食。出第二卷中。

《备急》：疗疟癖、鬼气、痤疖、骨蒸秘验方。

大黄别渍汤，欲成下，一方四两　鳖甲炙　吊滕　升麻　甘草炙，各二两　丁香二七枚，汤欲成下

上六味，切，以水七升，煮，取二升八合，去滓，分作三服。

又用牛黄、犀角到末，朱砂、麝香各一分，细研，分为三分，每服以一分纳汤中服，经用多效。特忌猪肉、黏食、生冷、苋菜、海藻、菘菜。苏游同。出第三卷中。一方有黄芩二两。

《必效》：疗疟癖气，壮热兼咳，久为骨蒸验方。

柴胡四两　茯苓　白术　枳实炙，各三两

上四味，切，以水七升，煮。取二升半，分为三服，积热不歇，即加芒硝六分，取利。热除之后，每三日服一剂。瘥后，每月一剂，肥白终身。永除。忌桃李、雀肉、大醋。出第二卷中。

虚损惨悴作骨蒸方四首

张文仲：疗虚损惨悴④不食，四体劳强，时翕翕热⑤，无气力，作骨蒸候方。

童子小便一大升，淡者，去前后　豉一合　葱白一合，切　杏仁四十枚，去尖皮，碎

上四味，合煎。取三分中分之二，服使尽。日别一剂，服之至十剂愈。若服经三、四剂，觉四体益热，即服后方。

又方

小便一大升，淡者，去前后　葱白一握，切　豉一抄　生姜一大两，切　生地黄一握，碎

上五味，合煎六七沸。绞取汁半升许，分为两服，或三服，每服空腹，服至二七日必瘥。瘥后停三四日将息，更服二七日神验。每服五六剂，觉内少冷，即服前方。以前二方以意斟酌间服，常夜合浸，顷久便即煎服，至五更半令服了，至欲明更服后丸。服讫，至日出时不妨食，至晚间未食更一服。忌芜荑。

又方

人头骨三大两，炙　麝香一小两

上二味，捣、筛，和，更捣一千杵，丸如梧子。一服七丸，日再服，以粥饮送药。若胸前有青脉出者，以针刺看血色，未变黑色服药七日必瘥。每日午时，能更服后丸一服亦好。药既无毒，于事不妨。

苏游：疗骨蒸肺痿，烦躁不能食，芦根饮子方。

---

① 月节不通：指包括闭经在内的月经不调病。月节，指月经的节律。
② 鬲：膈。
③ 阍（ɑn音暗）风：即暗风。因脏腑功能失调所致的肝阳上亢，与"肝风内动"相似。因病人不知不觉发生中风，故名。阍，同"暗"。
④ 惨悴：即消瘦憔悴。
⑤ 翕翕热：发热犹如火气蒸腾的样子。

芦根切讫秤　麦门冬去心　地骨白皮各十两　生姜十两，合皮切　橘皮　茯苓各五两

上六味，切，以水二斗，煮。取八升，绞去滓，分温五服，服别相去八九里，昼三服、夜二服，覆取汗。忌酢物。未好瘥，更作。若兼服，其人或胸中寒，或直①恶寒，及虚胀并痛者，加吴茱萸八两。

瘦病方五首

《病源》：夫血气者，所以荣养其身也。虚劳之人，精髓萎竭，血气虚弱，不能充盛肌肤，故羸瘦也。其汤、熨、针、石，别有正方，补养宣导，今附于后。

《养生方》云：朝朝服玉泉②，使人丁壮③，有颜色，去虫而牢齿也。玉泉，口中唾也。朝未起，早漱口吞之④，辄琢齿⑤二七过，如此者三，乃止，名曰练精。

又云：咽之三过，乃止，补养虚劳，令人强壮。出第三卷中。

《广济》：疗瘦病，每日西即弄色⑥，脚手酸疼，口干壮热，獭肝丸方。

獭肝六分，炙　天灵盖烧，四分　生犀角四分，屑　前胡四分　升麻四分　松脂五分　枳实炙，四分　甘草五分，炙

上八味，捣、筛，蜜和，丸如梧子。空腹，以小便浸豉汁下二十丸，日再，不利。忌海藻、菘菜、生葱、热面、炙肉、鱼、蒜、黏食、陈臭等物。

又，疗瘦病方。

天灵盖一大两，炙　麝香半脐　桃仁一大抄，去皮　朱砂一两半，光明者　好豉一大升，干之

上五味，各别捣、筛讫，然后总和令调。每晨空腹，以小便半升和散方寸匕，一服瘥止，不利。忌生血物。

又，疗腹胀瘦病，不下食方。

柴胡　茯苓各十二分　枳实炙　白术

人参　麦门冬去心　生姜合皮切，各六分

上七味，切，以水六升，煮，取一升八合，绞去滓，分温三服，服别相去七八里吃一服，不利。忌生冷、油腻、小豆、黏食、桃李、醋物、雀肉等。

又，知母丸，主瘦病及久痫黄⑦等方。

知母　常山各三两　甘草炙　大黄　麻黄去节　黄芩　杏仁各二两，去尖皮，熬　蜀漆洗　牡蛎各一两，熬

上九味，捣、筛，蜜和，丸如梧子，空心服，饮下七丸。忌猪肉及葱、酒、面。服后心闷即吐，是此病出候。不唾⑧，更渐加两丸。此方云是张文仲去⑨英公处传。日与诸人服，神验非一。忌海藻、菘菜、生葱、生菜等。

《救急》：疗瘦疾方。

甘草三两，炙

上每旦以小便煮甘草三数沸。顿服，甚良。忌海藻、菘菜。并出第二卷中。

传尸方四首

苏游：论曰：大都男女传尸⑩之候，

---

①　直：但，特。

②　玉泉：此指舌下唾液。《茅亭客话》："玉泉者，舌下两脉津液是也。"《千金方》卷二十七第一作"玉泉"下有"啄齿"二字，当从。

③　丁壮：即强壮。

④　早漱口吞之：早晨以口津漱口，然后吞咽口津。养生术称之为"练精"。《病源》卷二十九《齿虫候》作"早嗽口中唾，满口吞之"。

⑤　琢齿：叩齿。

⑥　弄色：即午后颧红如妆，此为阴虚火旺之象。高校本作"粉饰"解。

⑦　痫黄：即心病所致的发黄。痫，心病。

⑧　不唾：即不出现呕吐的服药反应。

⑨　去：山田业广曰："疑'去'或'方'讹。"

⑩　传尸：又称传尸、尸注、鬼注、无辜、殗殜、伏连、注、痎、转注等。由于劳伤正气，正不胜邪，而感瘵虫所致。症见恶寒、潮热、咳嗽、咯血、饮食减少，消瘦，疲乏，盗汗等。

心胸满闷，背髀烦疼，两目精明，四肢无力，虽知欲卧，睡常不著[1]，脊膂急痛，膝胫酸疼，多卧少起，状如佯病[2]。每至旦起，即精神尚好，欲似无病。从日午以后，即四体微热，面好颜色[3]，喜[4]见人过，常怀忿怒，才不称意，即欲嗔恚，行立脚弱，夜卧盗汗，梦与鬼交通，或见先亡，或多惊悸，有时气急，有时咳嗽，虽思想饮食，而不能多餐，死在须臾。而精神尚好，或两肋虚胀，或时微痢，鼻干口燥，常多黏唾，有时唇赤，有时欲唾，渐就沉羸，犹如水涸鱼[5]不觉其死矣。

又，论曰：传尸之疾，本起于无端[6]，莫问老少男女，皆有斯疾。大都此病相克而生，先内传毒气，周遍五脏，渐就羸瘦，以至于死。死讫复易[7]家亲一人，故曰传尸，亦名转注。以其初得半卧半起，号为殗殜。气急咳者，名曰肺痿。骨髓中热，称为骨蒸。内传五脏，名之伏连。不解疗者，乃至灭门。假如男子因虚损得之，名为劳极。吴楚云淋沥，巴蜀云极劳[8]。

其源先从肾起，肾初受气[9]，两胫酸疼，腰脊拘急，行立脚弱，食饮减少，两耳飕飕，欲似风声，夜卧梦泄，阴汗痿弱[10]。

肾既受已，次传于心。心初受气，夜卧心惊；或多忪悸，心悬乏气，吸吸欲尽，梦见先亡；有时盗汗，食无滋味，口内生疮，心常烦热，唯欲眠卧，朝轻夕重，两颊口唇悉红赤如敷胭脂[11]，又时手足五心皆热。

心既受已，次传于肺。肺初受气，时时咳嗽，气力微弱；有时喘气，卧即更甚，鼻口干燥，不闻香臭，假令得闻，唯觉朽腐物气；有时恶心，愦愦欲吐，肌肤枯燥；或时刺痛，或似虫行，干皮细起，状若麸片。

肺既受已，次传于肝。肝初受气，两目膜膜[12]，面无血色，常欲颦眉，视不及远，目常干涩，又时赤痛，或复睛黄，朝暮瞢瞢[13]，常欲合眼，及至于卧，睡还不著[14]。

肝既受已，次传于脾。脾初受气，两肋虚胀，食不消化，又时渴痢，熟食生出[15]，有时肚痛，腹胀雷鸣，唇口焦干；或生疮肿，毛发干耸，无有光润；或复上气，抬肩喘息，痢赤黑汁。至此候者，将死之证也。

又，论曰：毒气传五脏候，终不越此例，但好候之，百不失一。

又，论曰：凡患癥癖之人，多成骨蒸，不者即作水病。仍须依癖法灸之，兼服下水药瘥。

又，论曰：此病若脊膂肉消，及两臂饱[16]肉消尽，胸前骨出入即难疗也。若痢赤黑汁，兼上气抬肩喘息，皆为欲死之证也。此是脏坏故尔。

又，论曰：童女年未至十三以上，月

---

① 睡常不著：谓虽然躺卧但是难以入眠。

② 佯病：无病而假借患病。

③ 面好颜色：此指阴虚所致的虚火上炎，熏灼于面而颊白颧红。

④ 喜：《医心方》卷十三第十三引《玄感传尸方》作"不喜"。可从。

⑤ 鱼：原脱。义不顺，据《医心方》卷十三第十三补。

⑥ 无端：没有明显的发病缘由。

⑦ 易：传染。

⑧ 极劳：又名"劳瘵"。

⑨ 肾初受气：原作"初受之气"，据《医心方》及下文心、肺、肝、脾四脏文例，改正。

⑩ 阴汗痿弱：指肾虚所致的外阴出汗症，以及阴茎萎弱疲软，不能勃起。

⑪ 胭脂：原作"烟脂"，据上文义改。

⑫ 两目膜膜：指两眼呆滞淡漠。

⑬ 瞢瞢（méng téng 音盟腾）：目不明，视物不清。

⑭ 睡还不著：即难以入眠。

⑮ 熟食生出：犹言病人症见完谷不化之症。

⑯ 饱：原误作"鲍"，据程本改。《广雅·释诂》："饱，满也。"谓肌肉丰满。

经未通，与之交接，其女日就消瘦，面色
痿黄。不悟之者，将为骨蒸，因错疗之，
屡有死者。有此辈者，慎勿疗之，待月事
通，自当瘥矣。

又，论曰：或有人偶得一方，云疗骨
蒸，不解寻究根本，遂即轻用之，主疗既
不相当，病愈未知何日①了，不求诸鉴
者，唯知独任已功，若此之人，寓目皆
是。至如以主肺痿、骨蒸方，将疗痃癖、
传尸者，斯乃更增其病，岂有得痊之理？
何者？主肺痿方中多是冷药，冷药非痃癖
之所宜。若用以疗痃癖，此乃欲益反损，
非直病仍未瘥，兼复更损其脾。脾唯宜
温，不合取冷。如其伤冷，脾气即衰。脾
衰之证，两肋虚满，食既不消，兼之下
痢，如斯穿凿，欲益反损，终莫能悟，良
可悲哉！夫略举一隅，他皆仿此。

又，论曰：凡患骨蒸之人，坐卧居处
不宜伤冷，亦不得过热。冷甚则药气难
通，兼之胀满，食不消化，或复气上；热
甚则血脉拥塞②，头眩目疼，唇干口燥，
心胸烦闷，渴欲饮水。此等并是将息过
度③之状，深可诫也。

将养之法，须寒温得所，先热而脱，
先寒而著。若背伤冷，即令咳嗽；若手足
伤热，即令心烦；若覆衣伤厚，即眠卧盗
汗；若覆衣过薄，即心腹胀满。所以食饮
不限时节，宁可少食，保无宿痃④数数进
之，助药势也必须伤软，易消故也。不宜伤
硬。恐损胃气，致不消此皆以意消息之为佳。

又，论曰：主疗之法，先须究其根
本，考其患状，诊其三部，决其轻重，量
其可不⑤，与其汤药，指期取瘥。若能如
此，方可措手⑥，先疗其根，次其末。
针、灸、汤、散，必须相应。无容病根深
远，少服即望痊除。未及得瘥⑦，便复罢
药，乃言药病乖越，似不相当，如此怀
疑，余所不取。亦有因疟后作，亦有因痢

后为。此病根，其源非一，略举纲纪，比
类⑧而取疗之，方法如后所言。

又，论曰：骨蒸之病，无问男女，特
忌房室，举动劳作，尤所不宜。陈、臭、
酸、咸，黏食不消，牛、马、驴、羊，
大、小二豆，猪、鱼、油腻，酒、面、
瓜、果、野鸟之属，葵、笋、蒜、蕨，及
生冷等，并不得餐，自非平复一月以后，
乃渐开⑨也。大略如此，触类而长之⑩。
此病宜食煮饭、盐豉、豆酱、烧姜、葱
韭、枸杞、苜蓿、苦菜、地黄、牛膝叶，
并须煮烂食之。候病稍退，恐肌肤虚弱
者，可时食干鹿脯，为味中间所有得食之
者，按其条下具言之。

《广济》：疗妇人腹内冷癖，血块虚
胀，月经不调，瘦弱不能食，无颜色⑪，
状如传尸病方。张文仲方。

曲末二升　大麦蘖⑫末二升　生地黄肥
大者，切，三升　白术八两　牛膝切，三升　桑
耳剉，三升，金色者　姜黄八两　当归十四分
生姜合皮切，三升　桃仁　杏仁各二升，去皮尖
及双仁者，熬　近用加橘皮八两

上十二味，并细切，于臼中以木杵捣
之如泥，纳瓶中，以物盖口封之，勿令泄

----

① 日：原误作"曰"，据程本改。
② 拥塞：即壅滞阻塞。山胁尚德注曰："拥，疑
当作'壅'。"拥、壅相通。
③ 将息过度：即过度安逸。
④ 宿痃：指痃病缠绵日久不愈者。
⑤ 可不：即可治与不可治。不，通否。
⑥ 措手：采取相应治疗措施。
⑦ 瘥（chōu音抽）：病愈。
⑧ 比类：即通过比较分析加以分类。
⑨ 开：此指解除以上有关的饮食禁忌。
⑩ 触类而长之：即触类旁通，举一反三之意。
长，延伸，拓展。
⑪ 无颜色：面无红润之色，即所谓面色无华之
意。
⑫ 蘖（niè音聂）：植物的芽。原误作"蘖"，据
程本改。

气，蒸于一大石米，饭熟出之。停屋下三日，开出曝干，捣出散。酒饮服方寸一匕，日二服，渐加至一匕半，不利。初服十日内，忌生冷难消之物，以助药势。过十日外，即百无所忌，任意恣口食之，唯忌桃李。若须桃李，宜去术。

若不能散，蜜丸服之亦得，一服三十丸，日二服。去病，令人能食，肥健好颜色。忌桃李、雀肉、芜荑。出第四卷中。

文仲论：传尸病，亦名痎疟、遁疰、骨蒸、伏连①、殗殜，此病多因临尸哭泣，尸气②入腹，连绵或五年、三年，有能食不作肌肤，或三日、五日，若微劳即发，大都头、额、颈、骨间，寻常微热翕翕然。死复家中更染一人，如此乃至灭门。疗之方。

獭肝—具，破，干炙　鳖甲—枚，炙　野狸头—枚，炙　紫菀四分　汉防已—两半　蜀漆洗　麦门冬去心　甘草炙，各—两

上八味，捣、筛，以成炼羖羊肾脂二分，合蜜一分，烊冷③和丸，药如梧子大。服十丸，加至十五丸，日再，以饮下之。其药合和讫，分一分头边著，一分悬门额上，一分系臂上，先服头边，次服臂上，次服门上者，大验。忌海藻、菘菜、苋菜。

又，灸法。

立脚于系鞋处横文，以手四指于文上量胫骨外，逼胫当四指中节按之，有小穴，取一缕麻刮令薄，以此麻缓系上，灸令麻缕断。男左女右，患多损④。

又方

青羚羊肺—具，破，于布上干之。莨菪子—升，绢袋盛，醋—升，同渍经三日出，各于布上曝之，令至干。微火熬莨菪子各捣筛，和以蜜，丸如梧子。服三丸，加至四丸。

地骨皮　白薇　芍药　甘草　犀角

升麻　茯神　麦门冬　黄芩　桔梗　枳实　大黄　前胡　茯苓　天门冬　生姜　桑根白皮　羚羊角　当归　柴胡　朱砂　芎劳　鳖甲　蜀漆　知母　石膏　常山　乌梅　香豉　黄芪　地黄　橘皮

以上并可详度⑤病状用之。并出第一卷中。

伏连方五首

《广济》：疗瘦病、伏连、传尸、鬼气、痊忤⑥、恶气方。

斑猫⑦赤头足，熬　射干根各四分　石胆七分，别研　桂心　牛黄各二分，别研　犀角三分，生者，屑　人参二分　石蜥蜴—枚，炙　紫石七分，别研　蜈蚣四寸，炙　麝香少许，别研

上十一味，捣、筛为散，研相和。每日空腹服一寸匕，日三服，用井华水二合，温即顿服。勿临嗅，与白米粥吃好，觉小便涩好。如合药，勿使妇人、小儿、鸡、狗见，忌热面、果子、五辛、酒肉、生血、生葱。

又，疗瘦病伏连，辟诸鬼气恶痊，朱砂丸方。

光明朱砂—大两　桃仁二枚，去皮尖双仁者，熬　麝香三分，研

---

① 伏连：古病名，指传尸病内传至内脏者。
② 尸气：从死尸中散发的能致人患病之邪气。
③ 冷：山胁尚德："冷，疑当作'令'。"
④ 患多损：意谓病人的病情多数有效。损，病损，即病情减轻之义。故程本"损"作"减"，意相同。
⑤ 度：度量。此有斟酌之义。
⑥ 痊忤：程本作"痊忤"，可从。痊忤，古病名，指触犯痊病邪气而生的病。忤，触犯。
⑦ 斑猫：即斑蝥的别称，出《神农本草经》。"赤头足"，即取头足赤者用之入药。高校本据程本改。作"去头足"。

上三味，研朱砂、麝香令细末，别捣桃仁如脂，合和为丸如梧子。其和不敛，以蜜少许，合成讫。清饮服一七丸，日二服，不利。忌生血物。并出第十四①卷中。

崔氏：断伏连解法。

先觅一不开口葫芦，埋入地，取上离日开之，煮取三匙脂粥纳其中。又剪纸钱财将向新冢上，使病儿面向还道，背冢坐，以纸钱及新綜围冢及病人使匝，别将少许纸钱围外，与五道将军，使人一手捉葫芦，一手于坐傍以一刀穿地，即以葫芦坐所穿地，及坐葫芦了，使一不病人捉两个锁拍病人背。咒曰：伏连伏连解，伏连伏连不解，刀锁解。又咒曰：生人持地上，死鬼持地下，生人死鬼即各异路。咒讫，令不病人即掷两锁于病人后，必取二锁相背。不背更取掷，取相背止，乃并还勿反顾。

又取离日，令病人骑城外车辙，面向城门，以水三升、灰三重围病人。

又作七个不翻饼，与五道将军，咒曰：天门开，地户闭，生人死鬼各异路，今五离之日，放舍即归。咒讫乃还，莫回头。此法大良。出第七卷中。

文仲：疗伏连，病本缘极热气相易，相连不断，遂名伏连，亦名骨蒸、传尸，比用此方甚验。

人屎五大升，湿者　人小便一升　新炊粟饭五大升　六月六日曲半饼，熬碎

上四味，取一瓷瓶盛，密封置一室中，二七日并消，一无恶气。每旦服一大合，昼二服无不瘥者。合药时洁净烧香，勿令妇人、小儿、女子、鸡、犬、孝子见之。出第一卷中。

《延年》：桃奴汤，主伏连鬼气，发即四肢无力，日渐黄瘦，乍好乍恶，不能食方。

桃奴②　茯苓各三两　鬼箭羽　芍药

人参　橘皮各二两　生姜四两　槟榔七枚　麝香一分，别研

上九味，切，以水九升，煮。取二升七合，去滓，纳麝香，温分为三服，如行八九里久。忌大醋、生冷、五辛。出第十七卷中。

飞尸方三首

《病源》：飞尸③者，发无由渐，忽然而至，若飞走之急疾，故谓之飞尸。其状心腹刺痛，气息喘急胀满，上冲心胸。出第二十三卷中。

《集验》：疗飞尸，瓜蒂散方。

瓜蒂　赤小豆各一分　雄黄二分，研

上三味，捣下细筛。一服五分匕，稍增至半钱匕，以酪服药。《广济》同。出第七卷中。《广济》疗卒中恶，心腹绞刺，气急胀，奄奄欲绝。

《备急》：张仲景疗飞尸，走马汤方。

巴豆二枚，去心皮　杏仁二枚，去尖皮

上二物，绵缠，捶令极碎，投热汤二合，指捻取白汁便饮之，食顷当下。老小量服之。通疗鬼击病。忌野猪肉、芦笋。文仲同。出第一卷中。此方已见卒疝中，正疗飞尸，故不删也。

《古今录验》：附著散④，疗飞尸在人皮中，又名恶脉，又名贼风，发时急头

---

① 十四：原作"四"。高校本疑"四"上衍"十"字。今从之。

② 桃奴：出《名医别录》。为碧桃干之别名，又名"桃枭"。

③ 飞尸：即中恶、痁病。《肘后方》卷一第六注曰："飞尸者，游走皮肤，洞穿脏腑，每发刺痛，变作无常也。"与此处症状有出入，可参。

④ 附著散：《千金方》卷十七第八作"小附著散"，"莽草"作"甘草"注云："一作莽草。"附子、乌头、干姜"四分"作"一两"，雄黄、真珠"二分"作"半两"，服用作"不知稍增，以知为度"。

痛，不在一处，针灸则移，发时一日、半日乃微瘥，须臾复发，皆疗之方。

细辛　天雄炮　莽草各一分　桂心三分　附子四分，炮　雄黄二分，研　乌头四分，炮　干姜四分　真珠二分，研

上九味，捣下筛。服五分匕，不知稍增，当以好酒服之。忌猪肉、冷水、生葱、生菜。出第六卷中。

遁尸方三首

《病源》：遁尸①者，言其停遁在人肌肉血脉之间，若卒有犯触，则发动。亦令人心腹胀满，刺痛，气息喘急，傍攻两胁，上冲心胸，瘥后复发，停遁不消，故谓之遁尸也。出第二十三卷中。

《广济》：疗初得遁尸及五尸，经年不瘥，心腹短气方。

鹳骨三寸，炙　羚羊鼻二枚，炙令焦　干姜一两　麝香二分，研　蜥蜴一枚，炙　斑猫十四枚，去翅足，熬　鸡屎白三两，熬　巴豆五枚，去心皮，熬令黑　芫青二十枚，去翅足，熬　藜芦一两，去芦头，熬令黄

上十味，捣、筛，蜜和丸。空腹以饮服如小豆三丸，日二服，稍加至六七丸，以知为度，至吐利。忌生冷、油腻、猪肉、蒜、黏食、陈臭、芦笋。一方无斑猫、鸡屎白、巴豆、芫青、藜芦。

又，初得遁尸鬼疰，心腹中刺痛不可忍方。

青木香六分　丁香六分　鬼箭羽　桔梗　紫苏　橘皮　当归各八分　生姜十二分　槟榔十四分，合子碎　桃枭②十四枚

上十味，切，以水九升，煮。取三升，绞去滓，分为三服，日晚再，以快利为度。忌如药法。并出第四卷中。一方无橘皮、桃枭。

《集验》：疗遁尸，心腹刺痛不可忍方。

桂心一尺，准一两　干姜三分　巴豆二枚，去皮心，熬

上三味，合捣下筛。以好苦酒和之如泥，以涂痛处，燥即易之。忌野猎肉、芦笋。《千金》同，用干姜一两。出第一卷中。

五尸方一十一首

《肘后》：疗卒中五尸③。五尸者，飞尸、遁尸、风尸、沉尸、尸疰也。其状皆腹痛胀急，不得气息，上冲心胸，傍攻两胁，或磊块踊起，或牵引腰脊，今取一方而兼疗之。

捣蒺藜子，蜜丸如胡豆。服二丸，日三。

又方

捣商陆根熬，以囊盛之，更番熨之，冷复易。

又方

粳米二升，水六升，煎二沸，服之。

又方

掘土作小坎，以水满坎中，熟搅取汁

---

① 遁尸：古病名。指一种突然发作的疾病。《肘后方》卷一第六注曰："遁尸者，附骨入肉，攻击血脉，每发不可得近，见尸丧，闻哀哭便作也。"与此节论述有出入，可参。

② 桃枭（xiāo 音肖）：即碧桃干的别称，又名"桃奴"，出《神农本草经》。

③ 五尸：指飞尸、遁尸、沉尸、风尸、尸注等五种尸病。《肘后方》卷一第六曰："飞尸者，游走皮肤，洞穿脏腑，每发刺痛，变作无常也。遁尸者，附骨入肉，攻击血脉，每发不可得近，见尸丧，闻哀哭便作也。风尸者，淫跃四肢，不知痛之所在，每发昏恍，得风雪便作也。沉尸者，缠结脏腑，冲心胁，每发绞切，遇寒冷便作也。尸注者，举身沉重，精神错杂，常觉昏废，每节气改变，辄致大恶。"《病源》卷二十三在此基础上推论为伏尸、冷尸、寒尸、丧尸、尸气等尸病。尸病"变状多端，其病大体略同，而有小异"（《诸尸候》）。

饮之。并出第一卷中。

《删繁》：疗五尸、蛊疰、中恶、客忤，心腹刺痛，丹砂丸方。

丹砂研　干姜　芎䓖　芫花熬　乌头炮，各四分　芍药　桂心各八分　野葛皮三分，炙　吴茱萸一合

上九味，捣、筛，蜜和为丸如大豆。服三丸，日三，清饮进之。忌生血物、猪肉、生葱。出第十卷中。一方无巴豆、栀子[1]。

《备急》：疗卒中五尸：遁尸、风尸、飞尸、尸疰、沉尸，其状皆腹痛胀急，冲心攻胁，或磊块踊起，或牵腰脊方。

破鸡子一枚，取白生吞之，困者[2]摇头令下。文仲、《肘后》同。

又方葛氏法。

雄黄　大蒜各一两

上二味，捣和，取和弹丸，纳二合热酒中服之。须臾未瘥更服。有尸疢[3]者，常蓄此药，用之验。文仲、《肘后》同。

又方

干姜　附子各一两　桂心二分　巴豆三十枚，去皮心，生用

上四味，捣筛，蜜和，又纳臼中捣万杵，服如小豆二丸。此药无所不疗。忌野猪肉、芦笋、生葱。《肘后》同。并出第一卷中。

文仲：疗卒中五尸方。

取屋四角茅，纳铜器中，以三尺布覆腹，著器布上，烧茅令热，随痛追逐，蹹下痒便瘥。若瓦屋削四角柱烧，用之神验。《肘后》同。出第一卷中。

《古今录验》：八毒赤丸，疗五尸癥积，及恶气痛、蛊疰、鬼气，无所不疗，即是李子豫赤丸方。出胡录。

雄黄研　真珠研　礜石泥裹烧半日　牡丹皮　巴豆去皮心，熬　附子炮　藜芦炙，各一两　蜈蚣一枚，炙，去足

上八味，捣筛，蜜和丸。服如小豆二丸，日一，极得吐下。欲长将服者，可减一丸。忌猪肉、狸肉、芦笋、生血物等。

又，五尸丸，疗诸尸疰方。

芍药　桂心各八分　吴茱萸一合　丹砂研　芎䓖　乌头炮　干姜各四分　蜀椒一两，去目汗　栀子仁五分　巴豆四十枚，去心皮，熬

上十味，捣下筛，蜜和，丸如大豆。一服三丸，日三。忌猪肉、生葱、芦笋、生血物等。并出第七卷中。胡洽有芫花四分，野葛皮二分，为十二味。

尸疰方四首

《病源》：尸疰者，即是五尸内之尸疰，而挟外鬼邪之气，流注身体，令人寒热淋沥，沉沉默默[4]，不的知所苦，而无处不恶。或腹痛胀满，喘急不得气息，上冲心胸，傍攻两胁，或磊[5]块涌起，或挛引腰脊，或举身沉重，精神杂错，常觉昏谬[6]。每节气改变，辄致大患[7]，积月累年，渐就顿滞，以至于死。死后复易[8]傍人，乃至灭门。以其尸病疰易傍人，故曰

---

① 一方无巴豆、栀子：丹砂丸方中本无巴豆、栀子，不知此处注语是何所指。

② 困者：指服药艰难的病人。《肘后方》卷一第六作"口闭者，纳喉中"。

③ 尸疢：泛五尸病。疢，病也。见《文选·思玄赋》李善引旧注。

④ 沉沉默默：即沉默，此有精神恍惚，神情昏愦，难以表述痛苦之意。沉沉，《肘后方》卷一第七作"恍恍"。默默，原作"嘿嘿"，据程本、《肘后方》卷一第七改。

⑤ 磊：即肿块如磊。原作"蠡"，据《病源》卷二十三《尸注候》及《肘后方》卷一第六改。礌、磊异体字。

⑥ 常觉昏谬：经常感觉因神情不爽而致差错。《病源》卷二十三《尸注候》作"恒常昏谬"。

⑦ 大患：即大疢。《病源》卷二十三《尸注候》作"大恶"，义同。

⑧ 易：蔓延。《左传·隐公六年》王引之述闻："易者，延也。谓恶之蔓延也。"此作传染解，下同。

尸疰。出第二十三卷中。

《删繁》：疗尸疰损鼻，或闻哭声，或见尸常发，死人席汤方。

取死人眠席，斩棺内余弃路者，一虎口，长三寸，止一物，以水三升，煮。取一升，为一服，立效。出第十卷中。

文仲：疗尸疰方。

取新布裹椒薄疰上，以熨斗火熨焦令汗出，立验。

又，姚氏方

烧发灰　杏仁熬令紫色，等分

上二味，捣如脂，以猪膏和。酒服如梧子三丸，日三，神良。《千金》同。

又，鹳骨丸，疗尸疰恶气，兼疗百病方。

鹳骨三寸，炙　桂心三寸　虻虫十四枚，去翅足，熬　巴豆三十枚，去心皮，熬　斑猫十四枚，去翅足，熬

上五味，捣、筛，蜜和，为丸如小豆。一服二丸，日三服，清饮进之。忌野猪肉、芦笋、生葱。并出第一卷中。

五疰方四首

《病源》：注者，住也。言其连滞停住，死又注易傍人也。注病①之状，或乍寒乍热，或皮肤淫跃，或心腹胀刺痛，或支节沉重，变状多端，而方云三十六种、九十九种，及此等五疰病，皆不显出其名，大体与诸注皆同。出第二十四卷中。

《删繁》、《华他②录帙》：五疰丸，疗中恶、五疰③、五尸入腹，胸胁急痛，鬼击客忤，停尸垂死者，入喉即愈。若已噤，将物强发开；若不可发，扣齿折以灌下药汤，酒随进之，即效方。

丹砂研　雄黄研　附子炮，各一两　甘遂半两，熬　豉六十枚，熬　巴豆六十枚，去心皮，熬令变色

上六味，捣下筛，巴豆别研令如脂，乃更合捣取调，白蜜和之，藏以密器。若有急疾，服胡豆二丸，不觉更益，以饮投之。此药多有所疗，杀鬼解毒，破积去水，良验。忌生血物、猪肉、芦笋。《古今录验》同。出第九卷中。

《小品》：五疰汤，主卒中贼风、遁尸、鬼邪，心腹刺痛大胀急方。

大黄三两，别渍　甘草二两，炙　乌头十枚，炮，削皮　生姜半斤　桂心四两　芍药当归各二两　蜜一斤

上八味，切，以水九升，煮。取三升，乌头别纳蜜中煎，令得一升，投著汤中，去滓。分服三合，如人行三十里又一服，日三，不知可至四合。王尹威数用之。忌海藻、菘菜、猪肉、生葱。《千金》同。出第四卷中。

《古今录验》：五疰丸，一名神仙丸，一名千金丸，一名转疰丸，一名司命丸，一名杀鬼丸。疗万病，邪鬼疰忤，心痛上气，厌梦④蛊毒，伤寒时疾疫疠方。

丹砂研　礜石泥裹烧半日　雄黄研　巴豆去心皮，熬　藜芦熬　附子炮，各二分　蜈蚣一枚，炙去足

上七味，捣、筛，蜜和，丸如小豆。服一丸，日一，即瘥。不解，夜半更服一

---

① 注病：又谓"注"、"疰"，疰病。凡病情迁延日久，反复发作，并能传染他人者，皆谓之"注病"。"注病"不是独立病名。名称繁多，有以病因命名者，如风注、气注、寒注、寒热注、冷注、食注、劳注等；有以病情危急为名者，如鬼注、蛊注、毒注、恶注等；有以病情变化命名者如温注、水注、湿痹注、饮注等；有以其具有传染性而命名者如生注、死注、殃注、尸注等。还有五注、转注、三十六注、九十九注的分类。

② 华他：即华佗。他、佗通。

③ 五疰：即下文所言的尸注、哭注、冷注、寒注、热注。

④ 厌梦：即梦魇。

丸，定止。带一丸辟恶。忌猪肉、冷水、生血物、狸肉。出第七卷中。

又，五野丸，疗五疰、尸疰、哭疰、冷疰、寒疰、热疰在身体，寒热短气，两胁下痛，引背腰脊，吸吸少气①，不能行，饮食少，面目痿黄，小便难，项强不得俯仰，腹坚癖，脐左右下雷鸣胀，手足烦疼，目不明，喜忘，久风湿痹，腰脊不随，喜梦寤，百病皆疗之方。

牛黄研　麝香研　蜀椒去目，汗　雄黄研　大黄　当归　蜀乌头炮　蜀天雄炮　硝石熬，一方用芒硝，各一分　人参　桂心　朱砂研　细辛　干姜各二分　石蜥蜴一枚，炙　巴豆五十枚，去心皮，熬　鬼臼二分

上十七味，捣筛，蜜和，丸如梧子。服三丸，日再，不知稍增，以知为度。忌猪肉、芦笋、生葱、生菜、生血物。出第六卷中。

江南九十九疰方二首

《集验》：疗江南疰病，凡有九十九种，寒热尸疰，此病随月盛衰，人有三百六十脉，走入皮中，或左、或右、或里、或表，如刀锥所刺，乍寒乍热，喉咽如鲠，食如噎，胸中痛，绕脐苦痛，食不知味，腰中难以俯仰，两膝屈伸，面或黄、或青、或白、或黑，至死更相注易方。

取桑根白皮切三升，曝燥作汤，淋取汁，浸小豆二升，如此取汁尽，蒸豆熟，作羊鹿肉羹，啖此豆。出第一卷中。

崔氏：金牙散②，主邪魅心腹刺痛，病状与前方同。

金牙别研　雄黄研　丹砂研　礜石泥裹，烧半日　寒水石　芫青熬　巴豆去心皮，熬　朴硝　桔梗　茯苓　人参　贯众　附子炮　蜀椒去目，汗　露蜂房炙　龙骨　干姜　牡桂　乌头炮　石膏研　莽草炙　苁蓉

大戟　芫花熬　防风　狸骨炙　商陆根　大黄　细辛　蛇蜕炙　玉支　贝母一作牙子

上三十二味，分等下筛。酒服五分匕，日三。忌猪肉、冷水、生菜、生血肉、大醋、芦笋。《集验》同。出第七卷中。

江南三十六疰方三首

崔氏：金牙散，疗江南三十六疰，人病经年，羸瘦垂死，服之皆瘥。并带之能杀鬼气，逐尸疰，诸恶疠不祥悉主之方。出胡洽。

金牙研　曾青研　消石研　礜石泥裹烧半日　石膏研　莽草　玉支　雄黄研　朱砂研　寒水石　龙骨　蛇蜕皮炙　芫青熬　当归　龙胆　大黄　细辛　防风　大戟　芫花熬　冶葛炙　苁蓉　天雄炮　茯苓　附子炮　乌啄炮　干姜　人参　桔梗　桂心　椒去目，汗　贯众　巴豆去心皮，熬　狸骨炙　蜂房炙　鹳骨炙，各一两

上三十六味，捣、筛为散。为酒服一钱匕，渐增五分匕，日三。并以三角绛囊贮散方寸匕，以系头及心上，大良。一方加蜈蚣、蜥蜴、雌黄、鉴鼻、麝香、毒公，合四十二味。忌猪肉、生血物、生菜、冷水、大醋、芦笋。出第七卷中。

《备急》：疗尸疰、鬼疰者。葛氏云：即是五尸之中，尸疰又挟诸鬼邪为害也。其病变动，乃有三十六种至九十九种，大略令人寒热，沉沉嘿嘿③，不的知其所

---

① 吸吸少气：因气虚而致的呼吸急促状。

② 金牙散：金牙，指动物的牙齿。程本"玉支"下有"一作玉泉"四字，"牙子"下有"即狼牙也"四字，"分等"作"等分"。

③ 沉沉嘿嘿：即"沉默"，精神抑郁，心情沉重不语貌。

苦，而无处不恶，累年积月，渐沉顿滞①，以至于死后复注易②傍人，乃至灭门。觉如此候者，宜急疗之方。

獭肝一具

上一味，阴干捣末。水服一方寸匕，日三。如一具不瘥，更作。姚氏云：神良。《肘后》、《崔氏》、《千金》同。

又方

桑根白皮灰二升，蒸令气出下，以釜汤三、四升，三遍重淋，取二升渍赤小豆二升，一宿出，风干复渍，汁尽止。乃湿蒸令熟，以羊肉若鹿肉作羹，进此豆饭，食一升渐至二三升，重者七八升，乃愈。病去时，体中觉疼痒淫淫，或若根本不除，重为之。《肘后》同。并出第一卷中。

疰病相染易方三首

深师：疗鬼物前亡，转相染，梦寐纷纭，羸瘦，往来寒热，嘿嘿烦闷，欲寝复不能，手足热，不能食，或欲向壁悲涕，或喜笑无常，牛黄散方。

牛黄研　鬼箭羽　王不留行　徐长卿一名鬼督邮，远志去心　干姜　附子炮　五味子　石韦刮去黄皮　黄芩　茯苓各二分　桂心一分　代赭三分　菖蒲四分　麦门冬六分，去心

上十五味，捣下筛，以蜜、生地黄汁相拌合，复令相得。以酒服方寸匕，日三。忌猪肉、冷水、生葱、羊肉、饧、醋物。出第九卷中。

崔氏：疗江南三十六疰丸，疗转疰灭门绝族，族尽转逐，中外灭尽③，复易亲友方。

雄黄研，二分　麦门冬去心，三分，一方用天门冬　皂荚去皮子，炙　莽草炙，各二分　鬼臼三分　巴豆去心皮，熬，二分

上六味，捣、筛，蜜和，为丸如小

豆。服二丸，日一服。忌鲤鱼、野猪肉、芦笋。

又，赤丸，疗人久疰，室家相传，乃至灭族方。

雄黄二两，研　马目毒公鬼臼也　丹砂研　莽草炙　藜芦熬，各二两　巴豆八十枚，去心皮，熬　皂荚一两，去皮子，炙　真珠一两，研

上八味，捣、筛，蜜和，丸如小豆。一服二丸，吐下恶虫数十枚。忌野猪肉、芦笋、生血物。并出第七卷中。

鬼疰方二首

《病源》：注之言住也，言其连滞停住也。人有先无他病，忽被鬼排击，时或心腹刺痛，或闷绝倒地，如中恶④之类，其得瘥之后，余气不歇，停住积久，有时发动，连滞停住，乃至于死。死后注易傍人，故谓之鬼疰也。出第二十四卷中。

《古今录验》：神秘丸，疗鬼疰邪忤，飞尸疰击，犬、马啮，蜂、蛇毒螫，尽皆消除方。

大黄四两　硝石三两，熬　巴豆去心皮，熬　雄黄研，各二两

上四味，捣、筛，蜜和，丸如小豆。先食服二丸，日一服。忌野猪肉、芦笋。出第七卷中。

崔氏：蜀金牙散⑤，疗鬼疰风邪，鬼

---

① 渐沉顿滞：谓病情逐渐沉重，经久不愈。《肘后方》卷一第七，《千金方》卷十七第八并作"渐就顿滞"。

② 注易：传易，转注。

③ 中外灭尽：族内族外的人都死亡。

④ 中恶：古病名。又称"客忤"、卒忤。泛指感受秽恶或浊不正之气，突然厥逆，不省人事的病证。

⑤ 金牙散：《千金方》卷十七第八"脊胁"作"腰脊胸胁"，"椒去目，汗"作"椒目"，"鹳骨"作"狸骨"。金牙，指动物的坚硬牙齿。

语尸疰，或在脊胁，流无常处，不喜见人，意志不定，面目脱色，目赤鼻张，唇焦爪甲黄方。

金牙一分，研　蜈蚣炙　蜥蜴石上者，炙　附子炮，各一枚　人参四分　蜣螂七枚，炙　徐长卿　芫青炙　斑猫去翅足，熬，各十四枚　雄黄一分，研　桂心四分　鬼臼二分　野葛一分，炙　毒公三分　芎䓖二分　石长生　椒去目，汗　大黄　甘草炙　蛇蜕皮，炙　露蜂房炙　曾青无，蓝青代，别研　真珠别研　砂丹各二分　鬼督邮　乌头炮　狼毒各二分　石膏五分，研　莔茹一分　芫荑　鬼箭　藜芦炙　鹳骨炙　雷丸　干漆熬　龟甲炙，各二分　狼牙四分　亭长七枚，炙　贝母二枚　凝水石五分　牛黄别研　胡燕屎各四分　桔梗三分　铁精一分，研　硝石二分，研

上四十五味，捣、筛为散。先食酒服一刀圭，日再，不知稍增之，有蛊随大小便出也。忌猪肉、冷水、生葱、海藻、菘菜、生血物、狸肉。深师、《千金》同。出第七卷中。

鬼疰心腹痛方一首

《古今录验》：还命千金丸，疗万病，心腹积聚坚结，胸胁逆满咳吐，宿食不消，中风鬼疰入腹，面目青黑，不知人方。

雄黄研　鬼臼　徐长卿　礜石泥裹，烧半日　瓜丁　雌黄研　干姜各四分　野葛七分，炙　斑猫二十枚，去足翅，熬　蜀椒四分，去目，汗　地胆十五枚，去翅，熬　射罔二分　丹参四分

上十三味，捣、筛，蜜和，捣三千杵，丸如小豆。先食服一丸，日三，不知渐增，以知为度。若百毒①所螫，牛骹践②，马所踢啮，痛肿瘰疬方，以一丸于掌中，唾和涂痛上，立愈。正月旦以椒酒率家中、大、小各服一丸，终岁无病。神良有验，秘不传。出第六卷中。

鬼疰羸瘦方二首

《古今录验》：黄帝护命千金丸，疗羸瘦历年，胸满结疹③，饮食变吐④，宿食不下，中风鬼疰疾瘦方。

野葛七寸，炙　斑猫二十枚，去足翅，熬　雄黄研　雌黄　鬼臼　瓜丁　丹砂研　礜石泥裹，烧半日　沙参　莽草炙　椒去目，汗，各一两　地胆十五枚，去足翅，熬

上十二味，捣下筛，蜜和捣三千杵，丸如梧子。服，五丸，日二。卒中恶、气绝、不知人，服如小豆二丸，老小半之。牛马所抵骹痛肿，若虫毒所啮，取一丸著掌中，唾和涂疮中毒上，立愈。正月旦以酒率家中大小各一丸，一岁不病。若伤寒身热，服一丸。若欲视病⑤，服一丸，病者共卧不恐。忌生血物。

又，犀角丸，疗百病鬼疰，恶风入人皮肤，淫淫液液⑥，流无常处，四肢不仁，牵引腰背，腹胀满，心痛，逆气填胸，不得饮食，噏噏⑦短气，寒热羸瘦，喜恶梦与鬼神交通，热咳唾脓血，皆疗之方。

犀角屑　桂心各三分　羚羊角屑　牛黄

---

① 百毒：泛指一切有毒的动物。

② 牛骹践：指牛角骹触，牛蹄踩踏。程本作"牛触践"。高校本认为"骹"为"觝"之误，"觝""骶"为异体。下同。

③ 疹：疾病。此指中风或鬼注病。

④ 饮食变吐：进食就呕吐。高校本疑"变"为"便"声误。可从。

⑤ 视病：探视病人。

⑥ 淫淫液液：指病邪蔓延浸渍，连绵不绝貌。淫淫：流溢不止貌。液液，融解，浸润貌。

⑦ 噏噏：呼吸急促貌。噏，同"吸"。

鬼臼 附子炮 獭肝炙，各二分 巴豆三十枚，去心皮，熬 蜈蚣四枚，去足，炙 麝香研 真珠 雄黄研 丹砂研，各四分 射罔一分 贝齿十个，烧

上十五味，捣、筛，蜜和，捣五千杵。平旦服如胡豆二丸，日三。慎生葱、猪肉、冷水、芦笋、生血物等。并出第六卷中、

鬼气方三首

崔氏：疗鬼气，辟邪恶，阿魏药安息香方。

阿魏药，即《涅盘经》云央匮是也。服法：旦取枣许大，研之为末。又取牛乳一大升，煎之五六沸，停令热定，取鸭子许大和搅服之。更以余乳荡盏，饮之取尽。至暮又取安息香亦如枣许大，分如梧子，还以熟牛乳，服之令尽。每日旦暮常然。若无乳者，即以煮肉汁服之。患久者不过十日，近者不过五日，如过三十日不愈便停，只得食脯肉之属。但是一切菜不得近口。特忌！特忌！

礼部孙侍郎家中有此病，所在访问，有人从染汉来云，官人百姓服此得效者十余家。孙侍郎即令依方进服，七八日即效，便以此法传授亲知，得验者非一。余时任度支郎中[1]，欲广其效，故录之。出第七卷中。

《延年》：疗鬼气、骨蒸气，日渐羸方。

獭肝十六分，炙 人参 沙参 丹参各三分 鬼臼 苦参各二分

上六味，捣、筛，蜜和，丸如梧子大。一服十丸，饮汁下，日三服，加至十丸。禁生冷、猪鱼肉、生血物等。

又，五香丸，主天行瘟疫，恶气热毒，心肋气满胀急，及痒鬼气等方。

青木香 犀角屑 升麻 羚羊角屑

黄芩 栀子仁各六分 沉香 丁香 薰陆香各四分 麝香 鬼臼各二分 大黄 芒硝各八分

上十三味，捣、筛，蜜和，丸如梧子。一服三丸，饮下，日三服，加至七丸，以瘥止。禁蒜、面、猪、鱼。并出第十一卷中。

鬼魅精魅方八首

《病源》：凡人有为鬼物所魅，则好悲而心自动，或心乱如醉，狂言惊怖，向壁悲啼，梦寐喜魇，或与鬼神交通。病苦乍寒乍热，心腹满，短气，不能食，此魅之所持也。出第二卷中。

《广济》：疗传尸、骨蒸、殗殜、肺痿、疰忤、鬼气，卒心痛，霍乱吐痢，时气鬼魅瘴疟，赤白暴痢，瘀血月闭[2]，疠癖丁肿[3]，惊痫鬼忤中人，吐乳狐狸[4]，吃力迦丸方。

吃力迦即白术是也 光明砂研 麝香当门子 诃黎勒皮 香附子中白 沉香重者 青木香 丁子香 安息香 白檀香 荜拨舶上者 犀角各一两 薰陆香 苏合香 龙脑香各半两

上十五味，捣、筛极细，白蜜煎去沫，和为丸。每朝取井华水服如梧子四丸，于净器中研破服，老小每碎一丸服之，仍取一丸如弹丸，蜡纸裹，绯袋盛，

---

① 度支郎中：唐制官名。隶属户部的度支司，掌管国家的财政收支，郎中和员外分掌收入和支出。户部侍郎则检查押署账目。

② 月闭：即闭经。

③ 丁肿：即疔疮痈肿。丁，通"疔"。《素问·生气通天论》："高粱之变，足生大丁。"

④ 吐乳狐狸：高校本认为即本书卷三十一《古今诸家丸一十八首》中引此方作："小儿吐乳，大人狐狸"。"大人狐狸"，犹言成年患者在发病时出现神情失常，装神弄鬼，如同传说中狐狸精缠身，作祟状。

当心带之，一切邪鬼不敢近。千金不传。冷水暖水临时斟量。忌生血肉。腊月合之有神，藏于密器中，勿令泄气出，秘之。忌生血物、桃李、雀肉、青鱼、酢等。

又，疗精魅病方。

水银一两

上取水银纳浆水一升，炭火上煎三分减二，即去火取水银如熟豆大，取当日神符裹水银空腹吞之，晚又吞一服，三日止，无所忌。并出第四卷中。

《肘后》：疗卒中邪魅，恍惚振噤之方。

灸鼻下人中，及两手足大指爪甲本，令艾丸半在爪上，半在肉上，各七壮，不止至十四壮，便愈。《集验》同。出第三卷中。

深师：五邪丸，疗邪狂鬼魅，妄言狂走，恍惚不识人，此鬼魅[1]，当得杀鬼丸方。

丹砂研　雄黄研　龙骨　马目毒公[2]　鬼箭各五两　鬼臼二两　赤小豆三两　芫青一枚　桃仁百枚，去皮尖，熬，别研

上九味，捣下筛，别研雄黄、丹砂，细绢筛，合诸药，拌令和调后，纳蜡和之，大如弹丸。绛囊盛之，系臂，男左女右，小儿系头。合药勿令妇人、鸡、犬见之。所服蜜和丸如梧子，一服三丸，日三。忌五辛、生血物。出第七卷中。

《小品》：疗鬼魅，四物鸢头散[3]方。

东海鸢头是由跋　黄牙又名金牙　莨菪　防葵各一分

上药捣下筛，以酒服方寸匕，欲令病人见鬼，增防葵一分，欲令知鬼主者，复增一分，立有验。防葵、莨菪并令人迷惑，恍惚如狂，不可多服。《备急》、《千金》同。出第五卷中。

《集验》：疗男子得鬼魅欲死，所见惊怖欲走，时有休止，皆邪气所为，不能自绝，九物牛黄丸方。

荆实人精也　曾青苍龙精也，研　玉屑白虎精也，研　牛黄土精也，研　雄黄地精也，研　空青天精也，研　赤石脂朱雀精也　玄参真武精也　龙骨水精也，各一两。凡九物，名曰九精，上通九天，下通九地。

上捣下筛，蜜和，丸如小豆。先食，吞一丸，日三，稍加，以知为度。文仲、《千金》并《翼》同。忌羊血。出第三卷中。

《必效》：辟鬼魅方。

虎爪　赤朱　雄黄　蟹爪

上四味，捣令碎，以松脂融，及暖和为丸，不然硬。正朝旦[4]及有狐鬼处焚之，甚效。以熏巫人，即神去。王三师云：奇效。忌生血物。出第四卷中。

《近效》：大麝香丸，疗积年心痛，尸疰蛊毒，癥癖气承[5]心，两肋下有块，温瘴[6]、精魅邪气，或悲或哭，蛇、蝎、蜂等所螫，并疗之方。

麝香　牛黄　藜芦炙　朱砂　蜀当归　茯苓　桔梗　鬼箭羽　金牙　乌头炮　桂心　吴茱萸　贯众　丹参各一分　蜈蚣去足，炙　干姜　人参　虎骨半二分　鬼臼半分　芍药　雄黄各一分半　巴豆二十枚，去心皮，熬　蜥蜴半枚，炙

上二十三味，捣、筛，蜜和，丸如梧子。以饮下三丸，至辰时不利。若不利，热饮投之，即利三两行，后冷醋饮止之，即定。然后煮葱食之，勿食冷水，明日依

---

① 鬼魅：原作"鬼瘄"，据程本改。

② 马目毒公：本卷"疰病相染易方三首"引《崔氏》方曰："马目毒公，鬼臼也。"此处两者重出，必有一误。高校本亦疑。

③ 四物鸢头散：程本"由跋"作"由跋根"，"黄牙"作"黄牙石"，《千金方》卷十四第五同程本，并"莨菪"作"莨菪子"。

④ 正朝旦：正月初一。

⑤ 承：乘。凌犯。

⑥ 温瘴：即温毒、瘴气。

前服之，永瘥。忌热面、生菜、柿子、梨等。蛇、蝎、蜂螫，取一丸研破，各醋涂之，便瘥。精鬼狐狸之属抛砖瓦，或如兵马行，夜发者是鬼魅，无早晚每日服前药两丸，只三两日服即瘥。仍每日烧一丸，熏身体及衣裳，宅中烧之亦好。无患人[①]以三五丸绯绢袋盛系左臂上，辟虎毒蛇诸精鬼魅等。忌狸肉、生血物、狸肉、生葱、芦笋。

鬼神交通方四首

崔氏：疗梦与鬼神交通，及狐狸精魅等方。

野狐鼻炙　豹鼻炙，各七枚　狐头骨一具，炙　雄黄　腽肭脐　鬼箭羽　露蜂房炙　白术　虎头骨炙，各一两　阿魏药二两，炙　驴、马、狗、驼、牛等毛各四分，烧作灰，若骨蒸加死人脑骨一两，炙

上十五味，并大秤两，捣筛为散，搅使调匀。又先水煮松脂候烊，接取以和散。和散之时，勿以手搅，将虎爪搅，和为丸，如弹丸，以熏患者。欲熏之时，盖覆衣被，勿令药烟泄外。别捣雄黄为末，以藕药烧，药节度一如熏香法。其药欲分于床下烧熏弥善。忌桃李、雀肉等。出第七卷中。

《备急》：陶氏疗女人与鬼物交通，独言笑，或悲思恍惚方。

松脂三两，烊　纳雄黄末一两

上二味，用虎爪搅令调，丸如弹丸，夜纳笼中烧之，令女裸坐笼上，被急自蒙，唯出头耳，过三熏即断。深师同。

又方

雄黄　人参　防风各一两　五味子一升

上四味为散，早以井华水服方寸匕，日三服。

又，若男女喜鬼通，致恍惚者方。

鹿角屑，酒服三撮，日三。并出第二卷中。

白虎方五首

《近效》论：白虎病[②]者，大都是风寒暑湿之毒，因虚所致，将摄失理，受此风邪，经脉结滞，血气不行，蓄于骨节之间，或在四肢，肉色不变，其疾昼静而夜发，发即彻髓酸疼，乍歇，其病如虎之啮，故名曰白虎之病也。

《广济》：疗白虎方。

犀角屑　当归　芍药各六分　牛膝　沉香　青木香　虎头骨炙，各八分　槲叶脉一握，炙　麝香一分，研

上九味，切，以水六升，煮。取二升六合，去滓，分温三服，如人行四五里进一服，别加麝香末服之，不利。忌生菜、热面、荞麦、蒜。出第四卷中。

苏孝澄：疗白虎病，云：妇人丈夫皆有此病，妇人因产犯之，丈夫眠卧犯之，为犯白虎尔，其病口噤手拳，气不出方。

灸脐中七壮。

《近效》：疗白虎方。

炭灰五升，无炭灰，桑灰亦得，纱罗罗之一遍　蚯蚓粪一升，捣之　红蓝花七捻，黄者佳

上三味，一处搅和，熬令热，取好酽醋暖之，拌令浥浥[③]，以故布三四重裹，

---

① 无患人：未患病的人。即健康人。

② 白虎病：出《病源》卷四十八《白虎候》，认为妇人或小儿触犯"白虎神"，"其状，身微热，有时啼唤，有时身小冷，屈指如数，似风痫，但手足不瘈疭耳"。《中医大辞典·白虎病》解为"白虎汤证似痛"，不确切。此引《近效》认为全身疼痛，"如虎之啮"，故名。《外台》所载"白虎病"有两种：一指历节风病，其全身肌肉关节疼痛，如虎之啮；本节《近效》方所载者是。一指病人因触犯"白虎神"而生的病。本节苏孝澄所会者是。

③ 浥（yà 音亚）浥：湿润貌。

分作四分，更互①当所患痛处慰之。数数转，勿住手接之，冷热得所，宁令小热不得作冷，冷即报熬②令热，又熨之。

并用后咒法曰：青傩③皮青毛出，黄傩皮黄毛出，赤傩皮赤毛出，白傩皮白毛出，黑傩皮黑毛出，急出。吾口神，吾口圣，唾山山崩，唾石石裂，得汝字，汝不去，斫头，斫头，急急如律令。其咒法先令人唾痛处，以手接之，不住手，便即诵此咒，不限遍数，以瘥即停。当诵咒不得令病人及傍人闻咒，须先净漱口洁净。良效无比，千金勿传。

又，疗风毒肿，一切恶肿，白虎病并瘥方。

取三年酽醋五升，热煎三五沸，切葱白三二升，煮一沸许，即爪篱④漉出，布帛热裹，当病上熨之，以瘥为度。

又，疗白虎方。

猪肉三串　大麻子一合　酒半盏

上三味，和麻子口含噀⑤上，将猪肉三串，手擘向痛处，来去咒曰：相州张如意，张得兴，是汝白虎本师，急出。咒讫，将肉安床下，瘥；送路头神，验。

无辜方二首

崔氏：无辜⑥闪癖，或头干瘰疬，头发黄耸分去，或乍痢乍瘥，诸状既多，不可备说，大黄煎丸方。

大黄九两，锦文新实者，若微朽即不堪用，削去苍皮乃秤

上一味，捣筛为散。以上好米醋三升和之，置铜碗内，于大铛中浮汤上，炭火煮之，火不用猛。又以竹木篦搅药，候堪丸乃停，于小瓷器中密贮。儿年三岁，一服七丸，如梧子，日再服。常以下青赤脓为度。若不下脓，或下脓少者，稍稍加丸。下脓若多，丸又须减。病重者，或至七、

八剂方尽根本。大人、小儿不等，以意量之。此药唯下脓及宿结，不令儿痢。禁牛、马、驴、鸡、猪、鱼、兔肉、生冷、黏滑、油腻、小豆、荞麦，乳母亦同此忌。

又，疗无辜，脑后两畔有小结⑦者方。

无辜之病，此结为根。欲疗者先看结之大小，然后取细竹斠酌笼得此结，便截竹使断，状如指环形，仍将此竹笼结，自然不得转动，以火针针结子中央，作两下去针讫，乃涂少许膏药，无者杂油亦得。须待三两日，又如前报针⑧。更经一两日，当脓水自出。若不出，复如前针。候脓溃尽，结便自散。俗法多用刀子头割者，谓之割无辜，比来参详，殊不如针之以绝根本。恐患者不悉，故复重说之。并出第七卷中。

除骨热方四首⑨

范汪：疗骨热，狸骨丸方。

狸骨　连翘各五分　土瓜　山茱萸　玄参　胡鹜屎　黄芩　丹砂　马目毒公　鸢尾各二分　黄连　芍药　雄黄　青葙子　龙胆　栝楼各三分

上十六味，捣、筛，蜜和，丸如梧

---

① 更互：即交替、更换。程本作"更番"，义同。

② 报熬：即重复煎熬。程本作"报复"义同。

③ 傩：咒语。高校本引注曰："韵书无'傩'字，盖符咒咒神其字耳。"下同。

④ 爪篱：即芍篱，用竹篾编织的漏勺。

⑤ 噀（xùn音训）：用口喷水。

⑥ 无辜：即无辜病，又叫无辜疳，此谓不明原因的头颈生肿核的病证。

⑦ 结：指生于皮肉中的肿块。

⑧ 报针：又叫报刺。古针刺方法，十二刺之一，是一种反复进行针刺的方法。报，复也。

⑨ 四首：本节实有方三首。

子。先食，服三丸，日三，不知稍稍增之，以知为度。禁食生鱼、菜、猪肉、黄黍米、生血物。《古今录验》同。

《古今录验》：除热三黄丸，疗骨热，身多疮，瘰疬痈肿者方。

大黄　黄芩　黄连　当归　茯苓　桂心　干姜　芍药各二分　栀子一十四枚，擘柴胡三分

上十味，捣、筛、蜜和丸。先食服如小豆三丸，不知增至十九。欲取微利，以意增之。久服益良。忌生葱、醋物、猪肉、冷水。

又方

大黄　黄连　黄芩各一两　芒硝二两

上四味，捣、筛、蜜和为丸。一服五丸，渐加，以知为度。忌猪肉、冷水。并出第四卷中。

盗汗方七首

《病源》：盗汗①者，因眠睡而身体流汗也。此由阳虚所致。久不已，令人羸瘠枯瘦，心气不足，亡津液②故也。诊其脉，男子平人脉虚弱细微，皆为盗汗脉也。出第三卷中。

崔氏：疗盗汗，夜睡中即汗，汗不休必得风方。

麻黄根细切　小麦各二升

上二味，以水一斗二升，煮小麦得九升，纳麻黄根煮之。得三升，去滓，分为三服，常夜服之，不过两剂即止。

又方

甘皮　姜各一两　杏仁三两，去尖皮，熬当归四两

上四味，捣合，蜜和丸。服如梧子五丸，渐渐增之。

又方

取死人席缘烧作灰，淋汁热洗，从至头足，愈。

又，止汗粉方。朱规送。

麻黄根　牡蛎粉　败扇灰　栝楼各三两　白术二两　米粉三升

上六味，捣诸药，下筛为散。和粉搅令调，以生绢袋盛，用粉身体，日三两度。忌桃李、雀肉。仍灸大椎五六百壮，日灸二七、五七任意。不能日别灸，亦得。汗即渐止。并出第三卷中。

《延年》：主盗汗，夜卧床、席、衣、被并湿方。

麻黄根　牡蛎碎之，绵裹，各三两　黄芪　人参各二两　枸杞根白皮　龙骨打碎，各四两　大枣七枚，擘

上七味，切，以水六升，煮。取二升五合，去滓，分温六服，如人行八九里久，中间任食，一日令尽。禁蒜、热面等物。

又，疗夜卧盗汗方。

左顾牡蛎　黄芪　各三两　麻黄根五两　杜仲二两

上四味，捣、筛为散，一服方寸匕，日三夜一，服用败蒲扇煮，取汁下药。禁蒜、面。并出第一卷中。

《古今录验》：疗盗汗，麻黄散方。

麻黄根三分　故扇烧屑，一分

上二味，捣下筛，以乳服三分，仍日三。大人方寸匕，日三，不知益之。又以干姜三分，粉三分，捣合，以粉粉之，大善。出第十卷中。

外台秘要方卷第十三

右迪功郎充两浙东路提举茶盐司干办公事张寔校勘

———————

① 盗汗：指睡中汗出醒后止者。盗汗多因阴虚，虚热蒸腾之故。但亦有卫阳不足，表卫不固引起，此节即是其例。

② 亡津液：谓津液因盗汗日久而严重丢失。

外台秘要方卷第十四 _{中风上二十一门}

朝散大夫守光禄卿直秘阁判登闻检院上护军臣林亿等上进

中风及诸风方一十四首 _{灸法附}

《病源》：中风者①，风气中于人也。风是四时之气，分布八方，主长养万物。从其乡来者，而人中少死病；不从其乡②来者，人中多死病。其为病也，藏于皮肤

之间，内不得通，外不得泄。其入经脉，行于五脏者，各随脏腑而生病焉。

心中风，但得偃卧，不得倾侧③。若唇赤流汗④者可疗，急灸心俞百壮。若唇或青、或黑、或白、或黄，此是心坏为水⑤。面目亭亭⑥，时悚⑦动者，不可复疗，五六日而死。

肝中风，但踞坐⑧，不得低头。若绕两目连额色微有青，唇⑨青面黄者可疗，急灸肝俞百壮。若大青黑，面一黄一白，是肝已伤，不可复疗，数日而死。

————

① 中风者：《病源》卷一《中风候》与卷三十七《中风候》的内容基本一致而字面陈述略有出入，王氏主要援引于卷一《中风候》，故王注曰："出第一卷中"。但王氏引文时也参考了卷三十七的内容，如卷一（即本节）"风气"、"不从乡来者"、"心中风"、"不得倾侧"等，卷三十七作"虚风"、"不从其乡来者"、"若心中风"、"不得倾侧，汗出"等。故于此节不作详校。中风，此节为六淫风邪入中五脏而致的五脏风证。属真中风。

② 其乡：指风气发生的方位。原脱"其"，据程本、高校本，文例补。

③ 倾侧：即侧卧。

④ 流汗：即有出汗症状。

⑤ 心坏为水：此义不详，似指心血脉败坏。

⑥ 面目亭亭：指表情淡漠，目光呆滞。亭亭，耸立貌。

⑦ 悚：因恐惧而颤栗。

⑧ 踞坐：坐时两脚底和臀部着地，双膝上耸。

⑨ 唇：原误作"辱"，据高校本及《病源》卷一《中风候》改。

脾中风，踞而腹满，通身黄，吐咸汁出者可疗，急灸脾俞百壮。若手足青者，不可复疗。

肾中风，踞而腰痛，视胁左右，未有黄色如饼粢大者可疗，急灸肾俞百壮。若齿黄赤，须发直[1]，面土色者，不可复疗。

肺中风，偃卧而胸满短气，冒闷汗出，视目下鼻上下两边，下行至口，色白者可疗，急灸肺俞百壮。若色黄为肺已伤，化为血，不可复疗。其人当妄，掇空指地[2]，或自拈衣寻衣缝，如此数日而死。

诊其脉，虚弱者，亦风也；缓大者，亦风也；浮虚者，亦风也；滑散者，亦风也。出第一卷中。

深师：疗中风，汗出干呕，桂枝汤[3]方。

桂心　甘草炙，各三两　大枣十二枚，擘

上三味，切，以水五升，煮。取二升半，分三服。一方用生姜五两。忌生葱、海藻、菘菜。

又，桂枝汤[4]，疗中风，身体烦疼，恶寒而自汗出，头强痛急方。

桂心五两　生姜八两　甘草二两，炙　葛根八两　芍药三两　大枣十二枚，擘

上六味，切，以水七升，煮。取二升半，服八合，日三，温覆取汗。陆伯庸用良。忌生葱、海藻、菘菜。

又，麻黄汤，疗中风，气逆满闷，短气方。

麻黄三两，去节　甘草二两，炙　石膏四两，碎，绵裹　杏仁五十枚，去两仁及尖皮，碎　人参三两　干姜五两　茯苓　防风各四两　桂心三两　半夏一升，洗

上十味，以水九升，煮。取三升，先食，服一升，日三服，甚良。忌海藻、生葱、羊肉、饧、菘菜。

又，茯苓汤，疗中风入腹，心下如刺，不得卧，或在胁下，转动无常，腹满短气，惙惙欲死[5]。此病或中虚冷，或素有宿食，食饮不消，或素风气在内，今得他邪往干五脏，故成此病方。

茯苓二两　芎劳　干姜　芍药　白术　当归　人参各一两　枳实三分，炙　甘草炙，一两

上九味，细切，以水九升，煮。取三升，日三。若病剧者，可相去如人行五里顷一服。胸中有气，可加人参二两。服一剂不瘥，不过两剂。神良。忌海藻、菘菜、桃李、雀肉，大酢。并出第九卷中。

《千金翼》：中风论：圣人以为风是百病之长，深为可忧，故避风如避矢。是以御风邪以汤药、针灸、蒸熨随用一法，皆能愈疾。至于火艾，特有奇能，虽曰针汤散，皆所不及，灸为其最要。

昔者华佗为魏武帝针头风，但针即瘥。华佗死后数年，魏武帝头风再发。但针即瘥。佗当时针讫即灸，头风岂可再发？只由不灸，其本不除。

所以学者不得专恃于针及汤药等，望病毕瘥，即不苦[6]灸，安能拔本塞源？是

① 须发直：谓毛发竖起。《病源》卷一《中风候》作"鬓发直"。

② 掇（duō音多）空指地：指病人神昏时的无意识动作。"自拈衣寻衣缝"与此同。

③ 桂枝汤：此处诸《中风候》非伤寒病太阳中风证，不当用此方，故山田业广注："或曰，桂枝汤二方，疑王氏因中风名而误入中风门中。"又《伤寒论》卷二第五"桂枝汤"有"芍药三两"、"生姜三两"，此云"一方用生姜五两"，显然此非《伤寒论》方。

④ 桂枝汤：程敬通注曰："此仲景桂枝加葛根方也。今云'头强痛急'当作'项强痛急'才是。"检《伤寒论》卷二、上下三方皆非仲景方。"取汁"当作"取汗"。

⑤ 惙（chuò音绰）惙欲死：疲惫之极貌。《玉篇·心部》："惙，疲也。"

⑥ 苦：程本作"若"。高校本按："苦"有"急"义；"若"有"选择"之义，二者并可通。

以虽丰药饵，诸疗之要，在火艾为良。初得风之时，当急下火，火下即定。比①煮汤熟，已觉眼明，岂非大要。

其灸法先灸百会，次灸风池，次灸大椎，次灸肩井，次灸曲池，次灸间使，各三壮；次灸三里五壮。其炷如苍耳子大，必须大实作之。其艾又须大熟，从此以后，日别灸之，至随年壮止。凡人稍觉心神不快，即须灸此诸穴各三壮，不得轻之。苟度朝夕，以致殒毙，诫之哉！诫之哉！

又，论曰：学者凡将欲疗病，先须灸前诸穴，莫问风与不风，皆先灸之。此之一法，医之大术，宜深体之，要中之要，无过此术。是以常预收三月三日艾，拟救急危。其五月五日亦好，仍不及三月三日者。又有卒死之人，及中风不得语者，皆急灸之。夫卒死者，风②入五脏，为生平风发，强忍，怕痛不灸，忽然卒死，谓是何病？所以皆必灸之，是大要也。

又，论曰：夫得风之时，则依此次第疗之，不可违越。若不依此，当失机要，性命必危。

又，凡初得风，四肢不收，心神惛愦③，眼不识人，言不出口。凡中风多由热起，服药当须慎酒、面、羊肉、生菜、冷食、猪、鱼、鸡、牛、马肉④、蒜，乃可瘥。得患即服此竹沥汤方。

竹沥二升　生葛汁一升　生姜汁三合

上三味相合，温暖分三服，平旦、日晡、夜各一。服讫，觉四体有异似好，以进后方。

又方

麻黄去节⑤　防风各一两半　芎䓖　防己　附子炮　人参　芍药　黄芩　桂心　甘草炙，各一两　生姜四两　杏仁四十枚，去尖皮两仁者　羚羊角二两，屑　竹沥一升　生葛汁五合，一云地黄汁　石膏六两，碎，绵裹

上十六味，切，以水七升，煮。取一半，乃下沥汁，煮。取二升七合，分温三服。五日更服一剂，频与三剂，慎如上法，渐觉稍损，次进后方。忌猪肉、冷水、海藻、菘菜、生葱。

又方

竹沥二升　防己一两　麻黄三两，去节　防风　升麻　桂心　芎䓖　独活　羚羊角各二两，屑

上九味，切，以水四升，并沥煮。取三升，分为三服，两日进一剂。进三剂若手足冷，加生姜五两、白术二两。若未除，次进后方。忌生葱等如前。

又方

防风　麻黄去节　芍药各一两半　防己　桂心　黄芩各一两　附子三分，炮　甘草炙　白术　人参　芎䓖　独活各一两　竹沥一升　羚羊角二两，屑　升麻一两　石膏二两，碎，绵裹　生姜二两

上十七味，以水八升，煮减半，下沥煮。取二升半，分三服。相去如人行十里再服。有气加⑥橘皮、牛膝、五加皮各一两。若除退讫，可常将服后煮散。忌猪肉、冷水、海藻、菘菜、桃李、生葱、雀肉等。

又，煮散方

防风　独活　芍药　黄芪　人参　芎䓖　白术　丹参　薯蓣　茯神　桂心　麦门冬去心　山茱萸　厚朴　牛膝　五加皮

---

① 比：等到之意。《正字通·比部》："比，及也。"程本作"此"。

② 风：指风邪。《千金翼方》卷十七第一作"是风"。

③ 心神惛愦：指神识不清，迷迷糊糊。

④ 肉：原脱，据高校本及《千金翼》补。

⑤ 去节：原误作"十二节"，据程本、高校本、《千金翼》改。

⑥ 加：原作"如"，据程本、《千金翼》卷十七第一、《千金方》卷八第五改。

天门冬去心　升麻　羚羊角屑　地骨皮　秦艽　石斛　防己　甘草各四分　麻黄三两，去节　甘菊花　薏苡仁各一升　石膏六两　橘皮三两　生姜二两，切　干地黄六两　附子三两，炮　远志三两，去心

上三十三味，捣筛为散，每煮以水三升，纳药三两，煮。取一升，绵滤去滓，顿服之，日别一服。觉心中烦热，以竹沥代水煮之。《千金》有黄芩、槟榔、藁本、杜仲、犀角，无山茱萸、薯蓣、甘草①、麦门冬、附子。

又，凡患风人多热，宜服荆沥方。

荆沥　竹沥　生姜汁各五合

上三味相合，温为一服，每日旦服煮散，午后当服此荆沥，常作此将息。

防风汤②，主偏风。甄权处治安平公方。

防风　白术　芎䓖　白芷　牛膝　狗脊　草薢各一两　薏苡仁　杏仁去尖皮两仁者　人参　葛根　羌活各二两　麻黄四两，去节　石膏碎，绵裹　桂心各二两　生姜五两，切

上十六味，切，以水一斗二升，煮。取三升，分为三服。服一剂觉好，更服一剂。一剂一度灸之，服九剂汤，九度灸之。灸风池一穴、肩髃一穴、曲池一穴、支沟一穴、五枢一穴、阳陵泉一穴、巨墟下廉一穴，合七穴，即瘥。

仁寿宫备身患脚，奉敕灸镮銚③、阳陵泉、巨墟下廉、阳辅，即起行。大理赵卿患风，腰脚不随，不得跪起，灸上窌④二穴、镮銚二穴、阳陵泉二穴、巨墟下廉二穴，即得跪起。库狄钦偏风，不得挽弓，灸肩髃一穴，即瘥。前方忌桃李、生葱。《千金翼》本方并云针，此云灸者，盖王道⑤不取针也。

又，一切风虚方，常患头痛欲破者。

杏仁九升，去尖皮两仁者，曝干

上一味，捣作末，以水九升，研滤如作粥法，缓火煎令如麻浮上，匙取和羹粥酒纳一匙服之。每食即服，不限多少，服十日后大汗出，二十日后汗止。慎风冷、猪、鱼、鸡、蒜、大酢。一剂后诸风减瘥。春夏恐醋少作服之，秋九月后煎之。此法神妙，可深秘之。并出第十六卷中。《千金》同。

《备急》：疗若卒觉体中恍恍⑥，皮肉习习⑦，此即⑧欲中风方。

急取独活、桂心各五两，二味切，以酒三升渍，于火边炙之使暖，一服五合，日三，加至一升良。忌生葱。《千金》同。出第二卷中。

《近效》：薏苡仁汤，疗诸风方。

薏苡仁五合　萎蕤　生姜　茯神各三两　生犀角末二两　乌梅七枚　麦门冬去心　竹沥各三合　白蜜一合

上九味，切，以水八升缓煮。取二升七合汁，绞去滓，纳竹沥、白蜜搅调。细细饮之，不须限以回数多少，亦不限食前食后，亦不限昼夜冷暖。尽又合服，亦不限剂数多少，此饮但合服，勿轻，尤佳，以防风候⑨。忌食米醋、油脂、陈败难消等物。以前方疗暴风，手足摊废⑩，言语蹇涩，神情恍惚，游风散走，或出诸四肢

① 甘草：方中已有"甘草"，故高校本疑当作"甘菊"似是。

② 防风汤：高校本循例"防"上疑脱"又"字。《千金方》卷八第四无"人参"有"附子"。

③ 镮銚：今统作"环跳穴"。

④ 上窌：今统作"上髎"。

⑤ 王道：即王焘。焘、道同音。

⑥ 体中恍恍：指身体不适，莫名苦状貌。恍恍，不清楚貌。

⑦ 皮肉习习：指皮肉如同有风吹拂般的异样感觉。

⑧ 即：原作"中"，据程本改。

⑨ 以防风候：预防发生中风病候。

⑩ 手足摊废：谓肢体瘫痪，不能运动。"摊废"，程本作瘫废。义同。

瘄痹①，有所不稳，似缘风候，即合服之。十日服一剂甚佳。吴升处。

卒中风方七首

《千金》：芎䓖汤，主卒中风，四肢不仁，善笑不息方。

芎䓖六分　杏仁二十枚，去两仁尖皮，碎　黄芩　当归炙　石膏②碎，绵裹　麻黄去节　桂心　秦艽炙　甘草炙　干姜各四分

上十味，切，以水九升，煮。取三升，分为三服。忌海藻、菘菜、生葱。

又，主卒中风，四肢不仁，善笑不息方。

芎䓖六分　黄芩　当归　桂心　秦艽　干姜　甘草炙　麻黄去节　黄连各四分　杏仁二十枚，去皮尖两仁，碎

上十味，切，以水九升，煮。取三升，温服一升，日三，大汗。忌生葱、海藻、菘菜、猪肉。并出第八卷中。

崔氏：小续命汤③，疗卒中风欲死，身体缓急，口目不正，舌强不能语，奄奄惚惚④，神情闷乱，诸风服之皆验，不令人虚方。出《小品》。余昔任户部员外，忽婴风疹⑤，便服此汤，三年之中，凡得四十六剂，风疾迄今不发。余曾任殿中少监⑥，以此状说向名医，咸云此方为诸汤之最要。

麻黄去节　人参　黄芩　芎䓖　甘草炙　杏仁去两仁尖皮，碎　桂心各一两　防风一两半　附子一枚大者，炮　生姜五两

上十一味，切，以水九升，煮。取三升，分为三服，甚良。不瘥，合三四剂必佳。取汗随人风轻重虚实也。有人脚弱，服此方至六七剂得瘥。有风疹家，天阴节变辄合之，可以防瘖⑦也。忌猪肉、冷水、海藻、菘菜、生葱。《千金》有防己一两。如恍惚者加茯神、远志。若骨节烦疼，本有热者，去

附子、倍芍药服之。

又，续命汤方太府梁卿得效。

麻黄去节　茯神　生姜各三两　附子炮　防己　甘草炙，各一两半　芎䓖　细辛　白鲜皮　杏仁去皮尖两仁，碎　人参　羌活　桂心各二两

上十三味，切，以水八升，煮。取二升八合，去滓，分三服，服别相去八九里许。覆取汗，可服三剂，间五日一进。慎如药法。本方云：间五日一进，若老弱虚羸，非间十日以上不可，频服。忌猪肉、冷水、海藻、菘菜、生葱、生菜、大酢。并出第六卷中。

《备急》：疗卒得中风，急闷乱欲死方。

灸足大指下横文随年壮。

又，不能语者方。

灸第三或第五椎上百五十壮。并出第六卷中。

《古今录验》：小续命汤，疗卒中风欲死，身体缓急，目不停⑧，舌强不能语，诸中风服之皆验，不令人虚方。

大附子一枚，炮　芍药一两　生姜五两　芎䓖一两　甘草一两，炙　麻黄三两，去节

---

① 瘄（qún 音群）痹：即痹病。《玉篇·病部》："瘄，痹也。"

② 石膏：《千金方》卷八第三此下注文"一方有黄连"。高校本认为所谓"一方有黄连"即下方，今本《千金方》不重载。

③ 小续命汤：《千金方》卷八第三另有"防己一两"。

④ 奄奄惚惚：即气息微弱，神情恍惚不清貌。李密《陈情表》："气息奄奄。"

⑤ 风疹：病名。又名风瘄。是一种较轻的出疹性小儿传染病。多发于冬春季节。

⑥ 殿中少监：官名。魏晋以后为监察官之一。唐为殿中侍御史，简谓"殿中"。掌管殿迁仪卫及京城的纠察。

⑦ 瘖：即音哑。

⑧ 目不停：即目斜不正。也谓目眴动。《千金方》卷八第二作"口目不正"。

白术—两　木防己—两　防风六分　黄芩—两　桂心—两　人参—两

上十二味，㕮咀，以水一斗三升，煮。取三升，分三服，甚良大善。可作三四剂，必佳。忌猪肉、海藻、桃李、生葱、菘菜。出第十四卷中。

四时中风方四首

《古今录验》：疗中风发三春，脉浮短者多凶，大而长可疗，青龙汤方。

甘草—两，炙　麻黄二两，去节　桂心七寸　大枣二十枚，擘　生姜　芍药各二两

上六味，切，以水六升，煮。取二升半，分为再服，初服覆取汗，后即止。忌海藻、菘菜、生葱等物。

又，疗中风发三夏，脉沉紧，恶寒不汗，烦，三阳汤方。

当归—两　生姜二两　甘草五分，炙　麻黄五两，去节　杏仁四十枚，去尖皮两仁，碎　石膏二两，碎，绵裹

上六味，切，以水六升，煮。取半，分再服。忌海藻、菘菜等物。

又，疗中风发三秋，脉浮大而洪长，扶金汤方。

葛根三两　独活二两　附子—两，炮，四破　石膏二两，碎，绵裹

上四味，切，以水八升，煮。取三升，服九合，昼三夜一。忌猪肉、冷水等物。

又，疗中风发三冬①，脉浮大者，温脾汤方。

芎劳二两　石膏四分，碎，绵裹　甘草四分，炙　黄芩三两　杏仁十四枚，去尖皮两仁，碎　麻黄六分，去节　蜀椒二分，去目闭口②，汗　防风四分　桂心五分

上九味，切，以水八升，煮。取三升，分三服。忌海藻、菘菜、生葱等物。

中风发热方三首

深师：十一物防风汤③，疗中风发热无汗，肢节烦，腹急痛，大小便不利方。

防风　当归　麻黄去节　甘草炙，各三分　茯苓　天门冬去心　附子炮　干地黄　白术　山茱萸各二两　黄芩五分

上十一味，㕮咀，以水九升，煮。取二升半，去滓，分服七合，日三。大小便不利，纳大黄、人参各二分，大枣三十枚擘，生姜三两。忌海藻、菘菜、猪肉、芜荑、大酢、桃李、雀肉等。

又，防风汤，疗中风发热，头痛面赤，吸吸④苦热，恶风烦闷，身中惝惝⑤而疼，其脉浮而数者方。

防风　白术　桂心　椒汗　黄芩　细辛　芍药　人参　甘草炙，各一两⑥　麻黄三两，去节　石膏二两，碎，绵裹　大枣三十枚，擘

上十二味，切，以水九升，煮。取三升，分三服，忌海藻、菘菜、桃李、生葱、生菜。出第三卷中。

范汪：疗中风发热，大戟洗汤方。

大戟　苦参

---

① 三冬：即冬季。因冬有孟冬、仲冬、季冬三个月，故曰"三冬"。也称腊月为"三冬"者。三春、三夏、三秋皆仿此。

② 去目闭口：指蜀椒用时当去掉蜀目。"目闭口"原"脱"，据程本及"蜀椒"用法补。

③ 防风汤：《千金方》卷八第二作"大防风汤"，主治证与此同，无"麦门冬"一味，剂量二者有异。

④ 吸吸：通"翕翕"，热气蒸腾状。田业广曰："'吸吸'，疑'翕翕'之谓，'翕'音'吸'。"

⑤ 惝惝：通"痟痟"，酸痛。《素问·阴阳别论》王冰注："痟，痠痛也。"

⑥ 各一两：原脱"各"，据程本、高校本及文义补。

上二味，等分捣筛。药半升，白醋[1]浆一斗，煮之三沸。适寒温洗之，从上下，寒乃止。小儿三指撮之，醋浆四升，煮如上法。《肘后》同。出第一卷中。

贼风方一十二首

《病源》：贼风[2]者，谓冬至之日，有疾风从南方来，名曰虚风。此风至能伤害于人，故言贼风也。其伤人也，但痛不可抑按，不得动转，痛处体平[3]无热，伤风冷则骨解[4]深痛，按之乃应骨痛。但觉身体内凛凛[5]冷，欲得热物熨痛处即小宽[6]，时有汗。久而不去，重遇冷风相搏，乃结成瘰疬及偏枯，遇风热气相搏，乃变作附骨疽[7]也。出第一卷中。

深师：疗贼风入腹，五脏四肢心胸急痛，背反寒，咽干、口噤、戴眼[8]方。此故是大续命汤，药分两不同。

麻黄三两，去节　石膏碎，绵裹　当归　芎䓖　甘草炙　干姜　桂心各二两　黄芩一两　杏仁三十枚，去两仁尖皮

上九味，㕮咀，以水酒各五升，合煮。取四升，分为四服。忌海藻、菘菜、生葱。

又，秦艽汤，疗贼风入腹，枪心[9]拘急，四肢不随，腹满欲死者方。

桂心　防风　黄芩　干姜　茱萸　秦艽　甘草各一两，炙

上七味，切，以水五升，煮。取一升半，分再服，汤令热，不瘥更作。忌海藻、菘菜、生葱。

又，竹沥汤，疗大虚挟风，及贼风入腹，腹中拘痛，烦乱恍惚，忘悟[10]，迷惑不知人，口噤不开，手足缓纵，饮食不作肉，卧惊见屋中光，口干恶风，时时失精，梦寤沉重，及妇人产后余病，体虚受风，躁愦[11]欲死方。

秦艽　甘草炙　防风　当归各二两茵芋　乌头炮　干姜　细辛　人参　黄芩桂心　天雄炮　木防己　茯苓　白术各一两

上十五味，切，以竹沥一斗半，煮。取五升，随病加后药。胸逆满，加前胡二两半，半夏二两洗，术、附子炮各一两；腹中痛，加芍药二两，椒一两汗；烦，加知母一两；口干，加麦门冬一两去心；体痹，加麻黄二两去节。有方不用术、附子，用半夏二两。忌海藻、菘菜、猪肉、冷水、生葱、生菜、桃李、雀肉、酢物等。

又，大续命汤，疗毒风、贼风，身体不能自收[12]，不知痛处，咽中卒不得语。若拘急腰痛引颈，目眩不得见风，坐欲却倒，觉即反张，脊不著席，脉动不安，恍惚、恐惧、欲啼，上气呕逆，面肿方。

杏仁三十枚，去双仁皮尖，碎　芎䓖　石膏碎，绵裹　甘草炙　桂心　当归　麻黄去节　干姜　黄芩各一两

---

① 醋：原误作"醉"，据程本及《千金方》卷八第二改。

② 贼风：又名"虚风"，《灵枢·九宫八风》所云"八风"之一。因其极易伤人致病，故又名"贼风"。泛指四时不正之气。此谓缘"贼风"伤人而致的病证，故即为"贼风证"。

③ 平：《病源》卷一《贼风候》作"卒"。

④ 骨解：指骨间隙。《素问·谬刺论》："刺腰尻之解。"王冰注："腰尻骨间曰解。"

⑤ 凛凛：恶寒貌。《病源》卷一《贼风候》作"索索"。义同。

⑥ 小宽：稍有舒缓。

⑦ 附骨疽：病名。又名多骨疽、朽骨疽。《中医大辞典》认为此病相当于今之骨髓炎、骨结核。

⑧ 戴眼：症状名，指病情垂危时，目睛不转而上视。

⑨ 枪心：指风邪冲撞于心。程本作"抢心"，义同。

⑩ 忘悟：程本作"妄语"可通。指病人神昏不清，语无伦次。

⑪ 躁愦：指神识昏愦不清而躁扰不宁。

⑫ 身体不能自收：指肢体不能做随意运动。

上九味，切，以水六升，酒三升，合煮。取三升，分为四服，取微汗。汗出粉之，勿见风。忌海藻、菘菜、生葱。

又，茵芋酒，疗贼风湿痹，身体不能自动，四肢偏枯，火炙不热，骨节皆疼，手足不仁，皮中淫淫①如有虫行，搔之生疮，瘾疹②起手，不得上头，头眩瞑，甚者狂走，历节肿及诸恶风③，悉主之方。

茵芋　乌头炮　天雄炮　石南　女葳　附子炮　踯躅花熬　秦艽　木防己　防风各二两

上十物，㕮咀，以绢囊盛之，清酒三斗渍之，夏三日，春、秋五日，冬七日，平旦服一合，不知稍增之，可至二合，以意消息。忌如常法。

又，甘草汤，疗心腹绞痛，贼风入腹，胀满拘急，不得气息，并转筋，寒中下重，温中止痛，利大小便方。

甘草炙　防风各一两半　吴茱萸　干地黄　芍药　当归　细辛　干姜各一两

上八味，㕮咀，以水五升，煮。取三升，分再服良。忌海藻、菘菜、生葱、生菜、芜荑。

又，乌头膏，疗贼风，身体不随，偏枯，口喎僻，及伤风寒，身强直方。

乌头炮　冶葛各五两，去心　莽草一斤

上三味，㕮咀，以好酒渍令淹渐④，再宿三日渍之，以不中水猪肪五斤，煎成膏，合药，作东向露灶，以苇薪⑤煎之。三上三下，药成去滓。有病者向火摩三千过，汗出即愈。若触露⑥，鼻中塞，封火摩头顶，鼻中即通。药不可令入口、眼也。并出第九卷中。

《千金》：疗贼风所中，腹内挛急方。

麻黄四两，去节　甘草一两，炙，切　石膏如鸡子大，碎之，绵裹　鬼箭羽削团如鸡子大

上四味，以东流水二杯，煮。取一杯，顿服之。忌海藻、菘菜。

又，大岩蜜汤⑦，主贼风，腹中绞痛，并飞尸、遁疰，发作无时，发则抢心，胀满⑧，胁下如刀锥刺，并主少阴伤寒方。

甘草炙　干地黄　细辛　干姜　当归　羊脂青羊脂更胜　桂心　茯苓　吴茱萸　芍药各一两　栀子十五枚，擘

上十一味，切，以水八升，煮。取三升，去滓，纳脂，温分三服⑨。忌海藻、菘菜、生葱、生菜、芜荑、酢物。深师同。《小品》治中恶。一方无桂心有防风。

又，乌头汤，主寒疝，腹中绞痛，贼风入腹，攻五脏，拘急不得转侧，叫呼，发作有时，使人阴缩，手足厥逆方。

乌头十五枚，炮　芍药四两　甘草二两，炙　大枣十枚，擘　生姜一斤　桂心六两

上六味，切，以水七升，煮五物，取三升，去滓。别取乌头去皮四破，蜜二升，微火煎令减五六合，纳汤中两三沸，去滓。服一合，日三，间食。强人三合，以如醉状为知，不知渐增。忌海藻、菘

---

① 淫淫：游动貌。

② 瘾疹：又叫隐疹、风团块、痞瘤。因内蕴湿热，复感风寒，郁于皮腠而发疹。四肢多发，甚者遍及全身。

③ 恶风：又称毒风，指风邪伤人致病毒烈险恶者。又称疠风、癞风，即麻风病。

④ 淹渐：即浸渍、淹没。

⑤ 苇薪：用芦苇作燃料。程敬通注曰："一本桑枝。"

⑥ 触露：接触寒冷的露水。《千金翼》卷十六第四作"触寒雾露"。

⑦ 大岩蜜汤：即山岩的蜂蜜。方中无岩蜜，未详其义。高校本检《千金方》卷三第四"大岩蜜汤"，与此略同，故疑此方脱"岩蜜"。

⑧ 抢心，胀满：即邪气撞击心腹而发胀满。"胀满"《千金翼》卷十七第一作"腹胀满"。

⑨ 纳脂，温分三服：《千金方》卷八第三作"纳脂，令烊，三服，相去女人行十里顷。若痛甚者，加羊脂三两，当归、芍药、人参各一两。心腹胀满坚急者，加大黄三两"。

菜、猪肉、冷水、生葱。深师同。

又，苍公当归汤①，主贼风口噤，角弓反张，身体强直方。

当归　细辛　防风各六分　独活三分　麻黄十分，去节　附子四分，炮，去皮

上六味，切，以清酒八升，水四升，合煮。取四升，分为四服。口不开者，挍②口下汤，一服当苏，再服小汗，三服大汗。忌猪肉、生菜。《广济》同。并出第八卷中。

《古今录验》：续命汤，疗中风，贼风入腹，角弓反张，口噤，舌不停，目视不见，不能语，举身不仁，或心腹绞痛方。

甘草炙　黄芩各二两　防风一两半　生姜五两　人参　芎䓖　芍药　麻黄去节　木防己各一两　大附子一枚，炮

上十味，切，以水一斗二升，煮。取三升，分为三服。一日令汗，可服三剂，不令人虚。本方有十三味，见药止有十物。忌海藻、猪肉、菘菜、冷水、鱼。出第十卷中。

历节风方一十首

《病源》：历节风③之状，短气，白汗④出，历节疼痛不可忍，屈伸不得是也。由饮酒腠理开，汗出当风所致。亦有血气虚，受风邪而得之者。风历关节，与血气相搏交击，故疼痛。血气虚，则汗出。风冷搏于筋，则不可屈伸，为历节风也。出第二卷中。

深师：大风引汤，疗男女历节风，大虚，手脚曲戾⑤，或变狂走，或悲笑，言语错乱，无所不疗方。

茯苓　防风　当归　白前　干姜　甘草炙，各二两　大豆一升　生姜　独活各三两　远志去心　附子炮　人参各一两　大枣三十枚

上十三味，切，先以水一斗五升，煮豆、枣，取一斗，去滓，纳诸药，煮。取三升，分为五服。忌海藻、菘菜、猪肉、醋物、蒜、面、生菜等。出第九卷中。

《千金》论曰：夫历节风著人久不疗者，令人骨节蹉跌⑥，变成癫病，不可不知。古今以来，无问贵贱，往往苦之，此是风之毒害者也。疗之虽有汤药，而并不及松膏、松节酒。若羁旅⑦家贫，不可急办者，宜服诸汤，犹胜不疗，但于痛处灸三七壮佳。

又，防己汤，疗风⑧历节，四肢疼痛如捶锻⑨，不可忍者方。

防己　茯苓　白术　桂心　生姜各四分　人参二两　乌头七枚，炮　甘草三两，炙

上八味，切以苦酒一升，水一斗合煮。取三升半，一服八合，日三夜一，当觉热痹忽忽然，慎勿怪也。若不觉，复合服，以觉乃止。凡用乌头皆去皮，熬令黑，乃堪用，不然至毒，人宜慎之。忌醋

---

① 苍公当归汤：因此方与《千金方》卷八第七所载方名、剂量、煎服法并有异，而与《千金翼》卷十七第一基本相同，唯附子"四分"用作"一枚"。又本卷《中风角弓反张方七首》中重出《千金方》此方，且与今本《千金方》相同，故高校本疑此处所引出于《千金翼》，可从。

② 挍（jiào 音较）：疑为撬（qiào 音俏）之讹。"挍口"即"撬口"，因病"口不开"难以服药，故当撬开其口，方能"下汤"。《千金方》卷八第七作"挌"。

③ 历节风：病名。又名白虎风、痛风。其痛游走不定，多个关节均为痹痛所累及，故名"历节"，又名风痹、行痹。

④ 白汗：此指因疼痛剧烈而出的冷汗。

⑤ 手脚曲戾：四肢弯曲变形。《说文·犬部》："戾，曲也。"

⑥ 骨节蹉跌：谓因骨节不利而致行步跌倒。

⑦ 羁旅：谓旅居他乡。

⑧ 风：即贼风，风邪所致的病。程本作"风发"，义顺。

⑨ 捶锻：敲击、敲打。《千金方》卷八第三作"槌锻"，《千金翼》作"锤锻"，义并同。

物、桃李、雀肉、生葱、猪肉、冷水、海藻、菘菜。《古今录验》同。

又，大枣汤，疗历节疼痛方。

大枣十五枚，擘　黄芪四两　附子一枚，炮　生姜二两　麻黄五两，去节　甘草一尺，炙

上六味，切，以水七升，煮。取三升，服一升，日三。忌猪肉、冷水、海藻、菘菜。《古今录验》同。

又，疗历节诸风，百节酸疼不可忍方。

松脂三十斤，练五十遍。不能五十遍，二十遍亦可用

上一味，以炼酥①三升，温和松脂三升，熟搅令极调。旦，空腹以酒服方寸匕，日三。数数食面粥为佳。慎血腥、生冷、酢物、果子，一百日瘥。

又，松节酒②，主历节风，四肢疼痛，犹如解落方。

松节四十斤，细剉，以水四石，煮取一石　猪椒叶四十斤，细剉，以水四石，煮取一石

上二味，澄清，合渍干曲五斗候发，以糯米四石五斗酿之，依家酝法四酘③，勿令伤冷热，第一酘时下后诸药：

柏子仁五两　磁石十二两，末　独活十五两　天雄五两，炮　茵芋四两，炙　防风十两　秦艽六两　芎䓖五两　人参四两　萆薢五两

上十味，细切，纳饭中炊之。下酘为地④，酘足讫，封头四七日，押取清，适性服之，勿令至醉吐。忌猪肉、冷水。

又方

松膏一升，捣，酒三升，浸七日。服一合，日再，数剂即愈。

又方

松叶三十斤，酒二石五斗，渍三七日。服一合，日五六。并出第八卷中。

《延年》：疗历节风，四肢头面肿方。

黄芪十二分　独活八分　生地黄切，三升，曝干　豆豉一升，熬　鼠黏子三升，曝干

上五味，捣、筛为散。一服方寸匕，饮汁下，日二服，加至二三匕。忌芜荑、蒜面、猪肉。一方无鼠黏子。

又，疗历节风，流入腰脚方。

独活六两　玄参四两　犀角屑　升麻各三两　生地黄切，三升，曝干　豉三合，熬　鼠黏根切，三升，曝干

上七味，捣筛为散。服方寸匕，饮汁下，日二服，加至二三匕。忌芜荑、蒜、面。并出第十卷中。

《古今录验》：防风汤⑤，主身体四肢节解疼痛如堕脱，肿，按之皮急一作陷，头眩短气，温温闷乱⑥如欲吐方。

防风　桂心　知母各四两　白术　生姜各五两　芍药　甘草各三两，炙　附子二枚，炮

上八味，切，以水一斗，煮。取三升，分为三服。忌生葱、猪肉、海藻、菘菜、桃李、雀肉等。出第四卷中。《千金》有半夏、杏仁、芎䓖，为十味，无附子。

中风角弓反张方七首⑦

《病源》：风邪伤人，令腰背反折，

---

① 酥：即酥油。原作"苏"，据《千金方》卷八第三改。王氏"酥"多写作"苏"。苏通"酥"。

② 松节酒：《千金方》卷八第三两药并用"三十斤"，"干曲"用"五斤"。

③ 酘（dòu音豆）：酒再经酿制称"酘"。酿制发酵一次为"一酘"，二次为"二酘"。

④ 下酘为地：《千金方》卷八第三作"如常酘法"，程本作"下酘为池"。

⑤ 防风汤：《千金方》卷八第三方名、主治病证同此，但方中无"附子"有"半夏、杏仁、芎䓖"，剂量亦别，此正与注文合。

⑥ 温温闷乱：郁闷而烦乱貌。"温温"，通"愠愠"。

⑦ 七首：本节实有方八首。

不能俯仰，似角弓者，由邪入诸阳经故也。出第一卷中。

《肘后》：疗中风，无问男子妇人，中风脊急，身痉①如弓，紫汤方。

鸡屎二升　大豆一升　防风三两，切

上三味，以水三升，先煮防风取三合汁，豆、鸡屎二物鎗②中熬之，令黄赤色，用酒二升淋之，去滓。然用防风汁和，分为再服，相去如人行六七里，衣覆取汗。忌风。出第二卷中。

《小品》：大岩蜜汤，疗中风，身如角弓反张，并主卒心腹绞痛方。

茯苓　芎䓖　当归　甘草各一两，炙桂心二两半　栀子十四枚，擘　吴茱萸三两细辛　干姜　干地黄各二两

上十味，切，以水八升，煮。取三升，分为三服，相去如行十里顷。若痛甚者，加羊脂三两、当归、芍药、人参各一两。心腹胀满坚急者，加大黄三两。忌酢、生葱、生菜、海藻、菘菜、芜荑等。出第四卷中。

《千金》：小岩蜜汤③，主恶风角弓反张，飞尸入腹，绞痛闷绝，往来有时，筋急，少阴伤寒，口噤不利方。

大黄二两　雄黄一两　青羊脂　干姜桂心　芍药　甘草炙　细辛　干地黄各四分　吴茱萸三两　当归四两

上十一味，切，以水二斗，煮。取六升，分六服。重者加药，用水三斗，煮。服九升，分十服。忌海藻、菘菜、生葱、生菜。深师同。

又，疗半身不随，手足拘急，不得屈伸，体冷，或智、或痴，身强直不语。或生、或死，狂言不可名字④，角弓反张，或欲得食，或不用食，大小便不利方。

人参　桂心　当归　独活　黄芩　干姜各三分　甘草二分，炙　石膏六分，碎，绵裹杏仁四十枚，去皮两仁尖，碎

上九味，切，以井华水九升，煮。取三升，分二服，日二，覆取汗。不汗更合，服之⑤。忌海藻、菘菜、生葱等。

又，疗贼风，口噤，角弓反张，痉者方⑥。

当归　防风各三分　独活六分　麻黄去节，五分　附子一枚，炮　细辛二分

上六味，切，以酒五升，水二升，煮。取三升，服一升，口不开尺校⑦口下汤。一服当开，二服小汗，三服大汗。又单服荆沥。忌猪肉、冷水、生菜。并出第八卷中。

《备急》：疗若身体角弓反张，四肢不随⑧，烦乱欲死者方。

清酒五升　鸡屎白一升，熬

上二味，捣筛合和，扬⑨之千遍，乃饮之。大人服一升，小儿服五合，更小者服三合，良。《肘后》同。出第二卷中。

《必效》：疗风入耳，角弓反张，及妇人风方⑩。

---

① 痉：痉挛。《杂病源流犀烛·破伤风源流》："痉者，口噤而角弓反张。"

② 鎗（chēng 音瞠）：容器。即前文"铛"。

③ 小岩蜜汤：《千金方》卷八第三方名、主治病证及组成均同于此，剂量及煎法小有出入。

④ 狂言不可名字：指病神志不清，狂言妄语，不能准确道出自己的姓名字号。程本及《千金方》卷八第七，作"名状"，义同。

⑤ 服之：《千金方》卷八第七作"加麻黄五两合服。《古今验方录》名八风续命汤"。

⑥ 痉者方：《千金方》卷八第七作"仓公当归汤……痉者方"。药味组成及主治病证相同，剂量及煎服方法有别。

⑦ 口不开尺校：口噤不开时可用尺子撬口灌药。《千金方》卷八第七作"口不开者尺格口"。校，如前注，疑撬之讹字。

⑧ 四肢不随：即四肢不能随意运动，不能随心所愿。

⑨ 扬：簸动、掀动。原作"杨"，据程本、高校本、《千金方》及文义改。

⑩ 《必效》疗风入耳……妇人风方：高校本检敦煌卷子《不知名医方第九种》载此方，叙述较详。

乌豆二升，熬令声绝。酒三升，纳铛中急搅，以绢滤。顿服，取汗，不过三剂。极重者，和鸡粪合熬。若口不开者，灌之，良。《备急》、文仲同。出第三卷中。

《古今录验》：疗卒中风，身体直，角弓反张，口噤，西州续命汤方。

麻黄去节　干姜各三两　附子一两，炮防风　桂心　白术　人参　芎劳　当归甘草炙，各一两　杏仁四十枚，去皮尖及两仁，碎

上十一味，切，以水九升，煮。取三升，未食分再服，覆令汗出。文仲同。出第一卷中。

风口噤方一十首

《病源》：诸阳经筋，皆在于头。三阳之筋，并络入于额颊，夹于口[1]。诸阳为风寒所客则筋急，故口噤不开。诊其脉迟者生。出第一卷中。

深师：竹沥汤，疗卒中恶，风噎[2]倒闷，口噤不能语，肝厥[3]方。

淡竹沥一斗　防风　葛根各二两　菊花细辛　芍药　白术　当归　桂心　通草防己　人参各一两　甘草炙　附子炮　茯苓　玄参各一两　秦艽　生姜各二两　枫寄生三两

上十九味，切，以淡竹沥一斗，煮药。取四升，分为四服。忌海藻、菘菜、猪肉、生菜、生葱、醋、桃李，雀肉等。

又，甘竹沥汤，疗卒中恶，风噎倒闷，口噤不能语，肝厥、尸蹶[4]，死不识人，闭目，灸针不知痛，风狂，宜服此汤方。

甘竹沥一斗　生姜三两　防风　甘草炙，各三两　防己　麻黄去节　人参　黄芩白术　细辛　茵芋　秦艽　桂心各一两附子一枚，大者，炮

上十四味，㕮咀，以汤渍药令赤[5]，

合竹沥煮。取四升，分为四服。忌海藻、菘菜、桃李、雀肉、生葱、生菜、猪肉、冷水。并出第十九卷中。

《千金》：排风汤[6]，主诸毒、风气、邪风所中，口噤闷绝不识人，身体疼烦，面目暴肿，手足肿方。

犀角末　羚羊角末　贝齿末，升麻末

上四味，各一两和匀。以方寸匕为一分，水二升半，纳四匕，煮。取一升，去滓，服五合。杀药者[7]，以意增之。若肿，和鸡子敷上，日三。老小以意，亦可多合用之。深师同。

又，疗中风，口噤不能言者方。

防己三两　葛根三两　桂心　麻黄去节，各二两　甘草炙　防风　芍药各一两　生姜四两

上八味，切，以水六升，煮。取二升，分为三服。瘖不能言皆疗。忌海藻、菘菜、生葱。

又方

服淡竹沥一斗。

又方

白术四两，切　酒二升

---

① 三阳之筋……夹于口：《病源》卷三十七《中风口噤候》作"手三阳之筋结入于额颊，足阳明之筋上夹于口"，《病源》卷四十八并同，当据补改之。

② 风噎：又名风懿、风癔。症见突然昏倒，不知人事，伴有舌强不能言，喉中窒塞，噫噫有声的病证。"风噎"，原作"风嗟"，据程本改。下竹沥汤可证。

③ 肝厥：厥证之一。因肝气厥逆上冲所致，症见突然昏仆，或有肢体抽搐者。

④ 尸蹶：即尸厥。病病之一。指突然昏倒，不省人事，状如昏死的恶候。蹶，通厥。

⑤ 渍药令赤：高校本注，赤，通"尺"。意指用汤浸泡药物时汤液高出药面一尺许。

⑥ 排风汤：《千金方》卷八第三"风气邪风"作"毒风邪气"，诸药之"末"作"粗散"，故本方"羚羊角"据补作"末"。"以意"作"以意增减之"。

⑦ 杀药者：指对药物耐受性强的人。杀，《尔雅·释诂上》："杀，克也。"

上二味，合煮。取一升，顿服之。忌桃李、雀肉。

又方

服荆沥一升。

又方

豉五升，绵裹　吴茱萸一升

上二味，以水七升，同煮。取三升，渐渐饮之。并出第八卷中。

《**备急**》：陶隐居《效验方》疗人卒中风，口不开，身不著席，大豆散方。

大豆二升，熬令焦　干姜　椒汗，各三两

上三味为散。酒服一钱匕，日一，汗出即瘥，大良。文仲同。

又方

若口噤不开，大豆五升，熬令黄黑，以五升酒渍。开口灌之，取汗。《肘后》同。并出第二卷中。

风口㖞方九首

《**病源**》：风邪入于足阳明、手太阳之经，遇寒则筋急引颊，故使口㖞僻[1]，言语不正，而目不能平视。诊其脉，浮而迟者可疗。

《**养生方**》云：夜卧，当耳勿得有孔，风入耳中。喜口㖞。出第一卷中。

《**广济**》：疗风著口面㖞，语不多转[2]方。

生地黄汁一升　竹沥一升　独活三两，切

上三味相和，煎。取一升，顿服之。未正更进药一剂。无所忌。出第一卷中。

深师：续命汤，疗中风口僻、噤、诸疾，卒死不知人。补虚起死神方。

人参　木防己　麻黄去节　芍药　芎𦬒　甘草炙　黄芩　白术各一两　桂心　防风各二两　大附子一枚，炮　生姜五两

上十二味，切，以水一斗二升，煮。

取三升，分为三服，不瘥复作。忌海藻、菘菜、猪肉、生葱、桃李、雀肉。

又，疗中风，面目相引偏僻，牙车[3]疼急，舌不得转方[4]。

牡蛎熬　矾石烧令汁尽　附子炮　灶中黄土

上四味，分等，捣筛。以三岁雄鸡冠血和药，敷其急上，预时鉴[5]及水著边照，才欲故复故便洗去血，不速去便过不复还也。《肘后》、范汪同。出第九卷中。

《**千金**》：附子散，主中风，手臂不仁，口面㖞僻方。

附子炮　桂心各五两　细辛　防风　人参　干姜各六两

上六味，捣下筛。酒服方寸匕，日三，稍稍增之。忌猪肉、冷水、生葱、生菜。

又，口㖞不正方。

取空青如豆一枚含之即愈。范汪同。

又，疗卒中风口㖞方。

以苇筒长五寸，以一头刺耳孔中，四畔以面密塞之，勿令泄气；一头纳大豆一颗，并艾烧之令燃，灸七壮即瘥。患右灸左，患左灸右。千金不传。

又方

灸手交脉二壮，左灸右，右灸左，其炷如鼠矢形，撗[6]安之，两头放火也。

又方

炒大豆三升令焦，以酒三升淋取汁，顿服之。

又方

---

① 㖞（wāi 音歪）僻（pì 音辟）：嘴歪不正。㖞，嘴歪。僻，不正。

② 语不多转：指语言不利。《千金方》卷八第六、《千金翼》卷十六第四并作"舌不得转"。

③ 牙车：即牙床，今之齿槽骨。

④ 舌不得转：舌体强硬，转动不灵。

⑤ 鉴：镜子。

⑥ 撗：当作"横"。《千金方》卷八第六作"横"。

大皂荚五两，去皮子下筛。以三年大醋和，右㖞涂左，左㖞涂右，干更涂。并出第八卷中。

风失音不语方八首

《病源》：喉咙者，气之所以上下也；会厌者，声之户；舌者，声之机；唇者，声之扇也。风寒客于会厌之间，故卒然无音。皆由风邪所伤，故谓风，失音不语。

《养生方》云：醉卧当风，使人发瘖①。出第一卷中。

《广济》：疗风失音不得语方。

羌活十分 甘草炙 人参二分 大附子一枚，炮，八破 荆沥 竹沥 生地黄汁，各二升

上七味，切，诸药纳三汁中，煎。取一升六合，去滓，分温二服。未瘥，四五日更进一剂，取微利。忌热面、海藻、菘菜、猪肉、冷水、芜荑、鱼、蒜、黏食。出第一卷中。

深师：防风汤，疗中风，两目不开，不能言，短气欲死方。

防风 甘草炙 黄芩 茯苓 当归各一两 杏仁五十枚，去两仁尖皮 秦艽半两 生姜五两 干枣三十枚，擘 麻黄二两，去节

上十味，㕮咀，以清酒、水共四升，煮。取三升，分三服，发汗。忌海藻、菘菜、大酢。

又，四逆汤，疗卒中风，不能言，厥逆无脉②，手足拘急者方。

山茱萸 细辛 干姜炙，各一两 甘草三两，炙 麦门冬一升，去心

上五味，切，以水七升，煮，取二升，分为四服。忌海藻、菘菜、生葱菜。出第九卷中。

《肘后》：疗卒不得语方。

以苦酒煮芥子，薄③颈一周，以衣苞④之，一日一夕乃解，即瘥。范汪、《千金》同。

又方

煮大豆，煎其汁，令如饴含之。亦但浓煮饮之。并出第一卷中。范汪同。

《千金》：厥失音论曰：风寒之气客于中，滞不能发，故瘖不言，及喉疼失声，皆风邪所为也。入脏皆能杀人。凡尸蹶如死，脉动如故，阳脉下坠，阴脉上争⑤，气闭故也，疗之方。

取灶突墨弹丸大，浆和饮之。

又方⑥

浓煮桂汁服之一升，覆取汗。亦可末桂著舌下，渐咽汁。忌生葱。范汪同。

又方

浓煮豉汁含之，亦佳。并出第八卷中。

风不得语方二首

《病源》：脾脉络胃，夹咽，连舌本，散舌下；心之别脉系舌本。今⑦心脾二脏受风邪，故舌强不得语也。出第一卷中。

《救急》：疗中风，身体缓急，口目不正，舌强不能语，奄奄忽忽⑧，神情闷乱。诸风服之皆验，不令人虚汤方。

---

① 瘖：即失音。

② 厥逆无脉：指四肢逆冷而脉象无明显变化。下"《千金》厥失音论"之"凡尸蹶如死，脉动如故"可证。

③ 薄：犹言贴、涂、敷，即《素问·至真要大论》的"薄"贴法。

④ 苞：通"包"，裹也。

⑤ 阳脉下坠，阴脉上争：谓气机升降逆乱状。谓阳脉之气下陷，阴脉之气上逆。坠，陷也。

⑥ 又方：《千金方》卷八第六作"桂汤，治卒失音方"。

⑦ 今：原误作"令"，据程本、高校本及《病源》卷一《风舌强不得语候》改。

⑧ 奄奄忽忽：神识不清貌。奄，昏也。忽，通惚，不清貌。

麻黄去节　防己　黄芩　桂心　芍药

甘草炙，各一两　防风　人参各六分　附子一枚，炮　生姜二两

上十味，切，以水九升，先煮麻黄三沸去沫，纳诸药，煮。取二升五合，去滓，空服①分为三服，服别相去十里。能言②别服十剂，诸风悉愈。禁生冷及风劳酒。出第六卷中。《千金》有芎䓖、杏仁为十二味。

《古今录验》：疗卒不得语方。

取人乳汁半合，以著美酒半升中合搅，分为再服。《肘后》、范汪同。出第十卷中。

风身体手足不随方二首

《病源》：风③，身体手足不随者，由体虚腠理开，风气伤于脾胃之经络也。足太阴为脾之经，脾与胃合；足阳明为胃之经，为水谷之海也。脾候身之肌肉，主为胃消行水谷之气，以养身体四肢。脾气弱，则肌肉虚，受风邪所侵，故不能为胃通行水谷之气，致四肢肌肉无所禀受，而风邪在经络，搏于阳经，气行则迟，关机④缓纵，故令身体手足不随也。

诊其脉：脾脉缓者，为风痿，四肢不用。又心脉、肾脉俱至，即难以言，九窍不通，四肢不举。肾脉来多，即死也。其汤、熨、针、石，别有正方，补养宣导，今附于后。

《养生方导引法》云：极力左右振两臀，不息九通，愈臀痛劳倦，风气不随。振两臀者，更互蹑踩⑤，犹言蹶⑥，九通中间，偃伏皆为之，名虾蟆行气，不已，愈臀痛劳倦，风气不随，患久行不觉痛痒，作种种形状。

又云：偃卧，合两膝，布两足，生腰⑦，口纳气，振腹⑧七息。除壮热疼痛，两胫不随。

又云：疗四肢疼闷及四肢不随，腹内积气，床席必须平而且稳，正身仰卧，缓解衣带，枕高三寸，握固。握固者，必两手各自以四指把手拇指，舒臂，令去身各五寸，两脚立，指相去五寸。安心定意，调和气息，莫思余事，意专念气，徐徐漱醴泉⑨。漱醴泉者，以舌舐略唇口牙齿，然后咽唾，徐徐以口吐气，鼻引气入喉。须微微缓作，不可卒急强作，待好调和。引气、吐气，勿令自闻出入之声。每引气，心心念送之，从脚指头使气出。引气五息、六息，一出之，为一息；数至十息，渐渐增益，能至百息、二百息，病即除愈。不用食生菜及鱼、肥肉，大饱食后，喜怒忧恚，不得辄行气。唯须向晓清静时行气佳，能愈万病。出第一卷中。

《千金》：疗心虚寒，性气反常，心手不随，语声冒昧，其所疾源，历风损心。白术酿酒，补心志定气方⑩。

白术切　地骨根皮　荆实各五升　菊花三升

上四味，切，以水三石，煮。取一石

---

① 空服：即空腹服药，也谓"食前服"。程本、高校本并作"空腹"。义同。

② 能言：原误作"能年"，据程本改。

③ 风：指风邪所致的病。

④ 关机：又谓"机关"，指肢体的关节。

⑤ 蹑（dì 音弟）踩：即踩踏。谓通过踩踏以运动臀部。

⑥ 蹶（jué 音厥）：跳，踏踢。《说文·足部》："蹶，足跳也。"《广雅·释言》："蹶，蹑也。"

⑦ 生腰：即"伸腰"。

⑧ 振腹：摇动腹部。

⑨ 漱醴泉：养生方法。即引唾液于口中漱之，然后慢慢吞咽。

⑩ 补心志，定气方：《千金方》卷八第三"各五升"作"各五斗"，"菊花"用"二斗"，"酿米"用"一石"，饮服方作"多少随能饮之"，"半醉"下有"勿令至吐"皆宜从。

五斗，去滓，澄清取汁，酿米两石，用曲如常法，以酒熟随多少能饮，常取小小半醉。忌桃李。出第八卷中。

《古今录验》：小续命汤，疗中风入脏，身缓急不随，不能语方。

麻黄去节　桂心各三两　甘草炙　人参　芍药　芎䓖　黄芩　防风　当归　石膏各二两，碎，绵裹　白术一两　生姜五两　附子二枚，炮　杏仁三十枚，去皮尖两仁

上十四味，切，以水一斗，煮。取三升，分三服。若不瘥，可服三四剂。一方石膏三两。忌海藻、菘菜、生葱、桃李、猪肉。出第四卷中。

风半身不随方八首

《病源》：风半身不随者，脾胃气弱，血气偏虚，为风邪所乘故也。脾胃为水谷之海，水谷之精化为血气，润养身体。脾既弱，水谷之精润养不周，致血气偏虚，而为风邪所侵，故半身不随也。

诊其脉：寸口沉细，名阳中之阴，苦悲伤不乐，恶闻人声，少气，时汗出，臂偏不举。又寸口偏绝者，则不随。其两手尽绝者，不可疗。出第一卷中。

深师：疗风半身不随，口不能言，十物独活汤方。

独活四两　桂心五两　生葛根八两　甘草炙　防风　当归各二两　生姜十两　芍药①　附子一两，炮　半夏一升，洗

上药切，以水一斗，煮。取三升，分为三服，日三，大验。忌海藻、菘菜、生葱、猪肉、羊肉、饧。出第九卷中。

《千金》：疗卒暴风口面僻，半身不随不转，竹沥汤②方。

竹沥三升　防风　防己　升麻　桂心　芎䓖　羚羊角屑，各二两　麻黄四两，去节

上八味，切，以水四升，合竹沥煮。

取二升半，分为三服，三日服一剂，常用。《广济》同。《集验》无羚羊角，余同。忌生葱。

又，疗心虚寒风，半身不随，骨节离解③，缓弱不用，便利无度，口面㖞斜，姜附汤④方。

干姜　附子炮，各八两　麻黄去节　芎䓖　桂心各四两

上五味，切，以水九升，煮。取三升，三日一剂。崔氏同。忌猪肉、生葱、冷水。

又，疗大风半身不随方。

蚕沙两石

上一味，熟蒸，作直袋⑤三枚，各受七斗，即热盛一袋著患处。如冷即取余袋，一依前法，数数换。百不禁，瘥止。须羊肚酿粳米葱白、姜、豉、椒等，烂煮熟吃，日食一枚，十日止。千金不传。并出第八卷中。

《古今录验》：疗大痹，一身不随，或半身、一手、一臂，口不能言，习习不知人，不觉痛痒，续命汤方。

麻黄三两，去节　防风二两　石膏碎，绵裹　黄芩　干地黄　芎䓖　当归　甘草炙，各一两　杏仁四十枚，去皮尖双仁　桂心二两

上十味，㕮咀，以水一斗，煮。取四升，服一升，日再服之，当汗出，气下自覆。当慎护风寒，不可见风。并疗上气咳逆，面目大肿，但得伏不得卧，更善。忌海藻、菘菜、生葱、芜荑。

又，独活汤，疗风半身不随，口不能

---

① 芍药：宋本《外台》缺剂量。

② 竹沥汤：《千金方》卷八第六主治"不转"作"牙车急，舌不可转"。

③ 骨节离解：指骨节弛纵松懈，不能随意屈伸。

④ 姜附汤：《千金方》卷八第三名作"干姜附子汤"。

⑤ 直袋：高校本谓："犹言等袋，即每袋均等。"

语方。

独活四两　生葛根半斤　芍药三两　防风二两　半夏一斤，洗　桂心五两　当归　附子炮　甘草炙，各二两　生姜十两

上十味，切，以水一斗五升，煮。取三升，服一升，日三。一方去半夏，用麻黄三两去节。忌羊肉、饧、生葱、海藻、菘菜、猪肉、冷水等。

又，八风续命汤，疗半身不随，手脚拘急，不得屈伸，体冷，或痴、或智，身强直不语，或生、或死，狂言不可名状，或角弓反张，或欲得食，或不用食，或大、小便不利，皆疗之方。

麻黄八分，去节　人参　桂心　当归　独活　甘草炙，各三两　石膏六分，碎，绵裹　黄芩　干姜各三分　杏仁四十枚，去皮尖两仁

上十味，切，以井花水九升，煮。取三升，分为二服，日二，覆令汗。汗解①食白糜，慎风。不汗，复更服，唯汗得瘥。忌生葱、海藻、菘菜。

又，八风九州汤，疗男子妇人寒冷不自爱护，当风解衣，汗出卧冷湿地，半身不随，手足苦冷，或不随，或俯仰、屈伸难，周身淫淫痹②，四肢不收，状如风狂，饮食损少方。

麻黄四两，去节　甘草炙　干姜　附子炮　防风　独活各三两　石膏绵裹　茯苓　白术　芎䓖　柴胡　当归　人参各二两　杏仁四十枚，去皮尖两仁　细辛二两

上十五味，切，以水一斗，清酒五升，渍三夜，煮。取四升，分为三服，一日令尽。若病人羸瘦者，用水煎服。药讫，厚覆当汗出微微，去上衣，汗解以粉粉之。忌生菜、海藻、菘菜、酢、桃李、猪肉、雀肉。并出第四卷中。

瘫痪风方四首

《广济》：疗瘫痪风及诸风，手足不随，腰脚无力方。

驴皮胶五两，炙令微起

上一味，先煮葱豉粥一升，别贮。又香淡豉二合，以水一升，煮豉去滓，纳胶更煮六七沸，胶烊如饧，顿服之。及暖吃前葱豉粥，任意多少，如吃令人呕逆，顿服，三四剂即止，风并瘥。忌热面、炙猪肉、鱼、蒜。

又，疗热风瘫痪，常发者方。

羌活二斤　穀子一升五合，水中取沉者

上二味，捣、筛为散。酒服方寸匕，日三服，稍加之，无忌。并出第一卷中。

文仲：疗瘫痪风方。

生地黄汁　淡竹沥　荆沥各一升　防风四分　独活八分　附子一枚，中形正者，炮

上六味，切三味，以和地黄等汁，煮。取半升，去滓，空腹分再服，取暖，隔日一剂。若虚，三日一剂服。可绝根③，大神验。《备急》同。忌猪肉、芜荑。出第八卷中。

《元侍郎希声集》：疗瘫痪风，神验方。

侧子一两，去皮　五加白皮四两　磁石一斤，碎，绵裹　甘菊花一升　汉防己　羚羊角屑　杏仁去皮尖，各三两　干姜一方作干葛　芍药　麻黄去节，各四两　薏苡仁一升　防风　芎䓖　秦艽　甘草炙，各一两

上十五味，切，以水一斗二升，煮麻黄去上沫，纳诸药，煎。取三升，分温三服，相去十里久，将息取汗讫。敷粉，勿

---

① 汗解：即汗出而病除。下仿此。
② 淫淫痹：谓痹痛周身蔓延貌。
③ 根：指病根。

当风，慎热物及猪、鱼、蒜、酒。出第一卷中。

风痱方三首 扶非切，又步罪切。

《病源》：风痱[1]之状，身体无痛，四肢不收，神智不乱，一臂不随者，风痱也。时能言者，可治。不能言者，不可治也。出第一卷中。

《千金》：疗风痱方。风痱者，卒不能语，口噤，手足不随，而不强直是也方。

伏龙肝五升，末，冷水八升，和搅取其汁饮之，能尽，佳。范汪同。兼主中恶。出第八卷中。

《古今录验》：西州续命汤[2]，疗中风痱，身体不自收，口不能语，冒昧不识人，不知痛处，但拘急中外皆痛，不得转侧，悉主之方。

麻黄六两，去节　石膏四两，碎，绵裹
桂心　当归　甘草炙，各二两　芎𦵏　干姜
黄芩各一两　杏仁四十枚，去皮尖两仁

上九味，切，以水一斗九升，先煮麻黄再沸，吹去沫，后下诸药，煮，取四升。初服一升犹能自觉者，勿熟眠也。可卧，厚覆，小小汗出已，渐渐减衣，勿复大覆，不可复服矣。前服不汗者，更服一升，汗出即愈。汗后稍稍五合一服，饮食如常。深师、胡洽、《集验》、文仲、《肘后》、《千金》同。唯忌生葱、海藻、菘菜。

又，续命汤，治中风痱，身体不能自收，口不能言，冒昧[3]不知人，不知痛处，或拘急不得转侧。姚云与大续命同。兼疗产妇大去血者，及老人小儿方。

甘草炙　桂心　当归　人参　石膏碎，
绵裹　干姜各二两　麻黄三两，去节　芎𦵏一
两　杏仁四十枚，去皮尖两仁

上九味，㕮咀，以水一斗，煮。取四

升，服一升当小汗，薄覆脊，凭机坐[4]，汗出则愈。不更服，无所禁，勿当风。并疗但伏不得卧，逆上气，面目洪肿[5]。忌海藻、菘菜、生葱。《范汪方》主病及用水升数、煮取多少，并同。汪云：是仲景方，本欠两味。出第八卷中。

偏风方九首

《病源》：偏风[6]者，风邪偏客于身一边也。人体有偏虚者，风邪乘虚而伤之，故为偏风也。其状或不知痛痒，或缓纵，或痹痛是也。其汤、熨、针、石，别有正方，补养宣导，今附于后。

《养生方导引法》云：一手长舒合掌，一手捉颏挽之向外，一时极势二七，左右亦然。手不动，两向侧势急挽之，二七。去颈骨急强，头风脑旋[7]，喉痹，髀内冷注，偏风。

又云：一足踏地，一手向后长舒弩[8]之，一手捉涌泉急挽，足弩手挽一时极势，左右换易二七。去上下偏风，阴气不和。出第一卷中。

《广济》：疗偏风，麻子汤方。

大麻子一升，净择，水渍一宿　麻黄去节
防风　生姜　橘皮　荆芥　芎𦵏各三两

---

① 风痱：病名。指因中风而致的半身不遂及失语的病证。

② 西州续命汤：《千金方》卷八第二主治、方名、药味均同，剂量有出入，方后注引《古今录验》。

③ 冒昧：此指神识昏乱不清。

④ 薄覆脊，凭机坐：指服药后的护理方法。即让患者服药后背上盖以薄薄的衣被，靠着桌几。机，通"几"。

⑤ 洪肿：大肿。言肿胀之甚。

⑥ 偏风：病名，又名偏枯。指因风而致一侧肢体偏废不用的病。

⑦ 头风脑旋：谓头风病引起的眩晕。

⑧ 舒弩：用力舒展，如开弓状。《病源》卷一《偏风候》作"努"。《正字通·弓部》："弩，努力。"

桂心二两 石膏五两，碎，绵裹 竹叶洗
葱白各一握 豉心一合 蜀椒三十枚，汗，去目
杜仲五两 独活四两

上十五味，切，以水二斗，煮麻子令
牙出，去滓，取一斗，先煮麻黄三沸，去
沫，纳诸药，煎取三升。去滓，空腹顿服
之，令尽。覆取汗，以粉粉身，勿冲风。
此药补，必不虚人，亦不利。有患风痋[1]
及大风者，不过三四剂。忌生葱、生菜、
热面、荞麦、猪、鱼、笋、一切陈臭物。

又，疗偏风不随，服补麻子汤后，次
服枳实丸方。

枳实炙 防风 羌活 人参 羚羊角
各六分，屑 甘菊花 干葛 薏苡仁 桂心
各四分 茯苓 升麻 黄连 干地黄各八分

上十三味，捣下筛，蜜和为丸。以酒
空腹服如梧子二十丸，加至三十丸，日
再。忌生葱、酢物、猪肉、冷水、芜荑、
生菜、热面、荞麦、鸡、鱼、蒜、笋、陈
臭物。并出第一卷中。

《千金》：甘草汤[2]，疗偏风积年不
瘥，手脚枯细，口面㖞僻，精神不足，言
语倒错方。

甘草炙 桂心 芎劳 麻黄去节 人
参 当归 芍药各一两 独活三两 秦艽一
两半 茯神 生姜各四两 防风一两半 附
子炮 侧子炮，各二枚 白术 黄芩 细辛
各一两 甘菊花一升 淡竹沥四升

上十九味，切，以水一斗，煮麻黄去
沫。取汁七升，纳诸药并沥，和煮。取三
升，分为四服。前三服讫，间一杯粥，更
后服，待药势自汗。忌海藻、菘菜、桃
李、雀肉、猪肉、冷水、生葱、大酢物
等。

又方[3]

青松叶一斤，捣令汗出，清酒一斗，
渍二宿，近火一宿。初服半升，渐至一
升，头面汗即止。并出第八卷中。

《备急》：徐正[4]疗偏风半身不遂，兼
失音不语方。

取杏仁生吞，不去皮尖，日别从一七
渐加至七七，周而复始，食后即以竹沥下
之，任意多少，日料一升取尽。文仲同。
出第二卷中。

《延年》：疗偏风，半身不遂，冷痹
痑等方。

桃仁一千七百枚，去两仁尖皮，以好
酒一斗三升，并大升斗，浸经二十一日，
出桃仁曝干，捣令极细，堪作丸即止。日
别再服，服别三十丸，还将浸桃仁酒服
之。禁食猪肉、苍耳、余并不禁。

又，小续命汤[5]，主偏风，半身不
遂，口眼㖞，不能言语，拘急不得转侧
方。

麻黄去节 防己 附子炮，去皮 芎劳
桂心 黄芩 芍药 人参 甘草炙，各
一两 杏仁四十枚，去皮尖两仁 生姜四两，切
防风一两半

上十二味，切，以水八升，煮。取二
升六合，分为三服，隔五日更服，频进十
剂，病不愈乃至二十剂。忌海藻、菘菜、
生葱、猪肉、冷水。并出第十二卷中。

---

① 风痋：即风水病。《灵枢·四时气》马莳注：
"痋，即水。以水为疾。"

② 甘草汤：《千金方》卷八第六方名、主治证与
此相同，剂量稍异，另有"防己三两、石膏四两"共
二十一味，其所禁之物与此也有区别。

③ 又方：《千金方》卷八第六作"治中风，面目
相引，口偏僻，牙车急，舌不可转方"。

④ 徐正：高校本疑为"徐王"。即徐王府的药
方。

⑤ 小续命汤：《千金方》卷八第二方有同名两
方，上一方，无"杏仁"有"白术"；后一方无"附
子、杏仁、生姜、防风"有"白术、当归"。

又，急①疗偏风，膈上风热经心脏，恍惚神情，天阴心中愦愦②，如醉不醉方。

淡竹沥三升，若热多用竹沥，冷多用荆沥　羚羊角二分，屑　石膏十分，碎，绵裹　茯神六分，切

上四味，以水一升，合竹沥煮。取一升五合，去滓，食后欲消，分为三服，常能服之，永不畏风发。忌醋物。《经心录》、文仲同。

又方

生附子一两　无灰酒一升

上二味，㕮咀，附子纳酒中经一七日。隔日饮之一小合，有病出，无所怪。特忌猪肉、生冷、醋滑。并出第一卷中。

风猥退方三首

《病源》：风猥退③者，四肢不收，身体疼痛，肌肉虚满，骨节懈怠，腰脚缓弱，不自觉知是也。皮肉薄弱④，不胜四时之虚风，故令风邪侵于分肉之间，流于血脉之内使之然也。经久不瘥，则变成风水之病。出第一卷中。

《千金》：疗猥退，半身不随，失音不语方。

杏仁三斗，去两仁者及尖皮洗，曰捣二升令碎，研如寒食粥法，取汁八升，煎取四升，口尝看香滑即熟，反此为不熟，唯熟为佳，停极冷，然后纳好曲一升。炊时以前所留一升杏仁纳，取四升捣，下水一斗六升，煎取八升，第一遍酘也；次一炊复取杏仁三升，研取一斗二升汁，煎取六升，第二酘也；次一炊准第二酘取杏仁汁多少，为第三酘也。疑米不足，别更取二升杏仁，研取八升，煎取四升，更斟酌炊米酘。若犹不足，研杏仁二升，取八升汁，煎取四升，更酘之，以熟为限。一石

米杏仁三斗，所以节次研杏仁者，恐并煎汁酢⑤故也。若冬日任意并煎。准计三斗杏仁，取汁一石六斗，煎取八斗四升，渍曲以外⑥分之酘馈⑦酒熟，封四七日开，澄取清。然后押糟，糟可干末，和酒服之，大验。

又方

萆麻子脂一升　酒一升⑧

上二味，铜钵盛，著酒中一日，煮之令熟，服之。并出第八卷中。

《千金翼》：疗猥退风方。

苍耳子五升，苗亦得　羊桃二升，切　蒴藋切　赤小豆各二升半　盐二升

上五味，以水两石五斗，煮取五斗，适寒温纳所患之脚渍，深至绝骨，勿过之，一度炊二斗米顷出之。慎风冷，汗从头出。出第八卷中。

---

① 急：山田业广校注，以"出第十二卷中"为据，疑"急"为《备急》或《急救》文献名称之误。检《千金翼》卷十二《养性》、《千金方》卷十二《胆腑》并无此方。故可认定山田业广所注当是。

② 愦愦：即昏闷，不清爽。《广韵·魂韵》："愦，不明。"

③ 猥（wěi 音委）退：古病名。又名猥退风、腿腨风。《千金方》认为是以半身不遂，失音不语为主症的中风病。《病源》认为是以四肢软瘫，身体疼痛，腿脚虚弱无力，肌肤感觉迟钝的病证。

④ 薄弱：即消瘦软弱。《病源》卷一《风腨退候》作"虚弱"，义同。

⑤ 酢：原作"酸"，据程本、《千金方》原高校本改。

⑥ 外：《千金方》无此字。

⑦ 馈：原作"酸"，据程本、《千金方》改。

⑧ 一升：《千金方》作"一斗"，据制药方法作"一斗"是。

风𬯪曳及挛躄方二首

《病源》：风𬯪曳①者，肢体弛缓不收摄也。人以胃气养于肌肉经脉也，胃若衰损，其气不实②，气不实则经脉虚，经脉虚则筋肉懈惰，故风邪搏于筋而使𬯪曳也。出第一卷中。

范汪：疗中风躄不能起，逐水消食，平胃下气方。

百部四分　乌头炮　牛膝　白术各一分

上四味，捣下筛。以酒服方寸匕，日三，稍增可至三匕良。忌猪肉、冷水、桃李。出第二十卷中。

《古今录验》：疗风懿③不能言，四肢不收，手足𬯪挛，独活汤方。

独活四两　生姜六两　甘草炙　桂心　生葛根　芍药　栝楼④各二两

上七味，㕮咀，以水五升，煮。取三升，服一升，日三。忌海藻、菘菜、生葱。出第四卷中。

柔风方二首

《病源》：血气俱虚，风邪并入，在于阳则皮肤缓，在于阴则腹里急。柔风⑤之状，皮外缓，腹里急，四肢不能自收，里急不得仰息者，柔风候也。出第一卷中。

深师：疗柔风体疼白汗出，石膏散方。

石膏二两，研　甘草一两，炙

上二味，捣、筛为散。以酒服方寸匕，可以七服。武家黄素方。出第九卷中。

《古今录验》：疗中柔风，身体疼痛，四肢缓弱，欲不随，独活葛根汤⑥。产后中柔风，亦用此方。

羌活　桂心　干地黄　葛根　芍药各三两　生姜六两　麻黄去节　甘草炙，各二两

上八味，以清酒三升，水五升，煮。取三升，温服五合，日三。范汪同。忌生葱、芜荑、海藻、菘菜。出第八卷中。

许仁则疗诸风方七首

许仁则：疗诸风病方。此病多途，有失音不得语，精神如醉人，手足俱不得运用者；有能言语，手足不废，精神昏恍，不能对人者；有不能言语，手足废，精神昏乱者；有言语、手足、精神俱不异平常，而发作有时，每发即狂言浪语，高声大叫，得定之后，都不自醒者；有诸事不异寻常，发作有时，每发即狂走叫唤者；有时每发即作牛、羊、禽、兽声，醒后不自觉者；有诸事不异寻常，发作有时，发即头旋目眩，头痛眼花，心闷辄吐，经久方定者；有诸事不异平常，发作有时，每发即热，头痛流汗，不能自胜举者。

此等诸风，形候虽别，寻其源也，俱失于养生。本气既羸，偏有所损，或以男女，或以饮食，或以思虑，或以劳役。既极于事，能无败乎？当量已所归而舍割

① 𬯪曳（duǒ yì 音朵意）：病名，指中风所致肢体软弱无力而下垂的病证。也指"瘑风伴有抽搐者"。《类经·疾病类》："𬯪，下垂貌。"
② 其气不实：原"实"字上"其气不"为墨迹，高校本据程本、《病源》卷一《风𬯪曳候》补。
③ 风懿（yì 音仪）：病证名，又叫"风癔"。指猝然昏不知人，伴见舌强不语，喉中窒塞，噫噫有声者。
④ 栝楼：《千金方》卷八第六作"栝楼根"。
⑤ 柔风：古病名。因气血虚而风邪入中，表现为四肢软弱无力，腹里拘急的病证。
⑥ 独活葛根汤：高校本按：方中无"独活"，不应名之，疑"独"应作"羌"。检《千金方》卷八第三作"羌活汤"，又《千金方》卷八第四重出名"葛根汤"，三处药味及剂量均同。

之，静思息事，兼助以药物，亦有可复之理。风有因饮酒过节，不能言语，手足不随，精神昏恍，得病经一两日，宜合生葛根等三味汤服之方。

生葛根一挺，长一尺，径三寸　生姜汁，一合　竹沥二大升，如不可得，宜用筋①竹根一大斤切，以水一大斗，缓火煎取二大升，以代竹沥。如竹根不可得，以筋竹叶细切一大升，以水一大斗，如上法煎取二大升，以代竹沥。如无竹叶，宜细切桑条一大升，以水一大斗，煎取二大升代之

上药，先取生葛根净洗刷，使捣极碎且空，榨取汁令尽，讫又捣。即以竹沥泼酒极榨取汁，汁尽又捣。泼酒不限遍数，以葛根粉汁尽为度。用生姜汁绵滤之，细细缓服之，不限遍数，及食前食后。如觉腹②内转作声又似痛，即以食后温服之。如此经七日以后，服附子等十味汤。

又，附子汤方。

附子二枚，共秤重一两半者，炮　生姜干姜各三两　桂心一两　石膏六两，碎，绵裹　生犀角屑　地骨白皮　白术　独活　芎劳各二两

上药，切，以水八升，煮。取二升半，去滓，分温三服，服相去如人行十里久服，服汤后如觉欲汗，少覆之令汗出。须臾歇汗后，以药末粉身。其汤须服五六剂，间三四日服一剂。其方一剂后，量患进退，临时加减药物。热多加生麦门冬一两去心，冷多加桂心一两，有气③加当归二两，不能食加人参二两，大便涩加槟榔七枚合皮子用之。忌猪肉、生葱、桃李、雀肉等。

又，疗风热未退，服汤日数未满，病后未堪服丸，宜合薏苡仁等十二味饮服之方。

薏苡仁一升　葳蕤五两　生麦门冬二两去心　石膏八两，碎，绵裹　杏仁六两，去尖皮两仁，碎　乌梅四十枚，擘　生姜八两　生犀

角屑　地骨皮各三两　人参二两　竹沥一升白蜜二合

上药切，以水一斗煮十味，取三升去滓，纳竹沥、白蜜搅调。细细饮之，不限冷暖，及食前后。若热多即食前冷饮，冷多即食后暖饮。如服丸药，以饮送弥佳。

又，疗风热未退，频服汤饮，力不能攻。宜合苦参十二味丸服之方。

苦参　干姜　芎劳各六两　玄参　丹参　人参　沙参　白术各五两　地骨白皮　独活各四两　薏苡仁二升　蜀升麻二升

上药捣、筛，蜜和为丸。用薏苡仁饮下之。初服十五丸，日再服，稍稍加至三十丸，如梧子大。若觉冷，即去玄参、沙参，加桂心四两、细辛三两；若觉热，别加十两生地黄；若觉有痛处，去沙参加当归六两；若觉有气，去玄参加橘皮四两；若大便涩，加大槟榔仁二十枚。忌桃李、生葱、生菜、芜荑。

又，至九月以后，二月以前，宜合五加皮等八味药酒，细细用下前丸饮之方。

五加皮　薏苡仁　大麻仁熬，各五升丹参五两　生姜　生地黄各四斤　桂心五两大豆一斗，熬

上药切，以绢袋盛，用无灰清酒六斗，浸六七日，细细取下前丸。初服一二合，再服稍稍加至五六合，能至一升亦佳。忌生葱、芜荑。

又，预防热病、急黄、贼风，干葛散方。

干葛　干地黄各三斤　新香豉心一升

上三味，曝令干，捣、筛为散。每食后服一方寸匕，日再服，稍稍加至三匕，

---

① 筋：程本作"篁"。篁，竹子的一种。
② 腹：原作"服"，据程本、高校本及文义改。
③ 气：程本作"痛"。

牛乳、蜜汤、竹沥、粥饮、梅浆任意下之。

又，依前干葛等三味散服之，虽觉热气稍退，终未能顿除，宜合黄连等八味散服之方。

黄连　黄芩　干姜　蜀升麻　知母　干地黄各一斤　栀子仁　大青各半斤

上药，捣、筛为散。每食后饮服一方寸匕，日再服，稍加至二匕。若能食饮，适寒温，男女节劳逸，候体气服前方，乃至终身无热病、急黄、暴风之虑。忌猪肉、冷水、芜荑。并出上卷中。吴升同。

张文仲疗诸风方九首

《元侍郎希声集》：张文仲方九首。奉敕语张文仲等，诸患风气①，医人处方多不同，可共诸名医修一本进来，仍令殿中监王方庆专勾当②。臣文仲言：臣准敕诸名医集诸方为一卷，风有一百二十种，气有八十种，风则大体共同，其中有人性各异，或冷或热，庸医不识药之行使，或冬药夏用，或秋药冬用，多杀人。唯脚气、头风、大风、上气，此四色③常须服药不绝，自余诸患看发，即依方吃药。夫患者，但春夏三、四月，秋八、九月，取利一行甚妙。臣所进此方，不问四时皆得服。轻者服小方④，重者服大方⑤，药味虽同，行使殊别。谨上如后。

桑枝煎，疗偏风及一切风方。

桑枝剉，一大升，不用全新嫩枝

上一味，以水一大斗，煎。取二大升，夏月井中沉，恐酢坏。每日服一盏，空腹服。尽又煎服。若豫防风⑥，能服一大升，终身不患偏风，无忌。

又，疗风饮子方。

羌活三两　桂心半两　人参一两　蜀升麻　茯神　防风　生姜合皮，切　生犀角

屑，各二两

上八味，切，以水一大升，煮，取二大合，分温三服。如热，下竹沥一盏，一无禁忌，唯忌生葱、酢。

又，文仲云：四时俱服神方，十九味丸⑦。

防风　羌活　五加皮　芍药　人参　丹参　薏苡仁　玄参　麦门冬去心　干地黄　大黄　青木香各六分　松子仁　磁石各八分，研　槟榔子十分　枳实炙，八分　牛膝八分　茯神八分　桂心八分

上十九味，捣、筛，蜜和，为丸如梧子。以酒服十五丸，日再服，稍稍加至三十丸为度。忌猪肉、鱼、蒜、生葱、酢、芜荑。

又，疗一切风及偏风发四肢，口目㖞戾，言语蹇涩。其汤不虚人，胜于续命汤，故录传之，特宜老人用之方。

生地黄汁　竹沥　荆沥以上三味汁，各取一升五合　羌活　防风各二两　蜀附子大者一枚，生用，去皮八九破，重一两者有神

上六味，切，纳前三沥汁中，宽火煎。取一升五合，去滓，温分二服，服别相去八九里。风甚频服五六剂，验不可论。特宜老小等。无问冬夏，并同服之，无忌。隔三日服一剂，至益佳。忌猪肉、芜荑。

又，煮散方。

---

① 风气：指诸风病证和诸气病。
② 勾当：料理、主管。
③ 四色：犹言四种。
④ 小方：适用于邪气轻浅而病情单纯的方剂。指药味少、剂量轻的方剂。
⑤ 大方：适用于邪气强盛，病情复杂的方剂。此类方剂药味多、剂量大。
⑥ 豫防风：即预防患风病。豫，通"预"。
⑦ 十九味丸：高校本按：敦煌卷子《唐人造方第二种》引文仲无"玄参"，"磁石"用"十分"，余十七味并用"六分"，"枳实"作"枳壳"。

伏神六两　防风　牛膝　枳实炙　防己　秦艽　玄参　芍药　黄芪　白鲜皮　泽泻　独活各四两　桂心三两　五味子一升，碎　人参四两　薏苡仁一升，碎　麦门冬一两，去心　羚羊角二枚，屑　石膏一斤，碎，绵裹　甘草三两，炙　磁石二十四两，绵裹

上二十一味，切如麻豆，分作二十四贴，每日取一贴，著杏仁十四枚，去尖皮两仁者碎，以水三升，煮。取一升，去滓，空腹顿服。每春中、夏初服。禁生冷，忌醋、生葱、海藻、生菜。

又，疗一切风，乃至十年、二十年不瘥者方。

牛蒡根细切，一升　生地黄细切　牛膝细切　枸杞子微碎，各三升

上四味，取无灰酒三升渍药，以疏绢袋盛之。春夏一七日，秋冬二七日，每服皆须空腹，仍须稍稍令有酒色。

又，寒水石煮散方。

寒水石　石膏　滑石　白石脂　龙骨各八两　桂心　甘草炙　牡蛎各三两，熬　赤石脂　干姜　大黄各四两　犀角一两，屑

上十二味，捣，以马尾罗筛之，将皮囊盛之，急系头，挂著高凉处。欲服以水一升，煮五六沸，纳方寸一匕药，煮七八沸，下火澄清，泻出。顿服，服之，每日服亦得，百无所忌。小儿服之，即以意斟酌多少。忌生葱、海藻、菘菜。

又，五粒松酒方冬十月以去服。

五粒松叶七斤，并大片①　麻黄七两，去节　防风　黄芪　独活　秦艽各二两　牛膝四两　生地黄一斤　芎藭二两

上九味，切，以无灰清酒四大斗渍，春七日，冬二十日，夏五日，日别二三度服，服别大合四合以来。忌如药法。

又，酿酒法。

糯米一升　曲一升半　防风半斤，切　苍耳子三升

上四味，以水八升，煎。取六升，米曲一时拌于瓷器中盛，暖著一周时即熟。若须重酿任情，觉冷加五味子一升。并出上卷中。

外台秘要方卷第十四

右从事郎充两浙东路提举茶盐司干办公事赵子孟校勘

---

① 大片：山田业广，疑为"大斤"之误。

外台秘要方卷第十五风狂及诸风下二十四门

朝散大夫守光禄卿直秘阁判登闻检院上护军臣林亿等上进

风狂方九首

《病源》：风狂①者，由风邪入并于阳

所为也。风邪入血，使人阴阳二气虚实不调，若一实一虚，则令血气相并。气并于阳，则为狂发，则欲走，或自高贤，称神圣是也。又肝藏魂，悲哀动中则伤魂，魂伤则狂妄不精，不敢正当人②而筋挛，两胁骨不举③。毛悴色夭④，死于秋。皆由血气虚，受风邪，致令阴阳气相并成此病，故名风狂也。出第二卷中。

《肘后》：疗卒狂言鬼语方。

灸其足大拇指爪甲下三壮，即止。范汪、《必效》同。

又方

以甑带急合缚两手大⑤指，灸左右胁下，对掘肋⑥头骨尽处，两火俱起各⑦七壮，须臾鬼语自道姓名，乞去，诘问得知，徐徐乃解手⑧。《千金》同。

又，凡狂发则欲走，或自高贤称神

---

① 风狂：因风邪入于阳而致阳亢发狂的病。风，即风邪。狂，指发狂的病。

② 不敢正当人：即不敢见人。

③ 两胁骨不举：胁肋因筋挛而不能举动。

④ 毛悴色夭：毛发枯槁，肤色憔悴。

⑤ 缚两手大：四字原字迹不清，高校本据江户写本补。今从之。

⑥ 掘肋：当作"橛肋"，即第11、12肋。沈彤《释骨》："胁骨之短而在下者曰'橛'肋。"

⑦ 起各：二字漫灭，高校本据江户写本补。今从。

⑧ 解手：将急缚两手的带子松解。

圣，皆应备诸火灸乃得永瘥。若或悲泣呻吟者，此为邪魅，非狂，自依邪方疗之。并出第一卷中。

《集验》：疗卒狂言鬼语方。

卧其人著地，以新水旋旋淋其面①，终日淋之。《肘后》、《千金》同。

又方

烧虾蟆捣末。服方寸匕，日三服。《肘后》、文仲同。并出第三卷中。

《千金》：疗狂，骂詈挝斫人②，名为热阳风，灸口两边鹜口处赤白际，各一壮，即止。

又方

灸阴囊缝上一穴三十壮。令人立，以笔正注当下③，已卧却核卵令上，乃灸之。勿令近前中卵核，恐害阳气。

又，主狂走瘛疭方。

灸玉枕上三寸，一法项后一寸，灸一百壮。

又，主狂言恍惚方。

灸天枢百壮。并出第十四卷中。《铜人经》天枢侠脐二寸。

风惊恐失志喜忘
及妄言方六首

深师：人参汤，疗忽忽④善忘，小便赤黄，喜梦见死人，或梦居水中，惊恐惕惕⑤如怖，目视眐眐⑥，不欲闻人声，饮食不得味，神情恍惚不安，定志养魂方。

人参　甘草炙，各二两　半夏一两，洗
龙骨六两　远志八两　麦门冬一升，洗，去心
干地黄四两　大枣五十枚，擘　小麦一升
阿胶三两，炙　胶饴八两　石膏四两，碎，绵裹

上十二味，切，以水三斗，煮小麦令熟，去麦纳药，煮。取七升，去滓，纳胶饴令烊，一服一升，日三夜一。安卧当小

汗弥佳。忌海藻、菘菜、羊肉、芜荑。

又，龙骨汤，疗宿惊失志，忽忽喜忘，悲伤不乐，阳气不起方。

龙骨　茯苓　桂心　远志去心各一两
麦门冬去心，二两　牡蛎熬　甘草炙，各三两
生姜四两

上八味，㕮咀，以水七升，煮。取二升，分为二服。忌海藻、菘菜、酢物、生葱。

又，铁精散，疗惊恐妄言，或见邪魅，恍惚不自觉，发作有时，或如中风方。

铁精　茯苓　芎䓖　桂心　猬皮炙，各三两

上五味，捣下筛。以酒服钱五匕，日三，不知稍增至一钱以上，知之为度。忌酢物、生葱。并出第九卷中。

《古今录验》：道士陈明进茯神丸，一名定志小丸。主心气不定，五脏不足，甚者忧愁悲伤不乐，忽忽喜忘，朝瘥暮剧，暮瘥朝发，发则狂眩。加茯神为茯神丸，不加茯神为定志丸。二分合少可两度合方。

菖蒲　远志去心　茯苓各二分　人参三分

上四味，捣下筛。服方寸匕，后食，日三。蜜和，丸如梧桐子。服六、七丸，日三⑦亦得。一方加茯神一两半、牛黄五

---

① 以新水旋旋淋其面：用刚刚汲取的水频频淋患者的面部。"新水旋旋"四字漫灭，高校本据江户写本补。今从。

② 挝斫（zhuā zhuó 音抓浊）人：打人。《集韵·麻韵》："挝，击也。"《说文·斤部》："斫，击也。"

③ 以笔正注当下：用笔在裆下标记。《广韵·遇韵》："注，注记也。"当下，即裆下。此指会阴部。

④ 忽忽：恍惚不清爽貌。

⑤ 惕惕：戒惧貌。

⑥ 眐眐：视物模糊不清貌。

⑦ 日三：高校本认为与上文"日三"重文，无义。应从程本"日五"。可从。

铢，为六物；茯苓、远志、冒蒲各一两。忌酢物、羊肉、饧。《千金》同。

又，定志紫葳丸，疗五惊[①]，喜怒不安方。

紫葳六分　远志十五分，去心　白龙骨七分　牛黄一两　甘草十分，炙　虎头皮十二分，炙令焦　人参　桂心　白术各八分　防风七分　麦门冬去心，熬　雷矢各五分　柴胡六分

上十三味，各别捣下筛，蜜和，丸如梧桐子大。先食，服十丸，日三，甚良。忌海藻、菘菜、桃李、生葱。并出第五卷中。

《千金》：疗惊劳失志方。

茯神五两　甘草炙　桂心各一两　龙骨　麦门冬去心　防风　牡蛎熬　远志去心，各二两　枣二十枚，擘

上九味，切，以水八升，煮。取二升，分为二服，日再。忌海藻、菘菜、生葱、酢物。出第十四卷中。一云：主惊悸，心神错乱，或是或非，言语无度，茯神汤。

风邪方八首

《病源》：风邪者，谓风气伤于人也。人以身内血气为正，外风气为邪。若其居处失宜，饮食不节，致腑脏内损，血气外虚，则为风邪所伤。故病有五邪：一曰中风，二曰伤暑，三曰饮食劳倦，四曰中寒，五曰中湿，其为病不同。风邪者，发则不自觉知，狂惑妄言，悲喜无度是也。出第二卷中。

《广济》：疗风邪狂乱失心，安神定志方。

金银薄各一番，和合　石膏研　龙齿研　铁精研　地骨白皮　茯神　黄芩　生干地黄　升麻　茯苓　玄参　人参各八分　虎睛一具，微炙　牛黄　生姜屑各四分　麦门冬十分，去心　枳实炙　甘草炙　葳蕤　芍药各六分　远志去心　柏子仁　白鲜皮各

五分

上二十四味，捣、筛，以蜜和为丸，食讫，少时煮生枸杞根汁，服如梧桐子二十丸，日二服，渐加至三十丸，不利。忌热面、海藻、菘菜、芜荑、炙肉、醋蒜、黏食、陈臭、油腻。出第一卷中。

深师：镇心丸，疗老小心气不足虚弱，时苦小语，劳则剧，风邪百病并主之方。

银屑一分半，研　牛黄九铢　丹砂研　甘草炙　麦门冬去心　远志去心，各五分　防葵　人参　防风　细辛　茯神　椒汗　附子炮　紫石研，各四分　桂心　干姜各六分　菖蒲　紫菀各三分

上十八味，捣下筛，以白蜜和，丸如梧子。先食，服三丸，日三，不知稍增之。忌海藻、菘菜、生菜、猪肉、生葱、生血物、饧。丹砂一作丹参。

又，五石镇心丸，疗男女风虚，心气不足，风邪入脏，梦寤惊恐，心悸诸病，悉主之方。

紫石研　白术各一两　茯苓　海蛤　菖蒲　白石英　杏仁去皮尖两仁，熬　硫黄研　远志去心　细辛　牛黄　铁精研　卷柏　阿胶炙，各四分　麦门冬去心　苁蓉　钟乳研　银屑研　大豆卷　当归　干姜各五分　大枣五十枚　人参　防风　薯蓣　甘草炙，各七分　泽泻六分　白蔹　前胡各二分　石膏研　干地黄　芍药　桔梗　柏子仁　桂心　乌头炮，各三分　秦艽六分　半夏八分，洗　大黄五分，三斗米下　黄芪六分

上四十味，捣下筛，枣膏蜜和，为丸如梧子。一服十丸，不知增之。忌海藻、菘菜、猪羊肉、饧、生葱、桃李、羊血、

――――――

① 五惊：山田业广曰："疑为五脏惊痫。"可从。

芜荑、醋物①。并出第十卷中。

《肘后》：麻子汤，疗风邪感结众殃，恍惚不安，气欲绝，水浆不入口方。

麻子五合，熬　橘皮　芍药　生姜　桂心　甘草炙，各三两　半夏五两，洗　人参一两　当归二两

上九味，切，以水九升，煮。取三升，分为三服。忌海藻、菘菜、羊肉、饧、生葱。《古今录验》同。出第二卷中。

《千金翼》：续命汤，疗大风，风邪入心，心痛达背，背痛达心，前后心痛，去来上下，或水腹②胀满微痛，一寒一热，心中烦闷，进退无常，面或青、或黄，皆是房内太过，虚损劳③，交通会④后汗出。汗出未除，或因把扇，或出当风，因而成劳，五俞⑤大伤，风因外入，下有水，因变成邪，虽病如此，然于饮食无退，坐起无异，至卒不知，是五内⑥受风故也。名曰行尸，宜预备此方。

麻黄六分，去节　大枣十枚，擘　桂心　防风　细辛　芎䓖　甘草炙　芍药　人参　秦艽　独活　黄芩　防己各一两　附子炮　白术各三分　干姜五分

上十六味，切，以水一斗三升，先煮麻黄令一沸下之，去沫纳诸药，煮。取五升，去滓纳枣，煎。取三升，分为三服，老小久病服五合，强人可取微汗。忌生葱、海藻、菘菜、生菜、猪肉、冷水、桃李、雀肉等。

又，镇心丸，疗胃气厥实，风邪入脏，喜怒愁忧，心意不定，恍惚喜忘，夜不得寐，诸邪气病，悉主之方。

秦艽一两　柏实　当归　干漆熬　白薇　杏仁去皮尖，熬　芎䓖各三分　泽泻一两　干地黄六分　防风　人参各四两　甘草一两，炙　白术　薯蓣　茯苓　干姜各二分　麦门冬去心，二两　前胡四分

上十八味，捣下筛，以蜜和，为丸如

梧子。先食，饮服十丸，日三，不知稍增之。忌桃李、雀肉、海藻、菘菜、芜荑、酢物。并出第十六卷中。

崔氏：疗风邪虚悸，恍惚悲伤，或梦寐不安，镇心汤方。

茯神　半夏洗　生姜各四两　羚羊角屑　当归　人参　防风　芎䓖　杏仁去皮尖　桔梗各二两　龙齿碎，绵裹　石膏碎，各三两，绵裹　防己　桂心各一两半　竹沥一升

上十五味，切，以水一斗，煮减半，纳竹沥煎，取二升八合，去滓，分温三服，相去如行十里久。忌酢物、羊肉、猪肉、饧、生葱。

又，别离散⑦，疗男子、女人风邪，男梦见女，女梦见男，交欢日久成劳，愁悲忧患，怒喜无常，日渐羸瘦，连年岁月，深久难疗，或半月、或数月日复发者方。

杨上寄生三两，炙　菖蒲　细辛　附子炮　干姜　蓟根一云苎根　天雄炮　桂心各一两　白术二两　茵芋二两，炙

上十味，合捣下筛。以酒服半方寸匕，日三。不饮酒，用童子小服调服。合药勿令妇人、鸡、犬见之，勿令病人见。合药见者，令邪气不去，禁之为验。《小品》同。忌生葱、生菜、羊猪、肉、桃李、雀肉、饧等。并出第七卷中。

---

① 醋物：原作"醋饧"，因"饧"与上文重，故据程本改。

② 水腹：即小腹。《千金翼》卷十二第五作"大腹"。"水腹"不误。

③ 虚损劳：即虚劳损伤。因房事过度而致损、致虚。

④ 交通会：即"交会"，此指房事。

⑤ 五俞：即五俞穴，此指五脏。

⑥ 五内：即五脏。

⑦ 别离散：《千金方》卷十四第五"半月"作"半年"，"杨上寄生"作"桑上寄生"，"蓟根"作"茜根"，十味剂量稍有不同。

五邪方五首

深师：五邪丸，疗心惊、恐、梦寐①、愁、忧②，烦躁不乐，心神错乱，邪气经入五脏，往来烦闷，悲哀啼泣，常如苦怖，吸吸③短气，当发之时，恍惚喜卧，心中踊踊④，忽然欲怒，癫倒，手足冷青，气乏，鬼邪气所中，涉于脏腑，食即呕逆。除气定心神方。

芎䓖　龙角无角用齿　茯苓　紫石研　防风　厚朴炙　铁精研　甘草炙，各四分　远志六分，去心　丹参　大黄　栀子仁　桂心　细辛　菖蒲　椒汗，去目　人参　干姜　附子炮　吴茱萸各五分　芥子三分　禹余粮七分，研

上二十二味，捣下筛，和以蜜，丸如梧子。未食服二十丸，夜服十丸，枣汤下，不知增之。忌海藻、菘菜、生葱、生菜、猪羊肉、饧。

又，五邪汤⑤，疗风邪恍惚，悲涕泣，狂走，如有神之状，身体强直，或疼痛，口噤喉痹⑥，水浆不通，面目变色，甚者不识人方。

菖蒲　秦艽　桂心　当归　禹余粮　人参　附子炮　黄芩　甘草炙　远志去心　防风各一两　龙骨　赤石脂　茯苓　芍药　芎䓖　防己各二两

上十七味，捣下筛作粗散，调和。取水二升，一方取东流水，煮小沸，纳散二两，煮。取一升五合，未食服五合，日再夜一。分作十二裹，重裹令蜜，勿令泄气。忌羊肉、饧、海藻、菘菜、酢物。并出第八卷中。

范汪：五邪汤，疗五邪气入人体中，鬼语诸妄有所语，闷乱恍惚不足，意志不定，发作来往有时方。

人参　白术　茯苓　菖蒲　茯神各三两

上五味，切，以水一斗，煮。取三升，先食服八合，日三。忌桃李、雀肉、羊肉、饧、酢物。出第四十二卷中。

《古今录验》：五邪汤，主邪气啼泣，或歌、或哭方。

禹余粮研　防风　桂心　芍药　远志去心　独活　甘草炙　人参　石膏碎，绵裹　牡蛎熬　秦艽各二两　白术　防己　菖蒲　雄黄研　茯神　蛇蜕皮炙，各一两

上十七味，捣粗筛，以水一升半，纳三方寸匕，煮二沸。去滓服之，日四服。深师用黄丹不用雄黄，余同。忌生葱、海藻、菘菜、桃李、雀肉、饧、醋。

又，茯神汤，主五邪气入人体中，见鬼妄语，有所见闻，心悸动摇，恍惚不定方。

茯神二两　人参　茯苓各三两　赤小豆四十枚　菖蒲三两

上五物，以水一斗，煮。取二升半，分为三服。忌酢、羊肉、饧。深师、《千金翼》同。并出第四卷中。

风惊悸方九首

《病源》：风惊悸者，由体虚，心气不足，心之经为风邪所乘也；或恐惧忧迫，令心气虚，亦受风邪。风邪搏于心，则惊不自安。惊不已则悸动不定。其状，

---

① 寐：呓语，做梦。《说文解字注》："寐觉而有言曰寐。"《说文·梦部》："寐，昼见而夜梦也。"

② 忧：原误作"夏"，据高校本、程本改。

③ 吸吸：气息微弱貌。

④ 踊踊：悸动貌。

⑤ 五邪汤：此有三方同名。上方："禹余粮、防风、蜜"，原误作"禹余根、附风蜜"，今从程本、高校本改。

⑥ 喉痹：指咽喉肿痛不利，吞咽困难的病证。原误作"候痹"，据文义及高校本引注改。

目睛不转，而不能呼。诊其脉，动而弱者，惊悸也。动则为惊，弱则为悸。出第一卷中。

《广济》：疗热风惊悸，安心，久服长年，镇心丸方。

茯神　人参　龙齿研　升麻　石膏研　黄芩　茯苓　麦门冬八分，去心　银薄二百番，研　虎睛一具，炙　枳实炙　白蔹　玄参　芍药　葳蕤　甘草炙，各六分　生姜二分

上十七味，捣、筛，蜜和丸。每食讫，少时，以饮服如梧子十五丸，日二服，渐渐加至三十丸，不利。忌海藻、菘菜、醋、蒜、面、黏食、陈臭物等。出第一卷中。

深师：大定心丸，疗恍惚惊悸，心神不安，或风邪因虚加脏，语言喜忘，胸胁满，不得饮食方。

人参　桂心各二两　白术　防己　茯苓　干姜　防风　大黄　茯神　桔梗　白蔹各一两　牛膝十铢　远志二两，去心　银屑六铢

上十四味，捣合下筛，以蜜丸如梧子。先食，服五丸，日三，不知稍稍增之。一方无牛膝，而有茱萸一两、银屑十铢，余悉同。忌生葱、酢、猪肉、桃李、雀肉等。

又，补心汤①，疗心气不足，其病苦满汗出，心风烦闷善恐，独苦多梦不自觉者，咽喉痛，时时吐血，舌本强，水浆不通，手掌热，心惊悸，吐下血方。

麦门冬三两，去心　紫石五分　紫菀二两　桂心一尺，一方二两　茯苓四两，一方一两　小豆二十四枚，一方六合　人参半两　大枣二十五枚，擘　甘草五寸，炙，一方一两

上九味，切，以水八升，煮。取二升四合，羸人分作三服，强人再服。心王②之时，有血证可服耳。一方说用药两数不尽同，注之在下，煮取多少服亦同。忌海藻、松菜、生葱、酢物。并出第十卷中。

《千金》：疗心虚寒，阴伤寒损，心惊掣悸，语声宽急混濯③，口喝冒昧，好自笑，历风伤心，荆沥汤方。

荆沥三升　麻黄去节　白术　芎劳各四两　防风　桂心　升麻　茯苓　远志去心　人参　羌活　当归各三两　防己　甘草炙，各二两　母姜切，一升，取汁

上十五味，切，以水一斗，先煮麻黄两沸，去沫，次下诸药，煮。取三升，绞去滓，下荆沥、姜汁，煎。取四升，分为四服，日三夜一。忌海藻、菘菜、酢、生葱、桃李、雀肉等。

又，大镇心丸④，疗心虚惊悸，梦寤恐畏方。

紫石英　茯苓　防风　人参　甘草炙　泽泻各八分　秦艽　黄芪　白术　薯蓣　白蔹各六分　麦门冬　当归各五分　桂心　远志去心　柏子仁　石膏　桔梗　大黄　大豆卷各四分，熬　椒汗，去目　芍药　干姜　细辛各三分

上二十四味，酒服如梧子十五丸，日再。一方用枣膏丸。忌海藻、菘菜、生葱、猪肉、生菜、桃李、雀肉等。

又，小镇心散，疗心气不足，虚悸恐畏，悲思恍惚，心神不定，惕惕⑤而惊方。

人参　远志去心　赤小豆　附子炮　桂心　细辛　干姜　防风　龙齿炙　菖蒲　干地黄各二两　茯苓　白术　黄芪各四两

上十四味，捣筛为散。以酒服两方寸

---

① 补心汤：《千金方》卷十四第六有三方同名药味各不相同。主治病症与此稍有出入，"独苦"作"独语"。独语症见于心气不足之证。剂量与此有区别。

② 王：通"旺"。

③ 混濯：《千金方》卷八第三作"混浊"。

④ 大镇心丸：《千金方》卷十四第六作"散"，药味，主治二者同。

⑤ 惕惕：戒惧貌。

匕，日三。忌羊肉、饧、桃李、雀肉、生葱、生菜、猪肉。并出第十四卷中。

崔氏：疗热风惊掣，心忪①恐悸，风邪狂叫妄走者，服此汤亦瘥。朱四频用之极效方。

茯神三两　杏仁三两，去皮尖两仁，切　升麻　白鲜皮　沙参各二两　龙齿六两，炙　寒水石一斤，碎，绵裹　石膏二十两，碎，绵裹　生麦门冬去心，四两

上九味，切，以水一斗二升，煎。取三升，去滓，温分为三服，相去十里。若甚者，减水三升，纳竹沥三升，先用水煮九沸，然后纳竹沥，煮。取三升，服如上法。忌酢物。出第六卷中。

《古今录验》：茯神汤，疗风经五脏虚，惊悸，安神定志方。

龙骨二两　干姜一两半　细辛一两半　白术一两　茯神三两　人参　远志去心　甘草炙　桂心　独活各二两　酸枣仁一两　防风二两

上十二味，切，以水九升，煮。取三升，分为三服。忌海藻、菘菜、桃李、雀肉、生葱、生菜、醋物。

又，大竹沥汤，疗大虚风气入腹，拘急心痛烦冤，恍惚迷惑不知人，或惊悸时怖，吸吸②口干，涩涩③恶寒，时失精明④，历节疼痛⑤，或缓，或不摄。产妇体虚，受风恶寒，惨惨愦愦⑥，闷心欲绝者。并疗风痉，口噤不开，目视如故，耳亦闻人语，心亦解人语，但口不得开，剧者背⑦强反折，百脉掣动⑧，悉主之方。

秦艽　防风　茯苓　人参各二两　茵芋　乌头炮　黄芩　干姜　当归　细辛　白术各一两　天雄一枚，炮　甘草三两，炙　防己二两

上十四味，切，以竹沥一斗，水五升，煮。取四升，分服一升，羸人服五合佳。此汤令人痹，宁少服也。茵芋有毒，令人闷乱，目花虚人，可半两良。风轻

者，用竹沥三升，水七升；小重者，竹沥五升，水五升；风大剧，停水用竹沥一斗。忌酢、生菜、海藻、菘菜、桃李、雀肉等。并出第一卷中。

风惊恐方三首

《病源》：风惊恐者，由体虚受风，入乘腑脏。其状如人将捕之。心虚则惊，肝虚则恐。足厥阴为肝之经，与胆合；足少阳为胆之经，主决断众事。心肝既虚，而受风邪，胆气又弱，而为风所乘，故惊恐如人将捕之。出第一卷中。

《广济》：疗心虚热风上冲头面，心系急，时时惊，四肢烦，腰膝冷，邪气发，神不定，犀角丸方。

犀角屑　防风　人参　升麻　防葵　槟榔仁各五分　青木香　光明砂研　牛膝各八分　龙齿炙　铁精各六两　露蜂房炙　银箔研，各三分

上十三味，捣、筛，蜜和，为丸如梧子。酒下二十丸，至二十五丸，日再服，不利。忌生血物、热面、荞麦、炙肉、葵蒜、黏食等。出第一卷中。

深师：续命汤，疗大风，风邪入心，或心痛彻背，背痛彻心，去来上下，惊恐，水腹⑨胀满，微痛，乍寒乍热，心中

---

① 心忪（zhōng音中）：即心悸，怔忡。

② 吸吸：通"翕翕"，热气蒸腾貌。

③ 涩涩：通"瀒瀒"，恶寒怕冷貌。

④ 时失精明：谓时时出现失明或视物不清的症状。"精明"，指眼睛。此谓视力。

⑤ 历节疼痛：多个关节游走性疼痛。

⑥ 惨惨愦愦：谓郁闷不舒而致的悲伤、郁怒貌。

⑦ 背：原误作"皆"，据程本改正。高校本同。

⑧ 百脉掣动：指全身肋脉抽掣而疼痛。

⑨ 水腹：即脐以下之小腹。《释名·释形体》："自脐以下曰水腹。"

闷，状如微温①，进退无常，面青，或白，或黄，虚劳，邪气入百脉，百病皆疗之方。

人参　甘草炙　干姜　麻黄去节　独活　当归　芎䓖　石膏碎，绵裹，各二两　附子一枚，炮　桂心　白术　细辛各三分　防风五分　芍药二分　秦艽一两　杏仁四十枚，去两仁尖皮　黄芩一两

上十七味，以水一斗，煮麻黄十余沸，纳诸药，煮。取四升半，去滓，纳枣十枚，煎。取三升，分五服，老小者五合。此以下以意消息。调和六腑，安五脏，无不损除。无芎䓖，防己代之。无独活，天雄代之。无附子，乌头代之。汤成之后，服汤以椒十枚置汤中，温令②暖服之。此与十二物西州续命汤③疗同，俱疗癫邪大风。西④中有十二物者，中有大枣三十枚。忌海藻、生葱、猪肉、桃李、生菜、雀肉等。

又，疗五脏六腑血气少，亡魂失魄，五脏昼夜不安，惚惚善悲，心中善恐怖，如有鬼物，此皆发于大惊，及当风从高堕落所致，疗之十黄散⑤方。

雄黄五分，熬　人参五分　蜀椒五分，汗　大黄四分　朱砂三分，研　干姜四分　黄柏二分　山茱萸二分　细辛二分　黄芪三分　泽泻三分　黄连一分　蒲黄一分　桂心三分　麻黄去节，一分　黄孙一分，牡蒙也，一方云黄昏　黄环三分　黄芩三分

上十八味，捣筛为散。末食，温酒服一方寸匕，日三，稍增至二七。服此散体中筋力强者，不须增人参；气力羸虚，可增人参五分，合十分。忌猪肉、冷水、生菜、生葱、生血物等。并出第八卷中。崔氏同。《千金》无椒、朱砂、干姜。

风癫方七首

《病源》：风癫⑥者，由血气虚，风邪入于阴经故也。人有血气少，则心虚而精神离散，魂魄妄行，因为风邪所伤，故邪入于阴，则为癫疾。又人在胎时，其母卒大惊，精气并居，令子发癫。其发则仆地，吐涎沫，无所觉是也。原其癫病，皆由风邪故也。

《养生方》云：夫人见十步直墙，勿顺墙而卧，风利吹人，必发癫痫及体重。人卧春夏向东，秋冬向西，此是常法。其汤、熨、针、石，别有正方，补养宣导，今附于后。

《养生方导引法》云：还向反望，不息⑦七通。治咳逆，胸中病，寒热癫疾，喉不利，咽干咽塞。

又云：以两手承辘轳⑧倒悬，令脚反在其上元⑨，愈头眩风癫。坐地舒两脚，以绳绊之，以大绳绊讫，拖辘轳上来下去，以两手挽绳，使脚上头下，不使离

---

① 温：通"愠"。因心中烦闷而致郁怒貌。

② 令：原误作"冷"，据程本及文义改，高校本亦同。

③ 十二物西州续命汤：本书卷十四《中风角弓反张方七首》引《古今录验》有"十一物西州续命汤"及下云"中有大枣三十枚"，正合十二味。

④ 西：即"西州续命汤"。

⑤ 十黄散：《千金方》卷十四第五无"蜀椒、朱砂、干姜"共凡十五味，与宋臣注语相合。"黄孙"作"黄昏"，皆合欢别称。

⑥ 风癫：病证名，五癫之一。多因气血亏虚，邪入阴经；或在胎时，因母卒受惊，精气并居所致。病发时仆地吐涎沫，无所知觉，眼口相引，牵纵反强，口中有像猪、羊叫声响。此处之癫，多为后世之痫病。

⑦ 不息：原误作"不见"，义不通。据高校本、《病源》卷二《风癫候》及文义改。

⑧ 辘轳：原作"鹿卢"，据程本、《病源》、高校本改。下同。

⑨ 元：指头。上元，即头的上方。

地，自极十一通①，愈头眩风癫。久行，身卧空中，而不堕落。出第二卷中。

《集验》：风癫论曰：凡癫病，发则仆地，吐涎沫，无知。若强掠②如狂及遗粪者，虽疗无方。出第三卷中。《千金》同。

《千金》：疗风癫方③。

葶苈子熬，研　铅丹　栝楼　虎掌各三分　乌头三分，炮　白术一分　鸱头一枚，炙　铁精　茴茹各一两　椒汗　大戟炙　甘遂　天雄各二分，炮

上十三味，末之，以蜜和如梧子。服二丸，日二。《经心录》同，名鸱头丸。忌桃李、雀肉、猪肉、冷水。

又，芎劳汤，主风癫，引胁牵痛，发作则吐，耳如蝉鸣方。

芎劳　藁本　茴茹各五两

上三味，切，纳酒一斗，煮。取三升，顿服。酒一升，羸者二服，取大汗。深师同。

又方

生天门冬十斤　生地黄三十斤

上二味，取汁，作煎服之。忌鲤鱼、芜荑。

又，天门冬酒④，通治五脏六腑大风，洞虚，五劳七伤，癥结滞气，冷热诸风，癫痫恶疾，耳聋，头风，四肢拘挛，猥退⑤历节风⑥，万病皆主之。久服延年轻身，齿落更生，发白再黑方。

天门冬与百部相似。天门冬味甘，两头方。百部细长，而味苦，令人利。门冬汁一斗，渍曲二升令发，以米二斗，准家法酝之，春夏极冷下饭，秋冬温如人肌⑦，酒熟取清服一盏，常令酒气相接，勿至醉吐，慎生冷、酢、滑、鸡、猪、鱼、蒜，特忌鲤鱼，亦忌油脂。此是一斗汁法，余一石、二石亦准此。以为大率。服药十日，觉身体大痒；二十日，更大

痒；三十日乃渐止。此是风气出去故也。四十日，即觉心豁然大快，似有所得；五十日，更觉大快，当风坐卧，觉风不著人身，中诸风悉尽。

用米法：先净淘米，曝炕令干，临欲用时，更别取天门冬汁渍米，漉⑧炊之，余汁拌饭。

取天门冬汁法：净洗天门冬，干漉去水，切之捣，押⑨取汁三四遍，令滓干如草乃止。此酒初熟味酸，仍作臭泔腥气，但依式服之，久停即香美，余酒不及也。封四七日佳。

凡八月、九月即少少合，至十月多⑩合，拟到来年五月三十日以来，相续服之。春三月亦得合，入四月不得合。服酒时，若得散服更得力，倍速。散方如下：

天门冬去心皮曝干，捣、筛。以上件酒服方寸匕，日三，加至三匕。久服长生。凡酒亦得服之。

又，疗风癫方。

---

① 不使离地，自极十一通：使身体不离开地面，自己全力引提十一次。《病源》卷二《风头眩候》作"使离地，自极十二通"。

② 强掠：《病源》卷二《五癫候》作"强倞"，指患者发病时强劲有力。倞（jìn 音近），强劲。《广雅·释诂一》："倞，强也。"

③ 疗风癫方：《千金方》卷十四第五"栝楼"作"栝楼根"，"日二"服作"日三，汤酒下之"。

④ 天门冬酒：《千金方》卷十四第五制作及服用方法二者小有出入，可互参。

⑤ 猥退：病证名。又作"腲退"。因身体虚弱，风邪内侵所致，症见四肢不收，身体疼痛者。

⑥ 历节风：病名，简称"历节"。多因肝肾不足，感受风寒湿邪而致，症见关节红肿疼痛，不能屈伸者。

⑦ 温如人肌：指药液的温度与人肌肤温度一致。

⑧ 漉：原误作"灑（洒）"，据高校本、《千金方》卷十四第五改。

⑨ 押：通"压"。挤压。《千金方》卷十四第五作"压"。

⑩ 多：原脱。据高校本、《千金方》卷十四第五补。

茯神　白龙骨研　龙齿研　龙角研
蔓菁子　龙胆　铁精研　干姜各十分　人
参　远志去心　黄连　大黄各八分　芎䓖
白芷　黄芩　当归各六分　桂心五分，去皮

上十七味，末之，蜜和丸。汤服十五丸如梧子，日二，稍稍加之，以知为度。忌酢物、猪肉、冷水、生葱。并出第十四卷中。

《古今录验》：疗风癫，六生散方。

菖蒲　蒴藋一作藋卢　防风　茵芋
商陆根　蜀附子炮，各二两

上六味，捣下筛。酒服钱五匕，日再服，不知稍增，以知为度。忌猪肉、冷水、羊肉、饧、牛犬肉、蒜。

又，侯氏黑散[1]，疗风癫方。

菊花四十分　防风　白术各十分　茯苓
细辛　牡蛎熬　钟乳研　礜石泥裹，烧半日，
研　人参　干姜　桂心　芎䓖　当归　矾
石如马齿者，烧令汁尽，研，各三分　黄芩五分

上十五味，捣合下筛。以酒服方寸匕，日三。忌桃李、雀肉、胡荽、青鱼鲊、酢物、生葱、生菜。并出第十卷中。张仲景此方更有桔梗八分，无钟乳、礜石，以温酒下之。禁一切鱼肉、大蒜，常宜冷食六十日上，即药积在腹中不下也，热食即下矣，冷食自能助药力。

五癫方三首

《病源》：五癫[2]者，一曰阳癫，发时如死人，遗尿，有顷乃解；二曰阴癫，坐[3]小时，脐疮未愈，数洗浴，因此得之；三曰风癫，发则眼目相引，牵纵反强，羊鸣，食顷方解，由热作汗出当风，因以房室过度，醉饮，饱满行事，令心意逼迫，短气脉悸得之；四曰湿癫，眉头痛，身重，坐热沐头，湿髻，脑沸[4]未止得之；五曰马癫，发作时反目口噤，手足相引，身体坐小时膏气脑热不和得之皆然[5]。

诊其脉，心脉微涩，为癫疾，并脾脉紧而疾者，癫脉也。肾脉急甚，为骨癫疾。脉洪大而长者，癫疾；脉浮大附阴者，癫疾；脉来牢疾者，癫疾。三部脉紧急者癫可疗。发则仆地，吐涎沫无所知，若强掠[6]起如狂，及遗粪者，难疗。脉虚则[7]可疗，实则死。脉紧弦实牢者生，脉沉细小者死。脉搏大滑，久久自已。其脉沉小急疾，不可疗；小牢急，亦不可疗。出第二卷中。

《古今录验》：莨菪子散，疗五癫，反侧羊鸣，目翻吐沫，不知痛处方。

猪卵一具，阴干百日　莨菪子三升　牛黄八分，研　鲤鱼胆五分　桂心十分，研

上五味，切，以清酒一升渍莨菪子，曝令干，尽酒止，乃捣合下筛。酒服五分匕，日再，当如醉，不知称[8]增，以知为度。忌生葱。

----

[1]　侯氏黑散：《金匮》卷上第五有"桔梗"无"钟乳、礜石"计十四味，主治"大风，四肢烦重，心中恶，寒不足"。

[2]　五癫：实为五种痫病。古人常"癫"、"痫"混用。《病源》之五癫，指阴癫、阳癫、风癫、湿癫、马癫。明《景岳全书》卷三十四之五痫，指马痫、牛痫、猪痫、羊痫、鸡痫。正如张介宾所言："此不过因其声之相似，遂立此名。"而此处五癫则以病机、病因及症状特点分别名之。

[3]　坐：连词，有"由于、因为"的意思。

[4]　脑沸：指头上汗出如涌。《千金方》卷十四第五作"脑汗"，义同。

[5]　身体坐小时膏气脑热不和得之皆然：高校本按：此十五字不协，程本"身体"作"身热"，《病源》只有"身体皆然"四字，均未通。第检《千金方》"身体"作"身皆热"、无后"皆然"二字，文义较顺。疑"皆然"二字本作"皆热"，与上"身体"连读为句，而误窜"得之"之下。《千金方》"身"下亦脱"体"字。

[6]　若强掠：《病源》"掠"作"𢝊"，"𢝊"下为句。

[7]　则：原误作"劳"，据程本、《病源》改。

[8]　称：程本作"稍"，义胜。

又，铁精散，疗五癫方。

铁精一合，研　芎䓖　防风各一两　蛇床子五合

上四味，合捣筛，酒服一钱匕，日三，有效。文仲、范汪同。

又，疗五癫：牛癫则牛鸣，马癫则马鸣，狗癫则狗吠，羊癫则羊鸣，鸡癫则鸡鸣。五癫病者，腑脏相引，盈气起，寒厥不识人，气争瘛疭吐沫，久而得苏，雄黄丸①方。

铅丹二两，熬成屑　真珠　雄黄研　水银熬　雌黄一方无，各一两　丹砂半两，研

上六味，捣和以蜜，又捣三万杵乃丸。先食，服胡豆大三丸，日再。惊痫亦愈良。《千金》、范汪同，云：各五两，小儿三丸如小豆。忌生血物。并出第六卷中。

痫方三首

《广济》：疗痫疾，积年不瘥，得热即发，水银丸方。

水银纸裹，炼　麦门冬去心　乌蛇脯炙　铁精研　干地黄各八分　龙角研　人参　防风　子芩　升麻各六分　熊胆四分，研

上十一味，捣，筛，蜜和，丸如梧子。食后以生驴乳汁下二十丸，渐渐加至三十丸，日再，不利。忌芜荑、生菜、热面、荞麦、炙肉、蒜、黏食。出第一卷中。

《千金》：大镇心丸②，主诸痫，医所不救方。

虎睛一具，酒渍一宿，炙　防风　秦艽　防葵　龙齿研　黄芩　雄黄研　防己　山茱萸　茯苓　铁精研　鬼臼　人参　大黄　银屑研　干姜　牛黄研，各四分　寒水石六分，研　羌活　升麻　远志　白鲜皮　细辛　白薇　贯众　麝香　鬼箭各三分　茯神　石膏研　天雄炮，各二分　蛇脱皮一

尺，炙　蜂房二分，炙

上三十二味，捣筛，蜜和。酒服十五丸，日二服，加至三十丸。忌醋物、生菜、猪肉、冷水。出第十四卷中。崔氏云疗风癫及风邪有鸱头三枚炙，无茯苓。余并同。

《救急》：疗痫，少老增减之方。

竹茹一握　衣中白鱼七头

上二味，以酒一升，煎取二合，顿服之。出第八卷中。

风痫及惊痫方五首

《广济》：疗风痫③，卒倒呕沫，无省觉方。

麻黄去节　大黄　牡蛎熬　黄芩各四分　寒水石　白石脂　石膏研　赤石脂　紫石英　滑石研，各八两　人参　桂心各二两　蛇脱皮一两，炙　龙齿六两，研　甘草三两，炙

上十五味，捣筛为散，八两一薄，以绢袋盛散药，用水一升五合，煮取一薄。取七合，绞去滓，顿服之，日一服。一方水二升，煮散方寸匕，取一升，去滓服之。少小百日服一合。热多者，日二服。三、五日一服亦得。本方无麻黄、龙齿、蛇蜕皮。忌海藻、菘菜、生葱、热面、荞麦、猪肉、蒜、腻、黏食。

又方

吊藤皮　麻黄去节，各二分　龙齿六分，

---

① 雄黄丸：《千金方》卷十四第五名"雄雌丸"，药味相同，主治、剂量小异。

② 大镇心丸：《千金方》卷十四第五作"虎睛丸"，"治风癫掣，口眼张大，口中出白沫，或作声，或死不知人"；三十二味药"干姜"作"干地黄"，注云"一作干姜"；"羌活"作"独活"，"白薇"作"白薇"，注云"一作白薇"，两书剂量有别。

③ 风痫：病名。指因正虚蓄热，风邪乘袭，或因肝经风热所致的痫病。也指发痫瘥后，出现头面、肢体肿满，或不能言语者。

研，绵裹　银一斤　寒水石　栀子擘　知母　石膏碎，绵裹　杏仁去两仁皮尖，研，各十二分　升麻十八　子芩十四分　蛇蜕皮七寸，炙　蚱蝉四枚，去足翅，炙　柴胡十分　芍药　沙参各八分　生葛汁五分[1]　蜜七合　牡牛黄如大豆粒十枚，煎成研下之

上十九味，切，以水六升，淡竹沥二升，合煮。取二升四合，绞去滓，纳杏仁脂、葛汁、蜜于微火煎，搅不停手，令余二升三合成。三四岁一服二合，五六岁一服二合半，日再服，稍增。儿若大便涩者，加大黄十分。慎热面、炙肉、鱼、蒜、黏食、油腻、冷水。并出第一卷中。

深师： 疗大人风，及少小儿惊痫[2]瘛疭，日数十发，医所不能疗，除热方。

龙骨　大黄　干姜各四两　牡蛎三两，熬　滑石　赤石脂　白石脂　桂心　甘草炙，各三两

上九味，捣下筛，韦囊[3]盛。大人三指撮，以井华水二升，煮三沸药成。适寒温，大人服一升，未满百日服一合。未能饮者，绵裹箸头纳汤中，著小儿口中，以当乳汁。热多者，日四服。无毒，以意消息之。忌海藻、菘菜、生葱。出第九卷中。一方无大黄、赤石脂、桂心、甘草。

崔氏： 疗暴得惊痫立验方。朱四云极效。

吊藤皮　茯神　黄芩　升麻　白鲜皮　沙参各二两　龙齿三两　石膏八两　蚱蝉七枚，去翅，炙，研，汤成纳　寒水石六两，碎研，裹　甘竹沥二升，汤熟纳之

上十一味，切，以水九升，煮。取三升，温分三服，相去六七里久。若小孩子患，药各减，量取多少细细饮之，立瘥。忌醋物。

又， 疗大人风引，少小惊痫瘛疭，日数十发，医所不能疗。除热镇心，紫石汤[4]方。

紫石英　滑石　白石脂　石膏　寒水石　赤石脂各八两　大黄　龙骨　干姜各四两　甘草炙　桂心　牡蛎熬，各三两

上十二味，捣筛，盛以韦囊，置于高凉处。大人欲服，乃取水二升，先煮两沸，便纳药方寸匕。又煮取一升二合，滤去滓，顿服之。少小未满百日，服一合。热多者，日二三服，每以意消息之。紫石汤，一本无紫石英。紫石英贵者可除之。永嘉二年[5]，大人、小儿频行风痫之病，得发例不能言，或发热，半身掣缩，或五、六日，或七、八日死。张思惟合此散，所疗皆愈。忌海藻、菘菜、生葱。《古今录验》、范汪同。并出第六卷中。此本仲景《伤寒论》方。

风毒方五首

《广济》： 疗风毒发即眼睛疼，脚从中指疼，连肘边，牵心里闷，两肋胀，少气力，喘，气急欲绝，不能食，黄芪丸方。

黄芪　黄连各七分　防风　甘草炙，各五分　五加皮　白鲜皮　枳实炙，各四分　升麻　车前子　苦参炙　麦门冬去心　葶苈子熬　巨胜各六分

上十三味，捣、筛、蜜和，丸如梧子。空腹，以酒浸大豆下二十丸，渐加至三十丸，日二服，不知增之。忌海藻、菘

---

① 五分：因其为"汁"，故凝当作"五合"。

② 小儿惊痫：病证名。指小儿痫病之因惊而发作者。也指痫病轻证重证交替发作。

③ 韦囊：指用皮革制成的药囊。《一切经音义》卷十四引《字林》："韦，柔皮也。"

④ 紫石汤：《金匮》卷上第五作"风引汤"，"桂心"作"桂枝"；《千金方》卷十四第五作"紫石煮散"，三者药味基本相同，剂量及煎服方法稍异。

⑤ 永嘉二年：即公元 308（戊辰）年。永嘉为晋怀帝司马炽年号。

菜、猪肉、冷水、热面、炙肉、荞麦。出第一卷中。

深师：芍药汤，疗中毒风肿，心腹痛达背，迫气前后如痤痛方。

芍药　细辛　桂心　甘草炙　当归　吴茱萸　独活各二两　干地黄二两　生姜五两　桃仁四十枚，去皮两仁尖，碎

上十味，切，以水九升，煮。取三升，分为四服。宜利者，加大黄二两。忌海藻、菘菜、生葱、芜荑、生菜。出第九卷中。

《备急》：虎骨酒，疗男子女人骨体疼痛，风毒流灌脏腑，及至骨肉方。

虎骨一具，炭火炙令黄色，刮削去脂血，槌碎取尽，捣筛得数升，绢袋盛，清酒六升浸五宿，随多少稍稍饮之，日二三杯，酒尽更添。文仲同。

又，续命汤，疗毒风，其病喉咽塞气噎，或口不能言，或身体缓纵，不能自胜，不知痛处，拘急，腰背强引头，恍恍惚惚，不得卧转侧，绵绵欲死，此毒风所作方。

麻黄三两，去节　石膏碎，绵裹　干姜各二两　防风一两　当归　芎藭　甘草炙　黄芩　桂心各二分　杏仁二十枚，去两仁尖皮，碎

上十味，切，以水九升，煮。取三升，分服，小取汗。若口噤不能饮，绞①口与汤。不过二三剂。忌海藻、菘菜、生葱。并出第九卷中。

《千金》：逐风毒，石膏汤②方。

石膏如鸡子大三枚，碎，绵裹　麻黄三两，去节　杏仁三十枚，去皮尖两仁，碎　鸡子二枚　甘草一尺，指许大，炙

上五味，切，以水三升，破鸡子纳水中，烊令相得，纳药，煮。取一升服之。覆取汗，汗不出烧石熨令汗出，良。忌海藻、菘菜。出第八卷中。

风多汗及虚汗方五首

深师：疗风多汗恶风，四物防风散方。

防风五分　泽泻　牡蛎熬　桂心各三分

上药捣下筛为散。先食，酒服方寸匕，日再。忌生葱。

又，疗风汗出少气方。赵子高法。

防风十分　白术九分　牡蛎三分，熬

上三味，捣、筛为散。以酒服方寸匕，日三，增至二三匕。恶风，倍防风；少气，倍术；汗出、面肿，倍牡蛎。忌桃李、雀肉、胡荽、大蒜、青鱼鲊等物。并出第九卷中。

《延年》：疗风虚止汗，石膏散方。

石膏研　甘草炙，各四分

上二味，合捣下筛为散。先食，以浆水服方寸匕，日三夜再。忌海藻、菘菜。

又，疗风虚汗出不止方。

秦艽　附子炮　石斛　菖蒲　白术　桂心各三分　麻黄根　防风各五分

上八味，捣为散。以酒服方寸匕，日三。忌羊肉、饧、猪肉、冷水、桃李、雀肉、生葱。并出第五卷中。

《删繁》：疗大虚汗出欲死，若白汗出不止方。

麻黄去节　附子炮，各一两　牡蛎二两，熬

上三味，捣下筛，以一合药、白粉一升，合和令调，以粉汗上。一方粉二升。忌猪肉、冷水。出第九卷中。

---

① 绞：疑当作"校"，校，撬也。山胁尚德"疑当作'校'。"

② 石膏汤：《千金方》卷八第三"杏仁"用"四十枚"。"洋"误，高校本据改为"烊"。今从之。

风热方六首

《病源》：风热①者，风热之气先从皮毛入于肺也。肺为五脏上盖，候身之皮毛。若肤腠虚，则风热之气先伤皮毛，乃入肺也。其状令人恶风寒战，目欲脱，涕唾出。候之三日内及五日内，目不精明者是也。七八日，微有青黄脓涕，如弹丸大，从口鼻内出，为善也。若不出，则伤肺，变咳唾脓血也。出第二卷中。

《延年》：黄连丸，主风热气，发即头面烦闷，不能食，兼欠呿②，眠睡不安方。

黄连十二分　人参　茯神各六分　葳蕤四分　豉一合，熬　生姜屑，三分

上六味，捣、筛，蜜和，为丸如梧子。一服十丸，食上饮汁下，日二服，加至十五、二十丸。忌猪肉、冷水、酢物。

又，葳蕤饮，主风热，项强急痛，四肢骨肉烦热方。

葳蕤三两　羚羊角屑　人参各二两　葱白切，一升　豉一升，绵裹

上五味，切，以水五升，煮。取二升，去滓，纳豉，煎。取一升五合，去豉，分温三服，如人行八九里，取微汗即瘥。忌蒜、面、脂、鱼。文仲处。

又，葳蕤丸，主虚风热，发即头热闷，不能食方。

葳蕤六分　人参　白术各五分　甘草四分，炙

上四味，捣、筛，蜜和，为丸如梧子。一服十丸，食上③饮汁下，日三服，加至十五、二十丸。文仲处。忌桃李、海藻、菘菜、雀肉等。并出第十卷中。

《千金翼》：防风丸，主肺间风热，旦朝好喷嚏方。

防风　茯神各三分　天门冬四分，去心

芎䓖　白芷　人参各二分

上六味，捣、筛，蜜和，丸如梧子。酒服十丸，日三服，加至十五丸。忌鲤鱼、鲊④物。蒋孝璋处。

又，葳蕤丸，主热风冲头面，妨闷方。

葳蕤　黄连各八分　防风　人参各六分　茯神五分　豆豉三合，熬

上六味，捣、筛，蜜和，为丸如梧子。一服十五丸，饮汁下，日二服，加至二十丸。若冷，用酒下之。忌猪肉、冷水、酢物、蒜、热面。出第十八卷中。

《近效》：疗热风冲顶，热闷方。

诃梨勒一枚，取大者　芒硝三合　醋一升

上三味，捣诃梨勒为细末，并芒硝于醋中搅令消，摩涂热处，日一二度。张文仲处。《必效》、范汪同。

头风及头痛方一十首

《病源》：头面风者，是体虚，阳经脉为风所乘也。诸阳经脉上走于头面，运动劳役，阳气发泄，腠理开而受风，谓之首风⑤。病状，头面多汗，恶风，病甚则头痛。又新沐中风，则为首风。又新沐未干不可以卧，使头重身热，反得风则烦闷。

诊其脉，寸口阴阳表里互相乘。如风在首，久不瘥，则风入脑，则变为头眩。

《养生方》云：饱食仰卧，久成气病

---

① 风热：即风热病。指外感风热之邪所致，症见发热，微恶风寒，咳嗽，咽喉干痛，进而可见黄稠痰等。

② 欠呿：又作"欠欮"，即张口呵欠。

③ 食上：即吃饭前。

④ 鲊：山胁尚德："'鲊'疑当作'酢'。"

⑤ 首风：古病名，因新沐而风邪伤犯于头所致，以头面多汗，恶风，头痛为主症的病。

头风。

又云：饱食沐发，作头风。

又云：夏不用①露面卧，露堕面上，令面皮厚，喜成癣。一云作面风。其汤、熨、针、石，别有正方，补养宣导，今附于后。

《养生方导引法》云：一手拓颐，向上极势，一手向后长舒急弩②，四方显手掌，一时俱极势，四七。左右换手皆然。拓颐手两向，共头敧③侧，转身二七。去臂膊头风，眠睡。

又云：解发，东向坐，握固不息一通，举手左右导引，手掩两耳。治头风令发不白。以手复将五通脉也。

又云：热食，枕手卧，久成头风，目涩。

又云：端坐生腰④，左右倾头，闭目，以鼻纳气，除头风，自极七息止。

又云：头痛，以鼻纳，徐吐出气，三十过休。

又云：欲治头痛，偃卧⑤闭气，令鼻极乃息，汗出乃止。

又云：又两手⑥头后，极势，振摇二七，手掌翻覆安之⑦二七，头欲得向后仰之，一时一势，欲得敧斜四角，急挽之，三七。去头、腋、膊、肘风。出第二卷中。

《千金》：疗头风方。

附子一枚，中形者，炮裂　盐附子大

上二味作散，沐头毕，以方寸匕摩顶上，日三。忌猪肉、冷水等。

又方

服荆沥不限多少，取瘥。

又方

又，捣蒴藋根二升，酒二升，渍服汁。

又方

蔓荆子二升，酒一斗，绢袋盛，浸七宿，温服三合，日三。

又方

腊月乌鸡屎一升，炒令黄，末之。绢袋盛，酒三升渍，温服之，多少任性，常令醺酣。

又方

七月七日麻勃三升，麦子一硕，未相和蒸之，沸汤一硕五斗，三遍淋之，煮取一石，神曲二十斤，渍之令发，以黍米两石五斗酿之，熟封三七日，服清一升。百日中身涩、皮八风、五脏骨髓伏风，百病悉去。

又方

生油二升，盐一升末，油煎一宿，令消尽，涂头。石盐尤良。

又方

大豆三升，炒令无声，先以一斗二升瓶盛九升清酒，乘豆热即倾著酒中，蜜⑧泥头七日，温服之。并出第十三卷中。

《延年》：疗风热头痛掣动方。

防风　黄芩　升麻　芍药各二两　龙骨　石膏碎，各四两　干葛三两　竹沥二升

上八味，切，以水六升，和沥煮。取二升六合，去滓，分温三服，日晚再。忌蒜、面、猪肉、油腻。

又，疗风劳气，吐逆不能食，四肢骨节酸疼，头痛顶重方。

茯苓三两　枳实炙　橘皮　人参　芍药各二两　生姜四两

---

① 不用：犹言"不可"，"不能"。

② 弩：通"努"，极力舒展如开弓状。《病源》作"努"。

③ 敧（jī音几）：依，倚。同"敥"。

④ 生腰：即伸展腰部。程本作"伸腰"。生，通"伸"。

⑤ 偃卧：即仰面躺卧。原误窜"令鼻极"下，据《病源》卷二《头面风候》及高校本及文义移正。

⑥ 叉两手：两手交错。

⑦ 手掌翻覆安之：手掌反复按之。"翻"通"反"；"安"通"桉"。

⑧ 蜜：用同"密"，即密封。

上六味，切，以水五升，煮。取三升，去滓，分温三服，日晚再。忌面、蒜、醋物。并出第十卷中。

风头眩方九首

《病源》：风头眩者，由血气虚，风邪入于脑，而引目系故也。五脏六腑之精气，皆上注于目，血气与脉并上为系，上属于脑，后出于项中。逢身之虚，则为风邪所伤，入脑则脑转而目系急，目系急故成眩也。

诊其脉：洪大而长者，风眩。又得阳维浮者，暂[1]起目眩也。风眩久不瘥，则变为癫。其汤、熨、针、石，别有正方，补养宣导，今附于后。

《养生方导引法》云：以两手拘右膝，著膺，除风眩。

又云：凡人常觉脊背倔强，不问时节，缩咽髆内，仰面，努髆并向上，头左右两向挼[2]之，左右三七，一住，待血行气动住，然始更用，初缓后急，不得先急后缓。若无病人，常欲得旦起、午时、日没三辰，别二七。除[3]寒热病，脊腰颈项痛，风痹，口内生疮，牙齿风，头眩[4]。众病尽除。

又云：大寒不觉暖热，久顽冷患，耳聋目眩病。久行即成法，法身五六不能变也。

又云：低头，不息六通。治耳聋，目癫眩，咽喉不利。

又云：伏前，侧牢，不息六通。愈耳聋目眩。随左右聋伏，并两膝，耳著地，牢强意多用力至大极。愈耳聋目眩病。久行不已，耳闻十方，亦能倒头，则不眩也。出第二卷中。

《千金》：疗风头眩、口㖞、目痛[5]、耳聋，大三五七散方。

天雄　细辛各三两　山茱萸　干姜各五两　薯蓣　防风各七两

上六味，捣筛为散。清酒服五分匕，日再，不知稍稍加之。忌猪肉、生菜。

又，疗头风目眩耳聋，小三五七散方。

天雄三两，炮　山茱萸五两　薯蓣七两

上三味，捣筛为散。以清酒服五分匕，日再，不知稍增，以知为度。忌猪肉、冷水。并出第十三卷中。

崔氏：疗忽头眩运[6]，经久不瘥，四体渐羸，食无味，好食黄土方。

白术三斤　曲三斤

上二味，捣筛，酒和，并手捻丸如梧子，曝干。饮服二十枚，日三。忌桃李、雀肉等。

又，疗风眩，翻倒无定方。

独活六两　枳实炙，三两　石膏碎，绵裹　蒴藋各四两

上四味，切，清酒八升，煮。取四升，顿服之。以药滓熨，覆取汗。觉冷又纳鎗[7]中温令[8]热，热又熨之，即瘥。文仲、《肘后》、《千金》同。

又，疗头痛眼眩心闷，阴雨弥甚方。

当归　山茱萸各一两　防风　柴胡　薯蓣各二两　鸡子二枚，熟去皮，打黄碎

上六味，捣下筛。用前鸡黄和散令

---

[1] 暂：突然、短暂。《广雅·释诂二》："暂，猝也。"

[2] 挼：用同"挪"。指移动。

[3] 除：原误作"徐"，据程本、高校本、《病源》卷二《头风眩候》改。

[4] 头眩：即头晕目眩。原作"颈头眩"，"颈"衍。据高校本、《病源》卷二《头风眩候》删。

[5] 目痛：《千金方》卷十三第八"目痛"作"目斜"。

[6] 运：通"晕"。《千金方》卷十三第八作"晕"。

[7] 鎗：即铛，器皿。

[8] 令：原误作"冷"，据程本、高校本改。

调，酒服方寸匕，日三。并出第六卷中。

《延年》：薯蓣酒，主头风眩不能食，补益气力方。

薯蓣　白术　五味子碎　丹参各八两
防风十两　山茱萸二升，碎　人参三两
生姜屑，六两

上八味，切，以绢袋盛，酒二斗五升，浸五日。温服七合，日二，稍加。忌桃李、雀肉等。出第十卷中。

《古今录验》：九江太守独活散，疗风眩厥逆，身体疼痛，百节不随，目眩心乱反侧，若癫发作无常方。

独活四分　白术十二分　防风八分　细辛　人参　干姜各四分　蜀天雄炮　桂心各一分　栝楼六分

上九味，捣合细筛。旦以清酒服半方寸匕，日再。忌桃李、雀肉、猪肉、冷水、生菜、生葱等物。

又，防风汤①，疗风眩呕逆，水浆不下，食辄呕，起即眩倒，发作有时，手足厥方。

防风　白术　防己　干姜　甘草炙，各一两　附子炮　桂心各半两　蜀椒一百枚，汗

上八味，切，以水四升，煮。取一升半，分为三服。忌猪肉、冷水、生葱、海藻、菘菜、桃李、雀肉等。出第四卷中。

《近效》：白术附子汤②，疗风虚头重眩，苦极不知食味，暖肌补中益精气。又治风湿相搏，骨节疼痛，不得屈伸，近之则痛剧，汗出短气，小便不利，恶风不欲去衣，身体微肿者方。

白术三两　附子二枚，炮　甘草二两，炙
桂心四两

上四味，切，以水六升，煮。取三升，分为三服，日三。初服得微汗即解，能食。复烦者，将服五合以上愈。忌海藻、菘菜、猪肉、生葱、桃李、雀肉等。

此本仲景《伤寒论》方。

头风旋方七首

《广济》：疗热风，头旋、心闷，冲风，起即欲倒方。

麦门冬去心　山茱萸　茯神　苦参各八分　地骨皮　薯蓣　人参　蔓荆子　沙参　防风　芍药　枳实　大黄各六分　甘菊花　龙胆各四分

上十五味，捣、筛蜜丸。每食讫少时，以蜜水服如梧子大二十丸，日二。渐加至三十丸，不利。忌酢物、热面、炙肉、蒜、猪肉、鱼、黏食。

又，疗头面热风，头旋眼涩，项筋急强，心闷腰脚疼痛，上热下冷，健忘方。

肉豆蔻十颗，去皮　人参　犀角屑　枳实炙，各六分　黄连　白术　大黄各八分　甘草炙　苦参　旋覆花各四分　槟榔仁十颗

上十一味，捣、筛，蜜和，丸如梧子。以酒饮服二十丸，渐加至三十丸，日三服，无问食前后服之，不利。忌生菜、热面、荞麦、酒、蒜、猪肉、海藻、菘菜、桃李、雀肉等。

又，疗心虚感风，头旋心忪③，痰饮筑心闷，惛惛惚惚④，不能言语。宜微吐痰，此候极重，秦艽饮子，吐方。

秦艽　常山　人参　羚羊角屑，各二两
甘草三两，生用

上五味，切，以水六升，煮。取二升，绞去滓，分温二服，日再，如人行四五里久进一服，取快吐，不利。忌生菜、

_____

①　防风汤：《千金方》卷十三第八药用七味无"白术"，剂量有小异。
②　白术附子汤：《金匮》卷上第二作"甘草附子汤"，"桂心"作"桂枝"，主治病证及剂量有出入。
③　心忪（zhōng 音中）：心悸、征忡。
④　惛惛惚惚：神识不清貌。

生葱、热面、荞麦、猪肉、鱼、海藻、菘菜。并出第一卷中。

□□①贴顶膏，疗头风闷乱、鼻塞，及头旋、眼暗皆主之方。

萆麻去皮　杏仁去两仁皮尖　石盐　芎䓖　松脂　防风

上六味，等分，先捣石盐以下四种为末，别捣萆麻、杏仁相次入讫，即蜡②纸裹之。有病者先灸百会三壮讫，刮去黑毛使净，作一帛贴子，裁大于灸处，涂膏以贴上，两日、三日一易之。其疮于后即烂破脓血出，及帛贴之，似烂柿蒂出者良。一方用脓兼前七物相和。出第三卷中。

《延年》：疗头风旋不食，食即吐方。

前胡三两　白术　防风　枳实炙　茯神各三两　生姜四两

上六味，切，以水六升，煮。取二升，去滓，分温三服。忌桃李、雀肉、酢。

又，疗风邪气未③除，发即心腹满急，头旋眼运④欲倒方。

芎䓖　独活　防风　白术　杏仁去尖皮　枳实炙，各二两　茯神三两　生姜四两　羚羊角屑　黄芩各一两

上十味，切，以水九升，煮。取三升，分为三服，日三。忌桃李、雀肉、大酢、蒜、面等。

又，疗风痰气，发即头旋，呕吐不食，防风饮方。

防风　人参　橘皮各二两　白术　茯神各三两　生姜四两

上六味，切，以水六升，煮。取三升，去滓，分温四服，中间任食，一日令尽。忌大醋、桃李、雀肉、蒜、面等物。并出第十卷中。

瘾疹风疹方一十三首

俗呼为风矢者是也。

《黄帝素问》曰：风邪客于肌中肌虚，真气致散，又被寒搏皮肤，外发腠理，淫气行之则痒也。所以瘾疹⑤瘙疾，皆由于此。有赤疹忽起，如蚊蚋⑥啄，烦痒，重沓⑦垄起，搔之逐手起也。《删繁》同。

深师：疗十种疹散方。

鬼箭　甘草炙　白薇　白术　矾石熬，各一两　防风二两

上六味，捣、筛，以粟米粉五合，极拭身，以粉纳药中，捣合，一服五分匕，日三。中间进食，不知增之。忌海藻、菘菜、桃李、雀肉等。出第十卷中。

《千金》：瘾疹百疗不瘥方。

景天一斤，一名护火草

上一味，捣绞取汁，涂上热炙，摸⑧之再三，即瘥。

又方

黄连　芒硝各五两

上二味，以水六升，煮。取四升，去滓洗之，日四五度良。范汪同。忌猪肉、

---

① □□：此处模糊不清，程本无此几字，高校本疑是引文出处。待考。

② 蜡：据文义改。山胁尚德："'腊'疑当作'蜡'。"此字王氏多处抄误，故迳改。

③ 未：原误作"末"，据程本、高校本改。

④ 运：通"晕"。

⑤ 瘾疹：病名，又名隐疹、风团块、俗称荨麻疹。因内蕴湿热，复感外邪，郁于皮肤腠理，或服食某种药、食而发病。

⑥ 蚋（ruì 音瑞）：蚊类昆虫，吸人、畜血。

⑦ 重沓：谓疹子重叠。

⑧ 摸：即按摩。《千金方》卷二十二第五作"手摩"。

冷水。

又，疗风瘙①、瘾疹方。

以酒六升，煮大豆三升，四五沸，服一杯，日三。

又方

蛇床子二升　防风三两　生蒺藜二斤

上三味，切，以水一斗，煮。取五升，渍绵拭之，日四五。范汪同。

又方②

白术三两　戎盐半两　黄连　黄芩

芎䓖　细辛　莽草　茵芋各一两　矾石半两

上九味，切，以水一斗，煮。取三升，洗之，日三。

又方

马蔺子　蒴藋　芜蔚子　矾石　蒺藜

茵芋　羊桃　萹蓄各二两

上八味，切，以酢浆水二斗，煮。取一斗二升，纳③矾石洗之，日三。范汪无马蔺。并出第二十三卷中。

崔氏：疗风疹遍身方。

麻黄去节　生姜各三两　防风二两　芎

䓖　芍药　当归　蒺藜子　甘草炙　独活

乌喙　人参各一两

上十一味，切，以水九升，煮。取二升八合，绞去滓，分温三服讫，进粥食三日，慎生冷、酢滑、猪肉、冷水、海藻、菘菜。出第四卷中。

《延年》：涂风疹，蒴藋汤方。

蒴藋根切　蒺藜子　羊桃切　楮枝切

芜蔚子　石盐各半升　辛夷仁　矾石各三两

上八味，切，以水一斗，煮。取三升，去滓，纳盐搅令消，用涂风疹，上下涂之。一方有苋藋。

又方

取枳实以醋渍令湿，火炙令热，适寒温用，熨上即消。文仲处。并出第十卷中。

《古今录验》：疗三十岁瘾疹，耳目皆合，春秋辄发方。

于南屋东头第一梁壁外，以细灰厚布地，大小足容两脚，蹑灰上讫，使病人径去勿反顾，灸脚十指，间灸灰上，随病人年为壮数。车瑗道方，已试神良。范汪同。出第十卷中。

《元侍郎希声集》：疗卒风疹，秘验方。

石灰随多少，和醋浆水涂疹上，随手即灭。出第一卷中。

《近效》：疗风疹方。

生葱一大束，三尺以上围者，并根须④，盐三大升，以香浆水三石，煮，取两石，并大斗。于浴斛中适冷热浸，虽积年患者，不过三两度浸必瘥。

风搔⑤身体瘾疹方五首

《病源》：邪气客于皮肤，复逢风寒相折，则起风瘙、瘾疹。若赤疹者，由凉湿搏于肌中之热，热结成赤疹也。得天热则剧，取冷则灭也。白疹⑥者，由风气搏于肌中之热，热与风相搏为白疹也。得天阴雨冷则剧出，风中亦剧，得晴暖则灭，厚衣身暖亦瘥也。脉浮而大，浮为风虚，

---

① 风瘙：因风而致的痒病。瘙，痒病。原误作"风痹"，据《千金方》卷二十二第五及文义改。

② 又方：《千金方》卷二十二第五无"莽草"，共八味。

③ 纳：原脱。据程本、高校本、《千金方》及文义补。

④ 须：原误作"鬓"。"葱"只能有"须"，据程本、高校本改。

⑤ 风搔：即"风瘙"指皮肤生疹或疮而瘙痒的病。《病源》卷二《风瘙身体隐轸候》作"风瘙"，"搔"通"瘙"，今通作"瘙"。

⑥ 白疹：指疹子色白者。一指白瘖，一指麻疹色淡红者。

大为气强。风气相搏，即成瘾疹，身体为痒。

《养生方》云：汗出不可露卧及浴，使人身振、寒热、风疹也。出第二卷中。

深师：疗风搔瘾疹如漆疮①，连心中闷方。

天雄炮　䗪母知母也　牛膝各四分　防风六分　桂心　干姜　细辛　人参各三分　栝楼②五分　白术八分

上十味，捣筛。先食，服半钱匕，日再，不知稍增之。忌猪肉、生葱、生菜、桃李、雀肉等。

又，疗风搔身体瘾疹，粉散方。

乌头炮　桔梗　细辛　白术各一两

上四味，捣、筛。以铅朱为色粉四升和令调，以粉身。范汪同。并出第十卷中。

《千金》：疗风搔瘾疹方。

牛膝末，酒服方寸匕，日三。并主骨肉疽③。癫病④及痞瘤⑤。出第二十三卷中。

《延年》：蒴藋膏，主身痒风搔瘾疹方。

蒴藋根切　蒺藜子各一升　附子　独活　犀角屑　蔷薇根　白芷　防风　苦参及己　升麻　白蔹　防己各三两　川椒莽草　青木香　蛇床子　蛇衔草各二两芫蔚子切，一升　枳实五枚，炙　茵芋二两半，切

上二十一味，切，以苦酒渍令淹匝一宿，明旦铜器中炭火上用猪膏五升煎，令三上三下，以候白芷色黄膏成。绞去滓，纳不津器中，用摩风疹。张文仲同。

又，芫蔚浴汤，主身痒风搔，或生瘾疹方。

芫蔚　蒺藜　羊桃　蒴藋根苗亦得漏芦蒿各一斤　盐三斤

上六味，切，以水三石，煮。取二石

五斗，去滓，纳盐令消，适寒温。先饱食即入浴，能良久浸最好，每至夜即浴，浴讫即卧，慎风如法。并出第十三卷中。

风热头面疹痒方四首

《千金》：疗风搔肿痒在头面，大黄搨⑥洗方。

大黄　芒硝各四分　莽草二分　黄连六分　黄芩八分　蒺藜五合

上六味，切，以水七升，煮。取三升半，去滓，纳芒硝讫。帛搨上，日一过，勿令近眼。出第二十三卷中。

《延年》：牡丹膏，主项强痛，头风搔，疹痒，风肿方。

牡丹皮　当归　芎藭　防风　升麻防己　芒硝各六分　芍药　细辛　干蓝犀角屑　漏芦　蒴藋　零陵香各四分　杏仁去两仁皮尖，碎　栀子仁　黄芩　大黄青木香各三分　竹沥二升

上二十味，切，以竹沥渍一宿，醍醐⑦三升半，煎于火上，三下三上，候芍药黄膏成。绞去滓，以摩病上。

又，犀角竹沥膏，主风热发，即头项脉掣动急强，及热毒疹痒方。

犀角十二分，屑　升麻八分　蒴藋根秦艽　独活　白及　菊花　白术　防己白芷　当归　防风　芎藭　青木香　寒水

---

① 漆疮：因禀性畏漆，感受漆气而发，症见接触部位红肿痒，有皮疹，抓破流黄水，甚者遍及全身。

② 栝楼：《千金方》卷二十二第五作"栝楼根"。

③ 骨肉疽：《千金方》卷二十二第五作"骨疽"。

④ 癫病：即疠风，又称大风恶候。今多指大麻风病。

⑤ 痞瘤：病名，又名风痞瘤，即瘾疹。

⑥ 搨（tà 音踏）：通"揭"。

⑦ 醍醐（tí hú 音题胡）：酥酪上凝聚的油。

石碎　苦参　漏芦根各四分　蒺藜子二合　莽草二分　枳实二枚,四破　栀子仁七枚　竹沥三升　吴蓝一两

上二十三味,切,以竹沥渍一宿,明旦于炭火上,和猪脂五升煎,令九上九下,以候白芷色黄膏成。绞去滓,纳于不津器中,用摩风处,日三。张文仲同。并出第七卷中。

《肘后》:枳实丸,疗热风头面痒,风疹如癞方。

枳实六分,炙　天门冬去心　独活　蒺藜仁　防风　桔梗各五分　黄连　薏苡仁各四分　菌桂一分半

上九味,捣、筛,蜜和,丸如梧子。饮服十五丸,日再。如能以酒和饮之益佳,不限食之前后,以意加减。忌鲤鱼、生葱、猪肉、冷水。出第四卷中。一方有人参五分。

风搔瘾疹生疮方六首

《病源》:人皮肤虚,为风邪所折①,则起瘾疹。寒多则色赤②,风多则色白,甚者痒痛,搔之成疮。出第二卷中。

深师:疗风瘾疹或发疮,甚则胸急满,短气欲吐方。

茵芋七分,泰山者,炙　芎䓖　乌头炮　防风　白蔹　干姜各三分　桂心二分

上七味,捣下筛为散。服半钱匕,日再。忌猪肉、生葱。

又,疗瘾疹烦满及血不止方。

取新湿马矢绞取汁,服二升。微者一升,立愈。若干者,水湿取汁。并出第十卷中。

《延年》:疗风疹痒闷,搔之汁出生疮,洗汤方。

苦参一小斤　漏芦根一小斤　枳实五小两　蒺藜一小斤　楮茎叶一小斤,嫩者

上五味,切,以清浆水二升,煮。取一大升,以绵沾拭痒处,日八九度讫,以粉粉拭处,瘥。

又,枳实丸,主风热气发,冲头面热,皮肤生风疹,瘙痒盛生疮,不能多食方。

枳实炙　蒺藜子　苦参各六分　人参四分　独活　天门冬去心　菌桂各三分　白术四分

上八味,捣筛,蜜和,丸如梧子。一服十丸,用薄酒③下,日二,加至十五丸。忌蒜、热面、鲤鱼、桃李、雀肉、生葱。并出第十卷中。

又,升麻犀角膏,疗诸热风毒气痒,冲出皮肤,搔即瘾疹赤起,兼有黄水出,后结为脓窠痛④,悉主之方。

升麻　犀角屑　白蔹　漏芦　枳实炙　连翘　生蛇衔草　干姜　芒硝研,汤成下,各二两　黄芩三两　栀子二十枚,擘　蒴藋根四两　玄参三两

上十三味,切,以竹沥二升渍一宿,以成炼猪脂五升,煎令竹沥水气尽,绞去滓,纳芒硝搅令凝,膏成用摩患处,日五六度益佳。文仲同。

《近效》:疗风热结疹,搔之汁出,痒不可忍方。

麻黄根五两　蛇床子四两　蒺藜子　矾石各二两,熬　白粉二小升

上五味,捣筛,生绢袋盛,痒即粉之。此方甚良。

---

① 折:伤犯之意。
② 寒多则色赤:指以寒邪为主的外邪伤犯时其疹色偏红。《太平圣惠方》卷二十四《治风瘙瘾疹生疹诸方》"虚"作"热"。
③ 薄酒:指含醇浓度低的酒。
④ 痛:程本作"疮"。

风身体如虫行方四首

《病源》：夫人虚风邪中于荣卫，溢于皮肤之间，与虚热并，故游弈①遍体，状如虫行。出第二卷中。

《千金》：石南汤，疗六十四种风，淫淫液液②，走人皮肤中如虫行，腰脊强直，五缓六急，手足拘挛，瘾疹搔之作疮，风尸③身痒，卒面目肿起，手不止头④，口噤不能言方。

石南炙　干姜　黄芩　细辛　人参各一两　桂心　麻黄去节　当归　芎劳各六分　甘草八分，炙　干地黄三分　食茱萸五分

上十二味，切，以水六升，酒三升，煮。取三升，去滓，分为三服。取大汗，勿触风。但是瘾疹服之皆瘥。忌芜荑、生葱、生菜、海藻、菘菜等。

又，疗举体痛痒，如虫啮皮上，痒时搔⑤则皮脱作疮方。

蒺藜子三升，碎　蛇床子二升　茺蔚子一升　防风五两　大戟一斤　大黄二两　矾石三两，熬

上七味，切，以酒四升，水七升，煮。取四升，去滓，纳矾石，三上火烧，用帛拭身上，瘥止。

又方

灸曲池，随年壮，发即灸之，神良。并出第二十三卷中。

《延年》：蒺藜子丸，疗热风冲头面，痒如虫行身上，时有风疹出。除风热消疹，兼补益，坚筋骨，倍气力，充实方。

蒺藜子六分　黄芪　独活　白芷　防风　薯蓣各三分　枳实炙　人参　黄连各四分　葳蕤　地骨白皮各二分　桂心一分

上十二味，捣筛，蜜和为丸如梧子。一服十丸，酒下，日二服，加至十五丸。中间欲服水煎及黄连丸，并无妨。忌猪肉、生葱。张文仲处。出第三卷中。

疬疡风方一十五首

《广济》：疗疬疡风方⑥。

石硫黄三两，研　雄黄一两，研　硇砂　附子生用，各二两

上四味，捣、筛为散。以苦酒和如泥，涂疡处。干即更涂，以瘥为度。出第五卷中。

《集验》：疗疬疡⑦方。

苦酒于瓦瓯⑧底磨硫黄，令如泥；又取附子截一头；又磨硫黄上使熟，将卧先以布拭疡上，数过，乃以药敷之，即愈。深师处。文仲、范汪、《延年》同。

又方

硫黄研　矾石研　水银别研入　灶墨

上四味，等分，捣下筛，纳碗子中。以葱叶中涕⑨和研之，临卧以敷病上。《肘后》同。并出第九卷中。

《删繁》：疗疬疡方。

取五月五日车辙中水，并牛蹄中水⑩，浴，甚良。出第九卷中。

《千金》：疗疬疡方。

---

① 游弈：往来游动。

② 淫淫液液：谓风邪在体内蔓延浸渍。

③ 风尸：即"荨麻疹"的陕西方言俗称，本卷又谓之"瘾疹"、隐疹。

④ 手不止头：因肢体肿胀或拘挛而致手指难以举达头部。程本作"手不止头"，《千金方》卷二十二第五作"手不得上头"。

⑤ 搔：原作"瘙"，据《千金方》卷二十二第五及文义改。搔、瘙通，今通作"搔"。

⑥ 疗疬疡风方：《医心方》卷四第十八引《广济方》无"硫黄"，共三味。

⑦ 疬疡：即瘰（luǒ 音裸）疬化脓后所形成的溃疡。

⑧ 瓦瓯（ōu 音欧）：盆、盂一类的瓦器。

⑨ 涕：此指鲜葱叶中如涕状的质黏汁液。

⑩ 牛蹄中水：指地上牛蹄踩踏坑凹中的水。

取三年酢磨乌贼鱼骨，先布磨肉赤，即敷之良。

又方

取途①中先死蜣螂，捣烂之。当揩令热，封之一宿，瘥止。

又方

酢磨硫黄涂之，最上。

又方

雌黄②研　蛇蜕一具，烧灰，研　槲皮烧灰，研　硫黄研

上四味，分等下筛，以清漆和之，涂白处。欲涂时，先以巴豆半截拭白处皮微破，然后附③之，不过两三度即瘥。并出第二十四卷中。

崔氏： 疗瘑疡方。

取茵陈蒿两握，以水一斗五升，煮。取七升，以皂荚汤先洗瘑疡令伤，伤以汤洗之。汤冷更温洗，可作三四度洗，隔日作佳，不然恐痛难忍。出第四卷中。

《救急》： 疗瘑疡方。

取青胡桃皮捣之，并少许酱清和硇砂令相入，如煎饼面，先以泔清洗之，然后敷药。

又方

以酱汁研石硫黄作泥，以生布揩破，以敷疡上。

又方

以石硫黄薰之，令汗出佳。并出第五卷中。

《古今录验》： 疗身体瘑疡斑驳④，女葳膏方。

女葳一分　附子一枚，炮　鸡舌香　青木香各二分　麝香方寸匕　白芷一分

上六味，㕮咀，以腊月猪膏七合煎，纳五物，微火煎令小沸，急下去滓，纳麝香搅调，复三上三下膏成。以浮石摩令小伤以敷之。

又方

三淋葫蘁灰，取汁重淋之⑤，洗瘑疡讫，醋研木防己涂之，即愈。神验。达奚送。

又， 蜀水花膏，疗瘑疡方。

蜀水花　白附子　麝香　白蔹　商陆　鹰屎白各二两

上六味，切，以猪膏二升，合煎之沸，三上三下，膏成以敷上。并出第十卷中。

白癜风方九首

《广济》： 疗白癜⑥风方。

苦参三斤　露蜂房炙　松脂　附子炮　防风各三两　栀子仁五两　乌蛇脯六两，炙　木兰皮二两

上八味，捣、筛为散。一服一匕，以酒下。宜常吃萝卜菜，勿食鸡肉、猪肉、冷水、热面、生菜。文仲同。

又方

黑油麻一大升　生地黄五大两　桃仁去两仁皮尖，三十枚，熬

上三味，先退去油麻皮蒸之。日曝干，又蒸之。如此九度讫，又曝取干，捣令极碎，然后捣地黄、桃仁罗之。即总相和，加少蜜令相著。一服一匙，日再服，和酒吃，空吃亦精⑦，兼食诸肺尤妙。忌

---

① 途：指道路。原作"涂"，《千金方》卷二十三第四作"途"。高校本按："涂"，作用"途"。

② 雌黄：《千金方》卷二十三第四作"水银"。

③ 附：《千金方》卷二十三第四作"敷"。"附"通"敷"。

④ 斑驳（bó 音搏）：混杂，错杂。驳，通"驳"。

⑤ 三淋葫蘁灰，取汁重淋之：原作"三淋葫蘁淋灰取汁重之"，高校本据《医心方》卷四第十八移正，文通，今从之。

⑥ 白癜风：病名，又叫白驳风，为局限性的皮肤色素脱失病。

⑦ 精：美，好。《广韵·清韵》："精，善也，好也。"程本作"得"，义同。

芫荑、热面、猪、蒜、油腻等。

又方

矾石研　硫黄研

上二味，等分，酢和敷之。并出第五卷中。

《千金》：疗白癜风方。

酒服生胡麻油一合，日三，稍加至五合。慎生冷、猪、鱼、蒜。百日服五升瘥。

又方

揩上令破①，摘萝摩白汁涂之。日日为之，取瘥为度。

崔氏：疗白癜风神效方。刘秘监录送。

雌黄七分，细研　木兰皮　白术各八分

苦参　芎藭　麻黄去节　山茱萸　甘草炙　狗脊　枳实炙，各四分　秦艽　沙参　细辛　牛膝　白蔹　人参　当归　薯蓣　白芷各五分　防风　附子②炮　枲耳子各六分

上二十二味，捣、筛为散。酒服方寸匕，日再，渐渐加至二匕。忌生葱、菜、海藻、菘菜、猪肉、桃李、雀肉等。出第四卷中。

《古今录验》：疗疱白癜风，商陆散方。

生商陆根切，一升　白蔹　天雄炮　黄芩各三两　干姜四两　附子②炮　踯躅花一升

上七味，捣、筛。酒服五分匕，日三。忌猪肉、冷水。《千金》同。亦主疬疡。

又，疗白癜风，附子膏方。

附子炮　天雄炮　乌头炮，各三两　防风二两

上四味，切，以猪膏三升合煎之。先服散，白癜上以膏敷之。一方无防风。

又方

萝摩草煮以拭之，取瘥。并出第八卷中。

白驳方七首③

《集验》：疗颈项及头面上白驳④，侵淫⑤渐长，有似癣，但无疮，可疗之方。

干鳗鲡鱼脂以涂之，先洗拭驳上，外把刮之，使碜痛⑥，拭燥，然后以鱼脂涂之。一涂便愈，难者不过三涂之。深师、《千金》同。

又方

取蛇蜕皮熟⑦摩之数百过，弃皮置草中。深师、《千金》同。

又，疗身体白驳方。

取木空中水⑧洗之。捣桂屑，唾和敷驳上，日三。《千金》、文仲同。并出第七卷中。

《古今录验》：疗面白驳方。出徐王。

弊帛　蝉颈　帚　甑⑨带　脯腊　履底　蛇皮

上七物等分，以月蚀⑩之夕，盛蚀时合烧之，捣、筛。以酒服方寸匕，日二。三服止，以淳苦酒和涂白上，一折除

---

① 揩上令破：谓擦摩色素脱失处的皮肤，使其上皮破损，然后再敷药。

② 附子：剂量原缺。《千金方》卷二十三第四用作"一两"。

③ 七首：此节实有方六首。

④ 白驳（bó 音波）：即"白驳"白癜、驳，通"驳"。

⑤ 侵淫：即"浸淫"，蔓延之意。侵，通"浸"。

⑥ 碜（chěn 音渗）痛：谓如有砂子一样的涩痛。今多作涩痛。

⑦ 熟：《千金方》卷二十三第四作"熬"。

⑧ 木空中水：即树木空洞中积存的水。

⑨ 甑：陶、瓦类的蒸食炊具。现在多以笼代之。

⑩ 月蚀：即"月食"。

之①。

又方

荷叶裹鲊，合②叶相和，更裹令大臭烂，先拭令热，敷之即瘥。二公主方。

又，疗举体苦白驳，经年不瘥，此风虚。生菖蒲酒方。

陆地菖蒲细切，一石，别煮　天门冬一斤，去心　天雄三两，去皮，生用　麻子仁一升　茵芋　干漆　干地黄　远志去心，各三两　露蜂房五两　苦参一斤　黄芪半斤　独活　石斛各五两　柏子仁二升　蛇皮长三尺　大蓼子一升

上十六味，哎咀之。以绢囊盛著，先以水二斛五斗煮菖蒲根。取八斗，以酿一斛五斗米许用③，七月七日造，冬月酒成，漉糟停药，著器中下消减。令人延年益寿，耳目聪明，气力兼备。一剂不觉，更作尤妙，当以瘥为期。更重煮菖蒲，去滓取汁，以渍洗，悉益佳。禁食羊肉、饧、鲤鱼、猪肉、芜荑、鸡犬、生冷十日。酒定熟，须去滓佳。并出第八卷中。

外台秘要方卷第十五

右迪功郎充两浙东路提举茶盐司干办公事张寔校勘

① 一折除之：程本作"一抍（zhēng 音蒸）除之"。山田业广曰："抍，音蒸，上举也，一抍，犹音一举。"

② 合：《医心方》卷四第十九引《录验方》作"令"。义顺。

③ 许用：即备用。山田业广曰："犹言听用。"

外台秘要方卷第十六 虚劳上四十九门

朝散大夫守光禄卿直秘阁判登闻检院上护军臣林亿等上进

五脏劳论一首

《删繁》论曰：夫五脏劳者，其源从脏腑起也。鼓生死之浮沉，动百病之虚实，厥阴阳，逆腠理，皆因劳瘵①而生，故曰五脏劳也。出第七卷中。

肝劳论一首

《删繁》论曰：凡肝劳病者，补心气以益之，心王则感于肝②矣。人逆春气，则足少阳不生，而肝气内变。顺之则生，逆之则死；顺之则治，逆之则乱；反顺为逆，是谓关格③，病则生矣。所以肝恐不止则伤精，精伤则面离色，目青盲④而无所见，毛悴色夭⑤，死于秋。出第七卷中。

肝劳实热方二首

《删繁》：疗肝劳⑥实热，闷怒⑦，精神不守，恐畏不能独卧，目视无明⑧，气逆上不下，胸中满塞。半夏下气、消闷、明目、吐热汤方。

半夏洗破　生姜各八两　麻黄去节　芍药　杜蘅　枳实炙　细辛　杏仁去皮尖，碎　乌梅擘，各三两　松萝二两　淡竹叶切，一升

上十一味，切，以水一斗，先煮麻黄去沫，下诸药，煮。取三升，分为三服。忌羊肉、饧、生菜。出第七卷中。

深师：肝气实，目赤若黄，胁下急，小便难，泻肝汤方。

人参　甘草各三两，炙　生姜五两　黄芩二两　半夏一升，洗　大枣十四枚，擘

上六味，切，以水五升，煮半夏三四沸，纳药，最后纳姜，煎。取二升，去滓，分为二服，羸人三服。忌海藻、菘菜、羊肉、饧。出第十三卷中。

肝劳虚热方四首

《删繁》：疗肝劳虚热，两目为赤，闭塞不开，烦闷宛转⑨，热气胸里炎炎⑩，前胡泻肝除热汤方。

前胡　干姜　大青　细辛　秦皮　决明子　栀子仁　子芩各二两　淡竹叶切，一升　车前子切，一升　石膏八两，碎，绵裹

上十一味，切，以水一斗，煮。取三升，去滓，平旦分为三服。须利，加芒硝三两。忌生菜。

又，疗肝劳热闷，关格⑪不通，精神不守，气逆上胸，热炎炎不止，柴胡下热汤方。

柴胡　黄芩　泽泻　升麻　芒硝各三两　玄参六两　淡竹叶切　生地黄切，各一升　干姜二两

上九味，切，以水九升，煮。取三升，去滓，下芒硝，平旦分三服。忌芜荑。

又，疗肝劳热，恐畏不安，精神不

---

① 劳瘵：因五脏劳伤而致瘦弱。《玉篇·疒部》："瘵，瘦也。"

② 心王则感于肝：指通过补益心气，心气旺盛则影响并使肝气亦随之而充盛。此正合《难经·七十五难》"子能令母实"之义。王，通"旺"。

③ 关格：此谓阴阳俱盛，不能相互协调的严重病理状态。《灵枢·脉度》："阴阳俱盛，不得相荣，故曰关格。"

④ 青盲：病证名。指眼外观无异常而逐渐失明的病证。

⑤ 毛悴色夭：即皮毛憔悴，肤色枯槁无光泽。

⑥ 肝劳：病名。因劳损伤肝而致的虚损病证。

⑦ 闷怒：郁闷而善怒。

⑧ 目视无明：即失明。

⑨ 宛转：指身体翻来覆去，躁动不宁。

⑩ 炎炎：烧灼或蒸腾之状。

⑪ 关格：此指大小便不通。

守，闷怒不能独卧，感激惆怅[1]，志气错越，不得安守，茯苓安肝定精神丸方。

茯苓　远志去心　防风　人参　柏子仁熬，各五分　龙骨七分　牡蛎熬　大枣肉各八分　甘草四分，炙

上九味，捣、筛，白蜜和，为丸如梧子。初服二十丸，加至三十丸为度。暖清白饮进之，日再服。忌海藻、菘菜、大酢。

又，扁鹊疗劳邪气热眼赤方。

灸当容百壮，两边各尔。当容在眼小眦近后，在耳之前客主人，三阳三阴之会处，以手按之，有上下行脉则是，与耳相对。并出第七卷中。

肝劳虚寒方五首

《删繁》：疗肝劳寒[2]，眩忘咳唾，忧恚内伤，面离色，目青盲，硫黄丸方。

硫黄　干姜　吴茱萸　人参　当归　防风各七分　礜石泥裹，烧半日　乌头各八分，炮　桂心　天雄炮　甘草炙，各六分　蜀椒汗　皂荚炙，去皮子　枳实炙，各五分　细辛　甘菊花各四分

上十六味，捣、筛，白蜜和，为丸如梧子。初服二十丸，加至三十丸，日再，温清酒进之。忌猪肉、冷水、生葱、生菜、海藻、菘菜。

又，肝劳虚寒，关格劳涩，闭塞不通，毛悴色夭，猪膏酒方。

猪膏二升　生姜汁二升

上二味，微火煎。取三升，下酒五升，和，分为三服。《千金》同。

又，疗肝气虚寒，眼青盲，眭眭[3]不见物，真珠煎方。

真珠四分，研　白蜜二合　鲤鱼胆一枚

上三味，和合，微火上煎两沸，绵裹纳眼中。眼汁[4]当自出，药歇[5]更为之。本方又有鲤鱼脑一枚。

又，疗肝虚寒劳损，口苦，骨节疼痛，筋挛缩，烦闷。虎骨酒补劳损骨节疼痛方。

虎骨一升，炙，取令焦黄，碎如雀头　干姜　芎䓖　地骨皮各四两　白术　猪椒根　五加皮　枳实熬，各五两　丹参八两　干地黄七两

上十味，㕮咀，以绢澄贮[6]，清酒四升，渍四宿。初服六七合，加至一升，日再服。忌芜荑、桃李、雀肉等。并出第七卷中。

《千金》：疗肝劳虚寒，胁下痛，胀满气急，眼昏浊，视不明，槟榔汤[7]方。

生姜　附子炮，各七两　槟榔七枚，合皮碎　茯苓三两　桔梗四两　橘皮　桂心各三两　白术四两　吴茱萸五两

上九味，切，以水九升，煮。取三升，去滓，分为三服。若气喘加芎䓖三两、半夏四两洗、甘草二两炙。忌酢物、生葱、猪肉、冷水、海藻、菘菜、桃李、雀肉等。出第十一卷中。

胆实热方二首

《删繁》：疗胆腑实热，精神不守，

---

[1] 惆怅：本指失意后的忧伤。此指病人所表现的伤感、忧愁。

[2] 肝劳寒：谓肝劳病人出现的虚寒病症。循上下文例，高校本疑"劳"下脱"虚"。

[3] 眭眭：指视力下降或丧失的样子。

[4] 眼汁：即泪水。

[5] 药歇：指药味、药效散尽。《尔雅·释诂下》："歇，竭也。"

[6] 绢澄贮：程本作"绢囊贮"，《千金方》卷十一第三作"绢袋盛"。按"澄"疑作"盛"，声误。

[7] 槟榔汤：《千金方》卷十一第三"视不明"作"视物不明"，"生姜"作"母姜"，药味同而剂量稍有异。"甘草"原误作"升草"，高校本据程本、《千金方》改。今从。

泻热栀子煎方。

栀子二十一枚　甘竹茹二两，熬　香豉六合，熬，绵裹　大青　橘皮去脉，各二两　赤蜜三合

上六味，细切，以水六升，煮。取一升七合，去滓下蜜，更微火上煎两三沸，分再服。出第四卷中。

《千金》：疗胆腑实热，精神不守，泻热半夏千里水汤①方。

半夏洗　宿姜各三两　酸枣五合　黄芩一两　远志去心　茯苓各二两　生地黄五两　秫米一斗

上八味，细切，取流水五斗煮秫米，令蟹目沸，扬之三千下，澄清取五升，煮药。取二升半，分为三服。忌羊肉、饧、酢物、芜荑。出第十二卷中。

髓虚实方二首

《删繁》论曰：髓虚者，脑痛不安；髓实者，勇悍。凡髓虚实之应，主于肝胆。若其腑脏有病，从髓生热则应脏，寒则应腑。《千金》同。出第三卷中。

《千金》：疗髓虚脑痛不安，胆腑中寒，羌活补髓丸②方。

羌活　芎䓖　当归各三两　桂心二两　人参四两　酥一升　枣肉一斤，研为脂　大麻仁二升，熬，研为脂　羊髓一升　牛髓一升

上十味，先捣五味干药为散，下枣膏、麻仁。又捣相濡为一家，下二髓并酥，纳铜钵中，重汤煎之取好，为丸如梧子。酒服三十丸，日再，加至四十丸。忌生葱。

又，疗髓实，勇悍惊热，主肝热，柴胡发泄汤方。

柴胡　升麻　黄芩　细辛　枳实炙　栀子仁　芒硝各三两　泽泻四两　淡竹叶切，一升　生地黄切，一升

上十味，切，以水九升，煮。取三升，去滓，下芒硝，分为三服。忌生菜、芜荑。并出第十二卷中。

咽门论并伤破声嘶方二首

《千金》论曰：夫咽门者，应五脏六腑，往还神气，阴阳通塞之道也。喉咙、胞囊、舌者，并津液调五味之气本也。不可不研乎！咽门者，肝胆之候也。其重十两，广二寸五分，至胃管③长一尺六寸，主通五脏六腑津液神气，应十二时。若脏热，咽门则闭而气塞；若腑寒，咽门则破而声嘶，母姜酒主之。热则通之，寒则补之。若寒热调和，病不生矣。出第十二卷中。《删繁》同。

又，疗咽闭，主胆腑，咽门伤破声嘶，母姜酒方。

母姜汁二升　牛髓　酥　油各一升，别煎取热④　桂心　秦椒各四分　芎䓖　独活各五分　防风六分

上九味，将五物合捣，下筛为散。纳姜汁中，煎取相淹濡，下髓、酥、油等搅令调，微火上三上三下。平旦温清酒一升，下二合膏，细细吞之，日三服。忌生葱。《删繁》同。此方出第六卷中。今录附此论后。

六极论一首

《删繁》论曰：夫六极者，天气通于肺，地气通于嗌，风气应于肝，雷气动于

---

① 半夏千里水汤：《千金方》卷十二第二作"半夏千里流水汤"，剂量及煎服方法小有区别。

② 羌活补髓丸：《千金方》卷十二第四剂量与此处稍有区别。

③ 胃管：即胃脘，胃。管，通脘。

④ 热：山胁尚德："'热'疑当作'熟'。"

心，穀《素问》作"谷"气①感于脾，雨气润于肾。六经为川，肠胃为海，九窍为水注之于气。所以窍应于五脏，五脏邪伤则六腑生极，故曰五脏六极也。出第八卷中。

筋极论一首

《删繁》论曰：凡筋极②者，主肝也；肝应筋，筋与肝合，肝有病从筋生。

又，曰：以春遇病为筋痹，筋痹不已，复感于邪，内舍于肝，阳气入于内，阴气出于外。

凡阴气外出，出则虚，虚则筋虚，筋虚则善悲，色青苍白，见于眼下。而伤寒则筋不能动，十指爪皆痛，数好转筋③，其源以春甲乙日得之于伤风，风在筋为肝虚风也。若阳气内发，发则实，实则筋实，筋实则善怒嗌干；伤热则咳，咳则胁下痛，不能转侧，又脚下满痛，故曰肝实风也。

然则因其轻而扬之④，因其重而减之⑤，因其衰而彰之⑥。审其阴阳，以别柔刚。阳病疗阴，阴病疗阳。

善疗病者，病在皮毛、肌肤、筋脉而疗之，次疗六腑。若至五脏，则半死半生矣。

扁鹊曰：筋绝不治，九日死。何以知之？手足爪甲青黑，呼骂口不息，筋应足厥阴，足厥阴气绝于筋，则筋缩引卵与舌。足厥阴者，肝脉也。肝者，筋之合也。筋者，聚于阴器，而脉络于舌本，故脉不营则筋急，筋急则引卵与舌。故唇青、舌卷、卵缩则筋先死，庚笃辛死，金胜木⑦，医之拱手⑧也。《千金》同。出第八卷中。

筋实极方四首

《删繁》：疗筋实极则好怒，口干燥，好嗔，身躁不定，调筋止怒定气，黄芪汤方。

黄芪　芎䓖　白栎皮无刺者，各三两　白术　通草　芍药各四两　甘草炙　桂心各二两　大枣四十枚，擘去核　石膏八两，碎，绵裹　竹叶切，一升

上十一味，切，以水九升，煮。取三升，去滓，分为三服。忌海藻、菘菜、生葱、桃李、雀肉等。

又，疗筋实极则咳，咳则两胁下缩痛，痛甚则不可动转，橘皮通气汤方。

橘皮四两　白术　石膏碎，绵裹，各五两　桂心　细辛　当归　茯苓各三两　香豉一升，熬，别裹

---

① 穀气：疑当作"谷"气。谷气，即山谷之气，属五行中的土气，同气相求，故曰"感于脾"。宋臣注语为得。此处语意与《素问·阴阳应象大论》同，非"水谷之气"。

② 筋极：病证名，六极之一。指筋脉疲弱而拘挛的病证。肝主筋，故筋极亦指肝之虚极。

③ 数（shuò 音硕）好转筋：频繁地抽筋。数，屡次。转筋，即抽筋。

④ 因其轻而扬之：指病情轻、病浅，当用发散的治疗方法。《素问·阴阳应象大论》张介宾注曰："轻者浮于表，故宜扬之。扬者，散也。"

⑤ 因其重而减之：指邪盛的病证，当用削减病邪的治疗方法。《素问·阴阳应象大论》张介宾注："重者实于内，故宜减之。"

⑥ 因其衰而彰之：指正气虚衰不足之证，当用补益的治疗方法。《素问·阴阳应象大论》张介宾注："衰者气血虚，故宜彰之。彰之者，补之益之，而使气血复彰也。"

⑦ 庚笃辛死，金胜木：在干支纪日中，庚、辛的五行属性为金。庚日、庚时，辛日、辛时，肝病加重，肝属木，故曰"金胜木"。此同《素问·平人气象论》"肝见庚辛死"之义。

⑧ 拱手：犹言病情危重，到了无法救治的地步，医生已经束手无策。

上八味，切，以水九升，煮。取三升，去滓，分为三服。忌桃李、雀肉、生葱、生菜、酢物。《千金》同。并出第八卷中。

《千金》：疗筋实极则两脚下满而痛，不得远行，脚心如割筋、断折，痛不可忍，丹参煮散[①]方。

丹参十二分　芎劳　杜仲　续断　地骨皮各八分　通草　当归　干地黄　麦门冬去心　禹余粮炼　麻黄去节，各七分　甘草炙　桂心各五分　牛膝九分　生姜薄切，炒取焦燥　牡蛎各十分，熬　升麻六分

上十七味，捣下筛为散，以绢袋子盛散二方寸匕，以井华水二升，煮。数动绢囊子，煮。取一升为一服，日再煮。忌海藻、菘菜、生葱、芜荑。《删繁》同。

又，疗筋实极则手足爪甲或青、或黄、或黑乌黯，四肢筋急，烦满，地黄煎方。

生地黄汁三升　生葛汁一升，澄清　生玄参汁一升　大黄二两　栀子仁　升麻　麻黄去节　犀角屑，各三两　石膏五两，碎　芍药四两

上十一味，切，以水七升，煮。取二升，去滓，下地黄汁一两沸，次下葛汁等煎。取三升，分为三服，日再。忌芜荑。《删繁》、《肘后》同。并出第十一卷中。

筋虚极方二首

《删繁》：疗筋虚极则筋痹[②]，好悲思，颜色苍白，四肢嘘吸[③]，脚手拘挛，伸动缩急，腹中转痛，五加皮酒方。

五加皮一斤　枳刺二升，㕮咀，炙　猪椒根皮　丹参积八两　桂心　当归　甘草炙，各三两　天雄炮　秦椒汗　白鲜皮　通草各四两　芎劳　干姜各五两　薏苡仁半升　大麻仁三升，研为末

上十五味，㕮咀，以绢澄贮[④]，酒四斗渍。春夏四宿，秋冬六七宿，初服六七合，稍加之，以知为度。忌生葱、猪肉、冷水、海藻、菘菜。

又，疗筋虚极伤风，为风所伤，入筋缩挛，腰背不伸，强直苦痛，或为脚气，牛膝汤方。

牛膝　防风　甘李根皮　丹参　前胡各四两　石斛五两　杜仲　秦艽　续断　鳖甲炙，各三两　陈橘皮二两　大麻仁二升，熬，研

上十二味，切，以水一斗四升，煮。取五升，去滓，下麻仁更煎。取二升，分三服。忌苋菜。并出第八卷中。

筋虚胞转方二首

《删繁》：疗筋虚实，暴损、绝极，或因霍乱转筋、腹满痛，或因服药吐利过度，脚手虚转，肠胞转痛[⑤]，人参汤方。

人参　厚朴炙，各二两　葱白一虎口　白术四两　蓼一把，长三寸[⑥]

上五味，切，以水五升，煮。取二升，去滓，分再服。忌桃李、雀肉等。

---

① 丹参煮散：《千金方》卷十一第四主治病证、药味组成，服用方皆相同，仅几味药剂量有差别。

② 筋痹：指风寒湿邪入侵于筋所致的痹病。

③ 四肢嘘吸：文义不顺，高校本疑"嘘吸"从"好悲思"下误窜于此。"四肢"连下读。嘘吸，即叹息。

④ 绢澄贮：即用绢袋盛而贮之。《千金方》卷十一第四作"绢袋贮"。按"澄"疑"盛"之声误。

⑤ 肠胞转痛：指肠和尿脬扭转而疼痛。

⑥ 寸：原误作"升"，高校本据《医心方》卷六第二十三引《删繁方》改。从之。

又，疗胞转①筋急方。

白术　通草各四两　栀子仁　子芩
茯苓各二两　榆白皮三两　香豉一升，熬，绵
裹

上七味，切，以水七升，煮。取三
升，去滓，分三服。忌酢物、桃李、雀肉
等。并出第八卷中。一方无香豉。

转筋方七首

范汪：疗转筋②方。

以盐一升，水一升半，作汤洗渍良。

又，疗转筋在两臂若③胸胁者方。

灸手掌白肉际七壮。并出第八卷中。

《删繁》：疗转筋，十指筋挛急，不
得屈伸，灸法。

灸手踝骨④上七壮良。

又，扁鹊疗转筋，胫骨痛不可忍方。

灸屈膝下廉横筋上三壮。

又，治转筋方。

灸涌泉，涌泉在脚心下，当大母指大
筋，灸七壮。亦可灸大都，在足大母指本
节内⑤侧白肉际，灸七壮。

又，腹肠⑥转筋方。

灸脐上一寸十四壮。并出第八卷中。

《近效》：疗脚转筋及浑身转筋方。

暖水稍热于浴斛中，坐浸。须臾便
瘥，如汤沃雪。

心劳论一首

《删繁》论曰：凡心劳⑦病者，补脾
气以益之，脾王则感于心矣。人逆夏气则
手太阳不长，心气内洞⑧。顺之则生，逆
之则死；顺之则治，逆之则乱。反顺为
逆，是谓关格，病则生矣。心主⑨窍，窍
主耳。耳枯燥而鸣，不能听远，毛悴色
夭，死于冬。出第七卷中。

心劳实热方五首

《删繁》：疗心劳⑩实热，好笑无度，
自喜，四肢烦热，麻黄止烦下气汤方。

麻黄去节　栀子仁　茯苓　子芩　白
术各三两　石膏八两，碎，绵裹　桂心二两
芒硝三两　生地黄切，一升　大枣二十枚　鸡
子二枚　甘草一两，炙　赤小豆二合

上十三味，切，以水一斗，煎和，下
鸡子白搅调，去沫，下诸药，煮。取二升
五合，去滓，下竹沥、芒硝，煎一沸，分
为三服。忌生葱、酢物、桃李、雀肉、海
藻、菘菜等。前无竹沥，后云：下竹沥，恐有
失⑪。

又，疗心劳热⑫，口为生疮，大便苦
难，闭涩不通，心满痛，少腹热⑬，大黄

---

① 胞转：又称转胞、转脬。多因强忍小便（忍
尿疾走、忍尿入房、饱食忍尿）或寒热所迫，或惊扰
暴怒，水气上逆，气迫尿脬，使膀胱扭转戾曲而致，
症见脐下小腹急痛、小便不通者。

② 转筋：俗称抽筋。多由气血不足，风冷或寒
湿侵袭所致，症见小腿腓肠肌抽筋，甚则牵连腹部拘
急扭结疼痛。

③ 若：选择连词，犹言"或"。

④ 手踝骨：《千金方》卷十一第四作"脚外踝
骨"，当据改。

⑤ 内：原误作"肉"，据程本、高校本改。

⑥ 腹肠：《千金方》卷十一第四作"腹胀"，似
是。

⑦ 心劳：指心因劳伤而致虚损者。

⑧ 心气内洞：指心气不足。"内洞"，空虚之义。

⑨ 主：原误作"生"，据程本、高校本及本卷下
节《心劳实热方五首》引《删繁》"磁石汤"文例改。

⑩ 心劳：指因劳损过度，损伤于心所致的病证。

⑪ 后云：下竹沥，恐有失：原"云"误作
"去"，"失"误作"之"，据程本、高校本及文义改。

⑫ 心劳热：指心劳之病化热或又感热邪者。

⑬ 少腹热：《千金方》卷十三第三作"小肠
热"，当从。因此处为心火下移之故。

泄热汤①方。

大黄　泽泻　黄芩　栀子仁　芒硝各三两　桂心二两　大枣二十一枚，擘　通草二两　石膏八两，碎，绵裹　甘草一两，炙

上十味，切，以水九升，先取一升水，别渍大黄一宿，以余八升煮诸药。取二升五合，去滓，下大黄，更煮两沸。去大黄滓下芒硝，分为三服。忌海藻、生葱、菘菜。

又，疗心劳热伤心，有长虫名蛊虫，长一尺，周心为病，雷丸丸主。

雷丸熬　橘皮　石蚕炙　桃皮炙，各五分　狼牙六分　贯众二枚　芜荑熬　青葙子蜀漆各四分　僵蚕三七枚，熬　茱萸根皮七分　乱发如鸡子大，烧末

上十二味，蒸切捣、筛，白蜜和，为丸如梧子。清白饮一服七丸，不觉更加，至二七丸为度，日再。

又，疗心劳热，心主窍，窍主耳，耳枯焦而鸣，不能听远，磁石汤方。

磁石五两，碎，绵裹　茯苓　大青　人参　白术　菖蒲　芍药各三两　竹叶切，一升　赤石脂二两，绵裹

上九味，切，以水九升，煮。取二升五合，去滓，分为三服。忌羊肉、饧、酢物、桃李、雀肉等。本方无芍药。

又，疗心劳不止，肉毛焦，色无润，口赤干燥，心闷，麦门冬饮方。

生麦门冬一升，去心　陈粟米一升　鸡子二七枚，取白　淡竹叶切，三升

上四味，先以水一斗八升，煮粟米、竹叶取九升，去滓，澄清。接取七升，冷下鸡子白，搅五百转，去上白沫，下麦门冬，煮。取三升，去滓，分三服。并出第七卷中。

心实热方三首

《千金》：泻心汤②，疗心实热③，或欲吐，吐而不出，闷喘急，头痛方。

小麦三升　香豉一升，绵裹　石膏一升，碎，绵裹　地骨皮五两　栀子仁二十一枚　茯苓二两　淡竹叶切，一升

上七味，切，以水一斗五升，煮小麦、竹叶。取八升，澄清下诸药，煮。取三升，去滓，分温三服。忌酢物。本名石膏汤。

又，疗心实热，惊梦，喜，恐畏悸惧不安，竹沥汤方。

淡竹沥一升　石膏八两，碎，绵裹　人参　知母去皮　赤石脂　栀子仁　芍药　白术各三两　茯神　紫菀各二两　生地黄汁一升

上十一味，切，以水九升，煮十味。取二升七合，去滓，下竹沥。更煎，取三升。若须利，下芒硝二两，去芍药，分为三服。忌桃李、雀肉、酢物、芜荑。

又，茯神煮散，主心实热，口干烦渴，眠卧不安方。

茯神　麦门冬去心，各六分　通草六分　升麻五分　淡竹茹一丸，如鸡子大，熬　知母四分，去毛　赤石脂七分　紫菀　桂心各三分　大枣二十枚，擘

上十味，捣，粗筛为散。取方寸七，帛裹之，以井华水二升半，煮。取九合，时动药裹子，平旦为一服，日再服。忌生

① 大黄泄热汤：《千金方》卷十三第三无"通草"，共九味。此"十味"原误作"九味"，据高校本及方中实有药味改。
② 泻心汤：《千金方》卷十三第二作"石膏汤"，组成相同，剂量有别。
③ 心实热：指心病化热或热邪犯扰于心而致的实性热证。

葱、酢物。并出第十三卷中。

脉极论一首

《删繁》论曰：凡脉极者，主心也。心应脉，脉与心合，心有病从脉起。

又曰：以夏遇病为脉痹[1]，脉痹不已，复感于邪，内舍于心，则食饮不为肌肤，颜脱面色白不泽[2]，其脉空虚，口唇见赤色。

凡脉气衰，血焦发堕，以夏丙丁日得之于伤风，风损脉为心风。心风状，汗多[3]。若脉气实则热，热则伤主，使人好怒，口为色赤，甚则言语不快，血脱色，干燥不泽，食饮不为肌肤。若脉气虚则寒，寒则咳，咳则心痛，喉中介介如哽，甚则咽肿喉痹，故曰心风虚实候也。

若阳经脉病，疗阴络；阴络脉病，疗阳经。定其血气，各守其乡，脉实宜泻，气虚宜补。

善疗病者[4]，病在皮毛肌肤筋脉则全疗之，至六腑五脏，则半死半生。

扁鹊曰：脉绝不疗，三日死。何以知之？脉气空虚则衰，颜焦发落，脉应手少阴，手少阴气绝则脉不通。手少阴者，心脉也。心者，脉之合也。脉不通则血不流，血不流则发色不泽，故面黑如漆柴[5]，则血脉先死，壬笃癸死，水胜火，故非治药所效也。出第八卷中。《千金》同。

脉热极方三首

《删繁》：疗脉实热极，血气伤心，使心好生赫[6]怒，口为色变赤，言语不快。消热止血气，调脉理中，茯苓汤方。

茯苓　黄芩　栀子仁　芒硝各五两
赤石脂　升麻　紫菀各二两　生麦门冬五两，去心　竹叶切，一升　香豉一升，熬　石

膏八两，碎，绵裹　生地黄切，一升

上十二味，切，以水九升，煮。取二升，去滓，下芒硝，分为三服。忌酢物、芜荑。

又，疗脉极热[7]，伤风损脉为心风[8]，心风状多汗无滋润。消虚热极，止汗，麻黄汤方。

麻黄去节　杏仁各四两，去尖皮两仁，碎
栀子仁　黄芩　防风　紫菀各三两　升麻
桂心　茯神　人参各三两　大枣二十枚，擘　石膏六两，碎，绵裹　桑根白皮一升

上十三味，切，以水一斗，先煮麻黄三沸，去沫，下诸药，煮。取三升，去滓，分为三服。忌生葱、酢物。

又，疗脉热极，遇风为痹，痹感心，颜脱面色白不泽，脉空虚，口唇色赤干燥，升麻润色消痹止热极汤方。

升麻　射干　芎䓖　人参各三两　赤小豆五合　生姜四合　麦门冬去心，四两　葳蕤四两　生地黄切，一升　甘草二草，炙　竹叶切，一升

上十一味，切，以水一斗，煮。取二升，去滓，分为三服。忌海藻、菘菜、芜荑。并出第八卷中。

---

① 脉痹：指风寒湿邪伤犯并阻滞血脉而致的病证。

② 颜脱面色白不泽：指面部消瘦，面色淡白无光泽。《千金方》卷十三第四"颜脱面"作"咳脱血"。两者义并通。

③ 汗多：《千金方》卷十三第四作"多汗恶风"。当从。

④ 善疗病者：《千金方》卷十三第六作"善疗病者，定其虚实，治之取瘥"。

⑤ 面黑如漆柴：犹言面色黑而干枯无光泽。

⑥ 赫：怒貌。也作"嚇"。《广韵·陌韵》："嚇，怒也。"

⑦ 脉极热：指脉极之证化热或又感热邪者。又称"脉实热极"。

⑧ 心风：五脏风之一。指风邪入犯于心，症见多汗恶风，唇舌干燥，易怒，语言不利者。

脉寒极方四首

《删繁》：疗脉极[1]虚寒则咳，咳则心痛，喉中介介如哽，甚则咽肿喉痹。半夏消痛、止极、益气汤方。

半夏一升，十洗，四破　宿姜八两　芎藭　细辛　附子炮　玄参　当归各三两　桂心　甘草炙　茯苓各二两　杏仁六十枚，去两仁皮尖，碎

上十一味，切，以水一斗，煮。取三升，去滓，分温三服。忌羊肉、饧、生葱、猪肉、冷水、菘菜、海藻、酢物等。

又，疗脉极虚寒，鬚发堕落。安发润生[2]，桑白皮沐头方。

桑白皮二升，细切

上一味，以水淹渍，煮五六沸，去滓。洗沐鬚发，数数为之，自不复落。

又方

麻子三升，研　白桐叶切，一把

上二味，以淘米泔[3]汁二斗，煮。取五六沸，去滓，以洗沐头，则鬚发不落而长。

又，疗发堕落方。

生柏叶一升　附子四枚，炮　猪膏三斤

上三味，末，以膏三斤，和为三十丸，用布裹一丸，纳煎沐头汁中。令发长不复落也。并出第八卷中。

脾劳论一首

《删繁》论曰：凡脾劳[4]病者，补肺气以益之，肺王则感脾。是以圣人春夏养阳，秋冬养阴，以顺其根矣。肝、心为阳，脾、肺、肾为阴，一云太阴、阳明为根。逆其根则伐其本。阴阳四时者，万物之始终也。《千金》同。出第七卷中。

脾劳实热方四首

《删繁》：疗脾劳热，身体、眼目、口唇悉痿黄，舌本苦直，不能得咽唾，生地黄煎方。

生地黄汁三升　赤蜜　石膏各一升，碎，绵裹　升麻　射干　子芩各三两　生玄参八两　栀子仁　葳蕤各四两　甘草二两，炙

上十味，切，以水七升，先煮石膏等取二升，去滓，下生地黄汁，更煎。取四升，绵捩[5]分为四服。若须利泄，加芒硝三两，分为三服，余一服停下芒硝。留晚[6]若热不止，更进服之，得利泄，止后一服也。忌海藻、菘菜、芜荑。

又，疗脾劳热[7]，有白虫长一寸，在脾为病，令人好呕，胸中塞，呕而不出，前胡吐热汤[8]方。

前胡　白术　赤茯苓　枳实炙　细辛　旋覆花　龙胆　杏仁去尖皮双仁　常山　松萝各三两　竹叶切，一升

上十一味，切，以水一斗，煮。取三升，去滓，分为三服。若腹中热满，加芒硝、山栀子仁、黄芩各三两，苦参二两，

---

① 脉极：指心脉不足，血脉亏损，病情急重的病证，常伴有面红，头发脱落，易怒，心痛，惊悸不宁的症状，亦可波及他脏。亦指心之虚极。

② 安发润生：谓此方有生发润肤的功效。《千金方》卷十三第八作"令发润泽"，义顺可从。

③ 泔：指淘米水。原误作"甘"，据高校本、《千金方》卷十三第八改。

④ 脾劳：因饮食、劳倦损伤于脾而致的病证。

⑤ 绵捩（liè 音列）：用绵滤汁音。捩，按压。

⑥ 留晚：山田业广注曰："疑'至晚'之谓。"可从。

⑦ 脾劳热：又叫"脾劳实热"，指脾因劳成虚，病从热化，或又感热邪而致者。

⑧ 前胡吐热方：高校本认为"吐热"二字不相协，检本书卷二十六《五脏虫方七首》作"煎胡汤"，"胸中塞"作"胸中骇骇"，剂量有别。

加水二升。忌酢物、桃李、雀肉、生葱、生菜。

又，疗脾劳热，有白虫在脾中为病，令人好呕，茱萸根下虫酒方。

东行茱萸根 大者，一尺　大麻子 八升　橘皮 二两，切

上三味，剉茱萸根，捣麻子，并和以酒一斗，渍一宿，微火上薄暖之，三上三下，绞去滓。平旦空腹为一服，取尽，虫便下出，或死，或半烂，或下黄汁。凡作药法，禁声勿语道作药，虫便下，验。并出第七卷中。

《千金》：疗脾劳实热，四肢不用，五脏乖反①，胀满，肩息气急不安，承气泄实热半夏汤方。

半夏 洗　宿姜 各八两　橘皮　芍药 各八两　茯苓　白术　杏仁 各三两，去皮尖两仁，研　大枣 二十枚，擘　竹叶 切，一升

上九味，切，以水一斗，煮。取三升，去滓，分为三服。《删繁》同。忌羊肉、饧、大酢、桃李、雀肉等。出第十五卷中。

脾劳虚寒方三首

《删繁》：疗脾劳虚损消瘦，四肢不举，毛悴色夭，牛髓补虚寒丸方。

牛髓　鹿髓　羊髓　白蜜　酥 枣肉 研为脂，各一升　人参 四分　生地黄 十斤，切，酒二升，渍三宿，出曝，还纳酒中，取尽，曝干　桂心　茯苓 各四分　干姜　白术　芎藭 各五分　甘草 六分

上十四味，捣、筛，纳五髓中，微火煎，搅可为丸如梧子。初服三十丸，加至四十丸为剂，日再服，温清酒进之。忌海藻、菘菜、生葱、芜荑、桃李、雀肉、酢。髓字恐误，并酥蜜为五物尔。

又，疗脾虚劳寒②，饮食不消，劳倦气胀噫满，忧恚不解，人参消食八味等散③方。

人参　茯苓　陈麦曲 熬　麦蘗 熬　白术　吴茱萸　厚朴 炙　槟榔仁 炙，各八分，合子用

上药捣筛为散。食后，服方寸匕，日再服，清酒进之。《千金》同。忌酢物、桃李、雀肉等。并出第七卷中。

《千金》：疗脾虚寒劳损，气胀噫满，食不下，通噫消食膏酒方。

猪膏 二升　宿姜汁 五升　吴茱萸 一升　白术 一斤

上四味，捣筛茱萸、术等二物为细散，纳姜汁、膏中，煎。取六升，温情酒一升进方寸匕，日再。《删繁》同。忌桃李、雀肉等。出第十五卷中。

脾实热方六首

《千金》：疗脾实热④，舌本强直，或梦歌乐而体重不能行，泻热汤方。

前胡　茯苓 各三两　龙胆　细辛 各二两　芒硝 三两　玄参　大青 各二两　苦竹叶 切，一升　杏仁 四两，去尖皮两仁者

上九味，切，以水九升，煮。取三升，分三服。忌酢物、生菜。

又，射干汤⑤，主疗与前方同。

射干 八两　大青 三两　石膏 十两，碎，绵裹　赤蜜 一升

上四味，切，以水五升。煮，取一升五合，去滓，下蜜煎，取二升，分三服。

---

① 五脏乖反：谓五脏失调。乖、反同义叠用，加强语气。

② 脾虚劳寒：指脾因劳成虚，病从寒化，或又感寒冷邪气而致者。

③ 人参消食八味等散：《千金方》卷十五第二作"槟榔散"，"蘗"作"蘗"，高校本据改。今从之。

④ 脾实热：指脾病化热，或又感热邪而致者。

⑤ 射干汤：《千金方》卷十五第二作"射干煎"。

又，疗脾热胁痛，热满不歇，目赤不止，口唇干裂方。

石膏一斤，碎，绵裹　生地黄汁一升　赤蜜一升　淡竹叶切，五升

上四味，以水一斗二升，煮竹叶，取七升，去滓澄清。煮石膏，取一升五合，去滓下地黄汁两沸，下蜜煎。取三升，细细服之。忌芜荑。

又，疗脾热，偏一边痛，胸满胁偏胀方。

茯苓　橘皮　泽泻各三两　石膏八两，碎，绵裹　桑根白皮一升　芍药　白术各四两　桂心　人参各　生姜切，一升　半夏六两，洗

上十一味，切，以水一斗二升，煮，取三升，分为三服。若须利，加芒硝二两。忌羊肉、饧、桃李、雀肉、生葱、酢物。并出第十五卷中。

《千金翼》：泻脾汤，主脾脏病，气实胸中满，不能食方。

茯苓　厚朴炙，各四两　甘草炙　人参　黄芩各二两　桂心五两　生姜八两　半夏一升，洗

上八味，切，以水七升，煮。取三升，分为三服。此方又主冷气在脾脏，走出四肢，手足流肿，亦逐水气。忌海藻、菘菜、羊肉、饧、生葱、酢物等。

又，主脾气实，其人口淡①，甘卧愦愦②，痛无常处，呕吐反胃方。

大黄六两

上一味，以水六升，煮。取一升，分再服。又主食即吐，并大便不通者，加甘草二两，煮。取二升半，分为三服。忌海藻、菘菜。并出第十七卷中。

泻脾丸主脾气不调及腹满方三首

深师：调中利饮食，除胃中积聚、寒热。老人将服③，长肌肉，令人光泽，泻脾丸方。

黄芩　杏仁去尖皮两仁，熬　泽泻　通草　芎䓖　桂心　白术　干姜各五分　茯苓　黄芪　干地黄各六分　附子二分，炮　麦门冬四分，去心

上十三味，捣筛，蜜和。服如梧子二丸，日三服。忌猪肉、冷水、桃李、雀肉、生葱、酢物、芜荑等。出第十三卷中。

《千金翼》：泻脾丸④，主脾气不调，有寒热，或下闭塞。调五脏下利，呕逆饮食者方。

大黄六分　杏仁去尖皮并仁，熬　附子炮　当归　干姜　桂心各四分　人参　细辛　芍药　茯苓　半夏洗　黄芩　蜀椒各三分，汗　玄参三分

上十四味，捣筛，蜜和，丸如梧子。饮服六丸，日三，增至十丸。忌猪羊肉、冷水、饧、生葱、生菜、酢物等。深师无半夏、附子。

又，泻脾丸⑤，主毒风在脾中，流肿

---

① 口淡：口内淡而无味，吃什么食物都尝不出滋味，多属脾虚所致。"淡"原误作"痰"，据程本、高校本、《千金翼》卷十五第四改。

② 甘卧愦愦：谓酣卧嗜睡的昏闷貌。"甘"，原误作"泔"，据程本、高校本、《千金翼》卷十五第四改。甘，有"嗜"义，又同"酣"。

③ 将服：将息调养服用。

④ 泻脾丸：《千金翼》卷十五第四"有寒热"作"有热"，"调五脏不利"作"调五脏"，组成及煎服方法均同，剂量出入较大。

⑤ 泻脾丸：《千金翼》卷十五第四主治、组治剂量均有异。

腹满，短气，食辄向向①不消，时时微下②方。

当归三分　吴茱萸二分　干姜二分　大黄二分　狼毒炙，一分　桂心三分　芎䓖二分　蜀椒汗，二分　白薇一分　甘遂熬，二分　附子炮，二分　葶苈熬令紫色，三分

上十二味，捣，筛，蜜和，丸如梧子。饮服三丸，日三。忌猪肉、冷水、生葱。并出第十七卷中。

温脾汤主脾气不足及不调下痢方六首

深师：厚朴汤，疗冷实，服温脾汤不瘥，乃服此汤方。

厚朴四两，炙　桂心二两　枳实三两，炙　生姜五两

上四味，切，以水五升，煮。取二升，分为三服，相去五里久，不过五剂。忌生葱。

又，温脾汤，疗脾胃中冷结实，头痛壮热，但苦下痢，或冷滞、赤白如鱼脑方。

人参一两半　干姜　附子炮，各二两　大黄三两

上四味，切，以水六升，煮。取一升半，分为三服。忌猪肉、冷水。

又，大温脾汤，疗脾胃中冷，不得食。又谷不消，向向胀满，时苦下痢方。

黄芩　人参　芍药　附子炮，各一两　甘草炙　干姜　大黄　厚朴炙，各二两

上八味，切，以水八升，煮。取二升八合，分为三服，亦可四服，得下佳。不下，须臾复服甚良。忌猪肉、海藻、菘菜。并出第二十一卷中。

《千金翼》：温脾汤，主脾气不足，虚弱下痢，上入下出③方。

干姜　大黄各三两　人参　附子炮

甘草炙，各二两

上五味，切，以水八升，煮。取二升半，去滓，分为三服。忌海藻、菘菜、猪肉、冷水。深师、文仲同。

又，温脾汤，主脾气不足，水谷下痢，腹痛食不消方。

半夏四两，洗　干姜　赤石脂　白石脂　厚朴炙　桂心各三两　当归　芎䓖　附子炮　甘草炙　人参各二两

上十一味，切，以水九升，煮。取三升，分为三服。忌海藻、菘菜、猪肉、冷水、羊肉、饧、生菜。

又，建脾汤，主脾气不调，使人身重如石，欲食即呕，四肢酸削不收方。

芍药　甘草炙　黄芪各一两　生姜二两　生地黄一两　白蜜一升

上六味，切，以水九升，煮。取三升，去滓，纳蜜搅令调，煎令微沸。服八合，日三夜一。忌海藻、菘菜、芜荑。深师同。出第十七卷中④。

温脾丸主脾胃中冷及不足方四首

深师：疗宿寒，脾胃中冷，心腹胀满，食不消化，温脾丸方。

大黄二两　麦曲熬　干姜各三两　厚朴炙　附子炮　当归　甘草炙　桂心　人参　枳实炙，各一两

---

① 食辄向向：谓食后即有腹胀、叩击时膨膨作响。向向，通"响响"。下同。

② 时时微下：时有轻微的泄泻症状。下，即下利、泄。

③ 上入下出：食入即泻的症状。此因脾之阳气不足，不有运化水谷之故。

④ 出第十七卷中：以上三方并出于《千金翼》卷十五第四中。高校本以文例，"疑'出'上脱'并'字"。可参。

上十味，捣下筛，蜜和。服如梧子十五丸，日三，增至二十丸亦得，食已服之。无当归者，用芎䓖一两代之。忌猪肉、冷水、海藻、菘菜、生葱等。

又，疗脏气不足，温养五脏，消水谷，下气，令人能食，温脾丸方。

法曲五两，熬　干姜炮　枳实炙，各五两　附子三两，炮　人参　甘草炙，各二两　蜀椒一两，汗

上七味，捣、筛，蜜和。服如梧子十五丸，酒饮皆得，不知增之。忌猪肉、冷水、海藻、菘菜。并出第十三卷中。

《千金翼》：大温脾丸[1]，主脾胃中冷，水谷不化，胀满，或时寒极方。

法曲五合，熬　甘草炙　桔梗　人参　干姜各三两　桂心五两　附子炮　细辛各二两　枳实三枚，炙　吴茱萸　大麦蘖熬，各五两

上十一味，捣、筛，蜜和。丸如梧子，酒服七丸，日三，加至十五丸。忌海藻、菘菜、猪肉、生菜。

又，温脾丸，主脾胃气弱，大腹冷则下痢，少腹热则小便难，房向[2]腹满，喘气虚乏，干呕不得食，温中消谷，疗脾益气方。

法曲熬　吴茱萸　小麦蘖[3]各五合，熬　枳实三枚，炙　甘草炙　桂心　厚朴炙　当归　茯苓各三两　细辛　干姜　麦门冬去心　人参　桔梗　附子各一两，炮

上十五味，捣筛，蜜和丸如梧子。空腹，饮服七丸，日三。亦可加大黄二两。忌海藻、菘菜、猪肉、冷水、生葱、生菜、酢物。文仲、《肘后》同。并出第十七卷中。

肉极论一首

《删繁》论曰：凡肉极[4]者，主脾也。脾应肉，肉与脾合。若脾病，则肉变色。

又，曰：至阴遇病为肌痹，肌痹不已，复感于邪，内舍于脾，体淫淫[5]如鼠走其身上，津液脱，腠理开，汗大泄，鼻上色黄[6]，是其相也。

凡风气藏于皮肤，肉色则败，以季夏戊己[7]日得之于伤风为脾风。脾风之状多汗，阴动伤寒，寒则虚，虚则体重怠堕[8]，四肢不欲举，不嗜饮食，食则咳，咳则右胁下痛，阴阴引肩背，不可以动转，名曰厉风，里虚外实。若阳动伤热，热则实，实则身上如鼠走，唇口坏，皮肤色变，身体津液脱，腠理开，汗大泄，名曰恶风。而须决其纲纪，知其终始，阴阳动静，肉之虚实。实则泻之，虚则补之。

善疗病者，风始入肉皮毛肌肤筋脉之间，即须决之。若入六腑五脏，则半生半死。

扁鹊曰：肉绝不疗，五日死。何以知之？皮肤不通，外不得泄，肉应足太阴。

足太阴气绝，则脉不营其口唇[9]。口唇者，肌肉之本也。脉不营则肌肉濡，肌肉濡则人中满，人中满则唇反，唇反则肉

---

① 大温脾丸：《千金翼》主治、药味、煎服方法与此并同，剂量有小异。

② 房向：程本"房"作"气"。高校本引丹波元坚曰："推上方'房'盖'向'错，程本恐臆改。"检《千金翼》"房"作"防"。山田业广引元慎曰："防向、向向、膨享、膨膨皆同义。"即谓腹胀膨膨貌。

③ 小麦蘖（曲）：疑为"小麦蘖（niè 音聂）"（即小麦芽）之误。因为本方第一味药即为"法曲"，此为"麦芽"，于组方之法合。

④ 肉极：指因脾胃虚弱而致肌肉萎弱无力的疾患。亦指脾虚之甚。

⑤ 体淫淫：谓体痒蔓延貌。《千金方》卷十五第四"体"作"体痒"。宜补。

⑥ 鼻上色黄：即鼻头黄。《千金方》卷十五第四作"鼻端黄"。

⑦ 己：原误作"巳"，据高校本及干支配属规律改。

⑧ 怠堕：指身体困倦乏力。"堕"，通"惰"。

⑨ 口唇：《千金方》卷十五第四作"肌肉"。

先死。甲笃乙死①，木胜土。若使良医妙药，终不可疗。《千金》同。出第八卷中。

肉极热方四首

《删繁》：疗肉极热②，肌痹淫淫如鼠走身上，津液脱，腠理开，汗大泄为脾风③，风气藏于皮肤，肉色则败，鼻见黄色，麻黄止汗通肉解风痹汤方。

麻黄去节　枳实炙　防风　白术　细辛各三两　石膏八两，碎，绵裹　生姜　附子炮，各四两　甘草炙　桂心各二两

上十味，切，以水九升，先煮麻黄去沫，下诸药，煮。取三升，分三服。《千金》同。忌猪肉、海藻、菘菜、生葱、生菜、桃李、雀肉等。

又，疗肉极热，则体上如鼠走，或风痹，唇口坏，皮肤色变，石南散方。

石南炙，五分　薯蓣　天雄炮　桃花菊花　甘草炙，各四分　黄芪三分　山茱萸七分　真珠二分　石膏八分，碎　升麻　葳蕤各六分

上十二味，捣筛为散。服方寸匕，食后服，日再，温清酒进之。《千金》同。忌猪肉、海藻、菘菜。并出第八卷中。

《千金》：疗肉极热，则身体津液脱，腠理开，汗大泄，厉风气，下焦脚弱，越婢汤④方。

麻黄六两，去节　石膏八两，碎，绵裹生姜三两　甘草炙，二两　附子炮，一枚　大枣十五枚，擘

上六味，切，以水七升，煮。取二升五合，去滓，分为三服，一名起脾汤。忌猪肉、海藻、菘菜。《删繁》同。出第七卷中。本方无附子。

又，疗肉极虚热，肌肤淫淫如鼠走，津液脱，腠理开，汗大泄，或痹不仁，四肢急痛，西州续命汤方。

麻黄去节　生姜各三两　当归　石膏碎，绵裹，各二两　芎䓖　桂心　甘草炙　黄芩防风　芍药各一两　杏仁四十枚，熬，去尖皮两仁

上十一味，切，以水九升，先煮麻黄去上沫，下诸药，煮。取二升，去滓，分为四服，日再。忌海藻、菘菜、生葱。《删繁》同。出第八卷中。

肉极寒方五首

《千金》：疗肉极虚为脾风，阴动伤寒，体重怠堕，四肢不欲举，关节疼痛，不嗜饮食，虚极所致，大黄芪酒方⑤。

黄芪　巴戟天去心　桂心　石斛　蜀椒汗　泽泻　茯苓　柏子仁　干姜各三两防风　人参　独活各一两　芍药　山茱萸　天雄炮　附子炮　乌头炮　茵芋　栝楼　半夏洗　细辛　白术　黄芩各一两

上二十三味，㕮咀，绢澄贮⑥，以清酒三斗渍之，秋、冬七日，春、夏三日。初服三合，渐渐加，微痹为度，日再。《删繁》同。忌猪羊肉、桃李、雀肉、生菜、生葱、酢物。出第十五卷中。

《删繁》：疗肉极虚寒⑦则脾咳，其状

---

① 甲笃乙死：谓肉极者在甲日、甲时病加重，乙日、乙时病情危险。因为甲乙属木，肉属土，土畏木，故曰"甲笃乙死"。

② 肉极热：指肉极之证化热或复感热邪而致者。

③ 脾风：指风邪犯于脾经的病证。

④ 越婢汤：《千金方》卷七第二另有"白术四两"。方内有"附子"与宋臣注"本方无附子"不合。

⑤ 大黄芪酒方：《千金方》卷十五第四"栝楼"作"栝楼根"。

⑥ 绢澄贮：当作"绢盛贮"。按"澄"，疑作"盛"，声误。《千金方》卷十五第四作"绢袋贮"。

⑦ 肉极虚寒：又称"肉极寒"，指因脾虚而致虚衰之证，并伴有寒象者。

右胁下痛，阴阴①引肩背痛，不可以动，动则咳，腹胀满，留饮痰癖，大小便不利，少腹切痛，膈上寒，大半夏汤方。

半夏一升，洗　白术　茯苓　人参　甘草炙　附子炮　橘皮各二两　生姜八两　桂心三两

上九味，切，以水一斗，煮。取三升，去滓，分为四服。忌羊肉、饧、桃李、雀肉、生葱、海藻、菘菜、猪肉、冷水。

又，疗肉极虚寒，则皮肤不通，外不得泄，名曰厉风，内虚外实，腰脚疼弱，大风引汤方。

独活四两　当归　茯苓各二两　干姜　甘草炙　人参　黄芪　防风各二两　桂心　附子炮，各一两　大豆二升，熬，去皮

上十一味，切，以水一斗，酒三升，煮。取四升，去滓，分为四服，昼二夜一。忌海藻、菘菜、猪肉、生葱、酢物等。

又，疗肉极寒，肌肉变，舌痿，名曰恶风，腰脚疼弱，小风引汤②方。

独活　防风　茯苓　甘草炙　人参各三两　当归　干姜各二两　附子一枚，炮　大豆二升，熬，去皮

上九味，切，以水一斗，酒三升，煮。取二升，去滓，分为四服，日三夜一。忌猪肉、冷水、海藻、菘菜、酢物等。

又，疗肉极虚寒，四肢怠堕，或咳，胁下坚满痛，饮食不嗜，欲举不能，手足厥冷，忧恚思虑，五膈丸方。

人参十分　附子炮　干姜各三分　远志二分，去心　桂心　椒汗　麦门冬去心　甘草炙，各五分　细辛四分

上九味，捣、筛，蜜和，丸如弹子大。取一丸著喉中，稍稍咽之。觉胸中热、药势尽又服，日三夜一。亦可丸如梧子，十丸酒服。忌猪肉、冷水、海藻、菘菜、生葱、生菜。并出第八卷中。

肺劳论一首

《删繁》论曰：凡肺劳③病者，补肾气以益之，肾王则感于肺矣。人逆秋气，则手太阴不收，肺气焦满。顺之则生，逆之则死；顺之则治，逆之则乱，反顺为逆，是谓关格，病则生矣。《千金》同。出第七卷中。

肺劳实热方五首

《删繁》：疗肺劳实，气喘息鼻张，面目苦肿，麻黄引气汤④方。

麻黄去节　杏仁去皮尖两仁　生姜　半夏洗，各五两　石膏八两，碎，绵裹　白前　细辛　桂心各一两　竹叶切，一升　橘皮一升　干紫苏四两

上十一味，切，以水一斗，煮。取三升，去滓，分为三服。忌羊肉、饧、生葱、生菜。

又，疗肺劳热损肺生虫，形如蚕，在肺为病，令人咳逆气喘，或为忧膈、气膈、恚膈、寒膈、热膈，皆从劳气所生，名曰膏肓⑤，针灸不著⑥，麦门冬五膈下气丸⑦方。

---

①　阴阴：通"隐隐"。

②　小风引汤：《千金方》卷七第二作"十味"，另有"石斛二两"，注曰一方"干姜"作"桂心"，"石斛"作"黄芪"。

③　肺劳：因劳伤太过，损伤于肺所致的病。

④　麻黄引气汤：《千金方》卷十七第三"气喘息"作"气喘"，"各五两"作"各五分"，"各一两"作"各一分"，"桂心"用"一两"，"干紫苏"作"紫苏四分"。

⑤　膏肓：原误作"膏盲"，据程本、高校本及本书卷二十六《五脏虫方七首》及文义改。

⑥　针灸不著：犹言针刺、艾灸方法都难以取效。

⑦　麦门冬五膈下气丸：据本书卷二十六《五脏虫方七首》另有"槟榔五分"共十四味。

麦门冬十分，去心 椒四分，汗 远志皮
附子炮 细辛各六分 甘草十分，炙 干
姜 桂心 人参 百部 白术 黄芪各五
分 杏仁四十枚，熬，去尖皮两仁者

上十三味，捣筛，以白蜜和为丸，如
弹子大。将一丸纳牙齿间含，稍稍咽其
汁。忌猪肉、海藻、菘菜、生葱、桃李、
雀肉等。

又，疗肺劳热①，生肺虫，在肺为
病。桑根白皮煎方。

桑根东引白皮切，一升 狼牙三两 东
行茱萸根皮五两

上三味，切，以酒三升，煮。取一
升，平旦服之良。

又，疗肺热，不问冬夏老少，头生白
屑，搔之痒起者。然肺为五脏之盖，其劳
损伤肺，气冲头顶，致使头皮白屑，搔之
而起，人多患此，皆从肺来，世呼为头风
也。沐头汤方。

大麻仁三升 秦椒二两 皂荚屑，五两

上三味，熟研，纳米泔汁中一宿，
渍，去滓，木匕②搅之三五百遍，取劳，
乃用沐发，燥讫。别用皂荚汤洗之，通
理，然后敷膏。

又，疗头风，头中痒，搔之白屑起，
五香膏方。

藿香 甘松香 甲香炙 鸡舌香 附
子炮 续断 乌喙炮，各五分 泽兰 防风
细辛 白术各四分 白芷 松叶 莽草
各七分 柏叶八分，炙 大皂荚二寸，炙 甘
草三分，炙 猪膏四升

上十八味，㕮咀，绵裹，以苦酒二升
渍一宿，用膏煎之，取附子黄为度，去
滓。准前沐头了，将膏敷用，手揩头皮，
令膏翕翕③著皮。非唯白屑瘥，亦能长
发，光黑滋润。并出第七卷中。

肺劳虚寒方二首

《删繁》：疗肺虚劳寒④，腹胀，彭
彭⑤气急，小便数少，厚朴汤方。

厚朴四两，炙 枳实炙 桂心 橘皮
大黄各三两 甘草二两，炙 五加皮 生姜
各五两 大枣二十枚，擘

上九味，切，以水一斗二升，煮。取
三升，去滓，分温三服。忌海藻、菘菜、
生菜。

又，疗肺虚劳寒损，则腰背苦痛，难
以俯仰，短气唾如脓，生姜温中下气汤
方。

生姜一斤 大枣三十枚 杜仲皮五两
草薢 桂心各四两 白术五两 甘草炙 附
子炮，三两

上八味，切，以水九升，煮。取三
升，去滓，分温三服。忌猪肉、海藻、菘
菜、生葱、桃李、雀肉等。并出第七卷
中。

肺虚劳损方三首

《删繁》：疗肺虚劳损⑥，腹中寒鸣，
切痛，胸胁逆满，气喘，附子汤方。

附子炮 甘草炙，各二两 宿姜 半夏
洗，破，各四两 大枣二十枚，擘，去皮核 白
术三两 仓米半升

————————

① 肺劳热：指肺劳之病化热，或复感热邪而致
者。

② 木匕：高校本曰："即木制的饭勺。"程本作
"米泔"。

③ 翕翕：有热蒸腾貌。

④ 肺虚劳寒：指因过度伤肺或久病损肺而致肺
虚，复被寒邪所伤者。

⑤ 彭彭：即"膨膨"，气胀貌。

⑥ 肺虚劳损：指心劳或久病，损伤于肺而致肺
虚者。

上七味，切，以水一斗，煮。取三升，去滓，分为三服。忌猪羊肉、饧、海藻、菘菜、桃李、雀肉等。

又，建中汤，疗肺虚损不足，补气方。

黄芪　芍药各三两　甘草炙，二两　桂心三两　生姜六两　半夏五两，洗　大枣十二枚，擘　饴糖十两

上八味，切，以水八升，煮。取三升，分为三服。忌羊肉、饧、海藻、菘菜、生葱。

又，疗肺虚劳损，致①肠中生痔，名曰肠痔。肛门边有核痛，寒热得之，好挺出②，良久乃缩而生疮。猪悬蹄青龙五生膏③方。

猪后悬蹄三枚，炙黄　生梧桐白皮四两　生桑根白皮　龙胆　雄黄研，各五分　蛇蜕皮五寸，炙　生青竹皮六分　露蜂房炙　蜀椒各三分，汗　猬皮烧　附子炮，各四分　生柏皮七分，炙　杏仁三十枚，去皮尖

上十三味，细切，绵裹，以苦酒二升半，淹渍一宿，于火上炙燥，捣筛。以猪膏三升和，微火上煎如薄糖，敷疮。并酒服如枣大。并出第七卷中。

气极论一首

《千金》论曰：凡气极④者，主肺也。肺应气，气与肺合。

又，曰：以秋遇病为皮痹⑤。皮痹不已，复感于邪，内舍于肺，则寒湿之气客于六腑也。

凡肺有病先发气，气上冲胸，常欲自恚⑥。以秋庚辛日伤风邪之气为肺风⑦。肺风之状，多汗，若阴伤则寒，寒则虚，虚则气逆，咳，咳则短气，暮则甚。阴气至，湿气生，故甚⑧。阴畏阳气，昼日则瘥。若阳伤则热，热则实，实则气喘，息上胸臆⑨，甚则唾血也。

然阳病疗阴，阴是其里。阴病疗阳，阳是其表，是以阴阳表里衰王⑩之源。故知以阳调阴，以阴调阳⑪，阳气实则决，阴气虚则引⑫。

善疗病者，病初入皮毛、肌肤、筋脉则治之。若至六腑五脏，则半死半生矣。

扁鹊曰：气绝不疗，喘而冷汗出，二日死。气应手太阴，手太阴气绝则皮毛焦。太阴者，行气温皮毛者也。气不营则皮毛焦，皮毛焦则津液去，津液去则皮节伤，皮节伤则爪枯毛折，毛折则气先死。丙笃丁死，火胜金，非疗所及也。《删繁》同。出第十七卷中。

---

① 致：导致，招引。原误作"至"，据程本及文义改。

② 好挺出：谓（痔核）容易脱出。

③ 猪悬蹄青龙五生膏：本书卷二十六《肠痔方一十五首》与此剂量稍有出入，"龙胆"作"生龙胆"（草）。

④ 气极：六极病之一。因脏气不足，正虚邪袭所致的气虚之重证。亦指肺虚之甚。

⑤ 皮痹：五体痹之一。指风寒湿邪犯及于皮肤所致的痹病。

⑥ 自恚：自我生气、怨恨。《说文·心部》："恚，恨也。"《广雅·释诂二》："恚，怒也。"

⑦ 肺风：五脏风证之一。指风邪外袭于肺，以咳喘、气逆、汗出恶风为主要症状的病证。

⑧ 甚：原误作"其"，据程本、高校本、《千金方》卷十七第四改。

⑨ 胸臆：即胸部。臆，指胸膺。《文选》李善注："臆，膺也。"

⑩ 王：通"旺"。

⑪ 以阳调阴，以阴调阳：此据阴阳互根互用的原理，通过治阳达到调理阴的效果，通过治阴达到调理阳的效果。正如《素问·阴阳应象大论》所说："阳病治阴，阴病治阳。"

⑫ 决、引：此为调理气血阴阳的治疗方法。决，疏通。此为治实的方法。引，牵挽也。引申为补益。此为治虚的方法。《素问·阴阳应象大论》："血实宜决之，气虚宜掣引之。"

气极热方三首

《删繁》：疗气极伤热①，气喘息冲胸，常欲自恚，心腹满痛，内外有热，烦呕不安，大前胡汤方。

前胡八两　半夏洗　麻黄去节　芍药各四两　枳实四枚，炙　生姜五两　黄芩三两　干枣十二枚，擘

上八味，切，以水九升，煮。取三升，去滓，温分三服，如人行四、五里进一服。忌羊肉、饧。

又，疗气极伤热，气喘，甚则唾血，气短乏，不欲食，口燥咽干，竹叶汤方。

竹叶切，一升　麦门冬去心　小麦　生地黄切，各一升　生姜六两　干枣十枚，擘，去核　麻黄三两，去节　甘草一两，炙　石膏六两，碎，绵裹

上九味，切，以水一斗，煮。取三升，去滓，分为三服。忌海藻、菘菜、芜荑。

又，疗气极伤热，肺虚多汗，咳唾上气喘急，麻黄汤方。

麻黄四两，去节　甘草二两，炙　杏仁四十枚，去皮尖两仁　桂心二两　生姜二两　半夏五十枚，洗，四破　石膏六两，碎　紫菀一两

上八味，切，以水九升，煮麻黄两沸，去上沫，下药，煮。取三升，去滓，分为三服。忌海藻、生葱、菘菜、羊肉、饧。并出第八卷中。

气极寒方二首

《删繁》：疗气极寒②，伤风，肺虚咳，气短不得息，胸中迫急，五味子汤方。

五味子　甘草炙　紫菀　桂心　附子炮　麻黄去节　干姜　芎芎各二两　细辛一

两　干枣二十枚，擘

上十味，切，以水九升，煮。取三升，去滓，分为三服。忌海藻、菘菜、猪肉、生葱、生菜。出第八卷中。

《千金》：疗气极虚寒，皮毛焦，津液不通，虚劳百病，气力损乏，黄芪汤③方。

黄芪四两　人参　白术　桂心各二两　生姜八两　干枣十枚，擘，去核　附子五分，炮

上七味，切，以水八升，煮。取二升，去滓，分为四服。《删繁》同。忌桃李、雀肉、生葱。出第十七卷中。本方无附子。

肾劳论一首

《删繁》论曰：凡肾劳④病者，补肝气以益之，肝王则感于肾⑤矣。人逆冬气，则足少阴不藏，肾气沉浊⑥。顺之则生，逆之则死；顺之则治，逆之则乱；反顺为逆，是谓关格⑦，病则生矣。《千金》同。出第七卷中。

---

① 气极伤热：指气极病被热邪所伤，或者转化为热性证候。

② 气极寒：指气极病被寒邪所伤或者转化为寒性证候。

③ 黄芪汤：《千金方》卷十七第四主治及药味均同，剂量稍异。宋臣所注"无附子"，疑另有所本。

④ 肾劳：病证名，是指因劳伤过度而至肾虚的病证。

⑤ 肝王则感于肾：肝气旺盛即可使肾气得到补充。此即"子能令母实"之义。王，通旺。

⑥ 肾气沉浊：《素问·四气调神大论》作"独沉"，《甲乙经》卷一第二、《太素》卷一《顺养》并作"沉浊"。《黄帝内经素问校注》："'独'，有'乃'义，'肾气独沉'，即肾气乃沉。""沉"，有消损之义。

⑦ 关格：此为病理名，即阴阳失调，格阻不通的病理状态。

肾劳实热方二首

《删繁》：疗肾劳实热①，少腹胀满，小便黄赤，末有余沥，数而少，茎中痛，阴囊生疮，栀子汤方。

栀子三两　子芩四两　石膏五两，碎，绵裹　淡竹叶切　生地黄切　榆白皮各一升　芍药　通草　石韦去毛，各三两　滑石八两，碎，绵裹

上十味，切，以水一斗，煮。取三升，绞去滓，分为三服。忌芜荑。《千金》同。出第七卷中。

《千金》：疗肾实热，少腹胀满，四肢正黑②，耳聋，梦腰脊离解及伏水等，气急，泻肾汤方。

黄芩三两　磁石八两，碎如雀头，绵裹　大黄三两，切，以水一升，蜜器③中渍一宿　甘草炙，二两　茯苓三两　芒硝三两　生地黄取汁　菖蒲各五两　玄参四两　细辛二两

上十味，切，以水九升，煮七物。取二升五合，去滓，纳大黄，更煮。取二升三合，去大黄滓，下地黄汁，微火上煎一两沸。下芒硝，分为三服。忌海藻、菘菜、羊肉、饧、生菜、酢物、芜荑。出第十九卷中。

肾劳虚寒方二首

《删繁》：疗肾劳虚寒④，关格⑤塞，腰背强直，饮食减少，日日气力羸，人参补肾汤方。

人参　甘草炙　桂心　橘皮　茯苓各三两　杜仲　白术各四两　生姜五两　羊肾一具，去膏，四破　猪肾一具，去膏，四破　薤白切，一升

上十一味，切，以水三斗，煮。取六升，去滓，分为六服，昼四夜二服，覆头眠。忌海藻、菘菜、生葱、酢物、桃李、雀肉等。

又，疗肾虚寒损，耳鸣好唾，欠呿委顿⑥，羊肾补肾汤方。

羊肾一具，细切　磁石碎，绵裹　白术各八两　黄芪　茯苓　干姜各四两　桂心三两

上七味，切，以水三斗，煮。取七升，绞去滓，分服一升，昼四服，夜三服。燥器贮之。六月减水。忌生葱、桃李、雀肉、酢物等。并出第八卷中。

肾劳热方二首

《千金》：疗肾劳热⑦，阴囊生疮，麻黄根粉方。

麻黄根三两　石硫黄三两，研　米粉五合

上三味，捣下筛，合研。安絮如常用粉法搵疮上，粉湿更搵之。《删繁》、《肘后》同。出第十九卷中。

《删繁》：疗劳热，四肢肿急，少腹满痛，颜色黑黄，关格不通，鳖甲汤方。

鳖甲炙　麻黄去节　升麻　前胡　羚羊角屑，各三两　桑根白皮五两　薤白切，一升　香豉一升，熬，绵裹　黄芩三两

上九味，切，以水一斗，煮。取三升，去滓，分为三服。忌苋菜。出第八卷中。

---

① 肾劳实热：指肾劳又感热邪，或他脏实热使肾而致肾虚伴有邪热偏盛者。

② 正黑：纯黑色。正，纯而不杂。

③ 蜜器：即密封的器皿。程本、《千金方》卷十九第三改，并作"密器"，蜜、密通。

④ 肾劳虚寒：指肾因劳致虚，病从寒化或又感寒邪者。

⑤ 关格：此指大小便闭塞不通。

⑥ 欠呿委顿：疲乏困倦，呵欠连连。

⑦ 肾劳热：指肾因劳致虚，病从热化或又感热邪者。又称"劳热"。

肾热方三首

《删繁》：疗肾热①，四肢肿急，有蛲虫，如果中虫生，在肾为病，贯众散方。

贯众大者三枚，切，熬　干漆三两，熬　吴茱萸五十粒　芜荑熬　胡粉熬　槐皮烧，各四分　杏仁四十枚，去尖皮，熬，研

上七味，捣、筛，和胡粉研，平旦以井花水调服方寸匕。并出第八卷中。

《千金》：疗肾热，好忘②，耳听无闻，四肢满急，腰背动转强直方。

柴胡　茯苓本方云茯神　泽泻　黄芩　磁石碎，绵裹　升麻　杏仁去尖皮两仁者　大青　芒硝各三两　生地黄切，一升　羚羊角四两，屑　淡竹叶切，一升

上十二味，切，以水一斗，煮。取三升，去滓，下芒硝，分为三服，日再。忌酢物。

又，疗肾热，小便黄赤不出，出如栀子汁，或如黄柏汁，每欲小便，即茎头痛方。

榆白皮切，三升　滑石八两，碎　子芩　瞿麦　通草各三两　石韦四两，拭去毛　冬葵子一升　车前草切，二升

上八味，切，以水二斗，煮车前草，取一斗，去滓澄清，取九升，下诸药，煮，取三升五合，去滓，温分四服。并出第十九卷中。

骨极论一首

《删繁》论曰：凡骨极③者，主肾也。肾应骨，骨与肾合。

又曰：以冬遇病为骨痹④，骨痹不已，复感于邪，内舍于肾，耳鸣见黑色，是其候也。

凡肾病则骨极，牙齿苦痛，手足痟疼⑤，不能久立，屈伸不利，身痹脑髓痠。以冬壬癸日，中邪伤风为肾风，风历骨，故曰骨极。

若气阴⑥，阴则虚，虚则寒，寒则面肿垢黑，腰脊痛，不能久立，屈伸不利。其气衰则发堕齿槁，腰背相引而痛，痛甚则咳唾。

若气阳⑥，阳则实，实则热，热则面色炲⑦，隐曲⑧、膀胱不通，牙齿、脑髓苦痛，手足痠痟，耳鸣色黑，是骨极之至也。

须精⑨别阴阳，审其清浊，知其分部，视其喘息。善疗病者，病始于皮毛肌肤筋脉即须疗之，若入六腑五脏，则半生半死矣。

扁鹊曰：骨绝不治，痟而切痛，伸缩不得，十日死。骨应足少阴，足少阴气绝则骨枯。足少阴者，冬脉也；伏行而濡滑骨髓者也。故骨不濡，则肉不能著骨也。

① 肾热：指肾病化热或感热邪而致者。
② 好忘：《千金方》卷十九第二作"好怒、好忘"。此与《灵枢·本神》肾之实证则见"盛怒不止"、"喜忘其前言"相合。
③ 骨极：指肾虚而致骨弱髓枯的危重病证。亦指肾之虚极。
④ 骨痹：因骨髓空虚，风寒湿邪内搏于骨而致的痹病。
⑤ 痟（xiāo 音肖）疼：即酸痛。《说文·疒部》："痟，酸痛。"程本、《千金方》并作"痟"，指骨节酸痛。下同。
⑥ 若气阴、若气阳：如果邪气伤及阴精；如果邪气伤及阳气。气，指邪气。若，选择连词，"或者"，"如果"。
⑦ 炲（tái 音台）：黑色。《素问·风论》王冰注："炲，黑色。"
⑧ 隐曲：此指房事。因"膀胱不通"指小便不利，故"隐曲"在此指不能顺利完成性交。《素问·阴阳别论》王冰注："隐曲，谓隐蔽委曲之事也。"
⑨ 精：严密细微之意。

骨肉不相亲①，则肉濡而却②。肉濡而却，故齿长③而垢，发无泽。发无泽，则骨先死。戊笃己死④，土胜水，医所不能疗。《千金》同。并出第八卷中。

骨极实方四首

《删繁》：疗骨极，主肾实热，病则色焰，隐曲、膀胱不通，大便壅塞，四肢满急，干枣汤方。

干枣十枚，擘，去核　大黄　大戟切，炒令黄　甘草炙　甘遂熬　黄芩各一两　芫花半两，炒　芒硝二两　荛花半两，炒

上九味，切，以水五升，煮。取一升六合，后下芒硝，分为四服。忌海藻、菘菜。出第八卷中。

《千金》：疗骨极，主肾热，病则膀胱不通，大小便闭塞，面颜枯黑，耳鸣虚热，三黄汤方。

大黄切，别渍水一斗　黄芩　芒硝各三两　栀子十四枚　甘草一两，炙

上五味，切，以水四升，先煮三物，取一升五合，去滓，下大黄，更煎两沸。下芒硝，分为三服。忌海藻、菘菜。《删繁》同。出第十九卷中。

又，疗骨实⑤，酸疼，苦烦热，煎方。

葛根汁一升　生地黄汁一升　生麦门冬汁一升　赤蜜

上四味汁相搅调。微火上煎之三沸，分三服。忌芜荑。

又，疗骨髓中疼方。

芍药一斤　生地黄五斤　虎骨四两，炙

上三味，切，以酒一斗，渍三宿，曝干，复入酒。如此取酒尽为度，捣筛，酒服方寸匕，日三。忌芜荑。出第十九卷中。

骨极虚方七首

《删繁》：骨极虚寒⑥，主肾病则面肿垢黑，腰脊痛不能久立，屈伸不利，梦寐惊悸，上气，少腹里急，痛引腰，腰脊四肢常苦寒冷，大小便或白，肾沥汤方。

羊肾一具，猪肾亦得　芍药　麦门冬去心　干地黄　当归各三两　干姜四两　五味子二合　人参　茯苓　甘草炙　芎藭　远志去心，各二两　黄芩一两　桂心六两　大枣二十枚，擘

上十五味，切，以水一斗五升，煮肾，取一斗，除肾纳药，煮。取四升，去滓，分为四服，昼三夜一。若遗小便，加桑螵蛸二十枚，炙。忌海藻、菘菜、生葱、酢物、芜荑。

又，灸法

扁鹊曰：第十八椎名曰小肠俞，主小便不利，少腹胀满虚乏，两边各一寸五分⑦，随年壮灸之，主骨极。并出第八卷中。

《千金》：疗骨虚酸疼不安，好倦。主膀胱寒，虎骨酒方。

---

① 骨肉不相亲：因肌肉消瘦松软，与骨骼不协调。相亲，相合。

② 肉濡而却：肌肉软弱而消瘦。濡，同软。见《集韵·狝韵》。却，退也。有短缩之义。《灵枢·经脉》杨上善注："却，结缩也。"

③ 齿长：因齿龈萎缩，牙根外露而致牙齿外观显长。

④ 戊笃己死：戊己属土，骨属水，水畏土，故骨极者在戊、己日病情加剧。"己"，原误作"巳"，据高校本及文义改。

⑤ 骨实：指肾热。肾主骨，肾之实热而见骨之临证表现。

⑥ 骨极虚寒：指骨极证而见阳虚寒盛，或复感寒邪者。

⑦ 一寸五分：原误作"一寸二分"，高校本据程本改。

虎骨一具，并通炙取黄焦，汁尽碎之，如雀头大。酿米三石，曲四斗，水三石，如常酿酒法。所以加水、曲者，其骨消曲而饮水也。酒熟封头，五十日开饮。

又，疗虚劳冷，骨节疼，无力方。

豉二斗　地黄八斤，切

上二味，再遍蒸，曝干，捣筛。食后，以酒一升，服二方寸匕。日再服。亦疗虚热等疾。忌芜荑。

又，虚劳体疼方。

天门冬为散，酒服方寸匕，日三，二百日瘥。忌鲤鱼。

又方①

地黄一石取汁，酒二斗相搅重煎。温服，日三，补髓。忌芜荑。

又，疗骨髓冷疼痛灸法。

灸上廉七十壮，三里下三寸是②。并出第十九卷中。

精极论并方三首

《删繁》论曰：凡精极③者，通主五脏六腑之病候也。若五脏六腑衰，则形体皆极④，目视无明，齿焦而发落，身重则肾水生，耳聋，行步不正。邪风逆于六腑，淫虚厥于五脏⑤，故曰精极也。

凡阳邪害五脏，阴邪损六腑。阳实则从阴引阳，阴虚则从阳引阴。若阳病者主高，高则实，实则热，眼视无明，齿焦发脱，腹中满，满则历节痛，痛则宜泻于内。

若阴病者主下，下则虚，虚则寒，体重则肾水生，耳聋，行步不正。邪气入内，行于五脏则咳，咳则多涕、唾，面肿，气逆。

所以形不足者，温之以气；精不足者，补之以味⑥。善疗精者，先疗肌肤筋脉，次疗六腑五脏。若邪至五脏，则半死半生矣。

扁鹊曰：五阴气俱绝⑦，不可疗，绝则目系⑧转，转则目精夺，为志先死。远至一日、半日矣，非医所及也。宜须精研，以表疗里，以左疗右，以右疗左，以我知彼，疾皆瘥也。《千金》同。并出第八卷中。

《千金》：疗精极实热⑨，眼视无明，齿焦发落，形衰体痛，通身虚热，竹叶黄芩汤方。

竹叶切，三升　黄芩　茯苓各三两　生姜六两　麦门冬去心　甘草炙　大黄各二两　芍药四两　生地黄切，一升

上九味，切，以水九升，煮。取三升，去滓，分为三服。《删繁》同。忌酢物、海藻、菘菜、芜荑。

又，疗精极，五脏六腑俱损伤，虚热，遍身烦疼，骨中猏痛烦闷方。

生地黄汁，二升　生麦门冬汁　赤蜜　竹沥各一升　石膏八两，碎　人参三两　芎䓖三两　甘草二两，炙　黄芩三两　当归四两

---

① 又方：《千金方》卷十九第六作"治骨髓冷疼痛方"。

② 是：《千金方》卷十九第六作"是穴"。

③ 精极：六极之一。指因过劳或久病而致脏腑精气衰竭的重危病证。

④ 极：疲困。清吴善述《说文广义校订》："极……引为困也，病也，疲也。"

⑤ 淫虚厥于五脏：指房事过度而致虚，导致五脏气机逆乱。淫，指房事过度。厥，气逆。

⑥ 形不足者，温之以气；精不足者，补之以味：此为《素问·阴阳应象大论》用以治虚的方法。张介宾《类经》注曰："以形精言，则形为阳，精为阴；以气味言，则气为阳，味为阴。'阳者卫外而为固也，阴者藏精而起亟也。'故形不足者，阳之衰也，非气不足以达表而温之；精不足者，阴之衰也，非味不足以实中而补之。阳性暖，故曰温；阴性静，故曰补。"

⑦ 五阴气俱绝：此指五脏阴气均至衰竭。

⑧ 目系：指目珠与脑相连的经脉。《灵枢·大惑》："筋、骨、血、气之精而与脉并为系，上属于脑……目系急则目眩以转矣。"

⑨ 精极实热：指精极之证，病从热化，或复感热邪而致之者。

桂心四两　麻黄二两，去节

上十二味，切，以水七升，先煮八物，取二升，去滓，下地黄汁等，煮。取四升，分四服，日三夜一。忌海藻、菘菜、生葱、芜荑。《删繁》同。并出第十九卷中。《删繁》桂三两。

虚劳失精方五首

《病源》：肾气虚损，不能藏精，故精漏失。其病少腹弦急，阴头寒①，目眶痛，发落。诊其脉数而散者，失精②脉也。凡脉芤动微肾，男子失精。出第四卷中。

深师：人参丸，疗虚劳失精方。

人参二两　桂心　牡蛎熬　薯蓣　黄柏　细辛　附子炮　苦参各三分　泽泻五分　麦门冬去心　干姜　干地黄各四分　菟丝子二分

上十三味，捣合下筛，和以白蜜为丸。酒服如梧子大三丸。痹，加附子一分炮；妇人血崩，加干地黄好者二分。一本云黄柏四分。忌猪肉、冷水、生葱、生菜、芜荑。出第三卷中。

范汪：疗男子虚失精，三物天雄散③方。

天雄三两，炮　白术八分　桂心六分

上药捣下筛。服半钱匕，日三，稍稍增之。忌猪肉、冷水、桃李、雀肉、生葱。文仲同。出第六十八卷中。张仲景有龙骨。

《千金》：疗男子虚劳失精，阴缩④，灸法。

灸中封五十壮。

又，男子虚劳失精，阴上缩，茎中痛方。

灸大赫三十壮，穴在夹屈骨端三寸。并出第十九卷中。以上灸穴尺寸远近，具

在第三十九卷中。

《古今录验》：疗虚损失精，黄芪汤方。

黄芪　当归　甘草炙，各二两　桂心六两　苁蓉　石斛各三两　干枣百三十枚　白蜜三升

上八味，切，以水一斗，煮。取四升，纳蜜，煎。取三升，分为四服，日三夜一，以食相间。忌海藻、菘菜、生葱。范汪同。出第三卷中。

虚劳尿精方八首

《病源》：虚劳尿精⑤者，肾气衰弱故也。肾藏精，其气通于阴⑥。劳伤肾虚，不能藏于精，故因小便而精液出也。出第四卷中。

深师：疗男子尿精方。

栝楼根　泽泻　土瓜根各二两

上三味，捣合下筛，以牛膝和，为丸如梧子。先食，服三丸，良。范汪云用四分。余并同。

又，尿精，小便白浊，梦泄，韭子散方。

韭子　菟丝子　车前子各一升　附子三枚，炮　当归　芎䓖　矾石烧，各三两　桂心一两

① 阴头寒：指阴茎之龟头冰冷不温。此肾阳不足，失于温煦之故。
② 失精：即遗精、滑精、早泄病。
③ 三物天雄散：《金匮》卷上第六作"天雄散"，方中另有"龙骨三两"共四味。
④ 阴缩：病名。指因房劳后感寒，伤及肝经，而致前阴内缩。男子阴茎、阴囊、睾丸上缩，女子阴道痛急内缩的病证。
⑤ 尿精：病名。指因肾虚不能封藏所致精液随小便同出的病证。《千金方》卷十九第四"治虚损、尿精"。
⑥ 阴：指阴器（生殖）。

上八味，捣合下筛。温酒服方寸匕，日三。亦可蜜和为丸，酒服，如梧子大五丸。忌猪肉、冷水、生葱。出第三卷中。《千金》同。

《千金》：疗虚劳尿精方。

韭子二升　糯米一升

上二味，以水一斗七升，煮如粥。取汁六升，分为三服，精溢①同此。

又方

柘白皮②五合　桑白皮五合，切

上二味，切，以酒五升，煮。取三升，分为三服。一方柘白皮作石榴皮。

又方

干胶二两，炙

上一味，捣末。酒二升和，温分三服，瘥。一方用鹿角胶。

又方

新韭子二升，十月霜后采

上一味，好酒八合，渍一宿，明旦日色好③，童子向南捣一万杵。平旦温酒五合服方寸匕，日再服。

又，小便失精，及梦泄精方④。

韭子一升，熬　麦门冬一升，去心　菟丝子二合　车前子二合　芎䓖二两　白龙骨三两

上六味，捣筛。以酒服方寸匕，日三。不知稍稍增之，甚者夜一服。并出第十九卷中。《肘后》用泽泻一两半。

《古今录验》：棘刺丸⑤，疗男子百病，小便过多，失精方。

棘刺二两　麦门冬去心　草薢　厚朴炙　菟丝子　柏子仁　苁蓉　桂心　石斛　小草　细辛　杜仲　牛膝　防葵　干地黄各一两　石龙芮三两　巴戟天二两　乌头半两，炮，削去皮

上十八味，捣下筛，以蜜杂鸡子黄各半和之，捣五六千杵。以饮服如梧子十丸，日三。稍稍增至三十丸，以知为度。忌猪肉、冷水、生葱、生菜。深师同。并

出第十卷中。《千金》有萎蕤。

虚劳梦泄精方一十首

《病源》：肾虚为邪所乘，邪客于阴则梦交接。肾藏精，今肾虚弱不能制于精，故因梦感动而泄也。出第四卷中。

深师：韭子丸，疗虚劳梦泄精方。

韭子五合，熬　大枣五枚　黄芪　人参　甘草炙　干姜　当归　龙骨　半夏洗　芍药各二两

上十味，捣合下筛，和以白蜜、枣膏，丸如梧子。服十丸，日三四。忌海藻、菘菜、羊肉、饧。《千金》同。

又，棘刺丸，疗虚劳，诸气不足，数梦⑥或精自泄方。

棘刺　天门冬去心，各二两　干姜　菟丝子　乌头炮　小草　防葵　薯蓣　石龙芮　枸杞子　巴戟天　草薢　细辛　萎蕤　石斛　厚朴炙　牛膝　桂心各一两

上十八味，捣合下筛，和以蜜、鸡子白各半，相和丸如梧子。先食，服五丸，日三。若患风痿痹气体不便，热烦满少气，消渴枯悴，加萎蕤、天门冬、菟丝子；身黄汗，小便赤黄不⑦利，加石龙芮、枸杞子；关节腰背痛，加草薢、牛膝；寒中，气胀时泄，数唾呕吐，加厚

---

① 精溢：指早泄、滑精之类的病证。

② 柘白皮：《千金方》卷十九第四作"石榴皮"。

③ 日色好：指天气晴朗。

④ 方：《千金方》卷十九第四作"韭子散方"。

⑤ 棘刺丸：《千金丸》卷二十一第一另有"萎蕤"，共"十九味"，与宋臣校注合，剂量有异。

⑥ 梦：《千金方》卷十九第四作"梦泄"。

⑦ 不：原误作"加"，据高校本、程本、《千金方》宋臣注改。

朴、干姜、桂心；阴囊下湿，精少①，小便余沥，加石斛。以意增之，菟丝子酒渍之经一宿。后有一方十四物，长阴，加肉苁蓉、磁石。其说小异，故两存焉。忌猪肉、冷水、生葱、菘菜、鲤鱼等。

又，鹿角汤，疗劳，梦泄精方。

鹿角一具，屑　韭白半斤　生姜一斤　芎劳　茯苓各二两　鹿茸炙，各二两　白米五合

上八味，切，先以水五斗，煮鹿角取一斗二升，去滓，纳诸药，煮。取四升，分服一升，日三夜一。鹿角唯取肥而解者，打令碎也。忌酢物。

又，桂心汤，疗虚，喜梦与女邪交接②，精为自出方。一名喜汤。

桂心　牡蛎熬　芍药　龙骨　甘草各三两，炙　大枣三十枚，一方十枚　生姜五两

上七味，㕮咀，以水八升，煎。取三升，去滓，温分三服。忌海藻、菘菜、生葱。并出第三卷中。范汪同。

《千金》：疗梦泄失精，尿后余沥③，尿精方。

人参　麦门冬去心　赤石脂　远志去心　续断　鹿茸炙，各六分　茯神一云茯苓　龙齿炙　磁石研　苁蓉各八分　干地黄十二分　丹参　韭子熬　柏子仁各五分

上十四味，捣筛，蜜和，丸如梧子。以酒服二十丸，日再，稍稍加至三十丸。忌酢物、芜荑。

又，疗梦失精方。

韭子一升，熬

上一味，捣筛。以酒服方寸匕，日再。神效。并出第十九卷中。

《古今录验》：石斛散，疗男子梦泄精方。

石斛七分　桑螵蛸　紫菀各二分　干漆熬　五味子　干地黄　钟乳研　远志皮　附子各二分，炮

上九味，捣合下筛。以酒服方寸匕，渐渐增至二匕，日三服。忌猪肉、冷水、芜荑。出第十卷中。

《小品》：龙骨汤，疗梦失精，诸脉浮动，心悸少急，隐处寒④，目眶疼，头发脱者，常七日许一剂，至良方。

龙骨　甘草炙，各二分　牡蛎三分，熬　桂心　芍药各四分　大枣四枚，擘　生姜五分

上七味，切，以水四升，煮。取一升半，分再服。虚羸浮热汗出者，除桂，加白薇三分、附子三分炮，故曰二加龙骨汤。忌海藻、菘菜、生葱、猪冷水。

又，薰草汤，疗梦失精方。

薰草　人参　干地黄　白术　芍药各三两　茯神　桂心　甘草炙，各二两　大枣十二枚，擘

上九味，切，以水八升，煮。取三升，分为二服，每服如人行四五里。一方又有茯苓三两。忌桃李、雀肉、大酢、海藻、菘菜、生葱。并出第三卷中。范汪同。一本无薰草、人参。又有薰草、人参、龙骨，别是一方。

《集验》：灸丈夫梦泄法。

灸足内踝上三寸⑤，一名三阴交，二七壮。两脚皆灸，内踝上⑥大脉并四指是。范文仲同。出第五卷中。

外台秘要方卷第十六

右迪功郎充两浙东路提举茶盐司干办公事张寔校勘

① 精少：即少精证。多因先天不足，房室不节，或劳心过度，饮食不调，或久病劳伤过度而致性交时泄精量少，甚者只一二滴者。
② 喜梦与女邪交接：又称梦交。指男性患者梦中与女性鬼魅性交。
③ 尿后余沥：指肾虚，膀胱气化无力，尿后淋沥不尽。
④ 隐处寒：即阴寒症，指外阴寒冷。此为肾阳不足之候。
⑤ 三寸：原误作"一寸"。三阴交在内踝上三寸，据改。
⑥ 上：原误作"匕"，据《千金方》卷十九第四宋臣注改。

外台秘要方卷第十七 虚劳下二十九门

朝散大夫守光禄卿直秘阁判登闻检院上护军臣林亿等上进

《素女经》四季补益方七首①

《素女经》：黄帝问素女曰：男子受气，阴阳俱等，男子行阳②常先病。耳目本其所好，阴痿③不起，气力衰弱，不能强健，敢问疗之道。

素女曰：帝之所问，众人同有阴阳为身④，各皆由妇人夭年⑤损寿。男性节操，故不能专心贪女色，犯之竭力。七伤之情，不可不思；常能审慎，长生之道也。其为疾病，宜以药疗之。

今所说犯者七：第一之忌，日月晦朔，上下弦望，六丁之日⑥，以合阴阳，伤子之精，令人临敌不战，时时独起，小

---

① 七首：检本节实录更生丸（亦名"茯苓"）、补肾茯苓丸两方、垂命茯苓丸、茯苓散五方，非七方，故山胁尚德曰："今有方五首。"

② 行阳："行阳"与"合阴阳"均指性生活。"行阳"专指男子的性生活。

③ 阴痿：指阴茎萎弱疲软，不能勃起或勃起不坚挺者。今通作"阳痿"。

④ 同有阴阳为身：指男女身形都有生殖器官。男子生殖器称为"阳"，女子生殖器称为"阴"。

⑤ 夭年：即折伤寿命。与"损寿"、"夭寿"义同。

⑥ 六丁之日：指干支纪日中的丁卯、丁巳、丁未、丁酉、丁亥、丁丑六天。

便赤黄，精空自出，夭寿丧身。

第二之忌，雷电风雨，阴阳晦暝，振动天地，日月无精光，以合阴阳，生子令狂癫，或有聋、盲、瘖哑、失神，或多忘误，心意不安，忽常喜、惊、恐、悲、忧、不乐。

第三之忌，新饱食饮，谷力未行，太仓内实，五脏防响①，以合阴阳，六腑损伤，小便当赤，或白、或黄，腰脊疼痛，头项寄强②，或身体浮肿，心腹胀满，毁形夭寿，天道之常。

第四之忌，新小便，精气微弱，荣气③不固，卫气未散，以合阴阳，令人虚乏，阴阳气闭，绝食无味，腹胀满结，怫郁不安，忘误，或喜怒无常，状如癫发。

第五之忌，作事、步行身体劳，荣气不定，卫气未散，以合阴阳，脏气相干，令人气乏，喘息为难，唇口干燥，身体流汗，谷不消化，心腹胀满，百处酸疼，起卧不安。

第六之忌，新息沐浴，头、身、发湿，举重作事，流汗如雨，以合阴阳，风冷必伤，少腹急痛，腰脊疼强，四肢酸疼，五脏防响，上攻头面，或生漏沥④。

第七之忌，共女语话，玉茎盛强，以合阴阳，不将礼防，气腠理开，茎中痛伤，外动肌体，内损腑脏，结发塞耳⑤，目视眄眄⑥，心中怵惕，恍惚喜忘，如杵春膈⑦，咳逆上气，风绝伤中，女⑧绝痿弱，身可不防。犯此七篇，形证已彰，天生神药，疗之有方。

黄帝问高阳负曰：吾知素女明知经脉脏腑虚盈，男子五劳七伤，妇人阴阳隔闭，漏下赤白，或绝产无子。男子受气，阴阳同等，其病缘由，因何而起，故欲问之，请为具说。

对曰：深哉问也。男子五劳、六极、七伤病，皆有元本由状。

帝曰：善哉！七伤之病，幸愿悉说。

对曰：一曰阴汗，二曰阴衰，三曰精清，四曰精少，五曰阴下湿痒，六曰小便数少，七曰阴痿，行事不遂。病形如是，此谓七伤⑨。

黄帝曰：七伤如是，疗之奈何？

对曰：有四时神药，名曰茯苓⑩。春、秋、冬、夏，疗随病形，冷加热药，温以冷浆，风加风药。色脉诊评，随病加药，悉如本经。

春三月，宜以更生丸，更生者，茯苓也⑪疗男子五劳、七伤，阴衰消小，囊下生疮。腰背疼痛，不得俯仰。两膝髌冷，时时热痒，或时浮肿，难以行步。目风⑫泪出，远视眄眄。咳逆上气，身体痿黄，绕脐弦急，痛及膀胱，小便尿血，茎痛损伤，时有遗沥，汗衣赤黄，或梦惊恐，口

---

① 防响：胀满貌。按"防响"、"向向"、"膨膨"、"膨享"义并同。

② 寄强：程敬通曰："'寄强'，当作'痉强'。"

③ 荣气：原作"荣卫"，紧承的下句为"卫气未散"与此互文，故据高校本、程本改。

④ 漏沥：指气虚表卫不固而多汗的"漏泄"证，以及肾虚不固的尿后余沥不尽之证。

⑤ 结发塞耳：指肾虚而致头发干枯结穗，以及耳失充养的听力障碍如塞。

⑥ 目视眄眄：视物模糊不清。

⑦ 如杵春膈：如同用杵击捣胸膈。

⑧ 女：丹波元坚："'女'恐'外'误。"可从。

⑨ 七伤：此处所论七伤病证与《千金方》卷十九第八所引内容有别，《千金方》曰："七伤者，一曰肝伤，善梦；二曰心伤，善忘；三曰脾伤，善饮；四曰肺伤，善痿；五曰肾伤，善唾；六曰骨伤，善饥；七曰脉伤，善嗽。"宜互参。

⑩ 名曰茯苓：指下录五方，因其均以"茯苓"为名之故。

⑪ 更生者，茯苓也：山田业广曰："'菊'有'更生'一名，而'茯苓'无'更生'名，盖以下诸方以'茯苓'为主药，王氏或宋臣辈因为'茯苓'一名耳，后'虚劳百病方'中载《经心录》'更生菜'亦无'茯苓'，足以证矣。"

⑫ 目风：指风邪侵袭目系而致的眼病。症见迎流目，目痒等症者。

干舌强，渴欲饮水，得食不常，或气力不足，时时气逆，坐犯七忌，以成劳伤，此药主之甚验方。

茯苓四分，若不消食，三分加一　菖蒲四分，若耳聋，三分加一　山茱萸四分，若身痒，三分加一①　栝楼根四分，若热渴，三分加一　菟丝子四分，若痿泄，三分加一　牛膝四分，若机关不利，加一倍　赤石脂四分，若内伤，三分加一　干地黄七分，若烦热，三分加一　细辛四分，若目䀮䀮，三分加一　防风四分，若风邪，三分加一　薯蓣四分，若阴湿痒，三分加一　续断四分，若有痔，加一倍　蛇床子四分，若少气，三分加一　柏实四分，若少力，加一倍　巴戟天四分，若痿弱，三分加一　天雄四分，炮，若有风，三分加一　远志皮四分，惊恐不安，三分加一　石斛四分，若体疼，加半②　杜仲四分，若绝阳③腰痛，三分加一　苁蓉四分，若冷痿，加一倍

上二十味，捣筛，蜜④和，丸如梧桐子。先食，服三丸，日三，不知渐增，以知为度。亦可散服，以清粥饮服方寸匕。七日知，十日愈，三十日余气平，长服老而更少。忌猪羊肉、饧、冷水、生菜、芜荑等物。

又，黄帝问曰：夏三月，以何方药？幸得具闻。对曰：宜以补肾茯苓丸，疗男子内虚，不能食饮，忽忽喜忘，悲忧不乐，恚怒无常。或身体浮肿，小便赤黄，精泄淋沥，痛绞膀胱，胫疼冷痹，伸不得行，渴欲饮水，心腹胀满。皆犯七忌，上已其⑤记，当疗之法，随病度量，方用如下：

茯苓二两，食不消，加一倍　附子二两，炮，有风，三分加一　山茱萸三两，身痒，三分加一　杜仲二两，腰痛，三分加一　牡丹二两，腹中游气，三分加一　泽泻三两，有水气，三分加一　薯蓣三两，头风，加一倍　桂心六两，颜色不足，三分加一　细辛三两，目视䀮䀮，三分加一　石斛二两，阴湿痒，三分加一　苁蓉三两，身痿，三分

加一　黄芪四两，体疼，三分加一

上十二味，捣、筛、蜜和，丸如梧桐子。先食，服七丸，日二服。忌生葱、生菜、猪肉、冷水、大酢、胡荽等物。

又，黄帝问曰：春夏之疗，已闻良验，秋三月以何方药？对曰：宜以补肾茯苓丸，疗男子肾虚冷，五脏内伤，风冷所苦，令人身体湿痒，足行失顾，不自觉省。或食饮失味，目视䀮䀮，身偏拘急，腰脊痛强，不能食饮，日渐羸瘦，胸心懊闷，咳逆上气，转侧须人，起则扶舁⑥。针灸服药，疗之小折。或乘马触风，或因房室，不自将护，饮食不量，用力过度。或口干舌燥，或流涎出口，或梦寤精便自出，或尿血，尿有淋沥，阴下痒湿，心惊动悸，少腹偏急，四肢酸疼，气息嘘吸，身体浮肿，气叉⑦胸胁。医不能识，妄加余疗，方用如下：

茯苓三两　防风二两　桂心二两　白术二两　细辛二两　山茱萸二两　薯蓣二两　泽泻二两　附子二两，炮　干地黄二两　紫菀二两　牛膝二两　芍药二两　丹参二两　黄芪二两　沙参二两　苁蓉二两　干姜二两　玄参二两　人参二两　苦参二两　独活二两

上二十二味，捣、筛、蜜和，丸如梧子。食前，服五丸，临时以酒饮下之。忌酢物、生葱、桃李、雀肉、生菜、猪肉、

---

① 一：原缺，据高校本、程本并循上下文例补。
② 加半：程本作"加一倍"。
③ 绝阳：阳虚之甚。《淮南子·本经》高诱注："绝，竭也。"
④ 蜜：原作"密"，迳改。下仿此。密，通"蜜"，但今通用"蜜"。
⑤ 其：程本作"具"，可改。
⑥ 扶舁（yú音鱼）：搀扶。
⑦ 叉：以物支撑。原作"义"，《外台》凡"叉"字多刻为"义"或"又"，此为俗写抑或误刻所致，故据文义迳改。后仿此。

芜荑等。

又，黄帝问曰：春、夏、秋皆有良方，冬三月复以何方治之？对曰：宜以垂命茯苓丸，疗男子五劳七伤，两目眪眪，得风泪出，头项寄强，不得回戾①，心腹胀满，上支胸胁，下引腰脊。表里疼痛，不得喘息，饮食咳逆，面目痿黄。小便淋沥，清精自出，阴痿不起，临事不对，足胫酸疼。或五心烦热，身体浮肿，盗汗流离，四肢拘挛，或缓或急。梦寤惊恐，呼吸短气，口干舌燥，状如消渴，忽忽喜忘，或悲忧呜咽。此药主之，补诸绝，令人肥壮，强健气力，倍常饮食，百病除愈方。

茯苓二两　白术二两　泽泻二两　牡蒙二两　桂心二两　牡蛎二两，熬　牡荆子二两　薯蓣二两　杜仲二两　天雄二两，炮　人参二两　石长生二两　附子二两　干姜二两　菟丝子二两　巴戟天二两　苁蓉二两　山茱萸二两　甘草二两，炙　天门冬二两，去心

上二十味，捣、筛，以蜜和，丸如梧子。先食，服五丸，酒饮皆得。忌海藻、菘菜、鲤鱼、生葱、猪肉、酢物等。

又，黄帝问曰：四时之药，具已闻之，此药四时通服得否？对曰：有四时之散，名茯苓散，不避寒暑，但能久服，长生延年，老而更壮，方用如下：

茯苓　钟乳研　云母粉　石斛　菖蒲　柏子仁　菟丝子　续断　杜仲　天门冬去心　牛膝　五味子　泽泻　远志去心　甘菊花　蛇床子　薯蓣　山茱萸　天雄炮　石韦去毛　干地黄　苁蓉并等分

上二十二味，捣筛为散。以酒服方寸匕，日再。二十日知，三十日病悉愈，百日以上体气康强，长服，八十、九十老公还如童子。忌酢物、羊肉、饧、鲤鱼、猪肉、芜荑等。

高阳负曰：凡经方②，神仙所造，服

之疗病，具已论讫，如是所拟议，从开辟③以来，无病不治，无生不救也。并出《古今录验》二十五卷中。

五劳六极七伤方一十首

《病源》：夫虚劳者，五劳、六极、七伤是也。五劳者，一曰志劳，二曰思劳，三曰心劳，四曰忧劳，五曰瘦④劳。又有五劳：肺劳者，短气而面肿，鼻不闻香臭。肝劳者，面目干黑，口苦，精神不守，恐畏不能独卧，目视不明。心劳者，忽忽⑤喜忘，大便苦难，或时鸭溏，口内生疮。脾劳者，舌本苦直，不得咽唾。肾劳者，背难以俯仰，小便不利，色赤黄而有余沥，茎内痛，阴湿，囊生疮，少腹急满也。

六极者，一曰气极，令人内虚，五脏不足，邪气多，正气少，不欲言。二曰血极，令人无颜色，眉发堕落，忽忽喜忘。三曰筋极，令人数转筋，十指爪甲皆痛，苦倦不能久立。四曰骨极，令人痿削⑥，齿苦痛，手足烦疼，不可以立，不欲行动。五曰肌极，令人羸，无润泽，饮食不生肌肤。六曰精极，令人少气嗡嗡然⑦，内虚，五脏气不足，发毛落，悲伤喜忘。

七伤者，一曰阴寒，二曰阴痿，三曰

---

① 回戾：指身体来回转动。高校本按：戾，通捩（liè）。《文选·射雉赋》李善注："捩，转也。"

② 经方：汉代以前的方剂统称为"经方"。后来专指《伤寒论》、《金匮》所载方剂。

③ 开辟：犹经方的创立、创制。

④ 瘦：高校本疑当作"瘐"（yǔ）。指失志忧郁所致的疾患。

⑤ 忽忽：迷糊、恍惚不清爽貌。

⑥ 痿削：即酸痛。削，亦用作"痟"。痟，骨节酸痛。

⑦ 嗡嗡然：呼吸急促，上气不接下气的样子。嗡嗡，音意同"吸吸"。

里急，四曰精连连①，五曰精少、阴下湿，六曰精液清，七曰小便苦数，临事不卒②。

又：一曰大饱伤脾，脾伤善噫，欲卧，面黄。二曰大怒气逆伤肝，肝伤少血目暗。三曰强力举重，久坐湿地伤肾，肾伤少精，腰背痛，厥逆下冷。四曰形寒寒饮伤肺，肺伤少气，咳嗽、鼻鸣。五曰忧愁思虑伤心，心伤苦惊，喜忘善怒。六曰风雨寒暑伤形，形伤发落，肌肤枯夭③。七曰大恐惧不节伤志，志伤恍惚不乐。

男子平人，脉大为劳，极虚亦为劳。男子劳之为病，其脉浮大，手足烦，春夏剧，秋冬瘥。阴寒精自出，痠瘠④。

诊寸口脉浮而迟，浮即为虚，迟即为劳，虚⑤即卫气不足，劳⑥即荣气竭。脉直上者，逆虚也。脉涩无阳，是肾气少。寸关涩，无血气，逆冷，是大虚。脉浮微缓，皆为虚。缓而大者，劳也。脉微濡相薄⑦，为五劳。微弱相薄，虚损，为七伤。其汤、熨、针、石，别有正方，补养宣导，今附于后。

《养生方导引法》云：唯欲默气养神，闭气使极，吐气使微。

又不得多言语、大唤呼，令神劳损。

亦云不可泣泪，及多唾洟⑧。此皆为损液漏津，使喉涩大渴。

又云：鸡鸣时，扣齿三十六下讫，舐唇漱口，舌聊上齿表⑨，咽之三过。杀虫，补虚劳，令人强壮。

又云：两手拓两颊，手不动，抬⑩肘使急，腰内亦然，住定，放两肘，头向外，肘髀腰气散，尽势，大闷，始起，来去七通。去肘臂之劳。

又云：两足跟相对，坐上，两足指相向外扒，两膝头柱⑪席，两向外扒使急，始长舒两手，两向取势，一一皆急三七。去五劳，腰脊膝疼，伤冷脾痹。

又云：跪一足，坐上，两手、髀内捲足，努踹向下，身外扒，一时取势，向心来去二七，左右亦然。去五劳，足臂疼闷，膝冷、阴冷。

又云：坐抱两膝，下去三里二寸，急抱向身极势，足两向身，起，欲似胡床，住势，还坐。上下来去二七。去腰、足、臂内虚劳，膀胱冷。

又云：外转，两脚平蹹⑫，向阴端急蹙⑬，将两手捧膝头，两向极势，捺之二七毕，身侧两向取势二七，前后努腰。去心劳，痔病，膝头冷。调和未损⑭时，须言语不瞋喜⑮，偏跏⑯，两手抱膝头，努膝向外，身手膝各两极势，挽之三七，左

----

① 精连连：即"精涟涟"，指精液自遗不断貌。

② 临事不卒：指行房时阴茎不能勃起。卒，程本作"举"。

③ 枯夭：即枯槁，干枯无光泽。

④ 痠瘠：程本、《金匮》卷上第六并作"痠削"。削，通"痟"。

⑤ 虚：原误作"迟"，高校本据《病源》卷三《虚劳候》、《金匮》卷中第十三及上下文义改。从之。

⑥ 劳：原误作"浮"，高校本据《金匮》及上下文义改，从之。

⑦ 薄：通搏，搏击。《病源》卷三《虚劳候》作"搏"。下同。

⑧ 洟（tì 音替）：鼻涕。《说文·水部》："洟，鼻液。"

⑨ 舌聊上齿表：谓舌尖微微向上，抵达于齿外。聊，副词，有"略微"之义。

⑩ 抬：原误作"台"，高校本据文义改。从之。

⑪ 柱：支撑。《集韵·语韵》，"柱，支也。"

⑫ 蹹（tà 音他）：踩踏。《集韵·合韵》："蹹，践也。"检《病源》卷三《虚劳候》"蹹"下有"而坐，意努动膝节，令骨中鼓挽，向外十度，非转也。又云：两足相蹹"二十五字，《外台》此处将两法排混。

⑬ 蹙（cù 音促）：聚拢，收缩。

⑭ 损：损伤，《病源》卷三《虚劳候》作"损尽"。

⑮ 瞋喜：忿怒和喜悦。《广音·真韵》："瞋，怒也。"

⑯ 跏（jiā 音加）：佛教徒的坐法，分降魔坐和吉祥坐两种。

右亦然。头须左右仰扒。去背急、臂劳。

又云：两足相蹹，令足掌合也。蹙足极势，两手长舒，掌相向脑项之后，兼至髆，相挽向头髆，手向席，来去七，仰手七，合手七。始两手角上极势，腰正，足不动。去五劳七伤，脐下冷暖不和。数用之，常和调适。

又云：一足蹹地，一足屈膝，两手抱犊鼻下，急挽向身极势，左右换易四七。去五劳，三里气不下。

又云：蛇行气，曲卧，以正身，复起踞，闭目随气所在，不息，少食，裁[①]通肠，服气为食，以舐为浆，春出冬藏，不财不养。以治五劳七伤。

又云：虾蟆行气正坐，动摇两臂，不息十二通。以治五劳七伤，水肿之病。

又云：外转两足，十遍，引去心腹诸劳。内转两足，十遍，引去心五息止[②]。去身一切诸劳疾疹。出第三卷中。

《广济》：疗五劳、七伤、六极、八风、十二痹，消渴，心下积聚。使人身体润，服之多情性，补益养精方。

生干地黄十二分　天门冬十分，去心　干姜六分　菟丝子十分，酒渍二宿，焙干，别捣　石斛八分　当归六分　白术六分　甘草八分，炙　肉苁蓉七分　芍药六分　人参八分　玄参六分　麦门冬十分，去心　大黄八分　牛膝六分　紫菀六分　茯苓八分　防风六分　杏仁八分，去皮尖，熬　麻子仁八分　地骨皮六分　椒三分，去目，汗

上二十二味，捣、筛蜜和，丸如梧子。空腹，酒下二十丸，日再服，渐加至三十丸。忌鲤鱼、海藻、菘菜、桃李、雀肉、大酢、芜荑等。

崔氏：肾沥汤，疗五劳、六极、八风、十二痹。补诸不足方。

猪肾一具，去脂膜　附子四分，炮　芎䓖四分　牡丹四分　桂心四分　茯苓八分　干地黄六分　人参四分　桑螵蛸八分，炙　磁石八分，研如粉　牡荆子八分　当归四分　黄芪八分　菖蒲八分

上十四味，切，以水一斗七升，煮肾取一斗一升。去肾纳药，煎。取四升，分四服。忌羊肉、饧、冷水、酢、生葱、芜荑、胡荽。《古今录验》同。

又，治丈夫五劳、七伤，百病[③]无不补之。干漆散方。

干漆八两，熬令断烟　苁蓉八两　石斛八分　枸杞子一升　干地黄十两　远志皮五两　续断五两　菟丝子五两　天雄三两，炮　桂心三两

上十味，捣筛为散。每旦服一匕，暮一匕，酒、饮皆得。忌猪肉、冷水、生葱、芜荑。

又，七味干漆散方韦都水服不逾月，光悦倍常，疗虚羸无比。

干漆三两，熬烟断　干地黄八两　芍药二两　苁蓉二两　五味子二两　食茱萸四两　枸杞子四两

上药捣筛为散。酒服方寸匕，渐加至二匕，日二服。以知为度。忌芜荑。

又，五落散，主五劳、六极、七伤、八不足，里急，胸胁胀满，背痛头眩，四肢重，腰膂强，环脐腹痛，小便或难或数，剧者大便去血，歙歙[④]少气，手足烦热，卧不能卒起，起行不能久立，有病若此，名曰内极。或生愁忧恐怖，生热，或饱食饮酒，房室自极，阳气虚竭，耳鸣消

---

① 裁：通“才”。

② 去心五息止：《病源》卷三及《外台》此处所引并同，义不顺，疑有误。

③ 百病：原误作“百年”，据程本，高校本改。

④ 歙歙（xī 音吸）：呼吸急促。高校本注曰：“‘歙’与‘吸’音同义近。”《说文·欠部》“歙，缩鼻也。”王筠句读：“惟吸气自口入，歙气自鼻入为不同耳。”

渴，甚则手足浮肿，逆害饮食，名曰内消、五劳、七伤，视病所苦，加其药方。

大黄六分　麦门冬七分，去心　栝楼五分
白薇七分　甘草五分，炙　当归十分　干地黄七分　山茱萸七分　桑螵蛸七分，炙
石斛九分，六安者　茯苓五分　桂心三分　铁屑三分，研　厚朴三分，炙　吴茱萸二分

上十五味，合捣、筛，以白蜜一斤，枣膏一斤，当蒸之，以温汤浸之，和浚①疏有切前药，令如干饮状，药悉成。又别取牛膝五两、肉苁蓉六两、附子三两炮，三物合捣下筛，纳诸药，和令相得。以酒服之方寸匕，日三，不知稍增之。长肌肉，补不足，久服益气力。若少气力，加石斛；消渴，加栝楼；止痛结②烦，里急加芍药；腹中痛，下浓③血，加厚朴四两炙。四肢酸疼，加当归；歊歊少气，加天门冬、白薇。一名五若散④。忌海藻、菘菜、生葱、芜荑、酢物、鲤鱼等。

又，落肾散，一名肾著散，疗腰背痛，少腹挛急，尿难，白汗出，耳聋，阴痿脚冷，皆其病候方。

羊肾一只，作脯，炙燥　磁石六分，研
天门冬五分，去心　人参二分　防风三分　天雄三分，炮　龙骨五分　茯苓三分　续断七分
肉苁蓉五分　玄参三分　干地黄四分　桑白皮三分　白胶五分，炙　干漆五分，熬

上十五味，下筛。空腹，以大麦⑤饮下二方寸匕，日五六服。忌鲤鱼、猪肉、冷水、芜荑、酢物等。

又，枸杞酒，疗五内⑥邪气，消渴风湿，下胸胁间气，头痛，坚筋骨，强阴。利大小肠，填骨髓，长肌肉，破除结气，五劳、七伤。去胃中宿食。利耳目、鼻衄、吐血，内湿风疰。补中逐水，破积瘀脓，恶血石淋，长发，伤寒瘴气，烦躁满闷，虚劳喘息。逐热破血，及肢气肿痹方。

用米一石，为一剂，黍、糯并得，计常酿酒，米一石用曲一斗，此加五升弥佳，其曲唯须上好者末之　枸杞三十斤，去赤皮，半寸到之，以水一石，浸之三日，煮取五斗汁　生地黄二十斤，洗去土，细切，共米同炊之　秋麻子三斗，微熬，细粉，蒸气出，以枸杞汤淋取汁　豆豉二斗，以枸杞汤煮取汁

上四味，地黄一味，共米同蒸之。三物药汁总合得五斗，分半渍米，馈⑦半及曲和酿。饭如人肌温，总和一酘，盖瓮口，经二七日，压取封泥。复经七日，初一度酿，用麻子二斗多，即恐令人头痛。服酒慎芜荑、生冷、陈宿、猪、犬、鸡、鱼、面、蒜、油腻、白酒、房室等。服经一二七日，将息病退。并出第八卷中。

《千金》：五劳、六极、七伤、虚损何谓？五劳，五脏病；六极，六腑病；七伤，表里受病⑧。凡远思强虑伤人，忧患悲哀伤人，喜乐过差⑨伤人，忿怒不解伤人，汲汲所愿伤人，戚戚所患伤人，寒温失节伤人，故曰：五劳、六极、七伤也。

---

① 浚：同"溲"。搅拌。《广韵·有韵》："浚，亦作'溲'。"

② 结：了结，终止。《广雅·释诂四》："结，终也。"结痛，即疼痛终止。高校本疑作"解"，疑为声误。亦顺。

③ 浓：山胁尚德："浓，疑当作'脓'。"

④ 五若散：山田业广曰："疑'五著散'之误。"

⑤ 麦：原误作"麦"，形近致误。高校本据程本改。今从之。

⑥ 五内：即五脏。

⑦ 馈（fēn音分）：蒸饭，煮米半熟用箕漉出再蒸熟。

⑧ 受病：《千金方》卷十九第八此下有"五劳"、"六极"、"七伤"的解释，因本卷《五劳六极七伤方一十首》授引《病源》有关此三类病证的论述，故《外台》此处从略，以免重文。

⑨ 过差：犹言过度。《千金方》卷十九第八作"过度"。义同。差，限度。

论伤甚众，且言其七，悉主之方①。

苁蓉七分　五味子八分　地肤子五合　续断五分　蛇床子五分　菟丝子七合　干地黄八分　牡蛎六分，左顾者，熬　天雄七分，炮　桑寄生七分　韭子五合　天门冬八分，去心　地骨皮八分　白石英八分　阳起石七分　白龙骨七分

上十七味，合捣、筛。以酒服方寸匕，日三。忌猪肉、冷水、鲤鱼、芜荑等。出第十九卷中。

《古今录验》：淮南八公石斛万病散，疗五劳七伤，大风缓急，湿痹不仁，甚则偏枯，筋缩拘挛，胸胁支满，引身强直。或颈、项、腰、背疼痛。四肢酸烦，阴痿，临事不起，痒湿，卧便盗汗，心腹满急，小便茎中疼痛，或时便血，咽干口燥，饮食不消，往来寒热，羸瘦短气，肌肉损减。或无子，若生男女，才欲及人便死。此皆极劳伤血气，心神不足所致，药悉主之，令人康健多子方。

牛膝二分　远志二分，去心　续断二分　蛇床子三分　菟丝子三两，酒渍　苁蓉二分　茯苓二分　杜仲二分　桂心二分　干姜一分　蜀椒一分，汗　细辛二分　附子二分，炮　天雄二分，炮　防风二分　干地黄二分　白术二分　草薢二分　石斛二分　云母粉二分　菊花二分　菖蒲二分

上二十二味，随病倍其分，捣、筛为散。先食，以酒服方寸匕，日三，以知为度，神良。忌猪羊肉、冷水、桃李、雀肉、生葱、生菜、大酢、饧等。《千金》有人参、山芋、巴戟天、五味子、山茱萸，为二十七味。

又，淮南王枕中丸，疗五劳、六极、七伤，胃气不和，发于五脏虚劳，小便或难或数，令人多思。脾气不和，宿食热所为，流入百脉，食饮不进，沉滞著中隔，并来著一边，或食不消，夜服三丸方。

芎𦬊二两　附子二两，炮　桂心二两

甘草二两，炙　黄芩二两　芍药二两　干姜二两　蜀椒二两，汗　杏仁四两，去皮尖，熬　白术五两　当归二两　大黄一两

上十二味，捣、筛蜜和，丸如梧子。以酒服五丸，日三。忌海藻、菘菜、生葱、猪肉、冷水、桃李、雀肉等。并出第二十五卷中。

杂疗五劳七伤方三首

《古今录验》：薯蓣丸，疗丈夫五劳、七伤，头痛目眩，手足逆冷，或烦热有时，或冷痹骨②疼，腰髋不随，食虽多不生肌肉，或少食而胀满，体涩无光泽。阳气衰绝，阴气不行。此药能补十二经脉，起发阴阳，通内制外，安魂定魄，开三焦，破积聚，厚肠胃，消五脏邪气，除心内伏热，强筋练骨，轻身明目，除风去冷。无所不疗，补益处广。常须服饵为佳。七十老人服之，尚有非常力，况少者乎？谨具方如下：

干薯蓣二两　苁蓉四两　牛膝二两　菟丝子二两，酒渍　杜仲二两　赤石脂二两　泽泻二两　干地黄二两　山茱萸二两　茯苓二两　巴戟天二两，去心　五味子一两半　石膏二两，研　远志一两，去心　柏子仁一两　白马茎筋干之，二两，炙

上十六味③，捣、筛，蜜和，丸如梧子。以酒空腹服二十丸，至三十丸，日再。忌大酢、芜荑、蒜、陈臭物。

---

① 悉主之方：《千金方》卷十九第八作"治五劳、六极、七伤虚损方"，十七味药组成相同，剂量小有出入。

② 痹骨：《千金方》第十九第八宋臣注作"肩"。

③ 十六味：原作"十七味"，高校本据程本、《千金方》注及方中药味改，今从之。

又，疗五劳、七伤诸虚，补益及下先①后用甚验，五石黄芪丸②方。

黄芪二两　紫石英二两，研　赤石脂二两　石硫黄二两，研　石斛二两　白石脂二两　白矾石二两，炼，研　桂心四两　乌头二两，炮，去皮　炼钟乳二两，研　芎䓖二两　防风二两　茯苓三两　干姜四两　枣一百枚　当归三两　细辛三两　人参二两　肉苁蓉二两　附子二两，炮　干地黄二两　芍药三两　甘草三两，炙　白术二两

上二十四味，草、石各别捣筛，枣、蜜和，丸如梧子。空腹，酒下十丸，日三，渐加至三十丸。忌海藻、菘菜、猪肉、冷水、桃李、雀肉、生葱、酢物、芜荑、生菜。《千金》有羊肾、羌活，无白术、钟乳、紫石英、石硫黄、赤石脂、白石脂、矾石，止十九味。

又，大薯蓣丸，疗男子五劳、七伤，晨夜气喘急，内冷身重，骨节烦疼，腰背强痛引腹内，羸瘦不得饮食，妇人绝孕，疝瘕诸病。服此药令人肥白，补虚益气方。

薯蓣五分　大黄六分　前胡三分　茯苓二分　人参二分　杏仁三分，熬，去皮尖　当归十分　桔梗二分　防风二分　黄芩八分　麦门冬八分　甘草五分，炙加二分　五味子四分　干地黄十分　枣一百颗　芍药四分　石膏四分，研　泽泻八分　阿胶四分，炙　白术二分　干姜四分　桂心四分　干漆三分　黄芪五分

上二十四物，捣筛，蜜和，丸如梧子。空腹，以酒下三十丸，日再。忌猪肉、冷水、桃李、雀肉、海藻、菘菜、生葱、芜荑。《千金》无防风、麦门冬、茯苓、黄芪，有天门冬、大豆卷、白蔹、附子。张仲景方有大豆黄卷、曲、柴胡、白蔹、芎䓖，无附子、黄芩、石膏、黄芪、前胡，为二十一味。

腰痛方六首

《病源》：肾主腰脚。肾经虚损，风冷乘之，故腰痛也。又邪客于足少阴③之络，令人腰痛引少腹，不可以仰息。

诊其尺脉沉，主腰背痛。寸口脉弱，腰背痛。尺寸俱浮，直上④直下，此为督脉，腰强痛。

凡腰痛有五：一曰少阴，少阴肾也。十月万物阳气皆衰，是以腰痛。二曰风痹⑤，风寒著腰，是以腰痛。三曰肾虚，役用伤肾，是以腰痛。四曰臂腰⑥，坠堕伤损腰，是以腰痛。五曰寝卧湿地，是以腰痛。其汤、熨、针、石，别有正方，补养宣导，今附于后。

《养生方》云：饮食了勿即卧，久作气病，令人腰疼痛。

又，曰：大便勿强努，令人腰疼，目涩。又，笑过多，即肾转动，令人腰痛。

又云：人汗出次，勿企床悬脚，久成血痹，两足重，腰痛。

《导引法》云：凡学将息人，先须正坐，并膝头足，初坐先足指相对，足跟外

---

① 下先：程本作"下元"，高校本"疑有脱误"。

② 五石黄芪丸：此处方名及药味组成与《千金方》卷十九第八宋臣注一致。《千金方》所载名为"黄芪丸"者有二方，一方作"十九味"，一方作"十五味"，且剂量有别。

③ 足少阴：《素问·缪刺论》作"足太阴"，当改。

④ 直上：原脱，义不顺，高校本《脉经》卷二第四补。今从之。

⑤ 风痹：病名。指风寒湿邪伤人致痹时，以风邪偏盛而致，以游走性关节、肌肉疼痛为特点。又称"行痹"。

⑥ 臂（guì 音贵）腰：指腰部突然疼痛。《玉篇·肉部》："臂，腰痛。"原作"�"。据程本、高校本改。下"范汪腰痛方"宋臣注文可证。

扒，坐上少欲安稳。须两足跟向内相对，坐上，足指外扒，觉闷痛，渐渐举身似款，便坐足上，待共内坐相似不痛，始双立足跟向上，坐上足指并反向外，每坐常学。去膀胱内冷，面冷①风，膝冷足疼，上气腰疼，尽自消适。出第五卷中。《集验》、《千金》同。

范汪：腰疼方。

鳖甲一枚，炙令黄，刮削令净洁

上一味，捣、筛。空腹，以汤、饮、酒服方寸匕，日三。忌苋菜。《小品》亦主肾腰痛。

《备急》：疗腰痛方。

葫蒜叶火燎，厚铺床上，及热卧眠上，冷复易之。冬月取根舂碎熬，及热准上用。兼疗风湿冷痹，及产妇患伤冷，腰痛不得动，亦用弥良。

又，疗腰、膝、髀连腿、脚、疼、酸者方。

杜仲八两　独活四两　干地黄四两　当归四两　芎劳四两　丹参五两

上六味，切，以绢袋盛。以清酒二斗，渍五宿。初服二合，日再服，以知为度。忌芜荑。

《古今录验》：寄生汤，疗腰痛方。

桑寄生四两　附子三两，炮　独活四两　狗脊五两，黑者　桂心四两　杜仲五两　芎劳一两　甘草二两，炙　芍药三两　石斛三两　牛膝三两　白术三两　人参二两

上十三味，切，以水一斗，煮。取三升，分三服。忌海藻、菘菜、生葱、猪肉、冷水、桃李、雀肉等。

又，玄参汤，疗腰痛方。

玄参三两　人参三两　杜仲四两　芍药四两　桂心一两　生姜二两　干地黄三两　白术三两　通草三两　当归三两　寄生四两　芎劳四两　防风二两　牡丹二两　独活二两

上十五味，咬咀，以水一斗二升，煮。取三升，日三夜一服。忌生葱、桃李、雀肉、生胡荽、芜荑等。

又，杜仲独活汤，疗腰痛方。

独活四两　生姜六分　麻黄二两　桂心三两　芍药三两　甘草三两，炙　葛根三两　栝楼子二两　防风二两　杜仲四两　附子一两，炮　杏仁二两，去尖皮，碎　干地黄二两

上十三味，切，以水八升，清酒二升，煮。取三升，分三服。忌生葱、菘菜、海藻、猪肉、冷水。并出第十七卷中。

风湿腰痛方四首

《病源》：劳伤肾气，经络既虚，或因卧湿当风，而风湿乘虚搏于肾、肾经②，与血气相击而腰痛，故云风湿腰痛。出第五卷中。

《集验》：疗风湿客于腰，令人腰痛，独活汤方。

独活三两　生姜六两　干地黄五两　芍药四两　防风三两　桂心三两　栝楼三两　甘草二两，炙　麻黄二两，去节　干葛三两

上十味，切，以水八升，酒二升，煎。取三升，分三服，不瘥重作。忌海藻、生葱、菘菜、芜荑。出第五卷中。此方比前方但无杜仲、附子、杏仁耳。

《延年》：疗腰痛熨法。

菊花二升　芫花二升　羊踯躅二升

上三味，以醋拌令湿润，分为两剂，纳二布囊中蒸之，如炊一斗米许顷。适寒温，隔衣熨之，冷即易，熨痛处定即瘥。

---

① 面冷：二字原脱，据高校本、《病源》补。

② 搏于肾、肾经：《病源》校本、高校本并以"肾"字为衍文而据删。程本"肾经"下读。考"肾"非"肾经"，故疑衍可，删之欠妥。

《集验》、范汪同。一云酒拌。

又，疗腰痛大豆熨法。

大豆六升，水拌令湿，炒令热。以布裹，隔一重衣熨痛处，令暖气彻①，冷即易之。张文仲处。

又方

取黄狗皮裹腰痛处，取暖彻即定。并出第十五卷中。

肾著腰痛方二首

《病源》：肾主腰脚，肾经虚则受风冷，内有积水，风水相搏，浸渍于肾，肾气内著，不能宣通，故令腰痛。其病之状，身重腰冷痛，腰②重如带五千钱，状如坐水中，形状如水，不渴，小便自利，饮食如故。久久变为水病，肾湿故也。出第五卷中。

《古今录验》：肾著③之为病，其人身体重，从腰以下冷，如坐水中，形状如水，不渴，小便自利，饮食如故，是其证也。从作劳汗出，衣里冷湿，久之故得也。腰以下冷痛，腹重④如带五千钱，甘草汤⑤方。

甘草二两，炙　干姜三两，炮　白术四两　茯苓四两

上四味，切，以水五升，煮。取三升，分服一升，日三，腰中即温。忌海藻、菘菜、桃李、雀肉、酢物。《经心录》方甘草一两、干姜二两，余同。出第二十七卷中。《千金》名肾著汤。

《经心录》：肾著散方。

桂心三两　白术四两　茯苓四两　甘草二两，炙　泽泻二两　牛膝二两　干姜二两　杜仲三两

上八味，捣筛为散。每服三方寸匕，酒一升，煮五六沸，去滓，顿服之，日三。忌生葱、桃李、雀肉、海藻、菘菜、

酢物。《千金》同。出第四卷中。

肾虚腰痛方七首

《小品》：肾虚腰痛治之方。

牡丹皮二分，去心　萆薢三分　白术三分　桂心三分

上四味，捣筛。以酒服方寸匕，日三，亦可作汤服之。忌生葱、胡荽、桃李、雀肉等。《必效》、《备急》、范汪同。

又，疗腰痛少气，阴弱寒冷⑥，小便清冷沥滴，阴下湿痒，少腹急，无子息⑦方。

甘草十四分，炙　续断三分　麦门冬三分　薯蓣三分　附子三分，炮　干姜二分　棘刺四分

上七味，捣筛。酒服方寸匕，日三。忌猪肉、冷水、海藻、菘菜。《必效》同。并出第五卷中。一方无干姜。

《备急》：陶氏肾气丸，主短气，腰痛身重。调中，补筋脉不足方。

干地黄五分　续断五分　人参五分　萆薢三分　阿胶三分，炙

上五味，捣、筛，蜜和，丸如梧子

---

① 彻：穿通，透达。《说文·彳部》："彻，通也。"下同。

② 腰：原作"腹"，检《金匮》卷中第十一"肾着"病内容及《脉经》卷六第九并作"腰"，故从高校本，迳改之。

③ 肾著：病名。是指腰部感受寒湿邪气而痹著的病证。

④ 腹重：《千金翼》卷十五第四作"而重"，属上读。

⑤ 甘草汤：《金匮》卷中第十一作"甘草干姜茯苓白术汤"，《千金方》卷十九第七作"肾著汤"，与宋臣注文合。

⑥ 阴弱寒冷：指阴茎疲软，勃起不坚挺，并伴有阴冷者。

⑦ 无子息：不能生育。《正字通·心部》："息，子息，子吾所生者，故曰息。"息，指儿子。

大。以酒下十丸，加至二十丸，日再服。忌芜荑，生冷。出第四卷中。

《必效》：寄生散，疗肾虚腰痛方。

桑寄生　鹿茸炙　杜仲

上三味，各一分，作散。酒服方寸匕，日三服。

又方

鹿茸炙

作散。酒服方寸匕，一味，任多少为之。并出第三卷中。范汪亦主肾腰痛。

《古今录验》：疗腰痛，皆犹肾气虚弱，卧冷湿地，当风所得，不时瘥，久久流入脚膝，冷痹疼弱重滞，或偏枯，腰脚疼挛，脚重急痛，独活续断汤方。

独活三两　续断二两　杜仲二两　桂心二两　防风二两　芎藭三两　牛膝二两　细辛二两　秦艽三两　茯苓二两　人参二两　当归二两　芍药二两，白者　干地黄三两　甘草三两，炙

上十五味，切，以水一斗，煮。取三升，分三服。温将息，勿取冷，宜用蒴藋叶火燎，厚安床上，及热卧上，冷即易之。冬月取根捣用，事须熬之。忌芜荑、生葱、生菜、海藻、菘菜、酢物。《肘后》有附子，无续断、甘草、牛膝、人参、当归，止十二味。

又，疗男子患腰肾疼痛，髀膝有风冷，耳鸣，食饮无味，并有冷气方。

干地黄四两　茯苓三两　白术二两　泽泻三两　山茱萸三两　苁蓉二两　五味子三两　桂心二两　石斛二两　巴戟天二两　防风二两　人参二两　磁石二两，研

上十三味物，捣、筛，蜜丸如梧子。酒下二十丸，至三十丸，日再。忌桃李、雀肉、生葱、酢物、芜荑。

髀腰痛方三首

《病源》：髀腰①者，谓卒然损伤于腰

而致痛也。此由损血②搏于背脊所为，久不已，令人气息③乏少，面无颜色，损肾故也。出第五卷中。

范汪：疗髀腰有血④，痛不可忍者方。

桂心

上一味，捣末。以苦酒和涂痛处，此令人喜卧，可勤用之，再为必瘥。

又，疗髀腰方。

生地黄

上一味，捣绞取汁三升，煎得二升，纳蜜一升，和煎之三五沸。日服一升，亦可一日尽三升，以瘥止。甚效。

《经心录》：疗髀腰痛方。

桑寄生二两　牡丹皮二两，去心　鹿茸二两，炙　桂心二两

上四味，捣散。以酒服方寸匕，日三。忌生葱、胡荽。范汪、《千金》同。出第五卷中。

卒腰痛方七首

《病源》：夫劳伤之人，肾气虚损，而肾主腰脚，其经贯肾络脊，风邪乘虚卒入肾经，故卒然而腰痛也。出第五卷中。

《集验》：疗腰卒然痛，杜仲酒方。

杜仲半斤　丹参半斤　芎藭五两　桂心四两　细辛二两

上五味，切，以酒一斗，浸五宿，随多少饮之。《延年》、《经心录》同，无桂心。忌生葱、生菜。出第五卷中。

《延年》：疗腰卒痛，拘急不得喘息，若醉饱得之欲死者，大豆紫汤方。

————

① 髀腰：指突然坠堕跌仆，损伤腰部而致的腰痛。

② 损血：指因损伤而致的瘀血。

③ 息：原作"自"，据《病源》卷五《髀腰痛候》及文义改。

④ 有血：有瘀血。

大豆一升，熬令焦

上一味，以好酒二升，煮豆令熟，随多少饮，勿至醉。亦云用酒一升。出第十五卷中。

文仲、葛氏：疗卒腰痛，不得俯仰方。

正立，以小竹柱地，度至脐，断竹，乃以度度后当背脊，灸竹上头处，随年壮。灸毕藏竹，勿令人知之。《千金》同。

又方①

鹿角长六寸，烧

上一味，捣筛为末。以酒服方寸匕。陶云：鹿茸尤良。《小品》、范汪同。

又方②

桂心八分　牡丹皮四分，去心　附子二分，炮

上三味，捣筛为末，以酒服一刀圭，日再服。此主胁肋气痛如打者。忌生葱、胡荽、猪肉、冷水。《千金》同。

又方③

灸脊穷骨上一寸七壮，左右各一寸，灸七壮，瘥。《备急》同。

《经心录》：杜仲酒，疗卒腰痛方。

杜仲半斤　丹参半斤　芎䓖五两

上三味，切，以酒一斗，渍五宿。随性少少饮之，即瘥。出第四卷中。

久腰痛方二首

《病源》：夫腰痛，皆由伤肾气所为，肾虚而受于风邪，风邪停滞于肾经，与血气相击，久而不散，故为久腰痛也。出第五卷中。

《小品》：疗腰痛，皆积年痛者方。

干地黄十分　白术五分　干漆五分　桂心八分　甘草五分，炙

上五味，捣末。以酒服方寸匕，日三。忌桃李、雀肉、生葱、海藻、菘菜、

芜荑等。范汪同。

《必效》：疗积年腰痛方。

取一杖，令病人端腰立杖，以杖头当脐中分，以墨点讫。回杖于背，取墨点处当脊，量两口吻，折中。分灸两头，随年壮，妙。

腰胯痛方二首

《广济》：疗脐下冷，连腰胯痛，食冷物即剧方。

牛膝八分　当归八分　黄芪八分　芍药八分　厚朴六分，炙　白术八分　茯苓六分　人参六分　橘皮八分　诃梨勒皮八分，熬　桂心六分

上十一味，捣、筛，蜜和，丸如梧子。空腹酒服二十丸，加至四十丸，日再。忌桃李、雀肉、生葱、酢物。

又，疗腹中冷气，食不消，腰胯冷痛者方。

槟榔仁八分　当归六分　牛膝八分　芍药六分　枳实八分，炙　人参六分　白术八分　桂心六分　芎䓖六分　吴茱萸六分　橘皮六分

上十一味，捣、筛，蜜和，丸如梧子。酒下二十丸，至三十丸。若饮酒冲上头面，宜煮姜枣汤下，饮服亦得。忌桃李、雀肉、生葱。并出第四卷中。

---

① 又方：《肘后方》卷四第三十二作"治卒腰痛诸方、不得俯仰方"。"鹿角"用"长六寸"。"六"，原误作"大"，据高校本迳改。

② 又方：《千金方》卷十九第七作"治肾虚腰痛方"，"牡丹"作"牡丹皮"，程本作"丹皮"。《外台》"牡丹皮"多作"牡丹"，故凡此者当迳补"皮"作"牡丹皮"。上下并同。

③ 又方：《肘后方》卷四第三十二作"胁痛如打方"。

腰脚疼痛方三首

《病源》：肾气不足，受风邪之所为也。劳伤则肾虚，虚则受于风冷，风冷与真气交争，故腰脚疼痛也。出第五卷中。

《广济》：疗患腰肾虚冷，脚膝疼痛，胸肺中风气，重听丸①方。

石斛五分　五味子六分　牡丹皮八分　桂心四分　白术六分　丹参六分　磁毛石十分，研　芍药四分　槟榔仁十分　枳实六分，炙　通草六分　细辛四分

上十二味，捣、筛，蜜和，丸如梧子。空腹，以酒服二十丸，渐加至三十丸，日再。忌生葱、雀肉、桃李、生菜、胡荽。出第四卷中。

《集验》：秦艽散，疗风冷虚劳，腰脚疼痛，诸病悉主之方。

秦艽四分　白术十四分　桔梗四分　干姜五分　附子三分，炮　牡蛎②熬　防风六分　人参四分　茯苓四分　椒子二分，汗　黄芩三分　桂心五分　细辛三分　甘草三分，炙　杜仲三分

上十五味，捣筛为散。以酒服方寸匕，日再服。一方加钟乳粉一两亦好。忌桃李、雀肉、生葱、生菜、猪肉、冷水。

文仲：疗腰髀连脚疼方。

杜仲八两　独活　当归　芎䓖　干地黄各四两　丹参五两

上六味，切，以绢袋盛，上清酒二斗，渍之五宿。服二合，日再。忌芜荑。《备急》同。

腰胯疼冷方二首

《广济》：疗下冷腰胯，肋下结气刺痛方。

当归六分　鳖甲八分，炙　桑耳八分，炙

禹余粮八分，研　白石脂八分　芍药八分，炙　厚朴六分，炙　吴茱萸六分　茯苓六分　橘皮六分　槟榔仁六分　人参六分

上十二味，捣筛，蜜和，丸如梧子。空腹，以饮服二十丸，日再，加至三十丸。忌人苋、酢物。

《延年》：生石斛酒，主风痹脚弱，腰胯疼冷。利关节，坚筋骨，令强健悦泽方。

生石斛三斤，捶碎　牛膝一斤　杜仲八两　丹参八两　生地黄切，三升，曝令干

上五味，切，以绢袋盛，以上清酒二斗，坩③器中渍七日。每食前温服三合，日三夜一服，加至六七合，至一升。忌芜荑。出第一卷中。

腰肾脓水方二首

《必效》：疗腰肾病脓水方。

牛膝六分　槟榔仁七枚　防己六分　牵牛子八分，熬

上四味，捣、筛为散。空腹，以酒下三钱匕，以宣泻即瘥。如利三五行，即以醋饮止之。慎生冷、油腻、蒜等物。后以补肾气汤丸也。

深师：疗腰疼下脓水方。

石盐　干姜　杏仁去尖　酱瓣各等分

上四味，捣，以绵裹，导之六七过，下脓水兼下气妙，瘥止。一方无酱瓣。

虚劳补益方九首

深师：黄芪汤，疗丈夫虚劳，风冷，

———

① 重听丸："胸肺"程本作"胸膈"，"磁毛石"高校本注引疑为"磁石毛"。

② 牡蛎：剂量原缺。高校本疑"防风六分"，"六"上脱"各"字。

③ 坩（ｊ音机）：陶器。

少损，或大病后未平复而早牵①劳，腰背强直，脚中疼弱，补诸不足方。

黄芪二两　远志二两，去心　麦门冬二两，去心　茯苓二两　生姜三两　人参三两　甘草三两，炙　半夏二两，洗　当归二两　前胡二两　橘皮二两　蜀椒一两，汗　芍药二两　乌头三枚，炮　大枣二十枚　桂心二两

上十六味，切，以水一斗二升，煮。取三升，分三服，增减量性服之。忌羊肉、饧、海藻、菘菜、生葱、生菜、猪肉、冷水、酢物等。出第三卷中。《千金》无远志、橘皮、蜀椒、乌头，有细辛、五味子，止十四味。

《千金》：疗虚劳补养方②。

猪肚一具，净洗，切　白术切，一升

上二味，以水一斗，煮。取六升，分服一升，日三。忌桃李、雀肉等。

又方③

豉一升，蒸三斗米下　薤白一斤，切

上二味，以水七升，煮。取三升，分三服，取汗。出第十九卷中。

崔氏：肾沥汤，疗肾脏虚劳所伤，补益方。李子豫增损。

羊肾一具，切　黄芪二两　干姜四分　当归二两　甘草二两，炙　黄芩二两　远志二两，去心　五味子三合　芍药三两　泽泻二两　人参二两　茯苓二两　大枣二十枚，擘　桂心二两　防风二两　麦门冬四两，去心　干地黄三两

上十七味，切，以水一斗九升，先煮肾减四升，即去肾入诸药，煮。取三升二合，绞去滓，空腹分服八合，日三。忌生葱、醋物、海藻、菘菜、芜荑等。出第八卷中。

文仲：益州长史蔡淳妻褚氏所上补益方。

苁蓉　桂心　菟丝子酒渍　干漆熬　蛇床子各三两，并捣出末　生地黄一斤，切，以

上好酒一斗渍之，昼曝夜渍，酒尽则止，曝干捣筛，以和前药。

上六味，蜜和，丸如弹丸。酒饮任下一丸，嚼破，日三。褚云：奴年七十六，患腰脚服之，即瘥。颜色如三十时，常服者髓满骨中。忌生葱、芜荑。出第二十九卷中。

《延年》：钟乳散，主补虚劳，益气力，消食，强腰脚无比方。

钟乳粉二分　防风一分　人参一分　细辛半分　桂心二铢　干姜一铢

上六味，为散，分作三贴。每日温酒服一贴，食时服，进食不用过饱，亦不得饥，日一服。常饮酒令体中醺醺④，若热烦，以冷水洗手面即定，不用热食，亦不得大冷。忌生葱、生菜。出第一卷中。

又，单服鹿角胶，主补虚劳，益髓长肌，悦颜色，令人肥健方。

鹿角胶

上一味，捣末，以酒服方寸匕，日三，增至二三匕效。

又，枸杞根酿酒，疗风冷虚劳方。

枸杞根切，一石五斗　鹿骨一具，炙，碎

上二味，以水四石，煎。取六斗，去滓澄清，曲一斗须干，好糯米一石炊，如常法造酒。酒熟蜜封头，然后压取清酒服之。除风补益，悦泽人无比。

《古今录验》：调中汤，疗虚劳，补益气力方。

麦门冬半两　干枣一两　茯苓半两　甘草半两，炙　桂心半两　当归半两　芍药半两

---

① 牵：牵挂。程本作"萦"。牵、萦义同。

② 疗虚劳补养方：《千金方》卷十二第五"猪肚"作"羊肚"。

③ 又方：《千金方》卷十二第五作"治虚劳补方"。

④ 醺（xūn音熏）醺：酒醉貌。《说文·酉部》："醺，醉也。"

上七味，切，以水八升，煮。取三升，去滓，分服一升，日三。忌生葱、海藻、菘菜、醋物。

补益虚损方七首

《延年》：常服枸杞补益延年方。

春夏采苗、叶，如常食法；秋冬采子、根，以九月九日采子曝干；十月采根取皮作散，任服。至于造酒服饵，各有常宜，及羹粥为妙。

又，生枸杞子酒，主补虚，长肌肉，益颜色，肥健人方。

枸杞子二升

上一味，以上酒①二升搦碎，更添酒浸七日，漉去滓，任情饮之。

又，生地黄煎，主补虚损，填骨髓，长肌肉，去客热方。

生地黄汁五升　枣膏六合　白蜜七合　酒一升　髦②牛酥四合　生姜汁三合　紫苏子一升，研，以酒一升，绞取汁　鹿角胶四两，炙末

上八味，先煎地黄等三分减一，纳蜜酥，以蜜调入胶末，候煎成。以器盛之，以酒和服。

又方

黄芪三分　人参三分　防风二分　茯神二分　甘草八分

上五味，捣、筛为散，纳前煎中更炼为丸，服之大效。忌海藻、菘菜、酢物。张文仲同。

又，生地黄煎，主补虚损，填骨髓，长肌肉，去客热方。

生地黄汁五升　枣膏六合　白蜜一升　好酒七合　髦牛酥三合

上五味，先煎生地黄汁如稠糖，搅不停手，次纳枣膏、蜜，炼如糖，煎成可丸，如弹丸。日以酒服一枚，日服渐至二枚，食讫以酒送，含咽并得，无所忌。唯禁芜荑蒋孝璋处。

又，地黄煎中加补益、镇心、强志力方。

鹿茸八分，炙　人参六分　枸杞子十二分　茯神六分　干姜三分　桂心三分　远志二分，去心。

上七味，捣、筛细末，取前地黄煎一升，纳药臼中和捣令匀，丸如梧子大，每食前酒下三十丸，日再服。忌生葱、大酢。张文仲处。

又，枸杞子煎方，是西河女子神秘有验，千金不传。又名神丹煎，服者去万病，通知神理，安五脏，延年长生，并主妇人久无子、冷病。有能常服，大益人，好颜色，年如十五时方。

枸杞子三升　杏仁一升，去皮尖，研　生地黄研，取汁三升　人参十分　茯苓十分　天门冬半斤，捣汁，干者末亦得　白蜜五升　生髓③一具，无亦得，　酥五升

上九味，各别依法料理，先煎汁等如稀饧，纳诸药煎候如神膏，入水不散即成。一服两匙，酒和服之。忌鲤鱼、酢物。当合之时，净洁向善，即得延年，强记益心力，用王相日合。虽此日复须天晴明无风雨，成满日大良。文仲云：此药性非冷非热，除风理气，镇心填骨髓，更于方内加白术，令人能食。时节既热，又非好日，且可五分中合二分，多合恐酢坏，服觉安稳，续合不迟。张文仲处。忌桃李、雀肉等。出第二卷中。

---

① 酒：程本"酒"上有"清"字。

② 髦：原作"髦"。"髦"字书无考，疑为"髦"之异写或误刻。今通行字作"牦"。下同

③ 生髓：程本作"牛髓"。

虚劳羸瘦方五首

《病源》：夫血气者，所以荣养其身虚也。虚劳之人，精髓萎竭，血气虚弱，不能充盛肌肤，故羸瘦也。其汤、熨、针、石，别有正方，补养宣导，今附于后。

《养生方》云：朝朝服玉泉，使人丁壮[1]，有颜色，去虫而牢齿也。玉泉者，口中唾也。朝未起，早漱[2]令满口，乃吞之，辄琢齿二七过，如此者三，乃止，名曰练精。

又云：咽之三过，乃止。补养虚劳，令人强壮。出第三卷中。

崔氏：地黄酒，疗虚羸，令人充悦益气力，轻身明目方。雍州高长史得效。

生地黄肥大者，一石二斗，捣，以生布绞取汁四斗四升　杏仁一斗，去尖皮双仁，熬，捣末　大麻子一斗，熬，捣末　糯米一石，曝干，簸择　上曲一斗五升，曝干，细剉

上五味，先以地黄汁四斗四升，浸曲候发，炊米二斗作饭，冷暖如人肌，酘曲汁中和之。候饭消。更炊米一斗作饭，酘如前法。又取杏仁、麻子末各一升二合半，和饭搅之，酘曲汁中，待饭消，依前炊米饭一斗，以杏仁、麻子末各一升二合半，一如前法酘之。凡如此可八酘讫，待酒发定封泥之。二七日压取清，每温饮一升，渐加至二升，日再服。令人能食，久饮之，去万病，妇人服之更佳。无子者，令人有子。忌芜荑。

又，疗虚羸无比，薯蓣丸方。

薯蓣二两　苁蓉四两　牛膝二两　菟丝子二两，酒渍　杜仲二两　五味子十分　泽泻二两　干地黄三两　巴戟天二两　茯神二两，本方作茯苓　山茱萸二两　赤石脂二两

上十二味，捣、筛，以蜜和，丸如梧

子。食前，以酒下二十丸，至三十丸，日再夜一服，无所忌，唯禁大醋、芜荑、蒜、陈臭物。服之七日，令人健，四体润泽，唇口赤，手足暖，面有光悦，消食，身体安和，音声清明，是其验。十日后，日长肌肉。其药通中入脑，鼻必酸疼，不可怪。若欲求大肥，加燉煌石膏二两；若失性健忘，加远志一两；少津液，加柏子仁一两。一月许，即充足。

《古今录验》：通命丸，疗虚劳百病，七伤六极，少气羸弱，不能饮食方。

茯苓六分　甘草六分，炙　杏仁六分，去皮尖，熬　牛膝七分　黄芩五分　阿胶三分，炙　防风四分　干天门冬六分，去心　芍药六分　大黄六分　当归六分　干姜六分　干地黄七分　人参六分　桂心三分　干漆四分，熬　紫菀五分　白术四分　苁蓉五分　吴茱萸三分　蜀椒三分，汗　石斛三分

上二十二味，捣、筛，以枣膏、蜜相拌和作丸。食前服七丸，日三，不知渐增，以知为度。病剧者，夜更一服。忌芜荑、鲤鱼、生葱、海藻、菘菜、桃李、雀肉、酢等。出第二十五卷中。

又，疗体虚少气，羸瘦不堪，荣卫不足，善惊，胸膈痰冷，而客热欲冷水，饮食则心腹弦满，脾胃气少，不能消食，或时衄血方。

黄芪二两　附子一两，炮　大枣十四枚　甘草二两，炙　蜀椒一两，汗　生姜六两　芍药二两　茯苓二两　当归二两　人参三两　黄芩二两　桂心二两

上十二味，切，以水一斗，煮。取三升，去滓，分五服，日三夜一，适寒温。

---

① 丁壮：即强壮。《玉篇·丁部》："丁，强也，壮也。"

② 早漱：《病源》卷三《虚劳候》作"早漱口中唾"。

忌海藻、生葱、菘菜、猪肉、冷水、大酢。

又，疗男子虚赢七伤，八公散方。

麦门冬去心　石韦去毛　五味子　茯苓　菟丝子酒渍　干地黄　桂心

上七味，等分，捣、筛为散。以饮服方寸匕，日三，后食。二十日知，三十日自任意欲行百里，并得益颜色，久服令人耐老轻身，七十有子。忌大酢、生葱、芜荑。出第二十卷中。

虚劳食不生肌肤方三首

范汪：疗男子七伤，面目黄黑，饮食不生肌肉，手足悁①疼，少腹里急，小便利方。

石斛六分　山茱萸六分　肉苁蓉六分　牛膝六分　五味子六分　附子四分，炮　远志六分，去心　桂心四分　人参六分　茯苓六分　菟丝子八分，酒渍　秦艽四分

上十二味，捣筛为散。酒服方寸匕，日三，食前服之。忌猪肉、冷水、生葱、酢物。出第七卷中。一方无牛膝，用草薢。

《小品》：黄芪汤，疗虚劳，胸中客热，冷癖痞满，宿食不消，吐噫，胁间水气，或流饮肠鸣，不生肌肉，头痛，上重下轻，目视䀮䀮，惚惚志损，常躁热，卧不得安，少腹急，小便赤、余沥，临事不起，阴下湿，或小便白浊伤多方。

黄芪三两　人参一两　芍药二两　生姜半斤　桂肉三两　大枣十四枚　当归一两　甘草一两，炙

上八味，切，以水一斗，煮。取四升，分四服。有寒加厚朴二两。《经心录》同。忌生葱、海藻、菘菜。出第三卷中。

《集验》：淮南五柔丸，疗虚劳不足，饮食不生肌肤，三焦不调，大便秘涩。此

药和肠脏，并疗癖饮百病方。

大黄一斤　前胡二两　茯苓一两　细辛一两　苁蓉一两　半夏一两，汤洗　当归一两　葶苈子一两，熬　芍药一两

上九味，捣筛，蜜和捣万杵，丸如梧子。食前以汤、饮下五丸，日再服，加至十丸。忌生菜、酢物、羊肉、饧等。《延年》、崔氏同。出第五卷中。

长肌肤方三首

范汪：大行谐散，主强中益气，补力不足，长养肌肉，推②和百脉，调利机关，轻身润泽，安定五脏，强识不忘方。

白防己二两　菴䕡子五两　猪苓七两　六安石斛二两　占斯四两，一名良无极　钟乳五两，研　苁蓉七两　麦门冬二两，去心　茯苓五两　牡丹皮七两　地肤子五两　泽泻二两　桂心五两　甘草五两，炙　白术七两　胡麻三升，熬令香　当归五两　覆盆子五两　蔷薇五两　牛膝三两　八角附子三两，炮

上二十一味，捣、筛，蜜一升、生地黄汁三斤，取汁合令相和，微煎，以和前药，丸如桐子大。曝干。以酒、汤、饮下三十丸。又和，曝干，以作散，服方③匕。方云作散，即恐不得丸。忌猪肉、冷水、海藻、菘菜、生葱、酢物、胡荽、桃李、雀肉等。出第七卷中。一方无蔷薇，用鬼盖。

《延年》：服大豆法，令人长肌肤，益颜色，填骨髓，加气力，补虚，又能嗜食。瘦人服两剂，即令肥充不可识，肥人

---

① 悁（yuān 音渊）：通"痬"，骨节酸痛。《说文通训定声·乾部》："悁，段借为痬。"《玉篇·广部》："痬，骨节痛。"

② 推：行也。程本作"通"。

③ 方：山胁尚德曰："'方'字下疑脱'寸'字。"

不得服之方。

大豆五升，取肥好者，一依作酱法，料理取黄

上一味，捣末，以绢筛之。以猪肪脂好销炼如法，去滓。以膏和豆末作团饦，以油帛裹之，著于密器中收之。一服如梧子五十丸，细细加至一百丸，日再服。以酒、饮任用下之，一无所禁。瘦人不过两剂即大肥，服十日已去食不知饱也。秘验神方。

又，甘草丸，主安养五脏，长肌肉，调经脉，下气补脾胃，益精神，令人能食，强健倍力方。

甘草四两，炙　人参二两　白术二两　芍药二两　黄芪二两　远志二两，去心　大麦蘖二两，熬令黄

上七味，捣、筛七散，以枣膏和密搅，调和药，令成丸。食后少时，以酒或饮，任下五丸如梧子，渐加至七丸，日再服。长服勿绝，尽即更合。非止一剂即停，多分两①恐难尽又坏，分两少服尽，更常得新药服。忌海藻、菘菜、桃李、雀肉。并出第一卷中。

肾气不足方六首

深师：疗肾气不足，心中悒悒而乱②，目视眈眈③，心悬少气，阳气不足，耳聋，目前如星火，消④㿉痔，一身悉痒，骨中痛，少腹拘急，乏气咽干，唾如胶，颜色黑，补肾方。

磁石二两，研，绵裹　生姜二两　防风二两　桂心二两　甘草一两，炙　五味子二两　附子一两，炮　玄参二两　牡丹皮三两　大豆二十四枚

上十味，切，以水一斗二升，先于铜器中扬三百过，煮药，取六升，去滓。更煎，取二升八合，分为三服。忌海藻、菘菜、猪肉、冷水、生葱、胡荽等。出第十

三卷中。一方无生姜、磁石，有石膏，扬水二千过。

《小品》：增损肾沥汤⑤，疗肾气不足，消渴引饮，小便过多，腰背疼痛方。

肾一具，猪、羊并得　远志二两　麦门冬一升，去心　人参二两　五味子二合　泽泻二两　干地黄二两　茯苓一两　桂心二两　当归二两　芎䓖二两　黄芩一两　芍药一两　生姜三两　枣二十枚　螵蛸二十枚，炙　鸡膍胵里黄皮一两

上十七味，以水一斗五升，煮肾。取一斗三升，去肾。煎药，取三升，去滓，分三服。忌生葱、芜荑、酢物。

又，加减肾沥汤⑥，疗大虚内不足，小便数，嘘噏焦熇引水浆⑦，膀胱引急方。

肾一具，猪、羊并可用　远志二两，去心　麦门冬一升，去心　人参一两　大枣四十枚　芎䓖二两　五味子二两　当归二两　泽泻二两　桂心四两　干姜二两　干地黄三两　黄连二两　桑螵蛸二十枚　龙骨二两　甘草三两，炙

上十六味，切，以水一斗五升，如常法煎。取三升，去滓，分三服。忌海藻、菘菜、生葱、猪肉、芜荑等物。

《古今录验》：泻肾汤，疗肾气不足

---

① 分两：即"份量"，言所用药物的剂量。下同。

② 悒悒而乱：忧郁烦乱。

③ 眈眈：视物不明。《千金翼》卷十五第四作"眊眊"。

④ 消：即消渴。《千金翼》作"痟渴"。

⑤ 增损肾沥汤：《千金方》卷十九第八无"芎䓖、黄芩、芍药、螵蛸、鸡膍胵里黄皮"，有"石斛、栝楼根、地骨皮、甘草、桑白皮"，药物剂量有区别。

⑥ 加减肾沥汤：《千金方》卷十九第八无"芎䓖、黄连、桑螵蛸、龙骨"，有"石斛、栝楼根、地骨皮、桑白皮、茯苓"，共十味，剂量亦有异。

⑦ 嘘噏焦熇引水浆：因热而呼吸急促，口舌干燥而多饮。嘘噏，呼吸急促貌。焦熇，口舌因热灼津液而干燥。

方。

芒硝二两　矾石二两，熬汁尽　大豆一升

上三味，以水三升，煮。取一升二合，去滓，分再服，当快下。出第二十七卷中。

又，疗丈夫腰脚疼，肾气不足，阳气衰，风痹虚损，惙惙①诸不足，腰背痛，耳鸣，小便余沥，风虚劳冷，肾气丸②方。

羊肾二具，炙　细辛二两　石斛四两　苁蓉四两　干地黄四两　狗脊一两，黑者　桂心二两　茯苓五两　牡丹皮二两　麦门冬三两，去心　黄芪四两　人参二两　泽泻二两　干姜二两　山茱萸二两　附子二两，炮　薯蓣二两　大枣一百枚，取膏和丸

上十八味，捣筛，以枣膏少著蜜合，丸如梧子大。以酒服二十丸，渐加至三十丸，日再服。忌猪肉、冷水，生葱、生菜、胡荽、芜荑、酢物。出第二十五卷中。

《经心录》：羊肾汤，疗肾气不足，耳无所闻方。

羊肾一具　芎䓖一两　茯苓二两　人参三两　附子一两，炮　桂心二两　牡丹皮一两　磁石二两　当归二两　干地黄三两　大枣五枚，擘　牡荆子一两，碎

上十二味，切，以水一斗七升，煮药肾取一斗，去肾。煮取四升，分四服，昼三夜一。忌猪肉、冷水、生葱、胡荽、芜荑、酢物。出第四卷中。

虚劳里急方六首

《病源》：虚劳则肾气不足，伤于冲脉。冲脉为阴脉之海，起于关元穴在脐下，随腹直上至咽喉，劳伤内损，故腹里拘急也。

上部之脉微细，而卧引里急，心膈上

有热者，口干渴。寸口脉阳弦下急，阴弦里急，故为胃气虚，食难已饱，饱则急痛不得息。寸微、关实、尺弦紧者，少腹腰背下苦拘急痛，外如不喜寒，身愦愦③也。其汤、熨、针、石，别有正方，补养宣导，今附于后。

《养生方》云：正偃卧，以口徐徐纳气，以鼻出之，除里急。饱食后小咽气数十，令温。寒者，干呕腹痛，从口纳气七十所，大瞋④腹，小咽气数十，两手相摩，令极热，以摩腹，令气下也。出第三卷中。

深师：黄芪汤，疗大虚不足，少腹里急，劳寒拘引脐，气上冲胸，短气，言语谬误，不能食，吸吸气乏，闷乱者方。

黄芪三两　半夏一升，洗　大枣二十枚，擘　生姜四两，一云一斤　桂心四两　芍药四两　人参二两　甘草二两，炙

上八味，切，以水一斗二升，煮，取四升，分四服，日夜再。若手足冷，加附子一两。忌生葱、海藻、菘菜、羊肉、饧。

又，大建中汤，疗内虚绝，里急少气，手足厥逆，少腹挛急，或腹满弦急，不能食，起即微汗出，阴缩，或腹中寒痛，不堪劳苦，唇口舌干，精自出，或手足乍寒乍热，而烦苦酸疼，不能久立，多梦寤，补中益气方。

黄芪四两　人参二两　大枣二十枚，擘　当归二两　桂心六两　生姜一斤　半夏一升，

---

① 惙惙（chuò音绰）：虚弱疲乏貌。

② 肾气丸：《千金方》卷十九第八无"狗脊、黄芪、牡丹皮、人参、泽泻、大枣"，有"远志、防风、牛膝、地骨皮、蒌蕤、甘草、钟乳"，共十九味，剂量也有区别。

③ 愦愦：昏乱貌。此指因身体不适而致心烦意乱。

④ 瞋：程本作"膜"，《病源》卷四《虚劳里急候》作"填"。据文义，"膜"、"填"义通。

洗　芍药四两　附子一两，炮　甘草二两，炙

上十味，切，以水一斗二升，煮。取四升，分四服。先服后食。忌海藻、菘菜、生葱、猪羊肉、饧、冷水等。

又，乐令黄芪汤[1]，疗虚劳少气，胸心痰冷，时惊惕，心中悸动，手足逆冷，体常自汗，补诸不足，五脏六腑虚损，肠鸣风湿，荣卫不调百病，又治风里急方。

黄芪二两　当归三两　乌头三两，炮，去皮尖，四片，入蜜炙之，令黄色　桂心三两　生姜四两　蜀椒二两，汗　人参二两　芍药二两　大枣二十枚，擘　茯苓二两　远志二两，去心　半夏四两，洗

上十二味，切，以水一斗五升，煮。取四升，分服八合，日三夜再。忌生葱、羊肉、饧、猪肉、冷水、大酢。《千金》有橘皮、细辛、前胡、甘草、麦门麦，无乌头、蜀椒、远志，为十四味。

《集验》：疗虚劳里急诸不足，黄芪建中汤[2]方。

黄芪三两　桂心三两　甘草三两，炙　芍药二两　生姜四两　大枣十二枚，擘　饴糖一斤

上七味，切，以水一斗二升，煮。取六升，去滓，纳饴糖令消。适寒温服一升，间日可作。呕者，倍生姜；腹满者，去枣加茯苓四两。忌生葱、海藻、菘菜。《古今录验》同。此本仲景方，恐是甘草二两、芍药六两、生姜三两也。

《古今录验》：黄芪汤，主虚劳里急，引少腹绞痛，极挛，卵肿缩疼痛方。

黄芪三两　甘草三两，炙　桂心二两　芍药六两　生姜一斤　大枣十二枚，擘　饴糖半斤

上七味，切，以不一斗二升，煮、取三升，去滓，纳糖令消，分服一升。呕，即除饴糖。忌海藻、菘菜、生葱。

又，黄芪汤，疗虚劳里急，少腹痛，气引胸胁痛，或心痛短气方。

芍药六两　黄芪四两　甘草二两，炙　桂心二两　干姜四两　当归四两　大枣十二枚　饴糖六两

上八味，切，以水一斗，煮。取三升，去滓，下饴糖令消，分三服。忌海藻、生葱、菘菜。并出第二十三卷中。

虚劳心腹痛方二首

《病源》：虚劳者，脏气不足，复为风邪所乘，邪正相干，冷热击搏，故令心腹俱痛。出第三卷中。

《古今录验》：疗虚劳，腹中痛，梦失精，四肢痠疼，手足烦热，咽干口燥，并妇人少腹痛。芍药汤[3]方。

芍药六两　桂心三两　甘草三两，炙　生姜四两　大枣十二枚，擘　饴糖一斤

上六味，切，以水九升，煮。取三升，去滓下糖，分服七合，日三夜一。忌海藻、菘菜、生葱。此仲景小建中汤方，本云：甘草二两、生姜三两。

又，建中黄芪汤[4]，疗虚劳短气，少腹急痛，五脏不足方。

黄芪三两　甘草三两，炙　桂心三两　生姜一斤，薄切　饴糖半斤　大枣十二枚，擘

上六味，切，以水一斗，煮。取三升，去滓下糖，温服一升，日三。忌海藻、菘菜、生葱。并出第三卷中。

---

[1]　乐令黄芪汤：《千金方》卷十九第八作"黄芪汤"，有"橘皮、细辛、前胡、甘草、麦门冬"，无"乌头、蜀椒、远志"，共十四味，剂量也不同。

[2]　黄芪建中汤：《金匮》卷上第六与此药味相同，剂量不同。

[3]　芍药汤：《金匮》卷上第六作"小建中汤"，"虚劳"作"虚劳里急"，"桂心"作"桂枝"，剂量与此有区别。

[4]　建中黄芪汤：《金匮》卷上第六作"黄芪建中汤"，剂量与此不同。

虚劳偏枯方一首

《病源》：夫劳损之人，体虚易伤风邪。风邪乘虚客于半身，留在肌肤，未即发作，因饮水，水未消散，即劳于肾，风水相搏，乘①虚偏发，风邪留止，血气不行，故半身手足枯细，为偏枯②也。出第四卷中。

《古今录验》：主新饮水未散而交接③，令人偏枯，身偏不足，干地黄丸方。

干地黄五分　干漆四分，熬　萆薢三分　防风一分　椒一分，汗　附子二分，炮　乌头一分，炮

上七味，捣、筛，以蜜和，丸如梧子。每服三丸，渐加至五丸，酒下，日三，以知为度。忌芜荑、猪肉、冷水。出第二十四卷中。

虚劳骨热方二首

《集验》：枸杞汤，疗虚劳口中苦渴，骨节烦热或寒方。

枸杞根白皮切，五升　麦门冬一升，去心　小麦二升，洗

上三味，以水二斗，煮麦熟药成。去滓，分服一升，瘥止。出第五卷中。

《古今录验》：疗虚劳少气，骨节中微热，诸疼痛，枸杞汤方。

枸杞菜十斤　干姜二两　桂心一两　甘草五两，炙　大麻子仁二升

上五味，切碎，以河水三斗，煮。取九升，去滓，每服一升，日三。忌海藻、菘菜、生葱。出第二十三卷中。

虚劳虚烦不眠方八首

《病源》：夫邪气之客于人也，或令人目不得眠者，何也？曰：五谷入于胃也，其糟粕、津液、宗气，分为三隧。故宗气积于胸中，出于喉咙，以贯心肺，而行呼吸焉。荣气者，泌其津液，注之于脉，化而为血，以营四末，内注五脏六腑，以应刻数焉。卫气者，其出悍气之慓疾，利而先行于四末，分肉皮肤之间，而不休息也。昼行于阳，夜行于阴。其入于阴也，常从足少阴之分，行于五脏六腑。今邪气客于五脏六腑，则卫气独营于外。行于阳不得入于阴，行于阳则阳气盛，阳气盛则阳跷满，不得入于阴，阴气虚，故目不得眠也。出第三卷中。

深师：小酸枣汤④，疗虚劳不得眠，烦不可宁者方。

酸枣仁二升　蝭母二两　生姜二两　甘草一两，炙　茯苓二两　芎䓖二两

上六味，切，以水一斗，煮酸枣仁减三升，纳药煮。取三升，分三服。一方加桂二两。忌海藻、菘菜、酢物。出第三卷中。

《小品》：流水汤⑤，主虚烦不得眠方。

半夏二两，洗十遍　粳米一升　茯苓四两

上三味，切，以东流水二斗，扬之三千遍令劳，煮药，取五升，分服一升，日三夜再。忌羊肉、饧、醋物。有半夏须著生姜四两，不尔戟人咽。不审古方，何以

---

①　乘虚：原脱"虚"，高校本据《病源》卷四《虚劳偏枯候》补。

②　偏枯：病名。又名偏风，半身不遂。多由营卫俱虚，真气不能立于全身或兼邪气侵袭。症见一侧上下肢偏废不用，或兼疼痛，久则肌肉枯萎。

③　交接：即行房事。

④　小酸枣汤：《医心方》卷十三第七引《师深方》"酸枣仁"作"酸枣"，"生姜"作"干姜"，煎法中"酸枣仁"作"枣"。

⑤　流水汤：《医心方》引《小品方》作"秫米"，《灵枢·邪客》作"半夏秫米汤"，亦用"秫米"，无"茯苓"。

如此，今改正之。

《集验》：疗虚烦闷不得眠，千里水汤方。

半夏三两，洗　生姜四两　麦门冬三两，去心　酸枣仁二两　甘草二两，炙　桂心三两　黄芩二两　草薢二两　人参二两　茯苓四两　秫米一升

上十一味，切，以千里流水一斛，煮米令蟹目沸，扬之万过，澄清一斗，煮诸药。取三升，分三服。忌海藻、菘菜、羊肉、饧、酢物、生葱。

又，烦闷不得眠方。

生地黄一两　香豉五合，绵裹　人参二两　粟米五合　茯苓四两　知母四两　麦门冬三两，去心　前胡三两　甘草二两，炙　枸杞根皮五两

上十味，切，以水八升，煮。取二升七合，去滓，分四服。忌海藻、菘菜、芜荑、酢物。

《延年》：酸枣饮，主虚烦不得眠，并下气方。

酸枣二升　茯苓三两　人参三两　生姜一两半　麦门冬一两，去心　橘皮二两，陈者　杏仁二两，去皮尖，碎　紫苏二两，苗

上八味，切，以水七升，煮。取一升半，分再服。忌大酢。

又，酸枣饮，疗虚烦不得眠，肋下气，气冲心方。

酸枣仁一升　人参二两　白术二两　橘皮二两　五味子二两半　桂心一两　茯神二两　生姜四两

上八味，切，以水六升，煮。取二升半，去滓，分三服。忌桃李、雀肉、生葱、酢物。蒋孝璋方。

又，酸枣饮，主虚烦不得眠方。

酸枣仁一升　茯神二两　人参二两　生姜三两

上四味，切，以水五升，煮。取一升

二合，去滓，分再服。忌酢物。蒋孝璋处。

又，茯神饮，疗心虚不得睡，多不食，用此方。

茯神四两　人参三两　橘皮二两　甘草一两半，炙　生姜二两　酸枣仁一升

上六味，切，以水一斗，煮。取二升，去滓，分三服。忌海藻、菘菜、酢物。蒋孝璋处。并出第十一卷中。

病后不得眠方二首

《病源》：大病之后，腑脏尚虚，荣卫未和，故生于冷热。阴气虚，卫气独行于阳，不入于阴，故不得眠。若心烦而不得睡者，心热也；若但虚烦而不得卧者，胆冷也。出第三卷中。

《集验》：温胆汤，疗大病后，虚烦不得眠，此胆寒故也，宜服此汤方。

生姜四两　半夏二两，洗　橘皮三两　竹茹二两　枳实二枚，炙　甘草一两，炙

上六味，切，以水八升，煮。取二升，去滓，分三服。忌羊肉、海藻、菘菜、饧。出第五卷中。

《古今录验》：疗虚劳客热，百病之后，虚劳烦扰，不得眠卧，骨间劳热，面目青黄，口干烦躁，偃懂①渠斤切，烦也不自安，短气乏少，食不得味，纵食不生肌肤，胸中痰热，烦满愦闷，大竹叶汤方。

甘草二两，炙　小麦五合，完用　黄芪二两　人参二两　知母二两　大枣二十枚，擘　半夏三两，洗　栝楼根一两　粳米一升　黄芩一两　当归二两　生姜四两　前胡二两　芍药二两　麦门冬六合，去心　龙骨三两　桂心三两　竹叶切，一升

---

① 懂（qín音勤）：忧悉、烦恼。

上十八味，切，用东流水二升①，煮。取五升，去滓，分服一升，日三夜二，不过两剂，如汤沃雪②，效。忌海藻、菘菜、羊肉、饧、生葱。

虚劳百病方五首

《广济》：疗虚劳百病，肾沥③汤方。

羊肾一具，去脂，切八片　茯苓三两　五味子二两　肉苁蓉三两　牛膝二两　防风二两　黄芪二两　泽泻二两　五加皮二两　地骨皮二两　磁石六两　桂心二两

上十二味，切，以水一斗五升，先煮肾取一斗，去肾入诸药，煎。取三升，去滓，分温服，服别相去如七、八里久，不利。春、夏、秋三时并可服之。忌生葱、酢物、油腻、陈息。出第四卷中。

《古今录验》：彭祖丸，无所不疗，延年益寿，通腑脏，安神魂，宁心意，固荣卫，开益智慧，寒、暑、风、湿气不能伤。又疗劳虚、风冷、百病方。

柏子仁五合　石斛三两　天雄一两，炮　巴戟天三两，去心　续断三两　天门冬三两，去心　泽泻二两　菟丝子五两　人参二两　干地黄四两　薯蓣二两　远志二两，去心　蛇床子五合，取仁　钟乳三两，炼，研成粉　覆盆子五合　苁蓉六两　山茱萸二两　杜仲三两　菖蒲二两　五味子五两　桂心二两　茯苓二两

上二十二味，捣筛，蜜和，丸如梧子。服八丸，日再，渐加至十丸。本方与天门冬散方同，但以覆盆子代菊花，先服药，斋五日，不食脂肉菜、五辛。药宜以酒服，勿令醉。服二十日断白沥④；三十日渐悦；六十日眼童子白黑分明，不复泪出，溺血余沥断；八十日白发变黑，腰背不复痛，行步脚轻；百五十日都瘥，意气如年少时，诸病皆除。长服如神。忌鲤鱼、生葱、猪羊肉、冷水、酢物、芜荑、饧。

《经心录》：钟乳散，疗伤损，虚乏少气，虚劳百病。令人丁壮，能食，去风冷方。

钟乳粉用五分　附子五分，炮　白术十四分　防风十分　牡蛎十分，熬　栝楼十分　干姜五分　桔梗五分　茯苓五分　细辛五分　桂心五分　人参五分

上十二味，捣、筛为散。以酒服方寸匕，日二，渐加至二匕。忌食生菜、生葱、猪肉、冷水、桃李、雀肉、大酢。

又，更生散，疗虚劳百病方。

防风十分　栝楼十分　钟乳十分，粉　赤石脂十分　海蛤十分　干姜六分　白术六分　桔梗五分　白石脂十分　细辛六分　人参五分　附子三分，炮　桂心三分

上十三味，捣筛为散。以酒服方寸匕，日再服。忌猪肉、冷水、生菜、生葱、桃李、雀肉等。出第四卷中。一方以一分半为一薄，以渐酒服一薄，日再。

又，陆抗膏，疗百病劳损，伤风湿，厚⑤补益神效，男女通服之方。

猪脂三升　羊脂二升　牛髓二升，并炼成　白蜜二升　生姜汁三升

上五味，先煎猪脂等，次下姜汁又煎，次下蜜复煎，候膏成收之。取两匙，温酒服。又一方加生地黄三升。忌芜荑。出第六卷中。

---

① 二升：山胁尚德曰："'二升'，疑当作'二斗'。"

② 如汤沃雪：犹言服药后见效明显，病根尽除。汤，热水。沃，浇灌。

③ 沥：原误作"疬"，据高校本、程本改。

④ 断白沥：指滑精、遗精、女子带下等肾虚病证得以根除。断，犹言病根除尽。

⑤ 厚：程本无此字。文义不顺，可删。

虚劳阴痿方七首

《病源》：肾开窍于阴，若劳伤于肾，肾虚不能荣于阴器[1]，故痿弱也。

诊其脉，瞥瞥如羹上肥[2]者，阳气微；连连如蜘蛛丝者，阴气衰。阴阳衰微，而风邪入于肾经，故阴不起，或引少腹痛也。

《养生方[3]》云：水银不得令近阴，令玉茎[4]消缩。出第四卷中。

《广济》：疗阴痿不起，滴沥精清，钟乳酒方。

钟乳三两，研，绢袋盛　附子二两，炮
甘草二两，炙　当归二两　石斛二两　前胡二两　暑预三两　五味子三两　人参二两　生姜屑二两　牡蛎二两，熬　桂心一两　菟丝子五合　枳实二两，生　干地黄五两

上十五味，切，以绢袋盛，清酒二斗渍之。春夏三日，秋冬七日，量性饮之效。忌海藻、菘菜、猪肉、冷水、生葱、芜荑、生冷、黏食等。出第四卷中。

范汪：疗男子虚劳，阴痿不起，无子方。

杜仲十分　蛇床子八分　菟丝子五分，酒渍　远志五分，去心　茯苓四分　天雄五分，炮　泽泻五分　石斛五分　苁蓉四分　五味子四分

上十味，捣筛为散。酒服方寸匕，日再，效。忌猪肉、冷水、酢物。出第七卷中。

《备急》：苁蓉丸，疗痿弱，益精气。男子服之外充，妇人服之内补，百病瘥方。

钟乳粉三分　萆薢三分　苁蓉三分　干地黄六分　薏苡仁三分　菟丝子四分

上六味，捣、筛，以鸡子黄、枣膏和，丸如梧子。酒服十丸，渐至二十丸，日再服。忌芜荑。

又，远志丸，疗男子痿弱丸。

续断二两　薯蓣二两　远志二两，去心　蛇床子二两　肉苁蓉二两

上五味，捣筛，以雀卵和，丸如小豆。以酒下七丸，至十丸，百日知之，神良。

文仲：疗阴下湿痒，又痿弱，粉散方。

白粉　干姜　牡蛎各三分，熬

上三味，捣、筛为散。欲卧时粉阴下，至起亦粉。粉盛疏布袋中，扑之佳，此大验。又方加麻黄根三两。

又方

矾石熬令汁尽　蛇床子　黄连各三分

上三味，为散，粉之同前。

《经心录》：雄蛾散，疗五劳七伤，阴痿十年阳不起，皆由少小房[5]，多损阳，神女养世[6]得道方。

雄蛾十二分，熬　石斛三分　巴戟天二分　天雄二分，炮　五味子二分　蛇床子二分　薯蓣二分　菟丝子二分　牛膝二分　远志二分，去心　苁蓉五分

上十一味，捣筛为散。以酒服方寸匕，亦可丸服，日三。忌猪肉、冷水。出第四卷中。

---

① 阴器：原作"阴气"，据《病源》卷四《虚劳阴痿候》改。高校本按："气"通"器"，《说文通训定声·履部》："气，假借为器。"但前阴今通作"阴器"，故改之。

② 瞥瞥如羹上肥：形容脉象虚浮无力，不耐寻按。如同菜汤上的油花一样。"瞥瞥"，飘忽浮动之貌。

③ 方："方"字原脱，据高校本、《病源》补。

④ 玉茎：即阴茎。二字原脱，据高校本、《病源》补。

⑤ 少小房：指小妾。

⑥ 养世：丹波元坚曰："'养世'是人名，当考。"程本作"养母"。

虚劳小便利方五首

《病源》：此由下焦虚冷故也。肾主水，与膀胱为表里，膀胱主藏津液。肾气衰弱，不能制于津液，胞内虚冷，水下不禁，故小便利也。出第四卷中。

深师：黄芪汤，疗虚乏四肢沉重，或口干，吸吸少气，小便利，诸不足方。

黄芪三两　茯苓二两　桂心二两　芍药二两　甘草一两　半夏三两，洗　生姜五两　当归一两　大枣三十枚　人参二两　桑螵蛸二十枚，熬，两片，破

上十一味，切，以水一斗，煮。取四升，分服一升。忌海藻、菘菜、羊肉、饧、生葱、大酢。出第四卷中。

又，疗虚劳，腹满食少，小便多，黄芪建中汤方。

黄芪三两　甘草三两，炙　大枣三十枚　桂心二两　芍药四两　生姜四两　人参二两　半夏一升，洗

上八味，切，以水斗，煮。取三升，去滓，分三服。《古今录验》同。忌海藻、菘菜、羊肉、饧、生葱。出第十九卷中。

又，阿胶汤，疗虚劳，小便利而多，有人虚劳服散。又虚热盛，当风取冷，患脚气喜发动，兼小便利，脉细弱，服此方，利即减。

阿胶二两　干姜二两　麻子一升，捣碎

远志四两，去心　附子一枚，炮　人参一两　甘草一两，炙

上七味，切，以水七升，煮六物。取三升，去滓，纳胶烊销，分三服。一方云小便利多，日夜数十行，一石五斗者良。忌猪肉、冷水、海藻、菘菜。

《小品》：黄芪汤，疗虚劳少气，小便过多方。

黄芪二两　麦门冬二两，去心　大枣三十枚，擘　芍药二两　干地黄二两　黄芩一两　桂心二两　生姜二两　当归二两　甘草二两，炙

上十味，切，以水九升，煮。取三升，去滓，分三服。忌海藻、菘菜、生葱、芜荑、猪肉、冷水。出第十三卷中①。一方有黄连一两。

《必效》：疗虚劳，下焦虚冷，不甚渴，小便数，黄芪建中汤方。

黄芪三两　桂心二两　人参二两　当归二两　芍药三两　生姜八两　胶饴八两　大枣二十枚

上八味，切，以水一斗煮七物。取三升，去滓，下饴烊销，分三服。若失精，加龙骨一两、白蔹一两。忌生葱。

外台秘要方卷第十七

朝奉郎提举药局兼太医令医学博士臣裴宗元校正

右迪功郎充两浙东路提举茶盐司干办公事张寔校勘

---

① 出第十三卷中：按《小品方》仅十二卷，疑当作"出第三卷中"。

外台秘要方卷第十八 脚气上十二门

朝散大夫守光禄卿直秘阁判登闻检院上护军臣林亿等上进

脚气论二十三首

《千金》论曰：考诸经方①，往往有脚弱②之论，而古人少有此疾。自永嘉南度③，衣缨士人④多有遭者。岭表、江东⑤，有支法存⑥、仰道人等，并留意经方，偏善斯术。晋朝仕望，多获全济，莫不由此二公。

又，宋、齐之间，有释门僧深师⑦仰道人，述支法存等诸家旧方，为三十卷。其脚弱一方，近百余首。魏、周之世，盖无此病，所以姚公⑧《集验》，殊不殷勤，徐王⑨撰录，未以为意。特以三方鼎峙，风教未一，霜露不均，寒暑不等，是以关西、河北之人，不识此病。自圣唐开辟，

六合无外，南极之地，襟带是重，爪牙之寄，作镇于彼，不袭⑩水土，往者皆遭。近来中国士大夫虽不涉江表，亦有居然而患之者，良由今代天下风气混同，物类齐等所致之耳。

然此病初得，即先从脚起，因即胫肿，时人号为脚气。深师云脚弱者，即其义也。深师术支法存，所用永平山敷施连、范祖耀、黄素等诸家疗脚弱方，凡八千⑪余条，皆是精要。学者寻览，颇觉繁

---

① 经方：即指汉以前的方剂。后专指《内经》及仲景之方。也谓经验方。《汉出·艺文志》载有经方十一家，魏晋以降承演日繁。

② 脚弱：病名，即脚气。因外感湿邪风毒，或饮食失宜所伤，邪气流注于脚而致的病。

③ 永嘉南度：谓晋怀帝永嘉后期因战乱而南迁，至司马睿在建康（今南京）建都，史称"永嘉南渡"。度，后通作"渡"。

④ 衣缨士人：指豪门贵族。

⑤ 岭表、江东：指五岭之南（今之两广一带）和长江南岸。

⑥ 支法存：东晋岭南僧人，本为胡人，生长于广州，善医脚气病，著有《申苏方》五卷，已亡。

⑦ 深师：南北朝宋齐间的佛门医僧，善治脚气病，选录同代医家支法存等人治病方药，撰成方书30卷。

⑧ 姚公：即姚僧垣，南北朝北周医家，字法卫。撰《集验方》十三卷。

⑨ 徐王：即徐之才。撰有《药对》等医书。

⑩ 不袭：指不服（水土）。《千金方》卷七第一作"不习"。

⑪ 八千：《千金方》卷七第一作"八十"。

重，正是方集耳。卒欲救急，莫测指南。今取其所经用灼然有效者，以备仓卒。余者不复具述。

论何以得之于脚

问曰：风毒中人，随处皆得，作病何偏著于脚也？答曰：夫人有五脏，心、肺二脏，经络所起在手十指；肾、肝与脾三脏，经络所起在足十指。夫风毒之气，皆起于地，地之寒、暑、风、湿，皆作蒸气，足常履之，所以风毒之中人也，必先中脚，久而不瘥，遍及四肢、腹、背、头项也。微时不觉，痼滞乃知。经次传、间传①是也。

论得已便令人觉否

凡脚气病，皆由感风毒所致。得此病多不令人即觉，会因佗病②一度乃始发动，或奄然③大闷，经三、两日不起，方乃觉之。诸小庸医，皆不识此疾，谩④作余病疗之，莫不尽毙。故此病多不令人识也。始起甚微，食饮嬉戏，气力如故，唯卒起脚屈弱不能动，有此为异耳。黄帝云：缓风、湿痹是也。

论风毒相貌

夫有脚气⑤未觉异，而头项臂膊已有所苦；有诸处皆悉未知，而心腹五内已有所困。又风毒之中人也，或见食呕吐，憎闻食臭，或腹痛下痢，或大小便涩秘不通，或胸中冲悸⑥，不欲见光明，或精神惛愦⑦，或喜迷忘，语言错乱，或壮热头痛，或身体酷冷疼烦，或觉转筋，或脚胫肿，或不肿，或髀腿顽痹⑧，或时缓纵不随，或复百节挛急，或少腹不仁，此皆脚气状貌也，亦云风毒脚气之候也。其候难知。当须细意察之，不尔必失其机要，一朝病成，难可以理，妇人亦尔。又有妇人产后，春夏取凉，多中此毒，宜深慎之。共热闷瘲疭，惊悸心烦，呕吐气上，皆其候也。又但觉脐下冷痹⑨，愊愊然⑩不快，

兼小便淋沥，不同生平⑪，即是脚气之候。顽弱名缓风，疼痛为湿痹。

论得之所由

凡四时之中，皆不得久立、久坐湿冷之地，亦不得因酒醉汗出脱衣靴袜，当风取凉，皆成脚气。若暑月久坐、久立湿地者，则热湿之气蒸入经络，病发必热，四肢酸疼烦闷。若寒月久坐、久立湿冷地者，则冷湿之气上入经络，病发则四体酷冷转筋⑫。若当风取凉得之者，病发则皮肉顽痹，诸处瞤动⑬，渐渐向头。凡常之日。忽然暴热，人皆不能忍得者，当于此时，必不得顿取于寒以快意也。卒有暴寒复不得受之，皆生病也。世有勤功力学之士，一心注意于事，久坐、行、立于湿地，不时动转，冷风来击，入于经络，不觉成病也。故风毒中人，或先中手足十指，因汗毛孔开，腠理疏通，风如击箭，或先中足心，或先中足跗，或先中膝以下

---

① 经次传、间传："经"，《千金方》卷七第一作"经云"。"次传"指五脏病证按相生顺序而传变。"间传"，指疾病在五脏间五行按相克之序传变。

② 佗病：其他病证。程本、《千金方》卷七第一并作"他病"。佗、他、它并通。

③ 奄然：急骤貌。

④ 谩：有不经意、胡乱的意思。《千金》卷七第一作"谩"。漫、谩通。

⑤ 气：《千金方》卷七第一无此字。据文义，疑衍。

⑥ 胸中冲悸：谓胸中逆气撞击及心跳。

⑦ 惛愦：心意烦乱、闷乱。叠义。《大戴礼记·曾子立事》注引卢辩注，"惛，乱也。"《广韵·队韵》："愦，心乱。"

⑧ 顽痹：病名。一作瘭痹。指皮肤、肌肉麻木不知痛痒，或手足酸痛等症者。

⑨ 冷痹：寒凉而塞滞。《千金方》卷七第一作"冷痛"。

⑩ 愊愊然：闷满貌。

⑪ 生平：即平素、素常。

⑫ 转筋：即筋脉拘挛扭转。

⑬ 瞤（shùn 音顺）动：指肌肉颤动、掣动。

踹胫表里①者。若欲使人不成病者，初觉即灸所觉处三二十壮，因此即愈，不复发也。黄帝云：当风取凉，醉已入房，能成此疾。

论冷热不同

问曰：何故得者有冷有热？答曰：足有三阴三阳，寒中三阳所患必冷，暑中三阴所患必热，故有表里冷热。冷热不同，热者疗以冷药，冷者疗以热药，以意消息之。脾受阳毒即热顽，肾受阴湿即寒痹。

论须疗缓急

凡小觉病候有异，即须大怖畏，决意急疗②之。伤缓气上入腹，或肿或不肿，胸胁逆满，气上肩息，急者死不旋踵③，宽者数日必死，不可不急疗也。但看心下急则气喘不停，或白汗数出，或乍寒乍热，其脉促短而数，呕吐不止者，皆死也。

论脉候法

凡脚气虽复诊候多涂④，而三部之脉要，须不违四时者为吉。其逆四时者勿治，余如脉经所说，此中不复具载。其人本黑瘦者易治，本肥大肉厚赤白者难愈。黑人耐风湿，赤白不耐风，瘦人肉硬，肥人肉软，肉软则受疾至深，难已也。

论肿不肿

凡有人久患脚气，不自知别，于后因他病发动，疗之得瘥。后直患呕吐，而复脚弱，余为诊之，乃告为脚气。病者曰：我平生不患脚肿，何因名为脚气？不肯服汤。余医以为石发，狐疑之间，不过一旬而死。故脚气不得一向以肿为候。有肿者，亦有不肿者。其以小腹顽痹不仁者，脚多不肿，小腹顽后不过三五日，即令人呕吐者，名脚气入心，如此者死在旦夕。凡患脚气，到心难治，以其肾水克心火故也。

论须慎不须慎

凡脚气之病，极须慎房室、羊肉、牛肉、鱼、蒜、藏菜、菘菜、蔓菁、瓠子、酒、面、酥油、乳糜、猪、鸡、鹅、鸭，有方用鲤鱼头，此等并切禁，不得犯之，并忌大怒。唯得食粳米、粱米、粟米、酱、豉、葱、韭、薤、椒、姜、橘皮。又不得食诸生果子、酸醋之食，犯之者皆不可瘥。又大宜生牛乳、生栗子。

论善能疗者几日可瘥

凡脚气病，枉死者众，略而言之有三种：一觉之伤晚，二骄很⑤恣傲，三狐疑不决。此之三种，正当枉死之色⑥，世间⑦虽有良医，而病人有性灵堪受入者，更复尠⑧少。故虽有骐骥，而不遇伯乐；虽有尼父⑨，而人莫之师。其为枉横，亦犹此也。今有病者，有受入性依法，使余疗之，不过十日。可得永瘥矣。若无受入性者，亦不须为疗。纵令疗之，恐无瘥日也。非但脚气，诸病皆然，良药善言，触目可致，不可使人必服。法为信者施，不为疑者说。出第七卷中。

《病源》：凡脚气病，皆由感风毒所致也。得此病者，多不即觉，或先无佗病⑩而忽得之，或因众病后得之。初甚

---

① 踹胫表里：指小腿的内外侧。踹，《千金方》卷七第一作"腨"，踹，用同"腨"，即小腿肚子。

② 急疗：迅速治疗。原脱"急"作"疗"，据《千金方》卷七第一补，下有"不可不急疗也"可证。

③ 旋踵：立即，顷刻。

④ 涂：道路，途径。《广韵·模韵》："涂，路也。"今通作"途"。

⑤ 很：违逆，不听从。《说文·彳部》："很，不听从也。"程本作"狠"。很、狠义同，

⑥ 色：犹言类、种类。

⑦ 世间：《千金方》卷七第一作"世间诚无良医"。

⑧ 尠（xiǎo 音小）：同"鲜"，少也。《楚辞·王逸》旧注："尠，少也。"

⑨ 尼父：指孔子。

⑩ 佗病：其他疾病。《病源》卷十三《脚气缓弱候》作"他疾"。下同。

微，饮食嬉戏，气力如故，当熟察之。其状自膝至脚有不仁，或若①痹，或淫淫如虫所缘②，或脚指及膝胫洒洒③尔，或脚屈弱不能行，或微肿，或酷冷，或痛④疼，或缓纵不随，或挛急，或有至困能饮食者，或有不能者，或见饮食而呕吐，恶闻食臭，或有物如指，发于踹肠，径上冲心气上者，或举体转筋，或壮热头痛，或胸心松⑤悸，寝处不欲见明，或腹内苦痛而兼下者，或语言错乱，有善妄误者，或眼浊，精神惛愦者。此皆病之证也，若疗之缓，便上入腹。入腹或肿，或不肿，胸胁满，气上便杀人。急者不全日，缓者或一、二、三月⑥。初得此病，便宜速疗之，不同常病也。

病既入脏，其脉有三品⑦，内外证候相似，但脉异耳。若病人脉得浮大而缓，宜服续命汤两剂；若风盛，宜作越婢汤加术四两；若脉转快而紧，宜服竹沥汤；若脉微而弱，宜服风引汤二三剂。此皆多是因虚而得之。若大虚乏短气，可间服补汤，随病体之冷热而用之；若未愈，更服竹沥汤；若病人脉浮大而紧快，此是三品之中最恶脉也。脉或沉细而快者，此脉正与浮大而紧者同是恶脉。浮大者，病在外；沉细者，病在内，疗亦不异，当消息以意耳。其形或尚可，而手脚未及至弱，数日之内，上气便死。如此之脉，急服竹沥汤，日服一剂，汤势常令相及，勿令半日之内空无汤也。若服竹沥汤得下者必佳也。此汤竹沥多，服之皆须热服之。不热，辄停在胸膈，更为人患。若已服数剂，病及脉势未折⑧，而若胀满者，可作大鳖甲汤下之。汤势尽而不得下者，可以丸药助令得下，下后更服竹沥汤，辄⑨令脉势折，气息料理乃佳。

江东、岭南，土地卑下，风湿之气，易伤于人。初得此病，多从下上，所以脚先屈弱，然后毒气循经络，渐入腑脏。腑脏受邪，气便喘满。以其病从脚起，故名脚气。其汤、熨、针、石，别有正方，补养宣导，今附于后。

《养生方导引法》云：坐，两足长舒，自纵身，纳气向下，使心内气—作柔和适散，然后屈一足，安膝下，努，长舒一足，仰取指向上便急⑩，仰眠，头不至席，两手急努向前，头向上努挽。一时各各取势，来去二七，递互亦然。去脚疼，腰膊冷，血冷，风痹，日日渐损。

又云：覆卧傍视，内踵生腰⑪，以鼻纳气，自极七息。除脚中弦痛，转筋，脚酸疼，脚痹弱。

又云：舒两足坐，散气向涌泉，可三通，气彻到，始收右足屈卷，将两手急捉脚涌泉，挽足踏手，手挽足踏，一时取势。手足用力，逆⑫气向下，三七，不失

① 若：《医心方》卷八第二引作"苦"，当从。

② 缘：谓虫爬貌。《病源》卷十三作"缘"，卷四十作"行"。

③ 洒洒：寒冷貌。《素问·风论》王冰注："洒洒，寒貌。"

④ 痛：《病源》卷十三《脚气缓弱候》作"痛"。《素问·阴阳别论》王冰注："痛，疫痛也。"

⑤ 松（zhōng 音中）：心跳貌。《病源》作"冲"。

⑥ 月：《病源》卷四十《脚气缓弱候》作"日"，但其卷十三亦作"月"。

⑦ 三品：据下引"苏长史""脚气脉三种，以缓脉为轻，沉紧为次，洪数为下"之论，"三品"即此三类脚气之脉象。

⑧ 折：挫折。折，即病情遭损。此谓病情及脉象好转。

⑨ 辄：《病源》卷十三《脚气缓弱候》作"趣"。趣：促使。

⑩ 努……急：《病源》卷二《风冷候》作"长舒一足，仰足趾向上使急"，义顺可从改。

⑪ 内踵生腰：《病源》卷二十二《转筋候》作"立两踵，伸腰"。义明，可据改。

⑫ 逆：《病源》卷三《虚劳膝冷候》作"送"，义顺，可据改。

气，数寻①。去肾中冷气，膝冷脚疼。

又云：一足屈之，足指仰侯②急，一足安膝头。散心，两足跟出气向下。一手拓膝头向下急捺，一手向后拓席，一时极势，左右亦然，二七。去膝痹③疼急。

又云：一足踏地，一足向后，将足解谿安䏶上，急努两手，偏相向后，侧身如转，极势二七，左右亦然。去足疼痛，痹急腰痛。出第十三卷中。

吴氏：窃寻苏长史、唐侍中、徐王等脚气方，身经自患三二十年，各序气论，皆有道理。具述灸穴，备说医方。咸言总试，俱有效验，比来传用，实愈非虚。今撰此三本，勒为二卷。色类同者，编次写之，仍以朱题苏、唐、徐姓号，各于方论下，传之门内，以救疾耳。

苏长史论曰：脚气之为病，本因肾虚，多中肥溢肌肤④者，无问男女。若瘦而劳苦，肌肤薄实，皮肤厚紧者，纵患亦无死忧。一瘥已后，又不可久立蒸⑤湿等地，多饮酒食面，心情忧愤，亦使发动。

晋宋以前，名为缓风。古来无脚气名，后以病从脚起，初发因肿满，故名脚气也。又有不肿而缓弱，行卒屈倒，渐至不仁，毒气上阴，攻心便死，急不旋踵，宽延岁月耳。然则缓风毒气，得其总称矣。

近来诸医，多宗《小品》所说，粗为详悉，而因循旧贯，颇为胶柱⑥。《肘后》单略，时有可依。《集验》亦遵《小品》，胡洽、陶公，微在梗概⑦，并非身以经患，不能原始要终也。

今略述病有数种，形证不同，一人经病，三十年中便数发，每发差异，为疗亦殊。前用经效，后用便增，一旬之内，变候不等，未能深达，往往致毙，固⑧不可先方救后发也。

鄙年二十许时，因丁忧得此病，三十

年中，已经六七度发，每发几死，后发时大况虽同，三分论之二分有异，依旧有瘥方疗，不复有效，更张乃瘳耳。

一分同者，毒气定后，手足缓弱，顽痹不仁，服侧子金牙酒，往往得瘥。此酒脚气之要也，余无以加。痿躄⑨不能动者，服之指期。

取起二分异者，毒气入腹，冷热不同，已经投药，虚实亦异，或补或泻，须临时变革也。

按《小品》、《集验》，脚气脉三种：以缓脉为轻，沉紧为次，洪数者为下。自三十年，凡见得此病者数百，脉沉紧者多死，洪数者并生，缓者不疗自瘥。大况如此。

疗之违法，虽轻亦殆；疗之得理，虽重可生也。

凡脚气为疾，不同余病，风毒不退，未宜停药。比见病者皆以轻疾致毙，或以病小则言疾自愈，废药不服，或已服药而患未退，诸药病相违，乃改为佗疗，皆自取危殆。如之何？略述所知，以示同病者。

苏：凡脚气病多以春末夏初发动，得

---

① 寻：《病源》卷三亦作"寻"，卷十三《脚气缓弱候》作"行"。义顺，应据改。

② 侯：《病源》卷十三《脚气缓候》作"使"，可据改。

③ 痹：风寒湿所致气血经脉闭阻不通的病证。《病源》卷十三《脚气缓候》作"髀"。

④ 肌肤：《医心方》卷八引作"肌肤虚"，可从。

⑤ 蒸：《医心方》卷八引作"冷"。义顺。

⑥ 胶柱：犹言拘泥。

⑦ 微在梗概：少而浅薄地保存其一般内容。山胁尚德："'在'疑当作'存'。高极本按："在"有"存"义。《说文·土部》："在，存也。"

⑧ 固：的确，确实之义。

⑨ 痿躄：病名。指痿病四肢痿弱，足不能行的病。

之皆因热蒸，情地、忧愤。春发如轻，夏发更重，入秋少轻，至冬自歇，大约如此。亦时有异于此候者。

近入京以来，见在室女及妇人，或少年学士，得此病者，皆以不在江岭，庸医不识，以为佗病，皆错疗之，多有死者。风气毒行，天下遍有，非独江岭间也。既妇人亦病，又非由肾虚而得。卑湿之土，斯病由众，不为此疗，况①死极多，深用哀悼，无如之何。

夫疗脚气者，须顺四时。春秋二时，宜兼补泻；夏时疾盛，专须汗利；十月以后，乃用补药。虽小小变通，终不越此法。或有凡人曾以夏时见患，汗利得瘥；冬时遇病，还令汗利；冬时见患，用补药得除；夏时遇病，还用补药，此并下愚，专固同之。医者虽怀济物之心，翻②有致死之效，既未深达，以何瘥疗？又如冶葛救饥人乎？今录此方，并经试验，患者披览，当状自疗，必有验效，殊胜庸医也。幸当传之，以济危殆矣。

苏：凡脚气病虽苦虚羸，要不可补之，补药唯宜冬月酒中用之。丸散亦不可补，服之胪胀③，非泻不瘥。唯昆布丸用葶苈子、大黄乃佳耳。庸医多不晓此，谓为肾虚多将补药，有不经④剂而毙也。古方多用风引续命汤疗之，犹十愈一二。若气毒少而风多者，若以疗脚气法用疗风，则十愈八九矣。如当病用药，终无不瘥，脚气非死病。若不肯疗，盖自取死，非病能杀人也。若在远无药物处，病毒深，非灸不能瘥病者不论耳。中华足药，病不肯疗而致死者，深可痛哉！

苏：夫脚气病不可常服补药，补药多令鼓胀，紧实难救也。每月之中，须五六度行利为佳。纵常服药，时时取剂，亦宜时取汗，当候冷热，随时消息，不可专一法。觉热烦口干，头面热闷，即须取冷；

觉顽痹不仁，身体强屈冷疼者，便暖将息，此并可解。寻常饮酒，作豉酒服之，大辟风湿，兼利腰脚。昼日莫多卧，须力遨游，舒畅情性，以勿睡也。

苏：诸毒气所攻，攻内则心急闷，不疗至死。若攻外毒出皮肤，则不仁。不仁者，膏摩之瘥。若未出皮肤，在荣卫刺痛者，随痛处急宜灸三五炷即瘥，不必要在孔穴也。远方无药物处，急宜灸之。腹背手足诸要穴，皆能疗此病。纵明堂无正文，但随所苦，火艾彻处，痛便消散。此不可不知也。

又，候灸疮瘥后，瘢色赤白，平复如本，则风毒尽矣。若色青黑者，风毒未尽，仍灸勿止，待肢体轻乃休矣。

苏：疗脚气不可全补，当依前论，随四时候病虚实疗之，常宜食犊肉、犊蹄、鲫鱼、鳢鱼、猪、兔肉、葱、芥、薤、蓴等菜、猪肝。食法，先汤中浸之，使才熟作脔切，以酱汁和水，并著一抄米、姜、椒，煮令极熟。每食下饭，大补益，消得脚气，生姜、蒜、豉当食大佳。不宜食面及羊肉、萝卜、蔓菁、韭，酒醉房室，久立冷湿，船行水气，夏月屋中湿气、热气，劳剧、哭泣、忧愤，如此等类，好使气发⑤也。初以微发，即服煮散以压之。服煮散不必日别二三服，量病轻重，日一服，或二日一服，以攘毒⑥耳。若毒气盛，非煮散所能救者，急服麻黄等汤也。毒气既退，唯苦顽痹，两脚缓弱，十月服侧子酒，不至三剂，皆即能行。

苏：凡脚气复发，或似石发，恶寒壮

---

① 况：程本作"冤"义顺，当据改。
② 翻：反，反而。
③ 胪胀：即腹胀。胪，腹部皮肤。
④ 经：《医心方》卷八第五引作"终"。
⑤ 气发：指脚气病复发。
⑥ 攘毒：驱逐脚气病的邪毒。攘，除也。

热，头痛手足冷；或似疟发，发作有时；又似伤寒，脉甚洪急。七日以后，壮热既定，则脚气状见也。冷毒盛胀，即服金牙酒；热毒①盛胀，即服紫雪；平平胀者，单用槟榔饮子，亦瘥。患脚气人，远行在家，常有金牙、紫雪，不虞②病发，便能起死。诸大汤药，卒求难济。

苏：凡脚气虚病，猛在皮肤，毒未入者，可服三五剂大、小竹沥汤。唯宜多热者，大、小续命汤，时宜可用，不宜多至十剂也。石斛酒及钟乳酒，恶于侧子，而伤缓钝小。石斛散及钟乳散，宜多冷者，犹不如侧子酒中加钟乳一二十两、白石英一二斤，合渍服之，其力数倍。两脚缓弱者服之，百日皆起行。

消息脚气法，依此消息，必得气愈。第一忌嗔，嗔即心腹烦，烦即脚气发。第二忌大语，大语即损肺，肺损亦发动。

又，不得露脚当风入水，以冷水洗脚，脚胫尤不宜冷，虽暑月常须著绵袴，至冬寒倍令两胫温暖，微有汗是大佳。依此将息，气渐薄损。

每至丑寅日，割手足爪甲，丑日指，寅日足。亦宜十二日一度，割少侵肉去气。

又，数须用梳拢头，每梳欲得一百余梳，亦大去气。

每旦长展脚坐，手攀脚七度，虚攀一度，令手著脚指，渐至脚心，脚极踏，手极攀，每日如此，脚气亦不伤人。

唐：若头面及项少似热气上，即露背膊取冷，勿使腰肾冷；其背膊冷极，厚著衣，须如此姑③息必渐瘥。若不解将息，立见危殆困笃，转加易发，致损④性命。洗面及脚，皆须热汤，小添冷水洗之。又不得食酸饭，不用乘马。若能步行劳筋力，其脚气自然渐瘥。

唐：凡脚气病人，不能永瘥，至春夏

还复发动，夏时腠理开不宜卧睡。睡觉令人按接，勿使邪气稽留。数劳动关节，常令通畅，此并养生之要，拒风邪法也。寻常有力，每食后行五百步⑤，疲倦便止。此脚中恶气，随即下散，虽浮肿，气不能上也。出上卷中。

脚气⑥服汤药色目⑦方一十九首

《千金》：风毒之气，入人体中，脉有三品，内外证候相似，但脉有异耳。若脉浮大而缓，宜服续命汤，两剂应瘥；若风盛，宜作越婢汤，加术四两；若脉浮大而紧转快者，宜服竹沥汤；若病人脉微而弱，宜服风引汤，两剂应瘥。此人脉多是因虚而得之；若大虚短气力乏，可其间作补汤，随病冷热而用之，若未愈，更服竹沥汤；若病人脉浮大而紧快，此是三品之中最恶脉也。脉或沉细而快者，此脉正与浮大而紧者同是恶脉。浮大者病在外，沉细病在内，治亦不异，但当消息以意耳。其形尚可，而手脚未及至弱，数日之中，气上便终。如此之脉，往往有人得之无一存者。急服⑧竹沥汤，日服一剂，切要汤势常令相及，勿令半日之中空无汤也。此汤竹汁多服之，若不极热，辄停在胸心，

---

① 热毒：指脚气病化热的毒害作用。热毒，原作"热"，据《医心方》卷八第五引文及上有"冷毒"与之对文，故高校本补，可从。

② 不虞：不用担心。

③ 姑：山胁尚德："'姑'疑当作'将'。"义顺。

④ 损：原脱，高校本据程本补。

⑤ 五百步：《医心方》卷八第四引作"五、六十步，觉背有汗微出，力少"。

⑥ 脚气：原脱，程本亦无，高校本据卷目补。从之。

⑦ 色目：谓种类名目。

⑧ 急服：立即服用。谓迅速治疗。"服"原误作"腹"，据程本、高校本、《千金方》卷七第一改。

更为人患①，每服当使极热。若服竹沥汤得下者，必佳也。若已服三剂竹沥汤，病及脉势未折而苦腹胀满，可以大鳖甲汤下之。汤势尽而不得下，可以丸药助汤令得下，下后更服竹沥汤，趣②令脉势折③，气息料理便停，得服三十二物八风散佳。

又，初得病便摩冶葛膏，日再，顽痹脚弱都愈，乃止。若服竹沥汤，脉势折如未病时，气力转胜，脚故未能行，体力充足，然后渐微行步。病重者，瘥后半年，始能扶人行耳。

既觉脉及体内瘥，但当勤服八风散，勿以脚未能行，轻加余疗。余疗未必得益，更生诸恶，失此诸疗也。

猥人④边亦勿行冶葛膏。有人闻竹沥汤，即云恐伤腰脚者，即勿与疗，宜知此法。人无受入性者，不可医故也。不为疑者说，此之谓也。

竹沥汤有三首，轻者服前方，重者次第服后者。此风毒乃相注易病人，宜将空缺服小金牙散，以少许涂鼻孔、耳门，病困⑤人及新亡人⑥喜易人。强健人宜将服之，亦以涂耳鼻，乃可临近亡人及视疾者⑦。绛囊带一方寸匕，男左女右臂上。此散毒，服宜从少始。金牙散方在第十二卷中。

病人唯宜服赤小豆饮，冬服侧子、金牙酒、续命汤，疗风毒病。初得似天行毒病而脉浮缓，终不变快。此不疗，或数日而死，或十日而死，或得便不识人，或发黄，或发斑，或目赤，或下部穿烂，或腿膝穿漏者。此最急得之，即先服续命汤一剂，须服葛根汤、麻黄汤下之。若故不折，更与续命汤两三剂，必瘥。此病人大急，令汤势相接，不可使半日阙⑧汤，即便杀人。

又，第一竹沥汤⑨，疗两脚痹弱，或转筋，皮肉不仁，胀起如肿，按之不陷，心中恶，不欲食，或患冷方。

甘草一两，炙　秦艽一两　葛根一两　附子二枚，炮　黄芩一两　麻黄一两，去节　防己一两　杏仁五十枚，去两仁皮尖，碎　防风一两半　升麻一两半　茯苓三两　细辛一两　竹沥五升　桂心一两　干姜一两

上十五味，切，以水七升，合竹沥煮。取三升，分三服，取汗。忌海藻、菘菜、猪肉、醋物、生菜、生葱。《翼方》无茯苓、杏仁，有白术。

又，第二大竹沥汤⑩，疗卒中风，口噤不能语言，四肢缓纵，偏痹挛急痛，风经五脏⑪，恍惚，恚怒无常⑫，手足不随方。

竹沥一斗四升　独活二两　芍药二两　桂心一两　防风二两　麻黄一两，去节　白术二两　葛根二两　生姜三两　茵芋二两　细辛二两　茯苓三两　防己一两　乌头一枚，炮　人参一两　石膏一两，碎，绵裹　黄芩二两　芎䓖二两　甘草二两，炙

上十九味，切，以竹沥煮。取四升，

---

① 更为人患：谓服药不当，使人旧病未除又变生别的疾病。更，换也。

② 趣：赶快，迅速。《说文·走部》："趣，疾也。"

③ 折：损。有消除、缓解之意。即病理的脉象逐渐消除。又，折，返转。

④ 猥人：山胁尚德："猥，杂也……盖谓此膏有毒，当慎之，勿猥杂人也。"又，"猥人"，即鄙陋之徒。

⑤ 病困：病情十分严重。《广雅，释诂一》："困，极也。"

⑥ 新亡人：刚死的人。

⑦ 视疾者：探望病人的人。

⑧ 阙：缺、无。

⑨ 第一竹沥汤：《千金翼》卷十七第二作"竹沥汤"。无"茯苓、杏仁"有"白术"，共十四味。

⑩ 第二大竹沥汤：《千金翼》卷十七第二作"大竹沥汤"，无"白术"，共十八味。

⑪ 风经五脏：谓风邪侵袭五脏。

⑫ 恚怒无常：指病人情绪变化无常。《千金翼》卷十七第二"恚"，作"喜"。

分六服。先未汗者取汗，一状相当即服。忌猪肉、冷水、海藻、菘菜、生葱、生菜、桃李、雀肉、醋物等。《翼方》无白术。

又，第三竹沥汤[1]，疗风毒[2]入人五内[3]，短气，心下烦热，手足烦疼，四肢不举，皮肉不仁，口噤不能语方。

当归二两　防风三两　生姜八两　白术三两　人参二两　黄芩二两　芎劳二两　细辛二两　桂心二两　茯苓三两　甘草二两，炙　附子二枚，炮　秦艽三两　葛根五两　升麻二两　麻黄二两，去节　蜀椒一两，汗

上十七味，切，以甘竹汁一斗九升，煮。取四升，分五服。忌猪肉、冷水、海藻、菘菜、生菜、生葱、桃李、雀肉、醋物。并出第七卷中。《翼方》有芍药、茯神、防己、通草，无茯苓、黄芩、芎劳、升麻、蜀椒、麻黄、生姜。

《千金翼》：疗脚气，常作穀白皮粥防之，法即不发方。

穀白皮切，五升，炙，勿取斑者，有毒

上一味，以水一斗半，煮。取七升，去滓，煮米粥常食之。出第十六卷中。

崔氏：疗脚气，夏月须食瓜及瓜饮子方。

生瓜一枚，如捧[4]许大，去蒂四破，以水五升，煮令烂，去滓　白术二两　生姜一两

上三味，切二物，以前汁煮。取二升，去滓，分三服。禁食桃李、雀肉等。出第六卷中。生瓜，恐是木瓜。

又，疗脚气，毒遍内外，烦热，口中生疮者方。

服紫雪，强人服如两枣大，弱者减之，和水服，当利热毒。若经服石[5]发热毒闷者，服之如神，胜三黄汤十剂。《备急》同。

又，若冷胀毒闷方。

服金牙散，以汤如桃李许，和散如枣核大服。卒患取利及吐者，一服四分匕，用之若神，良。《备急》同。并出第九卷中。

《必效》：疗脚气方。

苍耳子五升　赤小豆二升　盐一斤

上三味，以水一石五斗，缓火煎，取五六斗，去滓，别贮。取受斗半铛，于前泥四面，开一畔入火处，铛内著所煎汁，用浸脚。才令没踝。铛下微著炭火，常令温温。如汁渐尽不没踝，续续添使没。浸时仍于密房中，床前遮闭，为垂脚恐风。不能久坐之，仰卧亦得。连夜浸之弥佳。浸经三日外，其欲食饮，常苦饥，便食，任食。此一剂药汁尽，必瘥。不过，用半汁，即可觉渐。可一日、两日，食一顿生猪肉鲙大精。此方甚效。

又方

取上好椒，未经蒸者，取三大斗，分为两袋。袋以布作，长八寸。椒须满实，勿使虚，即以醋浆水三大升，盐一大升，纳在浆中，即煮椒袋，可经十余沸，即止。其铛釜底仍微著火，勿使冷。

又，取冷醋浆一大升，安贮盆中，即取前件袋一枚，纳于冷浆盆里。患人于床上坐，垂脚床下，盆安地上，将两脚踏盆中热袋上。其椒袋冷热令可忍。觉椒袋如冷，即换取釜中热袋，还准前盆中，以脚踏之。如冷，还于旧釜中，以火温使热，更互用之。其床前可垂毡席到地，勿使风吹脚。两脚至膝以来，牵风如虫行，头项及四肢身体总汗，腹中如雷鸣，气下，即

---

① 第三竹沥汤：《千金翼》卷十七第二作"竹沥汤"，有"茯神、芍药、防己、通草"，无"茯苓、黄芩、芎劳、升麻、蜀椒、麻黄、生姜"，共十五味。
② 风毒：谓风邪伤人致病的伤害作用。
③ 五内：即五脏。
④ 捧：山田业广引森立夫曰："'捧'恐'捧'之讹。"捧，即拳头。
⑤ 石：指五石散一类的矿物药。

休踏椒袋，得汗间觉心气闷，可取冷饭吃三五口，以鹿脯下，勿食猪、羊肉、鱼及臭秽，又不得食粳米。如须和羹，可以苏和，兼生姜合皮吃，面饼、蒜葱、酱豉、醋等并得食。踏袋得汗已，后觉微利，勿怪之，此是病状通泄之候。若不瘥，隔日三日二回，取旧汤袋，依前法踏之，得汁还止。觉腹中缓空能食，起，即停。如未觉损，终而复始，以瘥为度。白桑叶膏服之亦可，不相妨。

又方

白椹桑叶，切细，取大斗一石，以斗量，纵剩亦非事。如无叶，即取软条，还细剉，取一石。以清水一石五斗于一釜中，和上件一石白桑椹叶，即火煮使常沸。其汤可有五斗许，即滤却叶更煎，可有二斗以来，移于铛中。又煎取三升以下，二升以上，似稠饧即止。每日空腹服一匙，至日晚又服一匙。如呕不能下，可和羹、和粥、和食，能吃不呕。能服一七日以上，即觉四肢通畅，下泄气①。泄气以后，两脚肿勿怪，此得药力，是病瘥候。此法已经疗五六十人以上，异种②神效。

又方

吴半夏三两，净削去皮　生姜汁三升

上二味，水五升，煮。取二升，去滓，空腹一服尽，每日一剂，三剂必好。禁羊肉、饧。此方梁公家出，方始有本，奇异神效。并出第三卷中。

苏恭云：凡患脚气，每旦早食任意饱，午后少食，日晚不食，弥佳。如饥，可食豉粥；若暝不消，及吃难消之物，至霍乱转筋，十不一活；若晚食不消，欲致霍乱者方。

高良姜一两，打碎

上一味，以水三升，煮。取一升，顿服尽，即消。待极饥，乃食一碗薄粥③，

其药唯极饮之，良。若卒无高良姜，取母姜一两，切之，以清酒一升，煮。令极沸，并滓饮之。虽不及高良姜，亦大验。

又，若已觉著脚气，宜服此方。

蒜三升，去心，切，熬令黄色　桃仁一小升，去皮尖双仁，熬令紫色　豉一大升，熬令香

上三味，合和，生绢袋盛，以美酒一斗渍之。夏月三日，冬月七日。初服半升，渐加至二升，量增减。若尽更著五升美酒渍，饮之。加椒一二合，尤妙。

又方

香豉一升，小便一升，和渍少时，令有稠色。去滓、平旦空腹服，三日一停，三日复作服，以瘥为度。

又，紫雪，疗脚气毒遍内外，烦热，口中生疮，狂易④叫走，及解诸石、草、热药毒发，邪热卒黄等，瘴疫、毒疠、卒死、温疟、五尸、五注、心腹诸疾，绞刺切痛，蛊毒鬼魅，野道热毒，小儿惊痫，百病最良方。

黄金百两左侧⑤　寒水石三斤　石膏三斤　磁石三斤　滑石三斤　玄参一斤　羚羊角五两，屑　犀角五两，屑　升麻一升　沉香五两　丁子香一两　青木香五两　甘草八两，炙

上十三味，以水一斛，先煮五种金石药，得四斗，去滓。后纳八物，煮，取一斗五升，去滓。取硝石四升，芒硝亦可，用朴硝精者十斤，投汁中，微炭上煎，柳木篦⑥搅，勿住手，有七升。投在木盆中，半日欲凝，纳成研朱砂三两，细研麝

---

① 泄气：指有放屁的服药反应。
② 异种：犹言"异等"或"异常"。
③ 薄粥：稀粥。
④ 狂易：精神失常。《汉书·孝元冯昭仪传》颜师古注："狂易者，狂而变易常性也。"
⑤ 左侧：犹言"左右"。原二字误倒，高校本据本书卷三十一《古今诸家散方六首》引崔氏紫雪散乙正。今从之。
⑥ 篦（bǐ音卑）：本书卷三十一引作"篦"。

香当门子①五分，纳中搅调，寒之二日，成霜雪紫色。病人强壮者，一服二分，当利热毒；老弱人或热毒微者，一服一分，以意节之。合得一剂，支十年许用，大神妙，不用余。论脚气病经服石药，发热毒闷者，服之如神。水和四分，服胜三黄汤十剂。以后依旧方，用麝香丸下脚气，或热胀曾用，不如金牙散良。忌海藻、菘菜、生血物等。

又，金牙散方，此方并要。

金牙②研 曾丹研,制 礜石研,泥裹烧半日 丹砂研 雄黄研 朴硝研 寒水石研 代赭研 龙骨研 犀角屑 獭肝炙 鹳骨炙 狸骨炙 巴豆去心皮,熬 大黄冶 葛皮炙,各三分 牛黄别入 麝香别入 升麻 桂心 附子生用,去皮 鬼臼 鬼督邮 黄环 鸢根本草有鸢尾,此云鸢根,即是用鸢尾之根也 青木香 牡砺熬 苏合香研,别入 常山 茯苓 黄芪 知母 龙胆各二分 露蜂房 玉支 茵草一本作茵芋 鬼箭羽 徐长卿 石长生 蜀漆 当归 桔梗 白薇各一分 蜈蚣二枚 蜥蜴一枚,炙 芫青炙 地胆炙 亭长炙,各三十九枚 椒四十九枚,汗

上四十九味，合捣为散。以汤如桃李许，和散三分匕，或如枣核服之。常患者日再服，卒患取利、吐者，服四分匕。若以绛袋裹方寸匕、三匕带之，辟诸恶疠。忌食生冷、芦笋、生葱菜、猪肉、冷水、醋物、陈臭、生血等物。合药用腊月王相日，勿令秽污风见之，以蜡③纸裹得二年用。此药能冷热，能虚实，说其功效，卒不尽矣。

凡服药散、酒、丸等，但所服者众，蒙效者寡。或五脏证候不同，七情有所乖舛，分两参差，冷热有异。故陶隐居云：医者，意也。古之所谓良医，盖以其意量而得其节，是知疗病之者皆意出，当时不

可以旧方医疗。今之人或异于此，病势少与方题似，便即以和合，病机未察，诊候宜④然，大同小异，致令乖舛，寔⑤取危殆，如之何？又云：代⑥无良医，枉死者半。此之一言，深可悲也。

凡患脚气者，虽苦虚羸，不得多服补药，服之胪胀，非泻不瘥，但益虚羸也。唯冬月得用补药，如冬月仍患气不除者，亦不得服之，甚解此。大都患气，寻常须微利，但不得大利益虚耳。凡脚顽至冬，则定者多。所以然，冬肾王⑦，王则不受邪，所以腰脚得利也。

凡此有五种：冷脚气、热脚气、平平脚气、大虚脚气、大实脚气。或患变作五者，冷者专泻，亦兼疗风毒，寻趁脚气，乃似伤寒，参差危殆，深须晓识，若不通博，不如不为。金牙散功少大猛，就中姑息，兼疗诸病，蛊毒注忤，鬼魅野道，肺痿骨蒸，传尸相易，为第一药。用药既多，斟酌用，悉要者乃为施功。少合之须得真好法。得瘥不要尽剂用之。并出第一卷中。

《近效》：疗脚气方。

附子五两,炮 甘草五两,大炙

上二味，并细剉，以水五斗，煎，取二斗半，置盆中。以版子阔三寸许，横汤上，共水面平，脚踏版上，以汤捋脚，水

---

① 当门子：即"麝香"别名，本书卷三十一引无此三字。疑为注语。

② 金牙：动物牙齿之坚硬者。

③ 蜡：原作"腊"，山胁尚德曰："'腊'疑当作'蜡'。"按"腊"、"蜡"形似声同，往往致误，应据文义改。

④ 宜：疑当作"亦"，音近致误。

⑤ 寔：通"是"。《尔雅·释诂下》：寔，是也。

⑥ 代：疑当作"世"。唐代讳"世"字。故"世"多改作"代"。

⑦ 王：通"旺"。

冷即休。此汤得四五度用，脚气永除。此方极验。

又，桑煎，疗水气、肺气、痈肿，兼风气方。

桑条二两，并用大秤大两

上一味，细剉如豆，以水一大升，煎。取三大合，如欲得多造，准此增加。先熬令香，然后煎，每服肚空吃，或如茶汤，或羹粥，每服半大升。亦无禁忌。

又，本方云：桑枝平，不冷不热，可以常服。疗遍体风痒干燥，脚气风气，四肢嗽，消食利小便，久服轻悦耳目，令人光泽，兼疗口干。《仙经》云：一切仙药，不得桑煎不服。出抱朴子。

桑枝细切，一小升

上一味，熬令香，以水三大升，煎。取二大升，一日服尽，无问食前后，比服只依前方。

脚气不随方五首

崔氏：侧子酒，疗脚气不随方。

侧子四两，炮 生石斛八两，碎 磁石八两 独活三两 秦艽三两 甘草三两，炙 紫苏茎一握 前胡四两 防风三两 茯苓八两 黄芩三两 五味子四两 防己三两 桂心三两 丹参三两 蜀椒二两，出汗 山茱萸四两，碎 芎䓖二两 细辛二两 当归三两 白术四两 干姜三两 薏苡仁一升三合

上二十三味，薄切，绢袋贮，以清酒四升，浸五日。一服四合，日再，细细加至八九合，温饮。慎生冷 猪肉、蒜、面。其中间觉热渴，得饮豉酒。豉仍须蒸曝之。忌海藻、菘菜、桃李、雀肉、生葱、生菜及醋物等。

又，煮散方

地肌白皮十二分 麻黄六分，去节 杏仁八分，去皮尖两仁 防己二十分 黄芩十分

羚羊角屑，八两 茯苓十二分 泽泻六分 细辛五分 薏苡仁二十分 生石斛二十分 人参六分 白术十分 大黄六分 磁石二十分 丹参十分 犀角八分，屑 蒺藜子十二分 甘草十分，炙 桂心六分 生姜十二分 前胡八分

上二十二味，捣，以粗葛筛。度搅使极调，三两一为剂，以后药汁二升，煮。取一升，顿服之，日服一剂，以小便利为度。忌海藻 菘菜、生葱菜、桃李、雀肉、醋物等。

又，小饮子法用煮前散。

大枣五枚，擘 桑根白皮五两 白前二两 橘皮二分

上四味，切，以水五升，煮。取二升，将煮前散，慎如药法。

又，若脚气上入少腹，少腹不仁，即服张仲景八味丸[①]方。

干地黄八两 泽泻四两 附子二两，炮 薯蓣四两 茯苓三两 桂心三两 牡丹三两，去心 山茱萸五两

上八味，捣筛、蜜和，为丸如梧子。酒服二十丸，渐加至三十丸，仍灸三里、绝骨。若脚数转筋，灸承山；若脚胫内稍不仁，灸三阴交。忌猪肉、冷水、生葱、醋物、芜荑。

又，脚气虽瘥，至冬季间，常须服侧子酒方。

侧子二两，炮 干姜二两 石斛八两 丹参三两 牛膝二两 甘草三两，炙 防风三两 干地黄四两 芎䓖二两 当归三两 桂心三两 五味子三两 白术二两 秦艽三两 防己二两 椒二两，汗 独活三两 山茱萸四两 细辛二两 黄芩二两 茯苓四两 附子一两，炮

————

① 八味丸：《金匮》卷下第二十二名为"肾气丸"，药味相同，主治、剂量、煎服法不同。

上二十二味，切，绢袋贮，以酒三斗五升浸。秋、冬七日，春、夏五日。一服四合，日二，细细加之，以知为度，得食羊、鹿、獐肉，鸡亦得食。忌海藻、菘菜、猪肉、冷水、桃李、雀肉、生葱、生菜、芜荑、酢物。并出第六卷中。

风毒脚弱痹方六首

《千金》：疗恶风毒气，脚弱无力，顽痹[①]，四肢不仁，失音不能言，毒气冲心。有人病者，但一病相当即服。

第一服此麻黄汤，次服第二、第三、第四方。

麻黄一两，去节　防风二两　大枣二十枚，擘　当归二两　茯苓三两　升麻二两　芎䓖二两　白术二两　芍药二两　麦门冬二两，去心　黄芩二两　桂心二两　杏仁三十枚，去皮尖　甘草二两，炙

上十四味，切，以水九升，清酒二升，合煮。取二升半，分四服，日三夜一。覆令小汗，粉之，莫令见风。忌海藻、菘菜、生葱、桃李、雀肉、酢物。

第二服独活汤方。

独活四两　干地黄三两　芍药二两　葛根二两　桂心二两　生姜五两　麻黄二两，去节　甘草二两，炙

上八味，切，以水八升，清酒二升，合煮。取二升五合，去滓，分四服，日三夜一。犯之，一世不愈。忌海藻、菘菜、生葱、芜荑。脚弱，特忌食瓠子、截菜。

第三服兼补厚朴汤，并治诸气咳嗽，逆气，呕吐方。

吴茱萸一升，一方用三两　半夏七两，洗　干地黄二两　生姜一斤　芎䓖二两　桂心二两　厚朴二两，炙　芍药二两　当归二两　人参二两　黄芪三两　甘草三两，炙

上十二味，切，以水二斗，煮猪蹄一具。取一斗二升，去上肥，纳清酒三升，合煮。取三升，分四服，相去如人行二十里久。忌羊肉、饧、芜荑、生葱、海藻、菘菜。

又，第四服风引独活汤兼补方。

独活四两　人参二两　附子一两，炮　大豆二升　桂心二两　防风二两　芍药二两　当归二两　茯苓三两　黄芪二两　干姜二两　甘草三两，炙　升麻一两半

上十三味，切，以水九升，清酒三升，合煮。取三升半，去滓，分四服，相去二十里久。忌海藻、菘菜、猪肉、冷水、生葱、醋物。

又，疗脚弱神验，防风汤方。

防风二两　独活二两　黄芩二两　茵芋二两　葛根二两　芎䓖二两　细辛一两　蜀椒一两，出汗　防己一两　桂心一两　芍药二两　麻黄一两，去节　石膏一两，碎　生姜三两　乌头三枚，炮　茯苓三两　甘草二两

上十七味，切，以竹沥一斗，煮。取四升，去滓，分六服。一日一夜服尽，其间可常作赤小豆饮。有人脚弱，先常服竹沥汤，四剂未觉，增损作此方，后觉得力。云：脉沉细驶[②]，风在内者，作此汤也。忌海藻、菘菜、猪肉、冷水、生葱、生菜、醋物。

又，越婢汤，疗风痹脚弱方。

麻黄六两，去节　石膏半斤，碎　白术四两　大附子一枚，炮　生姜三两　大枣十五枚，擘　甘草二两，炙

上七味，切，以水七升，先煮麻黄再沸，去上沫，纳诸药，煮。取二升，分三服，覆取汗。一方用附子二枚。忌海藻、

---

① 顽痹：又名瘭痹。指皮肉麻木不知痛痒，或者手足酸痛者。

② 驶：急速，此言脉率快。《说文新附·马部》："驶，疾也。"

菘菜、猪肉、冷水、桃李、雀肉等。并出第七卷中。此仲景方，本云越婢加①术汤，又无附子。胡洽云：若恶风者，加附子一枚；多冷疾者，加白术。

大小续命汤中风方二首

唐侍郎：大续命汤，主手足挛急及不随。此方疗若脚气上，又中风，四肢壮热如火，挛急，或纵不随，气冲胸中方。

当归二两　芎䓖一两　桂心一两　麻黄二两，去节　芍药一两　石膏一两，碎，绵裹　生姜三两　人参一两　防风二两　黄芩一两　杏仁四十枚，去皮尖两仁　甘草一两，炙

上十二味，以水九升，煮。取三升，去滓，分四服。忌海藻、菘菜、生葱等。深师同。

又，小续命汤，疗中毒风，口不能言，咽中如塞，或缓或急，身体不自收，冒昧②不知痛处，拘急不得转侧方。

麻黄三两，去节　甘草一两，炙　桂心一两　石膏二两，碎，绵裹　芎䓖二两　干姜二分　黄芩一两　当归二分　杏仁二十枚，去尖皮双仁

上九味，切，以水九升，煮。取二升，去滓，分二服。薄取汗，莫见风。不瘥复作，禁如药法。并疗久謦③失声，上气呕逆，面目肿皆愈。服汤已，多体虚，宜兼补。忌海藻、菘菜、生葱等。

不仁不能行方三首

《千金》：风引汤，疗两脚疼、痹肿，或不仁、拘急，屈不得行方。

麻黄二两，去节　吴茱萸一两，碎　独活二两　秦艽一两　石膏二两，碎　杏仁六十枚，去两仁皮尖，碎　白术三两　茯苓二两　桂心一两　人参一两　细辛一两　干姜一两，碎　防风一两　防己一两　芎䓖一两　甘草一两，炙　附子一两，炮

上十七味，切，以水一斗六升，煮。取三升，分三服，取汗佳。忌海藻、菘菜、生葱、生菜、桃李、雀肉、醋物等。

又，小风引汤，主中风，腰脚疼痛弱者方。

独活三两　防风二两　当归二两　茯苓三两　大豆二升　人参三两　干姜二两　附子一枚，炮　生石斛二两　甘草二两，炙

上十味，切，以水九升，酒三升，煮。取三升，去滓，分四服，服别如人行十里久。忌海藻、菘菜、猪肉、冷水、醋等。一方无干姜、石斛，有桂心、黄芪。

又，金牙侧子酒④，疗风湿痹，不仁、脚弱不能行。常用古方，今新出。

侧子炮　牛膝　丹参　山茱萸　蘹蕳根　杜仲去皮，炙　石斛各四分　防风　干姜　椒汗　细辛　独活　秦艽　桂心　芎䓖　当归　白术　茵芋炙，各三分　五加皮五分　薏苡仁一升，碎

上二十味，并细切，绢袋盛，清酒四五升，渍五六宿。初服三合，日再服，稍加，以知为度。患目昏、头眩者弥精⑤。忌猪肉、冷水、生葱、生菜、桃李、雀肉等。并出第七卷中。方中无金牙，未详其名。

---

① 加：原误作"如"，据高校本、《金匮》卷中第十四改。

② 冒昧：气郁而迷乱。冒，通"瞀"，气郁。昧，昏乱。

③ 謦（qǐng 音请）：咳嗽。《说文·言部》："謦，咳也。"

④ 金牙侧子酒：《千金方》卷七第七第四方名无"金牙"二字，方中亦无此药，疑衍。且方中剂量"分"并作"两"。

⑤ 弥精：更好。弥，益也，更也。良，佳之义。

因脚气续生诸病方四首

《千金》云：虽患脚气，不防乳动石发①，皆须服压石药疗之。夫因脚气续生诸病者，则以余药对之。或小便②不利，则以猪苓、茯苓及诸利小便药疗之；大便极坚者，则用五柔麻仁等丸③疗之；遍体肿满成水病者，则取疗水方中诸疗水之药疗之。余皆仿此，更无拘忌。出第七卷中。

又，猪苓散④，主虚满通身肿。利三焦，通水道方。

茯苓　葶苈熬　人参　防风　泽泻甘草炙　桂心　白术　狼毒　椒目　干姜各三分　赤小豆二合　大戟二分　苁蓉二分半　猪苓三分　女萎三合，熬　五味子三分

上十七味，捣筛。酒服方寸匕，日三夜一，老小一钱匕，以小便利为度。忌海藻、菘菜、生葱、桃李、雀肉、醋物等。

又，茯苓丸⑤，主水胀。甄权为安康公处得瘥方。

茯苓　白术　椒目各四分　葶苈六分，熬　泽泻　防己各五分　赤小豆　前胡　芫花熬　桂心各三分　甘遂十二分　芒硝五分

上十二味，捣末，蜜和，丸如梧子。汤服五丸，日一，稍加，以知为度。忌桃李、雀肉、生葱、醋物。并第二十一卷中。

又，淮南五柔丸⑥，疗秘涩及澼，饮食不生肌肤，虚损不足，三焦不调。和荣卫，利腑脏，补三焦方。

大黄一斤，蒸三斗米下　前胡二两　半夏洗　苁蓉　芍药　茯苓　细辛　当归　葶苈熬，各一两

上九味，捣筛、蜜和，捣万杵。食后服十五丸，如梧子，日三服。忌羊肉、饧、生菜、醋物。一方有黄芩。

又，麻仁丸⑦，疗大便坚，小便利，而不渴方。

麻子仁一升　枳实八两，炙　杏仁一升，去两仁尖皮，熬　芍药八两　大黄一斤　厚朴一尺，炙

上六味，捣筛、蜜和，丸如梧子。饮服五丸，日三，加至十丸。一本芍药六两。并出第十五卷中。此本仲景《伤寒论》脾约丸方，《肘后》无杏仁。

大法春秋宜服散汤方六首

《千金》但云宜服散，此又兼汤煎

《千金》八风散⑧，疗风虚，面青黑土色，不见日月光，脚气痹弱，准经⑨面青黑主肾，不见日月光主肝，补肾治肝方。

苁蓉八分　乌头二分，炮　钟乳四分，研

---

① 乳动石发：指服用五石散之类矿物药后，其药物的毒副作用发作。乳，指钟乳石，又称乳石。

② 小便：原作"大小便"，据文义及药物，高校本并《千金方》卷七第一删改。

③ 五柔麻仁等丸：《千金方》卷七第一作"五柔麻仁丸等"，所指者即此节所载"淮南五柔丸"及"麻仁丸"。

④ 猪苓散：《千金方》卷二十一第四"茯苓"作"玄参"，"女萎"作"女曲"，药物剂量"分"并作"两"。

⑤ 茯苓丸：《千金方》卷二十第四主治"水胀"作"水肿"，剂量小有出入。与"猪苓丸"并出"第二十一卷中"。

⑥ 淮南五柔丸：《千金方》卷十五第六"大黄一斤"作"蒸斗米下"（"米"原误作"半"）。

⑦ 麻仁丸：《金匮》卷中第十一作"麻子仁丸"，剂量不同，后世称"脾约丸"。

⑧ 八风散：《千金方》卷七第三方名、组成、主治并同，"远志皮"作"远志"。

⑨ 准经：山胁尚德："准经者，谓据五脏之经，辨其证候也。"恐非。此即遵循经旨之义。准，遵循，依照。《说文广义校订》："准，有准则可以依从。"经，指《内经》之类的医学典籍。

薯蓣四分　续断四分　黄芪四分　麦门冬四分，去心　五味子二分　泽泻四分　远志皮四分，去心　菟丝子十四分，酒渍　细辛四分　龙胆四分　秦艽四分　石韦四分，去毛　柏子仁四分　牛膝四分　杜仲四分　菖蒲四分　蛇床子四分　山茱萸四分　防风四分　白术四分　干姜四分　干地黄四分　茯苓四分　附子五分，炮　甘草五分，炙　石斛六分　天雄六分，炮　萆薢四分　人参五分　菊花十二分

上三十三味，捣筛。酒服方寸匕，日三，不知加至二匕。忌猪肉、冷水、羊肉、饧、海藻、菘菜、芜荑、桃李、雀肉、生菜、醋物等。

又，大八风散，疗诸缓风、湿痹、脚弱方。

巴戟天二分，去心　芎䓖一分　附子三分，炮　黄芪二分　白蔹二分　桂心二分　细辛二分　桔梗二分　人参二分　芍药二分　牛膝四分　薯蓣二分　菊花二分　萎蕤二分　秦艽二分　乌啄四分　牡荆子二分　天雄二分　苁蓉一分　萆薢二分　茯苓四分　远志四分，去心　山茱萸二分　黄芩二分　石斛二分　白术二分　菖蒲四分　礜石二分，泥裹烧半日　厚朴二分，炙　龙胆一分　蜀椒二分，汗　五味子二分

上三十二味，捣筛。温酒服半方寸匕，日三，不知稍增，趣①令微觉为度。忌猪羊肉、冷水、桃李、雀肉、醋物、饧、生葱、生菜、海藻、菘菜。一本有甘草、干姜、无芍药、牛膝。

又，凡脚气之疾，皆由气实而死，终无一人以服药至虚而殂②。故脚气之人，皆不得大补，亦不可大泻，终不得畏虚，故预止汤不服也，如此者皆死不疗。

世间大有病人、亲朋、故友远来问疾，其人曾不经一事，未读一方，自骋了了③，诈作明能，谈说异端，或言是虚，或言是实，或云是风，或云是蛊，或道是水，或云是痰。纷纷谬说，种种不同，破坏病人心意，莫知孰是。迁延未定，时不待人，欻然④致祸，各自散走。是故大须好人及好名医，识疾深浅，探赜⑤方书，博览古今，是事明解者看病，不尔，大误人事。

窃悲其如此者众，故一一显析，具述病人由状，令来世病者读之，以自防备也。但有一也⑥。忧恚积思⑦，喜怒悲欢，复随风湿结气，咳时呕吐，食以变，大小便不利，时泄利重，下溺血，上气，吐下，乍寒乍热，卧不安席，小便赤黄，时时恶梦，梦与死人共食饮，入冢神室，魂飞魄散。

----

①　趣：拿取，采取。《古今韵会举要·遇韵》："趣，通作取。"

②　殂（cú 音徂）：死亡。

③　了了：清楚，明白。

④　欻（xū 音虚）然：迅疾貌。

⑤　赜：原误作"颐"，据高校本及文义改。

⑥　世间大有病人……但有一也：高校本按此处文义不衔接，疑有脱误，检《千金方》"但有一也"四字作"但有一状相应，则须依方急治，勿取外人言议，自贻忧悔。但详文意，人死不难，莫信他言，以自误也"三十八字。接下并有"余尝为人撰门冬煎，此方治脚气大有验，病者须用之。方在第十二卷中"二十八字。又按"方在第十二卷中"至"世间大有病人"一节，《千金方》题曰："论看病问疾人"，当在前"脚气论"中。或因其有"门冬煎"方名，而误窜于此。

⑦　忧恚积思：高校本按：此与上文义不衔接，疑有脱误，检《千金方》卷十二第五，"忧"上有"天门冬大煎，治男子五劳七伤，八风十二痹，伤中六极。一气极，则多寒痹，腹痛喘息，惊恐头痛；二肺极，则寒痹腰痛，心下坚有积聚，小便不利，手足不仁；三脉极，则颜色苦青，逆意喜恍惚失气，状似悲泣之后，苦舌强咽喉干，寒热恶风不可动，不嗜食，苦眩，喜怒妄言。四筋极，则拘挛，少腹坚胀，心痛膝寒冷，四肢骨皆疼痛；五骨极，则肢体厥逆，黄疸、消渴、痈疽，妄发重病，浮肿如水病状；六肉极，则发疰如得击，不复言，甚者至死复生，众医所不能治。此皆六极七伤所致，非独房室之为也"一百八十六字。

筋极则伤肝，伤肝则腰背相引，难可俯仰；气极则伤肺，伤肺则小便有血，目不明；髓极则阴痿不起，住而不卒；骨极则伤肾，伤肾则短气，不可久立，阴疼恶寒，甚者卵缩，阴下生疮湿痒，搔之不欲止，汁出。此皆为肾病。甚者多遭风毒，四肢顽痹，手足浮肿，名曰脚弱，一名脚气。医所不疗，此皆主之方。

天门冬三斗半，去心，捣压取令汁尽　枸杞根切，三斗半，净洗，水两石五斗，煮取一斗三升，澄清　酥三升，炼　生地黄切，三斗半，捣压如天门冬法　獐骨一具，碎，以水一石，煮取五斗，澄清　白蜜三升，炼

上六味，并大斗，铜器中微火先煎门冬、地黄汁减半，乃合煎取大斗二斗，下后散药，煎取一斗，纳铜器中重釜煎，令隐掌①可丸。平旦空腹，酒服如梧子二十丸，日二，稍加至五十丸，择四时王相日合之。忌生冷，醋滑、鸡、猪、鱼、蒜、油、面、芜荑等。

散药如下：

茯苓　柏子仁　桂心　白术　萎蕤　菖蒲　远志去心　泽泻　薯蓣　人参　石斛　牛膝　杜仲　细辛　蔓荆子　独活　枳实炙　芎䓖　黄芪　苁蓉　续断　狗脊黑者　萆薢　白芷　巴戟　五加皮　覆盆子　橘皮　胡麻仁　大豆卷各二两　甘草六两，炙　薏苡仁一升　蜀椒一两，汗　阿胶十两，炙　鹿角胶五两，炙　大枣一百枚，煮作膏　石南二两　茯神二两

上三十八味，捣，绢下筛，纳煎中，有牛髓、鹿髓各加三升大佳。小便涩，去柏子仁，加秦艽二两；干地黄六两；阴痿失精，去萎蕤，加五味子二两；头风，去柏子仁，加菊花二两、防风二两；小便利，阴气弱，去细辛、防风，加山茱萸二两；腹中冷，去防风，加干姜二两。无佗②疾，依方合之。凡此煎至九月下旬采药，立冬日合而服之，至五月上旬止。若十二月腊日合者，经夏至七月下旬即服之。若停经夏不坏，当于舍北阴处入地深六尺，填沙置药，沙中上加少土覆之，即经夏不坏也。女人先患热者得服，冷者勿服。忌羊肉、饧、生菜、生葱、醋物、海藻、菘菜、桃李、雀肉、青鱼酢等。

又，大鳖甲汤③，疗脚弱风毒，挛痹气上，及伤寒恶风温毒，及山水瘴气热毒，四肢痹弱方。

鳖甲二两，炙　防风一两　麻黄一两，去节　白术一两　吴茱萸五合　知母一两　升麻一两　大枣二十枚，擘　贝齿七枚，烧　茯苓一两　橘皮一两　芎䓖一两　杏仁一两，去双仁皮尖，碎　犀角半两，屑　生姜三两　人参一两　赤小豆三合　青木香半两　麝香三铢，研　羚羊角一分，屑　麦门冬一两，去心　大黄一两半　薤白十四枚　乌头七枚，炮　石膏一两，碎　雄黄二分，研　半夏一两，洗　当归一两　萎蕤一两　芍药一两　甘草一两，炙

上三十一味，切，以水二斗，煮，取四升，去滓，分六服，相去十里久，得下止。一方用大黄二分，畏下可用一分也。一方用羚羊角二分，毒盛可用三分也。忌海藻、菘菜、苋菜、桃李、雀肉、醋物、羊肉、饧等。一方有山茱萸，《翼方》无知母、升麻、橘皮、芎䓖、当归、萎蕤。

又，小鳖甲汤，疗身体虚胀如微肿，胸心痞满，有气壮热，少腹厚重，两脚弱方。

①　隐掌：山田业广引元慎曰："隐掌，谓药不牢强，不用力而可丸。按《玉篇》：'隐，安也。'与稳同义。"
②　佗：程本、《千金方》卷十二第五并作"他"。佗、他、它通。
③　大鳖甲汤：羚羊角"一分"原作"一八"，高校本疑"八"为"分"之坏字，检《千金方》卷七第二作"六铢"、古"六铢"为一分，今据改；"乌头"作"乌梅"；余药加减与宋臣所注合。

鳖甲三两，炙　升麻三两　黄芩三两

麻黄三两，去节　羚羊角三两，屑　前胡四两

桂心三两　乌梅二七枚，擘　杏仁三两，去

皮尖两仁　薤白二十一茎

上十味，切，以水一斗，煮。取二升七合，去滓，分三服，此常用。若体强壮须利者，加大黄二两。忌苋菜、生葱。

又，疗风虚脚弱，手足拘急挛疼，痹不能行动，脚趺肿上膝，少腹坚如绳约，气息常如忧患，不能食饮者，皆由五劳、七伤，肾气不足，受风湿故也，宜服内补石斛秦艽散①方。

石斛四分　秦艽五分　山茱萸三分　蜀椒二分，汗　五味子二分　麻黄三分，去节

桔梗三分　前胡三分　白芷三分　白术二分

附子炮　独活　天门冬去心　桂心各四分

乌头五分，炮　人参五分　天雄四分，炮

干姜五分　防风五分　细辛三分　杜仲五分

莽草三分，炙　当归五分

上二十三物，捣筛为散。酒服方寸匕，日再服，不知加至二匕。虚人三建②皆炮，实人亦可生用。风气者，本因肾虚，既得病后，毒气外满，则灸泄其气，内满则药驰之③，当其救急，理必如此。至于风消退，四体虚弱，余毒未除，不可便止，宜服此散，推陈致新，极为良妙。此既人情可解者，无可疑焉。忌桃李、雀肉、猪肉、冷水、生葱、生菜、鲤鱼。并出第七卷中。

脚气呕逆不下食方二首

文仲：瓜饮，疗脚气，呕逆不得食方。

生瓜一枚，四破，水九升，煮取五升，去滓

白术四两　甘草一两，炙　生姜二两

上四味，切三物，纳瓜汁中，煮。取二升，去滓，温分三服。忌桃李、雀肉、

海藻、菘菜。出第九卷中。生瓜恐是木瓜④。

《延年》：茯苓饮，主脚气肿，气急上气，心闷热烦，呕逆不下食方。

茯苓三两　紫苏叶三两　杏仁三两，去两仁尖皮，碎　橘皮三两　升麻三两　柴胡三两

生姜四两　槟榔十二枚，并皮子碎　犀角二两，屑

上九味，切，以水八升，煮。取二升五合，去滓，分温三服，如人行八里久。忌醋物。出第十九卷中。

脚气疼不仁方二首

《病源》：此由风湿毒气，与血气相搏，正气与邪气交击，而正气不宣散，故疼痛。邪在肤腠，血气则涩，涩⑤则皮肤厚，搔之如隔衣物不觉知，名为不仁也。出第十三卷中。

苏恭：疗初患脚足皮肤舒缓，足上不仁，膝下疼痛，眉眼动，左胁下气，每饱食即发，膈上热，脐下冷，心虚阴汗且疼，兼补煮散方。

黄芪　人参　独活　芎䓖　防风　当归　桂心　萆薢　防己各六两　茯苓　白术　丹参各八两　附子生用　甘草炙，各四两

杏仁去皮尖两仁　生地黄　生姜　磁石各二十分，碎如小豆

上十八味，并切，分之为三十服，服

---

① 内补石斛秦艽散：《千金方》卷三主治，药味、煎服方法并同，仅"五味子"、"白芷"剂量小异。

② 三建：指附子、乌头、天雄三药。建，通"件"。

③ 药驰之：即用药物迅速治疗。《说文·马部》："驰，大驱也。"此有迅速治疗之义。

④ 生瓜恐是木瓜：山田业广引信重曰："生瓜即甜瓜。前崔氏方主治云'夏月须食瓜'，又云'去蒂四破'，若果木瓜，则不可言夏月食及去蒂，且若是木瓜，必无水九升煮取五升之理。"

⑤ 涩：原误作"隔"，据高校本、《病源》卷十三《脚气疼不仁候》改。

别以生姜一两、生地黄一两、杏仁十四枚，碎，以水二升，煮。取七合，布绞去滓，一服之。常以日晚或夜中服之，不妨公事。如逆呕者，加半夏一两，如前加减法。忌猪肉、冷水、海藻、菘菜、生葱、桃李、雀肉、醋物、羊肉、芜荑及饧。三日以后，并无禁忌。

又，侧子酒，主脚气，春夏发，入秋肿消气定，但苦脚弱，不能屈伸，足上不仁，手指胀闷，不得屈伸，四肢腰颈背皆废者，服此酒方。

侧子生用 干姜各五两，生者良 丹参 牛膝各六两 金牙碎，绵裹 磁石如上 生石斛各一斤，干用八两 石南炙 独活六两，炙 萆薢 生茱萸 生地黄各十两，干者用八两 防风 茯苓各四两 五加皮 薏苡仁各一两 菌芋炙 椒各一两，汗 桂心 天雄生用 人参 芎䓖 当归 白术 细辛各二两

上二十五味，切，绢袋贮，清酒六七斗，渍之七日成。一服一小盏，日二三服，量性多少稍加，以痹为度。若妇人服，去石南。丈夫苦冷，著[1]孔公蘖钟乳等，多至一二斤，少至七八两。服此酒时，须随病内外灸三两处，以泄气。忌猪肉、冷水、醋物、生葱、桃李、雀肉、生菜、芜荑等。并出第一卷中。

脚气冲心烦闷方二十二首[2]

《广济》：疗脚气冲心闷，洗脚渍汤方。

糜穰一石，纳釜中

上一味，多煮，取浓汁，去滓，纳椒目一斗，更煎十余沸。渍脚三两度。如冷温渍洗，瘥止。无所忌。

又，疗脚气急上冲心，闷欲死者方。

槟榔仁三颗，细末 生姜汁三合 童子小便二升，新者，不须暖

上三味，搅，顿服，须臾即气退。若未全瘥，更服最佳，利三两行。无所忌。

又，疗脚气心烦闷，气急卧不安方。

半夏一升，汤洗去滑 生姜八两 桂心三两 槟榔仁一两半，末

上四味，切，以水八升，煮减半，纳槟榔仁末，煎。取二升八合，绞去滓，分温三服，服别相去如人行五六里，进一服，微利为度。忌羊肉、生葱、黏食、饧等物。

又，疗脚气攻心，闷，腹胀，气急欲死者方。

吴茱萸三升 木瓜切，二合 槟榔二十颗，碎 竹叶切，二升

上四味，以水一斗，煮。取三升，分三服，得快利即瘥。忌生菜、熟面、荞麦、蒜物等。

又，疗肾虚风，脚气冲心，疝气下坠，小便数，膝冷腰疼，时时心闷，气急欲绝，四肢无力，射干丸方。

射干六分 昆布八分，洗 通草四分 犀角六分，屑 杏仁一分，去皮尖，熬 汉防己八分 茯苓六分 青木香八分 旋覆花四分 白头翁四分 独活六分 葶苈子八分，熬

上十二味，捣筛、蜜和，丸如梧子。酒下二十丸，渐加至三十丸，日再服。不利，空腹服，煮槟榔、桑根皮下更佳。忌生菜、热面、荞麦、蒜、炙肉、黏腻、醋物。并出第二卷中。

崔氏：旋覆花汤，疗脚气冲心欲死者，服之。救病困急[3]。此方最先。

旋覆花二两 犀角二两，屑 紫苏茎一

---

[1] 著：山田业广曰："'著'者，谓'加之'，疑系唐人俗语。"

[2] 二十二首：本节实有方为二十四首。

[3] 病困急：病情危急。《广雅·释诂一》："困，极也。"

握　桂心一两　赤茯苓二两　橘皮二两　生
姜三两　前胡四两　干枣七枚，擘　白前一两
香豉七合，绵裹，文仲用一升

上十一味，切，以水八升，煮。取二
升四合，分三服，相去十里久。以下气、
小便利为度。忌生葱、酢物。

又，治脚气，瘰痹①不仁，两脚缓
弱，脚肿无力，重者少腹气满，胸中痞
塞，见食即呕，或两手大拇指不遂，或两
脚大拇指不遂，或小便涩。第一疗气满呕
逆不下食，旋复饮子方。

旋覆花二两　橘皮二两　生姜三两　紫
苏茎一握　茯苓三两　香豉一升，绵裹　大枣
十枚，擘

上七味，切，以水八升，煮，取二升
四合，分三服，服别相去十里久，日一
剂。凡服五剂，上气即下。小便涩者，加
桑根白皮四两。慎生冷、猪肉、蒜、面、
鱼、黏食。如其服此饮二三剂，气下讫，
即须服大犀角汤，第一方十四味者是
也②，服当小便利为度。如其胸膈中气满
者，加半夏四两，汤洗。待腹内气和，脚
肿欲消，皮肤犹如隔帛者③，宜服犀角麻
黄汤一二剂，五日后然服之。忌生葱、酢
物。

又，大犀角汤，疗脚气毒冲心变成
水，身体遍肿，闷绝死④者方。

犀角二两，屑　桑根白皮四两　白术二
两　桂心二两　香豉一升，无盐者　防己二两
紫苏一握　前胡四两　橘皮三两　黄芩三
两　茯苓三两　大枣十枚，擘　生姜三两

上十三味，切，以水九升，浸一宿，
煮，取二升七合；或水一斗，煮，取三
升，分为三服，服相去如人行十里久。以
下气、利小便为度。忌酢物、桃李、雀
肉、生葱等。

又，犀角麻黄汤方。

犀角二两，屑　麻黄二两，去节　甘草一

两，炙　茯苓二两　防己二两　黄芩一两石膏
三两，碎，绵裹　附子一两，炮　白术一两　芎
劳一两　防风一两　当归一两　生姜三分
细辛一两　桂心一两

上十五味，以水一斗，先煮麻黄去沫
讫，取汁八升，下诸药，煎，取二升七
合，分三服，相去十里久，服讫覆取
汗⑤。待三四日后，若其皮肤不仁瘥即
停，不瘥宜更服之，不得过三剂，即瘥。
瘥讫脚中无力者，宜服独活犀角汤三二剂
即愈。忌海藻、菘菜、醋物、猪肉、冷
水、桃李、雀肉、生葱、生菜等。

又，独活犀角汤

独活三两　犀角二两，屑　石斛二两，先
煮　丹参二两　侧子一两，炮　防风二两　防
己二两　芎劳二两　生姜三两　当归二两
芍药三两　茯苓四两　桂心一两半　甘草二
两，炙

上十四味，切，以水一斗，煮，取二
升七合，去滓，分三服，相去十里久。服
讫任卧，不须取汗。凡服三二剂，隔五日
一服。初服此药，觉腹内气散，两脚有
力，行动无妨，或可即停。又可常服香豉
酒，灸三里穴、绝骨各三百壮。忌海藻、
菘菜、猪肉、冷水、生葱、酢物等。

又，香豉酒方
取香豉一斗，以酒三斗，浸三日。取

①　瘰（qún 音群）痹：即顽痹。指皮肤、肌肉
麻木不知痛痒，或者酸痛的痹病。
②　第一方十四味者是也：据文义，"第一方"当
为"第二方"。故山田业广引元慎曰："'一'恐'二'
字误。"高校本按：下方"大犀角汤"有药十三味，
《千金方》卷七第二"大犀角汤"多"旋覆花"，共十
四味，方见后。
③　皮肤犹如隔帛者：指患者肌肤的感觉迟钝，
如同隔有帛绵一样，但未消失。
④　闷绝死：言病人闷乱之极犹如昏死。《千金
方》卷七第二作"闷绝欲死"。
⑤　汗：原误作"汁"，据程本、高校本、《千金
方》卷七第二改。

饮，任性多少，利即减之，不利任性。其中用橘皮、生姜，调适香味，任意服。尽，复作，以瘥为度。并出第六卷中。

文仲：疗脚气心烦，不下食方。

牛乳一小升　杏仁四十九枚，去皮尖两仁，熬，末之　橘皮一分，切　生姜一两，切

上四味，合煎。取八合，空心，顿服令尽。虚人或微利，亦无苦。有人服验。《备急》同。

又，毒气攻心欲死者，方与①苏徐木瓜二物相加减用。

吴茱萸四升　淡竹叶切，一升

上二味，以水一斗，煮。取二升，去滓，分五服。兼主上气肿满。苏恭云：大快，比②加槟榔仁四十枚，末之，更快于本方。《备急》同。

徐王用寻常气满，日服一剂。

槟榔七枚合皮碎　橘皮一两　厚朴炙　吴茱萸各二两　生姜四两

水三升，煮。取一升二合，分二服。此汤性温，去冷胀，亦苏家之法。《备急》同。

又，若毒气攻心，手足脉绝，此亦难济，不得已作此汤，十愈七八方。《千金》云：治脚气入腹，因闷欲死，腹胀，茱萸汤方。

吴茱萸六升　木瓜二枚，切。

上二味，以水一斗三升，煮。取三升，分三服，或以吐、汗便活③。苏恭云：服，得活甚易，但钻击一作急，少时热闷耳。此方是为起死，是高丽老师方，与徐王方相似，故应神妙。《备急》、《千金》、苏、徐同。方云：无木瓜，可取吴茱萸一色，煮服。又方，加青木香三两，犀角二两，屑，亦云此汤起死人。

又，脚气冷毒闷，心下坚，背膊痛，上气欲死者方。

吴朱萸三升　槟榔四十枚，去皮取碎　青木香二两　犀角三两，屑　半夏八两，汤洗

生姜六两

上六味，切，以水一斗，煮。取三升，分三服，大效。破毒气尤良。忌羊肉、饧。《备急》同。

又，脚气入腹心闷者方。

浓煮大豆汁，饮一大升，不止更饮，大验。《备急》同。

又，疗脚气入心，闷绝欲死者。

半夏三两，洗，切　生姜汁二升半

上二味，纳半夏，煮。取一升八合，分四服，极效。忌羊肉、饧。《备急》同。并出第九卷中。

苏恭云：若风热轻，但毒气入胃，唯心闷烦热，索水洒胸面，干呕，好叫唤，欲断绝者，服此犀角汤效方。

犀角屑　青木香　羚羊角屑　人参　竹茹　沉香　射干各二两　麦门冬去心　茯苓各三两　麝香　鸡舌香各二两　石膏八两，碎，绵裹

上十二味，切，以水六升，煮。取二升二合，分四服，相去六七里，晚再服。如觉眼明心悟，若强人作三服。此谓救死，已试大验。若呕逆不下，食水浆即吐出者，加半夏四两洗，生姜二两，橘皮一两，加水一升半，煮，取二升三合。忌五辛、羊肉、饧、醋物。唐侍中同。出第一卷中。

《近效》：救脚气冲心，此方甚效。

槟榔仁六颗

上一味，捣筛，取童子小便半升，微温和末。强半顿服，如一炊久不转动，更取半，准前④服，令尽，得通即好，甚良。

---

① 与：原误作"舆"，据程本、高校本改。

② 比：犹"当"，应当。

③ 或以吐、汗便活：谓服药后有呕吐，或者出汗的反应，是邪有去路，就可以救治。活，指预后尚可，能救活。

④ 准前：以前一次服用方法为标准。下仿此。

又，疗脚气，抬肩喘，并脚气冲心方。

乌豆二大斗

上一味，以水五大斗，煮，斟酌有一斗半即休。分向两故①瓷瓮中，以两脚各于一瓮中浸，遣人从膝向下捋之，捋百遍以来。如无瓷瓮，取故瓦瓮不渗者亦得。极重不过更浸一度，必瘥。房给事用，极效。

又，加减青木香丸方。

昆仑青木香六分　大腹槟榔仁七分　桂心四分　芍药六分　枳实七分，炙　大黄十分

上六味，捣筛、蜜和，为丸如梧子大。以酒若饮任性②，服十五丸，日二服，稍稍加，至大便微微通软为度。忌生葱。已前方疗一切脚气发，上冲秘闷，有所不快，即服三两日，取宣通。亦疗卒心痛，腰肾间冷脓水，服亦佳，吴升方。

又，疗脚气上冲心，狂，乱闷者方。

赤茯苓十二分　汉防己八两　芍药十分　槟榔仁十二分　甘草八分，炙　郁李仁十分　枳实八分，炙　冬著牛膝十二分　春著大黄十四分

上九味，捣筛、蜜和，丸如梧子。空腹，清酒服十五丸，日再服，渐加至二十丸，以微通泄为度。利多减丸，冬则去大黄加牛膝。若体中虚弱，去大黄加牛膝，服，亦得。其药皆须州土上好者③，恶药④服无益。忌海藻、菘菜、酢物、生冷、油腻、杂肉、热面、新炊饭及陈臭难消之物，一切勿食。

又，疗脚气冲心，肺气气急，及水气卧不得，立验方。

曹州葶苈子四分，好者，纸上熬令紫色，别捣如膏，纸裹，两瓦子合，床脚下压去卤　杏仁四分，去尖皮两仁，切碎，纸上熬令黄，捣如膏　甘草四分，炙　海蛤四分，别研如面　郁李仁四分，去皮，小如麻子大，别捣　汉防己五分　吴茱萸二分　槟榔仁六分　大黄七分

上九味，捣筛为散，合研令调和，取蒸饼中枣膏二分，去皮，搅和白蜜少许，更于臼中捣一升二百杵方止。空腹，一服十五丸如梧子，渐渐加，至下泄为度。服良久，待丸散后，可食。忌海藻、菘菜。

又，准前状常服方。

白蒺藜子取一大升，䃰⑤（初谁切）去角，簸去浮枝者，熬⑥　五味子八分　牛膝八分　杏仁一小升，去皮尖双仁，切碎，熬黄白色，别捣如泥，然可入和散　枳实八分，炙　甘草五分，擘破，炙　人参八分，不用亦得　车前子二两　桑根白皮一两　通草一两

上十味，捣筛、蜜和，丸如梧子。空腹一服十五丸，渐渐加至二十五丸，日再服。亦得酒饮任情服。良久待散，可食。忌海藻、菘菜、牛肉、热面。潘玢侍御襄城录留。

岭南瘴气脚气酒汤散方一十三首

《千金》：夫脚气之疾，先起岭南，稍来江东，得之无渐，或微觉疼痹，或两胫肿满，行起屈弱，或上入少腹不仁，或时冷时热，小便秘涩，喘息气冲喉，气急欲死，食呕不下，气上逆者，皆其候也。

---

① 故：旧，旧的。

② 以酒若饮任性：谓用酒服丸药，如果能饮酒，就任其酒量饮用。

③ 其药皆须州土上好者：指所选用的药物一定要道地药中品质最好的。"其药"、"州土"，即道地药。

④ 恶药：指药物品质粗劣者。

⑤ 䃰（chǎn 音产）：粗春。《集韵·谏韵》："䃰，米一春。"

⑥ 熬：原误作"散"。据高校本及文义改。

若先觉此证，先与犀角旋覆花汤[1]方。

犀角二两，屑　旋覆花二两　橘皮三两　茯苓三两　大枣二十枚，擘　香豉一升，绵裹　紫苏茎一握　生姜三两

上八味，切，以水八升，煮。取二升七合，分三服，相去十里久服之，以气下、小便利为度。如其不下，服后大犀角汤。忌醋物。《备急》同。崔氏名小犀角汤。

又，大犀角汤[2]方

犀角二两，屑　旋覆花二两　白术二两　桂心二两　防己二两　黄芩二两　生姜三两　香豉一升，绵裹　橘皮三两　茯苓三两　前胡四两　桑根白皮四两　紫苏茎一握　大枣十枚，擘

上十四味，切，以水九升，煮。取二升七合，分三服，相去十里久，取下气为度。若得气下，小便利，脚肿即消，能食。若服汤讫不下，气急不定，仍服后汤。忌桃李、雀肉、生葱、醋物。以上二方并出崔氏，文仲同。

又方[3]

甘草二两，炙　犀角二两，屑　防风二两　桂心三两　杏仁二两，去尖皮两仁，碎　独活二两　防己二两　石膏四两，碎，绵裹　芎䓖二两　麻黄三两，去节　生姜三两　白术二两　当归二两　羚羊角二两，屑　黄芩二两

上十五味，切，以水二斗，先煮麻黄，取八升汁，下药煎。取三升，分三服，相去十里久。三服讫，覆取汗，五日后更服一剂，取汗同前。忌海藻、菘菜、桃李、雀肉，生葱。

又，疗脚气初发，从足起至膝胫肿，骨疼者方。

取蓖麻叶，切、捣、蒸，薄[4]裹之，日二、三易即消。蓖麻子似牛蜱虫，故名蓖麻也。若冬月无蓖麻，取蒴藋根捣碎，和酒糟三分，根一分，合蒸熟，及热封裹肿上如前法，日二即消。亦治不仁顽痹。

又，若肿已入髀，至少腹胀，小便涩少者方。

取乌特牛尿一升一服，日再服，取消乃止。《翼方》云：羸瘦者，二分尿，一分半乳，合煮，乳[5]浮结乃服之。

又，若肿已消，仍有此候者，急服此汤方。

麻黄二两，去节　半夏一两，洗　生姜五两　射干二两　独活三两　犀角一两，屑　羚羊角一两，屑　青木香一两　橘皮一两　杏仁一两，去尖皮双仁，碎　人参二两　升麻一两　吴茱萸一升　茯苓二两　防己二两　前胡二两　枳实二两，炙

上十七味，切，以水九升，煮。取四升，分五服，相去二十里久，中间进少粥，以助胃气。此汤两日服一剂，取病气退乃止，以意消息之。若热盛喘烦者，加石膏六两、生麦门冬一升去心，去吴茱萸；若心下坚，加鳖甲一两炙。忌羊肉、醋物、饧、苋菜。并出第七卷中。以上三方并出苏长史。

又，大金牙酒[6]，疗瘴疠毒气中人，风冷湿痹，口喎面戾，半身不遂，手足拘挛，历节肿痛，甚者少腹不仁，名曰脚气，无所不疗方。

---

① 犀角旋覆花汤：《千金方》卷七第二"紫苏茎"作"紫苏茎叶"，"茯苓、大枣"剂量有别。

② 大犀角汤：《千金方》卷七第二作"大犀角汤，疗脚气毒冲心变成水，身体遍肿闷绝欲死者方"，"紫苏茎"作"紫苏茎叶"，"仍服后汤"指下录"犀角麻黄汤"。

③ 又方：《千金方》卷七第二作"犀角麻黄汤"。药味组成同，剂量有别。

④ 薄：贴敷。《素问·至真要大论》有"薄"贴一法。

⑤ 乳：原脱，高校本据《千金翼》卷十七第二补。今从之。

⑥ 大金牙酒：《千金方》卷七第四药味组成、煎服法并同，剂量仅六味有出入。本书卷三十一《古今诸家酒一十二首》引《千金》，"茯苓"作"茯神"。

金牙一斤　侧子三两，炮　附子三两，炮
天雄三两，炮　人参二两　苁蓉三两　茯
苓二两　独活半斤　当归三两　白术三两
防风三两　黄芪三两　薯蓣三两　细辛三两
桂心三两　茵芋二两　石南三两　芎䓖三
两　地骨皮三两　五加皮三两　磁石十两
丹参五两　杜仲三两　萆薢三两　牛膝五两
狗脊三两　萎蕤三两　薏苡仁一升　白芷
三两　麦门冬一升　生石斛八两　厚朴三两，
炙　枳实三两桔梗三两　生地黄切，二升　蒴
藋四两　黄芩三两　远志三两，去心　荆子三
两

上三十九叶，切，以酒八斗，渍七
日。温服一合，日四五夜一。石药细研如
粉，别绢袋盛，共药同渍。药力和善，主
疗极多。凡是风虚，四体①小觉有风疴②
者，皆须将服之，无不疗者。服者一依方
合之③，不得辄④信人大言⑤，浪⑥有加减
也。忌猪肉、冷水、生葱、生菜、桃李、
雀肉、芫菁等。并出第七卷中。

又，小金牙散，疗南方瘴疠疫气，脚
弱，风邪鬼注方。

金牙五分　牛黄一分　天雄二分　萆薢
二分　黄芩二分　麝香二分　蜀椒汗，二分
由跋二分　雄黄二分　朱砂二分　乌头二分
细辛三分　萎蕤三分　桂心二分　莽草二
分　犀角三分　干姜三分　蜈蚣一枚，长六寸
者，炙　黄连四分

上十九味，捣筛，合牛黄、麝香捣三
千杵。温酒服钱五匕，日三夜二，以知为
度。绛囊盛带，男左女右，一方寸匕，省
病⑦问孝⑧不避。夜行涂鼻人中。晨昏雾
露亦涂之。忌猪肉、冷水、生血物、生菜
等。出第十二卷中。

《延年》：疗得岭南瘴气，热烦、短
气、心闷，气欲绝方。

香豉一升，绵裹　栀子十四枚，擘　升麻
二两

上三味，切，以水四升，煮。取一升
半，分为三服，即定也。

又，岭南瘴气，面脚肿，乍寒乍热似
疟状，脚肿气上，心闷咳嗽，摊缓⑨顽痹
方。

大麻仁一两，绵裹　升麻一两　射干一
两　菖蒲一两　甘草一两，炙　麻黄一两，去
节　大黄一两，别浸　豉三合，绵裹　芒硝半两

上九味，切，以水六升，煮。取二
升，去滓，乃纳芒硝，分三服，微利一二
行。解毒热。忌羊肉、饧、海藻、菘菜。
并出第十九卷中。

苏、唐：豉酒，若能常饮此酒，极利
腰脚，岭南常服此酒必佳，及卑湿处亦准
此。又恐有脚气似著，即宜服之方。

香豉三升　美酒香者一斗⑩

上二味，先取香豉三升，三蒸三曝
干，纳一斗酒中，渍三宿，便可饮。随人
多少用，淬薄⑪脚良。

又方

大豆新者一升⑫，九蒸九曝

上一味，以美酒三斗，渍三宿，便可
随性多少饮，尽复作，常服甚佳。

---

① 四体：指四肢。

② 风疴：风邪所致的病。《说文·疒部》："疴，
疾也。"

③ 一依方合之：一定要遵循上述大金牙酒的组
方原则进行配方。

④ 辄：擅自或独。《海篇类编·车部》："辄，专
也。"

⑤ 大言：夸大的言辞。

⑥ 浪：随便，滥。

⑦ 省病：探望病人。

⑧ 问孝：慰问死者家眷。

⑨ 摊缓：即瘫痪，肢体松软弛缓，不能作随意
运动。

⑩ 一斗：原误作"一升"，据高校本、程本、
《医心方》卷八第六改。下同。

⑪ 薄：《医心方》引作"傅"。"薄"有"敷"
义，"傅"通"敷"。

⑫ 一升：程本作"一斗"。

又方

香豉三升　犀角八两，末之

上二味，其豉如前，不能九蒸九曝，三蒸三曝亦得，用一生绢袋贮，用好美酒九升，渍之五日许，其犀角末散著袋外，每服常搅令犀角味入酒中，服三合，量性增减，日三服。其酒夏月勿作，多恐坏。

不奈[1]又可用此方：豉三合，橘皮、生姜、葱细切，任意调和，先熬油令香，次下诸物熬，遣熟以绢裹纳铛中，著酒，任意性饮之。并出上卷中。

外台秘要方卷第十八

右迪功郎充两浙东路提举茶盐司干办公事张寔校勘

---

① 不奈：此指用药无效。

外台秘要方卷第十九脚气下一十六门

朝散大夫守光禄卿直秘阁判登闻检院上护军臣林亿等上进

脚气肿满方二十九首

《病源》：此由风湿毒气，搏于肾经。肾主水，今为邪所搏，则肾气不能宣通水液，水液不传于小肠，致水气拥溢①腑脏，浸渍皮肤，故肿满也。出第十三卷中。

《千金翼》：温肾汤，主腰脊、膝、脚浮肿不随方。

茯苓　干姜　泽泻各二两　桂心三两

上四味，切，以水六升，煮。取二升，分为三服。忌酢物、生葱。

又，疗脚气初发，从足起至膝胫肿，骨疼者方。

乌牛尿一服一升，日二服，肿消止。羸瘦者，二分尿，一分牛乳，合煮，乳结②乃服之。

又方

生猪肝一具，细切，以淡蒜齑食之令尽。若不尽者，分再食之。并出第十六卷中。

崔氏：疗脚气，遍身肿方。

大豆三大升，以水一斗，煮取五升，去豆　桑根白皮一握，切　槟榔二七枚，碎　茯苓二两，切

上四味，将三物以前豆汁浸经宿，煮。取二升，绞去滓，添酒二合纳药中，随多少服之。或不利，即剩。服利多，量减服之。《救急》同。忌酢物。

又，疗遍身肿，小便涩者，用麻豆方主之，疗脚肿气。

乌豆一斗，水四斗，煮取一斗半，去豆　桑根白皮切，三升　大麻子二升，熬，研碎

---

① 拥溢：壅滞而浸渍。拥，壅义同。

② 乳结：《千金翼》卷十七第二作"乳浮结"，"乳浮结"、"乳结"义同，均脂牛乳与乌牛尿同煮将沸时，由于牛乳比重轻，于牛尿的上层有凝结，故谓"乳结"或"乳浮结"。此方又见于上卷十八《岭南瘴气脚气汤苦又方一十三首》中。

上三味，以豆汁纳药，煎。取六升，一服一升，日二服，三日令尽。

又方

乌豆五升　桑根白皮切，四升，二物以水二斗，煮取一斗半，去滓　大麻子仁一升，熬　橘皮二两　蜀升麻二两　杏仁二两，去皮尖，熬　猪苓二两　丹参三两　生姜二两，切

上九味，切，将七物纳前桑皮、豆汁中，煮。取四升，朝二服，相去如三食久。药消进食，食消又更进二服。此二方并唐尚书送。

又，疗脚气，及腰肾、膀胱宿水及痰饮，桃花散方。

收桃花阴干，量取一大升，但随虚满，不须按捺，捣为散，纱罗下之。温清酒和，一服令尽，通利为度，空腹服之。须臾当转①可六七行，但宿食不消化等物总泻尽。若中间觉饥虚，进少许软饭糜粥，无在②极安稳，不似转药，虚人废朝谒③。但觉腰脚轻快，使人勇跃④，食味倍佳；脚先肿者，一宿顿消，如囊中贮物倾却相似。又无毒，易将息。唯忌胡荽、猪肉。三月内⑤腹虚，大都消息。慎生冷、酸滑、五辛、酒面及黏食、肥腻。四五日，诸食复常。

又，余见古方论云：脚气但肿不闷，经服利药，法令人渴，但肿，纵不服利药，亦遣人渴，宜利方。

取大麻子，熬，令香，和水研，取一大升，别以三大升水，煮一大升赤小豆，取一升汁，即纳麻汁，更煎三五沸。渴即饮之，冷热任取。安稳。饥时啖豆亦佳，而利小便，止渴消肿，大良。榖⑥叶及桑白皮熬炙为饮，饮之亦良。

肿盛力弱不堪大药者，取牛乳一小升，乌牛尿一小升。无乌牛尿用黄者亦得，和调分三服，相去十里久，小便大利，脚肿即顿消。若一剂不除，隔一二日更服。气力好者依前服，赢瘦者每日平旦唯一服六七合，以瘥乃止。忌杂肉。并出第六卷中。

文仲：大麻子酒方，疗脚气上，脚肿小腹痹。

大麻子一升碎研，清酒三升渍三宿。温服随性。兼疗头风，补益。此一方传用大良。《备急》同。

又，疗脚气满，大便少者方。

槟榔四十枚，切，为末　大豆三升　桑根白皮切，二升

上三味，以水二斗，煮。取六升，分六服，间粥亦得。若冷胀，加吴茱萸二升、生姜二两，用亦良。《备急》用。

又，疗脚气，非冷非热，老人弱人胀满者方。

槟榔壳汁中，或茶饮中，豉汁中，服槟榔仁散方寸匕，利甚快稳良。《备急》铜。

又，脚气满方。

大豆一升，以水四升，煮之令熟，去滓，取桑根白皮切一大升，和豆汁重煎之，厚薄如酪，布绞去滓。空腹，日再。

---

① 转：即"转药"，指服药后药力所转化的泄下反应。上"利"、下"泻"并同此。

② 无在：即"无哉"。指泄利后进食，原来泄下服药的反应消失。在，通"哉"，表语气。《淮南子·道应》于省吾新证："在、哉古字通。"程本、精华本并无"无在"二字。

③ 虚人废朝谒：体虚的人也得以康复，停止了（别人的）问候。废，止也。朝谒，参见尊者。此谓每天对病人的问候。

④ 勇跃：犹言肢体运动如常而有力。程本作"踊跃"。

⑤ 三月内：山田业广曰："据下文，'五日外'云云，则'三月'当作'三日'。"

⑥ 榖（gǔ 音古）：落叶乔木，也称"楮（chǔ）"、"构"。其叶、实、茎、皮、根皆入药。其叶名"榖叶"，或楮叶，出于《名医别录》，有凉血、解毒、利水之功效。下《救急方》即有"榖楮皮"，可证。

《备急》同。

又，徐王枳实散，宜春秋服。消肿利小便，兼补，疗风虚冷胀不能食方。

枳实半斤，炙　桂心一斤　茯苓　白术各五两

上四味，为散。酒服方寸匕，日三服，加至二匕。忌生葱、酢物、桃李、雀肉等。《备急》同。

又，手脚酸痛，兼微肿方。

乌麻五升，微熬，碎之

上一味，以酒一升，渍一宿。随多少饮之，尽更作，大佳。《备急》同。

又，若身肿，气攻心者方。

生猪肉去脂，以浆水洗，于两板中压去汁，细切作脍，蒜薤啖之，日二顿。下气除风。此方外国法。《备急》同。

又，捋脚方。

捣乌麻碎，水煮，渍、捋，大验。

又方

水煮杉方，浸捋脚，去肿满，大验。《备急》同。

又，脚洪肿[①]方。

取小豆一升，和穀楮心一握熟煮。吃三二升，即瘥。如汤沃雪，良。此二方经用，效。《备急》同。并出第九卷中。

《救急》：疗风水毒气，遍身肿方。

穀楮白皮三两　橘皮一两　桑根白皮五两，东引者　紫苏　生姜各四两　大豆二小升

上六味，切，以水九升，煮。取一大升，绞去滓，分为四服。其药并须暖，不过三剂，必当瘥。百日来，唯禁大酢。出第七卷中。

《必效》：主脚气数发，通身满，妨气急者方。

取大麻子一升碎，以小便二升煮。取一升，去滓，顿服之。苏、唐、徐同。出第三卷中。

苏恭：疗下焦冷，肿满胸塞，吐，不

下食者，兼去温毒方。

防己　芍药各二两　枳实炙　独活
防风　桂心各三两　生姜八两　葛根三两
半夏一升，洗

上九味，切，以水九升，煮。取三升，分作四服，相去八九里久，中间食少粥。一方无防己、枳实，加附子二两，炮，余依本方。忌羊肉、饧、生葱。出上卷中。

唐侍中：疗若脚气攻心，此方甚散肿气，极验。

大槟榔七枚，合子碎　生姜各[②]二两　橘皮　吴茱萸　紫苏　木瓜各一两

上六味，切，以水三升，煮。取一升三合，分再服，忌如药法。

又，葶苈丸，疗水气及脚并虚肿方。

葶苈子七分，生用　牵牛子　泽漆叶
海藻洗去咸，炙　昆布如上炙　桑根白皮炙
甘遂熬　椒目　郁李仁各三分，去皮　桂心一分

上十味，捣筛、蜜和，为丸如梧子。一服十五丸，日再服，加至二十丸。其药用桑白皮，切五合，赤小豆一合，通草一两，切，以水二升，煮取一升下药。忌生葱。出下卷中。

萧亮：疗脚气肿盛，因生疮积年不瘥，脓血长流，依状是风毒气，为冬间服药酒，拥滞散在腠理，宜服此方。疗风痒及旧癣疥百病，轻腰脚，兼通大肠。疗肺中热毒气方。

漏芦　葳蕤　乌蛇脯炙，各二十四分
苦参一斤，捣去筋脉取粉　枳实十六分，炙　秦艽九分　干麦门冬十二分，去心　汉防己八分
玄参二十二分　白术　黄芪各十二分　大黄二十四分　黄芩八分

---

① 洪肿：肿之甚者。洪，大也。

② 各：高校本按："各"字于此欠安，疑衍。

上十三味，捣筛、蜜和，丸如梧子。一服四十丸，日再，渐加五十丸，无问食前、食后服，酒浸药下之。

又方

牛蒡根切，三大升　枳实八两，炙　磁毛石一斤，绵裹　薏苡仁一升　玄参六两　乌蛇脯六两，炙　生地黄切，二大升　乌豆小粒者，一大升

上八味，细切，绢袋盛，以好无灰酒一大斗，浸经三日。任性多少，将以下前药。

又，洗方

漏芦切，一大升　白蔹五两　槐白皮切　蒺藜子　五加根皮切，各一大升　甘草三两，炙

上六味，切，以水二大斗，煮。取六升，纳芒硝半大升，痒即洗。其汤微温如人体，如疮热湿布寔[1]托合切上。忌海藻、菘菜。

又，解风毒入腰脚，暴闷痛饮子方。

生犀角屑　蜀升麻　黄芩　干蓝　汉防己　枳实炙，各二两　漏芦三两，炙　白蔹一两　栀子仁十个　甘草元阙分量

上十味，切，以水八升，煮。取二升三合，绞去滓，分温三服，不问食前、后。忌海藻、菘菜、酢。此方忌酢，恐更有茯苓。

又，寔方。

取前方加大黄三两、栀子四十颗，取软白布剪作三二十个孔，纳药汁中浸湿，敷疮上，干即换。

《近效》：疗脚气，两脚肿满，暴破[2]冲心，众医不瘥方。

小便三大升　黍穰三大斤

上二味，相和，煮三五沸。将浸脚，日三四度，极神效。其药于水盆中盛，下著火暖之，如池瓮法。周回泥塞，然后浸脚，捋使汗出，立效。

脚气肿满小便涩方三首

苏恭：防己汤，主通身体满，小便涩，上气，上下痰水，不能食，食则胀者方。

桑白皮五两，切　大豆五升，以水三斗，并桑白皮煮取一斗，去滓　防己　橘皮　赤茯苓　麻黄去节，各三两　生姜五两　旋覆花一两　杏仁八十枚，去尖皮两仁，碎　紫苏茎叶二两，切

上十味，切，以前件药汁煮。取三升，去滓，分为三服。力弱者，分为五服，相去六七里久，微覆当大汗，小便利，肿气消。下冷多加茱萸四两，热多加玄参四两。忌酢物。

又，肿满，小便少者汤方。

槟榔三十枚，合子碎　大豆三升　桑根白皮二升　生姜一斤，合皮切。

上四味，切，以水二斗，煮。取五升半，去滓，分为六七服，各相去十里久，再服。小便当利，肿即消。瘦弱不能忍者，时复以少粥止之。

又，紫苏汤方。

紫苏茎二两　甘草炙　橘皮各一两半　生姜三两　槟榔五枚，碎，合皮核捣细筛，待汤成下，别温和服之。一方皮擘核碎，和煎，快利。

上五味，切，以水五升，煮。取二升，分三服，相去十里久。若能长服之，永令气消下。忌海藻、菘菜。并出上卷中。

---

[1] 寔（tà 音踏）：贴敷。山田业广引惟寅曰："'寔'读为'搭'，'湿搭'会意。"下仿此。

[2] 破：山田广业曰："'破'字疑误。"按"破"或是"迫"字音误。程本无"破"字。

脚气上气方五首

《病源》：此由风温毒气，初从脚上，后转入腹，而乘于气，故上气也。出第十三卷中。

张文仲：硇①砂牛膝三物散，疗脚气上气方。

硇砂　牛膝　细辛各三两

上药为散，酒和服方寸匕，日再。经四五服即效。此方敕赐慕容宝节将军，服者云神效。苏恭《脚气方》云是婆罗门法。《备急》、《必效》同。

又，脚气上气入腹肿方。

野椒根除②上皮细剉，一升

上一味，以酒二升，投安瓶中，泥头，煻火③烧得一沸，然后温服一盏，甚效。唯忌冷肥物，其余不禁。并出第九卷中。

苏恭：脚气散，主脚弱上气，痹满④，不能食，常服方。

牛膝　硇砂　细辛　丹参　白术　郁李仁各三两，去皮

上六味，捣筛为散。酒服方寸匕，日二服。主胀肿下气，春、秋、冬三月时得服，夏热不可服。春、秋、冬消肿利小便，兼补，疗风虚冷胀不能食。忌桃李、雀肉、生菜。出上卷中。

唐：疗上气，槟榔汤方。

槟榔二七枚，碎　杏仁四七枚，去皮尖，捣

上二味，以小便一大升，煮。取半升，分为二服，相去五六里许。此方甚下气，一日一服之佳。如腹中欲须利，槟榔并子捶碎，如前煮，取汁服之，即快利也。

又，风引汤，疗痹满上气，遍身胀，膝疼，并去风湿痛方。

大豆三升　附子三两，炮　枳实炙　泽泻　橘皮各四两　甘草炙　茯苓　防风各二两

上八味，切，以水二斗，酒二升，煮大豆取一斗，去滓，纳药煮。取三升，分三服。三剂肿消，去大豆、泽泻，更服三剂瘥。忌猪肉、冷水、海藻、菘菜、酢物。并出上卷中。

脚气心腹胀急方四首

《病源》：此由风湿毒气，从脚上入于内，与脏气相搏，结聚不散，故心腹胀急也。出第十三卷中。

苏恭：诸脚气定时，候间⑤满，腹胀不能食者，四时俱得服，下气消胀方。

昆布八两　射干四两　茯苓　干姜各一两　羚羊角屑　橘皮各三分　杏仁五分，熬，去皮尖两仁　荜拔　吴茱萸　大黄各六分，大小便涩者著大黄，无不须用

上十味，捣筛、蜜和，为丸如梧子大。饮服十五丸。利，多服七丸，以意消息。不能食者，加白术六分、曲末十分。气发，服己前丸得定，如不定，作槟榔皮汤压之。忌酢物、桃李、雀肉等。

又方

槟榔七枚，碎　生姜三两，切　橘皮二两　杏仁三十枚，去皮尖

上四味，切，以水四升，煮。取一升五合，分二服，相去七八里久。或作半剂一服亦得，气胀发则服之。瘥止。

又，若觉冷气攻喉方。

---

① 硇（nào 音桡）：硇的异体字。今通作"硇"，以下迳改不出注。

② 除：原作"徐"，形近致误，据程本改。

③ 煻（táng 音溏）火：即灰火。《龙龛手鉴·火部》："煻，灰火也。"

④ 痹满：气机闭塞胀满。痹，闭也。

⑤ 候间：疑为"喉间"。下方有"气在咽喉"可证。

当含吴茱萸三五粒，即气散。

又，脚气夏盛秋歇，毒气既谢①，风缓犹在。若诸病皆退，但苦食腹胀不安，为气在咽喉，吐不出，咽不入，心闷痰满，食已吐酢水②者，宜此昆布丸。若先服诸药，及汤、酒等兼服之，不相违忤③，昆布丸方。一云吴茱萸丸。

吴茱萸　荜拨　茯苓　白术　曲葶苈熬　昆布各四两，洗　杏仁去皮尖，熬　枳实炙　大黄　干姜各三两　旋覆花二两半　橘皮三两半

上十三味，捣筛、蜜和，为丸如梧子。饮服十丸，一本云二十丸，日二服。利多减之，不利加之，常令微利，觉病退则止，发便服之，不可常服，令人瘦。六七日半合之，或三分减一分，不尔酸败。一本有半夏六两，以汤洗熬之，射干三两。又一本无旋覆花、干姜、大黄、杏仁、橘皮。忌羊肉、饧、桃李、雀肉、酢物。并出上卷中。

脚气寒热汤酒方一十首

《千金》：甘草汤，疗脚弱④，举身洪肿，胃反⑤，食谷吐逆，胸中气结不安，而寒热下痢不止，小便难。服此汤即益，亦服女曲散利小便，肿消服大散摩膏有验方。

甘草一两，炙　人参一两　半夏一升，洗　桂心三两　小麦八合，完用　大枣二十枚，擘　生姜八两　吴茱萸二升　蜀椒三两，出汗

上九味，切，以水一斗三升，煮麦，取一斗，去麦，纳诸药，煮。取四升，一服六合，作六服。忌海藻、菘菜、羊肉、饧、生葱。

又，若寒热，日再、三发，可服此常山甘草汤方。

常山三两　甘草一两半

上二味，切，以水四升，煮。取一升半，分三服，相去五里久进一服。忌海藻、菘菜、生葱、生菜。

又，白术膏酒，疗脚弱、风虚、五劳、七伤，万病皆主之方。

生白术净洗，一石五斗，大升大斗，仍须拣择，捣取汁三斗，煎取半　湿荆二十五束，束别三尺围，各长二尺五寸，径头二寸，火烧取沥三斗，煎取半　青竹三十束，束别三斗，围各长二尺五寸，径头一寸，烧取沥三斗，煎取半　生地黄五大斤，大秤，粗大者，捣取汁三斗，煎取半　生五加皮三十斤，大秤，净洗讫，剉于大釜内，以水四石，煎之去滓，澄清取汁七斗，以铜器中盛，大釜内水上煎之，取汁三斗五升，其煎诸药法一准五加法

上件白术等五种药，总计并讫，得汁九斗五升，上糯米一石五斗，上小麦曲八斤，曝干末之，以药汁六斗，浸曲五日，待曲起。第一⑥净淘米七斗，令得三十遍以上，下米置净席上，以生布拭之，然后炊之，下馈⑦，以余药汁浇馈，调强弱，更蒸之，待馈上痂⑧生，然下于席上，调强、弱、冷、热⑨，如常酿法酘之，蜜盖⑩头三日后。第二酘，更淘米四升⑪，一如前法酘之。三日后即加药如下：

---

① 谢：指邪气的毒力减弱。谢，凋落、衰退。

② 吐酢水：即吐酸水。酢，酸也。

③ 违忤：抵触，触犯。

④ 脚弱：指脚气病所致的脚腿软弱。

⑤ 胃反：即反胃。指胃气上逆所出现的恶心、呕吐、呕逆、嗳气，甚致泛酸水者。

⑥ 第一：《千金方》卷七第四"一"下有"投"字，投，用同"酘"。"第一酘"，即第一次发酵。下文"第二酘"可证。

⑦ 馈：将米煮半熟，漉干再蒸。

⑧ 痂：此指所蒸的米最上层结成的硬壳。

⑨ 调强、弱、冷、热：将酿酒所蒸米的温度（即冷热），软硬（即强弱）要调和得适中。

⑩ 蜜盖：将酒坛盖密封。蜜，用同"密"。盖，即酒坛盖。

⑪ 四升：《千金方》卷七第四作"四斗"。当从。下"第三酘，以米四斗"可证。

桂心六两　　甘草六两，炙　　白芷六两　　当归六两　　芎䓖六两　　麻黄六两，去节　　干姜一斤　　五加皮一斤　　细辛六两　　防风六两　　附子五两，炮　　牛膝九两

上十二味，㕮咀讫。第三酘，以米四斗，净淘如前法，还以余汁浇馈重蒸，等上痏生，下置席上，调冷热如常酿法，和上件药酘之，三日外，然尝甘苦得中讫。蜜封头二七日，然押取清酒，一服四合，日再，细细加，以知为度。温酒①不得过热。慎生冷、酢滑、猪、鲤鱼、蒜、牛肉、桃李、雀肉、生葱、生菜、海藻、菘菜、芜荑等。

又，松叶酒，疗脚弱，十二风痹，不能行，服更生散数剂，及众疗不得力，服此一剂，便能远行，不过一两剂方。

松叶六十斤

上一味，㕮咀，以水四石，煮，取四斗九升，以酿五斗米，如常法。别煮松叶汁，以渍米，并馈饭酿，泥②封头七日，发，澄。饮之取醉，得此酒力者甚众，神妙。并出第七卷中。

崔氏： 疗脚弱，独活汤方。

独活三两　　生石斛三两　　白术一两　　防风一两半　　茯苓四两　　白前一两　　羚羊角二两，屑　　芎䓖二两　　桑根白皮二两　　黄芩三两　　附子一两，炮　　生姜三两　　桂心一两　　防己一两

上十四味，切，以水九升，煮。取二升五合，去滓，分三服。相去十里久，服。隔四日一剂，宜服两剂佳。慎生冷、酢滑、猪、鱼、蒜、桃李、雀肉、生葱。苏恭同。出第六卷中。

《备急》： 疗脚气屈弱，若田舍贫家无药者，可酿菝葜及松节酒③皆善方。

菝葜一斛④，净洗剉之，以水三斛，煮，取九斗，以渍曲。又以水二斛，煮滓，取一斛，以渍饭，酿之如酒法。熟

沛⑤取饮，随多少。若用松节及叶，亦准此法，其汁不压⑥也。患脚气屈弱，积年不能行，腰脊挛痹，及腹内坚结者，服之不过三五剂，皆平复如常酿。神验。《肘后》、文仲同。

又，金牙酒⑦，最为疗脚气屈弱之要，今载之方如下：

金牙　　细辛　　茵芋《肘后》作莽草　　干姜　　干地黄　　防风　　附子去皮　　地肤子　　萹蓄　　升麻各四两　　人参二两　　独活一斤　　牛膝五两　　石斛五两

上十四味，切之，以酒四斗，渍之六七日。服二三合，稍加之。亦疗口不能语，脚屈至良。又，侧子酒亦验。《肘后》同。忌猪肉、冷水、生菜、芜荑。《千金》无升麻、人参、石斛、牛膝、茵芋、干姜，有蜀椒、莽草，止十味，云冷加干姜。

又，陶《效验方》云：金牙酒，疗脚弱，风冷，痹曳，又令人肥健，胜旧百倍，起三十年弹曳⑧不能行，口不能语者。昔赵寅阳弹曳二十六年，肉冷如铁，唯余骨尔，服此三十日便起。郯太山家代

---

① 温酒：即加热酒。

② 泥：用泥密封。"泥"字原与上"酿"互倒。据程本、高校本正之。

③ 松节酒：《肘后方》卷三第二十一"酒"作"松叶"。

④ 斛（hú 音胡）：计量单位。南宋以前，十斗为一斛。南宋末年改为五斗一斛。《说文·斗部》："斛，七斗也。"《正字通·斗部》："斛，今制。五斗为斛，十斗为石。"

⑤ 熟沛：谓所酿的酒已经充分发酵。《广雅·释诂一》："沛，大也。"程本"沛"作"押"。

⑥ 其汁不压：指用松节及松叶酿酒时，对松节和松叶无须压其汁。其，呈上文，指代"松节及叶"。

⑦ 金牙酒：《肘后方》卷三第二十一"茵芋、莽草"并用，无"干姜、石斛、独活"，另有"羌活、蜀椒"，"地肤子"作"地肤"。

⑧ 弹（duǒ 音朵）曳：又称"弹曳风"，"打窝风"，指麻风病所出现的抽搐或肢体弛缓无力。《类经·疾病类》："弹，下垂貌。"

传秘之，云：一方用茵芋四两，初服无数，任性令足，使有酒色①便止，不得食肥肉、生菜。其方无牛膝、石斛二物，余同。文仲同。并出第二卷中。

苏恭： 独活酒。十月以后腰脚屈弱，兼头眩，气满，服此方。

独活　生姜　石斛各六两　牛膝　丹参　萆薢　侧子炮　茯苓各四两　防风　薏苡仁　山茱萸　桂心　白术　天雄炮　芎䓖　秦艽　当归　人参各三两　甘菊花二两　生地黄八两

上二十味，切，绢袋贮，以酒二斗五升，渍四日。温服三四合，日二服。忌食桃李、雀肉、青鱼酢、猪肉、冷水、芜荑、生葱。云：头风患冷者，加椒二两，汗。出第一卷中。

脚气痹弱方七首②

《病源》：此由血气虚弱，受风寒湿毒气，与血并行于肤腠，邪气盛，正气少，故血气涩，涩则痹，虚则弱，故令痹弱③也。出第十三卷中。

《肘后》：疗脚气之病，先起岭南，稍来江东，得之无渐，或微觉疼痹，或两胫小满④，或行起忽屈弱，或少腹不仁，或时冷时热，皆其候也。不即疗，转上入腹便发，气上则杀人。疗之多用汤、酒、摩、膏，药种数既多，不但五三剂，今止取单行效用方。

急⑤先取好豆豉一斗，三蒸三曝，干，以好酒三斗，渍三宿，便可饮，随人多少，欲尽预作。若不及待渍，便以酒煮豉饮之，以淬薄⑥脚，其势得小退，乃更营⑦诸酒及膏、汤、灸之。文仲、《备急》同。

又，独活酒方。

独活五两，切　附子五两，生用，去皮，破

上二味，以酒一斗，渍三宿。服从一

合始，以微瘥⑧为度。文仲、《备急》同。忌猪肉、冷水。

又方

好硫黄三两，末之　牛乳五升

上二味，以水五升，先煮乳水至五升，乃纳硫黄，煎。取三升，一服三合。亦可直以乳煎硫黄，不用水也。卒无牛乳，羊乳亦善。《千金翼》云：一服一合，不知至三合。

又方

先煎牛乳三升，令减半，以五合，服硫黄末一两，服毕，厚覆取汗，勿令得风，中间更一服，至暮又一服。若已得汗，不更服，但好消息⑨将护之。若未瘥愈，后数日中亦可更作。若长将⑩，亦可煎为丸。北人服此疗脚多效，但须极好硫黄，取预备之。并出第一卷中。

《千金》：松脂散，主一切风，及大风脚弱风痹方，薰陆法亦同。

取松脂三十斤，以椶⑪皮袋盛系头，铁铛底布竹木，置袋于上，石押之，下水于铛中令满，煮之膏浮出得尽。以后量更二十沸，接取置于冷水中，易袋洗铛更煮如此九遍药成，捣筛为散，以粗罗下之。用酒服一方寸匕，日二。初和药以冷酒，药入腹后饮热酒行药，以知为度。如觉热

---

① 酒色：指饮酒后的面色。即红润之色。
② 七首：原作"六首"，据程本、高校本及本节实有方数改。
③ 痹弱：指痹病而致的肢体软弱无力。
④ 小满：轻微的胀满。
⑤ 急：指病情急。
⑥ 薄：贴敷。《素问·至真要大论》的外治法。
⑦ 更营：再谋求。更，再也。营，谋求。
⑧ 微瘥：此谓痹病症状减轻。微瘥，即"微其痹"，使痹减轻。
⑨ 但好消息：只需很好地将息。但，只也。消息，犹将息。
⑩ 长将：即长期调养。将，将息，调养。
⑪ 椶（zōng 音宗）：棕的古体。即棕榈。

即减，不减令人大、小便秘涩。宜食葱羹，仍自不通，宜服生地黄汁微取泄利也。除忌大麻子以外，无所禁。若欲断米，加茯苓与松脂等分，蜜和为丸，但食淡面馎饦，日两度，一食一小碗，勿多食也。

作馎饦法：硬和面熟掐，煮五十沸，漉出冷水掏，更置汤中煮十余沸，然后漉出食之。

服松脂三十日后即觉有验，两脚如似水流下，是效。如恐秘涩，和一斤松脂、茯苓与枣、栗许大，苏①即不涩。服经一百日后，脚气当愈。《仙经》曰：服松脂一年，增寿一年；服之二年，增寿二年；服之乃至十年，增寿十年。出第七卷中。

苏恭：煮散，疗脚气经春、夏及秋，脚弱或肿，气时上冲心，身体痹闷者方。

独活　茯苓　牛膝　汉防己　白术　黄芪　麻黄去节　柴胡各六两　当归　防风　橘皮　桂心　人参各四两　附子三两，生用　磁石十六两，碎如豆　羚羊角三两，屑　生姜　杏仁　半夏洗　吴茱萸　槟榔②碎　丹参八两

上二十二味，诸不著分两，自随时加减，余二十物切如豆，分作三十贴。贴著生姜一两，合皮碎切，杏仁十四枚去皮、尖，碎，以水二升，煮。取七合，去滓，顿服之，日一服，或二日一服。冷多，加吴茱萸半两；热多，加麦门冬半两；大热，以竹沥一升代水；呕逆，食不下，加半夏一两；毒闷③，加青木香二分，以意消息之④；患人大便难，加大黄半两；胀满，食不消，加槟榔三二枚。所加药，病瘥即止，不常服。忌猪肉、冷水、羊肉、饧、生葱、桃李、雀肉、酢物。出第一卷中。

又，疗诸脚气弱，未至大发，寻常煮散方。

独活　汉防己　麻黄去节　茯苓　丹参　牛膝各六两　磁石十六两，碎　黄芪　防风　人参　犀角各四两　升麻　青木香　桂心各四两　石膏十四两，碎　吴茱萸八两　生姜　半夏洗　槟榔六者　杏仁　大黄切

上二十一味，将十六物捣、切如豆，分作三十分⑤，分和为一服，服以槟榔三枚、生姜一两，各合皮切，杏仁十四枚去皮、尖，以水二升三合，煮。取七合，去滓，日晚或夜中服之，日一服。若气盛时，日二服，可一服，或二日一服，或三日一服；若心下满，呕逆者，加半夏一两，呕定止；若大便涩者，可去磁石，加大黄一两，大便利即停。忌生葱、醋物、羊肉、饧。

脚气痹挛方二首

《病源》：脚气之病，有挟风毒者，则风毒搏于筋，筋为挛。风湿乘于血，则痹，故令痹挛也。出第十三卷中。

《千金》：石斛酒，疗风虚气满，脚疼，冷痹，挛弱不能行方。

石斛五两　丹参五两　防风二两　侧子四两　桂心三两　干姜三两　羌活三两　秦艽四两　芎䓖三两　杜仲四两　薏苡仁一升，碎　五加根皮五两　山茱萸四两　橘皮三两　椒三两　黄芪三两　白前三两　茵芋三两　当归三两　牛膝四两　钟乳八两

---

① 苏：用同"酥"。

② 生姜……槟榔：此五味药剂量原缺，程本、高校本并缺。"丹参八两"似为"丹参各八两"，脱一"各"字。

③ 毒闷：憋闷异常。毒，凶，狠，表程度。

④ 以意消息之：根据病情变化对药物进行加减。消息，此有加减变化之意。

⑤ 分：份。下仿此。

上二十一味，切，将钟乳捣碎，别绢袋盛，系于大药袋内，以清酒四斗渍三日。初服三合，日再，稍稍加之，以知为度。忌猪肉、冷水、生葱。出第七卷中。

《千金翼》：防己汤，主风湿，四肢疼痹，挛急，浮肿方。

木防己三两　茯苓四两　芎䓖三两　桑根白皮切，二升　桂心三两　甘草六分，炙　大枣十二枚，擘　芍药二两　麻黄三两，去节

上九味，以水一斗二升，煮麻黄减一升，纳药，煮。取三升，分三服。服渐汗出令遍身，以粉粉之。慎风冷。出第十六卷中。

风偏枯方二首从①风偏枯以下五门，
并兼疗脚气、风毒等病相类

《病源》：风偏枯者，由血气偏虚，则腠理开，受于风湿，风湿客于半身，在分腠之间，使血气凝涩，不能润养，久不瘥，生气②去，邪独留，则成偏枯。其状半身不随，肌肉偏枯，小而痛，言不变，智不乱是也。邪初在分腠之间，宜温卧取汗，益其不足，损其有余，乃可复也。

诊其胃脉沉大，心脉小牢急，皆为偏枯。男子则废左，女子则废右。若不瘥，舌转者可疗，三十日起。其年未满二十者，三岁死。又左手尺中神门以后脉，足太阳经也。虚者，则病恶风、偏枯，此由愁思所致，忧思所为。其汤、熨、针、石，别有正方，补养宣导，今附于后。

《养生方导引法》云：正倚壁，不息行气，从头至足止。愈痈、疝、大风、偏枯、诸风痹。

又云：仰两足指，五息止。引腰背痹、偏枯，令人耳闻声。常行眼耳诸根③，无有障碍④。

又云：正倚壁，不息行气。从口趣⑤令气至头始止。疗疽、痹、大风、偏枯。

又云：一足蹋地，足不动。一足向侧相，转䫷势⑥，并手尽急回，左右迭，二七。去脊风冷、偏枯，不通润。出第一卷中。

深师：大八风汤，疗毒风、湿痹、弹曳，或手脚不随，身体偏枯，或毒弱不任，或风经五脏⑦，恍恍惚惚，或多语喜忘，有时恐怖，或肢节痈疼⑧，头弦烦闷，或腰脊强直，不得俯仰，又加腹满食少，时气咳，或始遇病时，卒倒闷绝，即不能语便失音⑨，半身或举体不随，不仁，沉重，皆由体虚怵少不避风冷所致。二十三种大八风汤方。

当归二两半　升麻一两半　乌头二两，炮　黄芩二两　芍药二两　远志二两，去心　独活二两　五味子一两半　防风二两　芎䓖二两　麻黄二两，去节　干姜二两半　秦艽二两　桂心二两　大豆二升　石斛二两　甘草二两半，炙　杏仁四十枚，去尖皮，熬，碎　人参二两　茯苓二两　黄芪二两　紫菀二两　石膏二两，碎，绵裹

上药㕮咀，以水一斗三升，酒二升，合煮。取四升，强人分四服，羸人分五六服。忌海藻、菘菜、猪肉、冷水、生葱、

---

① 从：原作"比"，高校本据卷目改。"比"字亦不误，"比"有"始"意，《庄子·天地》陆德明释文：比，"云：始也。"

② 生气：即真气。

③ 诸根：即"六根"之省语。六根，佛教指眼、耳、鼻、舌、身、意六者。根，"能生"的意思。

④ 障碍：即妨碍，牵挂之义。

⑤ 趣：疾也。迅速之义。《说文·走部》："趣，疾也。"

⑥ 转䫷势：转为斜势。䫷，斜。

⑦ 风经五脏：指风湿邪毒侵入五脏。

⑧ 痈疼：酸痛。

⑨ 失音：原作"失瘖"，据程本及文义改。因为"瘖"，即失音、音哑病。

酢物。出第九卷中。《千金翼》同。

《古今录验》：疗三十年风躄①偏枯，不能行，香豉散方。

生地黄三十斤　香豉三升，绵裹

上二味，洗地黄，㕮咀，先蒸之半日，曝燥，更合豉蒸半日，曝令燥，捣下筛。以酒服三方寸匕，日三。亦可水服。益精爽气，服数月，有神效。出第十四卷中。

风四肢拘挛不得屈伸方五首

《病源》：此由体虚腠理开，风邪在于筋故也。春遇痹，为筋痹②，则筋屈，邪客关机，则使筋挛。邪客于足太阳之络，令人肩背拘急也。足厥阴，肝之经也。肝通主诸筋，王③在春。其经络虚，春遇风邪则伤于筋，使四肢拘挛，不得屈伸。

诊其脉，急细如弦者，筋急足挛也。若筋屈不已，又遇于邪，则移变入肝。其状夜卧则惊，小便数也。其汤、熨、针、石，别有正方，补养宣导，今附于后。

《养生方导引法》云：手前后递互交拓，极势三七，手掌向下，低头面心，气向下至涌泉、仓门，却努一时取势，散气放纵，身体平，头动，膊前后欹侧，柔转二七。去膊井④冷、血、筋急，渐渐如消。

又云：两手抱左膝，生腰⑤，鼻纳气七息，展右足。除难屈伸拜起，胫中痛萎。

又云：以两手抱左膝著膺。除下重难屈伸。

又云：踞坐，伸右脚，两手抱左膝头，生腰，以鼻纳气，自极七息，展右足著外。除难屈伸拜起，胫中疼痹。

又云：立身，上下正直，一手上拓，抑手如似推物势。一手向下，如捺物，极势。上下来去，换易四七。去膊内风，两

膊井内冷血，两腋筋脉挛急。

又云：踞坐⑥，伸左脚，两手抱右膝，生腰，以鼻纳气，自极七息，展左足著外。除难屈伸拜起，胫中疼痹。出第一卷中。

《千金》：疗中风，手足拘挛，百节疼痛，烦热，心乱，恶寒经日，不欲饮食。张仲景三黄汤方。

麻黄五分，去节　独活四分　细辛二分
黄芪二分　黄芩三分

上五味，切，以水五升，煮。取二升，分二服，一服小汗，两服大汗。心中热，加大黄二分；腹满，加枳实一分，炙；气逆，加人参三分；悸，加牡蛎三分，熬；渴，加栝楼根三分；先有寒，加八角、附子一枚，炮。此方神秘不传。张文仲、《备急》、深师及《翼》、《古今录验》同。忌生菜。

又，麻子汤，疗大风周身，四肢挛急，风行在皮肤，身劳强，服之不虚人。又主精神蒙昧方。

秋麻子三升，净择，水渍一宿　防风二两
麻黄二两，去节　生姜二两　橘皮二两　桂心二两　竹叶一握，洗　石膏二两，碎，绵裹
细辛二两　葱白一握　香豉一合

上十一味，切，先以水二斗半，煮麻子令极熟，漉却滓，取九升。别煮麻黄数沸，掠去沫，纳诸药汁中，煮。取三升，去滓，空腹分三服。服讫当微汗，汗出以

---

① 风躄：因风邪而致下肢跛行的病证。躄，跛行。

② 筋痹：体痹之一。多以春季感受风寒湿致痹之邪，痹邪伤犯于筋，症见筋急而挛，肢体挛急不能曲伸者。

③ 王：通"旺"，旺盛。

④ 膊井：即肩井。此指肩部。

⑤ 生腰：即"伸腰"。

⑥ 踞坐：伸开腿的坐姿。《正字通·足部》："据物坐曰踞。"

粉涂身。然极重风者，不过三剂，乃至五剂以来，无不瘥。轻者不过两剂瘥。有人患大风、贼风、刺风，加独活三两，比^①小续命汤准，当六七剂。忌生葱、生菜。一方无细辛。

又，白蔹薏苡汤^②，疗风^③拘挛不可屈伸方。

白蔹切，一升　薏苡仁一升　芍药切，一升　酸枣仁一升　干姜切，一升　附子三枚，炮，破　甘草炙，切，一升　桂心切，一升　牛膝切，一升

上九味，淳酒二斗，渍一宿，微火煎三沸。服一升，日三，扶杖起行，不耐酒，服五合。忌生葱、猪肉、海藻。并出第八卷中。《古今录验》同。《翼方》有车前子。

崔氏：疗暴得风，四肢挛缩枯细，不能行动，用大豆蒸，贫人不能办药者，可依此方。

取大豆三大升，净拣择淘之，漉出蒸之，待气溜下甑，倾二大升酽醋甑中，和搅令遍，于密屋内地上设铺席一帛帕。倾豆著帕上，仍以五六重绵衣覆豆，令病人于豆上卧，以被覆之。若豆冷，渐渐却绵衣，令一人于被内引挽挛急处，却绵衣尽。豆冷收取，更著甑中，依前法蒸热下甑，复著升半酢和豆，一准前法，用铺设。每一收豆，作二升荆沥汤与病人饮，饥即任食，日再度，夜一度。如此，经三日三夜即休。忌风。出第三卷中。

《古今录验》：西州续命汤，疗中风入脏，及四肢拘急不随，缓急风方。

麻黄三两，去节　石膏二两，碎，裹　芎藭一两　生姜三两　黄芩一两　甘草一两，炙　芍药一两　桂心一两　郁李仁三两，去皮　防风一两　杏仁四十枚，去皮尖双仁　当归一两

上十二味，切，以水九升，煮麻黄去上沫，纳诸药，煮。取三升，分四服，初

服取汗，米粉于衣里粉之。忌海藻、菘菜、生葱。出第四卷中。

风不仁方三首

《病源》：风不仁者，由荣气虚，卫气实，风寒入于肌肉，使血气行不宣流。其状，搔之皮肤如隔衣是也，

诊其寸口脉缓，则皮肤不仁。不仁，脉虚数者生，牢急疾者死。其汤、熨、针、石，别有正方，补养宣导，今附于后。

《养生方导引法》云：赤松子曰：偃卧，展两胫、两手，足外踵，指相向，以鼻纳气，自极七息。除死肌、不仁、足寒。

又云：展左足右足，上。除不仁、胫寒。出第一卷中。

深师：茵芋酒，疗新久风，体不仁，屈曳，或拘急肿，或枯焦，皆主之。施连所增损方，甚良。

茵芋二两　狗脊二两　踯躅花二两，生用　乌头二两，生用　附子二两，生用　天雄一两，生用

上六味，切，以酒一斗，绢囊盛药渍之。冬八九日，夏五六日。初服半合，不知增之，以知为度。忌猪肉、冷水。《千金翼》同。

又，八风汤，疗五缓、六急不随，身体不仁，下重，腹中雷鸣，失小便方。

防风二两　芍药二两　茯苓二两　黄芪三两　独活四两　当归三两　人参三两　干姜三两　甘草一两，炙　大豆二升　附子大者

---

① 比：比照、仿照。

② 白蔹薏苡汤：《千金翼》卷十七第一作"白蔹汤"，方中另有"车前子"。

③ 风：此指感风邪而致的风病。《千金翼》卷十七第一作"风痿躄"。

一枚，炮

上十一味，切，以水一斗，清酒二升，合煮。取三升，分三服。忌海藻、菘菜、猪肉、冷水、酢物。

又，犀角丸，疗百病鬼注，恶风入皮肤，淫淫液液[1]，流移无有常处，四肢不仁，牵引腰背，腹胀满，心痛逆，胸满不得饮食，吸吸[2]短气，寒热羸瘦，夜喜恶梦，与鬼神交通，咳嗽脓血，皆疗之方。

犀角二分，屑　獭肝三分，炙　雄黄四分，研　桂心二分　丹砂四分，研　贝齿十分，炙，研　巴豆三十枚，熬，去心　蜈蚣一枚，去头足，炙　真珠四分，研　射罔一分　麝香一分，研　羚羊角二分，屑　牛黄二分，研　附子一分，炮　鬼臼二分

上十五味，捣下筛。蜜和，更捣五千杵。平旦服如胡豆二丸，酒饮并得，日三。忌猪肉、冷水、生葱、生血物、芦笋。并出第九卷中。

风湿痹方四首

《病源》：风湿痹[3]病之状，或皮肤顽厚，或肌肉酸疼。风寒湿三气杂至，合而成痹。其风湿气多而寒气少者，为风湿痹也。由血气虚，则受风湿，而成此病。久不瘥，入于经络，搏于阳经，亦变令身体手足不随。其汤、熨、针、石，别有正方，补养宣导，今附于后。

《养生方导引法》云：任纵臂，不息十二通。愈足湿痹，不任行，腰脊痛。

又正卧，叠两手著背下，伸两脚，不息十二通。愈足湿痹，不任行，腰脊痛痹。有偏患者。患左压右足，患右压左足。久行，手亦如足，周行[4]满十，方止。

又云：以手摩腹，从足至头，正卧，伸[5]臂导引，以手持引足住，任臂，闭气不息十二通。以疗痹湿，不可任，腰脊

痛。出第一卷中。

《千金》：诸风痹方[6]。

桂心一两　当归一两　茯苓一两　防风一两　甘草一两，炙　黄芩一两　生姜五两　秦艽二分　葛根二分　干枣三十枚，擘　杏仁五十枚，去皮尖两仁

上十一味，切，水、酒各四升，煮。取三升，分三服，取汗。忌海藻、菘菜、酢物、生葱等。

又，疗风痹，游走无定处，名曰血痹[7]。大主之方[8]。

萆薢四分　薯蓣四分　牛膝四分　泽泻四分　蛴螬三分，熬　天雄三分，炮　车前子三分　干漆熬，三分　白术三分　地肤子三分　山茱萸五分　狗脊三分　茵芋一分　干地黄十分

上十四味，捣筛，蜜和丸。酒服如梧子十丸，日三服，稍稍加之。忌桃李、雀肉、猪肉、冷水、芜荑等物。

又，白蔹散，疗风痹[9]肿筋急，展转易常处[10]方。

白蔹二分　附子一分，炮

---

① 淫淫液液：浸渍蔓延貌。

② 吸吸：呼吸急促貌。

③ 风湿痹：此指致痹邪气中以风邪及湿邪偏盛而致的痹病。

④ 周行：全部按上述导引方法进行。周：遍也。

⑤ 伸：《病源》卷一《风湿痹候》作“踡”。

⑥ 诸风痹方：《千金方》卷八第八作“治诸风痹方”，药味及煎服法并同，“秦艽、葛根”用量有别。

⑦ 血痹：指风寒湿邪入犯血脉，致使血脉痹阻不通的痹证。又名脉痹。

⑧ 大主之方：《千金方》卷八第八作“血痹大易方”，“十四味”组成及服用方法并同，剂量不同。山胁尚德曰：“‘血痹大易’盖是痹名。‘易’，转易也。”

⑨ 风痹：又名行痹。是指风寒湿邪所伤，以风邪为主而致的痹病，症状以游走不定为特点。故《素问·痹论》曰：“其风气胜者为行痹。”

⑩ 展转易常处：指风痹的症状游走不定，常常变换病位。易，变化。程本作“展转，易无常处”，义并通。

上二味，捣下筛。酒服半刀圭，日三，不知增至一刀圭，身中热行为候，十日便觉。忌猪肉、冷水。并出第八卷中。

《古今录验》：六生散，疗急风痹，身躯拘痛方。

生菖蒲一斤，切　生地黄一斤，切　枸杞根一斤，切　生商陆根一斤，切　生乌头半斤，切　生姜二斤，切

上六味，以淳酒渍之一宿，出曝干，复纳酒中，令酒尽，曝令燥，捣下筛。以清酒一升，服一钱匕，日再服之。忌猪羊肉、冷水、芜荑、饧。出第十四卷中。

风湿方九首

《病源》：风湿者，是风气与湿气共伤于人也。风者，八方之虚风；湿者，水湿之蒸气。若地下湿，复少霜雪，其山水之蒸，兼值暖，猥退①人腠理开，便受风湿。其状，令人懈惰，精神昏愦。若经久，亦令四肢缓纵不随，入脏则瘖哑，口舌不收，或脚痹弱，变为脚气。其汤、熨、针、石，别有正方，补养宣导，今附于后。

《养生方》真诰云：栉头理发，欲得多过。流通血脉，散风湿。数易栉，更番用之。出第一卷中。

深师：疗风湿，脉浮身重，汗出恶风方。

汉防己四两　白术三两　蜀黄芪五分　甘草二两，炙　大枣十二枚，擘　生姜三两

上六味，㕮咀，以水六升，煮。取二升，分为三服，服汤当坐被中，欲解汗出，如虫行皮中。忌桃李、雀肉、海藻、菘菜。《千金》同。此本仲景《伤寒论》方②。

又，四物附子汤③，疗风湿相搏，骨节疼烦掣痛，不得屈伸，近之则痛，白汗④出，短气，小便不利，恶风不欲去衣，或一身悉肿方。

附子二枚，炮，八破　桂心四两　白术三两　甘草二两，炙

上药㕮咀，以水六升，煮。取三升，去滓，服一升，日三，当微汗。烦者，一服五合。蔡公数用验。忌猪肉、冷水、生葱、桃李、雀肉、海藻、菘菜等。此本仲景《伤寒论》方。

又，疗风湿百节疼痛，不可屈伸，痛时汗出方。

芍药四两　甘草三两，炙　芎䓖四两　附子三两，炮，四破

上四味，㕮咀，以水五升，煮。取二升，分再服，相去十里顷。忌猪肉、海藻、菘菜等。

又，疗风湿，身体疼痛，恶风，微肿汤方。

桂心四两　麻黄二两，去节　芍药二两　天门冬二两，去心　生姜三两　杏仁五十枚，去皮尖两仁

上六味，㕮咀，以水一斗，煮取三升，一服一升，日三。忌鲤鱼、生葱、海藻、菘菜。并出第九卷中。

《古今录验》：附子汤，疗风湿相薄，骨节烦疼，不得屈伸，近之则痛，白出，短气，小便不得利，恶风不欲去衣，或一身流肿方。

桂心三两　白术三两　附子二枚，炮，八

---

① 猥退：《病源》卷一《风湿候》作"腲退"。山田业广引注曰："猥退、腲通、腲腰、腲腇、痛腋皆同，或为肥貌，或为舒迟貌，或为软弱貌，皆是取义于不充实也。"

② 此本仲景《伤寒论》方：《金匮》卷上第二作"防己黄芪汤"，"六味"组成相同，剂量、煎服法不同。《千金方》卷八第八"黄芪"用作"五两"。

③ 四物附子汤：《金匮》卷上第二作"甘草附子汤"，四味组成相同，"附子"用"二枚"，"桂心"作"桂枝"，"白术"用"二两"，"当微汗烦者"作"当微汗则解，能食，汗出复烦者"。

④ 白汗：此指因痛而出的冷汗。又，也指自汗。

破　甘草二两，炙

上四味，㕮咀，以水六升，煮，取三升。分三服，微汗即止。若汗出烦者，稍服五合。骠骑使①吴谐以建元元年八月二十六日始觉如风，至七日，卒起便顿倒，髀及手皆不随，通引腰背疼痛，通身肿，心多满。至九月四日，服此汤一剂，通身流汗，即从来所患悉愈。本方不用生姜，既有附子，今加生姜三两。忌猪肉、冷水、桃李、雀肉、生葱、海藻、菘菜。

又，疗风湿，体疼，恶风，微肿，天门冬汤方。

天门冬三两，去心　葛根四两　生姜三两　桂心四两　麻黄三两，去节　芍药二两　杏仁五十枚，去皮尖两仁　甘草二两，炙

上八味，切，以水一斗，煮。取三升，分三服，取汗。忌海藻、菘菜、生葱、鲤鱼。并出第十四卷中。深师无芍药，名天门冬汤。

又，疗头风湿，面如针刺之状，身体有肿，恶风汗出，短气，不能饮食，麻黄汤方。

麻黄四两　芎䓖一两　莽草一两　当归一两　杏仁三十枚，去皮尖两仁

上五味，切，以水五升，煮。取二升，去滓，分三服，日三。糜粥将息，佳。

又，辨中风②、偏枯③、风痱④、风懿⑤、风痹。偏枯者，半身偏不随，肌肉偏不用而痛，言不变，智不乱，病在分腠之间，温卧取汗，益其不足，损其有余，乃可复也。

风痱者，身无痛，四肢不收，智乱不甚言，微知可疗，甚则不能言，不可治也。

风懿者，奄忽⑥不知人，咽中塞，窒窒然⑦，舌强不能言，病在脏腑，先入阴后入阳，治之先补于阴，后泻于阳。发其汗，身转软者生。汗不出，身直者，七日死。

风痹病不可已者，足如履冰，时如入汤腹中，股胫淫泺⑧，烦心，头痛，呕眩，时时汗出，目弦悲恐，短气不乐，不出三年死。

骑士⑨息王恕母，年五十，纱扇自扇，汗出中风，口不得语，身缓不收，积一月困笃。张苗为作七物独活汤，服五剂得愈。

又士度良母，年七十余中风，但苦口不得语，积百余日，往来饮食如故。苗又与合独活汤，四剂得愈。七物独活汤方，疗脚弱及中风湿，缓纵不随。出胡洽。

独活五两　葛根四两　干姜二两　桂心四两　半夏四两，洗　甘草二两，炙　防风三两

上七味，㕮咀，以水一斗，煮。取三升，每服一升，日三，得少微汗出好。忌羊肉、饧、海藻、菘菜、生葱。

又，疗湿家，始得病时，可与薏苡麻黄汤⑩方。

薏苡半升　麻黄四两，去节　甘草二两，炙　杏仁二两，去皮尖两仁，碎

上四味，㕮咀，以水五升，煮。取二

---

① 骠（piāo音漂）骑使：古将军名号。

② 中风：此指风邪伤人所致的一类病证。

③ 偏枯：又叫偏枯，指风邪侵袭身体一侧而致半身不遂者。

④ 风痱：指因中风而失音不语者。

⑤ 风懿：指风中脏腑，症见猝然昏倒，不知人事，伴见舌强不语，喉中有窒塞感，甚或噫噫有声音。

⑥ 奄忽：气息微弱而神识不清。

⑦ 窒窒然：不通貌。窒，塞也。

⑧ 淫泺：酸痛而无力。《素问·骨空论》王冰："淫泺，谓似酸痛而无力也。"

⑨ 骑士：骑兵。

⑩ 薏苡麻黄汤：《金匮》卷上第二名作"麻黄杏仁薏苡甘草汤"，药味相同，剂量不同，正与宋臣注语合。

升，分再服，汗出即愈。湿家烦疼，可以甘草麻黄汤发汗，不瘥更合。饮家加白术四两，名白术麻黄汤。忌海藻、菘菜、桃李、雀肉等。并出第十五卷中。此本仲景方，分两小异。

许仁则疗脚气方三首

许仁则曰：此病有数种，有饮气下流以成脚气。饮气，即水气之渐。亦有肾气先虚，暑月承热[1]以冷水洗脚，湿气不散，亦成脚气。亦有肾气既虚，诸事不节，因居卑湿，湿气上冲，亦成脚气。此诸脚气，皆令人脚胫大，脚跌[2]肿重，闷甚上冲，心腹满闷，短气。中间有干、湿二脚气[3]。湿者脚肿[4]，干者脚不肿[5]，渐觉枯燥，皮肤甲错，须细察之。

若先觉心腹胁肋刺痛，胸背满闷，吃食之后，此状弥加，时时气短，手脚沉重，骨髓疼，多喝气，每食诸黏腻陈败臭物，即诸状转剧，此即饮气下流，而成脚气。有此候者，自宜依前疗。饮气将成水气，细辛等八味汤、葶苈子等十五味丸疗之。若先无前状，但觉脚肿，疼闷沉重，有时缓弱，乍冲心腹满闷，小腹下不仁，有时急痛，宜依后吴茱萸等五味汤、桑根白皮等十味丸、侧子等十味酒，细细服之。吴茱萸汤方。

吴茱萸二两　生姜五两　橘皮三两　桂心二两　大槟榔十枚，合皮子，碎

上药切，以水七升，煮。取二升半，去滓，分温三服，服相去如人行七、八里久。一服觉诸状可，欲重合，服亦佳。服汤后将息。经三四日，即服后桑根白皮等十味丸。忌生葱。

又方

桑根白皮五两　生姜屑，六两　蜀椒汗　桂心　升麻四两　五味子四两，本欠四味

上药捣筛，蜜和为丸，以饮下之。初服十五丸，日再服，稍稍加至三十丸，如梧子大。觉热，食前服；觉冷，食后服之。忌生葱。蜀椒、桂心元未见分两。

又至九月以后，宜合侧子等十味酒服之，兼将下丸方。

侧子五合　生姜八两　桑根白皮八两　桂心四两　白术八两　五加白皮六两　丹参六两　续断五两　牛膝五两　细辛四两

上药切，绢袋盛，用无灰酒五升，浸五六日。初服一鸡子黄许，日再服，稍稍加之，以知为度，必用。前数法不觉，可宜依旧脚气方用之。忌猪肉、冷水、桃李、雀肉、生葱、生菜。吴升同。并出下卷中。

论阴阳表里灸法三十七首

苏恭云：凡脚气发有阴阳表里，当随状疗之，不可要[6]依古方也。患阴疗阳，

---

[1]　承热：受热。《说文·手部》："承，受也。"

[2]　跌：丹波元坚曰："'跌'，误'跗'"。按：实不误。跌，指脚掌。《文选·傅毅》李善注："《字书》曰：'跌'，足蹠也。"上言"脚胫大"，下云"脚跌（脚掌）肿"，正对文。

[3]　干、湿二脚气：指脚气病的两种分型。干，即干脚气；湿，即湿脚气。

[4]　湿者脚肿：湿，指湿脚气。指脚气病见膝脚浮肿者。多因水湿之邪从肢体下部入侵，经脉不能宣通所致。症见足胫肿大，麻木重着，软弱无力，小便不利，舌苔腻，脉濡缓者。

[5]　干者脚不肿：干，指干脚气；指脚气病而不肿者。此因素体阴虚有热，湿热、风毒之邪入侵化热，伤及营血，筋脉失养所致，症见足胫无力，麻木酸痛，挛急，脚不肿，日见消瘦，纳食减少，尿黄量少，舌红，脉弦数者。

[6]　要：程本作"妄"。

病表救里，皆为重虚、实①，危殆之甚也。

若病从阴发，起两足大指内侧，上循胫内及膝里，顽瘤不仁，或肿先发于此者，皆须随病灸复溜、中都、阴陵泉等诸穴。灸者先从上始，向下引其气，便各灸二十壮。向后隔七日灸七壮，取瘥止。余穴皆依此。

若病从阳发，起两小指外侧，向上循胫外，从绝骨至风市，顽瘤不仁，或肿起于此者，须灸阳辅、绝骨、阳陵泉、风市等诸穴。灸数及上向下，皆依前法。

若气毒兼行表里者，乃可量其轻重，随灸膏摩之。

若上下遍发，表里各灸一二处，以此通泄之。其用药内攻，各量病投药也。逐偏若处，常使灸疮不瘥为佳。风气都除，乃随疮瘥，瘥后瘢色赤者，风毒尽；青黑者，犹有毒气，仍灸勿止，待身体轻利，然后可休矣。又一本云：常须灸三里、绝骨，勿令疮瘥佳。

灸脚气穴名：

阳陵泉二穴，在膝外侧骨下宛宛陷中是也。

绝骨二穴，在足外踝上，骨绝头陷中。又云一夫是也。

风市二穴，平立垂手，当中指头，髀两筋间是也。《黄帝三部针灸经》无风市二穴，此处恐是环铫，风市疑其别名②，未详所出。

昆仑二穴，在足外踝后跟骨上陷中是也。

阳辅二穴，在绝骨前半寸少下是也。徐云：《明堂》无绝骨名，有阳辅二穴，在膝盖下外侧三寸傍廉当小指两筋间是也。《黄帝三部针灸经》丙卷：阳辅二穴，在足外踝上四寸，辅骨前，绝骨端前三分，与此不同。

上廉二穴，在三里下三寸是也。

条口二穴，在上廉下二寸是也。

下廉二穴，在条口下一寸是也。

太冲二穴，在足大指本节后二寸是，或云一寸半。

犊鼻二穴，在膝前上外角宛中是也。一云膝下。《黄帝三部针灸经》丙卷：犊鼻二穴，在膝膑下骭上侠解大筋中。

膝目二穴，在膝盖下两边宛宛中是也。《黄帝三部针灸经》无膝目二穴。

曲泉二穴，在膝内屈文头是。又云：从三里上度一寸五分，又横向胫二寸，当脉中是也。《黄帝三部针灸经》丙卷：曲泉二穴，在膝内辅骨下，大筋上小筋下陷者中，屈膝而得之。

阴陵泉二穴，在膝下内侧辅骨下宛宛中是。苏、徐同。

中都二穴，在阴陵泉、三阴交中间是。苏：一名太阴穴。《黄帝三部针灸经》：中都，一名中都，在内踝上七寸胻骨中央。

三阴交二穴，在内踝上三寸是。苏、徐云：名太阴也。

复溜二穴，在内踝上二寸是。苏、徐云：名曰外命。《黄帝三部针灸经》：复溜无外命之别名。

少阳维二穴，在内踝后一寸，动筋中是。徐同。

太阴二穴，在内踝上八寸，骨下陷中是。徐同。

太阴跻③二穴，在内踝下向宛宛中是。徐同。《黄帝三部针灸经》并《铜人腧穴经》并无少阳维、太阴、太阴跻三穴名。

委中二穴，在膝后屈中央是。徐、苏同。

承筋二穴，在踹当中陷中是。徐、苏

———————————

① 重虚、实：即"重虚、重实"。《医心方》卷八第二引作"重虚重实"。重虚重实，即《难经·八十一难》之"实实虚虚"。谓学医不精者，用补的方法治疗实证，用泻的方法治疗虚证。

② 风市疑其别名：环跳与风市各为一穴，非一穴两名。

③ 太阴跻：《医心方》卷八第十二引作"阴跻"。

同。

承山二穴，在腨肠下际分肉间陷中是。徐、苏同。

涌泉二穴，在脚心中是。苏、徐同。

上件穴并要，不可总能灸，其穴最要者有三里、绝骨、承筋、太冲、昆仑、涌泉，有患者可灸。又谨案①《明堂》制，当以立为正，取穴必须直立，膝膑骨坐立便即移动不定，故宜立取之。其寸取病人中指上节为一寸。若取尺寸有长短，取穴必不著。

又案：秦承祖、华佗等取穴，并云三指、四指为准。取三里穴四指，指阔六分，四六二十四，只阔二寸四分，取穴如何得著。黄帝为本诸说，并不可信。徐同。

徐论：患脚气体皆春发夏甚，秋轻冬歇，大法春秋宜灸，冬瘥可行，夏都不可灸。既疮败又不得覆，风冷因入，反更增疴。冬时血凝，又逆天理，急不得已，无药物处可灸一二要穴，不可遍身多灸。脚气病大论毒从下上，亦有从上向下者。或云灸上毒气便上，谬矣。比见毒气攻处，疼痛如刺，随病即灸，火彻便瘥②，不拘上下。凡毒气所冲，如贼欲出，得穴即出，岂在大门也。风毒所攻，亦复如是。此皆经试，万不失一，必不为误耳。苏同。

苏恭云：脚气初发转筋者，灸承山、承筋二穴。哕逆者，灸涌泉。若从头至连背痛，寒热如疟，及腰痛者，灸委中。头项背痛，随身痛即灸，不在正穴也。

又云：若脚气盛发时，自腰以上，并不得针灸，当引气风上则杀人。气歇以后，有余病者，灸无妨。唯冬月得灸，春夏不可灸。自风市以下，固宜佳耳。

又云：若气上系心不退，急灸手心三七炷，气即便退。若未退即闷，兼煮豉酒，热饮逐之，即瘥。不去，即取乌特牛尿一大升，暖服，以利为止，纵至三服、五服弥佳。

又，若已灸脚，而胸中气犹不下，满闷者，宜灸间使五十炷，两手掌横文后一夫③，两筋间是也。

又，若胸中气散，而心下有脉洪大跳，其数向下，分入两髀股内，令人心急松悸者，宜以手案④捻少腹下两傍接髀大斜纹中，有脉跳动，便当纹上灸。跳，三七炷即定。灸毕，皆须灸三里二十炷，以引其气下也。

又，若心腹气定，而两髀外连膝闷者，宜灸膝眼七炷，在膝头骨下相接处，在筋之外陷中是。若后更发，复灸三炷。

又，凡人虽不患脚气，但苦髀、膝疼闷，灸此无不应手即愈。极为要穴，然不可针，亦不可多灸，唯只灸七炷以下。

又，若脚十指酸疼闷，渐入跗上者，宜灸指头正中甲肉际三炷，即愈。

又，若大指、或小指傍侧疼闷，觉内有脉如流水，上入髀腹者，宜随指傍处灸三炷，即愈。并出上卷中。

唐论：若手指本节间疼、稍入臂者，宜灸指间疼处七炷，即定。

又，若心胸气满，已灸身胫诸穴，及服汤药而气犹不可⑤，烦急欲死者，宜灸两足心下、当中陷处各七炷，气即下⑥。此穴尤为极要，而不可数灸，但极急乃灸七炷耳。以前诸灸法并经用，所试皆验，灸毕应时即愈，故具录记之。凡灸不废汤药，药攻其内，灸泄其外，譬如开门驱贼，贼则易出，若闭户逐之，贼无出路，

---

① 案：按，遵循。
② 瘥：病愈。
③ 一夫：取穴法之一。四横指为一夫。
④ 案：按，按压。
⑤ 不可：病不愈。可，指病愈。
⑥ 气即下：指病（气）消退。下，病退。

当反害人耳。

灸用火善恶补泻法一首

张仲景云：四肢者，身之支干也。其气系于五脏六腑，其分度浅薄，灸之不欲过多，须依经数也。过谓①余病则宜依之，若脚气不得拘此例。风毒灸之，务欲多也。依此经数，则卒难愈疾。《小品》论灸有八木火。《明堂》论灸之补泻之法。若能依之，应有道理。八木之火：凡灸用松木火则难愈，柏木火则疮多汁，橘木火则伤皮，桑木火则肉枯，枣木火则髓消，竹木火则伤筋，多壮则筋纵，枳木火则陷脉溃，榆木火则伤骨，多壮则骨枯。凡八木之火，皆不可用也。

火用阳燧之火②，其次用磆石之火③，天阴则用槐木之火。阳燧是以火珠向日下，以艾于下承之，便得火也。磆石似玉坚，以此石击宾④铁即火出，仍以极烂榆木承之即得，亦用艾取之，此是匈奴取火法，今胡人犹尔。

灸有补泻者，《甲乙经》云：用灸补者，无吹其火，须自灭也。以灸泻者，疾吹其火，拊⑤其艾，须其火灭也。此言以口炊⑥艾炷令疾灭，即是泻也。不吹听自灭者，即补也。

《小品》又云：黄帝曰：灸不过三分，是谓从穴⑦。此言作艾炷，欲令根下阔三分也。若减此，则不覆孔穴，不中经脉，火气不行，不能除病也。若江南、岭南寒气既少，少二分为准，燧⑧小不得减一分半也。婴儿以意减之。

凡灸疮得脓增坏，其病乃出，疮不坏则病不除矣。

《甲乙经》云：灸不发者，灸，故履底熨之，三日即发也。甚宜解此。又近有苏恭善医此疾，驰名于上京，显誉于下邑，撰《脚气方》卷⑨，论方则信为指南，叙灸亦未成胶柱。乃云毒气如贼出，何必要在大门，腹背手足皆须灸也。愚谓灸痛风毒所攻腹，则引贼入室，如何令贼出门，特宜知之，不可轻脱。若手指疾闷，灸无防也。出第一卷中。

杂疗脚气方一十五首

《千金》：防风汤，疗肢体虚风，微经内发热，肢节不随，恍惚狂言，来去无时，不自觉悟。南方支法存所用多得力，温和不损人，为胜于续命、越婢、风引等汤，罗广州一门南州人士常用，亦疗脚弱甚良方。

防风三两　麻黄三两，去节　秦艽三两　独活三两　当归三两　远志二两，去心　木防己二两　甘草二两，炙　人参二两　黄芩二两　升麻二两　芍药二两　石膏一两，碎　麝香二分　生姜二两　半夏二两，洗

----

① 过谓：山胁尚德曰："'過谓'疑当作'愚谓'。"当从，本节末之"愚谓"可证。

② 阳燧之火：指用"阳燧"所取的火。阳燧，又名"夫遂"，古人就日下取火的工具。金属制成的尖杯，放在日光下，使光线聚在杯底尖处，杯底置艾、绒之类易燃之物，遇光即燃。此火即为"阳燧之火"。

③ 磆（jiē 音界）石之火：即石火。以石敲击迸发的火花。磆，似玉而坚硬的黑色山石。古人取火时用磆石与镔铁相撞击，迸发出火花使艾、绒等物燃着而取火。

④ 宾：用同"镔"，即"镔铁"，指精炼的铁。

⑤ 拊：用手拍打。《玉篇·手部》："拊，拍也。"

⑥ 炊：通"吹"。

⑦ 从穴：高校本曰："從穴"当作"徒穴"，"穴"用作动词，有穿凿、打洞之义。"徒穴"可解释为白白地灸洞。

⑧ 燧：山胁尚德曰："'燧'，疑当作'纵'。"可从。

⑨ 《脚气方》卷：《新唐书·艺文志》记载苏鉴撰有《脚气论》一卷。高校本认为，"盖即此书。苏恭、苏鉴均指苏敬，宋人讳改。"

上十六味，以水一斗三升，煮。取四升，一服一升。初服厚覆取微汗，亦当三、两行下，其间相去如人行十里久更服。有热，加大黄二两；先有冷心痛疾者，倍当归，加桂心三两，去大黄。忌海藻、菘菜、羊肉、饧。出第七卷中。一方有白术。

《千金翼》：青丸，主脚气，皮肉身体诸风方。

乌头一两　附子三两，炮　麻黄四两，去节　加枳实四两，炙

上四味，捣筛、蜜和，丸如梧子大。酒服五丸，日三。忌猪肉、冷水。如生用乌头、附子，服如麻子五丸。出第十六卷中。

《必效》：白杨皮酒，主脚气偏废，及主一切风、缓风，手足拘挛，并效方。

取白杨东南面皮，去地三尺以上，去苍皮，勿令见风，细切，熬令黄赤色，即止。纳不津器中，以酒浸随皮多少，每令酒浸皮二三寸，及以泥封。冬月二七日，春夏一七日开饮。昼二夜一，随性多少，有酒气为度，得慎口为佳。病可者①，饮至一石；若重者，乃至两石。以瘥为度。酒唯须不厌，其白杨不得取丘冢者。服，每日一两行鸭溏利。苏恭、文仲、《备急》同。出第三卷中。

苏恭：疗诸气方。

杏仁一百二十枚，熬令黄，去尖皮　大枣六十枚，去皮核　香豉三百粒，熬令干

上三味，先捣豉，次捣杏仁，次捣枣，令极熟。取如弹丸大，含之，细细咽之。忌如药法。此方虽少，深②有效验。

又，凡脚气，内须服药攻击，外须膏、摩、火灸发泄等，并是脚气之要。若有挛急及有不仁之处，不问冬、夏，常用膏摩之。冶葛膏，疗江南风毒，先从手脚上肿痹，及上颈痹，及面，却入腹即杀人。宜用此膏摩之方。

冶葛二两　蛇衔三两，屑　犀角二两　乌头二两　桔梗二两　茵芋二两　防风三两　蜀椒二两　干姜二两　巴豆三十枚，又方云二两，去心皮　升麻二两　细辛二两　雄黄半两　鳖甲一两，炙

上十四味，细切，以酒四升，渍药一宿，以不中水猪膏五斤，以煎药于微火上，三上三下，令药色变黄，勿令焦黑，膏成。绞去滓，乃下之，搅令调和，以摩病上。忌猪肉、冷水、生菜、苋菜、芦笋等。一方有石南、白芷，为十六味。《千金》无茵芋、细辛，有莽草、丹参、踯躅花。

又，疗风痹，手足疼弱，鼠漏，恶疮毒，所有腹内绞痛。百病摩之，皆愈方。

莽草三分　牡丹皮二两　蜀椒四分　藜芦三分　芫花二两　大黄四分　皂荚二分　附子三两

上八味，捣筛，以苦酒三升，渍一宿，以不中水猪脂三斤，微火上煎之。三上三下，令药色黄，膏成去滓。以摩肿敷疮，有毒不可服，及近孔要处。合药勿令妇人、孝子、鸡犬见之。

其二膏疗风毒最善，然冶葛膏救急，胜于曲鱼膏，久摩不已，令人肉渐枯细。曲鱼膏虽稍缓，常用为佳。常以腊月合一剂用之，极效。忌猪肉、冷水、胡荽。

又，冶葛膏有巴豆，摩多损皮肉，用莽草膏方。

莽草三两　附子八两，生用，去皮　丹参四两　汉防己三两　芎䓖四两　椒三两　吴茱萸四两　白芷三两　沉香半两　零陵香半两　鸡舌香半两　犀角二两，屑　当归三两　商陆根四两　青木香半两

① 病可者：犹言"病轻者"。可，寻常。与下"重者"对文。

② 深：多，甚。

上十五味，切，以酢渍一宿，以好酥三大斤，煎九上九下，布绞去滓。用摩顽痹、并肿处好，膏入肉亦无损伤，服诸药不相妨[1]，神效。忌猪肉、冷水。

又，冶葛膏方。

冶葛一两　犀角二两，屑　汉防己二两　莽草二两　乌头五两，生用　吴茱萸五两　椒三两，生用　丹参三两　踯躅花一升　升麻三两　干姜二两　附子五两　白芷一升　当归三两　桔梗三两

上十五味，切，酢渍，以成煎猪肪七升，煎五上五下，去滓用之。以酥代肪，善。忌猪肉、冷水。旧方无白芷、防己、茱萸、附子、当归，有巴豆、雄黄、蛇衔、防风、鳖甲。

又，神明膏方。

附子十四枚，小者三十枚，炮　吴茱萸一升，生用　蜀椒一升半　白芷一升　前胡切，一升　芎䓖切，一升　白术切，一升　桂心三两　当归三两　细辛二两　汉防己切，一升，风多去之，肿者去细辛

上十一味，切，酢淹渍一宿，以成煎猪肪五升，煎五上五下，去滓。摩肿及不仁，大试有验。有牛酥代猪脂，大佳。忌猪肉、冷水、生葱、生菜、桃李等。

又，脚气风毒发，不与人期，攻心即死。若居僻远无药物处，致毙为横已[2]，其要药常有备，随身。

半夏洗　青木香昆仑者　吴茱萸　木瓜子　犀角屑　大黄　生姜　橘皮常须备之　槟榔　茯苓　昆布　荜茇　紫苏　杏仁　前胡　细辛　桂心　旋覆花亦其次也

并须备急救命，若卒患无药处，随病所在，三五味浓煮服之，后依方合药服之。

又，凡人入八月，气自渐定，非意气大发者，作半夏独活汤。多睡，或睡觉心忪、心闷[3]者，风热故也。竹叶汤，食后服之，为佳。如不已，作后汤服。

麦门冬三两，去心　茯苓二两　石膏四两，碎，绵裹　小麦五合，绵裹　竹叶切，一升　生姜二两

上六味，切，以水五升，煮。取一升二合，食后分再服，相去七八里久。忌酢物。

又，寻常气满，三日、两日服一剂汤方。

槟榔七枚，碎　橘皮一两　厚朴二两，炙　生姜四两　吴茱萸二两

上五味，切，以水二升，煮。取一升二合，分三服，相去五六里久复服之。此药性温，去冷气。

又，苍耳酒，去皮、节、头、足诸热，风药性冷，不便热方。

六月以后收取，日干，至七月，剉一大斛，水三斛，煮。取四斗，渍二大斗曲，三度。总以米一大斛，渍三日，如凡酿法，将息酘之，酒熟，日二三，服五合。身诸风、骨髓中风若瘰，或发疮，疮瘰后，皮痛肤坚实，光悦[4]，腰脚甚便。

若虚热，羸瘦弱人，无问男女，加生地黄五大升，牛膝根剉三大升，丹参二大升，天门冬二大升，松叶五大升，枸杞根五大升，杏仁一大升，去皮尖，荆根若子二大升，水三大石。别煮牛膝、丹参、松叶等，取六大斗，并苍耳汁总一石，渍五斗曲，用米二石五斗，分四度酘。杏仁末，著第一酘饭中下；生地黄捣如泥，著

---

① 妨：妨碍。犹言"触犯"。

② 横已：即"横死"，突然死亡。横，意外的。已，终，止。此谓生命终止，即死亡。程本作"横死"。横已、横死义并同。

③ 心忪（zhōng音中）、心闷：即心悸，心胸烦闷。

④ 皮痛肤坚实，光悦：此谓服药后的疗效。"痛"，山田业广引恕公曰："痛字衍。"可从。谓服药之后，皮肤充实，光彩照人。

第二酦饭中下；天门冬蒸熟，剥去皮，捣如泥，著第三酦饭中下；又大麻子一大斗，捣碎，著第四酦中下。大去皮肤风，补虚，大良效。多头风者，得甘菊花一升渍，第五酦糟中下，搅之调酒熟，大、小同服并得，余无禁忌。毒鱼、肉并勿食。有药处可办，无药处可以苍耳为本。如或少三两物亦得，不必俱备。年常酿至三月服，极攘①众疾，复延龄轻身，将渍石斛等药酒弥佳。忌鲤鱼、芜荑。

又，单酿鼠黏根酒，和苍耳单酒法，大去风疼痒，止咳嗽，消痰癖，瘥疽瘘，亦是良药。脚气人，作渍侧子等酒，弥佳。一名牛蒡根，草名恶实根。

又，患昏昏头旋弥甚，气满背痛，取前苍耳酒渍此后药方。

独活　山茱萸　天门冬去心　黄芪甘菊花　防风　天雄炮　侧子炮　防己白术　茯苓　牛膝各四两　枸杞三两　丹参四两　生姜六两　磁石十两，绵裹　贯众三两　生地黄八两，切

上十八味，切，以绢袋盛，酒二大斗，渍七日。温服一盏，日二三服。忌猪、鱼、陈臭物。余无禁。主腰脚，兼去酒风②。忌猪肉、冷水、桃李、雀肉、鲤鱼、芜荑、酢物。并出第一卷中。

外台秘要方卷第十九

右迪功郎充两浙东路提举茶盐司干办公事张寔校勘

---

① 攘（ráng音瓤）：除，去除。
② 酒风：病证名，又名漏风。指饮酒后感受风邪而致，症见汗出恶风，少气，口干而渴，近衣身如火烧，临食则汗流如雨，骨节酸软无力者。

外台秘要方卷第二十水病二十六门

朝散大夫守光禄卿直秘阁判登闻检院上护军臣林亿等上进

水肿方一十三首

《病源》：肾者主水，脾胃俱主土，土性克水。脾与胃合，相为表里。胃为水谷之海，今胃虚不能传化水气，使水气渗液①经络，浸渍腑脏。脾得水湿之气加之则病，脾病则不能制水，故水气独归于肾。三焦不泻，经脉闭塞，故水气溢于皮肤而令肿也。其状，目裹上微肿，如卧起之状，颈脉动，时咳，股间冷，以手按肿处，随手而起，如物裹水之状，口苦，舌干，不得正偃，偃则咳清水，不得卧，卧则惊，惊则咳甚，小便黄涩是也。

水病有五不可疗：第一，唇黑，伤肝；第二，缺盆平，伤心；第三，脐凸，伤脾；第四，足下平满，伤肾；第五，背平，伤肺。凡此五伤，必不可疗。脉沉者，水也。脉洪大者，可疗；微细者，不疗也。

《养生方》云：十一月，勿食经夏自死肉脯，内动于肾，喜成水病。其汤、熨、针、石，别有正方，补养宣导，今附于后。

《养生方导引法》：虾蟆行气，正坐，动摇两臂，不息，十二通。以治五劳、水

---

① 渗液：指津液渗透漫溢。程本作"渗溢"。

肿之病也。

又，云：人卧，勿以脚悬蹹①高处。不，久必成肾水。出第二十一卷中。

黄帝问曰：水②与肤胀③、鼓胀④、肠覃⑤、石瘕⑥，何以别之？岐伯对曰：水始起也，目裹上微肿，如新卧起之状，颈脉动，时咳，阴股间寒，足胫肿，腹乃大，其水已成也。以手按其腹，随手而起，如裹水之状，此其候也。

肤胀者，寒气客于皮肤之间，壳壳然⑦不坚，腹大，身尽肿，皮厚，按其腹陷而不起，腹色不变，此其候也。

鼓胀者，腹胀，身肿大，与肤胀等，其色仓黄⑧，腹脉起⑨，此其候也。

肠覃者，寒气客于肠外，与卫气相薄⑩，正气不得营，因有所系，瘕而内著，恶气乃起，息肉⑪乃生，其始也大如鸡卵，稍以益大，至其成也，若怀子之状，久者离岁月，按之则坚，推之则移，月事不⑫以时下，此其候也。

石瘕者，生于胞中，寒气客于子门，子门闭塞，气不得通，恶血当泻不泻，衃⑬以留止，日以益大，状如怀子，月事不以时下，皆生于女子，可导而下。

曰：肤胀、鼓胀可刺耶？对曰：先泻其腹之血络，后调其经，亦刺去其血脉。

师曰⑭：病有风水⑮、有皮水⑯、有正水⑰、有石水⑱、有黄汗⑲。风水，其脉自浮，外证骨节疼痛，其人恶风。皮水，其脉亦浮，外证胕肿⑳，按之没指，不恶风，其腹如鼓，不满不渴，当发其汗。正水，其脉沉迟，外证自喘。石水，其脉自沉，外证腹满不喘。黄汗，其脉沉迟，身体发热，胸满，四肢面肿，久未愈，必致痈脓。并出《甲乙经》第八辛卷。《千金》、范汪同。

范汪：疗水肿方。

葶苈子一两，熬黑　甘遂一两，熬　吴茱

萸四两

上三味，别捣异下筛，和以蜜，丸如梧子。服可至五丸。《经心录》云：服三

---

① 蹹：同“踏”，今通作“踏”。

② 水：即水胀病，又叫水肿病。症见全身浮肿，腹部胀大的病。

③ 肤胀：古病名。因阳气不足，寒邪伤留于肌肤而致的全身肿胀病。

④ 鼓胀：病名，又名“臌胀”，单腹胀。泛指腹部膨胀滞满，其状如鼓的病。

⑤ 肠覃（xún音寻）：古病名。因邪伤肠外系膜而致气血凝滞引起的下腹肿块，但不影响月经的病。

⑥ 石瘕：古病名。指寒邪犯留子宫而致气血郁滞所形成的肿块。又名血瘕。

⑦ 壳壳然：《灵枢·水胀》作“𪓐𪓐然”，形容腹胀大如鼓状。山田业广：“壳，并中空之义。”

⑧ 色仓黄：肤色青黄。仓，通“苍”，青色。《说文通训定声·壮部》：“仓，假借为苍。”

⑨ 腹脉起：指腹壁的青脉胀起，也称腹壁青筋怒张。

⑩ 相薄：相互搏击。“薄”，通“搏”。

⑪ 息肉：即瘜肉。泛指一切赘肉、肿块。

⑫ 不：疑衍。《灵枢·水胀》无“不”字。因肠覃、石瘕的鉴别点即在于有无月经按时来潮。肠覃病在肠不在子宫，故当“月事以时下”。

⑬ 衃：瘀血。原误作“衄”，据高校本、程本、《灵枢》、《千金方》改，精华本并同。

⑭ 师曰：此下至“必至痈肿”出于《金匮》卷中第十四。文字略有出入，文义不差。

⑮ 风水：病证名。是因外邪乘袭，肺气不宣，水液泛溢而肿。症见发热，恶风，咽喉痛，骨节疼痛，发病急骤，水肿先从头面开始，迅速遍及周身者。

⑯ 皮水：病证名。是因水气泛溢皮肤，表卫不宣而致，症见起病较缓，浮肿，按之没指，先从四肢肿起，身重肤凉，口不渴者。

⑰ 正水：病证名。是水肿的本证。因脾肾阳虚，水液失于蒸化而致水停脐腹，症见腹满而喘，久及全身肿，以下肢为甚，小便不利者。

⑱ 石水：病证名。因肾阳不足，失于温化所致，症见腹胀不喘，牵引胁下胀痛，下肢肿甚，若病及肝脾，治疗甚难。

⑲ 黄汗：病证名。因水湿内停所致，郁而化热，湿热郁蒸，症见四肢头面肿，发热，烦闷，汗出色黄者。

⑳ 胕肿：即浮肿。《素问·五常政大论》王冰注：“胕肿，为肿满，按之不起。”

丸，日三服。余同。

又，葶苈丸，疗水肿方。

葶苈一升，熬　吴茱萸一升

上二味，各别捣筛，合，以蜜和，更捣二万杵，药成。饮服二丸如梧实，不知增之，当以小便利及下为候。若下者，但可清旦一服；若不下但小便利者，日可再、三服。常将服，肿消耳。一名二利丸。

又，利小便，消水肿，郁李核丸方。

郁核中仁三分　松萝三分　海藻二分桂心二分　大黄五分　葶苈五分，熬　黄连二分　通草一分　石韦一分，去毛

上九味，捣合下筛，和以蜜，丸如梧子。先食，饮服七丸，日二，稍增，以知为度。并出第二十八卷中。

又，疗水肿，大槟榔丸①方。

槟榔三两　桂心三两　附子二两，炮栝楼三两　杏仁三两，熬，一方无　干姜二两甘草二两，炙　麻黄三两，去节　黄芪三两茯苓三两　厚朴二两，炙　葶苈三两，熬椒目三两　吴茱萸五合　白术三两　防己二两

上十六味，下筛、蜜和。服如梧子大二丸，日三。不知稍增至四丸，不知又加二丸，不下还服四丸，得小下为验。此疗老、小水肿、虚肿，大病后客肿作喘病，疗之佳。忌海藻、菘菜、猪肉、冷水、生葱、桃李、雀肉、大酢。出第四十五卷中。《千金翼》有海藻二两。

《小品》：疗水肿方。

大豆三升

上一味，以水六升，煮令熟，出豆澄汁。更纳美酒五升，微火煎如饧，服一升，渐增之，令小下。

又，桃皮酒，疗水肿方。

桃皮三斤，削去上黑，取里黄皮　女曲一升秫米一升

上三味，以水三斗，煮桃皮令得一斗，以五升汁渍女曲，五升汁馈饭，酿如酒法，熟漉去滓。可服一合，日三。耐酒者增之，以体中有热为候；小便多者，即是病去，便愈。忌生冷、酒面、一切毒物。

又，麝香散，疗水肿方。《千金》云：治妇人短气虚羸，遍身浮肿，皮虚急。

麝香三铢　芫花三分，熬　甘遂三分

上三味，合下筛。酒服钱半边匕，老、小钱边三分匕。亦可丸，服之。强人如小豆十丸，老人五丸。《千金》有雄黄一味，并麝香各用六铢，《肘后》又有人参二分。

又，疗水肿，商陆膏方。

商陆根一斤，生者　猪膏一斤，先煎，可有二升

上二味，合煎令黄，去滓，以摩肿。亦可服少许。忌犬肉。并出第一卷中。《经心录》同。《千金》云：涂以纸覆之，燥辄涂，不过三日愈。

《集验》：疗水肿方。

黄犍牛尿，一饮三升，若不觉更加服之，以得下为度。疗老、小者，宁从少起，饮半，亦可用后方。

又，疗水肿方。

猪肾一枚，分为七脔②，甘遂一分，末筛为散，以粉肾。微火炙令熟，食之，至三四脔乃可止。当觉腹中鸣，转攻两胁下，小便利，去水即愈。若三四脔不觉，可食七脔令尽。《肘后》、《经心录》、文仲同。并出第六卷中。

《千金翼》：疗水肿方。

葶苈子六两，生用　桂心二两

上二味，捣，蜜和丸。饮服十丸如梧子，日二。慎蒜、面、猪、鸡、油腻。出第二十卷中。

----

① 大槟榔丸：《千金翼》卷十九第三作"槟榔丸"，无"海藻"共"十七味"，与下宋臣注合。

② 脔：肉块。

《必效》：疗水肿方。

皂荚一挺，去皮子，炙　乌扇五两

上二味，以酒二升，煮。取六沸，绞去滓，顿服之。即①臾即小便二三升，肿消。忌一切肉及面、生冷、咸酢食一周年。

又方

取苦瓠一枚

上一味，以水一石，煮一炊久，去滓，煎汁，令堪丸如胡豆。一服二丸，当小便下，后作小豆羹饭。慎勿饮水，效。并出第二卷中。

水病方七首

《千金》论曰：大凡水病难疗，瘥后特须慎于口味。又病水，人多嗜食不廉②，所以此病难愈。世有医者，随逐时情，意在财物，不本性命③，病人欲食肉于贵胜之处，劝令食羊头、蹄肉，如此者未见一愈者耳。又此病百脉之中，气水俱实，疗之皆令泻之使虚，羊头、蹄极补，哪得瘥愈。所以治水药，多用葶苈等诸药。《本草》云：葶苈久服，令人虚。故水病非久虚，不得绝其根本。

又，有蛊胀④，但腹满不肿；水胀，胀而四肢、面目俱肿。医者不善诊候，疗蛊以水药，疗水以蛊药，或但见胀满，皆以水药。如此者，仲景所云：医杀之。今录慎忌如下。其疗蛊⑤方具在《备急》⑥中。

丧孝　产乳　音乐　房室　諠戏　一切鱼　一切肉　生冷　酢滑　蒜　黏食　米豆　油腻并不得食之，亦不得用心。上以前禁者，并具本方之下。其房室等犹三年慎之，不复重发。不尔，瘥而更发，重发不可更疗。古方有十水丸，历验多利大便，不利小便，所以不能述录也。

诸从腰以下肿，当利小便；腰以上

肿，当发汗即愈。出第二十一卷中。

范汪：疗水病方。

黄连末

上一味，以蜜和，捣万杵，丸如梧子。饮服二丸，可至三四丸。禁饮水并冷物。

又方

以苦酒一升饮之。一方取盐、豉各一撮，以饮饮之。一方取角⑦木叶满虎口，捣取汁饮之。并出第二十八卷中。

崔氏：疗水病方。

乌豆一大升，粒小者　桑根白皮五大升，细切

上二味，以水五大斗，和煮，可有一斗汁，滤去滓，于铜器中重汤煎如饧，可作丸即成。所患人每服取利小便为度，其小便复旧色，身上肿除，候体中热烦即服之。禁房⑧及死牛马肉、油腻、面、酒等。经数日，得食羊头肉、兔肉。水病忌食羊头、蹄，此云得食，恐误也。

又，疗水病，洪肿气胀，不消食方。

干香薷五十斤，陪⑨用湿者亦得

上一味，细剉，纳釜中，以水淹之，出香薷上数寸，煮使气两尽⑩，去滓，清

---

① 即：程本作“须”，应据改。

② 嗜食不廉：谓贪吃，饮食没有节制。不廉，贪得。见《史记·樗里子甘茂列传》。

③ 不本性命：不以生命为本。犹言不珍视生命。

④ 蛊胀：又名“鼓胀”，分为虫鼓、血鼓、气鼓、水鼓。多因情志抑郁、饮食不节、嗜酒过度、虫积日久，致使肝脾失调，气血久郁，水湿不运而成，症见腹部胀大，腹皮青筋显露，四肢不肿或微肿的病证。

⑤ 蛊：原作“虫”，据高校本、《千金方》卷二十一第四及文义改。

⑥ 备急：指《千金方》卷十九《解毒并杂治》。

⑦ 角：山田业广引注曰：“‘角’当作‘斛’，盖‘槲’省作‘斛’，槲木叶主利小便。”

⑧ 房：指房事。

⑨ 陪：高校本疑作“倍”或“焙”。可从。

⑩ “气两尽”：义不通，《证类本草》引《图经》作“气力都尽”。

澄之，渐火煎令可丸。服五丸如梧子，日三，稍加之，以小便利为度也。《经心录》同。无所忌。

又，疗水病身肿方。

鲤鱼一头，极大者，去头尾及骨，唯取肉。

上一味，以水二斗，赤小豆一大升，和鱼肉煮，可取二升以上汁，生布绞去滓，顿服尽。如不能尽，分为二服。后服温令暖。服讫下利，利尽即瘥。慎牛肉、白酒、生冷、面、猪、鱼、油酪。药滓埋之，勿令人食。并出第六卷中。

《古今录验》：疗水病方。李□□马进□。

木防己八分　蜀大黄八分，如锦文者，别捣　人参八分　杏仁八分，去尖两仁，熬令紫色，别捣　葶苈子十分，熬

上五味，总和捣筛，蜜和为丸。先食，后初服七丸如梧子，日再，日加一丸，至十二丸。还日减一丸，至七丸，复渐加至十二丸，循还服之，以白饮服。若病人热多，加黄芩、茯苓各八分；如病人冷多，加厚朴八分；如病久心惊，加吊藤八分。忌酒、面、羊肉，其牛肉一色[1]，永断不得食。外禁酢物，得食鹅、鸭、獐、兔、鲤鱼、鳢鱼等肉。

又，疗水病，牛黄桂枝丸方。

牛黄六铢，研　桂枝十二铢，又一方云桂六铢　牡蛎十二铢，熬研　椒目十二铢，一方云海藻二十四铢，不须椒目　葶苈子半升，熬，一方云用一升

上五味，捣筛，蜜和，丸如梧子。饮服七丸，日再，小便利为度。注者是刁长史敬礼所服者。忌生葱。并出第十一卷中。

十水方三首

《病源》：十水[2]者，青水、赤水、黄水、白水、黑水、悬水、风水、石水、里水、气水也。

青水者，先从面目肿，遍一身，其根在肝。

赤水者，先从心肿，其根在心。

黄水者，先从腹肿，其根在脾。

白水者，先从脚肿，上气而咳，其根在肺。

黑水者，先从脚足跗肿，其根在肾。

悬水者，先从面肿至足，其根在胆。

风水者，先从四肢起，腹满大，目尽肿，其根在胃。

石水者，先从四肢，小腹[3]肿独大，其根在膀胱。

里水[4]者，先从腹满，其根在小肠。

气水者，乍盛乍虚，乍来乍去，其根在大肠。

皆由荣卫痞涩，三焦不调，腑脏虚弱所生。虽名证不同，并令身体虚肿，喘息上气，小便黄涩也。出第二十一卷中。

《古今录验》：十水丸，疗十种水肿方。

肿从头诸书云脚起，名[5]为白水，其根在肺，椒目主之。

―――――――

① 一色：犹"一种"。

② 十水：指十种水肿病。此引自《病源》卷二十一《十水候》内容。此处所论十种水肿病是从症状特点及病位相结合的方法进行分类命名的。其中青水、赤水、黄水、白水、黑水五病，是根据五行归类原理，分别指水肿发自肝（青）、心（赤）、脾（黄）、肺（白）、肾（黑）五脏者。悬水是病根在胆的水肿病；风水是指病根在胃的水肿病；石水是指病根在膀胱的水肿病；暴水（误为里水）是病根在小肠的水肿病；气水是病根在大肠的水肿病。此处的"石水"、"风水"与《水肿十三方》中所论者，名同质别。

③ 小腹：原误作"小肿"，据程本、高校本，及《病源》卷二十《十水候》改。

④ 里水：《病源》卷二十一《十水候》作"暴水"。下同。

⑤ 名：原误作"石"，高校本据改。今从之。

肿从面起，名为青水，其根在①肝，大戟主之。

肿从胸起，名为黄水，其根在脾，甘遂主之。

肿从股起，名为气水，乍实乍虚，其根在大肠②，芫花主之。

肿从股起，名为黑水，其根在肾，玄参主之。

肿从头面起，至足，名为悬水，其根在胆，赤小豆主之。

肿从内起，坚块③，四肢肿，名为石水，其根在膀胱，桑根白皮主之。

肿从四肢起，腹大，名为风水，其根在胃，泽漆主之。

肿从脚起，名为里水，其根在小肠，巴豆主之。

肿从胸中气起，名为赤水，其根在心，葶苈子主之。

上十味，分等，随其病始所在，增其所主药，皆一分，巴豆四分，去心皮捣末，合下筛，蜜和丸。服如梧子三丸，得下为度，不下，日三。亦可散，未食服半钱匕④，大便利。明朝复服如法，再服病愈。节禁饮，但得食干物耳。

又方

第一之水，先从面目肿，遍一身，名曰青水，其根在肝，大戟主之。

第二之水，先从心肿，名曰赤水，其根在心，葶苈主之。

第三之水，先从腹肿，名曰黄水，其根在脾，甘遂主之。

第四之水，先从脚肿，上气而咳，名曰白水，其根在肺气，藁本主之。

第五之水，先从足跗肿，名曰黑水，其根在肾，连翘主之。

第六之水，先从面肿，至足，名曰玄水，其根在胆，芫花主之。

第七之水，先从四肢起，腹满大，身尽肿，名曰风水，其根在胃，泽漆主之。

第八之水，四肢小，其腹肿独大⑤，名曰石水，其根在膀胱，桑根白皮主之。

第九之水，先从小腹满，名曰裹水⑥，其根在小肠，巴豆主之。

第十之水，乍盛乍虚，乍来乍去，名曰气水，其根在大肠，赤小豆主之。

上十病药，皆分等，所病形同则倍之，捣合白蜜，丸如小豆。先食，饮服一丸，日三，欲下病服三丸，人弱者以意节之。疗宿食饮，寒热温病。禁辛菜、猪肉、生鱼，不禁熟也。范汪、《千金翼》同。

又，疗十水，大黄丸方。

大黄一分　硝石一分　大戟一分，熬　甘遂一分，熬　芫花一分，熬　椒目一分　葶苈一分，熬

上七味，捣合下筛，以蜜和，丸如小豆。先食，饮服一丸，日再，渐增，以知为度。并出第十一卷中。范汪同。

大腹水肿方五首

《病源》：夫水病皆由荣卫痞涩，肾脾虚弱所为。而大腹水肿者，或因大病之后，或积虚劳损，或新热食讫，入水自渍及浴，令水气不散，流溢肠⑦外，三焦闭

---

① 在：原误作"左"，高校本据改。今从之。

② 大肠：原"肠"下衍"腹"，义难顺，据程本删。

③ 坚块：坚下原空缺，高校本据程本、江户写本、《医心方》补。今从之。

④ 未食服半钱匕：原误作"来食服半钱上"，高校本据程本、江户写本等改。今从之。

⑤ 四肢小，其腹肿独大：程敬通："一本作'先从四肢，小腹肿肿独大'。"

⑥ 裹水：程本作"里水"疑为《病源》卷二十一《十水候》的"暴水"之误，下"香薷术丸"主治证可证。

⑦ 肠：原作"腹"，据高校本、《病源》卷二十一《大腹水肿候》改。

塞，小便不通，水气结聚于内，乃腹大而肿，故四肢小，阴下湿，手足逆冷，腰痛，上气咳嗽，烦疼，故云大腹水肿也。出第二十一卷中。

《肘后》：疗卒大腹痜病者方。此病本由水来应水字，而经文皆水为病，故施疾床。水病之初，先两目上肿起，如老蚕色，侠颈脉动，股里①冷，胫中满，按之没指，腹内转侧有声，此其候也。不即疗，须臾②身体稍肿，腹尽胀，按之随手起，则病已成，犹可疗。此皆从虚损大病；或下痢后，妇人产后，饮水不即消，三焦决漏③，小便不利，乃相结，渐渐生聚，遂流诸经络故也，疗之方。

防己　甘草炙　葶苈子熬，各二两

上三味，捣筛，苦酒和丸。饮服如梧子三丸，日三，常将之，取消④平乃止。忌海藻、菘菜。

又方

将服牛尿、商陆、羊肉臛⑤，及香薷煎等。在肿满条中。其十水丸诸大方在别卷。若止皮肤水，腹内未有者，服诸发汗药，得汗便瘥。然须护风寒为急。

又方

牵牛子三分，熬　厚朴一分，炙

上二味，捣筛。强人服三菱⑥角壳，弱人二壳，酒饮随意，枢筋等悉不同。有水气病，水肿诸药不能疗者，此方效验。出第一卷中。

《千金》：疗大腹水肿，气息不通，命在旦夕者方。

牛黄二分，研　昆布十分，洗　海藻十分，洗　牵牛子八分，熬　桂心八分　椒目三分　葶苈六分

上七味，别捣葶苈如膏，合丸如梧子。饮服十丸，日再，稍加，小便利为度。正观九年，汉阳王患水，医所不疗，余处此古方，日夜尿一二斗，五六日瘥，

瘥后有他犯⑦，因尔殂⑧矣。计此即是神方。忌生葱。出第二十一卷中。

崔氏：疗大腹水病，身体肿，上气，小便涩赤，脐深⑨，颈上有两大脉动，唾稠，不得眠睡，每肿先随脚肿，亦有在前头面肿，或大便涩者，服此药大佳。若先患大便利，脐凸，腹大胀，手掌平满，即不可服此药方⑩。

大枣四十枚，肥不蚛⑪者，先以暖水浸令软⑫，以炊饭裹蒸，乃剥去皮核　葶苈子五两，取苦⑬者，熬令紫色　杏仁三两，不取合欢者，以汤挞去皮，熬令黄色，去尖

上三味，先捣葶苈子一万杵⑭沥出之，乃捣杏仁三百杵讫，总和合枣膏，捣

---

① 里（裹）：原误作"裹"，据高校本、程本、《肘后方》卷四第二十五改。

② 须臾：原误作"须更"，据程本、高校本、《肘后方》等改。

③ 决漏：原误作"夹漏"，据程本、高校本、《肘后方》等改。

④ 消：原误作"渚"，据程本、高校本、《肘后方》等改。

⑤ 臛：原误作"臞"，据程本、高校本、《肘后方》等改。

⑥ 菱：原误作"稜"，据程本、高校本、《肘后方》等改。

⑦ 犯：原误作"纪"，据程本、高校本、《千金方》卷二十一第四等改。

⑧ 殂：死亡。也作"徂"。原讹写为"殂"。据程本、高校本等正改。

⑨ 脐深：指肚脐高凸。深，有高凸之义。《礼记·觐礼》郑玄注："深，谓高也。从上曰深。"下"脐凸"可证。

⑩ 服此药方：此四字原作一"治"字，据程本、高校本等补。

⑪ 蚛（zhòng音种）：虫咬，被虫咬残。此字原空缺，高校本据江户写本补。从之。

⑫ 软：原误作"钦"，高校本据江户写本改，从之。

⑬ 苦：原误作"若"，据程本、高校本、江户写本改，从之。

⑭ 杵：原误作"格"，高校本据程本、江户写本改，从之。

一万杵，药成。平旦空腹服八丸，日晚食消更服五丸，以饭汁下之。三日后，每旦服五丸，日晚服三丸，丸如枣核。如大便利，未得服此药；若正服药，次忽患痢，即先食二三口饭，然后吃药；若利过多，停药即可。烂煮小豆，勿以盐食之。忌咸黏、脂腻，及大冷热物等，唯得食秫粟米饭及淡醋，不得吃稀粥，唯只得吃饭佳。如欲食粥，即稠煮，不得遣大便利。并出第六卷中。一方加萤火虫①粪。

风水方八首

《病源》：风水者，由肾脾气虚弱所为也。肾劳则虚，虚则汗出，汗出逢风，风气内入，还客于肾，脾虚又不能制于水，故水散溢皮肤，又与风湿相搏，故云风水也。令人身浮肿，如裹水之状，颈脉动，特咳②，按肿上凹而不起也，骨节疼痛而恶风是也。脉浮大者，名风水也。出第二十一卷中。

深师：疗大风水脉浮，浮为在表，其人或头汗出，表无他病，但下重，故知从腰以上为和，腰以下当肿及阴，难以屈伸，木防己汤③方。

生姜三两　大枣十二枚，擘　白术四两
木防己四两　甘草二两，炙　黄芪五两

上六味，切，以水六升，煮。取二升，分三服。喘者，加麻黄；身重、胃中不和者，加芍药；气上冲者，加桂心；下久寒者，加细辛、防己、黄芪为本。服药欲解④，当如虫行皮中状，从腰以下冷如冰⑤，服汤后坐被⑥上，又以一被绕腰，温下令得汗，汗出则愈也。忌海藻、菘菜、桃李、雀肉等。此本仲景《伤寒论》方。

又，疗风水气，举身⑦肿满，短气欲绝，大豆汤⑧方。

大豆一大升　杏仁一升，去尖皮，熬　黄

芪二两　防风三两　白术五两　木防己四两
茯苓四两　麻黄四两，去节　甘草四两，炙
生姜六两　清酒一升

上十一味，切，以水三斗，先煮豆，取一斗，去滓，纳酒及药，煮。取七升，分七服，一日一夜令尽，当下小便极利，神验。忌海藻、菘菜、桃李、雀物、大醋等。

又，疗暴水、风水、气水肿，或疮中水，通身皆肿，香薷术丸方。

干香薷一斤　白术七两

上二味，捣术下筛，浓煮香薷取汁，和术为丸。饮服如梧子十丸，日夜四五服，利小便极良。夏取花叶合用，亦佳。忌桃李、雀肉、青鱼、醋等。

崔氏：疗风水肿，毒气遍身方。

楮白皮三两　桑根白皮五两　橘皮一两
紫苏四两　生姜四两　大豆三升

上六味，切，以水九升，煮。取一大升，绞去滓，分温为四服，与三剂佳，百日内忌咸、醋。出第六卷中。

---

① 如大便利……萤火虫粪：此段错讹太多，如"未"原误作"来"，"盐"原误作"监"，"秫"原作"杭"，"米"原误作"来"，"第六"原误作"第一"，"虫"原误作"蛊"。高校本据程本、江户写本改，今从之。

② 特咳：言咳嗽之剧，非同寻常。《病源》卷二十一《风水候》作"时咳"。

③ 木防己汤：《金匮》卷中第十四作"防己黄芪汤"，药味相同，剂量、煎服方法、主治证有异。

④ 解：原误作"醉"，高校本据程本、江户写本改，从之。

⑤ 冰：冷也，寒也。原误作"水"，高校本据程本、江户写本改，从之。

⑥ 被：原误作"披"，高校本据程本、江户写本改，从之。

⑦ 举身：全身，又作"通身"。

⑧ 大豆汤：《千金方》卷二十一第四、《千金翼》卷十九第三并有此方，主治相同，药味别有"猪苓、泽泻、乌头、半夏、甘遂"共十六味，剂量及煎服方法有异。此与《千金方》宋臣注文合。

《古今录验》：疗风水恶风，举身悉肿，脉浮不渴，欲自有汗，而无大热，越婢汤方。

麻黄六两，去节　生姜三两　甘草二两，炙　石膏半斤，碎，绵裹　大枣十五枚，擘

上五味，切，以水六升，先煮麻黄再沸，去上沫，纳诸药，煮。取三升，分三服。恶风，加附子一枚炮；风水，加术四两，服如上法；咳，肺胀[1]，加半夏五合洗，一服五合，稍稍增之。忌猪羊肉、饧、海藻、菘菜、桃李、雀肉等。此本仲景《伤寒论》方。云：里水，越婢加术汤主之。

又，疗风水肿，癥癖，酒癖方。

商陆根一斤，薄切

上一味，以淳酒二斗，渍三宿。服一升当下。下者，减从半升起，日三服尽，更合。不堪酒者，以意减之。忌犬肉。

又，甘遂丸，疗人风水，黄疸[2]，体大如囊[3]，面目皆[4]合，阴肿如斗[5]，正如霜瓜方。

甘遂二两，熬　葶苈子一升，熬　杏仁五十枚，去皮尖两仁，熬　巴豆四十枚，去心皮，熬

上四味，下筛，蜜和，丸如大豆。一服三丸，饮下，当吐，不知可至五丸。禁野猪肉、芦笋。

又，麻黄汤，疗风水，身体、面、目尽浮肿，腰背牵[6]引髀股，不能食方。

麻黄五两，去节　桂心四两　生姜三两　甘草二两，炙　附子二枚，炮

上五味，切，以水一斗，先煮麻黄减二升，纳药，煎。取三升，一服一升，日三。忌猪肉、冷水、海藻、菘菜、生葱。

水蛊方四首

《病源》：此由水毒气结聚于内，令腹渐大，动摇有声，常欲饮水，皮肤粗黑。如似肿状，名为水蛊也。出第二十卷中。

《肘后》疗唯腹大动摇水声，皮肤黑，名曰水蛊方。

白茅根一大把，切　小豆三升

上二味，以水二升，煮取干，去茅根食豆，水随小便下。

又方

鼠尾草　马鞭草各十斤

上二味，切，以水一石，煮。取五斗，去滓更煎。余五升，以粉和丸，饮服如大豆二丸，至四、五丸。禁肥肉、生冷，勿食。并出第一卷中。

文仲：疗若唯腹大动摇水声，皮肤黑，名曰水蛊方。

鬼扇，捣绞取汁，服如鸡子，即下水，更服取水尽。若渴，研麻子汁，饮之良。《肘后》同。

又方

巴豆九十枚，去心皮，熬令黄　杏仁六十枚，去皮尖，熬令黄

上二味，捣相合，服如小豆一枚，以水下为度，勿饮酒佳。忌野猪肉、芦笋。《肘后》同。并出于第五卷中。

卒肿满方六首

《肘后》疗卒肿满，身面皆洪大方。

灸足内踝下白肉际，三壮瘥。《备急》同。

又方

---

[1] 肺胀：病名。因邪客于肺，或久病咳喘，肺气滞满，不能宣降而致，症见胸部胀闷，咳喘声。

[2] 黄疸：程本、精华本并作"黄疸"，应据改。

[3] 体大如囊：指身体肿胀如同小囊。

[4] 皆：原误作"皆"，据程本、高校本、精华本改。丹波元坚曰："'皆'误'皆'。"

[5] 阴肿如斗：指阴囊因水肿而胀大如斗者。

[6] 牵：原误作"寄"，据程本、精华本及文义改。

香薷①剉，煮令浓，及热以渍，亦可服之。

又方

商陆根一斤，刮去皮，薄切之，煮令烂，去滓，纳羊肉一斤，下葱、盐、豉，亦如常作臛法。随意食之。肿瘥后，亦可宜作此，可常捣商陆与米中拌，蒸作饼子食之。忌犬肉。《范汪方》云：数用愈。《经心录》、《千金》同。并出第一卷中。

范汪：疗卒肿满，身面皆洪大方。

用大鲤鱼一头，以淳苦酒三升煮之，令苦酒尽讫。乃食鱼，勿用酢及盐、豉、他物杂也。不过，再作愈。《备急》同。《肘后》用淳酒。

又方

车下李核中仁十枚研令熟，粳米三合研令破，以四升水中煮作粥，令得一二升服之，日三作。未消，更增核。《肘后》、《古今录验》同。并出第二十八卷中。

《备急》：疗卒患肿满效方，曾有人忽脚趺肿，渐上至膝，足不得践地，诸疗不瘥方。

以蒴藋茎菜②埋热灰中，令极热，以薄肿上，冷又易，一日夜消尽。出第三卷中。

肿入腹苦满方三首

《肘后》论③：凡此满，或是虚气，或是风冷气，或是饮气，此方皆疗之。肿入腹，苦满急，害饮食方。

大戟　乌翅　白术各二两

上三味，捣筛，蜜和，丸如梧子。旦服二丸，当下。渐退更服，取令消，乃止。

又方

葶苈七两　椒目三两　茯苓三两　吴茱萸二两

上四味，捣筛，蜜和，丸如梧子。饮服十丸，日三。忌酢物。

又方

鲤鱼一头，重五斤者，以水二斗，煮取汁半，去鱼　泽漆五两　茯苓三两　桑白皮切，三升　泽泻五两

上五味，取四物，纳鱼汁中，煮。取四升，去滓，分四服。小便当利，渐消也。忌酢物。并出第一卷中。

水通身肿方一十一首

《病源》：水病者，由肾脾俱虚故也。肾虚不能宣通水气，脾虚又不能制水，故水气盈溢，渗液皮肤，流遍四肢，所以通身肿也。令人上气，体重，小便黄涩，肿处按之随手而起是也。出第二十一卷中。

《千金》：麻子汤，主遍身流肿④方。

麻子五升　商陆一斤，切　防风三两，切　附子一两，炮，破　赤小豆三升

上五味，先捣麻子，令熟，以水三斗，煮麻子取一斗三升，去滓，纳药及豆，合煮。取四升，去滓，食豆饮汁，日再，忌猪肉及冷水、犬肉。

又，疗水气，遍身洪肿，百药不愈，待死者方⑤。

大麻子一石，末，入窖不郁悒者为佳　赤小

---

① 香薷：《肘后方》卷三第二十四用方有"杏仁"，无"香薷"。

② 菜：山胁尚德："'菜'，疑当作'叶'。"

③ 《肘后》论：《肘后方》卷三第二十四"饮气"作"水饮气"方中无"白术"。

④ 流肿：即浮肿。流，虚浮。《说文通训定声·孚部》："流，假借为浮。"

⑤ 方：《千金方》卷二十一第四药味、主治、剂量与此并同，煎服方法基本一致，唯错讹较多，以次如"熟"误作"热"，"止"误作"立"，"怪"误作"性"，"灸"误作"炙"，衍"下药"，"止"误作"上"，"瞋"误作"䐜"，脱一"十"字等。均据程本、高校本改。此方《千金翼》卷十九第三名"麻豆煎"。

豆一石，不得一粒杂

上二味，取新精者，仍净拣择，以水淘汰，曝令干。蒸麻子使熟，更曝令干，贮于净器中。欲服取五升麻子，熬令黄香，唯须缓火，勿令焦，捣极细作末，以水五升，搦取汁令尽，净器密贮之。明旦欲服，今夜以小豆一升净淘渍之，至旦干漉去水，以新水煮，未及好熟，即漉出令干，纳麻子汁中，煮令烂熟为佳。空腹恣意饱食，日三服。当小心闷，少时止。五日后小便数或赤，唾黏口干，不足怪之。服讫常须微行，不得即卧。十日后灸三里、绝骨下气，不尔气不泄。

尽服药后，五日逆不可下者，取大鲤鱼一头先死者，去鳞尾翅，以汤脱去滑，净洗开肚去脏，以上件麻汁中和小豆完煮，令极熟作羹，下葱、豉、橘皮、生姜、紫苏，调和下药食之。

始终一切断盐，渴饮麻汁，秋、冬暖饮，春、夏冷饮，常食不得至饱，止得免饥而已。慎房室、瞋恚、大语高声、酒、面、油、酢、生冷菜茹、一切鱼肉、盐、酱、五辛。疗十十瘥，神验。并疗一切气病，服者皆瘥。凡作一月日服之大良。麻子熟时多收，新瓮贮之，施人也。

又方

吴茱萸　荜拨　昆布　杏仁去皮尖两仁，熬　葶苈子熬

上五味，等分，捣丸如梧子。气急饮服五丸，勿令至利。食讫，饱闷气急，服之即散。

又，苦瓠丸，主大水，头面遍身大肿、胀满方。

苦瓠白穰实捻①如大豆粒

上一味，以面裹煮一沸，空腹吞七枚，至午当出水一升，三四日水自出不止，大瘦乃瘥。三年内慎口味也。苦瓠须好，无厣蕚细理妍净者，不尔有毒，不堪用。

又方

苦瓠膜二分　葶苈子五分，熬

上二味，捣丸服之。日五，丸如梧子。

又方

葶苈子熬　桃仁去皮尖，熬

上二味，等分。捣丸服之，利小便。一方用杏仁。

又方

大枣去皮核，七枚　苦瓠膜如枣核大

上二味，捣丸。一服三丸，日三。

又方

烧姜石令赤，纳黑牛尿中令热，服一升，日一。并出第二十一卷中。

《千金翼》：泽漆根汤②，主水，通身洪肿，四肢无堪，或从消渴，或从黄疸、支饮，内虚不足，荣卫不通，血气不化，气实皮肤中，喘息不安，腹中向向③胀满，眼不得视方。

泽漆根半两　赤小豆一升　甘草二两，炙　鲤鱼一枚，重五斤，净去肠　麦门冬三两，去心　茯苓三两　人参二两　生姜八两

上八味，切，以水一斗七升，先煮鲤鱼、豆，减七升去之，纳药煮。取四升半，去滓，一服三合，日三。弱人二合，日再服。气下喘止，可至四合，晬时小便利，肿气减，或小溏下。若小便大利，还从一合始，大利止；若无鲤鱼，鮦音同鱼亦可用；若水甚不得卧，卧不得转侧，加

---

① 捻：原误作"稔"，高校本据程本、江户写本改。从之。

② 泽漆根汤：《千金翼》卷十九第三、《千金方》卷二十第四并作"泽漆汤"，主治、药味相同，唯剂量及加减有异。

③ 向向：通"响响"，谓腹胀如鼓状。下同。

泽漆一斤①；渴，加栝楼二两；咳，加紫菀②二两、细辛一两、款冬花一两、桂心三两，增鱼汁二升。忌海藻、菘菜、酢物。深师同。出第二十卷中。

《古今录验》：疗祖承郎水肿遍身，众医不能疗，得此汤一剂，一夜小便五、六升，即瘥。疗水咳逆气，通身流肿，短气腹满，昼③夜倚壁不得卧，喉中水鸡鸣，白前汤方。

白前六分　紫菀三两　半夏五合，又方四两，洗之三十遍　生泽漆根七合，切量，一方三两

上四味，切，以水一斗，纳药刻志④水度。复加水七升，微火煎令至刻，去滓，次纳药七种，白术二两、吴茱萸五合、桂心三两，人参一两、干姜一两或生姜五两、栝楼五合或六合，六物微火煮。取三升半，分三服，小便当利，或当溏下，勿怪，气即低肿减。吕计方经传杨氏有验。忌羊肉、饧、桃李、雀肉、生葱。范汪同。一方有枣二十枚，擘。

又，小消化水丸，疗水病，令⑤通身微肿，腹大食饮不消方。

芫花一两，熬　甘遂一两，熬　大黄一两　葶苈一两，熬　巴豆四十枚，去心皮熬，研

上五味，合捣下筛，蜜为丸如梧子。一服一丸，不知稍增，以知为度。忌芦笋、野猪肉。并出第十一卷中。

水气肿鼓胀方三首

《千金翼》：疗水气肿鼓胀，小便不利，山璡治韦司业⑥得瘥，司业侄云表所送。云：数用神验，莨菪丸方。

莨菪子一升　羚羊肺一具，青羊亦佳，汤微煠⑦肺，即薄切之，曝干捣作末

上二味，以三年大酢，渍莨菪一伏时⑧出之，熬令变色，熟捣如泥，和肺末、蜜和，捣作丸。食后一食久，服如梧子大四丸，麦门冬饮服之。喉中干，口黏，妄语⑨为候，数日小便大利，即瘥。

麦门冬饮法

麦门冬二十五枚，去心　米二十五粒

上二味，以大合三合半，水煮之。米大熟去滓，以下丸，每服常作。《千金》同。出第二十卷中。

《救急》：疗水气，腹鼓胀硬，频试要效方。

葶苈子七两，熬　茯苓三两　吴茱萸二两　椒目三两，沉水者　甘遂五两，绝上者

上五味，捣筛，蜜和，为丸如梧子大。以饮服五丸，日三服，不知稍⑩加丸，以利为度。禁食如药法并酢物。出第九卷中。

《古今录验》：疗大水肿，腹如鼓，坚如石方。出胡洽。

葶苈一升，熬　椒目一升　芒硝六两　水银十二两

上四味，以水煮炼水银，三日三夜，数益水，要当令黄白以合，捣药六万杵，自令相和如梧子。先食服一丸，日三。日增一丸，至十丸，不知更从一丸始。病当从小便利，当饮好牛羊肉羹，昼夜五饮，

---

① 斤：原误作"片"，据《千金方》、《千金翼》改。

② 菀：原误作"苑"，高校本据程本、江户写本、《千金翼》改，从之。

③ 昼：原误作"尽"，高校本据程本、江户写本改，从之。

④ 志：标记。

⑤ 令：原误作"冷"，据程本及文义改。

⑥ 司业：官名。古代掌管音乐，或教国子的官。

⑦ 煠（yè音叶）：把食物放入油或汤中，一沸而出称"煠"。

⑧ 一伏时：一周时，即一昼夜。

⑨ 喉中干，口黏，妄语：此为服莨菪子后病人出现的毒性反应。

⑩ 稍：原误作"损"，据程本及文义改。

当令补养。禁猪肉、生鱼、菜。勿忘①饮浆水，渴饮羹汁少少。善郗夫人常服。释僧深所撰方云：炼火银一日一夜亦是也。水银用十两，芒硝用七两，如小豆先食服二丸。文仲、陶氏、《集验》、范汪同。出第十一卷中。

水肿咳逆上气方三首

《病源》：肾主水，肺主气，肾虚不能制水，故水妄行，浸溢皮肤，而身体肿满。流散水已，上乘于肺，肺得水而浮，浮则上气咳嗽也。出第二十一卷中。

深师：疗水，咳逆上气，通身洪肿②，短气胀满，昼夜倚壁不得卧，喉中水鸡鸣，大、小便不通，不下食而不甚渴，白前汤方。

白前三两　紫菀四两　半夏一升，洗生泽漆根一汁③，切

凡四味，水一斗七升，煮。取一斗汁，又纳后药：

桂心三两　人参六分　大枣二十枚，擘白术五两　生姜八两，一方干者一两　茯苓四两吴茱萸五两　杏仁三两，去两仁皮尖，碎葶苈二两　栝楼五合，一方十合

上十味，纳前汁中，煮。取三升，分四服，当得微下，利小便，气即下，肿减。深云：增损用之若神。忌羊肉、饧、生葱、桃李、雀肉、酢物。出第十九卷中。

《古今录验》：夫水在五脏，令人咳逆，喘上气，腹大向向，两脚肿，目下有卧蚕④，微渴，不得安卧，气奔短气，有顷⑤乃复，小便难、少而数，肺病胸满隐痛，宜利小便，水气迫肺，吸吸⑥寒热，泽漆根汤方。

生鲤鱼一头，重五斤，粗剉　麦门冬二两，去心　甘草二两，炙　人参二两　茯苓二两泽漆根八两，生者

上六味，切，以水一斗七升，煮鱼。取一斗，去鱼以煮药。取四升，分服日三，小便利为度，不利增服之。大便如利，而小便未利者，增至四合，服一日气即下，得安卧。有寒，可纳生姜八两。深师同。忌海藻、菘菜、酢物。

又，防己煮散⑦，疗水肿上气方。出许谏议。

汉中防己三两　泽漆叶三两　石韦三两，去毛　泽泻三两　郁李仁五两　白术三两丹参三两　赤茯苓三两　桑白皮三两　橘皮二两　生姜十两　通草二两

上十二味，粗筛为散。以水一斗七合，纳四方寸匕散，煮。取八合，去滓，一服令尽，日三。大便利者一服，取小便利为度。许澄秘方。忌桃李、雀肉、大酢。《千金》同。出第十一卷中。

气兼水身面肿方四首

张文仲：周太侯正大将军平公于礼患气兼水，身面肿垂死，长寿公姚僧垣处二方，应手即瘥。先服汤方。

桑根白皮四两　橘皮三两　海藻三两，洗去咸　茯苓　郁李仁碎，各四两　赤小豆一升

———

① 忘：山田业广引注曰："'忘'当作'妄'。"可改。
② 通身洪肿：谓全身高度浮肿。通，遍也。洪，大也。
③ 汁：丹波元坚曰："'汁'疑当作'升'。"当改。
④ 卧蚕：谓下眼睑肿胀貌。
⑤ 顷：原误作"须"，据程本、高校本、《千金方》卷二十一第四注引改。
⑥ 吸吸：呼吸急促貌。
⑦ 防己煮散：《千金方》卷二十一第四作"褚澄汉防己煮散"，主治、药味、煎服方法相同，剂量小异。

上六味，切，以水八升，煮。取二升半，分三服，甚效。

《古今录验》：疗气水身肿胀满。姚大夫治燕公雍州录事于志光送云：从来知不能服汤，事较急，勿不努力服之。服此汤若微觉为益，频服三两剂，勿不服。此药甚易，必无逆忤，如不能服，可服后丸。丸迟不应急耳。

又方

橘皮五分　郁李仁十分　茯苓八分　葶苈六分，熬　防己　桑根白皮各五分　甘遂四分，熬　苏子四合

上八味，捣下筛，蜜和丸。取穀白皮，火炙焦黄，煮。饮服十丸如梧子，日再服。若不得宣通，稍稍加，常以宣[1]为度。渴者饮此方。老蒋公处，与张大夫家效。忌酢物。

又方

灸丹田，穴在脐下二寸，灸三壮，疗水肿[2]。女子禁灸。并出第五卷中。

《古今录验》：疗气、水、身肿胀满方。

杏仁十分，去皮尖，熬　苏子五分　白前六分　昆布八分，洗去咸　李根白皮五分　橘皮六分　五味子六分　大麻仁五分，熬　茯苓八分　生姜八分，切，曝燥

上十味，捣筛，蜜和丸。粥清服二十丸，如梧子，日再，稍稍加至三十丸。忌酢物。出第十一卷中。

水气方七首

范汪：疗风虚水气肿，豆酒方。

大豆一升

上一味，以水四升，煮。取二升汁，去豆纳美酒一升，合煎。取一升，能随意饮之，日三，常令有酒气，当清酒作之。

又，疗通身肿，皆是风虚水气，亦疗暴肿。蒲黄酒方。

蒲黄一升　小豆一升　大豆一升

上三味，以清酒一斗，煮。取三升，去豆，分三服。

又，疗肿患，下水气，四肢肿，聂聂[3]动。木防己汤方。

木防己三两　甘草二两，炙　桂心二两　茯苓六两　黄芪三两　生姜三两　白术三两　芍药二两

上八味，切，以水八升，煮。取三升二合，分为四服。有人患下是胃寒，加当归三两、人参二两半、龙骨二两，水一斗，煮。取三升二合，分四服，相去二十里顿服。不下，即不须纳此三物也。忌海藻、菘菜、桃李、雀肉、生葱、大[4]酢。并出第四十五卷中。

崔氏：疗水气方。

葶苈子三两

上一味，以物盛于甑上，蒸令湿彻上，即捣万杵，自堪为丸，不须蜜和。如不得，以少蜜和之。一服五丸，渐加之七丸，以微利为度，得利即停，不可多服，令人不甚能食。若气发又服之。得利，气下定，即停。此方疗水气无以加。萧驸马时任太常卿患水肿，见在名医悉疗不瘥，唯服此丸得平复。故记。

又，葶苈子，疗水气极效方。

取葶苈子一合，熬令色黄，捣碎，别研如面，取大枣二十颗去核，以水一大升，煮枣。取半升汁，去枣滓，纳前件葶苈子，并枣汁于铜器中，缓火煎令堪成丸。平旦空腹顿服尽。必不能顿者，分为两服，得利两行，瘥。至日午，宜食干

---

① 宣：通，疏通。《广韵·仙韵》："宣，通也。"

② 肿：原误作"腹"，据程本及文义改。

③ 聂聂：微动貌。

④ 大：原误作为"犬"，据程本、高校本改。

饭，慎如药法。并出第六卷中。

《近效》：疗水气方。

商陆根去皮取白者，不用赤色，切如小豆，一大盏

上一味，以水三升，煮。取一升以上，烂即取粟米一大盏，煮成粥，仍空腹服。若一日两度服，即恐利多，每日服一顿即微利，不得吃生冷等。

皮水方三首

《病源》：肺主于皮毛，肾主于水。肾虚则水妄行，流溢于皮肤，故令身体面目悉肿，按之没指，而无汗也。腹如故，不满，亦不渴，四肢重而不恶风是也。脉浮者，名皮水也。出第二十一卷中。

深师：疗皮水如肿，水气在皮肤中，四肢集集①动，木防己汤②方。集集，一作聂聂。

木防己三两　黄芪三两　桂心三两　茯苓六两　甘草二两，炙

上五味，切，以水六升，煮。取二升，分再服。忌海藻、菘菜、生葱、酢物。出第十九卷中。

范汪：皮水，一身面目悉肿，甘草麻黄汤主之方。

甘草二两，炙，㕮咀之　麻黄四两，寸斩之，去节

上二味，以五升水，先煮麻黄再沸，去上沫，乃纳甘草，煮。得一升，绞去滓，适寒温先服一升，重覆之。日移二丈所当汗出。汗出勿复服，不汗乃复服，当慎护风寒，数日乃出入。忌海藻、菘菜。出第二十八卷中。

《古今录验》：皮水，越婢汤加术③主之方。

麻黄六两，寸折，去节　大枣十二枚，擘　白术四两　生姜三两，切　甘草二两，炙　石膏半斤，碎，绵裹

上六味，㕮咀，以水七升，煮麻黄一二沸，去上沫，乃纳余药，煮。取二升，绞去滓，适寒温服七合，日三。忌海藻、菘菜、桃李、雀肉等。范汪同。已上三方并本出仲景《伤寒论》。

水肿从脚起方四首

《病源》：肾者，阴气也，主于水而又主腰脚。肾虚则腰脚血气不足，水之流溢，先从虚而入，故脚先肿也。出第二十一卷中。

《肘后》：若肿从脚起稍上进者，入腹则杀人，疗之方。

小豆一斛，煮令极烂。得四、五斗汁，温以渍膝以下，日日④为之，数日消尽。若已入腹者不复渍，但煮小豆食之。莫杂吃饭、及鲑音圭鱼、盐，又专饮小豆汁。无小豆，大豆亦可用。如此之病，十死一生，急救之。

又方

削楠及桐木，煮。取汁以渍之，并饮少许，如小豆法。并出第一卷中。

范汪：疗水肿从足始，转上入腹则杀人。豚肝方。

生猪肝一具，持如食方，一物细切，顿食令尽，不得用盐，可用苦酒。猪重五六十斤以上肝者，一顿啖尽。百斤以上猪

---

① 集集：微动貌。《金匮》卷中第十四作"聂聂"。

② 木防己汤：《金匮》卷中第十四作"防己茯苓汤"，主治"皮水为病，四肢肿"，"桂心"作"桂枝"，剂量相同。

③ 越婢汤加术：《金匮》卷上第五作"越婢加术汤"，药味及剂量基本同，主治证与此不同，并作"以水六升"，"煮取三升"，"恶风加附子一枚"。

④ 日日：即每日。犹"天天"。《肘后方》卷三第二十四作"日二"。

者①，分服再食。《肘后》同。

又，若但两足肿者方。

剉葱叶，煮。令烂以渍之，日三四度，良也。《集验》同。并出第二十八卷中。

水癥方二首

《病源》：水癥②者，由经络痞涩③，水气停聚，在于腹内，大小肠不利所为也。其病腹内有结块坚强，在两胁间，膨膨胀满，遍身肿，所以谓之水癥。出第二十一卷中。

深师：疗水癥，腹内胸胁牢强，通身肿，不能食，海藻丸方。

海藻一两，洗　水银一两　椒目一两　芒硝一两　葶苈一两，熬　大黄一两　杏仁三十枚，去尖皮，熬　甘遂一两，熬　桂心一两　附子一两，炮　茯苓一两　大戟一两　松萝一两　干姜一两　巴豆三十枚，去心皮，熬

上十五味，下筛，蜜和。服如小豆二丸，日三，不知稍稍加之。忌猪肉、大酢、生葱、芦笋。出第十九卷中。范汪同。

范汪：疗水肿大腹，水癥丸方。

矾石十分，熬　踯躅花十分　细辛十分　半夏十分，洗　藜芦十分　丹参十分　承露十分，承露是落葵　巴豆十枚，去心皮，熬　苦参十分　雄黄十分　大黄十分　芒硝十分　大戟十分　乌头二十分，炮　狼毒十分　野葛二分

上十六味，捣下筛，蜜和药成，以置肿上，并服如黍米三丸，日三。欲取下者，服五丸。禁食生鱼、生菜、肥肉。千金不传，谓之千金丸。并出第三十五卷中。

水瘕方一首

《病源》：水瘕④者，由经络痞涩，水气停聚，在于心下，肾经又虚，不能宣利溲便，致令水气结聚，而成形瘕，在于心腹之间，抑按作水声，但欲饮而不用食，遍身虚肿是也。出第二十一卷中。

《古今录验》：水瘕病，心下如数升油囊，浟浟⑤音学作声，日饮三升，不用食，但欲饮，久病则为瘕，坚有虾蟆鳖，疗之方。

取萆麻成熟好者二十枚去皮，杯中研令熟，不用捣。水解得三合，宿不餐，清旦一顿服尽。日中许，当吐、下青黄如葵汁，当囊结裹。其病不尽，即三日更增服十三枚萆麻，如上法。若病如故复不尽，复增十枚，服如上法，其以尽病根为限。药但去病，不令人闷乱。下病之后，慎不可饮，当五日断饮，止进白糜。关高方，已试神良。范汪同。出第十一卷中。

石水方四首

《病源》：肾主水，肾虚即水气妄行，

---

① 者：原误作"中"，据高校本、程本改。
② 水癥：病证名。因脏腑功能失调，经络痞塞不通，致使水气停聚腹内，大小便不利，腹内有结块坚硬，胁胀腹满，全身浮肿者。
③ 痞涩：阻滞不通，气血涩滞不畅。《病源》卷二十《水癥候》作"否涩"。
④ 水瘕：病证名。因脏腑功能失常，肾虚失于蒸化，经络气血涩滞不畅，致使水液结聚于心腹，症见腹内有块，时聚时散，按之有水声，小便不利，欲食而不食，遍身浮肿者。
⑤ 浟浟（xiāo 音笑）：水波声。《广韵·巧韵》："浟，动水声。"

不依经络，停聚结在脐间，少腹肿大，鞕①如石，故云石水。其候引胁下胀痛，而不喘是也。脉沉者，名曰石水。脉微大，亦曰石水。肿起脐下，至少腹垂垂然②，上至胃管③，则死不疗。出第二十一卷中。

《集验》：膀胱石水，四肢瘦，腹肿方。

大豆五升　桑根白皮切，三升　榖白皮四两，一云切，三升　白术四两　泽漆叶切，三升　防己四两　射干四两

上七味，切，以水一斗半，煮。取六升，去滓，纳好酒三升，更煎。取五升，分五服，日再夜一，余煎明日服之。《千金》同。忌桃李、雀肉等。出第六卷中。

《千金》：疗膀胱石水，四肢瘦，腹肿方。

桑根白皮六两　射干四两　泽泻五两　泽漆切，一升　茯苓四两　防己一两　黄芩四两　白术四两　大豆三升

上九味，切，以水五斗，煮大豆，取三斗，去滓，澄清取汁一斗，下药煮。取三升，空腹温分三服。出第二十一卷中。

《集验》：疗石水，痛引胁下胀，头眩痛，身尽热，灸法。

灸关元。

又，灸石水法。

灸章门、然谷。

暴肿满方四首

《集验》：疗暴患遍身肿满方。

大豆挞④去黑皮

上一味，捣筛为散。粥清服三方寸匕，日再，甚良验。

又，疗身体暴肿如吹方。

巴豆三十枚，合皮，咬咀

上一味，以水五升，煮。取三升，绵

纳汁中以拭肿上，随手减矣⑤。日五六拭，勿近目及阴。范汪同。并出第六卷中。

《备急》：疗身体暴肿满方。

榆白皮，捣屑随多少，杂米作粥食，小便利即消。陶效方。出第三卷中。

《古今录验》：泽漆汤。疗寒热当风，饮多暴肿，身如吹，脉浮数者方。

泽漆二两，炙　知母二两　海藻二两　茯苓二两　丹参三两　秦艽二两　木防己二两　猪苓二两，去皮　大黄三两　通草二两　青木香二两

上十一味，切，以水九升，煮。取三升，分三服。忌酢物。出第十一卷中。

气满胸急方八首

《古今录验》：疗气忽发，满，胸急者方。

茯苓四两　杏仁四两，去两仁皮尖，碎　橘皮二两

上三味，切，以水六升，煮。取二升，分作三服，日三。随小便下，愈，饮尽更作。忌酢物。

又，茯苓杏仁煎方

茯苓四两　杏仁四两，去两仁尖皮，碎　橘皮三两　苏子一升，碎　甘草三两，炙　芍药四两　白前三两　五味子三两　生姜汁五合　蜜六合　竹沥二升

上十一味，切，以水九升，先煮诸

---

① 鞕（yìng 音应）：同"硬"，坚硬。《广雅·释诂一》："鞕，坚也。"原误作"鞭"，高校本据文义改。从之。

② 垂垂然：下垂状。

③ 胃管：即胃脘。管，通"脘"。

④ 挞（tà 音塔）：拂击，拍打。

⑤ 随手减矣：原"减矣"作"咸灸"，形近致误，高校本据程本、《千金方》卷二十一第四改。《肘后方》卷三第二十四引姚氏作"随手即减"。今从之。

药。取三升，去滓，纳竹沥、生姜汁、蜜等，和搅，微火煎。取四升，一服四合，日再夜一。忌海藻、菘菜、酢物。

又方

甘遂三两，熬 茯苓四两 杏仁四两，去两仁皮尖，碎 泽漆叶三两，炙 黄芩四两 泽泻三两 郁李仁五两，碎 橘皮三两 朴硝四两

上九味，切，以水九升，煮。取二升七合，分三服。忌酢物。

又方

桑根白皮切，二升 郁李仁一升，碎 赤小豆二升 橘皮三两 苏叶三两 茅根切，二升

上六味，切，以水一斗，煮。取三升，适冷暖稍稍饮之。

又方

桑白皮四两 橘皮三两 茯苓四两 甘遂三两，熬 杏仁三两，去皮尖两仁，碎 泽泻三两 黄芩四两 赤小豆一升

上八味，切，以水九升，煮。取二升半，分三服。忌酢物。一方甘草三两。

又方

羊肾一具，去脂，破 桑根白皮四两 茯苓四两 橘皮三两 李根白皮四两 黄芪三两 玄参三两 生姜四两

上八味，切，以水九升，煮。取二升七合，分三服。忌酢物。

又方

猪肾一具，去脂，破 桑根白皮五两 茯苓四两 泽漆叶三两，炙 防己三两 泽泻三两 橘皮三两 大豆三升 甘遂三两，熬 郁李仁一升，碎

上十味，切，以水一斗三升，先煮肾、桑根皮、泽漆叶、大豆，取八升，去滓，纳余药，煎。取一升七合，分为三服。忌酢物。

又方[1]

大枣三十枚，擘破 乌梅三十枚，打破

上二味，以水四升，煮。取二升，纳蜜和调，不得过甜，不得过酢，稍稍含咽之。并出第十一卷中。

虚热及先服石风水肿方三首

《集验》：葱豆洗汤。疗虚热及服石热，当风露卧，冷湿伤肌，热阻在里，变成热风水病，心腹肿满，气急不得下头，小便不利，大便难，四肢肿如皮囊盛水，晃晃[2]如老蚕色，阴卵坚，肿如升，茎肿生疮，臭如死鼠。此皆虚损，肾中有热，强取风冷，湿痹故也。内宜依方服诸利水药，外宜以此汤洗四肢讫，以葱豆膏敷之，别以猪蹄汤，洗疮烂处及卵肿也方。

赤小豆一升 葱合青白，切，一升 蒺藜子一升，碎 菘菜子一升，舂碎 蒴藋切，五升 巴豆一百枚，合心皮打破

上六味，以水一石二斗，煮。取四斗，以淋洗身肿处。《古今录验》同。

又，猪蹄洗汤，疗丈夫服石有虚，因劳损热盛当风卧，伤于风湿，身变成热，风水肿病，腹满气急，四肢欲肿，小便不利，阴卵坚肿，茎肿生疮，赤烂臭如死鼠，名水疽[3]，以汤洗之方。

猪蹄一只 黄柏五两，剉 蒴藋根切，三升 葶苈子五合 蒺藜子一升

上五味，以水三斗，煮。取二斗，冷以洗之，日三。《古今录验》同。并出第六卷中。

《古今录验》：葱白膏方，疗与前葱

---

① 又方："又方"二字原脱，高校本据程本补。今从。

② 晃晃：光亮貌。形容阴囊水肿之甚。

③ 水疽：原作"水疽"，精华本同。程本、高校本均作"水疽"，《病源》卷二十一《疽水候》称为"疽水"。所论病机与症状与此相近，但又有区别。

豆汤同。

葱青白切，半升　菘菜子半升　葶苈子半升，破　蒴藋切，半升　青木香二两，切　莽草一两，切　丹参切，半升　生蛇衔半升　蒺藜子一升，破

上九味，以猪肪五升，煎之三沸，令水气竭，去滓，敷痛处。《集验》同。出第十一卷中。

三焦决漏水方二首

深师：疗三焦决漏，水在胁外，名曰水病。腹独肿大，在腹表，用大麝香丸，华他①方。

麝香三铢，研　雄黄六铢，研　甘遂十二铢，熬　芫花十二铢，熬

上四味，捣合下筛，和以白蜜，丸如大豆。二丸，酒下，日三服，可至四丸。节饮食，禁肥肉、生菜之辈。有效。《千金》同。

《古今录验》：疗通身手足面目肿，食饮减少，此是三焦决漏，精液不通，水气却行者，鲤鱼汤方。

鲤鱼重五斤者　茯苓六两　泽漆五两，炙　人参二两　杏仁一两，去皮尖两仁，碎　泽泻五两　甘草二两，炙

上七味，切，以水二斗五升，煮鱼，取一斗半汁，纳药，煮。取四升，未食服一升，日三，以小便利为度。年八十，病大困，服此瘥。忌海藻、菘菜、酢物。并出第十一卷中。

男女新久肿方三首

范汪：疗久肿、新肿方。

黑大豆一斗，清水一斗煮之。令得八升，去豆，以八升薄酒投中，更微火上煎，令得八升，一服之为佳。不能者②亦可分再三服，肿当随小便去。肿除后，渴难忍，要不可饮，慎之！出第二十八卷中。

《千金》：疗男女新久肿，得恶暴风入腹，妇女新产上圊③风入脏，中如马鞭者，嘘吸短气④，咳嗽，大豆煎方⑤。

大豆一斗，择令净，以水五斗，煮取一斗三升，澄清纳釜中，以一斗半美酒纳汁中，更煎。取九升，宿勿食，旦服三升，温覆取汗。两食顷，当下去风气，肿减。慎风冷，十日平复也。除日合服之。若急不可待，逐急合服，无令六畜、妇人见之，肿减瘥，更服三升。若醒醒瘥勿服之。神验也。亦可任性饮之，常使酒气相接。范汪并《翼》同。

又方

楮枝皮⑥一大束，切，煮。取汁，随多少酿酒，且服醉为佳。不过三日，肿减，瘥，后可常服之。并出第二十一卷中。

---

① 他：程本、精华本并作"佗"。按"他"、"佗"通借。

② 不能（nài 音耐）者：谓对药物受力小的人。不，原误作"石"，高校本据程本、江户写本改。能，音义同"耐"。

③ 上圊：即入厕。"圊"，原误作"圆"，高校本据程本、江户写本改。今从。

④ 嘘吸短气：谓呼吸困难而急促。

⑤ 大豆煎方：此方出自《千金方》卷二十一第四，错讹甚多，如主治中"恶"误作"无"，"圊"误作"圆"，"中"当作"腹中"，"净"误作"浮"，"勿"误作"民"，"旦"误作"且"，"无令六畜、妇人见之"当作"肿不尽加之"，《千金翼》作"自度身中肿未尽"等等。高校本据程本、江户写本及《千金方》、《千金翼》改之。今从。

⑥ 楮枝皮：原"楮"误作"猪"，高校本据程本、江户写本改。《千金方》卷二十一第四作"楮皮枝叶"。今从之。

水肿小便涩方三首

《广济》：主下水气，若小便涩、水肿，气妨闷、不能食，海蛤丸方。

昆布洗 橘皮 赤茯苓 汉防己 海蛤研 郁李仁 桑根白皮 泽漆炙 槟榔仁 杏仁去皮尖双仁，熬，各四枚 葶苈子二十分，火熬 大黄六分

上十二味，捣筛，蜜和丸。饮服如梧子十五丸，日二服，加至二十五丸，以小便利为度。忌热面、冷滑、大酢。出第五卷中。

崔氏：疗水肿盛满，气急喘咳，小便涩如血者方。

桑根白皮六两 泽漆叶切，二升，炙 白术二两 生姜四两 郁李仁六两 杏仁二两，去皮尖 橘皮二两 玄参三两

上八味，切，以水九升，急著火煮。取四升，温分四服，相去六七里久，或利黄水三五升，及小便利为候。即瘥者，可频服三四剂，佳。忌桃李、雀肉、青鱼、酢等。出第六卷中。

《古今录验》：疗男女心上胀满，胸背痛，食进少，面微似肿，小便涩方。出姚大夫。

杏仁八分，去皮尖 橘皮四分 苏子五合 防己五分 葶苈六分，熬 茯苓八分

上六味，捣筛，蜜和，为丸如小豆，细切桑根白皮，煮为饮[1]，用服此丸。初服十丸，日再，渐加至[2]三十丸。出第十一卷中。《千金》同。

永瘥，轻者一年。并出第二十卷中。

上气大便涩方二首

崔氏：疗上气大便涩方。

葶苈子四两，熬 牵牛子一两，熬 杏仁二百颗，去皮尖 大枣四十枚 芒硝一两 牛酥一合

上六味，捣一万杵，更别著[3]牛酥，乃更捣一万杵。空心服八丸，服粥饮下药。先禁盐、酱等物。

又，疗上气大便秘涩方。

杏仁五两，去皮尖 印城盐三两 干姜三两

上三味，捣筛，以酱汁和之，令得相著，作兑[4]可长一寸余，如指大，两头尖，仍以薄绵裹之，于风日中曝令少干。纳下部中，时时易之，不过一两易，即有恶物下，气上即定。亦下食。纳药痛时，少须忍。如深纳，少顷亦不大痛。急出时，物即出。痛忍之不得，然可使转。时出脓及恶物多，大便不涩，任停之。并出第六卷中。

水病杂疗方一十二首

《集验》：疗水腹大，脐[5]平者法。

灸[6]脐中，腹无文理者不可疗。

又，水，腹胀[7]、皮肿法。

灸三里，风水灸解谿。并出第六卷中。

《千金翼》：鲤鱼灸，主肿满方。

---

① 饮：原误作"欲"，据高校本、程本改。

② 至：原误作"豆"，据高校本、程本、《千金方》卷二十一第四改。

③ 著：原脱，据高校本补。

④ 兑：通"锐"。原误作"瓮"。高校本据江户写本改，今从之。

⑤ 大，脐：原误作"火脐"，据程本、高校本、精华本改。

⑥ 灸：原误作"灸"，据程本、高校本、精华本改。

⑦ 胀：原作"肿"，据程本、高校本、精华本改。

鲤鱼长一尺五寸，以尿渍，冷浸一宿，平旦以水从口中灌至尾①，微火炙令微熟②，去皮，宿勿③食盐，顿服之。不能者④再服令尽。神方。《肘后》、《备急》、张文仲、《千金》同。

又，有人虚肥⑤积年，气上似⑥水病，眼似肿而脚不肿方。

榖楮叶八两

上一味，以水一斗，煮取六升，去滓，纳米煮粥。亦当以水煮羹菜等皆用之，秋中多收，以拟经又用。其水多少、浓淡，任人勿拘。此方慎蒜、面、猪、鸡、鱼、油腻。重者三年服之，永瘥，轻者一年。并出第二十卷中。

崔氏：疗一切肿方。

取红蓝花，熟⑦揉，捣取汁服之。不过再、三服，便愈。服之多少，量肿大小而进花汁也。

又，疗水肿已上少腹，连脐硬，气上闷方。

苦瓠子一两

上一味，以面中作馄饨法。其面勿⑧著盐，作二七枚，汤中煮待浮，漉出及暖吞之。如不下，以汤汁下之。能禁生冷、酢滑及肉、油腻⑨佳。若恐虚，煮牛乳服之。如此隔日作，渐加至三七枚，以小便利为候。小便若太多，即歇一二日，以腹肿消，即止。

又，疗水病瘥后，口中习习，热疮出方。

先以铁铛中著水一小斗煮金器，不问多少，煎取二小升，出金。取金水著⑩病人口中含，良久，应欲言语有要事，方可吐出，勿咽之，杀药气。并出第六卷中。

张文仲：羊胃⑪汤，久⑫病羸瘦，不生肌肉，水气在胁下，不能食，四肢烦热方。

羊胃一枚，切　白术一升，切

上二味，以水二斗，煮。取九升，服一升，日三。三日尽，更作两剂，乃瘥。忌桃李、雀肉等。

《备急》、《小品》：小女曲散，疗利后虚肿水肿者，服此药，小便利得止，肿亦消方。

女曲一升，生用　干姜　细辛　椒目　附子炮　桂心各一两

上六味为散。酒服方寸匕，不知服二三匕，日三。产后虚满者大良。忌猪肉、生葱、生菜。出第三卷中。

《古今录验》：疗水或下，不下则满溢⑬，下之则虚竭，还复十无一活，桑酒方。

桑枝并心皮细剉，以水八升，煮。取四升汁，以四升米酿酒，一服一升。

---

① 以水从口中灌至尾：《千金方》卷二十一第四、《千金翼》卷十九第三并作"以木从口中贯至尾"。

② 熟：原误作"热"，据程本、高校本、精华本并《千金方》、《千金翼》改。

③ 勿：原误作"切"，据程本、高校本、精华本并《千金方》、《千金翼》改。

④ 者：原误作"若"，据程本、高校本、精华本并《千金方》、《千金翼》改。

⑤ 虚肥：即虚胖。

⑥ 似：原误作"以"，据程本、高校本、精华本改。

⑦ 熟：原误作"热"，据程本、高校本、精华本改。

⑧ 勿：原误作"切"，据程本、高校本、精华本改。

⑨ 腻：原误作"腹"，据程本、高校本、精华本改。

⑩ 著：原误作"若"，据程本、高校本、精华本改。

⑪ 胃：原误作"肾"，据程本、高校本、精华本改。

⑫ 久：原误作"火"，据程本、高校本、精华本改。

⑬ 溢：原误作"满"，据程本、高校本、精华本改。

又，疗脾胃水，面目手足胕肿①，胃管坚大满，短气不能动摇方。

桑根白皮切，三升　桂心一尺　生姜三两　人参一两

上四味，切以水三升，煮桑白皮得一升，绞去滓，纳桂心等并㕮②十一两，煮之竭。得七合，消息更服，须臾当下，不尽复一升。忌生葱。

《传效》③鲤鱼汤，疗水肿腹大，面目身体手足尽肿，喘咳短气，又胁满不得卧方。

鲤鱼一枚，重三斤　桂心三两　紫菀一两　木防己二两　黄芩一两　硝石二两　干姜二两　人参二两

上八味，切，以水一斗五升，煮鱼如食法，取汁一斗二升，出鱼，纳药煮。取三升，去滓，先食，温服一升，日三。忌生葱。并出第十一卷④中。

外台秘要方卷第二十

右⑤从事郎充两浙东路提举茶盐司干办公事赵子孟校勘⑥

---

① 胕肿：即"浮肿"。《素问·五常政大论》："寒热胕肿。"王冰注："胕肿谓肿满，按之不起。"

② 㕮：原误作"铅"，据程本、高校本、精华本改。

③ 《传效》：高校本疑"传"上脱"又"字。若"传效"是书名，仅此一方。下不当云"并出第十一卷中"。可参。

④ 第十一卷：原作"第一卷"，据程本、高校本、精华本改。

⑤ 右："右"字原脱，据程本、高校本补。

⑥ 赵子孟校勘：原"赵"下脱"子"字，"勘"上脱"校"字，高校本据各卷文例补。今从之。

外台秘要方卷第二十一_{眼疾二十四门}

朝散大夫守光禄卿直秘阁判登闻检院上护军臣林亿等上进

《天竺经》论眼序一首_{陇①上道人撰，俗姓谢，住齐州，于西国胡僧处授}

盖闻乾坤之道，唯人为贵；在身所重，唯眼为宝；以其所系，妙绝通神；语其六根②，眼最称上。是以疗眼之方，无轻易尔。

叙眼生起一首

谢道人曰：夫眼者，六神③之主也，身者，四大④所成也。地水火风，阴阳气候，以成人身八尺之体。骨肉肌肤，块然而处，是地⑤大也。血泪膏涕，津润之处，是水大也。生气温暖，是火大也。举动行来，屈伸俯仰，喘息视瞬，是风大

① 陇：原作"龙"，据程本改。
② 六根：佛教用语，指眼、耳、鼻、舌、身、意六者，据文义此应泛指五官四肢。
③ 六神：指心、肺、肝、脾、肾、胆六脏所主之神。
④ 四大：佛教以地、水、火、风为四大，认为四者分别有坚、湿、暖、动的特性，人身即由此构成，故也作人身的代称。
⑤ 地：原作"也"，"地"之坏字，据程本改。

也。四种假合①，以成人身，父母精血，寔②斯增长而精成者也。其眼根寻无他物，直是水耳。轻膜裹水，圆满精微，皎洁明净，状如宝珠，称曰眼珠，实无别珠也。黑白分明，肝管无滞，外托③三光④，内因神识，故有所见。凡人不解，谓眼有珠，喻若鱼之被煮，此事不然。夫鱼畜水陆有目之者，悉皆是水，无有别珠，直以汤火煎煮，水凝结变自成珠，但看生鱼未被煮炙，岂有珠义，直置死鱼，水已凝厚，论其活者，水亦轻薄。

出眼疾候一首

谢道人曰：夫人眼白睛重⑤数有三，设小小犯触，无过伤损。但黑睛水膜止⑥有一重，不可轻触，致败俄顷，深可慎之！凡人不究，谬据多重，或七或五，此皆是其妄说，一家成言耳。然眼之精微，水⑦映轻薄，无所堪耐，易致诸疾，故学疗之者，事须安审，不可粗疏，恐致毁伤。患眼之家，自须谨慎，诸所禁忌，悉不应犯。若觉有疾，即宜早疗，当及其初，根脚未立，则易驱遣。若其久后，根盘四布，既成固疾，虽复所⑧疗，极难成效。且身禀四大，性各不同，是以治者，证⑨候非一，冷热风损，病生不同，伤劳虚实，其方各异，宜应察其元起，寻究本根，按法依源，以行疗救，不得谬滥措方。以干姜疗热毒之眼，以冷水疗风寒人⑩目，非直⑪冷热无效，盖亦致患俄顷。常见愚人，不识病源，直寻古方，轻欲立疗，或经有疾，遇药得愈，便以此法，递相传授，都不知病，有冷热之殊，虚实之异。或有遒姑麋妪⑫，为人求食，轻得有损，宁虑幽冥，良为病家，不别真伪，闻语便从，遂使应愈之病，增为痼⑬疾，骊珠⑭之眸，永成盲瞽⑮，一何可哀。故目有条贯，以示后

人，皆若眼无所因起，忽然膜膜⑯，不痛不痒，渐渐不明，久历⑰年岁，遂致失明，令观容状，眼形不异，唯正当眼中央小珠子里⑱，乃有其障，作青白色，虽不辨物，犹知明暗三光，知昼知夜，如此之者，名作脑流⑲青盲，都未患时，忽觉眼前时见飞蝇黑子，逐眼上下来去，此宜用金篦决，一针之后，豁若开云，而见白日，针讫宜服大黄丸，不宜大泄，此疾皆由虚热兼风所作也。

眼疾品类不同候一首

谢道人曰：若有人苦⑳患眼渐膜膜，状与前青盲相似，而眼中一无所有，此名黑盲，宜针刺服药。如瞳子大者，名曰乌风，如瞳子翳绿色者，名为绿㉑翳青盲，

① 假合：佛教语，即和合。谓一切事物均由众缘和合而成，暂时聚合，终必离散。
② 寔（shí 音石）：通"是（shì 音士）"。《尔雅·释诂下》："寔，是也。"
③ 托：依靠。
④ 三光：指日、月、星。
⑤ 重：层。
⑥ 止：原作"上"，据程本改。
⑦ 水：原作"火"，据程本改。
⑧ 所：程本作"行"。
⑨ 证：原误作"诠"，据程本改。
⑩ 人：程本作"之"，宜从。
⑪ 直：副词，但。
⑫ 遒姑麋妪："遒"，程本作"道"，道姑，即女道士。"麋妪"，妇女的美称。道姑麋妪泛指妇女。下同。
⑬ 痼：原作"固"，据程本改。
⑭ 骊珠：宝珠。
⑮ 瞽（gǔ 音古）：眼瞎。
⑯ 膜膜：程敬通曰："一本作'漠漠'。"漠漠，指视物模糊不清。
⑰ 久历：原"历"上无"久"字，据程本补。
⑱ 里：原作"裹"，据程本改。
⑲ 脑流：《医心方》无此二字。
⑳ 苦：原作"告"，据程本改。
㉑ 绿：原作"録"，据程本改。

皆是虚风所作。当觉①急须即疗，汤丸散煎，针灸禁慎，以驱疾势。若眼自阁②多时，不复可疗。此疾之源，皆从内肝管钬③少，眼孔不通所致也。亦宜须初欲觉时，即须速疗之。若已成病，更不复可疗，亦无劳措意也。若因时病④后，得眼生白障者，此名为翳也，为热毒所作，宜应速服汤丸，依法镰⑤之，傅食⑥翳散。若因病后生肉者，此为肤障也。此是风热所作，宜服汤丸，钩割⑦除之。若眼赤痒泪出者，为热虚风，服散、煎除之。若见黑烟赤光，瞳子黑大者，为乌风劳水动⑧，故宜服车前空青丸，以消息⑨之。若眼忽尔赤痛者，此是天行眼痛，风热所作，故应宜早急疗之。不者当生于翳，后难疗。若人眼痛，当黑珠生白翳，并黑子等大如米，如此之者，名为痛损眼，此不易可疗，勿轻犯触。但眼因破损，有⑩物橦⑪作翳障瘢痕者，悉不可疗，亦无劳措意。

眼将节谨慎法一首

谢道人曰：《五行》云：肝者，眼家之根本。此乃一家⑫之同类而言，无实⑬五脏六腑，悉皆相连，故欲疗眼，而审其虚实，察其由起，既识病源，宜先作内疗，汤、丸、散、煎，事事分明，既服诸药，便须依方谨慎。凡欲疗眼，不问轻重，悉不得涉风霜、雨水、寒热、虚损、大劳，并及房室、饮食禁忌，悉不得犯。若虚劳冷者，宜服补肝丸。出《千金翼》第十卷，十五味，在此卷下也。若人患眼，不值明师，遇道姑廋妪，欺诈妄语，云犯神鬼，或以环钩，或复蒜熏，或火烧杵熨，此皆不识病源而逆疗，包阴阳为益，实微动致伤。余见此途，内怀矜愍⑭，学疗之者，勿习是方，非直疾势不

除，亦自奇成蛊道。此法中文句疑不全，别无本校。

眼暴肿痛方一十首

谢道人：疗眼暴肿毒痛不可忍，欲生翳方。

决明子一升　石膏四两，研　升麻四两，切　栀子仁一升，肥精者　地肤子　茺蔚子各一升　苦竹叶切，二升　干蓝叶切，一升　芒硝二两　春⑮车前草汁一升二合　冬瓜子三升，为末

上十一味，以水二斗，煮竹叶取七升二合，去滓纳诸药，煮。取四升，分为四服，每服相去可两食间，再服为度。小儿减药，以意裁之。

又，疗眼暴肿痛方。

苦竹叶切，一升　柴胡二两　蛇衔二两

---

① 觉：觉察。

② 阁：通"暗"，指视物昏花不清。下同。

③ 钬（quē 音缺）：用同"缺"，缺损。《字汇·金部》："钬，与缺通"。

④ 时病：即时令病，指一些季节性较强的传染性疾病。

⑤ 镰：古代用于割治的一种医疗器具。

⑥ 傅食："傅"通"敷"，"食"通"蚀"。敷蚀即用外敷药物的方法使其消蚀。

⑦ 钩割：即钩割法，眼科手术方法，包括钩与割两个步骤，"钩者，钩起之谓；割，割去也"（《证治准绳·杂病》）。此法常用于钩割攀睛胬肉或眼部赘生物等。

⑧ 劳水动：高校本引注曰："劳水动，言房劳过度，水储不安也。"

⑨ 消息：指随病情进退用药或饮食调治。

⑩ 有：原作"看"，据程本改。

⑪ 橦（chōng 音冲）：刺，击。《战国策·秦策一》："宽则两军相攻，迫则杖戟相橦。"高诱注："攻，击；橦，刺。"

⑫ 家：言五行中之一行。

⑬ 无实：高校本引注曰当作"其实"。

⑭ 矜愍（jīn mǐn 音斤敏）：怜悯、忧伤。原作"琗愍"，据程本改。

⑮ 春：程本无此字，当作"春"之误。

黄连　白芒硝　细辛各一两

上六味，切，以水三升，煮。取一升，去滓，温服之，忌猪肉。

又方

秦皮　黄连各一两　苦竹叶切，一升

上三味，切，以水三升，煮。取八合，洗眼。与前方相类。眼忽肿痛盲[1]，须煮秦皮作汤洗，是主疗也。忌猪肉。

又方

细辛　蕤核仁　卢盐各一两　决明子二两

上四味，切，以地骨汁煮。取一升半，去滓，更以蜜一升半合煎，取一升半。与前方同。

又，疗眼天行暴肿痒痛方。

地骨皮三斤，切

上一味，以水三斗，煮。取三升，绞去滓，更纳盐二两煎，取一升敷目，或加干姜一两。

又方

前胡三两　芍药　青葙子□□□[2]决明子□□[3]　细辛二两[4]　车前子五合　栀子□□[5]　□□□□[6]　淡竹叶切，一升

上九味，切，以水九升，煮。取三升，温分为三服。忌生菜。

又方

半夏一升，洗　生姜八两　前胡四两枳实二两，炙　细辛一两　乌梅七枚，擘

上六味，切，以水七升，煮。取二升半，温分为三服。忌羊肉、饧、生菜。

又方

甘草一两，炙　粟米三合，无□□[7]米代甘竹茹鸡子大　芦根五两

上四味，切，以水八升，煮。取二升七合，分为三服。忌海藻、菘菜。

又，疗两眼痛，大黄汤方。

大黄四两　芍药五两　细辛　甘草炙，各四两　黄芩二两

上五味，切，以水七升，煮取二升半，温分为三服。甚妙。忌海藻、菘菜、生菜。

又方

大黄八两，切

上一味，以水五升，渍之一宿，明旦绞取汁，分三服之。病甚多由脾实。以上忌油腻、生冷、房室、蒜菜、酒面等物。

目赤痛方二十一首

《病源》：凡人肝气通于目，若[8]肝气有热，热冲于目，故令赤痛。出第二十八卷中。

《广济》：疗目赤痛及胎赤方。

以蚌[9]蛤裹置蜜二分，盐碌[10]一分，夜卧火炙暖，著目眦，三四日瘥止。

又方

猪胆和盐碌五分，点眦效。

深师：疗眼赤痛，除热，黄连煎方。

黄连半两　大枣一枚，切

上二味，以水五合，煎。取一合，去滓，展绵取如麻子注目，日十夜再。忌猪肉。

---

① 痛盲：原本字迹难辨，据程本作"痛盲"。

② □□□：此处原本难以辨认，程本无字，高校本云似是"各二两"。

③ □□：此处原本难以辨认，程本无字，高校本云似是"三两"。

④ 二两：程本作"各二两"。

⑤ □□：此处原本难以辨认，程本无字，高校本云似是"四枚"。

⑥ □□□□：此处原本难以辨认，程本无字，高校本云似是"芒硝二合"。

⑦ □□：原本难以辨认，程本无字。

⑧ 若：原作"言"，据程本改。

⑨ 蚌（bàng音棒）：同"蚌"。

⑩ 盐碌："碌"指矿石，"盐碌"即矿盐。又《医心方》卷五第二十三作"绿盐"。下同。

《集验》：疗①目赤痛方。

甘竹叶二七片　乌梅四两，碎　大钱二文

上三味，以水二升，洗渍药半日，早向东灶煮之三沸，三上三下，取二合，卧以注目眦。

又，疗目赤痛，洗眼方。

蕤核仁二十枚，碎　苦竹叶一把　细辛半两，切

上三味，以水三升，煮。取半升，以洗眼，日三五度，甚妙。忌生菜。

《删繁》：疗眼赤洗眼，竹叶汤方。

淡竹叶切，五合　黄连四枚，切　青钱二十文　大枣二七枚，去皮核　栀子仁七枚　车前草切，五合

上②六味，以水四升，煮。取二升，以洗眼目六七遍，此方甚良。忌猪肉。

《千金》：疗眼赤闇方。

杏未熟时杏仁汁一合　盐五两　青钱三文

上三味，合纳瓷器中封头，勿令泄，百日后出，著四眦头，日二三，不避风冷③，良。

《千金翼》：疗赤眼方。

杏仁四十九枚，去皮末之，绢袋里④，饭底蒸之，承热绞取脂，以铜青、胡粉各如大豆，干姜、石盐各如半大豆许，熟研之，以鸡毛沾取掠眼中眦头，日二度，不过三瘥，至夜再。

又方

杏仁脂一合　盐碌如枣核大　印成盐⑤三颗

上三味，取杏仁脂法，先捣杏仁如脂，布袋盛，蒸绞取脂，置密器中，纳诸药，直坐著其中，密盖二七日，夜卧著目四眦，不过七度瘥止。

又，疗赤眼，不问久近⑥方。

硇砂三两，以酢浆⑦坩器⑧中浸，日中曝之三日，药著器四畔，干者取如粟大，夜著两眦，不过三四度永瘥。并石盐、石胆等分尤佳。并出第十一卷中。

张文仲：疗两眼热赤方。

东壁上土，帛细罗，纳如豆大两眦中，令泪出，三五度即瘥。常用大效。《肘后》同。

又，《传效》：疗眼赤无新久眦瘥神验方。

石盐枣核大，人乳一枣许，置故铜碗中，以古钱十文研之，使青稠著碗底，取熟艾，急搏一鸡子许，掘地作小坑子，坐艾于坑中，烧使烟出，以铜碗覆上，以土拥四边，勿令烟出，量艾燃尽即止。刮取著碗青药，每以半豆许，于蛤蜅⑨中和枣核大人乳汁，研细，以绵缠杖头，注入两眦，夜即仰卧著之，至五六度必瘥，无石盐以白盐，无古钱以青钱替之亦得。《肘后》同。

《延年》：疗眼赤热，不能得好瘥，此由肝中客热不绝方。

黄连三两　秦皮三两

上二味，切，以水三升，煮。取一升五合，去滓，食后温服，分二服。如人行七八里服。《必效》同。禁蒜、面、猪肉。

――――――――

① 疗：《千金方》卷六第一"疗"上有"洗眼汤"三字。

② 上：此处原无"上"字，据文例补。

③ 不避风冷：程本无此四字，《千金方》卷六第一"避"上无"不"字。

④ 里：程本、《千金翼》卷十一第三并作"裹"。宜从。

⑤ 印成盐：即印盐，一种呈方形结晶的食盐，盐粒较大。

⑥ 近：《千金翼》作"远"。

⑦ 酢（cù音促）浆：古代一种含有酸味的饮料。

⑧ 坩（jī音计）器：即陶器。

⑨ 蜅（pú音匍）：蛤属。《广韵·模韵》："蜅，蛤蜅。"程本作"蜂"。

又，疗眼赤饮方。

前胡 黄连 秦皮 黄芩 栀子仁各二两，打碎 决明子二两半 蕤仁二两，碎 竹叶切，一升

上八味，切，以水六升，煮。取二升五合，去滓，分三服，食后服之。忌猪肉。

又，疗眼赤方。

蕤仁 黄芩 栀子仁 黄连 秦皮各二两 竹叶切，一升

上六味，切，以水五升，煮。取一升六合，分三服。忌猪肉。

又，疗目赤热方。

前胡二两 防风 决明子 黄连 蕤仁各二两 竹叶切，一升

上六味，切，以水六升，煮。取二升，分为五服。忌猪肉。

又，竹叶饮，主痰热眼赤头痛方。

竹叶一握 犀角屑 升麻 干葛各二两 黄芩 麦门冬各三两，去心

上六味，切，以水六升，煮。取二升，分为三服。

又方

竹叶一握，切 麦一升，淘 地骨白皮三分，切

上三味，以水五升，煮。取二升，以麦熟为度，食后分二服。蒋孝璋处此方。

《近效》：疗眼赤痛，眼漠漠方。

硝石研末，于眼四角各点一粟许，须臾热泪出便睡，睡觉以浆水洗。又明目。

又，疗赤眼及眼睛上疮方。

秦皮一大两，以清水一大升，于白瓷碗中浸，春夏一食久以上，看碧色出即以箸头缠绵，点下碧汁，仰卧点所患眼中，仍先从大眦中满眼著，微痛不畏，量久三五度饭间，即侧卧沥却热汁，每日十度以上，著不过两日瘥。忌酢、萝卜[1]。李谏议近效方。

又，敕赐源乾曜疗赤眼方。

生石蜜 朱砂光明者 石盐 芒硝 盐碌 石决明去粗皮，细研，各六分 蕤仁三百颗 黄连宣州者 细辛各一两 乌贼鱼骨长二寸，去甲

上十味，捣筛细研，欲著时少少取白蜜和，置眼两大角中，如菉豆[2]许大，仍不避风日，唯破及枯，除此并瘥。万金不传。忌猪肉、生菜。

胎赤久赤方七首

《病源》：胎赤者，是人初生洗目不净，令秽汁浸渍于眼[3]，使睑[4]赤烂，至大不瘥，故云胎赤。出第二十八卷中。

《千金》：疗胎赤眼方。

取槐木枝如马鞭大，长二尺齐头，麻油[5]一匙，置铜钵中，旦使童子以木研之，至瞑止，取夜卧时以涂向[6]眦，日三度，瘥止。

崔氏：疗三五十年眼赤，并胎赤方。西域法，太常丞吕才送效

生乌麻油半鸡子许，著铜器中，以细蛎石磨之，使迷不能研乃止 熟艾三升 杏仁一升，去尖皮 黄连一两 鸡粪一升 盐一合 乱头发如半碗许大

上七味，穿一坑，其形如瓶，口小里大，烧使干，别开一小风孔，以前药并艾等一重重布著坑内，状如灸炷，以火烧之，将前所磨铜器以盖坑口，烟尽收铜器上脂烟，敷眼眦疮上，欲卧时著，胎赤三

---

① 卜：原作"萄"，据程本改。

② 菉豆：即绿豆。

③ 眼：《病源》卷二十八《目胎赤候》作"眦"。

④ 睑：原误作"脸"，据《病源》卷二十八《目胎赤候》改。

⑤ 麻油：《千金方》卷六第一作"油麻"。

⑥ 向：程本作"目"。

十、五十年者不过三两日瘥。忌猪肉。

又方

胡粉六分　蕤仁四分

上二味，先研蕤仁使碎，纳胡粉中，更熟研。又捣生麻子为烛，然使著①，别取猪肪脂于烛焰上烧，使脂流下滴入蕤仁、胡粉中，更研搅使均如饧，以绵缠细杖子纳药内，承软点眼两眦，药须臾冷，还于麻烛上烧而用之。

又，疗积年赤眼方。

取古字钱四十九文重著，又取石盐末填心孔中令满，以五月五日中于石上用烈炭火烧令极赤，然后纳一升酽②酢中，以倾罂内，用四十九重纸封，一日去一重，去尽，然后用一黍米大点眼眦中，极效。并出第四卷中。

《必效》：主眼风赤久赤胎赤方。

铜锈③锣一尺以下面者一枚，著石盐末如杏仁许，油脂半鸡子许相和合盐，取柳枝如箸④一握，急束齐一头，用研油脂三日，状如墨，取熟艾如鸡卵大，剜地作小坑，置几于下，安艾著火，合铜锈锣于上，其下仍令通气，火尽即成，常盖头，欲用时以绵缠杖子头点取药，著两眦头，每夜著即卧。苏六万云，顿用甚效。

又，疗积年风赤眼方。

取生油、生猪脂、胡粉各等分，和研敷眼中，二日内赤总除。

《救急》：疗久患风赤眼方。

黄连一小两，碎　肥大干枣两颗，去核，细切　印成盐两大豆许

上三味，以井花水半大升，纳前件药搅，缓火煮三分去一，以绵滤使尽，其余汁更缓火煎之，候药上有紫液起即是成，煎以物尽，刮取于合内贮之，勿使尘污，取用。一度取二大豆许，以人乳和之，置两眼眦头，从泪出，每著苦人咽喉即停。积年患赤眼者，不过五度即瘥。及风胎赤

皆瘥。亦不劳避风。每欲出时，口含盐水以洗之，甚良。忌猪肉。

目暴卒赤方六首

《肘后》：葛氏疗目卒赤痛方。

以盐汤洗之。

又方

烧荆木出黄汁敷之。

又方

竹叶　黄连各一两　钱二七枚

上三味，以水三升，煎。取二合，绵染敷眦，日五六度。忌猪肉。并出第二卷中。

《深师》：疗眼忽赤痛方。

鲤鱼胆一枚　黄连二十一枚，碎

上二味，和淹于饭下蒸之，熟去滓，涂目眦，五六度愈。忌猪肉。

《必效》：疗眼暴赤方⑤

鸡舌香二七枚　干枣二七枚，擘　黄连二七枚，碎

上三味，以水半大升，煎五六沸，澄取清，点目中，总瘥。多著令人目明。章承传之。忌猪肉。

又，目暴赤热毒方。

蕤仁一分，捣成膏　吴黄连一分　鸡子白一枚

上三味，以绵裹二味，纳鸡子白中渍一宿，涂眼四五度，厚则洗之。

---

① 然使著："然"、"燃"古今字，程本作"燃"。"著"用同"着"。

② 酽（yàn音炎）：醋。《广雅·释器》："酽，酢也。"

③ 锈：高校本引注作"钞"，或无此字。

④ 箸：原本作"著"，据程本改。

⑤ 《必效》疗眼暴赤方："干枣二七枚"原本脱"枚"字，据文义补。三味药程本均用"二十枚"。"章承"程本作"韦永"。

目痒方四首

《肘后》：疗目卒痒且痛方。

削干姜令圆滑，纳眦中，有汁①拭姜复纳之。未②尽易之。姚同。

又，风目常痒泪出方③。

以盐注眦中，瘥止。

文仲：疗眼暗及风赤痒方。

煎成白盐三匙　乌贼鱼骨四枚，去净

上二味，以清酢浆水四升，煎。取二升，澄清，每旦及晚洗眼。亦去肤肉。单盐浆水煎之洗亦佳。

又，疗风痒赤方。

黄连半两，碎　丁香二七枚，碎　柏皮半两，切　蕤仁三七枚，碎　钱七文，古者

上五味，以水二升，煎。取一升，去滓，绵缠杖点取著眼角，瘥止。《肘后》同。忌猪肉。

目中风肿方五首

《病源》：目为肝之外候，肝虚不足，为冷热所干，故气上冲于目，外复遇风冷所击，冷热相搏而令睑内结肿，或如杏核大，或如酸枣之状。肿而因风所发，故谓之风肿④。出第二十八卷中。

《肘后》：疗目中风肿弄⑤眼方。

矾石二线，熬，末

上一味，以枣膏和如弹丸，以磨目上下，食顷止，日三。姚同。磨，一作柔。

又方

取头垢著眦中亦得。

又方

枸杞根白皮　伏鸡子壳

上二味，等分，捣为末，著目上。

范汪：疗目中风肿痛方。

取薤白，刀截，仍以肤上令遍漠，皆瘥。薤头辛，痛者止之。

《集验》：疗目中肿痛方。

捣枸杞汁洗之，日六七度。《肘后》同。深师疗眼有热生翳。

眼热磣痛赤肿方三首

《删繁》：疗眼热眦赤，生赤脉息肉，急痛闭不得开，如芒在眼磣痛⑥，大枣煎方。

大枣十颗，去皮核　黄连二两，去毛，拣择须如金色者，碎，绵裹　淡竹叶五合，切

上三味，以水二升，煎取一升，澄取八合，下枣、黄连煎取四合，去滓，绵滤细细点敷眼中。忌猪肉。

又，车⑦前草汤洗方。

车前草切，半升　干蓝五合　淡竹叶三两

上三味，切，以水三升，煮取二升，绵滤去滓，用上好盐半刀圭，纳汤中，搅令调，取冷，细细用洗眼。一刀圭者，准丸如两大豆大。《必效》同。

张文仲：疗眼暴赤肿，磣痛不得开，泪出方。

黄连　黄柏　蕤仁　盐碌　芒硝各等分

上五味，捣筛，和如黍米大，纳眦中。忌猪肉。

---

① 汁：《医心方》卷五第二十四作"顷"。

② 未：《千金方》卷六第一作"味"。宜从。

③ 风目常痒泪出方：《医心方》卷五第二十四作"风目常痒苦泪出方"。

④ 风肿：此病《病源》卷二十八《目风赤候》"冷热"下有"之气"二字。"脸"作"睑"。

⑤ 弄：《证类本草》卷三《玉石部上品》"矾石"条作"赤"。

⑥ 磣（chěn 音踸）痛："磣"，混入沙土等异物。眼磣痛，即目中涩痛有异物感。

⑦ 车：原本误作"连"，据程本改。

眼阇令明方一十四首

《千金》论曰：凡人年四十、五十以后，渐觉眼阇，至六十以后，还渐目①明。疗之法：五十以前可服泻肝汤，五十以后不可泻肝。目中病可敷石胆散等药②，无病不可辄敷散，但补肝而已。目病，肝中有风热，令人眼阇者，当灸肝俞五百壮，穴在明堂部中，及服除风汤丸散数十剂，当愈也。

凡生食五辛、接热食饮、刺头出血过多、极目远视、夜读细书、不避烟火、博弈不休、日没后读书、饮酒不已、热餐面食、抄写多年、雕镂细作、泣泪过度、房室无节、数向日月轮看、夜远视星火、月中③读书、雪山巨晴视日、极目瞻视山川草木。

上十九件④，并是丧明之由⑤，养性之士宜熟慎之。又有驰骋田猎，冒涉霜雪，迎风追兽，日夜不息者，亦是伤目之媒也。恣一时之浮意，为百年之痼疾，可不慎欤！可不慎欤！凡人从少时，不自将慎，年至四十，即渐渐眼阇。若能依此将慎⑥，可得白首无他，所以人年四十已去，当须瞑目⑦，非有要事，不可辄开，此之一术，护慎之极也。其读书、博弈等过度患目者，名曰肝劳。若饮疗之，非三年闭目不视，不可得瘥，徒自泻肝及作诸疗，终是无效也。人有风疹⑧，多必⑨眼阇，先攻其风，而⑩阇自瘥。出第六卷中。

《广济》：主令明目方。

三月中取新杏仁研脂，绞取汁一升，石盐两大豆大，铜器盛之，取铜古钱二七文，浸之二七日，绵注目中，夜洗眼用。出第五卷中。

《小品》：疗眼漠漠，黄连洗汤方。

黄连二两　秦皮二两　蕤仁半两

上三味，㕮咀，水三升，煮。取一升半，绞去滓，适寒温以洗目，日四、五度。又加升麻二两，加水煎之。忌猪肉。

《集验》：明目令发不落方⑪。

十月上巳日，取槐子纳新罂中，封口三七日，洗去皮。初服一枚，再服二枚，至十日服十枚，满十日却从一起。《千金》云：从月一日一枚，日二二枚，每日加一枚计，十日服五十五枚，一月日服一百六十五枚，一年服一千九百八十枚，小月减六十枚。此药主补脑，早服发不白，好颜色，长生。旧病、冷人勿服。

《删繁》：疗肝虚寒，目蕻蕻⑫视物不明，谛视⑬生花，防风补煎方。

防风　细辛各二两　芎䓖　白鲜皮　独活各三两　甘草炙　橘皮去脉，各二两　大枣二七枚，去核　甘竹叶一升，切　蜜五合

上十味，切，以水一斗二升，煮。取四升，去滓，下蜜更煎两沸，分为四服，

---

① 目：《千金方》卷六第一作"自"。

② 等药：原作"药等"，据程本改。

③ 中：《千金方》卷六第一作"下"。

④ 件：条也。

⑤ 由：《千金方》卷六第一作"本"。

⑥ 慎：《千金方》卷六第一作"护"。

⑦ 当须瞑目：《千金方》卷六第一"当"作"常"，"目"下有"勿顾他视"四字。"瞑目"，言闭目休养。

⑧ 疹：原本难以辨识，据《千金方》卷六第一定作"疹"，程本作"邪"。

⑨ 多必：《千金方》卷六第一作"必多"。

⑩ 而：《千金方》卷六第一作"其"，义顺。

⑪ 明目令发不落方："三七日"程本作"三十日"。"从月一日"原本作"从月一服"，据程本、《千金方》卷六第一改。"此药补脑，早服发不白"，原"脑"、"早"二字不清，据《千金方》卷六第一定，程本作"乃主明目，令发不白"。

⑫ 蕻蕻：原作"䀮䀮"，查无此字，据《千金方》卷十一第二改。"蕻"同"晄"，视物不明貌。

⑬ 谛视："谛"原本字难辨识，据《千金方》卷十一第二定。"谛视"，仔细察看。

日三夜一服①。若是五、六月，燥器贮，冷水藏之。忌海藻、菘菜、生菜。《千金》、崔氏同。

《千金》：补肝散，疗男子五劳七伤明目方②。

地肤子一斤，阴干　生地黄七斤，取汁

上二味，捣地肤末和汁，曝之令干，更捣为散，酒服方寸匕，日三。

又方

白瓜子七升，绢袋盛，绞③沸汤中三遍讫④，以酢五升渍一宿，曝干，捣下筛，酒服方寸匕，日三，久服佳。

又，神曲丸，主明目，百岁可读细书方⑤。

神曲四两　磁石二两，烧，研　光明朱砂一两，研

上三味，末之，蜜和丸如梧子，饮服三丸，日三。常服益眼力，众方不及，学者须知此方，神验，当⑥宝秘之。忌生、血物。并出第六卷中。

《千金翼》：泻肝汤，主脏中痰实热冲眼漠漠阁方。

苦竹根八两　半夏四两，洗　干蓝　茯苓　枳实炙　白术各三两　杏仁一两，去皮尖，熬　干地黄二两　细辛二两　甘草二两，炙

上十味，切，以水一斗二升，煮。取二升七合，分三服。忌羊肉、饧、酢物、海藻、菘菜、生菜、芜荑、桃李、雀肉等。

又，补肝丸⑦，主明目方。

地肤子　蓝子　蒺藜子　车前子　瓜子　菟丝子　芜蔚子　青葙子各二分　决明子五合　细辛　桂心　萤火虫各三分　大黄八分　黄连六分

上十四味，捣筛，蜜和为丸如梧子，饮服十五丸，日三，加至三十丸。忌热面、生冷、酢滑、油、蒜、猪、鸡、鱼、荞麦、黄米、生葱、生菜。眼暗神方。

又，主眼阁方。

蔓菁子一斗，净洗

上一味，以水四升⑧煮，自旦至午，去汁易水，又煮至晚，去汁易水，又煮至旦，曝干以布袋贮之。一度捣三升，以粥饮服三方寸匕，日三服，美酒等任性所便。并出第十一卷中。

《延年》：令目明方。

□□香⑨取黍米一粒纳目眦中，当有水出，并目中习习然引风出，此即明之候也。常以日申时敷之，若似痛，以冷水洗之，即定。以申时敷药者，为其目至日下，便漠漠暗如有物，即以药纳中，泪出以熟帛拭之，以水洗讫，便豁然明也。此香以单主百病，服之益人，胜石乳也。本云：是外国用之，明目甚验。天竺沉香中出此。

《必效》：洗⑩眼汤，去热气，漠漠视物不见，并翳方。

秦皮　黄柏皮　蕤仁各三分　细辛二分　芫蔚子三分　黄连四分　古铜钱七文

上七味，切，以水二升，煮。取八合，平旦洗目，忌生菜。

---

① 日三夜一服："夜"，原误作"余"，据《千金方》卷十一第二改。"服"字《千金方》卷十一第二无此字。

② 疗男子五劳七伤明目方：《千金方》卷六第一载方中"地肤子"用"一斗"，"生地黄"用"十斤"。"日三"作"日二服"。

③ 绞：《千金方》卷六第一作"搅"。

④ 讫：《千金方》卷六第一作"曝干"。

⑤ 百岁可读细书方：《千金方》卷六第一"细"作"注"，"光明朱砂"作"光明砂"，"日三"下有"不禁"二字。

⑥ 当：原本作"尝"，据程本改。

⑦ 补肝丸：《千金翼》卷十一第三所载与此处药味、主治相同，用量略异。

⑧ 四升：《千金翼》卷十一第三作"四斗"。

⑨ □□香：原本难以辨认，高校云似是"龙脑香"，龙脑香为龙脑香树树干所含油脂的结晶，俗称冰片。

⑩ 洗：原本作"主"，据程本改。

又，青葙子丸，主眼风闇有花方。

青葙子　槐子　覆盆子　地肤子　菥蓂子①　车前子各五分

上六味，捣筛，蜜和丸如梧子，日服十五丸。忌五辛、猪鸡牛羊肉、鱼、蒜、面、酢。

《近效》：疗眼中一切诸疾盲瞖，天行风冷热，胎赤泪出，常漠漠②，不多见物，唯不疗睛破，余悉主之方。

石胆一两，蒲州解北出③，光明者　波斯盐绿④一两，色青，阴雨中□⑤，干不湿者是　真石盐二两　硇砂二分，以上四味各别研　乌贼鱼骨一两，去上甲，别研　蕤仁三两，研膏⑥　秦皮三两　马蹄决明二两，七孔者，仍以暖水洗，去上细皮，数过用　细辛一两　防风三两　铅丹一两　黄连三两，□□⑦者

上十二味，草石药合捣筛，唯似粉，仍以重绢罗重筛讫，以白蜜于火上微暖，去上沫取下清者，和⑧之作块，更捣千杵，以油腊⑨纸裹之，亦取瓷瓶子盛贮，勿使见风，可得多年不败，每欲著以两米许，硬和少许蜜，稀稠如熟面胡⑩，筯子头分置两眼眦，至夜仰卧枕之，合眼至明，不漱口，含清浆和一豆许盐，盐消吐洗眼，不避风日。未瘥之前，忌食面、羊肉、酱果子、荤辛、生菜、齑汁、苜蓿、莴苣、獐鹿。惟羊头、蹄、肝冷盐下，余并不得，至著后复更七日慎之，过此一任吃食，每日一度著药甚妙。

失明方六首

《肘后》：疗积年失明不识人方。

七月七日取蒺藜子，阴干捣筛，食后服方寸匕。

深师：疗失明，主一岁、二岁、三岁、四岁拭，目中无他病，无所见，如绢中视，决明散方。

马蹄决明二升

上一味，捣筛，以粥饮服方寸匕。忌鱼、蒜、猪肉、辛菜。

《千金》：补肝散，疗目失明漠漠无所见方。

青羊肝一具，去上膜，薄切之，以新瓦盆⑪子未用者净拭之，纳肝于中，炭火上炙令极燥，脂汁尽取之，别捣决明子半升，蓼子一合，熬令香，下筛，三味合和更筛，以饮汁⑫，食后服方寸匕⑬，渐加至三匕，不过两剂。能一岁服，可夜读⑭书。

又，补肝散，疗三十年失明方。

细辛　钟乳研　茯苓　云母粉　远志去心　五味子

上六味，各等分，捣作散，饮服⑮五分匕，日三，加至一钱匕。忌生菜、大酢。

又方

胡麻一石，蒸三十遍，末之，日服一升，良。

又方

三月⑯采蔓菁花，阴干末之，空腹以

---

① 菥蓂（xī mì 西密）子：菜名，荠类。

② 漠漠：原作"膜膜"，据程本改。

③ 蒲州解北出：原本之字难以辨认，据高校本定。程本无此五字。

④ 绿：应作"碌"。

⑤ □：此处一字难以辨认，程本此处无字。

⑥ 研膏：原本字迹难辨，高校本作"研膏"，程本作"三日"。

⑦ □□：原本字迹难辨，存疑。

⑧ 和：原作"加"，据程本改。

⑨ 腊：当作"蜡"。

⑩ 胡：当作"糊"。

⑪ 盆：《千金方》卷六第一作"瓶"。

⑫ 饮汁：《千金方》卷六第一作"粥饮"。

⑬ 方寸匕：《千金方》卷六第一"匕"下有"日二"二字。

⑭ 读：《千金方》卷六第一作"读细"。

⑮ 饮服：《千金方》卷六第一作"酒服"。

⑯ 三月：《千金方》卷六第一作"三月三日"。

井花水服方寸匕，久服长生目明，可夜读细书。并出第六卷中。

青盲及盲方六首

《病源》：青盲者，谓眼本无异，瞳子黑白分明，直不见物耳。但五脏六腑之精气，皆上注于目。若脏虚有风邪痰饮乘之，有热则赤痛，无热但内生障，是腑脏血气不荣于睛，故外状不异，只不见物而已，是谓之青盲。

《养生方》云：勿塞故井①水渎，令人耳聋目盲。

又云：正月八日沐浴，除目盲。出第二十八卷中。

深师：疗青盲方。

猪胆一枚，一味微火煎之可丸，如黍米纳眼中，食顷良。

又，黄牛肝散，疗青盲积年方。

黄牛肝一具 土瓜根三两 羚羊角屑，三升 蕤仁三两 细辛六两 车前子一升

上六味药，合肝于瓶中，春夏之月封之十五日，冬月封二十日，出曝干，捣下筛，酒服方寸匕。忌肥肉、鱼、五辛、生菜等。

又，疗肝脏病，眼青盲，内或生障，恶风赤痛，补肝散方。

干姜六分 甘遂三分 桂心 茯苓 附子炮 黄连 甘草炙 当归 干漆熬 贝齿烧 猪苓 白术各五分 干地黄八分 丹参六分 防风七分 黄芪六分

上十六味，为散，酒服方寸匕，日三服。忌海藻、菘菜、生菜、猪肉、冷水、桃李、雀肉等。

又，疗肝气之②少，眼视眈眈③，面目青，眼中眵泪，不见光明，调肝散方。

细辛 柏实各二两 蕤仁 甘草炙，各一两 羊肝一具，去脂膜，炙干

上五味，捣为散，以酒服方寸匕，甚良。忌海藻、菘菜、生菜。

又，疗眼盲脑痛方。

鲤鱼脑并胆等分，调以注目眦，日三，良。《肘后》疗雀目。

《必效》：蔓菁子散，主青盲，瞳子不坏者，治十得九④方。

蔓菁子六升蒸之，看气遍合甑下，以釜中热汤淋之，即曝干，如是三度讫，捣筛，清酒服二方寸匕，渐至加三匕。阴雨日勿合，散坏，百日克愈。神效，甚良。

雀目方四首

《病源》：人有昼而睛朗，至暝⑤则不见物，世谓之雀目。言其如鸟雀，暝便无所见也。出第二十八卷中。

《广济》：疗雀目，地肤子丸方。

地肤子五两 决明子一升

上二味，捣筛，米饮和丸，每食后以饮服二十丸，至三十丸。

又，雀目，至暮无所见者，柏皮散方。

老柏白皮四两 乌梅肉二两，熬 细辛 地肤子各四两

上四味，捣筛为散，每食后清酒服二方寸匕，日三四服瘥。

崔氏：疗雀目方。

七月七日、九月九日取地衣草，净洗阴干末之，酒和服方寸匕，日三服。一月即愈。出第四卷中。

---

① 井：《病源》卷二十八《目青盲候》"养生导引法"作"井及"。

② 之：疑作"乏"。

③ 眈眈：原作"眈眈"，据程本改。

④ 治十得九：原本作"主十得九"，据程本改。

⑤ 暝：原作"瞑"，据《病源》卷二十八《雀目候》改。《玉篇·目部》："暝，夜也。"

《千金翼》：疗眼暮无所见方。

猪肝一具，细切，以水一斗，煮熟置小口器中，及热以目临上，大开勿闭也，冷复温之，取瘥为度。出第十一卷中。

目肤翳方一十五首[1]

《病源》：阴阳之气，皆上注于目，若风邪痰气乘于腑脏，腑脏之气，虚实不调，故气冲于目，久不散，变生肤翳。肤翳者，明眼睛上有物如蝇翅者即是。

又，此言肝脏不足，为风热之气干之[2]，故令[3]目睛上生翳，翳久不散，渐渐长，侵覆瞳子。出第二十八卷中。

深师：疗眼翳方。

胡粉注翳上，以疗三年翳。

又，疗眼黑翳覆瞳子肤起方。

贝子四枚，烧　空青一两　矾石一两，熬汁尽

上三味，末，取如黍米注翳上，日二。

又，主眼翳方。

书中白鱼末，注少许于翳上。

《千金》：疗目赤及翳方[4]。

乌贼鱼骨去甲，铅丹等分合研细，和白蜜如泥，蒸之半食久，著少许四眦中，瘥。

又，去翳方[5]。

贝齿十枚，烧，细筛末，取如胡豆著翳上，日再。正仰卧，令人敷之，炊一石米久乃拭之。息肉者，加真珠如贝子分等，研如粉。

又，疗目翳障白膜落方[6]。

雄雀屎、人乳和研以敷上，当渐渐消烂，良妙。《肘后》并《翼》同。

又，洗眼汤[7]，疗热出攻眼，生障翳方。

秦皮　黄柏　决明子　黄芩　黄连各

三分　薤仁五分　栀子仁七枚　大枣五枚

上八味，切，以水一升，煮。取六合，洗目，日二，瘥。忌猪肉。

《千金翼》：真朱散，主目翳[8]覆瞳，睛不见物方。

光明朱砂二分，研　贝子五枚，炭烧，末之　白鱼[9]七枚，炙　干姜末，半分

上四味，捣为末，相和研之如粉，以熟帛三筛之，仰卧，遣人以小指爪挑取少许，将敷眼中。亦主白肤翳风泪。忌生血物。

又，七宝散，主目翳经年不愈方。

白真珠一分　珊瑚[10]一分　紫贝一分　马珂[11]一分　朱砂二分　琥珀一分　薤仁二分　决明子一分　石胆一分

上九味，捣下筛极细，敷目中如小

―――――――――

① 一十五首：实有十四方。

② 干之：《病源》卷二十一《目肤翳覆瞳子候》作"所干"。

③ 令：《病源》卷二十一《目肤翳覆瞳子候》作"于"。

④ 《千金》疗目赤及翳方：《千金方》卷六第一"乌贼鱼骨"用无"去甲"两字，"著少许四眦中"作"冷著眼四眦，日一"。

⑤ 去翳方：《千金方》卷六第一"贝齿"作"贝子"。"烧"作"烧灰"。"炊一石米"作"炊"。"研如粉"作"等分"。"取如胡豆"原作无"如"字，据《千金方》改。

⑥ 疗目翳障白膜落方：《千金方》卷六第一作"治目热生肤赤白膜方"。

⑦ 洗眼汤：《千金方》卷六第一作"治热上出攻目，生障翳，目热痛汁出方"。用量与宋版《千金方》有出入。煎煮时用水"二升"。用法为"澄清，仰卧洗目，日一"。

⑧ 目翳：原作"白翳"，据《千金翼》卷十一第三改。

⑨ 白鱼：为鲤科动物翘嘴红鲌的肉。性味甘平，能开胃健脾，消食行水，补肝明目。

⑩ 珊瑚：为矾花科动物桃色珊瑚等珊瑚虫分泌的石灰质骨骼。性味甘平，无毒，能去翳明目，安神镇惊，主治目生翳障，惊痫，吐衄等。

⑪ 马珂：即珂，为蛤蜊科动物凹线蛤蜊的贝壳。味咸平，无毒，主目中翳，断血生肌。

豆，日三，大良。忌生血物。并出第十一卷中。

崔氏：疗翳五十年不瘥方。

贝齿一枚，烧　豆豉三十枚　三年苦酒三升

上三味，先渍贝齿三宿，消尽乃①纳豉，微火煎如胶，取三合药置筒中，夜卧时著如小麦大于眦头，明日以汤洗之，十日愈。

又，疗眼中翳少轻者方。

取枸杞及车前子叶分等，手中熟挼②，使汁欲出；又别取桑汁两、三重裹之，悬于阴地经宿，乃摘破桑叶取汁，细细点目中，不过三五度，翳自当烂。

又，翳如重者方。

取楮白皮③曝干，合作小绳子如粗钗脚许，火烧作灰，待冷随便以灰点翳上，不过三、五度，翳自当烂。张右司送。并出第四卷中。

《延年》：疗眼热晕，白翳覆瞳子方。

车前子九分　决明子　黄连各九分　黄芩　秦皮　玄参　沙参　瞿麦　地骨皮　蕤核仁各七分　蓝实九合

上十一味，捣筛，蜜和丸如梧子，食后饮服二十丸，渐加至三十丸，瘥止为度。忌猪肉。

谢道人：疗眼翳欲尽，微微犹有者，敷此散方。

珊瑚　虎珀　玉屑　曾青④　紫贝　朱砂　伏鸡子壳去白皮

上七味，各等分，研，重筛为散，仰卧以米许置翳上，四五度。忌血物。

晕翳方四首 原本阙《病源》⑤

《延年》：主眼热，晕翳覆瞳子方。

柴胡三两　茯苓　枳实炙　决明子　瞿麦各三两　黄连别渍　甘草炙　蕤仁各二两

上八味，切，以水一斗，煮取二升七合，去滓，分再服。忌海藻、菘菜、猪肉、酢物。

又方

黄连　决明子　车前子各九分　黄芩　沙参　人参　地骨皮　蕤仁　瞿麦　茯神各七分　秦皮　甘草　泽泻各五分

上十三味，捣筛，蜜和为丸如桐子，饮服二十丸，日再服为度。

又，疗眼因赤瘥后翳晕方。

决明子六两，碎　黄连　蕤仁各六两　黄柏四分　盐碌三分

上五味，捣末，更研极细，取少许纳目中，日三四度。忌猪肉。

又方⑥

秦皮一两，切

上一味，以水一升五合，煮。取七合，澄清决明⑦用渍散，纳目中，一如前法。并出第四卷中。

---

① 乃：原本作"力"，据程本改。

② 挼（luō 音啰）：揉摩。

③ 楮白皮：为桑科植物构树树皮的韧皮部。甘平。行水，止血。

④ 曾青：又名朴青、层青。为碳酸盐类矿物蓝铜矿的矿石成层状者，入肝经，清热明目，平肝祛风。炼丹药物硫酸铜，也名曾青。

⑤ 原本阙《病源》：《病源》卷二十八《目晕候》云："五脏六腑之精华，皆上注于目，目为肝之外候。肝藏血，血气不足，则肝虚，致受风邪，风邪搏于精气，故精气聚生于白睛之上，绕于黑睛之际，精彩昏浊，黑白不明审，谓之目晕。"程本将此节补入。

⑥ 又方：原本脱此两字，据程本及文例补。

⑦ 决明：高校本引注云此两字疑当在"渍"字下。

生肤息①肉方八首 原本阙《病源》②

《肘后》：③ 疗目中生肉，稍长欲满目，及生珠管方。

贝齿　真珠分等

上二味，并研如粉，拌令和，以注肉上，日三四度良。

《小品》：疗眼肤肉生覆瞳子者方。

取针烧令赤烁著肤上，不过三烁缩也。有令人割之三，复生，不如烁之良。

《删繁》：疗肝热不止冲眼，为眦赤脉息肉，闭痛不开，但热势彭彭不歇，及目睛黄，洗肝干蓝饮方。

干蓝切　车前子　苦竹叶切，各三升
秦皮三两　细辛　决明子　蕤仁　山栀子
升麻　芍药各三两

上十味，切，以水二斗，煮干蓝取一斗，去滓，取清八升，煮药取一升，下芒硝三两沸，去滓，分再服。忌生菜。

《千金》：疗眼中息肉方。

驴脂、石盐末，和以注眦，即瘥④。

《千金翼》：矾石散⑤，主目翳及努肉方。

矾石上上白者，纳如黍米大于翳上及努肉上，即令泪出，以绵拭之，令得恶汁尽，日一，其疾逐，恶汁尽，日日渐自薄，便瘥。好上上矾石无过绛矾色明净者，慎如疗眼常法。

崔氏：疗人眼热冷肤肉阍方。

光明朱砂一两，研　硇砂一两，各大秤，研　浆水一大升

上三味，以五月五日合置铜器中，日曝使干，用刀子刮取，以新帛裹之，每夜眠时，以草筳⑥著一米许，安眼四眦，各一米尽，一月间内外暗者皆愈。忌生血物。出第四卷中。

《必效》：疗眼热努肉及赤痒方。

黄连一两，碎　竹叶一两，切

上二味，以水一升半，煎。取半升，置铜器中，汤上煎似稀饧⑦止，卧时点眼中，热泪出即瘥止。

谢道人：疗眼风热生赤肉方。

大黄二两　黄芩一两　甘草炙　人参
地骨白皮　决明子各三两　防风　石胆
地肤子　黄连　兔肝各一两　车前子一升
萤火虫一百枚

上十三味，捣筛为散，以鲤鱼胆一合和丸，饮下十五至三十丸。忌猪肉、海藻、菘菜。

目风泪出方六首

《病源》：目为肝之外候，若被风邪伤肝，肝气不足，故令目泪出。其汤熨针石，别有正方，补养宜导，今附于后。

《养生方导引法》云：以鼻纳气，左手持鼻，除目暗泣出。

又云：端坐伸⑧腰，徐以鼻纳气，以手持鼻，除目暗泪出。

又，夫五脏六腑皆有津液，通于目者

---

① 息：原误作"肉"，据目录及程本改。
② 原本阙《病源》：《病源》卷二十八《目息肉淫肤候》云："息肉淫肤者，此由邪热在脏，气冲于目，热气攻于血脉，蕴积不散，结而生息肉，在于白睛肤睑之间，即谓之息肉淫肤也。"程本补入此节。
③ 《肘后》：此方《千金方》卷六第一作："治目中生息肉，肤翳稍长欲满目，闭瞳子，及生珠管方"。"贝齿"下有"七枚，烧，末之"五字，"分等"作"等分"；"注肉上"作"注翳肉上"。
④ 和以注眦，即瘥：《千金方》卷六第一作"和合令调，注目两眦头，日三夜一，瘥"。
⑤ 矾石散：《千金翼》卷十一第三"矾石上上白者"，"者"下有"末"字，"恶汁尽"作"恶汁尽出"。
⑥ 筳（tíng 音庭）：小竹枝或小木支。
⑦ 饧：原作"锡"，据程本改。
⑧ 伸：原作"生"，据《病源》卷二十八《目风泪出候》改。

为泪。若脏气不足，则不能收制其液，故目自然泪出。亦不因风而出不止，本无赤痛。并出第二十八卷中。

深师：疗眼泪出，鸡舌香丸方。

鸡舌香①二铢　黄连六铢　干姜二铢　蕤仁一百枚　矾石二铢，熬

上五味，捣为末，以枣膏和丸如鸡距，以注眼眦。忌猪肉。

又，疗眼白翳泪出，鸡距丸方。

干姜三分　蕤仁三十枚　鸡舌香十枚　黄连二铢　胡粉四铢　矾石五铢，熬

上六味，捣末，以枣膏丸如鸡距，注眼大眦，日再。忌猪肉。

又，疗风泪出，眼痒痛散方。

贝齿十枚，烧　决明子　黄连　细辛　干姜各一分

上五味，捣下筛，以指爪取如麻子注眦中，日再三。夏月加干姜一分，眼痛以三指撮二合水煮三沸，去滓，以汁洗之良。何汉寿用甚有效验。忌生菜、猪肉。

《集验》：疗目中风寒泪出，眦赤痒，乳汁煎方。

黄连三分　蕤仁二分　干姜四分

上三味，捣散，以乳汁一升，渍药一宿，明旦于微火上煎得三合，绵缭②去滓，取如米纳眦中③。

崔氏：疗目泪出方。

苦酒一斗　古钱一百五十文

上二味，以苦酒渍钱，微火煎取三升，去钱滤取汁，更煎取七合，渐渐点著眦中，甚良。

又，疗目中烟泪出，不得开，即刺痛方。

取石盐如大豆许，用纳目中习习，去盐以冷水洗，数日瘥。并出第四卷中。

眯目方八首

《广济》：疗眯目甑带灰方。

取少许甑带④烧作灰，水服方寸匕，立出。《肘后》同。

又，疗眯目不出，淫肤，瞿麦散方。

瞿麦　干姜各二分

上二味为散，以井花水服方寸匕，日三，不过三，眯出。

又，疗眯目，猪膏塞鼻方。

以猪膏如半鸡子，裹⑤鼻孔中，随眯左右著鼻中以吸之，即便仰卧，须臾不知眯处。

又，疗⑥麦芒入目不出方。

煮大麦汁注眼中即出良。

《肘后》：疗目卒芒草、沙石辈眯不出方。

磨好书墨，以新笔点注目中瞳子上。

又方

盐、豉各少许著水中，临目视之即出。并出第一卷中。

深师：疗目痛及眯忽中伤，因有热瞙者方。

取地肤白汁注目中。

《千金翼》：主眯目不明方。

椎羊鹿筋，擘之如披⑦筋法，纳筋口

---

① 鸡舌香：母丁香之别名。

② 缭（liè 音列）：同"捩（liè 音列）"，扭转之义。

③ 取如米纳眦中：《千金方》卷六第一作"取如黍米许，纳眦中，日再"。

④ 甑（zèng 音锃）带：甑，蒸食炊器。甑带，即束甑的带子。

⑤ 裹：高校本引注云疑作"塞"。

⑥ 又疗：原本脱此两字，据高校本及文例补。

⑦ 披：原作"被"，据《千金翼》卷十一第三改。披，分开也。

中熟嚼，擘眼纳著瞳子睑①上，以手当睑上轻挼之。若有眯者，二七过挼便出之。视眯当著筋，出来即止。未出者，复为之如此法，常以平旦日未出时为之②，以瘥为度。出讫以好蜜注四眦头。鲤鱼胆亦佳。若数挼目痛，可间日挼之。出第十一卷中。

肝气不足方二首

《千金翼》：补肝汤，主肝气不足，两胁拘急痛寒热，目不明，并妇人心痛，乳痛，膝胫热，消渴，爪甲枯，口面青③方。

甘草炙　防风各三两　乌头二两，炮
大枣二十枚　细辛　柏子仁　茯苓各二两
蕤仁　桂心各一两

上九味，切，以水八升，煮。取三升，分为三服。忌海藻、菘菜、猪肉、生葱、菜、酢物。

又，补肝汤，主肝气不足方。

甘草炙　黄芩　人参　桂心各二两

上四味，切，以水六升，煮。取二升④，分三服。忌海藻、菘菜、生葱。

肝实目痛方二首

《删繁》：疗肝实热目痛，胸满急塞⑤，泻肝前胡汤方⑥。

前胡　秦皮　细辛　栀子仁　黄芩
升麻　蕤仁　决明子各三两　芒硝三两　苦
竹叶切，一升　车前草切，一升

上十一味，切，以水九升，煮。取三升，去滓纳芒硝，分为三服。《千金》同。忌生菜。

又，疗肝实热，或眼痛热不止，生地黄煎方。

生地黄汁一升　玄参汁五合　蜜五合

车前汁五合　升麻　细辛各二两　芍药　栀子各三两，切

上八味，切，以水五升，煮升麻等四物，取一升五合，去滓，下生地黄等汁、蜜，沸沸，分五六服。忌生菜、芜荑。

眼杂疗方二十首⑦

《广济》：疗客热冲眼赤痛泪出，决明汤方。

决明子　升麻　枳实炙　柴胡　黄芩
芍药各二两　栀子十四枚　竹叶切，一升
车前草切，四升　甘草一两，炙

上十味，切，以水九升，煮。取二升五合，去滓，纳芒硝，温服，分为三服。忌海藻、菘菜。

又，疗先服石热冲上眼赤方。

黄连　苦参　槐子各八两　蕤仁　决明子　黄芩各五分　麦门冬六分，去心　萎蕤　大黄各六分

上九味，捣筛，蜜和丸如梧子，食后以蜜水下二十至三十丸。忌猪肉。

《肘后》：疗目卒痛，珠子脱落，及有青翳方。

---

① 睑：原作"脸"，据《千金翼》卷十一第三改。下同。

② 复为之如此法，常以平旦日未出时为之：《千金翼》卷十一第三作"复为之，此法常以平旦日未出时为之"。

③ 口面青：《千金翼》卷十一第三作"口面青皯"。皯（gǎn音杆），指皮肤黧黑枯槁，《说文·皮部》："皯，面黑气也。"

④ 二升：《千金翼》卷十一第三下有"去滓"两字。

⑤ 胸满急塞：《千金方》卷十一第二作"胸满，气急塞"。

⑥ 前胡汤方：原作"前胡汤丸方"，据《千金方》卷十一第二改。

⑦ 二十首：程本"二十首"下注云："内缺二方。"

越燕矢　真丹　干姜各等分

上三味，末如粉，以少许著目中瞖上，良妙。

《小品》：疗眼风结肿合，或眼生瞖，人口吹之，睛中牵引疼痛，白睛赤起出①，或黑变黄，从下上覆半睛者，秦皮汤方。

秦皮洗　黄连各二分　黄柏三分　大枣五枚　蕤仁二分

上五味，切，以水二升，煮。取一升，以洗眼。忌猪肉。

《集验》：疗眼阗热病后失明方②。

以羊胆敷，旦暮各一。

又，疗风眼烂眦者方。

竹叶四分　柏白皮六分　黄连四分

上三味，切，以水二升，煎。取五合，稍稍滴两眦，日三度。忌猪肉。

《删繁》：疗肝阳气伏，邪热喘逆闷恐，眼视无明，狂悸，非意而言，竹沥泄热汤方③。

竹沥一升　麻黄　大青　栀子　人参　玄参　升麻　茯苓　知母各三两　石膏八两，碎　生姜四两　芍药四两　生葛八两

上十三味，切，以水九升，煮。取二升，去滓，下竹沥更煎三五沸，分三服。忌酢物。

《千金翼》：芜菁子主明目益肌④肤方。

芜菁子三升，净淘，高著水煮二十沸，出著水盆中淘之，令水清，接取以别釜煮之，水尽即添益，时尝，看味美，漉出曝干。

上一味，捣末，酒、饮等任意和服三方寸匕，日惟服七合，饱食、任性、酒服，即⑤服无限时。慎生冷。百日身热疮出，不久自瘥。

又，疗目赤口干唇裂方。

石膏一斤，绵裹　生地黄汁一升　赤蜜一升　淡竹叶切，五升

上四味，以水一斗二升，煮竹叶取七升，去滓，入石膏取一升半，下地黄汁⑥、蜜取三升，细细服之。忌芜荑。并出第十一卷中。

文仲、陶氏：疗数十岁矐⑦眼烂眦方。

摘葫叶中心一把著铛⑧中，水五升煮，用小板覆上，穿作孔，以目临上，疮当痛，食顷出泪一升，便即瘥。

《必效》：朱砂散，主人眼中有黑白花，逐眼上下方。

光明砂六分，研　地骨白皮五分　车前子三分　龙脑香六分　决明子五分

上五味，捣筛，细研如粉，少少敷之。

《近效》：疗热风暴赤，脸⑨烂生疮，或碜或疼，或痒或痛，久患虚热，远视不明，喻若隔绢看花，或服石乳发动，冷热泪出，白睛赤红肿胀，泪裹眼珠，皆是肝膈实热，肾脏已虚。宜先服竹叶饮子治之，然后可点药。凡患眼有连睛疼痛者，皆不得以辛辣药点之，幸请细意详思，不得揹手。比见投方点药，未曾试验，酸毒

────────────

①　出：程本无此字，宜从。

②　疗眼阗热病后失明方：《千金方》卷六第一作"治热病后眼暗失明方"。

③　竹沥泄热汤方：《千金方》卷十一第二"肝阳气伏"作"肝实热，阳气伏"。药物组成中无"人参"，其方后宋本注云："《删繁》无石膏、生姜、芍药、生葛，用人参三分。"用量中"两"均为"分"。服法为"分三服，须利，下芒硝三分，去芍药，加生地黄五分"。

④　肌：原本作"饥"，据《千金翼》卷十一第三改。

⑤　即：《千金翼》卷十一第三无此字。

⑥　下地黄汁：《千金翼》卷十一第三作"去滓，下地黄汁，两沸"。

⑦　矐（miè 音灭）：眼眶红肿或目不明。

⑧　铛（chēng 音撑）：鼎类温器，似锅，三足。如酒铛、药铛。铴（chēng 音撑）的俗称。

⑨　脸：用同"睑"。

不谙，各说异能，竞施众疗，微有疮[1]障似翳者，或有庸人不审眼珠厚薄，乃将针穿豆，爪甲摩之，伤败非一。今辄附数方，百无一失，且服之不令吐利，点药不痛不疼，将摄既有所凭，疾苦岂能不愈。如前症状，宜服此竹叶饮子，除风客热，暴磤涩疼痛，睛赤目黄，冷泪热泪，兼理石乳天行眼疾方。

竹叶一握　干葛三两　地骨白皮　荠苨[2]各五两　甘草三两，炙

上五味，切，以水二大升，煎。取半升，去滓，纳车前子三两，分三服，一日令尽，皆食后服之，良。不过三剂，眼中疼痛歇，次得点药，一无疼痛，神效。前方亦须敷药，抽热毒风，不然恐寻经脉入眼，热深入亦难瘥也。又取羊肝一具，或猪肝亦得，猪肉精处亦堪取三斤，皆须破作手许大片，厚薄亦如手掌，候其疼处，或从眼后连耳上头，或有从眉向上入头掣痛者，火急新汲[3]水中渍令极冷，贴其疼痛脉上及所患部分，候肝或肉稍暖彻则易之，须臾间其肝肉等并熟如煮来者，岂不是热毒之候出也，此即损眼之祸。又恐三长斋忌之月[4]无肉，以大豆还作四五替，如渍肝肉法，更互熨之。其疼痛忽连鼻中酸辛者，并是难瘥之候，亦宜急觅吴蓝茎叶，捣如泥敷痛处，亦有瘥者，十得三四。凡是此患，不宜久忍，痛苦深入于眼中，渐成痼疾。

又，疗眼睛不疼，亦不痛，上下睑[5]赤，风痒生疮，泪多者，宜点此药方。

蕤仁四十九枚，去赤皮，研　胡粉如棋子许大，上火烧，看赤变如金色

上二味，各别研，取好真酥如杏核许大，都一处和研令匀，入龙脑香如大豆许大三粒，极研令消，宜油帛裹，或铜合子盛之，勿泄气，伤风则不堪用。或有小儿胎赤，并宜用此方。且不疼痛，亦不损

眼。大人久患赤痛烂疮者，宜先取盐花或好白盐一方寸匕，醋将水不用绝[6]酢，中中[7]者一大升，煎盐三、五沸则绵滤取汁，欲夜卧先以清水洗眼，次以盐汤洗之，拭令眼干，次以爪甲挑取麻子许多药，涂眼大、小眦，任[8]眼开合，须臾少泪出，眼中凉冷，状若人吹，不经三日内其赤便瘥，视物渐明。恐眼中忽有到眛[9]毛刺眼者，速令一人以镊子摘去之，否则[10]令人眼亦泪多磤痛。若不除之，涂药终无益耳。

又，凡目疾，不问少长男女等，所忌有五：一房室，二面酒，三目冲风冷霜雪、向日远视，四哭泣嗔怒，五终身不用吃生五辛、荞麦、葵菜。若因疾犯者，则疾深难疗，幸细意将慎，百无一失，故具五忌也。

又，疗眼赤肿热疼，泪出烧人皮肉不可堪忍；或石乳发动，连睛疼闷，乍歇乍发，头痛增[11]寒，脸赤疮烂，无所见物，白膜覆黑珠；或因天行斑毒，入眼无所见者，一切药并不可著，唯宜用此法甚验，万无失一方。

---

① 疮：程本作"疼"。
② 荠苨：又名杏参、杏叶沙参、土桔梗、甜桔梗、空沙参。性味甘寒，入肺、脾经，清肺化痰，生津解毒。
③ 汲（jí）：从井里提水，泛指打水。
④ 三长斋忌之月：即三长月。佛教分一年为三时，二、三、四、五月，六、七、八、九月，十、十一、十二、正月，各为一时。每时的最末一个月，即五、九、正月为"三长月"，唐代于此三月不行死刑，禁屠宰，故又称"三长斋忌之月"。
⑤ 脸：用同"睑"。
⑥ 绝：程本作"纯"。
⑦ 中中：中等，一般。
⑧ 任：原作"住"，据程本及下文改。
⑨ 到眛："到"同"倒"，"眛"，高校本云疑为"睫"字之误，宜从。
⑩ 否则：原作"亦"，据程本改。
⑪ 增：高校本引注疑为"憎"。

千岁蘽汁，一名蘡薁滕汁也。不问春秋冬夏，此采其茎，削去上苍皮，粗细如大拇指大者即得，截断，可长六、七寸，取一铜器或瓷器中盛水天、五升，渍之一食顷，其头白乳汁出，可长半寸许，取此汁将□□①为细末，以小杖子桃取如黍米，注目眦，任眼开，其翳□然渐消，落入耳中塞湿者，曝令干，如穀叶法，注□□如小粟许，每夜一两上注之甚良。此方夏侯拯处传。

又，疗眼中一切诸疾，青盲翳者，天行风赤，无端忽不见物，悉主之。此方兵部侍郎卢英所传，价重千金。

石胆②研　波斯盐碌研　石决明　乌贼鱼骨去甲　铅丹　细辛　浓沙各三分，疑蕤仁三两，研　马蹄决明二两，净□　防风三两，末　秦皮二两，支

上十一味，捣散及研，避风煮，以白蜜炼，滤使净，和讫，于臼中更捣五七千杵，以油腊纸重裹之，重合盛，勿令见风，可致百年不败。合之不欲见虫大与鸟雀、妇女及孝子、秽恶之类，仍取腊月合之，有患取米粒更和上蜜如稀饧，夜卧点之，冲风行亦不畏，每日点，以瘥即止。夏侯拯处传。

又，凡自天行病后，皆不得食葵、热面、生五辛、荞麦、鱼脍，毒物伤目，就中更犯房室加之，疼痛连眉，乍疼乍痒，鬓边脉掣，微似憎寒，愚医不晓，遂妄针灸，兼服补药，因兹失明。或有先服英乳之人，亦同斯疾，宜即将理，不得妄服汤丸，甘苦酸辛，须知冷热，只如肾风虚损，瞳仁胀大无翳，而便失明。假如肝脏热风，筋膜连睛生薄浮翳，宜服甘平苦味之药，辛酸温热入口，发其风毒，唯宜敷薄膏散，热气自除，少饮汤方摄理，不盈三剂，日渐痊愈，吐、利、汤、针灸不得妄施，准状宜服后方。疗天行从因犯食毒

失明，两鬓脉掣热疼，兼头痛憎寒，天阴即发，及先食英乳者方。

前胡三两　生麦门冬五两，去心　竹叶一握　甘草二两，炙　栀子二七枚　干葛　芦漏各三两　蒌蕤三两

上八味，切，以水三大升，煮。取一大升，分作三服，神验良。忌海藻、生菜。

又，鼢鼠土膏，疗眼疼，脉掣连耳热，疼不可堪者方。

取田中鼢鼠土二升　青木香一两　大黄五两　白蔹三两　寒水石六两

上五味，捣筛为散，用熟新白酒和如稠饧，当痛掣处摩之，如手掌许敷之，干即易，至平旦午③即止，神效无比。

又，眼有倒睫毛，或折在脸中聚生，刺人白睛，唯觉痒闷，渐赤膜起，连上下脸，多赤生疮。若掣刺黑睛，则泪出似白翳出。若刺著瞳仁，令眼疼痛碜涩，不欲见明，连鼻酸痛，兼脑掣疼，此多损伤，宜速救疗，其法如下。

若欲疗之者，皆取平晨日未出之际，令一眼明人把镊子拔之，去倒睫毛，勿使毛断，连根去之。下手十减八九，疼痛立止。至夜点前千岁蘽汁，三五日将息，方得平复。点首生男乳汁良。若点辛辣之药，从此伤败，实可痛哉！慎风寒、日月光，及烟火、房室、五辛，一月内即瘥。

又，凡是黑睛及瞳仁莹薄有疮翳，皆不可用辛辣及温药洗之，并是害眼之兆，

———

① □□：此处字迹不清，难以辨认。程本缺以下76字。"桃"，高校本云应为"挑"，宜从。"其翳□然渐消"，"注□□如小粟许"二处三个字难以辨认，存疑。

② 石胆：石胆等十一味药所组之方，"浓沙"即"硇砂"。其下"疑"字乃存疑之义，程本无此字。"净□"，"□"字难以辨认。"秦皮二两，支"，"支"应为"末"。制法中"油腊"即"油蜡"。"虫大"疑为"虫犬"。"有患取米粒"即取如米粒大小。

③ 至平旦午：高校本云疑当作"平旦至午"。

宜用秦皮汤洗之方。

秦皮—两　栀子仁二七枚　淡竹叶—握

上三味，切，绵裹，以水一大升半，著铜器中煎三五沸，以绵滤取洗眼，切须净器物盛之。夏侯拯录用。

外台秘要方卷第二十一

右迪功郎充两浙东路提举茶盐司干办公事张寔校勘

外台秘要方卷第二十二 耳鼻牙齿唇口舌喉咽病五十六门

朝散大夫守光禄卿直秘阁判登闻检院上护军臣林亿等上进

耳聋方二十二首

《病源》：肾为足少阴之经，而藏精气，通于耳。耳，宗脉之所聚也。若精气调和，则肾气强盛，耳闻五音。若劳伤血气，兼受风邪，损于肾脏而精脱，精脱者则耳聋。然五脏六腑、十二经脉，有络于耳者，其阴阳经气有相并时，并则有脏气逆，名之为厥，厥气相搏，入于耳之脉，则令聋。其肾病精脱耳聋者，其候颊颧色黑，手少阳之脉动而气厥逆，而耳聋者，其候耳内辉辉焞焞也。手太阳厥而耳聋者，其候聋而耳内气满[1]。

《养生方》云：勿塞故井及水渎，令人耳聋目盲。其汤熨针石，别有正方，补养宣导，今附于后。

《养生方导引法》云：坐地，交叉两脚，以两手从曲脚中入，低头叉项上，治久寒不自温，耳不闻声。

又云：脚著项上，不息十二通，必愈大寒不觉暖热，久顽冷患，耳聋目眩。久行即成法法身[2]，五六不能变。出第二十九卷中。

《广济》：疗耳聋方。

生地黄长一寸半，粗肥者　杏仁七枚，去皮熬，令黄色　巴豆七枚，去皮熬，令黄　印成盐两颗　发灰半钱匕

上五味，捣碎，研堪，丸如薤核仁大，用发薄裹纳耳中，以物惟[3]入，日一易，耳内当痛，有水出即去。当直以发塞耳，耳内黄水出，痛定不得更著。若未瘥，还依前著药，取瘥。《千金翼》同。

又，疗耳聋不闻人语声方。

松脂四分　巴豆二分，去皮心，熬　麻子仁二分　腊[4]二分　薰陆香二分　石盐二分

上六味，捣如膏，丸枣核大纳耳中，三日一易，取瘥。

《集验》：疗耳聋方。

杏仁去皮，熬　葶苈子熬　盐末各等分

上三味，捣研，以少许猪脂和，合煎，以绵裹塞耳。

又方

附子炮　瓜子　杏仁去皮，熬，各等分

上三味，捣，以绵裹塞耳中。

《千金》：疗耳聋方。

淳醋微火煎附子五六宿[5]，削令可入耳，以绵裹塞耳中，取瘥。

又方[6]

巴豆十四枚，去皮心，熬　皮炼松脂二分

上二味，合捣丸如黍米，簪头著耳中，以瘥为度。

又方

以竹筒盛鲤鱼脑，蒸之令烊，以灌耳中。

又方[7]

雄黄、硫黄各等分，绵裹塞耳中，数月闻。

又方

取铁烧令赤，投酒中饮之，仍以磁石塞耳中[8]，瘥。

---

① 《病源》……耳内气满：此节文字中"络"原作"给"，"令"原作"冷"，"颧"原作"觀"，并据程本、《病源》卷二十九《耳聋候》及高校本改。"辉辉焞焞"，《太素》卷八作"浑浑淳淳"，云："浑浑淳淳，耳聋声也。"

② 法法身：即"法身"，指修炼得道之身。

③ 惟：高校本引丹波元坚注云疑为"推"字。

④ 腊：高校本引注云当为"蜡"，宜从。

⑤ 五六宿：《千金方》卷六第八作"一宿"。

⑥ 又方：此方《千金方》卷六第八"成炼松脂"用"半两"，"以簪头著耳中"，下有"一日一易，药如梗，微火炙之"十一字。

⑦ 又方：此方《千金方》卷六第八"雄黄、硫黄各等分"下有"为末"两字，"数月闻"作"数日闻人语声"。

⑧ 中：《千金方》卷六第八下有"一日一易，夜去之，旦别著"九字。

又方

蓖麻子_{一百粒，去皮} 大枣_{十五枚，去皮核}

上二味捣丸如杏仁，纳于耳中，二十日瘥。

又方

芥子捣碎，以男[1]乳和，绵裹塞耳，取瘥。

又方[2]

作泥饼子，厚薄如馄饨，覆耳上，四边勿令泄气，当耳孔上以刺泥饼，穿作一小孔，于上以艾灸之百壮，候耳中痛不可忍则止。顷侧耳，泻却黄水，出尽即瘥。灸时泥干，即数易之。

又方[3]

截箭竿竹二寸纳耳中，以面拥四畔，勿令泄气，灸箭上七壮，取瘥。并出第六卷中。

崔氏：疗耳聋方。郑少卿云频用。

波律膏_{一蚬壳，无，以大麻脂一合，小器中煎取一蚬壳替之} 枫木脂_{半两，无，以薰陆香替，以乳头香更佳} 松脂_{半两，研} 巴豆_{三七枚，去皮，熬，研} 蜡[4]_{如弹丸大}

上五味，先捣松脂、巴豆一千杵，次下大麻油令熟，丸如枣核大，一头尖，通中作孔，以绵裹塞耳，数日一易，更互塞之，取瘥，不得并塞。出第四卷中。

《备急》：疗耳聋，菖蒲根丸方。

菖蒲[5]_{一寸} 巴豆_{一枚，去皮心}

上二味，合捣可丸，分作七丸，以绵裹塞耳中，日别一丸，取瘥。《肘后》同。

又，菖蒲散方

菖蒲_{二两} 附子_{二两，炮}

上二味，捣筛，以苦酒和[6]，丸如枣核许，绵裹，卧即塞耳中，夜一易之，十日有黄水出便瘥。《肘后》、《千金》、崔氏同。

又方

磁石 菖蒲 通草 薰陆草 杏仁_{去皮，熬} 蓖麻子_{去皮} 松脂_{等分}

上七味，捣筛，以蜡[7]及鹅脂和丸，稍长作以钗脚子穿中心为孔，先去耳中垢，然后纳药，日再。初著痒，及作声，月余即瘥。殿中侯监云非常良验。《肘后》同。

《救急》：疗耳聋方。

真昆仑青木香_{一两碎}，以苦酒浸一宿，胡麻油一合，微火上缓煎之，三上三下，以绵滤去滓，以点耳孔中，以瘥为度。

《必效》：疗耳聋方。

以好神明膏如枣核许纳耳中，日一度，频著以瘥，三五日以篦子挑耳中塞，或痒，取瘥。亦治虫入耳中。

又方

取杏仁七枚，去皮捶碎，为三分，以绵裹，各于中著一裹盐如小豆许，以器承于饭甑中蒸之，候饭熟出，一裹令患耳者侧卧，和绵捻以油汁入耳中，久又以一裹准前捻之，瘥为度。

又方

鸡矢白_{半大升，净择，碎，熬令黄色} 乌豆_{一大升，熬令爆声绝}

上二味，先取无灰酒二升，及热以沃中，良久，滤去滓，分温服，厚取汗，其

---

① 男：《千金方》卷六第八"作男儿"。

② 又方：《千金方》卷六第八"馄饨"下有"皮"字，"当耳孔上以刺"作"当耳孔上以草刺"。"顷侧耳"高校本引注云应为"倾侧耳"。

③ 又方：《千金方》卷六第八"箭竿竹"作"箭竿"，"灸箭"作"灸筒"。

④ 蜡：原本作"腊"，据程本改。

⑤ 菖蒲：据方名用为菖蒲根。《肘后》卷六《治卒耳聋诸病方》亦作"菖蒲根"。

⑥ 以苦酒和：《千金方》卷六第八作"以麻油和"。《肘后方》卷六《治卒耳聋诸病方》作"和乌麻油"。

⑦ 蜡：原作"腊"，据《肘后方》卷六《治卒耳聋诸病方》改。

耳如鼓鼙①勿讶。

又，疗耳聋神验方。

取纯乌羊新湿粪和杏子脂、石盐末

上三味，研，满耳孔中塞，勿令风入，干即易之，乃至七日、二七日，耳内有声渐大，即以苇筒长二寸纳耳孔，裹四畔，以面塞，勿令气出，以面薄饼子，裹筒头，以艾灸上，从第一度灸三壮为始，耳内即有乌塞干脓出，末间，内裹满疼痛，即出之，即瘥。但有塞即须桃②却，还依前法，乃至一日两日瘥，即停，以后常用乱发塞之，其验。

风聋方三首

《病源》：足少阴③之经，宗脉之所聚，其气通于耳。其经脉虚，风邪乘之，风入于耳之脉，使经气痞塞不宣，故为风聋。风随气脉行于头脑，则聋而时头痛，故谓之风聋。出第二十九卷中。

崔氏：疗耳风聋，牙关急不得开方。

取八角附子二枚，酽④酢渍之二宿，令润彻，削一头纳耳中，灸上十四壮，令气通耳中，即瘥。出第四卷。

《古今录验》：疗风聋年久，耳中鸣，鱼脑膏方⑤。

生雄鲤鱼脑八分　当归六铢　菖蒲六铢　细辛六铢　白芷六铢　附子六铢

上六味，㕮咀，以鱼脑合煎，三沸三下之，膏香为成，滤去滓，冷以一枣核大纳耳中，以绵塞之，取瘥。

又方

附子　菖蒲各等分

上二味，捣，以绵裹塞两耳中，取瘥。

耳聋有脓方三首

《千金》：疗耳聋有脓方⑥。

乌贼鱼骨去甲，炙　釜底墨各二分　附子四分，炮　禹余粮一分　龙骨二分　伏龙肝二分

上六味，捣末，取皂荚子许大，绵裹纳耳中，日一易，取瘥。有虫者，加麝香一豆大。

又方

捣桂末，以鱼膏⑦和，塞耳中，不过三四度。并出第六卷中。

《必效》：耳聋有脓方。

鲤鱼肠一具，切　酢三合

上二味，合捣，以布裹塞耳，两食顷当闷痛，白虫出更著新者，虫尽乃止，取瘥。无新者，择去虫还可用，良。《千金》同。

久聋方五首

《病源》：足少阴肾之经，宗脉之所聚，其气通于耳。劳伤于肾，宗脉虚损，血气不足，为风邪所乘，故成耳聋。劳伤甚者，血气虚极，风邪停滞，故为久聋。

---

① 鼙（pí 音皮）：同"鞞"，古代乐队用的小鼓。

② 桃：高校本注疑为"挑"。

③ 足少阴：《病源》卷二十九《耳风聋候》作"足少阴肾"。

④ 酽（yàn 音厌）：味厚、汁浓。

⑤ 鱼脑膏方：《千金方》卷六第八中此方无当归、白芷，有防风、芎䓖。"三沸三下之"作"三沸三上三下之"。

⑥ 疗耳聋有脓方：《千金方》卷六第八作"治耳聋有脓，散方"，药味组成相同，剂量有出入，"有虫者"作"不瘥者有虫"。

⑦ 鱼膏：《千金方》卷六第八作"鲤鱼脑"。

出第二十九卷中。

《广济》：疗风聋三十年无所闻方[①]。

蓖麻子五分　杏仁四分，熬　桃仁四分，去皮，熬　巴豆一枚，去皮，熬　石盐三分　附子一分，炮　薰陆香一分　磁石四分，研　菖蒲四分　蜡八分　通草二分　松脂二两半

上十二味，先捣菖蒲、石盐、磁石、通草、附子、薰陆香成末，别捣蓖麻子等四味，乃纳松脂、蜡捣一千杵，可捻作丸，如枣核大，绵裹塞耳中，日四五度，抽出别捻之，三日一易，以瘥为度，《千金翼》云：日一易之。

《肘后》：疗二三十年聋方。

取故铁三十斤，以水七斗渍之三宿，取其水以酿七斗米，用曲如常法[②]，酒熟出酒一斗，取引针磁石一斤研末，置酒中三宿，乃可饮之，取醉，以绵裹磁石塞两耳中，好覆衣衾[③]卧，酒醒良久去磁石，即闻人语声也。饮尽更为，以瘥为度。甚良。《千金》同。

又方

茱萸　巴豆去皮，熬　干姜各等分

上三味，捣末，以葱涕和，以绵裹塞耳，食顷，干去之，更和塞之。如此五日，当觉病去无苦，八九日便闻人语，取瘥止。常以发塞耳，慎避风。

又方

柘根[④]三十斤，剉之，以水煮，用酿酒如常法，久而服之，甚良。

《古今录验》：疗三十年聋方。

天雄[⑤]一分　鸡子一枚　附子一枚

上三味，捣末，取鸡子开一孔，取黄和药，却纳鸡子中，封合其头，还令鸡复[⑥]之，药成，以绵裹塞所聋耳中，取瘥为度。

耳鸣方六首

《病源》：肾气通于耳，足少阴肾之经，宗脉之所聚。劳动经血而血气不足，宗脉则虚，风邪乘虚随脉入耳，与气相击，故为耳鸣，诊其右手脉，寸口名曰气口以前脉，浮则为阳，手阳明大肠脉也；沉则为阴，手太阴肺脉也。阴阳俱虚者，此为血气虚损，宗脉不足，病苦耳鸣嘈嘈，眼时妄见光，此是肺与大肠俱虚也。左手尺中名曰神门，其脉浮为阳，足太阳膀胱脉也；虚者膀胱虚也，肾与膀胱合，病若耳鸣，忽然不闻，时恶风，膀胱虚则三焦实也。膀胱为津液之府，若三焦实，则克消津液，克消津液故膀胱虚也。耳鸣不止，则变成聋[⑦]。出第二十九卷中。

《广济》：疗耳鸣，塞耳丸方。

巴豆二枚，去皮，熬　桃仁去皮，熬，二枚　松脂大豆许

上三味，捣作二丸，绵裹塞耳中。

又，疗耳鸣沸闹方。

吴茱萸　巴豆去皮，熬　干姜　石上菖蒲　磁石　细辛各一分

上六味，捣末，以鹅膏和少许，以绵裹塞耳中，以盐五升，布裹蒸之，以熨耳

---

①　疗风聋三十年无所闻方：《千金方》卷六第八载此方药味组成相同，剂量有异；"蜡"字原作"腊"，制法中"附子"原脱"子"字，并据《千金方》卷六改。

②　常法：《千金方》卷六第八作"造酒法"。

③　衾（qīn 音亲）：大被子。

④　柘根：即穿破石。性味淡，微苦、微凉。祛风利湿，止咳化痰，活血通络。

⑤　天雄：乌头块根上不生侧根者，性味主治与附子略同，而性更烈。

⑥　复：程本作"覆"。

⑦　《病源》……耳鸣不止，则变成聋：《病源》卷二十九《耳鸣候》"嘈嘈"叠用，据改，嘈嘈，喧杂声也；"眼时妄见光"程本作"眼时妄见花"。

门，令其暖气通入耳内，冷复易之。如此数用，瘥后常以乱发卷以塞耳中，慎风。

《肘后》：疗耳中常鸣方。

生地黄截断塞耳，日十易之[1]，以瘥。一云：纸裹，微火中煨之用良。出第四卷中。

《千金》：疗耳鸣聋方[2]。

当归 细辛 防风 附子 芎䓖 白芷各六铢

上六味，末之，以雄鲤鱼脑和煎，三上三下，膏香，去滓，以枣核许塞耳中，以绵裹之。鱼脑用六合，微火炼之。

又方[3]

通草 细辛 桂心各三分 菖蒲四分 附子一分 矾石一分 当归 甘草各二分 独活六分 葱涕半合

上十味，捣末，以白鹅膏半合，旋旋和，以绵裹枣核大塞耳中，日三，取瘥。忌如常。

又，疗耳聋[4]鸣如流水声，久不治成聋方。

生乌头净洗，削如枣核大以塞耳中，日一易之，三日愈。亦疗痒及卒风聋。并出第六卷中。

聤耳方一十首

《病源》：耳者，宗脉之所聚，肾气之所通。足少阴，肾之经也。劳伤血气，热承虚也[5]，入于其经，邪随血气至耳，热气聚则生脓汁，故谓之聤耳[6]。出第二十九卷中。

《广济》：疗聤耳，痒有脓不止，菖蒲膏方。

菖蒲一两 狼毒 附子炮 磁石烧 矾石熬汁尽，各一两

上五味，捣筛，以羊髓和如膏，取枣核大塞耳中，以瘥为度。

又，疗聤耳脓血出方。

取车辖脂，绵裹塞耳中，瘥。《肘后》同。《千金》治虫入耳。

又，疗聤耳方。

黄连 龙骨 白蔹 赤石脂 乌贼鱼骨各等分

上五味，捣末，以绵裹塞耳中，每著以绵缠拭之著药。

《肘后》：疗聤耳，耳中痛，脓血出方。

取釜月下灰[7]吹满耳，令深，日三易之，每换即以篦子去之，然著药，取瘥为度。《千金》云：灶下灰薄耳中。

又方

附子末，以葱涕和，灌耳中，取瘥。单葱涕亦佳，侧卧令入耳中。出中卷。

又方

桃仁熟捣，以故绯绢裹塞耳中，日三易，以瘥为度。《千金》同。

又方

黄连 附子炮，各等分

上二味，捣末，以少许微微吹入耳中，每著药先拭恶物，然吹之。

又方

釜月下墨末，以猪膏和，绵裹纳耳

---

① 日十易之：《肘后方》卷六《治卒耳聋病方》第四十七作"日十数易"。

② 疗耳鸣聋方：《千金方》卷六第八"雄鲤鱼脑"用八两，下无"鱼脑用六合，微火炼之"九字。

③ 又方：《千金方》卷六第八作"治耳鸣水入方"，药味组成相同，剂量有差别。

④ 聋：《千金方》卷六第八无此字，应删。

⑤ 也：《病源》卷二十九《聤耳候》作"而"，下从。

⑥ 聤耳：指耳膜穿孔、耳内流脓为主要表现的疾病。又有脓耳、耳疳、耳痈等之称。《外科大成》卷三云："耳疳者，为耳内流出脓水臭秽也……出黄脓为聤耳。"《锦囊秘录》卷六也说："聤耳之名，更有五般，常出黄脓者谓之停耳……"

⑦ 釜月下灰：即灶门下灰。

中，日再。

《集验》：疗聤耳出脓水散方[1]。

矾石　乌贼鱼骨　黄连　龙骨

上四味，捣末，以枣核许绵裹塞耳中，日再。

《千金》：疗聤耳出脓方。

黄矾石　乌贼鱼骨　黄连　赤石脂各一两

上四味，捣末，以绵裹枣核大纳耳中，取瘥止，日二。出第六卷中。《翼方》用龙骨，无赤石脂。

耳卒疼痛方三首

《病源》：凡患耳中策策[2]痛者，皆是风入于肾之经也。不治，流入肾，则卒然变脊强背直成痉也。若因痛而肿生痈疖，脓溃邪气歇，则不成痉。所以然者，足少阴为肾之经，宗脉之所聚，其气通于耳。上焦有风邪，入于头脑，流至耳内，与气相击，故耳中痛。耳为肾候，其气相通，肾候腰脊，主骨髓，故邪流入肾，脊强背直。出第二十九卷中。

《肘后》：疗耳卒疼痛方。

蒸盐以软布裹熨之，取瘥良。

《备急》：疗耳疼痛，有汁出方。

熬杏仁令焦黑，捣如泥作丸，以绵裹纳耳中，频易之瘥。

《广济》：疗耳卒疼痛，求死者方[3]。

菖蒲　附子各一分

上二味，末，以麻油和，以点耳中[4]，立止。《肘后》、崔氏同。

耳卒肿方二首

《肘后》：疗耳卒肿出脓方[5]。

矾石烧末，以苇管吹耳中，日三四过，或以绵裹塞耳孔内，取瘥。

《备急》：疗耳卒肿方[6]。

栝楼根削可入耳，以腊月猪脂煎之三沸，冷以塞耳中，取瘥，日三作，七日愈。《肘后》治卒得风，觉耳中悗悗者。

通耳中脓方二首

《广济》：疗耳脓水通耳，矾石散方。

呈白矾八分，烧汁尽　麻勃[7]一分　青木香二分　松脂四分

上四味，捣末，先消松脂，然入药末，可丸如枣核，净拭以塞耳中，取瘥。

又，疗通耳脓水出方。

吴白矾八分，烧令汁尽，末　花燕脂[8]四十枚

上二味，和粉，净拭耳中，以粉粉之，每拭然[9]著药。

虫入耳方一十首

《广济》：疗虫入耳肿，不闻人语声，有脓血出方。

黄芪四分　干姜二分　蜀椒一分

上三味，捣末，以生地黄捣取汁和，

---

① 疗聤耳出脓水散方：原脱剂量，《千金翼》卷十一第十一作"矾石三两，烧，龙骨一两、黄连一两、乌贼骨一两"。使用时作"日三易"。

② 策策：象声词，象风声。

③ 疗耳卒疼痛，求死者方：《千金方》卷六第八作"治耳聋方"。

④ 以点耳中：《千金方》卷六第八作"以绵裹纳耳中"，《千金翼》卷十一第十一作"裹塞之"。

⑤ 疗耳卒肿出脓方：《千金方》卷六第八作"治底耳方"。

⑥ 疗耳卒肿方：《肘后方》卷六第四十七用法为"每日作，三七日即愈"。"耳中悗悗"，指听觉障碍，悗悗，模糊不清貌。

⑦ 麻勃：麻蕡之别名，又名麻蓝。辛温，有毒。祛风，止痛，破瘀，镇静。

⑧ 花燕脂：程本作"红蓝花燕脂"。

⑨ 然：程本作"然后"。义长。

用绵裹枣核大，塞耳中，日三夜一，以瘥止。

《肘后》：疗百虫入耳方。

苦酒渍椒灌之，即出。

又方

温汤灌耳中。

又方

捣蓝青汁以灌之。

《千金》：疗虫入耳方。

取桃叶火熨，以塞耳，卷之入中①。《肘后》同。

又方

以葱涕灌耳中，即出。并出第六卷中。

崔氏：疗虫入耳方②。

若甲虫入耳者，以火照之，手打木入。勿令损之，即向明出之。或蚰蜒诸虫入耳，以酢灌之，或麻油、或人尿亦佳，或酢酪更妙。

《备急》：疗虫入耳方。

以铜钱二七枚，以猪膏煎之，用将灌耳。

又方

以两刀于耳前相敲作声，虫即出走。

蜈蚣入耳方三首

《肘后》：疗蜈蚣入耳方。

以木叶③裹盐，炙令热，以掩耳上即出，冷复易之，验。

又方

闭气满即吐之，复闭准前，以出为度。或死耳中，徐徐以钩针出之。若积久不出者，取新豚肉炙，以④耳中撘⑤之，以出为度。

《千金》：疗蜈蚣入耳方。

炙猪肉⑥掩耳，即出。《集验》、《小品》同。出六卷中。

蚰蜒入耳方三首

《肘后》：疗蚰蜒入耳方。

熬胡麻捣，以葛囊盛，枕之，虫闻香则自出。

又方

以水银大豆许，泻耳中，敧卧⑦，空耳向下击铜器，叩齿十下，即出蚰蜒，呼为上蛄，似蜈蚣，黄色细长是也。

《备急》：疗蚰蜒入耳神效方。

以牛酪⑧满耳灌之即出，当半消。若入腹，空腹食好酪一二升，即化为黄水，不尽更服，神效。《肘后》同。

飞蛾入耳方二首

《肘后》：疗飞蛾入耳方。

先大吸气，仍闭口掩鼻呼气，其虫随气而出。

又方

闭气以苇管极吹之，即出。本云百虫入耳。

蚁入耳方二首

《肘后》：疗蚁入耳方。

烧陵鲤甲末，以水和灌之即出。

---

① 以塞耳，卷之入中：《千金方》卷六第八作"卷之以塞耳，立出"。

② 疗虫入耳方：高校本引注云："手打木入"，打木影为"打水"；"酢酪"当作"酥酪"。

③ 木叶：《肘后方》卷六第四十八作"树叶"。

④ 以：程本作"向"。

⑤ 撘（dá音答）：打，《玉篇·手部》："撘，手打也。"

⑥ 《千金方》卷六第八作"炙猪肉，令香"。

⑦ 敧（qī音七）卧：倚侧而卧。

⑧ 牛酪：《千金翼》卷十一第十一作"牛乳"。

《备急》：疗蚁入耳方。

炙猪脂安耳孔上即出。或两边。

耳杂疗方八首

《广济》：疗耳鸣或聋渍酒方。

菖蒲—斤 通草—斤 磁石—斤，碎，绵裹

上三物，切，以绢袋盛，清酒二斗浸之，春夏三日，秋冬五日，温服三合，渐加之至五合，以下丸药，亦甚良。

又，疗两耳肿，脓水出，不闻人语声方。

黄芪 升麻 犀角屑 栀子各六分玄参八分 干蓝 芍药 人参各四分 大黄八分 青木香 黄芩 芒硝各六分

上十二味，捣筛，蜜和丸，食后少时以枸杞根汤下二十丸，渐增之，忌如常。

又，疗两耳肿方。

青木香 防己 芍药 玄参 白蔹大黄 芒硝 黄芩各八分 赤小豆十分 紫葛八分

上十味，捣散，以榆木白皮捣汁和之，涂布帛上，贴肿取消。

《千金》：疗卒聋方①。

细辛一分 菖蒲一分 杏仁三分 曲末三分

上四味，捣筛，研杏仁合之如脂，枣核大以绵裹塞耳中，日一易，小瘥，二日一易，夜去之，且即著。

又，底耳②方。

烧黄矾捣末，绵裹塞耳中，二三日即瘥。

又，疗耳干町聍上都挺，下乃挺切，耳垢也不可出方。

烂捣自死蚯蚓，取汁灌耳，不过数灌即桃出之③。并出第六卷中。

《千金翼》：赤膏，主耳聋齿痛方。

丹参五两 蜀椒—升 大黄 白术细辛 芎藭各一两 大附子十枚 干姜二两巴豆十枚，去心 桂心四寸

上十味，剉，以苦酒渍一宿，以猪膏三斤煎，三上三下，药成去滓，可服可摩。耳聋者绵裹膏纳耳中，齿冷痛著齿间，诸痛皆摩。腹内有痛，以酒服一枣许大。咽喉痛，吞一枣核大一枚。出第十一卷中。

崔氏：疗风气及腰脚，并耳聋方。

磁石十二两，碎，绵裹 石上菖蒲四两通草三两 瞿麦二两 山茱萸三两 白术三两 独活四两 芎藭二两 署药三两 甘草二两，炙 附子二两，炮 桂心三两 生姜五两 杏仁二两，去皮尖，熬，碎 茯神二两 人参 前胡各三两 葱白切，一升④ 竹叶一握石膏二两，碎，绵裹

上二十味，切，以水一斗四升，煮。取二升半，去滓，分三服，宜向暮服之，令尽。慎如常法，五日禁食羊肉。

鼻中息肉方一十一首

《病源》：肺气通于鼻，肺脏为风冷所乘，则鼻气不和，津液壅塞，而为鼻齆⑤。冷搏于血气，停结鼻内，故变生息肉。其汤熨针石，别有正方，补养宣导，今附于后。

---

① 疗卒聋方：《千金方》卷六第八药味与此相同；剂量有出入；"捣筛……枣核大"作"捣为丸，干即著少猪脂，如枣核大"。

② 底耳：即脓耳、聤耳。

③ 烂捣……桃出之：此方的文字论述与《千金方》卷六第八出入较大，内容相同，疑为王氏意引。

④ 切，一升：原本无"一"字，据程本补。

⑤ 鼻齆（wèng）：病名，鼻塞不通，伴阻塞性鼻音。

《养生方导引法》云：端坐伸腰①，徐徐以鼻纳气，以右手捻鼻，除目暗，泪苦出。徐徐闭目吐气，鼻中息肉、耳聋亦能除。

又云：东向坐，不息三通，以手捻鼻两孔。治鼻中息肉。出第二十九卷中。

《肘后》：疗鼻中塞肉不通利方②。

矾石一两，烧　通草半两　真珠一两

上三味，末，以绵裹如枣核纳鼻中，日三易之。有加桂心、细辛各一两，同前捣末，和使用之。

又方

陈瓜蒂捣末，以付③塞肉上，取瘥。

又方

矾石烧　胡粉熬，各等分

上二味，末之，以青羊脂和，涂塞肉上，以瘥。

又方

细辛、瓜蒂各等分，末，以吹鼻中，须臾涕出，频吹之即瘥。《千金方》以絮裹如枣大④，塞鼻中，须臾通。张文仲亦治鼻齆不闻香臭。

《小品》：疗鼻中塞肉，通草散方⑤。

通草半两　真珠六铢，碎　矾石一两，烧
细辛一两

上四物，捣末，以绵裹如枣核，沾散如小豆，并绵头纳鼻中，日三，取瘥。《千金》同。

《千金》：疗鼻中息肉方。

灸上星二百壮，入发际一寸⑥。又夹上星两傍相去三寸，各百壮灸之，取瘥。出第六卷中。

《千金翼》：齆鼻，鼻中息肉不得息方⑦。

矾石三分，烧　藜芦二分　瓜蒂二七枚
附子二分，炮

上四物，捣末，芦管吹小豆许于鼻孔中，成以绵裹塞鼻中，日再，以瘥为度。一方加莽芦半两。出第十一卷中。

崔氏：疗鼻中息肉，不闻香臭方⑧。

烧矾石末，以面脂和，著鼻中，数日息肉随药出。《千金》同。

《必效》：疗鼻中清涕生塞肉方。

细辛六分　附子五分，炮　甘遂六分
通草五分　干姜四分　吴茱萸三合　桂心四分

上七味，捣筛末，蜜丸如杏仁，绵裹塞鼻，卧时著，即涕出。日三，避风，以瘥为度。或以帛裹头，甚良妙。

《古今录验》：疗鼻中息肉，通草散方。

通草　细辛　蕤仁　雄黄研　皂荚去皮子，各一分　白矾二分，烧　矾石三分，泥裹，烧半日，研　藜芦三分，炙　地胆三分，熬　瓜蒂三分　巴豆十枚，去皮　莔茹⑨三分　地榆

---

① 伸腰：原作"生腰"，据《病源》卷二十九《鼻病诸候》改。又，"生"，通"伸"。

② 疗鼻中塞肉不通利方：《千金方》卷六第二作"治鼻中息肉不通利，通草散方"，《千金翼》卷十一第四作"治鼻中瘜肉，通草散方"，药味相同，剂量、用法略有出入。

③ 付：用同"敷"下同。

④ 以絮裹如枣大：《千金方》卷六第二作"以绵裹如豆大许"。

⑤ 通草散方："矾石一两"，原本"一"字难以辨认，《千金方》卷六第二"矾石"用量一两，据此补原本"一"字；"通草"用量"十三铢"；"并绵头"作"并绵"。

⑥ 二百壮，入发际一寸：《千金方》卷六第二作"三百壮，穴在直鼻入发际一寸"。

⑦ 齆鼻，鼻中息肉不得息方：《千金翼》卷十一第四"齆鼻"上有"治"字；药味相同，剂量略有出入；"成以绵裹塞鼻中"句无"成"字，程本"成"作"或"。

⑧ 疗鼻中息肉，不闻香臭方：《千金方》卷六第二作"烧矾石末，以面脂和。绵裹著鼻中，数日息肉随药消落"。

⑨ 莔茹：草名，又名"离娄"，根可入药，毒草类。性味辛寒，有小毒。《神农本草经》云其"蚀恶肉败疮死肌，杀疥虫，排脓恶血，除大风热气，善忘不寐"。《名医别录》谓其"去热痹，破癥瘕，除恶肉。"

三分

上十三味，捣筛末，以细辛、白芷煎汤，和散付息肉上，又以胶清和涂之，取瘥。

又，疗鼻中息肉方[1]。

生地胆一枚 细辛 白芷末

上三味，以地胆押取汁，和药以涂贴息肉上，取消。亦只以地胆汁于竹筒中盛，当上灌之，即消。无生者，干即酒煮汁用之。

鼻齆方五首

《病源》：肺主气，其经手太阴之脉也，其气通于鼻。若脉脏调和，则鼻气通利，而知香臭。若风冷伤于脏腑，而邪气乘于太阴之经，其气蕴积于鼻者，则津液壅塞，鼻气不宣调，故不知香臭，而为鼻齆也。出第二十九卷中。

《千金》：疗鼻齆方。

甘遂 通草 细辛 附子炮，各一分

上四味，捣末，以白雄犬胆丸少许纳鼻中[2]，瘥，崔氏同。云卒急涕出四、五升愈。

又方

皂夹炙末如小豆，以苇管吹鼻中。

又方

以干姜末吹之。又蜜和塞之。

又方

以铁碌[3]一云锁。磨石取末，以猪脂和，绵裹塞鼻中，取瘥止。

又方

伏面临床前，以新汲水淋玉枕上，取瘥。并出第六卷中。

肺寒鼻齆方二首

《删繁》：疗肺寒损伤气咳及多唾，呼声鼻塞，干枣补肺煎方。

枣肉二升，取膏 杏仁一升，去尖皮，研酥一升 姜汁一升 蜜一升 饧糖一升

上六味，依常微火煎，每服一匙，瘥止。

又，疗鼻塞有清涕出方。

细辛 蜀椒汗 桂心 芎劳 吴茱萸各三分 皂荚炙，屑，二分 附子八分，炮

上七味，切，以苦酒渍一宿，以猪脂一斤煎，以附子色黄膏成，以绵裹纳鼻中，兼以摩顶。

鼻窒塞不通利方七首

《小品》：疗鼻中窒塞，香膏方[4]。

白芷 当归 芎劳 细辛 辛夷 通草 桂心 薰草各三分

上八味，㕮咀，以苦酒渍一宿，以猪膏一升煎，以白芷色黄成膏，滤去滓，取少许点鼻中，或绵裹纳鼻中，以瘥止。《千金》无桂心，不用薰草，用莽草。

《千金》：鼻塞，多年不闻香臭，清水出不止方[5]。

取当道车辗过蒺藜一把，捣，以水三升煎令熟，先仰卧，使人口含一合灌鼻中，不过再，大嚏出一两个息肉似烂虫，即瘥一方用黄连各二两。

---

① 疗鼻中息肉方：方中细辛、白芷末剂量缺。高校本引《太平圣惠方》作"细辛半分末，白芷半分末"。"干即"高校本引注疑为"干者"。

② 以白雄犬胆丸少许纳鼻中：《千金方》卷六第二作"以白雄犬胆和为丸，如枣核大，绵裹纳鼻中"。

③ 碌：《千金方》卷六第二作"锁"，宜改。

④ 香膏方：《千金方》卷六第二所载香膏方与此处药味组成、剂量略有出入；用法中"绵裹"作"绵沾如枣核大"。

⑤ 鼻塞，多年不闻香臭，清水出不止：《千金方》卷六第二方名"鼻"上有"治"字；"口含一合"作"满口含，取一合汁"；"烂虫"作"赤蛹"；"黄连各二两"作"黄连等分同煎"。

又，疗鼻窒，气息不通方①。

小蓟一把

上一味，以水三升，煮。取一升，去滓，分服。

又方

绵裹瓜带②末少许塞鼻中，并出第六卷中。

《古今录验》：疗鼻中不通利，窒塞者，香膏方③。

当归　芎䓖　青木香　细辛　通草　蕤核仁　白芷各二分

上七味，切，以羊髓微火煎白芷色黄膏成，去滓，以小豆许纳鼻中，日再，以瘥为度。《千金》有薰草，无青木香。云大热鼻中赤烂者，以黄芩、栀子代当归、细辛。

又，疗人鼻塞不通，皂荚散方。

皂荚一分，炙，去皮子　细辛　辛夷　蜀椒　附子炮，各等分

上五味，捣末，以少许吹鼻中，或以绵裹塞之，即通。

又，疗鼻窒塞不得喘息，皂荚散方。

皂荚去皮子，炙　菖蒲各等分

上二味，以末，绵裹塞鼻中，暮卧之时乃著，甚良。

鼻塞常清涕方二首

《病源》：夫津液涕唾，得热即干燥，得冷流溢，不能自改。肺气通于鼻，其脏有冷，冷随气入乘于鼻，故使津涕不能自收。出第二十九卷中。

《肘后》：疗老小鼻塞，常有清涕出方。

杏仁二分　附子二分　细辛一分

上三味，切，以苦酒拌，用猪脂五两煎成膏，去滓，以点鼻中，即通。又以摩囟上，佳。

《必效》：疗鼻塞多清涕方④。

细辛　蜀椒　干姜　芎䓖　吴茱萸　皂荚去皮尖　附子各三两　猪膏一升三合

上八味，切，㕮咀，以苦酒浸一宿，以猪脂煎，候附子色黄，去滓，膏成凝，以绵裹少许导鼻中，并摩顶。

鼻生疮及疳虫蚀方九首

《病源》：鼻是肺之候，肺气通于鼻，其脏有热，气冲于鼻，故生疮也。

《养生主导引法》云：踞坐，合两膝，张两足，不息五通，治鼻疮。出第二十九卷中。

《千金》：疗疳虫蚀鼻生疮方。

烧铜箸投酢中，以涂之。

又方

绵裹人屎灰，夜卧著之。

又方

烧祀灶饭末以敷之。

又方

烧牛、狗骨灰末，以腊月猪脂和，敷之瘥。

又方

烧杏仁压取油敷之。又乳和敷⑤。

又方

取乌牛耳垢敷之良。

---

① 疗鼻窒，气息不通方：《千金方》卷六第二"小蓟"需"㕮咀"；服法为"分二服"；无"去滓"两字。

② 瓜带：《千金方》卷六第二作"瓜蒂"，宜从。

③ 疗鼻中不通利，窒塞者，香膏方：《千金方》卷六第二、《千金翼》卷十一第四并作"治鼻不利，香膏方"，药味组成略异，剂量有出入；"薰草"原误作"塞草"，据改。

④ 疗鼻塞多清涕方：《千金方》卷六第二载此方多"桂心一两"，为九味药，无"切"字；药量有出入；"并摩顶"作"并摩鼻上"。

⑤ 又乳和敷：《千金方》卷六第二作"捣杏仁乳敷之"。

又方

烧故马绊末敷之。

又方

取牛鼻头津①敷之良。并出第六卷中。

《必效》：疗鼻内热气生疮有脓臭，并有虫方。

矾石一两，烧　生地黄三两　苦参一两

上三味，切，以水八合，煮。取三合，以绵滤之，微微点鼻中，日三、五度，瘥止。

牙疼方八首

《广济》：疗牙疼，巴豆丸方。

巴豆十枚，去皮心，熬，研如膏　大枣二十枚，取肉　细辛一两，末

上三味，相和研为丸，以绵裹著所疼处咬之，如有涕唾，吐却，勿咽入喉中，日三瘥。

崔氏：疗牙疼方。

乌头　独活　郁李根白皮各一大两

上三味，切，绵裹，以好酒一大升半，渍一宿，缓火煎取一升，去滓，看冷热，渐含，良久即吐却，含取瘥。齿痛不问风、虫，无不瘥。必须含吐之，不可咽却也。有毒恐伤人，单用乌头、独活亦瘥。

又方

令患人所患牙齿啮②宅东南桑枝一条，教三姓人于桑枝灸三炷，一炷咒之曰：东方有虫子，不食五谷，专食牙齿，三姓灸齿痛，蝎虫自然死。一咒一再拜，即令灸人，患人等还，不得回头更看之。

张文仲：疗牙疼验方。

独活五分　莽草二分　细辛二分　附子一枚

上四味，切，以苦酒五合浸，以铜器

中温之稍热，含良久吐却汁，未瘥更含之，勿咽汁，欲食以暖水漱口，甚良。

《救急》：疗牙疼方。

莽草　细辛　枳根皮各三两　椒一合，汗

上四味，切，以水一升，煮。取半升，细细含之十度，永不发。药有毒，不得咽之，含了以暖水三五度漱口讫，以胡桐律③一豆著痛齿上，风痛、虫食并瘥。

《必效》：疗牙疼方。

取皂荚子捣末，以绵裹如弹子大两颗，于酽醋中煮热彻，于牙疼处啮之，冷即易，日三五度，以瘥为度。

又方

取桃、李、槐并白皮各等分，以酒煮含之，取定。

姜君：疗牙疼方。

白杨皮一握　地骨皮一两　椒二七枚　杏仁二七枚，去皮　细辛一两　生地黄二两，碎　好盐一合　苍耳子二两，碎

上八味，切，以酒二升，煎六七沸，去滓含之，冷即吐却别含，以瘥为度。

齿痛方一十一首

《病源》：手阳明之支脉入于齿，齿是骨之所终，髓之所养。若风冷客于经络，伤于骨髓，冷气入齿根，则齿痛。若虫食齿而痛者，齿根有孔，虫在其间，此则针灸不瘥，傅药虫死，痛乃止。其汤熨针石，别有正方，补养宣导，今附于后。

《养生方导引法》云：常向本命日，

---

① 牛鼻头津：《千金方》卷六第二作"牛鼻津"。

② 啮：原作"齧"，"啮"的异体字。下迳改。

③ 胡桐律：即胡桐泪。性味咸、苦，寒。入胃经。清热、化痰、软坚。

栉发①之始，叩齿九通，阴咒曰：大帝散灵，五老反真，泥丸玄华，保精长存，左回拘月，右引日根，六合清炼，百疾愈因。咽唾②三过，常数行之，使齿不痛，发牢不白，头脑不痛。

又云：东向坐，不息四通，琢齿二七。治齿痛病。大张口琢齿二七，一通二七。又解，四通中间，其二七大势，以意消息，瘥病而已，不复疼痛。解病，鲜白不鲞，亦不疏离。久行不已，能破金刚。

又云：东向坐，不息四通，上下琢齿三十六下。治齿痛。出第二十九卷中。

《广济》：疗齿痛及落尽，石胆敷方。

取石胆研，以人乳汁和，以敷齿痛上或孔中，日三、两度。止痛后生齿，百日复故。齿生止，每以新汲水漱令净。

《集验》：疗齿痛方。

鸡屎白烧灰末，以绵裹置齿痛上咬咋之，瘥。

又方

芎䓖　细辛　防风　矾石烧，令汁尽
附子炮　藜芦　莽草

上七味，各等分，捣筛为末，以绵裹弹丸大，酒渍，熨所患处，含之勿咽汁③《千金》同。

又方④

独活三分　黄芩　芎䓖　当归　荜拨
各二两　丁香一两

上六味，切，以水五升，煮。取三升，去滓，微微含漱良。久吐却更含。

又方

含白马尿，随左右含之，不三五口瘥。张文仲、《备急》同。并出第六卷中。

张文仲：疗齿疼痛方。

烧牛膝根末，以绵裹著齿痛处含之。

又方

蜀椒　矾石各一两

上二味，以水一升，煎取六合，去滓

含之，漱口吐却，勿咽之。

《备急》：疗齿痛方。

胡菜子五升，应是胡荽子也。以水五升，煮。取一升含吐之。谨按：《本草》菜耳，一名胡菜，杀疥湿䘌，封丁肿。此治齿痛相近，即非是胡荽子也。

又方

马夜眼如米许，以绵裹著痛孔中，断根源也。

《古今录验》：疗齿痛方。

取杨柳细白皮，卷如指大含嚼之，以汁渍痛齿根，数过即瘥。

又方⑤

独活三两　芎䓖　当归　荜拨　黄芩
甘草　细辛各二两　鸡舌香一两

上八味，切，以水五升，煮。取三升，去滓，含之取瘥。《千金》无甘草。

齿疼方六首

《千金》：疗齿疼方⑥。

灸外踝下高骨前交脉三壮。

又方

---

①　栉（zhì 音治）发：原作“抌发”，据《病源》卷二十九《牙齿诸病候》改。“栉发”，指疏理头发，古成年人栉发，借指年长，成年。

②　唾：原作“垂”，据程本及《病源》卷二十九《齿痛候》改。

③　含之勿咽汁：《千金方》卷六第六作“含之勿咽，日三，刺破极佳”。

④　又方：《千金方》卷六第六、《千金翼》卷十一第七并作“含漱汤”，方中另有“细辛”一味，共七味药；剂量略有出入。其中“荜拨”即“假蒟”，为胡椒科植物假蒟的根。主治疟疾，脚气，牙痛，痔疮等。

⑤　又方：《千金方》卷六第六、《千金翼》卷十一第七并作“含漱汤”，方中无甘草，以“丁香”易“鸡舌香”。

⑥　疗齿疼方：《千金方》卷六第六作“治头面风，口齿疼痛不可忍方”；“齿疼”作“风齿疼痛”；“外踝下”作“外踝上”。

以绳量手中指至掌后一横文，又折为四分，量文后当臂中灸一壮，随左右取之。

又方

鸡屎白以醋渍煮，稍稍含之，瘥。

又方

生地黄一节　蒜一瓣

上二味，捣，以绵裹著痛处咬之，勿咽汁，汁尽吐出，日日为之，瘥止。

又方

含驴尿，须臾止。并出第六卷中。

姜生：疗齿疼方。

附子一分　胡椒　荜拨各二分

上三味，捣末，著齿痛上，又以散用腊①和为丸，置齿痛孔上，取瘥止。

牙齿疼痛方八首

《病源》：牙齿痛者，是牙齿相引痛。牙齿是骨之所终，髓之所养。手阳明之支脉入于齿，若髓气不足，阳明脉虚，不能荣于牙齿，为风冷所伤，故疼痛也。又有虫食于牙齿，则齿根有孔，虫居其间，又傅变②余齿，亦皆疼痛。此则针灸不瘥，傅药虫死，痛乃止。出第二十九卷中。

《广济》：疗牙齿疼痛，牙龂③肿痒，齿根宣露方。

肥松节四分　细辛二分　蜀椒二分　胡桐律四分

上四味，以清酒四升，煮十沸，承热含之，冷即吐，却更含，瘥止。

又，疗牙疼齿痛方。

取槐白皮一握，切

上一味，以酢一升煮，去滓，著盐少许，适寒温含，日三易之。

《备急》：姚氏疗牙齿疼痛方④。

取枯竹，烧竹一头，以柱钱上得汁，多著齿上，即瘥。

《必效》：疗牙齿疼痛方。

防风　附子　蜀椒各二两　莽草一两，炙

上四味，捣筛为散，温清酒一盏和，少许含，勿咽汁，以酒漱口，十年患亦瘥，止。

又方

独头蒜煨之，乘热截一头，以熨痛上，转易之，亦主虫痛。

又，矾石散⑤，疗牙齿疼痛，风龋颗羽切，说之：龋，齿虫也，下同。　虫食挺根出，齿已落者方。

矾石烧令汁尽　藜芦炙　防风　细辛　干姜　白术　椒汁　甘草炙　蛇床子　附子炮，各八分

上十味，捣筛为散，温酒半升，纳散方寸匕，搅调含之，漱吐，勿咽之，日三度，瘥，百日齿已落者还生，每食时，更以空酒漱去药气，然后吃食。

又，疗牙齿疼，肉宣露，风疼效方。

莨菪子捣末，绵裹著痛上，吐却汁，勿咽之，良。

又方

独活七两⑥　生地骨白皮切，三升　细辛一两　枫柳皮一两　甘草二两，炙

上五味，切，以水五升，煮。取一升，细细含，勿咽，冷即吐之。

---

① 腊：高校本云疑作"蜡"，宜从之。

② 傅变：《病源》卷二十九《牙齿痛候》作"传受"，应据改。

③ 龂（yín 音银）：同"龈"，《玉篇·齿部》："龂，齿根肉。"下同。

④ 姚氏疗牙齿疼痛方：高校本引注云："枯竹"疑为"苦竹"；"以柱钱上"，程本作"以注钱上"，高校本引注"钱"疑当作"盏"。

⑤ 矾石散：高校本注云："颗羽切"据《广韵》应作"驱雨切"；"说之"疑作"说文"。

⑥ 七两：程本作"十两"。

蟹齿方五首

《病源》：齿蟹①者，是虫食②齿至断，脓烂汁臭，如屯③之状，故谓之蟹齿。出第二十九卷中。

《广济》：疗蟹齿，石黛散方。

五月五日干虾蟆烧灰，石黛、甘皮各等分，捣末，以敷齿上，取瘥。

又，疗蟹齿及口疮虫食，紫蓝灰方。

取紫蓝烧作灰，以涂敷之，日三五度，取瘥为度。

又，疗蟹齿并虫，积年不瘥，从少至老方④。

雀麦一名牡姓草，似牛尾草，一味苦瓠叶三十枚，净洗露一宿，平旦取草屈长二寸，广一寸，厚五分，以瓠叶裹缚，作五六十裹子，以三年酢渍之，至日中以两裹，火中炮令极热，纳口中齿外边熨之，冷更易。取铜器以水纳中，解裹于水中洗之，即有虫长三分，老者黄色，少者白色，多即三二十枚，少即一二十枚。此方甚妙。《千金》同。

《必效》：近贵胜共敷蟹齿方。

细辛　当归　甘草炙　蛇床子各一两
青葙子三两

上五味，捣，以绵裹如大豆，著齿上，日三，勿咽汁，瘥止。《肘后》同。

又，蟹齿方。韦给事处得之。

每见月拜咒云：月阿姑，蟹齿虫枯；月阿姨，蟹齿虫死。以瘥即止。

齿风疼痛方三首

张文仲：疗头面风，口齿痛不可忍方。

椒一合　莽草十叶，熬　白术　雀李根
郁李根也　独活　芎𦫳各二两　细辛　防风

各一两

上八味，切，以酒三升，煮三五沸，去滓，含之⑤，以瘥为度，勿咽汁。《千金》无白术。

《救急》：疗齿风动痛方。

苍耳一握，以浆煮，著盐含之。

《古今录验》：疗齿中风，疼痛龋肿，芎𦫳汤方。

细辛一两　芎𦫳二两　附子一两，炮

上三味，切，以水六升，煮。取二升，去滓，含之少许，冷即吐却，日三四度，勿咽汁。

龋齿方七首

《病源》：手阳明之支脉入于齿，足太阳脉有入于颊，遍于齿者。其经虚，风气客之，结⑥搏齿间，与血气相乘，则断肿。热气加之，脓汁出而臭，侵食齿断，谓之龋齿，亦曰风龋。

《养生方》云：朝夕琢齿，齿不龋。

又云：食毕，当漱口数过，不尔，使人病龋齿。出第二十九卷中。

《广济》：疗齿龋痛方。

五月五日虾蟆烧作灰　石黛　甘皮

―――――――

① 蟹（nì 音泥）：虫食病。

② 食：程本作"蚀"。按"食"用作"蚀"，侵蚀。下同。

③ 屯：程本作"蚀"。

④ 疗蟹齿并虫，积年不瘥，从少至老方：《千金方》卷六第六"雀麦……似牛尾草"作"雀麦草，一名杜姥草，似牛尾草"。用量四十枚。雀麦草，性味甘平，无毒，主女人产不出，去虫。制作时"至日中以两裹，火中炮令极热"作"至日中以两裹，内火中炮令极热"。

⑤ 含之：《千金方》卷六第六作"含之，冷吐更含"。

⑥ 结：原作"络"，据《医心方》卷五第五十八改。

细辛　白鸡屎　麝香　干姜　熏黄①

上八味，各等分，以薄绵裹少许，纳虫齿孔中，日三易之，瘥。

《集验》：疗龋齿方。

取松脂锐如锥，注龋孔内，须臾龋虫缘松脂出。

又方

煮鸡舌香汁含之瘥。

《千金》：疗龋齿及虫齿方②。

白附子—分　知母—分　细辛五分　芎䓖三分　高良姜二分

上五味，末，以绵裹少许著龋上，勿咽汁，日二三。亦治口气。

又方

取白马悬蹄少许，塞孔中③，日三度即瘥，止。《翼》同。并出第六卷中。

张文仲：疗龋齿方。

以郁李根白皮切，水煮浓汁含之，冷易之，当吐虫出。

《备急》：龋齿方。

皂荚炙，去皮子，末，少许著齿痛上，瘥。

齿虫方五首

《病源》：齿虫是虫食于齿，齿根有孔，虫在其间，亦令齿疼痛。食一齿尽，又度食余齿。

《养生方》云：鸡鸣时，常叩齿三十六下。长行之，齿不蠹虫，令人齿牢。

又云：朝未起，早漱口中唾，满口乃吞之，辄啄④齿二七过。使人丁壮有颜色，去虫而牢齿。

又云：人能常服玉泉，必可丁壮妍悦，去虫牢齿。谓口中唾也⑤。出第二十九卷中。

《小品》：疗齿虫，腐棘刺漱汤方。

腐烂棘针二百枚，即是枣木刺朽落地

者，用一物，以水一升，煎。取一升，含之即瘥。日四五度，以瘥为度。

《删繁》：疗龋齿虫方⑥。

莨菪子三合，青钱七文烧令赤，取小口瓶子，可令口含得者，将钱纳瓶子中，取莨菪子一撮安钱上，令爆烷声，仍以水少许淋钱上，即气出，用熏齿，冷止。三合药尽为剂，虫食、龋齿、风痛并用。《千金》同。

又，疗虫齿痛，椒汤方。

蜀椒—两　矾石半两　桂心—两

上三味，以水三升，煮。取一升，去滓，含之漱齿，勿咽汁，甚良。

又，附子塞虫孔丸方。

附子一枚炮末，以腊⑦和之为丸，准齿虫孔大小纳之，取瘥止。

《必效》：杀齿虫方。

雄黄末，以枣膏和为丸，塞牙孔中，以膏少许置齿，烧铁篦烙之，令彻热，以瘥止。一方有附子一枚。

风齿方四首

《病源》：手阳明之支脉入于齿，头面有风，阳明之脉虚，风乘虚随脉⑧流入

---

① 熏黄：雄黄的一种。下同。

② 疗龋齿及虫齿方：《千金方》卷六第六所载药味与此相同，剂量有出入。

③ 少许，塞孔中：《千金方》卷六第六作"如米许，以绵裹著痛处孔中"。

④ 啄：《病源》卷二十九《齿虫候》作"琢"。啄、琢均释作叩击之义。

⑤ 谓口中唾也：句上省"玉泉者"。

⑥ 疗龋齿虫方：《千金方》卷六第六"小口瓶"作"小口罂"，罂，瓶也；"仍以水少许"作"仍以水半合许"；"用熏齿，冷止"作"将口含罂口，令气莫出，用熏齿，冷复更作"。"烷（chè 音彻）"，裂也。

⑦ 腊：高校本引注当作"蜡"。

⑧ 脉：原作"风"，据《病源》卷二十九《风齿候》改。

于齿者，则令齿有风，微肿而根浮也。出第二十九卷中。

《集验》：疗风齿疼肿闷方。

莽草二两

上一味，以水五升，煎。取三升，含漱之，勿咽汁。

又方

椒二十粒　枳根皮　莽草　细辛　菖蒲　牛膝各二两，切

上六味，切，以水四升，煮。取二升，去滓，细细含之，以瘥为度。未瘥，更作取瘥。

《备急》：疗风齿疼刺[1]肿方。

煮独活，含之良。

又，疗风齿肿，杉叶汤方。

杉叶三两　芎䓖　细辛各二两

上三味，切，以酒四升，煮。取二升半，稍稍含之，取瘥，勿咽之。

风齿根出方二首

《广济》：疗热风，齿龂肉欲尽根出，恐是疳虫食龂，及耳鼻疼痛方。

石黛五分　细辛　棘刺　菖蒲　香附子　当归　青木香　胡桐律　干姜各四分　青葙子六分

上十味，捣为散，以半钱匕绵裹，就齿痛处含之，勿停，瘥止服后丸方。一方无细辛，有鸡舌香。

丸方

苦参八分　大黄　黄芩　枳实各六分　地骨皮六分　玄参八分　黄连八分

上七味，捣筛，蜜为丸，食后少时以浆水服一十五丸，日再服，至二十丸，增减自量之。忌蒜、面、猪肉。

风齿口臭方二首

《广济》：疗风齿口气臭，芎䓖汤方。

芎䓖三两　当归三两　独活四两　细辛　白芷各四两

上五味，切，以水五升，煮。取二升，去滓，含漱，日三五度，取瘥。

齿败口臭方[2]。

取芎䓖，煮一味含之。

牙齿风龋方三首

《延年》：疗牙齿风龋方。

鼠黏子[3]

上一味，捣，以水四升，煮。取二升半，滤去滓，适寒温含之，冷吐别含，取瘥。

又方

薏苡根四两，切

上一味，以水四升，煮。取二升，含，冷易之。

又方

郁李根白皮切，四两　细辛一两　盐一合

上三味，切，以水四升，煮。取二升半，去滓，纳盐含之，取瘥。

牙齿疼风虫俱疗方五首

《广济》：疗牙齿疼痛，风虫俱瘥方。

独活　防风各四两　芎䓖　细辛　当

---

① 刺：高校本引注云作"颊"。

② 齿败口臭方：高校本引注云作"风齿败口臭方"。

③ 鼠黏子：牛蒡子的别名。

归各五两　沉香八分　鸡舌香　零陵香①各五两　黄芩十分　升麻八分　甘草六分,炙

上十一味,捣筛,烊腊②少许,丸如小豆,以薄绵裹当痛上含,有汁咽亦无妨,口臭气尤妙。

又,疗齿痛,不问虫、风者方。

熏黄③一两　莽草一两　腊月羊脂　蜀葵茎两枝

上四味,捣熏黄等为末,消羊脂,以葵茎醮脂点药末,注齿痛处孔中,日三五度,每令葵茎热用之,良。

又,疗牙齿疼虫痛,含汤方。

脂松脂三两　皂荚一枚,去皮子,炙令黄　石盐七枚

上三味,以水二升,煮。取八合,去滓温含,冷吐之,即瘥止。

崔氏: 疗牙齿隐隐痛,无问风虫,摇动齿,断脚宣露,含此药效,其断便生方。

取细柳枝择去皮,剉一升炒之,纳大豆一升,和柳枝更炒,以豆炮声尽,于垍④器盛之,以清酒三升渍之,经三日含之,频吐即无妨,两剂无不愈,其断亦生。出第四卷中。

《必效》: 疗风虫疼痛方。

取屋间蜂窠一枚,炙　椒七粒

上二味,以水一升,煎。取半升含之,或断肿,勿怪之。

风冲牙齿摇动方二首

《延年》: 疗风冲牙齿摇动方。

车下李根白皮郁李根也,三两,切　苍耳子三合,碎

上二味,以水三升,煮。取二升,含之,良。

又方

芎䓖三两　细辛一两　防风二两　薏苡根三两

上四味,切,以水六升,煮。取三升,去滓,含漱齿,日三五度,瘥止。

疳虫食齿方一十首

《千金》: 凡齿断宣露⑤,多是疳䘌⑥及月蚀方。

以角蒿⑦烧灰,夜涂齿断间使满,不过两、三度即瘥。慎油腻、沙糖、干枣及桂,切忌之。

又方

每旦以盐一捻纳口中,以暖水含,和盐揩齿⑧百遍,可长为之,口齿牢密。

又,凡人好患齿痛,多由月蚀夜食饮所致,识者特宜慎之,所以日月蚀未平复时,特忌饮食,小儿亦然。方⑨。

蚯蚓、粪水和作稠泥团,以火烧之令极赤,末之如粉,以腊月猪脂和,敷齿断上,日三即瘥止。

又,疳虫食齿根⑩方。

---

① 零陵香:又名熏草、陵草、熏衣草、满山香。为报春花科植物灵香草的全草。辛、甘、平。祛风寒,行气,止痛,驱蛔。

② 腊:当为"蜡"。

③ 熏黄:雄黄的一种。下同。

④ 垍(jì音计):陶器。

⑤ 齿断宣露:病证名,又名牙宣,齿挺。症见齿龈先肿,继而龈肉逐渐萎缩,终致牙根宣露,或齿间出血,或溢脓汁。

⑥ 疳䘌:病证名,指口中疳䘌。常因多种慢性疾患引起,是一种以牙龈肿痛腐烂,口腔黏膜溃疡为主证的疳䘌。

⑦ 角蒿:一年生草本植物。又名猪牙菜。茎叶似青蒿,花紫红色,秋季结蒴果,呈长角状。可治口疮。

⑧ 揩齿:《千金方》卷六第六作"揩齿及叩齿"。

⑨ 方:《千金方》卷六第六作"治齿痛漱汤方"。

⑩ 疳虫食齿根:病名,因阳明胃火上炎而致,症见齿龈肿痛,继则腐溃多脓,甚则穿破腮颊。

伏龙肝①置石上，著一撮盐，须臾化为水，以面展取，待凝厚，取以纳病上。

又方

以皂荚去皮，炙，末②，涂上，虫即出。

又方

纯麻子烛烬研，以井花水和敷之。

又方③

黑羚羊脂　莨菪子各等分

上二味，和，先烧锄銎使赤，纳其中，烟出，以布单覆头，令烟入口熏之。并出第六卷中。

张文仲：疳虫方。

大醋一升，煮枸杞④白皮一升，取半升含之，虫即出。

姜生论云：齿断⑤虚软，而无脓血。又口置，其齿断触著，即脓血出。又口疳，其齿断不触，自然脓血出。又口瘘，其齿断上有小孔如蜂窠形。又齿疳，其骨脆，烂其齿断，唇口吻变作白色，或作青紫黑色者，是急疳之状，死不过旬月⑥，宜急疗之。先看唇颊边有赤白黑脉处，即须以针，针去恶血，便烧铁箆烙之，如此变即定，或附齿有黄色物，如烂骨状，名为食床。凡疗齿看有此物，先以甘⑦刀略去之，然后依方用药，其齿断内附著齿根者，形如鸡子膜，有如蝉翼缠著齿者，亦须细看之，不尔，其齿断永不附著齿根也。病状如前，后方自有委曲也。又雄黄膏，疗齿中疳疮蜃瘘虫蚀牙齿，口里之疾皆疗之。其膏以十二月合，即得一年用，不尔难久停方。

好牛酥五大两　蜜腊⑧半两　雄黄一小两，研　朱砂二分，研　藁本半大两　藜芦二分　杏仁四分，去皮尖　芎䓖　白芷　鳗鲡鱼⑨　升麻各三分

上十一味，以酥中煎诸药，鱼令黄色，去鱼煎三上三下，入腊煎，沫尽膏成，收器中，搅勿住手，凝定，以本方即诸药并为末，不去滓，甚良。

又，升麻揩齿方。

升麻半两　白芷　藁本　细辛　沉香各三分　寒水石六分，研

上六味，捣筛为散，每朝杨柳枝咬头软，点取药揩齿，香而光洁。一方云：用石膏、贝齿各三分，麝香一分，尤妙。

齿痛有孔方四首

《备急》：疗牙齿有孔方。

莨菪子数粒，纳齿孔中，以腊封之，即瘥。

《古今录验》：疗齿痛有孔，不可食饮，面肿，莽草汤方⑩。

莽草七叶　猪椒九个

上二味，以浆水二升，煮。取一升，适寒温含满口，冷即吐之，日二三含之。《千金》同。

又，疗齿龋痛有孔方。

取雄雀屎，以绵裹纳齿孔中，日二易之。

姜生：疗齿有孔方。

附子二分，炮，去皮　蜜腊五分

————————

① 伏龙肝：《千金方》卷六第六作"地龙"。

② 炙，末：《千金方》卷六第六无此两字。

③ 又方：《千金方》卷六第六"黑羚"作"黑羖"，程本同此；"锄銎（qióng 音穷）"作"铁锄斧銎"，"銎"为戈、矛刃下口或斧头上装柄的孔。

④ 枸杞：《千金方》卷六第六作"枸杞根"。

⑤ 断：山胁尚德曰："断"疑当作"龂"。丹波元坚云："断，龂误，下并同。"

⑥ 月：程本作"曰"。

⑦ 甘：程本作"钳"。

⑧ 腊：山胁尚德云疑当作"蜡"。下同。

⑨ 鳗鲡鱼：又名鳗鱼、白鳗，入肝、肾经。补虚羸，袪风除湿。

⑩ 莽草汤方：程本"猪椒"作"蜀椒"。《千金方》卷六第六"莽草"用"十叶"；"猪椒九个"作"猪椒附根皮长四寸者七枚"；"上二味"下有"㕮咀"二字。"猪椒"，原植物为芸香科之两面针，根或枝叶均可入药。性味辛苦温，能袪风通络，消肿止痛。

上二味，相和为丸，塞齿孔中即瘥。忌冷水、油腻。

齿挺出及脱落方五首

《广济》：疗齿牙风挺出疼痛，郁李根汤方。

郁李根五两　芎藭二两　细辛二两　生地黄四两

上四味，以水六升，煮。取二升半，去滓，先以盐汤漱口，然温含之，冷即吐，更含取瘥。

崔氏：疗牙齿挺出疼痛不可忍方。

羊肾脂三合　泔淀二合　牛粪绞取汁，一合　甘草半两，生用，末之　青黛一枣大　熏黄半两，末

上六味相和，铜器中微火煎五六沸，取东引桃枝如筋大六枝，以绵缠头，点取药，更互热烙齿断际，隔日又烙之，不两三度，看好肉生，以瘥乃止。欲烙时，净刮齿牙根上，然后为之，不尔肉不生，十余日忌生冷、酢、酒、肉、陈臭，一年禁油。

又，疗痾湿，牙齿脱落，刺唇穿破，及下部侵蚀，并痔蜃齿，悉疗之方。顾参军授甘家秘之。

青黛二两　雄黄研　朱砂研　茛菪子熬　青矾石　黄矾石　白矾石并烧令汁尽　附子炮　苦参　甘草炙　藜芦炙　细辛　麝香研，各一两

上十三味，捣筛为散，有前齿疾，稍稍著病上，日二三。湿蜃者，以井花水，平旦抄取半钱匕，水中服之，兼以薄绵裹如枣核许，著蚀虫蜃处，日三，瘥止。下部中湿蜃蚀之，以苦参、甘草作汤，和半钱匕灌之，良。并出第四卷中。

张文仲：疗齿根欲脱落方。

取生地黄捣，以绵裹贴齿根，长[1]含之甚妙。

《备急》：比见患齿风，伤齿挺出一分者方。长咋地黄尤妙，更不复发。

齿间血出方三首

《病源》：手阳明之支脉入于齿。头面有风，而阳明脉虚，风挟热乘虚入齿断，搏于血，故血出也。出第二十九卷中。

《千金》：齿间血出者方[2]。

竹叶浓煮，著盐含之，冷吐。

又方

童子小便温含之，冷吐，血即止。并出第六卷中。

《备急》：疗齿疼痛，断间血出神验方。

好盐熬，每夜封齿根上，沥水尽乃扣齿一二百遍，即瘥。忌枣、沙糖等。

齿血不止方四首

《千金》：疗齿血不止方[3]。

刮生竹皮以苦酒渍之，令其人解衣坐，使人含噀其背三遍，仍取茗草浓煮汁，含之漱咽，终日为之。

又，疗齿断间津液，血出不止方[4]。

生竹茹四两，醋浸一宿，含之。

---

① 长：程本作"常"。

② 齿间血出者方：《千金方》卷六第六方中"竹叶"作"苦竹叶"；"著盐"作"与盐少许，寒温得所"。

③ 疗齿血不止方：《千金方》卷六第六载此方"生竹皮"作"生竹皮二两"；"茗草"作"竹茹"；"含之漱咽"作"勿与盐，适寒温含漱之"。"含噀（xùn 音训）"，指含在口中。

④ 血出不止方：《千金方》卷六第六"竹茹"用量"四两"，"醋浸一宿"作"醋煮"。

又方①

细辛二两　甘草二两，炙

上二味，醋一升煮，夜含之，及热尤良。

又方

矾石一两烧末，以水二升煮②，先拭血，乃含之。并出第六卷中。

齿肿方二首

《千金》：疗齿根肿方。

松叶一把　盐一合

上二味，以好酒三升，煮。取一升，含之，冷吐，瘥即止。

又，疗齿肿痛及虫方③。

黄芩　甘草　桂心　当归　细草　蛇床子各一两

上六味，切，以浆水七升，煮取三升，去滓含之，日三夜一，良。并出第六卷中。

牙疼痛及虫方三首

《必效》：疗牙风疼方。

取东墙下朽骨，削之如疼牙齿许大，于熄灰中煨烧令热，于所痛处啮之，冷即易之。

又，牙虫痛并虫蚀方。

以水煮露蜂房、细辛各等分，含之即瘥止。

又，疗牙疼及头，牙断风肿，口急不开，面目虚肿，皆颐④都雷切　起者方。

蒴藋⑤五两，以水五升，煮。取四升，去滓

蜀椒一两　吴茱萸　独活　乌贼鱼骨　桃胶各一两　桂心半两　酒一合

上八味，切，以水二升，煮。取八合，投蒴藋汁及酒，更煎。取一小升，去滓，含之就病处，日三，以瘥止为度。

牙齿杂疗方七首

《集验》：疗齿楚痛方。

生地黄　桂心

上二味，合以含嚼，咽汁无妨⑥。《千金》同。

《删繁》：疗心虚寒，口气臭冲人，又虫齿痛，芎䔖散方。

芎䔖八分　白芷七分　甘草五分，炙桂心四分　杜蘅⑦四分　当归五分

上六味，捣筛为末，以酒和方寸匕服之，日二服。

《千金》：疗酒醉、牙齿涌血出方。

烧钉赤，柱⑧血孔中，即止。

又，疗齿痛方⑨。

当归　桂心　甘草炙，各二两　矾石六

<hr>

① 又方：《千金方》卷六第六载此方"甘草"用量"一两"；用法中"醋一升煮，夜含之"作"㕮咀，以醋二升，煎取一升，日夜旋含之"。

② 以水二升煮：《千金方》卷六第六作"水三升，煮取一升"。

③ 疗齿肿痛及虫：《千金方》卷六第六作"治齿龈肿痛及虫痛方"，药味与此相同；"细草"作"细辛"，高校本按"细辛，一名细草"；制法中"浆水"作"醋浆水"；用法"日三夜一"作"日三夜二"。

④ 颐（yí 音移）：同"颐"，颊；腮。程本作"颐（duī 音堆）"，"颐"，头不正貌。

⑤ 蒴藋（shuò zhuó 音烁灼）：也作"蒴藋（zhuó 音灼）"，即陆英，又名扦扦活、接骨草、走马箭、七叶麻。甘、酸、温。活血消肿，祛风除湿。

⑥ 咽汁无妨：《千金方》卷六第六作"令味相得咽之"。

⑦ 杜蘅：又名士细辛、马蹄香、马辛、南细辛。为马兜铃科植物杜衡的根或全草。辛温，有小毒。祛风散寒，温肺化饮，活血止痛。

⑧ 柱：程本作"炷"。《千金方》卷六第六作"注"。

⑨ 疗齿痛方：《千金方》卷六第六作"酒醉，牙齿涌血出方"，药味组成中另有"细辛一两"，共五味药；用量有出入；煎服方法为"以浆水五升，煮取二升，含之，日五六夜三"。

分，烧

上四味，切，以浆水二升，煮。取一升，含之，日五六，瘥止。

张文仲：疗齿痛，风引肿摇动发作，不聊[1]虫蚀尽方。

矾石烧　干姜　藜芦　蛇床子　甘草炙　细辛　蜀椒　防风各一两

上八味，捣散，以一钱匕和温酒二合，含之，勿咽汁，冷却吐出，日三度，瘥止。齿落自复生。甚效。

又，疗历齿稍碎坏欲尽方。

矾石如枣大，以绵裹含之，取瘥。

《古今录验》：疗牙齿根摇，拟欲堕者，齲齿方。

取生地黄，绵裹含之，微嚼候汁味尽弃之，乃更含之。

紧唇[2]方一十三首

《病源》：脾与胃合，胃为足阳明，其经脉起鼻，环于唇，其支脉入络于脾[3]，脾胃有热，气发于唇，则唇生疮。而重被风邪寒湿之气搏于疮，则微肿湿烂，或冷或热，乍瘥乍发，积月累年，谓之紧唇，亦名沈唇。出第三十卷中。

《广济》：疗紧唇，水银膏方。

水银　熏黄研　青矾研　苦参各二两，末　绛绯[4]方三寸　乱发一鸡子大　细辛三两，末

上七物，以绯裹发，用麻油一斤，蜡[5]二两，先煎苦参、细辛，以绯发消尽，入水银石药及蜡，候膏成收，凝定以敷痛上，取瘥为度。水银和石药两味研令尽，入煎之。

又，疗紧唇疮久不瘥，石硫黄膏方。

石硫黄研　白矾烧　朱砂研　水银麝香　黄柏末，各一分

上六味，和水银研于瓷钵中，以水银

尽，用腊用猪脂和如泥，先拭净，然以涂之，日三、五，以瘥为度。甚良。

《小品》：疗紧唇方[6]。

以白布缠作烛，著空斧中烧布，斧刃有汗出，以指历取，涂病上，取瘥。《千金》同。

《千金》：疗紧唇方。

灸虎口，男左女右，七壮。

又方

灸承浆三壮，良。

又方

青布烧灰，酒服之，又以脂和涂。

又方

以蜡片灸贴之，一宿瘥。

又方

灸松脂，贴上。

又方[7]

先灸疮，烧蛇皮灰以敷之。并出第六卷中。

崔氏：疗紧唇方。

取膝头垢，绵裹烧敷之。

又方

取屠儿肉机[8]上垢，烧涂之。

又方

烧人屎灰敷之。

又方

---

① 聊：程本作"疗"，宜改。

② 紧唇：病名。谓因唇疮而致口唇紧急，难于开合。

③ 脾：原"脾"下衍"胃"字，高校本据《病源》卷三十《唇疮候》删。

④ 绛绯：似应为深红色衣服。

⑤ 蜡：原作"腊"，据程本改。下同。

⑥ 疗紧唇方：《千金方》卷六第五作"缠白布作大灯炷如指，安斧刃上，燃炷令刃汗出，拭取敷唇上，日二三度，故青布亦佳，并治沸唇"。沸唇，泛指常有渗出的唇部湿疮。"斧"高校本疑当作"釜"。

⑦ 又方：《千金方》卷六第五载此方用法为"以蛇皮拭之，烧为灰敷之"。

⑧ 机：程本作"几"，"机"通"几"，桌案。

马芥，亦名刺芥，捣取汁，日曝令浓，先揩唇使血出，以药匕①涂之，亦疗刺风。并出第四卷中。

沈唇②疮烂方五首

《肘后》：疗沈唇，常疮烂方。

以五月五日鲤鱼血，以书光墨和涂。

《集验》：疗沈唇紧唇方。

以青布卷烧炷，著斧上，取汁③涂之良。《千金》同。

又方

取乱发、蜂房、六畜毛烧作灰，以猪脂和如膏，敷。《千金》同。

又方

鳖甲及头垢烧灰末敷之。《千金》同。

又方

矾石烧末，和胡粉敷之瘥。

唇疮方三首

《肘后》：疗唇疮方。

以头垢付④之，日三。《千金》同。

又方

以东壁土敷之。

《千金》：疗唇疮方。

胡粉敷之。

口疮方一十一首

《广济》：疗口疮煎方。

龙胆　黄连　升麻　槐白皮　大青各二两　苦竹叶切，一升　白蜜半升

上七味，切，以水五升，煮。取一升，去滓，下蜜煎之，涂口疮，瘥。

又，疗口舌生疮，含煎方。

升麻　大青　射干各三两　栀子　黄柏切，各一升　蔷薇白皮五两　苦竹

叶一升，切　生地黄汁，五合　生玄参汁，五合，无，用干者二两

上十味，切，以水六升，煎。取二升，去滓，入生地黄汁、蜜，煎成一升如饧，细细含之，取瘥即止。

又，心脾中热，常患口疮，乍发乍瘥，积年不瘥方。

升麻八分　大青　枳实炙　甘草炙，各六分　苦参七分　黄连八分　生干地黄八分

上七味，捣罗，蜜丸，以水服二十丸，日再。忌如常法。

《集验》：疗口疮方。

升麻　黄柏　大青切

上三味，切，以水煮含之，冷吐，瘥止。

又方

芦根⑤四两　黄柏　升麻各三两　生地黄五两

上四味，切，以水四升，煮。取二升，去滓含，取瘥。含极冷吐却，更含之。

《千金》：疗口疮不歇，生牛膝漱口煎方⑥。

生牛膝　生襄荷根各三两　刺柏叶一两

上三味，剉，绵裹，以酒三升，渍一宿，微煎一两沸，含之。

《必效》：口疮方。

黄芩　芍药　羚羊角屑　黄柏　大青

---

① 匕：原作"七"，据程本改。

② 沈唇：即沉唇。沉，汁也。《左传·哀公三年》："无备而官办者，犹拾沈也。"杜预注："沈，汁也。"沈唇泛指常有渗出的唇部湿疮。

③ 取汁：《千金翼》卷十一第六作"取斧上热汁"。

④ 付：用同"敷"。

⑤ 芦根：《千金方》卷六第三作"蔷薇根皮"。

⑥ 疗口疮不歇，生牛膝漱口煎方：《千金方》卷六第三作"治口疮不歇方"，其中"刺柏叶"作"黄柏"；煎煮方法为"微火煎一两沸"。

苦竹叶各二两　升麻三两

上七味，切，以水七升，煎。取二升，去滓，纳蜜二合，搅含，冷吐，以瘥止。《肘后》同。

《古今录验》：疗口疮汤方。

细辛　甘草　桂心各三两

上三味，以酒一升，煮。取六合，含之。

又，黄芩汤，疗口疮，喉咽中塞痛，食不得入方。

黄芩　黄连　甘草炙　黄柏各一两

上四味，切，以水三升，煎。取一升，含之，冷吐，取瘥。

又方

大青四分　山栀子　黄柏各一两　白蜜半升

上四味，切，以水三升，煮。取一升，去滓，下蜜更煎一两沸，含之，取瘥止。

又，升麻散，主口疮方[1]。

升麻六分　黄柏六分

上二味，捣末，以绵裹含之。

口疮久不瘥方二首

《千金》：疗口疮不瘥，入胸中生疮，三年以上不瘥方。

蔷薇根浓煮汁，含之。又稍稍咽之，三日三夜[2]瘥。冬取根，夏取茎叶。

又方

以角蒿灰涂之，一宿知，二宿瘥，勿咽汁，取瘥为度。

又论云：凡患口疮及齿，切禁油、面、酒、酱、醋、腻、干枣，瘥后七日断之弥佳。若不久慎，寻手即发，发而更疗，其瘥稍迟。慎之！慎之！蔷薇根、角蒿为口疮之神药，人皆不知之[3]。

口吻疮[4]方四首

《病源》：足太阴为脾之经，其气通于口。足阳明为胃之经，手阳明为大肠之经，此二经[5]并夹于口。其腑脏虚，为风邪湿热所乘，气发于脉，与津液相搏则生疮，常湿烂有汁，世谓之肥疮，亦名燕口疮。出第三十卷中。

《千金》：疗口吻疮方。

楸白皮及湿，贴之，数易取瘥。

又方

掘经年葵根，欲腐者弥佳，烧灰[6]以敷之。

又方

白杨枯枝，铁上烧一头，取潜[7]涂之。本方云疗燕吻[8]。

---

① 升麻散，主口疮方：《千金方》卷六第三中"黄柏"作"黄连"。方中四味药剂量有出入。

② 三日三夜：《千金方》卷六第三作"日三夜一"。

③ 凡患口疮……人皆不知之：此节内容与《千金方》卷六第三大致相同，文字叙述略异，禁忌中"醋、腻"，《千金方》作"酸醋、咸腻"。疑系王氏意引。

④ 口吻疮：病名，又名口肥疮、燕口疮，小儿多患之。因脾胃湿热上攻唇口而致，症见口角生疮，色白糜烂，疼痛微肿，湿烂有汁。

⑤ 经：《病源》卷三十《口吻疮候》作"经脉"。

⑥ 烧灰：《千金方》卷六第三作"烧作灰，及热"。

⑦ 潜：字书无此字，《千金方》卷六第三作"淆"（yì音义），下有"及热"二字。"淆"，为火烧松汁所得的汁液。《集韵·霁韵》："淆，烧松枝取汁曰淆。"此谓火烧白杨枯枝所得的汁液。

⑧ 燕吻：即燕吻疮，病名。谓口角生疮干裂。其疮色白，开口则燥痛，遇风则开裂，并微有清血，多因脾胃有客热而致。

又方①

以新炊饭了甑，唇及热熨之，二七下，三两上，瘥止。

口干燥方五首

《删繁》：疗口热干燥，甘草丸方②。

甘草六分，炙　人参六分　半夏六分，洗　乌梅肉六分　枣膏十分

上五味，捣筛四味，枣膏相和，入蜜，丸如弹子，含之瘥。《千金》同，分两小异。

《千金》：疗口干，除热下气方。

石膏五合，碎，绵裹

上一味，以水三升，煎取二升，入蜜二升，煮。取二升，去滓，稍稍含咽之③，瘥止。

又，口干方④。

猪肪脂鸡子大擘，纳醋半升渍一宿，绞汁服之，取瘥为度。

又方⑤

酸枣一升，去核　酸石榴子五合　干葛三两　乌梅五合，去核　麦门冬四两，去心　覆盆子三合　甘草炙　栝楼三两

上八味，捣，以蜜丸，含如枣核大，润为度。

张文仲：主口干方。

干枣肉三两　甘草炙　杏仁去尖皮　乌梅二两

上四味，捣，以蜜和丸如枣核，含以润，瘥止。

口臭方九首

《千金》：疗口中臭方。

桂心　甘草　细辛　橘皮各等分

上四味，捣筛，以酒服一钱匕，瘥止为度。

又方⑥

甘草五两　芎䓖四两　白芷三两

上三味，捣筛，以酒服方寸匕，日三，三十日口香。

又方

浓煮细辛含之，久却吐，甚良。

又方⑦

橘皮五分　桂心三分　木兰皮四分　芎䓖六分，一云枣四十个

上四味，捣筛，以酒服方寸匕，日再服。一方无芎䓖，亦可以枣丸含化。

又方

大豆熬令焦，以醋沃取汁⑧，含之。

又方

细辛　豆蔻

上二味等分，捣末，煮含之，甚良。

又方⑨

栀子　甘草炙，各三分　细辛五分　桂心二分　芎䓖四分

————

① 又方：《千金方》卷六第三载其治法作"以新炊饭了甑，及热以唇口向甑唇上熨之"，治疗时"二七下（十四次以下），三两上（二三次以上）"程本作"三十下，三两度"。

② 甘草丸方：《千金方》卷六第三载方中另有"生姜"一味，共六味药；用法中"含之"作"旋含咽汁，日三"。

③ 稍稍含咽之：《千金方》卷六第三作"含如枣核大，咽汁尽，更含之"《千金翼》卷十一第五同。

④ 口干方：《千金方》卷六第三"猪肪脂"作"羊脂或猪脂"；"绞汁服之"作"绞取汁，含之"。

⑤ 又方：《千金方》卷六第三作"治虚劳口干方"；方中"干葛"作"葛根"；"甘草"，"栝楼实"各用"二两"。

⑥ 又方：《千金方》卷六第三载本方三味药用量与此有别，比例相同。

⑦ 又方：此方四味药，与《千金方》卷六第三有出入，《千金方》无"芎䓖"，有"大枣二十枚"，"橘皮"用"二十铢"。

⑧ 以醋沃取汁：《千金方》卷六第三作"及热醋三沃取汁"。

⑨ 又方：《千金方》卷六第三作"治口吻疮方"。

上五味，捣筛，蜜丸，食后服七丸，日再服，瘥止。

又方①

芎藭　白芷　橘皮　桂心各四分　枣肉八分

上五味，捣筛四物，以蜜和枣肉为丸，食后服十丸，又含之，以瘥为度，此方甚验。

《古今录验》：疗口臭方②。

甘草二两，炙　细辛二两，末

上二味，临卧三指撮，以酒服之，甚良。《千金》同。

舌论一首

《删繁》：舌者，主心，小肠之候也。舌重十两，长七寸，广二寸半，善用机衡，能知五味。凡有所啖，若多食咸，则舌脉凝而变色；多食苦，则皮槁而外毛拔；多食辛，则舌筋急而枯干；多食酸，则舌肉胅而唇揭③；多食甘，则舌根痛而外发落。又曰：心欲苦，肺欲辛，肝欲酸，脾欲甘，肾欲咸，此五味内合五脏之气也。若脏热则生疮，唇揭赤色。若腑寒则舌本缩，而口噤唇青。寒宜补之，热宜泻之，不寒不热，依腑脏调之。

舌本缩口噤方二首

《删繁》：疗舌小肠腑寒应舌本缩，口噤唇青，独活解噤膏方。

独活　芎藭各三两　天雄一两，炮　防风一两　蜀椒二合　莽草十叶　细辛　桂心各一两　苦李根皮三两　猪肪二升

上十味，㕮咀，绵裹，以苦酒一升，淹渍一宿，以猪肪微火煎之，去滓，膏成，凝以绵裹少许，口含于舌下压之，取瘥，日三度易之，此方甚良。

又，生艾叶薄法。

无生艾叶者，取干者捣之，以水淹一升已来，熟捣以帛涂之，于寒处上封裹之，以瘥为度。

舌上疮方二首

《千金》云：舌上疮不得食，舌本强，颈两边痛，此因心虚热所致，疗之方④。

柴胡　升麻　栀子仁　芍药　通草各四两　黄芩　大青　杏仁去尖皮　生姜各三两　石膏八两，绵裹

上十味，切，以水一斗，煎。取三升半，分四服，日三夜一。

又，疗舌上疮方⑤。

猪膏一斤　蜜二升　甘草如指节三寸

上三味相和，煎相得，即含枣许，咽之，日三瘥止。

咽喉舌诸疾方七首

《千金》：喉舌诸疾方。

松子　苦芥子

捣，以苦酒和贴上。

又方

---

① 又方：方中剂量《千金方》卷六第三"分"并作"两"。"食后服十丸，又含之"作"如大豆服十丸，食前后常含之"。此方《千金方》卷六一治口吻疮，一治"口臭"，服法有异。

② 疗口臭方：《千金方》卷六第三"细辛"作"桂心"，制法中二味药需"末之"。

③ 舌肉胅而唇揭："胅"，丰厚，《方言》卷十三"胅，厚也"。"舌肉胅而唇揭"，指舌厚而唇上翻。

④ 疗之方：《千金方》卷六第四载此方与此处药味组成相同，剂量有出入；"以水一斗"作"以水一斗九升"。

⑤ 疗舌上疮方：《千金方》卷五第九作"治小儿口疮不得吮乳方"。

麦面，以苦酒和涂之，痛止。

《小品》：疗喉诸病方。

鸡子一枚破，以黄白搅，吞之，瘥。

文仲：疗咽喉舌诸方①。

爪耳下张口解间突处，痛爪勿止，两、三食久即得咽喉开。

又方

随所近左右，刺手中指爪甲下，令血出，当先缚中指令血聚，然刺之。

《备急》：疗急喉咽舌病者方。

随病所近左右，以刀锋裁刺手大指甲后爪中，令出血即愈。

又方

病人卧，急爪其蹠心，随所近左右，以瘥为良。

口唇舌鼻杂疗方一十四首

《广济》：疗𤸪虫蚀唇鼻齿口及余处皆效方。

石硫黄研　干漆熬　文蛤烧作灰

上三味，各等分，绢筛之，每用减取胡桃大，麝香枣核大，研和，先拭上恶物血等，然敷之，日三。

《肘后》：疗唇里忽生丸核稍大方②。

以刀锋决之，令血出瘥。

《删繁》：疗舌主心，脏热即应舌生疮裂破，唇揭赤，升麻泄热煎方③。

升麻三两　射干三两　子柏切，一升苦竹叶切，五合　大青二两　生芦根　蔷薇根白皮各切，一升　生玄参汁，五合　生地黄汁，五合　赤蜜八合

上十味，切，以水四升，煮七物，取一升，绞去滓，下诸汁蜜等，候成煎，放冷，以绵取之，封贴舌上含之，细细咽之，以瘥为度，良。《千金》同。

《千金》：疗舌上有疮四五孔，大如簪者，出血如涌泉，此心脏病，治方④。

戒盐五分　黄柏　黄芩各三分　人参二分　甘草二分，炙　大黄三分　桂心二分

上七味，捣末，蜜和丸，以饮服十丸，渐增之，或烧铁篦烙孔上。

又，疗膀胱热不已，口舌疮咽肿，升麻煎方⑤。

升麻　大青　黄柏各二两　蔷薇根射干　玄参各四两　蜜五合

上七味，切，以水七升煎六物，取一升，去滓下蜜，煎成含之，以瘥即止。

又，疗口傍疮方⑥。

乱发灰、故絮灰、黄连末各等分，以敷疮取瘥。《翼》中有干姜。

又，疗唇边生疮，连年不瘥方。

以八月蓝叶十斤，捣汁澄取淀，以敷之。

又，疗唇舌忽生疮方。

烧鸡舌香⑦末，绵裹敷之，取瘥。

---

① 疗咽喉舌诸方：山胁尚德云："'诸'字下疑脱'病'字。"爪，抓也。《说文》王筠释例："爪欲作抓。"

② 疗唇里忽生丸核稍大方：《医心方》卷五第三十九云此方操作方法为："以刀锋决去其脓血即愈。"

③ 升麻泄热煎方："热"原作"势"，据程本改。《千金方》卷六第四作"升麻煎泄热方"，其中"子柏"作"柏叶"，程本作"黄柏"。

④ 治方：程本及《千金方》卷六第四载此方用量均有出入。《千金方》卷六第四、《千金翼》卷十一第八在"以饮服十丸"下均作"以饮服十丸如梧子，日三"。"或烧铁篦烙孔上"《千金方》作"亦烧铁烙之"，《千金翼》作"仍烧铁烙之"。

⑤ 升麻煎方：《千金方》卷六第三本方"蔷薇根"作"蔷薇根白皮"，其他药味相同，剂量有出入；"取一升"作"煮取一升五合"。

⑥ 疗口傍疮方：《千金方》卷六第三、《千金翼》卷十一第五并作"疗口旁恶疮方"，方中并有"干姜末"。

⑦ 鸡舌香：《千金方》卷六第五作"鸡屎白"。

又，疗唇黑肿痛痒不可忍方。

取大钱四文，于石上磨似泥，或干用腊月猪脂和，涂之，瘥。

又方

以竹弹弓弹之，要恶血出，瘥。

又，疗远行唇口面𬓤破方①。

煎腊月猪脂，敷之瘥。

又，疗冬月唇干坼血出方。

捣桃仁以猪脂和涂。

张文仲：疗舌强不能言方。

矾石　桂心各一两

上二味，捣末，敷舌上瘥。

《必效》：疗舌忽然粗满口方。

以釜下煤和盐等分，以涂舌肿令遍，沥清水涂之，取瘥止。

外台秘要方卷第二十二

右从事郎充两浙东路提举茶盐司干办公事赵子孟校勘

————————

① 疗远行唇口面𬓤破方：《千金方》卷六第五作"治远行唇口面皱裂方"；"煎腊月猪脂"句"煎"字原作"前"，据改，程本同。

外台秘要方卷第二十三 瘿瘤咽喉疬瘘二十八门

朝散大夫守光禄卿直秘阁判登闻检院上护军臣林亿等上进

瘿病方一十八首

《病源》：瘿①者，由忧恚气结所生，亦由饮沙水，沙随气入于脉，搏颈下而成之。初作与瘿核相似，而当颈下也，皮宽不急，垂捶捶然②是也。恚气结成瘿者，但垂核捶捶然无脉也。饮沙水成瘿者，有核瘰瘰③然无根，浮动在皮中。

又云：有三种瘿：有血瘿④，可破也；息肉瘿⑤，可割之；有气瘿⑥，可具针之。

《养生方》云：诸山水黑土中出泉流

---

① 瘿：即瘿瘤，病名。多因肝气郁结，气滞生痰，痰气搏结于喉结，或地方水土所致。症见颈前生长肿物，色红而高突，有如璎珞状。《说文·疒部》："瘿，颈病也。"临证中有五瘿之分型。

② 捶捶然："捶"通"垂"。指瘿瘤肿块下垂的样子。

③ 瘰瘰：即"瘰瘰"。指瘿瘤肿块表现凸凹不平，触之如核块瘰瘰状。

④ 血瘿：五瘿之一。多因肝火暴盛，逼血沸腾，复被外邪所搏而致。症见颈生瘿块，皮色紫红，上有交叉露现的赤脉红丝。相当于颈部血管瘤。

⑤ 息肉瘿：即五瘿中的肉瘿。多因气郁犯脾，脾失健运所致。症见颈部有单个或多个肿块，状如覆碗，皮色如常，软如棉团，硬者如馒头，始终不溃，可伴有急躁，多汗，心悸胸闷。相当于甲状腺瘤及结节性甲状腺肿等病。

⑥ 气瘿：五瘿之一。多因情志抑郁或水土因素所致。症见颈部生肿物，边缘不清，皮色如常，按之柔软，随喜怒增大或缩小。

者，不可久居，常食令人作瘿病，动气增患。出第三十一卷中。

《肘后》：疗颈下卒结囊，渐大欲成瘿，海藻酒方。

海藻一斤，去去咸　清酒二升

上二味，以绢袋盛海藻，酒渍，春、夏二日，一服二合，稍稍含咽之，日三；酒尽，更以酒二升渍，饮之如前；滓曝干，末，服方寸匕，日三；尽更作，三剂佳。崔氏、文仲同。

又方

昆布、海藻等分，末之，蜜丸。含如杏核大，含稍稍咽汁，日四五。并出卷中。

深师： 疗瘿方。

桂心　昆布洗　海藻洗　甘草炙　白面熬，各三分　龙胆　海蛤研　土瓜根　半夏洗　吴茱萸　牡蛎熬，各一两

上十一味，为散。酢浆水服五分匕，先食，日三，十日知，尽药，愈。节食盐、羊肉、饧、生葱、菘菜。

又方

海藻二分，洗　龙胆二分　昆布二分，洗　土瓜根二分　半夏二分，洗　小麦面二分，炒

上六味，为散。先食，酒服方寸匕，日三，二十日知，三十日愈。忌羊肉、饧。并出第二十九卷中。

《小品》：瘿病者，始作与瘿核相似，其瘿病喜当颈下，当中央不偏两边也。乃不急膇直伪切，重膇病也然，则是瘿也。中国人息气结瘿者，但垂膇膇无核也。长安及襄阳蛮人，其饮沙水喜瘿，有核瘰瘰耳，无根浮动在皮中，其地妇人患之。肾气实，沙石性合于肾，则令肾实，故病瘿也。北方妇人饮沙水者，产乳其于①难，非针不出，是以比家有不救者，良由此也。疗瘿方。

小麦一升

淳苦酒一升，渍小麦令释②，漉出曝燥，复渍使苦酒尽，曝麦燥，捣、筛；以海藻三两别捣，以和麦末令调，酒服方寸匕，日三。禁盐、生鱼、生菜、猪肉。《肘后》、崔氏、《备急》云：疗三十年瘿疾。《集验》、文仲、范汪等同。出第十卷中。《肘后》用海藻五两。

《集验》：疗瘿酒方。

是水雨经露出柳根③三十斤

上以水一斛，煮得五斗，同米三斗酿之，酒成，先食，服一升，日三。范汪同。出第四卷中。

崔氏：海藻散，疗瘿④方。

海藻八两，洗去咸汁　贝母二两　土瓜根二分　小麦曲二分，炒

上四味，作散。酒服方寸匕，日三。

又方

秫米三升，依酒法炊

上一味，取圆叶白杨皮十两，去上苍者，慎勿令见风，细切，以水五升，煮取二升浓汁，渍曲末五两，用前件秫米依酒洗⑤酘⑥之熟讫，封塞一七日，然后空腹服一大盏，日再服，三日内即效，神验无比。并出第四卷中。

张文仲、《隐居效验》： 疗瘿方⑦。

---

① 其于：程本作"甚艰"。

② 释：程敬通曰："'释'，解也。又渍米曰'释'，是浸麦令胀大也。"

③ 是水雨经露出柳根：意当作：经雨水冲刷露出的活柳树根。

④ 疗瘿：《医心方》卷十六第十四引崔氏作"治三十年瘿及瘰疬"。

⑤ 洗：程本作"法"。

⑥ 酘（dòu 音豆）：酒再酿，《广韵·候韵》："酘，酘酒。"《集韵·候韵》："酘，《字林》：'重酺也。'通作投。"

⑦ 张文仲《隐居效验》疗瘿方：《医心方》卷十六第十四引《效验方》名为"治瘿昆布丸方"。与本方药味相同，剂量有出入。

昆布洗　松萝各三分　海藻五分

上三味，捣，蜜丸如杏核大。含咽津，日三夜二，大佳。《备急》、《肘后》同。

又，疗瘿，司农杨丞服效。第一方。

昆布六分，洗　海藻七分　松萝　干姜桂心各四分　通草五分

上六味，捣、筛，蜜丸如梧子。一服吞七丸，即住在颈下瘿处，欲至食时，即先饮少酒，下却丸子，然进食。禁酢、蒜、盐、酪、臭肉、仓米等。若瘿大者，加药令多，取瘥。

又，第二方。

昆布洗　海藻洗，各一斤

上二味，细切，好酒五升浸七日，量力取数服；酒尽，以酒更浸两遍，药力尽，当以此酒下前丸药益善。《备急》、《肘后》同。

又方

小麦三升

上以三年米酢三升渍麦，曝干，干更浸，使酢尽，又曝干，捣、筛为散；别捣昆布为散，每服取麦散二匕，昆布散一匕，旦饱食讫，清酒和服之；若不能饮酒者，以水和服亦得，服尽即瘥，多服弥善。无所禁，但不用举重，及悲啼烦恼等事。《肘后》、《备急》、《集验》同。

又，含丸方。

槟榔仁三两　马尾海藻三两，洗　昆布三两，洗

上三味，末之，蜜丸如鸡子黄大。每日空腹含一丸，徐徐令津液取汁咽之。忌盐。并杨丞方，服验。《肘后》、《备急》同。并出第六卷中。

《救急》：疗瘿要切方。

鼠黏草根一大升，汤洗

上细切除皮者一升，一物以水三升，煮。取一升半，分温三服，服相去如人行四、五里一服，宜顿服六剂，病即瘥。一方削除皮，细切取三大升，捣、筛为散，蜜和丸如梧子，一服二十丸，日再服之，稍稍加至三十丸，以无灰酒进之。出第五卷中。

《古今录验》：疗气瘿方。晋州熙公奏徐公方。

问荆一两，出海岛　羖羊靥①五具，去脂炙白蔹　椒目　甘草炙，各一分　小麦曲末二两，熬

上六味，捣、筛，为散，羊靥一种，别捣为末，相和，好浆浸，更捣作丸如小枣大，一服五丸。无禁。

又方县令祖□宗②进二分

羊靥一百枚，暖汤浸去脂，炙　大枣二十枚，去皮

作丸服。忌慎如常药法。

又方

取羊靥一具，去脂，含汁，汁尽去皮，日一具，七日含，便瘥。

又，疗瘿，海藻散方。

海藻十分，洗　昆布一两，洗　海蛤一两，研　通草一两　菘萝洗　干姜　桂心各二两③

上七味，下筛，酒服一钱匕，日三。出第四十一卷中。《肘后》无干姜，有白蔹。

气瘿方一十首

《广济》：疗气瘿气，胸膈满塞，咽喉项颈渐粗，昆布丸④方。

---

① 羖羊靥：原"靥"误作"癍"，据程本改。下并同。

② 祖□宗："祖"下一字漫漶，高校本考形似"树"字。

③ 各二两：原"二"字漫漶，今据程本补。

④ 昆布丸："疗气瘿气"疑"瘿"下衍"气"字。"羊靥二七枚"：程本作"羊靥二具"。据："上五味"文例，"味"下疑脱"捣筛"二字。程本无"无食许后"四字。

昆布二两，洗去咸汁　通草一两　羊靥二七枚，炙　马尾海藻一两，洗去咸汁　海蛤一两，研

上五味，蜜丸如弹子，细细含咽汁。无食许后。忌生菜、热面、炙肉、蒜、笋。

又，疗冷气筑咽喉，噎塞兼瘿气，昆布丸方。

昆布八分，洗　干姜六分　犀角六分，屑　吴茱萸四分　人参八分　马尾海藻四分，洗　葶苈子六分，熬　杏仁八分，去皮、尖，熬

上八味，捣、筛，蜜丸如梧子。空腹，以饮服。忌生冷、热面、炙肉、鱼、蒜、笋、黏食、陈臭等。

又，疗气妨塞方。

昆布三两，洗　菘萝　通草　柳根须各三两，近水生者

上四味，捣、筛，蜜丸如弹丸大。以海藻汤浸，细细含之，咽尽勿停。忌举重、生嗔、忧悲等。

又，疗瘿细气方[1]。

昆布十二分，洗　马尾海藻十分，洗　杏仁各八分，去皮、尖，熬　通草　麦门冬去心　连翘子各六分　干姜　橘皮各六分　茯苓八分　松萝三两

上十味，捣末，以袋盛，含，乃以齿微微嚼药袋子，汁出入咽中，日夜勿停。看有问荆加四分佳。忌嗔及劳、油腻、黏食。并出第二卷中。

深师：苏子膏，疗气瘿方。

腊月猪脂一升　苏子　桂心　大黄　当归　干姜　橘皮　蜀椒汗，各三分

上八味，切，以水六升，煮。取二升，去滓，纳猪脂，消尽服，瘥。忌生葱。出第二十九卷中。

崔氏云：凡水瘿[2]、气瘿可瘥，石瘿[3]不可治。疗气瘿方。

平旦，手挽瘿，令离项，掐[4]他劳切其

下根，脉断愈。一日一度掐。易愈者，七日；如难瘥者，三七日愈。

又方

昆布二两，洗　海藻二两，洗　龙胆一两　马刀半两，炙　海蛤半两，研　大黄一分　熏黄半两

上七味，捣，蜜丸如梧子大。破除日以绵裹一丸，含咽津，朝、暮空腹服。忌五辛、猪肉。

又方

海藻二两，洗

上一味，以淳酒四升，渍二宿，漉去滓，细细暖含咽之，尽即更造，取瘥为度。范汪同。并出第四卷中。

《必效》：主气瘿方。

白头翁半两　昆布十分，洗　海藻七分，洗　通草七分　玄参　连翘子各八分　桂心三分　白蔹六分

上八味，捣、筛，蜜丸如梧子，五丸[5]，若冷用酒服。禁蒜、面、猪、鱼、生葱。出第五卷中。

《古今录验》：疗瘿有在咽喉初起，游气去来，阴阳气相搏，遂停住喉中前不去，肿起如斛罗[6]，诸疗不瘥，小麦汤方。

小麦三升　昆布二两，洗去咸　厚朴炙，

---

① 又疗瘿细气方：山胁尚德曰："'细'即指'细瘤'，见下瘤方中。""杏仁各八分"中"各"字似衍。"连翘子各六分"中"各"字原脱，据程本补。"捣末，以袋盛"五字原缺，文义不畅，据程本补。"看有问荆加四分佳"程本无"看"字。

② 水瘿：病名。指由于水土因素所致的瘿病。

③ 石瘿：病名。多由气郁、湿痰及瘀血凝滞而成。症见颈部肿块，凹凸不平，坚硬不移，可伴有易怒，多汗，胸闷心悸；后期可有气管、食道、声带受压症状。相当于甲状腺瘤。

④ 掐（tāo 音掏）：即"掏"，挖取之意。

⑤ 五丸：疑当作"一服五丸"。

⑥ 斛罗：山田业广引惟寅曰："'罗'、'箩'借音。'斛罗'犹言'斗筲'，竹器容斛者。"

一两　橘皮　附子炮　海藻洗,各二两　生姜五两　半夏洗,五两　白前三两　杏仁一百枚,去尖、皮

上十味,切,以水一斗,煮。取三升半,分五服,相去一炊顷。忌猪、羊肉、饧、冷水。出第四十一卷中。

五瘿方八首

深师:五瘿丸方。

取鹿靥以酒渍令没,炙干,纳酒中,更炙令香,咽汁,味尽更易,十具愈。《千金翼》同。出第二十九卷中。

范汪:疗五瘿方。

昆布三两,洗　海蛤二两,研　松萝三两　海藻三两,洗　通草　白蔹　桂心各二两

上七味,作散,酒服方寸匕,日三。《千金翼》同。出第四十二卷中。

《千金》:疗石瘿、劳瘿[1]、泥瘿[2]、忧瘿[3]、气瘿方。

海藻洗　龙胆　海蛤研　通草　昆布洗　礜石[4]烧　松萝各三分　小麦曲四分,熬　半夏洗,二分

上九味,作散,酒服方寸匕,日三。禁食鱼、猪肉、五辛、生菜、羊肉、饧。十日知,二十日愈。

又方

菖蒲二两　海蛤研,一两　白蔹一两　海藻洗,一两　松萝一两　桂心一两　椒汗,一两　羊靥百枚　半夏一两,洗　续断一两　神曲三两　到桂草[5]一两

上十二味,捣作散,以酱渍羊、牛髓脂为丸如梧子,日服三丸。忌羊肉、生葱等。《翼》同。

又方

小麦面一升　特生礜石一斤,烧　海藻一斤,洗

上三味,三年酢一升,渍小麦面,曝干,更渍,令酢尽干,各捣、下筛,每服两方寸匕,日四、五服,含乃咽之。忌姜、辛、生菜、猪、鱼、大涌大语、吹火用气。《翼》、深师用小麦面一斗,余同。并出第二十五卷中。

《千金翼》:五瘿方。

海藻一两,洗　昆布洗　半夏洗　细辛　土瓜根　松萝各一两　白蔹　龙胆各二两　海蛤二两　通草二两

上十味,作散,酒服方寸匕,日再。忌羊肉、饧、生菜、葱,不得劳动。

又方

昆布二两,洗

上一味,切如大指[6],酢渍,含咽汁,尽,愈。

又方

海藻一斤　小麦面一斤

上二味,以三年酢一升溲面[7],曝令干,往复渍,令酢尽,作散,酒服方寸匕,日三。忌怒。出第十一卷中。

灸瘿法一十三首

《千金》:灸诸瘿法。

灸肩髃左右相[8]宛宛中,男左十八壮,右十七壮;女右十八壮,左十七壮,

---

① 劳瘿:病名。指瘿病由情绪刺激引起者。

② 泥瘿:病名。《圣济总录》卷一二五曰:"石与泥(瘿)则因山水饮食而得之。"即地方性甲状腺肿大。

③ 忧瘿:病名。指因忧思气结,情志不遂而致的瘿病。

④ 礜石:原作"礜石",据程本、《千金方》改。《千金方》其下注曰:"一作矾石。"

⑤ 到桂草:《千金方》卷二十四第七作"倒挂草"。

⑥ 大指:《千金方》卷二十四卷七、《千金翼》卷二十第七均作"指大"。

⑦ 溲面:即以酢拌面。

⑧ 相:《千金方》卷二十四第七作"相对"。

再三，以瘥止。

又法①

灸风府百壮，风府夹项两边两穴，两耳上发际中。

又法②

灸大椎两边相去各一寸半，小下垂，各三十壮。

又法③

灸颈冲，颈冲在伸两手直向前，令臂著头，对鼻所住处，灸之，各随年壮。凡灸五处九穴。《翼》、深师并同。

又瘿，上气并短气方

灸肺俞一百壮。

又瘿，上气胸满法

灸云门五十壮。

又瘿，恶气方

灸胸堂百壮。

又瘿，恶气法

灸天府十五壮。

又瘿，劳气法

灸冲阳，随年壮，在肘外屈横文头是。据此是曲池穴，冲阳在足跗④上五寸。

又，疗瘿法

灸天瞿三百壮，横三间寸⑤灸之。

又，瘿气、面肿法

灸通天五十壮，在耳上二寸。

又，灸瘿法

灸中封，随年壮，在两足跗上曲尺⑥宛宛中。并出第二十五卷中。

又，灸瘿法

灸耳后发际，有一阴骨，骨间有一小穴，亦有动脉，准前灸，大效。出第六卷中。已上穴所在，具三十九卷《明堂》中。

瘤方三首

《肘后》云：皮肉中忽肿起，初如梅、李，渐长大，不痒不痛，又不坚强，

按之柔软，此血瘤⑦也。不疗乃至如盘，大则不可复消，而非杀人病尔，亦慎不可破，方乃有大疗，今如觉，但依瘿家疗；疗若不消，更引别大方。出卷中。

深师： 疗瘤脂、细瘤方。

吴茱萸一分　矾石烧　芎藭　当归大黄　黄连　芍药　白蔹　黄芩各二分

上九味，合捣、下筛，和鸡子，涂著细故熟布上，随瘤大小，薄厚贴之，燥辄易之；著药当熟作，脓脂细细从孔中出，探知脓血尽，著生肉膏。若脓不尽，复起故也。生肉膏方如下。

又， 生肉膏，疗痈、瘤溃漏，及金疮⑧，百疮悉疗之方。

真当归　附子炮　甘草　白芷　芎藭各一两　薤白一两　生地黄三两

上七味，㕮咀，以猪膏三升半合，微火煎，白芷黄去滓，稍以敷疮上，日三良。出第二十九卷中。《千金》并同。

---

① 又法：程按："此条《千金》、《圣济》作'灸风池百壮，挟项两边。又灸两耳后发际百壮'。乃是两条，然《明堂》无发际穴。"

② 又法：程本作"灸大椎百壮；两边相去各一寸半，小下垂，各三十壮"。

③ 又法："颈冲"，《千金方》作"头冲"，其下注云："一作颈冲。"程按："颈冲即臂臑，在肘上七寸。""对鼻所住处"，《千金方》作"对鼻所注处"。"凡灸五处九穴"，程按："即风池、发际、大椎、大杼、颈冲，五处共九穴也。"

④ 足跗："跗"当作"趺"。下同。

⑤ 横三间寸："横"，《千金方》作"横"。《千金方》卷二十九第六云："横三间寸者，则是三灸两间，一寸有三灸，灸有三分，三壮之处即为一寸。"

⑥ 足跗上曲尺：《千金方》卷二十四第七"跗"作"趺"。"曲尺"，山田业广引惟寅曰："'尺'当作'足'，'曲尺'犹言'仰足'。"

⑦ 血瘤：病名。多因火旺逼血沸腾，复被外邪所搏而成。症见瘤体色紫红，软硬间杂，隐约若有红丝缠绕，偶有擦破则血流不止，常发于唇、颈、四肢。相当于血管瘤。

⑧ 金疮：病名。指金属器刃损伤肢体所致的损伤。亦有将伤后夹感毒邪溃烂成疮者，称为金疮。

《千金》云：凡肉瘤①勿疗，疗则杀人，慎之！慎之！出第二十五卷中。

《千金翼》：疗瘤病方。

獐、鹿二种肉，割如厚脯，火炙令热，揾掩②，可四炙四易，痛、脓便愈；不除，更炙新肉用之，良。出第二十四卷中。

白瘤及二三十年瘤方三首

《千金翼》：白瘤方。

先极搔刮，以绳缚之即愈。又取东向木空中水，热刮瘤上洗之，日三，即愈。

又方

白矾　硫黄等分

上二味，末，以酢和，封上。并出第二十四卷中。

《千金》：陷肿散③，主二十、三十年瘤瘿，及骨瘤④、石瘤、肉瘤、脓瘤⑤、血瘤，或大如杯盂、升斗，十年不瘥，致有漏溃，令人骨消肉尽，或坚、或𥬡、或溃，令人惊惕，寐寤不安，体中掣缩，愈而复发，疗之方。《千金翼》云陷麦散。

乌贼鱼骨一分　白石英二分　石硫黄一分　紫石英二分　钟乳二分，研　干姜一两　丹参三分　琥珀一两，研　大黄一两　附子一两，炮　胡燕屎一两

上十一味，为散，贮以韦囊，勿令泄气，若疮湿即敷之；若疮干无汁者，以猪膏和敷，日三四，以干为度；若汁不尽者，至五剂、十剂止，勿措意不作也；著药令人不疼痛。若不消，加芒硝二两益佳。忌猪肉。出第二十五卷中。《翼》无胡燕屎。

喉痹方二十一首

《病源》：喉痹⑥者，喉里肿塞痹痛，水浆不得入也。人阴阳之气出于肺，循喉咙而上下也。风毒客于喉间，气结蕴积而生热，故喉肿塞而痹痛。脉沉者为阴，浮者为阳，若右手关上脉阴阳俱实者，是喉痹之候也。亦令人壮热而恶寒，七八日不治，则死。其汤熨针石，别有正方，补养宣导，今附于后。

《养生方·导引法》云⑦：两手拓两颊，手不动，楼肘使急，腰内亦然，住定；放两肘头向外，肘髆腰气散尽势，大闷始起，来去七通，去喉痹。出第三十一卷中。

《广济》：疗喉痹，急疼、闷妨不通方。

马兰根切，一升　升麻三两　瞿麦二两　射干十两　犀角二两，屑　通草二两　玄参三两

---

① 肉瘤：病名。多因思虑伤脾，脾气郁结所致。瘤体初如桃、李，渐大如拳，其根宽大，坚实柔韧，皮色不变，无热无寒。相当于肌纤维瘤。

② 揾掩：《千金翼》卷二十四第五作"揾瘤上，冷更炙揾"，据文义当补。

③ 陷肿散：《千金方》卷二十四第七"骨瘤"下有"脂瘤"二字。"𥬡（ruǎn 音软）"《龙龛手鉴·火部》言："𥬡，柔也、弱也。""《千金翼》云陷麦散"，《千金方》卷二十第七作"陷脉散"。《千金方》之陷肿散与本方主治、药味相同，剂量有出入。

④ 骨瘤：病名。因肾气不足，寒湿挟痰侵袭骨骼，以致气血凝聚于骨所致。好发于长管骨的干骺端。良性者症状多不明显，发展缓慢。恶性者病初隐痛，继则疼痛难忍，入夜尤甚，生长较快，肿块推之不移，坚硬如石，与骨相连，皮色紫褐，表面静脉怒张，常伴有低热，消瘦、神疲，食欲不振等症。

⑤ 脓瘤：病名。指瘤体日久，破溃化脓者。

⑥ 喉痹：病名。凡症见咽喉肿痛，声音嘶哑，吞咽困难者，统称为喉痹。发病急骤者，并发全身症状。临床有以病因病机之不同而分型者，也有以其发病后喉间颜色之不同而分型，还有按其发病急骤而分型者。

⑦ 《养生方·导引法》云："楼"《病源》卷三十《喉痹候》作"搂"。"放两肘头向外"原作"两肋头"，据本书卷十七《五劳六极七伤方一十首》改。"肘髆"原作"附髆"，《病源》作"肘髆"，按"髆"同"髆"。

上七味，切，以水八升，煮。取二升，去滓，细细含咽，一日令尽，得破脓。慎热面、炙肉、蒜。

又，疗喉痹方。

马蔺子八分　牛蒡子六分

上二味，捣为散，每空腹以暖水服方寸匕，渐加至一匕半，日再。并出第二卷中。

《肘后》：疗喉痹者，喉里肿塞、痹痛，水浆不下入，七八日即杀人，疗之方。

巴豆一枚，开其口

上一味，以绵裹极坚，令有绳出外，以巴豆纳鼻中，随肿左右，时时吸气，半日许，即瘥。无巴豆，用杏仁，以塞耳如之。文仲、范汪同。

又方

熬杏仁熟，捣，蜜丸如弹子，含咽其汁。亦可捣杏仁末，帛裹含之。《小品》、文仲、《备急》、范汪同。

又方

矾石一两，水三升，渍洗手、足。

又方

生地黄汁二升，蜜二升，合，微火煎之，取二升，稍稍含之。

又方

射干　当归各三两

上二味，切，以水三升，煮。取一升，稍稍含之，吐去更含。

又方

剥葫①塞耳、鼻孔，日再易之，有效。

又方

菖蒲根嚼②。烧秤锤令赤，纳一杯酒中，沸止，饮之。文仲、《备急》同。

又，疗喉痹方。

射干一片，含咽汁。

又方

升麻，断，含之。喉塞亦然。

又方

桔梗三两

上一味，切，以水三升，煮。取一升，顿服之。忌猪肉。

又方

取芥子捣碎，以水及蜜和滓，敷喉下，燥辄易。

又，傅用神效方。

桔梗　甘草炙，各一两

上二味，切，以水一升煮取，服即消，有脓即出。《备急》同。忌猪肉、海藻、菘菜。

又，疗垂死者方。

捣马蔺根一握，少以水绞取汁，稍稍咽之；口噤以物拗，灌之，神良。

《古今录验》：鸡子汤③，疗喉痹方。

半夏方寸匕

上一味，开鸡子头，去中黄、白，盛淳苦酒令小满，纳半夏末，著中搅令和，鸡子著刀子镮令稳，炭上令沸，药成，置杯中，及暖稍咽之，但肿即减。忌羊肉、饧。《肘后》、文仲同。此与仲景苦酒汤同。半夏不可作末，剖之可也。

又，疗喉痹塞，射干丸方。

射干二两　豉三合　芎藭　杏仁去尖、皮，各一两　犀角一两，屑　升麻二两　甘草一两，炙

上七味，捣、下筛，蜜和丸。含之稍稍咽津，日五六。忌海藻、菘菜。

又，射干汤，疗喉痹，闭不通利而痛，不得饮食者，若闭喉并诸疾方。

---

① 剥葫：《医心方》卷五第七十引《经心方》作"剥蒜"，形近致误。

② 菖蒲根嚼：山田业广引元慎曰："原是二方，而'嚼'下恐脱'咽汁'等字。"

③ 《古今录验》鸡子汤：本方在《伤寒论》卷六第十一中名为"苦酒汤"。半夏用法为"洗，破如枣核大十四枚"。鸡子用法为"鸡子一枚，去黄，纳上苦酒，着鸡子壳中"。余同。

当归二两 升麻一两 白芷三两 射干 甘草炙 犀角屑 杏仁去尖、皮，各一两

上七味，切，以水八升，煮。取一升半，分服，神良。忌海藻、菘菜。出第二十九卷中。

《近效》：疗喉痹方。

大附子一个，刮去皮，作四片

上一味，以蜜涂，火上炙稍热①，即含咽汁；甜尽又取一片，准前含。如已作头，即脓出；如未作头，立消。神验。忌猪肉、冷水。

又方

朴硝一两，细细含咽汁，一食顷，瘥。

又，若肿全盛，语声不出者方。

大附子一枚，炮令裂，削去皮，切如豆

上一味，含一块咽汁，半食间，即瘥；乌头亦得。忌猪肉、冷水。

咽喉中闭塞方三首

《广济》：疗咽喉中塞，鼻中疮出，及干呕，头痛，食不下方。

升麻 通草 黄柏 玄参各八分 麦门冬十分，去心 竹茹 前胡各六分 芒硝十分

上八味，切，以水八升，煮。取二升五合，去滓，纳硝，温分三服，服别如人食顷②，自利去硝。

又方

生鸡子一颗，开头取白去黄，著米酢拌，燖火爆，沸起擎下，沸定更三度成，就热饮酢尽，不过一二即瘥。并出第二卷中。

《近效》：疗喉痹，喉咽塞，喘息不通，须臾欲绝，神验方。

马蔺根、叶二大两

上一味，切，以水一大升半，煮。取一大盏，去滓，细细吃，须臾即通。络石草亦疗，煎法分两亦同。

喉舌生疮烂方八首

《肘后》：疗喉口中及舌生疮烂方。

含好淳苦酒，即愈。文仲、《备急》同。

又方

酒渍襄荷根半日，含漱其汁。

又方

杏仁二十枚 甘草一寸 黄连一分

上三味，末，绵裹含之。《千金》同。

又方

矾石二两，烧去汁 黄连一分，末

上二味，同研，纳口中，令布疮上。

又方

黄连一两

上一味，切，以水三升，煮。取一升，稍稍含，冷吐。忌猪肉、冷水。

张文仲：疗口中及舌生疮烂方。

取牛膝根，酒渍，含漱之；无酒者，但亦取含之。《肘后》同。

又方

剉黄柏，含之。《肘后》同。并出第七卷中。《肘后》云：□□□□食之□□□□□。

《备急》：疗喉中及舌生疮烂方。

剉蔷薇根，浓煮汁，含漱之。冬用根，夏用枝、叶。文仲、《肘后》同。出第四卷中。

咽喉生疮方四首

《广济》：疗咽中生疮，吐血，不下食方。

———

① 炙稍热：《千金方》卷六第七作"炙令黄"。
② 顷：原误作"须"，据程本改。

生地黄五两　青竹茹　玄参　鸡苏各
二两　茯苓　升麻　麦门冬去心，各三两

上七味，切，以水八升，煮。取二升
五合，去滓，分温三服，服相去如人行七
八里，不能多服；含细细咽亦得。忌生
冷、热面、炙肉、油酢。出第五卷中。

《千金》：疗口中塞，及咽喉不利、
生疮、口燥。膏方。

猪膏一斤　白蜜一斤　黄连一两

上三味，合煎，去滓，搅令相得，含
如半枣，日四五度。

又，疗热病口烂，咽喉生疮，水浆不
得入。膏方。

当归　射干根　升麻各一两　附子半
两，炮　白蜜四两

上五味，切，以猪膏四两先煎之，成
膏下著地，勿令大热，纳诸药，微火煎，
附子色黄药成，绞去滓，纳蜜，复上微火
煎，令相得，盛器中令凝，取如杏子大含
之，日四五度①，稍稍咽之。并出第六卷
中。

《古今录验》：升麻汤，疗咽喉生疮
方。

甘草一两，炙　升麻　石膏碎，绢裹
牡丹皮各一两

上四味，切，以水七升，煮。取三
升，一服七合，日三。忌海藻、菘菜。出
第二十九卷中。

咽喉肿方五首

《肘后》：咽喉卒痈肿，食饮不过
方②。
用薤一把，捣，敷肿上，冷复易之。
用苦酒和亦佳。范汪同。

又方
吞薏苡仁子二枚。

《延年》：疗喉中热肿方。

鼠黏根切，一升

上一味，以水五升，煮。取三升，去
滓，分温三四服。忌蒜、面。出第十九卷
中。

《古今录验》：羚羊角豉汤，疗喉痛
肿结，毒气冲心胸方。

豉一升半，绵裹　犀角二两，屑　羚羊角
屑，一两　芍药三两　升麻四两　杏仁一两，
去尖、皮　栀子七枚　甘草炙，二两

上八味，切，以水七升，煮。取一升
半，去滓，分三服。忌海藻、菘菜。

又，五香汤，疗诸恶气喉肿结核方。

沉香二两　薰陆香一两　麝香二分，研，
汤成下　青木香二两　鸡舌香二两

上五味，以水五升，煮。取一升半，
去滓，分三服。并出第二十九卷中。

喉卒塞痛及卒毒攻痛方三首

范汪：疗卒喉中塞痛，不得饮食方。
取败笔一枚，烧屑，以浆饮服一方寸
匕，良验。出第十五卷中。

文仲：疗喉中卒毒攻痛方。
章陆根，切，炙令热，隔布熨之，冷
转易③，立愈。姚云：苦酒热熬，敷喉，
亦疗喉痹。《肘后》、《小品》同。

又方
捣艾，敷之。并出第七卷中。

---

① 日四五度：《千金方》卷六第三作“日四五，
夜二”。

② 《肘后》咽喉卒痈肿，食饮不过方：《医心
方》卷五第七十二引《葛氏方》名为“治喉卒痈肿，
食饮不通方”，方中“用韭一把，捣、熬，以薄（即
敷）肿上”。余与本方同。

③ 转易：山胁尚德曰：“‘转易’作‘辄易’。”

悬痈肿方三首

《肘后》：疗悬痈肿，卒长数寸如指，随喉出入，不得食方。

开口捧头，以箸抑舌，及烧小铁于管中，灼之令破，止。若不须为苦，可三为之，宁小根不尽、勿大，毕以盐随烙处涂之[1]。

又方

捣盐，绵缠箸头点盐，敷以揩之，日六、七度。文仲、《备急》同。

《千金》：疗悬痈垂暴肿长方。

干姜　半夏等分，洗

上二味，末之，以少少著舌本。出第六卷中。《翼》同。

咽喉杂疗方四首

范汪：疗咽喉不利，下气丸方[2]。

射干根　附子炮　人参　杏仁去尖、皮，熬，各一分

上四味，合捣、下筛，蜜丸如梧子。含一丸咽汁，日三夜一。忌猪肉、冷水。《千金》同。

又，疗口中咽喉不利，当归含丸方。

当归末二两　杏仁一两，熬，去皮、尖

上二味，捣、合下筛，以蜜和为丸如梧子。二丸含，渐渐咽汁，日三夜再。

又，疗咽喉中痛不利丸方。

升麻　甘草炙　鬼臼　射干根　丹砂[3]各一两　雄黄一两　杏仁一十枚，去皮、尖　麝香半两

上八味，捣、下筛，和以蜜丸如梧子。饮服一丸，日三，渐加之；酒下亦得。咽痛、失声不利，用良。忌海藻、菘菜。《千金》同。出第五十卷中。

崔氏：疗尸咽，咽内疮痛，欲失声方[4]。

桂心二两　杏仁去尖、皮，熬，一两　芫黄一两

上三味，捣末，合和，绵裹，含如杏仁许，咽汁，消尽更含，日三夜三。忌腻食，以外无忌。出第四卷中。

寒热瘰疬方一十一首

《病源》：由风邪毒气客于肌肉，随虚处而停，结为瘰疬[5]。或如梅、李等大小，两三相连，在皮间，而时发寒热是也。久则变脓，溃成瘘也。其汤熨针石，别有正方，补养宣导，今附于后。

《养生方·导引法》云：跂踞，以两手从脚入，据地，曲脚加其上，举尻。其可用行气。愈瘰疬、乳痈[6]。出第三十四卷中。

《甲乙针经》：寒热瘰疬论[7]：黄帝问

---

① 若不须为苦，可三为之，宁小根不尽、勿大，毕以盐随烙处涂之：程本作"灼火毕，以盐随烙处涂之"。

② 范汪疗咽喉不利，下气丸方：《千金方》卷六第七另有"桂心一两"，余药同，剂量有出入。"日三夜一"，《千金方》作"令药味相接"。

③ 丹砂：《千金方》卷六第七作"丹参"，余药同。

④ 崔氏疗尸咽，咽内疮痛，欲失声方："尸咽"，程本作"口咽"；高按："'尸'疑当作'蚀'。"

⑤ 瘰疬：病名。多因肺肾阴虚，肝气郁结，虚火内灼，炼液为痰；或受风火邪毒，结于颈、项、腋、胯之间。初起结块如豆，数目不等，无痛不热，后渐增大串生，久则微觉疼痛，结块黏连，推之不移，溃后脓汁稀薄，其中或夹有豆渣样物，此愈彼起，久不收口，可形成窦道或漏管。其中小的为瘰，大的为疬。相当于淋巴结结核、慢性淋巴结炎。

⑥ 乳痈：《病源》作"乳痛"。

⑦ 《甲乙针经》寒热瘰疬论："未著于肌肉而外为脓血者去易"，《灵枢·寒热》作"而未内着于肌肉，而外为脓血者，易去也"。"请从其本，引其本"，《灵枢·寒热》作"请从其本，引其末"。"审安其道以予之"，《灵枢·寒热》作"审按其道以予之"。

曰：寒热瘰疬，在于颈腋者，皆何气所生？岐伯对曰：此皆鼠瘘，寒热之气也，稽留于脉而不去者也。鼠瘘之本，皆在于脏，其末上出于颈腋之间，其浮于脉中，未著于肌肉而外为脓血者去易。问曰：去之奈何？对曰：请从其末，引其本，可使衰去，而绝其寒热。审安其道以予之，徐往徐来以去之，其小如麦者，一刺知，三刺而已。决其生死法：反其人目视之，其中有赤脉，从上下贯瞳子，见一脉，一岁死；见一脉半，一岁半死；见二脉，二岁死；见二脉半，二岁半死；见三脉，三岁死。此赤脉不下贯瞳子者，可疗。出第八卷中。《千金》同。

《广济》：疗瘰疬丸方。

鹳骨 狸骨并炙 射干 玄参 升麻炙 青木香 沉香 犀角屑 丁香 羚羊角屑 丹参 甘草炙，各四分 人参 沙参各三两 獭肝六分 连翘子六分 光明沙二分，研

上十七味，捣、筛，蜜丸。以饮服十五丸，日二服，渐加至三十丸，空腹服之，不利。忌生冷、油腻、血食，并酢、热肉、海藻、菘菜、黏食、陈臭、生血物等。

又，疗瘰疬方。

连翘子 射干 玄参 芍药 青木香 芒硝 升麻 栀子仁擘 前胡 当归 甘草炙 大黄各二两

上十二味，切，以水一斗，煮。取三升，分三服，服别相去如人行六七里，快利。忌生冷、猪肉、海藻、菘菜、蒜、酢。并出第五卷中。

刘涓子：疗寒热瘰疬散方。

狸骨五两，炙 乌头七分，炮 黄连七分

上三味，捣、下筛。先食，以酒服一钱匕，日三，良。忌猪肉、冷水。范汪同。出第十卷中。

《千金》：疗瘰疬方。

白僵蚕为散，以水服五分匕，日三，十日瘥。深师、《救急》同。

又方

于患人背两边、腋下后文上，随年壮灸之。

又方

灸耳后发际[1]七壮。

又方

槲白皮三斤

上一味，细切，以水七升，煮。取三升，去滓；真珠[2]砂方寸匕，和汁一升，旦，向日服之，强行，须臾吐鼠出，三朝服，良。

又方

狸头一枚，炙，捣、下筛。旦，白饮服方寸匕，日再服之。

又方

狼粪灰，封上，良。

又，疗寒热瘰疬散方[3]。

连翘 土瓜根 龙胆 苦参 黄连 栝楼 芍药 常山皮各一两 狸头骨一枚，炙

上九味，捣、下筛。酒服五分匕，日三。忌猪肉、冷水。《翼》、《集验》、《古今录验》同。一方云：无狸头骨，加之名狸头散，余同。并出第二十四卷中。

《救急》：疗瘰疬方。

马齿[4]，阴干、烧灰，腊月猪膏和之，以暖泔清洗疮，拭干敷之，日三。出第三卷中。

---

① 发际：《千金方》卷二十三第一作"发际直脉"。

② 珠：山胁尚德曰："'珠'当作'砵'。"

③ 又疗寒热瘰疬散方：《千金方》卷二十三第一中无"狸头骨"，"栝楼"作"栝楼根"、"常山皮"作"恒山"。

④ 马齿：程本作"马齿苋"。

瘰疬结核方四首

《广济》：疗瘰疬、息肉结硬，薄方。

白蔹　甘草炙　青木香　芍药　大黄各三两　玄参三两

上六味，捣为散，少减，以少酢和如稀泥，涂故布贴上，干易之，勿停。忌猪肉、五辛、热肉、饮酒、热面等。

又，瘰疬结核，令消散方。

黄芪七分　玄参八分　连翘子　人参升麻　青木香　茯苓　苍耳子　甘草炙朴硝　桂心各四分　枳实炙，去穰①　大黄羚羊角屑　麦门冬去心，各五分　鼠黏子苦参各九分

上十七味，捣，蜜丸如梧子。以酒下十丸，日夜三四②，渐加至二三十丸，以知为度。忌生冷、猪肉、海藻、菘菜、酢、生葱、蒜、陈臭等。并出第五卷中。

《肘后》：疗颈下生疮，疬瘰如梅、李，宜使消之方。

海藻一斤，洗

上一味，以酒三升，渍数日，稍稍饮之。文仲、《备急》等同。

又方

人参　甘草炙　干姜　白蔹各四分

上四味，捣、筛。酒服方寸匕，日三。忌海藻、菘菜。刘涓子、文仲、《备急》同。出第六卷中。

恶核瘰疬方四首

文仲：五香连翘汤，疗恶肉③、恶脉④、恶核⑤、瘰疬、风结肿、气痛⑥方。

青木香　沉香　鸡舌香各二两　麝香半两　薰陆香一两　射干　紫葛　升麻桑寄生　独活　通草⑦　连翘各二两　大黄三两　淡竹沥二升

上十四味，切，以水九升，煮。取减半，纳竹沥，更煮。取三升，分三服。忌五辛。《古今录验》同。出第五卷中。《千金方》无紫葛、鸡舌香，有丁香。

《延年》：丹参汤，疗恶肉核、瘰疬，诸风气、结聚、肿气，诸病并主之方。

蒴藋　丹参各二两　甘草炙　秦艽独活　乌头炮　牛膝各一两　踯躅花　蜀椒各半两，汗

上九味，切，以水八升，煮。取三升，温服一升。《古今录验》有白及，余并同。忌海藻、菘菜、猪肉、冷水。

又，玄参汤，主恶核、瘰疬、风结方。

玄参　升麻　独活　连翘子各二两木防己　菊花各一两

上六味，切，以水八升，煮。取三升，分服一升，日三。文仲同。

又，丹参膏，主恶肉、结核、瘰疬、脉肿、气痛方。

丹参八分　白蔹　独活　连翘子　白及各四分　升麻　蒴藋各六分　防己　玄参杏仁各五分，去皮、尖。

上十味，细切，以生地黄汁淹渍一宿，以炼成猪膏四升，微火煎，五上五下，药成，绞去滓，以摩病处，日三四。

---

① 穰：同“瓤”。

② 日夜三四：程本作“日三夜四”。

③ 恶肉：病名。《肘后备急方》卷五曰：“恶肉者，身中忽有肉，如赤小豆粒突出，便长如牛马乳，亦如鸡冠状。”

④ 恶脉：病名。由冬春之恶风入于脉络，以致血瘀而成。症见肢体赤脉隆起，如蚯蚓状。类似血栓性静脉炎。

⑤ 恶核：病名。多因风热毒邪搏于气血，复为风寒乘袭所致。症见核生肉中，形同梅、李，或如豆粒，推之可移，患处疼痛，恶寒发热。

⑥ 气痛：病证名。指气滞三焦所致的疼痛。

⑦ 通草：《肘后方》卷五第三十六作“甘草”。

痈肿瘰疬核不消方五首

《经效》：犀角丸，疗瘰疬方。

犀角四分　升麻三分　大黄六分　牛蒡子八分　乌蛇十分，炙，去头、尾　玄参八分

上六味，末之，蜜和丸如梧子大。每日至午后，煎牛蒡汤下三十五丸。

又方

龙骨八分　牡蛎八分，熬

上二味，末之。酒下三钱匕，日三度，良。

又，大黄膏方。

大黄六分　附子四分，炮　细辛三分　连翘子四分　巴豆一分

上五味，以苦酒浸一宿，以腊月猪膏煎，三上三下，去滓，以绵滤之，用敷之，日三五度；涂之，良。

《集验》：疗寒热瘰疬散方。

连翘六分　土瓜根四分　龙胆五分　黄连四分　苦参六分　栝楼四分　芍药五分

上七味，为散。食后，温酒下五分匕，日三。

又方①

陵鲤甲二十一枚，烧、捣末，敷疮上，效。《千金》同。

鼠瘘及瘰疬方一十一首

文仲：疗瘰疬方。

苦参四大两，捣末，生牛膝和丸如梧子。食后，暖水下十丸，日三服。

又方

昆布四分　海藻四分

上二味，各洗去咸，捣末，蜜和丸如杏核许大。含之，日三度良，瘥。

《救急》：疗鼠瘘②久不瘥方。

取狼、鼠不限多少，常作羹粥，任吃

之，必验。《千金》、《经效》同。

范汪：疗鼠瘘、瘰疬方。

取腊月猪膏，正月鼠头，烧令作灰，以膏和，敷之，愈。若不瘥者，瘰疬右灸右肩头三指度以下指，灸炷皆如鸡子大，良。若不能堪者，可如中黄亦可，已试有良验。

又，疗颈鼠瘘累累者方。

贝母　干姜　藁本　桂心　蜀椒各一分，汗

上五味，捣、下筛。先食吴茱萸一分，以酒服一撮。忌生葱。

又，疗鼠瘘、瘰疬，身热方。

猪椒二十斤

上一味，以水淹足，煎熟，去滓，置瓶中，覆瓶口，以疮当上熏，候热极乃止痛，脓血鼠当从疮出，便愈。

又，寒热、鼠瘘、瘰疬散方。

狸骨炙　龙骨各五分　踯躅熬，半两　鼠黏子　当归　王不留行　土瓜根各一两

上七味，捣、合筛。先食，酒服方寸匕，日再夜一。并出③第四十二卷中。

《集验》：疗鼠瘘及瘰疬，膏方④。

白马、牛、羊、猪、鸡等矢屑各一斤　漏芦　藁本各二斤

上七味，并于石上烧作灰，研，绢筛之，以猪脂一升三合，煎乱发一两半，令沸，发尽乃纳诸药屑，微火上煎五六沸，药成。先去疮上痂，以盐汤洗，新棉拭疮令燥，然后敷膏；若无痂犹须汤洗，日

---

① 又方：《千金方》卷二十三第一作"鲮鲤甲二七枚，烧末，猪膏和，敷疮上"。用以"治蚁漏孔容针，亦有三四孔者"。

② 鼠瘘：病名。指颈、腋部的瘰疬。

③ 并出：原误作"出并"，循文例改。

④ 《集验》疗鼠瘘及瘰疬膏方：《千金方》卷二十三第一作"治鼠漏及瘰疬，五白膏方"，方中用"白马、白牛、白羊、白猪、白鸡等屎各一升，漏芦二斤"，无"藁本"。

再。若著膏当以帛覆，无令风冷，神验。瘰疬以膏敷上，亦日再。《古今录验》、范汪同。

又，疗寒热瘰疬，散方[1]。

白曾青半两　当归　防风　栝楼根　芎藭　黄芪　狸骨炙　甘草炙，各二两　细辛　干姜　露蜂房各一两，炙　礜石烧半日

大附子炮　荏子各半两　斑猫去首、足、羽，熬　芫青去首、足、羽，各五枚，熬

上十六味，捣、下筛，为散。以酒服一钱匕，日再。忌猪肉、冷水、海藻、菘菜。《古今录验》、范汪同。并出第八卷中。

又，疗鼠瘘方。

蛇腹中鼠、虾蟆，烧，末。酒服方寸匕，甚效。

又方

以槲叶捣末，敷肿上；热炒盐熨之，即消，良效。并出第五卷中。

毒肿瘰疬方四首

崔氏：大五香汤，疗毒气，苦肌肉中肿痛，结脉寒热如瘰疬，痛不可近，急者数日杀人，苦心烦闷，便当急速与汤，并以淬薄[2]肿脉上方。

青木香　鸡舌香　沉香　升麻各五分　藿香　犀角屑　吴茱萸　桂心　麻黄　甘草炙，各三分　薰陆香四分　细辛二分

上十二味，㕮咀，以水七升，煮。取二升，分三服，不瘥复合。若啬啬恶寒，加附子中形者一枚，炮，令坼八破用。忌生冷、菘菜、海藻、猪肉、冷水、生菜、五辛。《古今录验》同。

又，五香汤，疗毒肿瘰疬方。

麝香研　青木香　鸡舌香　藿香　薰陆香　当归　黄芩　升麻　芒硝各三分　大黄五分

上十味，㕮咀，以水六升，煮。取二升，去滓纳硝，分二服，相去如人行七八里再服。诸卒尸注、恶气亦疗。出第五卷中。

《经心录》：射干汤，疗恶毒，身强痛，瘰疬方。

射干　桂心各二两　麻黄去节　生姜　甘草炙，各四两　杏仁四十个，去皮、尖

上六味，切，以水四升，煮。取三升，去滓，分三服。忌海藻、菘菜。出第五卷中。

又，升麻汤，疗风毒，咽水不下，及瘰疬肿方。

升麻　芍药各四两　射干三两　杏仁去尖、皮，三两　麻黄去节，二两　甘草炙，二两　枫香　葛根各三两

上八味，切，以水八升，煎取半，分三服。忌海藻、菘菜。出第三卷中。

灸瘰疬法六首

《千金》：灸瘰疬法

两腋中患疬处宛宛中，百壮止[3]。

又法[4]

捣生章陆根，捻作饼子，置漏上，以艾炷灸饼子上，干熟易之，灸三四炷。

又法

---

① 又疗寒热瘰疬，散方：《千金方》卷二十三第一作"治寒热瘰疬及鼠瘘，曾青散方"，方中另有"黄芩"一味，药物剂量与本方有出入。

② 薄：意即"敷"、"涂"。

③ 百壮止：《千金方》卷二十三第一作"日一壮，七日止"。

④ 又法：《千金方》卷二十三第一名为"灸漏方"。"饼子"，《千金方》作"饼子如钱大，厚三分"。"灸三四炷"，《千金方》作"灸三四升艾瘥"。

灸五里、大迎①各三十壮。

又法②

葶苈二合　豉一升

上二味，合捣，令极熟，作饼如大钱，厚二分许，取一枚，当疮孔上，作艾炷如小指大，灸饼上三壮，一日易三饼九炷，隔三日一灸。《翼》同。《古今录验》兼主瘘，不可灸头疮，葶苈气入脑杀人。刘涓子同。

又法

一切瘰疬在项上及触处，但有肉结凝以作瘘疮及痈节者，以独头蒜截两头，却③心作孔，大艾炷胜④蒜大小贴疬子上，灸之，勿令上破肉，但取热而已，七炷一易蒜，日三易，日日灸之，取消，止。《翼》同。

又方⑤

七月七日，日未出时取麻花，五月五日取艾，等分，合捣作炷，灸疬子⑥一百壮。并出第二十四卷中。

九瘘方三十五首⑦

《广济》：疗瘘有九种，不过此方。

芫青四十枚，去足、翅，熬　海藻八分，洗昆布八分，洗　雄黄研，八分　狸骨炙，三分牡蛎四分，熬　地胆二十枚，熬　青木香三分

上八味，捣、筛，为散。酒服一钱匕，日二服，病从小便出、如烂筋。忌生冷、黏食、猪、鱼肉、陈臭物。出第五卷中。

刘涓子：疗鼠瘘⑧方。

死蜣蜋烧作灰

上一味，苦酒和，涂之，数过即愈。先以盐汤洗。《古今录验》、《千金》同。

又方

五月五日楼桃⑨，捣末，先盐汤洗，

拭之令干，以末敷疮上。楼桃未详。

又方

乌头炮　附子炮，各二两

上二味，㕮咀，著五升苦酒中渍之，待干，复纳苦酒中，燥复纳，以苦酒尽，曝令干，捣末，酒服方寸匕，日三。忌猪肉、冷水等。

又，张子仁疗鼠瘘要方。

柞木皮五升

上一味，以水一斗，煮熟去皮，煎令汁得二升，稍稍服尽，当有宿肉出，即愈。《备急》、文仲、《古今录验》⑩同。并出第六卷中。

《肘后》：疗若鼻内肉，外查瘤⑪，脓血出者，是蜂瘘方。

取蜂房，火炙焦，末，酒服方寸匕，日一。

深师：疗鼠瘘方。

鳗鲡鱼四两，炙令焦　野猪皮□□□□□⑫

---

①　大迎：《千金方》卷二十三第一作"人迎"。山田业广曰："《甲乙经》卷八云'寒热颈瘰疬，大迎主之'，《千金》作'人迎'非。"

②　又法：《千金方》卷二十三第一名为"灸漏方"。

③　却：程本、《千金方》卷二十三第一并作"留"。

④　胜：程本、《千金方》卷二十三第一并作"称"，义同。

⑤　又方：《千金方》卷二十三第一名为"灸漏方"。

⑥　疬子：《千金方》作"疮上"，《千金翼》作"漏上"。

⑦　九瘘方三十五首：本节实有三十一方，与程本之方数合。

⑧　鼠瘘：《千金方》卷二十三第一作"诸瘘"。

⑨　楼桃：程敬通曰："'楼桃'一作'核桃'。"

⑩　古今录验：原"录"下脱"验"字，据文义补。

⑪　鼻内肉，外查瘤：《医心方》卷十六第二十作"鼻内、外查瘤"。

⑫　□□□□□：此处五字漫漶，高按：前二字似"三两"，后三字疑作"炙令焦"。侍考。

斑猫二十枚，去羽、首、足，熬　瞿麦一两
巴豆十五枚，□□□①　五月五日蟾蜍一个，
炙　腊月猪脂五合

上七味，捣野猪皮、下筛，合诸药更
捣，下筛，纳鳗鲡鱼，以膏和，捣千杵，
平旦未食，服如梧桐子二枚，觉者寒热，
不觉暮投，明日旦起，更服三丸，稍稍增
之。慎勿食热食，烦闷杀人；虫当从小便
出，以坩盛之，便视乃有百数耳；不可以
见，亦大便出，此方验。服百要愈②。忌
猪肉、芦笋等。

又方

马齿矾石烧　真珠粉

上二味，捣、下筛，为散，厚涂疮
上，不过三，愈。

又方

松脂　硫黄　狼毒各二两　猪脑一具
白蔹二两

上五味，熬猪脑取汁；狼毒、白蔹咬
咀，以水三升，煮取一升，纳脑汁中煎，
令得五合；细末硫黄、松脂，下筛，纳中
搅令相得，绵裹纳疮中，七日知，一七
日③病除，神良。

《集验》：凡有九种瘘：

一曰狼瘘，始发于颈，头肿有根④，
起于缺盆上，转连耳本肿⑤大。此得之因
忧恚，气上不得下，其根在肺⑥。空青主
之，商陆为佐。

二曰鼠瘘，始发于颈，无头尾，如鼷
鼠瘘核，时上时下，使人寒热脱肉。此得
之由食大鼠，余毒不去，其根在胃。狸骨
主之，知母为佐。

三曰蝼蛄瘘，始发于颈项，状如蝼
蛄，肿溃连生疮，其汁赤黄。得之食瓜、
蝼蛄，余毒及果实不去核，其根在大肠。
荏子主之，桔梗为佐。

四曰蜂瘘，始发于颈，瘰疬三四处，
俱肿起，相连溃溃移。此得之多饮流水，

水有蜂余毒不去，其根在脾。雄黄主之，
黄芩为佐。

五曰蚍蜉瘘，始发于颈，初得之如伤
寒。此得之因饮食中有蚍蜉毒不去，其根
在肾。礜石主之，防风为佐。

六曰蛴螬瘘，始发于颈，上下无头
尾，如枣核块块，多在皮中，使人寒热心
痛满。此因喜怒哭泣得之，其根在心。矾
石主之，白术为佐。

七曰浮疽瘘，始发于颈，如两指，使
人寒热欲卧。此得之因思虑忧忆⑦，其根
在⑧胆。地胆主之，甘草为佐。

八曰瘰疬瘘，始发于颈，有根，初苦
痛，瘰疬觉之，使人寒热。得之新沐，头
湿结发，汗流入于颈所致，其根在肾。雌
黄主之，芍药为佐。

九曰转脉瘘，始发于颈，如大豆浮在
脉中，濯濯⑨脉转，苦惊惕，身如振寒
热。始得之时惊卧失枕，其根在小肠。斑
猫主之，白芷为佐。

疗瘘九种方

空青研，炼之　商陆根　狸骨炙　知母
荏子　桔梗　雄黄　黄芩　礜石烧　防风
矾石烧汁尽　地胆熬　白术　甘草炙　雌
黄　芍药　斑猫去足、羽，熬　白芷各二分

上十八味，捣，其论病者特加其分，

---

① □□□：此处三字漫漶，高校本疑作“去心
皮”。

② 服百要愈：程本无此四字。

③ 一七日：依文义疑当作“二七日”。

④ 头肿有根：《千金方》卷二十三第一作“肿无
头有根”。下“狼瘘”条仿此。

⑤ 耳本肿：“肿”原作“种”，据《千金方》
改。

⑥ 肺：《千金方》卷二十三第一作“肝”，下注
云：“一作肺。”

⑦ 忆：《千金方》卷二十三第一作“㦛”。

⑧ 在：原作“本”，据程本、《千金方》改。

⑨ 濯濯：山田业广引涩江全善曰：“‘濯’、
‘躍’字通，谓筋脉瞤动貌也。”

余种令分等，细筛末，空青最在①后纳之。苦酒服一刀圭，日三服，三十日知，五十日愈，七十日平复。病者百日禁食鱼、肉，忌生菜、桃、李、雀肉、海藻、菘菜、犬肉、生血物，余无所忌。二大豆为一刀圭，小儿服之半，大人全服，八岁以下宁从少起，过度令人淋，淋即减之。出第九卷中。

《千金》问曰：何谓九瘘？答曰：一曰狼瘘，二曰鼠瘘，三曰蝼蛄瘘，四曰蜂瘘，五曰蚍蜉瘘，六曰蛴螬瘘，七曰浮沮瘘，八曰瘰疬瘘，九曰转脉瘘，谓之九瘘。

又，疗狼瘘，发于颈，头肿有根，起于缺盆，上转连延耳根肿大。此得之因忧恚，气上不得下，其根在肺。空青主之，商陆为佐方②。

空青研，二分　猬脑二分，干之　独活一分　猬肝一具，干之　芎䓖半两　女妇草一分　黄芩　鳖甲熬　斑猫去翅、足，熬　干姜　当归　茴香　矾石烧　地胆各一分　蜀椒三十粒，汗

上十五味，作散，下筛。酒服方寸匕，日三，十五日即止。忌生血物、苋菜。刘涓子、《古今录验》同。

又，疗鼠瘘，发于颈，无头尾，如膜鼠，使人寒热。此得之因食大鼠，余毒不去，其根在胃。狸骨主之，知母为佐方③。

陵鲤鱼炙　山龟壳炙　甘草炙　桂心　雄黄　干姜等分

上六味，作散，下筛。服方寸匕，日三；蜜和纳疮中，无不愈。先灸作疮，后与药良。忌海藻、生葱。刘涓子、《备急》、《古今录验》、文仲同。

又，疗鼠瘘，疮瘗复发及不愈，出脓血不止方。

以不中水猪脂，咬咀，生地黄纳脂中，令其脂与地黄足相淹，和煎六、七沸，去滓；桑灰汁净洗疮，去恶汁，以地黄膏涂上，日一易。范汪同。

又，疗鼠瘘方。

得蛇虺④所吞口中鼠，烧，末，服方寸匕，日再，不过三服。此大验，难过耳⑤。并敷疮中。范汪同。

又，疗鼠瘘方。

死鼠一枚，中形者　乱发如鸡子一枚

上二物，以腊月⑥猪膏令淹鼠、发，煎之，令其鼠、发都尽消，膏成，分作二分，一分稍稍涂疮，一分以酒服之，即愈矣。鼠子当从疮出，神良，秘不传。《翼》、《备急》、文仲、《集验》、范汪同。

又，疗蝼蛄瘘，发于颈项，状如蝼蛄，肿溃连生疮，其汁赤黄。此得之食瓜、蝼蛄，余毒及果实不去核，其根在大肠。荏子主之，桔梗为佐方。

桂心　干姜　桔梗　矾石烧　独活各一分　附子一分，炮　椒一百粒，汗　芎䓖半分　龙骨半分　荏子一分

上十味，捣、下筛，枣二十枚合捣，以酢浆丸如大豆，温浆下五丸。忌猪肉、冷水、生葱、生菜。《古今录验》、刘涓子同。

又方

---

① 最在：据文义当为"在最"。

② 空青主之，商陆为佐方：《千金方》卷二十三第一中"女妇草"作"乳妇蓐草"，"芎䓖"用"半分"；另有"商陆一分"，凡十六味药。

③ 狸骨主之，知母为佐方：《千金方》卷二十三第一中另有"狸骨、知母"二药，据文义应补。"后与药良"，《千金方》中"药"下有"敷之"二字。

④ 蛇虺：亦作"蚰虺"。泛指蛇类。

⑤ 难过耳：程本、《千金方》均作"自难遇耳"，文理通。

⑥ 腊月：《肘后方》卷五第四十一作"三年腊月"。

槲叶灰，先以泔①清煮槲叶取汁，洗，拭干，纳灰疮中。

又，疗蜂瘘，发于颈，瘰疬三四处，俱肿起，相连溃溃移。此得之饮流水，有蜂毒不去，其根在脾。雄黄主之，黄芩为佐方②。

蜂房一具，炙　鳖甲一分，炙　茴香一分　吴茱萸二分　椒一百粒，汗　干姜一分

上六味，捣、下筛，作散。敷疮孔中，日十度，十日止。忌苋菜。

又，疗蜂瘘，初生时状如桃、而痒，搔之则引大如鸡子、如覆手者方。

熬盐，熨之三宿，四日不瘥，至百日成瘘。其状大如四五寸，又广三寸，中生蜂，作孔乃有数百。治法以石硫黄随多少，燃烛烧，令汁出，著疮孔中，须臾皮中见蜂数十，唯蜂尽，即瘥。

又，疗蚍蜉瘘，发于颈，初得如伤寒。此因食中有蚍蜉毒不去，其根在肾。礜石主之，防风为佐方③。

桃白皮一分，正旦取　白术四分　知母　雌黄　干地黄　独活　青黛　斑猫去首、羽、足，熬　白芷　柏脂　芍药　海藻一云海苔　当归各一分　猬皮四分，炙　椒一百粒，去汗

上十五味，捣、下筛，作散。服一钱匕，日三。忌桃、李、雀肉、芜荑等。刘涓子、《古今录验》同。

又，疗蛴螬瘘，发于颈④，无头尾，如枣核块块，多在皮中，使人寒热心痛满。此因喜怒哭泣，其根在心。矾石主之，白术为佐方⑤。

白术一分　矾石一分　空青两、三分　当归二分　细辛一分　猬肉炙　枸杞根　斑猫去翅、足，熬　地胆各一分，熬　干乌脑三大豆

上十味，捣、下筛，散。服方寸匕，日三，酢浆服之。忌生菜、桃、李、雀肉、

生血物等。病在上侧输卧，在下高枕卧，使药流下。刘涓子、《古今录验》同。

七曰浮沮瘘，发于颈，如两指，使人寒热欲卧。得之因思虑忧忆，其根在胆。地胆主之，甘草为佐方⑥。

雄黄一分　干姜一分　龙胆二分，一作龙骨　石决明　续断　菴蕳子根各分　细辛二分　大黄半分　地胆一分，熬

上九味，捣、下筛，为散。敷疮，日四五。忌生菜。刘涓子同。《古今录验》无雄黄，有硫黄，余同。

又，疗瘰疬瘘，发于颈，有根，初苦痛，历历觉之，使人寒热。此得之新沐，头湿髻发，汗流入于颈，其根在肾。雌黄主之，芍药为佐方⑦。

茯苓　续断　矾石烧，令汁尽　干姜　雌黄　芍药　桔梗　椒汗　干地黄　常山　空青　狸肉　乌脑并肾、肝　斑猫去翅、足，熬　虎指各一分，一云虎肾　附子一两，炮　礜石二分，烧半日

----

① 泔：原误作"泔"，据程本、《千金方》卷二十三第一改。

② 雄黄主之，黄芩为佐：《千金方》卷二十三第一中另有"雄黄、黄芩各一两"，据文义当补，凡八味药，余药剂量有出入。"日十度"，《千金方》作"日一"。

③ 礜石主之，防风为佐：《千金方》卷二十三第一中另有"礜石、防风各一分"，据文义当补，凡十七味药。"柏脂"，《千金方》作"松脂"，其下注云："一作柏脂"。

④ 颈：《千金方》作"颈下"。

⑤ 矾石主之，白术为佐：此与《千金方》卷二十三第一方药同，剂量有出入。"病在上侧输卧"，程本无"输"字，《千金方》作"侧轮卧"。

⑥ 地胆主之，甘草为佐：《千金方》卷二十三第一中另有"甘草一分"，据文义当补，凡十味。"菴蕳子根"，《千金方》作"菴蕳根"。余药剂量有出入。

⑦ 雌黄主之，芍药为佐：《千金方》卷二十三第一中"虎指"作"虎骨"。"夜酒服十丸"，《千金方》作"以酒服十丸"。"日三"，《千金方》作"日二"。

上十七味，捣、筛，为散，蜜丸如大豆。夜酒服十丸，日三。忌猪肉、冷水、生葱、生菜、生血物、芜荑、酢物。《古今录验》同。

又，疗转脉瘰，发于颈，如大豆浮在脉中，濯濯脉转，若惊惕，身如振寒热。得之于惊卧失枕，其根在小肠。斑猫主之，白芷为佐方①。

绿青二分　礜石半分，烧半日　防风一分　甘草半分，炙　大黄二分　桂心二分　人参二分　当归二分　升麻一分　地胆一分，熬　白术一分　钟乳一分，研　斑猫一分，去翅、足、熬　白芷一分　续断一分　麝香一分　麦门冬一分，去心

上十七味，捣、下筛，蜜丸。酒服如大豆十丸，日三。勿食仓米，慎房百日；忌海藻、菘菜、桃、李、雀肉、生葱。刘涓子、《古今录验》同。并出第二十四卷中。

崔氏：疗九种瘰方。

芫青二十枚，去足、翅，熬　地胆十枚，去足、羽，熬　斑猫三十枚，准上　蜈蚣一枚，肥大者，折取一寸半，微火熬　生犀如枣核大，屑　豉心四十九粒　大豆黄一百枚，生用　牛黄枣核大

上八味，捣、筛，蜜丸如梧子。初欲服药，少夜食，明旦饮服二丸，须臾可煮酢浆、薄粥，稍稍冷饮之。其瘰虫有形状，皆从小便出，至日西甚虚闷，可煮汤、餐蔓菁菜羹，酱食之；自余脂腻、醋、脯，一名②口味、五辛、果子之类，并不得食。人强隔日一服，人弱两三日一服，服药以疮瘥、虫尽为度。若瘥，仍作二十日许将息，药欲尽，预合，勿使断绝药气。不能将息，便不须服。忌猪肉、冷水。《救急》、《千金》同。出第五卷中。

张文仲：疗鼠瘰方。

石南　生地黄　雌黄　茯苓　黄连各二两

上五味，作散，敷疮，日再。忌猪肉、芜荑。大验。《备急》同。

又，疗鼠瘰、诸恶疮方。

苦参三斤　露蜂③五两　曲二升

上三味，以水三斗，渍药三宿，去滓，黍米二升酿熟饮，日三。一方得猬皮一具。刘涓子同。并出第五卷中。

《备急》：刘涓子鼠瘰方。

山龟壳炙　桂心　雄黄　干姜　狸骨炙　甘草炙

上六味等分，捣、筛，为散。饮服方寸匕，日三；蜜和纳疮中，无不愈。先炙作疮，后与药良。忌生葱、海藻、菘菜。

又方

矾石三分，烧　斑猫一分，去首、足、羽、熬

上二味，捣、下筛。用酢浆服半匕，须臾瘰虫从小便出。《删繁》、文仲同。出第五卷中。

《古今录验》：疗鼠瘰，麝香涂方。

麝香研　雌黄研

上二味等分，并为散。取虾蟆背白汁和，涂疮孔中，日一度。

又，疗鼠瘰，著头生，小者如杏，大者如杯方。

斑猫一分，去首、足、羽，熬　牡蛎二分，熬　海藻四分，洗去咸味

上三味，捣、下筛。酒服五分匕，日三，病当从小便出、如鱼胞。忌蒜。并出第四十一卷中。

诸瘘方一十五首

刘涓子：瘘肿病方。

---

① 斑猫主之，白芷为佐方：此与《千金方》卷二十三第一中药味同，剂量有出入。"勿食仓米"，《千金方》作"勿食菜"。

② 一名：程本作"一切"。

③ 露蜂：当作"露蜂房"。

斑猫四十枚，去足、翅，熬　桂心四分
芫青十枚，去足、翅，熬　葛上亭长三十枚，熬

上四味，捣、下筛。酒服半钱匕，日
一。忌生葱。

又，疗瘘方。

斑猫四十枚，去足、羽，熬　地胆三十枚，
去首、足、翅，熬　蜥蜴三枚，炙

上三味，捣之千杵，蜜和如大豆，服
二丸。

又，疗瘘，众方不瘥，效验方。

牡蒙数两

上一味，捣之，汤和。适寒温取一升
许，薄疮上，冷易，经宿，佳。

又，疗瘘，生肉膏方。

桑薪灰三升，水四升淋之，复重淋
之，取三升石灰熬令黄，纳灰汁中，以两
重帛裹，绞去滓，更鱼目①煎取二升，勿
用急火煎，随瘘孔深浅，初时作服散而
瘥。孔若深四寸，新药与孔里，薤白使
濡，安药薤白，入药孔里②。若深四寸，
随瘘根而灸两处，每处与四十壮，唯勿灸
瘘孔，随深浅去脓；散与膏安著疮孔里十
五过，少迁延日月，取瘥。肉满脓亦断，
神良无比。出第六卷中。

《**肘后**》论：此本在诸方疮条中，病
类既多，今状出为别一篇。凡瘘病有鼠、
蛇、蜂、蛙、蚓，类似而小异，皆从饮食
中得，其精气入人肌体，变化成形。疮既
穿溃，浸诸经脉，则示③杀人。而鼠、蚁
最多，以其间近人故也④。

通治诸瘘方。

以八月中，多取斑猫虫，即纳苦酒中
半日许，出曝干，使十取六七枚，著铜器
中，微火上遥熬令熟，捣作屑；巴豆一
粒，去皮熬之；又拔取黄犬背上毛二七
枚，亦熬作屑；好朱以钱五分匕，都合
和，以苦酒频服之，虫当尽出。若一服未
效，先时可预作三两剂，后日服，远不过

三两剂。

又方

斑猫一枚，一方云三分，去头、足、翅，熬
杜蘅　枳根　酸枣根　虎蓟根　猫蓟根各
一把

上六味，捣，蜜丸。日一服如枣一
枚，以小丸著疮中。

又方

若先著下部边，或上出耳后、颈项诸
处者，苦参切五升，以苦酒一斗渍三四
日，宜服一升，亦加之，但多作，以知为
度，不过三四度，必瘥。

又，疗瘘方。

榭木皮长一尺，阔六寸，去黑皮，细
切，以水一斗，煮。取五升，去滓，纳白
糖十挺，煎取一升，分三服。以铜器接吐
出看视之病矣⑤。

又方

新生儿矢，一百日以来，皆收置密器
中，五十、六十日取，涂疮孔中。

又方

鲤鱼肠，切作五段，火上脱⑥之，洗
疮，拭干，以肠封之，冷即易，自暮至
旦，干止觉痒，开看虫出，瘥。

崔氏：疗瘘方。

榭白皮切，取五升

上一味，以水八升，煮令泣泣⑦，绞

---

①　鱼目：高按："目"下疑脱"沸"字。

②　新药与孔里，薤白使濡，安药薤白，入药孔
里：意指：先将薤白弄湿，沾上新作的药粉，放入瘘
管中。按："孔"，指瘘管；"安"通"按"。

③　示：程本作"亦"。

④　以其间近人故也：山田业广引恕公曰："当作
'以近其人间故也'。"疑当作"以其近人间故也"。

⑤　以铜器接吐出看视之病矣：程本无"病矣"
二字。《千金翼》卷二十四第二作"以铜器中贮之。
若吐，吐著器中看之"。

⑥　脱：程敬通曰："'脱'一本作'炙'。"《千
金翼》作"暖"。

⑦　泣泣："泣"通"涩"。凝结貌。

去滓，重煎，令成膏。日服半枣，渐加至一枣许，亦著疮上。无忌。患疮唯宜煮饭、苜蓿、盐、酱，又不得多食之。出第五卷中。

《备急》：疗瘘，生肉膏方。

楝白皮二两　鼠肉二两　薤白三两　当归二两　生地黄五两

上五味，以腊月猪膏三升煎，薤白黄色膏成。敷疮孔上，令生肉。《肘后》、文仲同。

又，葛氏云：若①著口里方。

楝大②东引根切

上一味，水煮取浓汁。含汁，数吐，勿咽。《肘后》同。并出第五卷中。

《备急》：疗诸瘘方。

取葶苈子捣，细罗，取好白蜜和丸。每欲著药，先温泔洗著疮孔中，以丸纳之。若塞以物道开，日三度。疮痛是瘘候，勿停药，大效。出第五卷中。

《必效》：疗诸瘘方。

先以泔清温水③，以绵拭之，取葵叶微火暖，贴之，疮④引脓，不过三二百叶，脓尽出，即肉生。忌杂诸鱼、蒜、房室。王丞频用，大奇效。

腋臭方三十七首

《病源》：人腋下臭，如葱、豉之气者，亦言如狐狸之气者，故谓之狐臭⑤。此皆血气不和蕴积，故气臭。出第三十一卷中。

《肘后》：疗人体及腋下状如狐狌思晋切，小兽也。气，世谓之胡臭方。

炊甑饭及热丸，以拭腋下臭，仍⑥与犬食之，七日一如此，即瘥。文仲、《备急》同。

又方

煮鸡子两枚，熟去壳，及热各纳腋

下，冷弃之三路口，勿反顾，三为之。文仲、《备急》并同。

又方

烧好矾石，末，绢囊盛之，常以粉腋下，不过十度。《小品》、《集验》、文仲、《备急》同。

又方⑦

青木香二两　附子一两　矾石半两，烧白灰一两半

上四味，细末，著粉腋下；汗出，因以粉之，亦瘥。

又方

青木香一斤　石灰半斤，熬

上二味，常以粉身，亦瘥；并捣末，敷之。

又方⑧

干姜　胡粉　白灰等分

上三味，合作末，粉之。范汪同。并出第五卷中。

《千金》：疗胡臭、漏腋⑨，有天生胡臭，有为人所染臭者，天生者难疗，为人

① 若：《医心方》卷十六第十六引《葛氏方》作"诸瘘"。

② 楝大：程本作"楝木"。丹波元坚曰："'木'误'大'。"

③ 温水：程本作"温洗"。

④ 疮：程本无"疮"字。

⑤ 狐臭：病名。指体气之发于腋下者。因湿热郁于腠理汗孔，或遗传所致。症见腋下汗液多且有特殊臭气。

⑥ 仍：通"扔"。

⑦ 又方：《肘后方》卷六第五十二中无"矾石"，方后注云："姚方有矾石半两。""白灰"剂量有出入。

⑧ 又方：《医心方》卷四第二十四引《范汪方》中另有"白芷"一味，凡四味。

⑨ 漏腋：病名，又名漏液。多由气血不和，湿热蕴蒸所致。症见腋下潮湿、生疮，有臭味。

所染者易瘥，然须三年①敷白矾散②，勿止，并服五香丸，乃可得瘥；勿言一度敷药即瘥，止可敷药时，暂得一度瘥耳。凡胡臭人，通忌食芸台③、五辛，疗之终身不瘥。胡臭方。

辛夷　芎䓖　细辛　杜蘅　藁本各二分

上五味，㕮咀，以苦酒渍之一宿，煎三日，取汁敷之，欲敷临时④，以瘥为度。《小品》、《集验》、《必效》、范汪同。

五香丸，主口臭及身臭，止肿痛，散血气方⑤。

豆蔻子　丁香　藿香　白芷　青木香　当归　桂心各一两　零陵香一两　甘菘香二分　香附子二两　槟榔仁二枚

上十一味，捣、下筛，蜜丸如大豆。日三夜一，时含之咽津。五日内口香，十日身香，二七日衣被香，三七日下风人闻香，四七日静洗手水落地香，五七日把他人手亦香。禁五辛。下气去臭第一。出第六卷中。

又，石灰散，主胡臭方。

青木香　枫香　丁香　薰陆香各二两　阳起石　橘皮各三两　矾石四两，烧　石灰一升，熬

上八味，捣、下筛，以绵作篆子⑥，粗如四指，长四寸，展取药著上，即以绢囊盛之，系著臂，先以布拭揩令痛，然夹之。

又方

水银、胡粉、面、脂，研，和，敷之，大验。《救急》同。

又方

辛夷　细辛　芎䓖　青木香

上四味，等分，捣、下筛，作散，熏毕粉之。

又方

伏龙肝，作泥，敷之，良。

又方

牛脂和胡粉三合，煎令可丸，涂腋下，一宿即愈。《集验》同。

又方

三年苦酒和石灰，敷之。

又方

赤铜屑，以酢和，银器中炒极热，以布裹，熨腋下，冷复易，瘥，止。

又方

附子炮　石灰熬　青木香三两　矾石三分，烧　米粉一升

上五味，捣、筛，常粉之。

又方⑦

马齿草一束

上一味，捣碎，以蜜和作团，以纸裹之，以泥糊厚半寸，曝干，以火烧熟，破取，更以少许蜜和，使热勿令冷，先以生布揩之，夹药腋下，痛久忍不能得，然后以手中勒两臂，瘥。出第二十五卷中。

崔氏：疗胡臭有效方。

先用泔清净洗，又用清酢浆水净洗讫，微揩使破，取铜屑和酦酢，热揩之，不过三四度，瘥。

又方

胡粉　铜青

上二味，等分，研，以人乳和，涂腋下；若成疮且停，疮瘥又涂，以瘥为度。

---

① 三年：原作"五年"，据程本、《千金方》卷二十四第五改。

② 白矾散：《千金方》卷二十四第五作"矾石散"。

③ 芸（yùn音晕）台：即油菜。

④ 临时：《千金方》作"临卧时"。

⑤ 止肿痛，散血气方：《千金方》卷六第三作"止烦散气方"。药物剂量略有出入。

⑥ 篆子：《千金翼》卷五第七作"袋子"。

⑦ 又方："马齿草"，《千金方》卷二十四第五作"马齿菜"。"以蜜和作团"，《千金方》"团"下有"以绢袋盛之"五字。

出第四卷中。

张文仲：疗胡臭，若股内阴下常汗湿且臭，或作疮者方。

但以胡粉一物，粉之，即瘥，常用大验。《备急》同。

又，《隐居效验》胡臭方。

鸡舌香　藿香　青木香　胡粉各二两

上四味，捣散，作粉，绵裹，纳腋下，常敷即瘥。《备急》同。出第七卷中。

《救急》：疗腋臭方。

铜屑一升　石灰三升①，熬

上二味，合和，囊盛，粉之，有汗便粉之。

又方

甘草炙　松根白皮　甘瓜子　大枣各四分

上四味，为散。食后，服方寸匕，日三。出第三卷中。

又方

鸡矢　白矾石熬令汁尽　黄矾熬　附子炮　木兰皮　青木香各一大两

上六味，捣为散，粉之。又石龙衣一大两，蛇蜕皮是也，以子日夜半烧为灰，服之。

又方

常以盐绿和酽酢，涂之一遍，一年再涂，永除②。以胡粉和水银，和令相入，涂腋下，十日以来无气。出第八卷中。

又方

黄矾　细辛　芎䓖各二两　雄黄一两

上四味，捣、下筛，为散。先以泔清洗腋，拔去毛，令血出，以粉之腋下。出第九卷中。

《必效》：疗腋臭方。

好硇砂二两　好白矾熬　密陀僧各三两　酽酪二两，干去③　胡粉二分　金屑八分　铅锡　生铜屑各二分

上八味，并研令细，酢一升，新铜器中盛药，蜜封其口④二七日，看上青绿色郁郁然，其药即成。还须研令极细，至用时若干，更以好酢和药，以涂病处。若有毛，先拔⑤去，以石灰水净洗，拭使干，以生布揩令微赤，可作疮，一日一涂洗，远不过十日，即待腋疮瘥讫，更取铜屑，细研成粉，涂病处，日五六即止，病瘥。终身不得带麝香、食胡荽。

又方

取五月五日承露百草，阴干，火烧为灰，用井华水和灰为团，重火炼如燖⑥灰色，炼讫，即以酽酢和为饼，厚如掌大小，径二寸⑦以来，即于两腋下挟即易，夹时一身连头并闷，二日后，若病不瘥，复著药；微发亦不甚臭，还依法疗之，永断。

又，金错屑涂法。

金错屑一铢　银错屑一两　赤铜屑　香附子　胡粉　钱错屑各一两　三年醋三升

上七味，以羊酪一升，于铜器中煮得二沸，以用涂之。

又方

三年酽酢二升　碎铜一斤　盐半合　灰二合

上四味，浸药，搅，药色青，即涂腋下，日三四涂，三日小愈，一月全瘥。

又方

大铜钱二七文　白梅二七个　盐一升

上三味，以五月五日水一升，共置瓶

---

① 三升：原误作"三子"，据程本改。

② 永除：原误作"水除"，据程本改。

③ 酽酪二两，干去：程敬通曰："'酽'一作'酥'。"丹波元坚曰："'酥'为'酽'，'干去'二字恐有误。"

④ 口：原误作"日"，据程本改。

⑤ 拔：原误作"板"，据程本改。

⑥ 燖（xún音寻）：程敬通曰："燖，炙物烂也。"

⑦ 二寸：原作"二"，据程本补。

子裹①，挂户上，百日毕，可取用涂。不得妇人为涂药。食黏食、蒜，发。

又方

以酢五合，纳铜器中，以钱十四文、胡粉五铢置中，泥头七日后，以粉十铢和之讫，去腋下毛，日再敷之。合药勿令人见，秘之。

又方

以首子男儿乳汁浸盐，研铜青，拔去毛，使血出，涂，瘥。

又方

酽醋浸青木香，置腋下夹之，即愈。

又方

钱三七文　胡粉三两　马齿草鹿茎，三两　青木香二两　大酢半升

上五味，切，先以醋渍钱五六日，然后总渍诸药一物②，煮五六沸，置磁器③中；先以石灰汁洗病处，拭干讫，涂之，以瘥为度。并出第三卷中。

《古今录验》：疗胡臭，青羊脂粉方。

胡粉　铜青等分

上二味，先以盐汤洗两腋下，及著药且淋洗；又以青羊脂和敷，数日瘥。

又，钱汁敷方。

钱二七文

上以矿石磨令平，以夹腋下，神良。范汪同。并出第三十卷中。

漏液方三首

《病源》：腋下常湿，仍臭生疮，谓之漏液。此亦是气血不和，为风邪所搏，津液蕴瘀，故令湿臭。出第三十一卷中。

《集验》：疗漏液，腋下及足心、手掌、阴下、股里常如汗湿致臭，六物胡粉敷方。

干枸杞根半两　胡粉一两　干商陆根一两　干蔷薇根④半两　甘草半两，炙　滑石一两

上药，捣、下筛，以苦酒和，涂腋下，当微汗出，易衣复涂，著药不过三敷，便愈。或更发，复涂之，不可多敷，伤人腋，余处亦涂之。《小品》、文仲、《备急》、范汪同。出第九卷中。

《经心录》：漏腋方。

正朝旦以小便洗。文仲、《备急》、《集验》、《小品》、范汪、《千金》同。

又方

捣马齿草，腋下夹之，令燥后复易之；先用雌黄、石灰等分，合水煎一两沸如泥，泥之毛落，然涂诸药，良。并出第五卷中。

七孔臭气方三首

《千金》：疗面、目、口、齿七孔臭方。

沉香五两　甘草二两，炙　白瓜瓣半升　芎䓖二两　丁香五两　藁本二两　麝香二两　当归二两

上八味，捣、下筛，蜜丸。食后，含如小豆五粒，日三，秘不传。久服令人举体皆香。《救急》同。出第六卷中。

《救急》：疗人七孔臭气方。

甘草五分，炙　芎䓖四分　白芷三分

上三味，作散，下筛。食后，饮服方寸匕，日三。

又方

瓜子⑤一分　芎䓖　藁本　当归　杜蘅各一两　细辛二分　防风一分

上七味，捣、下筛。食后，温水服方

---

① 裹：山胁尚德曰："'裹'疑当作'里'。"

② 一物：山胁尚德曰："'一'字疑衍。"

③ 磁器：程本作"坩器"。

④ 干蔷薇根：《肘后方》卷六第五十二作"干畜根"；《医心方》卷四第二十四引《小品方》作"干姜"。

⑤ 瓜子：程本、《千金方》卷六第三并作"瓜子仁"。

寸匕，日三。

令人体香方四首

《肘后》：令人体香方。

白芷　薰草　杜若　杜蘅　藁本等分

上五味，末之，蜜和。旦服如梧子三丸，暮服四丸，三十日足下悉香。文仲、《备急》、范汪同。

又方

甘草炙　瓜子　大枣　松根皮等分

上四味，捣、下筛。食后，服方寸匕，日三。二十日觉效，五十日身体并香，百日衣服、床帏悉香。文仲、《备急》、范汪、《千金》同。

又方①

瓜子　芎䓖　藁本　当归　杜蘅　细辛各二分　白芷　桂心各五分　甘草二分，炙

上九味，捣、下筛。食后，服方寸匕，日三。五日口香，二十日肉香。文仲、《备急》同。出第五卷中。

《千金》：疗诸身体臭方。

竹叶十两　桃白皮四两

上二味，以水一石二斗，煮取五斗，浴即香。出第六卷中。

杂疗汗出不止方一十首

《集验》：疗止汗粉药方。

牡蛎二两，熬　附子半两，炮　麻黄根二两

上三味，捣、筛，以白粉一升和合，粉汗，汗止。忌猪肉。

又，汗后遂漏不止，其人恶风，小便难，四肢微急，难以屈伸。桂枝加附子汤方。

大枣十三枚，擘　附子一枚，大者，炮去皮，破八片　桂心三两　芍药三两　生姜三两　甘

草二两，炙

上六味，切，以水七升，煮。取三升，温服一升。忌猪肉、冷水、海藻、菘菜、生葱。《延年》同。此本张仲景《伤寒论》方。

《千金》：止汗方。

青松叶一斤

上一味，捣令汁出，清酒一升渍二宿，近火一宿，初服半升，渐至一升，头面汗即止。出第八卷中。

《延年》：泽泻汤，疗大虚烦躁，止汗治气方。

泽泻　茯苓各二两　牡蛎熬　白术各一两　生姜半升

上五味，切，以水八升，煮。取二升，分服一升，日再服。忌桃、李、雀肉、酢物等。

又，都梁散②，疗汗出如水，及汗出衄血、吐血、小便血，殆死方。

都梁香二两　紫菀　人参　青竹茹　苁蓉各一两　干地黄二两，熬令燥

上六味，捣、下筛。水服方寸匕；不效，须臾再服。忌芜荑。

又，疗大病之后，虚汗不可止方。

杜仲　牡蛎等分，熬

上二味，捣、下筛。向暮卧，以水服一钱匕。午前汗止者，不再服，服之令人干燥；若汗不止者，复服一钱，不过再，必愈。有验。天行及百病后，虚吸漏汗遂温③之，无不止者。

又，疗大病后，虚汗出不禁者方。

粱粉　豉等分，焦炒　故竹扇如手掌大，

---

① 又方：《肘后方》卷六第五十二中无"甘草"，凡八味。

② 都梁散：《医心方》卷十三第十引《小品方》名为"都梁香散"。方中另有"桂肉一两"，共七味药。

③ 温：程敬通曰："'温'一作'服'。"

烧取灰

上三味，合捣，以绢囊盛，粉体，立止，最验。当先熬末粉之。《千金》并同。

又，粉散，疗大病后身体虚肿，汗出，止汗方。

麻黄根三两　防风　干姜　细辛各二两　白薇一两

上五味，合下筛，以粲粉五升熬令黄，合和，以粉身。忌生菜。出第十一卷中。

《古今录验》：疗汗出不止，术桂散方。

麻黄　桂心各五分　白术　附子炮　菖蒲各三分

上五味，捣、末。酒服方寸匕，日三，未食服。忌羊肉、饧、猪肉、桃、李、雀肉等。

又，止汗热，雷丸散方。

雷丸　桂心　牡蛎各五分，熬

上三味，捣、下筛，粉身，日三。忌生葱。出第二十六卷中。

外台秘要方卷第二十三

朝奉郎提举药局兼太医令医学博士臣裴宗元校正

右从事郎充两浙东路提举茶盐司干办公事赵子孟校勘

外台秘要方卷第二十四 痈疽发背九门

朝散大夫守光禄卿直秘阁判登闻检院上护军臣林亿等上进

痈疽方一十四首

痈肿方二十五首

石痈方五首

痈疖方一十四首

附骨疽方七首

瘭疽方一十六首

缓疽方四首

发背方四十一首

痈疽发背杂疗方二十六首

痈疽方一十四首

《集验》：痈疽[①]论：黄帝曰：夫子言痈疽何以别之？岐伯答曰：荣卫稽留于经脉之中，则血泣[②]而不行，不行则卫气从之，从之而不通，壅遏不得行，故曰热；大热不止，热盛则肉腐，肉腐则为脓。然不能陷肌肤[③]于骨髓，骨髓不为焦枯，五脏不为伤，故命曰痈。黄帝曰：何谓疽？岐伯答曰：热气纯[④]盛，下陷肌肤、筋髓、骨肉，内连五脏，血气竭尽，当其痈下，筋骨良肉皆无余，故命曰疽。疽者，其上皮夭瘀[⑤]以坚，亦[⑥]如牛领之皮。痈者，其上皮薄以泽。此其候。黄帝曰：善。出《太素》第十六卷中。

经言：五脏不调致疽，六腑不和生痈。一曰瘭疽[⑦]，急者二、三日杀人，缓者十余日杀人；二曰痈疽，急者十余日杀

人，缓者一月死；三曰缓疽[⑧]，急者一年杀人，缓者数年；四曰水疽，所发多在手足，数年犹可疗。疽者数十种，要如此。

于氏法：痈之疾所发缓地，不杀人；所发若在险地，宜令即外消；若至小脓犹可疗，大脓致祸矣。

一为脑户，二为舌本，三为玄痈，四为喉节，五为胡脉[⑨]，六为五脏俞，七为五脏系，八为两乳，九为心鸠尾，十为两

---

① 痈疽：病名。指气血被毒邪所阻滞，发于肌肉、筋骨间的疮疡。疮面浅而大者为痈，疮面深而恶者为疽。

② 泣：音义同"涩"。

③ 肌肤：《灵枢·痈疽》、《太素》卷二十六《痈疽》均无"肌肤"二字，应据删。

④ 纯：《尔雅·释诂上》："纯，大也。"《灵枢·痈疽》、《太素》均作"淳"，义同。

⑤ 瘀：《灵枢》、《太素》、《鬼遗方》、《医心方》均无"瘀"字，应据删。

⑥ 亦：《灵枢·痈疽》作"上"。《甲乙经》卷十一第九作"状"，应据改。

⑦ 瘭疽：病名。又名训疽。指发于指端、手心、足心及心窝部的瘭疽。

⑧ 缓疽：病名。又名肉色疽。系生于少腹旁、腹壁上的无头疽。多因足太阴脾经气滞寒凝而成。初起坚硬如石，皮色不变，不红不热，大如拳，小如桃、李，痛引腰腿，数月不溃，寒热食少，肌体尪羸，则属败症。

⑨ 胡脉：颜师古注引晋灼曰："胡，颈也。""胡脉"，当指颈部血管。

手鱼，十一为肠屈之间，十二为小道之后①，十三为九孔，十四为两膊肠，十五为神主之舍②。一本云主客之舍。

凡十五处不可伤，而况于痈乎？若痈发此地，遇良医能不及大脓者可救，至大脓害及矣。范汪同。

候贼风证，但夜痛应骨，不可按抑，不得回转，痛处不壮热，体亦不乍寒乍热，但觉体瘰瘰③然冷，欲得热，热熨④痛处即小宽，时有汗，此是贼风证也。宜即得针灸，服疗风药温。方在疗风候上，大法宜知二候如此也。

又，初得附骨疽⑤，即服漏芦汤下之，敷小豆薄得消也。

又，下利已、肿处未消者，可除大黄，用生地黄及干地黄，随时也；热渐退、余风未歇者，可服五香连翘汤，除大黄；余热未消，可敷升麻膏佳。若失时不消，成脓者，用火针、膏、散，如疗痈法。

又，有膊必忍切。下同疾⑥，喜著四肢，其状赤脉起如编绳，急痛壮热，其发于脚者，喜从蹀蹀⑦起至踝，赤如编绳，谓之膊病也。

又，其发于臂者，喜腋下起至掌也，皆由四肢劳热气盛，为凉湿所折，风结筋中，成此疾也。不即疗取，消溃去脓，则筋挛缩也。其若但置不消，复不溃，其热歇，气不散，喜变作膊也。

又，疗之宜服漏芦汤令下，外以锋针，针去血气，针泻上结脉处，敷小豆薄则消也，皆可依疗丹法消之。及溃成，脓出，火针、敷膏、散，如疗痈法也。

又，方用甘蕉根，薄之，瘥。

又，痈发肿高者，疢⑧源浅，肿下者，疢源深；大热者易疗，小热者难疗；初便大痛伤肌，晚乃大痛伤骨；都坚者，未有脓，半坚半软者，有脓。发肿都软，

血瘤也，非痈。发肿以渐知，长引日月，亦不大热，时时牵痛，瘤也，非痈。

吴音曰：谓诸气结，亦有肿，久久不消成痈，疗之宜散气。气已散，若初肿处有浮气，年衰皆发痈。疗之宜及年盛，并折散热，可无此忧。

于氏法：夫痈疽，脉洪粗难疗，脉微涩者易疗。诸浮数之脉，应当发热而反恶寒者，痈也，此或附骨以有脓也。

赵乃言：无虚劳腹中疾，或发血瘤疮，疮状坟父吻切起，头黑正尔⑨置，不当灸疗，疗之火熨便焦烂，剥刮去焦痂，则血泄不可禁，必死。痈起于节解，遇顽医不能即消，令至大脓者，岂膏药可得复生乎。

又，发痈坚如石，走皮中无根，瘰疬也。久不消，因得他热之疾时，有发为痈也。

---

① 小道之后："小道"，当指小便之道，即尿道。"小道之后"，当指会阴部。

② 神主之舍：当指命门穴处。

③ 瘰瘰：音义同"噤噚"，恶寒恶寒貌。程本作"瘆瘆"，《千金方》卷二十二第六作"索索"，义同。

④ 熨：原作"慰"，形近致误，据程本、《千金方》改。

⑤ 附骨疽：病名。又名多骨疽、朽骨疽。可发于全身骨骼。初起多见寒热往来，病处多漫肿无头，皮色不变；继则筋骨疼痛如锥刺，甚至肢体屈伸旋转困难；久则郁而化热，肉腐成脓，溃后稀脓淋漓不尽，色白腥秽，不易收口，形成窦道或有死骨脱出。相当于骨髓炎、骨结核。

⑥ 膊（pián 音谝）疾：病名。膊，脉隐起如鳝绳也。本病由久劳，热气盛为冷湿所折，气结筋中而成。喜发四肢，其状赤脉如编绳。

⑦ 蹀蹀：《千金方》卷二十二第六作"膊"，义胜。

⑧ 疢（chèn 音碜）：《说文·疒部》："疢，热病也。"段玉裁注："其字从火，故知为热病。"程本作"病"，下同。

⑨ 尔：高校本疑当作"而"。

又，发痈至坚而有根者，名为石痈①，疗之法，当服酒，非酒即药势不宣，但当稍饮，取令相得，和散便止。

凡痈肿，有肥人用贴宜栝楼根，和平体宜赤小豆贴方。

以赤小豆五合，纳苦酒中，熬之毕，捣为散，以苦酒和之，涂拭纸上，贴肿，从发肿两头以下。范汪同。

又，论少小有渴，年四十以外多发痈疽；有膈痰而渴者，年盛必作黄疸，年衰必发痈疽也。范汪同。

又，黄帝曰：愿闻痈疽之形，与其期日。岐伯曰：略说痈疽之极者十八种。

又，痈疽发咽，名曰猛疽②。猛疽不疗，则血化为脓，脓不泻，塞咽，半日死。其化脓者，泻已则含豕膏，无冷食，三日而已。一云无食。

又，发于股胻③，名曰股脱疽④。其状不甚变，而痈肿脓搏骨，不急疗，三十日死。髀内曰股，股外曰髀，膝上股下骨称曰股胻也。

又，发于胁，名曰改訾⑤。改訾者，女子之疾也，久之其状大痈脓，其中乃有生肉，大如赤小豆，疗之方。

剉连翘草及根各一升，以水一斗六升，煮令竭，取三升，即强饮，厚衣坐釜上，令汗出至足已。

又，发于尻者，名曰锐疽⑥。其状赤坚大，急疗之；不疗，三十日死。

又，发于胫者，名曰兔啮⑦。其状赤至骨，急疗之；不疗害人。

又，发于足上、下者，名曰四淫⑧。其状大如痈，不急疗，百日死。

又，发于肩及腨⑨者，名曰疵疽⑩。其状赤黑，急疗之。此令人汗出至足，不害五脏，痈发四、五日，逆焫之⑪。

上灸百壮，石子当碎出也，不出可益壮。从痈发高下以后，范汪并同。

又，石痈者，始发皮核相亲著，不赤头，不甚坚，微痛热，热渐自歇，便坚如石，故谓之石痈。难消。又不可得自熟，纵愈皆百余日也。

又，发痈两头牵而傍推无根者，又不痛，结筋，非痈也。发痈状如蛇，虽极大，此肉瘤，非痈也。肿一寸至三寸，疖也；三寸至五寸，痈也；五寸至一尺，痈疽也；一尺至三尺，名曰竟体痈，肿成脓，九孔皆出。诸气愤郁，不遂志欲者，多发此疾。

---

① 石痈：病名。《病源》卷三十二曰："石痈者，亦是寒气客于肌肉，折于血气，结聚而成。其肿结确实，至牢有根，核皮相亲，不甚热，微痛，热时自歇，此寒多热少，靭如石……"类似肿瘤。

② 猛疽：病名。多由肺、肝二经蕴热，痰毒邪火上攻咽喉而致。症见咽喉嫩红，漫肿疼痛，汤水难入，呼吸不利，寒热大作。类似今日之咽后壁脓肿、扁桃体周围脓肿。

③ 股胻：《灵枢·痈疽》作"股胫"。

④ 股脱疽：《灵枢·痈疽》作"股胫疽"。即发于股骨及胫骨的附骨疽。

⑤ 改訾：《灵枢·痈疽》作"败疵"。泛指发于胁部之痈疽。亦指胁疽，即生于胁部之无头疽。初起如梅、李，坚硬平塌，漫肿木痛，不红不热，成脓迟缓，脓水清稀。由足厥阴肝经郁火积聚而发。

⑥ 锐疽：即鹳口疽。初起形似鱼胞，色赤坚痛，溃破后口若鹳咀，朝寒暮热，夜重日轻；溃出稀脓不止为虚，流稠脓或鲜血为实，均易发展成漏。由三阴亏损，督脉经浊气、湿痰流结而成。

⑦ 兔啮（niè 音聂）：即发于足跟部的附骨疽，因其色红微肿，如兔咬伤，故名。

⑧ 四淫：足部肿疡之一，症见趾缝间肿痒流水，足底发热，如红肿热痛，溃破流脓者，属湿热偏盛；色白漫肿，痛不溃脓者，为阴寒凝结。此由气血亏虚，湿毒下注而成。

⑨ 腨：《灵枢·痈疽》、程本均作"腸"。《太素》卷二十六《痈疽》注："肩前臂上腸内名腸。"

⑩ 疵疽：《灵枢·痈疽》作"疵痈"。即发于肩及上臂的附骨疽。

⑪ 逆焫之：《灵枢·痈疽》作"逞焫之"，意指此病宜速用灸法，使痈毒消散。《广雅·释诂二》："逞，快也。"《类经》卷十八第八十六注云："逞，疾也。焫，艾灸也。"

痈及疽、血瘤、鼠乳、石痈、结筋、瘰疬，皆不可就针角，针角少不及祸者。

凡痈疽之疾，未见脓易疗之，当上灸三百壮，四边间子灸各二百壮。实者可下之，虚者可补之，有气者下其气，服占斯内塞散得愈，绝房三年。

凡痈疮审知脓者，破之皆当近下边，脓出后当膏药兑之，常使开润，勿令燥合也。若其人羸，勿一顿尽脓，徐徐令后稍出乃尽。痈方溃，其上皮薄，人喜当上破之，此终不愈；当下破之，乃得脓耳，勿要其皮厚也。

凡痈有脓当破，无脓但气肿。若有血，慎不可破针灸也。按之四边坚、中软，此为有脓沈①也；一边软，亦有脓。都坚者，此为菹②核，或但有气也。都软者，此为有血，血瘤也，当审坚软、虚实为要。若坚菹积久后，若更变熟，偏有软处，当软之不可破者，菹当温暖裹置耳。若灸刺破疗，必暴剧不可救，及结筋、腫弛伪切肉、鼠乳，皆不当疗也。

又，服内塞散，不与他疗相害，昼夜十余度。服散当以酒服也③。

又，发于腋下、坚赤者，名曰米疽④。疗之用砭石，欲细而长，疎启之⑤，涂以豕膏，六日已，勿裹。其痈坚而不溃者，为马刀挟缨⑥，急疗之。《太素经》曰：颈前曰缨。

又，发于股阴者，名曰赤弛⑦。不急疗，六日死。在两股之内，不可疗。一云：六十日死。

又，发于膝者，名曰疵疽⑧。其状大痈，色不变，寒热而坚，勿石⑨，石之死。须其柔，色异乃石之者，生。冷石熨之，柔乃破之，准例石之也。

又，诸痈肿之发于节而相应者，不可疗。《太素经》云：膈八节门，故不可疗也。

又，发于阳者，百日死。

又，发于阴者，三十日死。丈夫阳器曰阳，妇人阴器曰阴⑩。

又，发于踝者，名曰走缓疽⑪。其状肉色不变，数石其输，数⑫而止其寒热，不死。□□□□□□□。

又，发于足傍者，名曰厉疽⑬。其状不大，初从小指发，急疗之，去其黑者；不消辄益，不疗，百日死。傍，云足侧□也。

---

① 沈：《说文·水部》："沈，汁也。"

② 菹：高校本疑作"疽"，下仿此。

③ 上灸百壮，石子当碎出……服散当以酒服：自"上灸百壮，石子当碎出"至"服散当以酒服"，凡四百六十五字，高校本据丹波元坚校语移至"又发痈至坚而有根者，名为石痈，疗之法"条下。

④ 米疽：又名腋疽、疚疽。指发于腋下之无头疽。本病初起一核，漫肿坚硬，皮色如常，不热不疼；日久将溃，始转红色，微热疼痛。由肝、脾二经气血凝滞而成。

⑤ 疎启之：《灵枢·痈疽》作"疎砭之"，疎，同疏。《类经》卷十八第八十六注云："砭石欲细者，恐伤肉也；欲长者，用在深也。故宜疏不宜密。"

⑥ 马刀挟缨：病名。又名瘰串。即瘰疬成串，质坚，其形长如马刀者，称马刀；挟颈所生者，因其状如缨络，故称挟缨。按"缨"通"瘿"。

⑦ 赤弛：《灵枢·痈疽》作"赤施"。《疡科准绳》卷四："赤施即股阴疽。"指发于大腿内侧之附骨疽。

⑧ 疵疽：《灵枢·痈疽》作"疵痈"。《甲乙经》卷十一第九下、《病源》卷三十二《疽候》、《太素》卷二十六《痈疽》均作"疵痈"。指生在膝盖的附骨疽。其症见外形肿大，皮色不变，伴发寒热而患处坚硬。

⑨ 石：即以砭石刺之。

⑩ 丈夫阳器曰阳，妇人阴器曰阴：阳，当指三阳经所行部位；阴，当指三阴经所过部位。《类经》卷十八第八十六注云："发于三阳之分者，毒浅在腑，其死稍缓；发于三阴之分者，毒深在脏，不能出一月也。"

⑪ 走缓疽：《灵枢·痈疽》作"走缓"。指内踝疽，即发于内踝处的附骨疽。

⑫ 数：程本、《灵枢·痈疽》均无"数"字，疑衍。

⑬ 厉疽：又名"厉痈"。发于足旁小趾之侧，多由足三阳经湿热下注，或足三阴经亏损所致。

又，发于胸者，名曰井疽[1]。状如大豆，三四日起，不早疗，下入腹，入腹不疗，十日死。《太素经》云：寒热不去，十日死。

又，发于足指者，名曰脱疽[2]。其状赤黑，死不疗；不赤黑，可疗；疗不衰，急斩去之得活，不去者死。

又，发于膺[3]者，名曰舌疽[4]。其状如谷实、瓜蒌，常苦寒热，急疗之，去其寒热，不疗，十岁死[5]，死后出脓。

又，发于颈者，名曰夭疽[6]。其状大而赤黑，不急疗，则热气下入渊腋，前伤任脉，内熏肝肺，十余日死。《太素经》曰：项前曰颈。一云发头。以前十八种[7]并与《千金翼》、刘涓子、《太素经》、范汪、《删繁》同。并出第八卷中。

《千金》论曰：夫痈疽初发，人皆不以为急，此实奇患，唯宜速疗。若疗不速，病成难救，以此致祸者不一。发背[8]，外皮薄为痈，皮厚为疽，宜急治之。

夫痈坏后，有恶肉者，以猪蹄汤洗去秽，次敷食肉膏、散；恶肉尽，敷生肉膏、散，及摩四边，令善肉速生。当断绝房室，慎风冷、劳烦。待筋脉平复，乃可任意耳。不尔，新肉易伤，伤则重溃发，发则祸至。慎之！慎之！

凡痈疽初发，或似小节，或复大痛，或复小痛，或发如米粒大白脓子，此皆微候，宜善察之。见有少异，即须大惊忙，须急治之，及断口味，速服诸汤，下去热毒。若无医药，即灸当头百壮；其大重者，灸四面及头上二三百壮，壮数不虑多也。复薄冷药贴膏，种种救疗，必瘥也。

又，其用药贴法，皆须当疮中处开孔口，令泄疮热气出；亦当头以大针[9]针入四分，即瘥。

身中忽有痛处似打状，名曰气痛。痛不可忍，游走不住，发作有时，痛则小热，痛定则寒，此皆由冬受温风，至春暴寒，风来折之，不成温病，乃作气痛也。又宜先服五香连翘汤，摩丹参膏，又以白酒煮杨柳皮，及暖熨之；有赤气点点，刺出血也。其连翘汤可服数剂，及竹沥汤。勿以一剂未效，便谓即止，遂不服耳。中间将白薇散，佳。

《素问》曰：寒气客于经络，血凝渗涩不行，拥结为痈疽也。不言热之作也。其后成痈，又阳气凑集，寒化为热，热盛则肉腐为脓也。

又，以酢和蜂蛤灰[10]，涂之，干即易，瘥即止。

---

① 井疽：程本作"背疽"。指痈疽发于胸部鸠尾穴、中庭穴或两者之间。初起如豆粒，逐渐出现肿痛，色红高突者，属阳证，由心经火毒而致。若初起如豆粒，皮色不变，积久渐大，黑陷平塌，属阴证，多为冷气攻心而发。

② 脱疽：本病多发于足趾，溃久则趾自落，故名脱疽。其发病缓慢，初起患趾色白发凉，麻疼；日久患趾如煮熟红枣，灼痛，肤色由红转暗、变黑，足趾坏死脱落，并向足背、小腿蔓延，甚则出现五败症等。本病相当于血栓闭塞性脉管炎和闭塞性动脉粥样硬变。

③ 膺：《鬼遗方》作"臆"。《说文·肉部》："臆，胸骨也。"

④ 舌疽：《灵枢·痈疽》、《鬼遗方》、《病源》、《千金翼》均作"甘疽"。发于胸部中府穴下，初起如谷粒，色青，逐渐长大，形如瓜蒌，色转紫红，坚硬疼痛，伴憎寒壮热。溃脓稠者，为顺；若过十天、半月，不成脓，寒热不解，脉浮数者，为逆。

⑤ 十岁死：高校本疑作"十日死"。

⑥ 夭疽：丹波元简曰："夭疽发于两耳后左、右颈上。"此症极为险恶，难治易死，故名夭疽。

⑦ 以前十八种：以上仅十六条，不足十八种之数，疑有脱误。

⑧ 发背：原误作"发皆"，今据《千金方》卷二十二第二改。

⑨ 大针：《千金方》卷二十二第二作"火针"。

⑩ 蜂蛤灰：《千金方》卷二十二第二作"蚌蛤灰"，应据改。

凡肿，根广一寸以下，名疖；一寸以上，名小痈；如豆粒大者，名疱子；皆始作，急服五香连翘汤下之，数剂取瘥，止。并出第二十三卷中。

《广济》：疗痈疽，排脓散①方。

黄芪十分，脓多、倍　青小豆一分，热、口干、倍　芎䓖三分，肉不生、倍　芍药三分，痛不止、倍　白蔹三分，有脓不合、倍　栝楼三分，若渴、小便利、倍　甘草三分，炙

上七味，为散。酒服方寸匕，日三服，不利。忌海藻、菘菜、热面、鱼、蒜等。《千金》同。一方无白蔹、甘草。

又，疗发痈疽，排脓散方。

人参二两　当归二两　桂心二两　芎䓖一两　厚朴一两，炙　甘草一两，炙　防风二两　白芷二两　桔梗一两

上九味，捣、筛，为散。以酒服方寸匕，日二服，不利。若疮未合，常服之。忌生冷、菘菜、海藻、生葱、蒜。并出第五卷中。

刘涓子：疗痈疽，先宜敷大黄食肉膏，方在发背部，《千金方》食恶肉散，后用大黄、附子等十物者乃是②。次兑膏方。

当归　芎䓖　白芷各二两　乌头一两　巴豆二十枚，去皮　松脂二两　猪肪二升

上七味，㕮咀，纳膏中，微火合煎，三沸已，纳松脂，耗令相得③，以绵布绞去滓，以膏著绵絮兑头，大疮虽深，兑之脓自出，就兑尽，即生善肉；疮浅者不足兑，著疮中，日三，恶肉尽，即止。

又，疗痈疽，发坏出血④，生肉黄芪膏方。

黄芪一两　芍药一两　当归一两　大黄　芎䓖　独活　白芷　薤白　生地黄各一两

上九味，切，猪膏二升半，煎三上三下，膏成，绞去滓，敷兑疮中，摩左右，日三。文仲同。并出第四卷中。

又，疗痈疽疮，生肉黄芪膏⑤方。

黄芪　细辛　生地黄　蜀椒　当归　芍药　薤白　白芷　芎䓖　丹参各一两　猪膏一升半，腊月者　甘草　苁蓉　独活　黄芩各一两

上十五味，以苦酒一升二合，夏月渍一宿，冬月二宿，微火煎三沸，煮酒气尽，成，敷之。忌海藻、菘菜、生葱、菜、芜荑。

又，疗痈疽，始作便坏，热毒发疮，膏方。

羊髓一两　甘草二两　胡粉五分，一法五两　大黄一两半　猪膏二升

上五味，切，合膏、髓，煎二味烊，纳甘草、大黄，三上三下，绞去滓，纳胡粉，绞令调和，敷疮上，日五度。

又，疗痈疽已溃，白芷摩膏方。

白芷　甘草各二分　乌头三分　薤白十五挺　青竹茹鸡子大一枚

上五味，切，以猪膏一升合煎，白芷黄膏成。绞去滓，涂疮四边，勿著疮中。并出第五卷中。

深师：内塞散，疗痈疽溃漏，血脉空竭方。

黄芪　细辛　芍药　薏苡仁　白芷　瞿麦各二两　赤小豆七两　干地黄　人参　防风各二两

上十味，切，先以新成白苦酒置新器

---

①　排脓散：《千金翼》卷二十三第九名为"黄芪散"，方中无"甘草"，凡六味。

②　方在发背部，《千金方》食恶肉散，后用大黄、附子等十物者乃是：此二十四字，原为大字，高校本疑为注文，改为小字，义胜。

③　纳松脂，耗令相得："纳"原作"肉"，形近致误，据程本、《鬼遗方》改。"耗"，程本、《鬼遗方》均作"搅"。

④　痈疽，发坏出血：《鬼遗方》卷四作"痈疽、金疮"。

⑤　生肉黄芪膏：《鬼遗方》卷五中无"芎䓖"，凡十四味。"猪膏"用量有出入。

中，纳赤小豆，须臾出，铜器中熬令燥，复须纳苦酒中，更熬，凡五反止，合捣为散。酒服方寸匕，日夜六七过。腹痛甚，倍芍药；口未闭，倍薏苡仁；脓多，倍黄芪。忌生菜、生葱、芜荑。出第二十八卷中。

《删繁》：疗痈疽等毒溃烂，猪蹄洗汤方。

猪蹄一具，治如食法　蔷薇根一斤　甘草五两，炙　芍药五两　白芷五两

上五味，切，以水二斗煮猪蹄，取八升，去滓，下诸药，煮取四升，稍稍洗疮。出第九卷中。

《千金翼》：黄帝问曰：有疽死者奈何？岐伯曰：身有五部，伏菟一，腓二一云腨，背三，五脏之腧四，项五，五部有疽，死也。《删繁》同。本出①《灵枢》。

又，王不留行散，主痈疽及诸杂肿，溃皆服之；亦疗痈肿不溃，苦困无赖方。

野葛皮半分　五色龙骨五两　王不留行子二升，《千金方》用末三合，《翼》云一升　桂心一两　当归二两　干姜一两　栝楼末，六合

上七味，为散。食讫，温服方寸匕，日三，以四肢习习为度，不知渐渐加之。此浩仲堪方。随日济阇梨施行，实为神散②，痈肿即消，极理安稳③。忌生葱、冷水等物。此方妙。《千金》同。出第十四卷中。

痈肿方二十五首

《集验》：疗痈肿，大按乃痛者，病深；小按便痛者，病浅。按之处陷不复者，无脓；按之即复者，有脓。若当上破者，脓出不尽，不尽稍深食④骨，骨碎出，当以角导侧际，从下头破，令脓出尽，出尽则骨生，愈矣。若恶肉不尽者，食恶肉药去之，膏涂之，即愈。食肉药

方。

取白荻灰，水淋之，煎令如膏，此不宜预作，作之十日则歇。并可以去黑子，黑子药住，便即拭去，不时拭则伤肤。又一方，以桑皮灰亦妙。

凡破诸病肉厚处，当先广封四面，不尔疮披裂，气泄便死，不可救也。以前范汪同。有久痈余疮，为败痈深疽；有胫间喜生疮，中外恶疮，霜寒冻不瘥经年，或骨疽，亦名胫疮，深烂青黑，四边坚强，中央脓血、恶汁出，百药疗不瘥，汁溃好肉处皆肿，亦有碎骨从中出者，可温赤龙皮汤洗之，夏月日日洗之，冬月三日、四日一洗；溃肉多者，可时敷白蔄茹散食去之，可一日之中三四敷之；止后长敷家猪散，得瘥也。

取猪矢，烧作灰，下绢筛，以粉痈败疮中，令满，汁出脓去便敷之，长敷须瘥也。若更生青肉，复著白蔄茹散如前法也。出第八卷中。

《千金翼》：凡五子日夜半、五丑日鸡鸣、五寅日平旦、五卯日日出、五辰日食时、五巳日禺中、五午日日中、五未日日昳、五申日晡时、五酉日日入、五戌日黄昏、五亥日人定。

上以此日时，遇疾发者⑤，皆不起也。出第二十三卷中。

《广济》：疗痈肿脓溃，内服药，外宜贴膏方。

---

① 本出：原误作"本云"，据程本改。
② 随日济阇梨施行，实为神散：《千金翼》卷二十三第九作"隋济阇梨所名为神散"。"阇梨"《千金方》作"阇黎"，梵语，指高僧。
③ 极理安稳：《千金翼》、《千金方》均作"极安稳"。
④ 食：程本作"蚀"，"食"同"蚀"。下仿此。
⑤ 遇疾发者：《千金翼》卷二十三第二作"遇疾发痈者"。

松脂一斤，炼者　胭脂①三合，生　椒叶一两　白蜡三两　蛇衔一两　黄芪一两　芎劳一两　白芷一两　当归一两　细辛一两　芍药一两

上十一味，切，以水先煎脂、蜡，烊尽，纳诸药，三上三下，白芷色黄膏成，用剪故帛，可疮大小涂膏，贴上，日夜各一。

又，疗痈肿脓溃，疮中有紫肉硬不消，以此散兑头纳蚀之方②。

石硫黄二分，研　马齿矾石二分，熬令汁尽　漆头蔺茹二分　麝香二分，研　雄黄二分　雌黄一分，研　白矾二分，熬令汁尽　丹砂二分，研

上八味，捣、筛，为散。搅令调熟，以敷疮中，疮恶肉上贴膏，日二易。《千金》并《翼》、深师同。并出第三十卷中。

刘涓子：疗痈肿方。

白蔹　乌头炮　黄芩各等分

上三味，捣、下筛，和鸡子白，敷上，即愈。出第十卷中。

疗痈肿有热，黄芪贴方，数用神验。

甘草炙　大黄　白蔹　黄芪　芎劳

上五味，各等分，捣、筛。以鸡子黄和如浊泥，涂布上，随赤热有坚处大小贴之，燥易，甚效。

《删繁》：疗痈脓，白蔹薄贴方。

白蔹　当归　芍药　大黄　莽草　芎劳

上六味，各等分，捣、筛，下鸡子黄和如泥，涂布，随大小贴之，燥易。

又，疗痈肿，坚核下不消，白蔹贴之方。

白蔹　大黄　赤石脂　芍药　莽草　黄芩　黄连　茱萸

上八味，各等分，捣、筛。以鸡子黄和如浊泥，涂布上，随核大小贴之，燥易。

又，疗痈肿，黄芪贴之方。

黄芪一两半　黄芩一两　芎劳一两　黄连　白芷　芍药各一两　当归一两半

上七味，捣、筛，以鸡子白和如膏，诸暴肿起处，以涂著布③上已贴，燥易；肿处不觉，贴冷便愈。热势毒者，加白蔹一两，尤佳。

又，疗痈肿，黄芪贴方。

黄芪　大黄　白芷　牡蛎熬　白蔹

上五味，各等分，捣、筛，和鸡子，贴，燥易。

又，疗痈肿已溃，四物黄连薄贴方。

黄连　黄柏　地榆　白芷各一两

上药，捣、筛，鸡子白和，涂布，薄痈上，对疮口穿布，出痈气，令疏气。

又，疗痈肿，一物栝楼薄贴方。

以栝楼根，随多少，止一物切，五反纳苦酒中熬，燥，捣、筛之；苦酒和，涂纸上，以贴痈肿上。服散人宜用。并出第九卷中。

《千金》：疗痈肿，松脂贴④方。

当归　黄芪　黄连　芍药　蜡　黄芩　芎劳　大黄各一两，细切　松脂一斤半　胭脂一合半

上十味，切，以微火煎之，三上三下，绵布绞去滓，向火炙，涂生牋纸上，随大小贴之，一日三度易之，即瘥。

又，疗肿⑤，蒺藜散方。

---

① 胭脂：《玉篇·肉部》："胭，久脂也。"《本草纲目》引苏恭曰："十二月上亥日，取入新瓶，埋亥地百日用之，名胭脂。"

② 以此散兑头纳蚀之方：《千金翼》卷二十三第九中无"丹砂"，凡七味。此与程本剂量有出入。

③ 布：原误作"而"，据程本改。

④ 松脂贴：《千金方》卷二十二第二名为"松脂膏"。

⑤ 疗肿：《千金方》卷二十二第二作"疗气肿"。

蒺藜子一升，熬令黄

上一味，捣、筛，以麻油和之如泥，炒令焦黑，以涂故布上，剪如肿大，勿开头搨上。无蒺藜子用小豆和鸡子如前，干则易之，甚妙。

又，搨汤方①。

大黄　黄芩　白蔹各三两　芒硝六分

上四味，以水六升，煮。取三升，以故帛四重纳汁中，以搨肿上，暖复易，昼夜为之。《翼》同。

又，痈，肿痛、烦困方②。

以生楸叶十重贴之，以布帛裹，缓急得所，日二易。止痛、消肿、食脓血，良无比，胜于众贴。冬以先收干者，临时盐汤沃润用之。亦可薄削楸皮用之。《备急》、张文仲、《肘后》同。

又，诸痈肿牢坚③，诸药不疗方。

削附子如棋子，厚一指，正著肿上，以少唾湿附子，火炙附子令热彻，附子欲干，辄令更唾湿之，常令附子热气入肿中，无不愈者。此法绝妙。并出第二十三卷中。

《千金翼》：黄芪汤，主痈肿，热盛口干，除热止渴方。

黄芪　升麻　栝楼　干地黄各二两　麦门冬去心　芍药各二两　黄芩一两半　栀子二十枚，擘

上八味，切，以水一斗，煮。取三升，分三服。刘涓子用升麻一两，栀子十四枚，余药同。

又，白蔹薄贴，主痈肿方。

白蔹　大黄　黄芩各等分

上三味，捣、筛，和鸡子白如泥，涂布上，薄贴肿上，干则易之。可以三指撮药末，纳三升水中，煮三沸，绵注汁拭肿上数十遍，以寒水石末④和，涂肿上，以纸覆之，干则易之，一易辄以煮汁拭之，日夜三十度。刘涓子同。

又，疗痈肿方。

伏龙肝，以大酢和作泥，涂布上，贴之，干则易之。

又，凡肿已溃、未溃者方。

以胶一片，水渍令软纳纳然⑤，称肿之大小贴，当头上开孔。若已溃还合者，脓当被胶急撮之，脓皆出尽；未有脓者，肿当自消矣。

又方

烧鲤鱼作灰，酢和，涂之一切肿上，以瘥为度，至良。

又，温中汤，主痈肿，取冷过多，寒中下利，食完出方。

甘草炙　干姜　附子各六分，炮　蜀椒二百四十枚，汗⑥

上四味，切，以水六升，煮。取二升，分三服。忌海藻、菘菜、猪肉、冷水。刘涓子同。出第二十三卷中。

张文仲：刘涓子疗痈消脓，木占斯散⑦方。

木占斯　桂心　人参　细辛　败酱　干姜　厚朴炙　甘草炙　防风　桔梗各一两　栝楼一两

---

① 搨汤方：《千金方》卷二十二第二作"揾肿方"。方中四味药，当"哎咀"后煎。"暖复易"，《千金方》作"干即易之"。

② 痈，肿痛、烦困方：《千金方》卷二十二第二作"痈肿痛烦闷方"。"冬以"，《千金方》作"冬月"。

③ 诸痈肿牢坚：《千金方》卷二十二第二作"治痈肉中如眼"。"火炙"，《千金翼》卷二十三第八作"艾灸"。"更唾湿之"，《千金方》中"之"下有"乃重灸之，如是三度"八字。

④ 未：当作"末"，形近致误。

⑤ 水渍令软纳纳然："水渍"原误作"水溃"，据程本改。"纳纳然"，濡湿貌。

⑥ 蜀椒二百四十枚，汗：原作"蜀椒二百十枚"，据程本、《千金翼》卷二十三第九改。

⑦ 木占斯散：《鬼遗方》、《肘后方》卷五第三十六引刘涓子均无"栝楼"。"服方寸匕"，《千金翼》卷二十四第一作"酒服方寸匕"。

上十一味，捣，为散。服方寸匕，入咽觉流入疮中。若痈及疽灸亦不能发坏者，可服之。疮未坏者，去败酱；已坏发脓者，纳败酱。此药时有化痈疽令成水，为妙。

《隐居必效方》：消痈肿。

白蔹二分　藜芦一分

上二味，捣，为末，以苦酒和如泥，贴肿上，日三，大良。以上二首《备急》同。出第五卷中。

石痈方五首

《千金》：坚如石，核复大，色不变，或作石痈，疗之炼石散①方。

鹿角八两，熬作白灰　白蔹三两　粗理黄石一斤，酢五升，先烧石令赤，纳酢中，复烧，纳之酢尽半，止

上三味，捣、筛，作细末。以余醋拌和如泥，厚涂之。干即涂，取消止，尽更合。诸漏、瘰疬，药悉皆主之。并须火针疮上，涂膏。

又方

单磨鹿角、半夏涂②。不如上方佳也。《集验》、文仲、《小品》、《古今录验》同。

又，疗石痈，坚如石，不作脓方。

以生商陆根，烂捣，敷之，燥则易。又治脑及诸痈疽③。《古今录验》同。

又方

以蜀桑根白皮，阴干，捣末。消胶以酒和蜀桑根白皮，敷上④，即拔出。并出第二十三卷中。

《备急》：疗若发肿至坚而有根者，名曰石痈也，方。

灸肿上百壮，当石子破碎出；如不出，益壮乃出。其痈疽、石痈、结筋、瘰疬皆不可针角，针角杀人。《集验》、文仲、《千金》同。出第四卷中。

痈疖方一十四首

刘涓子：疗痈疖，诸肿有热方。

地黄三斤，洗，细切

上一味，以水一斗，煮。取三升，去滓，煎汤令小厚，以涂纸，当疮中央贴之，日再、三易，数用大良。并疗牛领上肿。出第十卷中。

《集验》：疗痈及疖如结肿、赤热者方。

以水磨半夏，涂之，燥复更涂，得流便消也。山⑤草中可自掘生半夏乃佳。此疗神，勿不信也。出第八卷中。

《千金》：疗凡又方⑥

牛粪封之，佳。

又方

以鼠黏叶贴之。

又方

用水和雀粪，敷之。

又方

狗头骨　芸苔子

上二味，等分，为末，和酢封之。

---

① 炼石散：《千金方》卷二十二第二在"坚如石"上有"治痈有"三字，应据补。"火针疮上"，《千金方》作"火针针头破"。

② 半夏涂：《千金方》卷二十二第二作"半夏末和，敷之"。

③ 又治脑及诸痈疖：《千金方》卷二十二第二作"又治湿漏诸痈疖"。

④ 消胶以酒和蜀桑根白皮，敷上：《千金方》卷二十二第二作"烊胶，以酒和药敷肿"。

⑤ 山：原误作"出"，据《医心方》卷十五第七引《小品方》改。

⑥ 《千金》疗凡又方："凡"，原误作"几"，据《千金方》卷二十二第二改，《千金方》中此方主治"脓溃后疮不合"。

又，疗痈疖，溃后①脓不断，及诸物刺伤不瘥方。

取石硫黄三两，粉之一味，箸②一片，锤头令碎，少湿之，纳石硫黄中，刺疮孔，以疮瘥为度。

又，干地黄丸③，主虚热，消疮疖方。

干地黄四两　大黄六两　桂心二两　芍药三两　茯苓三两　王不留行二两　黄芩二两　麦门冬二两，去心　远志二两　升麻二两　人参二两　甘草二两，炙　枳实二两，炙

上十三味，捣、筛，蜜和丸如梧子大。酒服十丸，日三，加至二十丸。长服令人肥健。《翼》同。

又，地黄煎方，补虚除热，可将和服取利也。散石痈、疽、疖、痔热，悉宜服百日，痈疽永不发也。

取生地黄，随多少，三捣三押④，取汁令尽，一味以新布重绞其汁，澄清，置铜器中，汤上煮之减半，复下，更新布绞去粗碎结浊者；滓秽尽，复煎之浓竭，令如饴糖，置瓷器中，酒服如弹丸大，日三，勿加，至百日，服之有验。

又，栀子汤，主表里俱热，三焦不实，身体生疮，或发痈疖，大、小便不利方。

芒硝二两　大黄四两　栀子二十七枚，擘　黄芩三两　知母二两　甘草一两，炙

上六味，切，以水五升，煮减半，下大黄，煮取一升八合，去滓，纳芒硝二两，分三服。忌海藻、菘菜。并出第二十三卷中。

《千金翼》论曰：一切痈疽，皆是疮痕⑤根本；所患痈之后，脓汁不止，得冷即是鼠瘘，是以漏方次之，大须急救之。

马齿草五升，切　榆白皮一斤，水五升，煮取一升，清澄⑥　麝香半脐，干之，仍研作末　杏仁半升，油煎令黑，捣如膏

上四味，以瓷器贮之，合和，以三四重帛蜜⑦系口，病已成疮者，以泔清净洗，拭干，剪作贴子，涂药贴著疮上，日三易。若未作疮，如作瘰疬子者，以艾一升，熏黄如枣大；干漆如枣大，末之；釜月下土，三味并末，和，艾作炷，灸三七壮。出第二十三卷中。本方疗鼠瘘。

又，主疖肿方。

生椒末、曲末、釜月下土，末之，以大酢和，敷之。并出第二十四卷中。

附骨疽方七首

《千金》：诊附骨疽法：凡附骨疽者，无故附骨成脓，故名附骨疽。喜著大节解中，丈夫、产妇喜著胯髀，婴儿亦著脊背。

丈夫⑧急者，先觉痛，不得动摇，按之应骨痛，经日便觉皮肉渐急，洪肿如肥状是也。

小儿才近⑨便大啼呼，即是肢节有痛候也。大人缓者，先觉肥洪洪⑩然，经日便觉痹痛不随。小儿四肢不能动摇，亦如

---

① 溃后：原误作"渍后"，据程本、《千金方》改。

② 箸：原误作"筋"，程按："筋字可疑。"据《千金方》改。

③ 干地黄丸：《千金方》卷二十二第二中无"枳实"，凡十二味，方后注云："一方有枳实三两。"余药剂量有出人。

④ 押：《正字通·手部》："押，与压通。"

⑤ 疮痕：《千金翼》卷二十四第二作"疮瘘"，义胜。

⑥ 清澄：程本、《千金翼》均作"澄清"。

⑦ 蜜：程本、《千金翼》均作"密"。按"蜜"通"密"。

⑧ 丈夫：《千金方》卷二十二第六作"大人"，与下文对校，义胜。

⑨ 才近：《千金方》作"才手近"。

⑩ 肥洪洪：《千金方》作"肌烘烘"。下"洪洪"亦作"肌烘烘"。

不随状，著肢节解中，有洪洪处，不知是附骨疽，令遍身成肿不至溃死，体皆青黯；大人亦有不别，是附骨疽，呼为贼风、风肿也。

又，凡人身体患热，当风取冷，风入骨解中，风热相搏，便成附骨疽。其候嗜眠，沉重，忽忽耳鸣。

又，秋夏露卧，为冷所折，风热伏结而作此疾。急者热多风少，缓者风多热少。小儿未知取风冷，何意①而有此疾？由其血气盛、肌渐②，为风冷折之，即腠理凝结故也。

又，凡骨疽者，久疮不瘥，瘥而复发，骨从孔中出，名为骨疽③方。

以猪胆和楸叶，捣，封之。

又方

捣白杨叶，下筛，敷之。

又方

穿地作坑，口小里大，深三尺；取干鸡屎五升，以艾及荆叶和之，令可燃火，令烟出，纳疽孔坑中④，以衣拥坑口，勿泄烟，半日许，当有虫出。

又，痈疽败及骨疽方⑤。

末龙骨，粉疮四面，厚二分；用自死蛤蟆一枚，头发一把，以猪膏一斤半，纳二物煎之，消尽下之，欲冷纳盐一合，搅和，以膏著疮中，日一易，虫出如发，虫尽愈。

又，骨疽，百方疗不瘥方。

可疮上，以艾灸之三日三夜，无不愈也。并出第二十三卷中。

《备急》：若骨疽积年，每一年一发，汁出不瘥方。

取胶熬，捣，末，粉勃⑥疮上，及破生鳢鱼以搨⑦之，如食顷，刮视其小虫出，更洗更敷，虫出尽，止。《备急》、文仲同。

又，疗疽疮骨出方。

黄连　牡蛎各二分，熬

上二味，末，先以盐汤洗，以粉之。文仲同。出第四卷中。

瘭疽方一十六首

《集验》：论胸中痛，少气，急入阃中，以手掩左眼，竟视右眼见光者，胸中结痈也。若不见光，瘭疽⑧内发。若吐脓血，此不疗之疾，宜以灰掩脓血上，不尔著傍人也。又齿间臭，热血出，是瘭疽也，七日死，疗所不瘥，宜以灰掩地血。瘭疽喜著指，与代指⑨相似，人不别者，亦呼作代指，不急疗，其毒逐脉上，入脏

----

① 何意：《千金方》卷二十二第六作"何故"。

② 肌渐：程本、《千金方》均作"肌嫩"。

③ 骨疽：原作"骨疸"，据程本、《千金方》改。

④ 纳疽孔坑中：《千金方》卷二十二第六作"纳疽于坑中熏之"。

⑤ 痈疽败及骨疽方：《千金方》卷二十二第六作"治久痈疮败坏成骨疽方"。"用自死蛤蟆一枚"，此条上原冠以"又方"二字，当另为一方，但文义割裂，且经检与此节条数及标题、卷目、总目方数不合，据《千金方》改。《千金方》原作"末龙骨，粉疮四面，厚二分，以膏著疮中，日二易之，虫出如发，尽愈"。膏方如下：大虾蟆一枚，自死者，乱发一块，鸡子大，猪脂一斤。上三味，纳脂中煎之，二物略消尽，下待冷，更纳盐一合，搅和之，充前用"。

⑥ 勃：山田业广引元慎曰："《说文》：勃，排也。"高按"勃"与"粉"同义。

⑦ 搨（dá 音答）：覆盖。

⑧ 瘭疽：病名。由外伤染毒入于肌肤、筋骨所致，或脏腑火毒凝结而成。其证随处可生，好发于手、足指端。《外科大成》卷四："瘭疽……初出红点，次变黑色，小者如黍、如豆，大者如梅、如李，肿痛应心，腐烂筋骨，脓如小豆汁。"本病泛指体表的一种化脓性感染。但今习称之瘭疽，仅指手部感染，与本病古义略异。

⑨ 代指：病名。系由指、趾外伤感染或火毒蕴结而成的指甲两旁及指甲内急性化脓性感染。《疡医准绳》卷三："代指者，先肿焮热痛，色不黯，缘爪甲边结脓，剧者爪皆脱落。"

杀人也。南方人得此疾，皆斩去指，恐其毒上攻脏。故瘭疽著指头者，其先作黤疱，然后肿赤黑黯，瘆痛入心是也。出第八卷中。

《千金》：瘭疽论，说曰：瘭疽者，肉中忽生点子如豆粒，小者如黍、粟，剧者如梅、李，或赤、黑、青、白，不定一种。其状有根不浮肿，痛瘆应心，根深至肌，少久便四面悉肿，胞黤黕紫黑色[①]，能烂坏筋骨也，毒散逐脉入脏杀人，南方人名为揭著毒。著厚肉处即割去之；亦烧铁烙疱上，令焦如炭；亦疱上灸百壮为佳。单捣酸草叶敷肿四面，防其长大，饮葵根汁及蓝青汁，若犀角汁、升麻汁、竹沥汁、黄龙汤诸单疗，折其势耳。其病亦喜著指，故与代指相似，人不识之，呼作代指，不急疗之，亦逐脉上，入五脏杀人。南方人得之，皆斩去指。疽著指初，指头先作黤疱，然后肿赤黑黯，瘆痛入心是也。

复有恶肉病者，身上忽有肉如赤豆粒，突出便长，推出如牛、马乳，上如鸡冠状，不疗，自长出不止，不痛痒。此由春冬时受恶风入肌脉中，变成此疾。疗之宜服漏芦汤，外烧烁，日日为之，令焦尽；竟以升麻膏敷之，积日乃瘥。《备急》同。出第二十三卷中。

刘涓子：疗瘭疽，侵淫广大，羊髓膏方[②]。

羊髓二两　大黄　甘草炙　胡粉各二两

上四味，㕮咀，以猪膏二升半合煎，微火三上三下，绞去滓，敷，日四五。深师云：兼疗赤黑烂坏成疮。出第五卷中。

《千金》：疗瘭疽著手、足、肩、背，累累如米起，色白，刮之汁出，愈复发方。

黄芪六分　款冬花二分　升麻四分　附子一分，炮　苦参一分　赤小豆一分

上六味，下筛，酒服半钱匕，渐增至一钱，日三服。忌猪肉、冷水。《范汪方》无苦参，有赤小豆。

又方

虎粪、白者，以马尿[③]和之，曝令干，烧灰，粉之。《翼》同。

又方

胡粉　青木香　龙骨　滑石各三两

上四味，下筛，以米粉一升和之，稍以粉之，日四五。

又方

灶室尘　灶突中墨　灶釜底土各一升

上三味，合研令匀，以清水一斗煮三沸，取汁洗疮，日二三度。

又，凡瘭疽手足肩背，忽磥磥如赤小豆，刺之汁出者，是疗之方[④]。

剥却疱皮，温沰清洗，胡燕窠和百日男子矢，涂之。

又方

熬芜菁子，熟，捣，帛裹，敷之，勿止。文仲、《备急》、《肘后》同。

又方

熬麻子，末，摩上，日五六度。

又方

面和酒，敷之。

---

① 少久便四面悉肿，胞黤黕紫黑色：《千金方》卷二十二第六作"经久便四面悉肿，疱黤熟紫黑色。按"胞"，用同"疱"。"黕"，黑色。

② 羊髓膏方："侵淫广大"，《鬼遗方》卷五作"浸淫广大，赤黑烂坏成疮"，与下文引深师合。本方与《鬼遗方》中药物剂量有出入。

③ 马尿：《千金方》、《千金翼》卷二十四第三均作"马屎"。

④ 是疗之方："瘭疽手足肩背忽磥磥如赤小豆"，《千金方》卷二十二第六作"瘭疽著手、足、肩、背，忽累累如赤小豆"。"温沰清洗"，《千金方》作"温醋、沰清洗"。"男子矢"，《千金方》作"男儿屎如膏"。

又方

鲫鱼、三寸长者，乱发、如鸡子大，猪脂一升①，煎以成膏，涂之。

又，疗瘰疬秘方②，世所不传，神良无比。

射干　甘草炙　升麻　枳实炙，各二两
大黄十分　麝香二分，研　干地黄二两
犀角六分，屑　前胡三两，本方云三分

上九味，切，以水九升，煮。取三升，分三服，瘥，止，不限剂数。《翼》同。深师加黄芩十分，余同。忌海藻、菘菜、芜荑。

又，瘰疬，漏芦汤③方。

漏芦　白蔹　黄芩　麻黄去节　白薇
枳实炙　升麻　芍药　甘草各二两，炙
大黄三两

上十味，切，以水一斗，煮。取三升，分三服。无药单用大黄下之，良。张文仲、《备急》并《翼》并同。

又，升麻膏④方。

升麻　白薇　漏芦　连翘　芒硝各二两　黄芩　蛇衔　枳实各二两，炙　栀子仁二十枚　蒴藋四两

上十味，切，捣破令细。然以水三升渍半日，以猪膏五升煎，水气竭去滓，敷。诸丹毒皆用，及热疮肿上，并日三易之。

又，升麻揸汤⑤方。

升麻　漏芦　芒硝各二两　栀子二十枚　黄芩三两

上五味，切，以水一斗，合蒴藋五两，煮。取七升，冷揸诸丹肿上，常令湿；内宜服漏芦汤，甚佳。

又，疗瘰疬，侵淫⑥多汁，日就浸大，胡粉散方。

胡粉二分，熬　黄连三分　甘草二分，炙
蔺茹二分

上四味，下筛，以粉疮上，日三。

《翼》、文仲、《备急》、《深师》同。并出第二十三卷中。

《千金翼》：薄擂汤，主瘰疬，侵淫欲作、未成，或如桃、李核，或如鸡子，赤焮方。

甘草炙　黄芩　大黄　黄连　当归
芒硝各一两

上六味，切，以水一斗，煮。取三升，绞去滓，铛中下芒硝，一沸搅之，贴布帛中，以擂肿上数百遍。刘涓子、深师同。出第二十三卷中。

缓疽方四首

《集验》：论有缓疽者，初结肿形似痈，回回无头尾，其色不异，但痛深有根核，又与皮肉相亲著外耳，一名肉痈。其有大者如拳，小者如桃、李状，积日不消，喜变紫色黯黑，久即皮肉俱烂，如牛领疮状，便通体遍青黯色，而不作头，穿溃出脓。初作，服五香连翘汤；才去血，

---

① 猪脂一升：原作"猪脂一汁"，据《千金方》改。程本作"猪脂一斤"。

② 疗瘰疬秘方：《千金方》卷二十二第六中尚有"黄芩二两"，凡十味；"前胡"用"三分"。"煮取三升"，《千金方》中作"煮取三升，下大黄，一沸去滓，纳麝香"，当据改。

③ 漏芦汤：《千金方》卷二十二第二中"白蔹"作"白及"。《千金翼》卷二十三第九中无"白薇"，凡九味药。《肘后方》卷五第三十六"漏芦汤"与本方药味同，主治"痈疽、丹疹、毒肿、恶肉"。

④ 升麻膏：本方原脱"连翘"，据程本、《肘后方》、《千金方》卷二十二第四补。《肘后方》中"白薇"作"白蔹"，并用治丹毒。《千金方》中与本方剂量有出入。

⑤ 升麻揸汤：《千金方》卷二十二第四作"治丹毒，升麻揸汤方"。"冷揸诸丹肿上"，《千金方》作"冷，以故帛染汁揸诸丹毒上"。

⑥ 侵淫：《千金方》卷二十二第六作"浸淫"。按"侵"用同"浸"，下仿此。

以小豆薄涂之①，其间数针镵去血，又薄之，取消也；若不消，色未变青黯者，以炼石②薄之；若失时不得疗，已烂者，犹服五香连翘汤，及漏芦汤下之，随热多少，投方也，外以升麻汤搨洗之，薄③升麻膏；若生臭恶肉者，可以单行一物白蔺茹散敷之，青肉去尽便停也；好肉既生，但敷升麻膏良；不生，单敷一物黄芪散也；若敷白蔺茹散积日，青恶肉不尽者，可以漆头赤皮蔺茹取半钱匕④，和三大钱匕白蔺茹散中，合和敷之；恶肉去尽，还以淳⑤用白蔺茹散也；视好肉欲生，可敷黄芪散也。黄芪散方、白蔺茹散方、漆头蔺茹散方，并一味单行，随多少捣筛为散。出第八卷中。

范汪：飞黄散，疗缓疽、恶疮，食恶肉方。

取丹砂著瓦盆，南雌黄，著⑥中央磁石、北曾青、东白石英、西礜石，上石膏、次钟乳、下雄黄，覆云母，薄布下，各二两，先捣，筛瓦盆中，以一盆覆，上羊毛泥令厚，作三隅灶，烧之以陈苇，一日成，取其飞者使之，甚妙。

又，疗缓疽，以飞黄散食恶肉令尽，作土灶熏之方。

雄黄—两　鸡白屎—两　藜芦—两　丹砂—两　干鳗鲡鱼—两

上五味，捣、下筛，青布裹之，熏，经三日乃止，止毕要以蛇衔膏摩之，良。并出第三十一卷中。检《范汪方》无⑦蛇衔膏，今检《崔氏方》附于后。

崔氏：蛇衔膏，疗痈肿瘀血，产后血积，耳目暗等，牛领、马鞍疮方。

蛇衔—两　大黄　附子去黑皮　芍药当归　细辛　黄芩　大戟　椒去目　莽草独活各—两　薤白十四茎

上十二味，并切之，以苦酒淹之一宿，以不中水成炼猪膏二升，龙衔藤一

两，合膏煎，名龙衔膏。今又有龙草⑧似蛇衔，而叶大耳。亦有取其根合煎者，亦名龙衔膏。出第二卷中。

《小品》：疗缓疽初作，即以小豆薄涂之，亦消也。出第十卷中。

发背方四十一首 其乳石发背，自有正方，在第三十八卷中具述。

《千金》论曰："凡发背⑨，皆由服饵五石、寒食、更生散所致；亦有单服钟乳而发者；又有生平不服诸石而自发背者，此是上代有服之者。其候率多于背两胛间起，初如粟米大，或痛或痒，仍作赤色，人皆初不以为事，日渐长大，不过十日，遂至不救。其临困时，方圆径三四寸，高一寸，疮有数十孔，以手按之，诸孔中⑩脓皆反出，寻即失音不言。所以养生者，小觉背上痛痒有异，即取净土，冷水和泥，捻作饼子，径一寸半、厚二分，以粗艾大作炷，灸泥上，贴著疮上灸之，

---

① 以小豆薄涂之：《千金方》卷二十二第二作"小豆末敷之"。

② 炼石：高校本疑当作"炼石散"。

③ 薄：《千金方》作"摩"。

④ 半钱匕：原误作"半钱七"，据程本改。《千金方》作"半钱"。

⑤ 淳：通"纯"。

⑥ 著：高校本疑"著"字误窜，似当在"南雌黄"上。

⑦ 无：原作"其"，据程本改。

⑧ 龙草：山田业广引元慎曰："'龙'下恐脱'衔'字。"

⑨ 发背：病名。指生于脊背的有头疽。多因脏腑气血不调，或火毒内郁，或阴虚火盛凝滞经脉，使气血壅滞不通而发。又因发病部位不同而有上发背、中发背、下发背；后世又有上搭手、中搭手、下搭手之分；因形态不同而有莲子发、蜂窝发之称。

⑩ 中：原作"之"，据《千金方》卷二十二第三改。

一炷一易饼子，若粟米大时，可灸七饼，即瘥；若榆荚大，灸二七①炷，即瘥；至钱许大，日夜灸不住，乃瘥。并服五香连翘汤，及铁浆诸药攻之，乃愈。又常以冷水射之，渍冷石熨之，日夜勿止，待瘥住手②。此病忌面、酒、肉、五辛等。亦有当两肩上发者。

又，论曰：凡服石人皆须大劳役，四体无得自安；如其不尔，多有发动。亦不得遂便恣意取暖，称适已情，必须违欲以取寒冻，虽当时不宁，于后在身，多有所益，终无发动之虑。

又，发背方③

凡肿起于背胛中，头白如黍粟，四面相连肿赤黑，令人闷乱者，名发背也。宜禁阳事、酒、蒜、面。若不灸疗，即入内杀人，可当疮灸七八百壮。有人不识，多作杂肿，疗皆乃死。

又方

取三年醋滓，微火煎，和牛脂，封上，日一易之。

又方

取乱发灰，酒服一方寸匕。

又方④

狗牙灰，醋和，封之，瘥。

又方⑤

取猪、羊脂，封之。亦疗发乳。

又方

以蛇头灰，水和，敷之⑥。

又方

饮铁浆三升，下利为佳。

又方

以鹿角灰，醋和，涂之。《古今录验》同。

又方

烧古蚌⑦，末之如粉，鸡子白和，敷上，日三，即瘥，止。

又，发背及痈疽溃漏，并未溃毒肿方⑧。

栝楼　榆皮　胡燕窠　鼢鼠土　女人月水布洗取汁

上五味，并须等分，以月水汁和如泥，封肿上，干即易之。溃者四面封，亦觉即封，从一日至五日，令瘥。《翼》同。

又，疗痈疽、溃漏、发背，及小小瘰疬，李根散⑨方。

李根　半夏洗　栝楼各一升　甘草二两，炙　芎䓖一两半　白蔹一两　桔梗二两　厚朴炙，一两　葛根三两　桂心四两　当归二两　通草一两　黄芩一两　芍药四两　附子一

---

① 二七：《千金方》作"七七"。

② 待瘥住手：原作"瘥止"，无下文。由"待瘥住手"至"终无发动之虑"均据程本、江户写本、《千金方》补。又"两肩上"，程本作"两肾上"，据《千金方》改。

③ 又发背：原作"又方"，据程本、江户写本补。"酒"，《千金方》作"酒、肉"。"四面相连肿赤黑"原作"四相连肿赤黑"，据程本、江户写本补。

④ 又方：《千金方》卷二十二第三作"猪、狗牙，烧灰，醋和，敷上，日三四易之"。

⑤ 又方："封之"原误作"封文"，据程本、江户写本改。《千金方》原方为"猪脂敷上，日四五"。

⑥ 水和，敷之：《千金方》卷二十二第三作"醋和，敷之，日三易"。

⑦ 古蚌：原误作"古蟀"，据程本、江户写本、《千金方》改。

⑧ 发背及痈疽溃漏，并未溃毒肿方："并未"原误作"并朱"，据程本、江户写本、《千金方》改。本方在《千金方》中名为"治痈疽发背已溃、未溃，及诸毒肿方"。方中"栝楼"原误作"枯楼"，据程本改；《千金方》作"栝楼根"。"榆皮"，《千金方》作"榆白皮"。"鼢（fén音芬）鼠土"原作"鼢鼠"，据程本、江户写本补，《千金方》作"鼠坌土"。"溃者四面封，已觉即封，从一日至五日，令瘥"原作"溃者四两封，已觉即封从二日至五日，令瘥"，今据程本、江户写本、《千金方》订补。

⑨ 李根散："栝楼"原误作"枯楼"，据程本、江户写本改。"李根"，《千金方》作"李根皮"，故《千金方》方名为"李根皮散"。本方与《千金方》原方剂量有出入。

两，炮

上十五味，为散。酒服方寸匕，日三。疮大、困者，夜再服。朱大明患发背、骨出，身有三十余痈疽，服此，瘥。忌羊肉、饧、海藻、菘菜、猪肉、冷水、生葱。范汪同。

又，治诸虚不足，发背、痈疽经年，瘥后复发。或由大风聚结，毒气在内闭塞，得夏月出攻背，不疗积聚作脓血，为疮内漏。大内塞排脓散①方。

山茱萸　五味子　茯苓　干姜各六分　当归四分　附子二分，炮　肉苁蓉八分　瞿麦三分，一云地麦，地肤子也　石斛五分　菟丝子三分，酒渍　巴戟天八分　远志八分，去心　人参五分　甘草五分，炙　麦门冬八分，去心　石韦四分　芎䓖四分　芍药五分　干地黄八分　桂心五分

上二十味，为散。酒服方寸匕，日三夜一，稍加至两匕。长服终身不发痈疽。忌猪肉、冷水、海藻、菘菜、生葱、芜荑、醋物等。

又，内补散②，疗痈疮、发背方。

蜀升麻　黄芩　人参各二分　干姜　白蔹　桂心　甘草炙　附子炮　防风各一两　芎䓖二两　赤小豆一合半

上十一味，为散。酒服方寸匕，日三夜再。忌猪肉、冷水、海藻、菘菜、生葱。一云蜀椒，非。

又，内补散，主痈疽、发背已溃，排脓生肉方。

当归　桂心　人参各二两　芎䓖　厚朴炙　桔梗　甘草炙　防风　白芷各一两

上九味，为散。酒服方寸匕，日三夜再，疮未合，服勿停。忌海藻、菘菜、生葱。范汪同。

又，瞿麦散，主排脓、止痛、利小便方。

瞿麦二两　芍药二两　桂心半两　赤小豆半合　芎䓖半两　白蔹半两　黄芪一两　当归二两　麦门冬二两，去心

上九味，为散。先食，温酒服方寸匕，日三。《翼》、深师同。忌生葱、陈臭、肉汁等。

又，薏苡仁散，主令痈自溃，长肌肉方。

薏苡仁　桂心　干姜③　白蔹　当归　肉苁蓉各一两

上六味，为散。先食，温酒服方寸匕，日三夜再。《翼》同。忌生葱。

又，黄芪竹叶汤，主胸背游热，痈疽方。

生地黄八两　黄芪　甘草炙　芍药　黄芩　麦门冬去心，各三两　人参　石膏碎，绵裹　芎䓖　当归各二两　生姜五两　大枣三十枚，擘　半夏四两，洗　淡竹叶切，一升

上十四味，以水一斗二升煮竹叶，取九升，去滓纳药，煮取三升，分四服，相去如人行五六里，再服，日三夜一。忌海藻、菘菜、羊肉、饧④。《古今录验》同。

又，排脓内塞散，主大疮，热已退，脓血不止，疮中肉虚，疼痛方。

防风　茯苓　白芷　桔梗　远志去心　甘草炙　人参　芎䓖　当归　黄芪各一两　桂心二分　附子炮，二枚　厚朴二两　赤小豆五合，熬

上十四味，捣，散。酒服方寸匕，日三夜一。忌酢、猪肉、海藻、菘菜、生

---

① 大内塞排脓散："瞿麦"，《千金方》卷二十二第三作"地胆"；余药剂量与《千金方》有出入。"两匕"原误作"两七"，据程本、江户写本改。

② 内补散："蜀升麻"，《千金方》作"蜀椒"，余药剂量有出入。又"赤小豆一合半"原作"赤小"，下脱"豆一合半"四字，据江户写本、《千金方》补。"一云蜀椒"，原误作"一六蜀椒"，据程本、江户写本改。

③ 干姜：《千金翼》作"干地黄"。

④ 饧：原误作"锡"，据程本改。

葱、冷水。

又，麝香膏①，主诸恶疮及痈疽、发背，去恶肉方。

麝香研　雄黄研　真珠研，各一两　矾石一两，熬

上四味，细筛。以猪膏搅令如泥，涂，恶肉尽止，更敷生肉膏佳。

又，疗痈疽败坏，生肉膏②方。

生地黄一斤　辛夷一两　独活一两　当归一两　黄芪一两　大黄一两　芎䓖一两　薤白五两　白芷一两　芍药一两　黄芩一两　续断一两

上十二味，以腊月猪脂四升煎，敷之，佳。

又方③

大黄　附子炮　芎䓖　雄黄　真珠各一两　白蔹　矾石烧　黄芩　茼茹各二两　雌黄一两　莽草一两

上十一味，先以猪膏一升半，煎六沸，去滓，纳茼茹、矾石末，搅之，涂疮上，恶肉尽，止。刘涓子同。

又方

茼茹漆头者　矾石各二分，熬　雄黄二分，研　硫黄二分

上四味，为散。纳疮口中，恶肉尽，止；勿使过好肉也。

又，发背上补欲作肿④，即服此方。

栀子仁一百枚　大黄　升麻　黄芩　甘草炙，各三两

上五味，切，以水九升，煮。取三升半，分三服，使利便止，不下更进一服。忌海藻、菘菜。文仲、《备急》同。并出第二十三卷中。从瞿麦散以下十方⑤，并疗发背部已次之。

范汪：疗痈肿、发背，虎牙散方。

虎牙炙　干姜　附子炮　当归　甘草炙　防风　桂心　王不留行　茯苓各一两

上九味，捣、下筛。服方寸匕，日

三，饮服之。忌海藻、菘菜、猪肉、冷水、生葱、酢物。出第三十一卷中。

又，疗痈、发背，排脓内补铁屑散方。

当归　人参　细辛　甘草炙　苁蓉　黄芪　桂心　防风　黄芩　铁屑　芎䓖　芍药

上十二味，各等分，合捣为散。服方寸匕。忌海藻、菘菜、生菜、生葱、酢物。

又，疗痈肿牢核，发背成脓，莽草膏方。

莽草　芎䓖　当归　细辛　附子炮　黄芩　乌头炮　牛膝　踯躅　野葛　茯苓　防风　杜蘅各一两　猪脂二斤

上十四味，切，用猪脂合煎，去滓，敷疮上，日再。忌猪肉、冷水、生菜、大酢。

又，卓氏曰膏⑥，疗痈疽、发背、金疮已坏，及未败火疮，诸痫疥患，疗之方。

当归　附子　细辛　芎䓖　续断　牛膝　通草　甘草炙　白芷各二两　蜀椒三合　芍药　黄芪各一两

---

① 麝香膏："去恶肉方"原误作"上恶肉方"，据《千金方》卷二十二第二改。方中"真珠"《千金方》作"茼茹"，注云："一作真珠。"

② 生肉膏："黄芪一两、大黄一两"原作"黄芪两、大黄两"，据程本、《千金方》补。"以腊月猪脂四升煎"，《千金方》作"以腊月猪脂四升煎，取白芷黄下之，去滓"。

③ 又方：《千金方》卷二十二第二作"食恶肉膏方"，《鬼遗方》卷五作"治痈疽大黄食肉膏方"。"莽草"，《鬼遗方》作"茵草"。

④ 又发背上补欲作肿：《千金方》作"治发背，背上初欲结肿"。《千金方》中"栀子仁"用"三七枚"。

⑤ 十方：程本作"九方"，经检"瞿麦散"以下实有九方，与程本合。

⑥ 卓氏曰膏：程本作"卓氏白膏"。

上十二味，吹咀，以猪膏二升，煎之微火上，以白芷色黄药成，绞去滓，以敷疮上，日三过。忌海藻、菘菜、猪肉。

又，疗发背，发乳房[①]及诸恶疮，膏方。

黄连　当归　马齿　芎䓖　署预各一两　珣珠[②]十四枚　矾石半两，烧　黄柏半两　石韦三分，去毛　生竹皮三合　猪肪一斤

上十一味，吹咀之，细切肪，向美酒[③]一升中合煎，石韦焦膏成，去滓，有病稍稍敷上，亦[④]酒服枣核大一枚。忌猪肉、冷水。并出第四十一卷中。

《救急》：疗发背百无不瘥方。

取猪、羊脂，切作片，冷水浸取，贴上，暖彻，易之，五六十片即瘥。若初贴少许即寒，寒定好眠甚妙。

又，疗发背，若初觉赤肿，肿上作小疮，疼不可近方。

急用针，刺上七八针，取冷水，用筒击射肿上，日夜不止，疼歇肿消。出第五卷中。

又，疗发背方。

取白面搜[⑤]，围肿四畔，令童子七人尿，渍之。

又方

以马粪封之，干易。妇人发乳亦瘥。

又方

取蔚臭草，捣取汁，服一鸡子，滓封上，热即易之。

又方

捣地菘汁一升，日再服，以瘥止。

又方

大黄　石灰熬　小豆

上三味，等分，末，白酒和，涂，立效。并出第六卷中。忌羊肉、热面、大酢。

《近效》：凡发背，皆发出自肠胃，流入五脏，仕[⑥]流多脚气为主，或有先服

乳石并热肉面，并失饥房室过度，皆作此疾；纵身不曾服乳石，先代服，亦有此病；或有下里人服面过度，亦有患者。请依后方，万不失一。发背亦觉有肿，即须审看根硬软，如硬头一点白，烧[⑦]四边紫黑色，时掣痛，憎寒，不食，状若天行，此石痈；知是此状，即须当上灸一百壮，艾炷大如鼠屎许大。凡发背初亦一点白，四边赤色，渐胤[⑧]长大，或杯盏并碗许大，四边生饭浆小小疮、如粟米许大，亦时时抽掣痛，此两状皆是死病，十日内堪医，十日以外不济，就中冬月得此病，即延得三五日。其发背初觉，即须当头灸二十一壮；如杯许大，即五花灸之各二十一壮，即服牛蒡子、栝楼、葛粉，第二服犀角汤泻之，不然服犀角丸，亦得大效也。忌梨、鲤鱼、面、酒，肉、浆水、粥。真[⑨]鸿胪贾显录。

凡发背候，憎寒壮热，身如拘束，或口干不用食，疮初出如青紫色者毒重，赤者轻；脓如稀泔者极重，脓稠白赤者轻。张道士升玄房陵口录留。

又，疗恶寒啬啬，似欲发背，或已生疮肿、隐轸[⑩]起方。

硝石三两

---

① 发乳房：即发乳。为乳痈之严重者，溃则皮肉尽腐，迅速扩大，如治疗不当，易成囊隔，终成漏症，久不收口。

② 珣珠：程本作"珍珠"。

③ 向美酒：丹波元坚曰："'向'恐'同'。"高校本疑作"纳"。

④ 亦：程本作"亦可"。

⑤ 搜：山胁尚德曰："'搜'疑当作'溲'。"即以水拌面。

⑥ 仕：山胁尚德曰："'仕'疑当作'士'。"

⑦ 烧：山胁尚德曰："'烧'疑当作'绕'。"山田业广曰："'烧'上疑脱'如'字"。

⑧ 渐胤：程本作"渐渐"。

⑨ 真：山田业广引元慎曰："'真'恐'直'。"

⑩ 轸：通"疹"。

上一味，以暖水一斗和令消，待冷，取故青布叠三重，可似欲赤处方圆湿布搨根，热即换之，频易，瘥。

又，疗发背及一切毒肿方。

生麻油六合　黄丹二大两半　生栗子四十九枚，取大、小、中者，熬焦，去皮，碎，绢筛　地胆两钱，捣碎，筛

上四味，和于铜器中盛，用炭火重汤煎，候沫溢出，与器口欲平，取小麦一合，分二人嚼取筋，急纳药中搅，使与相和，膏擎下，安铜器冷水中，成膏讫，以故帛涂膏，贴所苦处，晨夕换膏。

又，疗前疮定讫，令生肌方。董四员外云极效。

麝香两钱　枣皮灰半两　生麻油六合

上三味，依法和，用火重汤上煎十余沸，稀稠前药相似，取故帛涂膏，贴疮上，膏渐取瘥，减。唯得吃白羊头肉，但是豆并不得吃，余如药法。

又，疗痈肿犀角丸，主肠痈、乳痈、发背，一切毒肿，服之化为水，神验方。

犀角十二分　蜀升麻　黄芩各四分　大黄五分　防风四分　巴豆二十二枚，去心、皮，熬令黄　人参四分　当归四分　黄芪四分　干蓝蓝　黄连　甘草炙　栀子仁各四分

上十三味，捣为末，别捣巴豆成膏，纳末和，以杵研捣，令相得，炼蜜和搜，更捣二三百杵，暖汤服三丸如梧子，得利三两行，吃冷粥止，即瘥；不利加至四五丸。初服取快利，后渐减丸数，取鸭溏微泄为度，老小以意增减，肿消及和润乃止。利却黄水即觉轻，皮皱色变一切肿皆内消，神验不可论。忌热面、蒜、猪肉、芦笋、鱼、海藻、菘菜、生冷、黏食。以上并主发背。

痈疽发背杂疗方二十六首

刘涓子：疗发背、发乳，口已合，皮上急痛，生肉摩跣折，丹参膏[①]方。

丹参　防风　白芷　细辛　芎䓖　黄芩　芍药　牛膝　大黄　槐子　独活　当归各一两

上十二味，切，以腊月猪脂五升，微火煎三上三下，膏摩病，日三四，不须向火。《古今录验》同。出第五卷中。

《肘后》：疗诸痈疽、发背及乳方。

熬粱粉令黑，鸡子白和之，以涂练上，贴痈，小穿练上作小口，以泄毒气令散，燥复易之，此药神效。文仲、《备急》同。

又方

以釜底土，捣取散，以鸡子中黄和，涂之；加少豉弥良。以五月葫及少盐佳。文仲、《备急》同。一本无下一法。

又方

取茱萸一升，捣之，以苦酒和，贴疮上，干易之，佳。

《删繁》：疗痈疽、发背，九物大黄薄贴方。

大黄　黄芩各三两　白芷二两　寒水石五两　白蔹五两　黄柏二两　石膏　赤石脂　黄连各三两

上药，下筛，以三合投粉糜二升中，和之，薄涂纸，贴肿上，燥易之，肿下[②]止不下，厚敷之。忌生冷、热面、大酢。

---

① 丹参膏：《鬼遗方》卷五中无"大黄"，有"黄芪、甘草"，凡十三味。"不须向火"，《鬼遗方》作"向火"。

② 下：当作"不"。

又，猬皮散①，疗诸瘘及浮核坏败，并主男子发背，女子发乳等痈疽，或脓血肉瘤方。

猬皮—具，烧　杜仲八分，炙　续断五分　附子炮　地榆各五分　小露蜂房—具，烧　厚朴八分　藁本五分　当归　桂心各五分

上十味，捣、筛，为散。服方寸匕，日三服，酒进，取瘥止。忌猪肉、生葱、冷水。

又，陵鲤甲散，疗发背，乳房痈肿方。

陵鲤②—头，取甲、爪，炙　桂心三分　当归二分

上三味，捣、筛，为散。服方寸匕，日三服，酒进。忌生葱。出第九卷中。

《千金》：疗痈疽、发背，猪蹄汤方。

猪蹄—具，治如食法　黄芪　黄连　芍药各三分　黄芩三两　蔷薇根　狼牙根各八两

上七味，以水三斗，煮蹄令熟，澄取二斗清，切药，煮取一斗，洗疮一食顷，以帛拭燥，著生肉膏，日二，瘥。生痂止痛，加当归、甘草各二两。

又，疗痈疽发十指，或起膀胱，及发背后生恶肉方。

猪蹄—具　当归　大黄　芎䓖　芍药　黄芩　独活　莽草各一两

上八味，蹄取膝下断，治如食法，以水二斗，煮取八升，纳药，煮取四升，去滓，渍疮两食顷，拭令燥，以麝香膏敷之。其方在前发背部中，只有四味者是也。

又，生肉膏，主痈疽、发背已溃，令生肉方。

甘草炙　当归　白芷　苁蓉　蜀椒　细辛各二两　乌啄六枚　薤白二十茎　干地黄三两　续断一两，无以蛇衔替之

上十味，以好酢半升相和，渍二宿；

猪膏三斤，煎令三沸，三上三下，膏成使用。刘涓子同。

又，痈发腹、背阴匿处，通身有数十者方。

取牛粪、干者，烧，捣，下重绢，以鸡子白和，以涂之，干复易，秘之。《肘后》、张文仲、《备急》同。

又，若已结脓，使聚长者方。

以生栝楼根，细捣，苦酒和，敷上，燥复易之。末赤小豆亦佳。

又，凡发背为③痈疽已溃、未溃者方。

以香豉三升，少与水和，熟捣成强泥，可肿作饼，厚三分，已④有孔勿覆孔，可肿上布豉饼，艾列其上，灸其豉，使温温热而已，勿令破肉也。其热痛急易之，痈疽当减，便得安。若一日、二日⑤灸之。若先有疮孔，孔中汗出，即瘥。《备急》、文仲并《翼》同。

又，痈肿、发背初作，及经十日以上，肿势焮热，毒气猛盛，日夜疼痛，百药不治者方。

断鸡子⑥—枚　新出狗矢如鸡子大

上二味，搅令调和，微火熬之，令稀稠得所，捻作饼子，肿头坚处贴之，以纸贴上，以帛抹之，时时看之，觉饼子热即

---

① 猬皮散："疗诸瘘及浮核坏败"原作"疗诸瘘忍汗杉坏败"，据程本、江户写本改。"蜂房"原误作"绛房"，据程本、江户写本改。又《千金方》中亦有"猬皮散"，方中无"杜仲"，有"干姜、蜀椒"，主治"痈疽脓血内漏，诸漏坏败，男发背、女乳房，及五痔"。

② 陵鲤：原误作"陆鲤"，据程本、江户写本改。

③ 为：《千金方》卷二十二第三、《千金翼》卷二十四第一均作"及"，应据改。

④ 厚三分，已：《千金方》作"厚三分以上"。

⑤ 一日、二日：《千金方》作"一日二度"。

⑥ 断鸡子：程本作"腶段鸡子"，《千金方》卷二十二第二作"腶鸡子"，《说文·卵部》："腶，卵不孚也。"据此，《千金方》是。

易，勿令动转及歇气，经一夜定。其多日患者，三日贴一度①，瘥止。并出第二十三卷中。谨按《千金》论曰：此方秽恶，不可施于贵胜，然其愈疾一切诸方皆不及之。自外诸方还复备员作仪注而已，学者常当晓斯，以备诸急云耳。

《千金翼》：诸痈肿发背，及痈疽已溃烂、疼痛方。

蒸糜谷，更递熨之，当即愈。一云蔷薇壳更灸熨之。

又，连翘五香汤，主一切恶核疮肿方。

连翘　射干　升麻　独活各二两　桑寄生二两　通草二两　大黄三两　丁子香②一两　青木香二两　沉香二两　薰陆香二两　麝香二两③

上十二味，㕮咀，以水九升，煮减半，纳竹沥二升，煮。取三升，分三服；未瘥，中间常服，佳。

又，五香汤，主恶气毒肿方。

沉香　青木香　丁香各一两　薰陆香一两　麝香半两

上五味，切，以水五升，煮。取一升半，分三服。《集验方》用鸡舌草一两，不用丁香。出第二十四卷中。

崔氏：疗发背及诸疮久不瘥，有效方。

先以甘草汤洗疮，裹拭极干；乃嚼胡麻，敷上，干即易，从旦至日西，去胡麻；乃取黄连末，滑石末中半相和，以敷疮上，数数易，明日又依前敷胡麻及黄连等末，更不须洗疮，不过六七日，即瘥。必效。《备急》同。

又，连翘汤，疗患疮，肿而渴方。

连翘三两④　蜀升麻各二两　黄芩三两　枳实二两，炙　干蓝三两　芍药二两　玄参二两　白蔹二两　甘草二两，炙　羚羊角屑，二两　通草二两　黄芪二两　大黄三两

上十三味，切，以水八升，煮。取二升半，分三服；利一两行后更服。去大黄、干蓝即不利。忌海藻、菘菜。

又，犀角饮子方

犀角三两，屑　羚羊角三两，屑

上二味，以水八升，煮。取三升，渴即饮，尽更作之；时热恐坏，悬著井底⑤，甚妙。

又，五香连翘汤，疗恶疮热毒肿，恐恶毒气入腹，兼取利以泄毒气方。

连翘三两　蜀升麻二两　薰陆香二两　淡竹沥一升　大黄四两，水一升别渍　朴硝二两，熬干别纳　麝香一分，研　青木香二两　丁香一两　独活二两　寄生三两　射干二两　甘草二两　沉香一两

上十四味，切，以水一斗，煮。取二升半，绞去滓，然后纳大黄、朴硝、竹沥，更煮一两沸。去滓，纳麝香，分温三服，服别相去如人行十里久，以得利一二行为度。慎鸡、猪、鱼、蒜、生冷、酢滑、油腻、面食、小豆、五辛、葵菜等。《备急》、文仲同。并出第五卷中。

《备急》：葛氏疗始发诸痈疽、发背及乳房方。

皆灸上百壮。《肘后》、文仲同。

又方⑥

半夏末，鸡子白和，涂，良。姚云：生者神验，以水和，涂之。《肘后》、文

① 三日贴一度：《千金方》作"三日贴之，一日一易"。
② 丁子香：程本、《千金翼》均作"丁香"。
③ 麝香二两：《千金翼》卷二十三第九"麝香"用"一两"。《千金方》以"藿香"代"麝香"。
④ 连翘三两：程本无"三两"二字，丹波元坚曰："'三两'恐衍。"
⑤ 悬著井底：原误作"悬着并底"，据程本、江户写本改。
⑥ 又方：此条原与上条误并，无"又方"二字，高校本据《肘后方》卷五第三十六析出，并补"又方"二字。

仲、《古今录验》、《小品》并同。

又方

以醋和墓上土茱萸，捣，姜、小蒜薄贴并良。《肘后》、文仲同。并出第四卷中。

《救急》：疗热毒风丹并发背，犀角膏方。

犀角六分，屑　升麻十大分　羚羊角六分　栀子仁二七枚　薤白切，一升　吴蓝八分，大蓝亦得　玄参六分　续断　大黄　白蔹　射干　白芷各六分　蛇衔切，一升　寒水石十二分　黄芩六分　慎火草切，一升　麻黄六分，去节

上十七味，切，以竹沥三升、生地黄汁五合渍药一宿，纳猪脂三升，微火上煎，十上十下，候白芷黄膏成，去滓，涂病上。出第五卷中。

文仲：疗发背及妇人发乳及肠痈，木占斯散[1]方。

木占斯　厚朴炙　甘草炙　细辛　栝楼　防风　干姜　人参　桔梗　败酱草各一两

上十味，为散，酒服方寸匕，日七夜四，以多为度。病在上当吐，病在下当下脓血，此谓肠痈之属，其痈肿即服，疗诸疽、痔。若疮已溃便早愈，发背无有不疗，不觉肿去。时长服、去败酱，多疗妇人诸产瘤瘕，益良。是刘涓子方。《千金》、范汪、《删繁》、《古今录验》同。出第五卷中。

《古今录验》：疗诸痈疮、发背有脓血，当归贴方。

当归一分　蛴螬[2]一分　丹参一分　附子一分，炮　蜡蜜一分　栀子十枚　桂心一分　胶一分

上八味，合煎，以贴疮上。出第二十一卷中

外台秘要方卷第二十四

右从事郎充两浙东路提举茶盐司干办公事赵子孟校勘

---

① 木占斯散：《千金方》名为"内补散"，"栝楼"作"栝楼根"，另有"桂心一两"，凡十一味。"以多为度"，《鬼遗方》作"以多为善"。"时长服去败酱"，程本作"长服去败酱"。"多疗妇人诸产瘤瘕，益良"，程本作"亦疗妇人诸产癥瘕，益良"。

② 蛴螬：程本作"蛴蛴"。

外台秘要方卷第二十五 痢三十三门

朝散大夫守光禄卿直秘阁判登闻检院上护军臣林亿等上进

水谷痢方一十首

《病源》：水谷痢①者，由体虚腠理开，血气虚，春伤于风，邪气留连在肌肉之内，后遇脾胃大肠虚弱，而邪气乘之，故为水谷痢也。脾与胃为表里，胃者，脾之府也，为水谷之海；脾者，胃之脏也，其候身之肌肉。而脾气主消水谷，水谷消，其精化为荣、卫，以养脏腑，充实肌肤。大肠，肺之腑也，为传道之官，化物出焉②。水谷之精，化为血气者，行于经脉，其糟粕行于大肠也。肺与大肠为表里，而肺主气，其候身之皮毛。春阳气虽在表，而血气尚弱，其饮食居处，运动劳

---

① 水谷痢：古病名。系指脾胃虚弱，不能消化所致的痢疾。《时病论》卷三："水谷痢者，糟粕脓血杂下，腹中微痛，登圊频频，饮食少餐，四肢困倦，脉来细缓无力，或关部兼弦。此因脾肾虚寒，虚则不能健运，寒则不能消化也。"

② 大肠，肺之腑也，为传道之官，化物出焉：《素问·灵兰秘典论》："大肠者，传导之官，变化出焉。"应据改。按"传道"同"传导"。

役，血气虚者，则为风邪所伤，客至①肌肉之间，后因脾胃气虚，风邪又乘虚而进入于肠胃，其脾气弱者，不能克制水谷，故糟粕不结聚，而变为痢也。

又，新食竟取风，名为胃风。其状恶风，头多汗②，膈下塞不通，食饮不下，腹胀形瘦，腹大失衣则䐜满，食寒则洞泄。洞泄者，痢无度也。若胃气竭者，痢绝即死。

诊其脉小，手足寒，难疗也；脉大，手足温，易疗也。下白沫，脉沉则生，浮则死。身不热，脉不悬绝，滑大者生，悬涩者死，以脏期之也。脉绝而手足寒，晬时③脉还、手足温者生，脉不还者死。脉缓时小结者生，洪大数者死；悬绝而涩者死，细微而涩者生；紧大而滑者死，得大绝脉者不死④。

《养生方》云：秋三月，此谓容平，天气以急，地气以明，早卧早起，与鸡俱兴，使志安宁，以缓秋刑，收敛神气，使秋气平，无外其志，使肺气清，此秋气之应也，收养之道也⑤。逆之则伤肺，冬为飧泄。

又云：五月勿食未成核果及桃、李⑥，发痈疖。不尔，发寒热，变黄疸，又为泄痢。出第十七卷中。

《广济》：疗赤白、水谷、冷热等痢方。

地榆六分　白术五分　赤石脂七分，研　厚朴六分，炙　干姜六分　熟艾四分　龙骨七分　甘草四分，炙　黄连十分　乌梅六分，熬　人参六分　当归五分

上十二味，捣、筛，为末，蜜丸。以米饮汁服二十丸如梧子大，日三服，加至三十丸。出第四卷中。忌海藻、菘菜、猪肉、生冷等。

《集验》论：黄帝问曰：人若⑦溏泄下痢者，何也？对曰：春伤于风，夏生溏泄，肠澼久风，变为溏泄也。

又，疗热水谷下痢⑧，黄连阿胶汤方。

黄连　阿胶炙，各二两　栀子三十枚，擘　乌梅二十枚，碎　黄柏一两

上五味，切，以水七升，煮。取二升半，分为再服，神良。《备急》同。忌猪肉、冷水。《肘后》名乌梅汤，疗热下重。

又方

黄连一升，金色者，打碎　陈米五合

上二味，以水七升，煮。取二升，分再服。《肘后》、文仲同。忌猪肉、冷水。并出第四卷中。

《删繁》：疗中焦热，水谷下痢，蓝青丸方。

蓝青汁，三升　黄连八两　黄柏四两　阿胶五两，炙　白术　地榆　地肤子　乌梅肉熬，各三两

上八味，捣、筛，为散。用蓝汁和，微火上煎取可为丸，丸如杏子。清白饮进三丸，亦不得停留。忌猪肉、冷水、桃、李、雀肉等。出第四卷中。

崔氏：疗水谷痢方。

干姜三分　鸡子二枚　小豆一百粒，炒令香，中食　黄连三分

上四味，捣、筛三物、纳鸡子黄白

---

①　至：程本、《病源》卷十七《水谷痢候》均作"在"。

②　头多汗：程校曰："'头'一作'颈'。"按《素问·风论》作"颈多汗"，与程校合。

③　晬（zuì 音醉）时：即一整天，一周时。

④　得大绝脉者不死："大"程本、《病源》均作"代"，高按"不"疑当作"亦"。

⑤　收养之道也：程本、《病源》卷十七《痢病诸候》、《素问·四气调神大论》均作"养收之道也"。

⑥　桃、李：《病源》卷十七《痢病诸候》作"桃、枣"。

⑦　若：《医心方》卷十一第三十引《集验方》作"苦"。

⑧　热水谷下痢：《千金方》卷十五第七作"热痢水谷"。

中，熟搅令相得，微火上炒，令可丸。一服五十丸如小豆大，且以饮服，瘥即停。忌食脂腻、生冷、猪、鱼、蒜、葱。出第三卷中。

文仲：疗用仲夏热多[1]，令人发水谷痢，肠中鸣转，一泻五、六升水方。

黄连去毛　厚朴各三两

上二味，切，以水三升，煮。取一升，顿服之。忌猪肉、冷水。出第三卷中。

《必效》：疗水谷痢方。

小豆一升，煮　蜡二两，煮

上二味，和，顿服之，即愈。

又方

椶榈皮[2]烧灰

上一味，研，以水和，服三方寸匕。并出第二卷中。

《古今录验》：疗热水谷下痢方。

黄连　阿胶各二两　栀子二十枚

上三味，切，以水七升，煮。取二升，分为三服。忌猪肉、冷水。

又方

黄连　当归　甘草炙，各二两　酸石榴皮三两

上四味，切，以水三升，煮。取一升半，分为三服。忌海藻、菘菜、猪肉、冷水。并出第十卷中。

水痢方六首

《广济》：疗水痢及霍乱，《崔氏方》同。云：冷痢，食不消化，及有白浓[3]，日夜无节度，但疑是冷，悉主之方。

白石脂　干姜各八分

上二味，捣、筛，为末，以沸汤和少许面，薄糊和药，并手捻作丸，如食法。下不止，加干姜八两。忌如常法。

又，疗水痢腹中气方。

茯苓八分　白龙骨八分，研　诃梨勒皮八分　黄连八分　酸石榴皮八分

上五味，捣、筛，为末，蜜丸。空心，以饮服如梧子大三十丸，日二服，瘥，止。忌猪肉、油腻、生冷等。出第四卷中。

文仲：疗水痢百起者，马蔺散方。

马蔺子　干姜　黄连原无分两

上三味，为散，熟煮。汤取一合许，和二方寸匕，入腹即断，冷热皆治，常用神效，不得轻之。忌猪肉、冷水。

又方

朽骨灰[4]牛骨灰亦得　曲六月六日造，熬令黄

上二味，等分，为散。空腹，饮服一方寸匕；无六月六日曲时，用常曲亦得。御传。并出第三卷中。

《经心录》：主水痢方。

鸡子二枚　黄蜡一两

上二味，熬熟，食之，宜空肚食之，日三服住[5]。

又方

黄连　仓米各三两

上二味，作散，和鸡子七枚，令熟，并捻作丸。煮赤豆作浆粥，服三十丸，日三服。若渴，但饮豆浆粥。并出第二卷中。

---

[1]　用仲夏热多：程本作"因仲夏热多"。高按"用"与"因"义同。王引之《经传释词》曰："用、以、为，皆一声之转。"

[2]　椶（zōng 音宗）榈皮：即棕榈皮。

[3]　白浓：程本作"白脓"。

[4]　朽骨灰：程本作"朽骨灰"，当从。

[5]　住：程本作"佳"。

久水痢不瘥肠垢方四首

《病源》：肠垢①者，肠间津液垢腻也。由热痢蕴积，肠间虚滑，所以因下痢而便肠垢也。出第十七卷中。

《肘后》：疗水下，积久不瘥，肠垢已出者方。

乌梅二十枚，碎

上一味，以水二升，煮。取一升，顿服之。

又方

石榴一枚

上一味，合皮捣，绞取汁，随多少服之，最良。

《备急》：疗水下，积久不瘥，肠垢已出者方。

赤石脂　桂心　干姜　附子炮

上四味，等分，捣、筛，蜜丸如小豆。每服三丸，日三服，饮下。忌猪肉、冷水、生葱。《肘后》同。出第六卷中。

文仲：治久水痢难断方。

黄连二两　黄柏二两　阿胶二两，炙

上三味，捣、筛，为散。以苦酒、蜜各半升煎，纳阿胶令烊，又纳诸药，令可丸。饮服三丸，日四。此是古方，极要。

冷痢方二十二首

《病源》：冷痢②者，由肠胃虚弱，受于寒气，肠虚则泄，故为冷痢也。凡痢色青、色白、色黑，皆为冷也；色黄、色赤，并是热也。故痢色白，食不消，谓之寒中也，诊其脉，沉则生，浮则死。出第十七卷中。

《广济》：疗冷痢、青白色，腹内常鸣，其痢行数甚疏，出太多，此是冷痢，宜服调中散方。

龙骨　人参　黄连　阿胶炙　黄柏各一两

上五味，捣、筛，为散。煮米饮服两方寸匕，日再服，瘥，停。忌猪、鱼、冷水、蒜、炙肉、黏食。出第四卷中。

《肘后》：疗水下痢、色白，食不消者，为寒下方。

黄连　干姜各三两

上二味，捣、筛。白酒一升半合煎，令可丸。饮服如梧子大二十丸；欲多作，依此法也。忌猪肉、冷水。

又方

黄连二两　甘草炙，半两　附子炮，半两　阿胶半两，炙

上四味，切，以水三升，煮。取一升半，分再服之。忌猪肉、冷水、海藻、菘菜。

又方

半夏洗　乌头炮　甘草炙，各等分

上三味，捣、筛，蜜和丸如梧子。饮服三丸，日再服。忌猪、羊肉、海藻、菘菜、饧等。

又方

生姜汁二升　白蜜一升半

上二味，相和，分再服之，已。

又方

蜡二两，切　干姜三两，末

上二味，以水六升半，升③著米一合，煮作糜，糜熟纳姜，一食令尽，不瘥，更作。《备急》同。

又方

---

① 肠垢：证名。多因湿热邪毒郁滞肠道所致。症见大便时排出腐浊垢腻之物。可见于热痢、协热痢等。

② 冷痢：病名。指肠虚寒客所致的痢疾。症见下痢，色青、色白或色黑，痢下如冻胶、或如鼻涕，可伴有肠鸣。

③ 升：程本无"升"字，疑衍。

酸石榴皮烧灰

上一味，为末，服方寸匕。文仲同。

又方

干姜二两，末　杂面一升

上二味，为烧饼，熟食之，尽更作，不过三剂，瘥。文仲同。

又，疗绝下^①白如鼻涕者方。

龙骨　干姜　附子炮

上三味，等分，捣、筛，蜜和丸如梧子。饮下五丸，渐至十丸，日一服。忌猪肉、冷水。文仲同。

又方

黄连末　蜡　阿胶各一两

上三味，先以酒半升令沸，下胶、蜡令烊，乃纳黄连末，顿服之。忌猪肉、冷水。本云：姚氏疗卒注下，并痢血，一旦夕数十行。

又方

灸脐下一寸五十壮，良。文仲同。并出第二卷中。

《千金》论曰：凡五脏绝于内者，下不自禁。下甚者，手足不仁也。细寻取之，万不失一，下病体例，略如此耳。《素问》曰：春伤于风，夏为脓血^②。夏多滞下^③也。夏伤于风，秋必洞泄。秋下水者，患必是冷也。

又，疗久冷痢，下纯白者，此由积卧冷处，经久病发，遂令脾胃俱冷，日夜五六十行，大、小腹痛，不可忍之。凡白痢属冷，赤痢属热方。

上好曲末五升，微熬令香

上一味，温清淳酒令热，和曲末一升，空腹，一顿服之，日三。若至食时，捣蒜一升，令至熟，下姜、椒末，调如常食法，唯须稠，勿加盐，以水和面^④二升，作索饼^⑤，极熟烂煮之，干漉，热纳蒜、齑中相和，一顿食之，少与余食。至饥时，仍准前食曲末酒，比至瘥来，少食余食。以此法疗，不过两日，必瘥。

又，乌梅丸^⑥，疗冷痢久下方。

乌梅三百粒　当归四两　干姜十两　桂心六两　附子六两，炮　黄连十六两　蜀椒汗，四两　细辛六两　人参六两　黄柏六两

上十味，异捣、筛，合治之，苦酒渍乌梅一宿，去核，蒸之如五斗米下，捣如泥，盘中揉令相得，蜜和捣二千杵。食前，饮服如梧子十丸，日三，稍增至二十丸。忌生冷、猪肉、冷水、生葱、生菜。此本仲景《伤寒论》方。

又，旧疗痢，于贵胜用建脾丸多效；今疗积久冷痢，先以温脾汤下讫，后以建脾丸补之，未有不效者。贫家难以克办，亦不可将息。温脾汤方，疗积久冷痢赤白者^⑦。

大黄三两　桂心三两　附子炮　干姜　人参各二两

上五味，切，以水七升，煮。取二升半，分为三服，日再。忌猪肉、冷水、生葱。并出第十五卷中。

《备急》：葛氏疗痢色白，食不消者，为寒下方。

豉一升，绵裹　薤白一把

上二味，以水三升，煮。取二升，及热顿服之^⑧。《陶效方》云：疗暴下大去

① 绝下：程本作"纯下"。

② 《素问》曰：春伤于风，夏为脓血：《素问·阴阳应象大论》作"春伤于风，夏生飧泄"。

③ 滞下：痢疾的古称。

④ 面：《千金方》卷十五第八作"曲"。

⑤ 索饼：即面条。清·俞正燮《癸己存稿》曰："索饼，乃今面条之专名。"

⑥ 乌梅丸：此与《伤寒论》卷六第十二之药味、煎服法均同，但主治有异，《伤寒论》用治"蚘厥"，亦治"久痢"。"五斗米"，《千金方》卷十五第八作"五升米"。

⑦ 疗积久冷痢赤白者：《千金方》卷十五第八作"冷热赤白痢者"。

⑧ 及热顿服之：《医心方》卷十一第二十引《葛氏方》作"及热顿服之，有大枣肉七枚良"。

血痢。姚疗赤白下痢并效。《肘后》同。

又方

牛角䚡^①烧灰

上一味，捣、筛。白饮服方寸匕，日三。《肘后》同。

又方

好曲炒

上一味，捣、筛，煮米粥^②，纳曲方寸匕，日四五。云：此疗日百行，师不救者。《肘后》同。并出第六卷中。

《古今录验》：白头翁汤，疗寒急下，及滞下方。

白头翁　干姜各二两　甘草炙，一两　当归一两　黄连　秦皮各一两半　石榴皮一两，生者二两

上七味，切，以水八升，煮。取三升，分为四服。忌海藻、菘菜、猪肉、冷水。出第十卷中。

《近效》：疗冷痢方。

肉豆蔻五颗，合皮，碎　甘草二两，炙

上二味，切，以水三升，煮。取一升半，顿服之。户部李尚书处得，云：疗冷痢极者有效，自用得力。

又，疗久冷痢方。

赤石脂，捣作末，和面作馎饦^③，空腹，服一碗以下，不过两顿，瘥。老人尤佳。体中先热者，不可服之。以上二方新附。

文仲： 治青下、白下，姜附散方。

干姜　附子炮　皂荚炙，去子

上三味，等分，捣、筛，为散。饮服方寸匕，不过再服，即愈。亦可丸服。《小品》、《肘后》同。

又，治冷痢，姜艾馄饨子方。

干姜末　熟艾

上二味，等分，作面馄饨如酸枣大，煮熟，服四、五十枚，日二服。腹胀者，炙厚朴煮汁服药。此热服讫，即须食饭，

大效。曾有产妇冷痢加^④白膏，服之，立瘥，腹痛亦定。

冷痢食不消下方六首

《广济》：疗脾胃气微，不能下食，五内中冷，及微下痢方。

白术八两　神曲末五两，熟令香　甘草炙　干姜　枳实炙，各二两

上五味，捣、筛，蜜和丸。空腹，以温酒服如梧子二十丸，日二服，渐加至三十丸。腹中痛者，加当归。忌热面、海藻、菘菜、桃、李、雀肉等。出第四卷中。

文仲： 华他^⑤治老小下痢，柴立不能食，食不化，入口即出，命在旦夕，久痢神验方。

黄连末半鸡子壳许　乱发灰准上　醇苦酒准上　蜜准上　白蜡方寸匕　鸡子黄一枚

上六味，于铜器中，炭火上，先纳苦酒、蜜、蜡、鸡子黄搅调，乃纳黄连末、发灰，又搅煎，视可搏，出为丸。久困者，一日一夜尽之；可可者^⑥，二日尽之。《肘后》同。出第三卷中。

《延年》：增损黄连丸，主腹内冷食不消，及冷痢兼补方。

黄连　黄芪各三分　龙骨三分　当归　甘草炙，五分　干姜　厚朴炙，各六分　地榆

---

① 牛角䚡：又名牛角胎、角心。为黄牛或水牛角中的骨质角髓。可化瘀止血，用治经闭腹痛，血崩，赤白带下，便血，痢疾，水泻等。

② 煮米粥：《证类本草》卷二十五《米谷部中品》引《肘后方》作"煮粟米粥"。

③ 馎饦：一种面食。《齐民要术》卷九曰："馎饦，如大指许，二寸一断，著水盆中浸，宜以手向盘旁捋使极薄，皆急火逐沸熟煮。"程本作"馄饨"。

④ 加：程本作"如"。

⑤ 华他：程本作"华佗"。

⑥ 可可者：程本作"可者"。高按："可"，即寻常，在此指病情轻。

白术　人参各一分

上十味，捣、筛，蜜丸如梧子。饮、酒任下，服十五丸，日再服，加至二十丸。忌猪肉、冷水、桃、李、雀肉、生葱、海藻、菘菜。蒋孝璋处。

又，地榆丸，主冷痢，不消食，腹中胀痛，气满不能食方。

地榆六两，炙　赤石脂七分　厚朴六分，炙　白术五分　干姜六两　龙骨七分　黄连十分　当归五分　熟艾五分　乌梅肉六分，熬　甘草四分，炙

上十一味，捣、筛，蜜和丸如梧子。以饮服二十丸，日二服，加至二十五丸。忌猪肉、冷水、海藻、菘菜、生冷、油腻、桃、李、雀肉等。并出第七卷中。

吴爽师[1]：疗冷痢，下脓血，绞脐痛，食不消，腹胀方。

吴茱萸　干姜各六分　赤石脂　曲末熬，各八分　厚朴炙　当归各四分

上六味，捣、筛，蜜和丸如梧子。空腹，以饮下四十丸，日再。

又，疗冷气久痢，脐下痛，出白脓，食不消方。

吴茱萸　人参　芎䓖　桔梗　甘草炙，各四分　枳实炙，三枚　干姜十二分　附子炮，八分　曲末二十分，熬

上九味，捣、筛，蜜和丸如梧子。空腹，饮下七丸，日二服，渐加之。文仲云：温脾丸，疗久寒，久逆胀满，面目痿黄，食不消化。

白痢[2]方八首

《病源》：白滞痢者，肠虚而冷气客之，薄于肠间，津液凝滞成白，故为白滞痢。出第十七卷中。

《广济》：疗白脓痢方。

甘草六分，炙　厚朴十二分，炙　干姜　枳实炙　茯苓各八分

上五味，切，以水五升，煮。取一升六合，绞去滓，分为二服，日再。忌生冷、油腻、小豆、黏食、海藻、菘菜、醋物等。

又，疗心腹胀满，不能下食，及痢白脓方。

厚朴五两，炙　豆蔻五枚　甘草一两，炙　干姜一两

上四味，切，以水五升，煮。取一升五合，绞去滓，分为二服，日再。忌生冷、油腻、海藻、菘菜。并出第四卷中。

《千金》：大桃花汤，主冷白滞痢，肠痛[3]方。

赤石脂八两　干姜　当归　龙骨各三两　附子炮　牡蛎各二两，熬　芍药　甘草炙，各一两　人参一两半　白术一升

上十味，切，以水一斗二升煮白术，取九升，纳药煮。取三升，分为三服。脓者，加厚朴三两；呕者，加橘皮二两。忌桃、李、雀肉、海藻、菘菜、猪肉、冷水等。

又方

龙骨六两　厚朴三两，炙　赤石脂五两　当归一两

上四味，切，以水七升，煮。取二升半，分为三服，日再服。热加白头翁十分、牡蛎三两。

《延年》：乌梅肉丸，主冷白脓痢，食不消方。

乌梅肉熬　熟艾　黄柏　甘草炙，各八

---

① 吴爽师：程本作"又深师"。

② 白痢：病名。古称白滞痢。痢疾类型之一。因便下白色黏冻或脓液，故名。其证有寒热之分。由寒湿凝滞，脾阳受损所致者，症见便下如冻胶或鼻涕，可伴腹痛，后重，不能食，小便清利，或手足厥冷等症。本证可见于过敏性结肠炎、慢性细菌性痢疾等病。若症见痢下白色，黏冻多脓，腹痛，里急后重，小便赤涩者，则属湿热为患。

③ 肠痛：《千金方》卷十五第八作"腹痛"。

分

上四味，捣、筛，蜜丸如梧子。以饮
服十五丸，日三服。忌海藻、菘菜。出第
七卷中。

《必效》：白痢方。

麻子汁

上一味，以汁煮取菉豆①，空腹饱
服，极效。

又方

黄连末

上一味，以水和，每服三匕，即愈。
并出第二卷中。

《古今录验》：疗白滞下，昼夜无复
数，龙骨汤方。

龙骨　牡蛎各三两，熬　乌梅肉　熟艾
白头翁　干姜各一两　女萎　黄连　当
归各二两　甘草六两，炙

上十味，切，以水七升，煮。取三升
二合，分服，日三夜一，断便止。忌海
藻、菘菜、猪肉、冷水。出第十卷中。

重下方六首

《病源》：此②谓今赤白滞下也，令人
下部疼重，故名重下③。去脓血如鸡子
白，日夜数十行，绕脐痛也。出第十七卷
中。

《肘后》：疗重下方。

黄连一升，切

上一味，以酒五升，煮。取一升半，
分温再服，脐当小绞痛，则瘥。

又方

鼠尾草

上一味，以浓煮，煎如薄饴糖，服五
合至一升，日三。赤下用赤花者，白下用
白花者，佳也。文仲、《备急》同。

文仲、《隐居效验方》：主下部绞痛，
重下，下赤白方。

当归　黄柏　黄连　干姜各二两

上四味，捣、筛，煮取乌梅汁，服方
寸匕，日三。若腹中绞痛，加当归；下赤，
加黄连；下白，加干姜，大效神良，秘之。
《备急》同。忌猪肉。出第三卷中。

《备急》：疗重下方。此即赤白痢下
也。令人下部疼重，故名重下。葛氏方。

豉熬令少焦

上一味，捣，服一合，日再三服，无
比④。又熬豉令焦，水一升淋取汁服，冷
则用酒淋，日三服之。《肘后》、文仲同。
出第六卷中。

《古今录验》：重下，下赤者方。

取獭赤粪下白，取白粪，烧、末

上一味，以饮清⑤，且空腹，服一小
杯，三旦饮之，即愈。

又，疗得毒病后，得重下赤白，绞痛
方。

石钟乳一两，研　黄连　防风　附子炮
黄柏　蜀椒汗　当归　干姜各二两

上八味，切，以水六升，煮。取二升
半，分三服，适寒温服。忌猪肉、冷水。
并出第十卷中。

卒暴冷下部疼闷方二首

《千金》：疗卒暴冷⑥，下部疼闷方。

烧砖令热，大酢沃之，三重布覆，坐
上取瘥。

─────────

① 菉豆：即绿豆。
② 此：《医心方》卷十一第三十一引《葛氏方》
作"此重下"。
③ 重下：即重下痢。病证名。指以里急后重为
主症的痢疾。多由热结肠道而致。
④ 无比：程本无此二字。
⑤ 饮清：酒的一种。《周礼·天官·酒正》："辨
四饮之物。一曰清，二曰医，三曰浆，四曰酏。"
⑥ 卒暴冷：《千金方》卷十五第八作"卒暴冷
下"。

又方①

黍米二升　蜡　羊脂　胶炙，各二两

上四味，合煮作粥，一顿令尽，即瘥。并出第十五卷中。

冷热痢方七首

《病源》：夫冷热痢②者，由肠胃虚弱，宿有寒，而为客热所伤，冷热相乘，其痢乍黄乍白是也。若热搏于血，血渗肠间，则变为血痢也；而冷伏肠内，搏津液，则变凝白③，则成白滞，亦变赤白痢也。其汤熨针石，别有正方，补养宣导，今附于后。

《养生方·导引法》云：泄下有寒者，微一作引气，以息纳腹，徐吹息。以鼻引气④，气足复前，即愈。其有热者，微呼以去之也。出第十七卷中。

《删繁》：疗下焦冷热不调，暴下赤白痢，香豉汤方。

香豉一升，熬，绵裹　白术六两　薤白切，一升　蜀升麻二两

上四味，切，以水七升，煮。取二升半，分为三服。忌桃、李、雀肉等。出第四卷中。

《古今录验》：生春石榴浆，疗冷热不调，下或滞⑤、或水，或赤白青黄者方。

酸石榴五枚

上一味，合壳春，绞取二升汁，分服五合，稍稍服二升尽，即断。小儿以意服二三合，佳。《千金》同。出第十卷中。

吴爽师：无问冷热新旧痢方。

黄连　黄柏　干姜　甘草炙　艾三月三日者，熟　乌梅肉熬，各八分　附子三枚　蜡一鸡子大

上八味，捣、筛，以蜜和蜡于铛中镕之，其著蜜须候蜡镕尽，如干益蜜，丸⑥。空腹，以饮服四十丸，日二，渐加至五六十丸。忌海藻、菘菜、猪肉、冷水。

《近效》：疗痢，无问冷热，神验黄连丸方。

黄连一两大　茯苓二两小　阿胶一两小，炙

上三味，先捣黄连、茯苓为末，以少许水镕阿胶，和为丸，仍众手丸之，曝干。量患轻重，空腹，以饮下三四十丸，渐渐加至六十丸，不过五六服，必瘥，常用之，极效。

又，疗若下⑦，无问冷热，及脓血痢，悉主之方。

生犀角屑　黄柏各二两　黄连　苦参各三两

上四味，捣、筛，为散。以糯米煮作饮，莫令生，每日空腹服一方寸匕，日再服，便瘥，勿轻之。此方于度支王郎中处得，曾用极效。《肘后》有当归，云庚侍郎家方，产后弥佳。

崔氏：治痢，无问冷热、赤白、久新并痁温⑧。刘秘监积年患痢，每服此即愈方。

阿胶二两，一两炙入药，一两销作清　吴黄连一两　干姜二两　入黄无食子二枚，久痢肠滑甚者，量加至三四枚

上四味，捣、筛，为末，以醋镕胶清，顿和丸如梧子。饮服二十五丸，日

---

① 又方：《千金方》卷十五第八作"治诸久痢不瘥方"。

② 冷热痢：病名。指因寒热夹杂而致的痢疾。症见痢下乍黄、乍白。

③ 白：原误作"曰"，据程本、《病源》卷十七《冷热痢候》改。

④ 微一作引气，以息纳腹，徐吹息。以鼻引气：《病源》卷十七《痢病诸候》作"微引气以息纳腹，徐吹，欲息以鼻引气"。

⑤ 滞：《千金方》卷十五第七作"脓"。

⑥ 丸：高按："丸"上或下，疑有脱文。

⑦ 若下：程本作"苦下"。

⑧ 温：山胁尚德曰："'温'疑当作'湿'。"

再，渐加至三十丸，老小者以意斟酌。禁如常法。出第三卷中。一云：若冷痢以酒下，热痢以粥、饮下。

文仲：治无问冷热，及五色痢，入口即定方。

黄连四分　黄柏　当归　黄芩各二两　阿胶二两，炙　熟艾一两

上四味，捣、筛，为散，以酽醋二升，煮胶烊，下药煮，令可丸，如大豆。饮服七八十丸，日二夜一服。特宜老人；若产妇痢，加蒲黄一两，蜜和为丸。大神验效。出第三卷中。

热毒痢[1]方三首

《肘后》：若下色黄者，协毒热下也，疗之方。

栀子十四枚，去皮

上一味，捣、筛，蜜和丸如梧子。饮服三丸，日再服。出第二卷中。

《千金》：疗热毒痢方[2]。

苦参　橘皮　独活　阿胶炙　蓝青　黄连　鬼箭羽一云鬼白　黄柏　甘草炙

上九味，等分，捣、筛，以蜜烊胶和丸，并手丸如梧子。干以饮服十丸，日三，稍加之。卒下痓痢者，大良。忌猪肉、冷水、海藻、菘菜。出第十五卷中。

文仲：治热痢久不瘥者，黄连丸方。

黄连末，以鸡子白和，丸如梧子，饮服十丸，至二十丸，日三。

热毒血痢方六首

《广济》：疗热毒痢血，其痢行数甚数，痢出不多，腹中刺痛，此是热痢，宜生犀角散方。

生犀角末　酸石榴皮熬　枳实[3]熬令黄，各三两

上三味，各异捣、筛，为散。以饮服两方寸匕，日再，瘥停。忌热食物。

又，疗热毒痢血片，脐下绞刺痛方。

升麻　地榆　茜根　黄芩各六分　犀角四分　生地黄八分　栀子七枚，擘　薤白八分　香豉二合，绵裹

上九味，切，以水六升，煮。取一升五合，绞去滓，分温三服，日再。忌诸热物。并出第四卷中。

《千金》：大热毒，纯血痢，疗不可瘥者方。

黄连六两

上一味，切，以水七升，煮。取二升半，夜露著星月下，旦，空腹，顿服之，卧将息。不瘥，加黄连[4]二两，更作服之；仍不瘥者，以疳痢法疗之，佳。忌如常法。

又，疗热毒下黑血，五内搅[5]切痛，日夜百行，气绝欲死方。

黄连一升　龙骨　白术各二两　阿胶炙　干姜　当归　赤石脂各三两　附子一两，炮

上八味，切，以水一斗，煮。取五升，分为五服。余以正观三年七月十二日，忽得此痢，至于五日[6]将绝，处此方药，入口即定。忌猪肉、冷水、桃、李、雀肉。并出第十五卷中。

《古今录验》：疗热毒下血及豆汁，犀角煎方。

犀角屑　人参　当归各三两　黄连四两

---

① 热毒痢：病名。指因骤受暑湿热毒所致的痢疾。症见下痢，昼夜七、八十行，大渴，可伴里急后重。

② 疗热毒痢方：《千金方》卷十五第七作"治热毒痢，苦参橘皮丸方"。

③ 枳实：《医心方》卷十一第二十一引《广济方》作"枳壳"。

④ 黄连：《千金方》卷十五第七作"黄芩"。

⑤ 搅：《千金方》卷十五第七作"绞"。

⑥ 至于五日：《千金方》作"至十五日"，应据改。

蜜一合

上五味，切，以水五升，煮。取一升，去滓，纳蜜，煎三沸，分为三服，日三。忌猪肉、冷水。出第十卷中。

文仲：治热毒痢，痢血，犀角散方。

生犀三两　石榴皮三两，烧　黄连三两

干蓝二两　地榆三两

上五味，捣、筛，为散。以米饮服三方寸匕，日二服。出第三卷中。

赤痢方四首

《病源》：此由肠胃虚弱，为风邪所伤，则成痢挟热，热乘于血，则血流渗入肠，与痢相杂下，故为赤痢也。出第十七卷中。

《集验》：疗下赤痢方。

秫米一把　鲫鱼酢二脔，细切　薤白一虎口，细切

上三味，以合煮如作粥法，啖之。《古今录验》同。出第四卷中。

《千金》：疗赤滞下①方。

成煎猪膏三合　清酒五合

上二味，以缓火煎十沸，适寒温，顿服之，取瘥止。

又，论曰：凡痢病，通忌生冷、酢滑、猪、鸡、鱼、油、乳酪酥、干脯、酱粉、咸食；所食诸食，皆须大熟烂为佳；亦不得伤饱，此将息之大经也。若将息失所，圣人不救也。并出第十五卷中。

《必效》：疗赤痢方。

香淡豉半大升　黄连一大两

上二味，以水一升半，浸豉一日，滤取汁；碎黄连薄绵裹，豉汁中煎，取强半升，空腹，顿服，即止②。桑泉蒋尉云：效。出第二卷中。

崔氏：治赤痢，黄连丸方。

陈仓米四分　黄连四分　干姜四分

上三味，捣、筛，为末，缓火炒令色变，以纳二颗鸡子白中，熟和丸如梧子大。空腹，服五十丸，以好无灰酒温一盏下之，至晚间痢赤色当变白，明旦即瘥，更服如前。出第三卷中。

久赤痢方二首

《病源》：久赤痢者，由体虚热乘于血，血渗肠间，故痢赤。肠胃虚，不平复，其热不退，故经久不瘥。胃气逆，则变为呕哕也。胃虚，谷气衰，虫动侵食，则变为䘌③也。出第十七卷中。

《千金》：疗下赤连年方。

地榆　鼠尾草各一两

上二味，切，以水二升，煮。取一升，分为二服。如不瘥，取屋尘，水渍，去滓，服一升，日二服。《古今录验》服屋尘汁一小杯，余同。此是徐平方，疗下血二十年者，若不止，重服即愈。《肘后》同。

又方

鼠尾草　蔷薇根　秦皮用櫸皮亦得

上三味，等分④，水淹煎，去滓，以铜器重釜煎成，丸如梧子。服五六丸，日三，稍增，瘥止。亦可浓汁服半升。出第十五卷中。

卒下血方七首

深师：治卒下血，昼夜七八行方。

黄连　黄柏各四两

---

① 赤滞下：《千金方》卷十五第七作"赤白滞下"。

② 即止：原误作"即上"，据文义改。

③ 䘌（nì 音逆）：亦作"蜃"。指虫食病。

④ 等分：《千金方》卷十五第七作"等分，㕮咀"。

上二味，切，以淳苦酒五升，煮。取一升半，分为二服。亦疗下痢。忌猪肉、冷水。

又，疗卒下血，蒲黄散方。

蒲黄三合　当归一两　鹿茸一枚，烧

上三味，捣、筛，为散。饮服方寸匕，先食，日三。并出第一十六卷中。

《集验》：疗卒下血不止方。

草龙胆满一虎口

上一味，切，以水五升，煮。取二升半，分为五服；如不瘥，更服。出第四卷中。

葛氏：疗卒下血方。

小豆二升

上一味，捣碎，水三升和，绞取汁，饮之。姚云：立止。

又方

黄连半两　黄柏二两　栀子二七枚，擘

上三味，切，以酒三升，渍一宿，去滓，煮三沸，顿服之。忌猪肉、冷水。并出第十六卷中。

崔氏：治卒下血不止方。

灶突中尘一升　黄连五两　地榆三两

上三味，捣、筛，为散。粥饮服方寸匕，日再服，重者夜一。

《近效》：治卒下血，不问丈夫、妇人，立效牛角䚡灰散方。

黄牛角䚡一具，烧赤色，出火即青碧

上一味，为细散。食前，浓煮豉汁和二钱匕，重者日三，神验。

血痢方六首

《病源》：血痢①者，热毒折②于血，血渗入大肠故也。血之随气，循环经络，通行脏腑，常无停积。毒热气乘之，遇肠虚者，血渗入于肠，肠虚则泄，故为血痢也。身热者，死；身寒者，生。诊其关上

脉芤，大便去血，暴下血数升也。出第十七卷中。

《广济》：疗血痢，黄连丸方。

黄连　白龙骨炙　禹余粮　伏龙肝各八分　代赭研　干姜各六分

上六味，捣、筛，蜜和丸。饮服三十丸如梧子，渐加至四十丸，瘥，止。忌猪肉、冷水、热食。

又，疗痢鲜血方。

茜根　黄连　地榆各八分　栀子十四枚　薤白切　香豉各八合　犀角六分，屑

上七味，切，以水八升，煮。取二升，分为三服，日再。忌猪肉、冷水。并出第四卷中。

《必效》：疗患热血痢方。

粳米一升，研

上一味，研碎，令米尽，取汁可一大升，于新磁瓶中盛，取油绢密闭头，系纳著井水中，令至明饮之，传与人无不瘥者。出第二卷中。

《古今录验》：疗血痢及脓血方。

黄连三两

上一味，切，以清水二升渍一宿，旦，煎取一升半，去滓，分为二服，服令须臾尽。忌猪肉、冷水。文仲同。

又，疗下痢鲜血方。

干地黄　犀角屑　地榆各二两

上三味，捣、筛，蜜丸如弹子大。每服一丸，水一升，煎取五合，去滓，温服之。

又，疗下血痢，地肤散方。

地肤五两　地榆根　黄芩各二两

上三味，捣、筛，为散。以水服方寸

---

① 血痢：又称赤痢。指痢下多血或下纯血者。多由热毒乘血所致。血色鲜红者，属热；血色黯者，属寒。本病可见于阿米巴痢疾、溃疡性结肠炎、慢性血吸虫病及细菌性痢疾等疾患。

② 折：程本作"乘"。

匕，日三。并出第二卷中。

久血痢方三首

《病源》：此由体虚受热，热折于血，血渗入肠，故成血痢。热不歇，胃虚不复，故痢血久不瘥，多变呕哕及为湿䘌。出第十七卷中。

崔氏：疗痢血数十年方。

石灰三大升，熬令尽①

上一味，以水一斗搅，令清澄②，一服一升，三服止。出第三卷中。

《小品》：疗下血，连岁不愈方。

黄连半斤

上一味，捣末，以鸡子白和为饼子，微火炙令黄黑，复捣、筛，饮服方寸匕，日三，有效。下清血，痿黄失色，医不能疗者，皆瘥。忌猪肉。《肘后》同。

文仲：治七八十老人患积痢不断，兼不能饮食方。

上党人参四分　鹿角去上皮，取白处，作末，炒令黄

上二味，捣、筛，为散。平旦，以粥清服方寸匕，日再。并出第三卷中。

蛊注痢③方三首

《病源》：此由岁时寒暑不调，则有湿毒之气伤人，随经脉血气，渐至于脏腑。大肠虚者，毒气乘之，毒气挟热，与血相搏，则成血痢也。毒气侵食于脏腑，如病蛊注之状，痢血杂脓瘀黑，有片如鸡肝，与血杂下是也。出第十七卷中。

《肘后》：疗苦④时岁蛊注毒下者方。

矾石熬，二两　干姜　附子炮　黄连各二两

上四味，捣、筛，为散。以酒服方寸匕，日三，不止，更服。忌猪肉、冷水。

又方

黄连　黄柏等分

上二味，捣末，蜜丸⑤如梧子大。饮服十丸，日四服。忌猪肉、冷水。并出第二卷中。

《古今录验》：疗纯痢血，如鹅、鸭肝，并协蛊毒方。

茜根　升麻　犀角　桔梗　黄柏　黄芩各三两　地榆　蘘荷根⑥各四两

上八味，切，以酒三升，渍一伏时，服一升，日一服⑦。《千金》同。未瘥，更作。并出第六卷中。

肠蛊痢方一首

《病源》：肠蛊痢⑧者，冷热之气入在肠间，先下赤、后下白，连年不愈，侵伤于脏腑，下血杂白，如病蛊之状，名为肠蛊也。出第十七卷中。

《肘后》：凡痢下，应先下白、后下赤；若先下赤、后下白为肠蛊方。

牛膝三两，捣碎，以酒一升，渍经宿，每服一两杯，日二三服。姚同。出第

① 熬令尽：程本作"炒令黄"。

② 清澄：程本作"澄清"。

③ 蛊注痢：病名。指痢疾如蛊注，下脓血瘀浊杂物者。症见下痢，如鸡、鸭肝片，腹痛。多由湿毒客肠而致。

④ 苦：《医心方》卷十一第三十三引《葛氏方》作"若"。

⑤ 蜜丸：《医心方》卷十一第三十三引《葛氏方》作"兰汁丸"。

⑥ 蘘荷根：《千金方》卷二十四第四作"白蘘荷"。

⑦ 以酒三升，渍一伏时，服一升，日一服：《千金方》作"以水九升，煮取二升半，分三服"。

⑧ 肠蛊痢：病名。指痢下赤白或纯下瘀血而连年不愈者。由冷热之气客于肠间而致。可见于慢性细菌性痢疾、阿米巴痢疾、慢性血吸虫病及慢性非特异性溃疡性结肠炎等病。

二卷中。

脓血痢方七首

《病源》：夫春阳气在表，人运动劳役，腠理则开，血气虚者，伤于风，至夏又热气乘之，血性得热则流散也，其遇大肠虚，而血渗入焉，与肠间津液相搏，积热蕴结，血化为脓，肠虚则泄，故成脓血痢[1]也。所以夏月多苦脓血痢者，肠胃虚也。秋冬诊其脾脉，微涩者为内溃，多下血脓。又脉悬绝则死，滑大则生；脉微小者生，实急者死；脉沉细虚迟者生，数疾大而有热者死。出第十七卷中。

《肘后》：疗热病久，下痢脓血，柏皮汤方。

黄柏二两　栀子二七枚，擘　黄连四两　阿胶炙，二两

上四味，切，以水六升，煮。取二升，分为三服。又一方加乌梅二十枚。文仲同。忌猪肉、冷水。出第二卷中。

文仲：治热痢，及下黄赤水及黄脓血，四肢烦，皮上冷者方。

黄连八两，去毛　熟艾一两　黄柏四两　黄芩三两

上四味，捣、筛，为末，以黄蜡二两，安一升蜜中，煮令消，及暖和药。白饮服六七十丸如小豆，日二夜一，即渐大验。

又，下[2]久下痢脓血方。

赤石脂一斤，绵裹　乌梅二十个　干姜四片　粳米一升

上四味，切，以水七升，煮。取令熟，药成，服七合，日三。《肘后》同。并出第三卷中。

《删繁》：疗下焦热，或痢下脓血，烦痛痟悕，或不出，赤石脂汤方。

赤石脂八两　乌梅二十枚，去核　栀子十

四枚　白术　蜀椒汗　升麻各三两　干姜二两　粟米一升

上八味，切，以水一斗二升，煮米熟，去滓，取七升，下诸药，煮。取五合，服之。忌桃、李、雀肉。出第四卷中。

《备急》：葛氏云：若挟热者，多下赤脓杂血方。

黄连　灶突中尘各半两

上二味，末之，酒服方寸匕，日三服。姚氏同。忌猪肉、冷水。出第六卷中。《肘后》云：以枣膏和，分作三丸，日服一丸。

《古今录验》：疗肠澼、溏便脓血，干姜散方。

干姜　黄连　桂心各一分

上三味，捣、筛。服方寸匕，著糜中食，日三。多脓，加姜；多血，加桂，有验。忌猪肉、冷水、生葱。

又，疗中寒、下痢脓血，附子散方。

蜀附子一枚，炮　曲　干姜各三分

上三味，下筛，为散。先食，以酒服方寸匕，日二。并疗妇人漏下。忌如前。并出第三卷中。

赤白痢[3]方六首

《病源》：凡痢，皆由荣卫不足，肠胃虚弱，冷热之气，乘虚而入，客于肠间，肠虚则泄，故为痢也。然其痢而赤白者，是热乘于血，血渗肠内，则赤也；冷气入肠，搏于肠间，津液凝滞，则白也；冷热相交，故赤白相杂。重者，状如脓涕而血杂之；轻者，白脓上有赤脉薄血[4]，状如鱼脑，世谓之鱼脑痢也。出第十七卷

---

① 脓血痢：病名。指痢下多脓血者。
② 下：程本无"下"字。
③ 赤白痢：病名。指下痢黏冻脓血，赤白相杂。
④ 赤脉薄血：赤脉，即血丝；薄血，即少量血液。

中。

文仲：鹿茸散，治青黄白黑、鱼脑痢，日五十行方。

鹿茸二分，炙　石榴皮二分　干姜二分　枣核中仁七枚　赤地利一两，烧作灰。《肘后》云：赤屬如三指

上五味，捣、筛，为散。先食，饮服方寸匕，日三夜一。若下数者，可五六服。《肘后》同。

《小品》：久卒赤白下方。

烧马屎一丸作灰。分服，酒、水随意服。已试，良。《肘后》同。

深师：疗赤白下者，黄连汤①方。

黄连　黄柏　干姜　石榴皮　阿胶炙，各三两　甘草一两，炙

上六味，切，以水七升，煮。取二升，分为三服，日再。忌海藻、菘菜、猪肉、冷水。出第二十六卷中。

《延年》：驻车丸，主赤白冷热痢，腹痛方。

黄连六两，去毛　干姜二两　当归三两　阿胶炙，三两

上四味，捣、筛，三年酢八合，消胶令镕，和，并手丸如大豆。以饮服三十丸，日再。忌生冷滑、猪肉、冷水。《肘后》同。出第七卷中。

《救急》：疗赤白痢，无问新旧，入口即断方。

香豉心豉心谓合豉其中心者，熟而且好，不是去皮取心，勿浪用之

上一味，以取豉煿②令干香，捣为末，大者③一大升豉心为四服，服别以酒一大升。小儿小升豉心，还依剂为四服和之，即止下。小儿量气力与之。出第九卷中。

《必效》：主赤白痢方。

黄连二两　阿胶四片

上二味，以好酒二大升合黄连煎十五

沸，漉出滓，然后纳胶令烊，温分三服。忌猪肉、冷水。出第二卷中。

久赤白痢方四首

《病源》：久赤白痢者，是冷热乘于血，血渗肠间，与津液相杂而下，甚者肠虚不复，故赤白连滞，久不瘥也。

凡痢久不瘥，脾胃虚弱，则变呕哕。胃弱气逆，故呕也。气逆而外有冷折之，不通故哕，亦变为蟚，虫食人五脏也。

三尸九虫，常居人肠胃，肠胃虚则动，上食于五脏，则心懊恼而闷，齿龈唇口④并生疮；下食于肠，则肛门伤烂，而谷道开也。轻者可治，重者致死。出第十七卷中。

崔氏：马蔺子散，疗赤白痢，腹内疼痛，并久水谷痢，色白如泔淀，悉主之。极重者，不过三四日必瘥方。

马蔺子一升，熬　地榆根皮八分　厚朴炙，八分　熟艾八分　赤石脂一升　龙骨十分　茯苓十分　当归十二分

上八味，捣、筛，为散。一服方寸匕，加至四五匕，日再夜一，白饮服。出第三卷中。

文仲：疗赤白痢五六年者方。

烧大荆臂许大者

上一味，取沥，服五六合，即瘥。《肘后》同。

又，卒腹痛、下赤白，数日不绝方。

鸡子一枚，叩头取黄去白　胡粉末令满壳，烧焦成屑

① 黄连汤：《千金方》卷十五第七中另有"当归二两"，凡七味。其煎服法为"煮取三升，分三服"。

② 煿（bó音驳）：烘烤。

③ 大者：程本作"壮年者"。

④ 唇口：原误作"唇曰"，据程本、《病源》卷十七《久赤白痢候》改。

上二味，以酒服之。《肘后》同。并出第三卷中。

《近效》：疗赤白痢，日数十行，无问老小方。

甘草二两，炙

上一味，切，以浆水四升，煮。取一升，去滓，顿服之。

疳痢[1]方六首

《必效》：疗冷疳痢方。

取莨菪子熬令黄色

上一味，捣为末，和腊月猪脂，更捣令熟，为丸。绵裹如枣许大，以纳下部中；因痢出，即更纳新者，不过三度，即瘥。出第二卷中。

《古今录验》：疗五疳蒸下痢方。

苦参三两　青葙　甘草炙，各三两

上三味，切，以水四升，煮。取二升半，分三灌，即愈。凡蒸但服生地黄汁，即瘥。忌海藻、菘菜。

又方

青黛　丁香　黄连各等分

上三味，捣、筛，用甘[2]淀和为丸。口中有疮，含之；若下部有疮，以绵裹纳下部。日服五六十丸，含之令下瘥。

又方[3]

丁香　麝香别研　石黛　石盐　山榆仁　小蘗皮　桂心　干姜　青矾石烧　头发灰

上十味，捣，为散，著疮上；干者和腊月猪膏，暖著。疗时行病后，食羊肉及肥腻、或酒、或房，而得久蒸，终变为疳，必须攻下部，不可轻之。忌生葱。

又，疗疳湿痢方。

青葙　雄黄研　石硫黄研　芜荑　雷丸各二两　苦参　狼牙各三两　藜芦一两，炮

上八味，捣、筛，为散。取如杏仁大，纳下部中。忌生葱、狸肉。

又，疗疳湿痢，神效方。

黄连三两　零陵香一两半　犀角一分，屑　丁香三十枚　麝香一大豆　牛黄一大豆

上六味，以水洗黄连、零陵香、丁香，澄取清水，去滓，更以水添满九升，纳黄连、零陵[4]、丁香、犀角，煮两沸；然后著牛黄、麝香，煎一沸，取一升，分作三服，如一日服不尽，二日服亦得。忌生冷、酢滑、猪肉、鱼，三日内不得食菜。并出第十卷中。吴爽师以九升，先以一升煮，添尽九升，取一大升，分为三服。

久疳痢及久痢成疳方九首

《广济》：疗久患疳痢，不瘥。兀子矾散方。

兀子矾八分，烧　麝香二分，研　吴白矾六分，烧　云母粉六分　桂心二分　龙骨六分　无食子七颗，烧　黄连八分

上八味，捣、筛，为散。空腹，以生姜汁和三钱匕服，日再；煮姜汤下，亦得。忌生菜、热面、猪、鱼、葵、笋、炙肉、生葱、蒜、酢、冷水。

又，疗积年疳痢，羸瘦，面色痿黄方。

石硫黄研　黄连各一两　艾一两　蜜一升

上四味，以水二升，先煮黄连、艾，取半升，后纳石硫黄末，更煮三五沸，即绞去滓，又纳蜜更煮三五沸，下，分为三

---

① 疳痢：病证名。指痔疾合并痢疾。多因饮食不洁，寒湿失调所致。临床表现除具有疳的症状外，并有腹痛，里急后重，下痢脓血等症。

② 甘：程本作"泔"。

③ 又方：此方原缺分量，高校本疑作"各等分"。

④ 零陵："零陵"下脱"香"字。

服。忌猪、鱼、蒜、冷水。并出第四卷中。

《必效》：疗积久痢成瘴，灌方。

樗根一握，净洗，剥白皮，捣、绞取汁三合，取时勿令见风日　麻子脂二合，烧如车脂　酢泔淀二合　椒四合，汗　豉二合

上五味，以水六升，取椒、豉和煎，绞取汁二升，和樗汁、麻油、泔淀等三味，分为两分，用一分灌，隔一日更取余者复灌；其药欲用时，温温即得。忌酒、肉、油、面、鸡、猪、鱼、酱；唯食煮饭，葱白烂煮，蔓菁芥等五六十日外，鹿脯多少下饭亦得，神效。

又，疗痢初较①，后脓血，或变纯白，或成鱼脑，五十日以上，或一、二年不瘥，变成瘴，所下如泔淀方。

生羊肝一具

上一味，取大酢一年以上者，米、麦并中年②深唯③佳。取羊肝剥去上膜，柳菜切，朝旦，空腹取肝，手抾取酢中出，吞之，觉心闷则止，不闷还服之，一日之间能不食粥饭，尽一具羊肝者，大佳；不然除饱吞已外，料理如生肝，以姜、葍下饭，如常法食之，日食一具肝，不过二、三具，即永瘥。后一月不得食热面、油腻、酱、猪、鱼、鸡肉等。

又，疗瘴痢，久不瘥，羸瘦著床，欲死方。

新出羊粪一升，净数拣

上一味，以水一升渍经宿，明旦绞汁，顿服之，至日午如得食，煮饭；极重者不过三服。

又，疗瘴法，丈夫、妇人、小儿久痢，百方疗不能瘥，此方最效。

丁香　麝香　黄连各等分

上三味，捣、筛，为散。以杏核大，取竹筒吹入下部，小儿及孩子量力减之，不过三四回，瘥。积年久瘴痢不瘥④。裴

光州云：常用奇效。《备急》同。并出第三卷中。

又，疗久痢变成瘴，下部窍生恶疮，恶寒壮热者方。

桃白皮切，一升　槐白皮亦然　苦参切，五合　艾三月三日者，五合，熟　大枣十枚，破

上五味，以水五升，煮。取二升半，去滓，纳熊胆枣许大，搅令匀。取二升，灌下部，余三分服。

《近效新附》：疗久痢及瘴痢，诸方不瘥者，此方必效。

拣樗根白皮不拘多少，当取时不用见狗及风

上一味，细切，捣如泥，取细面捻作馄饨、如小枣，勿令破，熟煮，吞七枚，重者不过七、八服，皆空腹服之。忌油腻、热面。

又，瘴痢，晓夜无度者方。

取樗根浓汁一鸡子壳许

上一味，以和粟米泔一鸡子壳许，灌下部，再度，即瘥，其验若神；小孩儿减半用之。医人褚球录上。

数十年痢方一十一首

《千金》：疗下痢丸，主数十年痢下，下气消谷，令人能食，夏月长将服之，令人不霍乱方。

黄连　黄柏　桂心　附子炮　干姜各三两　吴茱萸四两　蜀椒汗，半两　曲一升，熬　乌梅二升半　大麦蘖一升半

上十味，捣、筛，蜜和。食已，饮服如梧子十丸，日三服，至二十丸，亦可至三十丸。忌猪肉、冷水、生葱等。

---

① 较：山田业广曰："'较'，谓病小瘥也。"

② 中年：指半年。即用米、麦酿制半年的醋。

③ 唯：程本作"者"。

④ 不瘥：高校本疑作"无不瘥"。

又，疗数十年下痢，消谷下气，补羸[1]。乌梅肉丸[2]方。

曲好者一升，熬　附子炮，二两　大麦蘖熬，一升　当归三两　桂心三两　黄连　吴茱萸　乌梅肉熬令燥　干姜各四两　蜀椒一两，汗

上十味，捣、筛，蜜和丸如梧子。食已，饮服十丸，日三。忌猪肉、冷水、生葱等。

又，四续丸[3]，主三十年痁痢，骨立萎黄，肠滑不疗方。

云实五合　蜡五两，白者　附子炮，二两　女萎三两　龙骨二两

上五味，捣、筛，为末，以蜡煎烊，以丸药如梧子。饮服五丸，日三，不过五、六服，必瘥。其云实熬令香。忌猪肉、冷水等。《千金》名蜡煎丸。

又，疗三十年下痢，所食之物皆不消化，或青、或黄，四肢沉重，起即眩倒，骨肉消尽，两足逆冷，腹中热，苦转筋，起止须人扶，阴冷无子。椒艾丸方。

赤石脂二两，别末　熟艾一升　干姜三两　蜀椒三百枚，汗　乌梅三百枚，醋渍，剥取肉

上五味，先捣、筛姜、椒为末，将熟艾、梅肉著一斛酒饭下蒸，冷饭熟，纳干姜、椒末、赤石脂末，合捣三千杵，蜜和丸如梧子。饮服十丸，日三；不瘥至二十丸，加黄连一升、艾一斤。忌猪肉、冷水等物。

又，疗三十年痢不止方[4]。

厚朴炙　干姜　阿胶炙，各二两　黄连五两　石榴皮　艾叶各三两

上六味，切，以水七升，煮。取二升，分再服。忌猪肉、冷水。

又，疗积久三十年常下，神效方。

赤松木皮去上苍皮，二斗[5]

上一味，为散。面粥和一升，服之，日三，即止，不过服一斗，永瘥。秘方。

三十年痢，百日服瘥，良。并出第十五卷中。

《古今录验》：疗三十岁寒下及霍乱，诸药所不能疗，并肠滑，若是蛊疰所中方。

蓼子　艾屑各二升　龙胆　续断　白术各三两　蜀椒去目，汗　附子炮　桂心　苦参　干姜　甘草炙　鼠尾草各二两

上十二味，捣、筛，蜜和。一岁儿服一丸如梧子，三岁儿服二丸，五岁儿服三丸，大人服五丸，饮下。疗寒热气愊愊[6]在胸中，卒气痛绕脐，神良。忌桃、李、雀肉、生葱、猪肉、冷水、海藻、菘菜。

廪丘公：疗下痢三十年方。

茯苓　干姜　黄连等分

上三味，捣、筛，为散，蜜和丸如梧子。饮服之，一日渐增至百丸。若痢剧者，加龙骨、附子炮，还令分等，一服十丸，渐增之，以知为度。忌猪肉、冷水、醋物等。

又，当归汤，疗三十年下痢，止诸痛方。

当归一两　生姜八两　大枣二十枚，擘

上三味，以水四升，煮。取一升半，分作三服；不瘥，复作之。

又云：吾患痢三十余年，诸疗无效，唯服此方得愈也。安石榴汤，疗大痁痢及

---

① 补羸：原误作"补赢"，据程本、《千金方》卷十五第八改。

② 乌梅肉丸：《千金方》卷十五第八名为"曲蘖丸"。药味相同，剂量有出入。

③ 四续丸：《千金方》卷十五第八中另有"白术二两半"，余药相同，剂量略有出入。

④ 疗三十年痢不止方：《千金方》卷十五第八作"治三十年痢不止，厚朴汤方"。

⑤ 二斗：《千金方》作"一斗"，当从。

⑥ 愊愊：程本作"愊愊"。高按：程本是。"愊愊"，郁结貌。

白滞，困笃①欲死，肠已滑，医所不能疗方。

干姜二两，生姜倍之　黄柏一两，细切
石榴一枚，小者二枚　阿胶二两，别研，溃之

上四味，切，以水二升，煮。取一升三合，去滓，纳胶令烊，顿服；不瘥，复作。疗老小亦良，人羸者稍稍服之，不必顿尽，须臾复服。石榴须预取之。《肘后》同。并出第二卷中。一方无黄柏，用黄连。

吴爽师：疗久痢方。

龙骨　赤石脂　无食子各六分　地榆三分　熟艾三分，三月者良　橡子　黄柏各五分

上七味，捣、筛，蜜和丸如梧子。空腹，饮服四十、五十丸，日二服，稍加至六十丸。

休息痢方五首

《病源》：休息痢②者，胃管③有停饮，因痢积久，或冷气、或热气乘之，气动于饮，则饮动，而肠虚受之，故为痢也。冷热气调，其饮则静，而痢亦休也。肠胃虚弱，易为冷热，其邪气或动或静，故其痢乍发乍止，谓之休息痢也。出第十七卷中。

《肘后》：疗休息痢方④。

黄连切　龙骨如鸭子大一枚　胶如掌大，炙　熟艾一把

上四味，以水五升煮三物。取二升，去滓，乃纳胶，胶烊，分再服。浓煮干艾叶亦佳。又当煮忍冬，米和作饮，饮之。忌猪肉、冷水。

又方

干地榆一斤　附子一两，炮

上二味，以酒一斗，溃五宿。饮一升，日三服，尽更作。忌猪肉、冷水。

又方

龙骨四两

上一味，捣如小豆，以水五升，煮。取二升半，冷之，分为五服；又以米饮和为丸，服十丸。文仲同。并出第二卷中。

文仲：葛氏若久下，经时不愈者，此名为休息下⑤，疗之方。

取犬骨

上一味，炙令黄焦，捣、筛。饮服方寸匕，日三，愈。《肘后》、《备急》同。

胡洽：曲蘖丸，疗数十年休息痢，下不能食，消谷下气，疗虚羸方。

麦蘖熬　七月七日曲熬，各一升　附子炮　桂心　乌梅肉焙燥，各二两　人参　茯苓各四两

上七味，捣、筛，蜜和为丸如梧子。食前，饮服十丸，日三，稍稍增之，忌猪肉、冷水、生葱、大酢。《肘后》、《备急》同。并出第三卷中。

腹肚不调痢方⑥一首

《广济》：疗冷热不调痢脓水方。

人参　干姜　枳实炙，各四分　厚朴炙
龙骨　赤石脂　黄连　苦参各六分　黄芩五分

上九味，捣、筛，蜜丸。空腹，以饮

---

① 困笃：原误作"因笃"，据程本改。

② 休息痢：病名。指痢疾时发时止，经久不愈者。多因失治，或气血亏虚，脾肾不足，以致正虚邪恋，湿热积滞伏于肠胃而成。可见于慢性细菌性痢疾、溃疡性结肠炎、慢性阿米巴痢疾及局限性肠炎等疾患。

③ 胃管：《病源》卷十七《休息痢候》作"胃脘"。按"管"通"脘"。

④ 休息痢方："黄连"无分量，《医心方》卷十一第二十九引《葛氏方》作"黄连如鸭子大一枚"。《医心方》引《葛氏方》中无"龙骨"；"龙骨"一味，另为一方。

⑤ 休息下：疑当作"休息痢"。

⑥ 方："方"字原脱，据目录补。

服如大豆十五丸，日二；渐加服者亦得。出第三卷中。

泄痢不禁不断及日数十行方三首

《集验》：结肠丸，疗热毒下不断，不问久新，悉疗之方。

苦参　橘皮　独活　阿胶炙　芍药　干姜　黄柏　甘草炙　鬼臼各四分

上九味，捣、筛，蜜与胶共烊，以和丸，并手捻作丸如梧子，曝燥。以饮服十丸，日三，不知稍加。此方亦疗诸痤下及卒下，悉效。忌海藻、菘菜等。

又，建脾丸，疗脾滑胃虚弱，泄下不禁，饮食不消，雷鸣绞痛方。

附子炮，一两　蜀椒汗，一两　桂心二两　赤石脂　黄连　人参　干姜　茯苓　大麦蘖　陈面熬　石斛　当归各二两　钟乳三两，研

上十三味，捣、筛，蜜和。以酒服十丸如梧子，日三，稍稍加之。忌猪肉、冷水、生葱、酢。出第四卷中。

文仲：疗五劳及饱食房室伤胃，令人大便数，至溷而不能便，日数十行，剧者下血，并妇人产后余疾，腹绞痛方。

附子一枚，炮

上一味，以猪脂如鸡子黄大煎，附子裂为候，削去上黑皮，捣、筛，蜜和丸。先食，服如大豆三丸，日三，稍加可至十丸，当长服之，永不痢。忌猪肉。范汪同。出第三卷中。

下焦虚寒及远血[1]近血[2]方二首

崔氏：疗下焦寒损，或先见血、后便，转[3]此为远血，或痢、不痢。伏龙肝汤方。

伏龙肝五合，灶心土是也，研　甘草一两，炙　干地黄五两　烧发灰屑，二合　黄芩　牛膝　干姜　生槲脉[4]　阿胶各二两，炙

上九味，切，以水七升，煮七物。取三升，去滓，下阿胶，更煎取烊。乃下发，分作三服。忌海藻、菘菜、芜荑。

又，疗下焦虚寒损，或前便转后见血，此为近血，或痢下、或不痢，好因劳冷而发。续断汤方。

续断　当归　桔梗　阿胶炙　桂心各三两　干姜　干地黄　芎劳各四两　蒲黄一升　甘草二两，炙

上十味，切，以水九升，煮八物。取三升五合，去滓，下阿胶，更烊胶，取沸下蒲黄，分为三服。忌猪肉、海藻、菘菜、芜荑。并出第四卷中。

下痢食完出及上入下出方一首

范汪：温中汤，疗寒下食完出方。

甘草炙　干姜各三两　蜀椒八十枚，汗，去闭口及目　附子一枚，炮，四破

上四味，切，以水二升，煮。取一升，分再服。若呕，纳橘皮半两。小与老皆取服之，良。忌海藻、菘菜、猪肉、冷水。出第十五卷中。

下痢肠滑方三首

范汪：苦酒白丸，疗赤白滞下，肠已滑，日数十行者方。

---

①　远血：病名。指便血之先排便、后下血者。
②　近血：病名。指便血之先下血、后排便者。本病可见于溃疡性结肠炎、结肠及直肠癌肿或息肉、痔疮、肛裂等疾患。
③　转：程本无"转"字。
④　生槲脉：程本作"生槲皮"。

女萎　半夏洗,各二两　附子炮　藜芦炙,去头,各一两

上四味,捣、合下筛,和以十年苦酒,顿丸如梧子。若有下者饮服三丸,日三,不知稍稍增之。忌猪、羊、狸肉、饧。出第十五卷中。

《集验》:疗下痢肠滑,饮食及服药皆完出。猪肝丸方。

猪肝一斤,炙令干　黄连　阿胶炙　乌梅肉熬,各二两　胡粉七棋子

上五味,捣、下筛,蜜和。酒服十五丸如梧子,日三,稍加。亦可散服。葛氏、文仲、胡洽同。忌猪肉。出第四卷中。《肘后》云:亦可散服。

《千金》:疗下痢,绞痛,肠滑不可瘥方。

黄连六两　阿胶　鼠尾草　当归　干姜各三两

上五味,切,以酒七升①,煮。取三升,去滓,温分三服。若热、不绞痛,去干姜、加②当归,以水煮之。忌猪肉、冷水、菘菜、海藻。出第十五卷中。

大注痢及赤白困笃肠滑方二首

深师:卒大注痢及赤白滞下,困笃欲死,肠已滑方。

干姜二两,生者焙③　黄柏　石榴皮各一两　阿胶二两半　渍豉④一升　前胡四两

上六味,切,以水三升,煮。取三合,去滓纳胶,顿服;不瘥,更作。无毒,宜老、小、羸人,稍稍服之。此汤兼疗伤寒大下,及赤白困笃,亦皆主之。出第二十六卷中。

范汪:疗得病羸劣,服药不愈,因作肠滑,下痢脓血,日数十行,腹中绞痛,身热如火,头痛如破,其脉如涩方。

黄连四两　苦参二两　阿胶一两

上三味,㕮咀,以水一斗,煮。取二升,去滓,适寒温,服二合,日三,少少益至半升;服汤尽者复合,以愈为度,曾试验。忌猪肉、冷水。《古今录验》同。

痢兼渴方二首

《病源》:夫水谷之精,化为血气津液,以养脏腑。脏腑虚,受风邪,邪入于肠胃,故痢。痢则津液空竭,脏腑虚燥,故痢而兼渴也。渴而引饮,即痢不止,翻溢水气⑤,脾胃已虚,不能克消水,水气流溢,浸渍肌肉,则变成肿也。出第十七卷中。

《必效》:疗痢兼渴方。

麦门冬三两,去心　乌梅二七枚,碎

上二味,以水一大升半,煮。取强半,绞去滓,待冷,细细咽之;即定,仍含之。出第二卷中。

《古今录验》:疗热渴痢方。

冬瓜一枚

上一味,以黄土厚一尺,火炮稳,约以水烂,去土、净洗,绞取,服之。

许仁则痢方七首

许仁则云:此病有数种,有水痢、有谷痢、有血痢、有脓痢、有脓血相和痢、有肠澼痢。其水痢者,本由脾气热,消谷作水,谷气不停,便生此痢;谷痢者,由

① 以酒七升:《千金方》卷十五第七作"若大冷白多,以清酒一斗"。
② 加:《千金方》无"加"字,当据改。
③ 焙:山田业广曰:"前廪丘公方云:'干姜二两,生姜倍之'。是知此'焙'字当'倍'讹。"
④ 渍豉:程本作"淡豉"。
⑤ 翻溢水气:《病源》卷十七《痢兼渴候》作"翻益水气"。按"翻"同"反"。

脾气冷，谷气不消，而生此痢；血痢者，由毒热在腹，血流入肠，致有此痢；脓痢者，由积冷所致；脓血相和痢者，由冷热相击，便致此痢；肠澼痢者，由积冷在肠，肠间垢溅不能自固，便有此痢。色数①虽多，其源是一，皆缘饮食不节，将息失宜也。

又，水痢之候，心腹甚痛，食无妨，但食后即痢，食皆化尽，唯变作水谷无期度，多食多下，少食少下，有此状者，宜依后黄芩等五味散服之方。

黄芩　黄连　黄柏各五两　黄芪四两
龙骨六两

上药捣、筛，为散。以饮下之，初服一方寸匕，日二服，稍稍加至二三匕，服瘥，乃止。忌猪肉、冷水等。

又，谷痢之候，痢无期度，食不消化，腹痛，每遇冷便发，有此疾候者，宜依后附子等五味散主之方。

附子炮　细辛　白术各五两　干姜四两
神曲一升，熬

上药捣、筛，为散。以饮下之，初服一方寸匕，日再服，稍稍加至二、三匕，良。忌猪肉、冷水、生菜、桃、李、雀肉等。

又，血痢之候，小腹绞痛无期度，食不住如水，但兼血而下，有此患者，宜依后犀角五味散方。

生犀角末，五两　阿胶炙，四两　黄柏四两　艾叶　干姜各三两，一作干蓝

上药捣、筛，为散。以饮下之，初服一方寸匕，日再服，稍稍加至二三匕，良。

又，脓痢之候，腹亦刺痛，食亦不大稀，但大便兼脓，遇冷而剧，有此候者，宜依后神曲等五味散服之方。

曲末一升　干姜六两　丁香　豆蔻子各四两　高良姜五两

上药捣、筛，为散。以饮下之，初服一方寸匕，日再服，稍稍加至二三匕，良。

又，脓血相和痢候，二物正等，食不甚稀，每出二物与食相兼，腹亦小痛，有此候者，宜依后黄芪等五味散服之方

黄芪六两　赤石脂八两　厚朴五两，炙
干姜　艾叶炙，各三两

上药捣、筛，为散。以饮下之，初服一方寸匕，日再服，稍稍加至二、三匕，良。

又，肠澼痢候，食稀或稠，便但似脓，每便极滑，痢有常期，有如此者，宜依后豆蔻子等八味散服之方。

豆蔻子　丁香各三两　细辛　附子炮
干姜各四两　人参　黄芪各五两　赤石脂六两

上药捣、筛，为散。以饮下之，初服一方寸匕，日再，稍稍加至二三匕，良。忌生葱、猪肉、冷水。

又，前件诸痢，患无新旧，如药疗之，暂②瘥还发，此即纵以新药止之，终存其根。本由肠胃中冷热不调，病根固结，必须汤药涤之，以泄病势，痢后更以药物补助之。有此候者，宜依后附子等六味汤以利之，后服高良姜十味散以补之方。

附子炮　细辛　甘草炙　人参各二两
干姜三两　大黄五两

上药，切，以水七升，煮。取二升四合，去滓，分温三服，服如人行十里久一服。此汤当得快利，利中有恶物如鱼脑状，或如桃、李，但异于常利，勿怪之，将息经三、四日，宜合后高良姜等十味散服之方。

――――――

① 色数：即"种数"。
② 暂（zàn 音赞）：同"暂"。短暂。

高良姜　细辛　黄芪　白术　苦参各五两　丁香二两　人参　干姜各四两　豆蔻子三两　赤石脂六两

上药捣、筛，为散。以饮下之，初服一方寸匕，日再服之，稍稍加至二三匕。

并出上卷中。忌生菜、桃、李、雀肉等。吴升同。

外台秘要方卷第二十五

右迪功郎充两浙东路提举茶盐司干办公事张寔校勘

外台秘要方卷第二十六痔病阴病九虫等三十五门

朝散大夫守光禄卿直秘阁判登闻检院上护军臣林亿等上进

五痔①方一十二首

崔氏论曰：凡痔②病有五，若肛边生肉如鼠乳，出孔外，时时脓血出者，名牡痔也；若肛边肿痛生疮者，名酒痔也；若肛边有核，痛及寒热者，名肠痔③也；若大便辄清血出者，名血痔也；若大便难，肛良久肯入者，名气痔也。此皆坐中寒湿，或房室失节，或醉饱过度所得，当时不为患，久久不瘥，终能困人。别

---

① 五痔：病证名。即牡痔、牝痔、脉痔、肠痔、血痔的合称。

② 痔：病名。又名痔疮、痔核。泛指多种肛门部疾病。近代认为：痔系直肠下端黏膜下和肛管皮肤下痔静脉扩大、曲张所形成的静脉团；按其发生部位不同分为内痔、外痔、混合痔三种。多因平素湿热内积，过食辛辣，久坐久立，或临产用力，大便秘结，久泻、久痢等而致体内生风化燥，湿热留滞，浊气瘀血下注肛门，发为本病。

③ 肠痔：病名。指肛门周围脓肿并伴有发热恶寒者。

有大方，今单行亦要便宜，依按用之。《肘后》、《集验》同。出第四卷中。

《广济》：疗五痔方。

生槐煎五分　皂角二两，炙，去皮、子　麝香研　鳗鲡鱼炙　雄黄研　莨菪熬　丁香各二分　木香二分

上八味，捣、筛，以槐煎和丸，分为五丸。取一净瓶，可一升以来，掘地埋之，著一叠子于瓶上，钻叠子作孔，纳火瓶中，灰盖之，然纳药一丸，烧之，令安稳，以下部著叠孔上坐，便通汗，其尽一丸药，即止。内痔以药一丸纳下部，立效，仍不及熏。忌鱼、热面等。

又，疗五痔，猬皮散方。

猬皮炙　龟甲炙　当归各六分　黄芪　槐子　大黄各八分　蛇皮炙，五寸　露蜂房熬，五分　藁本　桂心各五分　猪后悬蹄甲十四枚，炙

上十一味，捣为散。空腹，以米饮服方寸匕，日二，渐加一匕半。不利。忌面、炙肉、鸡、鱼、葱、蒜。

又，疗五痔，下血不止方。

槐子　五色龙骨　槲叶炙令紫色　干姜　芎䓖　当归　茜根　吴茱萸各六分　白蔹　附子五分[1]，炮　黄芪八分　大黄十分　猪悬蹄甲十四枚，炙　发灰四分

上十四味，捣、筛，蜜丸。空腹，以饮服如梧子二十丸，日二，渐加至四十丸。若利，恐多，以意减之。忌生冷、炙肉、猪、鱼、蒜。出第四卷中。

《小品》：疗五痔散[2]，主酒客劳及损伤，疗下部中傍孔，起居血纵横出及肉方。

赤小豆四分，熬　黄芪三分　附子炮白蔹　桂心各一分　芍药　黄芩各二分

上七味，捣为散。以酒服方寸匕，日三。止血大验。文仲、《备急》、《集验》同。

又方

藜芦　大黄　黄连各半两　练木子十四枚　桃仁十四枚，去皮　巴豆四枚，去皮、心草麻十四枚，一名狗蜱

上七味，㕮咀，以猪肪[3]一升，煎三沸，下，去滓，敷赘肉上，日三。外著此膏，内服紫参丸，常并行。《古今录验》同。

又，疗五痔，大便肛边清出血，紫参丸，疗久不瘥，服之无不瘥方。

紫参　秦艽　乱发灰　紫菀　厚朴炙，以上各一两　藁本二两　雷丸半升　白芷一两　蛴螬半两，熬　石南半两，炙　贯众三两，去毛　猪后悬蹄甲十四枚，炙　虻虫半两，去翅、足，熬

上十三味，捣、筛，以羊脊骨中髓合猪脂各半升煎，和丸如梧子。未食，酒服十五丸，日再，亦可饮下；剧者夜一服。四日肛边痒止，八日脓血尽，鼠乳悉愈，满六十日，终身不复发，久服益善。有痔病十八年，肛出长三寸，服此方即愈。亦疗脱肛，有人热[4]，可除羊髓，以赤蜜代。《集验》、《备急》、《千金》同。禁生冷、鱼、肉。

《集验》：疗五痔，有气痔，温、寒、湿、劳即发，蛇蜕皮主之；牡痔，生肉如鼠乳在孔中，颓[5]见外，妨于更衣，鳖甲主之；牡痔[6]，从孔中起，外肿，五、

---

① 五分：高按："五分"上疑脱"各"字。

② 疗五痔散："疗五痔散"，《医心方》卷七第十五引《小品方》作"五痔散"，"疗"字疑衍。"主酒客劳及损伤，疗下部中傍孔，起居血纵横出及肉方"，《医心方》作"治酒客及劳损，伤于下部，中有旁孔，起居血纵横出者，及有肉者方"。"桂心各一分"中"一"字原漫漶，据程本、《医心方》补。

③ 猪肪：原作"猪昉"，形近致误，据程本改。

④ 有人热：山田业广引彻堂曰："'人'恐'大'。"

⑤ 颓：《千金方》卷二十三第三作"颓出"。

⑥ 牡痔：程本、《医方类聚》作"牝痔"。《千金方》宋臣注：《集验》作"酒痔"。

六日自溃，出脓血，猬皮主之；肠痔，更衣挺出，久乃缩，牡猪①左悬蹄甲主之；脉痔，更衣出清血，蜂房主之方。

上所主药，皆下筛，等分，随病倍其所主药为三分，旦早②以井花水服方寸匕。病甚者，旦、暮服之，亦可至四、五服。忌冷食、猪肉、生鱼、菜、房室，唯得食干白肉③。病瘥之后，百日乃通房内。又用药纳下部，有疮纳中④，无疮纳孔中。《千金》、《删繁》、文仲同。

又方

野葛炮，末

上一味，以刀圭纳药中服。五日知，二十日瘥，三十日愈。徐安用之良。《千金》同。

又方

煮槐根，洗之。又煮桃根，洗之。《千金》、《备急》同。并出第九卷中。

《删繁》：疗五痔，桃叶蒸痔方。

桃叶一斛 细糠 胡麻各一斗，熬

上三味，合为一家，蒸之，取细糠熟为度，纳小口翁中，将肛门坐，桃气熏入肛门，虫出当死。出第十七卷中。

《千金》：疗五痔方。

猬皮方三指大，切 熏黄如枣大 熟艾鹅子大

上三味，穿地作坑，调和取便熏之，取口中熏黄烟气出为佳，火气稍尽即停；三日将息，更熏之，三度永瘥。勿犯风冷，羹臛将补，慎鸡、猪、鱼、生冷。二十日内补之。

又方

桑耳

上一味，作羹，空腹下饭，饱食之，三日食之；待孔卒痛如鸟啄，取大豆、小豆各一升，合捣，作两囊中，蒸之及热，更互坐之，即瘥。并出第二十四卷中。

五痔数年不瘥方六首

深师：疗五痔数年不瘥，槐子丸，主燥湿痔。痔有雌雄，为病苦暴，有干燥肿痛者，有崩血无数者，有鼠乳附核者，有肠中烦痒者，三五年皆杀人。忌饮酒及作劳、色，犯之即发方。

槐子 干漆熬 楸木根皮⑤各四两，似茱萸 秦艽 黄芩 白蔹 青木香 牡蛎熬 龙骨 附子炮，八角者 雷丸 蒺藜子 白芷 桂心 鸡舌香各二两 黄芪二两

上十六味，捣、筛，蜜和为丸。一服二十丸⑥，日三服。忌猪肉、冷水、鸡、鱼、蒜、生葱。《千金翼》同。《千金翼》有丁香、茱萸根皮，无鸡舌香、楸木根皮。

《千金》：小槐实丸⑦，主五痔十年方。

槐子三斤 龙骨十两 矾石烧 硫黄各一斤 白糖二斤 大黄十两 干漆十两，熬

上七味，捣、筛石二种及糖，并细切，纳铜器中，一石米下蒸之，以绵绞取汁，以和药，合作丸，併手捻之，丸如梧子大，阴干。一服二十丸，日三服。深师同。

---

① 牡猪：《千金方》作"母猪"。
② 旦早：《千金方》作"旦"。按"早"、"旦"二字义重，疑衍。
③ 干白肉：山田业广引元慎曰："弘景注'獐'曰：'俗云白肉'是。《别录》云：'獐肉，补益五脏'。"
④ 纳中：《千金方》作"纳药疮中"。
⑤ 楸木根皮：《千金方》卷二十三第三作"吴茱萸根白皮"。
⑥ 一服二十丸：《千金方》作"一服二十丸如梧子"。
⑦ 小槐实丸："捣筛石二种及糖，并细切"，《千金方》卷二十三第三作"捣、筛四味，其二种石及糖并细切"。"日三服"，《千金方》作"日三服，稍增至三十丸"。

又，槐酒①，主五痔五十年不瘥方。

槐东南枝细剉，一石　槐东南根细剉，二石　槐白皮剉，一石　槐子一石

上四味，大釜以水十六石，煮取五石，澄取清，更煎，取一石六斗。炊两石黍米，上曲二斗酿之，搅令调，封泥七日，酒熟，取清，饮，日三四，适寒温，量性，常令小小醉耳。合时更煮滓，取汁。涛米、洗器，不得用生水，此药忌生水故也。深师并《翼》同。

又方②

涂熊胆，取瘥，乃止；但发即涂，一切方皆不及此。《救急》并《翼》同。并出第二十四卷中。

《古今录验》：疗三十年痔，肛出，下血如鸡肝，此肠痔；肛边生痤，横肛中，此牡痔；肛边生乳，此牡痔③，皆饱、劳、气所生方。

大黄如金色者，十两　滑石七两，研碎　芒硝三两　桑白皮二两　枣三十枚，擘　黄芩五两　杏仁二两，研

上七味，切，以酒一斗二升，煮。取二升，尽服之，当下。以大骨羹补之。

又，疗十年痔，如鼠乳，脓出，便作血，剧，白蔹散方。

赤小豆四分　黄芪三分　芍药二分　白蔹二分　黄芩三分　桂心三分　蜀附子炮　牡蛎各二分，熬

上八味，捣、筛，为散。酒若泔汁服方寸匕，日三服。忌猪肉、生葱。并出第三十卷中。

五痔脱肛方二首

《千金》：疗五痔、脱肛④，槐皮膏，止痛痒血出方。

槐白皮二两　薰草　辛夷　甘草　白芷各半两　冶葛六铢　巴豆七枚，去皮　漆子七枚　桃仁十枚，去皮　猪脂半斤

上十味，切，以猪脂煎，三上三下，去滓，以绵突膏⑤塞孔中，日四五过，虫死，瘥。止痒痛，大佳。出第二十四卷中。薰草，《肘后》作薰陆。

《必效》：五痔脱肛方。

以死蛇一枚，指大者，湿用；掘地作坑，烧蛇，取有孔板覆坑，坐上，虫尽出。张文仲处。出第六卷中。

肠痔方一十五首

《肘后》：疗患肠痔，每大便，常有血方。

以蒲黄，水服方寸匕，日三，瘥。《备急》、文仲、崔氏、《千金》、《古今录验》并同。

又方

矾石熬　附子炮，各一两

上二味，捣、筛，蜜丸如梧子。服二丸，酒下，日三，稍增，百日，永瘥不发⑥。忌猪肉、冷水。《备急》、文仲、崔氏、《千金》同。

又方

以鲤鱼作鲙，姜齑食之，任性多少，良。崔氏用鳝鱼。

————————

① 槐酒：《千金方》卷二十三第三名为"槐子酒"。"五十年不瘥"，《千金方》作"十年不瘥"。《千金方》中无"槐白皮"，凡三味药。"涛米"，《千金方》作"淘米"，山田业广引惟寅曰："'涛'、'淘'借音。"

② 又方：《千金方》卷二十第三作"治五痔，十年不瘥方"。

③ 牡痔：程本作"牝痔"。

④ 五痔、脱肛：《千金方》卷二十三第三作"五痔及脱肛"。

⑤ 突膏：即涂膏。清·黄生《义府·白垩突面》："突即涂，语音之转。"

⑥ 百日，永瘥不发：《千金方》卷二十三第三作"百日服之，终身不发"。

又方

常食鲫鱼，羹及蒸，随意任之。《备急》、文仲同。并出第三卷中。崔氏用鲤鱼。

文仲：疗肠痔方。

以槐木上耳，捣、末。饮服方寸匕，日三。《肘后》、《古今录验》、《千金》同。

又方

白蔷薇根　枸杞根各二分，曝干

上二味，捣、筛，为末。服方寸匕，日三，五六日当更小肿，是中病。至公传。将服勿止。崔氏、《备急》、《肘后》同。

又方

生地黄一斤，切　酒二斗

上二味，以酒渍地黄三日，随意饮多少，即瘥。《肘后》、《备急》同。

又方

取枳根皮，末。饮服方寸匕，日三。亦可煮汁常饮。《肘后》、《备急》、崔氏同。

《备急》：疗肠痔方。

以蒙子，烧，末，敷之；深者导之。文仲、崔氏同。

又方

以槐白皮一担，剉，水煮令浓，脱衣入中坐①，当如欲大便状，冷更易，不过三，虫出。

又方

捣槐白皮作屑，粉以导之。崔氏、文仲、《千金》、《必效》同。

又方

以蘩蒌烧灰，矾石熬，和为粉，粉之。崔氏、文仲、范汪同。出第六卷中。

《删繁》：疗肺虚劳、寒损，至肠中生痔，名曰肠痔，肛门边有核，痛，寒热得之，好挺出，良久乃缩，百疮生，猪悬蹄青龙五生膏方。

猪悬蹄甲三枚，炙　生梧桐白皮四两
生龙胆五分　生桑白皮五分　蛇蜕皮五分
雄黄五分　生青竹皮六分　生柏皮七分，炙

露蜂房炙　蜀椒汗，各三分　猬皮　附子炮，各四分　杏子二十枚，去皮

上十三味，细切，绵裹，以苦酒二升浸一宿，于火上炙燥，捣、筛，以猪脂三升和，微火煎之如薄糖，敷，并酒服如枣核。出第七卷中。

崔氏：疗大便后出血，此肠痔之疾，宜服薤白汤方。

薤白切，七合　羊肾脂一升

上二味，缓火煎，令薤白黄，去滓，顿尽，未瘥更服，即止；得脓血与粪相合，即瘥，便可服后方。

又方

白矾烧汁尽　附子炮去皮　干姜各一两

上三味，捣、筛，蜜和。饮服二丸至三丸，日二服。忌猪、鸡、酒、面、生冷、鱼、油腻等。并出第四卷中。

诸痔方二十八首

《广济》：疗痔、下血方。

以蛇，不问多少，煎煮，肉消尽，去滓，用汁和婆罗粥，著少盐，食之，大效。一无所忌。

又，黄芪丸方

黄芪　枳实炙，各三两　乌蛇炙　当归
赤石脂各二两　猬皮二两，炙

上六味，捣、筛，蜜丸。空腹，酒下如梧子二十丸，日二服，更不加减，不利。忌面、猪肉、鱼、蒜、陈臭物。并出第四卷中。

范汪：疗痔、下血，黄连曲散方。

黄连二两　曲一两，用七月七日者

---

① 水煮令浓，脱衣入中坐：《千金方》卷二十三第三作"纳釜中煮，令味极出，置木盆中，适寒温，坐其中"。

上二味，捣、筛，薄蜜渡。先食，以饮服五分匕，日三。不知，增至方寸匕。

《集验》：疗痔，猬皮丸方。

猬皮一具，细切，熬令焦　附子炮，二两　当归二两　连翘二两　干地黄五两　干姜二两　矾石二两，烧令汁尽　续断　黄芪各一两　槐子三两

上十味，捣、筛，蜜丸。饮服十五丸如梧子，日再，加至三十丸。亦主瘘。常用大验。忌猪肉、冷水。《肘后》、《备急》、文仲、《删繁》、《千金》、《古今录验》同。

又方

以生槐皮十两，削去黑皮，熟捣，丸如弹子。绵裹，纳下部中，大效。《备急》、《千金》同。

又方

以槐[1]赤鸡一斤，为散，饮服方寸匕。《千金》云：槐，糯也。

《千金》：疗痔神方。

以七月七日多采槐子，熟捣，涎取汁，重绵绞，纳铜器中盛，庭中高门上曝之二十日以上，煎成，取如鼠粪大，纳谷道中，日三。亦主瘘及百种疮。《救急》、崔氏、《古今录验》同。

又方[2]

鲤鱼肠三具，以火炙令香

上一味，以绵裹，纳下部中，一食顷，虫当出。鱼肠数数易之，尽数枚当瘥。一方云：坐上虫出。《古今录验》同。

又方

虎头骨炙　犀角

上二味，各为末，如鸡子大，以不中水猪脂和，涂疮上，即瘥。《救急》、深师同。并出第二十四卷中。

崔氏：疗痔方。

雀林草一大握，粗切

上一味，以水二大升，煮。取一升，顿服尽，三日重作一剂，无不瘥者。

又方

取骆驼颔下毛，烧作灰，可取半鸡子大，酒和，顿服之。并出第四卷中。

《必效》：熨痔法，痔头出，或疼痛不可堪忍方。

取枳实，煻灰中煨之，及热熨病上，尽七枚，立定。发即熨之，永除也。

又方

以麝香当门子，印成盐相和，以手涂痔头上。若令人著，亦佳。其痛不可忍者，不过两度，永瘥。

又方

以野猪肉，炙食，十顿即瘥。三方云奇效[3]。

又方

取五月五日苍耳子，阴干，捣、末。水服三寸匕，日三，瘥，乃止。

又方

以二十年久针线袋口，烧作灰，分和水服。

又，痔正发，疼痛方。

以葱和须，浓煮汤，置盆中，坐浸之，须臾即当痛止。

又方

以狸肉作羹，食之；或作脯，食之，不过三顿，无不瘥。

又方

以肥大枣一颗，剥去赤皮；取水银，掌中以唾研，令极熟，涂枣瓢上，纳下部中，瘥。

又方

---

① 槐：《千金方》卷二十三第三作"槐耳"。

② 又方："数枚"，《千金方》卷二十三第三作"三枚"。"一方云坐上虫出"，《千金方》作"一方炙肠令香，坐上虫出，经用有效"。

③ 三方云奇效：山田业广引元慎曰："'三'恐误。"又引森立之曰："谓以上三方，皆有奇效也。"

以扁蓄根、叶，捣汁，服一升，一两服，瘥。

又方

姜屑二两，小秤

上一味，以水三大合煮之。取一合，去滓，暖，空腹服，隔日再服。忌猪肉、蒜等。

又方

倚死竹、色黑者，取之折断，烧为灰，筛，和薄饮服之方寸匕。忌牛肉，余无所忌。出第三卷中。

《古今录验》：疗痔，黄芪丸方。是直殿中省散骑常侍郎甄立言处。

黄芪　青葙子　漏芦　鳖甲炙　狼牙各五分　黄柏四分　猪悬蹄甲七枚，炙　猬皮四分，炙　白矾十分，烧去汁　芫青去足、翅　斑猫去足、翅，熬　地胆去足、翅，熬　蜈蚣各十枚，炙　犀角屑，八分

上十四味，捣、筛，为散，蜜和丸如梧子大。空腹，以饮服二丸，日二，增之，以知为度。忌一切油腻、人苋菜。

又方

掘地深一尺，圆径四寸，炭火烧令赤，去火，以簿鱼①著口上，取茛菪子一合，纳坑中，烧烟出，痔人坐上，以被拥，当汗出。密屋内作之，以烟尽，更著一合茛菪子熏，避风如发汗法，则瘥。

又，疗诸痔及下血不止，转虚羸者，服之无不效方。

黄芪原州者　枳实商州者，各二大两半，细剉，熬令黄　黄矾石一大两，炭火烧，经一复时②，仍数翻转，令匀著火，冷讫，细罗去沙净

上三味，先捣黄芪、枳实，筛讫，然合矾石，更捣匀，蜜和丸。空腹，以酒下二十丸，加至三十丸，日再服。忌荞面、猪肉、蒜、鱼、劳事。唯久服，一年、半年愈，良验。

又，疗痔方。

鲤鱼肠可半升

上一味，择之令净，仍新鲜，取一方板，可阔二尺以来，厚二寸，当中凿孔，深一寸半，圆如酱盏口大，布鱼肠于其内，以好麝香碎末③掺鱼肠，取厚毡二三重，当心开孔，可板孔大小，铺坐，以被拥之，数进食，可至两炊久，觉下部痛者，即是虫出也。时且更坐，良久，取鱼肠细择之，恐虫入于肠中，虫可长一二寸许，细如网丝，斑作五色，每出不过十余枚，不勒度数，虫尽即止。

许仁则曰：此病有内痔、有外痔。内但便即有血，外有异④；外痔下部有孔，每便血从孔中出。内痔每便即有血，下血甚者，下血击地成孔，出血过多，身体无复血色，有痛者、有不痛者。有此候者，宜依后药方。

生槐子一斗，候未坚硬时采

上一味，捣令碎，绞取汁，日曝取稠；取地胆曝干，捣、筛，为散，和槐子煎作丸。以饮服十丸，日再，加至三十丸如梧桐子大。兼以煎捻作丸如枣核大，纳下部中，日夜三四度。亦可捣苦参末代地胆。一方地胆作地脉草，药中无地脉，唯有地麦。

依前生槐子煎不觉可，宜合后黄芪十味散服之方。

黄芪五两　苦参　玄参各六两　附子炮　大黄各三两　干姜一两　猬皮炙，二两　黄连各⑤四两　槐子六合　猪悬蹄甲一具，炙

---

① 簿鱼：程本作"鱼簿"。山田业广引元慎曰："簿，簾箔之簿，言曝鱼之箔。"

② 复时：程本作"伏时"。

③ 末：原作"未"，形近致误，据程本改。

④ 外有异：山胁尚德曰："'有异'疑当作'无异'。"

⑤ 各：高按"各"字疑衍。

上药，捣、筛，为散。空腹，以饮服方寸匕，日再服之，渐渐加至二匕。忌猪肉、冷水。出下卷中。

痔下部如虫啮方九首

《肘后》：疗痔，下部痒痛如虫啮方。

胡粉　水银

上二味，以枣膏调匀，绵裹，夜卧纳谷道①中导之，效。崔氏同。

又方

以菟丝子，熬令黄黑，末②，以鸡子黄和，涂之。《集验》、文仲、《备急》、范汪、崔氏等同。

又方

以杏仁，熬令黑，捣取膏，涂之。《集验》、《备急》、文仲、崔氏同。

又方

以猬皮，烧灰，敷之。又獭肝，烧，捣散，服之。崔氏、《备急》、文仲同。

又方

以温溺令热，纳少矾石，以洗之，良。崔氏同。并出第二卷中。

文仲：疗痔，下部如虫啮方。

捣桃叶一斛，蒸之令热，纳小口器中，以布盖上，坐之，虫死即瘥。《肘后》、崔氏、《备急》同。一方有乌梅。

又方

掘地作小坑，烧令赤，以酒沃中；捣吴茱萸三升，纳中，及热，以板覆上，开一小孔，以下部坐上，冷乃下，不过三度，即瘥。《肘后》、崔氏、《备急》同。

又方

以小豆一升，好苦酒五升，煮豆令熟，出暴干，复纳，令酒尽，止，捣末。以酒服方寸匕，日三。崔氏、《备急》同。

又方

以猪椒子一升，酒一升渍，经五日，稍稍饮，一日令尽，佳。崔氏同。出第六卷中。

大便血风冷积年变作痔方三首

崔氏：疗大便急去血、或至一升数合，面少血色，此是内伤风冷，积年多变作痔方。

大黄五分　甘遂三分　黄芩二分　干姜附子各四分，炮　桃仁三七枚，去皮、尖　葱白七茎

上七味，以水六升，煮。取一升半，先服半升药，稍安，又服半升，须臾血发，又服半升；未断，候发日再作，不过三剂，瘥。忌猪肉等。

又方

煮桃皮、李皮、萹蓄、苦参，取汁，渍之，大佳。出第四卷中。

《备急》：疗大便血，风冷积年，多变作痔方。

烧稻藁灰，淋汁，煎，热渍之，三五度，佳。崔氏、《肘后》、文仲同。

灸痔法二首③

崔氏：灸痔法

以绳围病者项，令两头相拄，展绳，从大椎正中量之，垂绳一头，当脊正下以墨点讫；又量病者口两吻头，接绳头正下复点之；又量病者口吻如前，便中屈绳，接前口吻绳头正下，复点之，望使相当所，三处并下火，重者各五百壮，轻者三百壮，即愈。

① 谷道：原作"谷"，据文义补。
② 末：原作"未"，形近致误，据程本改。
③ 灸痔法二首：原作"灸痔法方二首"，据目录删。

又法

令疾者平坐，解衣，以绳当脊大椎骨中向下量至尾株骨尖头讫，再折绳，更从尾株尖头向上量，当绳头即下火。高虢州初灸至一百壮，得瘥，后三年复发，又灸之，便断。兼疗腰、脚。并出第四卷中。

杂疗痔方五首

《广济》：疗痔、瘘、疽、疮方。

光明砂别研　麝香当门子别研　蛇皮五月五日者，熬

上三味，等分，研，先以盐汤洗，拭干，于疮上敷少蜜，以散敷上，瘥，止。

《小品》：疗谷道中痒痛、痔疮，槐皮膏[1]方。

槐皮五两　甘草　当归　白芷各二两　陈豉　桃仁各五十粒，去皮　赤小豆二合

上七味，剉，以猪脂二升煎，候白芷黄膏成，去滓，以涂之，日三度。《集验》同。

《删繁》：疗虚劳寒，下痢不止，肛边转生肉如鼠乳，在大孔旁，时时脓血出，名牡痔。鳖甲丸方。

鳖甲炙　干地黄　黄连　连翘各七分　栝楼　黄芪　干姜各六分　蛴螬五枚，炙　猬皮炙　续断各五分　附子炮　槐子　矾石烧汁尽，各四分

上十三味，捣、筛，以蜜丸如梧桐子大。饮下二十丸，渐加至三十丸，日再。忌如常。

又，疗肾劳虚，或酒醉当风所损，肾脏病所为酒痔，肛门肿，生疮，因酒、劳伤发，泻清血，肛门疼痛。蜂房膏方。

蜂房三两，炙　生槐白皮十两　楝实　桃仁各五十枚，熬　白芷二两　赤小豆一合，

碎　猪膏一升半

上七味，㕮咀，绵裹，以苦酒一斤渍一宿，下膏，煎取酒尽，膏成，去滓，取杏子大，绵裹，纳肛门中；又酒服一方寸匕。出第三卷中。

《必效》：疗痔及诸虫方。

石榴东引根深者，取一握

上一味，勿令见风，拭去土，剉；又取鹿脯四指大一片，炙两畔令熟，捶细，擘，以水三升，煮。取一升，适寒温，空腹，顿服之。其患痔盛发者，服即定。诸虫、无问赤白，并出，瘥。出第三卷中。

脱肛方三首

《病源》：脱肛者，肛门脱出也，多因久痢后大肠虚冷所为。肛门为大肠之候，大肠虚而伤于寒，痢而用气㘣[2]，而气下冲[3]，则肛门脱出，因谓脱肛也。出第十七卷中。

《小品》：疗脱肛，熏方。

以女萎一升，以器中烧，坐上熏肛门，即愈。范汪、《集验》、《千金》同。出第十卷中。

《删繁》论曰：肛者，主大便道，肺、大肠合也，号为通事令史，重十二两，长一尺二寸，广二寸二分，应十二时。若脏伤热即肛闭塞，大便不通，或

---

① 槐皮膏："陈豉"，《医心方》卷七第十五引《小品方》、《千金方》卷二十三第三、《千金翼》卷二十四第七均作"楝实"。"日三度"，《千金方》作"日再，并导下部"。

② 㘣（yǎn音演）：山田业广引惟寅曰："'㘣'当作'㞗'。用力㞗者，言努力送屎也。《玉篇》云：'㞗体，怒（努）腹也。'"《病源》"㘣"、"㞗"、"㞗"三字互用，字异而义同。

③ 而气下冲：《病源》卷十七《脱肛候》作"其气下冲"。

肿、缩入，生疮；若腑伤寒则肛寒，大便洞泻，肛门凸出，良久乃入。热则通之，寒则补之，不虚不实，以经调之。疗肛门，主肺热，应肛门闭塞，大便不通，肿缩，白蜜兑通之方。

以白蜜三升，煎，令成干燥，投冷水中可得丸，长六七寸许，兑肛门中，倒身中向上入，头向下，停少时，兑烊，斯须即通泄。《千金》同。出第三卷中。

《千金》：疗肛出方。

磁石四两，研　桂心一尺　猬皮一枚，炙黄

上三味，捣、筛，为散。服方寸匕，一日服十服[1]，即缩。勿举重及急带衣，须断房室周年，乃佳。出第二十五卷中。

肛门凸出方三首

《删繁》：疗肛门，主大肠寒应肛门寒，则洞泄凸出。猪肝散[2]方。

猪肝一斤，炙令黄燥　黄连　阿胶炙　芎䓖各二两　乌梅肉五两，熬　艾叶一两，熬

上六味，捣、筛。平旦空腹温服方寸匕，日再。若不能酒，白饮服亦得。《千金》同。出第三卷中。

《千金》：肛门凸出，壁土散方。

故屋东壁土一升，碎研　皂荚三挺，长一尺二寸者

上，捣土为散，裛[3]粉肛门头出处；取皂荚，炙暖，更递熨之，取入则止。

又，麻履底按入方。

麻履底　鳖头一枚

上二味，烧鳖头，散，敷肛门凸出头；炙履底以按熨[4]，令人永不出矣。并出第二十五卷中。

卒大便脱肛方六首

《肘后》：疗卒大便脱肛方。

灸顶上回发[5]中百壮。

又方

以豆酱清和酒，涂之。文仲、《备急》同。

又方

烧虎骨，末，水服方寸匕，日三，即瘥。

范汪：疗卒大便脱肛方。

以缘桑枝螺，取烧，末，猪脂和，敷之，立缩。亦可末，以粉之。《备急》、张文仲同。出第三卷中。

《千金》：疗卒大便脱肛方。

以猪膏和蒲黄，敷之，指推纳之。但以粉粉之，亦佳。张文仲、《备急》同。

又方

灸鸠尾骨[6]上七壮。《备急》、文仲、《集验》同。出第二十五卷中。

肠肛俱出方二首

《肘后》：疗若肠随肛出，转广不可入，一尺来者方。

---

① 一日服十服：《千金方》卷二十四第六作“日一服”。

② 猪肝散：“疗肛门，主大肠寒应肛门寒，则洞泄凸出”，《千金方》作“肛门主大肠，大肠寒应肛门，寒则洞泄，肛门滞出”。“温服方寸匕”，《千金方》作“温清酒一升，服方寸匕半”。“若不能酒”之“能”通“耐”。

③ 裛（yì音艺）：“裛”通“浥”，即沾湿之义。《千金方》卷二十四第六作“挹”。

④ 炙履底以按熨：山胁尚德曰：“《千金》直用‘败麻履底’，无‘炙熨’文，别有‘单炙故麻履底按法’，《外台》合为一方。”

⑤ 回发：即头顶发旋之处。

⑥ 鸠尾骨：《千金方》卷二十四第六作“龟尾”，并云：“龟尾，即后穷骨是也。”高按“后穷骨”即尾骨，当指长强穴。就脱肛之治疗而言，“龟尾”似妥。

捣生栝楼，取汁，温服之；以猪肉汁洗手，随抑按自得入，效。范汪、《小品》、张文仲、《备急》、《千金》同[1]。

《备急》：若肠随肛出方。

熬石灰令热，布裹，熨之，随按令入，冷即易。《小品》、文仲、《备急》同。出第八卷中。

脱肛历年不愈方三首

《集验》：疗脱肛，历年不愈方。

以生铁三斤，以水一斗，煮取五升[2]，以洗之，日再。范汪、《千金》、《备急》、文仲同。出第六卷中。

《千金》：疗脱肛，历年不愈方。

以死鳖头一枚，烧令烟尽，作屑，以敷肛门上，手按之令入；兼灸横骨一百壮。

又方

以铁精，粉上[3]，按令入，即愈。并出第二十五卷中。

疝气[4]及癞[5]方六首

《广济》：疗疝气，核肿疼方。

黄芪　桃仁去皮、尖，熬　山茱萸　五加皮　槟榔仁各八分　蒺藜子二十分，熬　海藻洗，八分　玄参十分　五味子十八分　牛膝六分　茯苓六分　苁蓉八分　枳实炙　人参　续断各六分　桂心八分　远志去心　石南各五分　龙骨八分

上十九味，捣、筛，蜜丸如桐子大。酒服三十丸，日二，渐加至四十丸。忌热面、生葱、大酢、黏食等物。

又，疗肾虚疝气，腰膝冷疼，阴囊肿痒。狐阴丸方。

狐阴一枚，炙　木香　蒺藜子　腽肭脐　昆布各六分　牛膝　菟丝子各八分，酒渍

桃仁去尖、皮，熬　石斛各十分　槟榔仁十枚

上十味，捣、筛，蜜和丸如梧子大。空腹，以酒下二十丸，至三十丸，日再服。忌热面、荞麦、猪、鱼、黏食等物。并出第二卷中。

《集验》：疗癞方。

取杨柳、如脚大指，长三尺，二十枚，以水煮令极熟[6]，以故布干掩肿处，取热柳枝更互拄之，如此，取瘥止。文仲、《备急》、《千金》同。

《千金》：疗癞方[7]。

桃仁五十枚，去皮、尖，熬　桂心二两　泽泻二两　蒺藜子二两　蜘蛛五十个，熬　防葵二两　细辛二两　橘皮二两　茯苓二两　五味子二两　芍药二两　地肤子二两　牡丹二两　海藻二两，洗　狐阴一具，炙

上十五味，下筛，蜜和。服十丸如梧子大，稍加至二十。忌胡荽、生葱、生菜、酢物。出第二十五卷中。

---

① 《千金》同：《千金方》卷二十四第六之方为："生栝楼根取粉，以猪脂为膏，温涂，随手抑按，自得缩人。"

② 煮取五升：《千金方》卷二十四第六、《医心方》卷七第九、《证类本草》卷四引《集验》均作"煮取五升，出铁"。

③ 以铁精粉上：《千金方》卷二十四第六作"以铁精粉，纳上"。

④ 疝气：即"疝"。病名。此病可分为二，一指体腔内容物向外突出，兼有气痛之症；或腹部剧烈疼痛兼有二便不通之症。二指生殖器、睾丸、阴囊部位的病症，如男、女外生殖器肿溃、流脓，溺窍流出败精浊物，睾丸或阴囊肿大疼痛等症；或可兼有腹部症状。

⑤ 癞（tuí 音颓）：阴部疾病。常指疝气。

⑥ 极熟：《千金方》卷二十四第八作"极热"。

⑦ 疗癞方：《千金方》卷二十四第八作"治癞丸方"。方中另有"防风二两"，凡十六味。余药剂量有出人。

《备急》：疗癞方①。

以桃仁，捣，薄之。亦疗妇人阴肿。干即易。《集验》同。出第五卷中。

《古今录验》：疗癞，蒺藜丸方。

蒺藜子　干地黄各十分　鹿茸炙，十分　白蔹八分　磁石十分，研　礜石炼，十分　铁精　桂心　续断各五分　巴戟天　芍药　玄参　通草　升麻　牛膝　寄生各八分　泽泻七分　射干八分　苁蓉十分　海藻八分，如发者

上二十味，捣、筛，以蜜和为丸如梧子大。饮下十丸，日二，渐增至二三十丸。忌生葱、芜荑、生血等物。甄立言处。出第四十一卷中。

卒病癞方五首

《肘后》：疗超跃、举重，卒得阴癞方。

白术五分　地肤子十分　桂心一分

上三味，捣、末。以饮服一刀圭，日三。忌生葱、桃、李、雀肉等物。《古今录验》同。

又方

狐阴一具，炙　海藻　牡丹各三分　桂心二分

上四味，捣、筛，为散，蜜和为丸如梧子大。小儿服五丸，大人增之。忌胡荽、生葱。

《集验》：灸卒癞法。

以蒲横度口②，折之一倍增之，以布著小腹大横理，令度中央上当脐，勿使偏僻，灸度头及中央合二处③，随年壮。好自养，勿举重、大语、怒言、大笑、呼唤。《千金》、范汪同。

又法

牵阴头正上行，灸茎头所极；又牵下向谷道，又灸所极；又牵向左右髀，直下行④，灸所极，皆使正直勿偏，四处炷随年壮，佳。《千金》、范汪同。

又法

灸足厥阴，左、右各三壮⑤，穴在足大指间⑥是也。《千金》、范汪同。并出第九卷中。

癞卵偏大方三首

《千金》：疗癞疝，卵偏气上方。

牡丹　防风各一分

上二味，捣，为散。温酒服方寸匕，日二。忌胡荽。出第二十五卷中。

张文仲、《小品》：牡丹散，疗癞偏大气胀方。

牡丹　桂心　防风　铁精　豉熬，各等分

上五味，捣、筛。酒和方寸匕服之，小儿一刀圭，二十日愈。婴儿以乳汁和大豆⑦与之，大效。忌生葱、胡荽。《肘后》同。出第七卷中。

《古今录验》：牡丹五等散⑧，疗癞疝，阴卵偏大，有气上下，胀大，行走肿大，服此良验方。

---

① 疗癞方：《医心方》卷七第五引《集验方》作"治卒卵肿方"。"亦疗妇人阴肿"，《证类本草》卷二十三引《葛氏方》作"亦疗妇人阴肿瘙痒"。

② 以蒲横度口：《千金方》卷二十四第八作"以蒲横度口如广"。

③ 灸度头及中央合二处：《医心方》卷七第八作"乃灸两头及中央三处"。

④ 直下行：《千金方》卷二十四第八作"直行"。

⑤ 左右各三壮：《千金方》卷二十四第八作"在左灸右，在右灸左，三壮"。

⑥ 足大指间：《千金方》作"在足大趾本节间"。

⑦ 和大豆：《肘后》卷五第四十二作"和如大豆"。

⑧ 牡丹五等散：《医心方》卷七第八引《小品方》中有"豉一分"，无"桃仁"。

牡丹皮　防风　黄柏炙　桂心各一分
桃仁一分，去皮、尖，研

上五味，捣，为散。以酒服一刀圭，二十日愈。少小癫疝最良。小儿以乳汁和如一大豆与之，长宿人服方寸匕。忌生葱、胡荽。出第四十一卷中。

灸诸癫法一十四首

《千金》论曰：男癫有肠癫、卵癫、气癫、水癫四种，肠癫、卵癫难瘥，气癫、水癫针灸易瘥。

又，卵偏大、上入腹法。

灸三阴交，在内踝上八寸，随年壮。

又，男阴卵偏大癫法。

灸肩井，解臂接处，随年壮。男癫，灸手小指端十壮，病在左者可灸左，在右者灸右①，良效，瘥，止。

又法

灸关元百壮。

又法

灸玉泉百壮，报之，穴在脐下四寸②。

又法

灸泉阴百壮，三报之，在横骨边三寸。

又，癫病，阴卒肿者法。

令并足，合两拇趾，爪相并，以一艾丸灸两爪端方角处，一丸令顿上两爪角也，令丸半上爪上③，七壮。

又，两丸缩入腹法。

灸三阴交，随年壮，神效。

又，男阴卵大癫病法。

灸足太阳五十壮，三报之。

又法

灸足太阴五十壮，穴在内踝上一夫④。

又法

灸大拇趾内侧，去端一寸、白肉际⑤，随年壮，甚验。双灸之。

又法

灸横骨两边二七壮，夹茎是也。

又法

灸足大趾⑥理中十壮，随边肿灸之。

灸小儿癫法⑦。

先将儿至碓头，祝之曰：坐，汝令儿某甲阴囊癫，故灸汝三七二十一。灸讫，便牵小儿，令雀头下向著囊缝，当阴头缝上七壮，即消，已验。艾炷帽簪头大耳。

又法

凡男癫，当骑碓轴，以茎伸置轴上，齐阴茎头前灸轴木上，随年壮，即愈。并出第二十五卷中。

阴肿方六首

《病源》：此由风热客于肾经，肾经流于阴，肾不能宣散⑧，故致肿也。出第四卷中。

《集验》：疗男子阴肿大如斗，核痛，人所不能疗者方。

以雄黄一两，研碎，绵裹；甘草一

---

① 病在左者可灸左，在右者灸右：《千金方》卷二十四第八作"病在右可灸左，左者灸右"。

② 穴在脐下四寸：《千金方》卷二十四第八作"穴在屈骨下阴；以其处卑，多不灸"。

③ 两爪角也，令丸半上爪上：《千金方》作"两爪角各令半丸上爪趾"。

④ 一夫：即一夫法。指寸法之一。见《千金方》。以食、中、无名、小指四指相并，中节横宽为三寸。常用作下肢、下腹的直寸和背部的横寸取穴。

⑤ 白肉际：《千金方》作"赤白肉际"。

⑥ 足大趾：《千金方》作"足大趾下"。

⑦ 灸小儿癫法："碓（duì 音队）"，舂米之工具。"故灸汝三七二十一"，《千金方》作"故灸汝三七二十一枚"。"雀头"：山田业广引元慎曰："'雀头'者，即言龟头之类"。"艾炷"，高按"艾炷"下疑脱"如"字。

⑧ 肾不能宣散：《病源》卷四《虚劳阴肿候》作"肾虚不能宣散"。

尺，生用，切；水一斗，煮取二升，以洗之。忌海藻、菘菜。《千金》有矾石二两。文仲用矾石。

又方

取苋菜根，捣,薄之。范汪、《千金》同。

又方

取蔓菁根，捣、薄之。范汪同。

又方

捣马鞭草，薄之。范汪同。并出第九卷中。

文仲：疗阴肿方。

取桃仁，去皮、尖，熬，末。酒服弹丸许，不过三服，即瘥。《千金》、《备急》同。出第七卷中。

《古今录验》：疗肿大如斗方。

取鸡翅，烧灰，饮服。其毛一孔生两毛者佳。肿在左取左翅，在右取右翅，双肿取两边翅。出第四十一卷中。《千金》治小儿卵肿。

阴疝肿缩方一首

《病源》：疝者，气痛也。众筋[1]会于阴器，邪客于厥阴、少阳[2]之经，与冷气相搏，则阴痛[3]而挛缩也。出第四卷中。

文仲：疗阴卒缩入腹，急痛欲死，名阴疝方。

狼毒四两，炙　防葵[4]一两　附子二两，炮

上三味，捣、筛，蜜和丸如梧子。酒服三丸，日三夜二。忌猪肉、冷水。《古今录验》、范汪同。出第七卷中。《肘后》用防风，不用防葵。

阴卒肿痛方三首

文仲、葛氏：疗男子阴卒肿痛方。

灸足大趾第二节下、横理文正中央，

五壮。姚云：足大趾本，三炷。出第七卷中。亦治小儿阴疝，发时肿痛，随病、左右灸之。

《备急》：疗男子阴卒肿痛方。

鸡翮六枚，烧　蛇床等分[5]

上二味，为末，以饮服少许。随卵左右取鸡羽[6]。《集验》同。姚方无蛇床。

又，若有息肉突出方。

以苦酒三升，渍乌喙五枚三日，以洗，一日夜三四度，瘥。《肘后》同。出第五卷中。

阴囊肿痛方五首

《千金》：有人阴冷，渐渐冷气入阴囊，肿满恐死，夜即痛闷[7]，不得眠睡方。

取生椒，择之令净，以布帛裹，著丸囊，令厚半寸，须臾热气大通，日再易之，取消为效，乃止。

又方

煮大蓟根汁，服一升，日三，不过三剂，愈。

又方[8]

醋和面，炙令热，熨之。

又方

以醋和面涂之[9]。

———————

①　众筋：《素问·厥论》作"宗筋"，义同。

②　少阳：《病源》卷四《虚劳阴疝肿缩候》作"少阴"，应据改。

③　阴痛：《病源》作"阴痛肿"。

④　防葵：《肘后方》卷五第四十二作"防风"，与宋臣校注合。

⑤　等分：丹波元坚曰："'等'字疑误。"

⑥　取鸡羽：《肘后方》卷五第四十二作"敷卵"。

⑦　夜即痛闷：《千金方》卷二十四第八作"日夜疼闷"。

⑧　又方：《千金方》卷二十四第八作"醋和热灰熨之"。

⑨　涂之：《千金方》作"熨之"。

又方

釜月下土，以鸡子白和，敷之，效。《肘后》同。并出第二十五卷中。

阴下痒湿方七首

《病源》：大虚劳损，肾气不足，故阴汗阴冷液自泄①，风邪乘之，则搔痒也。其汤熨针石，别有正方，补养宣导，今附于后。

《养生方·导引法》云：卧，令两手布膝头，取踵置尻下，以口纳气，腹胀自极，以鼻出气，七息。除阴下湿，少腹里痛，膝冷不随。出第四卷中。

文仲：疗阴痒生疮方。

嚼胡麻,涂之。验。《肘后》、《千金》同。

葛氏：疗阴囊下痒湿皮剥方。

乌梅十四枚 钱四十文 盐三指撮

上三味，以苦酒一升，于铜器中浸九日，洗之，效。《肘后》同。

又方

煮槐皮若②苦参、黄柏及香薷汁，洗之，并良。《肘后》同。出第七卷中。

《救急》：疗阴下湿痒成疮方。

猪蹄两脚 槐奇里白皮切，一升

上二味，斟酌以水煮，洗疮，一日五六遍，永瘥。

又方

煮桃皮，和黍米汁，洗之。并出第五卷中。

《古今录验》：疗阴下痒湿，汤洗方。

甘草一尺，以水五升，煮。取三升，渍洗之，日三四度，便愈。

又，疗阴下湿痒生疮方。

吴茱萸一升，水三升，煮。取三五沸，去滓，以洗疮。诸疮亦治之。出第四十一卷中。

阴痛方三首

《病源》：肾气虚损，为风邪所侵，邪气流入于肾经，与阴气相击，真邪交争，故令阴痛。但冷者唯痛，挟热者则肿。其汤熨针石，别有正方，补养宣导，今附于后。

《养生方·导引法》云：两足趾向下柱席，两涌泉相拓，坐两足跟头，两膝头外扒，手互③前向下，尽势，七通；去劳损阴④膝冷。出第四卷中。

《集验》：疗卒阴痛如刺，汗出如雨方。

小蒜一斤 韭根一斤，一方无 杨柳根一斤

上三味，合烧，以酒灌之，及热气熏之⑤，即愈。《千金》同。出第九卷中。

《千金》：疗阴肿痛方。

灸大敦三壮。

又方

车前子，末，酒服之⑥，佳。出第二十五卷中。

阴疮方七首

《病源》：肾荣于阴。肾气虚，不能制津液，则汗湿；虚则为风邪所乘，邪客腠理而正气不泄，邪正相干，在于皮肤，故痒，搔之则生疮。出第四卷中。

---

① 故阴汗阴冷液自泄：《病源》卷四《虚劳阴下痒湿候》作"故阴冷，汗液自泄"。

② 若："若"字疑衍。

③ 手互：《病源》卷四《虚劳阴痛候》作"手身"。

④ 阴：《病源》作"阴疼"。

⑤ 及热气熏之：《千金方》卷二十四第八作"及热以气熏之"。《医心方》卷七第四作"以气熏阴"。

⑥ 酒服之：《千金方》卷二十四第八作"饮服之"。

《千金》：疗阴下生疮，洗汤方

地榆　黄柏各八两

上二味，切，以水一斗，煮。取六升，去滓，适寒温，洗疮，日再。只以黄柏汤洗，亦效。

又，凡妒精疮[1]者，男子在阴头节下，妇人在玉门内，并似甘疮[2]，作畔剂食之大痛[3]，甘即不痛方。

用银钗，以绵裹，用腊月猪脂熏黄，火上暖，以钗烙疮上令熟[4]，取干槐枝爇涂之[5]。以麝香、黄矾、青矾末敷之[6]，小便后即敷之，不过三两度，瘥。但用甘痢方中药敷之，即瘥。出第二十五卷中。

葛氏：疗男子阴疮方。

烂煮黄柏，洗之；又用白蜜，涂之。

又方

黄连、黄柏各等分，末之，先煮肥猪肉汤洗之，然后以药粉之。

又方[7]

以蜜煎甘草末，涂之，大良。比见有人患，涂头肿坎下。疮欲断者，以猪肉汤渍洗之，并用前粉粉之，及依陶方，即瘥，神验。出第七卷中。

《必效》：疗阴生疮，脓出作白方。

高昌白矾一两

上一味，捣，细研之；炼猪脂一合，于瓷器中和搅作膏。取槐白皮，切，作汤洗疮上，拭令干，即取膏敷上，及以楸叶贴上，不过三两度，永瘥。《肘后》有细麻仁等分，同研。

《古今录验》：疗阴疮方。

黄柏　黄连各三分　胡粉一合

上三味，捣为末，粉上，日三。妇人，绵裹枣核大，纳之。出第四十一卷中。

阴边粟疮方五首

《必效》：疗阴疮，阴边如粟粒生疮、及湿痒方。

以槐北面不见日处白皮一大握，盐三指一撮，以水二大升，煮。取一升，洗之，日三五遍，适寒温用。若远涉恐冲风，即以米粉和，涂之，神效。

又，疗阴疮有二种，一者作白，脓出，名曰阴蚀疮；二者但赤，作疮，名为热疮。若是热疮，用此方。

取黄柏、黄芩各一两，切，作汤洗之；用黄连、黄柏，末，粉。云：神良。

又方

以黄连和胡粉，末，敷之，必效。

又方

紫笋茶末[8]一分　荷叶一片，烧灰

上二味，为末，以盐浆水洗讫，敷之，三五度，即愈。

又方

取停水处干卷地皮，末，以敷之，神效。是长安郭承恩用之得效。出第四卷中。

---

① 妒精疮：即下疳。指发生在男、女阴部的早期梅疮。因不洁性交而得。其症发于阴茎、龟头、包皮，女子大、小阴唇、阴道等处。分为软性下疳和硬性下疳两种。《千金方》卷二十四第八作"妒精疮"。

② 甘疮：程本作"疳疮"，下同。

③ 作畔剂食之大痛：《千金方》"畔"作"白"，《千金翼》卷二十第八"食"作"蚀"，无"剂"字。

④ 熟：程本作"热"。

⑤ 爇涂之：《千金方》作"烧淄涂之"。高按"爇"即烧、烘烤。"淄"，指烧槐枝所浸出之汁液。

⑥ 以麝香、黄矾、青矾末敷之：《千金方》卷二十四第八作"麝香、黄矾、青矾，等分，为末，小便后敷上，不过三度"。此另为一方。

⑦ 又方：《千金方》卷二十四第八"治阴恶疮方"。"比见有人患，涂头肿坎下。疮欲断者"，《千金方》在本方后注曰："葛氏云：此见有人患茎头肿，坎下疮欲断者。"

⑧ 紫笋茶末：程本作"紫芽茶末"。

著砶砂方四首

《救急》：邂逅著砶砂，损阴方。

猪蹄一具，擘破　浮萍草三两

上二味，以水三大升，煮。取半升，去滓，以瓶子盛汁，纳阴瓶中，渍之，冷即出，拭干，便敷后药，粉之。

又，粉法

蔷薇根皮　黄柏各三分　朴硝　蛇床子各一分　甘草二分，炙

上五味，捣为散，用前法浸洗后，以粉疮上，亦不甚痛。慎风。出第八卷中。

《必效》：主著砶砂方

取鸡子一枚，煮熟，剥取肉；更用生鸡子二个，倾取白，和，熟研令细，以帛裹之，立定。李饶州云：奇效。

又方

甘草　黄柏　白矾烧令汁尽

上三味，为末，敷之疮上。并出第四卷中。

九虫方一首

《病源》：夫九虫者，一曰伏虫，长四寸①；二曰蛔虫，长一尺；三曰白虫，长一寸；四曰肉虫，状烂杏②；五曰肺虫，状如蚕形；六曰胃虫，状如虾蟆；七曰弱虫，状如瓜瓣；八曰赤虫，状如生肉；九曰蛲音饶虫，至细微，形如菜虫。

伏虫，群虫之主也；蛔虫贯心则杀人；白虫相生，子孙转大③，长至四五丈，亦能杀人；肉虫令人烦满；肺虫令人咳嗽；胃虫令人呕吐，胃逆喜哕；弱虫又名膈虫，令人多唾；赤虫令人肠鸣；蛲虫居胴徒栋切，大肠也肠④，多则为痔，剧

则为癞，因人疮处以生诸痈疽、癣、瘘、痈疥。蛲虫无所不为，人亦不必尽有，有亦不必尽多，或偏有、或偏无者。此诸虫依肠胃之间，若腑脏气实，则不为害；若虚则能侵蚀，随其虫之动，其变成诸患也。出第十八卷中。《集验》同。

《集验》：贯众丸⑤，主疗九虫动、作诸病方。

贯众熬　石蚕熬，五分　狼牙四分　藋芦二分，作藜芦　蜀漆六分，炙　僵蚕三分，熬　雷丸六分　芜荑四分　厚朴三分　槟榔六分

上十味，捣、筛，蜜和为丸。空心，暖浆水服三十丸，日三，不知，稍稍加之。白虫，用榧子汤服。《备急》、文仲、《古今录验》、范汪同。出第九卷中。

五脏虫方七首

《删繁》：疗脾劳，有白虫，长一寸，在脾为病，令人好呕而胸中骇骇一作玄玄，呕而不出。前胡汤⑥方。

前胡三两　白术三两　赤茯苓三两　枳实炙，二两　细辛三两　旋覆花一两　常山三两　松萝二两　龙胆三两　竹叶切，一升　杏仁三两，去尖、皮

上十一味，切，以水一斗，煮。取

---

① 长四寸：《病源》卷十八《九虫候》作"长四分"。

② 状烂杏：《病源》作"状如烂杏"。

③ 子孙转大：《千金方》卷十八第七作"子孙转多，其母转大"。

④ 胴肠：《千金方》作"胴肠之间"。

⑤ 贯众丸："贯众"剂量原脱，《圣济总录》卷九十九《九虫门》作"一两一分"。"作藜芦"，丹波元坚曰："'作'上脱'一'字。"

⑥ 前胡汤：本书卷十六"脾劳实热方四首"中本方名为"前胡吐热汤"，出处、主治及药物与本方同，剂量有出入。

三升，去滓，分三服。若腹中热满，下芒硝三两、栀子三两、黄芩三两、苦参二两，加水二升，依方煎。忌桃、李、雀肉、大酢、生葱、生菜等。

又，疗脾劳热，有白虫在脾中为病，令人好呕。茱萸根下虫汤方。

茱萸东引根大者一尺，切　大麻子八升　橘皮三两，切

上三味，切，捣麻子烂，并和，煎服。或下黄汁。凡合药，禁声，勿语道作药，虫当闻便不下，切须忌之，甚验。以水煎服，临时量之，效。

又，疗肺劳热损，主肺虫，形如蚕，在肺为病，令人咳逆气喘。或谓忧恚气膈，寒热，皆从劳之所生，名曰膏肓，针灸不著。麦门冬五膈下气丸方。

麦门冬十两，去心　蜀椒四分，汗　远志皮　附子炮，各六分　干姜五分　甘草十分，炙　人参七分　细辛六分　桂心五两　百部根　白术　黄芪各五分　杏仁四十枚，去皮、尖双仁者，熬　槟榔五分

上十四味，捣、筛，蜜丸如弹子许。含一丸，稍稍咽汁。忌猪肉、冷水、海藻、菘菜、生葱、生菜、桃、李、雀肉等。

《千金》：疗肾热①，四肢肿急，蛲虫、如菜中虫生肾中为病方。

贯众大者三枚，熬　干漆二两，熬　茱萸六分，一云五十枚　杏仁四十枚，去皮、尖，熬　芜荑　胡粉　槐白皮各四分

上七味，捣，散。平旦，以井花水服方寸匕，增之，以瘥，止。

又，肺劳热，生虫，在肺为病方。

东行桑根白皮切，一升　东行茱萸根②切，五两　狼牙三两

上三味，切，以酒七升，煮。取一升半，平旦服尽。

又，疗肝劳，生长虫在肝为病，令

人恐畏不安，眼中赤方。

鸡子五枚，去黄　东行茱萸根切，三升　蜡三两　干漆四两，熬　粳米粉半升

上五味，捣茱萸根、漆为末，和药铜器中，打鸡子调，火炼，可丸如小豆。宿勿食，旦，以饮服一百二十丸，小儿五十丸，虫即烂出，瘥。

又，疗心劳热，伤心，有长虫名蛊，长一尺，贯心为病方③。

雷丸熬　橘皮　桃仁各五分，去皮、尖　狼牙六分　贯众三枚　芜荑　青葙子　干漆熬，各四分　乱发如鸡子，烧　僵蚕二七枚，熬

上十味，捣、筛，蜜丸。以饮及酒空腹服二七丸，日再服之。并出第十八卷中。

长虫方二首

《集验》：疗长虫，鸡子丸方。

鸡子白三枚　干漆四两，熬，一本无　蜡三两　粳米粉半斤

上四味，纳铜器中，于微火上煎，搅令调，纳粉令凝可丸，下置土上，才温，乃纳鸡子，搅令相得，又煎，令可丸。宿勿食，以饮下小豆许大一百二十丸，小儿五十丸，效验。

又方④

取楝实，以淳苦酒中渍再宿，以绵裹，纳下部中，令人三寸许，一日易之。

①　肾热：《千金方》卷十八第七作"肾劳热"。
②　东行茱萸根：《千金方》卷十八第七作"东行吴茱萸根白皮"，其用量为"五合"。
③　贯心为病方：《千金方》卷十八第七中另有"石蚕五分，吴茱萸根皮十分"，凡十二味。余药同，剂量有出入。"以饮及酒空腹服二七丸"，《千金方》作"饮若酒空腹服如梧子七丸，加至二七丸"。
④　又方：《千金方》卷十八第七作"治蛔虫在胃中，渐渐羸人方"。"下部"，《千金方》作"谷道"，义同。

《千金》、范汪同。并出第九卷中。

蛔虫方九首

《病源》：蛔虫者，是九虫之一也，长一尺，亦有长五六寸，或因腑脏虚弱而动，或因食甘肥而动。其发动则腹中痛，发作种聚[1]，行[2]来上下，痛有休息，亦攻心痛，口中喜涎及吐清水，贯伤心者则死。诊其脉，腹中痛，其脉法当沉弱弦，今反洪而大，则蛔虫也。出第十八卷中。

《广济》：疗蛔虫方。

酸石榴根东引入土五寸者，切，二升　槟榔十枚，碎

上二味，以水七升，煮。取二升半，绞去滓，著少米煮稀粥，平旦，空肚食之，少间虫并死，快利，效。无忌。出第四卷中。

《肘后》：疗蛔虫或攻心，痛如刺，口中吐清水方。

取龙胆根，多少任用，以水煮浓汁，去滓，宿不食，平旦，服一二升，不过再服，下蛔虫也。

又方

取有子楝木根，剉，以水煮取浓赤黑汁，用米煮作糜，宿勿食，旦，取肥香脯一斤先吃，令虫闻香举头，稍从一口为度，始少进，自后食一匕；食半升糜便下蛔。秘不传。《千金》、文仲同。

又方

以鸡子一枚，开头去黄，以好漆少许，纳中相和，仰头吞之，虫悉出矣。文仲、《集验》、《备急》、《千金》同。出第二卷中。

《集验》：蛔虫攻心腹痛方[3]。

取薏苡根二斤，剉，以水七升，煮。取三升，先食，尽服之，虫死尽出。《千金》、范汪同。出第九卷中。

《千金》：疗蛔虫方[4]。

藿芦，下筛，以饼臛和，服方寸匕，虫不觉出之。亦主蛲虫。出第十八卷中。《肘后》云：藿芦一两，末，以羊肉作臛和服。

崔氏：疗蛔虫方。

取缲[5]蚕蛹汁，空腹，饮之，良。若非缲丝时，即须收蛹，曝干，患者捣、筛，取意斟酌多少，和粥饮服之。

又方

波斯鹤虱三两

上一味，捣，散，以肥猪、羊肉但得一色，以葱、豉为臛汁，每旦空腹服，以臛汁和一方寸匕顿服，稍多饮臛汁佳。若不能散服，即以蜜和为丸如梧子，一服十丸，还以此臛汁下之；候[6]令明旦服，今日未欲[7]即勿食，明旦服药讫，还至巳时为佳。要服此丸散，使尽已后三十日勿杂食，永瘥。出第五卷中。

《必效》：疗蛔虫方。

菉豆三升，煮取浓汁；麻子一大升，研，取汁一升以下，然后取强半升和豆汁一升，更暖，令温温正发；即炙羊肉脯令熟，先含咽汁三五咽，即服之，须臾即吐出、或利，其虫已消如帛练带三二百条；如未尽，更服，即永绝。郭参军云：频试无不瘥者。一方服麻子汁，

---

[1]　种聚：《病源》卷十八《蛔虫候》作"肿聚"。《太素》卷二十六《厥心痛》杨上善注曰："虫食而聚，犹若肿聚也。"

[2]　行：《病源》作"去"。

[3]　蛔虫攻心腹痛方：《医心方》卷七第十九引《录验方》名为"治蛔薏苡汤"。

[4]　疗蛔虫方："以饼臛和"，《千金方》卷十八第七作"以饮臛和"。按"臛（huò音货）"，即肉羹。"虫不觉出之"，《千金方》作"不觉，加之"。

[5]　缲（zǎo音早）：通"缲"。缲丝，为制丝过程中的一道工序。

[6]　候：程本作"假"。

[7]　未欲：程本作"暮"。

效。出第六卷中。

寸白虫方一十九首

《病源》：寸白者，亦九虫之一也，长一寸而色白，形小扁，因脏腑虚弱而能发动。或云饮白酒，以桑枝贯牛肉炙食之，并生栗[1]所成；又食生鱼后即饮乳酪，亦令生之。其发动则损人精气，腰脚疼弱。又云：此虫生长一尺则杀人。出第十八卷中。

《广济》：疗白虫、如马蔺叶大，于下部出不尽，以刀截断者，令人渐渐羸瘦。石榴汤方。

醋石榴根东引者一大握　芜荑三两　牵牛子半两，熬，末

上三味，以水六升，煮。取二升，去滓，分三服；别和牵牛子末，每服如人行五里，更服尽，快利，虫亦尽死，出。忌生冷、猪、鱼、牛肉、白酒、葵、笋等。此方神验。

又方

狼牙　白薇各四分　芜荑六分

上三味，捣，散。空肚，以大醋和如膏，温，顿服之。亦不利。无所忌。《千金》同。并出第四卷中。

《肘后》：疗白虫方。

淳漆三合　猪血三合

上二味，相合，微火上煎之，不著手成；宿勿食，空腹，旦先吃肥香脯一片，服如大豆许一百丸，日中，虫悉出。亦主蛔虫。范汪同。

又方

浓煮猪肉汁，煎槟榔三十枚，取三升服之，虫尽出。文仲、《备急》同。

又方

熟煮猪脂、血，宿勿食，明旦，饱食之，虫当下。文仲、《备急》同。出第二卷中。

范汪：疗白虫，橘皮丸方。

橘皮四分　牙子　芜荑各六分

上三味，捣、筛，蜜丸如梧子。以浆水下三十丸，先食，日再服。

又方

狼牙五两

上一味，捣、筛，蜜丸如麻子大。宿不食，明旦，空腹以浆水下一合，服尽，瘥。

又方

橘实[2]，破其上，取皮中子，捣，合，蜜丸如梧子。宿不食，旦以醋浆水若米汁下三百丸，然食，虫并死，下，或以糜烂。皮亦可丸，服八十丸。忌如常法。出第十九卷中。

《备急》：疗白虫，芜荑散方。

狼牙三分，炙　芜荑二分

上二味，捣，为末，酒和，服之先食脯，后顿服尽，立瘥。张文仲同。出第六卷中。

《救急》：疗白虫方。

石榴皮东引者一握，去苍皮　槟榔七枚，碎

上二味，以水二大升，煮。取强半，顿服；欲服时，先嚼鹿脯，咽汁，即进之。法月一、二、三日吃药，必瘥，以虫头向上；月三以后，服药不效，为其虫头向下也。今日欲服，预前一日莫食，其虫吃药之后，或利、或内消，皆瘥。忌食生鲙、白酒、诸生肉、冷物一月余日。

又方

取榧子一百枚，去皮只，然啖之[3]，

---

① 生栗：高按"生"字上疑脱"食"字。"生栗"，程本作"生鱼"。

② 橘实：程本作"楝实"。

③ 去皮只，然啖之：程本作"去皮，火然啖之"。

能食尽，佳。不能者，但啖五十枚亦得，经宿，虫消自下。无忌。崔氏同。出第八卷中。

崔氏：疗白虫，诸方不瘥方。

取石榴东引根，令患人以手大指与第三指满握一握，两头出者总留之；又取干脯肥者，如手大一片。细剉，以水四升，渍之一宿，明旦煮取一升，去滓，分三服，如人行十里久。每欲服，先嚼脯一片，然后饮药，并令人以手按所患人腹，令药易宣。都服了，有顷，当自便虫出。服药以月一至五日以前，是虫头向上，服之得力，无问多少，皆得出尽。若疑虫未尽，更合一剂，永愈。

又方

东引茱萸根一大握，切　麻子半大升

上二味，先捣麻子极碎，又盆中熟研，以水一大升更和研，绞取浓汁，以浸茱萸根一宿，明旦煮两三沸，顿服；如不顿服，分再服。至如明旦欲服药，今日午后便不得食，仍须先嚼一片肥干脯，咽汁，然后服药。服一剂去虫不尽，停一日，更作服一剂，永瘥。后一月日勿食脂腻、鱼、肉。《必效》不用脯，余同。出第五卷中。

《千金》：疗白虫方。

取榧子四十九枚，去皮，以月上旬，旦，空腹服七枚，七日服尽，虫消成水，永瘥。

又方

取茱萸北阴根，洗去土，切，以酒一升渍一宿，平旦，去滓，分再服。凡茱萸皆用细根，东北阴者[1]良；若指以上大者，皆不佳，用之无力。范汪同。

又方[2]

熬锡令速燥，末，平旦作羊肉臛，以药方寸匕，纳汁中服之。一方熬胡粉。

又方

桑白皮，切三升，以水七升，煮。

取二升，宿不食，明旦，顿服之。

又方

用石榴根如茱萸根法。

又方

胡麻一升　胡粉一两

上二味，捣、末。明旦空腹，以猪肉臛汁服尽，即瘥。并出第十八卷中。

蛲虫方六首

《病源》：蛲虫，是九虫之一也。形甚小，如今之蜗虫[3]状，亦因腑脏虚弱而致发动，甚者，则能成痔瘘、疥[4]、癣[5]、癞、痈疽、㿉[6]诸疮。蛲虫，此是人体虚极重者，故蛲虫因之动作，无所不为也。出第十八卷中。

范汪：疗蛲虫，芫花散方。

芫花　狼牙　雷丸　桃仁去尖、皮，熬，各三分

上四味，捣，散。宿勿食，平旦，以饮服方寸匕，当下虫也。

又，巴豆白膏，疗蛲虫方。

巴豆一枚，烧令烟断，去心、皮　桃仁四枚，熬令黑，去皮

上二味，合捣，作三丸。大人清旦

---

① 东北阴者：《千金方》卷十八第七作"东引北阴者"。

② 又方：《千金方》卷十八第七作"熬饧令速燥，作末，羊肉臛，以药方寸匕，纳臛中服"。

③ 蜗虫：《病源》卷十八《九虫候》、《三虫候》均作"菜虫"。

④ 疥：即疥疮。由疥虫引起的一种传染性瘙痒性皮肤病。多发于手腕、指缝，亦常见于腋下、肘窝、脐周围、腹股沟、臀、腿等处，甚则遍及全身。呈粟米样的丘疹和水泡，瘙痒剧烈，夜间尤甚。体表常有抓痕和结痂。

⑤ 癣（xuān 音宣）：皮肤感染霉菌引起的一种疾病。

⑥ 㿉（guō 音郭）：即㿉疮。指生于手足间的疽疮。

未食，以浆水服尽，少小服一丸。若不下，明旦更复作服。并出第十九卷中。

《千金》：疗蛲虫在胃中，渐渐羸人方。

淳酒　白蜜　好漆各一升

上三味，合铜器中，微火上煎之，令可丸，丸如桃核大一枚。宿勿食，空腹，温酒下，虫不下，再服之。《肘后》、《备急》、《集验》、范汪同。出第十八卷中。

《备急》：葛氏疗蛲虫攻心如刺，吐清汁方。

捣生艾汁，宿不食，平旦，嚼脯一片，令虫闻香后，饮汁一升，当下蛲虫。《备急》、文仲并同。《肘后》云：疗蛔虫。

陶氏：疗之方。

取七月七日蒺藜子，阴干，烧作灰，先食，服方寸匕，一服三日止[①]。范汪、《千金》同。

又方

以好盐末二两，淳酒半升，于铜器中煮，令数沸，宿勿食，清旦，沸，空肚顿服之。《备急》、文仲、《千金》、范汪等同。并出第七卷中。

三虫方七首

《病源》：三虫者，长虫、赤虫、蛲虫为三虫也，犹是九虫之数也。长虫者，蛔虫也，长一尺，动则吐清水，出则心痛，贯心则死；赤虫，状如生肉[②]，动则肠鸣；蛲虫，细微，形如菜虫也，居胴肠之间，多则为痔，剧则为癞，因人疮处，即生诸痈疽、癣、瘘[③]、痞、疥、龋齿[④]，无所不为。此即是九虫内之三者，而今别立名者，当以其三种偏发动成病，故谓三虫也。其汤熨针石，别有正方，补养宣导，今附于后。

《养生方·导引法》云：以两手著头相叉，长引气，即吐之，坐地缓舒两脚，以两手从外抱膝中，痛[⑤]低头入两膝间，两手交叉头上，十二通，愈三虫。

又云：叩齿二七过，辄咽气二七，如是三百通乃止，为之二十日，邪气悉去，六十日小病愈，百日大病除，三虫伏尸皆去，面体光泽。出第十八卷中。

《肘后》：疗三虫方。

茱萸根取东引、指大者，长一尺　栝楼四两，切

上二味，细剉茱萸根，以酒一升，渍之一宿，旦，绞去滓；宿勿食，旦，空腹先吃脯，然后顿服之，小儿分再、三服。亦疗寸白虫。

又方

捣桃叶，绞取汁，饮一升。《千金》、《集验》同。一方云：平旦饮三合。

又方

真珠一两，研　乱发如鸡子大，烧，末

上二味，纳苦酒中，旦，空腹顿服之，令尽。《集验》、范汪同。《千金》治蛲虫。

又，三虫者，谓长虫、赤虫、蛲虫也，乃有九种，而蛲虫及寸白，人多病之。寸白从食牛肉、饮白酒所成，相连一尺则杀人，服药下之，须结里溃然出尽，乃佳；若断者，相生未已，更宜速

---

① 一服三日止：《千金方》卷十八第七作"日三，即瘥"。

② 生肉：原误作"生因"，据程本、《病源》卷十八《三虫候》改。

③ 瘘（lòu 音漏）：指颈肿大的疾病，即颈淋巴结核。亦指瘘管，即由于外伤、脓肿在内脏与体表、或脏器之间形成的管道。病灶分泌物由此管流出。

④ 龋齿：病名。多由口腔不洁，致齿牙腐蚀蛀空，或湿热薰蒸手、足阳明二经所致。症见龈肿腐臭，齿牙蛀蚀宣露，疼痛时作时止。

⑤ 痛：《病源》卷十八作"疾"。

除之。蛲虫多是小儿患之，大人亦有其病，令人心痛，清朝口吐汁，烦躁，则是也。其余各种种不利，人人胃中无不有者，宜服九虫丸以除之。

范汪：疗三虫，白蔹丸方。

白蔹　狼牙　藿芦　桃花　贯众各三分　橘皮二分　芜荑一分

上七味，捣、筛，蜜丸如小豆大。宿勿食，旦，以浆水服一剂，日中乃食，立下。男子病大腹面黄，欲食肉，服此药，下赤虫如笋茎者一尺所，有头、目，百余枚，病愈。又九江谢丘，病胁下有积，大如杯，少腹亦坚伏，痛上下移，呕逆喜唾，心下常痛，欲食肉，服此药，下虫无头足、赤身、有口尾二百余枚，得愈。又九江陈昉，病大腹烦满，常欲食生菜，服此药，下白虫大如臂，小者百余枚，立瘥。妊身妇人不得服之。

又，疗三虫，竹节丸方。

烧竹节　雷丸各三分　锡屑二分　橘皮一分半

上四味，捣、下筛，蜜丸如梧子大。一服八丸，日三服，三日断口也。

又，疗三虫，芎䓖散方。

芎䓖　雷丸　桔梗　白芷各四分

上四味，捣，散。以蜜饮若酒或米汁服方寸匕，日三服。又可用蜜丸如梧子，吞十三丸，当稍稍下，不见，尽服一剂。出第十九卷中。

《备急》：疗三虫方。

藿芦四两，炙　干漆二两，熬　吴茱萸四两

上三味，为末。依前先嚼脯，以粥清服方寸匕，日一服。秘要法。《肘后》、范汪同。

杂疗虫方三首

《广济》：疗蛔虫、寸白虫方。

槟榔仁十二分　当归　鹤虱　芜荑熬　橘皮各六分　贯众　雷丸各四分

上七味，捣，散。空腹，煮大枣汤服方寸匕，日二服，渐加至三匕，微利。无忌。出第四卷中。

《千金》：疗蛲虫、蛔虫及痔，䗣食下部生疮，桃汤①方。

桃皮一两　槐子三两　艾叶一两　大枣三十枚，擘

上四味，以水三升，煮。取半升，空腹，顿服之。出第十八卷中。

又，疗寸白虫，为水泻出，永除方。

榧子　槟榔　芜荑等分

上三味，为散。温酒服二钱匕，先烧牛肉脯吃，后服药也。

外台秘要方卷第二十六

右迪功郎充两浙东路提举茶盐司干办公事张寔校勘

---

① 桃汤：《千金方》卷十八第七名为"桃皮汤"。方中四味药应"㕮咀"。

外台秘要方卷第二十七 淋并大小便难病二十七门

朝散大夫守光禄卿直秘阁判登闻检院上护军臣林亿等上进

诸淋方三十五首

《病源》：诸淋者，由肾虚而膀胱热故也。膀胱与肾为表里，俱主水，水入小肠，下于胞，行于阴，为溲便也。肾气通于阴，阴，津液下流之道也。若饮食不节，喜怒不时，虚实不调，则腑脏不和，致肾气虚而膀胱热也。膀胱，津液之腑，热则津液内溢而流于睾，水道不通，水不上不下，停积于胞。肾虚则小便数，膀胱热则水下涩，数而且涩，则淋沥不宣，故谓之淋。其状小便出少起数，少腹弦急，痛引于脐。又有石淋①、劳淋②、血淋③、气淋④、膏淋⑤，诸淋形证，各随名具说于后章，而以一方疗之者，故谓诸淋也。其汤熨针石，别有正方，补养宣导，今附于后。

---

① 石淋：病名。因湿热蕴结下焦，使尿中杂质凝结而致。症见小便涩痛，尿出砂石等。

② 劳淋：病名。因劳伤肾气，生热而致。症见尿频而不利，尿留茎内，引小腹痛，劳倦即发等。

③ 血淋：病名。因湿热蕴于下焦，热伤血络而致。症见小便涩痛有血。

④ 气淋：病名。因肾虚膀胱热，气滞而致。症见膀胱小腹皆满，尿涩常有余沥等。

⑤ 膏淋：病名。又名肉淋。因肾虚不固，或湿热蕴蒸下焦而致。症见小便混浊如米泔，或如膏脂之物，尿出不畅等。

《养生方·导引法》：偃卧，令两手[1]布膝头，斜踵置尻下[2]，口纳气振腹，鼻出气[3]，去淋数小便，又去石淋茎中痛。又云：蹲踞，高一尺许，以两手从外屈膝内，入至足跗上，急手握足五指，极力一通，令内曲以利腰髋，疗淋也。出第十四卷中。

《广济》：疗患淋来积年，比医疗，不能得损[4]，或十日五日一发，即有可时[5]，今年因病更频数，今二十日来不定方。

滑石　冬葵子各八分　瞿麦　石韦各五分，去毛　蒲黄六分　陈橘皮四分　芍药　茯苓　芒硝各六分　子芩六分

上十味，捣筛为散，空腹，煮后饮子，服方寸匕，日二服，渐加至一匕半，不利。忌热面、炙肉、醋、蒜等。

又，饮子方

桑白皮六分　通草　百合各八分　白茅根十分，新者

上四味，细剉，以水四升，煮取二升，去滓，温下散药[6]。口干渴，含之亦得也。

又，疗淋，小便不通来六七日方。

滑石五两　通草三两　瞿麦二两　冬葵子一两　茅根一升　石韦三两，去毛　芒硝二两

上七味，切，以水九升，煮取二升八合，去滓，纳芒硝，分温三服，每服如人行六七里进一服，以微利为度。忌诸热食物。并出第四卷中。

范汪：疗淋方。

取蘩蒌草[7]满两手把，以水煮服之，可常作饮，勿不饮也。

又方

煮菟丝子服之如蘩蒌法。

又方

露蜂房，烧，饮服之。取如碗大者妙。

又方

鸡子二枚，去白、黄，以盐纳壳中使满，以三升水渍一升豉，绞取汁；其壳中盐投汁中，搅令调，尽服之。

又方

滑石　海蛤　鸡子壳各等分

上三味，捣筛为散，以饮服半钱匕，日三服，渐加至一钱匕，甚良。

又方

取地麦草，一名地肤草，二七把，以水二升煎之，亦可长服。一法旦渍豉汁饮之，良。

又，疗淋，利小便，葵子散方。

葵子半升　滑石二两　石南叶一两　地榆三两　石韦一两，去毛　通草一两

上六味，捣筛为散，饮服方寸匕，日三服，良。

又，疗淋，茎中有石方。

取鸡屎白半升，暴干，熬之令香，捣筛为散，以酪一云酢浆饮方寸匕，日三服，到一二日当下石，便当于器中尿，石下为验。

又，疗淋，师所不能疗者，神方。

取葛上亭长，生折断腹，腹中有白子如小米，长二三分，取著白板子上，阴干，燥二三日药成。若有人患十年淋，

---

① 手：原作"足"，据《病源》卷四《虚劳阴下痒湿候》改。

② 尻下："尻"原作"鸠"，"下"原脱。据《病源》卷四《虚劳阴下痒湿候》改补。

③ 振腹，鼻出气：《病源》卷四《虚劳阴下痒湿候》作"腹胀自极，以鼻出气七息"。

④ 损：程本作"愈"。

⑤ 可时：指病愈之时。

⑥ 温下散药：程本作"温下前散药"。

⑦ 蘩蒌（fán lóu 音凡楼）草："蘩"，白蒿，菊科，一至二年生草本，嫩茎可食。《尔雅·释草》："蘩，皤蒿。""蒌"，蒌蒿，菊科，多年生草本。叶互生，羽状分裂，背面密生灰白色细毛。花淡黄色，嫩茎可吃。"蘩蒌草"，疑为白蒿。

服三枚；八九年以还服二枚。服时以水著小杯中，水如枣许，纳药盏中，半食顷，以爪甲研，当令扁扁[1]见于水中，仰头令人泻入咽喉中，勿令近牙，近则著牙齿间，不尽得入，咽之也。药虽微小，下喉自当觉至下焦淋所，有顷药作，大烦急不可堪者，饮麦干饭汁，药势止也。若无麦干饭汁，但水亦可耳。老小服三分一耳[2]药，当下淋疾如脓血连连尔，石去者，或如指头，或青或黄，男女服之，皆水道去。并疗妇人产生后余疾，积聚，或成带下，服之皆愈。此虫正月、二月为芫青，三月为王不留行，四月、五月、六月为葛上亭长，七月为斑猫，九月、十月为地胆，随时变耳。亭长时头当赤，身黑。若药不攻，淋不下。以意节度，更增服之。并出第六十五卷中。

《小品》：地肤汤，疗下焦诸结热，小便赤黄者，数起出少，大痛或便血者[3]，温病后余热，及霍乱后当风取热[4]，过度饮酒，房劳，及步行冒热，冷饮逐热，热结下焦，及散石热动，关格[5]，少腹坚，胞胀如斗大，诸淋服之即通方。

地肤草三两　知母　猪苓去皮　瞿麦　黄芩　升麻　通草各二两　海藻一两　葵子一升　枳实二两，炙

上十味，切，以水九升，煮取三升，分三服。大小行皆闭者，加大黄三两。妇人房劳，肾中有热，小便难，不利，腹满痛，脉沉细者，加猪肾一具。《千金》同。崔氏云：若加肾，加水一斗半，煮取一斗，纳药煎。

又，疗淋，榆皮汤方。

榆皮半斤　滑石二两，一方一两　黄芩一两，一方二两　甘草炙　瞿麦各二两　葵子一升

上六味，切，以水一斗，煮取三升，温服一升，旦服。忌海藻、菘菜。并出第四卷中。

《集验》：疗淋方。

以比轮钱[6]三百文，以水一斗，煮取三升，饮之，千金不传，神效。《肘后》同。《千金》治气淋。

又方

取牛耳中毛，烧灰，服半钱匕，立愈。文仲、《必效》同。

又方

烧头发灰服之，良。并出第五卷中。文仲同。

《千金》：疗淋痛方。

滑石四两　贝子三十枚，烧　茯苓　白术　通草　芍药各二两

上六味，捣筛为散，酒服方寸匕，日二服，大良。忌酢、桃李、雀肉等。

又方

葵子五合　茯苓　白术　当归各二两

上四味，切，以水七升，煮取三升，分三服。忌雀肉、桃李、酢物等。范汪同。

又方

栝楼　滑石　石韦去毛，各二两

上三味，为散，以大麦粥饮服方寸匕，日三服，良。

又方

宿葵根八两　大麻根五两　甘草一两，炙　石首鱼头石[7]四两　通草二两　茅根三斤

① 扁扁：扁者，薄也。扁扁即薄薄。
② 三分一耳：程本作"三分之一"。
③ 小便赤黄者，数起出少，大痛或便血者：《千金方》卷二十一第二作"小便赤黄不利，数起出少，茎痛或出血"。"数起出少"，指小便频数而量少。
④ 热：《千金方》卷二十一第二作"凉"。
⑤ 关格：病证名，症见大小便俱不通。
⑥ 比轮钱：高校本引《晋书·食货志》云："元帝过江，用孙氏旧钱，轻重杂行，大者谓之比轮钱。"
⑦ 石首鱼头石：药名，即鱼脑石，为石首鱼科动物大黄鱼或小黄鱼头骨中的耳石。性味咸平，能化石，通淋，主治石淋，小便不利，脑漏等。

贝子五合，烧

上七味，切，以水一斗二升，煮取五升，分为五服，日三夜二服。亦主石淋。忌海藻、菘菜。神良。

又方

取细白沙三升，一味熬令极热，以酒三升，淋取汁一合。一云顿服。

又方

榆皮一斤　车前子一升　冬瓜子一升　鲤鱼齿　桃胶　地麦草　通草各二两　瞿麦四两

上八味，切，以水一斗，煮取三升，分三服，日三服。

又，疗卒淋方。

灸外踝尖七壮。

又方

取石首鱼头石，末，水服方寸匕，日三服。

又方

鲤鱼齿，烧灰，末，酒服方寸匕，日三服。并出第二十一卷中。

崔氏：疗淋，散方。

石韦洗，刮去毛　大虫䰟①一两，研　滑石一两半　当归　芍药　黄芩　冬葵子　瞿麦各一两　乱发三团，如鸡子大，烧灰　茯苓一两半

上十味，捣筛为散，服方寸匕，日二服。忌酒、面、炙肉、油腻、蒜、鲙、酢及热物等。出第四卷中。

《古今录验》：疗淋，瞿麦散方。主薄甄权处。

瞿麦　石韦去毛　滑石　车前子　葵子各四两

上五味，捣筛，冷水服方寸匕，日三服，增至三匕。忌酒、面，慎生冷物也。

又方

取生续断，绞汁一升，服之。

又，疗淋，滑石汤方。

滑石二两　榆白皮二两　石韦一两，去毛　地麦草二两　葵子二两

上五味，切，以水一斗，煮取四升，分四服，日再服，甚良。

又，疗淋，榆皮汤方。

瞿麦二两　防葵一两　榆白皮一两　葵子一升　滑石二两，一方四两　甘草二两，一方一两，炙　黄芩一两，一方二两

上七味，切，以水一斗，煮取三升，分二服。忌海藻、菘菜。

又方

取附舡②底苔大如鸭子，以瓯③半水，煎取一瓯，顿眼，日三服。并出第二十六卷中。《千金》治气淋。

《近效》：疗淋方。

葵子一升

上一味，以水三升，煮取二升，去滓，分温再服，相去如人行十里，无所忌。煎茅根饮之亦佳。

又方

人参六分　厚朴三分，炙　粟米二合

上三味，切，以水三升，煮取七、八合，以新布绞去滓，分温三服，服别相去如人行七八里久。忌食生冷等物。

又方

茯苓　地骨皮各三两　甘草炙　黄芩　前胡　生姜各二两　麦门冬八两，去心　竹叶切，一④升　蒲黄二两

上九味，切，以水九升，煮取二升六合，去滓，分为三服，服别相去如人

①　大虫䰟：疑脂蚖等的干燥形体。"大虫"，指"蚖虫"；蝾螈或蜥蜴一类的动物。"䰟"，指形体。

②　舡（xiāng音香）：船。《玉篇·舟部》："舡，船也。"

③　瓯（ōu音欧）：盆盂一类的瓦器或杯、碗之类的饮具，此处似指后者。

④　一：原缺，据程本、高校本补。

行七、八里久。忌热面、油腻、海藻、荵菜、酢物等。

五淋方三首

《集验》论：五淋者，石淋、气淋、膏淋、劳淋、热淋①也。石淋之为病，小便茎中痛，尿不得卒出，时自出，痛引少腹，膀胱里急。气淋之为病，小便难，常有余沥。膏淋之为病，尿似膏，自出，少腹膀胱里急。劳淋之为病，倦即发，痛引气冲，小便不利。热淋之为病，热即发，其尿血后如豆汁状，蓄作有时。五淋各异，疗方用杂，故不载也。并出第五卷中。

范汪：疗五淋方。

䗪虫五分，熬，一作虻虫　斑猫二分，去翅、足，熬　地胆二分，去足，熬　猪苓三分

上四味，捣筛为散，每服四分匕，日进三服，夜二服。但少腹有热者，去猪苓，服药二日后，以器盛小便，当有所下。肉淋者下碎肉，血淋者下如脉短绳，若如肉脓，气淋者下如羹上肥，石淋下石或下砂。剧者十日即愈。禁食羹、猪肉、生鱼、葱、盐、醋。以小麦汁服之良。

又，疗五淋，神良延命散方。

滑石　礜石烧半日　石膏　车前子　露蜂房炙，并白子用之　贝子捣，著苦酒中二、三宿，取细者用之　柏子仁　鱼齿②捣令熬　鸡矢白　白鸡肶胵③里黄皮熬　苦瓠中穰并子熬　特牛④阴头毛烧　芒硝熬令⑤尽，各一分　妇人阴上毛二分，一本无，烧

上十四味，捣筛为散，每服半钱匕，加至一钱匕，日三夜一服，以葵子饮下之，三日愈，甚者不过六七日愈。小便以器盛之，当见石及诸物也。并出第十五卷中。

《必效》：疗五淋方。

白茅根四斤，剉之，以水一斗五升，煮取五升，去滓，分三四服。《肘后》、《千金》同。出第三卷中。

石淋方一十六首

《病源》：石淋者，淋而出石也。肾主水，水结则化为石，故肾客砂石。肾虚为热所乘，热则成淋。其病之状，小便则茎里痛，尿不能卒出，痛引少腹，膀胱里急，砂石从小便道出，甚者塞痛⑥，令闷绝。出第十四卷中。

范汪：疗石淋方。

鳖甲烧灰，捣筛为散，酒服方寸匕，频服数剂，当去石也。《肘后》同。

又方

取人家篱墙上连蔓葎阔⑦，掘出见其根，挽⑧断，以杯于坎⑨中承其汁，服之一升，石自当出，若不出，更服一升。

又方

取车前子二升，用绢囊盛之，以水八升，煮取三升，去滓，顿服之，移日

---

① 热淋：病名。因湿热蕴结下焦而致，症见小便赤涩，频数，热痛，并可伴有寒热，腰痛，小腹拘急胀痛，烦渴等，甚则尿血。

② 鱼齿：山田业广："'鱼齿'疑'鲤鱼齿'，前诸方及后《集验》可以证。"

③ 肶胵（pí chí 音皮迟）：牛、羊等反刍类动物的重瓣胃，俗称"百叶"。此指鸡胃。

④ 特牛：指公牛。《诗·小雅·正月》，"瞻彼阪田，有菀其特"。高亨注："特，公牛。"

⑤ 令：程本作"令汁"。

⑥ 甚者塞痛：《病源》卷四十九《石淋候》作"甚者水道塞痛"。

⑦ 葎阔："葎"指葎草，植物名，俗称"拉拉藤"。"葎草"，为桑科植物葎草的全草。性味甘苦寒，无毒，能清热利尿，消瘀解毒。主治五淋，小便不利，疟疾，腹泻，痢疾，癥疮、痔疮、痈毒瘰疬等。"葎阔"指葎草的长藤。"阔"，长度。

⑧ 挽断：即拉断。"挽"，拉，牵引。

⑨ 坎：此指生长葎草的土坑。

又服，石当下也。宿不得食，饮之神良。《肘后》、《千金》同。

又方

柏子仁　芥子　滑石各等分

上三味，捣筛为散，以麦汁饮服方寸匕，日三服，已效。

又方

牛角烧灰，服方寸匕，日五六服，任意饮酒。

又方

瞿麦子，捣为末，酒服方寸匕，日三服，到一二日当下石。又香薷捣作屑，以酢浆饮服方寸匕，日三，至二三日当下石，小便于器中，并出第十五卷中。

《小品》：疗石淋方。

浮石，取满一手，捣为末，以水三升，苦酒一升，煮取二升，澄清，温服一升，不过再、三服，石即便出。《古今录验》、《千金》、崔氏同。出第四卷中。

《集验》：疗石淋方。

鲤鱼齿一升，贝齿一升，捣筛，以三岁苦酒和，分为三服，宿不食，旦服一分，日中服一分，暮服一分。《古今录验》、范汪同。

文仲：石淋方。

桃胶如枣大，夏月著三合冷水中，冬天以汤三合和之，一服，日三，当下石，石尽即止。《千金》、《古今录验》同。

又方

浓煮车前草汁饮之，良也。《古今录验》同。出第四卷中。

《古今录验》：疗石淋及诸淋方。

石首鱼头石十四枚　当归等分

上二味，捣筛为散，以水二升，煮取一升，顿服，立愈。单用鱼头石亦佳。

又，石淋，石韦散方。

石韦去毛　滑石各三分

上二味，捣筛为散，用米汁若蜜服一刀圭，日二服。范汪同。

又方

取生葎叶，捣，绞取汁三升，为三服，无苦毒[1]，石自出。范汪同。

又，滑石散，疗石淋，茎中疼痛沥沥，昼夜百余行，内出石，尿血方。

滑石二十分　石韦去毛　当归　通草　地胆去足，熬　钟乳研，各二分　车前子三分　瞿麦　蛇床子二分　细辛　蜂房炙，各一分

上十一味，为散，以葵汁、麦粥服方寸匕，日三。忌生葱、生菜。

又，疗石淋，沥沥茎中痛，昼夜百行，或血出，延命散方。

滑石　牛角䚡烧灰　芒硝各二两　瞿麦三两　车前子　露蜂房炙　贝子烧　柏子仁　鱼齿炙　鸡矢白　苦瓠子烧　牛阴头毛各一两　妇人阴上毛二分，一本无

上十三味，捣筛为散，以葵汁服方寸匕，日三服。

又，疗石淋方

取鸡子陈者一枚，用淳苦酒一升，以鸡子合苦酒，置器中，以油纸三[2]四重密封头，不令水得入，沉井中一宿，平旦取，剥去皮，吞其黄，石消去也。并出第二十六卷中。

血淋方五首

《病源》：血淋者，是热淋之甚者，则尿血，谓之血淋。心主血，血之行身，

---

① 无苦毒：程本无此三字。高校本疑"毒"为衍字，"无苦"即排石无痛，似是。

② 三：原本难以辨识，据程本、高校本补。

通遍经络，循还腑脏。劳热甚者，则①散失其常经，溢渗入胞而成血淋也。出第十四卷中。

《广济》：疗血淋不绝，鸡苏饮子方。

鸡苏②一握　竹叶一握，切　石膏八分，碎　生地黄一升，切　蜀葵子四分，末，汤成下

上五味，以水六升，煮取二升，去滓，和葵子末，分温二服，如人行四五里久进一服。不利。忌芜荑、蒜、热面、炙肉等，余无所忌。《古今录验》、范汪同。

又，疗血淋，小便磣痛方③。

鸡苏二两　滑石五两，碎　生地黄半斤　小苏根一两　竹叶二两　通草五两　石膏五两，碎

上七味，细剉，以水九升，煎取三升，去滓，分温三服，如人行四、五里进一服，不利。忌芜荑、热面、蒜、陈臭物。并出第四卷中。

《千金》：疗血淋方。

石韦去毛　当归　芍药　薄蒲黄各等分

上四味为散，酒服方寸匕，日三服。《肘后》、文仲同。出第二十一卷中。

《备急》：陶氏疗淋，下血二升者方

取纻麻根④十枝，以水五升，煮取二升，一服血止，神验。《肘后》、《古今录验》同。

又方

灸足大指前节上十壮，良。并出第六卷中。

小便赤色如红方三首

《延年》论曰：疗小便赤色如浅红花汁，此是忧愁惊恐，心气虚热，客邪气与热搏于心，所以故小便赤。心主南方火，王⑤在四月、五月、六月，其色赤。惊恐动于心，心不受邪，邪即传于小肠，

渗入胞中，所以小便赤，此为微邪，其病犹轻，令服丸子，即得渐差。心即是火，火恶于清，清即是水，水能灭火，即损心气。即不得食热及冷水，并勿忧愁。如不慎，恐小便色赤如血，渐即难愈，今处干地黄丸，补心神，益脾气，散客热，自然调和，小便色即变如常。第一不得忧愁在心，并勿食热食及冷水等方。

干地黄　黄芪各六分　防风　远志皮　茯神　栝楼　子芩⑥各四分　鹿茸炙，三分　龙骨四分，五色者　人参五分　滑石十二分　石韦汤渍一宿，刮去皮　当归各二分　芍药　蒲黄　甘草炙　戎盐各三分　车前子八分

上十八味，捣筛为末，以蜜及枣膏各半相和，煎令消散，和药为丸，如梧桐子大，每食后少时以粥清下十丸，日二三，稍加至十五、二十丸，以知为度。禁热食及冷水、海藻、菘菜、芜荑、酢。许孝璋处。

又，茅根饮子，疗胞络中虚热，时小便如血色方。

茅根一升　茯苓三两　人参　干地黄各二两

上四味，切，以水五升，煮取一升五合，去滓，分温五六服，中间任食，一日令尽。忌大蒜、芜荑、大酢、五辛、

---

① 则：《病源》卷四十九《血淋候》作“血则”。

② 鸡苏：即水苏。又名香苏，望江青，天芝麻。为唇形科植物水苏的全草。辛，微温。入胃、肺经。疏风下气，止血消炎。

③ 小便磣痛方：《千金方》卷二十一第二“小苏根”作“小蓟根”，方中无“石膏”，共六味药。

④ 纻麻根：指苎麻根，多年生草木植物，为荨麻科植物苎麻的根及根茎。性味甘寒，入肝、脾经。清热利尿，止血安胎，解毒消肿。

⑤ 王：通“旺”。

⑥ 子芩：高校本云疑作“子芩”，似是。

热面等物。文仲处。

文仲：通草饮子①，主热气淋涩，小便赤如红花汁色方。

通草三两　葵子一升　滑石四两，碎　石韦二两，汤渍去毛

上四味，切，以水六升，煎取二升，去滓，分温三服，每服如人行七九里进之。忌食五辛、热面、炙肉。出第十卷中。

热淋方三首

《病源》：热淋者，三焦有热气搏于肾，流入于胞而成淋也。其状小便赤涩。亦有宿病淋，今得热而发者。其热甚则变尿血，亦有小便后如豆②羹汁状者，蓄作有时也。出第十四卷中。

《广济》：疗热淋，小便涩痛方。

车前草切，一升　通草三两，切　葵根切，一升　芒硝六分，汤成下

上四味，以水七升，煮取二升，绞去滓，纳消，分温三服，服别相去如人行六七里，微利为度。忌热食。出第四卷中。

《古今录验》：疗淋，小便数病，膀胱中热，滑石散方。

滑石二两　栝楼③三两　石韦二分，去毛

上三味，捣筛为散，以大麦粥清服方寸匕，日三。并出第二十六卷中。

《近效》：疗热淋，日夜数十度，吃药不瘥方。

空腹服井花水一二升，必瘥。韦特进鸿胪进用如神效方。吃水了后，行六、七百步，甚良。

劳淋方三首

《病源》：劳淋者，谓劳伤肾气而生

热成淋也。肾气通于阴。其状尿留茎内，数起不出④，引少腹痛，小便不利，劳倦即发也。出第十四卷中。

《千金》：夫劳淋之为病，劳倦即发，痛引气冲下方。

灸足太阴百壮，在内踝上三寸，三报之。疗与气淋同。

又，疗五劳七伤，八风十二痹，以⑤为淋，劳结为血淋，热结为肉淋，小便不通，茎中痛，及少腹急，痛不可忍者方。

滑石三分　王不留行　冬葵子　车前子　桂心　甘遂　通草各二分　石韦四分，去毛

上八味，捣筛为散，以麻子粥五合和服方寸匕，日三服，尿清，瘥。并出第二十一卷中。

《古今录验》：疗石淋、劳淋、热淋，小便不利，胞中满，急痛⑥，石韦散⑦方。

通草二两　石韦去毛，二两　王不留行一两　滑石三两　甘草炙　当归各二两　白术　瞿麦　芍药　葵子各三两

上十味，捣筛为散，先食以麦粥清服方寸匕，日三服。忌海藻、菘菜、桃、李、雀肉等。出第二十六卷中。

----

① 通草饮子：程本所载方中无"石韦"，另有"茅根，王不留行，蒲黄，桃胶，瞿麦各一两、甘草七钱"，共九味药。"通草、葵子、滑石"各用"一两"。

② 豆：《病源》卷十四《热淋候》作"似小豆"。

③ 栝楼：《千金方》卷二十一第二作"栝楼根"。

④ 数起不出：指小便频数而排尿困难。

⑤ 以：《千金方》卷二十一第二作"结以"。

⑥ 急痛：《千金方》卷二十一第二作"腹急痛"。

⑦ 石韦散方：《千金方》卷二十一第二所载方中无"当归"，"九味药，㕮咀"，且不用散剂，以水煎服。

气淋方五首

《病源》：气淋者，肾虚膀胱热，气胀所为也。膀胱与肾为表里，膀胱既热，热气流入胞，热则生实，令胞内气胀，则少腹满；肾气不能制其小便，故成淋。其状膀胱、小便①皆满，尿涩，常有余沥是也。亦曰气癃，诊其少阴脉数者，男子则气淋。出第十四卷中。

《千金》：疗气淋方。

灸关元五十壮。

又方

夹玉泉相去一寸半，灸三十壮。

又方

水三升，煮豉一升，一沸去滓，纳盐一合，顿服之。

又方

捣葵子末，汤和服方寸匕。

又方

空腹单茹②蜀葵一满口。

膏淋方二首

《病源》：膏淋者，淋而有肥，状如膏，故谓之膏淋，亦曰肉淋，此肾虚不能制于肥液，故与小便俱出也。出第十四卷中。

《千金》：疗膏淋方。

捣堇草汁三升，醋三合，和，空腹顿服，当如大豆汁下③。一名葛堇也。

又膏淋之为病，尿似膏，自出，疗之一如气淋也。并出第二十一卷中。

许仁则淋方二首

许仁则：疗小便淋涩方，此病有数种，有石淋，有热淋，有气淋。气淋者，

气拥塞，小便不通，遂成气淋。此病自须依前疗气水气④法。石淋者，缘先服石，石气不散，拥遏生热，故成石淋。热淋者，体气生热，更缘食饮将息伤热，热气灼灼，遂成热淋，更无余候，但苦体气热，小便涩，出处酸洒⑤，宜依后瞿麦等六味汤、大虫魄等五味散，三淋俱服之方。

瞿麦穗三两　冬葵子一升　榆白皮切，一升　桑根皮六两　白茅根切，一升　石韦四两，去毛

上药切，以水一斗，煮取三升，去滓，分温三服，每服如人行十里久，服三、五剂后，宜合大虫魄五味散服，佳。

又方

大虫魄六两　石韦三两，去毛　瞿麦穗四两　冬葵子一升　茯苓六两

上药捣筛为散，煮桑根白皮作饮子，初服一方寸匕，日再服，稍加至三匕。吴升同。忌酢物。出下卷中。

大便难方六首

《病源》：大便难者，由五脏不调，阴阳偏有冷热虚实，三焦不和，则冷热并结故也。胃为水谷之海，水谷之精化为荣卫，其糟粕行之于大肠以出也。五脏三焦既不调和，冷热拥⑥涩，结在肠胃之间，其肠胃本实，而又为冷热之气所并，结聚不宣，故令大便难也。

①　小便：《病源》卷四十九《气淋候》作"小腹"。

②　茹（rú）：吃。《方言·卷七》："茹，食也。"

③　当如大豆汁下：《千金方》卷二十一第二作"当尿小豆汁也"。

④　气水气：程本作"水气"，似是。

⑤　酸洒：酸困不适。

⑥　拥：用同"壅"。

又云：邪在肾亦令大便难，所以尔者，肾脏受邪，虚而不能制小便，则小便利，津液枯燥，肠胃干涩，故大便难。

又渴利之家，大便亦难，所以尔者，为津液枯竭，致令肠胃干燥。诊其左手寸口人迎以前脉，手少阴经也，脉沉为阴，阴实者，病苦闭闷①，大便不利，腹满，四肢重，身热，苦胃胀。右手关上脉阴实者，脾实也，病苦肠中怵怵一作伏伏如牢状，大便难。脉紧而滑直，大便亦难。跗阳脉微弦，法当腹满，不满者，必大便难而脚痛，此虚寒从下向上也。其汤、熨针石，别有正方，补养宣导，今附于后。

《养生方导引法》云：偃卧，直两手捻左右胁，除大便难，腹痛，腹中寒。口纳气，鼻出气，温②气咽之数十，病愈。出第十四卷中。

《肘后》：疗脾胃不和，常患大便坚强难方。

大黄　芍药　厚朴炙，各二两　枳这六枚，炙　麻子别研，五合

上五味，捣筛，入麻子，蜜和为丸如梧桐子大，每服十丸，日三服，稍稍增之，以通利为度。可常将之。《集验》、《备急》、《古今录验》同。出第二卷中。

《千金》：疗大便难方。

灸承筋二穴三炷，在腨中央陷中。

又方

单用豉清、酱清、羊酪、土瓜根汁，并单灌之，立出。范汪同。

又，练中丸，主宿食不消，大便难方。

大黄八两　葶苈熬　杏仁去皮尖，熬　芒硝各四两

上四味，捣筛为末，炼蜜为丸如桐子大，每服十丸，日三服③，稍加之。并出第十五卷中。

《备急》：不得大便，或十日、一月方。

葵子二升，水四升，煮取一升，去滓，一服不愈，重作服良。姚方。出第六卷中。《古今录验》、文仲、范汪同。忌蒜、炙肉。

《古今录验》：麻子仁丸④，疗大便难，小便利，而反不渴者，脾约⑤方。

麻仁二升，别为膏　枳实半斤，炙　芍药半斤　杏仁一升，去皮尖，熬，别为脂　大黄一斤　厚朴一尺，炙

上六味，捣筛为末，炼蜜为丸如梧桐子大，每服饮下十丸，渐增至三十丸，日三服。出第二十六卷中。此本仲景《伤寒论》方。

大便不通方一十七首

《病源》：大便不通者，犹⑥三焦、五脏不和，冷热之气不调，热气偏入肠胃，津液竭燥，故令糟粕痞结，拥⑦塞不通也。其汤熨针石，别有正方，补养宣导，今附于后。

《养生方导引法》云：龟行气⑧，伏⑨衣被中，覆口鼻头面，正卧，不息九通⑩，微鼻出气，疗闭塞不通。出第十四卷中。

《肘后》：疗大便不通方。

---

① 闭闷：腹部胀满痞塞。

② 温：通"嗢"。"嗢咽"，即吞咽。

③ 每服十丸，日三服：《千金方》卷十五第六作"食后服七丸，日二"。

④ 麻子仁丸：《伤寒论》卷五第八作"麻仁丸"。

⑤ 脾约：病名，便秘的一种。指脾虚津少，肠液枯燥以致大便艰涩难出的病症。"约"，约束之意。

⑥ 犹：《病源》卷十四《大便不通候》作"由"。

⑦ 拥：阴塞。用同"壅"。

⑧ 龟行气：龟行气法，犹龟样踡缩于衣被内的方法。

⑨ 伏：藏也。

⑩ 不息九通：闭气不息九次。

研麻子，以米杂为粥食之。

又方

用矾石如指大者导下部。并出第六卷中。

《千金》：疗大便不通方。

灸第七椎两旁各一寸，七壮。

又方

桃皮三升，水五升，煮取一升，顿服。

又方

水一升，煮羊蹄根一把，取半升，顿服。

又方

煮麻子，取汁饮之。

又方

常服蜜煎五合。

又方

猪脂和陈葵子末，为丸如梧桐子大，每服饮下十丸，通即止。

又方

常服车前子及苗，并通也。

又方

捣葵根汁服之，良。

又方

葵子一升，牛酥一升，猪脂亦得，以水三升煮葵子，取一升，纳稣①，煮一沸，待冷，分二服。并出第十五卷中。

《必效》：疗大便不通方。

牛胶一条，广二寸，长四寸　葱白一握

上二味，用水二升，和煮消尽，去滓，顿服之。《千金》同。

又方

汉瓜蒂七枚，绵裹纳下部。如非时，酱瓜亦得。并出第三卷中。

崔氏：疗大便不通方。丈夫、妇人同。

菖蒲末　石盐末各一两

上二味相和，取半匕，和乌麻脂少许，绵裹纳下部中，即通。

又方

猪脂一升，温酒一服令尽，良。并出第四卷中。

《古今录验》：疗心腹胀满，大便不通方②。

芍药六分　黄芩五分　杏仁熬，去皮尖，八分　大黄八分　芒硝六分

上五味，捣筛为末，炼蜜为丸如梧桐子大，每服十五丸，粥饮下，加至二十丸，取通利为度。《经心录》同。出二十六卷中。

《近效》：疗大便不通方。

用猪胆和少蜜于铛中熬令熟稠，丸如枣大，纳下部中，即差。

大便秘涩不通方七首

《千金》：疗大便秘涩不通神方。

猪、羊胆无在③

上一味，以桶灌三合许，令深入即出矣。不尽，须臾更灌。一方加葵子汁和之。又有椒豉汤五合。猪膏三合灌之佳。临时易可得，即用之。《经心录》同。

又，三黄汤，疗下焦热结，不得大便方。

大黄三两　黄芩二两　甘草炙，一两
栀子二七枚

上四味，切，以水五升，煮取一升八合，分三服。若秘，加芒硝二两。忌海藻、菘菜。并出第十五卷中。

《备急》：疗卒大便闭涩不通方。

———————

① 稣：通"酥"。《千金方》卷十五第六作"酥"。

② 大便不通方：《千金方》卷十五第六此方名作"芒硝丸"，药味相同，剂量、煎服方法略异。

③ 无在：犹言不在乎，此指猪胆、羊胆均可用。

葛氏云：削瓜菹①如指大，导下部中，即效。

又方

烧乱发灰三指撮，投水半升，一服。

又方

绵裹盐，作三丸，如指大，纳下部中。

又方

煎蜜令强，加干姜末和丸如指，导下部中。姚云：欲死者，蜜三升，微火煎如饧，投冷水中令凝，丸如大指，长三四寸，导之良。

又方

穿猪胆一枚，纳下部中，倒泻之。姚云：疗七、八日奔气汤②心欲死者，须臾便通，良。范汪同。

大便失禁并关格大小便不通方二十二首

《病源》：大便失禁者，大肠与肛门虚冷滑故也。肛门，大肠之候也，俱主行糟粕。既虚弱冷滑，气不能温制，故使大便失禁。

又，关格，大③便不通谓之内关，小便不通谓之外格，二便俱不通为关格也。由阴阳气不和，荣卫不通故也。阴气大盛，阳气不得营之曰内关；阳气大盛，阴气不得营之曰外格；阴阳俱盛，不得相营，曰关格。关格则阴阳之气痞结，腹内胀满，气不行于大小肠，故关格而大小便不通也。

又，风邪在三焦，三焦约④者则小肠痛，内闭，大小便不通，日不得前后，而手足寒者，为三阴俱逆，三日死也。诊其脉来浮牢且滑直者，不得大小便。并出第十四卷中。

范汪：疗下部闭不通方。

取乌梅五颗，著汤渍，须臾出核，取熟捣之，如弹丸，纳下部中，即通也。《肘后》同。

又方

取蒴藋根一把，捣末，水和，绞去滓，强人服一升，数用有效。兼疗脚气。

又，疗大小便不通，三阳实，大便不通方。

榆白皮三两　桂心二两　滑石六两　甘草三两，炙

上四味，以水一斗，煮取三升，分三服。忌海藻、菘菜、生葱。《集验》同。并出第十六卷中。

《集验》：疗关格之病，肠中转痛，不得大小便，一日一夜不差欲死方。

芒硝三两，纸三重裹，于炭火内烧令沸，安一升水中，尽服之。当先饮温汤一二升以来，吐出乃饮芒硝汁也。《肘后》同。

《千金》：疗老人、小儿大便失禁方⑤。

灸两脚大拇指去爪甲一寸，三壮。

又方

灸大指奇⑥间各三壮。

又，疗大小便不通方。

灸脐下一寸，三壮。

又方

---

① 瓜菹（zū 音租）：腌酸瓜菜。"菹"同"葅"。《玉篇·艸部》："葅，同菹"。"菹"，腌酸菜。《说文·艸部》："菹，酢菜也"。徐锴击传："以米粒和酢以渍菜也。"

② 汤（tàng 音烫）：碰撞，冲击。

③ 大：原作"大小"，据程本、高校本及《病源》卷十四《关格大小便不通候》删"小"字。

④ 约：阻止，阻拦；弱。此言三焦功能障碍，气化不利。

⑤ 疗老人、小儿大便失禁方：以下八方与《千金方》卷十五第六所载方法均相同，剂量与煎服方法略异。

⑥ 奇：当作"歧"，指足大指本节后的歧骨。

灸横文一百壮。

又方

葵子一升　竹叶青者一把

上二味，以水一升，煮一沸，顿服之。

又方

葵子一升　榆白皮切，一升

上二味，以水五升，煮取二升，分二服。

又方

水三升，煮葵子一升，去滓，取一升，纳猪膏一升，空肚一服。

又方

盐半升，合蜜三合，同煎如饧，出之，著冷水中，丸如槟榔形如指大，深纳下部中，立通。并出第十五卷中。

《千金翼》：濡脏汤①，主大小便不通六、七日，腹中有燥粪，寒热烦迫，短气汗出，腹满方。

生葛根二斤，切　猪膏二升　大黄一两，切

上三味，以水七升，煮取五升，去滓，纳膏，煎取三升，澄清，强人顿服之，羸人分再服。出第七卷中。

《备急》：葛氏疗卒关格，大小便不通，支满欲死，二三日则杀人方。

盐以苦酒和，涂中②，干又易之。《必效》同。

陶氏：卒大、小便不通方。

纸裹盐，烧，投水中，服之。

姚氏：风寒冷气入肠，忽痛，坚急如吹状，兼已大小便不通，或小肠有气结如升大，胀起，名为关格病。

又，疗大小便不利方

苦参　滑石　贝齿各等分

上三味，捣筛为散，每服饮下一匕，或煮葵根汁服之，弥佳。文仲同。出第六卷中。

《古今录验》：疗关格，大小便不通方。

以水三升，煮盐三合，使沸，适寒温，以竹筒灌下部，立通行也。

又，疗大小便不通方

通草四两　郁李仁三两，去皮　车前子五合，一方一升　黄芩三两　朴硝四两　瞿麦三两

上六味，切，以水八升，煮取二升，去滓，分三服。《经心录》同。

又方

取生土瓜根，捣取汁，以水解之，于筒中吹纳下部，即通，秘方。并出第二十六卷中。

《经心录》：疗关格，大小便不通方。

芒硝　乌梅　榆白皮各五两　芍药　杏仁去皮尖，各四两　麻子仁三两　大黄八两

上七味，切，以水七升，煮取三升，分为三服。一方无乌梅，加枳实、干地黄各二两。

又，疗大小便不通方。

滑石二两　葵子　榆白皮各一两

上三味，下筛为散，煮麻子汁一升半，取二匕和服，两服即通。并出第二卷中。

《近效》：疗大小便不通方。

含硝石，吐去水。

关格胀满不通方四首

《千金》：疗关格胀满不通方③。

芍药六分　芒硝六分　黄芩五分　杏仁

_____

① 濡脏汤：《千金方》卷十五第六所载此方主治中"主大小便不通"作"大便不通"，"腹满"作"胀满"；但其后指出"亦治大小便不通"。剂量略异。

② 涂中：程本作"济脐中"。

③ 疗关格胀满不通方：《千金方》卷十五第六作"芒硝丸"。药味相同，剂量与服法略异。

八分，去皮尖　大黄八分

上五味，末之，密和丸如桐子，饮下十丸，日二服，良。

又方

独头蒜烧熟去皮，绵裹，纳下部，气立通。削姜裹盐导并佳。

又方

干姜　盐　杏仁

又方

上三味，等分，捣，导之。

又，疗胀满，关格不通方[①]。

吴茱萸一升，熬　干姜　大黄　桂心　当归　芍药　甘草炙　芎劳各二两　雄黄三分，研　人参　细辛各四两　真珠一分，研　桃白皮一握

上十三味，切，以水一斗，煮取三升，去滓，纳雄黄、真珠末，酒一升，微火煎三沸，旦服一升，得下止，有必尽也。每服如人行十里久进之。忌海藻、菘菜、生葱、生菜、生血物等，并出第十五卷中。

许仁则大便暴闭不通方二首

许仁则论曰：此病更无余候，但由饮食将息[②]过热，热气蕴积秘塞。若缘气秘，自须依前疗气法，服巴豆等三味丸，及疗水气葶苈等诸方取利。若是风秘，自依后服大黄等五味丸。暴秘之状，骨肉强痛，体气烦热，唇口干焦，大便不通，宜依后大黄芒硝二味汤取利方。

大黄六两　芒硝五两

上药先切大黄，以水四升，煮取二升，去滓，纳芒硝，顿服之，须臾利。良久不觉，以热饮投之。若服此依前不利，宜合后大麻仁等五味丸服之，取快利矣。

五味大黄丸。

大黄五两　大麻子一升，微熬，研之　芒硝六两　干葛　桑根白皮各五两

上五味，先捣四味为散，然后捣仁[③]令如膏，即投四味散合捣，各少蜜捣之，丸如梧子大，初服十丸，日再服，稍稍和，得大便通为限。吴升同。出下卷中。主大便风秘不通。

小便不通方一十三首

《**病源**》：小便不通，由膀胱与肾俱有热故也。肾主水，膀胱为津液之府，此二经为表里，而水行于小肠入胞者为小便。肾与膀胱既热，热入于胞，热气大盛，故结涩，令小便不通，少腹胀，气急，甚者水气上逆，令心急腹满，乃至于死。诊其脉，紧而滑直者，不得小便也。出第十四卷中。

《**广济**》：疗下冷疼，小便不通，鸡苏饮子方。

鸡苏一握　通草四两　石韦一两，炙去毛　冬葵子一两半　杏仁二两，去皮尖　滑石二两　生地黄四两

上七味，切，以水六升，煮取二升半，绞去滓，分温三服，如人行四五里进一服，不利。忌芜黄、热面、炙肉、荞麦面、蒜、陈臭物、黏食等。

又方

冬葵子五两　通草三两　茅根四两　芒硝二两，汤成下　茯苓三两　滑石五两

上六味，切，以水九升，煮取三升，去滓，纳芒硝，分温三服，服别相去人行六七里。忌炙肉、热食、醋、蒜等物。

---

① 疗胀满，关格不通方：《千金方》卷十五第六作"治胀满闭不下方"。药味相同，剂量与服法略异。

② 将息：调养。

③ 仁：程本作"麻仁"，似是。

又方

茯苓二分　大黄六分　芍药　当归
枳实炙　白术　人参各二分　大麻仁四分

上八味，切，以水六升，煮取二升，
去滓，分温三服。要著芒硝亦得。忌酢
物、桃、李、雀肉等。并出第四卷中。

崔氏：疗小便不通方。

取熏黄如豆许，末之，纳小孔中，神良。

又方

桑根白皮　猪苓去皮　通草各二两

上三味，切，以水六升，煮取二升，
分三服。

又方

鸡屎白如弹丸，以苦酒和服，即下，
不过三四，本云疗淋。

又方

足大拇指奇①间有青脉，针挑血出，
灸三壮，愈。并出第四卷中。

《救急》：主小便不通方。

取印成盐②七颗，捣筛作末，用青葱
叶尖盛盐末，开便孔，纳叶小头于中吹
之，令盐末入孔即通，非常之效。

又方

取嫩榖木梢浓汁，可饮半升以来，
即愈。

《必效》：疗小便不通，或利③不得服
滑药，急闷欲绝方。

盐二升，大铛中熬，以布帛裹熨脐
下，接之，小便当渐通也。《肘后》同。

《古今录验》：疗热结，小便不通
利方。

刮滑石屑，水和，涂少腹及绕阴际，
干复涂之。《肘后》同。

又方

取盐填满脐中，大作艾炷灸，令热
为度，良。《肘后》、《千金》同。并出第
二十六卷中。

《近效》：疗小便不通，数而微肿方。

取陈久笔头烧作灰，和水服之。

小便难及不利方九首

《病源》：小便难首，此是肾与膀胱
热故也。此二经为表里，俱主水，水行
于小肠，入肠为小便。热气在于脏腑，
水气则涩，其热势微，故但小便难也。
诊其尺脉浮，小便难；赤④脉濡。小便
难；尺脉缓，小便难，有余沥也。出第
十四卷中。

《集验》：疗小便难，淋沥汤方。

滑石八两　石韦三两，去毛　榆皮一升
葵子一升　通草四两

上五味，切，以水一斗，煮取三升，
分三服。一方加黄芩三两。

又，疗淋，小便不利，阴痛，石韦
散方。

石韦二两，去毛　瞿麦一两　滑石五两
车前子三两　葵子二两

上五味，捣筛为散，服方寸匕，日
三。并出第五卷中。

《千金方》：疗小便不利，茎中痛，
少腹急方。

通草二两　葶苈子熬，三两　茯苓二两

上三味，捣为散，以水服方寸匕，
日三服。忌醋物。出第二十一卷中。

《备急》：疗小便不利，茎中痛剧。
亦疗妇人血结，腹坚痛，牛膝饮方。

牛膝，一名牛唇，掘取根，煮取之，
立瘥，有验。《肘后》同。

《陶效方》

秦艽二分　冬瓜子二两

---

① 奇：高校本云疑当作"歧"。可从。
② 印成盐：一种呈方形结晶的食盐。盐粒较大。
③ 或利：程本无此二字。
④ 赤：《病源》卷十四《小便难候》作"尺"，
从之。

上二味，捣为末，酒服一匕，日三服，神良。《肘后》同。

文仲：疗小便不利方。

桑螵蛸三十枚　黄芩一两

上二味，切，以水一升，煮取四合，顿服之，良。《肘后》同。

又方

蒲黄　滑石各一分

上二味为散，酒服一匕，日三，大验。《肘后》同。

又，疗诸淋，及小便常不利，阴中痛，日数十度起，此皆劳损虚热所致，长将散服方。

石韦去毛　滑石　瞿麦　王不留行　葵子各二两

上五味，捣筛为散，每服方寸匕，日三服之。姚方加滑石五两、车前子三两，无王不留行。《备急》同。出第四卷中。

《古今录验》：疗淋，胞痛，不得小便，滑石散方。

滑石　葵子　钟乳各一两　桂心　通草　王不留行各半两

上六味，捣筛为散，先食讫，以酒服方寸匕，日三服。忌生葱。出第二十六卷中。

遗尿方六首

《病源》：遗尿者，此由膀胱虚冷，不能约于水故也。膀胱为足太阳，肾为足少阴，二经为表里。肾主水，肾气下通于阴。小便者，水液之余也。膀胱为津液之府，府既虚冷，阳气衰弱，不能约于水，故令遗尿也。诊其脉来过寸口，入鱼际，遗尿；肝脉微滑，亦遗尿。左手关上脉沉为阴；阴绝者，无肝脉也[①]，苦遗尿。尺脉实，少腹牢痛，小便不禁；

尺中虚，小便不禁。肾病小便不禁，脉当沉滑而反浮大，其色当黑反黄，此土之克水，为逆，不治。其汤熨针石，别有正方，补养宣导，今附于后。

《养生方导引法》云：蹲踞，高一尺许，以两手从外屈膝至跗上[②]，急手握足五趾，极力一通，令内曲以利腰髋，疗遗尿也。出第十四卷中。

《集验》：疗遗尿方。

取雄鸡肠，烧灰为末，用三指一撮服之，朝暮服，当愈。范汪同。出第五卷中。

《千金》：疗遗尿，小便涩方。

牡蛎熬　鹿茸炙，各四两　桑耳三两　阿胶二两，炙

上四味，切，以水七升，煮取二升，分为二服。作散以饮送之。《经心录》同。

又方

木防已二两　葵子二两　防风三两

上三味，切，以水五升，煎取二升半，分温三服。作散亦佳。《古今录验》同。并出第二十一卷中。

《古今录验》：牡蛎汤，疗遗尿，小便涩方。

牡蛎四两，熬　鹿茸炙，四两　阿胶炙，各[③]二两　桑螵蛸二两

上四味，切，以水五升，煮取二升，分再服。

又方

桑耳三分　矾分二分，熬汁尽　阿胶二分，炙　龙骨三分

---

① 入鱼际……无肝脉也：此句中，"入鱼际"原脱"际"字；"阴绝者"，原脱"阴"字；"无肝脉"原作"无汗脉"，并据《病源》卷十四《遗尿候》补改。

② 从外屈膝至跗上：《病源》卷十四《诸淋候》作"从外屈膝内入至足跗上"。

③ 各：疑衍。程本无此字。

上四味，为散，空心饮服方寸匕，日三。

又方

桑耳二两　牡蛎各①三两，熬　矾石二两，熬汁尽

上三味，捣筛为散，酒服方寸匕，日三服。并出第二十六卷中。

尿血方一十一首

《千金》：疗房损伤中，尿血方。

牡蛎熬　车前子　桂心　黄芩

上四味等分，捣筛为散，饮服方寸匕，日三服。不知，加至二匕。忌生葱。出第二十一卷中。

崔氏：疗卒伤热，行来尿血方。

大黄末　芒硝末，各半匕

上二味，冷水和，顿服之，立止，三日内禁如药法。出第四卷中。

《古今录验》：疗尿血，鹿茸散方。

鹿茸炙　当归　干地黄各二两　葵子五合　蒲黄五合

上五味，捣筛为散，酒服方寸匕，日三服。忌芜荑。出第二十六卷中。

苏澄：疗尿血方。

车前草，捣，绞取汁五合，空腹服之，瘥。

又方

水服②乱发灰方寸匕，日三服。《肘后》、《千金》同。

又方

服益母草汁一升，瘥，立止。一云堇草

又方

车前三升，水五升，煮取二升，分三服。

又方

棘刺二升，水五升，煮取二升，分三服，瘥。

又方

胶三两，炙，以水二升，煮取一升四合，分再服。

又方

酒服蒲黄二方寸匕，日二服。水服亦得。

又方

捣水筋③汁，服六七合，日一服。

胞转方一十五首

《病源》：胞转④者，由是胞屈辟⑤，小便不通，胞为名转。其病状脐下急痛，小便不通是也。此病或由小便应下，便强忍之，或为寒热所迫，此二者，俱令水气上还，气迫于胞，屈辟不得充张，外水应入不得入，内溲应出不得出，外内相拥塞，故令不通。此病至四五日，乃有致死者。饱食讫，应小便而忍之，或饱食讫而走马⑥，或小便急因疾走，或忍尿入房，亦皆令胞转或胞落，并致死。出第十四卷中。

《肘后》：疗卒小便不通及胞转方。

取鸡子中黄一枚，服之，不过三也。《备急》同。

又方

水上浮萍，曝干，末服之。小便不通利，水胀流肿佳。《千金翼》同。

---

① 各：疑衍。程本无此字。
② 水服：《千金方》卷二十一第三作"酒服"。
③ 水筋：程敬通曰："尿血方中有用水芹汁者，此云水筋，疑误。"
④ 胞转：胞转又名转胞，是指以脐下急痛为主症的小便不通。多由强忍小便，或为寒热之气所迫，水气上逆，气迫膀胱，使膀胱屈折不舒所致。"胞"指尿胞。
⑤ 胞屈辟：指尿胞屈曲折迭，不能正常舒张。"辟"通"襞"，折迭。
⑥ 走马：指骑马等剧烈运动。

又方

炙螵蛸，捣为末，水服之方寸匕，日三服，良效。

又，疗忍小便，久致胞转方。

自取爪甲，火烧服之。《备急》同。

又方

取梁上尘三指撮，以水服之，神效。

又方

服蒲黄方寸匕，日三服，良。

范汪：疗胞转，不得小便方。

用蒲席捲人，倒立令头至地，三反则通。《肘后》同。

又方

雀矢半合　车前子　滑石各四两　通草　芍药各二两

上五味，切，以水七升，煮取三升，服五合，日三，先食便得，立愈。

又，疗胞转欲死及失弱[①]方。

取豆酱清，和灶突中黑如豆大，纳阴孔中，立愈。并出第十五卷中。

《备急》：卒小便不通及胞转方。

车前草一斤，水一斗，煮取四升，分四服。《小品》同。出第六卷中。

《古今录验》：疗胞转，小便不通，乱发散方。

乱发三斤，洗去垢，烧　滑石半斤　鲤鱼齿一两

上三味，捣筛为散，以饮服方寸匕，日三服，良。

又，疗胞转不得小便方。

吸芥真琥珀一两　葱白十四茎

上二味，以水四升，煮取三升，去葱白，末琥珀，细筛，下汤中，温服一升，日三服，大利。范汪同。

又，张苗说，士程妻有客，忍小便，不时起，胞转，大小便不得，四五日困笃欲死，无脉，服此瘥方。

滑石二两　乱发三两，烧灰

上二味，捣下筛，取生桃白皮一斤，熟舂[②]，以水合绞，得汁二升，以汁服散方寸匕，日三服，即愈。其但淋者，取乱发三两，烧灰，滑石五两，合捣为散，服方寸匕，日三。

又说，不得小便者为胞转，成[③]为寒热气所迫，胞屈辟不得充张，津液不入其中为尿，及在胞中尿不出方。

当以葱叶除尖头，纳入茎孔中吹之，初渐，渐以极大吹之，令气入胞中，得胀，乘津液得入便愈也。朱郁用此药疗郭虎将十五岁男，用：

又方

葵子一升　通草　甘草各二两，炙　石韦一两半，去毛　滑石四两　榆皮二斤

上六味，以水一斗，煮取三升，令服。范汪同。并出第二十六卷中。

小便血及九窍出血方一十二首

《小品》：疗小便血，菟丝丸方[④]。

菟丝子　蒲黄　干地黄　白芷　荆实　葵子　败酱　当归　茯苓　芎䓖各二两

上十味，合捣为末，以白蜜和丸如梧子大，饮服二丸，日三服，不知，加至五六丸。刘洪忌方，已效。常服。忌酢物、芜荑。《古今录验》、范汪同。

又，断血诸方所云：下血者，其从腹里出者，悉为下血也。有痔病，血从孔边出者，别寻痔方。出第四卷中。

《千金》：疗小便出血方。本云以下治虚劳，尿白浊。

[①] 弱："溺"之误，形近。程本作"溺"。

[②] 舂：原作"春"，据程本、高校本改。

[③] 成：程本作"或"，宜从。

[④] 菟丝丸方：《千金方》卷二十一第三方中无"败酱"，有"酸枣"。

灸脾俞百壮，在第十椎①。

又方

灸三焦俞百壮，在第十三椎。

又方

灸肾俞百壮，在第十四椎。

又方

灸章门百壮，在季肋端。

又方

榆皮二斤，水二斗，煮取五升，分十服，佳。

又方

捣干羊骨，下筛，水服方寸匕，日三服。

又，治小便血方②。

生地黄八两　柏叶一把　黄芩三两　阿胶三两，炙

上四味，切，以水七升，煮取三升，去滓，纳胶，分三服。并出第二十一卷中。

文仲：疗小便出血方。

生地黄汁一升　生姜汁一合

上二味，相合，顿服，不瘥，更作。此法许令公处，云极效。《肘后》同。

又方

灸足第二指本第一纹七壮，立愈。《肘后》同。

又方

龙骨末二方寸匕，温酒③一升服之，日三服。深师、《肘后》、范汪、陶氏同。

又方

当归四两，酒三升，煮取一升，顿服之。《肘后》、深师、范汪同。并出第六卷中。

小便不禁方二首

《病源》：小便不禁者，肾气虚，下焦受冷也。肾主水，其气下通于阴。肾

虚，下焦冷，不能温制其水液，故小便不禁也。出第十四卷中。

《千金翼》：小便不禁，多日便一二斗，或如血色方。

麦门冬去心　干地黄各八两　蒺藜子　桂心　续断各二两　甘草一两，炙　干姜四两

上七味，切，以水一斗，煮取二升五合，分三服。忌海藻、菘菜、生葱等物。

又，久房散④，主小便多或不禁方。

菟丝子二两，酒渍　蒲黄三两　黄连三两　硝石一两　肉苁蓉二两　五味子三两　鸡脙肕中黄皮三两，炙

上八味，捣筛为散，每服方寸匕，日三服。每服如人行三四里又服。并出第十五卷中。

小便数及多方五首

《病源》：小便数者，膀胱与肾俱虚而有客热乘之故也。肾与膀胱为表里，俱主水。肾气下通于阴。此经⑤既虚，致受于客热，虚则不能制水，故令数小便，热则水行涩，涩则小便不快，故令数起⑥也。诊其脉，趺阳脉数，胃中有热，即消谷引食，大便必硬，小便则数。其汤

---

① 第十椎：当为第十一椎。脾俞在第十一椎棘突下，旁开1.5寸处。

② 治小便血方：《医心方》卷十二第二十二引《小品方》作"生地黄汤治小便血方"。《千金方》卷二十一第三所载药味与此相同，服法后注有"一方加甘草二两"七字；剂量稍有出入。

③ 温酒：《千金方》卷二十一第三作"温水"。

④ 久房散：本方云"上八味"，实有七味药。《千金翼》卷十九第二载方中无"五味子"，后宋臣注云："一方用五味子三两。"

⑤ 经：《病源》卷十四《小便数候》作"二经"。

⑥ 数起：言小便频数。

熨针石，别有正方，补养宣导，今附于后。

《养生方·导引法》云：以两踵布膝，除数尿。出第十四卷中。

范汪：疗小便数而多方。

黄连二分　苦参二分　麦门冬去心，一两　土瓜根　龙胆各一分

上五味，捣筛，以蜜丸如梧子，每服十丸，加至二十丸，良。一方无苦参，有黄芩。

又方

栝楼十分　黄连五分

上二味，捣筛为散，每服方寸匕，日三，良。

又方

瞿麦二两　滑石一两　葵子一升　黄芩　甘草炙，各一两

上五味，切，以水六升，煮取三升，去滓，一服六合。

又方

桃仁一味，㕮咀，酒一升，煮三沸，去滓，分为三服，强人一服尽之。并出第十七卷中。

《集验》：疗小便数而多方。

羊肺羹，纳少许羊肉合作之，调和盐如常食之法，多少任意，不过三具，效。出第五卷中。范汪同。

许仁则小便数多方四首

许仁则论：此病有两种，一者小便多而渴，饮食渐加，肌肉渐碱，乏气力，少颜色，此是消渴。一者小便虽数而不至多，又不渴，食饮亦不异常，或不至多能食，但稍遇天寒冷即小便多，更无别候，此是虚冷所致。大都两种俱缘肾气膀胱冷。渴不瘥。便能杀人。肾虚腰冷，无所为害，若候知是消渴，小便数，

宜依后菝葜等八味汤、黄芪等十四味丸，并竹根等十叶饮、小麦面等十四味煎，以次服之方。

菝葜　土瓜根各五两　黄芪　地骨皮　五味子各四两　人参三两　石膏八两，碎　牡蛎三两，真烂不杂者，熬

上药切，以水一斗，煮。取三升，去滓。分温三服，每服如人行十里久服一剂，觉可，重合服，至五六剂佳。隔五日服一剂，剂数满，宜合后黄芪等十四味丸服之。

又，黄芪十四味丸方[①]

黄芪　黄连　土瓜根各五两　苦参三两　玄参六两　栝楼　地骨皮　龙骨　菝葜　鹿茸炙，各四两　牡蛎熬　人参　桑螵蛸炙，各三两　五味子一升

上药捣筛为末，蜜和为丸，用后竹根饮下之，初服十五丸，日二服，稍加至三十丸，如梧桐子大。忌猪肉、冷水。

又，竹根饮子方

筋竹根[②]　生茅根　芦根各切五升　菝葜切，二升　石膏一斤，杵碎　乌梅五十颗　生姜切，一升　小麦三升　竹沥二升　白蜜一升

上药，以水五斗，煮。取一斗，去滓纳竹沥及蜜，著不津瓶贮之，用下前丸。纵不下丸，便觉口干及渴即饮之，不限多少、冷暖及前后。如热月，即逐日斟酌煎之，顿煮恐坏也。如不能作此饮，且用乌牛乳下丸及解渴，日服丸及饮，夜中恐虚热，宜合后小麦面等十四味煎方，细细含咽之。

又，小麦面十四味煎方[③]

---

① 黄芪十四味丸方：原作"又"，据程本、高校本及上文补。

② 筋竹根：程本作"董竹根"。下同。

③ 小麦面十四味煎方：原作"又"，据程本、高校本及上文补。

小麦面五升，以水硬溲①之，别于水中揉挺②，令面粉尽，面筋别成一块即止，以此面粉汁别器澄停，沥却清汁，即以稠粉盛于练袋子③中滤，著令微生燥。生葛根五挺④，径三寸，长二尺，碎捶，于水中揉挺，令葛根中粉汁尽，别器澄停，盛贮一如小麦面法。生栝楼五斤，捣如上法。胡麻三升，去皮，熬令熟，为散。筋竹根切一斤，生茅根切一斤，生芦根切一斤，乌梅五十颗，以上用水五斗，缓火煎取一升半，去滓，澄取清。冬瓜汁二升，生麦门冬汁三升，生姜汁一升，牛乳一升，白蜜二升，先取竹根等汁和冬瓜以下汁，微火上煎，减半，次纳牛乳、白蜜，又煎六七沸，投小麦面粉，生葛粉、栝楼粉、胡麻散于诸汁中，煎和，熟搅之勿住手，候如稠糖即成，成讫止火，待冷，贮别器中，每夜含如此，初服一枣大，稍稍加至一匙，亦任性，日日含之。欲作丸，饮服亦得。出第十卷中。方中只十三味，原欠一味。

尿床方六首

《病源》：人有于睡眠不觉尿出者，是其禀质阴气偏盛，阳气偏虚，则膀胱、肾气俱冷，不能温制于水，则小便多，或不禁而遗尿。膀胱，足太阳也，为肾之腑；肾为足少阴，为脏，与膀胱合，俱主水。凡人之阴阳，日入而阳气尽则阴受气，至夜半，阴阳大会，气交则卧睡。小便者，水液之余也，从膀胱入于胞为小便。夜卧则阳气衰伏，不能制于阴，所以阴气独发，水下不禁，故于睡眠而不觉尿出也。出第十四卷中。

《千金》：疗尿床方。

羊肚系盛水令满，急系两头，熟煮，开取水。顿服之，立瘥。

又方

鸡膍胵一具并肠，曝干，末，酒服之，男雌女雄也。

又方

羊胞，盛水满中，炭火烧之尽肉，晨朝空腹食之，不过四五顿，瘥。

又，疗尿床方。

新炊熟濆⑤饭一盏，泻尿床处拌之，收取与食之，勿令知。

又方

垂两手髀上，尽指陷处⑥灸七壮，又灸脐横文七壮。并出第二十一卷中。

《近效》：疗尿床方。

取麻鞋乳带及鼻根等，唯不用底，须七量⑦，以水七升，煮取二升，分再服。

灸穴杂疗法一十二首

《千金翼》：灸五淋法。

灸大敦三十壮。

又，石淋，脐下三十六种疾，不得小便法。

灸关元三十壮。一方云百壮。

又，血淋法。

---

① 溲：搅拌。

② 揉挺：此指揉搓成条状。"挺"，用同"脡"，干肉条。

③ 练袋子：指白色熟绢制的袋子。"练"，指练过的布帛。一般指白绢。

④ 挺：量词，多用于条状物或长形物。

⑤ 濆（fén 音焚）：高校本疑作"馈"，似是。"馈（fén 音分）"，蒸饭，煮米半熟用箕漉出再蒸熟。《尔雅·释言》："馈，馏稔也。"

⑥ 两手髀上，尽指陷处：山田业广引堀元厚曰："髀上穴即风市"。风市穴位于大腿外侧正中，腘横纹水平线上7寸处。

⑦ 量：疑当作"两"。程本作"辆"。

灸丹田穴随年壮[1]，良。

又法

灸复溜穴五十壮。一云随年壮。

又，尿黄法。

灸石门穴五十壮。

又，遗尿法。

灸遗道，夹玉泉五寸，随年壮。

又法

灸阳陵泉穴随年壮。

又，失禁，尿不自觉知法。

灸阴陵泉穴随年壮。

又，茎中痛法。

灸行间穴三十壮。

又，腹满，小便数法。

灸屈骨端[2]二七壮。

又，淋痛法。

灸中封穴三十壮，亦随年壮。

又，小便不利及转胞法。

灸心下八寸[3]七壮。以上穴并出第二十七卷中。

外台秘要方卷第二十七

右从事郎充两浙东路提举茶盐司干办公事赵子孟校勘

---

① 随年壮：即随着年龄大小调整艾柱的大小和多少。

② 屈骨端：高校本引注云："玉泉下一寸名尿胞，一名屈骨端。"

③ 八寸：高校本引注云："《千金》胞转灸法云：玉泉穴在关元下一寸。从心下度取八寸是玉泉。"

外台秘要方卷第二十八 中恶蛊注自缢喝死一十八门

朝散大夫守光禄卿直秘阁判登闻检院上护军臣林亿等上进

中恶方一十三首

《病源》：中恶者，是人精神衰弱，为鬼邪①之气卒中之也。夫人阴阳顺理②，荣卫调平，神守则强，邪不干正。若将摄③失宜，精神衰弱，便中鬼毒之气。其状卒然心腹刺痛，闷乱欲死。

凡卒中恶，腹大而满者，诊其脉，紧大而浮者死，紧细而微者生。又中恶，吐血数升，脉沉数细者死，浮焱如疾④者生。中恶有瘥后余势停滞，发作则变成注⑤。

又，《中恶死候》：中鬼邪之气，卒然心腹绞痛闷绝，此是客邪暴盛，阴阳为之离绝，上下不通，故气暴厥绝如死，良久，其真气复则生也。而有乘年之衰⑥，逢月之空⑦，失时之和⑧，谓之三虚⑨。三虚而腑脏衰弱，精神微羸，中之则真气竭绝，则死也。其得瘥者，若余势停滞，发作则变成注。并出第二十三卷中。

《广济》：疗卒中恶，心腹刺痛，去恶气方。

----

① 鬼邪：《病源》卷二十三《中恶候》作"鬼神"。

② 阴阳顺理：即阴阳协调。

③ 将摄：将息，保养。

④ 浮焱（yàn 音炎）如疾：指脉象浮大而数。"焱"，火焰，火花。此借以形容脉象盛大。

⑤ 注：病理名词，凡病情久延，反复发作的，即可称为注病。《病源》卷二十四《诸注候》云："凡注之言住也，谓邪气居住人身内，故名为注。"

⑥ 乘年之衰：指当岁月不及之时。

⑦ 逢月之空：指遇月亏之时。人与天地相参，与日月相应，月亏之时人气血衰，易被邪侵。

⑧ 失时之和：指气候特征与时令不相符合，即遇反常气候。

⑨ 三虚：指上文年、月、时三虚。参《灵枢·岁露论》。

麝香一分，研　生犀角二分，屑　青木香二分

上三味，为散，空心熟水服方寸匕，日二，立效。未止，更作，不利。忌如常法。出第四卷中。

《肘后》：华他①疗中恶，短气欲绝方。

灸两足大拇指上甲后聚毛中，各灸二七壮即愈。又法三七壮。《集验》、张文仲、《备急》同。

又方②

麻黄三两，去节。一方四两　桂心二两　杏仁七十枚，去尖皮　甘草一两，炙

上四味，切，以水八升，煮取三升，分三服，含咽之。通疗诸昏客忤，良。忌生葱、海藻、菘菜等物。

又方

韭根一把　乌梅十四颗　茱萸半升

上三味，切，以劳水③一斗煮之，以病人栉④纳中，三沸，栉浮者生，沉者死。煮取三升饮之，大效。

又方

桂心一两　生姜三两　栀子十四枚　豆豉五合

上四味，捣碎，以酒二升，微煮之，去滓，顿服之，取吐为度。并出第一卷中。

《集验》：疗中恶遁尸⑤，心腹及身体有痛处，甚者短气不语，手摸按之，得其痛处，则病色动，恶人近，则是痛处方。

取艾小菜⑥，令碎，著痛上，厚寸余，铛中煮汤，和灰作强泥令热，薄艾上，冷辄易之，不过再著，则愈。出第七卷中。

又，疗中恶心痛，胸胁疛⑦痛，喘急汤方。

桃东行枝白皮一虎口　真珠一两，研

栀子仁十四枚　生姜二两　当归　桂心各三两　附子一两，炮　香豉五合　吴茱萸五合

上九味，切，以水八升，煮取二升，去滓，纳真珠，分二服。忌猪肉、生葱、生血物。《小品》同。

又方

仰卧，以物塞两耳，以两个竹筒纳死人鼻中⑧，使两人痛吹之，塞口傍勿令气得出，半日所，死人即噫噫⑨，勿复吹也。《千金》同。

又方

捣皂荚、细辛屑，取如胡豆大，吹两鼻孔中。单用皂荚末亦佳。《千金》同。并出第四卷中。

《删繁》：疗中恶，痛欲绝方。

釜底墨五合　盐一撮

上二味，和研，以水一升搅调，一服。范汪同。

又方

牛屎，新故并得，一物。若新，绞取五合汁，为一服。口不开，扣齿纳药也。若无新者，干者即以水和取汁。并

---

① 华他：当作"华佗"。程本《肘后》卷一第三并作"华佗"。

② 又方：《肘后方》卷一第三方中无"桂心"，共凡三味药，"麻黄"用"四两"。

③ 劳水：指扬之千遍之水。

④ 栉（zhì 音至）：梳子、篦子等梳发之具。

⑤ 遁尸：病名，流注的一种。指一种突然发作的危重病症。《太平圣惠方》卷五十六曰："遁尸者，言其停遁在人肌肉血脉之间。若卒有犯触即发动，令心腹胀满刺痛，喘息急，偏攻二胁，上冲心胸，其候停遁不消者是也。"

⑥ 艾小菜：程本作"艾小叶"，"菜"、"叶"形近致误。宜从之。

⑦ 疛（jiǎo 音佼）：腹中急痛。"疛"同"疘"。《广韵·巧韵》："疘，腹中急痛。俗作疛。"

⑧ 以两个竹筒纳死人鼻中：《千金方》卷二十五第一作"竹筒纳口中"。

⑨ 噫噫（yī 音衣）：答应声。唐玄应《一切经音义》卷十八："噫噫，相答应声。"

出第十卷中。

崔氏：疗卒中恶气绝方。

取真珠，书舌作鬼字，额上余书之，大良。

又方

灸右肩高骨上随年壮，良。并出第四卷中。

卒死方二十三首①

《病源》：卒死者，由三虚而遇贼风所为也。三虚谓乘年之衰，一也；逢②月之空，二也；失时之和，三也；人有此三虚而为贼风所伤，使阴气偏竭于内，则阳气阻隔于外，二气壅闭，故暴绝如死也。若腑脏气未绝者，良久乃苏。然亦有挟鬼神之气而卒死者，皆有顷邪退乃活也。凡中恶及卒忤③，卒然气绝，其后得苏。若其邪气不尽者，停滞心腹，或心腹痛，或身体沉重，不能饮食，而成宿疢④者，皆变成痊。

又，卒忤死候：犯卒忤，客邪鬼气卒急伤人，入于腑脏，使阴阳离绝，气血暴不通流，奄⑤然厥绝如死状也。良久，阴阳之气和乃苏。若腑脏虚弱者死⑥。亦有虽苏⑦而毒气不尽，时发即心腹刺痛，连滞变成痊也。并出第二十三卷中。

《甲乙经》云：黄帝问于岐伯，有卒死⑧者，何邪使然？答曰：得三虚者，暴疾而死；得三实者，邪不能伤也。黄帝曰：愿闻三虚。答曰：乘年之衰，逢月之空，失时之和⑨，因为贼风⑩所伤也。愿闻三实，答曰：逢年之盛，遇月之满，得时之和，虽有贼风，邪气不能伤也。有卒死不知人，有复生，何气使然？阴气先竭，阳气未入，故卒死而不知人。气复则生。《集验》同。出第六卷中。

《肘后》云：卒死中恶及尸厥⑪者，皆天地及人身自然阴阳之气有乖离否隔⑫，上下不通，偏竭所致，故虽涉死境，犹可疗而生，缘气未都竭也。当尔之时，兼有鬼神于其间，故亦可以符术护济者。

又，卒死，或先有病痛，或居常倒仆《肘后》作寝卧奄忽而绝，皆是中恶之类。疗方

取葱中央心刺鼻⑬，令入七八寸，无苦，使目中血出乃佳。一云耳中血出佳。此扁鹊法同。后云吹耳中，葛云吹鼻，别为一法。《时后》、《集验》、《备急》、文仲、《必效》等同。崔氏亦疗中恶。

又方

令二人以衣壅口，吹其两耳，极则易人。亦可以苇筒⑭吹之，并捧其肩上，

---

① 二十三首：实有方二十四首。

② 逢：原作"乘"，据上文改。

③ 忤（wǔ 音午）：违逆，抵触。《广韵·暮韵》："忤，逆也。"

④ 宿疢（chèn 音衬）：即宿疾。"疢"，《广雅·释诂一》："疢，病也。"

⑤ 奄（yān 音烟）然：气息微弱貌。

⑥ 死：《病源》卷二十三《卒忤死候》作"即死"。

⑦ 苏：复苏，病情好转。《病源》卷二十三《卒忤死候》作"瘥"。义同。

⑧ 卒死：引自《灵枢·岁露论》，当作"卒然暴死暴病"。

⑨ 失时之和：《甲乙经》卷六第一作"失时之和，人气乏少"。

⑩ 贼风：《甲乙经》卷六第一作"贼风邪气"，泛指四时不正之气。

⑪ 尸厥：指突然昏倒，不省人事，其状如尸。

⑫ 乖离否隔：指阴阳之气不相协调，阻塞不通。"乖"，背逆也。"否"（pǐ 音匹），闭塞；阻隔不通。《广雅·释诂一》："否，隔也。"《广韵·旨韵》："否，塞也。"

⑬ 刺鼻：《肘后方》卷一第一作"刺鼻，男左女右"。

⑭ 苇筒：《肘后方》卷一第一作"筒"。

侧身远之，莫临死人上。《肘后》同。

又方

以葱刺耳，耳中、鼻中血出者勿怪，无血，难疗之，有血者，是活候也。其欲苏时，当捧两手，莫①放之，须臾，死人自当举手捞人，言痛乃止。男刺左鼻，女刺右鼻孔，令入七寸余，无苦，大良，立效。亦疗自缢死。此扁鹊法。《肘后》、《集验》、《备急》同。

又方

视其上唇里弦有青息肉②如黍米大，以针决去之，瘥。《肘后》同。

又方

以人小便灌其面，数过即能活③。此扁鹊法。《肘后》、《集验》、张文仲、《备急》同。

又方

以绵渍好酒纳鼻中，手按，令汁入鼻中，并持其手足，莫令惊动也。《肘后》同。

又方

灸其唇下宛宛④中，名承浆，十壮，大良。《肘后》同。并出第一卷中。

文仲：疗卒死方。

湿牛马粪，绞取汁，以灌其口中，令入喉。若口已噤者，以物强发，若不可强发者，扣折齿下之。若无新者，以水若人尿和干者绞取汁。扁鹊法。《集验》、《备急》、《肘后》同。

又方

以细绳围其人肘腕中，男左女右，伸绳，从背上大椎度，以下行脊上，灸绳头一云五十壮，又从此灸横行各半绳，此凡三灸，各灸三⑤即起。

又方

令人痛爪其人人中，取醒。不起者，捲其手，灸下文头⑥随年壮。

又方

灸鼻下人中三壮。

又方

灸脐中百壮。

又方

半夏末如大豆许，吹鼻中。

又方

捣薤若韭，取汁以灌口鼻中。张文仲、《集验》、范汪同。

又方

猪膏如鸡子大，苦酒一升，煮沸⑦灌喉中。《集验》、《肘后》、《备急》同。

又，卒死而壮热者方。

矾石半斤⑧，煮消。以渍脚，令没踝。《肘后》、范汪同。并出第一卷中。

《备急》：疗卒死而目闭者方。

骑牛临其面，捣薤汁灌耳中，末皂荚吹鼻中。《集验》、文仲、《肘后》、范汪同。

又，疗卒死而张目反折者方。

灸手足两爪甲后各十四壮，饮以五毒诸膏散，有巴豆者良。《肘后》、张文仲同。

又，疗卒死而四肢不收，失便者方。

马矢一升，水三斗，煮取二斗，以洗足。又取牛粪一升，温酒和，灌口中。《肘后》同。

又方

灸心下一寸，脐上三寸，脐下四寸各百壮，良。《肘后》同。

又，卒死而口噤不开者方。

---

① 莫：《肘后方》卷一第一作"忽"。

② 弦有青息肉：《肘后方》卷一第一作"弦弦者有白"。

③ 活：《肘后方》卷一第一作"语"。

④ 宛宛：曲折弯曲。

⑤ 三：程本作"三壮"。

⑥ 下文头：即腕横纹处。"文"，用同"纹"。

⑦ 煮沸：原作"煮沸煮"，据程本删，后"煮"字衍文。

⑧ 矾石半斤：《肘后方》卷一第一作"矾石半斤，水一斗半"。

缚两手大拇指，灸两白肉中二十壮。《肘后》、文仲、范汪同。并出第一卷中。

《集验》：疗卒死，无脉，无他形候，阴阳俱竭故也方。

牵牛临鼻上二百息①。又炙熨斗以熨两胁下，针两间使，各百余息。灸人中。

又，疗卒死而有脉、形候，阴气先尽，阳气后竭故也方。

嚼薤，哺灌之。《肘后》、张文仲、《千金》、范汪同。并出第一卷中。

《古今录验》：司空三物备急散，疗卒死及感忤，口噤不开者方。

巴豆去心，皮，熬　干姜　大黄各等分

上药捣筛为散，服如大豆许二枚，以水三合和之。腹胀烦热，复饮水，能多益佳。又疗心腹病，活死人，令得小利便佳。如腹常满痛，当令得下，瘥。一方服如一刀圭，以酒下之；不能如刀圭者，便丸如大豆许四枚，须臾不知，复加一豆许，不瘥又加一豆许。若病者口噤，不能自饮，搅②口含之。药不预合，预合气力歇。卒病者，便合之。无臼，木杯中捣耳。不过三服，取痢③。无不瘥者。蜜丸尤良。出第四卷中。

客忤方一十三首

《病源》：卒忤者，亦名客忤，谓邪客之气卒犯忤人精神也。此是鬼厉之毒气，中恶之类也。人有魂魄衰弱者，则为鬼气所犯。忤喜于道间、门外④得之。其状心腹绞痛，胀满，气冲心胸，或即闷绝，不复识人，肉色变异，腑脏虚竭者，不疗即⑤乃至于死。然其毒气有轻重，轻者微疗而瘥，重者侵克腑脏，虽当救疗，余气停滞，久后复发，乃变成痉。出第二十三卷中。

《肘后》论曰：客者，客气也。忤者，犯也，谓客气忽犯人也。此恶毒鬼厉之气，忽逢触之，其气有衰歇，故不能害人，如自然恶气，疗之多愈。虽是气未入身，而侵克脏腑经络，瘥后犹宜更为疗，以消其余势，不尔，亟终为人患，今有时辄发⑥。

又，客忤死者，中恶之类也。喜于道间、门外得之，令人心腹绞痛，胀满，令冲心胸，不即疗亦杀人，救之方。

灸鼻下人中三十壮，愈。《备急》、文仲同。

又方

以水渍粳米，取汁二升以饮之。口已噤者，以物强发之。

又方

以铜器、瓦器盛热汤，器著腹上，转冷者彻去衣，器衬⑦肉，大冷者，易以热汤，取愈也。

又方

先以衣三重藉腹上，以铜器著衣上，稍稍少许茅于器中烧之，茅尽益之，勿顿多也，取愈乃止。《备急》、文仲同。

又方⑧

以绳横其人口，以度度脐，去四面各一处，灸三壮，令火俱起也。

---

① 牵牛临鼻上二百息：《千金方》卷二十五第一作"牵牛临鼻上二百息，牛舐必瘥。牛不肯舐，著盐汁涂面上，即牛肯舐"。

② 搅：程本作"掘"。

③ 痢：程本作"利"。

④ 道间、门外：途中或室外。

⑤ 不疗即：《病源》卷二十三《卒忤候》作"不即治"，宜从。

⑥ 亟终为人患，今有时辄发：《肘后方》卷一第三作"亟终为患，令有时辄发"。

⑦ 衬：垫。《肘后方》卷一第三作"亲"。按"襯"、"親"形近。义近。

⑧ 又方：此法《肘后方》卷一第三"绳横"作"绳横度"；"以度度脐"作"以度其脐"；"灸三壮"作"灸各三壮"；"令火俱起"作"令四火俱起"。

又方

横度口，中折之，令上头著心下，灸下头五壮也。并出第一卷中。

又，疗客忤，心腹绞痛，胀满，气冲心胸，烦躁壮热，或气闷，又①刺，此妖魅之气未散也方。

麝香一钱　茯神　人参　天门冬去心　鬼臼　菖蒲等分

上六味，蜜丸如桐子，服十丸，日三。

文仲：扁鹊疗客忤，有救卒死符，并服盐汤法，恐非庸世所能用，故不载，而此病即今②人所谓中恶者，与卒死、鬼击亦相类焉，疗皆参取而用之，已死者方。

捣生菖蒲根，绞取汁，含之即愈。《备急》、《肘后》同。

又，疗卒忤停尸，不能言者方。

烧桔梗二枚，末，饮服之。

又方

细辛　桂心各等分

上二味，纳口中。《肘后》、《备急》同。

又，卒忤，口噤不开者方。

生附子末置管中，吹纳舌下。《备急》、《肘后》同。并出第一卷中。

《千金》：疗客忤恶气方。

吞麝香如大豆，立可。出第五卷中。

《千金翼》：疗客忤方。

灸间使七壮，又肩井百壮，又十指甲下各三壮。出第二十七卷中。

卒魇方二十一首

《病源》：卒魇者，屈③也，谓梦里有鬼邪之所魇屈也。人卧不寤，皆是魂魄外游，为他邪所执录④，欲还未得，致成魇⑤也。忌火照，火照则魂魄遂不复入，乃至于死。而人有于灯光前魇者，本由

明出，所以不忌火也。其汤熨针石，别有正方，补养宣导，今附于后。

《养生方导引法》云：拘魂门，制魄户，名曰握固。法屈大拇指，著四小指内抱之，积习不止，眠时亦不复开，令人不魇魅。

又云：人魇忽然明唤之，魇死⑥。宜暗唤之好，唯得远唤，亦不得近而急唤，亦喜失魂魄也。又魇不寤，候人眠睡则魂魄外游，为鬼邪所魇屈，其精神弱者，魇则久不得寤，乃至气暴绝，所以须旁人助唤，并以方术疗之，即苏也。并出第二十三卷中。

《肘后》：疗卒魇，昧不寤方。

卧忽不寤，勿以火照之，杀人⑦，但痛啮其脚踵及足拇趾甲际，而多唾其面，则觉也。

又方

皂荚末，以竹筒吹两鼻孔中，即起，三、两日犹可吹之也。

又方

以笔毛刺两鼻孔⑧，男左女右，展转进之，取起也。《集验》同。

又方⑨

捣薤取汁，吹两鼻孔。冬日取韭绞汁，灌口。《集验》、仲景、文仲、《备急》同。

————————

① 又：程本作"绞"。

② 今：原作"令"，据程本改。

③ 屈：屈服，降服。

④ 执录：拘捕并登记。乃迷信鬼神之说。

⑤ 魇（yǎn 音演）：梦魇。梦中遇可怕之事而呻吟，惊叫。

⑥ 魇死：《病源》卷二十三《卒魇候》作"魇死不疑"。

⑦ 勿以火照之，杀人：《肘后方》卷一第五作"勿以火照，火照之杀人"。

⑧ 以笔毛刺两鼻孔：《肘后方》卷一第五作"以毛刺鼻孔中"。

⑨ 又方：《肘后方》卷一第五"薤"作"韭"，"韭"作"根"。

又方

以芦管吹两耳，并取其①人发二七茎作绳，纳鼻孔中。割雄鸡冠取血，以管吹喉咽中，大良。并出第一卷中。

《集验》：疗卒魇方。

以盐汤饮之，多少在意，并啮其足大趾爪际，痛啮之即起也。《肘后》、文仲、《备急》同。

又方

以其人置地，取利刀画②，从肩起，男左女右，画地令周遍讫，以刀锋刺病人鼻下人中，令入一分，急持勿动，其人当鬼语求去③，乃具问阿谁，以何故来，自当乞去，乃以指灭向所画地当肩头数寸，令得去，不可具诘问之矣。

又方

雄黄，细筛，管吹两鼻孔中，佳。并出第一卷中。

崔氏：主卒魇方。

以甑带左索缚其肘后，男左女右，用余犹急绞之。又缚床脚④，乃诘问其故。《肘后》、《古今录验》同。崔氏云：疗卒狂鬼寐方，以甑带急令缚两手大指，便灸左右胁下屈肘头尖各七壮，须臾鬼语，自道姓名，乞去，徐诘问，乃解其手。

文仲：疗卒魇方。

令一人坐头边守，一人于户外呼病人姓名，坐人应曰在，便苏活也。《肘后》同。

又，人喜魇及恶梦者方。以下并辟魇方。

取火死灰著履中，令枕之。

又方

带雄黄，男左女右也。

又方

枕麝香一分于头边，佳。又灌香少许。

又方

以虎头为枕，佳

又方

取雄黄如枣核，系左腋下，令人终身不魇也。《集验》、范汪同。

又方

作犀角枕，佳。

又方

青木香纳枕中，并带之亦佳。并出第一卷中。

《千金》：小定心汤，疗虚羸，心气惊弱多魇忘方。

茯神四分，一⑤本作茯苓　大枣十五枚，擘
甘草炙　芍药　干姜　远志去心　人参
桂心各二两

上八味，切，以水八升，煮取三升，分三服，日三。忌如常法。

又，大定心汤，疗心气虚悸，恍惚多忘，或梦寤惊魇，志少不足方。

人参　茯苓　茯神　远志去心　赤石脂　龙骨　干姜　当归　甘草炙　白术　芍药　大枣　桂心　防风　紫菀各二两

上十五味，切，以水一斗二升，煮取三升半，分为五服，日三服，夜二服。忌如常法。

《千金翼》：疗卒魇不觉方。

灸两足大趾聚毛中二十一壮。范汪同。出第二十七卷中。

《备急》：疗卒魇不寤方。

末灶下黄土，若末雄黄，若末桂心。

上以芦管吹入两鼻孔中。文仲同。出第一卷中。

①　其：《肘后方》卷一第五作"病"。
②　利刀画：《肘后方》卷一第五作"利刀画地"。
③　鬼语求去：《肘后方》卷一第五作"鬼神语求哀"。
④　又缚床脚：《肘后方》卷一第五作"又以麻缚脚"。
⑤　一：原脱，据程本补。

鬼击方一十首

《病源》：鬼击者，谓鬼厉之气击著于人也。得之无渐①，卒著如人以刀矛刺状，胸胁腹内绞急切痛，不可抑按，或即吐血，或鼻中出血，或下血。一名为鬼排，言鬼排触于人也。气血虚弱，精魂衰微，忽与鬼神遇，相触突致之，为其所排击，轻者困②而获免③，重者多死也。出第二十三卷中。

《肘后》：鬼击之病，得之无渐，卒著如人以刀矛刺状，胸胁腹内绞急切痛，不可抑按，或即吐血，或鼻中出血，或下血，一名鬼排，治之方。

灸脐上一寸七壮，及两踵白肉际，取瘥。《千金翼》同。

又方

熟艾如鸭子大三枚，以水五升，煮取二升，顿服之。并出第一卷中。

文仲：疗鬼击方。

盐一升，以水二升和搅，饮之，并以冷水潠之④，须臾吐，即瘥。《备急》、《肘后》同。

又方

粉一撮，于水中搅，饮之。《备急》、《肘后》同。

又方

以淳苦酒吹令入两鼻孔中。《肘后》同。并出第一卷中。

《备急》：疗鬼击方。

烧鼠矢，末如黍米许，水和服。不能饮，以水和少许，纳喉中。《肘后》、文仲同。

又方

升麻　独活　桂心各等分

上三味，为末，酒服方寸匕，立愈。《肘后》同。

又，有诸丸散，并在备急条中。今巫觋⑤实见人忽被神鬼所击刺摆搟⑥_{先火切，击也}者，或犯其行伍，或遇相触突，或身神散弱，或愆负⑦所招⑧，轻者获免，重者多死，犹如周宣燕简辈事，不为虚也。必应死者，亦不可疗，要自不得不救之耳。《肘后》同。并出第一卷中。

《删繁》：仓公散方。

特生礜石_{烧半日，研}　皂荚_{炙，去皮子}　雄黄_研　藜芦_熬

上四味，等分，捣为末，主疗卒鬼击、鬼排、鬼刺，心腹痛，下血便死不知人，及卧魇，啮脚踵不觉者，诸恶毒气病，取前散如大豆许，以管吹入鼻中，得嚏则气通，便活。若未嚏，复更吹之，得嚏为度。此药起死人方。汉文帝太仓令淳于意方，此以疗如前源⑨，胜余方。所用诸疾别源⑩，不若玉壶等方。崔氏、《备急》、范汪等同。出第六卷中。

《千金翼》：疗鬼击方。

灸脐下一寸三壮。出第二十七卷中。

---

① 得之无渐：指突然发病，得病没有渐进过程。
② 困：程本作"因"。
③ 免：《圣惠方》卷五十六《治鬼击诸方》作"病"。
④ 潠（sùn音损）之：《肘后方》卷一第四作"噀之，勿令即得吐"。"潠"，喷水。《说文新附·水部》："潠，含水喷也。"《龙龛手鉴·口部》："噀，俗；潠，正，潠与噀同。"
⑤ 巫觋（xí音习）：旧时自称能见鬼神，并以此为职业宣扬迷信的人。《说文·见部》："觋，能齐肃事神明也。在男曰觋，在女曰巫。"
⑥ 搟：《肘后方》卷一第四作"拂"。
⑦ 愆（qiān音千）负：罪过、过失。
⑧ 招：招致。《肘后方》卷一第四作"贻"，遗留。大义同。
⑨ 源：程本作"病"。
⑩ 所用诸疾别源：程本作"若别疾"。

尸厥方一十一首

《病源》：尸厥者，阴①气逆也。此由阳脉卒下坠，阴脉卒上升，阴阳离居，荣卫不通，真气厥乱，客邪乘之，其状如死，犹微有息而不常，脉尚动而形无知也。听其耳内，循循②有如啸③之声，而股间暖者是也；耳内虽无啸声而脉动者，故当以尸厥疗之。诊其寸口脉沉大而滑，沉则为实，滑则为气，实气相搏④，身温而汗，此为入腑，虽卒厥不知人，气复则自愈。若唇正青，身冷，此为入脏，亦卒厥不知人，即死。诊其左手关上脉阴阳俱虚者，足厥阴、足少阳俱虚也。病若恍惚，尸厥，不知人，妄有所见也。出第二十三卷中。

《肘后》：尸厥之病，卒死而脉犹动，听其耳中循循有如啸声，而股间暖是也。耳中虽无啸声而脉动，故当以尸厥救之方。

以竹筒吹其左耳，自极三度，复吹其右耳三度，即起也。《集验》、张文仲、《备急》同。

又方

捣菖蒲末如枣核大，著舌下，又纳下部中。范汪同。

又方

灸鼻下人中七壮，又灸阴囊下去下部一寸百壮。若妇人灸两乳中间，又以爪刺人中良久，以针针人中令至齿，立起。此是魏大夫传扁鹊法，以疗赵太子之患。

又，张仲景云：尸厥病，脉动而无气，气闭不通，故静然如死耳方。

以菖蒲屑吹入两鼻孔中，又以桂屑著舌下。云扁鹊治楚王法。《集验》治中恶。

《集验》：疗尸厥方。

剃左角发方寸，烧灰，以酒和灌，令入喉中，立起。《肘后》、《千金》、文仲、《备急》、《必效》同。此本出《素问》。

又方

以绳围两臂腕，男左女右，伸绳从大椎度，下行当脊上，灸绳头五十壮，即活。云扁鹊灸法。《肘后》同。出第一卷中。

《备急》：疗尸厥方。

熨其两胁下。又取灶中墨如弹丸，以浆水和饮之，须臾三四度也。以竹管吹其耳中，令三四人更互吹之。又取梁上尘如小豆许，竹管吹入鼻孔中。《集验》、文仲、《肘后》、崔氏、范汪同。

又方

灸膻中、季肋间二七壮也。《集验》同。并出第一卷中。《肘后》惟云灸膻中。

《千金》论曰：风寒之气客于脏间，滞而不能发，故瘖不能言，及喉痹失声，皆风邪所为也。入脏皆能杀人。凡尸厥如死，脉动如故，此阳脉下坠，阴脉上争，气闭故也。疗方。

灸百会百壮，针入三分，补之⑤。

又方

针足中指头去甲如韭叶，并刺足大指甲下内⑥侧去甲三分。

---

① 阴：《太平圣惠方》卷五十六《治尸厥诸方》作"阴阳"，宜从。

② 循循：有顺序貌；遵循规矩貌。此言耳中有规律的鸣响声。《医心方》卷十四第六作"修修"，象声词，如风声。

③ 啸（xiào 音孝）：撮口吹出声音。

④ 沉则为实，滑则为气，实气相搏：《千金方》卷二十八第六作"沉即为血实，滑即为气实，血气相搏，入脏即死，入腑即愈"。

⑤ 之：原作"一"，据程本、《千金方》卷八第六改。

⑥ 内：原作"肉"，据程本《千金方》卷八第六改。

崔氏论曰：凡尸厥为病，脉动而形无所知，阳脉下坠，阴脉上争，荣卫不通，其状如死而犹微有息，其息不常，人乃不知，欲殡殓①者，疗之方

急可以芦管吹其两耳，极尽以气吹之，立起。若人气极，别可易人吹之。出第四卷中。

中蛊毒方二十一首

《病源》：凡蛊毒②有数种，皆是变惑之气，人有故造作之，多取虫蛇之类，以器皿盛贮，任其自相啖食，唯有一物独在者，即谓之为蛊，便能变惑③，随逐酒食，为人患祸。患祸于佗④，则蛊主吉利，所以不羁之徒⑤而畜事之。又有飞蛊，去来无由，渐状如鬼气者，得之卒重。凡中蛊病，多趋于死，以其毒害势甚，故云蛊毒。

著蛊毒，面色青黄者，是蛇蛊。其脉洪壮，病发之时，腹内热闷，胸胁支满，舌本胀强，不喜言语，身体常痛，又心腹如似虫行，颜色赤，唇口干燥，经年不治，肝膈烂而死。

其面色赤黄者，是蜥蜴⑥蛊，其脉浮滑而短，病发之时，腰背微满，手脚唇口悉皆习习⑦，而喉脉急，舌上生疮，二百日不治，啖人心肝尽烂，下脓血，羸瘦，颜色枯黑而死。

其面色青白，又云其脉沉濡，病发之时，咽喉塞，不欲闻人语，腹内鸣唤，或下或上，天阴雨转剧，皮内如虫行，手脚烦热，嗜醋食，咳唾脓血，颜色乍白乍青，腹内胀满，状若虾蟆。若成虫吐出，成科斗⑧形，是虾蟆蛊。经年不治，啖人脾胃尽，唇口裂而死。

其脉缓而散者，病发之时，身体乍冷乍热，手脚烦疼，无时节，吐逆，小便赤黄，腹内闷，胸痛，颜色多青，毒或吐出，似蜣螂，有足翅，是蜣螂蛊。经年不治，啖人血脉，枯尽而死。

欲知是蛊与非，当令病人唾水内，沉者是蛊，浮者非蛊。

又云：旦起取井花水⑨，未食前当令病人唾水内，唾如柱脚，直下沉者是蛊毒；沉散不至下者，草毒。

又云：含大豆，若是蛊，豆胀皮脱，若非蛊，豆不烂脱。

又云：以鹄⑩皮置病人卧下，勿令病人知，若病剧者，是蛊也。

又云：取新生鸡子，煮熟，去皮，留黄白令完全，日晚口含，以齿微微隐⑪之，勿令破，作两炊时，夜吐瓦上，著霜露内，旦看大青，是蛊毒也。

昔有人食新变鲤鱼中毒，病心腹病，心下硬，发热，烦冤，欲得水洗沃，身体摇动，如鱼得水状，有人诊云是蛊，其家云野间相承无此毒，不作蛊治，遂死。其汤熨针石，别有正方，补养宣导，今附于后。

《养生方导引法》云：两手著头相

① 殓：原作"敛"，据程本、高校本改。
② 蛊毒：病名。症状复杂，变化不一，病情一般较重。可见于一些危急病症，如恙虫病、急慢性血吸虫病、重症肝炎、肝硬化、重症菌痢、阿米巴痢等病。《病源》卷二十四将蛊毒分为蛊毒候、蛊吐血候、蛊下血候等。
③ 变惑：犹言变幻，灾异；怪异。
④ 佗：通"他"，程本作"他"。
⑤ 不羁之徒：指为非作歹的亡命之徒。
⑥ 蜥蜴：原作"蝪蜥"，从《神农本草经》卷二"石龙子"条改。蜥蜴是一种爬行动物，亦名"石龙子"、"四脚蛇"。
⑦ 习习：痛痒游走状。
⑧ 科斗：即蝌蚪，虾蟆的幼体。
⑨ 井花水：即早晨最先汲取的井水。
⑩ 鹄（hú）：水鸟名，俗称"天鹅"。
⑪ 隐：程本作"啮"。"啮（niè）"，同"齧"，咬，啃。

又，坐地，缓舒两脚，以两手从外抱漆中，痛①低头入膝间，两手交叉头十二通，愈蛊毒及三尸毒，腰中大气②。

又云：常度日月星辰，清净，以鸡鸣安身卧，漱口三咽之，调五脏，杀蛊毒，令人长生，治心腹病。

又云：治百病邪蛊，当正卧③，闭目闭气，内视丹田，以鼻徐徐纳气，令腹极满，徐徐以口吐之，勿令有声，令入多出少，出微为故，存视五脏，各如其形色。又存胃中，令解④明洁白如素。为之倦极，汗出乃止，以粉粉身，摩捋形体。汗不出而倦者，亦可止。明日复为之。又当存作大雷电隆晃，走入腹中，为之不止，病自除。出第二十五卷中。

《千金》论曰：蛊毒千品，种种不同，或吐下鲜血，或好卧暗室，不欲见光明，或心性反常，乍嗔乍喜，或四肢沉重，百节酸疼，如此种种状貌，说不可尽。亦有得之三年乃死者，急者一月或百日即死。其死时，皆于九孔中或于胁下肉中出去，所以出门常须带雄黄、麝香、神丹诸大辟恶药，则百蛊猫鬼狐狸、老物精魅，永不敢著人，养生之家，大须虑此。以下⑤亦有灸法，初中蛊，于心以下捺，便大作艾炷，灸一百壮，并主猫鬼，亦灸得瘥。

又，论曰：世有拙医，见患蛊胀者，偏腹⑥肿满，四肢如故，小便不甚涩，以水病疗之，近⑦服水药，经五十余日，望渐⑧痊愈，日复增加，奄致殒殁⑨，如此者不一，学者当细寻方意，消息⑩用之，万不失一。医方千卷，不尽其理，所以不可一一备述云尔。出第二十五卷中。

《广济》：疗蛊毒方，服此升麻散，三、四日后，即服前光砂丸方。

升麻　桔梗　栝楼各五两

上三味，捣为散，以熟汤洗所患人阴中不净浓汁，服方寸匕，日二服，渐加至二匕，内消，不利。忌黏食、猪肉。出第四卷中。

《肘后》：疗中蛊毒诸方，人有养畜蛊毒以病人，凡诊法，中蛊状，令人心腹切痛，如有物啮，或吐下血⑪，不即疗之，食人五脏尽即死矣。欲知是蛊与非，当令病人唾水⑫，沉者是，浮者非也。《小品》、文仲、《备急》、《集验》、《千金》并《翼》同。

又，俗知蛊主姓名方。

取鼓皮一片，烧灰，末，以饮服，病人须臾自当呼蛊主姓名，可语便即去，病愈矣。亦有以蛇蜒合作蛊毒，著饮食中，使人得瘕病，此一种积年乃死，疗之各自有药，江南山间人，此不可不信之。

又方

---

① 痛：极，甚，尽情。《字汇补·疒部》："痛，甚也。"清·徐灏《说文解字注笺·疒部》："痛，引申为极甚之辞。"

② 大气：大邪之气。

③ 正卧：《病源》卷二十五《蛊毒候》作"正偃卧"。

④ 解：《病源》卷二十五《蛊毒候》作"鲜"，从之。

⑤ 以下：《千金方》卷二十四第四作"俗"，似是。

⑥ 偏腹：《千金方》卷二十四第四作"遍身"，宜从。

⑦ 近：《千金方》卷二十四第四作"延日"。

⑧ 渐：《千金方》卷二十四第四作"得"。

⑨ 殒殁：《千金方》卷二十四第四作"殒殁"，"殒殁"，终，死。

⑩ 消息：斟酌。

⑪ 下血：《千金方》卷二十四第四作"下血皆如烂肉"。

⑫ 唾水：《千金方》卷七第六十三作"唾水中"。

以蘘荷①密著病人卧席下，亦能令呼蛊主姓名也。文仲、《备急》、《千金》并《翼》同。出第三卷中。

《小品》：疗蛊方。

鼓皮广五寸，长一尺　蔷薇根五寸，如足拇趾大，细切。本方云莨菪根。

上二味，以水一升，清酒三升，煮取一升，顿服之，当下蛊，即愈。《千金》、《古今录验》同。《千金》治蛊，吐下血。

又方

土瓜根，大如拇指，长三寸，切，以酒半升，渍一宿，一服当吐下。《古今录验》同。

又方

皂荚三挺②，长一尺者，炙去皮子，美酒一升，渍一宿，去滓，顿服。《古今录验》、范汪同。《肘后》云：以酒五升，分三服

又方

取莽草根，捣为末，以饮服方寸匕。《古今录验》同。

《千金》：犀角丸，疗蛊毒百病，腹暴痛，飞尸③，恶气肿方。

犀角末　羚羊角末　鬼白　桂心各量四钱匕　天雄炮　莽草炙　真珠研，各一两　赤足蜈蚣五节，炙　麝香半两，研　巴豆五十枚，去皮心，熬　贝齿烧灰，五枚　射罔④如鸡子黄三枚。

上十三味，各捣，合筛之，以蜜和为丸，如小豆大，服一丸，不知，增一丸。卒得腹中痛，飞尸，服如大豆二丸。若恶气肿，以苦酒和以涂之，甚良。以绛囊盛药，系男左女右臂，辟恶⑤，可以备急，疗万病也。忌猪、鸡、芦笋、生葱、冷水等。崔氏、《古今录验》、范汪同。出第二十五卷中。

《千金翼》：疗蛊毒方。

槲木北阴白皮，一大握，长五寸，以水三升，煎取一升，空腹服之，即吐蛊出也，并疗蛊下血。出第十五卷中。

崔氏：疗蛊方。

黄瓜楼根，干者，二两，捣，以绵裹，酒一升渍，旦去滓⑥，温服之，少时即吐利，蛊即出，出后，煮粥饮服一两盏，吐利即断，不断，即煮人参、甘草炙、生姜各一两服之。此根唯出南者好。出第三卷中。

《备急》：疗蛊方。

取白鸽身⑦毛、粪，烧灰，以饮和服之，良。

又，疗蛊方，人家虽藏此方，而不知如此效验。

捣生栝楼根，取汁一升，酱汁少许，和，温服之，须臾吐蛊出，试验。并出第十六卷中。

《必效》：疗蛊毒，大神验方。

大戟　桃白皮东引者，以水烧之　斑猫去足、翅，熬，等分

上三味，捣筛为散，以冷水服半方寸匕，一服，其毒即出。未出，更一服，蛊并出。李饶州法，云奇效。若以酒中得，则以酒服；若食中得，以饮服之。崔氏、《千金》同。《肘后》云：斑猫一分，桃皮、大戟各二分，和，枣核大，米清饮服，吐出蛊，十日不瘥，更一服。《千金》、崔氏云服八捻。

----

① 蘘荷：为姜科植物蘘荷的根茎。性味辛温，能活血调经，镇咳祛痰，消肿解毒。主治女子月经不调，老年咳嗽，疮肿瘰疬，目赤喉痹等。

② 挺：条，棒。

③ 飞尸：病名。指一种发病急骤，忽然出现心腹刺痛，气息喘急胀满，上冲心胸，且旁攻两胁，或积块垒起，或牵引腰背疼痛等的病症。

④ 射罔："罔"，程本作"阁"。"射罔"，草乌头的煎汁。

⑤ 辟恶：《千金方》卷二十四第四作"辟不祥鬼疰蛊毒"。

⑥ 酒一升渍，旦去滓：程本作"酒一升渍一日，去滓"。

⑦ 身：程本无此字。

又方

胡荽根①，捣取汁半升，和酒服之，立下。

又方

取未钻相思子二七枚，捣碎为末，暖水半盏和搅，顿服之令尽，即当欲吐，抑之勿吐，若而不得，即大张口吐之，其毒即出，出讫，服稀粥，勿食诸肉，轻者但服七枚，瘥。无问年月深浅，非常神效，勿轻之。

又，试蛊法。

取银匙若箸或钗含之，经宿色黑即是，不黑者非。出第三卷中。

《古今录验》：疗蛊方。

巴豆十枚，去心皮，熬　豉半升，熬　釜底墨方寸匕

上三味，捣筛为散，清旦以酒服如簪头大，小行，蛊主当自至门，勿应之，去到家，立自知其姓名。忌芦笋、猪肉等。

又，雄黄丸，主蛊毒中药欲死方。

雄黄研　朱砂研　藜芦炙　马目毒公　巴豆去心皮，熬，各二分　皂荚炙去皮子　莽草二分，炙

上七味，捣筛，以蜜丸如大豆许，服三丸，当转下，先利清水，次出蛇等。当烦闷者，依常法可用鸭羹补之。忌生血、猪肉、冷水、芦笋、狸肉。

又，疗蛊毒方。

取牡丹根，捣末，服一钱匕，日三服，至良。忌胡荽。范汪同。

又，疗中蛊孔合②方。

以猪胆导下部，至良。《肘后》、《集验》、范汪同。并出第四十五卷中。

蛊吐血方一十首

《病源》：蛊是合聚虫蛇之类，以器盛之，任其相啖食，余一存者，名为蛊，能害人，食人腑脏。其状心切痛，如被物啮，或硬，面目青黄，病变无常。是先伤于膈上，则吐血也。不即治之，食脏腑尽则死。出第二十五卷中。

《肘后》：疗中蛊毒，吐血或下血，皆如烂肝方。

茜根三两　襄荷根三两

上二味，㕮咀，以水四升，煮取二升，去滓，顿服即愈，又当自知③蛊主姓名。《小品》、崔氏、文仲、《备急》、《古今录验》同。

又方

巴豆一枚，去心皮，熬　豉三粒　釜底墨方寸匕

上三味，捣，分作三丸，饮下一丸，须臾当下蛊毒，不下，更服一丸。《小品》、《必效》、《集验》、文仲、《备急》、范汪同。并出第三卷中。

范汪：疗中蛊吐血方。

麦面二升，熬，以水服之令尽，当下蛊。

又方

苦瓠④一枚，以水二升，煮取一升，分服，当吐蛊如虾蟆科斗之类。苦瓠毒，可临时量用之。《肘后》、《千金》、《小品》、文仲、《备急》、《古今录验》同。《千金》云：苦瓠一分，治下血。

又方

生桔梗，捣取汁，服二三升，日三服。牛膝根亦得。并出第十四卷中。

---

① 胡荽根：芫荽的别名，即香菜。"胡荽根"即香菜根。辛，温。入肺、胃经。发汗透疹，健胃消食。
② 孔合：程本作"胡治"。
③ 知：《肘后方》卷七第六十三作"呼"。
④ 苦瓠：即苦壶卢，为葫芦科植物苦葫芦的果实。性味苦寒，能利水消肿，主治水肿，黄疸，消渴，癃闭，痈肿，恶疮，疥癣等。

文仲：疗中蛊吐血方①。

羚羊皮方三寸，得败鼓皮亦佳　苦参二两
襄荷根三两　黄连二两　当归二两

上五味，切，以水七升，煎取二升，分三服。忌猪肉、冷水。《备急》、《集验》同。一方有苦瓠。

又方②

取桑木心，剉一斛，于釜中以水淹之，令上有三寸，煮取二斗，澄取清，又微火煎，得五升，宿勿食，旦服五合，则吐蛊毒。崔氏、《集验》、《古今录验》同。

又方

雄黄研　釜月下黄土　獭肝炙，各如枣
斑猫十四枚，去足、翅，熬

上四味，捣末，以酪浆服之，分为三四服，则吐虾蟆。《小品》同。《古今录验方》有大黄如枣大，或吐虾蟆及蛇等物，余同。范汪亦同。

崔氏：疗中蛊吐血方。

雄黄研　丹沙研　藜芦炙，各一两

上三味，捣筛为散，旦以井花水服一刀圭，当吐蛊毒。忌生血物、狸肉。《肘后》、《集验》同。

凡蛊有数种，而人养作者最多也。郡县有名章者尤甚，今东有句章，章安故乡，南有豫章，略无村不有，余县亦有，而不能如此之甚耳。非唯其余饮食不可啖，乃至目色之，已亦③人类，此辈小易疗。复有自然飞蛊，状如鬼气者，难疗。此诸种，得真犀角、麝香、雄黄为良有药，人可常带此，亦预防之。《易》有蛊卦，又子产所说，并以器皿中虫为蛊，今省烦，皿上安一虫字，或作虫边，大非体也。并出第四卷中。

《小品》：疗中蛊心痛、吐血，欲死方。

盐一升，淳苦酒一升，煮令消和，一服立吐蛊毒出，已用良验。《肘后》、文仲、《备急》、《古今录验》同。出第四卷中。

蛊下血方九首

《病源》：蛊是合聚虫蛇之类，以器皿盛之。任其自相食啖，余留一存者为蛊，能变化为毒害人，有事之以毒害，多因饮食行之，人中之者，心腹㤂④痛，烦毒⑤不可忍，食人五脏，下血瘀黑如烂鸡肝。出第二十五卷中。

《小品》：疗蛊毒腹痛，注下赤血，踯躅散方。

羊踯躅　干姜　藜芦熬　附子炮　巴豆去心皮，熬　野葛皮　肉桂　丹沙研　雄黄研　蜈蚣炙，各一分

上十味，捣为散，以水服一刀圭，不知，加一粟米。忌猪肉、芦笋、生血物、生葱、狸肉。《古今录验》同。

又，疗蛊，下血欲死方。

蔷薇根剉，一升　牛膝五株　连翘子一升　腊⑥一弹子许

上四味，切，以水四升，煮取三升，分三服，即愈。《古今录验》同。

又，疗诸蛊，大便下血，日数十行方。

巴豆二七枚，去心皮，熬　藜芦炙　附子

---

① 疗中蛊吐血方：《肘后方》卷七第六十三作"疗蛊毒下血方"，方中"苦参"用量二两。原本"苦参"用量缺，据补。

② 又方：《肘后方》卷七第六十三作"疗饮中蛊毒，令人腹内坚痛，面目青黄，淋露骨立，病变无常方"。下"崔氏疗中蛊吐血方"仿此。方中"桑木心"作"枣木心"。

③ 亦：程本作"人"。

④ 㤂：指心中㤂忾。

⑤ 烦毒：即烦躁甚而不能忍。

⑥ 腊：当作"蜡"。

炮　芫青①去足翅，熬　矾石各二分，熬汁尽

上五味，捣下筛，别研巴豆如膏，和相得，以绵一裹一大豆许，纳下部中，日二三愈。忌猪肉、芦笋、狸肉。《千金》、《古今录验》同。并出第四卷中。

《千金》：凡忽患下血，以上件方疗更增剧者，此是中蛊，其下血状如鸭肝，腹中绞痛急者，此方主之。

茜根　升麻　犀角屑，各三两　地榆白襄荷各四两　桔梗　黄柏各二两。

上八味，切，以水九升，煮取二升半，分三服。忌猪肉。

又，凡卒患血痢，或赤或黑，无有多少，此皆是蛊毒，粗医以断痢药处之，此大非也。

又，疗中蛊毒，吐血、下血，皆如烂肝，令人心腹绞切痛，如有物啮，若不即疗，令人五脏尽乃死。验之法，欲知是蛊，令病人唾水中，沉者是蛊，浮者非蛊也方。

榉木北阴白皮　桃根皮各五两②　猬皮炙，一方寸匕　乱发灰一方寸匕　生麻子汁，五升

上五味，先煮榉皮、桃根，取浓汁一升，和麻子汁、乱发灰，猬皮末等，令病者少食，旦服一升，须臾著盆水，以鸡翮摘③，吐水中如牛涎、犊胎及诸蛊毒之物。出第二十五卷中。

《千金翼》：疗蛊毒下血方。

猬皮烧灰，以水服方寸匕，当吐蛊毒。出第十五卷中。

崔氏：疗中蛊下血及毒下羖④羊皮汤方。

羚羊皮方三寸，炙　襄荷根四两　苦参黄连各二两　当归　升麻　犀角屑，各三两

上七味，切，以水九升，煮取三升，分三服。无襄荷根，以茜根代之。忌猪肉、冷水等物。

又，疗中蛊毒，泻血，日夜无度，腹痛不可忍方。

取白襄荷叶四五枚，私纳著病人眠卧处席下，勿令病人知之，若为蛊病所伤，则不肯在上眠，即知是蛊毒为病。用皂荚三挺，炙，去皮子，打碎，用极酸醋四升于瓷器中，候日正午时渍皂荚，又以新白布三尺盖上，布上又横一口食刀，正对病人眠床下安之，至来日午时取药，用盖药布滤去滓。分三服，每服相去如人行十里久。若不肯服，可将针刺两手大拇指端甲，亦不劳⑤深，其针且勿拔出，病人当自服药，蛊毒或吐或大便中出除，其血即断，腹痛亦除。此方用皆验。并出第三卷中。

《古今录验》：疗卒中蛊，下血如鸡肝者，昼夜下石余血，四脏悉损，唯心未毁，或乃鼻破待死方。

桔梗捣末，以酒服方寸匕，日三。不能下药，以物揭口开，灌之，心中当烦，须臾自静，有顷下，至服七日止，当食猪肝臛以补之。忌猪肉。出第四卷中。

---

① 芫青：青娘子的别名，又名相思虫。为芫青科昆虫绿芫青的全虫。性味辛，温，有大毒。攻毒逐瘀，祛腐杀虫。主治痈疽瘰疬，狂犬咬伤，疥癣等。

② 各五两：原本缺，据《千金方》卷二十四第四补。

③ 以鸡翮（hé 音合）摘：用鸡羽茎搅动。"翮"，鸟羽茎下端中空部分。《尔雅·释器》："羽本谓之翮。"郭璞注："鸟羽根也。"《说文·羽部》："翮，羽茎。""摘"，拨动。《广韵·锡韵》："摘，动也。"程本作"搅"，义同。《千金方》卷二十四第四作"摘"，探也。

④ 羖：程本作"羚"，宜从。

⑤ 不劳：犹言无需。

五蛊方一十二首

《千金》：太上五蛊丸，主百蛊，吐血伤中，心腹结气，或坚气①塞咽喉，语声不出，短气欲死，饮食吐逆，上气，去来无常，状如鬼祟②，身体浮肿，心闷烦疼，寒战，梦与鬼交，狐狸作魅，卒得心痛，上义③胸胁，痛如刀刺，经年累岁，着床不起，悉主之方。

雄黄研　椒目熬　巴豆去心皮，熬　鬼臼　莽草炙　芫花熬　真珠　藜芦炙　礜石各四分，烧　獭肝炙，二分　附子炮去皮，五分　斑猫三十枚，去翅足，熬　蜈蚣三枚，炙

上十三味，捣末，蜜和，更捣一二千杵，每服如小豆一丸，余密封，勿泄，十丸为一剂。如不中病，后日增一丸，以下利为度，当下虫④，种种状貌，不可具载。下七日后将息⑤，服一剂，三十年百病尽除。忌五辛、猪肉、冷水、生血物，狸肉、芦笋等。

又方

酒服桔梗、犀角末方寸匕，日三服。不能自服，揭口与药下，心中当烦，须臾自静，有顷下，至七日止，当食猪脾以补之。并出第二十五卷中。

崔氏： 疗五蛊毒方，一曰蛇蛊，食中得之，咽中如有物，咽之不入，吐之不出，闷乱不得眠，心热不能食方。

服马兜苓根，即吐出。又服麝香方寸匕，亦自消，或吐出也。

二曰蜣螂蛊，得之胸中，忽然或哽入咽，怵怵如虫行，咳而有血方。

服獾肫⑥脂即下，或吐，或自消也。

三曰虾蟆蛊，得之心腹胀满，口干思水，不能食，闷乱，大喘而气发方。

服车脂半升以来，即出。

四曰科斗蛊，同上疗法，甚验。

五曰草蛊，术在西凉以西，及岭南人多行此毒，入人咽，刺痛求死方。

服甘草、蓝汁即自消。

又方

五蛊共一法疗之，但取产妇胎⑦，切之，曝干，为散，水和服半钱匕，五毒自消。

又方

含升麻，咽汁。

又方

五蛊都服马兜苓苗，似萝摩草，形正⑧上，取鸡子大，捣为散，服半钱匕，或至一匕。五蛊毒之病多在喉中，常须记之，或小医不识此病，言谓冷动⑨，或浪称是注，灸刺，浪服诸药，枉死也。此由医生未经历故也，宜令好审别之。并出第三卷中。

《古今录验》：五蛊汤方。

犀角三两，屑　襄荷根　黄连　绛草当归各二两　羚羊皮方二寸，炙

上六味，切，以水七升，煮。取二升，分为三服。忌猪肉、冷水。

又，五蛊下利，去膏血，赤罽⑩丸方。

芫花一升　巴豆一百枚，去心皮，熬　赤罽方圆一寸

---

① 气：《千金方》卷二十四第四无此字
② 鬼祟：谓鬼神作怪为祸。"祟"，旧称鬼神为祸。《说文解字·示部》："祟，神祸也。"
③ 义：高校本疑当作"叉"。《千金方》卷二十四第四作"又"。
④ 虫：《千金方》卷二十四第四作"蛊"。
⑤ 将息：将养，休养。
⑥ 獾肫：猪獾的别名，即哺乳动物獾。
⑦ 胎：程本作"胎衣"。
⑧ 正：程本作"正直"。
⑨ 言谓冷动：程本作"言胃冷蛔动"。
⑩ 赤罽（jì音计）：红色毛毡。"罽"，毡类毛织品。

上三味，捣筛，以蜜为丸，更捣，丸如胡豆，服一丸。如不利不止，以清粥汁止之。不下，小增之。欲令阴除，不令大下。忌芦笋、猪肉。范汪同。并出第四十五卷中。

蛊注方三首

《病源》：蛊注者，住也，言其病迟滞停住，死又注易①旁人也。蛊者，是聚蛇虫之类，以器皿盛之，令其自相啖食，余有一个存者为蛊也。而能变化，人有造作钦事②之者，以毒害于他，多于饮食内而行用之。人中之者，心闷腹痛，其食五脏尽则死。有缓有急，急者仓卒，十数日便死。缓者延引岁月，游走腹内，常气力羸备③，骨节沉重，发则心腹烦懊而痛，令人所食之物亦变化为蛊，渐侵食腑脏，尽而死，死则病流注，染着旁人，故为④蛊注也。出第二十四卷中。

范汪：疗蛊注百病，癥瘕积聚，酸削骨肉，大小便不利，卒忤遇恶风，胪胀腹满，淋水转相注，殚门尽户，延及男女外孙，医所不能疗，更生十七物紫参丸方。

紫参　人参　半夏洗　藜芦　代赭　桔梗　白蔹　肉苁蓉各三分　石膏一分　大黄一分　牡蛎一分，熬　丹参一分　虾蟆炙　乌头炮，四分　狼毒一分　附子炮，五分，巴豆七十枚，去心皮，熬

上药捣筛，蜜和为丸，以饮下如小豆一丸，日三服，老小以意减之。蜂虿⑤所螫，以涂其上，神良。忌猪羊肉、冷水。出第十四卷中。一方无虾蟆，有干姜四分。

《小品》：雄黄丸，疗蛊注，四肢浮肿，肌肤消索⑥，咳逆，腹大如水状，漏泄，死后注易家人方，一名蛊胀方。

雄黄研　巴豆去心皮，熬　莽草炙　鬼臼各四分　蜈蚣三枚，炙

上五味，捣筛为末，蜜和，更捣三千杵，药成，蜜器封之，勿令泄气。宿勿食，服如小豆一丸，不知，加一丸，当先下清水，虫长数寸，一尺蛇⑦，或如坏鸡子，或白如膏。下讫后，作葱豉粥、鸭羹补之。忌生鱼、生菜、猪肉、芦笋、冷水，暖食将养也。《千金》同。出第十四卷中。

《集验》：疗鬼注、蛊注、毒气，变化无常，鲛鱼皮散方。

鲛鱼皮鹊鱼斑皮是　犀角屑　麝香研　龙骨　丹砂研　雄黄研　襄荷根　鹿角炙，各一分　蜈蚣一枚，炙　椒一分，汗　干姜一分　贝子十枚　鸡舌香一分

上十三味，捣筛为散，空心⑧酒服一钱匕，日三服。忌生血物。出第一卷中。

蛊毒杂疗方五首

《小品》：疗蛊似蛔方。

雄黄研　麝香研

上二味，各如大豆许，取生羊肺如指大，以刀开，取雄黄等末，以肺裹吞之。崔氏、《集验》、《古今录验》同。

又，疗人食菜及果子，中蛇毒方。

---

① 注易：传注，传染。

② 钦事：《病源》卷二十四《蛊注候》作"敬事"，即恭敬地奉事。钦、敬义同。

③ 羸备：虚弱疲惫。"备"用同"惫"。《病源》卷二十四《蛊注候》作"惫"。

④ 为：《病源》卷二十四《蛊注候》作"谓之"。

⑤ 虿（chài 音虿）：蝎子一类的毒虫。《说文·虫部》："虿，毒虫也。"《广雅·释虫》："虿，蝎。"

⑥ 消索：谓肌肤消瘦。"索"，《玉篇·索部》："索，散也。"《广雅·释诂一》："索，尽也。"

⑦ 一尺蛇：程本作"及下蛇"。

⑧ 空心：原作"心"，据程本补。

大豆，末，以酒渍，取汁半升服之。又以鸡血和真铁精，吞如梧子大一丸。《古今录验》同。

又，疗有人食新变鱼取饱，中毒，病心腹痛，心下坚，发热，烦冤，欲得水沃，身动摇如鱼得水状，有人诊病，云是蛊，家云野中相承无此毒，不作蛊疗之，遂死。并出第四卷中。

《千金》：疗人得药杂蛊方。

斑猫六枚，去足、翅，熬　桂心一片，如指大　釜月下土如弹丸大　藜芦如指大，炙

上四味，捣散，水服一钱匕，下虫、蛇、虾蟆、蜣螂、白虫。忌生葱、狸肉。

又，疗有人中蛊毒，腹内坚如石，面目青黄，小便淋沥，变状无常方。

羚羊皮①方广五寸，炙　犀角一两，屑　芍药一两　黄连二两，本方一两　栀子仁十枚　襄荷根四两半　牡丹皮一两

上七味，切，以水七升，煮取一升半，去滓，分温再服。忌猪肉、冷水。《翼》、《古今录验》同。出第二十五卷中。

《古今录验》：疗食中有蛊毒，令人腹内坚痛，面目青黄，淋露骨立，病变无常方。

炉中取铁精，细研，别捣乌鸡肝和之，丸如梧子大，以酒服三丸，日三服。甚者不过十日愈，微者便愈。《肘后》、崔氏同。出第四十五卷中。

猫鬼野道方三首

《病源》：猫鬼者，云是老狸野物之类，变为鬼蜮②，而依附于人，人畜事③之，犹如事蛊，以毒害人。其病状心腹刺痛，食人腑脏，吐血、痢血而死。

又，野道者，是无主之蛊也，人有畜事蛊以毒害人，为恶既积，乃至死，灭绝，其蛊则无所依止④，浮游田野道路

之间，有犯害人者，其病发犹是蛊之状，但以其于田野道路得之，故谓之野道。并出第二十五卷中。

《千金》：疗猫鬼野道，病歌哭不自由方。

五月五日取自死赤蛇，烧作灰，研，井花水服方寸匕，日一服。

又，疗猫鬼，眼见猫狸，并耳有杂所闻方。

相思子　卑麻子⑤　巴豆去皮心，熬，各一枚　朱砂末　腊⑥各四铢

上五味，捣作丸，取麻子许含之，即以灰围患人，前头着一斗灰火，吐药火中沸，即尽火上作十字，其猫鬼并皆死矣。忌猪肉、芦笋、生血物。出第二十六卷中。一方有硝粉。

《古今录验》：疗妖魅猫鬼，病人不肯言鬼，鹿角散方。

鹿角屑，捣散，以水服方寸匕，病者即言实也。出第四十五卷中。

自缢死方一十五首

《病源》：人有不得意志者，多生忿恨，往往自缢，以绳物系颈，自悬挂致死，呼为自缢。若觉早，虽已死，徐徐捧下，其阴阳、经络虽暴拥闭，而脏腑真气故有未尽，所以犹可救疗，故有得

---

① 羚羊皮：《千金方》卷二十四第四作"羧（gǔ 音古）羊皮"。"羧"，指黑色公羊或山羊。

② 蜮（yù 音玉）："蜮"原作"或"，据程本、《病源》卷二十五《猫鬼候》改。"蜮"，传说中一种害人的动物。

③ 畜事：滋生之事，犹言人为的迷信之事。

④ 依止：依附，停留。

⑤ 卑麻子：《千金方》卷二十五第二作"蓖麻子"。

⑥ 腊：程本《千金方》卷二十五第二并作"蜡"。

活者。若见其悬挂，便忽遽截断其绳，旧云则不可救，此言气已拥闭，绳忽暴断，其气虽通，而奔进运闷①，则故气不能还，即不复得生。

又云：自缢死，旦至暮，虽已冷，必可活；暮至旦，则难疗，此谓其昼则阳盛，其气易通也；夜则阴盛，其气难通也。

又云：夏则夜短，又热，则易活。

又云：气虽已断，而心微温，一日以上犹可活也。出第二十三卷中。

《肘后》：葛氏疗自缢死，心下尚微温，久犹可活方。

徐徐抱解其绳，不得断之，悬其发，令足去地五寸许，塞两鼻孔，以芦管纳其中至咽，令人嘘之，有顷，其腹中砻砻②转，或是气通也。其举手捞人，当益坚捉持，更递嘘之，若活了能语，乃可置耳。若不得悬发，可中分发，统两手牵弦耳。

又方

皂荚末，葱叶吹其两鼻孔中，逆出，复纳之。《千金》、《备急》、文仲同。

又方

以芦管吹其两耳，极则易人吹，取活乃止。若气通者，以少桂汤稍稍咽之，徐徐乃以少粥清与之。并出第三卷中。

仲景云：自缢死，旦至暮，虽已冷，必可疗，暮至旦，小难也，恐此当言阴气盛故也，然夏时短于昼，又热，犹应可疗。又云：心下若微温者，一日以上犹可活，皆徐徐抱解，不得截绳，上下安被卧之，一人以脚踏其两肩，手小挽其发，常弦弦③，勿纵之，一人以手按据④胸上，微重⑤之，一人摩捋臂胫，屈伸之，若已僵，但渐渐强屈之，并按其腹。如此一炊顷，气从口出，呼吸，眼开，而犹引按莫置，亦勿苦劳之，须令

可，少桂心汤及粥清含与之，裁⑥令濡喉，渐渐能咽，乃稍止耳。向时兼令两人各以管吹其两耳弥好，此最善，无不活者，并皆疗之。《肘后》、《备急》、文仲、《古今录验》同。

《备急》方

以厮衣若氍毹⑦、厚毡物覆其口鼻，抑之，令两人极力吹其两耳，一炊顷可活也。《肘后》、《千金》、文仲、《集验》、《小品》同。

又方

悬牵其头发，塞两耳，勿令通气，以葱叶刺鼻中，两人极力痛吹之，啮其两脚踵根，即活。亦可塞鼻而吹口，活也。《小品》、《古今录验》同。

范汪：疗自缢死方。

悬其发，令足才至地，一时许即活。

又方

急手掩其口鼻，勿令纳气稍出，二时许，气猥⑧至即活。《备急》、文仲、《古今录验》《肘后》同。

又方

以绢急绞身体令坚，以车牛载行三十里许，使人于车上行踏肩、引发，如耳⑨。

又方

以松子油纳口中，令得入咽中，则

---

① 奔进运闷：因绳忽暴断，突然下坠，其气奔进上逆、运行障碍。闷，犹言气密闭于内，不畅通。

② 砻砻（lóng lóng 音龙龙）：亦作"硁硁"，象声词。

③ 弦弦：犹言拉直。

④ 按据：即压在。

⑤ 重：程本作"动"。

⑥ 裁：通"才"。

⑦ 氍毹（qú sōu 音渠叟）：一种毛织或毛与其他材料混织的毯子。

⑧ 猥（wěi 音伟）：繁多，多；大，粗大；猛烈。程本无"猥"字。

⑨ 如耳：程本作"吹耳"。似是。

便活。

《千金》：疗自缢死方。

以蓝青汁灌之，又极须安定身心，徐徐缓①解，慎勿割绳，抱取，心下犹温者，刺鸡冠血滴口中，即活，男用雌鸡，女用雄鸡。

又方

鸡屎白以枣许，酒半盏和，灌之口鼻中，即活。

又方

梁上尘如大豆，各纳一筒中，四人各一筒，同时吹两耳、鼻中，极力吹之，即活。

又方

尿鼻、口、眼、耳中，并捉头发一撮笔管大，掣②之，立活。并出第二十六卷中。

《删繁》：疗五绝死方。

一曰自缢，二曰墙壁所迮③，三曰溺水，四曰魇魅，五曰产乳④，皆取半夏一两，捣筛，吹一大豆纳鼻孔中，即活。心下温，一日者亦可活。《千金》同。

热暍方七首

《病源》：夏月炎热，人多冒涉途路，热毒入内，与五脏相并，客邪炽盛，郁瘀不宣，致阴气卒绝，阳气暴拥，经络不通，故奄然⑤闷绝，谓之暍也。然此乃外邪所击，真脏未坏，若便遇疗救，气宣则苏也。夫热暍⑥不可得冷，得冷便死，此谓外卒以冷触其热，蕴积于内，不得宣发故也。

又，冒热困乏候：人盛暑之时，触冒大热，热毒之气入脏，则闷郁冒⑦，至于困乏也。并出第二十三卷中。

《肘后》：夏月中热暍死，凡中暍死，不可使得冷，得冷便死。疗之方。

以屈革带绕暍人脐，使三、四人尿其中，令温。亦可用泥土屈草，亦可扣瓦碗底，若脱车釭⑧，以著暍人脐上，取令尿不得流去而已，此谓道路穷急，无汤，当令人尿其中。仲景云：欲使多人尿，取令温，若有汤，便可与之。仲景云：不用泥及车缸，恐此物冷暍，既在夏月，得热土泥、暖车釭，亦可用也。《备急》、文仲、《集验》《小品》、《千金》同。

又方

灸两乳头各七壮。《千金》同。

又方

取道中热尘土，以积暍人心下，多之为佳。少冷即易，通气也。《千金》同。

又方

捣菖蒲汁，饮之一二升。

又，凡此疗自经⑨、溺、暍之法，并出自张仲景为之，其意理殊绝，殆非常情所及，本草之所能开悟，实极救人之大术矣。伤寒家别复有暍病，在上仲景论中，非此遇热之暍。文仲同。出第七卷中。

---

① 缓：《千金方》卷二十五第一作"抱"。

② 掣（chè 音撤）：拽；拉。

③ 迮（zé 音则）：压榨。《通雅·释诂》："迮，压也。"

④ 产乳：《千金方》卷二十五第一作"产乳绝"。

⑤ 奄然：气息微弱貌。

⑥ 热暍（yē 音叶）：中暑，《说文解字·日部》："暍，伤暑也。"

⑦ 热毒之气入脏，则闷郁冒：《病源》卷二十三《冒热困乏候》作"热毒气入脏腑，则令人烦闷郁冒"。"烦闷郁冒"，谓心烦胸闷，如物冒首，头昏目花。

⑧ 车釭：即车毂中铁。

⑨ 自经：即"自缢"。《字汇·系部》："经，缢也。"

《千金》：疗热喝方。

可饮热汤，亦可用少干姜、橘皮、甘草煮饮之，稍稍咽，勿顿使饱，但以热土及热灰土拥其①上，佳。《古今录验》同。

文仲：疗夏月喝死方。

浓煮蓼汁，灌三升，不瘥，更灌之。《肘后》、《千金》同。

《古今录验》：疗热喝方。

令人口嘘心前令暖，易人为之。《肘后》同。

溺死方九首

《病源》：人为水所没溺，水从孔窍入，灌注腑脏，其气拥闭，故死。若早拯救得出，即泄沥其水，令气血得通，便得活。

又云：经半日及一日犹可疗，气若已绝，心下暖者，亦可活。出第二十三卷中。

《肘后》：疗溺死一宿者，尚可活方。

以皂荚末，绵裹纳下部中，须臾出水则活。《古今录验》同。

又方

倒悬、解衣，挑去脐中垢，极吹两耳即活。《集验》、《千金》、《小品》、文仲、《备急》同。

又方

倒悬死人，以好酒灌鼻中，立活。《千金》、《备急》、文仲、《古今录验》同。

又方

取瓮倾之，以死者伏瓮上，令口临瓮口，燃以芦火二七把，烧瓮中，当死人心下，令烟出，小入死者鼻口中，鼻口中水出尽则活。芦尽，更益为之，取活而止。常以手候死人身及瓮，勿令甚热，冬天当令火气能使死人心下、足得暖。若卒无瓮，可就岸穿地，令如瓮，

烧之令暖，乃以死人著上。亦可用车毂②为之，当勿隐其腹，令得低头使水出，并熬灰数斛，以粉身，湿即易③。《千金》同。

《小品》：疗溺死，若身尚暖者方。

取灶中灰两石余以埋人，从头至足，出七孔，即活。《备急》、《千金》、《肘后》同。

又方

便脱，取暖釜覆之，取溺人伏上，腹中出水，便活也。《肘后》同。并出第十卷中。

《千金》：疗落水死方。

以灶中灰布地，令厚五寸，以甑④侧著灰上，合死人于甑上，使头小垂下，炒盐二寸匕，纳管中，吹下孔中，即当吐水，因去甑下，以死人著灰中拥身，使出鼻口，即活⑤矣。

又方

掘地作坑，熬⑥灰数斛，纳坑中，下死人，覆灰，湿彻即易之，勿令灰热煿人⑦，冷即易之，半日即活。

《备急》：疗溺死方。

屈死人两脚，著人⑧，肩上，以死人背向生人，背负持走，吐出水便活。《千

① 其：《千金方》卷二十五第一作"脐"。
② 车毂（gǔ音古）：车轮中心穿轴承辐的部分，今谓之轴承。
③ 湿即易：《千金方》卷二十一第一作"湿更易温者"。
④ 甑（zēng音增）：盛物瓦器。《新方言·释器》："浙西鄙人谓小瓮曰甑。"
⑤ 活：原作"治"。据程本、《千金方》卷二十五第一改。
⑥ 熬：原作"中熬"，据《千金方》卷二十五第一删"中"字。
⑦ 灰热煿（bó音伯）人：《千金方》卷二十五第一作"大热煿人"。"煿"，煎炒或烤干，也作"爆"。《集韵·铎韵》："爆，火干也。或作煿。"
⑧ 人：《千金方》二十五第一作"生人"。

金》、《肘后》、文仲、《集验》、《小品》、《古今录验》同。出第八卷中。《肘后》云亦治冻死。

冻死方一首

《病源》：人有在途路逢凄风苦雨，繁霜①大雪，衣服霑濡②，冷气入脏，致令阴气闭于内，阳气绝于外，荣卫结涩，不复流通，故致噤绝而死。若早得救疗，血温气通则生。

又云：冻死一日犹可活，过此即不疗。出第二十三卷中。

《肘后》：疗冬天堕水，冻四肢直，口噤，裁③有微气出方。

以大器中多熬灰，使暖，囊盛，以薄④其心上，冷即易，心暖气通，目则得转，口乃开，可温尿、粥清稍稍含之⑤，即活。若不先温其心，便持火炙其身，冷气与火相搏则死。《集验》、《备急》、文仲、《千金》、《古今录验》同。

入井冢闷方二首

《肘后》云：此事他方少有其说，且人为之寡，不俟别条，今于水冻之后寻此⑥，是地气敲⑦蒸，盖亦障⑧雾之例，服诸解毒犀角、雄黄、麝香之属，豉豆、竹沥、升麻诸汤，亦应为佳。出第三卷中。

《小品》：疗入井冢闷冒方。

凡五月、六月，井中及深冢中皆有伏气，入中令人郁闷杀人。如其必须入中者，先以鸡、鸭、杂鸟毛投之，直下至底，则无伏气，毛若徘徊不下，则有毒气也。亦可纳生六畜等置中，若有毒，其物即死。必须入不得已，当先以酒，若无，以苦酒数升，先酒井冢中四边畔，停少时，然后可入。若觉中有此气，郁闷，奄奄欲死者，还取其中水洒人面，令饮之，又以灌其头及身体，即活。若无水，取他水用也。《肘后》、《千金》、《古今录验》同。出第十卷中。

《千金》：疗入井冢毒气方。

取他井中水洒身上，至三食顷便活。若东井，取西井，南井，取北井中水用之。出第二十六卷中。

外台秘要方卷第二十八

右迪功郎充两浙东路提举茶盐司干办公事张寔校勘

---

① 繁霜：霜多而厚。
② 霑（zhān 音沾）濡：浸湿。
③ 裁：《千金方》卷二十五第一作"尚"。
④ 薄（bó 音伯）：敷，涂。
⑤ 温尿、粥清稍稍含之：《千金方》卷二十五第一作"可温尿粥稍稍含之"。"尿"疑为衍字。
⑥ 寻此：程本作"附此"。
⑦ 敲：程本作"熏"。
⑧ 障：通"瘴"。

外台秘要方卷第二十九 <small>坠堕金疮等四十七门</small>

朝散大夫守光禄卿直秘阁判登闻检院上护军臣林亿等上进

从高堕下方三首

《千金》：疗丈夫从高堕下，伤五脏，微者唾血，甚者吐血，及金疮伤绝[1]崩中，皆主之方。

阿胶<small>炙</small>　干姜<small>各二两</small>　艾叶　芍药<small>各</small>

----

① 绝：《千金方》卷二十五第三作"经"。

三两

上四味，切，以水八升，煮。取三升，去滓，入胶令消，分二服，羸人三服。女人产后、崩中伤，下血过多，虚喘，腹中绞痛，下血不止，服之悉愈。

又，疗从高堕下，泻血，及女人崩中方。

当归二分　大黄一分

上二味，捣为散，酒服方寸匕，日三。范汪同。并出第二十六卷中。

《千金翼》：胶艾汤，主男子伤绝，或从高堕下，伤五脏，微者唾血，甚者吐血，及金疮经[①]内绝者方。

阿胶炙　艾叶　芍药　干地黄各三两
干姜　当归　甘草炙　芎劳各二两

上八味，切，以水八升，煮。取三升，去滓，内胶令烊，分再服，羸人三服。此汤正主妇人产后，崩中伤，下血多，虚喘欲死，腹痛，下血不止者，服之良。忌海藻、菘菜、芜荑。出第十九卷中。

从高堕下瘀血及折
伤内损方一十八首

《广济》：疗从高堕下，内损，瘀血，消血散方。

蒲黄十分　当归　干姜　桂心各八分
虻虫四分，去足、翅，熬　大黄十二分

上六味，捣为散，空腹以酒服方寸匕，日再，渐渐加至一匕半。忌生葱、猪、犬肉。出第四卷中。

《肘后》：疗卒从高堕下，瘀血柂[②]心，面青，短气欲死方。

取胡粉一钱匕，以水服之。《备急》、文仲同。

又方

煮大豆或小豆令熟，饮汁数升，和酒服之弥佳。《千金》、《备急》、文仲同。
一云大豆二升，煮令熟，取汁二升，去豆，以淳酒六七升和饮之，一日饮尽，小豆亦佳。

又方

生干地黄二两，熬末，以酒服之。

又方

生地黄捣取汁，服一升或二升，尤佳。

又方

乌鸦翅羽二七枚，烧末，酒和服之，即当吐血也。如得左羽尤佳。

又，疗从高堕下，若为重物所顿笮[③]，得瘀血方。

豆豉三升，沸汤二升，渍之食顷，绞去滓，纳蒲黄三合，投中搅调，顿服之，不过三四服，神良。《删繁》、《小品》、文仲、《备急》、《集验》、《千金》同。

又方

乌梅五升，去核，以饴糖五升煮，稍稍食之，自消。文仲、《备急》、《千金》同。

又方

取茅[④]连根叶捣，绞取汁一二升，服之，不过三四服愈。冬用根。

又方

刮琥珀屑，酒服方寸匕，取蒲黄二三匕，日四五服，良。

又方

末鹿角，酒服三方寸匕，日三。《千金》同。

又方

---

①　经：《千金方》卷二五第三、《千金翼》卷二十第四并作"伤经"。
②　柂（chéng 音成）：触动。程本作"胀"；高校本引山田业广曰："'柂'疑'抌'，触也。撞也。按柂，抌音通。"
③　顿笮（zé 音则）："顿"，顿仆；跌倒。笮，困迫；挤压；逼迫。
④　茅：《医心方》卷十八第二十二作"茅蓟"。

取败蒲荐，烧灰，以酒服方寸匕。并出第三卷中。

深师：疗从高堕下，伤内，血在腹，聚不出，疗下血方。

取好大黄二两　桃仁三十枚，去尖、皮、两仁者

上二味，捣，以水五升，煮取三升，分为三服。去血后，作地黄酒服，随能服多少，益血。过百日成微坚者，不可复下之，虚极杀人也。

又，疗堕落瘀血，桃枝汤①方。

桃枝一握，中指长，剉　芒硝五分　大黄四两　当归　甘草炙　桂心各二两　虻虫二十枚，去翅、足，熬　桃仁五十枚，去尖皮，熬　水蛭二十枚，熬

上九味，㕮咀，以水八升，煮取三升，去滓，温分三服，内消。忌海藻、菘菜、生葱等。

又，疗堕落，积瘀血，消血理中膏方。

大黄二两　猪脂二升　桂心一两　干姜一两　当归二两　通草　乱发各一②两

上七味，切，以膏煎发令消尽，捣药下筛，须令绝细，下膏置地，纳诸药搅匀，微火煎之，三上三下，即药成，去滓，以好酒服一两，日二服，一方不去滓，是生子膏，亦佳。并出第二十六卷中。

《千金》：疗从高堕下，及被木石所迮，或因落马，凡是伤损，血瘀凝积，气绝欲死，无不疗方。

净土五升，蒸之令极热③，分半，以故布数重裹之，熨病上，勿令大热，恐破肉，候冷即易之，以痛止即已。但有损伤，益以此法疗之，神效，已死不能言者亦活，三十年亦瘥。

又，疗从高堕下，损有瘀血方。

蒲黄八两　附子一两，炮去皮，末

上二味，为散，以酒服五六钱匕，

日三，不知，增之。出第二十六卷中。

《近效》：土质汗，疗折伤内损，有瘀血，每天阴则疼痛，兼疗产妇产后诸疾，神效方。《开宝本草》云：质汗主金疮伤折，瘀血内损，消肿补筋，隐血下血，妇人产后诸血，并酒消服之，亦敷病处。出西蕃，如凝血，蕃人煎甘草、松泪、柽乳、地黄并热血成之。今以益母成煎，故谓之土质汗也。

三月采益母草一重担，一名夏枯草

上一味，捣，择去诸杂草及干叶，以新水净洗，于箔④上摊晒，令水尽，则用手捩⑤断，可长五寸以来，勿用刀切，即置镬⑥中，量水两石以来，令草水深三二寸，则纵火煎，候益母草糜烂，水又减耗三分减二分以上，则滤去草，取五、六斗汁，泻入盆中，澄之半日以下，以绵滤取清汁，盆中滓淀并尽弃之，其清汁于小釜中慢火煎取一斗以来，如稀饧，每取梨许大，暖酒和服之，日再服，和羹粥吃并得，如远行，不能将稀煎去，即更炼令稠硬，停作小丸服之，七日内则疼痛渐瘳，二七日平复。或有产妇恶露不尽及血运，一两服即瘥。其药兼疗风，益心力，无所忌。郑长史处，吏部李郎中服之得力。

坠损方三首

《广济》：疗坠损，骨肉苦疼痛不可

---

① 桃枝汤：《千金方》卷二十五第三作"桃仁汤"，方中无"桃枝"；其他药味与主治相同，剂量稍异。

② 一：原脱，据程本补。

③ 蒸之令极热：《千金方》卷二十五第三作"蒸令溜"，谓将土蒸到出现有水下流的程度。"溜"，水液下流。《苍颉解诂》："溜，谓水垂下也。"

④ 箔（bó音伯）：帘子。多以苇子或林秸结成。

⑤ 捩（liè音列）：拗折，折断。

⑥ 镬（huò音或）：无足鼎。古时煮肉及鱼、腊之器。

忍方。

故马毡两段，其毡欲得故腻者，于
铛中以酒五、六升，著一抄盐，煮令热，
即纳毡于铛中，看毡热，便用裹所损处，
冷即易之，勿令久热伤肉，如是三五遍，
痛定即止，仍服止痛药散，即渐瘥。

又，疗男子虚劳，坠伤内损，吐血
不止，欲死，面目黑如漆者，悉主之方。

黄芪　芎䓖　当归　芍药各三两　甘
草三两，炙　生姜八两

上六味，切，以水九升，煮取二升
五合，去滓，分温三服，服别相去六七
里，不利。忌生冷、海藻、菘菜、猪、
鱼。并出第四卷中。

《近效》：疗坠损方。

生地黄一斤，分为三分

上每服取一分，熬令焦黄，以酒半
升，煎一两沸，绞去滓，令温暖得所，
食前，日三，无所忌。马坠亦疗之。

坠落车马方六首

《肘后》：疗忽落马堕车，及坠屋坑
岸[1]，腕伤，身体、头面、四肢、内外切
痛，烦躁叫唤不得卧方。

急觅鼠矢，无问多少，烧，捣末，
以猪膏和涂封痛处，急裹之。仍取好大
黄如鸡子大，以乱发裹上如鸭子大，以
人所裁白越布衫领巾间余布以裹发外，
乃令火烧，烟断，捣末屑薄，以酒服，
日再、三。无越布，余布可强用，常当
预备此物为要。《备急》、《集验》、《古今
录验》同。出第三卷中。

《千金》：疗凡人坠落车马，心腹积
血，唾吐血无数方。

干藕根末，酒服方寸匕，日三，如
无，取新者，捣取汁，服之尤妙。禁口
味物。

又，疗堕马及树，崩血、瘀血，腹
满短气方。

大豆五升，水一斗，煮得二升半，
去豆，顿服，剧者不过三服。并出第二
十六卷中。

《千金翼》：疗落马堕车，及诸伤踠
折[2]，臂脚疼痛不止方[3]。

黄芪　芍药各三两　干地黄　当归
附子炮　通草　续断　桂心　干姜各二两
蜀椒一合，汗　乌头半两，炮

上十一味，捣为散，先食酒服五分
匕，日三。忌猪肉、冷水、生葱、芜荑。
出第十九卷中。本方有大黄一两，又云服方寸匕。

《救急》：疗坠马落车，被打，伤腕
折臂，呼唤痛声不绝，服此散，呼吸之
间不复大痛。三日筋骨相连，当归散方。

当归熬令香　桂心　甘草炙　蜀椒汗，
各二分　芎䓖六分，熬　附子炮　泽兰熬，各
一分

上七味，捣为散，酒服方寸匕，日
三。小儿被奔车马所损，裂其膝，皮肉
决见骨，即绝死，小苏，蹄不可听闻，
服之便眠，十数日便行走，其神验如此。
忌海藻、菘菜、生葱、猪肉、冷水。《千
金翼》、深师同。出第六卷中。

《近效》：疗堕马内损方。

取尴[4]药一小两，捣为末，牛乳一
盏，煎五六沸，和服。李谏议云：尴药

---

① 岸：程本作"崖"。

② 踠折：《千金翼》卷二十第四作"踠折"。按
"踠"同"踒（wō 音涡）"。踒折，因猛折而筋骨受
伤。"踒"，足折伤。《集韵·过韵》："踒，《说文》：
足跌也。一曰折也。或作踠。"

③ 疼痛不止方：《千金方》卷二十五第三载该方
名"黄芪散"，与《千金翼》卷二十第四并为"十二
味"，方中另有"大黄一两"。服法并与此稍异。

④ 尴（kè 音克）：原作"尴"，查无此字，据程
本改。义为崩损；磕碰。《广韵·盍韵》："尴，崩损
也。"下同。

以羊肉汁和服，一日内不用吃菜，极效。出第一卷中。^{庵药见陈藏器《本草》。}

折骨方三首

《肘后》：疗凡脱①折折骨，诸疮肿者，慎不可当风卧湿及多自扇，若中风则发痉，口噤杀人。若已中此，觉颈项强，身中急束者，急服此方。

竹沥，饮三二升，若口已噤者，可以物拗开纳之令下，禁冷饮食及饮酒。竹沥，卒烧难得多，可合束十许枚，并烧中央，两头承其汁，投之可活。《小品》、《备急》、文仲、《古今录验》同。出第三卷中。

《千金》：疗腕折骨②痛不可忍方。

取大麻根叶，无问多少，捣取汁，饮一小升，无生青者，以干者煮取汁服，亦主堕坠、打捶③，瘀血，心腹胀满，短气，良。出第二十六卷中。

《救急》：疗骨折，接令如故，不限人畜也方。

取钴鉧④上，柯鲁切；下，母朗切。温器也铜错取末，仍捣，以绢筛，和少酒服之，亦可食物和服之，不过两方寸匕以来，任意斟酌之。出第九卷中。

伤筋方三首

《千金》：疗被伤筋绝方。

取蟹头中脑，及足中髓，熬之，内疮中，筋即续生。

又方

捣葛根汁饮之，葛白屑熬令黄，敷疮止血。并出第二十六卷中。

《救急》：续断筋方。

取旋复草根，净洗去土，捣，量疮大小取多少薄⑤之，日一易之，以瘥为

度。《必效》同。出第九卷中。

筋骨俱伤方七首

《肘后》：疗腕折，四肢骨破碎，及筋伤蹉跌⑥方。

烂捣生地黄，熬之，以裹折伤处，以竹简编夹裹之，令遍病上，急缚，勿令转动，一日可十度易，三日即瘥。《千金》、《删繁》、《备急》、文仲、《古今录验》同。

又方

取生栝楼根，捣之，以涂损上，以重布裹之，热除痛止。《备急》同。

又方

捣大豆末，合猪膏和涂之，干即易之。并出第三卷中。

深师：疗折踠伤筋骨，槐子膏方。

槐子中仁　秦艽　白术　续断各一两

桂心六分　巴豆十枚，去皮、心，熬　大附子一枚，炮

上七味，㕮咀，以醇苦酒渍槐子等一宿，以成炼猪脂二斤，于微火上煎三上三下，候膏成，绞去滓，温酒服杏子许一枚，日三。并涂敷。忌生葱、猪肉、冷水、芦笋、桃、李、雀肉等。出第二十卷中。

《千金》：疗四肢骨碎，及伤筋蹉跌方。

---

① 脱：疑为"腕"之误。《外台》"腕"又多为"踠"之误。

② 骨：《千金方》卷二十五第三作"骨损"。

③ 捶（chuí 音垂）：棍、杖、鞭、拳击打。《说文·手部》："捶，杖击也。"

④ 钴鉧（gǔ mǔ 音古亩）："鉧"原作"锛"，形误。钴鉧，温器，指大口之釜。《集韵·姥韵》："钴，钴鉧，温器。"《直音篇·金部》："钴，钴鉧，釜也。"

⑤ 薄：敷，涂。

⑥ 蹉跌：跌倒，摔倒。《唐写切韵残本·歌韵》："蹉，跌。"《玉篇·足部》："跌，仆也。"

生地黄多少①，熟捣，熬，以裹伤骨处，频易。《古今录验》同。

又方

豉三升，以水七升渍之，绞去滓，取汁饮，止烦闷。《古今录验》同。

又方

干地黄　当归　独活②　苦参各二两

上四味，捣末，以酒服方寸匕，日三服。并出第二十六卷中。

折跌方一首

深师：卓氏膏，疗折跌腕跻③方。

大附子四枚，生用，去皮

上一味，切，以炼成猪脂一斤，以三年苦酒渍之三宿，以脂膏煎之，三上三下膏成，欲敷膏时，以木匕摩之。亦疗卒中风口噤，颈项强。出第二十六卷中。

折跌瘀血方四首

《千金》：疗折跌瘀血方。

虻虫去足、翅，熬　牡丹等分

上二味，为散，以酒服方寸匕，血化成水。

又方

大黄六两　桂心二两　桃仁六十枚，去皮

上三味，切，以酒六升，煮取三升，分三服，当下血，瘥。并出第二十六卷中。

《千金翼》：疗折跌瘀血方。

菴䕡草④汁，饮之，亦可作散服。出第十九卷中。

《古今录验》：疗折跌瘀血方⑤。

蒲黄一升　当归二两

上二味，捣散，酒服方寸匕，日三，先食服之。《千金》同。出第二十四卷中。

蹉跌方三首

深师：疗蹉跌，补绝复伤，地黄散方。

干地黄十分　桂心　干姜　芎䓖　甘草炙　当归各三分　芍药五分

上七味，捣为散，先食以酒服方寸匕，日三服。忌海藻、菘菜、生葱、芜荑。

又方

大豆熬令黑　大黄各二两　桂心一两

上三味，捣为散，分为三剂，酒和服。忌生葱。又大黄一两，生地黄三两，切，熬，以水酒二升，煮取一升，顿服之，瘥。出第二十六卷中。

范汪：蹉跌膏，兼疗金疮方。

当归　续断　附子去皮　细辛　甘草炙　通草　芎䓖　白芷　牛膝各二两　蜀椒二合

上十味，㕮咀，以猪膏二斤煎，以白芷色黄膏成，绞去滓，日再，以摩损处。忌生菜、猪肉、冷水、海藻、菘菜等。出第十卷中。

被打有瘀血方一十三首

《肘后》：疗若为人所打，举身⑥尽有

----

① 多少：《千金方》卷二十五第三作"不限多少"。

② 独活：《千金方》卷二十五第三作"羌活"。

③ 跻（ㄐ音机）：坠下。《集韵·霁韵》："跻，坠也。"

④ 菴䕡草：药名，为菊科植物菴䕡的全草。性味苦温，行瘀祛湿，主治妇女血瘀经闭，跌打损伤，风湿痹痛等。

⑤ 疗折跌瘀血方：《千金方》卷二十五第三作"治腕折瘀血，蒲黄散方"。

⑥ 举身：全身。"举"，皆，全。

瘀血方。

刮青竹皮二升　乱发如鸡子大四枚，烧灰
延胡索二两

上三味，捣散，以一合，酒一升，煎
三沸，顿服，日三四。《备急》、范汪同。

又，疗被打击，有瘀血在腹内，久
不消，时时发动方。

大黄二两　干地黄四两

上二味，捣散，为丸，以酒服三十
丸，日再，为散服亦妙。《备急》、文仲、
《小品》、范汪等同。并出第三卷中。

范汪：疗被打有瘀血方。

大黄二两　桃仁去尖、皮，熬　虻虫各二
十枚，去足、翅，熬

上三味，捣，蜜丸四丸，即纳于酒
一升中，煎取七合，一服之。《备急》、
《肘后》同。

又方

姜叶切，一升　当归三两

上二味，为末，以酒服方寸匕，日
三。并出第十卷中。

《备急》：若久血不除，变成脓者，
宜此方。

大黄三两　桃仁三十枚，去尖、两仁，碎

上二味，切，以水五升，煮取三升，
分三服，当下脓血，不尽更作。文仲、
《肘后》同。

又，若久宿血在诸骨节及胁肋外不
去者方。

牡丹　虻虫去足、熬，等分

上二味，捣末，以酒服方寸匕，血
化成水。忌胡荽。《小品》、文仲、《千
金》并《翼》、《古今录验》同。

又方

大黄如鸡子一枚　蚯蚓矢一合

上二味，酒半升，煮取三沸，服之。

又方

铁一斤，酒三升，煮取一升，服之。

又烧令赤，投酒，服之。《小品》、文仲、
《肘后》同。出第八卷中。

《千金》：疗被打伤破，腹中有瘀
血方。

蒲黄一升　当归　桂心各二两

上三味，捣散，以酒服方寸匕，日
三夜一，不能酒，饮服之。忌生葱。刘
涓①子方。

又方

捣苋菪子末以敷疮上。

又，夫有瘀血者，其人喜忘，不欲
闻人声，胸中气塞短气方。

甘草一两，炙　茯苓二两　杏仁五合，去
皮尖，碎

上三味，切，以水一斗，煮取三升，
分为三服。忌海藻、菘菜、酢物。范
汪同。

又，被殴击损伤，聚血腹满②方。

豉一升，以水二升，煮三沸，去滓，
再服。不瘥，重服之。范汪同。出第二
十六卷中。

张文仲、刘涓子：疗被打，腹中瘀
血，白马蹄散方。

白马蹄，烧令烟断，捣末，以酒服方
寸匕，日三夜一、二。亦疗妇人瘀血，消
化③为水。《肘后》、《备急》、《千金》同。

被打损青肿方七首

《千金》：疗被打，头眼青肿方。
用新热羊肉敷之。

又方

———

① 涓：原作"消"，据高校本及文义改。
② 腹满：《千金方》卷二十五第三作"腹满烦
闷"。
③ 化：《千金方》卷二十五第三作"之"。

大豆黄末和敷之。

又方

墙上朽骨、唾①于石上研摩之②，干易③。

又方④

釜月下土细末，涂之。

又方⑤

羊皮上卧之。

又方

炙肥猪肉令热，㩉⑥上。又炙猪肝贴之，亦佳。出第二十六卷中。

文仲：疗被打，青肿方。

以水磨桂，涂之，赤则以墙中朽骨磨，涂之，则平复也。梁都督侍中敷效也。出第八卷中。

许仁则疗吐血及堕损方三首

许仁则论曰：此病有两种，一者缘堕打损，内伤而致此病，一者缘积热兼劳而有此病。若内伤，自须依前坠、内损、大便血等诸方救之。若积热累劳吐血，状更无余候，但觉心中悁悁⑦，似欲取吐，背上烦热，便致此病，宜依后**鸡苏七味汤**、桑白皮八味散疗之方。

鸡苏五两　生地黄切　青竹茹各一升
生姜　桑白皮各六两　小蓟根切，六合　生葛根切，六合

上药，切，以水九升，煮取三升，去滓，分温三服，服别相去如人行十里久。若一剂得力，欲重合服，至四、五剂尤佳，隔三四日服一剂。如未定，则宜合后桑白皮八味散服之。

桑白皮散方

桑根白皮六两　生姜屑六两　柏叶
鸡苏各四两　小蓟根五两　干地黄七两　青竹茹一升，新者　地松⑧三两

上药，捣散，煮桑白皮饮和一方寸

匕，日再服，渐渐加至二三匕。以竹沥下亦得。

又，此病有两种，一者外损，内伤自宜依内伤⑨。外损因坠打压损，或手足、肢节、肱、头项，伤折骨节，痛不可忍。觉内损者，须依前内损法服汤药。如不内损，只伤肢节，宜依后生地黄一味薄之法，及芥子、苏⑩等摩之方。

生地黄，无问多少，净洗，捣碎令烂，熬之，候水气尽，及热以薄折处，冷即易之。如骨蹉跌，即依疗折伤法缥缚⑪，兼薄羊脑、生龟、生鼠等法，为有所损，此不复载。如伤损处轻，捣芥子和苏，以摩伤处。若被打坠压伤损，急卒虽不至昏闷，腹内无觉触，然身之中相去非远⑫，外虽无状，内宜通利。或虑损伤，气不散，外虽备用诸方，腹内亦须资药，但不劳大汤⑬。如前内损欲死

---

① 唾：唾液。

② 研摩之：《千金方》卷二十五第三作"研摩，涂之"。

③ 干易：《千金方》卷二十五第三作"干即易"。

④ 又方：《千金方》卷二十五第三作"治杖疮方"。方中"涂之"作"油和，涂之"。

⑤ 又方：此方与上方在《千金方》卷二十五第三中为一方。

⑥ 㩉（dá音答）：搭；覆盖。

⑦ 悁悁（yuān yuān音渊渊）：忧闷貌。

⑧ 地松：漆姑草之别名，又名珍珠草、羊儿草、瓜槌草。为石竹科植物漆姑草的全草。性味苦凉。清热解毒，行血止血。主治跌打损伤，呕血，咯血，漆疮。

⑨ 内伤自宜依内伤：程本作"一者内伤"。"依内伤"之"伤"字，原作"阳"，据高校本改。

⑩ 苏：山胁尚德曰："疑当作'酥'，下同。"

⑪ 缥缚（piǎo fù音漂付）："缥"，青白色的绢。《说文·系部》："缥，帛青白色也。""缚"，束，捆绑。"缥缚"，即以青白色绢捆绑。

⑫ 相去非远：言与上述损伤症状相似。

⑬ 大汤：大方、大剂药。

者，服汤取利①，欲用时，间小小诸物②服之，理应无嫌，其法略出如后。小便酒煮生地黄，每始王木、缤木③、梓叶④、厬⑤药、梒⑥药、猪脂，及石蜜、白石、地松、延胡索、赤泥药。以上十一物并出下卷，吴升同。

金疮禁忌序一首

《肘后》：凡金疮去血⑦，其人若渴，然每⑧忍之，常勿⑨干食并肥脂之物以止渴，慎勿咸食。若多饮粥辈，则血溢出，杀人，不可救也。又忌嗔怒、大言笑⑩思想阴阳⑪、行动作劳，勿多食酸、咸、饮酒，热羹臛辈，皆使疮痛肿发，甚者即死。疮瘥后犹尔，出百日、半年，乃稍复常耳。凡金疮伤天窗、眉角、脑户、臂里跳脉、髀内阴股、两乳、上下心、鸠尾、小肠及五脏六腑输，此皆是死处，不可疗也。又破脑出血而不能言语，载眼直视，咽中沸声⑫，口急唾出，两手妄举，亦皆死候，不可疗。若脑出而无诸候者可疗。又疮卒无汁者，中风也。疮边自出黄汁者，中水也。并欲作痉候，可急疗之。又痛不在疮处者，伤经也，亦死之兆。又血出不可止，前赤后黑，或白，肌肉腐臭，寒冷坚急者，其疮难愈，亦死也。并出第三卷中。

金疮预备膏散方三首

《肘后》：疗金疮膏散三种，宜预备合，以防急疾之要，续断膏方。

蜀续断　蛇衔　防风各三两

上三味，切，以猪脂三斤，于东向露灶煎之，三下三上膏成，去滓，若深大疮者，但敷四边，未可使合；若浅小疮者，但通敷，便相连，令止血住痛，

亦可以酒服如杏子大。

又，冶⑬葛蛇衔膏方

蛇衔　蔷薇根　续断　冶葛各二两
当归　附子各一两半，去皮　防风　黄芩
泽兰各一两　松脂　柏脂各三两

上十一味，㕮咀，以猪脂二斤煎之，别以白芷一枚纳中，候色黄即膏成，去滓，滤，以密器收贮之，以涂疮，无问大小皆瘥，不生脓汁也。出第七卷中。

深师：预备金疮散方。

干姜　甘草炙　桂心各一两　当归三两
芎䓖四两　蜀椒三两，汗

上六味，捣散，以酒服方寸匕，日三。忌海藻、菘菜、生葱。《肘后》同。出第二十九卷中。

金疮方一十一首

《肘后》：疗金疮方。

割毡方一寸，烧灰，研，以敷之，瘥。

---

① 利：大便通利。
② 间小小诸物："间"言病情轻。"小小诸物"谓单方、小方、小剂药。
③ 缤（h 音力）木：树木名。又名南烛。为杜鹃花科植物乌饭树。性味酸、涩、平。益肾固精强骨，止血。主治跌打损伤，筋骨痿软等。
④ 梓叶：为紫葳科植物梓树的叶。主治小儿壮热、疥疮，皮肤瘙痒。
⑤ 厬（kè 音克）：原作"厬"，据程本改。《广韵·盍韵》："厬，崩损也。"
⑥ 梒（hán 音含）：果木名。即樱桃。《玉篇·木部》："梒，今谓之樱桃也。"
⑦ 去血：即出血。《千金方》卷二十五第四作"出血"。
⑧ 然每：《千金方》卷二十五第四作"当"。
⑨ 勿：程本作"用"。
⑩ 大言笑：大声说话与大笑。
⑪ 思想阴阳：即房事。
⑫ 咽中沸声：犹言喉间痰鸣音。
⑬ 冶：原作"治"，据程本及文义改。

又方

杏仁去皮尖，捣如泥，石灰分等，以猪脂和之，淹足①合煎，令杏仁黄，绞去滓，以涂疮上，日五六过，愈。

又方

烧故青布作灰，敷疮上，裹缚之，数日痂可解去。

又方

以蛇衔草捣敷之，瘥。

又方

狼牙草茎叶，熟捣，敷贴之，兼止血。一方烬草②挼敷之。

又方

五月五日掘葛根，曝干，捣末，敷疮上，止血止痛。

又方

钓樟根③出江南，刮取屑，敷疮上，有神验。

又方

紫檀末，以敷金疮，止痛、止血、生肌。

又方

烧牡蛎末敷之，佳。

凡裹缚疮，用故布帛，不宽不急，如系衣带即好。并出第七卷中。

《近效》：金疮或压损断裂方。

剥取新桑皮，作线缝之，又以新桑皮裹之，以桑白汁涂之，极验。小疮但以桑皮裹即瘥。

又，金疮、灸疮、火烧疮等方。

腊④如胡桃仁　杏仁一抄，烂捣　槟榔仁一枚　薰陆香半合

上四味，和捣，以猪脂煎，即以此药涂帛上，贴疮，此方甚效。

金疮续筋骨方三首

《千金》：疗金疮粉散，辟风水、续筋骨、止血方。

石灰　地松苗　细辛　旋覆根　葛叶　猪膏　青蒿　麦门冬苗　益母草不限多少，切

上九味，捣取汁，和石灰作饼子，曝干，末如粉，以敷伤疮上，止血、止痛、生肌。五月五日合之，神效。出第二十六卷中。

《必效》：疗被斫⑤筋断者，续筋方。

旋覆根，捣汁，沥疮中，仍用滓封疮上，即封裹之，十五日即断筋便续矣，更不须开易。此方出苏景仲家，獠奴⑥用效。出第四卷中。

《古今录验》：疗金疮⑦中筋骨，续断散方⑧。

续断五两　干地黄　蛇衔　地榆　杜蘅各四两　干姜　蜀椒汗　细辛　桂心各一两　当归　芎䓖　苁蓉　芍药各三两　人参　甘草炙　附子炮去皮，各三两

上十六味，捣为散，以酒、饮和服方寸匕，日三服。忌海藻、菘菜、生菜、生葱、猪肉、冷水。出第三十四卷中。一方无杜蘅，有牡蛎。

金疮止痛方五首

范汪：疗金疮，内塞止痛，地榆散方。

地榆根　白蔹各二分　附子一分，炮

---

① 淹足：充分浸泡。

② 烬草：即草灰烬。

③ 钓樟根：药名。"钓樟"，又名乌樟。"钓樟根"为樟科植物大叶钓樟的根。性味辛温，无毒，主治金疮出血等。

④ 腊：程本作"蜡"。作"蜡"似是，当据改。

⑤ 斫（zhuó 音浊）：用刀斧等砍或削。

⑥ 獠（liǎo 音燎）奴：旧指作为家奴的僚人。亦泛指家仆。

⑦ 疮：原作"疗"，据程本改。

⑧ 续断散方：《千金方》卷二十五第四方中无"杜蘅"，共"十五味"药。《千金翼》卷二十第五方中无"地榆"、"杜蘅"，共"十四味"药。

当归四两　芎劳　白芷　芍药各三分

上七味，捣散，以酒饮服方寸匕，日三服。忌猪肉、冷水。

又，金疮，内塞逐痛方。

黄芩　当归各三两　甘草炙，二两　细辛　乌头炮，各二两　干姜一两　白芷四两

上七味，捣筛，以酒、饮服一钱匕，日三，可至二钱匕。忌生菜、海藻、菘菜、猪肉、冷水等。

又，金疮止痛方。

马蹄烧灰，三指撮，以酒和服之。并出第十九卷中。

《千金》：凡金疮若刺疮，痛不可忍者方①。

葱白一把，水三升，煮数沸，渍洗疮上，痛即止。《翼》、深师同。出第二十六卷中。亦治因水入疼痛。

《古今录验》：疗金疮，止②痛，牡蛎散方。

牡蛎二分，熬　石膏一分

上二味，下筛，以粉疮，痛即止。出第三十四卷中。

金疮生肌方四首

《广济》：疗金疮，生肌破血，补劳、消疮、轻身，紫葛汤方。

紫葛三握，细剉之，以顺流河水三大升，煎取一升二合，去滓，空腹，分三服。若冷，以酒一大升，水二升和煮，取一大升。不利。无忌。出第六卷中。

范汪：疗金疮，内塞止痛生肌肉，散方③。

当归　甘草炙　肉苁蓉　芎劳　芍药　蜀椒汗　吴茱萸　干姜　桂心　白及　黄芪　厚朴炙　人参

上十三味，等分，捣为散，以酒、饮服一方寸匕，日三服。忌海藻、菘菜、生葱等。

又，疗金疮，生肌白膏方。

白芷一两六铢　干地黄一两半　芎劳一两六铢　甘草半两，炙　当归　白蔹　附子各十八钱，去皮　蜀椒二合半，汗

上八味，㕮咀，以猪脂五斤合煎，三上三下药成，去滓，涂疮上，日再。忌海藻、菘菜、猪肉、冷水、芜荑。并出第九十五卷中。

《古今录验》：疗金疮，生肌散方。

甘草一斤，炙　黄柏八两　当归四两

上三味，捣末，以封疮上，日再。出第三十四卷中。

金疮去血多虚竭内补方二首

《千金》：疗金疮，去血多，虚竭，内补方④。

当归三两　芍药　细辛各五分　干姜三分　甘草二分，炙

上五味，为散，以酒服方寸匕，日三夜一。忌海藻、菘菜、生菜。出第二十六卷中。

《古今录验》：疗金疮，去血多，虚竭，内补方。

蜀椒三分，汗，去目并合口者　干姜二分　苁蓉　甘草炙　芍药　当归　芎劳　桂心　黄芩　人参　黄芪　厚朴炙　吴茱萸　桑白皮各一两

上十四味，捣散，以酒服方寸匕，

---

① 痛不可忍者方：《千金方》卷二十五第四作"痛不可忍，百治不瘥者方。"方中"葱白"作"葱"。

② 止：原作"上"，据程本改。

③ 疗金疮，内塞止痛生肌肉，散方：《千金方》卷二十五第四作"治金疮出血多，虚竭，内补散方"。方中另有"黄芩"一味，共"十四味"药。剂量与此处稍异。

④ 内补方：《千金方》卷二十五第四载方中"细辛"作"辛夷"。

日三。《千金翼》同。出第三十四卷中。一方有白及，无桑白皮。

金疮中风方八首

《肘后》：疗金疮中风方。

蜀椒，量疮大小，用面作馄饨，煻灰中炮令熟，及热，开一小口，当疮上掩之，即引风出。可多作，取瘥。《备急》、《小品》同。出第三卷中。

《必效》：疗金疮中风，角弓反张者方。

取杏仁碎之，蒸令溜，捣，绞取脂，服一小升许，兼以摩疮上，即瘥。

又方

取蒜一大升，破去心，以无灰酒四升，煮蒜，令极烂，并滓服一大升以来，须臾汗如雨出，则瘥。

又，疗口噤不能语方。

蔓菁子净洗，一升，捣令细，黏手，撮为炷，以灸疮上，一两度热彻，即瘥。兼服后方。

又，疗因疮着风方。

鸡粪一合，乌豆二升，簸令净，二味相和，于铛中熬令焦黑，及热泻出，以酒二大升淋之，与服，随多少令尽，取汁，瘥。如无汗，更作服。

又，疗因疮着风，角弓反张方。

取莨菪根，可①疮大小，截令平，如无大者，并缚数根，称疮②以为限。猪脂一大合，盐末一鸡子黄大，和膏，于火上温之，令膏、盐相得，不用过热，热即伤肉，以暖得炷③疮上，冷即易之，为两炷④，于埒⑤器中烧之，更相用，以瘥止，验。

又方

生鸡子、乌麻油，二味合煎，稍稠，待冷，以封疮上。

《古今录验》：疗金疮得风，身体痉强，口噤不能语，或因破⑥打而得，及斧刀所伤，得风临死，总用此方，无有不瘥，瓠瓤烧麻烛熏之之方。

取未开瓠瓤一枚，长柄者，开其口，随疮大小开之，令疮相当，可烧四边闭塞，勿使通气，上复开一孔如碗口，取浮麻子烛两条并燃，瓠瓤向上，烛尽更续之，不过半日即瘥。若不止，亦可经一两日熏之，以瘥为度。若烛长不得内入瓠瓤，可中折用之。出第三十四卷中。

诸疮中风寒水露方五首

文仲云：凡以八、九月刺手足，金疮及诸疮中寒露水冷毒皆杀人，不可轻也，疗之方。

生竹若桑枝两条，课⑦得一物，郁着火中，为推引之，令极热，斫断之，正以头炷疮口中，热气尽，更易一枚。尽此二枚，则疮当烂，乃取薤白，捣，以绵裹，着热灰中，使极热，去绵，以薤白薄疮上，布帛急裹之。《肘后》、《千金》同。

又，疗若已中水及恶露风寒，肿痛方。

以盐数合，急抑着疮上，以火炙之，令热达疮中，毕，以蜡⑧纳竹管，插热灰中令烊，以滴入疮中，即便愈。若无盐用薤白，但单用蜡亦良。《肘后》同。出

---

① 可：副词，约略。
② 称疮：言药与疮面大小相称。
③ 炷：点，烧。
④ 炷：量词，可燃烧的柱状物数。
⑤ 埒（jì音计）：陶器。
⑥ 破：高校本云疑当作"被"，似是。
⑦ 课：程本无此字。疑为"可"字，声误。
⑧ 蜡：原作"腊"，据程本改，下同。

第五卷中。

《备急》：疗诸疮中风寒水露，肿痛，云因疮而肿者，皆中水及中风寒所作也，其肿气入腹则杀人也方。

烧黍穰，或牛马干粪、桑条辈多烟之物，掘地作坎，于中烧之，以版①掩坎上，穿版作小孔，以疮口当孔上熏之，令疮汁出尽乃止。又滴热蜡疮中，佳。《集验》、《肘后》、文仲同。

又方

以桑灰汁，温之以渍疮，大良。姚云神验。《肘后》、《千金》同。出第十八卷中。

《近效》：疗疮因水入疼痛方。

取生葱一束，捣，以脚踏上，须臾更著之，瘥。李谏议房给事录，试效。

被刀箭伤方一十一首

刘涓子：疗金疮，箭在肉中不出方。

半夏三两，洗　白蔹三两

上二味，下筛，以酒服②方寸匕，日三，浅者十日出，深者二十日出，终不住肉中。《肘后》、《千金》、文仲、《小品》同。出第三卷中。

《肘后》：疗卒被毒箭方。

捣蓝青，绞取汁③，饮之，并薄疮上。若无蓝，取青布渍之，绞取汁饮之，亦以汁淋灌疮中。《肘后》、范汪、文仲、《备急》、《千金》同。

又方

煮藕取汁，饮之，多多益善。《肘后》、文仲、《备急》同。

又方

但多食生葛根自愈，食无限。不能，或捣生葛，绞取汁饮之，干者煮取饮之。《小品》、《千金》、《集验》、《备急》、文仲同。

又方

干姜、盐等分，捣末，敷疮上，毒皆出。范汪、《肘后》、《备急》同。一作干葛。

又，凡毒箭有三种，交、广夷俚用焦铜作镞④，次岭北，用诸蛇虫毒螫物汁著管中，渍箭镞，此二种才伤皮，便洪肿沸烂而死，唯射猪犬，虽困犹得活，以其啖人粪故也。人若有中之，便即餐粪，或绞滤取汁饮之，并以涂疮上，须臾即定，不尔，不可救也。又一种，是今之猎师射獐鹿，用射罔以涂箭镞，人中之，当时亦困顿，著宽⑤处者不死，若近胸腹，亦宜急疗之。今葛氏方是射罔者耳。

又，疗箭镝⑥及诸刃刀在咽喉、胸膈诸隐处不出者方。

牡丹一分　白蔹二分

上二味，捣末，以温酒服方寸匕，日三服，刃自出。《肘后》、《备急》、《千金》同。出第九卷中。

《小品》：疗被毒箭伤方。

雄黄末敷之，当沸汁出，即愈。《肘后》、《千金》、《集验》同。此方亦疗蛇毒。

又方

食麻子数升，愈。捣饮其汁，亦佳。《肘后》、范汪、《千金》同。出第十卷中。

《集验》：疗毒箭方。

以盐满疮中，灸盐上三十壮。《肘后》同。

————————

①　版：木板。也指将木头分割成薄片。后作"板"。

②　酒服：《千金翼》卷二十第五作"水服"。

③　汁：《千金方》卷二十五第四作"汁一升"。

④　镞（zú 音族）：箭头，有双翼、三棱等多种类型。《广雅·释器》："镞，镝也。"

⑤　宽："髋"字之误。

⑥　镝（dí 音迪）：箭头。《说文·金部》："镝，矢镰也。"段玉裁注："谓矢族之入物者，古亦作镝。"《广韵·锡韵》："镝，箭镞。"

又方

煮芦根汁，饮一二升。范汪、《小品》同。一云煮姜汁，饮二三升。

又，疗刀箭疮，有血不止方。

以小儿矢涂封之，三日即瘥，并不伤人。出第九卷中。

竹木刺不出方一十六首

刘涓子：竹木刺①不出方。

鹿角烧灰，末，以水和，涂之，立出，久者不过一夕。《集验》、文仲、《备急》、《肘后》、范汪、《古今录验》、深师同。出第三卷中。

《肘后》：疗竹木刺不出方。

取羊粪燥者，烧灰，和脂涂之，刺若未出，重敷之，乃不觉，刺出。《删繁》、《集验》、《千金》、《备急》、深师同。一云用干牛粪末。

又方

嚼白梅，涂之。《集验》、《千金》同。

又方

王不留行，末，服之，并敷上，即出。《集验》、文仲、深师、《千金》同。

又方

捣乌梅，水和，涂之刺上，立出。并出第三卷中。《千金》用白梅。

深师：疗刺不出方。

以鹿脑厚敷上，燥复易之，半日即出。出第二十九卷中。

《集验》：疗刺壮②在肉中不出方。

用牛膝根茎，合捣以敷之，即出。纵疮合，其刺犹自出。《肘后》、《备急》、文仲、范汪、深师、《千金》同。出第九卷中。

《千金》：疗刺在人肉中不出方。

煮瞿麦汁饮之，日三，立出。

又方

温小便渍之。

又方

白茅根烧末，以膏和涂之，亦主诸疮，因风致肿。《肘后》同。

又方

蔷薇烧灰，以水服方寸匕，日二度，十日刺出。

又方

烧凿柄③为灰，酒服二方寸匕。

又方

酸枣核烧末，服之瘥。

又方

头垢涂之。并出第二十六卷中。

文仲：疗竹木刺不出方。

刮象牙屑，水和，涂刺上，立出。《肘后》、范汪、《备急》、深师同。出第八卷中。

《救急》：疗竹木刺伤方。

嚼豉封之，立瘥。《千金》、《肘后》同。出第九卷中。

狐尿刺④方二首

《千金翼》论：凡诸螳螂之类，盛暑之时，多有孕育，游诸物上，必有精汁，

---

① 刺：《千金方》卷二十五第三作"刺在人肉中"。

② 壮：通"戕（qiāng 音羌）"，伤。《方言》卷三："凡草木刺人，北燕、朝鲜之间谓之策，或谓之壮。"《广雅·释诂四》："壮，伤也。"

③ 枘（ruì 音瑞）：榫（sǔn 音损）头。器物两部分利用凹凸相接的凸出部分。《集韵·準韵》："準，剡木相入。"《广韵·祭韵》："枘，柄枘。"程本、《千金方》卷二十五第三并作"柄"。

④ 狐尿刺：病名，亦称恶刺毒、狐狸毒。因接触螳螂、野狐等昆虫动物的分泌物或排泄物而引起的皮肤病，症见患处皮肤干燥，肿胀焮痛，甚则溃烂成脓等。

其汁干，久则有毒，人手触之，不疑①之间，则成其疾，故曰狐尿刺，日夜燥②痛，不识眠睡，百方疗不能瘥方。

但取蒲翁英茎叶根，断之，取白汁，涂令厚一分，即瘥，神验不传。出第二十四卷中。

《肘后》：疗狐尿棘刺人，肿痛欲死方。

以热桑柴灰汁渍之，冷复易，永瘥。《备急》、崔氏同。出第八卷中。

狐刺方四首③

崔氏：疗狐刺方。

取好豉心，以足为限，但觉被刺，即熟嚼豉以薄之，少顷，看豉中当见毛，不见，又速嚼豉，数薄之，以昼连夜勿绝，但以毛尽便愈。

又方

熟捣杏仁，细研，煮一两沸，承热以浸刺处，数数易之，大良。《古今录验》同。

《集验》：疗狐刺方。

热鱼汁灌疮中。

《备急》：疗狐刺方。

以热蜡④灌疮中，又烟熏之，令汁出，愈。此狐所溺之木，犹如蛇螫也。《肘后》、《小品》、文仲同。出第八卷中。

《必效》：主狐刺，痛如乌叫⑤者方。

生栝楼，香豉，二味等分，捣之为饼，敷患处，干即易之，效。段家方。出第六卷中。

恶刺方三首

《千金翼》：疗恶刺方。

五月蔓菁子，捣末，和乌牛乳封之。无乌牛，但是牛乳亦得。出第二十四卷中。本方云人乳亦得。

《古今录验》：疗恶刺方。

取未煮饼油脂，以面和油调，须臾著疮上，即愈。一云蔓菁根和粉，以面和油。

又方

取曲末，和独头蒜捣之，搦⑥如帽簪头许，纳疮孔中，虫出即瘥。出第三十五卷中。

灸疮方四首

《肘后》论曰：凡灸不依明堂脉穴，或是恶日神，恶时杀⑦，病人年神、人神所犯，天地昏暗，日月无光，久积阴沉，及灸日食毒物方毕，或灸触犯房室等，其灸疮洪肿，发作疮⑧痛，病人加甚，本灸者疾不痊⑨，增其火毒，日夜楚痛。遇其凡愚，取次乱灸，此皆因火毒伤脏，死矣。今用方疗之。

柏白皮三两　当归一两　薤白一虎口，切

上三味，切，以猪脂一升，煎三上三下，以薤白黄，绞去滓，以涂疮上。亦疗风水中疮、火疮。出第三卷中。

《集验》：疗灸疮痛，肿急方。

捣灶中黄土，末之，以水和煮令热，以渍之。深师、《千金》、《肘后》同。

又，疗灸疮，薤白膏，生肌肉止

————————

① 不疑：犹言不知不觉。《千金翼》卷二十第六作"不王相"。

② 燥（zào 音燥）：同"燥"，干燥。《方言》卷七："煦、煆，热也，干也，"晋郭璞注："热则干燥。"周祖谟校笺："燥，戴（震）改作燥。"《千金翼》卷二十第六作"碜（chěn 音沉）"，沙涩痛。

③ 四首：实有方五首。

④ 蜡：原作"腊"，据程本改。

⑤ 叫：程本作"啄"。

⑥ 搦（nuò 音诺）：按压。《说文·手部》："搦，按也。"

⑦ 杀：高校本云"疑当作'煞'。"似是。

⑧ 疮：程本作"疼"。

⑨ 本灸者疾不痊：程本作"灸者疾本不痊"。

痛方。

薤白　当归各二两　白芷一两　羊髓一斤

上四味，㕮咀，以羊髓煎白芷，色黄药成，去滓，以敷疮上，日二。《肘后》、《千金》、文仲同。出第八卷中。

《千金》：疗灸疮方。

甘草炙　当归各一两　胡粉①六分，一作胡麻　羊脂六分

上四味，切，以猪脂五合煎之，去滓，以敷疮上。忌海藻、菘菜。出第二十六卷中。

灸疮脓不瘥方三首

《肘后》：疗灸疮脓不瘥方。

白蜜一两　乌贼骨一两，末

上二味，相合以涂之。《千金》同。

《千金》：疗灸疮，脓坏不瘥方。

腊月猪脂一斤　薤白切，一升　胡粉一两

上三味，先煎薤白令黄，去之，绵裹石灰一两，更煎，去之，入胡粉令调，敷之，日三。

又方

石灰一两，末，细绢筛，以猪脂和相得，微火上煎数沸，先以暖汤洗疮讫，以布裹灰熨疮上，三过，便以药贴疮上，灸之，又捣薤敷之。《肘后》同。出第二十六卷中。

火烧疮及火油天火疮方三首

《集验》：凡被火烧者，初慎勿以冷水、冷物并井下泥，火疮得冷，即热气更深，转入至骨。烂坏人筋，挛缩者，良由此也。

又，疗卒被火烧，若剧闷绝不识人方。

取新热小便，饮一升②。及冷水和蜜饮之。口噤不开者，可捬开灌之，其闷瘥，然后疗外乃善。《千金》、《古今录验》、崔氏、《小品》同。出第八卷中。

《千金》：疗火疮方。

末熬麻油③，和栀子仁末，涂之，唯厚为佳。已成疮者，筛④白糖⑤灰粉之，即瘥。出第十六卷中。

《近效》：疗火油及天火疮，初出似沸⑥子，渐渐大如水泡，似火烧疮，赤色，热奁奁，须臾侵淫渐多，急速者是也方。

芸苔菜⑦，不限多少，捣，绞取汁，芒硝、大黄、生铁衣，各等分。捣大黄末，相合芒硝等，以芸苔汁调如稀糊，以秃笔点药敷疮上，干即再点，频用，极有效。阎师云：芸苔，冬月煮取汁，洗，亦可。

火灼烂坏方五首

刘涓子：疗火烧人肉，烂坏，麻子膏方。

麻子一合，取仁，碎　柏白皮　山栀子碎　白芷　甘草各一两　柳白皮一两

上六味，㕮咀，以猪脂一升，煎三上三下，去滓，以涂疮上，日三。出第

---

① 胡粉：《千金方》卷二十五第四作"胡麻"。
② 饮一升：《千金方》卷二十五第四作"冷饮之"。
③ 末熬麻油：程本作"未熬油麻"。
④ 筛：《千金方》卷二十五第四作"烧"。
⑤ 糖（táng音堂）灰：灰火。《龙龛手鉴·火部》："糖，灰火也。"
⑥ 沸：高校本云："疑当作'痦'。"似是。
⑦ 芸苔菜：为十字花科植物芸苔等的嫩茎叶。性味辛，寒。散血，消肿。主治劳伤吐血，血痢，癥瘕。

五卷中。

《集验》：疗火烂疮膏方①。

柏白皮　生地黄研，各四两　苦竹叶 甘草各四两

上四味，切，以猪脂一斤，煎三上三下，药成滤去滓，以封疮上，日再摩。深师、《千金》、刘涓子、范汪同。出第八卷中。《千金》无地黄。

《千金》：堕火灼烂疮方②。

榆白皮，熟嚼，封之，瘥。

又，火疮败坏方。

柏白皮，切，腊月猪膏，合淹相和，煮四五沸，色变去滓，涂疮。范汪同。出第二十六卷中。

又方

柏白方　生地黄　黄芩　蛇衔　栀子　苦竹叶各一两

上六味，切，以羊髓半升煎之，三上三下，去滓，涂封疮上，瘥止。

汤火所灼未成疮及已成疮方一十一首

《肘后》：疗汤火所灼，未成疮者方。

取暖灰，以水和习习③尔，以敷之，亦以灰汁洗之。

又方

黍米　女曲等分

上二味，各异熬，令黑如炭，捣下，以鸡子白和涂之，良。

又方

取菰蒋根④，洗去土，烧灰，鸡子黄和涂之。

又方

取柳白皮，细切，以猪膏煎以涂之。以柏白皮弥佳。

凡此以上三方，皆能止痛，疾仍不成疮也。

又方

以小便渍洗之。

又方

以苦酒和雄黄涂之

又，若已成疮者方。

以白蜜涂疮上，取竹幕⑤贴之，日三。出第七卷中。

范汪：疗汤火灼疮方。

破鸡子取白涂之。《肘后》同。

又方

以豆酱汁涂之。《肘后》、文仲同。并出第九十一卷中。

《备急》：疗汤火灼疮方。

柳皮，烧灰如粉，敷之。《肘后》同。

又方

猪膏和米粉，涂之，日五、六过，良。《肘后》同。此二方既令不痛，又使速愈，又无瘢痕，已试有效。出第八卷中。

汤火疮无问大小方四首

崔氏：疗汤火疮，无问大小秘要方

取狗毛碎剪，烊胶和之，以遍封疮上，一封之后，比至痂落，亦不痛。《救急》同。出第五卷中。

文仲：疗汤火疮，无问大小秘要方。

新热牛粪涂之，良。崔氏同。出第十七卷中。

《救急》：疗汤火疮，无问大小秘要方。

----

① 疗火烂疮膏方：《千金方》卷二十五第四、《千金翼》卷二十第五方中并无"生地黄"，共三味药。

② 堕火灼烂疮方：《千金方》卷二十五第五作"治火烂疮膏方"。

③ 习习：和舒貌。

④ 菰蒋（gū jiāng音姑江）根：即茭白。

⑤ 幕：膜也。

取粟，熬令焦黑，投水中搅之，良久，滤取汁，重煎如糖，以敷疮上，并灭瘢。崔氏同。

又方

取黍米煮粥，和鸡子白敷疮，良。并出第五卷中。

汤火烂疮方五首

《肘后》：疗汤火烂疮方。

取石膏，捣末以敷之，立愈。《古今录验》同。出第三卷中。

《备急》：汤火灼烂方。

白蔹末，涂之，立有效。

又方

以竹中蠹蚘①，末，涂之，良。

又方

石灰末粉，以水和涂之，干即易之。并出第八卷中。

《古今录验》：疗汤火烂方。

取商陆根，捣末，以粉疮上。出第四十卷中。

汤煎膏火所烧方四首

《肘后》：疗为沸汤、煎膏所烧，火烂疮方。

丹参细切，以羊脂②煎成膏，敷疮上。《千金》、《备急》、文仲、《集验》同。

又方

熟捣生胡麻如泥，以厚涂疮上。并出第七卷中。

《集验》：被汤、火、热膏所烧，不问大小，栀子膏方。

栀子三十枚　白蔹　黄芩各五两

上三味，切，以水五升，麻油一升，合煎，令水气竭，去滓，冷之，以淋疮，令溜去火热毒，肌乃得完③也。作二日，

任用膏涂汤散治之。《千金》并《翼》、《古今录验》、《小品》同。出第八卷中。

文仲：浇④汤、煎膏所灼，火焰所烧方。

牛粪新者，和以鸡子白涂之，比⑤常用之，亦不作疮，不痛，神验。出第七卷中。

漆疮方二十七首

《广济》：疗漆疮方。

煮椒汤洗，频三五度，又嚼糯米敷上，干即易之，频四五度，即瘥。忌热面、肉、饮酒。出第五卷中。

《肘后》：疗卒得漆疮方。

以鸡子黄涂之，干即易之，不过三五度。文仲同。

又方⑥

煮柳叶汤，适寒温洗之，老柳皮尤妙。《集验》、《必效》、文仲、《千金》同。

又方

取生蟹黄涂之。

又方

煮香薷以渍洗之。深师、《古今录验》同。

又方

---

① 蠹蚘（dù zhòng 音杜众）：虫蚀之物。“蠹”当作“蠹”，“蠹”同“蠹（dù 音杜）”，蛀虫。“蚘”，虫咬，被虫咬残。《广韵·送韵》：“虫，虫食物，或作蚘。”

② 羊脂：《千金方》卷二十五第四作“羊脂、猪髓脑”。

③ 完：完整，完好。尤言肌肤火疮痊愈。《说文·宀部》：“完，全也。”

④ 浇：程本作“滚”。

⑤ 比：副词。皆，都。杨树达《词诠》卷一：“比，表数副词，皆也。”

⑥ 又方：《千金方》卷二十五第三方法为：“生柳叶三斤，细切，以水一斗五升，煮得七升，适寒温洗之，日三。”

浓煮鼠查①茎叶洗之，亦可捣取汁以涂之。《集验》、《千金》同。赤瓜木也。

又方

嚼秫米以涂之。

又方

以造酒小曲，捣末，以粉之，干即以鸡子白和涂之，良。

又方

按慎火草②若鸡肠草③以涂之，漆姑草④亦佳。深师、《千金翼》同。

又方

以羊乳汁涂之。《千金翼》、深师同。

又，咒漆法：畏漆人见漆，便漆著之。

唾之曰：漆弈丹阳，漆无弟无兄，漆自死，丹亡二七须鼠伤。三唾之。又咒三过，止，则不复生疮也。出第四卷中。

《删繁》：疗漆疮方。

取莲叶干者一斤，以水一斗，煮取五升，洗疮上，日再。《肘后》、崔氏、文仲、《千金》同。

又方

芒硝五两，汤浸洗之。《肘后》、《千金翼》、深师同。出第九卷中。

《千金》：疗著漆，洗汤方。

取磨石下淬泥涂之，取瘥止，大验。《翼》同。

又方

矾石，著汤中令消，以洗之。《翼》、《肘后》同。出第二十六卷中。

《千金翼》：疗漆疮方。

贯众，捣末以涂之，良。干，以油和涂之。《集验》、文仲、《肘后》同。

又方

取猪膏涂之。文仲、《删繁》、《千金》同。

又方

宜唼肥肉。《集验》、深师、《千金》同。

又方

嚼穄⑤谷涂之。出第十九卷中。

崔氏：疗漆疮方。

频以盐汤洗之，大良。

又方

以马尿洗之，瘥止。

《备急》：疗漆疮方。

捣韭根如泥，涂之。煮蘸菜，洗之，佳。《肘后》、深师、崔氏同。

又方

取蟹，捣以涂之，最妙。或以水浸之，取水数数洗之，亦效。

《救急》：疗漆疮方。

以铁浆洗之，随手瘥，频为之妙。出第八卷中。

《必效》：疗漆疮方。

取七菰草⑥，捣汁，二分，和芒硝一分，涂之。若无芒硝，即朴硝最妙。炙韭熨之，效。

又方

浓煮杉木汁，洗之，数数用即除，小儿尤佳。出第四卷中。

---

① 鼠查：即山楂。

② 慎火草：景天的别名。又名火焰草、土三七。为景天科植物景天的全草。性味苦，寒。入肝经。清热，解毒，止血。主治烦热惊狂，吐血，咯血，风疹，漆疮，丹毒，游风，目赤涩痛等。

③ 鸡肠草：附地菜之别名。又名伏地菜。为紫草科植物附地菜的全草。性味辛、苦，平。止遗尿，解毒，消肿。主治遗尿，赤白痢，肿毒，漆疮，跌打损伤，发背等。

④ 漆姑草："漆"原作"柒"，据程本改。"漆姑草"，又名"漆姑"，为石竹科植物漆姑草的全草。性味苦、辛，凉，无毒。主治漆疮秃疮，痈肿瘰疬，小儿乳积，跌打损伤等。

⑤ 穄（jì音计）：穄子，一种粮食作物，也叫糜子，跟黍子相似，但不黏。唐玄应《一切经音义》卷十五引《说文》："穄，糜也。似黍而不黏者，关西谓之糜。"

⑥ 七菰草：程本作"漆姑草"。

《古今录验》：疗漆疮方。

黄栌木①一斤，剉，盐一合，二味以水一斗，煮取五升，去滓，候冷以洗之，即瘥。王长华家神方。出第四十三卷中。

论曰：此疾虽小，有著者，遍身头面似疹癞，浮肿，生疮痛痒，毛发脱落，心烦恍惚，不得眠睡，因疗之迟，遂为他疾，或便成风癞，亦可畏也。

浸淫疮方七首

《肘后》：疗卒得侵淫疮②，转广有汁③，多起于心，不早疗之，绕身周匝④，则能杀人方。

以鸡冠血涂之，良。

又方

取牛粪新者，绞取汁以涂之，亦烧烟熏之。

又方

胡燕窠，末，以水和涂之。文仲、《备急》同。

又方

取鲫鱼，长三寸者，以少豉合捣涂之，亦疗马鞍疮。若先起四肢，渐向头面者，难疗也。又取鲫鱼，油煎，去鱼，涂之。文仲、《备急》同。出第四卷中。

《集验》：疗卒毒气攻身，或肿，或赤痛，或痒，并分散上下周匝，烦毒欲死方。

取生鲫鱼，切之，如鲙，以盐和捣，薄之，若通身，即多作，遍病上⑤，干复易之。此为侵淫疮也。《备急》同。出第八卷中。

《古今录验》：疗侵淫疮，苦瓠散方。

苦瓠一两　蛇皮半两，烧　露蜂房半两，熬　大豆半升　梁上尘一合

上五味，为散，以粉粥和涂纸，贴赤处，日三，甚良。

又，疗侵淫疮，戎盐散方。

戎盐二分　大黄四分　蔄茹⑥一分

上三味，捣散，以酒和，敷疮上，日三，良。

月蚀疮⑦方一十二首

《广济》：疗月蚀疮方。

自死青蛙一枚，烧作灰　母猪蹄一枚，烧灰　甘草末　救月杖⑧烧灰

上四味，等分，蜜和，涂疮上，日二，瘥止。

又方

五月五日干虾蟆一枚，烧灰　石硫黄一两，研　矾石一两，熬令汁尽

上三味，为散，以敷疮上，日二，瘥止。并出第五卷中。小儿耳后疮同用。

《肘后》：疗大人、小儿卒得月蚀疮方。

五月五日虾蟆，灰，以猪膏和涂之，瘥止。文仲、《备急》、《集验》同。

---

① 黄栌木：又名黄栌、黄道栌、栌木，月亮柴。为漆树科植物黄栌的木材或根。性味苦，微寒。清热利湿。主治烦热，黄疸，急慢性肝炎、麻疹不出。

② 侵淫疮：即浸淫疮。病名。是一种瘙痒性湿疮。初起形如粟米，瘙痒不止，搔破流黄水，浸淫成片，甚者身热。

③ 转广有汁：发展变化使分泌物多。

④ 匝（zā 音渣）：满，遍，环绕一周。

⑤ 遍病上：程本作"遍涂疮上"。

⑥ 蔄茹：药名，毒草类。性味辛寒，有小毒。《神农本草经》谓其"蚀恶肉败疮死肌，杀疥虫，排脓恶血，除大风热气，善忘不寐。"

⑦ 月蚀疮：病证名。因胆脾湿热蒸腾而致，症见耳鼻面口生疮，烂痛有脓，随月盈虚而变，月初疮盛，月末疮衰，故名月蚀疮。

⑧ 救月杖：指"救月"或"月杖"。古代迷信，遇月食以为是阳侵阴，必以矢射日，祈祷鼓噪，称"救月"。"救月杖"误为活动用具。"月杖"，亦作"月仗"，中国古代马球运动中的击球用具。球棍长数尺，头端形如偃月，故名。

又方

于月望夕取兔矢，仍纳虾蟆腹中，合烧为灰末，以敷疮上，瘥止。《集验》、崔氏同。崔氏云：兔矢七枚。

又方

取萝摩草[1]，捣末涂之，瘥。

又方

烧蚯蚓矢，令赤，末，以猪膏和，敷之。文仲、《备急》、《千金》、《古今录验》同。

又云：此疮多在两耳上及七孔边，随月死生，故名月蚀疮也。世言小儿夜指月所为，实多著小儿也。文仲、《备急》同。

又方

水银　黄连末，各二两　胡粉熬　松脂各一两，研

上四味，相和合，研水银消，以粉疮，疮如干，以腊月猪脂和，先以盐汤洗拭，然后敷之。出第十六卷中。

《集验》：疗月蚀疮方。

救月蚀，鼓皮如手许大一片，以苦酒三升，渍一宿，以涂疮上。或云烧作灰，脂和敷之，崔氏同。

又方

虎头骨二两，碎　浮萍[2]屑，一两

上二味，以猪脂一斤煎，取骨黄成膏，以涂疮上。崔氏同。

又方

茱萸根　地榆根　蔷薇根

上三味，各等分，为散，作汤洗疮，取药粉疮上，日三。崔氏同。

又方

燃烛照疮，使烛热气相及疮，即愈。崔氏、《古今录验》同。并出第九卷中。

《千金翼》：疗月蚀疮恶肉[3]方。

斑猫去足翅，熬　石硫黄　茼茹各一两，末

上三味，捣筛，以粉疮上，如疮干，

以猪脂和涂之，日三。出第二十三卷中。

代指方一十一首

《小品》：代指[4]者，其状先肿，瘭瘶[5]热痛，色不黯黮[6]，然后缘爪甲边结脓，剧者爪皆脱落，亦谓之代指病也。

又，代指无毒，正由人筋骨中热盛撮结故耳，吴人名遭[7]指，野夫名为土卢[8]，即皆是代指疾也，疗方。

单煮甘草汁渍之，或用芒硝汤渍之，捣青菜汁榻[9]之，但得一种浸撮之，即瘥。《千金》同。

《肘后》：疗代指方。

以猪膏和白善敷之，数易，瘥止。深师、《千金翼》同。白善，一作曲蟮土。

又方

以指刺炊上热饭中，七过。文仲、《集验》、深师、《千金》、范汪同。

又方

---

① 萝摩草：又名白环藤、羊角菜、婆婆针线包、奶浆藤。为萝摩科植物萝摩的全草。性味甘、辛，平。补气益精，通乳消肿解毒。主治丹毒，疮肿，虚损劳伤，阳痿，遗精，白带，乳汁不足，小儿疳积等。

② 浮萍：《证类本草》卷十七引《集验方》无此药。

③ 疮恶肉：《千金翼》卷二十四第六作“恶疮息肉”。

④ 代指：病名，又名代甲、糟指、土窜、痃爪、瀹指、遭指。系由指趾外伤感染或火毒蕴结而成的指甲两旁及指甲内急性化脓性感染。症见手指肿焮热痛，指甲边结脓，甚则指甲脱落等。

⑤ 瘭瘶：程本、《病源》卷三十《代指候》并作“焮焮”。“焮焮”，烧灼感。

⑥ 色不黯黮（dǎn音疸）：“黮”，黑貌。《病源》卷三十《代指候》作“其色不黯”。

⑦ 遭：《病源》卷三十《代指候》作“糟”。

⑧ 卢：《病源》卷三十《代指候》作“窜”。“窜”同“灶”。

⑨ 榻：用同“揸（dá音答）”，程本作“揸”，贴，敷。

取梅核中仁，熟捣，以淳苦酒和敷之，须臾瘥止。文仲同。

又，指忽掣痛不可忍方。

灸指头痛处七壮，愈。《千金》同。

又，指端忽发疮方。

烧铁令热，勿令赤，以灼之。上二方俱主代指。并出第五卷中。

《千金翼》：疗代指方。

先刺去脓，灸鲊[1]皮令热，以裹缚指令周匝，痛即止，便愈。《千金》同。出第二十三卷中。

崔氏论：代指者，是五脏之气使然，流注于十二源经脉，热冲手指不还，既代指也。

当取热汤，急渍之，即出，使满七度，便以冷水中浸之，干，又复浸之，如此三度，即涂羊胆，愈。未成脓，此方甚效。或以猪胆盛代指，缠之，瘥。出第四卷中。本方溃讫，封桂末，便愈。

《备急》：疗手指忽肿痛不已者，名为代指方。

和泥泥指，令遍周匝，厚一寸许，以瘥，热灰中炮之令燥，视皮皱即愈，不皱者更为之良。文仲、深师、范汪同。

又方

取粱米[2]粉，铁铛中熬令赤，以众人唾和之，涂上，令厚一寸，即消。

又方

小便和盐作泥，厚裹之，数易，瘥。镵针刺血出最妙。出第五卷中。

甲疽方五首

崔氏：夫甲疽之为病，或因割甲伤肌，或因甲长侵肉，成疮肿痛，复缘靴窄，研损四边，肿㶽，黄水出，侵淫相染，五指俱烂，渐渐引上脚趺，泡浆四边起，如火烧疮，日夜倍增，万医所不能疗之方。

　　绿矾石五两，形色似朴硝而绿色

上一味，置于铁版上，聚炭封之，以囊袋吹令火炽，即沸流出，色赤如融金，看沸定汁尽，去火，待冷收取，捣为末，色似黄丹，先以盐汤洗疮，拭干，用散敷疮上，唯多为佳，著药讫，以软帛缠裹，当日即汁断疮干。若患急痛，即涂少酥令润，每日一遍，盐汤洗濯，有脓处则洗使净，其痂干处不须近，每洗讫，敷药如初，似急痛，即涂酥，五、六日即觉疮上痂渐剥起，但依前洗敷药，十日即疮渐渐总剥痂落，软处或更生白脓泡，即捺[3]破敷药，自然总瘥，神验无比。刑部张侍郎亲婴[4]此病，卧经六十余日，困顿不复可言，在京众医并经造问，皆随意处方，了无效验，唯此法得效如神，今故录之，以贻好事者。出第五卷中。

《救急》：疗甲疽方。

　　屋上马齿菜　昆仑青木香　印成盐

上三味，各烧成灰并等分，又取光明砂少许，于诸药中拌总和，下筛，为细散，以敷疮上，干即易之，以瘥止。当疮未瘥以前，不宜食鸡、猪、鱼肉、腥秽、酒、蒜等，瘥后仍须三十日慎之，良。出第九卷中。

《必效》：疗甲疽，赤肉生甲边上裹甲者方。

---

[1] 鲊：《千金翼》卷二十四第九作"鲊鱼"。一作"鲊（zhǎ 音眨）"，指用腌、糟等方法加工的鱼类食品。《释名·释饮食》："鲊，菹也，以盐、米酿鱼以为菹，熟而食之也。"一作"鲊（zhà 音诈）"，指海蜇。晋张华《博物志》卷三："东海有物，状如凝血，从广数尺方员，名曰鲊鱼。"

[2] 粱米：即"粟"，通称"谷子"，去壳后称"小米"。古称其优良品种为粱，今无别。

[3] 捺：原作"桗"，据程本改。

[4] 婴：遭受，罹患。

取瓜州矾石，烧令沸，定，末敷之，湿即刮却，更著，日数易，即消散。窦宣城绰云效，亦主杂疮。有虫，有黄水，若得吴白矾石亦佳，若无，鸡矢矾亦好。

又，疗甲疽疮，肿烂，生脚指甲边，赤肉出，时瘥时发者方。

黄芪二两　菌茹三两

上二味，切，以苦酒浸一宿，以猪脂五合，微火上煎，取三合，绞去滓，以涂疮上，日三两度，其息肉即消散。出第四卷中。

《近效》：疗甲疽疮神妙方。

熏黄坚好者，细研如粉　蛇皮烧灰

上二味，等分，更和研之，上先以温泔清浸洗疮令软，以尖刀子割去甲角入肉处，裹①干，取药枣栗许大，以敷疮上，用软帛裹之，半日许，药湿即易之，一日许即永除。其先痛者，敷药讫，一口饭顷，即直痛定，瘥讫一二日勿著窄靴鞋，若能断酒及猪、鸡、鱼、蒜、面等，其效愈速。其药不过三四度易，永瘥。萧十四郎中有效。

肉刺方二首

《古今录验》：疗肉刺方。

好薄刮之，以新酒醅②和羊脑敷之，一宿，洗去，常以绵裹荐③之，良。出第四十一卷中。

《近效》：疗肉刺方。

以黑木耳取贴之，自消烂，又不痛，宜以汤浸，先微刮去上者，乃用之。

手足皲裂方五首

深师：疗手足皲裂方。

蜀椒四大合，汗，以水一升，煮之十沸，去滓，渍之，半食顷，出令燥，须臾复浸，涂羊、猪髓、脑尤妙。范汪同。出第二十九卷中。

《集验》：疗手足皲裂，血出痛方。

若涉水霜冻，面及手足皲裂瘃④陵玉切，又作瘝，手足中寒疮也，下同坏，取麦稞⑤，浓煮汁，及热以浸洗之，即瘥。

又方

取葱叶萎黄及箨⑥，煮以渍洗之。范汪同。

又，疗人脚无冬夏，常坼裂，名曰尸脚，此因履踏洗尸水及恶物故也方。

取鸡屎一升，以水二升，煮数沸，待小冷，以渍脚半日，不过三四度瘥。深师、《千金》、范汪同。出第九卷中。

《千金》：疗手足皲裂，血出疼痛方⑦。

猪胰，著热酒中以洗之，即瘥。深师、《集验》同，云无酒用汤亦佳。出第二十四卷中。

手足逆胪⑧及瘃坏方二首

范汪：疗手足指逆胪方。

---

① 裹（yì音义）：缠绕。此指用布缠，以使患处干燥。

② 醅（pèi音沛）：未过滤的酒。《广韵·灰韵》："醅，酒未漉也。"

③ 荐：藉，垫。程本无此字。

④ 瘃（zhú音逐）：冻，受冻，冻疮。

⑤ 麦稞（kē音柯）：即麦秆。"稞"，用同"棵"。

⑥ 箨：高校本云疑为"萚"（tuò音唾），《说文·艸部》："萚，艸木凡皮叶落，陊地为萚。"

⑦ 疗手足皲裂，血出疼痛方：《千金方》卷二十二第六作"治手足皲劈破裂，血出疼痛方"。方中"猪胰"作"猪脂"。

⑧ 逆胪：枯燥剥裂倒卷之表皮。"胪（lú音卢）"，皮肤。《说文·肉部》："胪，皮也。"

真珠①一分　干姜二分

上二味，捣末，以粉疮指上，日三。《千金》、深师同。

深师：疗冬月冒涉冻凌，面目手足瘃坏，及始热，痛欲瘃者方。

蜀椒二分　芎䓖二分　白芷　防风各一分　姜一分，一作盐

上五味，以水四升，煎令浓，以洗之。出第二十九卷中。

疣目方一十九首

《肘后》：疗疣目②方。

月晦日夜，于厕前取故草二七茎，茎别二七过，粉疣目上讫，咒曰：今日月晦疣惊，或明日朝乃弃，勿反顾之。

又方

取亡人枕若席物，以二七拭之。亡人近③，弥易去也。并出第五卷中。

《集验》：疗去疣目方。

七月七日，以大豆一合，拭疣目上，三过讫，使病疣目人种豆，著南向屋东头第二霤④中，豆生四叶，以热汤沃杀，疣目便去矣。《千金》、《肘后》、范汪同。

又方

取松柏脂，合和，涂其上，一宿即不知处。《千金》同。

又方

作艾炷著疣目上灸之，三炷即除。范汪、《千金》同。

又方

以石硫黄突⑤疣目上，六七过除。《千金》同。

《千金》：去疣目方。

取月十五日月正中时望月，以秃条⑥帚打疣目上三七遍，瘥止。

又方

以猪脂⑦痒处揩之，令少血出，即瘥，神验不可加也。

又方

以苦酒渍石灰六七日，取汁，点疣上，小作疮，即落。

又方

杏仁烧令黑，研如膏，涂之，令瘥，止。

又方

以牛涎数涂之，自落。并出第二十四卷中。

崔氏：疣目方。

取月尽日平且井花水，月生一日煮作汤，灶突北面南自洗。咒曰：日尽水，月初汤，灶突北，千疣死，百疣亡。凡七度洗及咒甚良。

又方

先布纸一张于床上，即以笔点疣一下，还点纸一下，无问多少，皆一一点。每点即咒曰：纸亦烂，疣亦散，点一遍讫，乃深埋点纸于屋溜下，久当疣散。

又方

以蜘蛛网丝绕缠之，自落，良。

又方

盗取一酘⑧酒醅以摩疣上，咒曰：

① 真珠：《千金方》卷二十二第六作"青珠"。"青珠"，石类药名，多产山崖间，其状如笋，其质似玉，亦有生成如树，若海中之珊瑚者。性味甘平。主治手足逆胪，火疮痈疡，疥疮秃疮，浸淫疮，石淋等。

② 疣目：病名。指目生赘生物。

③ 亡人近：指人死亡时间不长。

④ 霤（liù 音溜）：檐下滴水处。《说文系传·雨部》："霤（溜），屋檐滴处。《春秋左传》曰：三进及霤。"

⑤ 突：通"涂"（tú 音涂）。涂抹。

⑥ 条：程本作"苕"。

⑦ 脂：原作"揩"，据程本、《千金方》卷二十三第四改。

⑧ 酘（dòu 音豆）：酒再酿。《广韵·候韵》："酘，酘酒。"《集韵·候韵》："酘，《字林》：'重酝也。'通作投"。《集韵·疾韵》："酘，酒再酿。"

疣、疣，不知羞，一皷酒醋洗你头。急急如律令，咒满七遍，久即自愈。并出第四卷中。

张文仲：疗手足忽生疣目方。

蒴藋赤子，挼，使坏疣目上，亦令以涂之，即去。范汪同。

又方

以盐涂疣上，令牛舐之，不过三度，出第五卷中。

《近效》：疗疣子法。

以墨[①]涂之，不过五度，即瘥。

又方

以屋溜下水涂疣上，韦给事方。

去黑子方二首

《集验》：去黑子及赘方。

生藜芦五升，灰　生姜灰五升　石灰二升半

上三味，合和令调，蒸令气溜，取甑下汤一斗，从上淋之，尽汤取汁，于铁器中煎，减半，更闹火[②]煎，以鸡羽摇中即然[③]断，药成。欲去黑子、疣赘，先小伤其上皮，令裁[④]破，以药点之，此名三灰煎，秘方不传。《古今录验》、范汪同。出第九卷中。

《救急》：去黑子方。

夜以暖浆水洗面，以布揩黑子令赤痛，挑动黑子，水研白旃檀[⑤]，取浓汁以涂黑子上，旦又复以暖浆水洗面，仍以鹰屎粉其上。出第三卷中。

疣赘疵黑子杂疗方六首

深师：灰煎，疗瘤赘、瘢痕、疵[⑥]痣及痈疽恶肉等方。

石灰一斗五升　湿桑皮四斗　柞栎[⑦]灰四斗

上三味，合九斗五升，以沸汤令㳠㳠[⑧]调湿，纳甑中蒸之，从平旦至日中。还取釜中沸汤七斗，合甑三淋之，澄清，纳铜器中，煎令至夜，斟量余五斗汁，微火徐徐煎取一斗，洗乱发，干之，如鸡子大，纳药中，即消尽。又取五色采[⑨]，翦如韭叶大，量五寸著药中，亦消尽。又令不强，药成，以白瓮子中贮之。作药时，不得令妇人、小儿、鸡、犬临见之。灰煎亦疗瘤，验。其肉瘤、石瘤，药敷之皆愈；其血瘤，瘤附左右胡[⑩]脉，及上下悬痈、舌本诸险处，皆不可令消，消即血出不止，杀人，不可不详之。

又，疗疣赘方。

取速读子[⑪]，熟时坏破之，以涂其上，便落。并出第二十九卷中。

《千金》：疗皮中紫赤，疵痣靥[⑫]秽方。

干漆熬　雌黄　矾石各三两，熬　巴豆五十枚，去皮心　炭皮一斤　雄黄五两

上六味，为散，以鸡子白和涂故帛，贴病上，日二易之，即除。深师加莽草三两，余同。出第二十四卷中。

又，疗疣赘疵痣方。

雄黄　硫黄　真珠　矾石熬　菌茹　巴豆去皮心　藜芦各一两

① 墨：原作"黑"，据程本改。
② 闹火：犹言旺火，大火。
③ 然：通"燃"。
④ 裁：通"才"。
⑤ 白旃（zhān 音沾）檀：即白檀香。
⑥ 疵（cī 音跐）：黑斑；痣。《广韵·支韵》："疵，黑病。"
⑦ 柞栎（zuò lì 音坐力）：栎树。
⑧ 㳠㳠（yà yà 音亚亚）：湿润貌。
⑨ 五色采：即五色布。
⑩ 胡：高校本引《类篇·肉部》："胡，颈也。"
⑪ 速读子：高校本引山田业广曰："未详，或曰续随子。"又森立夫曰：窃谓'速读'即'蒴藋'。"
⑫ 靥：《千金方》卷二十三第四作"黡"。"黡（yǎn 音演）"，黑痣。

上七味，为散，以漆和令如泥，以涂贴①病上，须成疮。及去面上黑子，点之即去②。深师同。出第二十四卷中。

《古今录验》：疗黑子，去疣等，五灰煎方。

石灰 蒴藋灰 桑灰 炭灰 蕈③灰各一升

上五味，以水溲，蒸令气匝，仍取釜中汤，淋取清汁五升许，于铜器中东向灶煎之，不得令鸡、犬、小儿、女人、秽者见。膏成好凝，强如细沙糖，即堪用，量以点封之。出第五卷中。

《广济》：疗疣赘赤黑，疵痣靥秽，疮痕息肉，强结瘤等，神效，灰煎方。

炭灰三升，汤拌令湿彻，以热汤渍，令半日后，则还以汤淋之，稍稍点汤，不得太速下，即灰汁不验，候汁下得三二升，即纳一小铛中，煎令一两沸，即别取一大两石灰，风化者为佳。恐中湿者，须熬令极热，内灰汁中和煎，以杖篦④搅之，勿住手，候如煎饼面，少许细细取，成膏，急泻著一瓷器中，搅令冷。不然，须臾干燥，不堪用，常候此煎，十分有一分堪久停，但有伤损，肉色须臾变赤黑色，痛如火烧状若灸瘢发焮，即肉病凹为效候，经二十余日，病自然脱落，无瘢痕。欲冲风冷、远行、贴乌膏亦神效，痂亦易落。疮未瘥间，忌小豆、姜。外纵有瘢，亦不凸出，乌膏在二十四卷中。

灭瘢痕方一十七首

《广济》：疗人面瘢痕，灭之方。

取白鸡，以油脂和水煮小麦，令熟纯，以饲鸡三两日，大肥，安鸡著版上，作笼笼之，七日莫与鸡食，空饲清水七日，取猪脂，去脉膜，切，唉饲如食，

粪皆凝白，开收。暖水取涂瘢上，十度平，复旧。欲用涂，以粗葛布揩微赤离离⑤讫，然后涂之，男女俱用效也。

又，疗人面及身疮瘢不灭方。

鹰白粪 烂腐骨 尿白碱各四分 麝香二分

上四味，研令如粉，以葛布揩，令赤微离离，以脂和敷之，日二度，瘥止。并出第五卷中。

刘涓子：六物灭瘢膏方。

衣中白鱼⑥ 鸡屎白 鹰粪白 芍药白蔹 白蜂等分

上药研如粉，以乳汁和涂瘢上，日三，良。出第五卷中。

《小品》：灭瘢方。

鸡矢白一两 辛夷仁四分 白附子二分细辛二分

上四味，酒浸一宿，以羊脂六合，微火煎三上三下，去滓，伤瘢以甘草汤洗讫，涂之。一方有桂心二分。

又方

鹰屎白一两，研，白蜜和，涂瘢上，日三。并出第十卷中。

《千金翼》：凡面疱疮瘢，三十年以上，并冷疮、姜⑦瘢、金疮等方。

斑猫三枚，去足翅，熬 巴豆三枚，去心皮

---

① 贴：《千金方》卷二十三第四作"点"。

② 面上黑子，点之即去：《千金方》卷二十三第四作"面皯皮中紫。不耐漆人不得用，以鸡子白和之。"

③ 蕈（xùn 音训）：菌类植物。

④ 杖篦（bēi 音碑）：竹、木、棒。篦，竹制用具。

⑤ 赤离离：此指擦的很红的样子。"离离"，繁茂貌。

⑥ 衣中白鱼：衣服中的一种蛀虫。

⑦ 姜：《千金翼》卷五第五作"虫"。

蜜佗僧　胡粉①三两　鹅脂三两　煎金铫②洮沙③三两　高良姜三两，去皮　海蛤三两，取中者

上八味，为粉，用鹅脂和，夜半涂之，旦以甘草汤洗之，瘢止。出第五卷中。

《救急》：灭瘢方。

猪脂三斤，饲乌鸡，令三日使尽，收取白矢，纳白芷、当归各一两，煎白芷令黄，去滓，纳鹰矢白二分，搅令调，涂之，旦洗之。《千金》同。

又方④

蒺藜子　山栀子仁各一合

上二味，为散，醋浆和如泥，临卧时以涂之，旦洗之。《千金》同。一方有豉。

又方

痕凸出，秋冬小麦面，春夏大麦面⑤，下筛令细，以酥和封之，良。《千金》同。

又方⑥

夏以热瓦熨，冬以冻凌熨之。《千金》同。

又方

鹰矢白一两　白鱼⑦二七枚

上二味，为散，蜜和涂之，日三，即瘥。《千金》同。

又方

鹰矢白十分　白僵蚕八分

上二味，研如粉，白蜜和敷之，日三，瘥。慎五辛、肥腻、生冷物。《千金》同。

又方

腊月猪脂四升，煎大鼠一枚，令消尽，以生布摩伤⑧以涂之，日四五过。《千金》同。并出第三卷中。

《必效》：灭瘢方。

禹余粮　半夏

上二味，等分，末，以鸡子黄和之，先以新布拭瘢上，令赤，以涂之，勿令

见风，二十日灭矣。十年瘢无不愈，平复如故。《救急》、范汪、《千金》同。

又，疗灸疮及金疮，凡百疮瘢，能令高者平，下者起方。

鸡屎白　鹰屎白各二合　辛夷仁四分　白附子　杜若⑨各三分　细辛二分

上六味，下筛，以赤蜜少少和，先以布揩瘢微破，涂之，日二。瘢后忌五辛、小豆、油腻，及酢、饮酒等。若慎口味，如大、小、浅、深，无不瘥。并出第四卷中。一本无杜若，有桂心。

《古今录验》：疗面上瘢，灭之方。

白僵蚕一两　珊瑚一两　白芷一两　鸡矢白一两　朱砂一两，研

上五味，捣，蜜和敷之，尤良。

又方

木兰香一斤，以三岁米醋浸令没，百日出，曝干，捣末，以涂之。一方用醋浆水浸百日，出曝干，末，服方寸匕，日再。出第三卷中。

外台秘要方卷第二十九

右迪功郎充两浙东路提举茶盐司干办公事张宲校勘

---

① 胡粉：药名，即铅粉。为用铅加工制成的碱式碳酸铅。性味甘辛寒，有毒，能消积，杀虫，解毒。主治疳积、下痢、疟疾、疹癣、痈疽等。多外用，慎内服。

② 金铫（yáo音摇）：金属制成的一种大口、有柄、有流的烹煮器。《说文·金部》："铫，温器也。"

③ 洮（táo音桃）沙：即淘沙。"洮"同"淘"。

④ 又方：《千金方》卷六第九此方中另有"豉、栏皮"共四味药，主治鼻疮，方后云："亦灭瘢痕。"

⑤ 秋冬小麦面，春夏大麦面：《千金》卷六第九作"春夏以大麦面，秋冬以小麦面"。

⑥ 又方：《千金方》卷六第九为二方，作"又方，以热瓦熨之。又方，以冻凌熨之"。

⑦ 白鱼：《千金方》卷六第九作"衣白鱼"。

⑧ 伤：《千金方》卷六第九作"赤"。

⑨ 杜若：香草名。多年生草本，味辛香。

外台秘要方卷第三十 恶疾大风癫疮等二十三门

朝散大夫守光禄卿直秘阁判登闻检院上护军臣林亿等上进

恶疾大风方一十首

诸癞方九首

乌癞方一首

白癞方五首

十三种丁肿方一十二首

丁肿方二十首

犯丁肿重发方二首

恶肿一切毒疮肿方一十七首

反花疮及诸恶疮肿方四首

鱼脐疮方一十首

丹毒方九首

赤丹方五首

白丹方一十二首

丹疹方四首

赤疹白疹方一十一首

脚风冷热疹方二首

杂丹疹毒肿及诸色杂疮方五首

瘑疮方一十二首

瘑疮久不瘥方五首

癣疮方一十一首

干湿癣方一十五首

疥癣恶疮方五首

疥风痒方七首

恶疾大风方一十首

《千金》论曰：恶疾大风[1]，有多种不同，初得虽遍体无异，而眉须已落；有遍体已坏，而眉须俨然[2]；有诸处不异好人，而四肢腹背皆有顽处，重者手足十指已有堕落；有患四体大寒而重裘[3]不暖者；有寻常患热不能暂凉者；有身体枯槁者；有津汗[4]常不止者；有身体干痒彻骨，搔之白皮如麸，卒不作疮者[5]；有疮痍荼毒，重累而生，昼夜痛不已者；有直置[6]顽钝[7]，不知痛痒者。其色亦有多种，有青、黄、赤、白、黑，光明枯阁[8]。此疾虽种种状貌不同。而难疗、易疗，皆属在前[9]人，不同医者，何？此病一著，无问贤愚，皆难与语，口顺心违，不受医教，直希望药力，不欲求已，故难疗、易疗，属在前[10]人，不关医药。

————

① 大风：即疠风，又名大风恶疾、癞病、疠疡、大麻风、麻风、风癞、血风。慢性传染性皮肤病之一。初起患处麻木不仁，次发红斑，继则肿溃无脓，久之可蔓延全身肌肤，出现眉落、目损、鼻崩、唇裂以及足底穿溃等重症。

② 俨（yǎn 音演）然：整齐貌。

③ 重裘：穿着很厚的御寒衣服。"裘"指用毛皮制成的御寒衣服。

④ 汗：《千金方》卷二十三第五作"汁"。

⑤ 卒不作疮者：《千金方》作"手下作疮者"。

⑥ 直置：只是。

⑦ 顽钝：肌肤顽麻不仁，感觉迟钝。

⑧ 阁（àn 音按）：通"暗"。《玉篇·门部》："阁，与暗同"，《千金方》卷二十三第五作"暗"。

⑨ 前：程本作"病"。

⑩ 前：程本作"病"。

臣尝手疗六百余人，瘥者十分有一，莫不一一亲自抚养，所以深细谙委①。知其情性，且共语看。觉难共语，不受人教，即不须与疗，纵与疗，终有触药力，病既不瘥，乃劳而无功也。仁者易共语，故可疗也。

又论曰：《神仙传》有数十人，皆因恶疾而致仙道者何，皆由割弃心累②，怀颍阳之风③，所以非止瘥病，乃至因祸而取福也。故臣所睹病者，其中颇有士大夫，乃至有异种名人，乃遇斯患，皆恋爱妻孥④，系著心髓，不能割者，直望药力，未肯近求诸身。若能绝其嗜欲，断其所好，非但愈疾，因兹亦可自致神仙。尝问诸病士⑤人，皆云自作不仁之行，久久并为极猥之业⑥，于中仍欲更作云。为虽有悔言，而无悔意。但能自新，受师教命，餐进药饵，何有不除？臣以正观⑦中，尝将一病士入山，教服松脂，欲至百日，须眉皆生，由此观之，唯须求之于己，不可一仰医药者也。然有人数年患身体顽痹，羞见妻子，不告之令知，其后病成，状候分明，乃云卒患，此皆自误。然斯疾也虽大，治之于微，亦可即瘥。此疾一得，多者不过十年皆死，近者五、六岁而亡，然病者皆自谓百年不死，深可悲悼。

又论曰：一遇斯疾，即须断盐，常进服松脂，一切公私物务，释然皆弃，犹如脱屐⑧，凡百口味，特须断除，渐渐断谷，不交俗事，绝乎庆吊，幽隐岩谷，周年乃瘥，瘥后终身慎房室，犯之还发。兹疾有吉凶二义，修善则吉，若还同俗类，必是凶矣。今略述其由致，以示后之学者，可览而思焉。

又，茵⑨豆疗恶疾方。

细粒乌豆⑩，择取摩治之，去有皮不落者，三月、四月取天雄、乌头苗及根，

净去土，勿洗，捣绞取汁，渍豆一宿，豆如熟豆大⑪漉出，曝干，如此七度，始堪服，每服三枚，渐加至六七枚，日一。忌房室、猪、鱼、鸡、雉肉，毕三十日，毛发即生。犯药即不瘥。

又，岐伯神散⑫，疗万病痈疽，疥癞风瘙，骨肉疽败，百节疼，眉毛发落，身体淫淫跃跃痛痒，目痛烂—作矄眦，耳聋、龋齿、痔瘘等方。

天雄炮去皮　附子炮去皮　细辛　乌头炮去皮　茵芋⑬炙，各一两　干姜二两　石南

---

①　谙（ān 音安）委：了解详细情况。

②　心累：《千金方》卷二十三第五作"尘累"即世俗事物的牵累。《梁书·阮孝绪传》："愿迹松子于瀛海，追许由于穹谷，庶保促生，以免尘累。"

③　颍阳之风：谓遁世隐居。张守节正义引皇甫谧《高士传》："许由字武仲，尧闻，致天下而让焉，乃退而遁于中岳颍水之阳，箕山之下隐。"

④　妻孥（nú 音奴）：妻子与子女。"孥"，指子女。《小尔雅·广言》："孥，子也。"

⑤　士：《千金方》卷二十三第五无此字。

⑥　极猥之业：从事卑劣的事情。

⑦　正观：即贞观。宗讳改。

⑧　屐（jī 音机）：木制的鞋。泛指鞋子。

⑨　茵（wǎng 音枉）：同"茵"。"茵草"，又名"茵米"、"水稗子"《证类本草·米谷部·茵米》引陈藏器《本草拾遗》："茵米，味甘寒，无毒。主利肠胃，益气力，久食不饥，去热益人，可为饭。生水田中，苗子似小麦而小，四月熟。"此处方中无此药，其义难解。

⑩　乌豆：即黑大豆。又名冬豆子。为豆科植物大豆的黑色种子。性味甘，平。入脾肾经。利水，祛风，活血，解毒。主治水肿胀满，风痹，脚气，黄疸浮肿，痢疾腹痛，产后风痉，痈疽疮毒等。解乌头，附子毒。

⑪　豆如熟豆大：《千金方》卷二十三第五无此五字。

⑫　神散：《千金方》卷二十三第五作"神圣散"，方中无"防葵、枳实"；其他药味同；剂量稍异。

⑬　茵芋：又名黄山桂。为芸香科植物茵芋的茎叶。性味辛、苦，温。有小毒。归肝、肾经。祛风散寒、通络止痛。主治风湿痹痛，四肢挛急疼痛，足膝痿软，以及心腹冷痛。

菖蒲　防风各二两　白术　独活各三两　躑躅一两　椒汗二两　防葵二两，枳实二两炙

上十五味，捣散，以酒服方寸匕，日三，勿加。忌猪肉、冷水、生菜、桃、李、雀肉、青鱼、酢、饧、羊肉等。一方无防葵、枳实。

又，疗恶疾，狼毒散方。

狼毒炙　秦艽

上二味，等分为散，酒服方寸匕，日二服，五十日愈。切须忌慎。

又方

松脂，炼，投冷水中二十遍，杵末，蜜丸，服二两①，饥即服之，日三。鼻柱断离者，二百日瘥。断盐及杂食、房室。

又，石灰酒，主生发毛，长须眉，去大风方。

松脂成炼者十斤　黍米一石　上曲一石二升　石灰一石，水拌如湿土，蒸令气足

上四味，先于大铛中炒石灰，以木札②著灰中，火出为度，枸杞根，剉，五斗，以水一石五斗，煮。取九斗半，去滓，以淋石灰，三遍，澄清，以石灰汁和酿渍曲，用汁多少，一如酿法，讫，封四、七日，开，饮一、二升。常令酒气相及为度，百无所忌，不得触风，其泔米水及饭糟一事③，以上不得使六畜、犬、鼠食之，皆须令深埋却。此方九月作，至二月止。恐膈上热者，服后进三、五口冷饭压之。妇人不能食饮，黄瘦积年，及褥风，不过一石即瘥。其松脂末，初酘酒摊饭时，均散著饭上，待饭冷乃酘之，此酒饭宜伤冷，不尔即酢，宜知之。

又，疗风，身体如虫行方。

盐一斗，水一石，煎减半，澄清，温洗浴三、四遍。亦疗一切风。

又方

以淳灰汁洗面，不过一月日愈。

又方

以大豆渍饭浆中，旦温洗面，头中痒，加少面沐头，勿以水濯之，十洗必瘥。

又方

成炼雄黄、松脂，等分，蜜和丸，以饮服十丸，丸如桐子大，日二，百日瘥。慎酒、肉、盐、豉、生冷、生血物等。神秘不传。出第二十四卷中。

《近效》：婆罗门僧疗大风疾，并压丹石热毒，热风，手脚不随方。

硝石一大两　生乌麻油二大升

上二味，纳铛中，以土墼④盖口，以纸泥固际，勿令气出，细细进火煎之，其药未熟，气腥，候香气发，即熟，更以生油⑤麻油二大升和之，更微火煎之，以意斟量得所，讫，纳不津器中。服法：患大风者，用火为使，在室中重作小纸屋子，屋子外燃火，令病人在纸屋中发汗，日服一大合，病人力壮，日二服，服之三七日，头面疮疮皆灭。若服诸药丹石热发，不得食热物、著厚衣、卧厚床。床风者，即两人共服一剂，服法同前，不用火为使，忌风二七日。若丹石发，即不同此法，但取一匙纳口。待消咽汁，热除。忌如药法。吕员外处得。床风疑。

诸癞方九首

《病源》：凡癞病⑥，皆是恶风及犯触

---

①　两：当作"丸"。《千金方》卷二十三第五作"丸"。

②　木札（zhǎ音扎）：小而薄的木片。

③　一事：一类事情。

④　墼（jī音机）：砖坯；土砖。《说文·土部》："墼，未烧也。"《广韵·锡韵》："墼，土墼。"

⑤　油：程本作"乌"，似是。

⑥　癞（lài音赖）病：即疠风。

忌害①得之。初觉皮肤不仁，或淫淫②苦痒如虫行，或目前见物如垂丝，或隐疹辄赤黑，此皆为疾之始起，便急疗之，断米谷肴鲑③，专食胡麻松术④辈，最善也。

夫病之生，多从风起，当时微发，不将⑤为害。初入皮肤之里，不能自觉，或流通四肢，潜于经脉；或在五脏，乍寒乍热，纵横脾肾，蔽诸毛腠理，壅塞难通，因兹气血精髓乖离，久而不疗，令人顽痹；或汗不流泄，手足酸疼，针灸不痛；或在面目，习习奕奕⑥；或在胸颈，状如虫行；或身体遍痒，搔之生疮；或身面肿，痛⑦彻骨髓；或顽如钱大，状如虻⑧毒；或如梳，或如手，锥刺不痛；或青黄赤黑，犹如腐木之形；或痛无常处，流移非一；或如酸枣，或若悬铃，或似绳缚，拘急难以俯仰，手足不能摇动，眼目流⑨肿，内外生疮，小便赤黄，尿有余沥，面无颜色，恍惚多忘，其间变状多端。

毒虫若食⑩人肝，眉睫堕落；若食人肺，鼻柱崩倒，或鼻生息肉，塞孔，气不得通；若食人脾，即语声变散⑪；若食人肾，耳鸣啾啾⑫，或如雷鼓之音；若食人筋脉，肢节堕落；若食人皮肉，顽痹不觉痒痛，或如针锥所刺，名曰刺风；若虫乘风走于皮肉，犹若外有虫行，复有食人皮肉，彻外，从于头面，即起为疱⑬，肉如核桃、小枣，从头面起者，名曰顺风；从两脚起者，名曰逆风，令人多疮，犹如癣疥，或如鱼鳞，或痒或痛，黄水流出，初起之时，或如榆荚，或如钱孔，或青或白，或黑或黄，变易无定，或起或灭，此等皆病之兆。

又云：风起之由，皆是冷热交通，流于五脏，彻入骨中，虚风因湿，和合虫生，便即作患。论其所犯，多因用力过度，饮食相违，房室太过，毛孔既开，冷热风入五脏，积于寒热，寒热之风，交过通彻，流行诸脉。急者即患，缓者稍远，所食秽杂肉，虫生日久，冷热至甚，暴虫遂多，食人五脏骨髓，及于皮肉筋节，久久皆令坏散，名曰癞风。若其欲疗，先与雷丸等散，服之出虫，见其虫形，青、赤、黑、白等诸色之虫，与药疗者，无不瘥。

然癞名一，木癞者，初得先当落眉睫，面目痒，如复生疮，三年成大患，急疗之，愈。不疗，患成火癞者，生疮如火烧疮⑭，或断肢节，七年落眉睫，急疗可愈，八年成疾，难可疗。金癞者，是天所为也。负功德祟，初得眉落，二⑮年食鼻，鼻柱倒⑯，叵⑰疗，良医可能疗愈。土癞，者作病，身体块磊，如鸡子、

---

① 忌害：禁忌或有害的事物。
② 淫淫：流动行进貌。
③ 鲑（xié 音协）：古代鱼类菜肴的总称。
④ 胡麻松术："胡麻"，又名黑脂麻，黑芝麻，乌麻子。"胡麻松术"，即黑脂麻、松脂、白术。黑脂麻、白术可补益肝肾脾胃；松脂、白术可祛风燥湿，治恶疮、疥癣、大风、顽痹。
⑤ 将：将息，调养。
⑥ 习习奕奕：形容痛痒的感觉及忧愁的样子。"习习"，形容辛辣、痛痒等感觉；"奕奕"，忧愁貌。
⑦ 痛：原作"方"，据程本、《病源》卷二《诸癞候》改。
⑧ 虻：即毛虫。有毒螫人。
⑨ 流：《病源》卷二《诸癞候》作"浮"。似是。
⑩ 食：通"蚀"。下同。
⑪ 语声变散：即语声散乱。
⑫ 啾啾：象声词。此指耳鸣如鸟兽虫的鸣叫声。
⑬ 疱（pào 音炮）：皮肤上长的肉疙瘩。在此指麻风病人的皮肉变形。
⑭ 火烧疮：即烧伤。被火烧灼后，皮肤破溃成疮。
⑮ 二：《病源》卷二《诸癞候》作"三"。
⑯ 倒：《病源》卷二《诸癞候》作"崩"。
⑰ 叵（pǒ 音破）：不可。

弹丸许，此病宜急疗之，六年成大患，十五年不可疗。水癞者，先得水病，因即留停，风触发动，落人眉须，急疗之，经年病成。蟋蟀癞者，如蟋蟀在人身体内，百节头皆欲血出，三年巨疗。面癞者，虫出如面，举体艾白①，难疗，重药可愈，多年巨疗。白癞者，斑驳②或白或赤，眉须堕落，亦可疗之，多年难疗。疥癞者，状似癣瘑，身体狂痒，十年成大患，可急疗之，愈。风癞者，风从体入，或手足刺疮③，风冷痹痴，不疗，二十年后便成大患，急疗之，愈。蚼④癞者，得之身体沉重，状似风癞，可疗之，至久积岁，成大患，疾速疗之。酒癞者，酒醉卧黍穰⑤上，因汗体虚，风从外入，落人眉须，令人惶惧，小疗大愈。

《养生禁忌》云：醉酒露卧，不幸生癞也。

又云：鱼鳃不可食，食之令人五月发癞。出第二卷中。

《肘后》：凡癞病，皆起于恶风，及触犯忌害得之，初觉皮肤不仁，淫淫若⑥痒如虫行，或眼前见物如垂丝，或隐疹赤黑，气淼汎⑦，此皆为疾之始，便急疗之。此疾乃有八九种，诊候知难易，取病源，大都皆须断米谷鲑肴，专食胡麻、松、术最善，别有蛮夷酒、决疑丸诸大方数首，亦有符术，今只取小小单方。

苦参干者五斤，制之

上一味，以好酒三斗，渍四五日，稍稍饮之二三合，常将之。《备急》同。本方疗白癞。

又方

苦参根皮三斤

上一味，粗捣，以酒三斗，渍二十一日，去滓，服一合，日三。若是癞疾，即应觉痹，禁杂食。

范汪：疗癞方。

取马薪蒿⑧，一名马矢蒿，一名烂石草，捣末，服方寸匕，日三。百日如更赤起，一年都瘥，平复。《肘后》同。

又方

灸两手约指中理左右，及手足指虎口中，随年壮。

深师：疗癞，身体面目有疮，必死方。

取白艾蒿十束，如升大，煮。取汁，酿米七斗，一如酿法，酒熟，稍稍饮之。

又方

水银研　蔄茹　藜芦　真珠研　丹砂研　雄黄研

上六味，各一斤，皆研如粉，以三岁苦酒三石五斗，于瓮中渍诸药，令耗七日，于净温密室中渍浴，始从足，渐至腰，浸之，日一。以绵试面目讫，以水洗两目，勿令入目也。可七日为之，勿令冷，神效。忌狸肉、生血等。范汪同。

又，疗通身癞疮方。

莲荷二十枚，石灰一斗，淋。取汁，合煮，令极浓，以渍疮半日许，可数为之。

又方

取水中浮萍青者，一秤，浓煮，以

---

① 举体艾白：指全身苍白。"举"，全。"艾白"，如艾叶的苍白色。

② 斑驳（bó音博）：颜色杂而不纯。"驳"，同"驳"。

③ 疮：《千金翼》卷二十一第三作"痛"。

④ 蚼（xún音寻）：虫名。

⑤ 黍穰（shǔ ráng音暑壤）：黍的茎杆。

⑥ 若：《肘后方》卷五第四十作"苦"。

⑦ 淼汎（mǎng fàn音莽泛）：水盛大貌。"淼"，水广大貌。"汎"，漫溢。程本作"淼沆"，水广大貌。

⑧ 马薪蒿：又名马先蒿、马矢蒿、马尿泡。为玄参科植物返顾马先蒿的根。性味苦，平。祛风，胜湿，利水。主治风湿关节疼痛，小便不利，带下，尿路结石，疥疮。

溃浴半日，用此方多愈。并出第九卷中。

《集验》：疗癫方

取葎草一担，以水二石，煮。取一石，以溃洗疮，不过三五度，瘥。

乌癞方一首

《病源》：夫癞病皆是恶风，及犯触忌害所得，初觉皮毛变异，或淫淫若①痒如虫行；或眼前见物如垂丝，言语无定，心常惊恐，皮肉之中或如桃李，隐疹赤黑，手足顽痹，针刺不觉痛，脚下不得踏地，凡食之时，开口而鸣，语亦如是，身体疮痛，两肘如绳缚，此名黑癞。出第二卷中。

《集验》：乌癞、白癞丸方。

猬皮炙　魁蛤　蝮蛇头炙　木虻四枚，去翅足，熬　虻虫去足翅，熬　蛴螬各一枚，并②炙　陵鲤甲去头足，炙　葛上亭长③七枚，炙　斑猫去翅足，七枚，炙　蜈蚣去头足，炙　附子各三枚，炮去皮　蜘蛛五枚，炙　水蛭一枚　雷丸三十枚　巴豆十五枚，去皮心，熬　水银研　大黄　真丹　桂心　射冈各一两　黄连一分　石膏研，二两　蜀椒汗，三分　芒硝一分，研　龙骨三分　甘遂熬　礜石烧半日　滑石各一分

上二十八味，捣筛，蜜和丸如胡豆，服二丸，日三，加之，以知为度。忌猪肉、冷水、生葱。此方分两多不同，为是古方传写差错，若临用时，即以意量之。范汪同。出第八卷中。

一方有乚④虫，无木虻，斑猫、蜈蚣。蝮蛇作蟒蛇。

白癞方五首

《病源》：凡癞病，语声嘶破，目视不明，四肢顽痹，肢节火然一作大热，心中

燠⑤热，手脚俱缓，背膂至急，肉如遭劈，身体、手足隐疹起，往往正白在肉里，鼻有息肉，目生白珠当⑥瞳子，视无所见，此名白癞。出第二卷中。

《集验》：疗白癞酿酒方。

苦参二斤　露蜂房五两，炙

上二味，切，以水三斗，法曲二斤，和药，渍经三宿，绞去滓，炊黍米二斗，酿，准常法作酒，候酒熟，压取，先食，一饮一鸡子，日三，稍稍增之，以瘥为度。《肘后》同。出第八卷中。一云亦疗风瘘恶疮。

范汪：疗在身白屑，虚搔之，或呼作白癞方。

苦参五斤　露蜂房五两，熬　猬皮一具，炙，剉之　曲三斤

上四味，切，以水三斗五升，合药渍四宿，去滓，炊米二斗，酿如常法，酒熟，食后饮三五合，渐增之，以知为度。

《千金》：疗百癞大风，眉须落，赤白癞病，八风十二痹，筋急，肢节缓弱，飞尸遁注，水肿，痈疽、疥癣、恶疮，脚挛手折，眼间血淋⑦，痰饮宿澼寒冷方。

商陆根二十五斤，如马耳薄切之　曲二十五斤

上二味，以水一斛渍之，炊黍米一石，酿之如家造酒法，使曲米相淹，三

---

① 若：《病源》卷二《乌癞候》作"苦"。
② 并：山胁尚德曰："'并'字疑衍。"
③ 葛上亭长：又名豆斑蝥、鸡冠虫。为芫青科动物豆芫青的全虫。性味辛，微温，有毒。逐瘀破积。主治闭经、癥瘕积聚，瘰肿。
④ 乚：程本作"匕"。高校本云"乚"，疑为"虱"之坏字。
⑤ 燠：《病源》卷二《白癞候》作"懊"。
⑥ 当：通"挡"，遮蔽。
⑦ 眼间血淋：《千金方》卷二十三第五作"眼阇洞泄"。

酸之，讫，封三七日，开看曲浮酒熟，澄清，温服之，至三斗，稍轻者二斗①药发，吐下，佳。宜食粥饭、牛羊鹿肉羹。忌生冷、酢滑、猪肉、鱼、鸡、犬肉等物。出第二十四卷中。

文仲： 疗白癞方。

干艾叶，浓煮以渍曲，作酒如常法，饮之令醺醺②。姚氏、范汪同。

又方

大蝮蛇一枚，干者，并头尾完，勿令欠少，炙，以酒渍之一，大者一斗，小者五升，以糠火温令酒尽，稍稍取蛇一寸许，以腊月猪膏和，敷疮上。忌小麦、热面。《肘后》、范汪同。并出第五卷中。

十三种丁肿方一十二首

《千金》论曰：夫禀形之类，须存摄养，将息失度，百病萌生，故四时代谢，阴阳递兴，此之二气，更相击怒，当其时也，必有暴气。夫暴气者，每月必有，卒然大风、大雾、大寒、大热，若不将③避，人忽遇之，此皆入人四体，顿折皮肤，升变④经脉，遂使腠理⑤壅隔，荣卫结滞，阴阳之气不得宣泻，变成痈疽、丁⑥毒、恶疮诸肿。至于丁肿，若不预识，令人死不旋踵，若诸讫，乃欲求方，其人已入木⑦矣。所以养生之士，须早识此方，凡是疮痍，无所逃矣。

又，一曰麻子丁，其状肉上起头，大如黍米，色少乌，四边赤微⑧多痒。忌食麻子，及衣麻布并入麻田中行。

二曰石丁，其状⑨皮肉相连，色乌黑如乌豆，甚硬，刺之不入，肉内萌萌⑩微疼。忌瓦砾、砖石之属。

三曰雄丁，其状疱头乌黶，四畔仰，疮疱浆起，色黄，大如钱孔许。忌房室。

四曰雌丁，其状疮头少黄向里黶，亦似灸疮，四畔疱浆起，色赤⑪大如钱孔。忌房室。

五曰火丁，其状如火疮，头乌黶，四畔有疱浆，浆如赤粟米。忌火灸、烁食、炙煿等物。

六曰烂丁，其状色少黑有白斑，疮中有脓水，形大小如匙面。忌热食、烂臭物。

七曰三十六丁，其状头乌浮起，形如乌豆，四畔起，大赤⑫，今日生一，明日生二，至三日乃至十，若满三十六，药所不疗，如未满者可疗，俗名黑疱。忌瞋、喜⑬、愁、恨。

八曰蛇眼丁，其状疮⑭头黑，皮上浮生，形如小豆，状似蛇眼，体大硬。忌

---

① 至三斗，稍轻者二斗：二"斗"字《千金方》卷二十三第五并作"升"。

② 醺醺：酣醉貌。

③ 将：《千金方》卷二十二第一作"时"。

④ 升变：程本、《千金方》卷二十二第一作"流注"。

⑤ 腠理：泛指皮肤、肌肉、脏腑的纹理及皮肤、肌肉间隙交结处的结缔组织。分皮肤、肌腠、粗理、细理、小理、膲理等，是渗泄体液，流通气血的门户，有抗御外邪内侵的功能。

⑥ 丁：即"疔"。下同。

⑦ 入木：装殓入棺，指死亡。"木"，指棺椁。《礼记·檀弓下》"原壤登木。"郑玄注："木，椁木也。"

⑧ 赤微：程本、《千金方》卷二十二第一作"微赤"。

⑨ 状：原脱，据程本、《千金方》卷二十二第一补。

⑩ 萌萌：程本、《千金方》卷二十二第一作"阴阴"。似是。

⑪ 色赤：《千金方》卷二十二第一作"心凹色赤"。

⑫ 大赤：程本作"火"；《千金方》卷二十二第一作"大赤色"。

⑬ 喜：《千金方》卷二十三第一作"怒蓄积"。

⑭ 疮：原作"疗"，据《千金方》卷二十二第一改。

恶眼人见之，及嫉妒人看之。

九曰盐肤丁，其状如匙面，遍疮皆赤，有黑粟起。忌咸食。

十曰水洗丁，其状大如钱形，或如钱孔大，疮头白，里黑，压汁出①，中硬。忌饮浆水、水②洗、渡河。

十一曰刀镰丁，其状疮阔狭如韭叶，长一寸，侧内黑。忌烧烁刺及刀镰切割③。

十二曰浮沤丁，其状如浮沤④，疮体曲圆，少许不合长，狭如韭叶大，内黄外黑曲，黑曲处刺不痛，里黄处刺痛。

十三曰牛拘⑤丁，其状肉疱色，掐不破。

上十三种丁疮，初起必先痒后痛，先寒后热，热定⑥，多四肢沉重，头痛、心惊，眼花，若大重者呕逆，呕逆者难疗。其麻子丁一种，始末唯痒，所录之忌不得犯触，犯触者难疗。其浮沤、牛拘两种，无禁忌，纵不治，亦不杀人，其状寒热，与诸丁同，皆以此方疗之，万不失一。欲知犯触，但脊强，疮痛极甚，忍不可得，则是犯之状。

疗之方⑦。

用枸杞，春名天精，夏名枸杞，秋名却老，冬名地骨。春三月上建日采叶，夏三月上建日采枝，秋三月上建日采子，冬三月上建日采根。四味并曝干，若得五月五日午时合和，大良。如不得依法有者，但得一种亦得，绯缯⑧一首⑨以裹药为限，乱发一鸡子大，牛黄如梧子大，反勾棘刺针二七枚，末，赤小豆七枚，末。先于绯缯上薄布乱发，以牛黄末等布发上，即卷绯缯作团，乱发作索，十字系之，熨斗中急火熬令沸，以沸定，自然干，即刮取，捣作末，绢下之，以方寸一匕，取枸杞根等四味合和，捣筛二匕，合三匕，和令相得，又分为三分，

且空肚酒服一分，日三。

又，凡是丁肿用之，齐州荣姥方。

白姜石十八两，黄软者　牡蛎九两，烂者
枸杞白皮二两　钟乳下者，二两　白石英一两，研　桔梗一两半

上六味，各捣筛，乃秤之，合和，搅令相得，先取伏龙肝九升，末之，以清酒一斗二升，搅令浑浑，澄取清二升，和药，捻作饼子，大六分，厚二分，其浊滓仍著盆中，布饼子于笼上。以一重纸藉盆上以泥，酒气熏之，仍数搅，令气发，经半日，药饼微干，乃纳瓦坩瓶中，一重纸一重药遍布，勿令相著，密以泥封之，三七日，干，以纸袋贮，干处举⑩之。用之法⑪一如后方，前二家方本是一家，智者平⑫论，以为后方最是真本。其病通忌酒、肉、五辛、芸苔、胡荽、油、面、生冷、酢滑耳。后方如下。崔氏同。

白姜石二十五两　牡蛎十两　枸杞根白

---

① 里黑，压汁出：《千金方》卷二十二第一作"里黑黡，汁出"。

② 水：原脱，据《千金方》卷二十二第一补。

③ 侧内黑。忌烧烁刺及刀镰切割：《千金方》卷二十二第一作"左侧肉黑如烧烁。忌刺及刀镰切割，铁刃所伤，可以药治"。

④ 浮沤（ōu音欧）：水面上的泡沫。

⑤ 牛拘：牛鼻环。

⑥ 热定：《千金方》卷二十二第一作"热定则寒"。

⑦ 疗之方：《千金方》卷二十二第一作"治十三种疗方"。

⑧ 绯缯（zēng音增）：红色丝织品。

⑨ 首：程本、《千金方》卷二十二第一并作"片"。

⑩ 举：犹言收贮在较高的干燥处。"举"，举起，抬起。

⑪ 用之法：程本、《千金方》卷二十二第一并在"用之法"后详细论述了"齐州荣姥方"的用法。此处缺。

⑫ 平：《千金方》卷二十二第一作"评"。

皮四两　茯苓三两

上四味，细筛，合和，先取新枸杞根，切六升，以水一斗半，煮。取五升，去滓，纳狗屎二升，搅令调匀，澄取清，和前药熟捣，捻作饼子，阴干。取两刃针当头直刺疮，痛彻拔出，刮取药末塞孔中，拔针出即纳药，勿令歇气，并遍封疮上。头即胀起，针挑根出，重者半日以上即出。或已消烂，挑根不出，自瘥，勿忧之。其病在内者，外当有肿相应，并皆恶寒发热。疑有疮者，以水半盏，刮取药如梧子五枚，和服之，日夜三四服，外自消也。若须根出，服药后一日以上，以鸡羽剔吐出根①，纵不出根，亦自消烂。在外者，亦日夜三遍敷药，根出后常敷勿休，生肉易瘥。若犯者，取枸杞根，切三升，以水五升，煮取三升去滓，研药一钱匕，和枸杞汁一盏服之，日二三服，并单饮冷枸杞汁一二盏弥佳。又以枸杞汁绞狗屎②取汁服之，最良。合讫即用，不必待干。依五月五日、七月七日、腊月③腊日合者，其用疗病尤良。但有人卒患喉中痛，乍寒乍热者，即是其病，当急以此药疗之。腹中无故而痛，恶寒发热者，亦是此病。前二方同是一方，法用一同，亦主痈疽。吴升同。

又方

以针刺四边及中心，涂雄黄，立愈。

又方

马齿菜二分　石灰三分

上二味，和捣，以鸡子白和涂之。文仲、《备急》等同。出第二十三卷中。

又，疗一切丁肿方。

取苍耳根、茎、子等④，烧作灰，以酢泔淀和如泥，涂上，干即易，不过十余度，即拔根出。

又，论曰：臣以正观⑤四年，忽口右

角患丁肿，造甘子振，其子振每⑥为贴药，十日不瘥。臣以此疗之，一如方说，自是常作此方以救诸人，未说有不愈者，故特论之，以传后世。丁肿方殆有千首，皆不及齐州荣姥方，亦不胜此物造次易得也。

又方

饮铁浆⑦一碗即瘥。

又方

蒺藜子一升，作灰，以醶酢和，封头，破，涂上，一宿瘥⑧。

又方

皂荚子中仁，末，敷之，数帖，五日愈。

又论曰：凡疗丁肿，皆刺中心至痛，又刺四边十余下，令血出，去血然敷药，药气入针孔中佳。若不达疮里，则不相得力也。

又论曰：其肿好著口边、颊中、舌上者，看之赤黑如珠子，疼痛应心，是寒毒久结，变作此疾，不即疗，日夜根长，流入诸脉数道，如箭入身，捉人不得动摇，若不慎口味、房室，死不旋踵。经五六日

---

① 以鸡羽剔吐出根：《千金方》卷二十二第一作"以鸡羽剔吐，即随吐根出"。按："剔吐"，吐法之一。指以手指、筷子、鹅毛、鸭毛等刺激咽喉以引起呕吐的方法。

② 狗屎：《千金方》卷二十二第一作"搅白狗屎"。并在下文"不必待干"后云："所言白狗屎，是狗食骨，其屎色如石灰，直言狗白屎也。"

③ 腊月：原脱，据《千金方》卷二十二第一补。

④ 茎、子等：《千金方》卷二十二第一作"茎苗子但取一色"。

⑤ 正观：即贞观。

⑥ 造甘子振，其子振每：《千金方》卷二十二第一作"造甘子振母"。

⑦ 铁浆：药名，为生铁浸于水中生锈后所成的一种溶液。性味甘涩平，能镇心安痛，解毒敛疮，主治癫痫狂乱，疗疮肿毒等。

⑧ 封头，破，涂上，一宿瘥：《千金方》卷二十二第一作"封上，经宿便瘥，或针破头封上更佳"。

不瘥，眼中火光生，心神惛昧，不可具论，此其状也。并出第二十三卷中。

《备急》：疗丁肿。姚方云：丁毒为疮，肉中突起如鱼眼状，赤黑磣痛，是寒毒之结，变作此疾，始作服汤，及如疗丹法便瘥。又支太医云：有一十三种丁疮，其状在大方中，初起皆患寒热，又三十六丁，亦是十三种数内，或今日生一，明日生二，或生三，或生十，满三十六丁，皆疗之方。

蛇皮，炙末，和鼠矢，以针刺破疮，纳中，即拔出，瘥止①。文仲同。

又方

取人粪干者，末之，挑肿破，敷疮，大良。若犯疮未死者，开口灌厕清一大升，须臾立瘥。

又方

取白马牙齿，烧作灰，先以针刺疮令破，以灰封之，用面周匝围之，候肿软，用好酢洗却灰，其根即出，当便瘥。

又，内令消神方。

反勾棘针三十二枚，一年以上陈者　生大豆黄四十枚，全者　绯头巾三条，条阔一寸　乱发三鸡子许

上四味，作三分，先将绯一片裹棘针、豆黄各三七枚，用发一块缠绯，令周匝牢固，又取两段绯，各如法裹之，讫，各于炭火上烧，令烟尽，且以两段于瓷器中熟研之，和酒半盏，空腹服之，半日，疮四边软，内舒适，即瘥。半日不觉，可更服一段，必瘥。若后犯之，有三五豆赤黑脓出，不经犯者，十八日即瘥。此方甚效，勿犯之。

丁肿方二十首

《广济》：疗丁肿毒气，敷药瘥方。

白马牙烧令赤，纳米酢中，更烧，依前十遍

附子生用，末　雄黄研　半夏末

上四味，各等分，少减②，以腊月猪脂和如泥，封肿上，一两遍即瘥，根烂。其肿当头，先以针刺，至痛处，然可封药，即效。

又方

烂棘刺三枚，反勾者，丁香七枚，并烧令烟断，末。以未满月孩子粪和涂肿上，频频三两度，根烂瘥。

又方

车辐轴脂　白盐　芜菁根　釜底墨等分

上四味，等分为末，和以腊月猪脂，敷上，以酢及水和敷之并得。

又，疗丁肿，封药后，宜常服散方。

乱发急团，一升许　反勾棘针烂者二升　露蜂房一升　蛇脱皮一升　绛绯阔一赤③

上五味，分作五分，以绯裹之，用麻急缠之，于炭火上烧，如烟欲断，即收，勿令作白灰，末，以酒和，空肚服方寸匕，日二夜一，瘥止，不利。忌生麻子、小豆、蒜、猪肉、羊肉、鱼、蒜、油腻、面等。

又方

半夏生用　石灰等分

上二味，捣末，以敷疮上，并出第五卷中。

《备急》：疗丁肿方。

干姜　胡椒　龙骨　斑猫去翅、足，熬　皂荚炙，去皮子

上五味，各等分，捣筛，以酒和封疮；破，安孔中，日一敷之，忌食面、酒、肉、油腻等物。

又方

以针刺破疮头，取热人粪涂上，干

---

① 止：原作“正”，据程本改。
② 少减：程本作“为末”。
③ 赤：程本作“尺”。似是。

易之，不过十五遍即出。又以硇砂封上。若毒入腹，以枸杞根，切，煎服之，如犯触亦然。

又方

露蜂房二七枚　曲头棘刺二七枚　苍耳子一七枚　绯一寸　乱发一鸡子大　腐蒿草节二七枚

上六味，熬令黑，末，研朱砂少许，和酒服方寸匕，日三，服后加酒，令微有酒色。禁食如常，疗肉肿弥佳。文仲同。

又方

斑猫一枚，捻破，然后以针画疮上作米字，以封上，即根乃出也。

又方

生大豆黄三十二枚，全者　绯头须三条，如无，用绯代　乱发一鸡子许

上三味，以绯裹，乱发牢缠，于炭火上烧，得黑烟欲尽，即出之，冷，瓷器中研如粉，以酒空腹服之方寸匕，平明至午时，觉四体舒通，觉疮轻，即瘥。如未，依前服之，瘥止。若犯之，疮即出脓血，未经犯，六七日平贴。忌如常法。

《必效》：疗丁疮方。

取旧厕清，绞取汁，青竹茹，烧作灰

上二味，研，和清搅一百遍，稀稠成膏，刺疮四边令遍，先以唾和面，围疮四面，泻药，渐渐令满其中，仍三五度换之，晬时，疮即烂，以针挑之，拔去根，即瘥，止。未出，更著之，神效。

又方

蜂窠七八，露者　真绯手大　乱发拳大

上三味，各烧为灰，作末，酒一小升，和，顿服之，瘥止。未瘥，更作之。并出第六卷中。

《古今录验》：疗丁肿方。出徐王

大黄　秦艽　藜芦　石硫黄研　硇砂各一两，研

上五味，捣筛为散，以刀子头取，和冷水，量疮大小封之，若肿大闷，可作五香汤服之，并取面和涂肿上，干即易之，以消可休。一方无大黄，封之须刺四面，面糊纸贴，勿令干，数著也。

又方

白马齿　乱发　髑髅[1]各一分　枸杞白皮三分

上四味，烧作灰，以酒和服方寸匕，不瘥，至二匕。

又方

曲头棘刺四百枚　橘皮三两

上二味，以水三升，煮取半升，服一合，四合涂肿上。

又方

取磁石，捣为粉，酽醋和封之，立拔根出。

又方

五月五日取壮狗[2]矢烧作灰，敷疮，数易之。

又方

巴豆，二七枚，去皮，半夏，二七枚，捣末，以寒食饧和之，以针刺疮四边，令微到底，即以药涂之，立拔出，以泽泻末填疮孔中，便瘥。侍郎崔世谟送。忌羊肉、饧、笋等物。

又方

蛇脱皮四分，烧灰　露蜂房灰，一分　小儿十岁以上未涂油发灰一分

上三味，并用五月五日采，燥之，相和，以新瓦内烧灰，白饮[3]服枣许大，令汗出，未汗，更服，以汗为度，即不

---

① 髑（dú 音毒）髅：头骨。多指死人的头骨。

② 壮狗：健壮的狗。程敬通曰："'壮'一作'牡'。"

③ 白饮：即清水。

经日。去七日不得食盐、酒、肉、五辛、房室、生冷、酢滑等。一云出来不得食猬肉、鸡肉，食者难瘥。蛇皮不得带赤色，有毒，纯白者上。此高獭奴法，邢长史传之。

又方 高仆射送。

乱发急敷，一鸡子许　绯帛方三寸　曲头棘刺七七枚，东枝白腐者　苍耳三七枚

上四味，合烧作灰，研成散，每以水半盏许，服方寸匕，日二三，瘥止，慎风热，余忌同前。虑有犯触，加鹿角一方寸，鳖甲三方寸，蜂房三寸，三物等分，烧灰为散，若有犯者，依前方服之，甚效。并出第三十卷中。

犯丁肿重发方二首

《广济》：疗丁肿，犯之重发方。

青羊粪一升

上一味，以水二升，渍少时，煮两沸，绞取汁一升，顿服，无所忌。出第五卷中。

《古今录验》：疗犯丁肿方。晋熙公上。

枸杞白皮末一方寸匕　麦七粒烧灰　麻子七粒，烧灰　绯帛一方，烧灰　勾头棘子二七枚，烧灰　半夏一七枚，大小如羊粪者，熬令黄　乱发灰半匕

上七味药，不问冬夏，悉须温酒和服，多少任人性，能准①则令有酒色。此方无所忌，不宜犯麻子，多致死，得疗者，愈也。出第三十卷中。

恶肿一切毒疮肿方一十七首②

《广济》：飞黄散，疗诸恶疮肿方。

曾青③雌黄　白礜石　磁石　雄黄　丹砂各一两

上六味，各细研，依四方色，以药置色处，曾青东方，丹砂南方，白礜石西方，磁石北方，雄黄中央，瓦瓮二枚，以黄泥下再三过，使厚五六分，以雌黄屑著下。合筛诸药著上，后以半雌黄屑覆上，以泥密涂际，勿令气泄，上须厚，一宿，如常点火，点火用二年陈芦作樵，中调水，以新布沉水中，覆釜上，干复易，九十沸止。若日暮，七十七沸亦足，止，大熟，一斛米饭顷发出药，恶肉青黑干，不复出汗，愈。无瓮，以土釜二枚，如上法也。出第三十一卷中。第二十四卷缓疽中有此方，更有石英、石膏、钟乳、云母，为十味。

《千金》：疗恶毒肿，或著阴卵，或偏著一边，疼急挛痛牵少腹，不可忍，一宿杀人方。

茴香苗叶

上一味，捣取汁，饮一升，日三四服。其滓以贴肿上，冬中根亦可用，此外国神方，从永嘉以来④用之，起死神效。

又，凡风劳毒肿，疼挛痛⑤，或牵引少腹及腰胯痛方。

桃仁一升，去尖皮两仁，熬令黑烟出，熟捣，研如脂膏，以酒三升，搅令相和，一服，覆取汗，不过三，瘥，甚妙。

---

① 能准：犹言尺度，标准。

② 一十七首：实有一十八首。程本作"一十八首"。

③ 曾青：又名朴青、层青。为碳酸盐类矿物蓝铜矿的矿石成层者。性味酸，寒。入肝经。清热明目，平肝息风。主治风热目赤疼痛、涩痒，羞明多泪，睑缘赤烂，头风，惊痫，风痹。

④ 永嘉以来：《千金方》卷二十二第二作"永嘉年末"，本书卷三十七引作"元嘉末来"。

⑤ 疼挛痛：《千金方》卷二十二第二作"疼痛挛急"。

又，大麻子小豆汤①，主毒肿无定处，或嗇嗇②恶寒，或心腹刺痛，烦闷者，此由毒气深重也。方。

射干三两　商陆二两，薄切　赤小豆一升　麻子五升　附子三两，炮　升麻四两

上六味，切，以水二斗，煮麻子，取一斗半，去滓，研麻子令破，以麻子汁煮药，令豆极熟，去滓，可得六七升，一服一升，日夜令尽小便当利，大下，即毒肿气当减，食此豆益佳，如汤沃雪也。出第二十三卷中。

崔氏：五香汤，疗毒肿方。

麝香研　青木香　鸡舌香　藿香　薰陆香　当归　黄芩　升麻　芒硝各三分　大黄五分

上十味，切，以水六升，煮取二升，去滓，入芒硝令烊，分为二服，相去六七里久。亦疗诸卒尸注、恶气也。

又，疗恶肿，犀角汤方。

薰陆香　青木香　鸡舌香　藿香　犀角各二分，屑　沉香二分　升麻七分

上七味，切，以水六升，煮取二升半，去滓，分三服，其间消息，以意量之。毒肿不然者，肿杀人也。出第五卷中。

又，乌膏，疗一切疮，引脓生肌，杀疮中虫方。

乌麻油一升，生清者　黄丹二两，罗之　薰陆香一两，乳头者　末松脂半两　末蜡③半两，炼净，以上并大升大两

上五味，先空煎油，三分减一，停待冷，次纳黄丹，更上火缓煎，又三分减一，又停冷，次纳薰陆香末。不冷，即恐溢沸出。煎候香消尽，次下松脂及蜡，看膏稍稠，即以点铁物上试之，斟酌硬软适中乃罢。先问所患疮，是热即减薰陆及松脂，若疮如久不瘥，此涉于冷，依方煎之。其贴杖疮者，油若一升，

地黄汁半合，黄丹二大两，蜡一小两，余准上法。此膏不须硬。出第二卷中。

《必效》：疗恶疮方。

热毒肿，以瓮近下钻孔，盛水，令水射肿，又以鸡子清封肿上，热即易之。

又方

取芫蔚臭草，捣汁，服一鸡子许，滓封肿，热则易之，甚良。

又方

捣地松汁服之，每日两三服即瘥，止。

又方

大黄　石灰　赤小豆各等分

上三味，捣末，以苦酢和涂之，效。出第四卷中。

《经心录》：疗诸毒肿，升麻膏方④。

升麻三两　白蔹　漏芦　连翘　芒硝各二两　黄芩　蛇衔各三两　萹蓄根四两　山栀子二十枚　枳实二两

上十味，捣碎，以酒浸半日，以猪膏五升煎之，气竭膏成，去滓，以器盛，有毒热肿，取涂贴上摩之，即消散，日三。《小品》同。

又，大瀹⑤渍肿毒，升麻汤方⑥。

升麻一两　黄芩三两　栀子二十枚　漏芦二两　萹蓄根五两　芒硝二两

---

① 大麻子小豆汤：《千金方》卷二十二第二所载与此药味主治相同，剂量、煎煮服用方法略异。
② 嗇嗇：肌体畏寒收缩貌。
③ 蜡：原作"腊"，据本改。
④ 升麻膏方：《千金方》卷二十二第四载方中无"白蔹"，有"白薇"，主治"丹毒"，剂量稍异。
⑤ 瀹（xī音西）：吸也。《千金方》卷二十二第四作"揭"。
⑥ 升麻汤方：《千金方》卷二十二第四作"治丹毒，升麻揭汤方"，药味同；剂量稍异。用法中"渍瀹肿"作"以故帛染汁揭诸丹毒上"。并言"揭后须服饮子并漏芦汤"。

上六味，切，以水一斗，煮。取七升，候冷分用。溃瀹肿，常令湿润，即消。《小品》、《集验》同。

又，漏芦汤方

漏芦无，用栀子　白蔹　黄芩　麻黄　白薇无，用知母　枳实炙　升麻无，用犀角　芍药　甘草炙，各二两　大黄三两，无，用芒硝

上十味，切，以水一斗，煮。取三升，分三服，若无药处，单服大黄一两，取利，忌海藻、菘菜等。并出第五卷中。《千金》云疗一切痈，《小品》亦治丹毒，

《近效》：疗一切热毒肿验方，并主乳痈。

青木香　紫葛　紫檀　朴硝各二两　赤小豆一合　蜀升麻　白蔹　生矾石各一两

上八味，捣筛，以水和如稀面糊，又以榆皮汁和之，亦佳，以布剪，可肿大小，仍每片煎三两个小孔子，涂药贴肿上，干即易之，王度支处。

又，贴毒热肿消方。

蔓菁根三大两，　芸苔苗叶根三大两

上二味，捣，以鸡子清和，贴之，干即易之，当日消。

又方

商陆根　芸苔苗叶根等分

上二味，捣之，依上方贴之，效。

又，疗一切热疮肿，硝石膏方。

硝石一斤　生麻油三升

上二味，先煎油令黑臭，下硝石，缓火煎，令如稠饧，膏成，以好瓷器中收贮，以涂贴疮肿。或热发，服少许妙，用好酥煎更良。忌生血物。

反花疮及诸恶疮肿方四首

《病源》：反花疮者，由风毒相搏所为，初生如饭粒，其头破血出，便生恶肉，渐大，有根，脓汁出，肉反散如花状，因名反花疮。凡诸恶疮久不瘥者，亦恶肉反出如反花形也。出第三十五卷中。

《千金》：疗一切久不瘥诸恶疮，兼反花疮，大神验方。

鼠黏子[①]草根，细切，熟捣，和以腊月猪脂，封贴肿疮上。取瘥止。出第二十三卷中。

《必效》：疗反花疮方。

柳枝、叶，以水煎成膏，如稠饧，涂之良。

又方

取马齿草，烧灰，敷之，频贴，瘥止。《千金》同[②]。

又方

盐灰敷之，神验，并出第四卷中。

鱼脐疮方一十首

《千金》：疗鱼脐疮[③]似新火针疮，四边赤，中央如欲黑色，可针刺之，若不痛，即可畏也方。本名鱼脐丁。

腊月鱼头灰，以乱发灰等分，以鸡稀溏屎和，令相得，封疮上，频贴，瘥止。此疮见不足言[④]，而能杀人。

又方

以寒食饧封之。又硬者，烧灰涂贴，敷之即瘥。

又，疗鱼脐疮，其头白似肿，痛不可忍者方。

先以针刺疮上及四畔作孔，捣白芷[⑤]

———————

① 鼠黏子：即牛蒡子。

② 《千金》同：《千金方》卷二十二第六作"马齿菜揭封"。

③ 疮：《千金方》卷二十二第一作"疔疮"。

④ 见不足言：《千金方》卷二十二第一作"见之甚可"。

⑤ 白芷：《千金方》卷二十二第一作"白苣"。

取汁，滴著疮孔中。如无，以干白芷末用敷。一云白苣①。

又方本方云疗赤根丁疮。

取鼩鼠壤土，以水和如泥，涂贴上，热则易之，瘥。

又方

马牙齿，捣末，以腊月猪脂和涂之，拔②根出，即止。亦烧灰用。

又方本方云疗犯丁疮。

刺疮头及四畔，令汁极出，捣③生栗黄敷上，以面围之，勿令黄出，自旦至午，根必出。

又方同上

以面围疮如前法，以针乱刺疮上及四畔，取铜器煎酢令沸，泻著面围中，令容一盏，冷即易之，不过三度，即拔根出。

又方同上

以水四升，煮蛇蜕皮如鸡子大，三、四沸，去滓，服之，立愈。又④烧蛇皮灰，以鸡子清和，涂上，瘥。并出第二十三卷中。

崔氏：疗鱼脐毒疮肿方。

疮初生之时，头白如黍米许大，当中黑如蚁，四畔赤，至四五日之后，疼痛不可忍，似溃不溃，虽至溃破脓出，回转还满，疼痛不止者，便是其候。取獭屎，以水和封肿处及疮上，即得脓出，止痛消肿，慎口味与患丁肿同，必至瘥，莫浪杂犯触。《千金》同。

又方

取瞿麦，和生油熟捣，涂之，亦佳。并出第五卷中。

丹毒方九首

《肘后》：天⑤丹者，恶毒之气，五色无常，不即疗之，痛不可堪。又待坏，则去脓血数升，或发于节解，多断人四肢，盖疽之类，疗之方。

煮栗㭉⑥有刺者，洗之。姚同。

又，疗发足踝方。

捣蒜如泥，以厚涂，干即易之。《集验》、文仲、《备急》同，出第二卷中。

《小品》说：丹毒，一名天火也，肉中忽有赤如丹涂之色，大者如手掌，其剧者，竟身体亦有，痛痒微肿方。

赤小豆二升

上一味，末，下筛，以鸡子白和如泥，涂之，干复涂之，逐手消也。竟身者，倍合之，尽复作。《删繁》、《千金》同。

又，疗丹，诸单行方，或得一物瘥。

水苔⑦　生蛇衔　生地黄　生松叶　葫藘叶　五叶藤⑧　慎火草　浮萍草　豆豉⑨水和　大黄水和　栀子水和　黄芩水和　芒硝水和

上十三味，但得一物，捣以贴之，即瘥。赤小豆末，和鸡子白涂之，无鸡子白，水和用之。《千金》同。

---

① 白苣：药名，为菊科植物白莴笋的茎叶。性味苦寒。主治热毒，疮肿，燥渴等。

② 拔：原作"枝"，据《千金方》卷二十二第一改。

③ 捣：原缺。据程本、《千金方》卷二十二第一补。

④ 又：《千金方》卷二十二第一作"又方"。

⑤ 天：程本作"夫"。

⑥ 栗㭉：《证类本草》卷二十三引《肘后方》作"栗皮"。

⑦ 水苔：药名，一类蕨类植物的全草。性味甘，大温，主治丹毒，赤游风，脘腹中寒，胃虚纳差，泄痢等。

⑧ 五叶藤：乌蔹莓之别名。又名五爪龙草、五龙草、老鸦眼睛藤、老母猪藤。为葡萄科植物乌蔹莓的全草。性味苦、酸，寒。入心、小肠径。清热解毒，凉血，利尿。主治痈肿，疔疮，乳痈，痄腮，丹毒，蛇虫咬伤，跌打肿痛，咽喉肿痛，黄疸，痢疾，咳血，尿血，尿道涩痛，痹证等。

⑨ 豆豉：《千金方》卷二十二第四作"豆叶"。

又方

新附淋草半斤　蛇退皮一条　露蜂房三两

上三味，以水一斗，煮。取四升，以帛楊①洗之，随手消，神妙，经用效，故附此卷传之。

又方

煮粟，取浓汁以洗之，妙。

又方

取曲蟮粪，水和如泥，涂之。

《千金》论曰：丹毒，一名天火，肉中忽有赤如丹涂，大者如手掌，甚者竟身，痒微肿。又白丹肉中起②，痒痛，微虚肿如吹，隐疹起。亦有鸡冠丹，赤起，大者如钱③，小者如麻豆粒，如鸡冠上涩④，一名茱萸火丹。有水丹，由体热遇水湿，搏之结丹，晃晃黄赤色，如有水在中，喜著腹⑤及阴处，此虽小疾，不治，令人至死，疗之皆用升麻膏方。

升麻　白微　漏芦　连翘　芒硝各二两　黄芩　蛇衔　枳实炙，各三两　栀子二十枚　蒴藋四两

上十味，捣碎，令细细然，以水三升渍半日，猪脂五升煎之，候水气竭，去滓，干器中收之，量取敷丹毒上，频涂敷上，以瘥止。丹及热疮肿皆用之，效。忌如常。内宜服漏芦汤。文仲、《备急》无白薇，《集验》亦然。崔氏同。

又，疗丹神验方。

芸苔、茱萸⑥捣令熟，厚封之，随手即消散。余热气未愈，三日以来封，使醒醒⑦好，止，干则封之，勿歇，以绝本。臣以正观七年三月八日于内江县饮多，至夜睡中，觉四体骨肉并疼，比至晓，头痛目眩，额左角如弹子大肿，痛不可得近，至午时近右角，至夕诸处皆到，眼遂闭合，不得暂开，几至殒毙，其县令周公，以种种方药治，皆不瘥，经七日臣自处此方，

其验如神，故录记之，以传来世云尔。

赤丹方五首

《病源》：赤丹者，初发疹起，大者如连钱，小者如麻豆，肉上粟如鸡冠肌理，由风毒之重，故使赤也，亦名茱萸丹。出第三十一卷中。

《肘后》：疗面目身体卒得赤斑或黑斑如疮状，或痒，搔了肿起，不即疗之，日甚，杀人方。

羚羊角，煎，以摩之数百遍，若无羊角，用牛脂及猪脂。有毒药⑧者，皆可用摩，务令分散毒气，神妙。

又，若已遍身赤者方。

生鱼，合皮鳞烧，捣末，以鸡子白和，以遍涂之。文仲、《备急》同。

又，新附方

羚羊角无多少，即烧之为灰，令极细，以鸡子清和涂之，极神效。无鸡子，以水和涂之亦妙。出第二卷中。一云赤小豆一升，羊角烧之，三两，为末，鸡子白和敷之，无羊角，单用赤小豆，良。《备急》、文仲同。

《集验》：疗人面目身体卒亦⑨，黑丹起如疥状，不疗日剧，遍身即杀人方。

---

① 楊：通“揭”。

② 痒微肿。又白丹肉中起：《千金方》卷二十二第四作“有痒有肿，无其定色。有血丹者，肉中肿起”。

③ 钱：《千金方》卷二十二第四作“连钱”。

④ 鸡冠上涩：《千金方》卷二十二第四作“肉上粟粟如鸡冠肌理也”。

⑤ 水在中，喜著腹：《千金方》卷二十二第四作“水在皮中，喜著股”。

⑥ 芸苔、茱萸：《千金方》卷二十二第四作“芸苔菜”。“芸苔菜”，药名，为十字花科植物油菜的嫩茎叶。性味辛凉，能散血消肿，主治劳伤吐血，血痢丹毒，热毒疮，乳痈等。

⑦ 醒醒：即神情清爽。

⑧ 毒药：程本作“解毒药”。

⑨ 亦：高校本云疑当作“赤”，宜从。

煎羊脂以摩之，青羊脂最良。《千金》、文仲、《肘后》、《删繁》同。

又方

以猪槽下土泥涂之。《千金》同。又以饲猪杓炙尉之，即瘥。并出第八卷中。

白丹方一十二首①

《病源》：白丹者，初发痒痛，微虚肿如吹，疹起，不痛不赤，面白色。由挟风冷，故然色白也。出第三十一卷中。

《肘后》：疗白丹方。

末豉，以酒和涂之。捣香薷叶若蓼，敷之。

又方

屋上尘，以苦酒和涂之。

又方

烧鹿角作灰，以猪膏敷之。

又方

蜜和干姜末敷之。

又方

酸摸草②、五叶草，煮，饮汁，又以滓薄丹，以荠亦佳。《备急》、文仲同。出第二卷中。

《集验》云：有白丹者，肉中起，痒痛，微虚肿。如吹，疹疹③起者，疗之亦如赤丹法。有鸡冠者，赤色丹起，大者如连线，小者如麻麦豆粒也，肉上粟粟，如鸡冠肌理也。方说一名为茱萸火丹，疗之如天火法。有水丹，由体热过④水湿搏之，结丹晃晃黄赤色，如有水在其中，喜著腹及阴处，疗之亦如火丹法。其水丹著人足跌及踹胫间者，作黄色，如火丹状，经久变紫色，不疗，皆成骨疮也。无毒，非杀人疾。若成骨疮，即难瘥也。《经》言风邪客于肌中，则肌虚，真气发散，又被寒气搏皮肤，外发腠理，开毫毛，淫淫气妄行之，则为痒也，所以有

风疹、风瘙疾，皆由于此。有赤疹者，忽起如蚊蚤吮，烦痒，剧者，连连重沓，垄肿起，搔之逐手起。有白疹者，亦如此证也。疗之皆如疗丹法也，疗之方。

捣白瓷器屑，猪膏和，涂之。

又方

烧猪矢灰，和鸡子白涂之。《肘后》、《千金》、《备急》、文仲同。

崔氏：疗丹毒或发背，及诸肿方。

取马齿草，熟捣敷之，数数易，勿住。若得蓝淀和之更良。

又方

以生羊、牛肉贴，数数易之，良。

又方

鼠黏草根，勿使见风及见火，洗去土，熟捣，以敷肿处，兼绞取汁饮之，佳。

又方

芜蔚草、蛇衔草、慎火草相和，熟捣敷之，良。数数易之。

又方

捣鲫鱼敷之，数数易之。良。出第五卷中。本方云起□□敷之。

《备急》：疗白丹方。

苧根三斤，小豆四斤，水二斗，煮以浴，日三四遍。《肘后》、文仲同。出第四卷中。

丹疹方四首

《病源》：丹疹者，肉色不变，又不

---

① 一十二首：实有方一十三首。
② 酸摸草：即酸模，又名山大黄、当药、山羊蹄。为蓼科植物酸模的根或全草。性味酸、苦、寒。凉血，解毒，通便，利尿，杀虫。主治疥疮，疔疮，湿疹，痢疾，吐血，便血，便秘，淋病等。
③ 疹疹：程本作"瘾疹"。
④ 过：高校本疑当作"遇"。本卷"丹毒方九首"引《千金方》"升麻膏"条即作"遇"。

热，但起瘾疹相连而微痒，故谓之丹疹。出第三十一卷中。

《千金翼》：疗丹瘾疹方。

酪和盐熟煮，以摩之手下，消也。

又方

白芷根叶，煮汁洗之，效。

又方

捣慎火叶[1]，封之，神良。

又方

以一条艾蒿烛竿，以两手极意寻之。著壁伸十指，当中指头以大艾炷灸烛竿上，令烛竿断即止。灸十壮。于后重发，更依此灸，永瘥。

赤疹白疹方一十一首

《千金》云：凡赤疹，热时发，冷即止。白疹，天阴冷即发方。

白疹，以水煮白矾汁拭之。又煮蒴藋，著少酒以浴。又以酒煮石南[2]拭之。又以水煮鸡屎汁拭之。又枳实汁拭之。所疗一如疗丹法。《集验》同。

又方

末白术，酒服方寸匕，日三，尽五斤。忌桃、李、蒜、青鱼、酢、雀肉。

又方

淋石灰汁渍洗之。

又方

煎白芷根叶作汤，洗之。

又方

芥子末，以酢浆水服方寸匕，日三服瘥。

又，疗身体赤瘾疹而痒，搔之随手肿方。

莽草二分　当归　芎䓖　踯躅花　大戟　细辛　芍药　芫花　附子炮　椒各四分　猪脂二升半

上十一味，切，以[3]猪膏合煎之，候

附子色黄膏成，滤去滓，收贮，以敷病，日三，以瘥为度。

又方

矾石二两，酒三升，渍令炀[4]拭上，立瘥。

《延年》：疗赤白二疹，丸方。

白术一斤　蔓荆子四分　防风四分　附子三分[5]，炮　桂心二分

上五味，捣筛，蜜和为丸如梧子大，酒服十丸，日二服，稍加至十五丸，若能作散，服一钱匕，禁食桃、李、雀肉、青鱼、酢、猪肉、冷水、生葱，此疗风疹正方。凡风皆由旧来有风气，所以方中不得不用桂心、附子，白术既用一斤，附子只有二分，复有防风，其防风即能断附子毒，所以一物毒亦无所至。伏听进止。

又，其赤疹，心家稍虚，热气相搏，其色赤，宜作芒硝汤拭之方。

芒硝三两

上一味，用汤一升，纳芒硝令消散，以帛子沾取拭疹，即渐除，汤尽更合。以前二件赤白疹方，许崇处。并出第十三卷中。

《古今录验》云：赤疹者，由冷湿折于肌中，甚即为热，热成疹也。得天热

---

① 慎火叶：《千金翼》卷二十四第五作"慎火草"。

② 石南：《千金方》卷二十二第五作"石南汁"。"石南"，植物名。《神农本草经》卷三云："石南味辛苦……一名鬼目。"《本草纲目·木三·石南》云："生于石间向阳之处，故名石南。桂阳呼为风药，充茗及浸酒饮能愈头风，故名。"

③ 以：《千金方》卷二十二第五作"以酒渍药一宿"。

④ 炀（yáng音杨）：熔化金属。《千金方》卷二十二第五作"消"。

⑤ 三分：程本作"二分"，与下文"附子只有二分"相合。

则剧，取冷则减，疗之方。

取生蛇衔草，捣极烂以涂之，最验。《集验》、《小品》同。

又， 白疹者，由风气折于肌中之热，热与风相搏，遂为白疹也。得天阴、雨、冷则剧，出风中亦剧，得晴暖则减，著衣身暖亦瘥。疗之方。

水煮枳实，拭之，佳。《集验》同。又捣末熬之，青布裹熨之。出第三十卷中。

肺风冷热疹方二首

《延年》论曰：凡风疹有二，先受风寒气，其疹色白厚，搔之即破，应手下有道住①，此是肺家风冷气，宜外洗拭即定方。

吴茱萸一两，清酒一升，煮。取五合，以软帛取汁拭疹处，不过三两度即定。如疹处多，用尽更合。白疹即是肺脏受寒，冷气所发也。

又， 疗肺风热，皮肤生风结，状如疹，或生风搔如水疥，粟粒戢戢然方。

天门冬八分，去心 枳实十二分，炙，一云八分 白术 人参各六分 独活 苦参各五分，有冷不用。

上六味，捣筛，蜜和为丸，梧子大，食后以饮下七丸，日再服，加至十丸。忌鲤鱼、桃、李、蒜、雀肉、青鱼、酢。出第十三卷中。

杂丹疹毒肿及诸色杂疮方五首

《删繁》：疗丹走皮中淫淫，名火丹方。

取蛴螬，末，水和敷之。出第九卷中。

《千金》：疗赤流肿方。

榆根白皮，捣末，以鸡子白和涂之。出第二十三卷中。

《近效》：栀子汤，主表里俱热，三焦不实，身体生疮，或发痛疹，大小便不利方。

芒硝四分 大黄四分 栀子 甘草炙 黄芩 知母各六分

上六味，切，以水二升，煮。取九合，去滓，分温服。忌如常法。此方甚佳。一方芒硝三两，大黄四两，栀子二七枚，黄芩、知母各三两，甘草二两，上以水五升，煮减半，下大黄煮取一升八合，去滓，纳芒硝，分三服。

又， 疗诸色疮肿神验方。考功韦郎中处。

胡粉熬令赤 赤小豆熬 糯米 吴茱萸 黄连各一小两 水银一分

上六味，捣筛，以生麻油和如稀面糊，然后取水银于手掌中以唾指研熟，讫，入药中，令匀，先椒汤洗疮，干拭，以药涂之，日再，以瘥为度。疗孩子疮，佳。一云用泔清洗疮。

又， 牛蒡粥，疗疮肿方。

取牛蒡根二茎，净洗，煮令烂，于盆中研，令细，去筋脉，汁中即下米煮粥，咸淡任性，服一碗，甚良。无忌。

病疮方一十二首

《病源》：病疮②者，由肤腠虚，风湿之气，折于血气，结聚所生。多著手足间，递相对，如新生茱萸子，痛痒，抓搔成疮，黄汁出，侵淫生长，折裂，时瘥时剧，变化生虫，故名病疮。出第三十五卷中。

深师： 疗病疮方。

───────

① 住：程本作"生"，在此义同。
② 病疮：病证名。因风湿热邪客于肌肤而致，症见手足上茱萸子状突起，对称发作，瘙痒疼痛，搔破流水，浸淫成疮，时瘥时剧等。

荆木,烧取汁,涂之,瘥。《救急》同。

又方

灸癞上周匝,最良。并出第二十九卷中。

《集验》:疗癞疮方。

苦酒一升,温令沸,以生韭①一把纳中,以薄疮上,即瘥。范汪同。

又方

雄黄一两　黄芩二两,作屑　松脂二两
发灰如弹丸大

上四味,以白膏与松脂合捣,以敷疮上。范汪、文仲、《备急》用黄连,余同。

又方

乱发、头垢,分等,螺壳二十枚,烧,以腊月猪脂和如溜泥以敷之。范汪同。

又方

羊踯躅花三升,以水渍之半月②,去滓,以汁洗疮。一方灸鲊,以敷疮上,虫当出也。范汪同。

又方

桃花、盐,等分,合,熟捣,以酢和,敷。范汪同。

又方

皂荚十枚,苦酒四升煮之,去滓,煎如饴,以敷疮上。范汪同。

又方

新瓦③一口,安鸡屎,点酒,下著火煎之,成膏,涂之。

又方

穀木白汁④一合　苦酒二合　小蒜半合
釜月下土一合

上四味,和如泥,以上涂,蜜裹之,干复涂之。并出第八卷中。范汪同。

《删繁》:疗癞疮,螺壳膏方。

螺壳二七枚,烂者　乱发烧灰　头垢
龙胆末

上四味,各等分,合研如粉,以三

年油淀和敷之,加腻粉,妙。

又,疗癞疮多汁方。

水银八分,以唾手掌中研,令入药用　黄连
八分　胡粉八分,熬令黄

上三味,黄连为末,和以粉,敷疮上。并出第二十九卷中。

癞疮久不瘥方五首

《病源》:癞疮积久不瘥者,由肤腠虚,则风湿之气停滞,虫在肌肉之间则生长,常痒痛,故经久不瘥。出第三十五卷中。

《广济》:疗癞疮久不瘥方。

豆豉,熬令极干,为末,先以泔清洗疮,拭干,以生麻油和之,涂敷上,瘥。以油单片裹之,三日开,未瘥,更涂,瘥止。

又,疗诸癞疮经年,衣手拂⑤疳,痒引日生,不瘥,疮久则有疳虫,藜芦膏方。

藜芦六分　黄连八分　矾石熬汁尽　松脂　雄黄研,各八分　苦参六分

上六味,捣,以厚绢下之,用猪脂二升煎之,候膏成去滓。入雄黄、矾石末,搅令和调,待凝以敷之。诸疮经年,或搔之汁出,不生痂,百药疗不瘥,悉主之。癞疥、痔、头疮亦效。热疮者,起疮便生白脓是也。黄烂疮者,起疮浅,但出黄汁,若肥疮是也。侵淫疮者,浅

---

① 韭:《千金方》卷二十二第六作"薤"。

② 月:山胁尚德曰:"月"疑当作"日"。

③ 瓦:程本作"瓦罐"。

④ 穀(gǔ 音古)木白汁:又名"构木汁"、"楮树汁"、"构胶",为桑科植物构树茎皮部的乳汁。性味甘平。内服治水肿,外涂可治体癣,疥疮,湿疹,虫蛇咬伤等。

⑤ 拂(fú 音扶):大。《集韵·勿韵》:"佛,大也。或作拂。"

疮，黄汁出，兼搔之漫延，长不止是也。瘑疮者，喜著手足，相对痛痒，坼裂，春夏随瘥。《集验》同。

又方

剉羊桃枝叶

上一味，水煮以洗之，三四度。

刘涓子：疗久瘑疥癣，诸恶疮毒，五黄膏方。

雄黄二两，研　乱发如鸡子大，烧　黄连一两　黄柏二两　黄芩二两　青木香二两　鸡舌香一两　白芷二两　狼跋子四十枚　雄黄二两，研

上十味，㕮咀，以苦酒半升，渍诸药一宿，以腊月猪膏三升，煎取发三四沸，纳诸药，又三沸，止，绞去滓，膏成，敷疮，日五过。出第五卷中。

崔氏：疗疮积年不瘥，疮汁浸四畔，好肉复变成疮，疮色赤黑，痒不可耐，搔之血汁出者方。

黄连　黄柏　豉①心各三分，捣为末，一方加蔓菁子，亦有加杏仁者，与黄连等分，捣筛之　胡粉　水银　油脂以上三物和之如泥

上六物，若虑水银不散，可纳掌中细细和唾研之，自当散，讫，然后搅胡粉等，以涂疮上，仍取黄连末粉之。此疮多有黄汁，著药，候汁彻，即易之，以瘥为度。出第五卷中。

癣疥方一十一首

《病源》：癣病之状，皮肉癮疹如钱文，渐渐增长，或圆或斜，痒痛，有匡郭②，里生虫，搔之有汁。此由风湿邪气客于腠理，复值寒湿与血气相搏，则血气否③涩，发此疾。

按《九虫论》云：蛲虫在人肠内，变化多端，发动亦能为癣，而癣内实有虫也。

《养生方》云：夏勿露面卧，露下堕面④，皮厚，及喜成癣。出第三十五卷中。

《肘后》：疗癣疮方。

独活根，去土，乃捣之一把许，附子二枚，炮，捣，以好酒和涂之，三日乃发，欲敷药，先以皂荚汤洗，拭令干，然后敷药便愈。出上卷中。

深师：疗癣秘方。

雄黄一两，研　硫黄一两，研　羊蹄根一两　白糖一两　荷叶一两

上五味，别后三种捣如泥，合五种更捣，和调，以敷之，若强，以少蜜解之令濡，不过三，瘥。

又，疗癣神验方。

用雄黄研，以淳苦酒先和，以新布拭癣上令伤，以药涂之，神效不传。

又方

菖蒲细切，取五升，以水五斗，煮取二斗，以酿二斗米如酒法，熟极，饮令得极醉，即愈。未瘥，更作，无有不愈。一云：长服菖蒲末，酒调，并作丸，佳。

又方

取干蟾蜍，烧灰，末，以猪脂和涂之，良。出第二十卷中。

《千金翼》：疗癣秘方。

捣羊蹄根，分著瓷中，以白蜜和之，刮疮四边令伤，先以蜜和者敷之，如炊一石米久，拭去，更以三年大醋和之，以敷癣上，燥便瘥。若刮疮处不伤，即不瘥。深师同。出第二十三卷中。

《救急》：疗癣方。

---

① 豉：原作"鼓"，据程本改。
② 匡郭：指癣的皮疹与正常皮肤有清楚的界限。方正为"匡"，外城为"郭"。
③ 否（pǐ音匹）：闭塞；阻隔不通。《易·否》："否之匪人"。陆德明释文："否，闭也；塞也。"
④ 露下堕面：指露水下落在面部。

先以针镰①癣上，即捣瓜蒂末敷上，仍先以泔洗之。

又方

烊松脂，捣熏黄末，和，更煎，仍以泔清洗癣，乃热敷之，一两度即瘥。并出第五卷中。

《必效》：疗癣方。

淳甲煎涂之，愈。好口脂亦得。

又方

附子一枚，炮　大皂荚一枚，炙　九月九日茱萸②四合

上三味为散，揩癣上令汁出，敷之。干癣，苦酒和涂之。深师、《古今录验》同。并出第四卷中。

《古今录验》：疗癣方③。

作麻浮敷癣上，裹之，瘥。麻浮不瘥，以盐及豉和捣，涂之，即瘥，止。

干湿癣方一十五首

《病源》：干癣，但有匡郭，皮枯索痒，搔之白屑出是也，皆是风湿邪气客于腠理，复值④寒湿与血气相搏所生。若其风毒气多，湿气少，故风沉入深，故无汁，为干癣，其中生虫⑤。

又，湿癣者，亦有匡郭，如虫行，侵淫，赤，湿痒，搔之多汁成疮，是其风毒气浅，湿多风少，故为湿癣也，其中亦有虫。出第三十五卷中。

《肘后》：疗燥癣方。

水银和胡粉，研令调，以涂之。范汪同。

又方

以雄鸡冠血涂之。范汪同。

又方

胡粉，熬令黄赤色，苦酒和涂之，干即易，瘥止。

又方

以穀汁涂之。

又方

捣桃白皮，苦酒和，敷之，佳。《千金》同。

又，疗湿癣方。

刮疮令坼，火炙指摩之⑥。以蛇床子末和猪脂敷之，瘥止。

深师：疗干湿癣，神方。

取狼毒末，以苦酒研之如墨法，先洗刮令伤，以敷之，瘥。不用大涂，坏人肉。范汪同。

又，乌梅煎，治燥湿癣方。

乌梅十四枚　大蒜十四枚　屋尘三合　盐三合　大麻子四合

上五味相和，熟捣，以酨⑦苦酒一升半拌和，以敷之，日三过，瘥。

又，香沥，疗燥湿癣及𤷍疥百疮方。

柏节　杉节　沉香节　松节各一斤

上四味，悉碎，一如指大，以布囊盛之竟，令囊注麻腴⑧中半食顷，出，滤，先取一枚，白坩⑨穿去底，令孔如鸡鸭大⑩，以松叶一小把藉孔上，以坩安著

---

① 镰：割。
② 茱萸：原作"萸茱"，据程本调正。
③ 疗癣方：《千金方》卷二十三第四云"用大麻涾敷之，五日瘥。"其中"麻浮"作"大麻涾"。"大麻涾（yì音义），指火烧大麻（即火麻仁）所得的汁液。"涾"，指火烧松枝所得的汁液。《集韵·霁韵》："涾，烧松枝取汁曰涾。"方中"以盐及豉和捣"的"豉"字，原作"豉"，据程本改。
④ 复值：又遇。
⑤ 中生虫：《病源》卷三十五《干癣候》作"中亦生虫"。
⑥ 指摩之：《医心方》卷十七第二作"火炙糜脂涂之"。
⑦ 酨：在此义难解。程本无此字。
⑧ 腴：《千金翼》卷二十四第八作"油"。
⑨ 坩（gān音干）：陶器名，《集韵·谈韵》："坩，土器也。"
⑩ 令孔如鸡鸭大：程本作"令孔如鸡鸭卵大"。《千金翼》卷二十四第八作"令孔大如鸡子"。

白盐，以黄土泥坏①坩，合际，令厚数分②，毕，以药纳坩中，以生炭著药上使燃，其沥当流入坏中，须燃尽，乃开出，取坏中汁，以薄疮上，日再用之。疗③白秃、疽、疥、恶疮，神效。出第二十九卷中。

崔氏：疗干湿癣方。

取楮叶面著癣，用匙背打叶，叶碎即换，可三四度换，即瘥。亦可只用一叶，唯熟打，使极碎，即裹之，勿令碎叶落，即瘥。

又，疗干癣积年，痂厚，搔之黄水出，每逢阴雨即痒方。

取巴豆肥者一枚，炭火上烧之令脂出，即于斧上以指研之如杏艺④法，以涂癣上，薄敷之，不过一两度，便愈。

又，疗干癣，诸治不瘥者方。

但看癣头有痱瘟⑤子处，即以小艾炷灸之，瘥。出第五卷中。

《古今录验》：疗湿癣方。

石硫黄研，以醋三年者和，数数敷疮上。

又方

蛇床子一两　黄柏一两　黄连一两　胡粉一两，研

上四味，捣筛为散，纳水银一枣大，和猪膏研入，相和，以涂疮。刘公患脚膝已不可著之，旬日间瘥，云是验方。

又方

取肥猪肉，薄割之，于镣⑥上若熨底炙之令热，使人体堪之，以敷疮上，日三、四度。出第四十卷中。

疥癣恶疮方五首

《广济》：疗疥癣恶疮方。

石硫黄六两，白矾十二两，熬，并于瓷器中研，以乌麻油和，稠调如煎饼

面，更熟研，敷之。热炙疥癣上，摩一二百下，干即移摩之，取瘥。出第五卷中。

刘涓子：疗疥癣恶疮膏方⑦。

丹砂研　雄黄研　乱发　白蜜　松脂别入，各一两　茴茹三两　巴豆十四枚，去皮　猪膏三升

上八味，先煎猪膏、乱发，消尽，内松脂、蜜，三上三下，绞去滓，末茴茹、石药纳膏中，更一沸，以搅令极调，以傅疮上，日三，瘥止，神效。出第五卷中。

《救急》：疗癣疮方。

白矾石熬　多年韭根　雄黄研　藜芦　瓜蒂　胡粉各一分　水银三分

上七味，以柳木杵研水银使尽，用猪脂一升，煮藜芦、韭根、瓜蒂三沸，去滓，入石药等，搅令相得，以敷疮上，甚妙。

《近效》：疗热疮疥癣，痒痛不可忍者方。

硝石，止一物，先用泔清洗疮去痂，拭干，看疮大小，研硝石末，和生麻油如面糊，以涂疮上，三两度瘥。

又方

水银、芜荑、酥和涂之；姜黄涂之；

----

① 坏（ōu音欧）：同"瓯"，瓦器。《说文·瓦部》："瓯，小盆也。"

② 数分：《千金翼》卷二十四第八作"五分"。

③ 疗：《千金翼》卷二十四第八作"并治"。

④ 杏艺：程本作"杏䐶"，即杏仁油。按：高校本引注"䐶"即"涾"。

⑤ 瘟：同"瘟"。《正字通·疒部》："瘟，俗瘟字。"

⑥ 镣（āo音熬）：同"鏊"。《龙龛手鉴·金部》："'镣'，'鏊'的正字"。其是一种烙饼用的平底锅。《玉篇·金部》："鏊，饼鏊也。"《正字通·金部》："鏊，今烙饼平锅曰饼鏊，亦曰烙锅。"

⑦ 疗疥癣恶疮膏方：《鬼遗方》卷五另有"雌黄一两"，共九味药。

牛李子涂之；醋煎艾涂之；羊蹄根和乳汁涂之。出第三卷中。

疗风痒方七首

《肘后》：疗疥方。

石灰二升，以汤五升浸，取汁，先用白汤①洗疮，拭干，乃以此汁洗之，有效。出第六卷中。

深师：疗疥，大黄膏方。

黄连十四铢　藜芦十三铢　大黄一两　干姜十四铢　茼茹十铢　莽草十一铢　羊踯躅十铢

上七味，捣筛，以成煎猪脂二斤，微火向东煎之，三上三下，膏成，去痂汁，尽付②之，神效。合时勿令妇人、鸡、犬见之。出第二十九卷中。

《集验》：疗疥方。

捣羊蹄根，和猪脂，涂上，或著少盐，佳。范汪同。

又，疗疥及风瘑疮，苦痒方。

丹参四两　苦参四两　蛇床子一升

上三味，切，以水六升煎之，以洗疥疮，以粉粉身，日再为之，即瘥。

《备急》：葛氏疗疥疮方。

取楝根，削去上皮，切，皂荚去皮子，分等，熟捣，下筛，脂膏和，搔疥去痂以涂之，护风，勿使女人、小儿、鸡、犬见之。范汪同。

又，疗方。

石硫黄无多少，研粉，以麻油或以苦酒和涂摩之，以酒渍苦参，饮之。并出第五卷中。

薰疥法

取艾如鸡子大，先以布裹乱发，于纸上置艾、熏黄末、朱砂末、杏仁末、水银，各如杏仁许，水银于掌中以唾研，涂纸上，以卷药末，炙干，烧以熏之。一云筒瓦一口，一用③安灰，盖上，以绳束之，用熏疥，于脚头被内置之，少时火尽，止④。隔日一熏，不过再即瘥，无所慎⑤。

外台秘要方卷第三十

右从事郎充两浙东路提举茶盐司干办公事赵子孟校勘

---

① 白汤：一指白开水；二指煮白肉的汤或不加佐料的菜汤。此指前者。

② 付：同"敷"。

③ 用：程本作"同"。

④ 止：原误作"上"，据程本改。

⑤ 慎：程本"慎"作"损"。

外台秘要方卷第三十一 <small>采药时节所出土地诸家丸散酒煎解诸毒等二十三门</small>

朝散大夫守光禄卿直秘阁判登闻检院上护军臣林亿等上进

---

① 一十二首：本文标题后当有"并代茶饮列于下"七个小字。

采药时节一首

《千金翼》论曰：夫药采取不以时节，不知阴干、曝干，虽有药名，终无药实。故不依时采取，与朽木不殊①，徒费人功，卒②无神益，其法虽具《本经》③，学者寻览，造次④难得，所以甄别，即目可知耳。

萎蕤立春后采，阴干　藁本曝干三十日　通草取枝，阴干　乌喙阴干　乌头阴干　络石⑤阴干，以上并正月采

茯苓阴干　茯神阴　桂心阴　白术曝干地黄阴　天门冬曝　麦门冬阴　薯蓣曝　甘草曝　人参曝，勿见风　石龙芮采皮，阴　藁本曝　龙胆阴　杜仲阴　牛膝阴　细辛阴　独活曝　升麻曝　柴胡曝　榆皮曝　蓝叶曝　当归阴　防风　芍药　桔梗　秦艽　前胡　知母　栝楼根　沙参　狗脊　茜根　王不留行　萆薢　菝葜　白芷　杜若　百合　白蔹　地榆以上曝干　大黄火干　虎掌　黄连　秦皮　猪苓　石韦　紫菀　紫葛　狼毒　鬼白　天雄　防己　乌喙　乌头　甘遂　牡丹　巴戟天

石南叶　贯众　羊桃　黄精　黄芪以上并阴干，二月采

黄芩阴，三日采　大青阴　天门冬曝　水萍曝　厚朴阴　青葙叶阴　玄参阴　白薇三日采，阴　艾叶三日采，曝　芫花三日采，阴　商陆⑥　白术曝　麦门冬阴　紫菀阴　蠾躅阴　射干三日采，阴　茵芋五日采，阴　黄环阴　泽兰三日采，阴　芜荑阴　杜蘅曝　蓝叶　王瓜阴　寄生三日采，阴　防葵三日采，曝　紫草阴　芎䓖曝　苦参曝　茜根曝　紫参火炙　泽泻阴，三日采　藜芦阴，以上并三月采

赤箭　葴藁子　蒲黄　玄参　麋芜以上曝　远志阴　景天阴　人参曝　芎䓖　大青阴　白头翁　白鲜　石南叶　鼠尾草以上并四月采，阴干

菖蒲阴　卷柏阴　白鲜阴　泽泻阴　车前五日采，阴　石龙芮子　蜀漆阴　肉苁蓉阴　葴藁子曝　覆盆子　干漆夏至后采　半夏曝　五加采茎，阴　杜仲　茵陈阴　莽草阴　蕤核　葛根曝　丹参曝　蛇床子阴　葶苈子立夏后采，阴　芜蔚子　菁葙子　葈苴子　麋芜曝　松萝阴　旋覆花曝　萹蓄阴　菌茹阴　青蘘巨胜苗也，以上五月采

松脂　青葙子　茅根　杜仲　荛花以上六月采，阴

石斛阴　五加皮采茎，阴　卷柏阴　海藻七日采，曝　腐婢阴　泽漆阴　天门冬曝

---

① 不殊：谓无有差别。"殊"，异也。《玉篇·歹部》："殊，《苍颉》云：殊，异也。"

② 卒：终于，终究。

③ 本经：指《新修本草》之图经部分。唐·李绩《新修本草》图经部分七卷，已亡佚，内容见于《证类本草》及《千金翼》中。又程本、《千金翼》卷一第一作"本经"。

④ 造次：仓卒。

⑤ 络石：植物名。又名白花藤、石龙藤、石鲮、爬山虎、吸壁藤、沿壁藤。苦、微寒。入肝、肾经。祛风通络，活血止痛。

⑥ 商陆：程本此下有"肝"二字。

鼠尾花阴①，以上并七日采　瓜蒂七日采
槐子七日采　麻黄立秋采，阴　石龙蒭曝　景
天阴　飞廉阴　薇衔　菌桂阴，立秋采　水
苏　瞿麦立秋取实，阴　桃仁阴　续断阴
蒺藜子曝，以上并七月采

白瓜子　飞廉阴　女青阴　地榆曝
大黄火干　桔梗曝　大枣曝　楮实曝　秦皮
阴　桂阴　营实阴　鬼臼阴　百合曝　牡丹
阴　防己阴　狼毒阴　萆薢曝　菝葜曝　白
芷曝　连翘阴　苦参阴　石龙芮阴　狗脊曝
白蔹曝　前胡曝　知母曝　栝楼根曝
巴豆　猪苓阴　茯神阴　蛇含阴　茯苓阴
虎掌阴　薏苡仁　天门冬　麦门冬阴
杜若曝　当归阴　芰实曝　柴胡曝　升麻曝
独活曝　细辛阴　牛膝阴　石斛阴　人
参曝　薯蓣曝　甘草曝　败酱曝　恒山阴
半夏曝　雷丸曝　牡荆阴　漏芦阴　酸枣阴
白术曝　秦艽曝　龙胆阴　巴戟天阴
蒺藜子曝　黄连　沙参曝　王不留行曝
续断阴　贯众阴　干地黄阴　地肤子阴
五味子阴　蜀椒阴　藋菌阴　鬼箭阴
附子上旬采　秦椒　泽泻阴　牙子曝　黄芪
阴　芍药曝　石南实阴，以上八月采

松实阴　菊花阴　芰实曝　干姜　枳
实阴　白术曝　楮实曝　厚朴阴　杜仲
皂荚阴　山茱萸阴　吴茱萸九月采，阴　栀
子曝　辛夷曝　牡荆阴　秦椒　菟丝子曝
营实阴，以上并九月采

麦门冬阴　牛膝阴　地肤子阴　枳实
阴　防风曝　决明子　皂荚阴　桂阴　菴
蕳子阴　山茱萸阴　五加根阴　厚朴阴
云实曝　贝母曝，以上并十月采

菊子阴　芰实阴　款冬花阴　龙胆阴，
以并十一月采

冬葵子　菖蒲　龙胆　忍冬　木兰
大戟以上并十二月采，阴

枸杞子冬采根，春夏采叶，秋采茎、实，阴
桑根白皮采无时　柏②叶四时各依方面采之，

神，阴　蒴藋春夏采叶，秋冬采根茎

论曰： 凡药皆须采之有时日，阴干、
暴干，则有气力。若不依时采之，则与
凡草不别，徒弃功用，终无益也。学者
当要及时采掇，以供所用耳。

药所出州土一首

《千金翼》论曰：按本草所出郡县，
皆是古名，今之学者卒寻而难晓。自圣
唐开辟，四海无外，州县名目，事事惟
新，所以须甄明即因土地名号，后之学
者容易即知。其出药土地凡一百三十三
州，合五百一十九种，其余州土皆有，
不堪进御，故不繁录耳。

关内道

雍州：柏子仁、茯苓

华州：覆盆子、杜蘅、茵芋、木防
己、黄精、白术、茯苓、茯神、柏白皮、
天门冬、麦门冬、王不留行、署药、牛
膝、细辛、鳖甲、丹参、鬼臼、白芷、
款冬花、白蔹、狼牙、水蛭、松花、鳖
头、小草、桑螵蛸、松子、松萝、兔肝、
远志、泽泻、五味子、菝③葜、桔梗、玄
参、沙参、续断、山茱萸、萆薢、白薇、
通草、石南、石韦、龟头

同州：䗪虫、班猫、麻黄、寒水石、
麻黄根、芫荑、蒲黄、麻黄子

岐州：樗鸡、獐骨、獐髓、鬼督邮、
及己、藜芦、秦艽、甘草

宁州：芫青、菴蕳子、萹蓄、荆子、
虻虫、菴蕳花

---

① 阴：原在下文"七日采"下，高校本据上下
文例移正。

② 柏：原误作"柏"，据程本改。

③ 菝：原误作"茯"，据《千金翼》卷一第三
改。

鄜州①：芍药、蔄茹、黄芩、秦艽

原州：兽狼牙、枫柳皮、苁蓉、黄芪、白药

延州：芜荑

泾州：泽泻、防风、秦艽、黄芩

灵州：代赭、野猪黄、苁蓉、狸脂

盐州：青盐

河南道

洛州：黄鱼胆、秦椒、黄石脂

谷州：半夏、桔梗

郑州：秦椒

陕州：栝楼、柏子仁

汝州：鹿角、鹿茸

许州：鹿茸

虢州：茯苓、茯神、桔梗、桑上寄生、细辛、白石英、栝楼

豫州：吴茱萸、鹿茸

齐州：阿胶、荣婆药、防风

莱州：牡蛎、蔄茹、七孔决明、海藻、马刀、文蛤、乌贼鱼、牛黄、海蛤

兖州：防风、仙灵脾、羊石、紫石英、云母、桃花石

蜜州：海蛤、牛黄

泗州：麋脂、麋角

徐州：桑上寄生

淄州：防风

沂州：紫石英

河东道

蒲州：龙骨、紫参、五味子、蒲黄、石胆、龙骨、龙齿

绛州：防风

隰州②：当归、大黄

汾州：石龙芮、石膏

潞州：赤石脂、不灰木、人参、白石脂

泽州：禹余粮、人参、防风、白石英

并州：白堇、鬼督邮、白龙骨、柏子仁、矾石、礜石、甘草

晋州：白垩、紫参

代州：柏子仁

蔚州：松子

慈州：白石脂

河北道

怀州：牛膝

相州：知母、磁石

箕州：人参

沧州：藋菌

幽州：人参、知母、蛇胆

檀州：人参

营州：野猪黄

平州：野猪黄

山南西道

梁州：小柏、芒硝、理石、皂荚、野猪黄、苏子、狸脂、防己

洋州：野猪黄、狸脂

凤州：鹿茸

始州：重台、巴戟天

通州：药子

渠州：卖子木

商州：香零皮、厚朴、枫香脂、枫香木、熊胆、龙胆、菖蒲、秦椒、辛夷、恒山、獭肝、杜仲、莽草、熊脂、枳实、芍药

金州：獭肝、枳茹、莽草、蜀漆、獭肉、枳实、枳刺、恒山

山南东道

邓州：射干、甘菊花、蜥蜴、蜈蚣、栀子花、牡荆子

襄州：石龙芮、蓝实、蜀水花、茗草、雷丸、陵鲤甲、乌梅、牵牛子、橙叶、蜥蜴、蜈蚣、鸬鹚头、栀子花、干

_____

① 鄜（fū音夫）州：古州名，在陕西省中部，即今富县。

② 隰（xī音西）州：古州名，在山西省隰县。

蓝①、孔公孽、败酱、贝母

均州：萎蕤

荆州：橘皮

夔州②：橘皮

硖州：杜仲

房州：野猪黄、狟脂

唐州：鹿茸

淮南道

杨州：白芷、鹿脂、蛇床子、鹿角

寿州、光州、蕲州、黄州、舒州：并出生石斛

申州：白及③

江南东道

润州：踯躅、贝母、卷柏、鬼臼、半夏

越州：榧子、刘寄奴

婺州④：睦州、歙州、建州：并出黄连

泉州：干姜

江南西道

宣州：半夏、黄连

饶州：黄连

吉州：陟厘

江州：生石斛

岳州：杉木、蝉蜕、楠木、鳖甲

潭州：生石斛

郎州：牛黄

永州：石燕

郴州：钓樟根

辰州：丹砂

陇右道

秦州：防葵、芎藭、狼毒、鹿角、兽狼牙、鹿茸、蘼芜

成州：防葵、狼牙

兰州：苁蓉、鹿角胶

武州：石胆、雄黄、雌黄

廓州：大黄

宕州：藁本、独活、当归

河西道

凉州：大黄、白附子、鹿茸

甘州：椒根

肃州：肉苁蓉、百脉根

伊州：伏翼、葵子

瓜州：甘草

西州：蒲暴⑤

沙州：石膏

剑南道

益州：苧根、枇杷叶、黄环、郁金、百两金、姜黄、木兰、沙糖、梅煎⑥、蜀漆、薏苡仁、百部根、恒山、干姜、慎火草

眉州：巴豆

绵州：天雄、乌头、附子、乌喙、侧子、巴越天、甘皮

资州：折伤木

嘉州：巴豆、紫葛

邛州：卖子木

泸州：蒟酱

茂州：升麻、羌活、金牙、马齿矾、芒硝、马牙硝、朴硝、大黄、雄黄、矾石

巂州⑦：高良姜

松州、当州：并出当归

扶州：芎藭

龙州：侧子、巴戟天、天雄、乌头、乌喙、附子

柘州：黄连

---

①　干蓝：《千金翼》卷一第三作“干白”。

②　夔（kuí 音葵）州：古州名，辖境相当今重庆奉节、巫溪、巫山、云阳等地。

③　及：原作“皮”，据《千金翼》卷一第三改。

④　婺（wù 音务）州：古州名。唐辖境相当今浙江武义江、金华江流域各市县。

⑤　蒲暴：《千金翼》卷一第三作“蒲桃”。

⑥　梅煎：《千金翼》卷一第三无此药。

⑦　巂（xī 音西）州：古州名，唐治越巂。辖今四川越西、美姑以南，金沙江以西、以北、锦屏山、盐井河以东地区。

岭南道

广州：石斛、白藤花、丁根、决明子、甘椒根

韶州：石斛、牡桂、钟乳

贺州、梧州、象州：并出蚺蛇胆

春州、封州、泷州：并出石斛

恩州：蚺蛇胆

桂州：滑石、蚺蛇胆

柳州：桂心、钓樟根

融州：桂心

潘州：蚺蛇胆

交州：槟榔、三百两银、龙眼、木蓝子

峰州：豆蔻

马牙石，一名长石，一名太乳，一名牛脑石，出在齐州历城县。

空青，出蔚州、兰州、宣州、梓州。宣一州者佳。蔚州者无空，块大色深。

曾青，鄂州、蔚州者佳，余州者恶。

白青，简州、梓州者并佳。

石胆，蒲州虞乡东亭谷及薛集窟块子[①]鸡子大者佳。

乳出[②]连、广、澧、郎、柳等州，今硖州青溪、房州[③]三洞出者亚于始兴者，自余不可用也。

芒硝，同名为硝石，岭南始安出者佳，莱州、齐州者恶。

赤石脂，虢州卢氏县，泽州陵川县，慈州吕乡县并有，凡石中有石骨如玉坚润，服之胜乳。

桃花石，旧出申州钟山县，似赤石脂，但不着舌。

石脑，一名石饴饼，出徐州宋里山，入土一丈余得之，大如鸡子，触著即破。

阳起石，齐州历城县西北五、六里齐山，西北六、七里卢山出之，白者佳，黑者不堪。

凝水石，出同州韩城县，色青黄，理如云母者佳。澄城斜理文逆白者劣。

青琅玕，出巂州西乌白蛮中及于阗国，一名青珠。

礜石，汉川武当西辽坂名礜石谷，即是其真者，梁州马道成涧中有。

苍石，梁州、均州、房州、金州并出。

土阴孽，色白如脂，出渭州鄣县三交驿西北坡平地土窟中乳是也，有六十余坎，人云服之同钟乳，不发热。

代赭，今灵州鸣沙县者大胜齐代所出者。

戎盐，沙州名为秃登盐，廓州名为土阴盐，生河岸上坂之阴，烧之不鸣。

姜石，齐州历城东者良。

论曰：既知无物非药，及所出土地，复采得时，须在贮积，以供时用[④]。不得虚弃光阴，临时忽遽，失其机要，使风烛不救，实可悲哉！博学者深可思之，用为备耳。

用药分两煮汤生熟法则一十六首[⑤]

《千金》或曰：古今用药至少，分两亦轻，瘥病极多，观君处方非不烦重，分两亦多，而瘥病不及古人者，何也？答曰：古者日月长远，药在土中自养经久，气味真实，百姓少欲，禀气中和，感病轻微，易为医疗。今时日月短促，药力轻虚，人多巧诈，感病厚重，难以

① 子：程本作“如”。似是。
② 乳出：程本作“乳石第一出始兴，其次”。
③ 州：原本脱，据程本补。
④ 用：《千金翼》卷一第三作“急”。
⑤ 一十六首：实有法四十六首。山胁尚德曰：“今有法四十六首。”

为医。故病轻药味须少，疴重用药即多，此则医之一隅，何足怪也。

又，古之医者自解①采取，阴干、曝干皆悉如法，用药必依土地，所以疗十得九。今之医者但知诊脉处方，不知采药时节，至于出处土地、新陈虚实一皆不悉，所以疗十不能得愈五、六者，实由于此，处方者常须加意重复用药，药乃有力。若学古人，徒自误耳。将来学者须详熟之。

凡紫石英、白石英、朱砂、雄黄、硫黄等，皆须光明映澈，色理鲜净者为佳。不然，令人身体干躁②，发热口干而死。

凡草木药，皆须土地坚实，气味浓烈。不尔，疗病不愈。

凡狼毒、枳实、橘皮、半夏、麻黄、吴茱萸、皆欲得陈久者良，其余唯须精新也。

问曰：凡和合汤药，治诸草石虫兽，用水升数、消杀之法则云何？答曰：凡草有根茎枝叶、皮骨花实，诸虫有毛翅皮甲、头足尾骨之属，有须烧炼炮炙，生熟有定，一如后法。顺方者福，逆之者殃。或须皮去肉，或去皮须肉，或须根茎，或须花实，依方炼治，极令净洁，然后升合秤两，勿令参差。药有相生相杀，气力有强有弱，君臣相理，佐使相持，若不广通诸经，即不知有好有恶，或医自以意加减，不依方分，使诸药草石强弱相欺，入人腹中不能治病，更加斗争，草石相反，使人迷乱，力甚刀剑。若调和得所，虽未能治病，犹得利安五脏，于病无所增剧。例曰：诸经方用药，所有熬炼节度，皆脚下注之。今方不然。此篇具条之，更不烦别注也。

凡药，治择熬炮讫，然后秤之以充用，不得生秤。

凡石药及玉，皆粹如米豆，以绵裹，内汤酒中煮之③。

凡钟乳及诸石，以玉锤著水研之三日三夜，漂炼，务令极细。干研取七日七夜。

凡银屑，以水银和成泥。

凡礜石，以黄土④泥团之，火烧半日乃熟，可用，仍不得过之⑤。

凡朴硝、矾石，烧令汁尽，乃入丸散。芒硝、朴硝皆绞汤讫，乃纳汁中，更上火两三沸，令烊尽乃服。

凡汤中用丹砂、雄黄，细熟研如粉，临服乃投汤中，搅令调和服之。

凡汤中用完物，皆擘破，干枣、栀子之类是也。用细核物亦打破，山茱萸、五味子、蕤核、决明子之类是也。细花子物，正而完用之，旋覆花、菊花、地肤子、葵子之类是也。米麦豆辈亦完用之。

凡橘皮、吴茱萸、椒等入汤不㕮咀。

凡诸果子仁，皆去尖皮及两仁者，汤柔，挞去皮⑥，仍切之。用栀子者去皮。用蒲黄者汤成下。

凡生麦门冬、生姜入汤，皆切，三捣三绞取汁，汤成，去滓下之，煮五六沸，依如升数，不可共药煮。一法薄切用之。

凡麦门冬，皆微润，抽去心。

凡麻黄，去节，别煮两三沸，掠去沫，更益水如本数，乃纳诸药煮之，不

---

① 解：《千金方》卷一第六作"将"。
② 躁：干燥。《释名·释言语》："躁，燥也。"《千金方》卷一第六作"燥"。
③ 煮之：《千金方》卷一第七无此二字。
④ 黄土：《千金方》卷一第七作"赤"。
⑤ 过之：程本、《千金方》卷一第七下并有"不炼生入药，使人破心肝"十字。
⑥ 汤柔，挞（tà 音踏）去皮：用汤浸泡使之柔软，拍打去皮。"挞"，拍打。

尔令人烦，寸斩之。小草、瞿麦五分斩之。细辛、白前三分斩之。膏中细切用之。

凡牛膝、石斛等入汤酒，拍碎用之。石斛入丸散者，先以碪槌①，极打令碎，乃入臼。不尔捣不熟②。

凡用桂、厚朴、杜仲、秦皮、木兰皮辈，皆削去上虚软甲错，取里有味者秤之。茯苓、猪苓削去黑皮秤。牡丹、天门冬、巴戟天、远志、冶葛等，皆捶破去心。紫菀洗去土，载③干乃秤之。薤白、葱白，除青令尽。莽草、石南、茵芋、泽兰，剔取叶及嫩茎，去大枝。鬼臼、黄连，皆除根毛。石韦、辛夷，拭去毛，又去心。蜀椒去目及闭口者。用大枣、乌梅皆去核。用鬼箭削取羽皮。

凡茯苓、芍药，补药须白者，泻药唯赤者。

凡菟丝子，汤洮④汰去土，干漉，暖酒渍经一宿，漉出，曝微白，捣之。不尽者，更以酒渍之三五日乃出，曝微干，捣之，须臾悉尽，极易碎。

凡甘草、厚朴、枳实、石南、茵芋、藜芦、皂荚之类，皆炙之。而枳实去穰，藜芦去头，皂荚去皮子。

凡椒、云实，微熬令汗出，即有势力。

凡汤、丸、散用天雄、附子、乌头、乌喙、侧子，皆熓灰炮令微坼⑤，削去黑皮乃秤之。唯姜附汤及膏酒中即生用，亦削去皮乃秤之。直理破作七、八片。

凡半夏，热汤浸，洗去上滑，一云十洗四破，乃秤之，以入汤。若膏酒丸散，皆熓灰炮之用。

凡巴豆，去心、皮膜，熬令紫色。杏仁、桃仁、葶苈、胡麻诸有膏脂药，皆熬黄⑥，别捣令如膏脂，摛视之泯泯尔⑦，乃以向成散稍稍下臼中，合研捣令消散，乃复都以轻绢筛之须尽，又纳臼⑧中，依法研治数百杵也。汤膏中亦有熬者。虽有生用者并捣破。

凡麦蘖⑨、曲末、大豆黄卷、泽兰、芜荑，皆微炒。干漆，熬⑩令烟断。乌梅入丸散，熬之。用熟艾者先炒，细擘，合和诸药捣之，令细散不可筛者，纳散中和之。

凡用诸毛羽、齿牙、蹄甲、龟鳖、鲛鲤⑪等，甲皮、肉骨、角筋、鹿茸等，皆炙之。蛇蜕皮微炙。

凡用班猫诸虫，皆去足翅，微熬。用桑螵蛸，中破炙之。牡蛎，熬令黄色。僵蚕、蜂房，微熬之。

凡汤中用麝香、犀角、鹿角、羚羊角、牛黄，须末如粉，临服纳汤中，搅令调和服之。

凡丸散用胶，先炙令通体沸起，燥乃可捣，有不沸处，更炙之断。下汤直尔用之，勿炙。诸汤中用阿胶，皆绞汤毕，纳汁中，更上火⑫令烊尽。

---

① 碪（zhēn音针）槌："碪"，同"砧"，捣衣石。"碪槌"，石槌。
② 熟：《千金方》卷一第七下有"入酒亦然"四字。
③ 载：《千金方》卷一第七作"曝"，应据改。
④ 洮：通"淘"。
⑤ 坼（chè音彻）：裂开，绽开。
⑥ 黄：《千金方》卷一第七作"黄黑"。
⑦ 别捣令如膏脂，摛视之泯泯尔：《千金方》卷一第七作"别捣令如膏，指摛视之泯泯尔。""摛"（mì音密），《集韵·黠韵》："摛，拭也。""泯（mǐn音皿）泯（mǐn音皿）"，紊乱貌。
⑧ 臼：原作"曰"，据程本、《千金方》卷一第七改。
⑨ 蘖：通"蘖"，即"柏"。《千金方》卷一第七作"蘖"。
⑩ 熬：《千金方》卷一第七作"炒"。
⑪ 鲛鲤：《千金方》卷一第七作"鲛鲤"。
⑫ 更上火：《千金方》卷一第七作"更上火两三沸"。

凡用蜜，先以火煎，掠沫，令色紫黄[1]即丸，经久不坏。掠之多少，随蜜精粗，遂至大稠，于丸弥佳。

凡丸中用蜡，烊之，投少蜜中搅调，以和药。

凡汤中用饴糖，皆汤成下。诸汤用酒者，皆临熟下之。

又云：古秤唯有铢两，而无分名，今则以十黍为一铢，六铢为一分，四分为一两，十六两为一斤，此则神农之秤也。吴人以二两为一两，隋人以三两为一两，今依四分为一两为定。方家有云等分者，皆是丸散，随病轻重，所须多少，无定铢两，两、三种或五种，皆悉分两同等尔。

凡丸散云若干分两者，是品诸药宜多宜少之分两，非必止于若干之分两也。假令日服三方寸匕，须瘥止，是三、五两药尔。

凡散药有云刀圭者，十分方寸匕之一，准如梧桐子大也。方寸匕者，作匕正方一寸抄散，取不落为度。钱匕者，以大钱上全抄之。若云半钱匕者，则是一钱抄一边尔，并用五铢钱也。钱五匕者，今五铢钱边五字者以抄之，亦令不落为度。一撮者，四刀圭也。十撮为一勺，十勺为一合。以药升分之者，谓药有虚实轻重，不得用斤两，即以升平之。药升方作上径一寸，下径六分，深八分，内散勿按抑之，正尔微动，令平调耳。今人分药不复用此。

凡丸药有云如细麻者，即胡麻也，不必扁扁[2]，但令较略大小相称尔。如黍粟亦然，以十六黍为一大豆也。如大麻子者，即今大麻子，准三细麻也。如胡豆者，今之青斑豆也，以二大麻子准之。如小豆者，今赤小豆也，粒有大小，以三大麻子准之。如大豆者，以二[3]小豆准之。如梧桐子者，以二大豆准之，一方

寸匕散蜜和得如梧桐子十丸为度。如弹丸及鸡子黄者，以十梧子准之。

凡方云巴豆若干枚者，当先去心皮毕，乃秤之，以一分准十六枚。附子、乌头若干枚者，去皮毕，以半两准一枚。枳实若干枚者，去核毕，以一分准二枚。橘皮一分准三枚。枣有大小，以三枚准一两。干姜一累者，以半两为正，《本草》云以一两为正。

凡方云半夏一升者，洗毕秤五两为正。椒一升，三两为正。吴茱萸一升，五两为正。菟丝子一升，九两为正。菴䕡子一升，四两为正。蛇床子一升，三两半为正。地肤子一升，四两为正。此其不同也。云某子一升者，其子各有大小、虚实、轻重，不可通以秤准，皆取平升为正。

凡方云桂一尺者，削去皮，重半两为正。甘草一尺者，重二两为正。云某草一束者，重三两为正。云一把者，重二两为正。

凡方云蜜一斤者，有七合。猪膏一斤者，一升二合。

凡汤酒膏药，旧方皆云㕮咀者，谓秤皆捣之如大豆，又使吹去细末，此于事殊不允当。药有易碎难碎，多末少末，秤两则不复均平，今皆细切之，较略令如㕮咀者，乃得无末而片粒调和也。凡云末之者，谓捣筛如法也。

凡丸散，先细切，曝燥，乃捣之。有各捣者，有合捣者，并随方所言。其湿润药，如天门冬、干地黄辈，皆先切，曝干，独捣令偏碎[4]，更出细擘，曝干，

---

[1] 紫黄：《千金方》卷一第七作"微黄"，宜从。

[2] 扁扁（piān piān 音偏偏）：狭小貌。

[3] 二：原脱，据高校本、《千金方》卷一第七补。

[4] 令偏碎：原作"今偏碎"，据程本、高校本、《千金方》卷一第七改。"偏"，副词，表示程度。

若值阴雨，可微火烘之，小停冷乃捣之。

凡湿药，燥皆大耗，当先增分两，须得屑乃秤之为正。其汤酒不须如此。

凡筛丸药，用重蜜①绢令细，于蜜丸易熟。若筛散，草药用轻疏绢，于酒中服即不泥；其石药亦用细绢筛，令如丸药者。

凡筛丸散药毕，皆更合，于臼中以杵捣之数百，视其色理和同为佳。

凡煮汤，用微火令小沸，其水数依方多少，大略二十两药用水一斗，煮取四升，以此为率，皆绞去滓，而后酌量也。然则利汤欲生，少水而多取汁者，为病须快利，所以少水而多取汁；取汤欲熟，多水而少取汁者，为病须补益，是以多水而少取汁。好详视之，不得令水数多少。汤熟，可用新布，两人以尺木绞去滓，澄去垔鱼靳切浊②。分再服、三服者，第二、第三服以纸覆令密，勿令泄气，欲服以铜器于热汤上暖之，若于铛中，勿令有水气。方云再服、三服者，要令力势相及，并视人之暴羸，病之轻重，以为进退增减之，不必悉依方说也。

古今诸家丸方一十七首③

《广济》：疗传尸骨蒸，殗殜④肺痿，痓忤鬼气，卒心痛，霍乱吐痢，时气鬼魅瘴疟，赤白暴痢，瘀血月闭，疝癖，丁肿，惊痫，鬼忤中，小儿吐乳，大人⑤狐狸等病，吃力伽丸方。

吃力伽白术是也　光明砂　麝香当门子
诃梨勒皮　香附子　丁子香　沉香
荜拨　檀香　青木香　安悉香　犀角屑，
各一两　熏陆香　苏合香　龙脑各半两

上十五味，捣筛，白蜜和为丸，每朝取井花水⑥，服如梧子四丸，于净器中研破服之，老小一丸。以蜡裹一丸如弹丸，绯绢袋盛，当心带之，一切邪鬼不

敢近。千金不传。冷水、暖水临时量之。忌五辛、生血物。以腊月合，神前藏之密器中，勿令泄药气。神验。

《千金》：耆婆⑦万病丸，疗七种癖块⑧，五种癫病⑨，十种注忤，七种飞尸，十二种虫毒，五种黄病⑩，十二时疟疾，十种水病，八种大风⑪，十二种痪痹⑫，并风入头，眼暗膜膜⑬，及上气咳嗽，喉中如水鸡声，不得卧，饮食不作肌肤，五脏滞气，积聚不消，拥闭不通，心腹胀满，连及胸背，鼓胀气坚结，流入四肢，或复又心膈气满，时定时发，十年、

---

① 蜜：用同"密"。程本、《千金方》卷一第七作"密"。

② 垔（yìn 音印）浊：沉淀物，即渣滓。

③ 一十七首：实有方一十八首。程本作"一十八首"。

④ 殗殜（yè dié 音叶迭）：病不太重，时卧时起的样子。

⑤ 鬼忤中，小儿吐乳，大人：本书卷十三、《医心方》卷十三第十三并作"鬼忤中人，吐乳"。

⑥ 井花水：一名井华水。即清晨最先汲取的井水。性甘寒无毒，能镇心安神，清热养阴。

⑦ 耆婆：古印度名医。姓阿提梨，字宾迦罗。著有《耆婆脉经》、《耆婆六十四问》等。

⑧ 七种癖块：谓七种癖病。详参《诸病源候论》卷二十《癖病诸候》。该卷论述癖病凡十一候。其中癖候、久癖候总括其病机，癖结、癖食不消、寒癖、饮癖、痰癖、悬癖分述其证候。又有酒癖、酒癖宿食不消、酒癖菹痰三候。

⑨ 五种癫病：谓阳癫、阴癫、风癫、湿癫、马癫。详参《诸病源候论》卷二《五癫病候》。

⑩ 黄病：因寒湿在表，热蓄脾胃，腠理闭塞，瘀热与宿食相搏而致。症见身体面目俱黄，大小便不通等。详参《诸病源候论》卷十二《黄病诸候》。

⑪ 八种大风：谓八种疬风证候。"大风"即疬风，又称恶风，病名。因体质虚弱，伤于暴疬风毒之邪而致，症见初起患处麻木不仁，渐成红斑，肿溃无脓，久之眉落、目损、鼻崩、唇裂等。详参《诸病源候论》卷二《恶风须眉堕落候》。

⑫ 痪（wān 音弯）痹：病名。即"顽痹"。"痪"，音义同"顽"。

⑬ 膜膜："膜"通"漠"。《千金方》卷十二第七作"漠漠"。

二十年不瘥，五种下痢，疳虫、蛔虫、寸白虫诸虫，上下冷热，久积痰饮，令人多睡眠，消瘦无力，荫入骨髓，便成滞疾，身体气肿，饮食呕逆，腰脚酸疼，四肢沉重，不能久行久立，妇人因产冷入子脏，脏中不净，或闭塞不通，胞中瘀血冷滞，出流不尽，时时疼痛为患，或因此断产，并小儿赤白下痢，及胡臭，耳聋、鼻塞等病。服此药以三丸为一剂，服药不过三剂，万病悉除，说无穷尽，故称万病丸；以其牛黄为主，故一名牛黄丸；以耆婆良医，故名耆婆丸方。

牛黄　麝香　犀角　朱砂　雄黄并研

芫青去翅足，熬，本方七枚　黄连　人参禹余粮　大戟炙　芫花熬　茯苓　干姜桂心　桑白皮　当归　芎䓖　芍药　甘遂熬　黄芩　蜀椒汗　细辛　巴豆去皮心，别熬，捣　前胡　桔梗　紫菀　蒲黄　葶苈子熬　防风各一分　蜈蚣三节，炙　石蜥蜴一寸，炙

上三十一味，并令精细，上牛黄、麝香、犀角、朱砂、雄黄、禹余粮、巴豆别研，余者合捣筛之，以白蜜和，更捣三千杵极熟，密封之。除破日平旦空腹以酒服三丸如梧子，微下三五升恶物良。若卒暴病，不要待平旦，无问早晚即服，以吐利为度。若不吐利，更加一丸，或至三丸、五丸，须吐利为度，不得限以丸数。病强药少即不利吐，更非他故[1]。若其发迟，以热稀粥一杯发之。若吐利不止，即以酸饭两三口止之。服药忌陈臭、生冷、酢滑、黏食、大蒜、猪鱼鸡狗马驴肉、白酒、行房，七日外始得。一日服，二日补之，得食新米、韭骨[2]汁作羹粥臛[3]饮，食之三四顿大良，亦不得全饱。产妇勿服之。吐利以后常须闭口少语，于无风处温床暖室将息。若旅行卒暴无饮，以小便送之。若一岁

以下小儿有疾者，令乳母服两小豆，亦以吐利为度[4]。近病及卒病皆用多，积久疾病即少服，常取微溏利为度。崔氏无黄芩、桑白皮、桔梗、防风。

卒病欲死，服三丸如小豆，取吐利即瘥。

卒得中恶[5]口噤，服二丸如小豆，和暖水一合，灌入口令下，令微利即瘥。

五注鬼刺客忤[6]，服二丸如小豆，不瘥，后日更服三丸。

男女邪病，歌哭，腹大如妊身，服二丸如小豆，日三夜一服，间食服之。

猫鬼病，服小豆三丸[7]，不瘥更服。

虫毒吐血，腹痛如刺，服小豆二丸，不瘥更服，以瘥止。

疟病，未发前服三丸，未瘥更服。

诸痰饮者，服三丸如小豆，不瘥更服。

冷癖，服三丸如小豆，日三服，皆间食，常令微溏利为度。

宿食不消，服二丸如小豆，取利。

癥瘕积聚，服二丸如小豆，日三服，皆间食，以利瘥止。

拘急心腹胀满，心痛，服三丸如小豆，未瘥更服。

上气呕逆，胸中满，不得卧，服二

---

① 故：原脱，据高校本、《千金方》卷十二第七补。

② 韭骨：程本作"菜"。

③ 臛（huò 音获）：肉羹。

④ 度：原作"疾"，据程本、高校本、《千金方》卷十二第七改。

⑤ 中恶：病名。乃秽恶毒气所伤之病。

⑥ 五注鬼刺客忤：即痓忤、鬼痓病。乃秽浊之气客犯之病。

⑦ 服小豆三丸：《千金方》卷十二第七作"服三丸如小豆"。下仿此。

丸[1]，不瘥更服。

大痢，服小豆一丸，日三。

疳湿，以一丸如杏仁，和酢二合，灌下部中，服小豆二丸，瘥。

水病服二丸如小豆，日再，间食服之，瘥止。人弱隔日服。

头痛恶寒，服小豆二丸，覆取汗。

伤寒天行病，服二丸小豆大，日二，间食服。

小便不通，服小豆二丸，不瘥明日更服之。

大便不通，服三丸如小豆大，又纳一丸下部中则通。

耳聋亭耳，以绵裹如枣核，塞耳中，瘥。

鼻衄，服二丸如小豆，无不瘥。

痈肿、丁肿、破脓，纳一丸如麻子，日一敷之，根自出，亦服二丸，瘥。

犯丁肿血出，以猪脂和涂，有孔纳孔中，瘥止。

疬疮[2]，以酢泔洗讫，取药和猪脂涂之。

漏疮有孔，以一丸如小麦纳孔中，和猪脂敷上。

痔疮，以药涂绵，纳孔中，别易，瘥止。

瘰疬，以酢和涂上，瘥。

癣疮，以布揩令汁出，以酢和涂上，日一易，瘥止。

胸背腰胁肿，以酢和敷肿上，日一易之，服二丸如小豆。

诸冷疮积年不瘥者，以酢和涂之，亦饼贴之。

恶刺，以一丸纳疮孔中即瘥。

蝮蛇螫，以少许纳螫处，若毒入腹心，烦闷欲绝者，服三丸如小豆大。

蝎螫，以少许涂之。

蜂螫，以小许敷之，瘥。

妇人诸疾，胞衣不下，服二丸如小豆大[3]。

小儿惊痫，服一丸如米许，以涂乳，令嗽之，看儿大小量之。

小儿客忤，服一丸如米，和涂乳头，与嗽[4]之，以意量之。

小儿乳不消，心腹胀满，服一丸如米许，涂乳头令嗽之，取瘥。

又，大麝香丸，疗鬼注飞尸[5]等，万病皆疗之方。

麝香三分　牛黄　真珠并研　附子炮　鬼臼[6]　莽草炙　犀角屑　礜石熬令汁尽　细辛　桂心　獭肝炙　藜芦各二分　蜈蚣炙　蜥蜴炙，各一枚　地胆熬　班猫熬　芫青熬　亭长熬，各七枚，并去足翅　巴豆去心皮，熬　杏仁去皮尖，熬，各五十枚　丹沙二两，研　雄黄一两，研　礜石八分，泥裹，烧半日

上二十三味，合捣，别捣巴豆、杏仁如泥，蜜和，更捣三千杵，丸如小豆。每有病以饮服一丸，日再，渐至三丸尤妙。毒虫[7]所螫，以摩之，以知为度。若欲入毒疫疠乡、死丧家及鬼神庙冢墓处，以绛囊盛之，男左女右，肘后系之，又以少许涂人中，卧不魇魅，神验。忌如常法。

又，小麝香丸，主疗与大麝香丸

---

① 服二丸：《千金方》卷十二第七作"服二丸如小豆"。

② 疬疮：即癞疮。《千金方》卷十二第七作"癞疮"。

③ 服二丸如小豆大：《千金方》卷十二第七其下有"取吐利即出"五字。

④ 嗽（shuò 音硕）：同"嗽"。吮吸。《集韵·觉韵》："欶，《说文》：'吮也。'或作嗽、嗽。"《正字通·口部》："嗽，俗嗽字。"

⑤ 飞尸：指突然昏倒，不省人事的重危证。

⑥ 臼：原作"曰"，据程本、高校本、《千金方》卷十二第七改。

⑦ 毒虫：原"虫"下衍"毒"字，据程本、《千金方》卷十二第七删。

同方。

麝香三分　雄黄研　丹砂研，各四分
细辛　干姜　桂心　芍药各五分　莽草炙
犀角屑　栀子仁各三分　附子炮　乌头炮，
各五枚，去上　巴豆五十枚，去心皮，熬　蜈蚣
一枚，去头足，炙

上十四味，并捣筛，蜜和，更捣一
千杵，丸如小豆，每服三丸至五丸，日
三。一切尸注心痛皆主之。忌生血物、
生葱、生菜、芦笋、猪肉、冷水。神验。
一方有当归一两。

崔氏： 温白丸[①]，疗癥癖块等一切病
并治之方。

紫菀　吴茱萸　菖蒲　柴胡　厚朴炙
桔梗　皂荚去皮，炙　茯苓　桂心　干
姜　黄连　蜀椒汗　巴豆去心皮，熬　人参
各三分，本方各二分　乌头十分，炮

上十五味，合捣筛，以白蜜和，更
捣二千杵，丸如梧子大，有病服一丸至
二丸，不知，稍增至三丸、五丸，以知
为度。主心腹积聚，久癥癖块大如杯碗，
黄疸，宿食朝起呕吐，支满上气，时时
腹胀，心下坚结，上来抢心，旁攻两胁，
彻背连胸，痛无常处，绕脐搅痛，状如
虫咬；又疗十种水病，八种痞塞，反胃
吐逆，饮食噎塞，五淋，九种心痛，积
年食不消化；或妇人诸疾，断绪不生，
带下淋沥；或痎疟连年不瘥；又疗一切
诸风身体顽痹，不知痛痒，或半身不遂，
或疼痛，或眉发堕落；又疗七十二种风，
三十六种遁尸注，或癫痫，或妇人五邪
失心，梦与鬼神交通，四肢沉重，不能
食饮，昏昏默默，只欲取死，终日忧愁，
情中不乐，或恐惧悲啼，饮食无味，月
水不调，真似怀孕，连年累月，羸瘦困
弊，遂至于死，或歌或哭，为鬼所乱，
莫之知也。但服此药者，莫不除愈。臣
知方验，便合药与妇人服之，十日下出

癥癖虫长二尺五寸三十枚，下脓二升、
黑血一升、青黄汁五升，所苦悉除，当
月有子。臣兄堕马被伤，腹内有积血，
天阴即发，羸瘦着床，命在旦夕，与药
服，下如鸡肝黑血如手者二百余片、白
脓二升、赤黄水一升，其病即除。臣知
方验，敢不献上。忌生冷酢滑、猪鸡鱼
犬牛马鹅肉、五辛、油面、豆、糯米、
陈臭等物。

仲景： 三物备急丸，司空裴秀为散
用，疗心腹诸卒暴百病方。

大黄　丁姜　巴豆各一两，去皮心，熬，
别捣如脂

上药各须精新好药，捣筛，蜜和，
更捣一千捣，丸如梧子或小豆，服三丸，
老小量之。为散不及丸也。若中恶客忤，
心腹胀满，卒痛如锥刀刺痛，气急口噤，
停尸卒死者，以暖水若酒服之。或不下，
捧头起灌令下咽，须臾瘥。如未，更与
三丸，以腹中当鸣转即吐下便愈。若口
已噤，亦须折齿灌之令入，尤妙、神验。
忌芦笋、猪肉、冷水、肥腻。

又，理中丸，疗三焦不通，呕吐不
食，并霍乱吐痢不止者并主之方。

人参　干姜　白术　甘草各三两，炙

上四味，捣筛，蜜和如梧子，空服
以饮汁服十五丸。忌桃李、雀肉、海藻、
菘菜[②]。

《延年》： 驻车丸，主赤白冷热血痢，
腹痛者方。

黄连六两　干姜　当归　阿胶各三两

上四味，捣筛，以三年米醋煮胶令
消，和药，众手捻丸如梧子，每以饮下

---

① 温白丸：此方已见于本书卷十二中，药物分
量与行文略异，可参。

② 菘菜：即白菜。《本草纲目·菜部》："菘，白
菜。"

三十丸，日再服。亦疗产妇下痢不止者，服之甚验。忌猪肉、冷水、黏腻等物。

《救急》：五香丸，疗诸毒疰气，心腹胀满，大小便不通，鬼疰心痛不可忍方。

牛黄研　犀角屑，各三分　升麻　沉香　薰陆香　当归　桂心　青木香　麝香研　雄黄研如粉　鬼箭羽　巴豆去心皮，熬　诃梨勒皮　朱砂研　槟榔仁　干姜　吴茱萸　甘草炙　豆蔻各四分　桃仁去尖皮，熬　附子炮，各五分

上二十一味，捣筛，蜜和丸如梧子，以暖水服三丸至五丸，如不利更服，以利为度。此方甚验。人久不传。忌海藻、菘菜、猪肉、冷水、生葱、芦笋、生血物等。

《必效》：玉壶丸，主万病，与麝香丸同效方。

雄黄研　朱砂研　特生礜石烧半日，研　巴豆去心皮，熬　附子炮，去皮　藜芦各三两，炙

上六味，捣筛，蜜和丸如小豆，以饮服二丸，得利病瘥。小儿黍粟一丸，以意量之。

又，青木香丸疗一切气腹胀满，心痛气冷，食不消方。

青木香　槟榔仁各六分　芍药　枳实炙　诃梨勒皮各五分　桂心四分　大黄十二分

上七味，捣筛，蜜和丸如梧子，饮下十五丸，以意增减之，常令溏利，甚效。

又，五补七宣者，丽正殿修书学士李公所传之，公名子昭，字云卿，赵郡人。幼志道法，以栖名山，往来茅嵩山经三十载，云五补七宣丸方。

人参　茯苓　地骨皮　干地黄　牛膝等分

上五味，捣筛，蜜和丸如梧子，空腹以酒饮下三十丸，稍稍增至五十丸，日再，此是五补丸。服至五日、十日及半月日，觉气拥即服七宣丸，服经二三日，觉气散，还服五补丸。若病候未退，即稍稍增之，常自审以取调适，终须五补及七宣丸，并须合服之。夫人所疾，皆因风不宣散，即成拥缓热风，若气不流行，即成痃癖冷气，转生众病，皆因此由，寻其本源，都为不闲①将理，觉虚则补，觉风气拥即利，利即腰背更虚。且凡是利药皆急，服便透过，未能蓄泄诸病；凡是补药皆滞，服未见效，先觉风气发动。明知宣补必藉兼行，故其人授余二法，名曰五补七宣，所以安七魄，镇五脏，坚骨髓，养神明。久服长生，百病日去，发黑，行及奔马。

又，七宣丸方。

大黄十五两　枳实炙　青木香　柴胡　诃黎勒皮各五两　桃仁六两，去尖皮，熬　甘草四两，炙

上七味，捣筛，蜜和丸如梧子，以酒服二十丸，稍加至五十丸。病在下空腹服，病在上食后服之，以宣利为度，增减以意量之。若风气结聚，宿食不消，兼沙石皮毛在腹中，服经七八日乃尽出，下似牛涎鱼脑等。若病深痼则须半月或一月专服之，不用五补丸。若积年腰膝疼痛，寒冷如水石，脚气冲心，愦闷将死，头旋暗倒，肩背重闷，心腹胀满，胸隔闭塞，风毒肿气连及头面，及大小便或利涩，脾胃气不理，不能饮食，夜卧脚转，筋脉掣痛，恍恍然眠寝不安等疾，以饮服之尽瘥。此药功效不可尽说。如前十数种病，攻击则须服七宣丸，令除自外轻病，不妨与五补丸兼服，循环不辍，补养无限。不问男女老小，并可服饵，但须量气力，细察候之，加减服。

———————

① 闲：通"娴"，熟练。

若是初生孩子可与三丸、五丸，稍稍加之，取通利。其二方当须经久常服，不限春秋冬夏、朝夕行止间①，药必甚善。禁如常法。

《近效》：大麝香丸②，疗积年心痛，尸疰虫毒，癥癖气承心，胁下有块，温瘴毒气，精魅邪气，或悲或哭，蛇蝎蜂等螫方。

麝香研　牛黄研　藜芦炙　朱砂研　芍药　当归　茯苓　桔梗　鬼箭羽　金牙③研　乌头炮　桂心　吴茱萸　贯众各一分　雄黄一分半，研　干姜　人参　大虫④骨各二分，炙　蜈蚣二寸，去足，炙　巴豆二十枚，去心枚，熬　蛴螬半枚，去牙，炙

上二十一味，捣筛，蜜和丸如梧桐子，饮下三丸，以利下。如未下，以热饮投之即利。三行后以酢饭止之即定，然后煮饭葱韭食之。忌冷水、猪肉。如蛇蝎蜂螫，取一丸研和，涂之即瘥。精魅狐狸之属，抛砖瓦或如兵马行，夜发者，是鬼魅，无早晚每日服二丸，只三两日即定，仍每日烧一丸熏身体、衣服。无忌。以三五丸用绯绢袋子盛，带左臂上，辟大虫、毒蛇、精魅鬼气等病。

又，犀角丸，疗痈肿、肠痈、乳痈、发背，一切毒热肿，服之肿脓化为水，神方。

犀角屑，十二分　川升麻　黄芩　防风　人参　当归　黄芪　干姜一作干蓝　蓼实一方无　黄连　甘草炙　栀子各四分　大黄五分　巴豆二十四枚，去心皮，熬

上十四味，如法捣筛，蜜和，更捣三千杵，丸如梧子，以饮服三丸至五丸，以利为度。或不利，投以热饮。若利，以冷浆水粥止之。未瘥，每日服一丸，以意量之，肿消散为度。若下黄水，或肿轻皮皱色变，即是消候。忌如药法。效验不可论之。

又，黄连丸，疗痢，无问冷热并主之方。

黄连一大两　茯苓二小两　阿胶一小两

上三味，捣筛，以水消胶，和，众手丸，曝干。有痢，空腹以饮下十五丸，日再，以瘥止。甚效。

又，加减麻仁丸，疗积年患气不能食饮，兼食不消化，风气、冷气、热气冲上，痃癖气并乳石发动，并疗之。服经三四日自觉有效方。

蜀大黄锦文者，四两　诃黎勒皮四两　人参二两　大麻仁二两

上四味，捣筛，依法以蜜和丸，每服十丸、二十丸，增减以意量之，以溏利病除，亦不损人。雍州王长史常服三十余年，八十岁万病皆无，百无所忌。补理腰脚，服经七八日，腰肾先冷者，即下脓水，腰脚轻健。以酒、饮下之并得。

又，三黄丸，疗五劳七伤，消渴，不生肌肉，妇人带下，手足寒热，主一切热方。

春三月用　黄芩四两　大黄二两　黄连四两

夏三月用　黄芩三两　大黄一两　黄连四两

秋三月用　黄芩六两　大黄一两　黄连二两

冬三月用　黄芩六两　大黄二两　黄连三两

上三味，随时月捣筛，蜜和丸如梧子，日服七丸，诸病悉除。

———————

① 间：程本作"勿间"。
② 大麝香丸：本书卷十三载有此方，药味、剂量、行文小异，可参。
③ 金牙：即牙齿。下同。
④ 大虫：即老虎。

古今诸家散方六首

《千金》：小金牙散，疗南方瘴疠疫气，脚弱，风邪鬼注方。

金牙五分，研　牛黄一分，研　天雄炮　萆薢　黄芩　蜀椒汗　由跋　雄黄研　朱砂研　乌头　桂心　莽草炙　麝香研，各二分　萎蕤　细辛　犀角屑　干姜各三分　蜈蚣一枚，长六寸者，炙　黄连四分

上十九味，治下筛，为散，合牛黄、麝香，捣三千捣，以温酒服五钱匕，日三夜二，以知为度。以绛袋盛，男左女右，带一方寸匕，省病问孝，不避夜行。涂鼻人中，辟鬼恶毒气。晨昏雾露亦涂之佳。

崔氏：五香散，疗痊忤邪气，或热或寒，时气在骨节间，似瘥似剧，兼主百病方。

沉香　丁香　麝香　薰陆香　鬼箭羽　当归　豆蔻仁各四分　牛黄　鬼臼　橘皮　金牙各三分，烧　犀角屑　羚羊角屑　大黄各六分　升麻　桔梗　桃仁去尖皮，熬　光明砂研　安息香各五分，研

上十九味，捣筛为散，以汤、饮、酒随病服一方寸匕，日再服，病瘥即停。亦可蜜丸如梧子，服十丸。

又，备急散，疗卒中恶，心痛胀满，欲吐，短气方。

大黄二两　桂心四分　巴豆一分，去心皮，熬，研

上三味，捣筛为散，取一钱匕，以汤七合和服，当吐下即愈，甚妙。

紫雪散[1]，疗脚气毒遍内外，烦热，口中生疮，狂易叫走，及解诸石草药毒发，邪热卒黄等，瘴疫毒疠，卒死温疟，五尸五注，心腹诸疾，绞刺切痛，虫毒鬼魅，野道热毒，小儿惊痫百病方。

黄金一百两左侧　寒水石　石膏各三斤，本用滑石　玄参一斤　羚羊角屑　犀角屑　沉香　青木香各五两　丁香一两　甘草八两，炙

上十味，切，以水三斗，煮取一斗，去滓，取硝石四升，芒硝亦可用朴硝十斤，投汁中，微火煎，以柳木篦搅，勿住手，候欲凝入盆中，纳朱砂三两、麝香一两，急搅即成霜雪紫色，以水和一、二分服之，量性多少，热毒病、老小以意加减[2]，一剂十年用之，神妙。脚气、乳石[3]、天行热病等服之皆神。《千金翼》有磁石三斤、滑石一斤、升麻一斤，丁香用四两，朴硝用四升，麝香用二分。

仙人炼绛雪，疗一切病，肺气积聚，咳逆、呕吐脓血，丹石毒发，天行时气，一切热病，诸黄疸等，心风昏乱，心怯健忘，四肢烦热，头痛眼赤，大小便不通，烦闷不安，骨节疼痛，赤白痢、血痢、热毒痢，宿食不消化，心腹胀满，出气不得下，一切诸毒药脚气等，饮酒多醉困，久痢不瘥，孩子惊痫等。以上和水服之。产后一切诸病，堕胎，和酒服之方。

朴硝十斤　升麻三两　大青　桑白皮　槐花各二两　犀角屑　羚羊角屑，各一两　苏方木六两　竹叶两撮　诃黎勒　山栀子三十枚　槟榔仁二十颗　朱砂半大两，研

上十三味，以水二斗渍一宿，煎取一斗，去滓，入锅，纳朴硝炼烊，搅勿住手，候欲凝出于盆中，搅入朱砂、麝香讫，雪成。收于坩[4]器中，密封。有疾

① 紫雪散：本书卷十八"紫雪散"与此方药味、剂量略异，可参。
② 以水和一、二分服之……以意加减：本书卷十八作"病人强壮者一服二分，当利热毒，老弱人或热毒微者一服一分，以意加减"。
③ 乳石：指石钟乳。下同。
④ 坩（ɡān音计）：陶器。

量取之，和水服之，以利病除。身轻目明，四肢调适，疗一切病，神验。老小量之。上云人朱砂、麝香，未见分两。

《近效》：肾沥汤，煮散，主除风下气，强腰脚，明耳目，除痰饮，理荣卫，永不染时气，诸风疾方。

黄芪　芎劳　茯苓　五味子　防风　泽泻　独活　玄参　人参　牛膝各六两　麦门冬去心　地骨皮各八两　桂心　甘草三两，炙　丹参五两

上十五味，切如大豆，分作二十四贴，贴著生姜一两，切，杏仁十四枚，去尖，碎，以水三升煮一贴，取一升，去滓澄清，取九合，顿服。每日一贴，晚间以气下心胸空妙。十服以后身力不可当。常须护惜将养之，以饮食补之，每年春夏秋冬服一剂，胜服肾气丸二十剂，永不患风气，先有诸病自然除瘥。张中丞自服以来，神效不可言，以为乳石力不可比，今服不阙，效验妙。方云肾沥汤，恐须用煮肾汤煎。

古今诸家膏方四首

《广济》：神明膏，主诸风顽痹，筋脉不利，疥癣诸疮痒方。

前胡　白术　白芷　芎劳并切　椒去目　吴茱萸各一升　附子三十枚，去皮，切　当归　细辛　桂心各二两，切

上十味，以苦酒渍一宿，令浥浥然①，以成炼猪膏一斗，微火煎十沸以来，九上九下，候附子、白芷色黄，绞去滓，膏成。病在外，摩之；在内，以酒服枣核大。疥癣等疮皆疗之，并去诸风病，亦摩折伤被打等。崔氏云药滓酒浸服之，亦大疗诸病。

崔氏：陈元膏②。会稽太守臣翊昧死再拜上书：

皇帝陛下：臣幸得典郡，视事六年，处地下湿，身病苦痹，饮食衰少，医疗不瘥，命在旦暮，苍梧道士陈元卖药于市，臣诸生出见，从取药对火随病摩之，日至再，十五日平复。臣男尝堕马，苦为腰痛，天阴雨转发，臣取元膏摩之，复愈。臣妻年四十五，苦心腹积聚，得病三年，臣复从元取膏摩之，六日下宿食即愈。臣铨下郭少，苦头眩，臣取膏摩三日，鼻中下水二升，所病即愈。臣知元药验，谨取元本方奉上。

当归三两，一方陇西者　生地黄二升，捣取汁　附子三两十二铢　细辛二两　桂心一两一铢　天雄三两二铢，去皮　干姜二两十七铢　丹砂一两，研　芎劳二两　雄黄二两半，研　乌头三两七铢，去皮　苦酒三升　白芷一两　松脂半斤　不中水猪脂十斤，炼，去滓

上十五味，㕮咀，以地黄汁、苦酒渍一宿，取猪脂，纳诸药，微火煎之，令十五沸，膏成，去滓，纳朱砂等末，熟搅，勿令妇人、鸡犬、孝子、恶疾、不具足人、小儿等见。有人苦胸胁背痛，服之七日，所下状如鸡子汁者二升，即愈。又有人苦胁下积聚如杯，摩药十五日即愈。又有人苦脐旁气如手，药摩之，去瓜中黄穰者升许，即愈。有人患腹切痛，时引背痛数年，以膏摩之，下如虫者三十枚，即愈。又有妇人苦月经内塞，无子数年，膏摩少腹，并服如杏子一枚，十日下崩血二升，即愈，其年便有子。又疗风瘙肿起，累累如大豆，以膏摩之五日即愈。老少患脚膝冷痛，摩之五日便愈。又有人苦头项痛，寒热瘰疬，摩

---

① 浥浥（yà yà 音亚亚）然：润湿貌。
② 陈元膏：《肘后方》卷八第七十二、《千金方》卷七第五、《千金翼》卷十六第三均载有此方，药味、剂量、主治、行文略异，可参。

头及病上即愈。又有人患面目黧黑[1]，消瘦，是心腹中病，服药下如酒糟者一升余即愈。内外诸风及腹中积聚可服之，百病无不愈，所疗人无数，不可悉记。

又，乌膏，疗一切疮，引脓生肌，兼杀疮中虫方。

乌麻油一升，生清者　黄丹上好者二两，罗之　薰陆香乳头者一两，末　蜡一两，炼，净滤　松脂半两，末，以上并大升两

上五味，缓火煎油三分减一，下铛待冷，乃纳黄丹，更上煎之又三分减一，又停待冷，次内薰陆香末，上火煎，候销尽，又纳蜡及松脂，看膏稍稠，即点于铁上试，斟酌硬软适中乃罢。先问所患，疮如热即除薰陆及松脂；疮如久不瘥，此涉于冷，即依方合其贴；杖疮者，油若一升、地黄汁半合，和煎黄丹二大两、蜡一小两，余准上法。此膏不须硬也。

《近效》：莲子草膏，疗一切风，耳聋，眼暗。生发变白，坚齿延年。本是婆罗门方。

莲子草汁三升　生巨胜[2]油一升　生乳一升，不食糟者　甘草一大两，末

上四味，合于锅中煎之，缓火才[3]令鱼眼沸，数搅之勿住手，看上沫尽清澄，滤，不津瓷器中贮之。云本方有青莲蕊六分、龙脑花三分、郁金香二分，并末，先煎诸药三分减一，次下汁及油等，膏成。每欲点，即仰垂头床下，一孔中各点如小豆，许久乃起，有唾唾却勿咽之，起讫即啜少热汤饮。点经一年，白发尽黑，秃处并出。韩庶子处得，每用验。

古今诸家煎方六首

《广济》：阿魏药煎方。

阿魏四分　豆蔻仁七颗，细研　生姜十二分　人参八分　甘草八分，炙　鳖甲十二分，炙　藕汁二升　诃黎勒七枚，去核　牛膝半斤　白蜜一升　地黄汁二升

上十一味，下地黄等汁煎，次下药末，微火煎，搅勿住，搅候如饧，于不津器盛。每取一匙，酒和服之。

又，鹿角胶煎，疗五劳七伤，四肢沉重，百事不任，怯怯[4]无力，昏昏欲睡，身无润泽，腰疼顽痹，脚弱不便，不能久立，胸胁胀满，腹中雷鸣，春夏手足烦热，秋冬腰膝冷疼，心悸[5]健忘，肾气不理，五脏风虚，并悉疗之方。

鹿角胶二大斤，捣碎，作四分，于锰锉中熬令色黄　生地黄一斤，取汁　紫苏子二升，以酒一升研，滤取汁　生姜一斤汁　猫牛苏[6]一升　白蜜三斤

上六味，先煎地黄汁、苏子汁、生姜汁等二十余沸，次下苏蜜，又煎三五沸，次以蜜并胶末下之，搅令相得，胶消尽煎即成矣。以器盛之。空腹以酒调二合服之，日再。此药补五脏，益心力，实骨髓，生肌肉，理风补虚，耳聪目明，腰脚甚效验，一两剂强健，人于披览，十倍胜于常时。忌羊肉、芜荑。

又，主冷气，益气力，温中下气，蒜煎方。

剥了蒜二升　牛乳五升　牛膝一大斤，末

上三味，以蒜纳牛乳中煎之，候蒜消尽，搅勿住手，下牛膝末，煎成于器中贮之。食前以酒和两匙服。忌羊血。

---

① 黧黑：原误作"梨"，据高校本及文义改。
② 巨胜：黑芝麻之别名。
③ 才：程本作"熬"。从之。
④ 怯怯："怯"同"㤲"，《广雅·释诂》："㤲，怯也。"即虚怯。程本作"怯怯"。
⑤ 心悸：原本脱"悸"字，据程本补。
⑥ 猫牛苏："苏"用同"酥"。程本作"黄牛酥"，下皆仿此。

又，地黄煎；主妇人丈夫血气劳，骨热，日渐瘦悴方。

生地黄汁二升　甘草三两，炙，末　豉心一升　葱白切，一升　牛苏半斤　藕汁二升　白蜜一升

上七味，以小便六升煮葱、豉等，取二升，绞去滓，次下地黄、藕汁，更煎取三五沸，下苏蜜，搅勿住手，候似稀饧，以器贮之，每服一匙，渐至三匙，成煎桑枝熬煎汤调和，服之尤妙，桃仁汤亦良。

《小品》：单地黄煎，主补虚除热，散乳石、痈疽、疮痔等热方。

生地黄随多少取汁，于铜钵中重汤上煮，勿盖釜，令气得泄，煎去半，更以新布滤绞去粗滓秽，又煎令如饧成矣。此用地黄须肥大味浓者，作煎甘美。东南地黄坚细味薄，作煎咸不美。

《近效》：地黄煎，疗肺气咳嗽，补心肺，令髭发不白方。

生地黄汁二升　麦门冬汁五升　生姜汁五合　紫菀三两　贝母　款冬花　甘草炙，各三两

上七味，切，以水七升，煮取三大升，去滓，却入锅中，下地黄汁、麦门冬、姜汁等三十沸，下蜜一升，煎如饧成矣。盛不津器中冷，含如枣许，增加量之。一方有人参三两。

古今诸家酒一十二首并代茶饮列于下

《千金》：天门冬酒，疗五脏六腑大风，洞虚[1]，五劳七伤，癥结滞气，冷热诸风，痫[2]，恶疾，耳聋，头风，四肢拘挛猥退，历节风，万病皆主之。久服延年轻身，齿落更生，发白更黑方[3]。

天门冬与百部相似，天门冬味甘，两头尖；百部细长而味苦，令人利

上一味，捣取汁一斗，渍曲二升，以糯米二斗，候曲发，准家酝法酿之。春夏极冷下饭，秋冬稍温如人肌下饭。酒熟取清饮一盏，常令酒气相接，勿至醉吐。慎生冷、酢滑、鸡、猪、鱼、蒜，特忌鲤鱼，亦忌油腻。此是一斗法，余一石、二石亦准此以为大率。服药酒十日，觉身体隐轸[4]大痒，二十日更大痒，三十日乃渐止，此是风气出去故也；四十日即觉身心朗然大快，似有所得；五十日更觉大快，当风坐卧，觉风不著人，身中诸风悉尽。用米法：先净淘，曝炕令干，临欲用时更别取天门冬汁渍米，干漉[5]炊，余汁拌饭，甚宜密封。取天门冬汁法：净洗，曝去水[6]，寸切，捣押各三四遍，令滓干如草乃止。此酒初熟味酸，仍作夏泔渍气[7]，但依式服之，久停则香美，余酒皆不及也。封四七日佳。凡八、九月即少少合，至十月多合，拟到来年五月三十日以来相续服之。春三月亦得合，入四月不得合。服酒若得散服，得力倍速，散方如下：

天门冬去心及皮，曝干，捣筛，以上件酒服方寸匕，日三，加至三匕。久服长生。凡酒亦得服。

---

① 洞虚：程本、《千金方》卷十四第五作"洞泄虚弱"。

② 痫：《千金方》卷十四第五作"癫痫"。

③ 发白更黑：原作"发"，据《千金方》卷十四第五补入后四字。

④ 轸：通"疹"。《千金方》卷十四第五作"疹"。

⑤ 漉：原作"洒"，据高校本及《千金方》卷十四第五改。

⑥ 曝去水：《千金方》卷十四第五作"天门冬，去心皮，干漉去水"。

⑦ 夏泔渍气：程本、《千金方》卷十四第五并作"臭泔腥气"。

又，大金牙酒①，疗瘭疽毒气中人，风冷湿痹，口喎面戾，半身不随，手足拘挛，历节肿痛，甚者少腹不仁，名曰脚气。无所不疗方。

金牙一斤，烧　白术　附子　侧子　天雄　苁蓉　茯神　当归　防风　芎䓖　黄芪　薯蓣　细辛　桂心　茵芋　地骨皮　五加皮　杜仲　萆薢　狗脊　菱蕤　白芷　厚朴　枳实炙　桔梗　黄芩　远志去心　蔓荆子各三两　人参二两　独活半斤　石南②二两　磁石十两，烧　丹参　牛膝各五两　薏苡仁一升　麦门冬一升，去心　生石斛八两　生地黄切，二升　莪藋四两

上三十九味，并切，用绢袋盛，以酒八斗渍七日，温服一合，日四、五夜一。石药细研如粉，别绢袋盛，共药同浸，药力安和，主治极多，凡是风虚，四体小觉有风疴者，皆须将服，无不治者。服者一依方合之，不得辄信诬人大言，浪有加减。忌如常法。

又，钟乳酒，疗虚损，通顺血脉，极补益下气方。

钟乳五两，碎，绵裹　附子三两，炮　石斛五两　甘菊花三两　苁蓉五两

上五味，剉，以生绢袋盛，用酒三斗，渍，经五日，每服二合，日再，稍加至一升。

《千金翼》：五精酒，主万病，发白反黑，齿落更生方。

黄精四斤　天门冬三斤，去心　松叶六斤　白术四斤　枸杞五斤，洗

上五味，皆生者，内釜中，以水三石煮之一日，去滓，取汁渍曲，如家酿法，酒熟取清，任性饮之，一剂长年补养。忌鲤鱼、桃李、雀肉等。

又，白术酒方

白术二十五斤

上一味，㕮咀，以东流水两石五斗，于不津器中渍之二十日，去滓，纳汁于大盆中，夜候流星过时，抄己姓名置盆中，如是五夜，汁当变如血，取以渍曲，如家酝法，造酒熟，取清，任性饮之。十日万病除，百日白发反黑，齿落更生，面有光泽，久服长年。忌桃李、雀肉等。此酒至诚有灵，风病服之，百神卫人。

又，枸杞酒方

枸杞一百斤

上一味，切，以东流水四石，煮之一日一夜，去滓，令得一石汁，渍曲酿之，如家酝法，酒熟取清，置不津器中，取干地黄、桂心、干姜、商陆、泽泻、蜀椒，末，各一升，六味以绢袋盛，内酒中渍，密封口埋入地三尺，坚牢覆上二十日，沐浴整衣冠，向仙人拜讫，开之，其酒当赤如金色。平旦空腹服一盏或半升为度，十日万病皆愈，二十日瘢痕皆灭。恶疾人以一升水和半升酒，分为五服，服之即愈。若欲食石③者，取河中青白石如枣、杏仁大者半升，以水三升煮一沸，以酒半合置中，须臾即热④，可食也。

崔氏：苍耳酒，疗大风恶疾及一切诸风，乃至骨髓中毒风，令人充悦方。

苍耳和茎叶花实，刈取剉一石，八月收　牛膝根切，一升　松叶切，二斗五，黏者　商陆根切，一斗，白色者　鼠黏根切，一斗

上五物，皆剉讫量之，以水两石五斗，煮取六斗汁。如釜小可分煮之，即分三斗汁将浸曲一斗二升，高量其曲加于常法五分，为药力费曲故也。余三斗

---

① 大金牙酒：此方已见于本书卷十八，药味、剂量略异，可参。

② 石南：又名风药、石楠叶、栾茶。辛、苦、平，有小毒。入肝、肾经。祛风湿、强筋骨、止咳喘。

③ 食石：指喜食异物。程本作"食少"。

④ 热：《千金翼》卷十三第四作"熟"。

汁留将拌馈料①糯米一石二斗，分作五酘②，净淘干漉。以上并大斗。第一酘一日，炊四斗米，取药汁九升，拌，馈熟，细切生地黄三斗，和米下之。第二酘三日，炊三斗米，取药汁七升，拌，馈熟，与杏仁一斗，去皮尖，碎，和捣如泥下之。第三酘五日，炊二斗米，取药汁六升半，拌，馈熟，取大麻子一斗，捣碎和下之。第四酘七日，炊二斗米，取药汁四升半，拌，馈熟，取胡麻一斗，捣碎和下之。第五酘九日，炊一斗米，取药汁三升，拌，馈，下之。

上以前五酘法须候米消尽，即炊酘之，未必要须隔日。其酒如米少味薄，更炊一、二斗米下之，使味足，然后去糟取清，依常法饮半升，不能者可量性多少，常使有酒气逼，夜饮最是所宜。此酒纵非风疾，饮之补养，益精神，令人充健。

又，乌麻地黄酒，疗风虚，补不足，除百病，已试大效方。

六月六日曲四升，净刷刮，剉之如枣许大 王斯油麻六斗五升，出虢州赤色者是，如无，别用巨胜替之，以脱去皮，干曝。脱乌麻法：以冷水浸经一宿出之，置箅箕中，漉水令尽，舂之，即皮自脱去耳 生地黄四斗，冷熟汤洗，待水气尽便切之，更取生地黄一石，以水一石和煮，粗布绞去滓，即取汁六升，又以蜡及麻子涂瓮内，蒸之令干。前三味并用大斗大升，适寒温得所，总纳瓮中浸之 丹参 生石斛 牛膝 杜仲 萆薢 生姜各二斤 人参八两，以上并药秤秤之

上七味，切，以生绢袋盛，同纳前件熟地黄汁，瓮中浸，封闭七日外，更取乌豆四大斗，摩使光净，分作四度，微熬令香，取无灰重酘酒二斗八升，三度淋豆，豆一熬三淋，淋讫并去豆，总计十二度淋豆，取淋酒别器中盛，然后更泻曲汁等物及诸药，并出在大瓮中，

以物闭头，及更将此酒先重蒸瓮，看冷暖，还纳曲汁及药等安在瓮中，其日即用八斗精糯米炊作饭，如常酿酒法酘酒，即以淋豆酒投在瓮中，封闭经一两宿，看米消尽，又炊四斗糯米饭酘之，此后更封闭经七日，其酒即熟。任性饮，多少量之，不限时候，常微微觉身润，夜中稍加少许，或汗出佳。避风及忌房室，特禁毛桃、芥、生菜、热面并酢、蒜、牛肉、冷物。酘初酒法，待此酒熟，即将此酒更重酘。

上曲依当家常用法，每一斗曲用熟水一斗一升浸炊酒饭，即量熟汤多少用沾饭，如凡酿酒法，更不得加生水，每一斗米酒为佳酿，重酘酒法，待此酒熟，即将酒二斗八升淋豆。

上每一斗曲，以熟水一斗浸其酒米。每一斗馈料，以料③以四斗清酒淋其馈，然后炊饭使熟，更不得加水。其所洗甑、洗手盆、瓮等，皆须用此酒，还投酿瓮中。

酿药酒法： 上欲和药酒时，先置五斗许药在瓮底，然后加五斗许饭。每次如此，斟酌至半即纳药袋④。其药袋上亦使药饭相参，以至于尽，然始闭封。

封闭药酒瓮法：

上封闭瓮头，用纸七重、布一重，其酿酒室唯造酒得入，自外猫犬、妇人不得辄入室中。

又，枸杞酒，疗五内邪气，消渴风湿，下胸胁气，头风本方作痛，坚筋骨，强阴，利大小便，填骨髓，长肌肉，破除结气，五劳七伤，去胃中宿食；利耳

---

① 馈（fēn 音分）料：蒸饭，煮米半熟，用箅漉出再蒸熟。

② 酘（dòu 音豆）：酒再酿。

③ 以料：程本无"以料"二字。

④ 纳药袋：程本作"药成"。

目，衄血吐血，风痓，补中逐水，破积瘀脓血，石淋，长发，伤寒，瘴疠毒气，烦躁满闷，虚劳喘吸，逐热破血，及脚气肿痹，悉主之方。

糯米一石，黍米亦得　曲计常酿酒米一石，用曲一斗，此药加五升弥佳，末用之，唯上好者　枸杞根二十斤，刮去赤皮，半寸剉，以水一石，渍经三日，煮取汁五斗　生地黄二十斤，洗去土，细切，和米炊之　秋麻子三斗，微蒸，细粉，蒸气出以枸杞汤淋取汁　香豉二斗，以枸杞汤煮取汁

上四味，地黄和米蒸之，三物药汁总合得五斗，地黄湿即四斗，分半渍米馈，半及曲和酿饭如人肌，即总和一酘，密盖瓮口，经二七日压取，封泥，复经七日，初一度一酿用麻子二斗，多即恐令人头痛。服酒忌生冷、酢滑、鸡鱼、面、蒜、油腻、白酒、房室等。服讫一二七日将息。深病尽久服，即少忌之。

又，地黄酒，疗虚羸，令人充悦，益气力，轻身明目方。雍州高长史服用效。

生地黄肥大者一石二斗，捣，搅取汁四斗　杏仁一斗，去尖皮两仁者，熬令黄，捣末　大麻子一斗，熬，捣末　糯米一石，曝干　上曲一斗五升，净刮，曝干，细剉

上五味，先以地黄汁四斗渍曲，待发，炊米二斗作饭，冷暖如人肌，酘曲汁中和之，候饭消，更炊米一斗，酘之如前法，又取杏仁、麻子末各一升二合半，和饭搅之酘曲汁中，待饭消还炊米一斗，杏仁、麻子末各一升二合半，一依前法酘之。如此凡八酘讫，待酒沸定，封泥二七日，取清，温服一升，渐加至二升，日再。服之令人顿能食，久服去万病，妇人服之更佳，令人有子。

《近效》：五加酒方。

五加根茎细剉，五斗　六月六日曲末三斗　黍米一石，糯米亦得

上三味，以水五斗，共五加同下于大釜中，以木度深浅与水平克之，即更添水一石五斗，并前计两石，即下火煎，旋旋急火，取药汁减下至木克处即得。以大盆安净筐，筐中安净布单，兼滓漉著筐中，其汁在盆中唯有五斗，且别盛密封盖之，又重取所漉者五加滓，以水煮之。如别有五加，添和同煮更佳。取此汁用洮米，拌饭炊之，如常炊法，用前五加浓汁渍曲，且炊米五斗酿之，余五斗分为两酘，如常造酒法，酒熟压漉，密封头。每服一盏，暖饮之，渐加，勿令醉。又远志十两，末之，下酿中益妙。玄参及蛇皮肉亦得。其糟与巳下食之尤佳。

又，代茶新饮方。

黄芪　通草各二斤　茯苓　干姜　干葛各一斤　桑根白皮一斤　鼠黏根三斤，湿加一斤　生干地黄　枸杞根洗　忍冬十二月采枝茎叶，阴干，湿加五两　薏苡仁各十两　菝葜八两　麦门冬去心　萎蕤各五两

上十四味，并拣择，取州土坚实上者，刮削如法，然后秤大斤两，各各别捣，以马尾罗筛之，不用细，搅令匀调，重筛，务令相入，不令偏并，别取黄白楮皮、白皮根相兼细切，煮取浓汁，和溲①，令硬软得所，更于臼中捣，别作一竹棬子，围阔二寸半、厚二分以下，临时斟量大小厚薄作之，此亦无定。众手依摸捻成饼子，中心穿孔，日曝干。百余饼为一穿，即以葛蔓为绳贯之，竹作篾亦得，阳挂之通风阴处妙。若须煮用，以炭火上炙令香熟，勿令焦，臼中捣末，任随时取足，煎以代茶，大都浓，薄量之。著少盐煮之，频扬之即滑美，著盐、橘皮、荜拨亦佳。除风破气，理丹石，补腰脚，聪耳明目，坚肌长肉，缓筋骨，

---

① 溲：拌搅。

通腠理。头脑闭闷，眼睛疼痛，心虚脚弱，不能行步，其效不可言。若患脚气、肺气、疝气、咳嗽，入口即愈。患消中、消渴尤验。主疗既多，不复一一具说，但服之立取其验。禅居高士特宜多饮，畅腑脏，调适血脉。少服益多心力。无劳、饥饱，饮之甚良。若腊月腊日合之，十年不败。

解饮食相害成病百件

《肘后》：凡饮食杂味，有相害相得，得则益体，害则成病，以此致疾，例皆难疗，所以病有不受药疗，必至于死也。今略疏其不可啖物，不须各题病名，想知者善加慎之。诸鸟兽陆地肉物忌法：

白犬血、肾，不可杂白鸡肝、白鹅肝。

白羊肉，不可杂鸡肉。

犬肝，不可杂乌鸡、狗、兔肉。

猪肉，不可合乌梅食。一云不可合羊肝。

兔肉，不可杂獭肉及白鸡心食。

白马，黑头者不可食。

麋肉[1]，不可合虾蟆及獭、生菜食。

麋脂，不可合梅李食。

麋肉，不可杂鹄肉食。

羊肝，不可合乌梅、白梅及椒。

牛肠，不可合犬血、肉等食。

白马，青蹄肉不可食。

白猪，白蹄青爪斑斑不可食。

鸡，有六翮[2]不可食。

乌鸡，白头不可食之，杀人。

鹿，白胆不可误食。

食猪肉，不可卧稻穰草中。

雄鸡肉，不可合生葱、芥菜食。

鸡鸭子，不可合蒜及[3]李子、鳖肉、山鸡肉。

雀肉，不可杂生肝[4]，落地尘不著，不可食。

曝脯，不肯燥及火炙不动，见水而动者，不可食。

祭肉，自动及酒自竭，并不可饮食也。

鸟兽，自死口不开、翼不合，不可食。

鸟兽，被烧死不可食。

病人，不可食熊肉及猴肉。

山羊肉，不可合鸡子食之。

半夏、菖蒲，忌食羊肉[5]。

鸡子，不合鲤鱼。

巴豆，忌猪肉、芦笋。

商陆，忌白犬肉。

细辛、桔梗，忌菜。

白术，忌食桃李。

甘草，忌食菘菜。

牡丹，忌胡荽。

常山，忌葱。

茯苓，忌酢。

天门冬，忌食鲤鱼。

黄连、桔梗，忌食猪肉。

藜芦，忌食狸肉。

凡蝇、蜂及蝼蚁集食上而食之，致瘘病也。

凡饮水浆及酒不见影者，不可饮之。

丙午日，勿食雉肉。

壬子日，勿食猪五脏及黑兽肉等。

甲子日，勿食龟、鳖、鳞物水族之类。

---

① 麋肉：《金匮要略》卷下第二十四作"獐肉"。

② 翮（hé 音何）：鸟的翅膀。此指翅膀。

③ 及：程本作"桃"。

④ 生肝：程本作"牛肝"。

⑤ 半夏、菖蒲，忌食羊肉：《肘后方》卷四第七十作"半夏、菖蒲、羊肉、细辛、桔梗忌菜"。

又，疗卒得食病，似伤寒，其人但欲卧，七日不疗杀人。

按其脊两边当有陷处，正灸陷处两头各七壮则愈。

又，疗中虚冷，不能饮食，食辄不消，羸瘦，四肢尪弱，百病因此而生方。

薤白一斤　枳实三两，炙　大枣十二枚，擘　粳米二合　豉七合

上五味，以水七升煮薤，余五升，纳诸药，煮取一升半，分三服，瘥止。

又方

豉心一升，熬，末　麦蘖① 曲各一升，熬　蜀椒一升，汗　干姜一升，末

上五味，捣筛，以蜜拌。食后酒服之方寸匕。

又方

曲半斤，熬　麦蘖五升半，熬　杏仁一升，去尖皮，熬

上三味，捣筛，蜜和末。食后服如弹丸一枚，渐增之。

又方

大黄　芍药　芒硝各半斤

上三味末之，以蜜三斤，于铜器中汤上煎可丸。服如梧子十丸，日再服。

又方

曲一斤，熬　吴茱萸一升　干姜十两

上三味，捣为末，服方寸匕②。

又，疗脾胃气弱，谷不消，兼不复受食方。

大麻仁三升　大豆黄二升，并熬香

上二味，捣筛，以饮服一方寸匕，渐加匕服③。

又，疗饱食讫便卧得病，令人四肢烦重，嘿嘿欲卧方④。

大麦蘖一升，熬　干姜二两

上二味，捣为末，服方寸匕，日三，良。

又，疗食生冷杂物，或寒时衣薄当风，夜食便卧，不消，心腹烦满痛胀急，或连日不化方。

烧地令极热，即激薄覆取汗，愈。

深师：疗食饱烦闷，但欲卧而腹痛方。

曲熬令香黄

上一味，捣为末，服方寸匕。大麦蘖亦佳。

《千金翼》：凡六畜五脏著草自动摇及得酢咸不变色，又堕地不污，又与犬不食，皆有毒，杀人也。凡食饮有毒浇地地坆⑤起，皆杀人。凡肉在器中盖，密气不泄者，皆杀人。凡脯肉、熟肉不用深藏，密气不泄，杀人。若中此毒者，皆大粪灰水服方寸匕，良。

《古今录验》：疗新中杂食，瘀实不消，心腹坚痛方。

取水三升，煮白盐一升，令消，分服，取吐，必瘥。

《备急》：席辩刺史云：岭南俚人毒药皆因食得之，多不即觉，渐不能食，或更心中嘈⑥胀，并背急闷，先寒似瘴，微觉即急取一片白银含一宿，即变色即是药也。银色青是蓝药，银色黄赤是菌药。久久者⑦入眼，眼或青或黄赤，若青是蓝药，若黄赤是菌药。俚人有解疗者，

---

① 麦蘖（niè 音聂）：即麦芽。

② 捣为末，服方寸匕：《肘后方》卷四第三十四作"合捣蜜和如弹丸，日三服"。

③ 服一方寸匕，渐加匕服：《肘后方》卷四第三十四作"食前一二方寸匕，日四五服"。

④ 又疗饱食讫……嘿嘿欲卧方：《肘后方》卷四第三十四作"治饱食便卧，得谷劳病，令人四肢烦重，嘿嘿欲卧，食毕辄其方。"方中另有"椒一两"，剂量有出入。"激薄"，《肘后方》卷四第三十四作"敷薄荐莞席向卧"。

⑤ 坆（fén 音奋）：隆起。《集韵·混韵》："坆，土起。"

⑥ 嘈：原作"漕"，据程本、高校本改。

⑦ 者：程本作"毒"。

畏人得法，在外预合，或言三百头牛药，或言三百两银药。余住久，与首领亲狎，知其药并是常用，俚人不识《本草》，乃妄言之。其方如后。

初得俚人毒药，未得余药，且令定方。

生姜四两　甘草三两，炙

上二味，以水六升，煮取二升。平旦分二服，讫，然别方疗之。

又，疗之方。

常山四两　白盐二匕

上二味，以水一斗，渍之一宿，以月尽日渍之，月一日五更以土釜煎，勿令奴婢、鸡犬见之，煮取二升，平旦分再服，服讫少时即吐，以铜盆盛之，看若色青，以杖举得五尺不断者，即药未尽，一二日后更进一剂。

又方

都淋藤十二两，此药岭南有土人识，俚人呼为三百两银药，甚细长，有高三尺，微藤生，切

上一味，以水一升、酒二升，和煮取二升，分三服。服讫药毒逐大小便出。十日慎毒食。不瘥更服，以瘥为度。《肘后》云黄藤。

又，疗腹内诸毒方。

都淋藤　黄藤各二虎口，长三寸，并细剉

上二味，以酒三升合罂中，密封，以糠火围四边烧，令三沸，待冷出之。温，常服令有酒色。无禁忌。若不获已欲食，俚人食者先取甘草一寸，炙令熟，嚼咽汁，若食著毒药即吐，便是药也，依前法疗之。若经含甘草而不吐，非也。宜常收甘草十数片随身带之，自防也。岭南将熟食米及生食甘蔗、巴蕉之属，自更于火上炮炙烧食之，永无虑也。若被席上散药卧著，因汁入肉，最难主疗，可常自将净席随身及匙箸、甘草解毒药行甚妙。《肘后》无黄藤。

张文仲：白黍，不可合饴糖、蜜共食。黍米，不可合葵共食。白蜜，不可合苽首食。苽首①，不可合生菜食。病人，不可食胡荽，芹菜及青花、黄花菜。妊身，勿食桑椹并鸭子。五月，勿食韭。十月，勿食椒。三月三日、四月八日，勿食百草。二月，勿食小蒜。四月，勿食胡荽。谨按仲景方云：正月勿食生葱，二月勿食蓼，三月勿食小蒜，四月、八月勿食葫，五月勿食韭，五月五日勿食生菜，七月勿食茱萸，八月、九月勿食姜，十月勿食椒。食骏马肉不饮酒，杀人也。马鞍下肉不可食。马黑脊而班②臂亦勿食。

食马肝中毒方。

取牡鼠矢二七枚，两头尖者是，水和研，饮之。仲景同。

又，食诸六畜鸟兽肝中毒方。

取发剪之长半寸，接土作溏沼③二升，合和所剉发饮之，须臾发皆贯所食肝出也。谨按发误食之令人成发瘕，为病不可疗，今和发土饮之，岂得有此理否，可详审之，别有方法也。

又方

服头垢一钱匕，立瘥。《千金》同。

又方

清水投豉，绞取汁，饮数升，瘥止。仲景同。

又，凡物肝脏自不可轻啖，自死者弥勿食之。

诸心皆勿食之，为神识所舍，使人来生获报对。

又，食生肝中毒方。

服附子末方寸匕，日三，须以生姜汤服之，不然自生其毒。

又，禽兽有中毒箭死者，其肉有毒，

---

① 苽首：即茭白。
② 班：通"斑"。
③ 溏沼：程本作"溏沿"。山胁尚德曰："溏沿即泥，非地浆也。"

可以蓝汁、大豆解射罔①也。仲景同。

又，食郁肉及漏脯中毒方。

取犬矢烧末，以酒服方寸匕。仲景同。

又方

捣生韭，绞取汁，服一二升，冬月连根取，和水洗，绞之。用薤亦佳。凡肉闭在密器中，经宿者为郁肉，茅屋溜下沾脯为漏脯，并有大毒。

又，食黍米中藏干脯中毒方。

浓煮大豆汁，饮数升即解。兼疗诸肉及漏脯毒。

又，食自死六畜诸肉中毒方。

捣黄柏末，以水和方寸匕服，未觉，再服，瘥。又角屑，日再服。

又，凡六畜自死皆是遭疫，则有毒，人有食疫死牛肉，令病洞下，亦致坚积者，并宜以利药下之，良。

又，食诸菜、肉脯中毒方。

烧猪骨捣下筛，水服方寸匕，日三四，瘥。《千金》同。

又方

烧笠子末，服方寸匕，日三。

又，食马肉洞下欲死者方。

豉二百粒　杏仁二十枚

上二味合，于炊饭中蒸之，捣丸服之，至瘥。

又，甘豆汤，冷饮之，诸毒悉解，诸不可及也。

辨鱼鳖蟹毒不可食及不得共食。

《肘后》云：凡鱼，头有正白连珠至②脊上，不可食也。鱼，无肠胆不可食。鱼，头③黑点不可食。鱼，头似有角不可食。鱼，无鳃不可食。鳝鱼，赤目须不可食。鱼，不可合乌鸡肉食。生鱼，目赤不可作鲙食。鱼，不可合鸬鹚肉食。鳝鱼，不可合鹿肉食之。鲫鱼，不可合猪肝及猴肉。青鱼，不可合小豆藿食

鱼汁，不可合自死六畜肉食。青鱼鲊，不可合胡荽及生葵麦酱食。鲤鱼鲊，不可合小豆藿。虾，不可合鸡肉食。虾，无须及腹下通黑及煮之反白，皆不可食。鲤鱼，不可合白犬肉。鲤鱼，不可合繁蒌菜作蒸。鳖，目凹不可食。鳖，压下有如王字不可食之。鳖，不可合鸡、鸭子食之。鳖肉，不可合苋菜食之，亦不可合龟共煮之。龟肉，不可合瓜及饮酒及秋果实。蟹，目相向及足斑目赤者不可食之。病人，不可食鳗鱼、鲔鱼、鲺鱼等。妊身，不可食鳖及鲺鱼鲙。桂、天门冬，忌食鲤鱼。

又，疗食蟹及诸肴膳中毒方。

浓煮香苏，饮汁一升，解。

又，人有食蟹中毒，烦乱欲死，服五虫黄丸得吐下皆瘥。夫蟹未被霜多毒，熟煮乃可食之。或云是水莨所为，彭蜞亦有毒，蔡谟食之几死。

又，疗食诸饼臛④百物毒方。

取贝齿一枚含之，须臾吐所食物，瘥。《千金》同。

又方

捣韭汁服一升，冬以水煮根服，《千金》云服数升。

又方

掘厕旁地作坎，深一尺，以水满坎中，取故厕筹十四枚，烧令燃，以投坎中。乃取汁饮四五升，即愈。《千金》同。

又，诸馔食直尔何容有毒，皆是以⑤投之耳。既不知是何处毒，便应煎甘草

① 射罔：中药名。草乌头的煎汁。气味苦，有大毒。主治尸疰癥坚，及头中风痹。陶弘景曰："猎人以敷箭射禽兽，十步即倒，中人亦死。"
② 连珠至：《肘后方》卷七第七十作"连著"。
③ 头：原作"非"，据程本改。
④ 臛（huò音货）：肉羹。
⑤ 以：程本作"以毒"。

荠苨汤疗之。汉质帝食饼、魏任城王啖枣皆致死，即其事也。

食鱼中毒及食鲙不消方五首

《古今录验》：疗食鲗鲡伤毒欲死方。

取鲛鱼皮烧之，无鲛皮取一枚[1]，烧，饮服之。鳛仓合切鱼皮也。食诸鲍鱼中毒亦用之。《千金》同。

《千金》：疗食鱼中毒方。

煮橘皮，停冷饮之。

又，疗食鱼鲙及生肉住胸膈中不化，吐不出便成癥瘕方[2]。

厚朴炙 大黄各二两

上二味，以酒二升，煮取一升，顿服，立消。人强者倍大黄，用三升酒，煮取二升，再服。

《肘后》：疗食鲙过多，冷不消，不疗必成虫瘕方。

马鞭草捣，绞取汁，饮一升即消去。《千金》同。亦宜服诸吐药吐之。

《删繁》：疗食鱼鲙不消生瘕，常欲须鲙者方。

獭骨肝肺 干葫[3] 大黄各分 芦根

鹳骨各七分 桔梗五分 干姜四分 桂心四分 班猫二十枚，炙

上九味捣筛，蜜丸。酒服十丸至十五丸，日再，瘥。

食椒菜瓠中毒方四首

《肘后》：蜀椒闭口者有毒，食之戟人咽，使不得出气，便欲绝，又令人吐白沫，并吐下，身体冷痹，疗方。

煮桂饮汁，多益佳。又，饮冷水一二升。又，多食蒜。又，土浆饮一升。又，浓煮豉汁，冷饮之一二升。又，急饮酢。又，食椒不可饮热，饮热杀人。

又，疗中苦瓠毒方。

煮黍穰浓汁，饮之数升，此物苦则不可食，恐作药中毒也。

《千金》：疗菌毒方。

掘地作坎，以水沃中，搅令浊，名地浆，饮之[4]。

又，疗食菜中毒，发狂，烦闷，吐下欲死方。

取鸡毛烧末，以饮服方寸匕，瘥。

解一切食中毒方三首

《千金》论曰：凡人跋涉山川，不谙水土，人畜饮啖，误中其毒，素不知方，多遭其毙，岂非枉横也。然尔大圣久设其法，以救养之，正为贪生嗜乐，忽而不学，一朝逢遇，便自甘心，终不识其所以。今述神农、皇帝解毒方法，好事者可少留意焉。

又论曰：甘草解百药毒，此实如汤沃雪，有同神妙。有人中乌头、巴豆毒，甘草入腹即定；中藜芦毒，葱汤下咽便愈；中野葛毒，土浆饮讫即止。如此之事，其验如反诸掌，要使人皆知之。然人皆不肯学，诚可叹息。方称大豆汁解百药毒，臣试之大悬，绝不及甘草。又能加之为甘豆汤，其验尤奇。有人服玉壶丸吐呕不已，以百药与之不止，蓝汁入口即定。如此之事，皆须知之，此即成规，更不须试练也。解毒方中条例极

---

① 取一枚：程本、《千金方》卷二十四第一均作"坏刀装取"。

② 又疗食鱼鲙……成癥瘕方：《千金方》卷二十四第一所载方与此药味相同，但需"哎咀"，剂量略有出入。"用三升酒，"原误作"三两酒"，据改。"煮取二升"之"煮"字原脱，据补。

③ 干葫：程本作"干蓝"。

④ 饮之：《千金方》卷二十四第二作"澄清饮之"。

多，若不指出一二，学者不可卒知，余方例尔。

又，疗诸食中毒方。

饮黄龙汤及犀角汁，百无不治也。若饮马尿亦良。

又，疗食饮中毒方。

苦参三两

上一味，切，以酒二升半，煮取一升，顿服之，取愈①。

《古今录验》：疗诸食毒方。

取桑黄心破作一断，著釜中，令水出三寸，煮取二斗，漉澄清，微火煎得五升，宿不食服之，日三合，则吐瘕。未瘥更作，羸者减之。

酒醉过度恐肠烂及喉舌生疮方三首

《千金》：疗卒大醉，恐肠烂方②。

作汤著大器中渍之，冷复易之，酒自消。夏月亦用之，佳。《肘后》同。

又方

绞茅根汁，饮二升。

又，疗连月饮酒，喉咽烂，舌上生疮方。

大麻子一升　黄蒸③二两

上二味，捣末，以蜜和丸，含之。

饮酒连日醉不醒方九首

《肘后》：疗饮酒连日醉不醒方。

芜菁菜并少米，熟煮，去滓，冷之，内鸡子三枚或七枚，调匀，饮之二三升。无鸡子亦可单饮之。

又方

取水中螺蚬胡对切，若螺蚌辈，以著葱、豉、椒、姜煮，如常食法，饮汁数

升即解。

又方

捣生葛根汁及葛藤饼和绞汁，饮之。无湿者干葛煎服，佳。干蒲煎服之亦佳。

又方

粳米一升，水五升煮，使极烂，漉去滓，饮之，尤良。

《千金》：疗酒醉不醒方。

葛根汁饮一二升，无多少④，取醒止。

又方本云治饮酒不醒。

九月九日菊花，末，饮服方寸匕。

又方

小豆叶⑤阴干一百日，末，服之，日方寸匕，良。

又方

五月五日取井中倒生草，阴干，末，酒服方寸匕，佳。

又，病酒方。

取豉、葱各一升，以水四升，煮取二升，饮之，瘥止。

饮酒令难醉方一首

《千金》：饮酒令无酒气方。

干芜菁根二七枚，三遍蒸，干，末之，取两钱匕，饮酒后水服之。

---

① 取愈：《千金方》卷二十四第一作"取吐愈"。

② 疗卒大醉，恐肠烂方：《千金方》卷二十五第一作"治酒醉中毒，恐烂五脏方"。方中"大器"作"槽"。

③ 黄蒸：程本、《千金方》卷二十五第一均作"黄芩"，《肘后方》卷七第七十一作"黄柏"。

④ 无多少：可多可少。

⑤ 小豆叶：《千金方》卷二十五第一作"小豆花叶"。

饮酒积热方二首

《肘后》：饮酒积热，遂发黄病方。

鸡子七枚，苦酒渍之器中，密封，纳井底宿①，出当软，取吞之二、三枚，渐至尽，验。

《千金》：治饮酒房劳虚，受热，积日不食，四体中虚热，饮酒不已，入百脉，心气虚，令人错谬失常方。

酸枣仁半升　人参　白薇　枳实炙　知母　栝楼②　芍药各二两　茯苓三两，一云茯神　甘草一两，炙　生地黄八两

上十味，切，以水一斗，煮取三升，分三服。

断酒方一十五首

《千金》：断酒方。

酒七升，著瓶中，熟朱砂半两，著酒中，急塞瓶口，安猪圈中，任猪喙动，经七日取饮之，永断③。

又方

腊月鼠头灰、柳花等分，为末④。黄昏时酒服一杯。

又方

正月一日，酒五升淋碓头，捣一下，取饮。

又方

故毡中菓耳子七枚，烧作灰。黄昏时暖一杯酒，口⑤言与病、狂人饮，勿令知之，后不喜饮酒。

又方

白猪乳汁一升饮之，永不用酒。

又方

刮马汗和酒与饮之，终身不饮酒。

又方

大虫屎中骨，烧末，和酒与饮。

又方

颅鹚矢灰，水服方寸匕，永断。

又方

故纺车弦，烧灰，和酒与饮之。

又方

驴驹衣，烧灰，酒服之⑥。

又方

自死蛴螬，干，捣末，和酒与饮，永世闻酒名即呕吐，神验。

又方

酒客吐中肉七枚，阴干，烧灰，服之。

又方

酒渍汗鞋替一宿，旦空腹与饮即吐，不喜见酒。

又方

白狗乳汁，酒服之。

又方

腊月马⑦脑，酒服之。

服药过剂及中毒方一十一首

《肘后》：服药过剂及中毒，多烦闷欲死方。

刮东壁土少少，以水一二升和，饮之，良。

---

① 宿：程本作"一宿"。

② 栝楼：《千金方》卷二十五第一作"栝楼根"。

③ 经七日取饮之，永断：《千金方》卷二十五第一作"经十日取酒服，饮尽"。

④ 为末：原脱，据高校本及《千金方》卷二十五第一补。

⑤ 口：程本、《千金方》卷二十五第一作"咒"。

⑥ 服之：《千金方》卷二十五第一作"饮方寸匕"。

⑦ 马：原作"乌"，据《千金方》卷二十五第一改。

又方

水和胡粉，稍稍饮之。

又方

青粳米，取其沉汁五升，饮之。

又方

捣蘘荷，取汁，饮一二升。冬月用根，夏月用茎叶。

又方

屋霤①下作坎，方二尺，深三尺，以水七升灌坎中，搅扬之，令沫出，取沫一升饮之。未解更作。

又方

捣蓝青，绞汁数升饮之。无蓝以青布，水浣②饮之。

又方

烧犀角，末，服一方寸匕③。

《备急》：服药失度，服中苦烦方。

饮生葛汁，良。或干葛煎汤服之。《肘后》同。

又方

鸡子黄三枚，吞之，良。又鸡子清饮之。又服猪膏，良。

又方

服诸石药过剂者，白鸭矢，水和服之瘥。《肘后》同。

又方

大黄三两、芒硝二两，以水五升，煮取三升，分三服，得下便愈④。《肘后》用地黄汁五升煮，不用水。

解诸药草中毒方二十九首

《肘后》：疗食野葛已死者方。

以物开口，取鸡子三枚，和，以灌之。须臾吐野葛出。

又方

取生鸭，就口断鸭头，以血沥口中，入咽则活。若口不开，取大竹筒，以一头注其胸胁，取冷水注筒中，数易注之，须臾口开，则可与药⑤。若甚者，两胁及脐各筒注之，甚佳。

又方

饮甘草汁，但唯多唯善。

又，钩吻与食芹相似，而其所生之地多旁无他草，茎有毛，误食之杀人方⑥。

莽苣八两，㕮咀，以水六升，煮取三升，服之。

又，此多生篱援⑦，水渎边，绝似茶，人识之，无敢食，但不知之必是钩吻。按《本草》钩吻一名野葛，又云秦钩吻，乃并入药用。非此，又一种，叶似黄精，唯花黄茎紫，亦呼为钩吻，不可食，故经方引与黄精为比，言其形色相似也。

《备急》：疗诸药各各有相解者，然难常储，今但取一种而兼解众毒，求之易得者方。

甘草浓煮汁，多饮之，无不主⑧也。又食少蜜，佳。

又方

煮桂多饮下，又服葱涕，佳。

又方

煮大豆汁，服豉亦解。

---

① 霤（liù 音六）：屋檐。

② 浣（huǎn 音缓）：同"澣"，《龙龛手鉴·水部》："浣，澣的俗字。"《玉篇·水部》："澣，濯也。"即洗涤。程本作"洗"。

③ 匕：原脱，据程本、高校本补。

④ 愈：原作"与"，音误，据程本、高校本改。

⑤ 药：原作"芗"，据程本、高校本改。

⑥ 钩吻与食芹相似，……误食之杀人方：《肘后方》卷七第六十九"钩吻与食芹相似"作"钩吻叶与芥相似"。"服之"作"服五合，日五服"。

⑦ 篱援："援"，程本作"堨（liè 音列）"，矮墙。篱堨，指篱笆围墙。

⑧ 主：程本作"生"。

又方

煮荠苨浓汁饮之，秘方。卒不及煮便嚼食之，亦可散服。此药在诸药中并解众毒。

又方

蓝青皮子亦通诸毒，可预蓄之，急则便用之。

凡此诸药饮汁解毒者，虽危急亦不可热饮。待冷则解毒，热则不解毒也。

《集验》：疗中诸毒药及葛未死，但闻腹中烦冤，剥裂作声，如肠胃破断状，目视一人成两人，或五色光起，须臾不救方。

取新小便和清[1]边久屎一升，绞取汁一升，顿服。气已绝，但绞口与之，入腹便活也。已死万一冀活，但数与屎汁也。

又，疗中药毒方[2]。

取灶中当釜月下土，末，服方寸匕。

《千金》：中百药毒方。

甘草、荠苨、大小豆汁、蓝汁及实汁、根汁并解之。

又，中狼毒毒方[3]。

白蔹、盐、蓝汁并解之。

又，中藜芦毒方[4]。

雄黄、葱汁并解之。

又，中巴豆毒方[5]。

黄连、菖蒲、小豆藿汁、大豆汁，并解之。

又，中踯躅花毒方。

栀子汁解之。

又，中芫花毒方。

防风、防己、甘草、桂枝汁，并解之。

又，中射罔毒方。

蓝汁、大小豆汁、竹沥、大麻子汁、六畜血、贝齿屑、蚯蚓屎、藕芰汁，并解之。

又，中半夏毒方。

以生姜汁、干姜解之。

又，中大戟毒方。

菖蒲汁解之。

又，中乌头、天雄、附子毒方。

用大豆汁、远志、防风、枣肌[6]、饴糖解之。

又，中杏仁毒方。

用蓝子汁解之。

又，中莨菪毒方。

荠苨、甘草、升麻、犀角、蟹汁，并解之。

又，解诸毒，鸡肠草散方[7]。

鸡肠草三分　蓝子一合　芍药二分　甘草四分，炙　荠苨四分　坎土一分　升麻四分　当归二分

上八味，为散，以水服方寸匕，多饮水佳。若为蜂蛇等众毒虫螫，以针刺螫上，血出，著药如小豆许于疮中令湿，瘥。为射冈箭所中，削竹如钗，股长一尺五寸，以绵缠，浇水沾令湿，取药内疮中，随疮深浅，令至底止，有好血出即瘥。若服毒药，水服方寸匕，毒解痛止，愈。

又，解一切药发，不问草石，始觉

---

① 清：通"圊"，茅厕。

② 疗中药毒方：《医心方》卷一第五引"葛氏方"作"治服药失度，腹中苦烦者方"。

③ 中狼毒毒方：《千金方》卷二十四第二载此药味与此略异。

④ 中藜芦毒方：《千金方》卷二十四第二载此方又有"温汤"一味。

⑤ 中巴豆毒方：《千金方》卷二十四第二"小豆藿汁"作"生藿汁"；又有"煮寒水石汁"一味。

⑥ 枣肌：《千金方》卷二十四第二作"枣肉"，程本作"枣"。

⑦ 鸡肠草散方：《千金方》卷二十四第二载此方与此药味相同，用量有出入；"甘草"不用炙甘草；服法中"若服毒药"作"服药有毒"；服量"方寸匕"，原脱，据补。

恶即服方①。

　　生麦门冬八两，去心　葱白八两，切　豉三升

　　上三味，以水七升，煮取三升半，分三服。

　　又，疗一切诸药毒方。

　　甘草三两，炙，以水五升，煮取二升，纳粉一合，更煎三两沸，纳蜜半两，分服，以定止。

　　又，解毒药散方。

　　荠苨一分　蓝叶花二分，七月七日取叶并花，阴干

　　上二味，捣末，以水和，服方寸匕，日三。

　　又，中毒方。

　　取秦燕毛二枚②，烧灰，以水服之。

　　《千金翼》：疗药毒不止，解烦闷方。

　　甘草二两，炙，切　白粱粉一升　蜜四两

　　上三味，以水三升，煮甘草取二升，去滓，歇大热，纳粉汤中，搅令调，下蜜，煎令熟如薄粥，适寒温，饮一升。《千金》同。

解诸蛇虫毒方六首

　　《千金》：蛇虺③百虫毒方。

　　并用雄黄、巴豆，并麝香、干姜解之。

　　又，蜈蚣毒方。

　　桑汁及叶、根汁解之。

　　又，蜘蛛毒方。

　　蓝青解之。

　　又，蜂毒方。

　　蜂房及蓝青解之。

　　又，斑猫、芫青毒方。

　　猪膏、大豆汁、戎盐、蓝汁，盐汤煮猪膏、巴豆，并解之。

　　又，马刀毒方。

清水解之。

辨五大毒一首

　　《古今录验》：辨药有五大毒，不可入口方。经曰：夫药有大毒，不可入口鼻耳目，即杀人。一曰钩吻，生崖；二曰鸩状黑雄鸡，生山谷中，一名雉；三曰除命，赤色，著木悬其子，生山海中；四曰海姜，状如龙，赤色，生海中；五曰鸩羽，状如鹳雀，黑头赤足。遇其毒解之则活，卒无药可饮小便。

解金铁等毒方八首

　　《肘后》：疗金毒已死方。

　　鸡矢半升，淋取一升，饮之，可再三。《千金》云鸡子汁④并屎白，烧，猪脂和服。

　　又方

　　吞水银二两，即金出。

　　又方

　　鸭血、鸡子，并解之。《千金》云及屎汁⑤。

　　又，中雄黄毒方

　　防己解之。

　　又，礜石毒方。

　　大豆汁解之。《千金》又云白鹅膏。

　　《集验》：疗服金屑死未绝者，知是金毒方。

　　以水银一两，泻口中，摇动令下咽

　　① 解一切药发……始觉恶即服方：《千金方》卷二十四第二方名中"药"作"毒药"；药味与此相同，剂量略异；三味药需"㕮咀"；制作过程略异。
　　② 二枚：《千金方》卷二十四第二作"二七枚"。
　　③ 虺（huǐ 音毁）：蜥蜴类动物。
　　④ 汁：程本作"清"。
　　⑤ 屎汁：程本作"尿汁"。

喉入腹，金则消灭成泥，即出。可三与服，则活。

《千金》：解金银铜铁毒方。

取鸭屎汁解之。

又，铁毒方。

磁石解之。

恶毒瘴气毒风肿毒方四首

《千金》：疗恶气瘴毒百毒方。

用犀角、羚羊，用[①]雄黄、麝香解之。

又，主喉肿，邪气恶毒入腹[②]方。

升麻、射干并解之。

又，主哽肿毒方。

用五香紫檀解之。

又，甘草汤，主天下毒气及山水露雾毒气，去地风气瘴疠等毒方。

甘草二两

上一味，以水二升，煮取一升，分服。

外台秘要方卷第三十一

右迪功郎充两浙东路提举茶盐司干办公事张寔校勘

---

① 羚羊，用：高校本言疑为"羚羊角。"程本无"用"字。

② 腹：原作"腰"，据程本、高校本改。

外台秘要方卷第三十二面部面脂药头膏发鬓衣香澡豆等三十四门

朝散大夫守光禄卿直秘阁判登闻检院上护军臣林亿等上进

面膏面脂兼疗面病方一十三首

《千金翼》论曰：面脂手膏、衣香澡豆，士人贵胜，皆是所要。然今之医门极为秘惜，不许子弟泄漏一法，至于父子之间亦不传示。然圣人立法，欲使家家悉解，人人自知，岂使愚于天下，令至道不行，壅蔽圣人之意，甚可怪也！

又，面脂方[1]，主面及皱皱靥黑皯，凡是面上之病，皆悉主之。

丁香十一分　零陵香　桃仁去皮　土瓜根　白蔹　白及　防风　当归　沉香　辛夷　商陆　麝香研　栀子花　芎䓖各十二分　蜀水花　青木香各八分　白芷　萎蕤　菟丝子　藿香　甘松香各十五分　木兰皮　白僵蚕　藁本各十分　茯苓十八分　冬

---

[1] 面脂方：《千金翼》卷五第五载"面脂方"与此药味相同，剂量有异，文字叙述有出入，制作方法略异，高校本疑此处有错简。方名中"靥"，指黑痣。"面皯（gǎn音杆）"，谓皮肤黧黑枯槁。

瓜仁十六分　鹅脂　羊髓各一升半　羊肾脂
一升　猪胰六具　清酒五升　生猪防脂三大升

上三十二味，捼生猪胰汁，渍药一宿，于脂中煎三上三下，以白芷色黄，去滓，以上件酒五升，捼猪胰，以炭火微微煎膏成，绵滤之，贮器中，以涂面。

又，面膏方①。

杜蘅　杜若　防风　藁本　细辛
白附子　木兰皮　当归　白术　独活
白茯苓　萎蕤　白芷　天雄　玉屑各一两
菟丝子　防己　商陆　栀子花　橘仁
冬瓜仁　蘼芜花各三两　藿香　丁香
零陵香　甘松香　青木香各二两　麝香半两
白鹅脂如无鹅脂，羊髓代用　白羊脂　牛髓
各一升　羊胰三具

上三十二味，先以水浸膏髓等五日，日满别再易水，又五日，日别一易水，又十日②，二日一易水，凡二十止。以酒一升，捼③羊胰令消尽，去脉，乃细切香，于瓷器中浸之，密封一宿，晓④以诸脂等合煎三上三下，以酒水气尽为候，即以绵布绞去滓，研之千遍，待疑乃止，使白如雪，每夜涂面，昼则洗却，更涂新者。十日以后色等桃花。本方白敛、人参各三两，无蘼芜花、冬瓜仁。此皆是面膏药，疑更有此二味。

又方⑤

香附子十枚，大者　白芷二两　零陵香
二两　茯苓一两，并以大两　蔓菁油二升，无以
猪膏充　牛髓　羊髓各一升　水渍白蜡八两
麝香二分

上九味，以油髓微火煎五物，令色变，去滓，内麝香，研千遍，凝，用澡豆洗面，然涂敷之。

又方⑥

杏仁二升，去皮　白附子三两　蜜陀僧
二两，研如粉　白羊髓二两半　真珠十四枚，捣
研如粉　白鲜皮一两　鸡子白七枚　胡粉二
两，以帛四重裹，于一石米下蒸之，熟下，阴干

上八味，以清酒二升半，先取杏仁盆中研之如膏，又下鸡子白研二百遍，又下羊髓研二百遍，捣筛诸药纳之，研五百遍，至千遍弥佳，初研杏仁即少少下酒薄，渐渐下使尽，药成，以指捻看如脂，即可用也。草药绢筛直取细如粉，佳。

又方⑦

当归　细辛　芎䓖各五分　白术八分
白芷七分　辛夷　木兰皮　栝楼　香附子
藁本　桃花　蜀水花　商陆　蜜陀僧
白僵蚕　零陵香　杜蘅　鹰屎　白萎
蕤　土瓜根各二分　麝香　丁香各二两　白
附子　玉屑各四分　鹅脂五合　鹿髓一升
羊髓一升　白蜡四两　猪膏二升

上二十九味，细切，酢渍，密封一宿，明旦以猪膏煎三上三下，白芷色黄为药成，去滓，搅数万遍，令色白，以敷面。慎风日，良。

又方

防风　芎䓖　白芷　白僵蚕　蜀水
花　白敛　细辛　茯苓　藁木　萎蕤
青木香　辛夷仁　当归　土瓜根　栝楼

---

① 面膏方：《千金翼》卷五第五载此方与此处药味略异。

② 十日：原作五日，据高校本、《千金翼》卷五第五改。

③ 捼（nuó音挪）：同"挼"，揉搓。

④ 晓：原作"晓"，据程本、高校本、《千金翼》卷五第五改。

⑤ 又方：《千金翼》卷五第五所载方与此处药味相同，但言需"切"，剂量有出入。方中"澡豆"指古代洗浴用品。一般用猪胰磨成糊，含豆粉、香料等，经自然干燥制成豆粒状或块状，有去污、润肤、营养、保健、去疲作用。

⑥ 又方：本方中"以帛四重裹，于一石米下蒸之，熟干，阴干……佳"，原本字迹难以辨认，高校本据《千金翼》卷五第五补。

⑦ 又方：《千金翼》卷五第五载此方与此处药味相同，剂量有出入。"当归"、"细辛"、"白芷"、"香附"四味药原本字难辨认，高校本据《千金翼》补。

仁各三分　桃仁去皮尖，半两①　猪脂二升
鹅脂一升　羊肾脂一升

上十九味，细切，绵裹，酒二升浸
一日一夜，便纳脂中，急火煎之三上三
下，然后缓火一夜药成，去滓，以寒水
石粉三分，纳脂中，以柳木篦熟搅，任
用之。并出第五卷中。

《千金》面膏：去风寒，令面光悦，
耐老去皱方②。

青木香　白附子　芎䓖　白蜡　零
陵香　白芷　香附子各二两　茯苓　甘松
各一两　羊髓一升半，炼之

上十味，以水酒各半升，渍药经宿，
煎三上三下，候酒水气尽膏成，去滓，
收贮任用。涂面作妆，皯黯皆落。

又方③

玉屑　芎䓖　土瓜根　白芷　冬瓜
仁　木兰皮　萎蕤　桃仁去皮　白附子各
四分　商陆根五分　辛夷　菟丝子　藁本
白僵蚕　当归　黄芪　藿香　细辛
防风　麝香　青木香各三分　猪胰三具　蜀
水花一合　鹰屎白一合　白狗脂一升　鹅脂
一升　熊脂二升

上二十七味，细切，以清酒渍一宿，
微火煎一日，以新布绞去滓，以涂面。
切慎风，任用之。出第六卷中。

崔氏：蜡脂方。

白蜡④十两，炼令白　桃花　菟丝子
白芷　木兰皮　细辛　辛夷仁　白茯苓
土瓜根　栝楼根　白附子　杜蘅　桃
仁去皮　杏仁去皮，各三分　蔓菁子油三升半
羊髓　牛髓　鹿髓脂各合

上十八味，并细切，以苦酒渍一宿，
用上件蜡、油、髓、脂等煎如面脂法，
其蔓菁油，酒在前煎令烟出，然始下蜡
髓讫，内诸药，候白芷色黄膏成，任用。
每以澡豆洗面，然以涂之。

又，常用蜡脂方。

蔓菁油三升　甘松香一两　零陵香一两
辛夷仁五分　白术二分　细辛五分　竹茹
一升　竹叶切，五合　白茯苓三分　藘芜花三
分　羊髓半升，以水浸，去赤脉炼之　麝香任
口炙

上十二味，切，以绵裹，酒浸经再
宿，绞去酒，以脂中煎，缓火令微似沸，
三日许香气极盛，膏成，乃炼蜡令白，
看临熟下蜡调，软硬得所贮用之。出第
九卷中。

文仲：疗人面无光润，黑皮皱，常
敷面脂方。

细辛　萎蕤　黄芪　白附子　薯蓣
辛夷　芎䓖　白芷各一分　栝楼　木兰
皮各二分　猪脂二升，练成

上十一味，切，以绵裹，用少酒渍
一宿，纳脂膏，煎之七上七下，别出一
斤，白芷煎色黄药成，去滓，搅凝，以
敷面，任用之。亦主金疮止血，良。

《延年》：面脂方。

白术　茯苓　杜蘅各六分　萎蕤　藁本
芎䓖　土瓜根　栝楼各五分　木兰皮　白
僵蚕　蜀水花　辛夷仁　零陵香　藿香各
四两　菟丝子八分　栀子花　麝香酒浸，绵裹
鹰屎白各三分　冬瓜仁五分　桃仁五合，并
令碎　白蜡二两　羊脂肾边者，一升　猪脂三
升，水浸七日，日别易水　猪胰一具　白附子四分

上二十五味，并细切，酒二升，取
猪胰、桃仁、冬瓜仁，绵裹，纳酒中，
挼令消，绞取汁，用渍药一宿，别消猪
脂令消，去滓，以鹅脂、羊脂、白蜡于

---

① 半两：原本脱，据《千金翼》卷五第五补。

② 耐老去皱方：《千金方》卷六第九载此方与此
处药味相同，但言十味药需"㕮咀"。

③ 又方：《千金方》卷六第九此方中另有"猪脂
肪一升"，共二十八味药，剂量与此有出入；制作过程
及方法有别。

④ 蜡：原误作"镴"，据程本，高校本改。

铛中，用绵裹纳铛，微火煎三上三下，药黄色，去滓，待澄候凝，内鹰屎末，搅令匀，以涂面，妙。

又方

防风　姜蕤　芎䓖　白芷　藁本　桃仁去皮　白附子各六分　茯苓八分　细辛　甘松香　零陵香各二分　当归　栝楼研，各四分　蜀椒五十粒　鸬鹚屎　冬瓜仁研，各三分　麝香一分

上十七味，酒浸，淹润一夕，明日以绵薄宽裹之，以白鹅脂三升、羊脂二升并炼成者以煎之，于铜器中微火上煎，使之然[1]沸，勿使焦也。乃下之三上，看白附子色黄膏成，去滓，又入铛中，上火纳麝香，气出仍麝香，更以绵滤度之，乃纳栝楼仁、桃仁、冬瓜仁等脂，并鹰屎、鸬鹚屎粉等，搅令调，膏成待凝，以瓷器贮，柳木作槌子，于钵中研，使轻虚得所生光，研之无度数，二三日研之方始好，唯多则光滑，任用。

洗面药方二首

《千金翼》：面药方。

朱砂研　雄黄　水银霜各半两　胡粉二两[2]　黄鹰屎一升

上五味，合和，洗净面，夜涂，以一两霜和面脂，令稠如泥，先于夜欲卧时，以澡豆净极洗面，并手干拭，以药涂面，厚薄如寻常涂面厚薄，乃以指细细熟摩之，令药与肉相入，乃卧。一上[3]经五日五夜勿洗面，止就上作粉即得，要不洗面，至第六夜洗面，涂一如前法，满三度涂洗，更不涂也，一如常洗面也，其色光净，与未涂时百倍佳。出第五卷中。

《延年》：洗面药方。

姜蕤　商陆根　栝楼　杜若　滑石各

八两　土瓜根　芎䓖　辛夷仁　甘松香各五两　黄瓜楼五枚，去皮　白茯苓　白芷一斤　木兰皮　零陵香各三两　麝香二两　荜豆二升　冬瓜仁二升，去皮　猪蹄三具

上十八味，捣为散，和荜豆以水，桃仁、冬瓜仁、黄瓜楼子，令碎，以猪蹄汁中捼令散，和药作饼子，曝干，捣筛，更和猪蹄汁，又捻作饼，更曝干，汁尽乃止，捣筛为散，稍稍以洗手面，妙。

面色光悦方五首

《千金》：疗人令面悦泽，好颜色方[4]。

猪胰三具　芜菁子二两　栝楼子五两　桃仁三两，去皮

上四味，以酒和之，捣和膏，以敷面。慎风日，妙。

又方

酒渍三月三日桃花服之，好颜色，治百病。

又方

采三株桃花，阴干为散，以酒饮[5]服方寸匕，日三。令面光悦如红。出第六卷中。

《千金翼》：令面生光方[6]。

蜜陀僧，以乳煎，涂面即生光。出第五卷中。

《延年》：去风，令光润，桃仁洗面方。

---

① 然：程本无此字，高校本疑其为衍字。

② 二两：《千金翼》卷五第五作"二团"。

③ 一上：此指一旦涂在脸上。

④ 疗人令面悦泽，好颜色方：《千金方》卷六第九作"令人面洁白悦泽，颜色红润方"。药味与此相同，剂量略有出入。

⑤ 以酒饮：《千金方》卷六第九作"空心饮"，《肘后方》卷六第五十一作"食前"。

⑥ 令面生光方：《千金翼》卷五第五言此方药需"研"。

桃仁五合，去皮

上一味，用粳米饭浆水研之令细，以浆水捣取汁，令桃仁尽即休，微温用，洗面时长用，极妙。

令面色白方四首

《千金》：疗面黑不白净方[1]。

白鲜皮　白僵蚕　芎䓖　白附子　鹰屎白　白芷　青木香　甘松香　白术　白檀香　丁子香各三分　冬瓜仁五合　白梅二七枚，去核　瓜子一两　杏仁三十枚，去皮　鸡子白七枚　大枣三十枚，去核　猪胰三具　面三升　麝香二分，研

上二十味，先以猪胰和面，曝令干，然后合诸药捣筛，又以白豆屑二升为散，旦用洗面手，十日以上太白，神验。出第六卷中。

文仲：令人面白似玉色光润方。

羊脂　狗脂各一升　白芷半升　乌喙十四枚　大枣十枚　麝香少许　桃仁十四枚　甘草一尺，炙　半夏半两，洗

上九味，合煎，以白芷色黄，去滓，涂面，二十日即变，五十日如玉光润，妙。

又，隐居效验，面黑令白去黚方。

乌贼鱼骨　细辛　栝楼　干姜　蜀椒各三两

上五味，切，以苦酒渍三日，以成炼牛髓二斤煎之，以酒气尽药成，作粉以涂面。丑人亦变鲜妙光华。

《近效》：则天大圣皇后炼益母草留颜方。

用此草每朝将以洗手面，如用澡豆法，面上皯䵣[2]及老人皮肤兼皱等，并展落浮皮，皮落着手上如白垢，再洗，再有效。淳用些药已，后欲和澡豆洗亦得，以意斟酌用之。初将此药洗面，觉面、皮、手滑润，颜色光泽；经十日许特异于女面；经月余生血色，红鲜光泽异于寻常；如经年久用之，朝暮不绝，年四、五十妇人如十五女子，俗名郁臭，此方仙人秘之，千金不传，即用药一无不效。世人亦有闻说此草者，为之皆不得真法，令录真法如后，可勿传之。

五月五日收取益母草，暴，令干，烧作灰。收草时勿令根上有土，有土即无效。烧之时预以水洒一所地，或泥一炉烧益母草，良久烬无，取斗罗筛。此灰干，以水熟搅和溲之令极熟，团之如鸡子大作丸，于日里曝令极干讫，取黄土作泥，泥作小炉子，于地四边各开一小孔子，生刚炭，上下俱着炭，中央著药丸，多火经一炊久，即微微著火烧之，勿令火气绝，绝即不好。经一复时药熟，切不得猛火。若药熔变为瓷色黄，用之无验。火微即药白色细腻，一复时出于白瓷器中，以玉捶研，绢筛，又研三日不绝，收取药以干器中盛，深藏。旋旋取洗手面，令白如玉。女项颈上黑，但用此药揩洗，并如玉色。秘之，不可传。如无玉捶，以麝角捶亦得。神验。

面皯方一十三首

《广济》：疗面皯方。

---

[1]　疗面黑不白净方：《千金方》卷六第九作"面黑不净，澡豆洗手面方"，药味与此处相同，剂量略有出入；"十日以上太白"作"十日色白如雪，三十日如凝脂。""上二十味"四字原本模糊不清，据程本、高校本补。

[2]　皯䵣（gǎn yìng 音杆硬）："皯"，皮肤黧黑枯槁。"䵣"，脸上的黑斑点。另"皯䵣（zèng 音憎）"同"皯黵（zèng 音憎）"，证名，即面皯黵，又名黧黑斑、黧黑皯黵。由肾亏火旺，血虚不荣，火燥结滞，或肝郁气滞而致，症见面部皮损呈黄褐或淡黑色斑块，形状大小不一，枯暗无光泽，境界清楚，不高出皮肤。

雄黄七分　雌黄五分，并以绵裹，于浆水中煮一日　光明砂　蜜陀僧五分，内猪脂中煮数沸，煮讫洗用　真珠三分，末研　峭粉三分　白僵蚕三分　白及三分　茯苓五分　水银五分，和药末研，令消尽

上十味，各研如粉讫，相和又研之，令匀少减，取和猪脂，面脂搅令调，每夜用澡豆浆水洗去妆，勿冲风及火。

《千金》：疗面皯方[1]。

李子仁，和鸡子白，涂上则落。

又方[2]

真白羊乳三升　羊胰两具，以水渍去皮，细擘　甘草二两，炙，末

上三味，相和一宿，先以酢浆水洗面，以生布拭之，夜涂药，明旦以猪蹄汤洗却，又依前为之即尽。

又方

白附子末，以水和涂上，频频用[3]，即落尽。

又方[4]

桂心、石姜，末，蜜和涂之。

又方

杏仁酒浸皮脱，捣如泥，以绢囊裹，夜则拭之，效。

又方[5]

水和丹砂末，服方寸匕，男女七日皆色白也。

又方

美酒浸鸡子三枚，蜜封四七日成，涂面净好无比。

又方

枸杞根一百斤　生地黄三十斤

上二味，先捣筛枸杞，又捣碎地黄，曝干，合下筛，空腹服[6]方寸匕，日三，效。

文仲：疗皯，令人面皮薄如蕣[7]华方。

鹿角尖取实白，处于平石上，以水磨之，稍浓，取一升二合　干姜一两

上二味，捣筛干姜，以和鹿角汁，搅使调，每夜先以暖浆水洗面，软帛拭干，取上白蜜涂面，以手摩使蜜尽，手指不黏为候，然涂药，平明还以暖浆水洗之，二三日颜色惊人。涂药不用遇见风日，妙。

《救急》：疗面皯方。

芍药　茯苓　杏仁去皮　防风　细辛白芷各一两　白蜜一合

上七味，捣为散，先以水银霜敷面三日，方始取前件白蜜以和散药敷面。夜中敷之，不得见风日，向晓任意作粉，能常用大佳。每夜先须浆水洗面后敷药。

《古今录验》：疗面皯方。

取白蜜和茯苓粉敷面，七日愈。

又，疗面皯黯，苏合煎方。

苏合香　麝香　白附子炮　女菀　蜀水花各二两　青木香三两　鸡舌香　鸬鹚屎各一两

上八味，先取糯米二升淅[8]，硬炊一斗，生用一斗，合淳酢，用水一斛五斗，稍稍澄取汁，合得一斛，煮并令沸，以绵裹诸药，纳著沸浆中，煎得三升，药熟。以澡豆洗皯处，令燥，以药敷皯上，日再。欲敷药常以酢浆水洗面，然涂药，

[1]　疗面皯方：《千金方》卷六第九载此方云："李子仁末，和鸡子白，敷一宿即落。"

[2]　又方：《千金方》卷六第九载方与此处药味相同，剂量略异；用法中"夜涂药"作"夜敷药两遍"，"又依前为之即尽"作"每夜洗之"。

[3]　以水和涂上，频频用：《千金方》卷六第九作"酒和，敷之"。

[4]　又方：《千金方》卷六第九载此方药味为："桂心、石盐、蜜各等分。"

[5]　又方：《千金方》卷六第九载此方云："水和丹砂末，服方寸匕，男七日，女二七日，色白如霜。"

[6]　空腹服：《千金方》卷六第九作"空腹酒服"。

[7]　蕣（shùn 音顺）：即木槿。锦葵科植物。夏秋开淡紫红色或白色花。

[8]　二升淅（xī 音西）："二升"，山胁尚德云"升，疑当作斗。""淅"原作"析"，据程本、高校本改，淘米之意。

涂药至三四合，皯处当小急痛，皯处微微剥去便白，以浆三洗三敷玉屑膏，讫，白，粉之。若急痛勿怪，痒勿搔之，但以粉粉上而按抑痒处，满百日可用脂胡粉取瘥。

面皯䵟方二十一首

《肘后》：疗面多皯䵟，如雀卵色者方。

以苦酒渍①白术，以拭面上，即渐渐除之。

又方

以羚羊胆、酒二升，合煮三沸，以涂拭之，日三，瘥。

又方②

羊胆、猪头、细辛末，等分，煎三沸，涂面，平旦以醋浆水洗之。

又方

茯苓、白石脂等分，末，和蜜涂之，日三，除去。

文仲：疗皯䵟方③。

杏仁去皮，捣末，鸡子白和，涂经宿，然拭之。

又方

桃花、瓜子各等分，捣，以敷面。

又方④

茯苓末，以蜜和，敷之。

《备急》：疗皯䵟方。

鸡子一枚，去黄　朱砂末一两

上二味，朱砂末纳鸡子中，封固口，与鸡同令伏雏，候鸡雏出，即取之，以涂面，立去也。

又方

七月七日取露蜂房子，于漆杯中渍，取汁，重滤绞之，以和胡粉涂。

又，去䵟黵方。

桑灰　艾灰各三升

上二味，以水三升淋之，又重淋三遍，以五色帛纳中，合煎令可丸，以敷䵟上，则烂脱，乃以膏涂之。并减瘢痕，甚妙。

《小品》：疗面䵟，减瘢痕，除皯，去黑黵方。

芥苣二分　桂心一分

上二味，捣筛，以酢浆水服方寸匕，日一止即脱。又服栀子散瘥。《千金》治面皰。

《千金》：疗面皯䵟，令悦白润好及手方⑤。

猪蹄二具，治如食法，白粱米一升，汰令净，以水五升，煮蹄烂，澄取清汁三升　白茯苓　商陆各五两　萎蕤　藁本　白芷各三两

上六味，以猪蹄汁并桃仁一升，合煮取二升，去滓，以白瓷器中贮之，纳甘松、零陵香各一两，以绵裹渍，以敷之。

又，澡豆方⑥。

猪胰五具，干之　白茯苓　藁本　白芷各四两　甘松香　零陵香各三两　白商陆五两　大豆末二升，绢筛　藋灰一斗，火炼

上九味，捣筛，调和讫，收贮，稍稍取前瓷中汁以洗手面，只用暖酢浆洗净后，任意水洗如常。八月、九月则合

---

① 渍：《肘后方》卷六第五十二作"煮"。

② 又方：《肘后方》卷六第五十二载方中"猪头"为"猪胰"，，各药用量"等分"。

③ 疗皯䵟方：《肘后方》卷六第五十二"杏仁"用"生杏仁"；"鸡子白和"作"鸡子白和如煎饼面"；"涂经宿，然拭之"作"人夜洗面，干，涂之，旦以水洗之，立愈"。

④ 又方：《肘后方》卷六第五十二载此方云："白蜜和茯苓，涂上，满七日愈。"

⑤ 令悦白润好及手方：《千金方》卷六第九作"令悦白润好及手敲方"，药味同，剂量有出入；制作方法有别，用法小异。

⑥ 澡豆方：《千金方》卷六第九作"澡豆主手干燥，常少润腻方"，药味相同，剂量有出入；"收贮"作与"猪胰相合，更揭令匀"，无"前瓷中汁"四字。

冷处贮之，至三月已后勿用，神良。

又，黦𫘤面方①。

沉香　牛黄　薰陆香　雌黄　鹰屎各二分　丁香一分，末　水银一两　玉屑三分

上八味作粉，以蜜和，涂之。

又，黦面内外疗方②。

以成炼松脂为末，温酒服二合，日三服，尽二升即瘥。

又方③

白芷　白蜡各八两　白附子　辛夷　乌头炮　防风　藿香　商陆各二分　藁本　萎蕤各四分　零陵香二分　麝香一分　牛脂一升　鹅脂一升　羊脂五合　麻油二合

上十六味，细剉，以酢渍浃浃然一宿，以诸脂油煎，白芷色黄膏成，以皂荚汤洗面，傅之，日三，瘥。

又，疗面黦方④。

白矾烧汁尽　硫黄　白附子各一分

上三味，捣筛，以酢一盏，渍之一宿，夜净洗面，涂之，勿见风，白如雪也。《翼》同。

又方⑤

鸡子三枚　丁香一两　胡粉一两，细研

上三味，以醋一升，渍七日，取鸡子白，研丁香、胡粉一两和之，洗面，夜以药涂之，甚妙。

又方

羚羊胆　牛胆

上二味，以醋二升，合煮三沸，涂之，瘥。

《千金翼》：面药方⑥，疗𫘤黦及痞瘰并皮肤皴劈方。

防风　藁本　辛夷　芍药　商陆根　白芷　牛膝　当归　细辛　密陀僧　芎䓖　独活　萎蕤　木兰皮　零陵香　鸡舌香　丁香　藿香　麝香　真珠各一两　蕤仁　杏仁各二两，去皮　腊月猪脂三升，炼　油一升　獐鹿脑各一具，无以羊脑充　牛髓五升

上二十六味，先以水浸脑髓使白，藿香已上㕮咀如麦豆，乃于脑髓脂油中煎三上三下，以绵绞滤去滓，入麝香及真珠末等，研搅千遍，凝即涂面上。谨按《千金翼》云二十九味，遂以诸本并《千金翼》校之，但二十六味，上云藿香已上㕮咀，恐并藿香更有三味。

《必效》：疗𫘤黦，令面白悦泽，白附子膏方。

白附子　青木香　丁香各一两　商陆根一两　细辛三两　苏半升　羊脂三两　蜜陀僧一两，研　金牙二两

上九味，以酒三升，渍一宿，煮取一升，去滓，纳苏，煎一升膏成，夜涂面上，旦起温水洗，不得见大风日，瘥。

面𫘤疱方一十五首

刘涓子：疗面𫘤疱，麝香膏方。

麝香二分　附子一两，炮　当归　芎䓖　细辛　杜蘅　白芷　芍药各四分

上八味，切，以腊月猪膏一升半，

---

① 黦𫘤面方：《千金方》卷六第九载方药味与此相同，剂量有出入。

② 黦面内外疗方：《千金方》卷六第九作“治面黦黯，内外治方”，剂量有出入。

③ 又方：《千金方》卷六第九作“治外膏方”，药味相同，剂量略异，方中“白蜡”原作“白腊”，据改。

④ 疗面黦方：《千金翼》卷五第五载方与此同。《千金方》卷六第九载制作此方需“渍之三日”，“勿见风”作“莫见风日，三日慎之。”

⑤ 又方：《千金方》卷六第九载方有“胡粉一两”，原作“酢一升”，据改。“以醋一升”四字原在药味中，据《千金方》移正。

⑥ 面药方：《千金翼》卷五第五在此方的文字叙述中所言药味数与此处不同，但实际药味相同，高校本据实有药味在药味组成中补入“藿香”，制作时据《千金翼》补“水”字，作“先以水浸”。“痞瘰（luǒ音裸）”，为病名，即荨麻疹，又称隐疹、痞瘰。“皴劈”，即皱裂。

煎三上三下，去滓，下香膏成，以敷疱上，日三，瘥。

《肘后》：疗年少气盛，面生皯疱方①。

冬瓜子　冬葵子　柏子仁　茯苓各等分

上四味，为散，食后服方寸匕，日三服。

又方

黄连一斤　木兰皮十两　猪肚一具，治如食法

上三味，㕮咀二味，纳肚中，蒸于二斗米下，以熟切，曝干，捣散，食前以水服方寸匕，日再。

又方

麻黄三两　甘草二两，炙　杏仁二两，去尖皮，熬，别捣

上三味，捣筛，酒下一钱匕，日三服。

又方

黄连二两　蛇床子四合

上二味，捣末，以面脂和涂面，日再，瘥。

文仲：疗面皯疱方。

胡粉、水银，以腊月猪脂和，敷之。

又方

熟研水银，向夜涂之，平明拭却，三四度瘥。

又方

土瓜根捣，以胡粉、水银、青羊脂合，涂面皯处，当瘥。

《备急》：疗面皯疱方。

麋②脂，涂拭面上，日再。

又方

鹰矢白二分　胡粉一分

上二味，以蜜和，敷面上，瘥。

又，主少年面上起细疱方。

捼上浮萍，揢③之，可饮少许汁，良。

又方

以三年苦酒渍鸡子三宿，当软破，取涂之，瘥。

《古今录验》：疗面皯疱及产妇黑皯如雀卵色，羊胆膏方。

羊胆一枚　猪脂一合　细辛一分

上三味，以羊胆④煎三上三下，膏成，夜涂敷，早起洗，以浆水洗去，验。

又，疗面皯疱皯，玉屑膏方。

玉屑　珊瑚　木兰皮各三两　辛夷去毛

白附子　芎䓖　白芷各二两　牛脂五两

冬瓜子十合　桃仁一升　猪脂五合　白狗脂二斤　商陆一升

上十三味，切，煎三上三下，白芷色黄其膏成，洗面涂膏，神验。

又，疗面黑，似土皯疱，白蓝脂方。

白蓝一分　白矾一分，烧　石脂一分　杏仁半分，去尖皮

上四味，捣筛，鸡子和，夜涂面，明旦以井花水洗之。白蓝即白蔹也。甚妙，老与少同。

面皶疱⑤方一十三首

刘涓子：疗面齇疱，木兰膏方⑥。

木兰皮　防风　白芷　青木香　牛膝　独活　藁本　芎药　白附子　杜蘅　当归　细辛　芎䓖各一两　麝香二分

上十四味，剉，以腊月猪脂二升，

---

① 面生皯疱方：《肘后方》卷六第五十二名作"冬葵散"，方中"冬瓜子"作"瓜瓣"，其它药味相同；剂量有出入；服用方法为"日三，酒下之"。

② 麋：山胁尚德云疑作"麋"。

③ 揢（dá 音答）：揉打。《集韵·盍韵》："揢，打也。或作揢。"

④ 羊胆：高校本云疑作"猪脂"，宜从。

⑤ 齇（zhā 音扎）疱：即酒糟鼻，又称为酒齇鼻。

⑥ 木兰膏方：《鬼遗方》卷五"木兰膏方"另有"辛夷一两"，共十五味药，剂量有出入。

微火煎，三上三下，绞去滓，入麝香，调以敷面上，妙。出第五卷中。

《肘后》：疗面及鼻病酒齄方。

木兰皮一斤，渍酒用三年者，百日出，曝干　栀子仁一斤

上二味，合捣为散，食前以浆水服方寸匕，日三，良。《千金翼》木兰皮五两，栀子仁六两。

又方

鸬鹚矢末，以腊月猪膏和，涂之①。《千金》同。

又方

真珠　胡粉　水银等分

上三味，以猪膏研令相和，涂之，佳。

又方

马蔺子花，捣，封之，佳。

《集验》：疗面上齄疱皯䵴方②。

蒺藜子　栀子　豉各一升

上三味，捣合如泥，以酸浆和如泥，临卧以涂面上，日未出便洗，瘥。《千金》有木兰皮一斤，《翼》云半斤。

又，木兰散方。

木兰皮一斤

上一味，以三年酢浆渍之，百日出，于日中曝之，捣末，服③方寸匕，日三。

《古今录验》：主疱方。

雄黄　峭粉末　水银并等分

上三味，以腊月猪脂和，以敷面疱上，瘥止。

又，卒得面疱方。

土瓜根　水银　胡粉　青羊脂等分

上四味，为粉，和，敷面疱上，瘥止。

又方

胡粉二两　水银二分

上二味，和猪脂研匀以敷之。《千金》同。

又，男女疱面生疮方。

黄连二两　牡蛎三两，熬

上二味，捣筛，以粉疮上，频敷之即瘥。

又，疗面疮痒肿，白附子散方。

白附子　青木香　由跋各二两　麝香二分

上四味，为散，以水和涂面。《千金翼》有细辛二两。

又，疗面疱气甚如麻豆疮痛，搔之黄汁出，及面色黯黤，不可去之，葵子散方。

冬葵子　柏子　茯苓等分

上三味，为散，以酒服④方寸匕，日三，瘥。《千金翼》有冬瓜子。

面粉滓方四首

《千金》：疗面粉滓方。

矾石熬汁尽

上一味，以酒和，涂之三数度佳，甚妙。

《备急》：疗妇人面上粉滓，赤膏方。

光明砂四分，研　麝香二分　牛黄半分　水银四分，以面脂和研　雄黄三分

上五味并精好药，捣筛，研如粉，以面脂一升纳药中，和搅令极调。一如敷面脂法，以香浆水洗，敷药，避风，经宿粉滓落如蔓菁子状。此方秘不传。

又，主去粉滓皯䵴方。

---

① 涂之：《千金方》卷六第九、《千金翼》卷五第五均作"夜涂之"。

② 疗面上齄疱皯䵴方：《千金方》卷六第九、《千金翼》卷五第五均另有"木兰皮半斤"，共四味药；"捣和如泥"并作"末之"；"酸（yàn音艳）"并作"酢"，均为醋；"便洗"并作"暖水洗之，亦灭瘢痕"。

③ 服：《千金方》卷六第九作"温酒服"。

④ 酒服：《千金翼》卷五第五作"饮服"。

白蔹　白石脂　杏仁各一分

上三味，捣散，以鸡子白和，以井花水洗，敷之，三、五遍即瘥。

又方①

黄芪　白术　白蔹　萎蕤各十一分　商陆　蜀水花　鹰矢白各一两　防风　芎䓖　白芷　细辛　白附子炮　杏仁去皮尖　青木香各六分

上十四味，捣为粉，以鸡子白和之，作梃子，曝干研之，以浆水和涂，夜敷朝洗，瘥。出第六卷中。

化面方二首

张文仲：疗化面方。

真珠研　光明砂研　冬瓜仁各二分　水银四分

上四味，以四五重绢袋盛于铜铛中，以酢浆水微火煮一宿一日始堪用。取水银和面脂，熟研使消，合珠②、冬瓜子末更和调，以敷面，取瘥为度。

《备急》：面上䩂䪴③子化面，仍令光润皮急方。

土瓜根

上一味，捣末，以浆水和令调，入夜以浆水洗面涂药，旦洗却，即瘥。

杂疗面方六首

《肘后》：疗面生痦瘰如麻子，中有粟核方。

石灰以水渍之才淹，以米一把置上，令米释，淘取一一置痦瘰上，当渐拭之，软乃爪④出粟，以膏药傅之即瘥。

《千金》：疗面上风方。

玉屑研　蜜陀僧研令如粉　珊瑚研，各二大两　白附子三两

上四味，细研如粉，用苏和，夜

涂面上，旦洗，瘥⑤。出第六卷中。

《千金翼》：芎䓖汤⑥，主面上及身体风搔痒方。

麻黄十分，去节　芎䓖　白术　吴茱萸　防风　枳实炙　羌活各三两　薯蓣四两　蒺藜子六两　乌喙二两，炮　甘草二两，炙　生姜六分

上十二味，切，以水九升七合，煮取二升五合，去滓，分服，甚妙验。

又，洗方⑦。

菵藋根　蒺藜　景天叶各一两　蛇床子五两　玉屑二两

上五味，以水一斗，煮取三升，稍稍洗之，慎风日，瘥止。

又，急面皮方。

大⑧猪蹄一具，治如食法

上一味，以水二升，清浆水一升，煎成胶以洗面，又和澡豆涂面，以浆水洗，令面皮急矣。出第五卷中。

苏澄：去面皯及粉䵍方。

取三年大酢二升，渍鸡子五枚，七日鸡子当软如泥，去酢，泻著瓷器中，以胡粉两鸡子许，和研和膏，盖口蒸之，于五斗米下，熟药成，封之，勿泄气，

① 又方：《千金方》卷六第九方中另有"土瓜根一两"，共十五味药；"曝干"作"阴干"；"梃"为条状小棒。

② 珠：《肘后方》卷六第五十二作"珠屑，砂"，应据补。

③ 䩂䪴（lěi 音垒）："䩂"查无此字；"䪴"，不平貌。高校本云"䩂䪴"疑作"痦瘰"。

④ 爪：原作"瓜"，据程本、高校本改。

⑤ 瘥：《千金方》卷六第九作"亦灭瘢痕"。

⑥ 芎䓖汤：《千金翼》卷十七第四载"芎䓖汤"与此处药味、主治相同，剂量有出入，制作服用方法大致相同。

⑦ 又洗方：《千金翼》卷十七第四载此方与此处药味相同，剂量略异。煎煮、服法略异。

⑧ 大：原作"火"，据高校本、《千金翼》卷五第五改。

夜欲卧时研涂面疱粉刺上，且以浆水洗面，日别如此，百日瘥。勿见风，效。

头风白屑方四首

《广济》：疗头风白屑，痒，发落，生发主头肿旋闷，蔓荆子膏方。

蔓荆子一升　生附子三十枚　羊踯躅花四两　葶苈子四两　零附香二两　莲子草一握

上六味，切，以绵裹，用油二升，渍七日，每梳头常用之，若发稀及秃处，即以铁精一两，以此膏油于瓷器中研之，摩秃处，其发即生也。

《延年》：松叶膏，疗头风鼻塞，头旋发落，白屑风痒并主之方。

松叶切，一升　天雄去皮　松脂　杏仁去皮　白芷各四两　莽草　甘松香　零陵香　甘菊花各一两　秦艽　独活　辛夷仁　香附子　藿香各二两　乌头去皮　蜀椒汗　芎䓖　沉香　青木香　牛膝各三两　踯躅花一两半，并到

上二十一味，哎咀，以苦酒三升浸一宿，以生麻油一斗，微火煎，三上三下，苦酒气尽膏成，去滓，滤，盛贮，以涂发根，日三度摩之。

又，疗头痒，搔之白屑起方。

大麻仁三升，捣碎　秦椒二升

上二味，捣，纳泔汁中渍一宿，明旦滤去滓，温以沐发讫，用后方：

白芷一斤，鸡子三枚，芒硝一升，三味，以水四升，煮取三升，去滓，停小冷，纳鸡子清及硝，搅令调，更温令热，分为三度泽头，觉头痒即作洗之，不过三度永除。

又，疗头风发落或头痒肿白屑方。

蔓荆子一升，碎　防风三两　寄生三两　秦椒一两　大麻仁一升　白芷四两

上六味，切，以水一斗五升，煮取一斗，去滓以洗头，三四度瘥。加芒硝一升亦妙。

沐头去风方五首

《集验》：疗头风方。

甘菊花　独活　茵芋　防风　细辛　蜀椒　皂荚　桂心　杜蘅　莽草

上十味，分等，水煮以沐头①，必效。

又，主风头沐汤方。

猪椒根三两　麻黄根　茵芋　防风各二两　细辛一两

上五味，切，以水二斗，煮取一斗，以沐头，甚妙。

又，主头风，搔之白屑起，鸡子沐汤方。

新生乌鸡子三枚

上一味，以五升沸汤扬之，使温温，破鸡子纳中，搅令匀，分为三度沐，令发生，去白屑风痒，瘥。

《必效》：沐发方。

取生柏叶，细剉一斗，煮取汤沐发，妙。

又方

取杏仁、乌麻子二味捣，以水投滤取汁，并捣用，甚妙。

头风白屑兼生发方八首

《广济》：疗头风白屑，生发，白令黑方。

浮木子五升，未识以九月九日已前采，临时捣末，去子　铁精②四两　零陵香二两　丁香子

---

① 水煮以沐头：《千金方》卷十三第八作"可作汤沐及熨之"。

② 铁精：铁的精华，纯铁。

二两

上四味，细切，以绢袋盛，用生麻油二升渍，经二七日。洗头讫，每日涂之，方验。

《集验》：疗头风痒白屑，风头，长发膏方①。

蔓荆子　附子炮　细辛　石南草　续断　皂荚　泽兰　防风　杏仁去皮　白芷　零陵香　藿香　马鬐膏　熊脂　猪脂各二两　松叶切，半斤　莽草一两

上十七味，㕮咀，以苦酒渍一宿，明旦以脂膏等煎，微微火，三上三下，以白芷色黄膏成，用以涂头中，甚妙。

又，疗头风痒白屑，生发膏方②。

乌喙　莽草　石南草　细辛　皂荚　续断　泽兰　白术　辛夷　白芷　防风各二两　柏叶切，二升　猪脂四升

上十四味，以苦酒浸一宿，以脂煎三上三下膏成，去滓滤收，沐发了以涂之，妙。《千金》同。

崔氏：松脂膏疗头风，鼻塞头旋，发落，复生长发去白屑方。

松脂　白芷各四两　天雄　莽草　踯躅花各一两　秦艽　独活　乌头　辛夷仁　甘松香　零陵香　香附子　藿香　甘菊花各二两　蜀椒　芎䓖　沉香　牛膝　青木香各三两　松叶切，一升　杏仁四两，去皮，碎

上二十一味，切，以苦酒二升半渍一宿，用生麻油九升，微火煎，令酒气尽不咤③，去滓，以摩顶上，发根下一摩之，每摩时初夜卧，摩时不用当风，昼日依常，检校东西不废，以瘥为度。

又，莲子草膏疗头风白屑，长发令黑方。

莲子草汁二升　松叶　青桐白皮各四两　枣根白皮三两　防风　芎䓖　白芷　辛夷仁　藁本　沉香　秦艽　商陆根　犀

角屑　青竹皮　细辛　杜若　蔓荆子各二两　零陵香　甘松香　白术　天雄　柏白皮　枫香各一两　生地黄汁五升　生麻油四升　猪鬃油一升　马鬐膏一升　熊脂二升　蔓菁子油一升

上三十味④，细切，以莲子草汁并生地黄汁浸药再宿，如无莲子草汁加地黄汁五小升浸药，于微火上纳油脂等和煎九上九下，又白芷色黄膏成，布绞去滓。欲涂头，先以好泔沐发，然以敷头发，摩至肌。又洗发，取枣根白皮剉一升，以水三升，煮取一升，去滓，以沐头发，涂膏，验。出第二卷中。

《延年》：疗头风白屑风痒，长发膏方。

蔓荆子　附子去皮　泽兰　防风　杏仁去皮　零陵香　藿香　芎䓖　天雄　辛夷各二两　沉香二两　松脂　白芷各三两　马鬐膏　松叶切　熊脂各一两　生麻油四升

上十七味，以苦酒渍一宿，以脂等煎，缓火三上三下，白芷色黄膏成，去滓滤收贮，涂发及肌中摩之，日三两度，瘥。

又，疗热风冲发发落，生发膏方。

松叶切　莲子草切　炼成马鬐膏　枣根皮切，各一升　韭根切　蔓荆子碎，各三合　竹沥　猪脂各二升　防风　白芷各二两　辛夷仁　吴蓝　升麻　芎䓖　独活　寄生　藿香　沉香　零陵香各一两

上十九味，以枣根煮汁，竹沥等浸一宿，以脂等煎之，候白芷色黄膏成，

————————

① 疗头风痒白屑，风头，长发膏方：《千金方》卷十三第八另有"松膏二升"，其它药味相同。方中"石南草"，山胁尚德云疑当作"石南叶"。

② 生发膏方：《千金方》卷十三第八另有"竹叶半斤"，共十五味药；主治相同，剂量略异。"膏成"作"白芷色黄膏成"。

③ 咤（zhà 音榨）：进食时口中作声。此处言酒气。

④ 三十味，此方实有二十九味药。

以涂头发及顶上，日三五度，妙。

《古今录验》：生发及疗头风痒，白屑膏方。

乌喙　莽草　细辛　续断　石南草　辛夷仁　皂荚　泽兰　白术　防风　白芷各二两　柏叶　竹叶切，各一升　猪脂五升　生麻油七升

上十五味，以苦酒渍一宿，以油脂煎，候白芷色黄膏成，滤掠收，以涂头发。先沐洗，然用之，妙。

生发膏方一十一首

《广济》：生发方。

莲子草汁一大升　熊白脂一大合　猪䯰膏一合　生麻油一合　柏白皮切，三合　山韭根切，三合　瓦衣①切，三合

上七味，以铜器煎之，候膏成去滓，收贮。每欲梳头涂膏，令头肌中发生又黑。

又，生发膏方。

细辛　防风　续断　芎䓖　皂荚　柏叶　辛夷仁各一两八铢　寄生二两九铢　泽兰　零陵香各二两十六铢　蔓荆子四两　桑根汁一升　韭根汁三合三勺　竹叶切，三合　松叶切，六合　乌麻油四大升　白芷六两十六铢

上十七味，以苦酒、韭根汁渍一宿，以绵裹煎，微火三上三下，白②芷色黄去滓，滤，以器盛之，用涂摩头发，日三、三度。

深师：疗头风乌喙膏，生发令速而黑光润方。

乌喙　莽草　石南草　续断　皂荚去皮子，熬　泽兰　白术各二两　辛夷仁一两　柏叶切，半升　猪脂三升

上十味，以苦酒渍一宿，以脂煎，于东向灶釜中以苇薪煎之，先致三堆土，

每三沸即下致一堆土，至沸定却上，至三沸又置土堆上，三毕成膏讫，去滓，置铜器中，数北向屋溜从西端至第七溜下埋之，三十日药成。小儿当刮头，日三涂；大人数沐，沐已涂之，甚验。

《千金》：疗脉极虚寒，发堕落，安发润方③。

桑根白皮切，二升

上一味，淹渍，煮五六沸，去滓，以洗沐发，数数为之，不复落也。

又方④

麻子三升，碎　白桐叶切，一把

上二味，以泔汁二升，煮取八、九沸，去滓，洗沐头，发不落而长也。《翼》同。

又，生发膏方⑤

胡麻油一升　雁脂一合　丁子香　甘松香各一两半　吴藿香　细辛　椒各二两　泽兰　白芷　牡荆子　苜蓿香　大麻子各一两　芎䓖　防风　莽草　杏仁各三两，去皮　竹叶切，五合

上十七味，切，以酢渍一宿，煎之，以微火三上三下，白芷色黄膏成，去滓，以涂发及顶，尤妙。出第十三卷中。

《千金翼》：生发膏⑥，令发速长黑，敷药时特忌风方。

---

① 瓦衣：生长在屋瓦阴处的苔藓类植物。

② 三下，白：三字原本模糊不清，据程本、高校本定。

③ 疗脉极虚寒，发堕落，安发润方：《千金方》卷十三第八作"鬓发堕落，令发润泽沐头方"，用量及煎煮方法略异。

④ 又方：《千金方》卷十三第八中所载煎煮方法与此略异。

⑤ 生发膏方：《千金方》卷十三第八载此方另有"零陵香、桑白皮、辛夷仁、松叶、柏叶、腊猪脂、乌鸡肪、桑寄生"八味药，（此处疑有脱漏。）涂用方法为"涂头上，发生，日二夜一"。

⑥ 生发膏：《千金翼》卷五第八所载与此药味、主治相同，剂量略异。

乌喙　莽草　续断　皂荚去皮子　泽
兰　竹叶　细辛　白术各二两　辛夷　防
风各一两　柏叶切,四两　杏仁别捣　松叶各
三两　猪脂三升

上十四味，先以米酢渍一宿，以脂
煎三下三上膏成，去滓，涂发及顶上。

又，长发方①。

蔓荆子三升　大附子二枚

上二味，以酒一斗二升渍之，以瓷
器盛之，封头二十日，取鸡脂煎，以涂
之，泽以汁栉发，十日长一尺。勿近面
涂，验。

又，生发，附子松脂膏方。

附子　松脂各二两　蔓荆子四两,捣筛

上三味，以乌鸡脂和，瓷器盛，密
缚头，于屋北阴干，百日药成，马鬐膏
和，以敷头如泽。勿近面，验。

又，生发墙衣散方。

墙衣②五合,曝干,捣末　铁精一合　合
欢木灰二合　水萍末三合

上四味，捣，研末，以生油和少许
如膏，以涂发不生处，日夜再，即生发，
效，此妙。并出第五卷中。

《近效》：生发方。

蔓荆子　青葙子　莲子草各一分　附
子一枚　碎头发灰二匕

上五味，以酒渍，纳瓷器中，封闭
经二七日药成，以乌鸡脂和，涂之。先
以泔洗，然敷之，数日生长一尺也。

生眉毛方二首

《千金》：生眉毛方③。

炉上青衣　铁生衣分等

上二味，末之，以水和涂之即生，
甚妙。

又方④

七月乌麻花阴干，末，乌麻油二味

和，涂眉即生，妙。

令发黑方八首

深师：疗生发黑不白，泽兰膏方。

细辛　续断　皂荚　石南草　泽兰
厚朴　乌头　莽草　白术各二两　蜀椒
二升　杏仁半升,去皮

上十一味，切，以酒渍一宿，以炼
成猪脂四斤，铜器中向东炊灶中煎三上
三下膏成，绞去滓，拔白者，以辰日涂
药，皆出黑发，十日效。

又，生长发令黑，有黄白者皆黑，
魏文帝用效，秘之方。

黄芪　当归　独活　芎䓖　白芷
芍药　莽草　防风　辛夷仁　干地黄
藁本　蛇衔各一两　薤白切,半升　乌麻油
四升半　马鬐膏二升

上十五味，切，以微火煎，三上三
下，白芷黄膏成，去滓，洗发讫，然
涂之。

《千金》：令白发还黑方⑤。

陇西白芷一升　旋覆花　秦椒各一升
桂一尺

上四味，下筛，以井华水服方寸匕，
日三，无三十日候还黑。禁房室。

又方

乌麻九蒸九曝，捣末，以枣膏和丸，

---

①　长发方：《千金翼》卷五第八所载药味、主治
与此相同，剂量有出入，且言二味药需"㕮咀"后用。

②　墙衣：指生在墙上的苔藓。

③　生眉毛方：《千金方》卷十三第八载此方药味
为："墙上青衣，铁生衣分等，上二味，末之"，原本
作"炉上青衣，铁生分等，上二味"，高校本据补。

④　又方：《千金方》卷十三第八载此方的制作用
法为："以生乌麻油渍之，二日一涂。"

⑤　令白发还黑方：《千金方》卷十三第八载此方
与此处药味相同，原本"秦椒各一升"，缺"各"字；
"禁房室"之"室"字不清，高校本据补。

久服之。《翼》同。

又方

取黑椹水渍之,频沐发即黑,效。可涂敷之。

又方

取生麻油浸乌梅,涂发良。

以盐汤洗沐,以生麻油和蒲苇灰敷之,常用效。出第十三卷中。

《千金翼》:瓜子散,主头发早白,又主[1]虚劳,脑髓空竭,胃气不和,诸脏虚绝,血气不足,故令人发早白,少而生筭发[2],及忧愁早白,远视眰眰,得风泪出,手足烦热,恍惚忘误,连年下痢,服之一年后大验方。

瓜子一升　白芷　松子去皮　当归　芎䓖　甘草炙,各二两

上六味[3],捣散,食后服方寸匕,日三,酒浆汤饮任性服之。忌如常法。出第五卷中。

拔白发良日并方三首

《千金翼》:白发令黑方。

八角附子一枚　大酢半升

上二味,于铜器中煎两沸,纳好矾石大如棋子许一枚,消尽,纳香脂三两,和令相得,搅至凝,纳竹筒内,拔白发,以膏涂拔根,即生黑发也。出第五卷中。

《备急》:拔白毛,令黑毛生方。

拔去白毛,以好白蜜敷拔处,即生黑毛。眉中无毛,以针挑伤敷蜜,亦生眉毛。比见诸人以石子研丁香汁,拔白毛讫,急手以敷孔中,即生黑毛,此法神验。

《延年》:拔白发良日。

正月四日　二月八日　三月十二、十三日,两日并得　四月十六日　五月二十日　六月二十四日　七月二十八

八月十九日　九月十五日　十月十日　十一月十日　十二月十日

上并以日正午时拔,当日不得饮酒、食肉、五辛。经一拔已后黑者,更不变。《千金》同。

变白发染发方五首

范汪:王子乔服菊增年变白方。

菊以三月上寅日采,名曰玉英;六月上寅日采,名曰容成;九月上寅日采,名曰金精;十二月上寅日采,名曰长生者,根茎也。阴干百日,取等分,以成日合捣千杵,下筛,和以蜜,丸如梧桐子,日三,服七丸,百日身体润,一年白发变黑,二年齿落复生,三年八十者变童儿。

又,染发方。

胡粉一分　白灰一分

上二味,以鸡子白和,先以泔浆洗令净,然涂之,即急以油帛裹之一宿,以澡豆洗却,黑软不绝,甚妙。

《必效》:染白发方。

拣细粒乌豆四升

上一味,以醋浆水四斗,煮取四升,去却豆,以好灰汁净洗发,待干,以豆汁热涂之,以油帛裹之经宿开之,待干即以熊脂涂揩,还以油帛裹,即黑如漆,一涂三年不变,妙验。

又方

捣木槿叶,以热汤和汁洗之,亦佳。

《近效》:换白发及髭方。严中书处得,

---

① 主:原脱,据《千金翼》卷五第八补。

② 筭(suàn 音算)发:原作"蒜发",据《千金翼》卷五第八改。"筭发"同"算发",指少壮之年头发斑白,稀少枯槁。

③ 六味:《千金翼》卷五第八作"五味",方中无"松子"。

云验。

熊脂二大两，腊月者佳　白马鬐脂一两，细切，熬之，以绵滤绞汁　婆罗勒十颗，其状似芙齐子，去皮取汁，但以指甲掐之即有汁　生姜一两，亦锉中熬之　母丁香半大两

上五味，二味捣为末，其脂炼滤之，以药末相和令匀，取一小槐枝，左搅数千遍，少倾即凝或似膏，即拔白发以辰日良，以槐枝点药，拔一条即以药令入[1]发根孔中，以措[2]头熟揩之令药入，十余日便黑发生，此方妙。

发黄方三首

《肘后》：发黄方[3]。

腊月猪脂膏和羊矢灰、蒲灰等分，敷，黑也。《千金翼》同。

《千金》：发黄方。

大豆五升　醋浆水二斗

上二味，煮取五升汁，淋[4]之，频为之，黑。《翼》同。

《千金翼》：疗发黄方。

熊脂涂发梳之，散头入床底，伏地一食顷即出，便尽黑，不过一升脂，验。

头发秃落方一十九首

深师：疗发白及秃落，茯苓术散方。

白术一斤　茯苓　泽泻　猪苓各四两　桂心半斤

上五味，捣散，服一刀圭，日三，食后服之。三十日发黑。

又，疗秃头方。

芜菁子末，和醋敷之，日一两度。

又方

麻子二升，熬焦，末

上一味，以猪脂和，涂之，发生为度。

又方

东行枣根长三尺，以中央[5]

上一味，以甑中心蒸之，以器承两边汁，以敷头，即生发，良。

又方[6]

麻子三升

上一味，捣末，研，纳泔中一宿，去滓，以沐，发便生。

又方[7]

取烂熟黑椹二升

上一味，于瓷瓶中三七日，化为水，以涂洗之，发生，妙。

又，疗发秃落，生发膏方。

马鬐膏　驴鬐膏　猪脂　熊脂[8]　狗脂炼成，各半合　升麻　防风　莽苴各二两　蜣螂四枚　莽草　白芷各一两

上十一味，以脂煎诸药三上三下，膏成，去滓收，以涂之。《千金》并《翼》同。

又，主发落，生发方。

大黄六分　蔓荆子一升　白芷　防风　附子　芎𫈉　莽草　辛夷　细辛　椒　当归　黄芩各一两　马鬐膏五合　猪膏三升

上十四味，煎之，以白芷色黄。先洗，然敷之，验。

又，主风头，毛发落不生方。

取铁上生衣，研，以腊月猪脂涂之。并主眉毛落，悉生。《千金》云合煎三沸。

---

① 入：原作"人"，据程本、高校本改。

② 措：山胁尚德云疑作"指"，宜从。

③ 发黄方：《千金方》卷十三第八、《千金翼》卷五第五"博，黑也"并作"封头，三日一为之"。

④ 淋：《千金方》卷十三第八作"沐"。

⑤ 中央：程本作"中央空"。

⑥ 又方：原作"方"，据程本、高校本，并据文例补"又"字。

⑦ 又方：此方的制作《千金方》卷十三第八作"日中曝三七日"，并云"三七日发生"。

⑧ 熊脂：《千金翼》卷五第八作"雄鸡脂"。

又，长发方

麻子一升，熬令黑，押取油，以敷头，长发。鹰脂尤妙。

又方

多取乌麻花，瓷瓮盛，密盖封之，深埋之，百日出，以涂发，易长而黑，妙。

《千金》：疗发落不生方。

取羊粪灰淋汁洗之，三日一洗，不过十洗大生。《翼》同。

《千金翼》：疗发落方。

柏叶一升　附子二两

上二味，捣，以猪脂和，作三十丸，每洗头时，即纳一丸于泔中洗，发即不落。其药以布裹，密器贮，勿令漏泄之[1]。

又，疗发落不生方。

取石灰三升，水拌并令湿，炒令极热[2]，以绢袋盛之，取好酒三升渍之，密封，冬二七日，春秋七日。取酒温服一合，常令酒气相接，七日落止，百日服终身不落，新发旋生。

又方

取桑根白皮一石，水一石煮五沸，以沐头三遍，即落止。并出第五卷中。

《必效》：疗头一切风，发秃落更不生，主头中二十种病，头眩，面中风，以膏摩之方。

茼茹三两半，去皮　细辛　附子各二两
桂心半两

上四味，捣筛，以猪膏勿令中水，去上膜及赤脉二十两，捣，令脂销尽药成，捣讫仍研，恐其中有脂膜不尽，以生布绞掠取，以密器贮之，先用桑柴灰汁洗发令净，方云桑灰两日洗，待干，以药摩，须令入肉，每日须摩。如非十二月合则用生乌麻油和，极效。

《近效》：韦慈氏疗头风发落并眼暗方。

蔓荆实三两，研　桑上寄生　桑根白皮各二两　韭根切，三合　白芷二两　甘松香　零陵香各一两　马鬐膏三合　乌麻油一升　甘枣根白皮汁三升　松叶切，二合，五粒者

上十一味，细切诸药，纳枣根汁中浸一宿，数数搅令调，温匝[3]已然，旦纳油脂中，缓火煎之，勿令火热，三五候枣汁竭、白芷色黄膏成，去滓。每日揩摩鬓发及梳洗。其药浸经宿，临时以绵宽裹煎之膏成，去滓绵滤，以新瓷瓶盛，稠浊者即先用却，不堪久停，特勿近手，糜坏也。

又，宜服防风蔓荆子丸方。

防风　黄连　干地黄各十六分　蔓荆子二十一分　甘皮六分　菱蕤十分　甘草八分，炙　茯神十二分　大黄八分，锦文者

上九味，捣筛，蜜和丸如桐子，饮下二十丸，稍稍加之，以大肠畅为度，尽更合服，除眼中黑花，令眼目明，以瘥为度。

刘尚书：疗头中二十种风，发秃落，摩之。即此疗顶如剥似铜盆者，若小发落不足为难方。

蜀椒三两半　莽草二两　干姜　半夏桂心　茼茹　附子　细辛各一两，并生用

上八味，细捣筛，以生猪脂剥去筋膜，秤取二十两，和前件药合捣，令消尽脂，其药成矣。先以白米泔沐发令极净，每夜摩之，经四五日即毛孔渐渐日生软细白皮毛，十五日后渐渐变作黑发，至一月、四十日，待发生五寸以上任止。若至五日[4]不停弥佳。好苏及生油和药亦

---

① 之：《千金翼》卷五第八作"气"。

② 炒令极热：《千金翼》卷五第八作"炒令极焦，停冷"。

③ 温匝：方言，有匀调和合之意。"温"，和也；"匝"，遍也。

④ 五日：山胁尚德云："'日'疑当作'寸'"。宜从。

得。又伤寒鼻塞，但以摩之，瘥。

白秃①方一十二首

《集验》：疗白秃方。

以羊肉如作脯炙令香，及热以揭上，不过三五度②即瘥。《千金》同。

又方

以大豆、髑髅骨③二味各烧末，等分，以腊月猪脂和如泥涂之，立瘥。

《千金》：松沥煎④，疗头疮及白秃方。

松沥七合　丹砂研，二两　雄黄研取精，二两　水银研　黄连各一两　矾石一两，烧。本文无矾石，有峭粉一两，烧。

上六味，捣散，纳沥中，搅令调，以涂之。先以泔洗发令净及疮令无痂，然敷药，日三，后当作脓，脓讫更洗，涂药，如此三度作脓讫，以甘草汤去药毒，可十度许洗即瘥。

又，疗白秃发落，生白痂，终年不瘥方⑤。

五味子三分　苁蓉二分　松脂二分　蛇床子一分　远志三分　菟丝子五分　雄黄研　雌黄研，各一分　白蜜一分　鸡屎白半分

上十味，捣筛，以猪膏一升合煎，先入雄黄、雌黄，次鸡屎白，次蜜，次松脂，次入诸药末，并先各各别末之，候膏成，先以桑柴灰洗头，然敷之。

又，疗白秃方⑥。

煮桃皮汁，饮并洗头讫；以面、豉二味酢和以敷之，妙。

又方

炒大豆令焦黑，捣末，和腊月猪脂，热暖之，以涂敷上，可裹，勿令见风日。并出第六卷中。

《千金翼》：王不留行汤⑦，主白秃及头面久疮，去虫止痛方。

王不留行　东引桃枝各五两　蛇床子

三升　东引茱萸根五两　苦竹叶三升　牡荆实　蒺藜子各三升　大麻子一升

上八味，以水二斗，煮取一斗，洗疮，日再，并疗痏、乳、月蚀疮。

又方

以桃花末，和猪脂敷上，瘥为度。

又，松脂膏⑧，主白秃及痏疽，百种疮悉治方。

杜蘅　雄黄研　木兰皮　矾石烧，研　附子　大黄　石南　秦艽　真珠　苦参　水银各一两　松脂六两

上十二味，细切诸药，以酢渍一宿，猪脂一斤半煎之，以附子色黄去滓，乃纳矾石、雄黄、水银，更煎三两沸，待凝，以敷之。并出第五卷中。

《必效》：主秃疮方。

以童子小便暖用洗之，揩令血出，

---

① 白秃：病名，即白秃疮，又名癞痢。症见头皮出现灰白色屑斑，大如钱币，渐蔓延成片，伴瘙痒、脱发等。由风邪外袭，聚结腠理，营卫失调而致。

② 不过三五度：《千金方》卷十三第八作"不过三四度，痒勿瘙之，牛肉亦得"。

③ 髑（dú音独）髅骨：头骨。一般指死人头骨。

④ 松沥煎：《千金方》卷十三第八所载有"矾石"，并下注"一云峭粉"，与此处药味相同，剂量略有出入。用法中"日三"作"二日一敷"。

⑤ 疗白秃发落，生白痂，终年不瘥方：《千金方》卷十三第八所载药味与此相同，剂量略异；制作过程略有差别。

⑥ 疗白秃方：《千金方》卷十三第八载此方实有治白秃的二首方剂，云："煮桃皮汁饮之，并洗。又方：曲、豆豉两种，治下筛，醋和敷上。"原本无"酢"字，乃高校本据补。

⑦ 王不留行汤：《千金方》卷十三第八所载与此药味相同，剂量同。"东引桃枝"作"桃东南枝"；"东引茱萸根五两"作"东引茱萸根皮各五两"；"上八味"作"上八味，㕮咀"；"痏、乳、月蚀疮"作"痏痫、姤乳、月蚀疮烂"，程本同。

⑧ 松脂膏：《千金方》卷十三第八载此方在"杜蘅"下注"一作杜荆"，其他药味、剂量、主治相同。"待凝"作"安湿地，待凝"。

取白鸽粪五合，熬末，和酽醋令稠，涂之即瘥。

又，主秃方。

取三月三日桃花开口者，阴干，与桑椹等分，捣末，以猪脂和，以灰汁洗，然涂药，瘥。

又方

柳细枝一握，取皮　水银大如三豆①　皂荚一挺，碎

上三味，以醋煎如饧，以涂之。

赤秃②方三首

《千金》：疗赤秃方③。

捣黑椹三升如泥，先灰汁洗，然以涂之，又服之，甚妙。

又方

烧牛、羊④角灰，和猪脂敷之。

又方

马蹄灰和腊月猪脂涂之。

令发不生方三首

《千金》：令毛发不生方。

蚌灰以鳖脂和，拔却毛发，即涂，永不生。

又方

取狗乳涂之。

又方

拔毛发，以蟹脂⑤涂之，永不复生。

鬼舐头⑥方二首

《千金》：疗鬼舐头方。

烧猫矢灰，以腊月猪脂和，敷之。

又方

取赤砖末，以蒜捣和，敷之。

澡豆方八首

《广济》：疗澡豆洗面去皯䵟风痒，令光色悦泽方。

白术　白芷　白及　白蔹　茯苓　藁本　萎蕤　薯蓣　土瓜根　天门冬　百部根　辛夷仁　栝楼　藿香　零陵香　鸡舌香各三两　香附子　阿胶各四两，炒　白面三斤　楝子三百枚　澡豆⑦五升　皂荚十挺，去皮子

上二十二味，捣筛，以洗面，令人光泽，若妇人每夜以水和，将涂面，至明温浆水洗之，甚去面上诸疾。

《千金翼》：澡豆方⑧。

丁香　沉香　桃花　青木香　木瓜花　钟乳粉各三两　麝香半两　楝花　樱桃花　白蜀葵花　白莲花　红莲花各四两　李花　梨花　旋覆花各六两　玉屑　真珠各二两　蜀水花一两

上十八味，捣末，乳等并研，以绢下之，合和大豆末七合，研之千遍，密贮勿泄，常以洗手面，然作妆。百日面如玉，光润悦泽，去臭气粉滓，咽喉、臂膊皆用洗之，悉得如意。

---

① 三豆：程本作"小豆"，宜从。
② 赤秃：病名。因头疮不愈或虫食发根而致，症见头发秃落，头皮色赤而瘙痒，有渗液浸淫等。
③ 疗赤秃方：《千金方》卷十三第八此方中"先灰"作"桑灰"；"涂之"下有"日中曝头睡"五字。
④ 羊：《千金方》卷十三第八无此字。
⑤ 蟹脂：《千金方》卷十三第八作"鳖脂"。
⑥ 鬼舐头：病名，后世称油风。症见突然出现成片脱发，无痛无痒等。
⑦ 澡豆：程本作"䓲豆"。
⑧ 澡豆方：《千金翼》卷五第五载方中无"白莲花"，共十七味药，其它药味及主治相同，剂量有出入。"捣末，乳等并研，以绢下之"作"捣诸花，别捣诸香，真珠、玉屑别研成粉"。"楝（nài 音奈）花"，即茉莉花。

又，澡豆方①。

猪胰一具，去脂　豆末四升　细辛　土瓜根　白术　藁本　防风　白芷　茯苓　商陆根　白附子　杏仁　桃仁各四两，去皮尖　栝楼三枚　皂荚五挺，炙，去皮子　冬瓜仁半升　雀矢半合　菟丝子一合，捣末

上十八味，捣末，以面一斗，用浆水和猪胰，研令烂，和诸药及面作饼子，曝干，捣，绢筛，收贮，勿令遇风。洗手面极妙。

又，澡豆令人洗面光润方②。

白鲜皮　鹰屎白　白芷　青木香　甘松香　白术　桂心　麝香　白檀香　丁子香各三两　冬瓜子五合　白梅三七枚　鸡子白七枚　猪胰三具　面五升　土瓜根一两　杏仁二两，去皮

上十七味，以猪胰和面，曝令干，然后诸药捣散，和白豆末三升，以洗手面，十日如雪，三十日如凝脂，妙无比。

崔氏：澡豆悦面色如桃花，光润如玉，急面皮，去䵟䵼粉刺方。

白芷七两　芎䓖五两　皂荚末四合　萎蕤　白术各五两　蔓荆子二合　冬瓜仁五两　栀子仁三合　栝楼仁三合　荜豆三升　猪脑一合　桃仁一升，去皮　鹰屎三枚　商陆三两，细剉

上十四味，诸药捣末，其冬瓜仁、桃仁、栀子仁、栝楼仁别捣如泥，其猪脑、鹰屎合捣令相得，然后下诸药，更捣令调，以冬瓜瓤汁和为丸，每洗面用浆水，以此丸当澡豆用讫，敷面脂如常妆饰，朝夕用之，亦不避风日。

《备急》：荜豆香澡豆方。

荜豆一升　白附子　芎䓖　芍药　白术　栝楼　商陆根　桃仁去皮　冬瓜仁各二两

上九味，捣末，以洗面如常法，此方甚妙。

《延年》：澡豆洗手面药豆屑方。

白茯苓　土瓜根　商陆根　萎蕤　白术　芎䓖　白芷　栝楼　藁本　桃仁各六两，去皮　皂荚五挺，去皮子　豆屑二升　猪胰三具，曝干　猪蹄四具，治如食法，烂煮取汁面一斗

上十五味，取猪蹄汁拌诸药等，曝干，捣散，以作澡豆洗手面，妙。

苏澄：药澡豆方。

白芷　芎䓖　栝楼子各五两　青木香　鸡舌香各三两　皂荚十两，去皮子，炙　荜豆　赤小豆各二升

上八味，捣末，和散，任用洗手面，去皯疱，妙。

手膏方三首

《千金翼》：手膏方③。

桃仁　杏仁各二两，去皮　橘仁一合　赤雹十枚　辛夷仁　芎䓖　当归各一两　大枣三十枚　牛脑　羊脑　白狗脑各二两，无白狗脑各狗亦得

上十一味，捣，先以酒渍脑，又别以酒六升煮赤雹以上药令沸，待冷乃和诸脑等匀，然后碎辛夷等三味，以绵裹之，枣去皮核，合纳酒中，以瓷器贮之，五日以后光洗手讫，取涂手，甚光润。而忌火炙手。

《备急》：作手脂法。

---

① 澡豆方：《千金翼》卷五第五载与此处药味、主治同，剂量有出入，制作过程略异。

② 澡豆令人洗面光润方：《千金翼》卷五第五所载方中另有"白僵蚕、白附子、芎䓖各三两"共二十味药，其它药味与主治同，剂量有出入。

③ 手膏方：《千金翼》卷五第五载"手膏方"二者药味、主治同，剂量有出入。"光洗手"作"先净"；"赤雹（páo 音袍）"，"雹"，葫芦的一种。"赤雹"，又名气包、赤包、山屎瓜。为葫芦科植物赤瓟的果实。酸、苦、平。降逆，利湿，调气，活血。

猪胰—具 白芷四两 芎䓖 藁本 萎蕤 冬瓜仁 黄瓜楼仁各二两，末 酒二升

上八味，煮白芷沸，去滓，膏成，以涂手面，光润，妙。

《古今录验》：手膏方。

白芷四两 芎䓖 藁本 萎蕤 冬瓜仁 楝仁各三两 桃仁—升，去皮 枣肉二十枚 猪胰四具 冬瓜瓢汁—升 橘肉十枚 栝楼子十枚

上十二味，以水六升，煮取二升，酒三升，挼猪胰取汁，桃仁研入，以洗手面。

口脂方三首

《千金翼》：口脂方。

熟朱二两 紫草末五两 丁香二两，末 麝香—两

上四味，以甲煎和为膏，盛于匣内，即是甲煎口脂，如无甲煎即名唇脂，非口脂也。

《备急》：作唇脂法。

蜡二分 羊脂二分 甲煎—合，须别作，自有方 紫草半分 朱砂二分

上五味，于铜锅中微火煎蜡一沸，下羊脂一沸，又下甲煎一沸，又纳紫草一沸，次朱砂一沸，泻著筒内，候凝任用之。

《古今录验》：合口脂法。

好熟朱砂三两 紫草五两 丁香末二两 麝香末—两 口脂五十挺，武德六年十月，内供奉尚药直长蒋合进 沉香三斤 五药 上苏合四两半 麝香二两 甲香五两 白胶香七两 雀头香五两 丁香—两 蜜—升

上十四味，并大秤大两，粗捣碎，以蜜总和，分为两分，一分纳瓷器瓶内，其瓶受大四升，纳讫以薄绵幂口，以竹

蔑交络蔽瓶口。

藿香二两 苜蓿香—两 零陵香四两 茅香—两 甘松香—两半

上五味，以水一升、酒一升，渍一宿，于胡麻油一斗二升内煎之为泽，去滓，均分著二坩，各受一斗，掘地著坩，令坩口与地平，土塞坩四畔令实，即以上甲煎瓶器覆，中间一尺，以糠火烧之，常令著火，糠作火即散，著糠三日三夜，烧十石糠即好，冷出之，绵滤，即成甲煎。蜡七斤，上朱砂一斤五两，研令精细，紫草十一两，于蜡内煎紫草令色好，绵滤出，停冷，先于灰火上消蜡，纳甲煎，及搅看色好，以甲煎调，硬即加煎，软即加①蜡，取点刀子刃上看硬软，著紫草于铜铛内消之，取竹筒合两口脂法②，纸裹绳缠，以溶脂注满，停冷即成。于口脂摸法③，取干竹径头一寸半，一尺二寸锯截下两头，并不得节坚头，三分破之，去中分，前两相者④合令密，先以冷甲煎涂摸中，合之，以四重纸裹筒底，又以纸裹筒，令缝上不得漏，以绳子牢缠，消口脂，泻中令满，停冷解开，就摸出四分，以竹刀子约筒截割，令齐整。所以约筒者，筒口齐故也。前有麝香末一两，后又有麝二两，未详。

烧甲煎法六首

《千金翼》：甲煎法。

甲香三两 沉香六两 丁香 藿香各四两 薰陆香 枫香膏 麝香各二两 大枣十枚，取肉

上八味，㕮咀如豆片，又以蜜二合

---

① 加：原作"如"，据程本、高校本改。
② 合两口脂法：程本作"合面"。
③ 于口脂摸法：程本作"口脂模法"。
④ 者：程本作"著"。

和搅，纳瓷坩中，以绵裹口，将竹篾交络蔽之。又油六升、零陵香四两、甘松二两，绵裹，纳油中，铜铛缓火煎四、五沸止，去滓，更纳酒一升半，并纳煎坩中，亦以竹篾蔽之。然后剜地为坑，置坩于上，便使半腹，乃将前小香坩合此口上，以湿纸缠两口，仍以泥涂上，使厚一寸讫，灶下暖坩，火起从旦至暮，暖至四更止，明发待冷，看上坩香汁半流沥入下坩内成矣。

崔氏：烧甲煎香泽合口脂方。

泽兰香半斤　零陵香一斤　甘松香五两　吴藿香六两　新压乌麻油一升

上五味，并大斤两，拣择精细，暖水净洗，以酒水渍，使调匀，经一日一夜，并著铜铛中缓火煮之，经一宿，通前满两日两宿，唯须缓火煎讫，漉去香滓，澄取清，以绵滤总讫，纳著瓷坩中，勿令香气泄出，封闭，使如法。

又方

沉香一斤　丁香　甲香各一两　麝香　薰陆香　艾纳各半小两　白胶香　苏合香各一两

上八味，并大斤两，令别捣如麻子大，先炼白蜜，去上沫尽，即取沉香等于漆盘中和之，使调匀。若香干，取前件香泽和，使匀散，纳著瓷器中使实，看瓶大小取香多少，别以绵裹，以塞瓶口，缓急量之，仍用青竹篾三条搀①之，即覆瓶口于前件所烧香泽瓶口上，仍使两口上下相合，然后穿地埋著香泽瓶，口共地平，覆合香瓷瓶令露，乃以湿纸缠瓶口相合处，然后以麻捣，泥瓶口边厚三寸，盛香瓶上亦令遍厚一寸，以炭火绕瓶四边缓炙，使薄干，然后始用糠火，马粪火亦佳，烧经三宿四日，勿得断火，看之必使调匀。不得有多少之处，香汁即下不匀。三宿四日烧讫即住火，

其香泽火伤多即焦，令带少生气佳，仍停经两日，使香瓶冷讫，然始开，其上瓶总除却，更取别瓶，纳一分香于瓶中烧之，一依前法。若无别瓶，还取旧瓶亦得，其三分者香并烧讫，未得即开，仍经三日三夜停除火讫，又经两日，其甲煎成讫，澄清斟量取依色铸泻，其沉香少即少著香泽，只一遍烧上香瓶，亦得好味五升。铜铛一口，铜钵一口，黄蜡一大斤，上件蜡置于铛中，缓火煎之，使沫销尽，然后倾钵中，停经少时，使蜡冷凝，还取其蜡，依前销之，即择紫草一大斤，用长竹著②挟取一握，置于蜡中煎，取紫色，然后擢出，更著一握紫草，以此为度，煎紫草尽一斤，蜡色即足。若作紫口脂，不加余色；若造肉色口脂，著黄蜡、紫蜡各少许；若朱色口脂，凡一两蜡色中和两大豆许朱砂即得。但铸前件三色口脂法，一两色蜡中著半合甲煎相和，著头点置竹上看，坚柔得所，泻著竹筒中，斟酌凝冷即解看之。

又，煎甲煎，先须造香油方。

零陵香　藿香各一两，并剉之，以酒拌微湿用，绵裹，纳乌麻生油二升，缓火一宿，绞去滓，将油安三升瓶中，掘地作坑，埋瓶于中，瓶口向地平面

沉香一斤　小甲香八两　麝香三两　苏合香一两

上六味，并捣如大豆粒，以蜜拌，纳一小角瓶中，用竹篾封其口，勿令香漏，将此角倒捶土中瓶口内，以纸泥泥两瓶接口处，不令土入，用泥泥香瓶上，厚六、七分，用糠米一石烧上瓶，其火微微，不得烈，使糠尽煎乃成矣。并出第九卷中。

---

① 搀：栈（zhàn 音占）的讹字，《说文·木部》："栈，棚也。"段注："栈者，上下四旁皆称焉"，此指围裹。

② 著：高校本云疑为"箸"，宜从。

《古今录验》：甲煎方。

沉香 甲香各五两 檀香半两 麝香一分 香附子 甘松香 苏合香 白胶香各二两

上八味，捣碎，以蜜和，纳小瓷瓶中令满，绵幂口，以竹蔑十字络之。又生麻油二升、零陵香一分半、藿香二分、茅香二分。上相和，水一升，渍香一宿，著油内，微火上煎之，半日许泽成，去滓，别一瓷瓶中盛，将小香瓶覆著口入下瓶口中，以麻泥封，并泥瓶厚五分，埋土中，口与地平，泥上瓶讫，以糠火微微半日许著瓶上放火烧之，欲尽糠，勿令绝，三日三夜煎成，停二日许得冷，取泽用之。云停二十日转好。云烧不熟即不香，须熟烧。此方妙。

又方

蜡 蜜各十两 紫草一两半

上三味，和蜡煎令调，紫草和朱砂并泽泻筒中。

蔡尼：甲煎方。

沉香六两 丁香 篯香四两 枫香 青木香各二两 麝香一具 大枣十枚 肉甲香三两

上八味，剉，以蜜一合和拌，著坩内，绵裹，竹蔑络之。油六升、零陵香四两、甘松香二两，绵裹，著油中煎之，缓火可四五沸即止，去香草，著坩中，埋，出口，将小香坩合大坩，湿纸缠口，泥封可七分，须多著火，从旦至午即须缓火，至四更即去火，至明待冷发看，成甲煎矣。

造烟脂法一首

崔氏：造燕脂法。

准紫铆一斤，别捣 白皮①八钱，别捣碎 胡桐泪半两 波斯白石蜜两礣②

上四味，于铜铁铛器中著水八升，急火煮水，令鱼眼沸，纳紫铆，又沸，纳白皮讫，搅令调；又沸，纳胡桐泪及石蜜，总经十余沸，紫铆并沉向下即熟，以生绢滤之，渐渐浸叠絮上，好净绵亦得，其番饼大小随情，每浸讫以竹夹如干脯猎③于炭火上炙之燥，复更浸，浸经六七遍即成，若得十遍以上益浓美好。出第九卷中。

造水银霜法二首

《千金翼》：飞水银霜法。

水银一斤 朴硝八两 大醋半斤 黄矾十两 锡二十两，成炼三遍者 玄精六两 盐花三斤

上七味，先炼锡讫，又温水银令热乃投锡中，又捣玄精、黄矾令细，以绢下之，又捣锡令碎，以盐花并玄精等合和，以醋拌令湿，以盐花一斤藉底，乃布药令平，以朴硝盖上讫，以盆盖合，以盐灰为泥，泥缝际，干之，微火三日，武火四日，凡七日，去火一日开之，扫取极须勤心守，勿使须臾间解④慢则大失矣。出第五卷中。

崔氏：造水银霜法。

水银 石硫黄 伏龙肝各十两，细研 盐花一两，盐末是也

上四味，以水银别铛熬，石硫黄碎如豆，并别铛熬之，良久水银当热，石硫黄消成水，即并于一铛中和之，宜急倾并，并不急即两物不相入，并讫下火，急搅不得停手，若停手即水银别在一边，石硫黄如灰死亦别在一处。搅之良久，

---

① 白皮：山田业广引注惟寅云当作"柏"。

② 礣：山田业广引恕公曰恐为"累"字。

③ 猎（liè 音列）："通躐"，践也。此为跨越之意。

④ 解：通"懈"。

硫黄成灰，不见水银，即与伏龙肝，和搅令调，并和盐末搅之令相得，别取盐末罗于铛中，令遍底厚一分许，乃罗硫黄、伏龙肝、盐末等于铛中，如覆蒸饼，勿令全遍底，罗讫乃别罗盐末覆之，亦厚一分许，即以盆覆铛，以灰盐和土作泥，涂其缝，勿令干裂，裂即涂之，唯令勿泄炭火气，飞之一复时，开之。用火先缓后急，开讫以老鸡羽扫取，皆在盆上，凡一转后，即分旧土为四分，以一分和成霜，研之令调，又加二两盐末，准前法飞之讫，弃其土，又以余一分土和，飞之。四分凡得四转，及初飞与五转，每一转则弃其土，五转而土尽矣。若须多转，更用新土，依前法飞之，七转而可用之。出第九卷中。

鹿角桃花粉方二首

崔氏：鹿角粉方。

取角三四寸截之，乃向炊灶底烧一遍，去中心虚恶者，并除黑皮讫，捣作末，以绢筛，下水和，帛练四、五重，置角末于中，绞作团，大小任意，于炭火中熟烧，即将出火令冷，又捣碎作末，还以水和，更以帛练四、五重绞作团。如此四、五遍，烧捣碎者用水和，已后重三遍用牛乳和，烧捣一依前法，更捣碎，于瓷瓶中用玉锤研作末，将和桃花粉，佳。

又，桃花粉方。

光明砂　雄黄　熏黄并研末　真珠末　鹰粪　珊瑚　云母粉　麝香用当门子　鹿角粉无问多少，各等分

上九味，研，以细为佳。就中鹿角粉多少许无妨。

熏衣湿香方五首

《千金》：湿香方[①]。

沉香三分　零陵香　笺香　麝香各六分　薰陆香一分　丁子香二分　甲香半分，以水洗，熬　甘松香二分　檀香一分　藿香二分

上十味，粗捣下筛，蜜和为丸，烧之，为湿香熏衣。出第六卷中。

《千金翼》：熏衣湿香方。

薰陆香八两　詹糖香[②]五两　览探藿香各三两　甲香二两　青桂皮五两

上六味，先取硬者，黏湿，难碎者各别捣，或细切，㕮咀，使如黍粟，然后一一[③]薄布于盘上，自余别捣亦别于其上。有须[④]筛下者，以纱，不得太细。别煎蜜，就盘上以手搜搦令匀，然乃捣之，燥湿必须调适，不得过度，太燥则难丸，太湿则难烧，湿[⑤]则香气不发，燥[⑥]则烟多，烟多则唯有焦臭，无复[⑦]芬芳，是故香须粗细燥湿合度，蜜与香相称，火又须微，使香与绿烟共尽。出第五卷中。

《备急》：六味熏衣香方。

---

①　湿香方：《千金方》卷六第三载此方与此处药味相同，剂量略有出入。方中"笺香"即"煎香"，为沉香之肌理有黑脉，入水半浮半沉者，乃沉香之次品。制作方法为"蜜和，用熏衣瓶盛，埋之久窨（yìn 音印）"。"窨"即窨藏，深藏。

②　詹糖香：性味苦微温，无毒，能避秽化浊，消风散肿。

③　一一：原作"二"，据高校本、《千金翼》卷五第六改。

④　须：原作"顿"，据高校本、《千金翼》卷五第六改。

⑤　湿：原作"易尽"，据《千金翼》卷五第六改。

⑥　燥：原作"难尽"，据《千金翼》卷五第六改。

⑦　无复：原作"无后"，据程本、高校本及《千金翼》卷五第六改。

沉香一斤　麝香一两　苏合香一两半　丁香二两　甲香一两，酒洗，蜜涂微炙　白胶香一两

上六味[①]，药捣沉香令碎如大豆粒，丁香亦捣余香讫，蜜丸烧之，若熏衣加艾纳香半两佳。

又方

沉香九两　白檀香一两　麝香二两，并和捣　丁香一两二铢　苏合香一两　甲香二两，酒洗准前　薰陆香一两二铢，和捣　甘松香一两，别捣

上八味，蜜和，用瓶盛，埋地底，二十日出，丸以熏衣。

又，熏衣香方。

沉水香一斤，剉，酒渍一宿　䉡香五两，鸡骨者　甲香二两，酒洗　苏合香一两，如无亦得　麝香一两　丁香一两半　白檀香一两，别研

上七味，捣如小豆大小，相和，以细罗罗麝香，纳中令调，以密器盛，封三日用之，七日更佳。欲熏衣，先于润地陈，令浥浥[②]，上笼频烧三两大佳火炷，笼下安水一碗，烧讫止，衣于大箱中裛[③]之，经三两宿，然后上所经过处，去后犹得半日以来香气不歇。正观年中踰赐此方。

裛衣干香方五首

《千金》：干香方[④]。

麝香　沉香　甘松香各二两　丁香　䉡香各一两　藿香四两

上六味合，捣下筛，用裛衣，大佳。出第六卷中。

《千金翼》：裛衣干香方[⑤]。

沉香　苜蓿香各五两　白檀香三两　丁香　藿香　青木香　甘松香各一两　鸡舌香一两　零陵香十两　艾纳香二两　雀头香一两　麝香半两

上十二味，各捣如黍粟麸糠，勿令细末，乃和相得。若置衣箱中，必须绵裹之，不得用纸。秋冬犹著。盛热暑之时，香速绝，凡诸草香不但须新，及时乃佳。若欲少作者，准此为大率也。出第五卷中。

《备急》：裛衣香方。

藿香　零陵香　甘松香各一两　丁香二两

上四味，细剉如米粒，微捣，以绢袋盛衣箱中。南平公主方。

又方

泽兰香　甘松香　麝香各二两　沉香　檀香各四两　苜蓿香五两　零陵香六两[⑥]　丁香十两

上八味，粗捣，绢袋盛，衣箱中贮之。

又方

麝香研　苏合香　郁金香各一两　沉香十两　甲香四两，酒洗，熬　丁香四两　吴白胶香　詹糖香六两[⑦]

上八味，捣，以绢袋盛，裛衣中香。

外台秘要方卷第三十二

右从事郎充两浙东路提举茶盐司干办公事赵子孟校勘

---

① 上六味："六味"原脱，据程本、高校本补。

② 浥浥：原作"邑邑"，据程本、高校本改。"浥浥"，香气盛貌。

③ 裛（yì 音艺）：通"浥"。香气盛貌。

④ 干香方：《千金方》卷六第三作"裛衣香方"。药味与此同，剂量略异。制法中"捣下筛"下有"和为干香"四字。

⑤ 裛衣干香方：《千金翼》卷五第六作"浥衣香方"，药味同，剂量有出入。"勿令细末"作"等物令细末"；"香速绝"作"香速浥"；"不但须新"原作"不须"，高校本据改。

⑥ 六两：原作"大两"，据程本改。

⑦ 六两：高校本疑为"各六两"，宜从。

外台秘要方卷第三十三 _{妇人上三十七门}

朝散大夫守光禄卿直秘阁判登闻检院上护军臣林亿等上进

求子法及方一十二首

《**千金**》论曰：夫妇人之别有方者，以其血气不调，胎妊、生产、崩伤之异故也。是以妇人之病比之男子十倍难疗。经言：妇人者，众阴所集，常与湿居，十四岁已①上阴气浮溢，百想经心②，内伤五脏，外损姿颜，月水去留，前后交互，瘀血停凝，中道断绝，其中伤堕，不可具论。生熟二藏③，虚实交错，恶血④内漏，气脉损竭；或饮食无度，损伤非一；或胎疮未愈，而合阴阳；或行步

---

① 已：通"以"。

② 经心：犹烦心。《抱朴子·崇敬》："忧惧之劳，未常经心。"

③ 生熟二藏：程本作"矣，然五脏"。矣属上句。

④ 血：原作"肉"，据《千金方》卷二第一改。

风来，便利于悬厕之上，风从下入，便成十二痼疾，所以妇人别立方也。若是四时节气为病，虚实冷热为患者，故与丈夫同也。唯怀胎妊孕而挟病者，避其毒药耳。其杂病与丈夫同，则散在诸卷中，可得而知也。然而女人嗜欲多于丈夫，感病倍于男子，加以慈恋爱憎、嫉妒忧恚，染著坚牢，情不自抑，所以为病根深，疗之难瘥。故养生之家特须教子女学此三卷妇人方，令其精晓，即于仓卒之秋，何忧畏也？夫四德者，女子立身之枢机；产育者，妇人性命之长务。若不通明于此，则何以免其夭横者哉？故傅母①之徒，亦不可不学，常宜缮写一本，怀挟随身，以防不意②也。

又，论曰：人之情性，皆愿贤己而疾不及人，至于学问，则随情逐物，堕于事业，讵肯专一推求至理？莫不虚弃光阴，没齿无益。夫婚姻养育者，人伦之本，王化之基，圣人设教，备论厥旨，后生莫能精晓，临事之日，昏尔若愚，是则徒愿贤己而疾不及人之谬也。斯实不达贤己之趣，而妄徇虚声，以终无用。今具述求子之法以贻后嗣，同志之士或可览焉。

又，论曰：夫欲求子者，当先知夫妻本命③、五行相生及与德合，并本命不在子休废死墓中生者，则求子必得。若其本命五行相克及与刑煞冲破，并在子休废死墓中生者，则求子了不可得。慎无措意，纵或得者，于后终亦累人。若其相生并遇福德者，仍须依法如方避诸禁忌，则所诞儿子尽善尽美难以具陈矣。

禁忌法：

凡欲要儿子生吉良者，交会之日，常④避丙丁及弦望朔晦⑤，大风大雨大雾，大寒大暑，雷电霹雳，天地昏冥，日月无光，虹霓地动，日月薄蚀，此时受胎非止百倍损于父母，生子必⑥瘖痖聋聩，顽愚癫狂，挛跛盲眇，多病短寿，不孝不仁。又避日月火光星辰之下、神庙佛寺之中、井灶圊厕之侧、冢墓尸柩之旁，皆悉不可。夫交会如法，则有福德大智善人降托胎中，仍令父母性情调顺，所作和合，家道日隆，祥瑞竞集。若不如法，则有薄福愚痴恶人来托胎中，则令父母性情凶险，所作不成，家道日否⑦，殃咎屡至，虽生成长，家国灭亡。夫祸福之验，有如影响。此乃必然之理，何⑧不再思之？

男女受胎时日法：

凡男女受胎，皆以妇人经绝一日、三日、五日为男⑨，仍遇月宿在贵宿日，又以夜半后生气时泻精者⑩，有子皆男，必寿而贤明高爵也。若以经绝后二日、四日、六日泻精者，有子皆女。过六日

---

① 傅母：古代保育、辅导贵族子女的老年男女。按"傅"，傅父。"母"，保姆。《公羊传·襄公三十年》："不见傅母不下堂。"注："礼，后夫人必有傅母……选老大夫为傅，选志大夫妻为母。"

② 不意：没有料想到的事。

③ 本命：出生年之干支。具体有"本命年"，即出生年份；"本命日"，即出生日。如生子年属鼠的人，子年为其本命年。

④ 常：通"当"。

⑤ 弦望朔晦：古代计日法。弦，每月的初七、初八日（上弦），二十二、二十三日（下弦）；望，每月十五日；晦，每月最后一天；朔，每月第一天。

⑥ 必：原作"或"，据《千金方》卷二十七第八改。

⑦ 家道日否（pǐ音匹）：家计日渐穷困。"否"，困穷，不顺。《左传·宣公十二年》："执事顺成为臧，逆为否。"

⑧ 何：《千金方》卷二十七第八作"可"。

⑨ 为男：《千金方》卷二十七第八无此二字，宜从。

⑩ 仍遇……泻精者：《千金方》卷二十七第八作"择其旺相日及月宿在贵宿日，以生气时夜半后乃施泻。"

皆不成子。又遇王①相日尤吉。

推王相日法：

春，甲乙；夏，丙丁；秋，庚辛；冬，壬癸。

推贵宿日法：

正月：一日、六日、九日、十日、十一日、十二日、十四日、二十一日、二十四日、二十九日。

二月：四日、七日、八日、九日、十日、十二日、十四日、十九日、二十二日、二十七日。

三月②：一日、六日、七日、八日、十日、十七日、二十日、二十五日。

四月：三日、四日、五日、六日、八日、十日、十五日、十八日、二十二日、二十八日。

五月③：一日、二日、三日、四日、五日、六日、十二日、十三日、十五日、十六日、二十日、二十五日、二十八日、二十九日、三十日。

六月：一日、三日、十日、十三日、十八日、二十三日、二十六日、二十七日、二十八日、二十九日。

七月④：一日、十一日、十六日、二十一日、二十四日、二十五日、二十六日、二十七日、二十九日。

八月⑤：五日、八日、十三日、十八日、二十一日、二十二日、二十三日、二十四日、二十五日、二十六日。

九月：三日、六日、十一日、十六日、十九日、二十日、二十一日、二十二日、二十四日。

十月⑥：一日、四日、九日、十四日、十七日、十八日、十九日、二十日、二十二日、二十九日。

十一月：一日、六日、十一日、十四日、十五日、十六日、十七日、十九日、二十六日、二十九日。

十二月⑦：四日、九日、十二日、十三日、十四日、十五日、十七日、二十四日、二十七日。

若春合甲寅乙卯，夏合丙午丁巳，秋合庚申辛酉，冬合壬子癸亥，与上件月宿日合者尤佳。出第二卷中。

《千金翼》论曰：夫求子者，服药须有次第，不得不知。其次第，谓男服七子散，女服荡胞汤及坐药，并服紫石门冬丸，则无不得效矣。不知此者，得力鲜焉。出第五卷中。其七子散、荡胞汤、紫石门冬丸在次下《千金》并《翼》方中。

《广济》：疗无子，令子宫暖⑧，内灸丸方。

麝香二分，研　皂荚十分，涂酥炙，削去黑皮子　蜀椒六分，汗

上三味，捣筛，蜜丸酸枣仁大，以绵裹纳产宫中，留少绵线出，觉憎寒不净下多，即抽线，线出却丸药，一日一度换之，无问昼夜皆纳。无所忌。

又方

蛇床子　石盐　细辛　干姜　土瓜根各四两

上五味，捣散，取如枣核大，以绵

---

① 王：用作"旺"，下同。

② 三月：《千金方》卷二十七第八其下有"二日、五日。"

③ 五月：《千金方》卷二十七第八无"十三日"、"十六日"。

④ 七月：《千金方》卷二十七第八"一日"下有"八日"。

⑤ 八月：《千金方》卷二十七第八"八日"下有"十日"。

⑥ 十月：《千金方》卷二十七第八有"十日"，"二十三日"。

⑦ 十二月：《千金方》卷二十七第八无"二十七日"。

⑧ 暖：原脱，高校本据《妇人大全良方》卷九第四补。

裹纳子宫中，以指进之，依准前法。中间病未可，必不得近丈夫，余无所忌。并出第三卷中。

又，疗妇人百病断绝绪产，白薇丸方。

白薇　细辛　厚朴炙　椒汗　桔梗　鳖甲炙，各五分　防风　大黄　附子炮　石硫黄各六分，研　牡蒙二分　人参　桑上寄生各四分　半夏洗　白僵蚕　续断　秦艽　紫菀　杜蘅①　牛膝　虻虫去翅足，熬　水蛭各二分　紫石英研　朴硝　桂心　钟乳　当归各八分

上二十七味，捣筛，蜜丸，空腹温酒服如梧桐子十五丸，日二，渐加至三十丸。不吐不利。忌生冷、油腻、饧、生血物、人苋、生葱、生菜、猪肉、黏食、陈臭。出第二卷中。

《千金》：七子散，疗丈夫风虚目暗，精气衰少无子，补不足方。

五味子　牡荆子　菟丝子　车前子　干地黄　薯蓣　石斛　杜仲　鹿茸炙　远志去心　菥蓂子②各八分　附子炮　蛇床子　芎䓖各六分　山茱萸　天雄炮　黄芪　人参　茯苓　牛膝各五分　桂心十分　巴戟天十二分　苁蓉七分　钟乳三分

上二十四味，捣筛为散，酒服方寸匕，日二服，不知，增至二匕，以知为度。忌生冷酢滑、猪、鸡、鱼、蒜、油腻。不能酒者，蜜和丸服亦佳。行房法一依《素女经》，女人月信断一日为男，二日为女，三日为男，四日为女，已外无子。仍每日午时前、半夜后阳时为男，下精欲得去玉门入半寸，不尔过子宫。一方加覆盆子八分。《经心录》并《翼》同。忌芜荑、生葱。

又，朴硝荡胞汤③，疗妇人立身已来全不生及断绪，久不产三十年者方。

朴硝　牡丹　当归　大黄　桃仁去皮尖，生用，各三两　细辛　厚朴炙　桔梗　芍药　人参　茯苓　桂心　甘草炙　牛膝　橘皮各二两　虻虫去翅足，微熬　水蛭炙，各六十枚　附子一两半，炮

上十八味，切，以清酒五升，水六升合，煮取三升，分四服，日三夜一。每服相去三辰，少时更服如常。覆被取少汗，汗不出，冬日著火笼。必下积血及冷赤脓，如赤小豆汁，本为妇人子宫内有此恶物令然，或天阴脐下痛，或月水不调，为有冷血不受胎。若斟酌下尽，气力弱大困，不堪更服，亦可二三服，即止。如大闷不堪，可食酢饭冷浆一口即止，然恐去恶物不尽，不大得药力，若能忍，服尽大好。一日后仍著导药。《翼方》无桔梗、甘草。并出第二卷中。

《千金翼》：坐导药方。

皂荚一两，炙，去皮子　大黄　戎盐　矾石烧　当归各二两　五味子　干姜各三两　细辛三两　蜀椒汗，二两　葶苈子　苦瓠④各三分，《千金》作山茱萸

上十一味，捣筛，纳轻绢袋子，如中指许大，长三寸，盛之令满，纳子门中，坐卧⑤任意，勿行走急，小便时即出之，仍易新者，一日⑥当下青黄冷汁，汁尽止，即可幸御，自有子。若未见病出，亦可至十日安之。《千金》无葶苈。一方又有砒霜三分。《广济》同。著药后一

---

① 杜蘅：程本作"杜仲"。
② 菥蓂子：药名，为十字花科植物菥蓂的种子。性味辛微温。主治目赤肿痛流泪。
③ 朴硝荡胞汤：《千金方》卷二第一所载与此方药味主治相同，剂量有出入。"断绪"指断绝子绪，谓妇女多年不孕。
④ 苦瓠（hù 音户）：即苦瓟，瓜类。味苦如胆，不可食，故名。为葫芦科植物苦葫芦的果实。性味苦寒，能利水消肿。
⑤ 卧：原脱，据《千金翼》卷五第一补。
⑥ 一日：《千金方》卷二第一作"一日一度"。

日，乃服**紫石门冬丸**，其方如下：

紫石英七日研之　天门冬各三两，去心　紫葳　甘草炙　桂心　牡荆子《千金》作牡蒙　乌头炮　干地黄　辛夷仁　石斛　卷柏　禹余粮　当归　芎劳各三两　乌贼鱼骨　牛膝　薯蓣①各六分　桑寄生　人参　牡丹　干姜　厚朴　续断　食茱萸　细辛各五分　柏子仁一两

上二十六味②，捣筛，蜜和。酒服十丸如梧桐子，日三，稍加至三十丸。慎如药法。《经心录》同。并出第五卷中。

《延年》：疗妇人子脏偏僻，冷结无子，坐药方。

蛇床子三两　芫花三两

上二味，捣筛，取枣大，纱袋盛，纳产门中，令没指，袋少长，作③须去，任意卧著，慎风冷。出第四卷中。

久无子方五首

《广济》：疗久无子，白薇丸方。

白薇　牡蒙　蒿本各五分　当归　干地黄各七分　芎劳　人参　柏子仁　石斛　桂心　附子炮　五味子　防风　吴茱萸　甘草炙　牛膝　桑寄生各六分　姜黄七分　禹余粮八分　秦椒二分，汗

上二十味，捣筛，蜜丸如梧子，空腹酒下二十丸，加至三十丸，日再服。不利。忌生葱、生菜、热面、荞麦、猪肉、葵菜、芜荑、菘菜、海藻、黏食、陈臭物等。

又，疗久无子断绪，少腹冷疼，气不调，地黄汤方。

干地黄　牛膝　当归各八两　芎劳　卷柏　防风各六分　桂心　牵牛子末各三分

上八味，切，以水六升，煮取二升三合，去滓，分三服，服别和一分牵牛子末服，如人行四五里更进一服，以快

利止。忌热面、荞麦、炙肉、生葱、芜荑、蒜、黏食等物。出第三卷中。

《千金》：疗月水不利，闭塞绝产十八年，服此药二十八日有子，金城太守白薇丸方。

白薇　细辛各五分　人参　杜衡　厚朴炙　牡蒙　半夏洗　白僵蚕　秦芁　当归　紫菀各三分　牛膝　沙参　干姜各二分　蜀椒汗　附子炮　防风各六分。《古今录验》不用杜蘅，用牡蛎三分，熬。

上十七味，末之，蜜和丸，先食服如梧桐子三丸，不知稍增至四五丸。此药不长将服④，觉有身则止，用大验。忌饧、猪羊肉、冷水、生葱、生菜。《延年》同。崔氏有桔梗、丹参各三分。出第二卷中。

《千金翼》：白薇丸⑤，主久无子或断绪，上热下冷，百病皆疗之方。

白薇　车前子各三分　当归　芎劳　蛇床子各四分　紫石英　菴䕡子　石膏　藁本　卷柏各五分　泽兰　太一禹余粮　覆盆子　桃仁熬　白芷　麦门冬去心　人参各六分　桂心　蒲黄各十分　细辛　干姜　干地黄　椒汗，各十二分　茯苓　赤石脂　远志去心　白龙骨各八分　橘皮二分

上二十八味，捣筛为末，蜜和，酒服十五丸如梧桐子，日再，增至四十丸，以知为度，亦可至五十丸。慎猪、鸡、鱼、蒜、生冷、酢滑、生葱、生菜、芜

_____

① 薯蓣：即山药。《神农本草经》名薯蓣。唐人为避唐代宗李豫名讳，改名署药。宋人为避宋英宗赵曙名讳，又改名为山药。

② 二十六味：此二十六味药与《千金方》卷二第一中用量略异。

③ 作：程本作"便时"，宜从。

④ 不长将服：程本作"不可将服"。高校本云当作"不可长将服"，宜从。

⑤ 白薇丸：《千金翼》卷五第一所载与此处药味，主治同，剂量略异。

黄、驴马等肉。觉有身则止药。秘之勿妄传也。出第五卷中。

《经心录》：茱萸丸，疗妇人阴寒，十年无子方。

吴茱萸一升　蜀椒一升，去目，汗，末上二味，蜜丸如弹子丸，绵裹导子肠①中，日再易。无所下，但开子藏，令阴温，即有子也。出第六卷中。

养胎法并禁忌一十三首

《千金》论曰：旧说凡受胎三月，逐物变化，禀质未定，故妊娠三月欲得观犀象猛兽、珠玉宝物，欲得见贤人君子、盛德大师，观礼乐钟鼓，俎豆②、军旅③陈设，焚烧名香，口诵诗书、古今箴诫④，居处简静，割不正不食，席不正不坐，弹琴瑟，调心神，和性情，节嗜欲，庶事清静，生子皆良，长寿忠孝，仁义聪惠，无疾。盖文王胎教⑤者也。

又，论曰：儿在胎，日月未满，阴阳未备，腑脏骨节皆未成足，故自初讫于将产，饮食居处皆有禁忌。

又，妊娠食鸡子及干鲤鱼，令子多疮；

又，妊娠食鸡肉、糯米，令子多寸白虫；

又，妊娠食雀肉并豆酱，令子满面䵟䵴⑥黑子；

又，妊娠食山羊肉，令子多病；

又，妊娠食兔犬肉，令子无音声，并缺唇；

又，妊娠食驴马肉，延月；

又，妊娠食椹并鸭子，令子倒出，心寒；

又，妊娠食骡肉，难产；

又，妊娠食雀肉、饮酒，令子心淫情乱，不畏羞耻；

又，妊娠勿向非常之地大小便，必半产杀人；

又，妊娠勿食羊肝，令子多厄；

又，妊娠勿食鳖，令儿短项；

又，妊娠食冰浆，绝产。并出第二卷中。

妊娠随月数服药及将息法一十九首

《千金》：妊娠一月，名始胚。饮食精熟，酸美受御，宜食大麦，无食腥辛，是谓才正。

又，妊娠一月，足厥阴脉养，不可针灸其经。足厥阴内属于肝，肝主筋及血，一月之时⑦，血行否涩，不为力事，寝必安静，无令恐畏。

又，妊娠一月，阴阳新合为胎。寒多为痛，热多卒惊，举重腰痛，腹满胞急，卒有所下，当预安之，宜服乌雌鸡汤方。

乌雌鸡一只，治如食法　茯苓二两　吴茱萸一升　芍药　白术各三两　麦门冬五合，去

---

① 子肠：即子宫。

② 俎（zǔ 音阻）豆：古代宴客、朝聘、祭祀用的礼器。《论语·卫灵公》："俎豆之事，则尝闻之矣。"注："俎豆，礼器。"按"俎"，置肉的几；"豆"，盛干肉一类食物的器皿。

③ 军旅：军队。《国语·齐语》："春以蒐振旅，秋以狝治兵，是故卒伍整于里，军旅整于郊。"

④ 箴（zhēn 音贞）诫：即箴言。规劝人遵守的准则。按"箴"，规谏。"诫"，告诫。

⑤ 文王胎教：胎教首见于《大戴礼记》和汉代刘向的《列女传》。"文王"，即周文王。文王胎教系托名。

⑥ 䵟䵴（gǎn zèng 音杆赠）：面部黧黑枯槁有黑斑。

⑦ 时：原脱，据程本、高校本、《千金方》卷二第三补。

心　人参三两　阿胶二两　甘草一两,炙　生姜一两,切

上十味,切,以水一斗二升,煮鸡取汁六升,去鸡下药,煮取三升,纳酒三升,并胶烊尽,取三升,去滓,温服一升,日三服。

又,若曾伤一月胎者,当预服补胎汤方。

细辛一两　防风二两　乌梅一升　吴茱萸五合　干地黄　白术各一两　大麦五合　生姜四两

上八味,切,以水七升,煮取二升半,去滓,分温三服①。若寒多者,倍细辛、茱萸;若热多、渴者,去细辛、茱萸,加栝楼根二两;若有所思,去大麦,加柏子仁三合。忌生菜、芜荑、桃李、雀肉等物。一方人参一两。

又,妊娠二月,名始膏。无食辛臊,居必静处,男子勿劳,百节皆痛,是谓胎始结。

又,妊娠二月,足少阳脉养,不可针灸其经。足少阳内属于胆,胆主精,二月之时,儿精成于胞里,当慎护惊动。

又,妊娠二月,始阴阳踞经。有寒多坏不成,有热即萎,卒中风寒,有所动摇,心满脐下悬急,腰背强痛,卒有所下,乍寒乍热,艾汤主之方②。

丹参三两　当归　人参　麻黄去节　艾叶　阿胶炙,各二两　甘草一两,炙　大枣十二枚,擘　生姜六两

上九味,切,以酒三升、水一斗,纳药,煮减半,去滓,纳胶,煎取三升,分温三服。忌海藻、菘菜。

又,若曾伤二月胎者,当预服黄连汤方。

黄连　人参各一两　吴茱萸五合　生地黄五两　生姜三两

上五味,切,以醋浆七升,煮取三升,分四服,日三夜一,每十日一作。若颇觉不安,加乌梅一升,加乌梅者不用浆,直用水耳。忌猪肉、冷水、芜荑。一方当归半两。

又,妊娠三月,名始胎。当此之时,未有定仪③,见物而化。欲生男者,操弓矢;欲生女者,弄珠玑;欲子美好,数视璧玉;欲子贤良,端坐清虚。是谓外象而内感者也。

又,妊娠三月,手心主脉养,不可针灸其经。手心主内属于心,无悲哀,无思虑、惊动。

又,妊娠三月,为定形。有寒大便青,有热小便难,不赤即黄,卒惊恐忧愁嗔恚④喜顿仆⑤,动于经脉,腹满绕脐苦痛,腰背痛,卒有所下,雄鸡汤方。

雄鸡一只,治如食法　甘草炙　人参　茯苓　阿胶各二两　黄芩　白术各一两　麦门冬去心,五合　芍药四两　大枣十二枚,擘　生姜一两,切

上十一味,切,以水一斗五升,煮鸡减半,纳药⑥,煮取半,纳清酒三升并胶,再煎取三升,分三服,一日尽之。当温卧。忌海藻、菘菜、酢物、桃李、雀肉等。一方当归、芎䓖二两,不用黄芩、生姜。

又,若曾伤三月胎者,当预服茯神汤方。

茯神　丹参　龙骨各一两　阿胶　当

---

① 分温三服:《千金方》卷二第三作"分三服,先食服"。

② 艾汤主之方:《千金方》卷二第三作"艾叶汤主之方",药味、主治与此相同,剂量略异。

③ 未有定仪:指胎儿容貌尚未定型。"仪",容貌。《集韵·支韵》:"仪,容也。"

④ 嗔恚:即生气发怒。"嗔"原作"瞋",据程本改。

⑤ 顿仆:因困顿跌倒在地。《三国志·吴书·诸葛恪传》:"士卒伤病,流曳道路,或顿仆坑壑。"

⑥ 纳药:《千金方》卷二第三作"出鸡纳药"。

归　甘草炙　人参各二两　赤小豆二十一粒　大枣十二枚,擘

上九味,切,酢浆一斗,煮取三升,分四服①,七日后服一剂。腰痛者加桑寄生二两。忌海藻、菘菜。深师有薤白二两,麻子一升。

又,妊娠四月,始受水精,以成血脉。其食稻粳,其羹鱼雁②,是谓成③,血气以通耳目,而行经络。

又,妊娠四月,手少阳脉养,不可针灸其经。手少阳内输三焦,四月之时儿六腑顺成,当静形体,和心志,节饮食。

又,妊娠四月为离经,有寒心下温温④欲呕,胸膈满,不欲食,有热,小便难,数数如淋状,脐下苦急,卒风寒,颈项强痛,寒热,或惊动身躯,腰背腹痛,往来有时,胎上迫胸,烦不得安,卒有所下,菊花汤方。

菊花如鸡子大一枚　麦门冬去心,一升　麻黄三两,去节　阿胶三两,炙　甘草二两,炙　当归二两　人参一两半　生姜五两　半夏二两,洗　大枣十二枚,擘。

上十味,以水八升,煮减半,纳清酒三升并阿胶,煎取三升,分三服。温卧当汗,以粉粉之,护风寒四五日。忌羊肉、海藻、菘菜、饧等。

又,若曾伤四月胎者,当预服调中汤方。

芍药四两　甘草炙　芎䓖　续断各一两　生李根白皮　柴胡　白术各三两　乌梅一升　当归一两半　生姜四两　厚朴炙　枳实炙,各二两

上十二味,切,以水一斗,煮取三升,分四服,日三夜一,八日复服一剂。一方半夏二两。忌海藻、菘菜、桃李、雀肉等物。

又,妊娠五月,始受火精,以成其气,晏起,沐浴浣衣,深其⑤居处,必厚其衣裳,朝吸天光,以避寒殃,其食稻麦,其羹牛羊,和茱萸,调以五味,是谓养气,以定五脏。

又,妊娠五月,足太阴脉养,不可针灸其经。足太阴内输于脾,五月之时儿四肢成,无大饥,无甚饱,无食干燥,无自炙热,无大劳倦。

又,妊娠五月,毛发初生,有热苦头眩,心乱呕吐,有寒苦腹满痛,小便数;卒有恐怖,四肢疼痛,寒热,胎动无常处,腹痛闷顿欲仆,卒有所下,阿胶汤方。又方旋覆花汤。

阿胶四两,炙　人参一两　麦门冬一升,去心　生姜六两　吴茱萸七合　旋覆花　当归　芍药　甘草炙　黄芩各二两

上十味,切,以⑥水九升煮减半,内清酒三升并胶,微火煎取三升半,分四服,日三服夜一,先食再服便愈,不瘥更服。忌海藻、菘菜。

又,若曾伤五月胎者,当预服安中汤方。

甘草炙　芍药各三两　当归　人参　干地黄　芎䓖各二两　五味子五合　麦门冬去心,一升　大麻仁五合　生姜六两　大枣三十五枚,擘　黄芩一两

上十二味,切,以水七升,清酒五

① 分四服:《千金方》卷二第三"服"下有"先食服"三字。

② 其食稻粳,其羹鱼雁:《千金方》卷二第三作"食宜稻粳,羹宜鱼雁"。

③ 成:通"盛"。《千金方》卷二第三作"盛"。下同。

④ 温温:"温"通"愠"。《千金方》卷二第三作"愠愠",指心中郁阿欲吐貌。

⑤ 深其:原脱。据高校本、《千金方》卷二第三补。

⑥ 以:其上原衍"以清酒三升"五字,据高校本、《千金方》卷二第三删。

升，煮取三升半，分四服，日三夜一，七日复服一剂。忌菘菜、海藻、芜荑。

又，妊娠六月，始受金精，以成筋，身欲微劳，无得静处，出游于野，数观走犬马，食宜鸷鸟①猛兽之肉，是谓变腠理韧筋②，以养其力，以坚背脊。

又，妊娠六月，足阳明脉养，不可针灸其经。足阳明内属于胃，主其口目，六月之时儿口目皆成，调五味，食甘美，无大饱。

又，妊娠六月，卒有所动不安，寒热往来，腹内胀满，身体肿，惊怖，忽有所下，腹痛如欲产，手足烦疼，麦门冬汤方③。

麦门冬去心，一升　甘草炙　人参各一两　干地黄三两　黄芩二两　阿胶四两　生姜六两　大枣十五枚，擘

上八味，切，以水七升，煮减半，纳清酒二升并胶，煎取三升，分三服，每服如人行三四里，中间进糜粥。忌海藻、菘菜、芜荑。

又，若曾伤六月胎，当预服柴胡汤方④。

柴胡四两　苟药一方作紫葳　白术　甘草炙，各二两　麦门冬三两，去心　苁蓉一两　芎藭二两　干地黄五两　生姜六两　大枣三十枚，擘

上十味，切，以水一斗，煮取三升，分四服，日三夜一，中间进糜粥，勿食生冷及坚强之物，七日更服一剂。忌海藻、菘菜、芜荑、桃李、雀肉等。一方有黄芩二两。

又，妊娠七月，始受木精，以成骨，劳身摇肢，无使定止，动作屈伸以运血气，自此后居处必燥，饮食避寒，常食粳稻，以密腠理，是谓养骨而坚齿。

又，妊娠七月，手太阴脉养，不可针灸其经。手太阴内属于肺，肺主皮毛，七月之时儿皮毛已成，无大言，无号哭，无薄衣，无洗浴，无寒饮。

又，妊娠七月，忽惊恐摇动，腹痛，卒有所下，手足厥冷，脉若伤寒，烦热，腹满，短气，常苦颈项腰背强，葱白汤方⑤。

葱白长三四寸，十四枚　半夏洗　麦门冬去心，各一升　生姜八两　甘草炙　当归　黄芪各三两　阿胶四两　人参一两半　黄芩一两　旋覆花一把

上十一味，切，以水八升，煮减半，纳清酒三升并胶，煎取四升，温服一升，日三夜一，温卧当汗出。若不出者，加麻黄二两，煮服如前法。若秋后无强责汗。忌羊肉、饧、海藻、菘菜等。

又，曾伤七月胎者，当预服杏仁汤方⑥。

杏仁去双人皮尖，碎　甘草炙　钟乳研，各二两　麦门冬去心　吴茱萸各一升　干姜二两　五味子　粳米各五合　紫菀一两

上九味，切，以水八斗，煮取三升半，分四服，日三夜一，中间进食，七日服一剂。忌海藻、菘菜。

————————

① 鸷（zhì 音至）鸟：凶猛的鸟，如鹰、鹫之类。《楚辞·离骚》："鸷鸟之不群兮。"注："鸷，执也。谓能执伏众鸟，如鹰鹫之类。"

② 变腠理韧筋：即生养腠理，坚韧筋骨。"韧"原作"纽"，据程本、高校本、《千金方》卷二第三改。

③ 麦门冬汤方：《千金方》卷二第三所载与此药味相同，剂量略异。

④ 柴胡汤方：《千金方》卷二第三所载与此药味相同，剂量略异。

⑤ 葱白汤方：《千金方》卷二第三所载与此药味相同，剂量略异。

⑥ 杏仁汤：《千金方》卷二第三所载与此药味相同，剂量略异。

又，妊娠八月，始受土精，以成肤革①，和心静息，无使气极，是谓密腠理，光泽颜色。

又，妊娠八月，手阳明脉养，不可针灸其经。手阳明内属于大肠，大肠主九窍，八月之时儿九窍皆成，无食燥物，无辄失食，无忍大起。

又，妊娠八月，中风寒，有所犯触，身体尽痛，乍寒乍热，胎动不安，常苦头眩痛，绕脐下寒，时时小便白如米汁，或青或黄，或使寒栗，腰背苦冷痛，而目视茫茫，芍药汤方②。

芍药四分　人参　当归　甘草炙，各三两　白术一两　厚朴二两，炙　薤白切，一升　生姜四两，切

上八味，切，以水五升、酒四升合煮，取三升，分三服，日再夜一。忌海藻、菘菜、桃李、雀肉等。

又，若曾伤八月胎者，当预服葵子汤方③。

甘草炙，三两　芍药二两，一方四两　柴胡三两　葵子二升　白术三两　生姜六两　大枣二十枚，擘　厚朴二两

上八味，切，以水九升，煮取三升，分三服，日三，十日服一剂。忌海藻、菘菜、桃李、雀肉等。

又，妊娠九月，始受石精，以成皮毛，六腑百节莫不毕备，饮醴食甘，缓带自持而待之，是谓养毛发，多④才力。

又，妊娠九月，足少阴脉养，不可针灸其经。足少阴内属于肾，肾主续缕⑤，九月之时儿脉续缕皆成，无处湿⑥冷，无著炙衣。

又，妊娠九月，若卒下痢，腹满悬急，胎上冲，腰背痛不可转侧，短气，半夏汤方⑦。

半夏洗　麦门冬去心，各五合　干姜一两　当归　吴茱萸　阿胶炙，各三两　大枣十二枚，擘

上七味，切，以水九升，煮取三升，去滓，纳白蜜八合，微火上温，分四服，痢即止。忌生血物、饧。

又，若曾伤九月胎者，当预服猪肾汤方。

猪肾一具　茯苓　桑寄生　干姜　干地黄　芎藭各三两　白术四两　麦门冬一升，去心　附子中者一枚，炮　大豆三合

上十味，切，以水一斗，煮肾令熟，去肾纳诸药，煎取三升半，分四服，日三夜一，十日更一剂。忌猪肉、冷水、芜荑、桃李、雀肉、酢物等。

又，妊娠十月，五脏俱备，六腑齐通，纳天地气于丹田，故使关节人神皆备，但俟时⑧而生。《集验》、《延年》同。并出第二卷中。

《小品》：疗妊娠五月日，举动惊愕，动胎不安，下在小腹，痛引腰胁公洛切，脐下也，小便疼，下血，安胎当归汤方。

当归　阿胶炙　芎藭　人参各一两　大枣十二枚，擘　艾一虎口

上六味，切，以酒、水各三升合煮取三升，去滓，纳胶令烊，分三服，腹

---

① 肤革：即皮肤。《礼记·礼运》："四体既正，肤革充盈，人之肥也。"孔颖达疏："肤是革外之薄皮，革是肤内之厚皮。"

② 芍药汤方：《千金方》卷二第三所载与此药味同，剂量略异。

③ 葵子汤方：《千金方》卷二第三所载与此处药味同，剂量有出入。

④ 多：《千金方》卷二第三作"致"，宜从。

⑤ 续缕：嗣续后代。此谓生殖器官。

⑥ 湿：原作"温"，据程本、高校本、《千金方》卷二第三改。

⑦ 半夏汤方：《千金方》卷二第三所载与此处药味、用量略异。

⑧ 俟（sì音似）时："俟"，等候，等待。《玉篇·人部》："俟，候也。"《字汇·人部》："俟，待也。""俟时"，即待时。

中当小便缓，瘭也。《古今录验》、《救急》同。出第七卷中。

妊娠呕吐及恶食方九首

《集验》：疗妇人妊娠恶阻，呕吐不下食汤方。

青竹茹　橘皮各三两　生姜　茯苓各四两　半夏五两，汤洗十遍

上五味，切，以水六升，煮取二升半，分三服，不瘭频作。忌羊肉、饧、酢物等。《千金》、《经心录》同。

又，疗妊娠呕吐不下食，橘皮汤方。

橘皮　竹茹　人参　白术各三两　生姜四两　厚朴炙，二两

上六味，切，以水七升，煮取二升半，分三服，不瘭重作。忌桃李、雀肉等。《千金》、《救急》、《经心录》同。出第十一卷中。

《古今录验》：疗妊娠不欲食，或吐，春月所宜服柴胡汤方。

甘草炙　柴胡各二两　麻黄一两，去节，煎去沫　大枣十二枚，擘　食茱萸一升

上五味，切，以水六升，煮取三升，适寒温服一升，日三。疗食噫醋，除热下气，多所宜与上同。但秋冬夏①去茱萸，加枸杞子一斤；六月加小麦一升、石膏三两；秋去石膏，加甘草一两；九月去麻黄，加干姜一两；十月加芎䓖三分。忌海藻、菘菜。

又，疗恶食，人参汤方。

人参四两　厚朴炙　生姜　枳实炙　甘草炙，各二两

上五味，切，以水六升，煮取三升，分三服。忌海藻、菘菜。并出第三十四卷中。

崔氏：半夏茯苓汤，疗妊娠阻病，心中愦闷，空烦呕逆，恶闻食气，头眩

重，四肢百节疼烦沉重，多卧少起，恶寒汗出，疲极黄瘦方。

半夏洗　生姜各五两　旋覆花一两　橘皮二两　茯苓三两　细辛　芎䓖　人参　桔梗　甘草炙，各二两　芍药二两　干地黄三两

上十二味，切，以水一斗，煮取三升，分三服。忌猪羊肉、饧、菘菜、海藻、生菜、芜荑。

《千金》云：若病阻积月日不得治及服药冷热失候，病变客热，烦渴，口生疮者，除橘皮、细辛，用前胡、知母各二两；若变冷下痢者，除干地黄，用桂心二两；若食少胃中虚生热，大便闷塞，小便赤少者，加大黄三两，除地黄，加黄芩一两，余依方服一剂，得下后消息看气力、冷热，更增损方，调定更服一剂汤，便急服茯苓丸，令能食便强健也。

又，茯苓丸，疗妊娠阻病，患心中烦闷，头眩重，憎闻饮食气，便呕逆吐闷颠倒，四肢垂重，不自胜持，服之即效。要先服半夏茯苓汤两剂后，可将服茯苓丸方。

茯苓　人参各一两　桂心熬　橘皮　白术　甘草炙　葛根熬　干姜　半夏洗　枳实炙，各二两

上十味，捣筛，蜜和丸如梧桐子大，饮服二十丸，渐至三十丸，日三。《千金》同。忌海藻、菘菜、羊肉、饧、桃李、雀肉、酢等。《肘后》只五味②。又云：妊娠忌桂，后③熬。

又，疗妊娠常苦烦闷，此子烦也，竹沥汤方。

---

① 秋冬夏：原作"春秋冬夏"，因本方为"春月所宜"方，高校本据理删去"春"字。宜从。

② 《肘后》只五味：《千金方》卷二第二注有："《肘后》不用干姜、半夏、橘皮、白术、葛根，只五味。"

③ 后：《千金方》卷二第二作"故"，宜从。

竹沥三两　防风　黄芩　麦门冬去心，
各三两　茯苓四两

上五味，切，以水四升，合竹沥，
煮取二升半，分三服，不瘥重作。忌
酢物。

又方

时时服竹沥，随多少。出第十卷中。

《近效》：疗妊娠恶食，心中烦愦，
热闷呕吐方。

青竹茹　麦门冬去心，各三两　前胡二
两　陈橘皮一两，炙令黄焦，香气出佳　芦根一
握，取肥白嫩者

上五味，切，以水二大升，煮取半
大升，去滓，分再服，食后一服。无麦
门冬，用小麦三合煮之，勿令裂即熟。
四肢烦蒸者，加地骨皮。医人夏侯拯录。

妊娠胎动方九首

《广济》：主安胎，胎病漏①肚痛方。

当归　芎䓖　阿胶炙　人参各一两
大枣十二枚，擘

上五味，切，以水三升、酒四升，
合煮取二升半，分三服，五日一剂，频
服三四剂。无所忌。出第三卷中。

《小品》：疗妊娠重下，痛引腰背，
安胎止痛汤方。

当归　胶炙　干地黄　黄连　芍药各
一两　鸡子一枚　秫米一升

上七味，切，以水七升搅鸡子令相
得，煮秫米令如蟹目沸，去滓，纳诸药，
煮取三升，分四服。忌芜荑。《经心
录》同。

又，胶艾汤，疗损动母，去血腹
痛方。

胶一斤，炙　艾叶一莒②

上二味，以水五升，煮取二升半，
分三服。出第七卷中。《经心录》同。

《集验》：疗妊娠胎动不安，腹痛，
葱白汤方。

葱白切，一升　阿胶炙　当归　续断
芎䓖各三两　银随多少③

上六味，切，以水一斗，先煮银取
七升，去银，纳余药，煎取二升半，纳
胶令烊，分三服，不瘥更作。　《千
金》同。

又，疗妊娠二、三月上至八、九月，
胎动不安，腹痛，已有所见方。

艾叶　阿胶炙　芎䓖　当归各三两
甘草一两，炙

上五味，切，以水八升，煮取三升，
去滓，纳胶令烊，分三服，日三。《千
金》、文仲、《备急》同。

又，疗妊娠六、七月，胎动不安，
常处旋覆花汤方。

旋覆花一两　厚朴炙　白术　枳实炙
黄芩　茯苓各三两　半夏洗十遍　芍药
生姜各二两

上九味，切，以水一斗，煮取二升
半，先食分五服，日三夜二。忌羊肉、
饧、醋、桃李、雀肉等。《千金》同。出
第十一卷中。

《删繁》：疗女人怀妊，胎动不安，
葱豉安胎汤方。

香豉一升，熬　葱白切，一升　阿胶二
两，炙

上三味，切，以水三升，煮二物，取
一升，去滓，下阿胶，更煎胶烊服，一日一
夕可服三四剂。出第七卷中。　《经心
录》同。

---

① 漏：《妇人大全良方》卷十二第六作"漏
血"。

② 莒（jǔ音举）：指芋头。"一莒"，即一个芋
头大小的量。

③ 银随多少：《千金方》卷二第四作"煮银六七
两"。

文仲、徐王：效神验胎动方。

当归六分　芎䓖四分

上二味，切，以水四升、酒三升半，煮取三升，分三服。若胎死即出。此用神验。血上心腹满者，如汤沃雪。《救急》、《经心录》同。崔氏用米醋二升，煎二十沸服。

又，安胎寄生汤，疗流下方[1]。

桑上寄生五分　白术五分　茯苓四分
甘草十分，炙

上四味，切，以水五升，煮取二升半，分三服。若人壮者可加芍药八分、足水二升。若胎不安，腹痛端然有所见，加干姜四分，即安。忌海藻、菘菜、酢物、桃李、雀肉等。崔氏、《小品》、《经心》同。出第七卷中。

动胎腰腹痛方三首

《广济》：疗妇人妊娠动胎，腰腹痛及血下方[2]。

当归三两　葱白切，一升　芎䓖三两
艾叶二两　鹿角胶二两，炙　苧根[3]三两

上六味，切，以银汁一斗，煮取三升，绞取滓，纳胶，上火，胶烊分三服，服别相去如人行六七里。未好瘥，停一日更进一剂。无所忌。出第三卷中。

《小品》：苧根汤，疗劳损动胎，腹痛去血，胎动向下方。

苧根　干地黄各二两　当归　芍药
阿胶炙　甘草炙，各一两

上六味，切，以水六升，煮取二升，去滓，纳胶烊，分三服。忌海藻、松菜、芜荑。出第七卷中。

《救急》：疗妊娠动胎去血，腰腹痛方。

芎䓖　阿胶　当归　青竹茹各三两
上四味，切，以水一斗半，煮银二

斤，取六升，去银，纳药，煎取二升半，分三服，日再夜一。不瘥，更作一剂。《集验》、《千金》、文仲、《古今录验》、《备急》、《经心录》同。出第四卷中。

顿仆胎动方四首

《集验》：疗妊娠二、三月上至七、八月，顿仆失踞，胎动不安，伤损腰腹痛欲死，若有所见，及胎奔上抢心，短气，胶艾汤方。

当归　芎䓖　甘草炙　阿胶炙　芍药
各二两　艾叶三两　干地黄四两

上七味，切，以水五升，好酒三升，合煮取三升，去滓，纳胶，更上火令胶烊，分三服，日三。不瘥更作。忌海藻、菘菜、芜荑。文仲同。出第十一卷中。

文仲、葛氏：若由顿仆及举重致胎动去血者方。

捣黄连下筛，酒服方寸匕，日三，愈，血乃止。忌猪肉、冷水等物。

又方

赤小豆二升，熬令香，著鸡子十四枚破纳小豆中，更熬令黄黑，末，和酒服一匕，日三服。

又方

胶三两，炙　当归二两　甘草一两，炙
上三味，切，以水五升，煮取二升，分再服。忌菘菜、海藻。并出第七卷中。

---

① 疗流下方：《妇人大全良方》作"疗血流下方"。

② 疗妇人妊娠动胎，腰腹痛及血下方：《圣济总录》卷一百五十四方作"当归饮"。

③ 苧（zhù 音注）根："苧"，"苎"的繁体字，下逐改。苎根主治热病，烦渴，胎动下血。

胎数伤及不长方三首

《广济》：疗妇人怀妊数伤胎方。

鲤鱼二斤　粳米一升

上二味，如法作臛①，少著盐，勿著葱、豉、醋，食之甚良。一月中顿三过作效，安稳无忌。《集验》、文仲、《备急》、崔氏、《延年》同。出第三卷中。

《集验》：疗妇人怀胎不长方。

鲤鱼长一尺者，水渍没，纳盐如枣，煮令熟，取汁，稍稍饮之，当胎所腹上当汗如鼻状。虽有所见，胎虽不安者，十余日辄一作，此令胎长大，甚平安。出第十一卷中。

《古今录验》：疗妊娠养胎，白术散方。

白术　芎䓖各四分　蜀椒三分,汗　牡蛎二分

上四味，捣下筛，酒服满一钱匕，日三夜一。但苦痛，加芍药；心下毒痛，倍加芎䓖；吐唾不能食饮，加细辛一两、半夏大钱二十枚服之，复更以醋浆水服之；若呕，亦以醋浆水服之，复不解者，小麦汁服之，已后其人若渴，大麦粥服之。病虽愈尽服之，勿置。裴伏、张仲景方。忌桃李、雀肉等。出第十一卷中。

妊娠伤寒方四首

《广济》：疗妊娠伤寒，头痛壮热，支节烦疼方②。

前胡　知母各三两　石膏五两　大青黄芩　栀子各一两　葱白切,一升

上七味，切，以水七升，煮取二升三合，绞去滓，分三服，服别相去如人行七八里再服。不利。忌热面、羊肉。《集验》、文仲、《备急》、《救急》同。

出第三卷中。

《千金》：疗妊娠伤寒方。

葱白十茎　生姜二两,切

上二味，以水三升，煮取二升半③，顿服，取汗。

又方

鲫鱼一头，烧作灰，捣末，酒服方寸匕，取汗。并出第二卷中。

《救急》：疗妇人妊娠七月，若伤寒壮热，赤斑变为黑斑，溺血气方④。

升麻　栀子仁各四两　大青　杏仁去皮尖　黄芩各三分　葱白切，一升

上六味，切，以水六升，煮取半，分三服。出第四卷中。

妊娠患疟方二首

《集验》：疗妊娠患疟汤方。

常山二两　甘草一两,炙　黄芩三两乌梅十四枚,碎　石膏八两

上五味，切，以水一升半⑤，合渍药一宿，煮三四沸，去滓。初服六合，次服四合，后服二合，凡三服。忌海藻、菘菜、生葱。《千金》、《救急》、《古今录验》同。

《千金》：妊娠患疟方。

常山　竹叶各三两　石膏八两,碎　糯米⑥一百粒

---

① 臛（huò 音货）：肉羹。

② 疗妊娠伤寒，头痛壮热，支节烦疼方：《妇人大全良方》卷十四第四名作"前胡汤"。方中另有"甜竹茹三分"。

③ 二升半：《千金方》卷二第四作"一升半"。

④ 疗妇人……溺血气方：程本作"疗妇人妊娠十月，若伤寒壮热，赤斑变为黑斑，溺血方"。《妇人大全良方》引方名为"栀子大青汤"。

⑤ 以水一升半：《千金方》卷二第四作"以水，酒各一升半"。

⑥ 糯米：《千金方》卷二第四作"粳米"。

上四味，切，以水六升，煮取二升半，去滓，分三服。第一服未发前一食久服之；第二服取临欲发；余一服用涂头额及胸前五心，药滓置头边。当一日勿进水及进饮食，过发后乃进饮粥。忌生葱、菜。《集验》、文仲、《备急》同。出第二卷中。

妊娠下痢方四首

《千金》：疗妊娠下痢方。

白杨皮一斤，以水一大升，煮取二小升，分三服。

又，妊娠及产已，寒热下痢方[①]。

黄连一升　栀子十二枚，擘　黄柏一斤

上三味，切，以水五升，渍一宿，煮三沸，服一升，一日一夜令尽。呕者，加橘皮一把、生姜二两。《翼》同。并出第二卷中。

文仲：疗妊娠下痢不止方。

黄柏　干姜　赤石脂各二两　石榴皮一具

上四味，切，以水八升，煮取二升，分三服。出第七卷中。

《古今录验》：疗妊娠下痢方。

酸石榴皮　黄芩　人参各三两　樗皮四两　粳米三合

上五味，切，以水七升，煮取二升半，分三服。《千金》、《经心录》同。出第三十四卷中。

妊娠心痛方九首

《千金》：疗妊娠心痛方。

青竹茹一升　羊脂八两　白蜜三两

上三味，合煎，食前顿服如枣核大三枚，日三服。

又方

蜜一升，和井底泥，泥心[②]。

又方

青竹皮一升、酒二升，煮三沸，顿服之。

又方

破鸡子一枚，和酒服之。

又方[③]

麻子三升、水八升，煮取五升，分五服。

又方[④]

橘皮三两　豉二两

上二味，捣，为丸如梧桐子，服二七丸。

又方[⑤]

烧牛屎焦，末，水服方寸匕，日三。并出第二卷中。

文仲、葛氏：疗妊娠卒胎上迫心痛方。

取弩弦，急带之，立愈。出第七卷中。

《古今录验》：疗妊娠卒得心痛欲死，术汤方[⑥]。

白术六两　黄芩三两　芍药四两

上三味，切，以水六升，煮取二升半，分三服，半日令尽，微下水，令易生。忌桃李、雀肉。出第三十四卷中。

----

① 妊娠及产已，寒热下痢方：《妇人良方大全》卷十五第二作"妊娠及产已，寒热下痢，冷热不调方"。

② 泥心：程本、《千金方》卷二第四并作"泥心下"。宜从。

③ 又方：《千金方》卷二第四作"治妊娠腰痛方"。煮取时用水量略异。

④ 又方：《千金方》卷二第四作"治妊娠腰痛方"，方中"橘皮"作"榆白皮"。剂型"为丸"作"蜜丸"。

⑤ 又方：《千金方》卷二第四作"治妊娠腰痛方"。

⑥ 疗妊娠卒得心痛欲死，术汤方：《千金方》卷二第四作"治妊娠腹中满痛入心，不得饮食方"。

妊娠腹痛方三首

《千金》：疗妊娠腹中痛方。

生地黄三斤，捣绞取汁，酒一升合煎减半，顿服。

又方

烧车釭①脂，末，内酒中服。又服一升蜜，良②。并出第二卷中。

《古今录验》：疗妊娠腹痛，或是冷痛，或是胎动，葱白当归汤方。

葱白一虎口　当归三两

上二味，切，以水、酒共五升，煮取二升，分再服，亦将小便服，相去一炊顷。出第三十四卷中。

妊娠漏胞方五首

《小品》：疗妊娠数月日，犹经水时时来者，名曰漏胞；若因房室劳有所去，名曰伤胎。视说要知如此，小豆散疗数伤胎将用之方。

赤小豆五升，湿地种之令生牙③，干之。

上一物，下筛，怀身数月日，经水尚来，以温酒服方寸匕，日三，得效便停。《千金》、《救急》、《经心录》同。出第七卷中。

《集验》：妊娠血下不止，名曰漏胞，血尽子死方。

鸡子十四枚，取黄，以好酒二升煮，使如饧，一服之。

又方

生地黄汁一升，酒四合，合煮三四沸，顿服之，不止频服。《救急》、《千金》、文仲、《备急》、《古今录验》、《经心录》同。并出第十一卷中。

崔氏：疗妊娠漏胞方。

干地黄四两　干姜二两

上二味，捣筛，酒服方寸匕，日再服。《集验》、文仲、《经心录》同。

又方

干地黄捣末，以三指撮，酒服之，不过三服，甚良。《千金》同。出第十卷中。

妊娠下血及尿血方七首

《千金》：妊娠卒下血方。

葵子一斗

上一味，以水五升，煮取二升，分三服，瘥。

又方

生艾叶一升

上一味，以酒五升，煮取二升，分三服。冬用茎。

又方

生地黄切，一升

上一味，以酒四升，煮取二升，分三服。亦疗落身后血。

又方

烧秤锤令赤，纳酒中，沸定取出，饮之。

又方

葵根茎烧作灰，以酒服方寸匕，日三。并出第二卷中。

文仲：疗妊娠下血方④。

取黍膏烧末，服一匕，日三。出第七卷中。《千金》云黍茎。

《古今录验》：疗妊娠下血，豆酱散方。

---

① 车釭：指车轴。

② 又服一升蜜，良：《千金方》卷二第四作"又方，顿服一升蜜，良"。乃另为一方。

③ 牙：通"芽"。

④ 疗妊娠下血方：《千金方》卷二第四此方主治"妊娠尿血"，方中"黍膏"作"黍穰"。

豆酱二升，漉去汁，熬令燥，末，酒服方寸匕，日五六服。出第三十四卷中。

妊娠小便不通利方五首

《千金》：疗妊娠小便不通方。

芜青子七合，捣为末，水和方寸匕服，日三。出第二卷中。

《千金翼》：疗妊娠小便不利方。

葵子一升　榆白皮一把

上二味，以水五升，煮五沸，服一升，日三服。《千金》同。

又方

葵子　茯苓各一两

上二味，为散，水服方寸匕，日三，小便利止。《千金》同。并出第五卷中。

《古今录验》：疗妊娠卒不得小便方。

杏仁二十枚，去皮尖，熬令变色

上一味，捣，服如大豆大七枚，立得利。

又，疗妊娠不得小便方。

滑石水和，泥脐①二寸。并出第三十四卷中。

妊娠子淋方五首

《小品》：疗妊娠患子淋，宜下，地肤大黄汤。

地肤草　大黄各三两　知母　黄芩　茯苓一作猪苓　芍药　枳实炙　升麻　通草　甘草炙，各二两

上十味，切，以水八升，煮取三升，分三服。得下后淋不好瘥，还饮地肤葵根汁。忌海藻、菘菜、酢物。

又方

猪苓五两

上一味，捣筛，以白汤三合和方寸匕为一服，渐至二匕，日三夜二尽。不瘥，宜转下之，服甘遂散。出第七卷中。甘遂散在后大小便不利中。

《千金》：疗妊娠患子淋方。

葵子一升，以水三升，煮取二升，分再服。《经心录》同。

又方

葵根一把，水三升，煮取二升，分再服。出第二卷中。

《经心录》：疗妊娠患子淋，小便数，出少，或热痛酸疼及足烦②，地肤饮方。

地肤草三两，以水四升，煮取二升半，分三服，日三，日一剂。文仲、《小品》同。出第六卷中。

妊娠大小便不利方五首③

《小品》：疗妊娠子淋，大小便并不利，气急，已服猪苓散不瘥，宜服甘遂散下之方。

太山赤皮甘遂二两

上一味，捣筛，以白蜜二合和，服如大豆粒，多觉心下烦，得微下者，日一服之，下后还将④猪苓散；不得下，日再服，渐加可至半钱匕，以微下为度，中间将猪苓散、黄柏寄生汤，在疗子淋方中。《经心录》同。出第七卷中。子淋方中唯有猪苓散，无黄柏寄生汤。

《古今录验》：疗妊娠得病六七日以上，身热入脏，大小便不利，安胎除热葵子汤方。

葵子二升　滑石四两，碎

上二味，以水五升，煮取一升，尽服，须臾当下便愈。出第二十四卷中。

----

① 脐：高校本云疑为"脐下"，宜从。
② 烦：程本作"肿"。
③ 五首：实有方二首。
④ 将：养息。《广雅·释诂》："将，养也。"

妊娠子痫方二首

《小品》：疗妊娠忽闷，眼不识人，须臾醒，醒复发，亦仍不醒者，名为痉病，亦号子痫病，亦号子冒，葛根汤。若有竹近可速办者，当先作沥汁，后①办汤也；其竹远不可即办者，当先办汤。此二疗会得其一种。其竹沥偏疗诸痉绝起死也，非但偏疗妊娠产妇绝死者有效，小儿忽痫痉、金疮疗之亦验。作竹沥法：

取新伐青淡竹断之，除两头节，留中央一节，作片，以砖并侧，令竹两头虚，布列其上，烧中央，两头汁出，以器承之，取服。

又，主痉冒葛根汤，疗妊娠临月，因发风痉，忽闷愦不识人，吐逆眩倒，小醒复发，名为子痫病方。

贝母 葛根 牡丹去心 木防己 防风 当归 芎䓖 桂肉切，熬 茯苓 泽泻 甘草炙，各二两 独活 石膏碎 人参各三两

上十四味，切，以水九升，煮取三升，分二服。贝母令人易产，若未临月者升麻代之。忌海藻、菘菜、酢物。并出第七卷中。

妊娠水气方三首

《集验》：疗妊娠手脚皆水肿挛急方。

赤豆五升 商陆根一斤，切 一方加泽漆一斤

上三味，以水三斗，煮取一斗，常稍稍饮之，尽更作。《千金》同。出第十一卷中。

《千金》：疗妊娠腹大，胎间有水气，生鱼汤方②。

生鲤鱼二斤 生姜五两 白术三两 芍药 当归各三两 茯苓四两

上六味，切，以水一斗二升，煮鱼熟，澄清，取八升，纳药，取三升，分三服。忌桃李、雀肉、酢物等。《集验》同。出第二卷中。

崔氏：疗妊娠体肿有水气，心腹急满汤方。

茯苓 白术各四两 旋覆花二两 杏仁去皮尖 黄芩各三两

上五味，切，以水七升，煮取二升半，分二服，服别温饮之。忌桃李、雀肉、酢物等。《千金》、《救急》、《古今录验》、《集验》同。出第十卷中。

损妊方六首

《广济》：疗妇人因损娠下血不止方③。

当归 白龙骨 干地黄各八分 地榆 阿胶 芍药 干姜各六分 熟艾四分 牛角䚡十分，炙令黄 蒲黄五分

上十味，捣筛为散，空腹以饮服方寸匕，日二服，渐加至二匕，瘥止。不吐利。忌生冷油腻、猪、鱼、蒜、芜荑。出第三卷中。

《千金》：落娠胎堕，下血不止方。

丹参十二两

上一味，切，以酒五升，煮取三升，分三服④。《集验》、文仲、《备急》同。

① 后：原脱，据程本、高校本补。
② 生鱼汤方：《千金方》卷二第四作"鲤鱼汤方"，药味与此相同，但宋臣校注云"崔氏无术。"剂量、服药方法略异。
③ 疗妇人因损娠下血不止方：《妇人大全良方》卷十三第四作"龙骨散方"。服药方法"以饮服方寸匕"作"粥饮调下二钱"。"牛角䚡（sāi音腮）"，指牛角中骨。《说文·角部》："䚡，角中骨也。"
④ 分三服：《千金方》卷二第四作"温服一升，日三"。

出第二卷中。

又方

地黄汁和代赭末，服方寸匕。

又方

桑蝎虫屎烧，酒服方寸匕。并出第四卷中。

《救急》：疗损娠方。

取朱砂末一钱匕，生鸡子三颗打取白，和朱砂顿服。胎若死即出，如未死即安。出第五卷中。

《古今录验》：疗妇人堕娠血不尽，来去喜烦满，鹿角屑豉汤方。

鹿角一两，屑，熬　香豉一升半

上二味，以水三升，煮令三沸，漉去滓，然后内鹿角屑，搅令调，顿服，须臾血下。出第三十七卷中。

数堕胎方四首

《删繁》：疗妇人怀胎数落而不结实，或寒冷热，百病之源，黄芪散方。

黄芪　吴茱萸　干姜　人参　甘草炙　芎䓖　白术　当归　干地黄各二两

上九味，捣散，清酒服一匕半，日再服，加至两匕为剂。忌海藻、菘菜、芜荑、桃李、雀肉等。《经心录》同。出第七卷中。

《千金》：疗妊娠数堕胎方。

妊娠三月，灸膝下一寸七壮。

又方

赤小豆末，酒服方寸匕，日二。亦主妊娠数月，月水尚[1]来者。并出第三卷中。

《经心录》：紫石门冬丸，主风冷在子宫，有子常落，或胎为妇便患心痛，乃成心疾，月水都未曾来，服之肥悦，令人有子方。

紫石英　天门冬去心　五味子三两

禹余粮　蜀椒汗　乌头炮　卷柏　乌贼骨寄生　石南　当归各一两　杜仲　泽泻远志去心　苁蓉　桂心　甘草炙　石斛柏子仁　辛夷[2]　人参各二两　云母一两，烧

上二十二味，末之，以蜜丸，酒服二十丸如梧桐子，稍加至三十、四十丸，日三。忌海藻、菘菜、猪肉、冷水、生葱、鲤鱼。《千金》同。出第六卷中。

妊娠得病欲去子方三首

《小品》：疗妊娠得病，事须去胎方。

麦柏一升，末，和煮二升[3]，服之即下，神效。

又方

七月七日法曲三升[4]，煮两沸，宿不食，旦顿服即下。并出第二卷中。

文仲：疗妊娠得病欲去胎方。

取鸡子一枚，以三指撮盐置鸡子中，服之立出。此与阮河南疗产难同。出第七卷中。《肘后》、《千金》、《经心录》同。

落胎去胎方四首

《广济》：疗落胎方。

栝楼四两　桂心五两　牛膝三两　瞿麦二两

上四味，切，以水七升，煎取二升三合，去滓，分三服，服别如人行八九

---

① 尚：原作"上"，据程本、高校本、《千金方》卷二第四改。

② 辛荑：《千金方》卷四第一载此方无"辛荑"，有"芜荑"，其他药味同，剂量小有出入。

③ 和煮二升：《千金方》卷二第四作"和蜜一升"。

④ 三升：《千金方》卷二第四其下有"酢一升"三字。

里进之。无忌。

又方

取牛膝六七茎，绵缠槌头，令碎，深内至子宫头。忌生葱、猪牛肉。并出第三卷中。

《小品》：疗羸人欲去胎方。

甘草<small>炙</small>　干姜　人参　芎䓖　生姜　桂心　蟹爪　黄芩各一两

上八味，切，以水七升，煮取二升，分三服。忌海藻、菘菜、生葱。出第七卷中。

《千金》：欲去胎方[1]。

大曲五升，清酒一升，煮三沸，去滓，分五服令尽，当宿勿食，旦再服。其子如糜，令母肥盛无疾苦。千金不传。出第三卷中。

产乳序论三首

崔氏：夫人生寿夭虽有定分，中间枉横岂能全免？若调摄会理，或可致长生；若将护乖方，乃胎乳伤促。且中人之性，识异弘远，言及产育，情多鄙之，都未知此道幽深，博施处广。仆褰帷[2]之暇，颇敦经史，逮乎药术，弥复关怀，今历选群方，兼申短思，苟非切要，讵能载录，脱述职孤戒[3]，空庄四绝，寻医访道，理阙多疑，岂得坐而相守，以俟[4]其毙！此书所记，故缘于此。盖拟备诸私室，未敢贻厥[5]将来，必有以为要，亦所不隐也。余因披阅峦公调气方中，见峦公北平阳道庆者，其一妹二女，并皆产死，有儿妇临月，情用忧虑，入山寻余，请觅滑胎方，余报言少来多游山林，未经料理此事，然当为思量，或应可解。庆停一宿。余辄忆想，畜生之类，缘何不闻有产死者？淫女偷生，贱婢独产，亦未闻有产死者，此当由无人逼佐，得

尽其分理耳。其产死者，多是富贵家，聚居女妇辈，当由儿始转时觉痛便相告报，旁人扰扰，令其惊怖，惊怖蓄结，生理不和，和气一乱，痛切唯甚，傍人见其痛甚，便谓至时，或有约髻[6]者，或有力腹者，或有冷水㸆面者，努力强推，儿便暴出，畜聚之气，一时奔下不止，便致运绝，更非佗[7]缘。至旦[8]以此意语庆，庆领受无所闻，然犹苦见邀向家，乃更与相随，停其家十余日，日晡时见报云：儿妇腹痛，似是产候，余便教屏除[9]床案，遍一房地布草，三、四处悬绳系木作桁[10]，度高下令得蹲当腋得凭，当桁下敷慢[11]毡，恐儿落草误伤之，如此布置讫，令产者入位，语之坐卧任意，为其说方法，各有分理，顺之则全，逆之则死，安心气，勿怖强，此产[12]亦解人语，语讫闭户，户外安床，余共庆坐，不令一人得入，时时隔户问之何似，答言小痛可忍。至一更，令烂煮自死牝鸡，取汁作粳米粥，粥熟，急手搅，使浑浑，适寒温，劝令食三升许。至五更将末，便自产，闻儿蹄声，始听人入，产者自若，安稳不异，云小小痛来，便放体长

---

① 欲去胎方：《千金方》卷二第四"大曲"作"大麦曲"，"分五服令尽"，原作"令尽分五服"，据改。

② 褰（qiān 音千）帷：撩起帷幔。

③ 脱述职孤戒：程本作"晚述职孤城"。似是。

④ 俟（sì 音似）：等待。《玉篇·人部》："俟，候也。"《字汇·人部》："俟，待也。"

⑤ 贻（yí 音移）厥：遗传，遗留。

⑥ 髻（jì 音计）：《玉篇·髟部》："髻，发结也。"

⑦ 佗：《正字通·人部》："佗，与他、它通。"

⑧ 旦：原作"且"，据高校本及文义改。

⑨ 屏除：拆除。"屏"通"摒"。

⑩ 桁（héng 音恒）：横木。

⑪ 慢：高校本云疑当作"缦"，似是。

⑫ 产：据高校本云疑为"产者"。

吐气，痛即止，盖任分和气之效也。庆问：何故须食鸡肉汁粥？答云：牝鸡性滑而濡，庶使气滑故耳。问：何不与肉？答云：气将下，恐肉不卒消为妨。问：何故与粥？答云：若饥则气上，气下则速产，理不欲令气上故耳。庆以此为产术之妙，所传之处无不安也。故知峦公隐思，妙符神理，然则日游反支①之类，复何豫②哉。但以妇人怯弱，临产惊遽，若不导以诸法，多恐志气不安，所以检诸家方法，备题如下，其间取舍，各任量裁。凡妇人有难，必须先检此书，推所投月日知犯忌，各须豫慎，不得犯之。其次应③须帐幕皮醋藏衣等物之类并早经营，入月即须使足，若不豫备，临急周遮④，事必致阙，唯旧经事者，始达此言。豫备不虞，古之善教也。

又，凡产者，虽是秽恶，然将痛之时，及未产、已产，皆不得令死丧污秽家人来视之，必产难，若已产者则伤子。

又，凡产法，唯须熟忍，不得逼近，要须儿痛欲出，然后抱腰，傍人不得惊扰，浪作形势。但此事峦公法中已经商略，无用师巫妄述己能，横相牵挽，失其本性。今故重述，特宜防也。

崔氏年立成图法一首

女人年十三，行年⑤在庚申，反支在正月、七月，祸害在南方离，绝命在东南巽，生气在西南坤，宜唤西南黄衣师看产，产妇宜着黄衣，卧西南首，悬尸在辰戌日，闭肚在辛，八壮⑥在甲。

女人年十四，行年在己未⑦，反支在八月、二月，祸害在西南坤，绝命在西方⑧兑，生气在南方离，宜唤南方赤衣师看产，产妇宜⑨著赤衣，卧南首，悬尸在卯酉日，闭肚在壬，八壮在癸。

女人年十五，行年在戊午，反支在三月、九月，祸害在西北乾，绝命在东北艮，生气在北方坎，宜唤北方黑衣师看产，产妇宜著黑衣，卧北首，悬尸在寅申日，闭肚在癸，八壮在壬。

女人年十六，行年在丁巳，反支在四月、十月，祸害在东北艮，绝命在西北乾，生气在东方震，宜唤东方青衣师看产，产妇宜著青衣，卧东首，悬尸在丑未日，闭肚在甲⑩，八壮在辛。

女人年十七，行年在丙辰，反支在五月、十一月，祸害在东方震，绝命在北方坎，生气在东北艮，宜唤东北方黄衣师看产，产妇宜著黄衣，卧东北首，悬尸在子午日，闭肚在乙，八壮在庚。

女人年十八，行年在乙卯，反支在六月、十二月，祸害在北方坎，绝命在东方震，生气在西北乾，宜唤西北方黑衣师看产，产妇宜著黑衣，卧西北首，悬尸在巳亥日，闭肚在丙，八壮在丁。

女人年十九，行年在甲寅，反支在正月、七月，祸害在东南巽，绝命在南方离，生气在西方兑，宜唤西方白衣师看产，产妇宜著白衣，卧西首，悬尸在辰戌日，闭肚在丁，八壮在丙。

女人年二十，年行在癸丑，反支在二月、八月，祸害在西方兑，绝命在西

---

① 反支：古术数星命之说以反支日为禁忌之日。
② 豫：通"预"。下同。
③ 其次应：原作"其应次"，据程本、高校本改。
④ 周遮：遮掩，应付。程本作"用逮"。
⑤ 行年：即流年。旧时星命家所谓某人当年所行的运，亦称"小运"。
⑥ 壮：原作"肚"，据程本、高校本改。
⑦ 己未：原作"巳木"，据高校本及文例、改。
⑧ 方：原作南，据高校本及文义改。
⑨ 宜：原脱，据高校本及文例、文义补。
⑩ 甲：原作"申"，据高校本及文义改。

南坤，生气在东南巽，宜唤东南方青衣师看产，产妇宜著青衣，卧东南首，悬尸在卯酉日，闭肚在庚，八壮在乙。

女人年二十一，行年在壬子，反支在三月、九月，祸害在南方离，绝命在东南巽，生气在西南坤，宜唤西南方黄衣师看产，产妇宜著黄衣，卧西南首，悬尸在寅申日，闭肚在辛，八壮在甲。

女人年二十二，行年在辛亥，反支在四月、十月，祸害在西南坤，绝命在西方兑，生气在南方离，宜唤南方赤衣师看产，产妇宜著赤衣，卧南首，悬尸在丑未日，闭肚在壬，八壮在癸。

女人年二十三，行年在庚戌，反支在五月、十一月，祸害在西北乾，绝命在东北艮，生气在北方坎，宜唤北方黑衣师看产，产妇宜著黑衣，卧北首，悬尸在子午日，闭肚在癸，八壮在壬。

女人年二十四，行年在己酉，反支在六月、十二月，祸害在东北艮，绝命在西北乾，生气在①东方震，宜唤东方青衣师看产，产妇宜著青衣，卧东首，悬尸在巳亥日，闭肚在甲，八壮在辛。

女人年二十五，行年在戊申，反支在正月、七月，祸害在东方震，绝命在北方坎，生气在东北艮，宜唤东北黄衣师看产，产妇宜②著黄衣，卧东北首，悬尸在辰戌日，闭肚在乙，八壮在庚。

女人年二十六，行年在丁未，反支在二月、八月，祸害在北方坎，绝命在东方震，生气在西北乾，宜唤西北方白衣师看产，产妇宜著白衣，卧西北首，悬尸在卯酉日，闭肚在丙，八壮在丁。

女人年二十七，行年在丙午，反支在三月、九月，祸害在东南巽，绝命在南方离，生气在西方兑，宜唤西方白衣师看产，产妇宜著白衣，卧西首，悬尸在寅申日，闭肚在丁，八壮在丙。

女人年二十八，行年在乙巳，反支在四月、十月，祸害在西方兑，绝命在西南坤，生气在东南巽，宜唤东南青衣师看产，产妇宜著青衣，卧东南首，悬尸在丑未日，闭肚在庚，八壮在乙。

女人年二十九，行年在甲辰，反支在五月、十一月，祸害在南方离，绝命在东南巽，生气在西南坤，宜唤西南黄衣师看产，产妇宜著黄衣，卧西南首，悬尸在子午日，闭肚在辛，八壮在甲。

女人年三十，行年在癸卯，反支在六月、十二月，祸害在西南坤，绝命在西方兑，生气在南方离，宜唤南方赤衣师看产，产妇宜著赤衣，卧南首，悬尸在巳亥日，闭肚在壬，八壮在癸。

女人年三十一，行年在壬寅，反支在正月、七月，祸害在西北乾，绝命在东北艮，生气在北方坎，宜唤北方黑衣师看产，产妇宜著黑衣卧北首，悬尸在辰戌日，闭肚在癸，八壮在壬。

女人年三十二，行年在辛丑，反支在二月、八月，祸害在东北艮，绝命在西北乾，生气在东方震，宜唤东方青衣师看产，产妇宜著青衣卧东首，悬尸在卯酉日，闭肚在甲，八壮在辛。

女人年三十三，行年在庚子，反支在三月、九月，祸害在东方震，绝命在北方坎，生气在东北艮，宜唤东北方黄衣师看产，产妇宜著黄衣，卧东北首，悬尸在寅申日，闭肚在乙，八壮在庚。

女人年三十四，行年在己③亥，反支在四月、十月，祸害在北方坎，绝命在东方震，生气在西北乾，宜唤西北白衣师看产，产妇宜著白衣，卧西北首，悬

---

① 在：原脱，据高校本补。
② 宜：原脱，据高校本及文例、文义补。
③ 己：原作"乙"，据高校本及文义改。

尸在丑未日，肚闭在丙，八壮在丁。

女人年三十五，行年在戊戌，反支在五月、十一月，祸害在东南巽，绝命在南方离，生气在西方兑，宜唤西方白衣师看产，产妇宜著白衣，卧西首，悬尸在子午日，闭肚在丁，八壮在丙。

女人年三十六，行年在丁酉，反支在六月、十二月，祸害在西方兑，绝命在西南坤，生气在东南巽，宜唤东南方青衣师看产，产妇宜著青衣，卧东南首，悬尸在巳亥日，闭肚在庚，八壮在乙。

女人年三十七，行年在丙申，反支在正月、七月，祸害在南方离，绝命在东南巽，生气在西南坤，宜唤西南方黄衣师看产，产妇宜著黄衣，卧西南首，悬尸在辰戌日，闭肚在辛，八壮在甲。

女人年三十八，行年在乙未，反支在二月、八月，祸害在西南坤，绝命在西方兑，生气在南方离，宜唤南方赤衣师看产，产妇宜著赤衣，卧南首，悬尸在卯酉日，闭肚①在壬，八壮在癸。

女人年三十九，行年在甲午，反支在三月、九月，祸害在西北乾，绝命在东北艮，生气在北方坎，宜唤北方黑衣师看产，产妇宜著黑衣，卧北首，悬尸在寅申日，闭肚在癸，八壮在壬。

女人年四十，行年在癸巳，反支在四月、十月，祸害在东北艮，绝命在西北乾，生气在东方震，宜唤东方青衣师看产，产妇宜著青衣，卧东首，悬尸在丑未日，闭肚在甲，八壮在辛。

女人年四十一，行年在壬辰，反支在五月、十一日，祸害在东北艮，绝命在西北乾，生气在东方震，宜唤东方青衣师看产，产妇宜著青衣，卧东首，悬尸在子午日，闭肚在乙，八壮在庚。

女人年四十二，行年在辛卯，反支在六月、十二月，祸害在东方震，绝命

在北方坎，生气在东北艮，宜唤东北黄衣师看产，产妇宜著黄衣，卧东北首，悬尸在巳亥日，闭肚在丙，八壮在丁。

女人年四十三，行年在庚寅，反支在正月、七月，祸害在北方坎，绝命在东方震，生气在西北乾，宜唤西北方白衣师看产，产妇宜著白衣，卧西北首，悬尸在辰戌日，闭肚在丁，八壮在丙。

女人年四十四，行年在己②丑，反支在二月、八月，祸害在东南巽，绝命在南方离，生气在西方兑，宜唤西方白衣师看产，产妇宜著白衣，卧西首，悬尸在卯酉日，闭肚在庚，八壮在乙。

女人年四十五，行年在戊子，反支在三月、九月，祸害在西方兑，绝命在西南坤，生气在东南巽，宜唤东南方青衣师看产，产妇宜著青衣，卧东南首，悬尸在寅申日，闭肚在辛，八壮在甲。

女人年四十六，行年在丁亥，反支在四月、十月，祸害在南方离，绝命在东南巽，生气在西南坤，宜唤西南方黄衣师看产，产妇宜著黄衣，卧西南首，悬尸在丑未日，闭肚在壬，八壮在癸。

女人年四十七，行年在丙戌，反支在五月、十一月，祸害在西南坤，绝命在西方兑，生气在南方离，宜唤南方赤衣师看产，产妇宜著赤衣，卧南首，悬尸在子午日，闭肚在癸，八壮在壬。

女人年四十八，行年在乙酉，反支在六月、十二月，祸害在东北艮，绝命在西北乾，生气在东方震，宜唤东方青衣师看产，产妇宜著青衣，卧东首，悬尸在巳亥日，闭肚在甲，八壮在辛。

女人年四十九，行年在甲申，反支在正月、七月，祸害在东方震，绝命在

---

① 肚：原作"壮"，据高校本及文例、文义改。

② 己：原作"已"，据高校本及文义改。

北方坎，生气在东北艮，宜唤东北方黄衣师看产，产妇宜著黄衣，卧东北首，悬尸在辰戌日，闭肚在乙，八壮在庚。

凡祸害、绝命上，产妇不可向之大小便，又不得向产。犯者，凶、产后血不止。

凡生气之上，宜产妇向之坐，令儿长寿，母子俱吉。

凡闭肚之上，临月及已产未满月，皆不得向其处大小便及弃不净水，犯者令人闭塞难产，失颜色，腹痛，面痿黄，令脐绞痛，咽喉不利，凶。

凡八壮①之地，产妇庐帐门不得向之开，又不得于其处产，令闭塞难产，大凶。

凡运鬼力士犯者，令产妇运②闷，至欲产日宜解袋口即易产，吉。

凡反支月不得使血露污地，或令子死腹中，或产不顺，皆须先布灰草，然后敷马驴牛皮于其上，产，吉。

凡悬尸之日不可攀绳，宜悬马辔③攀之，吉。

凡行年本命相俱坐攀辔，吉。

十二月立成法一首 并图

正月、三月、五月、七月、九月、十一月，福德在丙壬。

二月、四月、六月、八月、十月、十二月，福德在甲庚。

夫人临产，必须避诸凶神，逐月空福德之地。若神在外，于舍内产；若在内，于舍外产。令于福德及空地为产帐，其舍内福德处亦依帐法。

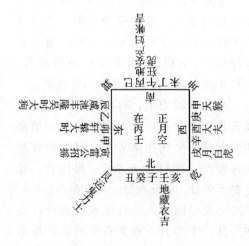

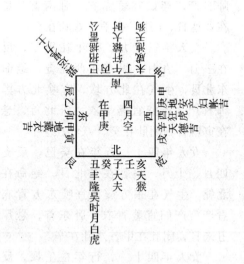

---

① 八壮：高校本引注云："宜从'入肚'为是。"

② 运：通"晕"。

③ 辔（pèi 音佩）：指驾驭马的僵绳。另指马车。

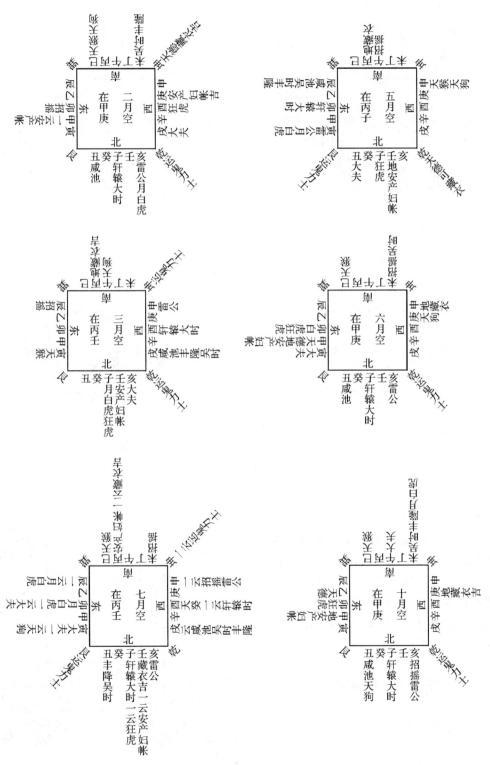

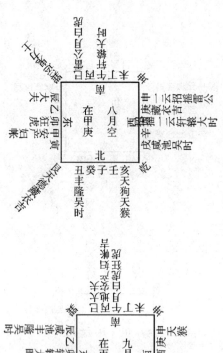

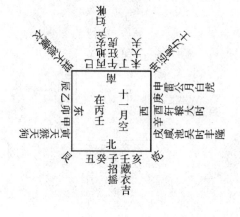

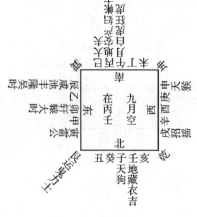

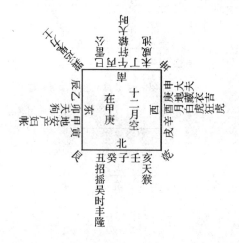

大时，招摇、咸池、吴时、雷公、丰隆、轩辕、月白虎、大夫、狂虎、天猴、天狗、运鬼力士等十三神月，别具注如图，产妇犯之大凶，宜依月空处坐，吉。其儿衣亦依天德月空之处藏之，吉。但临产及未满月皆不得在悬户、闭肚之上小便，亦不得弃浣衣不净水，慎之！仍不得以杂物弊其上。

推日游法一首 并图

日游图：

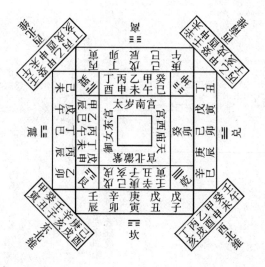

常[1]以癸巳日入内宫一十六日，至己酉日出，癸巳、甲午、乙未、丙甲、丁酉在紫微北宫。

戊戌、己亥、庚子、辛丑、壬寅在南宫。

癸卯一日在天庙西宫

甲辰、乙巳、丙午、丁未、戊甲在御女东宫。

右日游在内，产妇宜在外，别于月空处安帐产，吉。

己酉、庚戌、辛亥、壬子、癸丑、甲寅在外东北维[2]。

乙卯、丙辰、丁巳、戊午、己未在外东方。

庚申、辛酉、壬戌、癸亥、甲子、乙丑在外东南维。

丙寅、丁卯、戊辰、己巳、庚午在外南方。

辛未、壬申、癸酉、甲戌、乙亥、丙子在外西南维。

丁丑、戊寅、己[3]卯、庚辰、辛巳在外西方。

壬午、癸未、甲申、乙酉、丙戌、丁亥在外西北维。

戊子、己丑、庚寅、辛卯、壬辰在外北方。

上日游在外，宜在内产，吉。凡日游所在内外方，不可向之产，凶。

体玄子为产妇借地法一首

东借十步　西借十步　南借十步
北借十步　上借十步　下借十步

辟方之中总借四十余步，此中产妇安居，无所妨碍，无所畏忌，诸神拥护，百鬼速去，急急如律令。

上件法入所投月即写一本，贴著产妇所居正中北壁上，更不须避日游、反支及诸神等，此频用有验，故录耳。

日历法二首

甲子日，在内面向东北、西南二角吉。

乙丑日，在内面向西南、西北、东南三角吉。

丙寅日，在内面向西南、西北二角吉。

丁卯日，在内面向西南、西北二角吉。

戊辰日，在内面向西南、西北二角吉。

己巳日，在内面向西北、东北二角吉。

庚午日，在内面向西北、东北二角吉。

辛未日，在内面向西北、东南、东北三角吉。

壬申日，在内面向东南、东北二角吉。

癸酉日，在内面向西北、东北、东南三角吉。

甲戌日，在内面向东南、西南二角吉。

乙亥日，在内面向东北、西南二角吉。

丙子日，在内面向西南、东北二角吉。

丁丑日，在内面向西南、西北、东南三角吉。

戊寅日，在外面向西北、西南二

----

① 常：通"当"。

② 维：隅，角落。《素问·气交变大论》："土不及四维。"王冰注："维，隅也。"《淮南子·天文训》："东北为报德之维也。"高诱注："四角为维也。"

③ 己：原作"乙"，据高校本及文义改。

角吉。

己卯日，在外面向东南、西南、西北三角吉。

庚辰日，在内面向东北、西北二角吉。

辛巳日，在内面向西北、西南、东北三角吉。

壬午日，在内面向西南、东北二角吉。

癸未日，在内面向东南、东北二角吉。

甲申日，在内面向东南、西北二角吉。

乙酉日，在内面向东南、西北、东北三角吉。

丙戌日，在内面向东北、西南二角吉。

丁亥日，在内面向东北、西南、东南三角吉。

戊子日，在内面向西南、东北二角吉。

己丑日，在内面向东南、西南、西北三角吉。

庚寅日，在内面向东南、西北二角吉。

辛卯日，在内面向东南、西北二角吉。

壬辰日，在内面向西南、东北二角吉。

癸巳日，在外面向西南、东北、西北三角吉。

甲午日，在外面向西南、西北二角吉。

乙未日，在外面向东南、西北、东北三角吉。

丙申日，在外面向西北、东北二角吉。

丁酉日，在外面向西北、东南、东

北三角吉。

戊戌日，在外面向东北、西南二角吉。

己亥日，在外面向东北、东南、西南三角吉。

庚子日，在外面向东南、东北二角吉。

辛丑日，在外面向东南、西北、西南三角吉。

壬寅日，在外面向东南、西南二角吉。

癸卯日，在外面向东南、西南、西北三角吉。

甲辰日，在外面向西南、西北二角吉。

乙巳日，在外面向西北、西南、东北三角吉。

丙午日，在外面向西南、东北、西北三角吉。

丁未日，在外面向西北、东南、东北三角吉。

戊申日，在外面向西北、东北二角吉。

己酉日，在外面向东南、西北、东北三角吉。

庚戌日，在外面向东北、东南二角吉。

辛亥日，在内面向东南、西南二角吉。

壬子日，在内面向东南、东北、西南三角吉。

癸丑日，在内面向东南、西南二角吉。

甲寅日，在内面向东南、西北二角吉。

乙卯日，在内面向东南、西南、西北三角吉。

丙辰日，在内面向西南、西北、东

北三角吉。

丁巳日，在内面向西南、西北、东北三角吉。

戊午日，在外面向西南、西北、东北三角吉。

己未日，在外面向西北、东南、东北三角吉。

庚申日，在内面向西北、东南、东北三角吉。

辛酉日，在内面向西北、东南、东北三角吉。

壬戌日，在内面向东南、西北二角吉。

癸亥日，在内面向西南、东北二角吉。

凡日历十二辰并有神杀禁忌，不可向产日，别须检看。

凡甲乙日，生子勿著白衣，宜著黑衣吉。卧无西首，勿庚辛日起。

丙丁日，生子勿著黑衣，宜著青衣，卧无北首，勿壬癸日起。

戊巳日，生子勿著青衣，宜著赤衣，卧无东首，勿甲乙日起。

庚辛日，生子勿著赤衣，宜著黄衣，卧无南首，勿丙丁日起。

壬癸日，生子勿著黄衣，宜著白衣，卧无四角首，勿戊巳日起。

安置产妇法二首

凡欲产时，先以朱砂点产妇项后宛宛①中，又点鼻孔间柱两傍宛宛中牛穿据处，即向产处咒之曰：此地空闲，安居产妇某姓，就此吉处，诸神拥护，百鬼速去，莫相触忤。三咒之讫，即烧火于产处四方，以井华水四器，亦置产处四方，各横刀于水上，其刀净磨拭之。

又，法：捉一刀子，先向产处咒曰：

一尺刀子七寸刃，拒以反支而治运。如此三咒讫，钉刀子著产处地上，然后坐产。已上并出第十上卷中。

产难方二十四首

崔氏：凡妇人产难，死生之候：母面赤舌青者，儿死母活；母面赤舌青②，口中沫出者，母死儿活；母唇口青，口两边沫出者，母子俱死。文仲同。出第十上卷中。

《广济》：疗难产三日不出者方。

取死鼠头，烧作屑，井花水服。《千金》、崔氏、《救急》同。

又方

槐子十四枚，蒲黄一合，内酒中温服。须臾不生，更服之。《千金》、《集验》、崔氏同。

又方

吞生鸡子黄三枚，并少苦酒。崔氏、《集验》、《备急》、文仲同。

又方

吞皂荚子二枚亦效。《千金》、崔氏、《小品》同。并出第三卷中。

《小品》：疗产难历日，气力乏尽，不能得生，此是宿有病方。

赤小豆二升　　胶③二两

上二味，以水九升，煮豆令熟，取汁，内胶令烊，一服五合，不觉，不过再④，即产。崔氏、《千金》同。

又方

----

① 宛宛（wǎn wǎn 音晚晚）：盘旋屈曲貌。

② 面赤舌青：《千金方》卷二第五作"面青舌赤"。程本作"面赤舌赤"。高校本按此处以面候母，以舌候子，《千金方》似是。

③ 胶：《千金方》卷二第五作"阿胶"。

④ 不觉，不过再：《千金方》卷二第五作"不觉更服，不过三服"。

取马衔一枚，觉痛即令左手持之。崔氏同。

又方

取槐东引枝，手把之。崔氏同。

又方

手捉鸱鹉头，甚验。崔氏同。并出第七卷中。

《集验》：若日月未至而欲产者方。

末知母，蜜和丸兔屎大，服一丸，痛不止，更一丸。《千金》、崔氏、《小品》同。

又方

取夫衣带五寸，烧作灰，酒服立下。崔氏、《广济》、文仲同。并出第七卷中。

《备急》：疗难产方。

取槐子吞三枚。崔氏同。

又方

取凿柄入孔里者，烧末，酒服之，立下。崔氏同。

又方

弓弦三寸，箭竿二寸，各烧末，酒服之。崔氏同。

又方

取羚羊角屑，烧末，酒服之。《千金》、崔氏同。

又，若母已死，儿子不出方。

但以水银如弹丸，格口内喉中，捧起令下，食顷又捧令起，子便落。崔氏同。

又方

捣蒲根，绞取汁一二升，灌口中。此亦治母生子死，验。崔氏同。

又，疗母子俱死者，产难及胎不动转者方。

榆白皮三两　葵子五合　甘草炙　桂心各一两

上四味，切，以水四升，煮取二升，服一升，须臾不产，更服一升。忌海藻、菘菜、生葱。崔氏、《小品》同。

又，产难数日欲绝，秘方。

书奏作两行字凡二十字文，曰：帝乙生子，司命勿止，即出其胞及其子，无病其母。封。其中央以朱印之，令产妇持之。崔氏、《小品》同。

又，产难六七日，母困方。

取好胶二两，清酒一升半，微火烊胶，内新鸡卵一枚、盐一寸匕，相合，顿服即产，不产更服。崔氏同。

又，产难，母如死，不知人事方。

用陈葵子末三指撮，酒服。口噤者去齿下药，即愈，立验。崔氏同。

又，疗妇人产难方。

书纸曰：坐为蒲，卧为鱼，女属母，儿属夫，急急如律令。即产妇吞之。又书两道，两手各执一，凡书三本。崔氏同。并出第十一卷中。

《救急》：疗产难方。

取厕前用草二七枚，烧作屑，服之。《千金》、崔氏同。崔氏云日用筹。

又方

取牛屎中大豆，书一片作"入"字，一片作"出"字，还合，吞之良。崔氏同。并出第四卷中。

《千金》：疗难产方。

令夫唾妇口中二七过，立下。《集验》、崔氏同。出第十卷中。

逆产方一十二首

《小品》：疗逆产方。

盐，涂儿足底，又可急搔爪之。并以盐摩产妇腹上，即愈。崔氏、《千金》、《集验》同。

又方

盐和粉涂儿两足下，即顺矣。《千金》、崔氏同。

又方

以弹丸①二枚，捣末，三指撮，温酒服。《集验》、《千金》、崔氏同。并出第七卷中。

《集验》：疗逆产方。

烧钱令赤，纳酒中，饮之。崔氏同。

又方

夫阴毛二七枚，烧，以猪膏和丸如大豆，吞，儿手即持丸出。神验。《千金》、崔氏同。

又方

朱书左足下作"千"字，右足下作"黑"字。崔氏同。

又方

生不出，手足先见，烧蛇蜕皮，末，服刀圭。亦云三指撮，面向东酒服，即顺。崔氏、《千金》同。

又方

真丹刀圭，涂儿腋下②。崔氏同。

又方

以手中指取釜底黑煤，交画儿足下，顺出。《千金》、文仲、崔氏、《备急》同。并出第十一卷中。

《删繁》：疗逆产、难产，数日不出者方。

取桃仁，中破，书一片作"可"字，一片作"出"字，还合，吞之。崔氏同。

又，疗逆产方③。

取车釭中膏，画腋下及掌心。崔氏、文仲、《备急》、《小品》、《千金》、《集验》同。

又，疗逆产，胞衣不出方

取灶屋上黑尘，酒服之。《千金》、崔氏同。并出第七卷中。

横产方四首

《小品》：疗横产及侧或手足先出方。

可持粗针刺儿手足，入二分许，儿

得痛惊转即缩，自当回顺。文仲、《备急》、《千金》、崔氏、《集验》同。

《集验》：疗横生方。

取梁上尘三指撮，酒服之。《千金》、文仲、崔氏同。出第十一卷中。

文仲：疗纵横不可出。

用菟丝子末，酒若米汁服方寸匕，即出。车前子亦好，服如上法。《千金》、崔氏同。

又方

服水银如大豆一枚。《备急》、崔氏同。

上以前横产、逆产二条条流虽别，疗法盖同，可以意量，逐善参用也。

子死腹中欲令出方一十五首

《集验》：疗子死腹中方。

真珠二两，酒服尽，立出。崔氏同。

又方④

取灶下黄土三指撮，酒服之，立出。土当著儿头上。出。《千金》、崔氏、文仲同。

又，疗胎死在腹方。

取三家鸡卵各一枚、三家盐各一撮、三家水各一升，合煮，令产妇面东向饮之，立出。《千金》、《备急》、崔氏同。

又方

取瞿麦一斤，以水八升，煮取二升，

――――――

① 以弹丸：《千金方》卷二第七作"以蝉壳"。"以"原作"又"，据改。

② 腋下：《医心方》卷二十三第十、《证类本草》卷五"铅丹"条并作"蹠下"。

③ 疗逆产方：《千金方》卷二第七其方法为"取车釭中脂，书儿脚下及掌中。""车釭"作原"车肛"，据改。

④ 又方：此方中"土当著儿头上。出。"句中的"土"、"出"二字原本均脱，据《千金方》卷二第六补。

分再服。不出更服。文仲、《千金》、崔氏同。

又方

葵子一升、胶五两，水五升，煮取二升，顿服，出。间日又服[①]。崔氏、《千金》、文仲、《备急》同。并出第十一卷中。

崔氏：疗子胎在腹中，恐死不下方。

当归　芎䓖各二两

上二味，以好醇醋二升，煮药二十沸，顿服之。若胎已死，即下；如胎未死，即便安稳也。

又，疗子死腹中，又妊两儿，一儿活一儿死，令腹中死者出，生者安。此方神验，万不失一。

蟹爪一升　甘草二尺，炙，切　阿胶三两，炙

上三味，以东流水一斗，先煮二味，取三升，去滓，纳胶令烊，顿服。不能顿服，分再服。若人困，挍口下，药入即汗[②]。煎药宜东向灶，以茅苇薪煮之。《集验》、《广济》、《千金》、《备急》、文仲同。

又，疗妊身热病，子死腹中，欲出之方。

乌头一枚

上一味，细捣，水三升，煮取大二升，稍稍摩脐下至阴下，胎当立出。

又方

以苦酒浓煮大豆，一服一升，死儿立下，不能顿服，再服之亦得。《千金》同。

又，疗子胎在腹内已死方。

甘草一尺，炙　蒲黄一合　筒桂四寸　香豉二升　鸡子一枚

上五味，切，以水六升，煮取一升，顿服，胎胞秽恶尽去，大良。《千金》、《集验》同。并出第十卷中。

文仲：疗或半生胎不下，或子死腹中，或半著脊及在草不产，血气上汤[③]

心，母面无颜色，气欲绝方。

猪膏一升，煎　白蜜一升　淳酒二升

上三味，合煎取二升，分再服，不能随所能服之。《备急》、《删繁》、《千金》、崔氏同。

又，子死腹中不出方。

以牛屎涂母腹上，立出。《备急》、崔氏、《千金》同。

又方[④]

榆皮切，一升　熟朱一两

上二味，以苦酒三升，煮取一升，顿服，死儿立出。《集验》、《千金》、《备急》、崔氏同。并出第二卷中。

《救急》：疗子死腹中方。

服水银三两，立出。《集验》、《千金》、《备急》、文仲、《小品》同。

又方

取夫尿二升，煮令沸，饮之。《集验》、《千金》、崔氏同。并出第四卷中。

胞衣不出方二十首

《广济》：疗胞衣不出方[⑤]。

末灶突中土三指撮，以水服之。《集验》、《千金》、《备急》、文仲同。

又方

取夫单衣盖井上，立出。《千金》、

---

① 间日又服：《千金方》卷二第六作"未出再煮服"。

② 挍口下，药入即汗：《千金方》卷二第六作"拗口纳药，药入即活"。宜从。"拗口"，手拉开嘴巴。"拗（ǎo音袄）"，《说文新附·手部》："拗，手拉也。"

③ 汤（tàng音烫）：冲，碰撞。

④ 又方：《千金方》卷二第六作"真朱汤方"，方中"熟朱"作"熟真朱"；"榆皮"作"榆白皮"。

⑤ 疗胞衣不出：《千金方》卷二第八作"治子死腹中，若衣不出，欲上抢心方"。方中"末灶突中土"作"末灶突中墨"，"以水服之"作"以水若酒服之"。

《集验》、《救急》、崔氏、《小品》同。

又，疗胞衣不出方。

取苦酒服赤朱一两。《千金》、《集验》、崔氏同。

又方

鸡子一枚、苦酒一合，和饮之，即出。《集验》、《千金》、崔氏同。

又方

当户烧黍穰，即出。崔氏同。并出第二卷中。

《小品》：疗胞衣不出方。

取皂荚捣末，著鼻孔中，嚏，即出。崔氏同。

又方

鹿角末三指撮，酒服之。崔氏同。

又方

屭𡶶儿衣不出，吞此符吉。

《延年》：疗妇人伤娠及胎死腹中，胞衣不出，产后疾病及诸困竭欲死方。

刺取羊血，及热饮之。不能者，人含吐与之，能多益善，若不能咽，啖少盐，又水潠①其面。此方神验。崔氏、文仲、《备急》同。

又，胞衣不出方。

以洗儿水服半杯，即出。崔氏同。

又，疗胞衣不出，腹中满则杀人方。

但多服猪膏，又大豆一升、苦酒一斗，煮取三升，分三服。崔氏同。

又方

吞鸡子黄两三枚，解发刺喉中，令得呕，即出。若困极死者，以水一升，煮栝楼一枚，三两沸，泻口中，汁下即出。出第十四卷中。崔氏云：水一斗，煮蝼蛄一枚三沸，服。

《救急》：疗胞衣不出，并儿横倒死腹②中，母气欲绝方。

半夏二两，洗　白蔹二两

上二味，捣筛，服方寸匕。小难一服，横生二服，倒生三服，儿死四服。亦可加代赭、瞿麦各二两。《广济》、《集验》、《小品》、《千金》、《备急》、文仲、崔氏同。

又方

小豆、小麦相和，浓煮汁饮之，立出。《小品》、《千金》、《备急》、崔氏同。

又，疗胞衣不出方。

取炊箅③，当户前烧之。《广济》、《集验》、《千金》、崔氏同。出第四卷中。

《必效》：疗胞衣不出，令胞烂，牛膝汤方。

牛膝四两　滑石八两　当归三两　通草六两　葵子一升　瞿麦四两

上六味，切，以水九升，煮取三升，分三服。忌牛、狗肉。《广济》、《集验》、《千金》、崔氏同。通草一方作荛草。

又方

服蒲黄如枣大，良。《集验》、《千金》、崔氏同。

又方

生男吞小豆七枚，生女吞二七枚。《千金》、崔氏并同。

又方

生地黄汁一升、苦酒三合，暖服之，不能顿服，再服之。《集验》、《千金》、崔氏同。

又方

泽兰叶三两　滑石五两，屑　生麻油二合

————————

①　潠（sùn）：喷。《说文新附·水部》："潠，含水喷也。"

②　腹：原作"膜"，据程本、高校本、《千金方》卷二第八改。

③　炊箅（bì音比）：蒸锅中的竹屉。"箅"，笼箅之类的竹器。

上三味，以水一升半，煮泽兰取七合，去滓，纳滑石、生麻油，顿服之。《广济》、《集验》、《千金》、崔氏同。并出第四卷中。

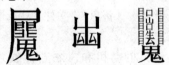

已上三符生产难产妇吞之，吉。

产难烧此符，水和服之，吉。

逆产横产吞此符。

上出《崔氏产书》。

外台秘要方卷第三十三

右从事郎充两浙东路提举茶盐司干办公事张寔校勘

外台秘要方卷第三十四 妇人下四十八门

朝散大夫守光禄卿直秘阁判登闻检院上护军臣林亿等上进

产妇忌慎法六首

《**千金**》论曰：产妇虽是秽恶，然将痛之时及未产、已产，并不得令死丧污秽家人来视之，则生难，若已产者则伤儿也。

又，凡妇人产乳，忌反支月①，若值此月，当在牛皮上若灰上，勿令水血恶物著地，则杀人。及浣濯衣水，皆以器盛，过此忌月乃止。

又，凡产不依产图，脱有犯触，于后母子皆死。若不至死，即母子俱病，庶事皆不称心。能依图无犯触，母子②即得无疾，子即易养。

又，凡欲产时，特忌多人瞻视，唯得三二人在旁，待总产讫即③告语众人也。若人众④，令人难产。

又，凡产妇，第一不得忽忽忙怕，旁人极须少静⑤，皆不得预缓预急及⑥忧悒，忧悒则产难，若腹痛，眼中火生，此儿回转，未即生也。儿生讫，一切人及母，皆忌问是男是女，儿胎落地即急取口中恶物，与新汲井水五合咽，忌与暖汤物也。勿令母看视秽污耳。

又，产妇慎热食、热药、热面，食常识此。饮食当如人肌⑦也。并出第二卷中。

令易产方六首

《千金》：令易产方。

凡欲临产时，先脱寻常所著衣，以笼灶头及灶口，令至蜜⑧，即易生，神验。

又方

生地黄汁半升、生姜汁半合，煎熟，顿服。

又方

烧药杵令赤，纳酒中，饮之。《小品》同。并出第二卷中。

《小品》：预服散，令易生，母无疾病。未生一月日前预服，过三十日行步动作如故，儿生堕地，皆不自觉，甘草散方。

甘草八分，炙　黄芩　大豆卷　粳米

麻子仁干姜　桂心各二分　吴茱萸二分

上八味，捣散，酒服方寸匕，日三。忌海藻、菘菜、生葱。《千金》同。

又，疗妇人易生产，飞生丸方。

飞生⑨一枚　槐子　故弩箭羽各十四枚

上三味，捣末，蜜丸桐子大，觉便以酒服二丸，即易产。

又方

取蛇蜕皮，著衣带中，鉴鼻系衣带，临欲产时左手持马衔，右手持飞生毛，令易产。并出第七卷中。

下乳汁方一十五首

《广济》：疗妇人乳无汁方。

以母猪蹄四枚，治如食法，以水二斗，煮取一斗，去蹄。土瓜根、通草、漏芦各三两，以汁煮取六升，去滓，纳葱白、豉如常法，著少米煮作稀葱豉粥食之，食了或身体微微热，有少许汗佳。乳未下，更三两剂，甚验。崔氏同。出第三卷中。

《千金》：疗乳无汁，漏芦汤方。

---

① 反支月：不吉利的月份。按"反支"，古术数星命之说，以阴阳五行配合岁月日时，决定日之吉凶。以月朔的为正，如戌亥朔一日为支，申酉朔二日为反支，余类推。反支日为凶日。

② 母子：《千金方》卷二第五无"子"字，宜从。

③ 即：《千金方》卷二第五作"即可"。

④ 人众：《千金方》卷二第五作"人众视之"，宜从。

⑤ 少静：《千金方》卷二第五作"稳审"，宜从。

⑥ 及：原脱，据《千金方》卷二第五补。

⑦ 人肌：《千金方》卷二第五作"人肌温温"，谓饮食的热度以相应于人体肌肤的温度为宜。宜从。

⑧ 蜜：用同"密"。《千金方》卷二第五作"密"。

⑨ 飞生：鼯鼠的别名。

漏芦　通草各八分　钟乳四分　黍米
一升

上四味，切，将米宿渍，研取汁三
升，煮药三四沸，去滓，作饮服①。《经
心录》同。

又方②

土瓜根，末，酒服半钱匕，乳日下
如流水。崔氏同。

又，疗乳无汁，单行石膏汤方。

石膏四两，研，以水二升，煮三沸，
稍稍服，一日尽，良。

又，疗乳无汁，单行鬼箭汤方。

鬼箭五两，水六升，煮取四升，去
滓，一服八合，日三服。亦可烧灰作末，
水服方寸匕，日三。

又，下乳汁通草散方。

通草　钟乳研

上二味，等分为散，面粥③服方寸
匕，日三。百日后可兼养两儿。

又，麦门冬散方

麦门方去心　钟乳研　通草　理石各等
分，研

上四味，捣散，食前后④酒服方寸
匕，日三。

又，下乳汁，漏芦散方⑤。

漏芦二分　钟乳五分，研　栝楼五分
蛴螬三分，熬

上四味，捣散，食后秒糖水下方寸
匕，日三。

又方

母猪蹄一具，粗切，以水二斗，煮
令熟，余五六升汁，饮之，甚良。崔
氏同。

又方

猪蹄二枚，炙，捶碎　通草八两，切

上二味，以清酒一斗浸之，稍渐饮
尽，不出更作。崔氏同。

又方

栝楼根切一升，酒四升，煮三沸，
去滓，服半升，日三。良。崔氏同。

又方

栝楼，青色大者一枚，熟捣，以白
酒一斗⑥，煮取四升，去滓，温饮一升，
日三。若无大者，小者两枚；无青色者，
黄色者亦好。崔氏同。

又方

烧鲤鱼头，末，酒服三指撮。

又方

烧死鼠，酒服灰方寸匕，日三，立
下⑦。并出第二卷中。

崔氏：疗乳汁不下方。

鼠肉五两　羊肉六两　獐肉八两

上三味，合作臛，啖之。勿令食者
知。出第十卷中。

---

① 作饮服：《千金方》卷二第九作"作饮饮之，
日三"。

② 又方：《千金方》卷二第九所载方云："土瓜
根捣下筛，服半钱匕，日三，乳如流水。"

③ 面粥：《千金方》卷二第九作"粥饮"。

④ 食前后：《千金方》卷二第九作"先食"。

⑤ 漏芦散方：《千金方》卷二第九所载与此药味
同，剂量略有出入；"食后"作"先食"；"秒糖"即
"蔗糖"。

⑥ 斗：原作"升"，据高校本、《千金方》卷二
第九改。

⑦ 立下：《千金方》卷二第九作"立下，勿令
知"。

妒乳疮痛方一十四首

《集验》：疗妇人妒乳①、乳痈②。诸产生后宜勤济③乳，不宜令汁蓄积不去，便不复出④，恶汁于内引⑤热温壮结坚，牵掣痛，大渴引饮，乳急痛，手不得近，成妒乳，非痈也方。

始妒乳，急灸两手鱼际各二七壮，断痈脉也，不复恶手近，乳汁亦自出，便可令小儿手助抑⑥之，则乳汁大出，皆如脓状，内服连翘汤，自下⑦，外以小豆散⑧薄涂之痈处，当瘥。《千金》同。

又，产后不自饮儿，及失儿无儿饮乳，乳蓄喜结痈，不饮儿令乳上肿者方。

以鸡子白和小豆散，涂之乳房，令消结也。若饮儿不泄者，数捻去之，亦可令大者⑨子含水，使漱口中冷，为嗍取乳汁，吐去之。不含水漱热去，喜令乳头作疮，乳孔塞也。《千金》同。

又，疗妒乳、乳痈，连翘汤方。

连翘　升麻　杏仁去皮尖　射干　防己　黄芩　大黄　芒硝　柴胡各三两　芍药　甘草炙，各四两

上十一味，切，以水九升，煮取三升，分服。忌海藻、菘菜。《千金》同。

又方

取葵茎烧灰，捣散，服方寸匕，日三，即愈。《千金》同。

又，疗妒乳生疮方。

蜂房、猪甲中土、车辙中土各等分，末，苦酒和涂之，良。《千金》同。一方又有车毂⑩上脂一味。

又，疗妇人女子乳头生小浅热疮，搔之黄汁出，侵⑪淫为长，百种疗不瘥者，动经年月，名为妒乳病，妇人饮儿者，乳皆欲断，世论苟抄乳是也。宜以赤龙皮汤及天麻草⑫汤洗之，敷二物飞乌膏及飞乌散佳。始作者可敷以黄芩漏芦散及黄连胡粉散，并佳。方如下，赤龙皮汤方。

槲皮切三升，以水一斗，煮取五升，夏冷用之，秋冬温之。分以洗乳。亦洗诸深败烂久疮。洗毕敷膏散。《千金》同。

又，天麻草汤方

天麻草切五升，以水一斗半，煎取一斗，随寒温分洗乳，以杀痒也。此草叶如麻叶，冬生夏著花，赤如鼠尾花。亦以洗侵淫黄烂、热疮痒疽、湿阴蚀疮、小儿头疮。洗毕敷膏散。《千金》同。

又，飞乌膏散方

---

① 妒（dù 音杜）乳：又名妬（dù 音杜）乳，乳妬。病名。指两乳胀硬疼痛或乳头生疮的病症。《释名·释疾病》："乳痈曰妬。妬，褚也。气积褚不通至肿溃也。"因产后无儿吮乳或产妇壮盛乳多，儿小未能饮尽，乳汁积蓄，与气血相搏，而致乳房胀硬掣痛，手不得近；或乳头生细小之疮，或痛或痒，搔之则黄水浸淫。

② 乳痈：病名。又名妬（dù 音杜）乳、妬乳、乳毒、吹妳（nǎi 音奶）、吹乳、内吹、外吹、乳根痈、乳疯。多因肝气郁结，胃热壅带，或乳汁瘀积而成。初起乳房出现硬结，胀痛，乳汁流出不畅，全身可有恶寒发热，继则肿块增大，掀红剧痛，寒热不退而内蕴成脓。

③ 济：通"挤"。程本作"挤"。

④ 便不复出：《千金方》卷二十三第二作"便结不复出"。

⑤ 引：原脱，据程本、高校本、《千金方》卷二十三第二补。

⑥ 抑：《玉篇·手部》："抑，按也。"程本作"捋"。

⑦ 自下：程本作"自下汁"。

⑧ 散：原脱，据程本、高校本及文义补。

⑨ 者：《千金方》卷二十三第二作"孩"。

⑩ 毂（gǔ 音古）：车轮中心穿轴承辐的部分。

⑪ 侵：侵蚀，《字汇·人部》："侵，朘削也。"《千金方》卷二十三第二作"浸"。

⑫ 天麻草："草"字原脱，据高校本及下文补。"天麻草"，即益母草。

用烧朱砂作水银上黑烟名细粉①者，三两，熬令焦燥　矾石三两，烧粉

上二味，以绢筛了，以甲煎和之，令如脂，以敷乳疮。日三。作散者不须和，有汁自著可用散。亦敷诸热疮黄烂、侵淫汁疮、蜜疮、丈夫阴蚀痒湿、诸小儿头疮、疳蚀②、口边脂疮、蜗疮③等，并以此敷之。《千金》同。

又，黄连胡粉膏散方。

黄连二两　胡粉十分　水银一两，同研令消散

上三味，捣黄连为末，三物相和合，皮裹熟挼之，自和合也。纵不成一家，且得水银细散入粉中也。以敷乳疮、诸湿痒④、黄烂肥疮。若著甲煎为膏。《千金》同。

《备急》、《小品》：妒乳方。

黄芩　白蔹　芍药各等分

上三味，下筛，浆水服一钱五匕，日三。若右乳结将去左乳汁，左乳结即将去右乳汁，服即消。《千金方》同。

又方

柳白皮，酒煮令热，经熨上即消。

又方

苦酒磨升麻若青木香若檀香，以摩上，并良。一味即得，佳。

又方

已入腹者，麝香、薰陆香、青木香、鸡舌香各一两，以水四升，煮取二升，分再服。忌蒜、面、酒、牛马猪肉。

《必效》：疗妇人妒乳、痈疮迟愈，五物雄黄茵茹膏方。

雄黄　白蔹　雌黄　茵茹各一分，并切　乱发如鸡子一枚

上以猪脂半斤合煎三沸，去滓，乃纳乱发，发尽药成，以涂疮，不过十日瘥。

乳痈肿方一十八首

《广济》：疗乳痈大坚硬，赤紫色，衣不得近，痛不可忍⑤。

大黄　芍药　楝实　马蹄炙令黄，等分

上四味，捣散，酒服方寸匕，覆取汗，当睡著⑥觉后肿处散不痛，经宿乃消，百无失一，明晨更服一匕。忌冲风、热食。

深师：疗乳痈肿，消核，芍药散方。

芍药　通草　桂心　昆布　白蔹　附子炮　黄芪　人参　海藻　木占斯⑦各一两

上十味，捣散，以清酒服一钱匕，日三。当先食。并疗颐下气结瘰疬。

又，乳痈，众医不能疗，柏皮膏方。

猪膏年多者佳，柏皮三斤，去黑皮，以猪膏煎之，当稍稍煎柏皮熟黑，便漉出，更煎余柏皮如初，尽，以涂疮。取梦柏，勿取余者，膏令淹没柏皮而已，甚验。

《集验》：疗乳痈方。

大黄二两　莽草二分　伏龙肝十二分　干姜二分

上四味，捣末，以酢和涂乳上，痛即止。一方生姜。极验，可用也。《千

---

① 名细粉：《千金方》卷二十三第二作"一作湘粉"，程本作"一名细粉"。

② 疳蚀：《千金方》卷二十三第二作"月蚀"。

③ 蜗疮：即病疮。《千金方》卷二十三第二作"病疮"。"病（gē 音戈）疮"，指发生在手足的一种湿疡。

④ 湿痒：《千金方》卷二十三第二作"湿疮"。

⑤ 痛不可忍方：《太平圣惠方》卷第一百二十八作"痛不可忍大黄散方"。

⑥ 著：通"着"。

⑦ 木占斯：药名。性味苦温，主治痈疽，血癥，瘘躄，湿痹，腹痛，经闭不孕等。

金》同。

又方

取鹿角下筛散，以猪颔下[1]清汁服方寸匕，不过再服，亦以醋浆服之，良。《千金》云猪脂销上清汁。

又，疗乳痈，四物胶薄贴方。

胶炙　大黄　莽草　细辛

上各等分，捣末，以鸡子白和，涂纸上，贴肿，频易，昼夜贴之，割纸穿如钱大出肿头。

又，疗乳痈，三物桂心贴方。

桂心三分　乌头二分　甘草二分

上捣散，以苦酒和，涂肿上，以小纸覆濡其上，将乳居其中，以干布置乳下，须臾布当濡，有脓水也，佳。范汪同。

《千金翼》：排脓散，主乳痈方。

铁粉　苁蓉　桂心　细辛　芎藭
人参　防风　干姜　黄芩　芍药各四分
当归　甘草炙，各五分

上十二味，捣散，酒服方寸匕，日三夜一，加至一匕半，服药十日，血[2]出多勿怪，是恶物除，甚良。出第五卷中。

《备急》：葛氏疗妇人乳痈妒肿者，或以经二、三日，众疗不瘥方。

坚硬紫色削柳根皮，捣熟，熬令温，帛囊盛，熨乳上，冷更易，甚良，一宿即愈。《千金》同。

又方

研米捶二枚，煮令热，以絮及巾覆乳上，用二捶更互熨肿数十过，瘥止。已用大验。《千金》云炙熬。

又，乳痈方。

大黄　灶下黄土各一分，末　生姜二分

上三味，捣末，醋和涂乳，痛即止，极验。刘涓子不用生姜，用生鱼，三味等分。余比用鲫鱼妙。

又，疗乳痈方。

大黄　鼠屎　黄连各一分

上三味，捣末，合鼠屎更捣，以黍米粥清和，敷乳四边，痛止即愈。无黍米，粟米、粳米并可用。《千金》同。

《救急》：疗乳痈肿痛，如升碗大，痛不可忍方。

取白姜石，捣末一二升，用鸡子白和如稀泥，敷肿，干更易之。此方频试验，如鸡子虑罪，取榆白皮和捣，敷即瘥。

又，疗乳痈坚硬，痛不可忍方。

莨菪子半大匙，当年新者，服时不得嚼破，以清水一大盏和，顿服，痛即止。

又，疗乳痈肿方。

以验[3]醋研地黄涂上，干即易，不过三五遍。服，以酒研之。

《必效》：疗妇人乳痈方。

觉痛，色未变时，以饲猪米研汁，饮之，即瘥。仍取猪槽木厚如匙面，火炙，数数熨上。

又，疗妇人乳痈，丹参膏方。

丹参　白芷　芍药各二两

上三味，㕮咀，以苦酒淹经宿，又取猪脂半斤，微火上煎之，白芷黄膏成，去滓，以膏涂上，甚良。

又，疗疮上须贴膏方。

黄芪八分　白芷　大黄各五分　当归
续断各四分　薤白二合，切　松脂十二分　薰
陆香　蜡[4]各十分　猪脂一升　生地黄汁七合

上十一味，切，纳地黄汁中渍半日，纳猪脂中，微火上煎三上三下，白芷色黄膏成，布绞去滓，翦[5]帛如疮大小，涂

---

① 颔下：《千金方》卷二十三第二作"脂上"。
② 血：《千金翼》卷五第三作"脓血"。宜从。
③ 验：高校本云疑当作"酽"或"釅"，宜从。
④ 蜡：原作"腊"，据程本改。
⑤ 翦：程本作"剪"。义同。

帛贴疮上，日四五度易之，终身无苦，极效。

产后血晕心闷方一十首

《广济》：疗产后血晕，心闷不识人，或神言鬼语，气欲绝方。

荷叶二枚，炙　蒲黄一两　甘草二两，炙　白蜜一匙　地黄汁半升

上五味，切，以水三升，煮取一升，绞去滓，下蒲黄、蜜、地黄汁，暖服，立瘥止。

又，疗产后心闷，血气冲上血晕，羚羊角散方。

取羚羊角一枚，烧成灰末，以东流水服方寸匕。若未瘥更服，瘥。

《救急》：产晕心闷大困方。

鲫鱼剥皮作鲙①，以韲②食三两口止。

文仲：晕绝方。

苏方木三两，碎，以水五升，煎取二升，分再服。或无苏木，煮绯色衣服汁服，甚验。

又方

取墙上青衣一抄，以水四小升，煮取二升，分服。又生姜汁一小升、地黄汁一小升、酒一大升相和，煎五六沸，分再服，每剂和大黄末一匙。此方甚良。

崔氏：凡晕者皆是虚热，血气奔进③，腹中空所致。欲分免④者，第一须先取验⑤醋，以涂口鼻，仍置醋于旁，使闻其气，兼细细饮之，此为上法。如觉晕，即以醋喷面，苏来即饮醋仍少许解之。一云仍少与水解之。

又，凡产后忽闷冒汗出，不识人者，是暴虚故也方。

取破鸡子，吞之便醒。若未醒，可与童子小便一升，甚验。丈夫小便亦得，切不得用病人者。

又，若久不识人，或时复发者，此为有风，因产血气暴虚，风行脉中故也。若产后去血多者尤增。此疾与鸡子不醒者，可急与竹沥汁，一服五合，须臾不定，复与五合，频得三五服，立瘥。并出第十上卷中。

《近效》：疗血晕绝不识人，烦闷方。

红蓝花三两，新者佳，以无灰清酒半升、童子小便半大升，煮取一大盏，去滓，候稍冷服之，新汲水一大升煮之久良。

又方

赤父马粪绞取汁一大盏，湿者良。若干者，取新汲水半大盏和研，绞取汁，顿服。亦主人⑥血不止，神验。夏候拯录。

产乳晕绝方五首

崔氏：疗产乳晕绝方。

以恶血服少许，良。

又方

以服洗儿水三合，良。

又方

觉晕即用三股麻绳长五六尺，系产妇右脚膝上，令人捉两头，急挽，得醒，徐徐解之。并出第十上卷中。

文仲：疗产乳晕绝方。

半夏一两，洗，捣筛，丸如大豆，纳鼻中，即愈。崔氏同。

《救急》：疗产乳晕绝方。

生赤小豆捣为散，取东流水和方寸

① 鲙（kuài 音快）：鱼鲙，鱼细切作的肴馔。
② 韲（jī 音机）：切碎的菜或肉。
③ 进：程本作"进"。
④ 免：通"娩"。程本作"娩"。
⑤ 验：高校本云疑当作"醶"或"酽"，宜从。
⑥ 人：山胁尚德曰疑当作"久"。

匕，服之。不瘥再服。崔氏同。

产后余血不尽腰脚疼
及恶露不下方七首

《广济》：疗产后三日患腰疼，腹中余血未尽，并手脚疼，不下食，生地黄汤方。

生地黄汁一升　芍药　甘草各二两，炙　丹参四两　蜜一合　生姜汁半合

上六味，切，以水三升，煮取一升，去滓，纳地黄汁、蜜、姜汁，微火煎一两沸，一服三合，日二夜三，利一两行，中间进食。与药更进服。

又，疗产后恶露不多下方。

牛膝　大黄各八分　牡丹皮　当归各六分　芍药　蒲黄　桂心各四分

上七味，捣散，以生地黄酒服方寸匕，日二，血下止。

《救急》：疗妇人产后余血不尽，血流入，腰脚疼痛，胸急气满，两胁痛方。

生姜一斤　淡竹叶一升，并切

上二味，以水二升，煮取一升，去滓，分再服。

又，疗产后血不尽，血痛闷方。

取荷叶烧作灰，暖水和服。煮取汁亦良。

又，恶露不尽，腹胀痛方。

取乱发如鸡子大，灰汁洗净，烧末酒服。

又方

取百斤秤锤一枚，烧赤，投酒五升中，用此秤锤酒煮当归三两，取二升，去滓，分再服。《千金》同。

又，疗一切宿血及损伤瘀血在腹内，不问新久，并妇人月经不通，产后恶血不下，皆良方。

大黄　芒硝各三两　桃仁四十枚，去尖皮

上三味，芒硝、桃仁合捣四、五百杵，以酢浆水二升半，渍一宿，空腹搅调，顿服之，不能顿服者，分作两服。良久先下粪，次下如豆泥汁或黑血为验。强人日别服一剂，弱人两日服之。下血尽便止，不过三两剂。忌生冷、茶、葵。并出第四卷中。

产后恶露不绝方四首

《广济》：疗妇人产后血露不绝，崩血不可禁止，腹中绞痛，气息急，疗蓐病三十六疾方。

乱发烧灰，研　阿胶各二两，炙　代赭干姜各三两　马蹄一枚，烧　干地黄四两　牛角鰓五两，炙

上七味，捣筛，蜜和为丸如梧桐子，空腹以饮下二十五丸，日二，至四十丸，良。

深师：疗产后虚冷下血及水谷下痢，昼夜无数，兼疗恶露不绝，龙骨丸方。

干姜　甘草炙　桂心各二两　龙骨四两

上四味，捣筛，蜜丸如梧桐子，以酒下二十丸，日三。忌如常法，此方甚良。

文仲、葛氏：疗血露不绝方。

以锯截桑木，取屑五指撮，酒服，日三，瘥。

又，隐居效方泽兰汤，疗产后恶露不尽，腹痛，往来兼满，少气①。

泽兰八分，熬　当归三分　生地黄三分　芍药十分　甘草六分，炙　生姜十分　大枣十四枚，擘

―――――――

① 腹痛，往来兼满，少气：《千金方》卷三第五作"腹痛不除，小腹急痛，痛引腰背，少气力方"。"煮取三升"作"煮取三升，取滓"；"欲死涂身得瘥"作"堕身欲死，服亦瘥"。

上七味，切，以水九升，煮取三升，分为三服。欲死涂身得瘥。

产后血气烦闷方四首

《广济》：疗产后心胸中烦闷，血气涩，肋下妨不能食方[1]。

生地黄汁一升　当归一两，末　生姜汁三合　酒五合　童子小便二升。

上五味，和煎三四沸，去滓，分服，一日令尽，间食服。

又，血气烦闷方。

取生藕捣绞取汁，饮一升，未定更饮，瘥止。竹沥亦得。《千金》同。

《集验》：疗产后血气烦闷方[2]。

取生地黄汁一升、酒三合相合，微温顿服之。《千金》同。

《千金》：疗妇人产后气欲绝，心中烦闷不解，必效方[3]。

竹叶切　麦门冬去心　小麦各一升　甘草一两，炙　生姜二两　大枣十四枚

上六味，切，以水一斗，煮竹叶、小麦，取八升，去滓，纳余药，煮取三升，去滓，分三服。心虚悸加人参二两；少气力加粳米五合，一方用竹皮；若胸中气逆加半夏二两。忌如常法。出第三卷中。

产后心痛方三首

《集验》：大岩蜜汤，疗产后心痛方。

干地黄　当归　独活　甘草炙　芍药桂心　小草　细辛各一两　吴茱萸一升干姜三两

上十味，切，以水九升，煮取三升，分三服[4]，良。《千金》同。

《经心录》：蜀椒汤，疗产后心痛，此大寒冷所为方。

蜀椒二合，汗　芍药三两　半夏洗　当归　桂心　人参　甘草炙，各二两　生姜汁五合　蜜一升　茯苓二两

上十味，切，以水九升，煮椒令沸，下诸药，煮取二升半，去滓，下姜汁、蜜等，更煎取三升，一服五合，渐至六合，尽，勿冷食。《千金》同。

《千金》：羊肉汤[5]，疗产后腹中心下切痛，不能食，往来寒热若中风，乏气力方。

羊肉三斤　当归　黄芩　甘草炙　芎䓖　防风各二两　芍药三两　生姜四分

上八味，切，以水一斗二升，煎羊肉减半，煮药，取三升，，分温三服。忌如常法。崔氏同。出第三卷中。

产后腹中绞刺痛方九首

《广济》：疗产后腹中绞刺痛，不可

---

① 肋下妨不能食方：《圣济总录》卷第一百六十三作"肋下胀满地黄饮方"。方中另有"人参捣末一两"。服用时"间食服"作"空心日午，临卧温服"。

② 疗产后血气烦闷方：《千金方》卷三第五作"治产后下血不尽，烦闷腹痛方"。

③ 必效方：此方为王焘据《千金方》"竹叶汤"和"淡竹茹汤"组合而成。《千金方》卷三第二"竹叶汤治产后心中烦闷不解方"较此方多一味"茯苓"，"竹叶"用"生淡竹叶"，其他药味相同，剂量略有出入。"淡竹茹汤治产后虚烦，头痛，短气欲绝，心中闷乱不解，必效方"，但组成中无"竹叶"，有"生淡竹茹一升"，其他药味与此方相同，剂量略有出入；煮取服用方法中，"煮取三升"的"煮"字，原作"者"，"分三服"的"三"字原脱，均据补。"少气力"《千金方》"竹叶汤"作"食少无谷气者"；"胸中气逆加半夏"一句，"竹叶汤"与"淡竹茹汤"均无"胸中"二字。

④ 煮取三升，分三服：《千金方》卷三第四作"煮取三升，纳蜜五合重煮。分三服，日三"。

⑤ 羊肉汤：《千金方》卷三第四作"当归羊肉汤"，药味与此相同，剂量略有出入。"取三升，分温三服"作"取三升，去滓，分三服，日三"。

忍方①。

当归　芍药　干姜　芎䓖各六分

上四味，捣散，以酒服方寸匕，日二服。

又，疗产后内虚，寒入腹，腹中绞痛，下赤，烦毒②谵语③见鬼，羊肉汤方。

肥羊肉一斤　当归　甘草炙　芍药各一分

上四味，切，以水一斗，煮羊肉取七升，煮药取二升，分服。

又，疗新产后腹中如弦常坚，绞痛无聊④方。

蜜一斤　当归一两

上二味，末，入蜜中煎融融耳，适寒温顿服。

《千金》：当归汤，疗妇人寒疝，虚劳不足，若产后腹中绞痛方。

当归三两　生姜五两　芍药二两　羊肉一斤

上四味，切，以水八升，煮取三升⑤，适寒温顿服七合，日三。

又，疗产后疾痛⑥，桃仁芍药汤方。

桃仁半升，去皮尖，熬　芍药　芎䓖　当归　干漆熬　桂心　甘草炙，各二两

上七味，切，以水八升，煮取二升半，分三服。

又，单行茱萸酒，疗产后腹内外⑦疾痛方。

吴茱萸一升⑧，酒三升渍一宿，煎取半升，顿服，亦可再服，瘥止。并出第三卷中。

《必效》：疗产后腹痛方。

羌活四两，切，酒二升，煮取一升，分服。

又方

兔头炙令热，以熨产妇。腹如刀绞痛者，熨之立定。

又，疗痛不可忍方。

取一苦瓠芦未经开者，亦觉痛即开，去子讫，以沸盐酢投中，蒸热，随痛熨，冷即换，极甚效。

产后虚热方二首

《千金》：蜀漆汤，疗产后虚热往来，心胸中烦满⑨，骨节疼及头痛壮热，晡时辄甚，又似微疟方。

蝭母知母也　芍药各二两　蜀漆叶　甘草炙　桂心　黄芩各一两　生地黄一斤　黄芪五两

上八味，切，以水一斗，先煮地黄取七升，去滓，下诸药，煮取二升半，分三服。汤⑩疗寒热，不损人。忌如常法。出第三卷中。

《千金翼》：疗产后虚热头痛方⑪。

白芍药　干地黄　牡蛎各五两，熬　桂心三两

上四味，切，以水五升，煮取二升

---

① 不可忍方：《太平圣惠方》卷第八十一此方名作"定痛散方"。《妇人大全良方》"日二服"下有"一方加延胡索，妙"七字。

② 下赤，烦毒：高校本引程本注云："下赤"一作"下利"，"烦毒"一作"烦躁"。

③ 谵（zhān音沾）语：病中或梦中呓语。《集韵·监韵》："谵，疾而寐语也。"《字韵·衔韵》："谵，病人自语也。"

④ 聊：《千金方》卷二十三第二十二作"聊赖"。

⑤ 煮取三升：《千金方》卷三第四作"煮羊肉熟，取汁煎药，得三升"。

⑥ 疾痛：《千金方》卷三第四作"腹中疾痛"，宜从。

⑦ 内外：《千金方》卷三第一作"中"。

⑧ 一升：《千金方》卷三第一作"三两"。

⑨ 烦满：原作"烦闷满"，据《千金方》卷三第二改。

⑩ 汤：《千金方》卷三第二作"此汤"。

⑪ 疗产后虚热头痛方：《千金方》卷三第二、《千金翼》卷六第二并名"芍药汤"，药味、剂量、主治同。"汤不损人"的"汤"《千金方》作"此汤"。

半，分三服，日三。汤不损人，无毒。亦疗腹中拘急痛。若通身发热加黄芩二两，甚验。大热即除。出第六卷中。

产后虚劳方四首

《千金》：增损泽兰丸，疗产后百病，理血气，补虚劳方。

泽兰熬　甘草炙　当归　芎䓖各七分　附子炮　干姜　白术　白芷　桂心　细辛各四分　防风　人参　牛膝各五分　柏子仁　干地黄　石斛各六分　厚朴炙　藁本　芜荑各二分　麦门冬八分，去心

上二十味，捣末，蜜丸，以①酒下十五丸至二十丸，良。忌如常法。出第四卷中。

《延年》：增损泽兰丸，主产后风虚劳损黄瘦方。

泽兰七分，熬　防风　干地黄　当归　细辛　桂心　茯苓　芍药　人参　甘草炙　藁本　乌头炮　麦门冬去心　石斛　紫菀　芎䓖各五分　干姜　柏子仁　芜荑仁　厚朴炙　蜀椒汗，各四分　白术　黄芪各六分　紫石英研　石膏研，各八分

上二十五味，捣筛，蜜和丸如梧桐子，以酒下二十至三十丸。忌如常法。

《删繁》：疗产妇劳虚或本来虚寒或产后血脉虚竭，四肢羸弱，饮食减少，血脉②断绝，血脉不通，虚实依源③，泽兰补虚丸方。

泽兰叶九分，熬　石膏八分，研　芎䓖　甘草炙　当归各七分　白芷　防风　白术　藁本　蜀椒汗　厚朴炙　干姜　桂心　细辛各五分

上十四味，捣筛，蜜丸如梧桐子，酒下二十丸至三十丸，日再。忌海藻、菘菜、桃李、雀肉、生葱等。

《古今录验》：泽兰丸，疗产后风虚劳羸百病，必效方。

泽兰叶六分　白芷　椒汗　芜荑仁　藁本　细辛各四分　白术　柏子仁　人参　桂心　防风　厚朴炙　丹参各五分　芎䓖　甘草炙　当归各七分　干地黄十分

上十七味，捣筛，蜜和丸如梧桐子，服二十丸至三十丸，日再服。忌如常法。

产后风虚瘦损方四首

《广济》：疗产后患风虚冷气，腹内不调。补益肥白悦泽方。

泽兰七分，熬　厚朴炙　人参　石斛　芜荑仁　续断　防风　桂心各三两　芎䓖　白术　柏子仁　五味子　黄芪　远志皮各四分　赤石脂六分　干地黄六分　甘草六分，炙

上十七味，捣末，蜜丸如桐子，以酒下二十丸至三十丸，日再。忌如常法。

《小品》：疗产后中风虚人，不④可服他药者，一物独活汤主之及一物白鲜汤主之，亦可与独活合煮之方。

独活三两，以水三升，煮取一升，分服。奈⑤酒者亦可酒水等煮之。用白鲜皮亦依此法。

《千金》云：凡产后满百日乃可合会，不尔，至死虚羸，百病滋长，慎之。凡妇人皆患风气，脐下虚冷，莫不由此早行房故也。又产后七日内恶血未尽，不可服汤，候脐下块散，乃进羊肉汤，痛甚切者不在此例。后两三日消息⑥可服

---

① 蜜丸，以：《千金方》卷四第一作"蜜和丸如梧子，空腹"。

② 血脉：程本作"经水"。宜从。

③ 依源：程本作"交错"。宜从。

④ 不：原脱，据程本、高校本及文义补。

⑤ 奈：用同"耐"。

⑥ 消息：休养，生息。

泽兰丸，此至满月，丸药尽为佳。不尔，虚损不可平复也。全极消瘦不可救者，服五石泽兰丸。又凡在蓐[1]，必须服泽兰丸补，服法必七日外，不得早服也。妇人因产[2]取凉太多，得风冷，腹中积聚，百病竞起，迄至于老，百方疗不能瘥，桃仁煎主之。出蓐后服之。妇人纵令无病，每至秋冬须服一两剂，以至年终，常将服之。

又，桃仁煎疗万病，妇人产后百病诸气方[3]。

桃仁一千二百枚，去双仁尖皮，熬令香

上一味，捣，务令极细熟，以上上酒一斗五升，研三四遍，如作麦粥法，以极细为佳。纳小长颈瓷瓶中令满，以面遍封之，务取蜜纳汤中，煮一复时不停火，使瓶口常出汤，勿令没，药成温酒和服一匙，日再。丈夫服亦极妙。

《延年》：泽兰丸，主产后风虚损瘦，不能食，令肥悦方。

泽兰七分，熬　当归七分　甘草七分，炙　藁本三分　厚朴三分，炙　食茱萸三分　芜荑三分　白芷三分　干姜三分　芍药三分　石膏八分，敦煌者，研　人参四分　柏子仁四分　桂心四分　白术五分

上十五味，捣筛，蜜和丸如梧桐子大，酒服十五丸，日二，加至二十五丸。忌生冷、酢滑、猪牛肉，热面、生葱、桃李、雀肉[4]、海藻、菘菜等。

产后虚羸方三首

《广济》：疗产后虚羸喘乏，或乍寒乍热状如疟，名为劳损[5]，猪肾汤方。

猪肾一具，去脂，四破　香豉一升，锦裹　白粳米一升　葱白切，一升　人参　当归各二两

上六味，切，以水一斗，煮取三升，去滓，分服七合，以意消息。忌犬肉、热面、蒜。出第三卷中。崔氏云以水三斗，煮取五升，适寒温，随便饮之。

《救急》：疗产后羸瘦不复，令肥白方。

乌豆肥大者，净拭，熬熟，如造豆黄法，去皮，捣为屑，下筛，以腊月猪脂成炼者和丸如桐子，以酒下五十丸，日再服。一月内脂白也。无所禁。

《古今录验》：疗产后诸病羸瘦，欲令肥白，饮食和调，地黄羊脂煎方。

生地黄汁一升　生姜汁五升　羊脂二斤　白蜜五升

上四味，先煎地黄汁，令余五斤，下羊脂煎减半，次下姜，次下蜜，便以铜器盛，著汤中煎，令如饴状。空肚，酒一升，取煎如鸡子大，投酒中饮，日三，良。

产后中风方三首

深师：疗产后中风，口噤，不知人，小独活汤方。

独活八两　葛根六两　生姜五两　甘草二两，炙

上四味，切，以水九升，煮取三升，分三服，微汗佳。忌海藻、菘菜。出第六卷中。

---

① 在蓐（rù 音褥）：指产后体虚卧床。
② 因产：《千金方》卷三第一作"因暑月产乳"。
③ 桃仁煎疗万病，妇人产后百病诸气方：《千金方》卷三第一作"桃仁煎治妇人产后百疾，诸气补益悦泽方"。煮煎方法略异。"以面遍封之，务取蜜"作"密塞以面封之"。宜从。程本"蜜"作"密"。
④ 肉：原作"内"，据高校本及文义改。
⑤ 劳损：《千金方》卷三第一作"蓐劳"。

《小品》：大豆紫汤①，主妇人产后中风困笃，或背强口噤，或但烦热苦渴，或头身皆重，或身痒，剧者呕逆直视，此皆因风冷湿所为方。

大豆三升，炒令炮断，预取器盛清酒五升，沃热豆中讫，漉去豆，得余汁，尽服之。温覆取微汗出，身体才润则愈。一以去风，二则消血结。云周德成妻②妊胎触甗③因伤折，胎死在腹中三日，困笃，服此酒即瘥。后疗无不佳。《千金》用大豆五升、酒八升，右④云更合独活汤。所以尔者，产后多虚著风，以独活消风去血故也。重者十剂。崔氏云：如中风口噤，加鸡屎白三升，和豆熬，更佳。

又，疗产后中寒风痉，通身冷直，口噤，不知人方。

白术四两，酒三升，煮取一升，去滓，顿服。忌桃李、雀肉等。

产后下痢方四首

《广济》：疗产后腹痛气胀，肋下妨满不能食，兼之微利方。

茯苓　人参　厚朴炙，各八分　甘草炙橘皮　当归　黄芩各六分

上七味，捣散，以饮下方寸匕，日三度，渐加至一匕半。

又，疗产后⑤下痢，赤石脂丸方。

赤石脂三两　甘草炙　当归　白术黄连　干姜　秦皮各二两　蜀椒汗　附子炮，各一两

上九味，捣筛，蜜和为丸如桐子，酒⑥服二十丸，日三，良。忌猪肉、冷水、海藻、菘菜。

深师：疗产后下痢，胶蜡⑦汤方。

粳米一合　蜡如鸡子一枚　阿胶　当归各六分　黄连十分

上五味，切，以水六升半，先煮米令蟹目⑧沸，去米，纳药，煮取二升，入阿胶、蜡，消烊，温分三、两服。

《千金》：下痢腹痛，当归汤方。

当归　龙骨各三两　干姜一两　白术二两　甘草炙，一两　附子炮，一两　熟艾一两芎藭二两半

上八味，切，以水六升，煮取二升半，去滓，分为三服，日三，一日令尽。忌猪肉、冷水、桃李、雀肉等。出第三卷中。

产后赤白痢方五首

《广济》：疗产后赤白痢，脐下绞痛方⑨。

当归　芍药　地榆　龙骨　黄连各八分　艾叶八分　甘草炙，八分　厚朴炙，八分黄芩　干姜各六分

上十味，切，以水八升，煮取二升半，去滓，分温三服，即瘥止。忌生冷、油腻、海藻、菘菜、猪鱼肉。

又，疗产后赤白痢，脐下气痛方⑩。

当归八分　厚朴炙　黄连各十二分　豆蔻五枚，去皮　甘草六分，炙

---

① 大豆紫汤：《千金方》卷三第三载此方主治中"产后中风"作"产后百病及中风痱痉"。病因"皆因风冷温"作"皆因虚风冷湿及劳伤"。炮制时"炒令炮断"作"以铁铛，猛火熬豆，令极热焦烟出"。服用时"尽服之"作"服一升，日夜数过"。

② 妻：原脱，据程本、高校本补。

③ 甗（xiàn 音现）：大甑。《玉篇·瓦部》："甗，大甑也。"《广韵·鉴韵》："甗，大甑似盆。"

④ 右：程本作"又"，宜从。

⑤ 产后：《千金方》卷三第六作"产后虚冷"。

⑥ 酒：《千金翼》卷七第六作"饮"。

⑦ 蜡：原作"腊"，据程本改。

⑧ 目：原作"日"，据程本改。

⑨ 脐下绞痛方：《圣济总录》卷第一百六十五作"脐下绞痛，当归芍药汤方"。

⑩ 脐下气痛方：《圣济总录》卷第一百六十五作"腹痛烦热，当归汤方"。

上五味，切，以水五升，煮取二升，去滓，分温三服，瘥止。忌如常法。

文仲：效方，疗产后赤白下痢，腹中绞痛不可忍者。

黄连四两　黄柏三两　阿胶炙　栀子蒲黄各一两　当归一两半　黄芩二两

上七味，捣筛，蜜和丸，饮服六十丸，日三夜一服，立定。破血止痢。忌如常法。

《救急》：疗产后下痢赤白，腹中绞痛方。

芍药　干地黄各四两　甘草炙　阿胶炙艾叶　当归各二两

上六味，切，以水七升，煮取一升半，去滓①，温分三服。忌海藻、菘菜、芜荑。

《必效》：疗妇人新产后赤白痢，心腹刺痛方。

薤白切一升　当归二两　酸石榴皮三两地榆根四两　粳米五合　一本加厚朴一两阿胶　人参　甘草炙　黄连各一两半

上十味，切，以水六升，煮取二升，分三服。忌如常法。《千金》只用前五味②。

产后冷热痢方二首

深师：疗产后冷热痢，黄连丸方。

黄连三两　乌梅肉一升，熬　干姜二两

上三味，捣末，蜜丸如桐子，以饮下二十至三十丸，日再服。忌猪肉。

《千金》：疗产后忽著寒热下痢，生地黄汤方。

甘草炙　黄连　桂心各一两　生地黄五两，切　大枣二十枚　淡竹皮③　赤石脂各一两

上七味，切，以水一斗，煮竹皮取七升，去滓，纳药，煮取二升半，分为三服，日三。《翼》同。忌猪肉、冷水、

海藻、菘菜、生葱。出第三卷中。

产后痢日夜数十行方二首

《千金》：疗产后余寒下痢，便脓血赤白，日数十行，腹痛，时时下血，桂枝汤方④。

桂心　干姜　甘草炙，各二两　赤石脂十两　当归三两　附子一两，炮　蜜一升

上七味，切，以水七升，煮取三升，入蜜一两沸，分服一升，日三。忌海藻、菘菜、生葱、冷水。

《必效》：疗产后痢，日五十行者方。

取木里蠹虫粪，铛中炒令黄，急以水沃之，稀稠得所服之，瘥止。独孤祭酒讷方。

产后卒患淋方五首

《广济》：疗产后卒患淋，小便磣痛⑤，乃至尿血方。

冬葵子一升　石韦去毛　通草各三两滑石四两，末，汤成下　茯苓　子芩各二两

上六味，切，以水九升，煮取三升，绞去滓，一服七合，瘥止。忌热面、酢物。

《集验》：疗产后卒患淋，石韦汤方⑥。

----

① 去滓：《千金方》卷三第六作"去滓，内胶令烊"。

② 《千金》只用前五味：查今本《千金方》十味药并用，可能所据版本不同。

③ 淡竹皮：《千金方》卷三第六作"淡竹叶，一作竹皮"。

④ 桂枝汤方：《千金方》卷三第六作"桂蜜汤，"药味、主治相同，剂量略有出入；煎煮、服用方法略异。

⑤ 磣（chěn 音踸）痛：指尿有砂石，疼痛难忍。

⑥ 疗产后卒患淋，石韦汤方：《千金方》卷三第七作"治产后卒淋、气淋、血淋、石淋，石韦汤方"。另有"生姜"，"甘草"，共九味药；剂量略异。

榆白皮五两　石韦去毛　黄芩各二两
通草三两　大枣二十枚　葵子一升　白术一两

上七味，切，以水八升，煮取二升半，分为三四服。忌酒面、桃李、雀肉等。《千金》有甘草，生姜，为九味。

《千金》：疗产后淋沥，葵根汤方①。

葵根二两，干者　车前一升　乱发灰
大黄　桂心　滑石末，后下，各一两　冬瓜汁七合　通草二两　生姜六两

上九味，切，以水七升，煮取二升半，去滓，分三服。出第三卷中。

又，产后淋，滑石散方②。

滑石五分，研　通草　车前子　葵子各四分

上四味，以浆水服方寸匕，至二匕为妙。

《千金翼》：疗产后卒淋、气淋、血淋、石淋汤③方。

石韦去毛　黄芩　通草各二两　榆白皮五两　大枣三十枚　甘草一两，炙　葵子二升　生姜　白术各三两

上九味，切，以水八升，煮取二升半，分三服。《千金》同。

产后小便不禁兼数方四首

《广济》：疗产后小便不禁方。

取鸡尾烧作灰，酒服方寸匕，日三服。

《小品》：疗产后小便不禁方。

取鸡子烧作灰，酒服，日三。

又，疗产后遗尿不知出方④。

白薇　芍药各一分

上二味，捣散，以酒服方寸匕，日三。《千金翼》各十分。

《千金翼》：诸产后小便数，桑螵蛸汤方。

桑螵蛸三十枚　鹿茸炙　黄芪各三两

人参　甘草炙　牡蛎各三两，熬　生姜四两

上七味，切，以水六升，煮取二升半，分三服，日再，瘥止。忌海藻、菘菜。

产后小便数兼渴方一首

《集验》：产后小便数兼渴，栝楼汤方⑤。

桑螵蛸炙　甘草炙　黄连　生姜各二两　栝楼　人参各三两　干枣五十枚

上七味，切，以水七升，煮取二升半，分三服。忌猪肉、冷水、海藻、菘菜。

产后渴方二首

《集验》：疗产后渴，栝楼汤方⑥。

栝楼四两　麦门冬去心　人参各三两
干地黄三两　甘草二两，炙　干枣二十枚　土瓜根五两

上七味，切，以水八升，煮取二升半，分三服，良。忌海藻、菘菜、芜荑。

《千金》：疗产后虚渴，少气力，竹

---

①　葵根汤方：《千金方》卷三第七所载此方"车前"作"车前子"；"冬瓜"作"冬瓜练"，下注："一作汁"；剂量略有出入。《千金翼》卷七第七无"冬瓜汁"，只八味药。

②　滑石散方：《千金方》卷三第七、《千金翼》卷七第七所载药与此剂量略异。

③　汤：《千金方》卷三第七、《千金翼》卷七第七并名"石韦汤"。《千金方》治"卒淋、气淋、血淋、石淋"；《千金翼》治"卒淋、血淋、气淋"。

④　疗产后遗尿不知出方：《千金方》卷三第四作"治妇人遗尿不知出时方"。

⑤　栝楼汤方：《千金方》卷三第七、《千金翼》卷七第七并另有"麦门冬二两"，共八味药。"栝楼"并作"栝楼根"。

⑥　栝楼汤方：《千金方》卷三第七、《千金翼》卷七第七主治并作"治产后渴不止"，"栝楼"并作"栝楼根"。

叶汤方①。

竹叶切，三升　甘草炙　人参　茯苓各一两　小麦五合　生姜　半夏洗，各三两　干枣十五枚　麦门冬五两，去心

上九味，切，以水九升，先煮竹叶、小麦、生姜、枣，取七升，去滓，纳药，再煎取二升半，绞去滓，一服五合，日三夜一。忌羊肉、海藻、菘菜、饧。出第②三卷中。

许仁则产后方一十六首

第一产后若觉血气不散，心腹刺痛胀满喘急，不能食饮，宜依此方。

鬼箭羽③折之，如金色佳　当归　白术　生姜各三两　细辛　桂心各二两　生地黄汁五合

上七味，切，以好无灰酒三升、水四升和煎，缓火，火不要急，煎取二升三合，去滓，温分服三合。忌如常法。

第二产后若觉恶露下多，心闷短气，贴然④无力，不能食，宜依此方。

当归　艾叶　生姜各三两　干地黄四两　人参一两　地榆二两

上六味，切，以水七升半，煎取二升四合，去滓，分温服八合，日三。

第三产后恶露下多少得所，冷热得调，更无余状，但觉腹内切痛，可而复⑤，宜依此方。

当归五两　生姜六两　桂心三两　芍药二两

上四味，切，以水、酒各三升半，煮取二升三合，去滓，分温三服之。忌生葱。

第四产后诸状无所异，但不能食者，宜依此方。

白术五两　生姜六两

上二味，切，以水酒各二升，缓火煎取一升半，分温二服。忌桃李、雀肉等。

第五产后更无他状，但觉虚弱，欲得补气力，兼腹痛，宜羊肉当归汤方。

肥羊肉一斤，去脂膜　当归五两　生姜六两　黄芪四两

上四味，切，以水一斗，缓火煮羊肉，取八升，澄清纳药，煮取二升半，去滓，温分服。若觉恶露下不尽，加桂心三两。恶露下多，觉有风加芎䓖三两；觉有气加细辛二两；觉有冷加吴茱萸一两，觉有热加生地黄汁二合。

第六产后恶露虽下⑥甚通利，遂觉心腹满闷，胁肋胀妨，兼咳喘息急，不能食饮，大便不通，眼涩，坐起不稳，心腹时时痛，宜服此方。

白术　当归　桑白皮　大黄各三两　生姜四两　细辛　桂心各二两

上七味，切，以水八升，煮取二升六合，去滓，分温三服。此汤当得利，利又不宜过多。事不获已，所以取微利，缘初产举体皆虚，尚藉药食补之，岂宜取利？此缘病热既不可，勿以常途。此汤得通，气息安贴⑦。利脱未即止，须断之，取三两匙酢饮，饮之即止。适寒温将摄，佳。忌桃李、雀肉、生葱、生菜。

如利后诸候不减，宜依后方。

当归十分　白术八分　甘草炙，七分

---

① 竹叶汤方：《千金方》卷三第七所载与此处药味相同，方中"干枣"作"大枣"；剂量略有出入；煎煮方法略异。

② 第：原脱，据程本、高校本及文义补。

③ 鬼箭羽：又名六月凌，四棱锋、八树、四面戟、见肿消、山鸡条子、笸箕柴。苦寒。入肝经，破血散瘀，祛风，杀虫。

④ 贴然：安静、平静。此指肢体倦怠少动。

⑤ 复：程本作"复作"。

⑥ 下：程本作"下不"。

⑦ 贴：妥当，适合，平定。程本作"帖"。

生姜　桑根白皮各六分　桂心三分　人参三分　细辛四分

上八味，捣筛，蜜丸桐子大，以酒下十五至二十丸。忌如常法。

第七产后患水痢，宜依此方。

神曲①末，五合，熬，六月六日者　人参四分　枳实炙，六分　赤石脂十分　白术六分

上五味，捣散，饮下方寸匕，渐渐加之。忌桃李、雀肉等。

第八产后患血痢宜依此方。

艾叶虎掌者，三月三日、五月五日者，熬　黄柏　芍药　甘草炙，各六分　阿胶十七分　黄连七分　地榆五分

上七味，捣散，以饮下方寸匕，甚妙。忌如常法。

第九产后患脓痢，宜依此方。

附子炮　蜀椒汗　干姜各五分　甘草炙，六分　赤石脂　黄芪各十分　白术七分

上七味，捣散，饮服方寸匕，加一匕半，日再。忌猪肉、冷水、海藻、菘菜、桃李、雀肉等。

第十产后诸痢方。

取薤白煮食之，唯多益好。肥羊肉去脂，作炙食之，唯多益好。以羊肾炒薤白食之，良。

第十一产后腹内安稳，恶露流多少得所，但缘产后日浅，久坐视听，言语多，或运劳力，遂觉头项及百肢节皮肉疼痛，乍寒乍热，此是蓐劳。宜依此方。

猪肾一具，去脂　当归　芍药　生姜各三两　桂心一两　葱白三合

上六味，切，以水八升，缓火煮肾取六升，澄清，纳诸药，煮取二升，分温再服。亦可用腊②熏汗出，即瘥。

第十二产后觉患风，手足不多随和，言语不多流利，恍惚多忘，精神不足，宜依此方。

独活三两　当归　芍药　防风　芎䓖

玄参各二两　桂心一两半

上七味，切，以水八升，煮取二升半，去滓，分三服。如一剂觉安稳，隔三日，又服一剂。若一两剂后渐瘥，但须适寒温将息。如未全瘥，即以此方作丸，有热加干葛五两；有冷加白术五两；有气加生姜六两；有痛加当归、芍药各二两；不能食加人参二两、玄参四两；觉手足不稳加牛膝、五加皮、萆薢各三两，黄芪四两，丸服。忌生葱、桃李、雀肉等。

第十三产后更无余苦，但觉体气虚，宜服此方。

当归　干地黄各十分　泽兰八分，熬　防风　黄芪　续断各六分　桂心　人参　地骨皮　芍药各七分　干姜六分

上十一味，捣末，蜜丸桐子大，酒下二十丸。忌生葱、芜荑。

第十四产后不论服药直③尔，不宜食诸生冷陈久滑物。若服药，弥须将息，每方服药后，合疏忌食法，为欲录其都要，不能一一具方。诸方有白术忌桃李，细辛忌生葱，甘草忌菘菜、海藻，枸杞忌狗肉，附子、黄连忌猪肉，桂心忌生葱。

第十五产后血气不多通散，当时不甚觉之，在蓐虽小不和，出则成痼结，少腹疼硬，乍寒乍热，食饮不为肌肤，心腹有时刺痛，口干唾黏，手足沉重。有此状宜依此方。

当归　芍药　人参　甘草炙　鬼箭羽　牛膝各五分　牡丹皮六分　白术六分　桂心　白薇　乌梅熬，各四分　大黄八分　虻虫熬，去翅足　水蛭熬，各三分　蒲黄三分

---

① 曲：原作"面"，据程本改。

② 腊：高校本云疑当作"蜡"。似是。

③ 直：程本作"宜"。

朴硝· 赤石脂各+分 干地黄七分 虎杖六分

上十九味，捣末，蜜丸桐子大，酒服二十丸，日再，加二十五丸，良。忌如常法。

第十六产后脓血痢相兼，宜依此方。

赤石脂 五色龙骨 黄连各+分 阿胶炙 黄芪各六分 黄柏四分 白术五分

上七味，捣末，蜜丸桐子大，饮下三十丸。散服亦妙，如前服法。忌桃李、猪肉。

产后遗粪方三首

《广济》：疗产后遗粪方。

取故燕巢中草，烧末，以酒下半钱。亦治男子。

《集验》：疗产后遗粪方。

取矾石烧、牡蛎熬，各等分，下筛，酒服方寸①，日三。亦治男子。

又，疗产后遗粪，不知出时方②。

白蔹 芍药各二分

上二味，捣为散，以酒服方寸匕。

产后阴道开方二首

《广济》：疗产后阴道开不闭方。

取石灰一升，熬令能烧草，以水二升投灰中，适冷暖入水中坐渍，须臾复暖，坐如常法用之。

《集验》：疗妇人产后冷，玉门开不闭，硫黄洗方③。

石硫黄研 蛇床子各四分 菟丝子五分 吴茱萸六分

上四味，捣散，以汤一升，投方寸匕，以洗玉门，瘥止。

产后阴下脱方六首

《集验》：疗妇人产后阴下脱方。

取蛇床子一升，布裹，炙，熨之。亦疗阴中痛。

《千金》：疗产后阴下脱方④。

以铁精粉上推纳之。

又方

烧人屎末，酒服方寸匕，日三度。

又方

脐下横文灸二七壮。

《古今录验》：疗产后阴下脱方。

蜀椒一升 吴茱萸三升 戎盐半鸡子大

上三味，捣⑤，以绵裹如半鸡子大，纳阴中，日一易，二十日愈。

又方

鳖头阴干，二枚 葛根一斤

上二味，捣散，酒服方寸匕，日三。

八瘕方一十二首

《素女经》论：妇人八瘕⑥积聚，无子，断绝不产，令有子受胎养法，并曾伤落，依月服药法；及阴闭生息肉，阴

---

① 方寸：《妇人大全良方》卷二十三第四作"方寸匕"，宜从。

② 疗产后遗粪，不知出时方：《千金翼》卷五第四作"治妇人遗尿不知出时方"，剂量略异；服法为"酒服方寸匕，日三服。"

③ 硫黄洗方：《千金方》卷三第八载方名中"产后冷"作"产劳"。用法中"以洗玉门，瘥止"后有"日再"二字。

④ 疗产后阴下脱方：《千金方》卷三第八作"治妇人阴下脱，若脱肛方"，方法为"羊脂煎讫，适冷暖以涂上，以铁精敷脂止，多少令调，以水炙布暖以熨肛上，渐推纳之。末磁石，酒服方寸匕，日三。"

⑤ 捣：《千金方》卷三第八作"皆熬令变色"。

⑥ 八瘕：即后文所言黄瘕、青瘕、燥瘕、血瘕、脂瘕、狐瘕、蛇瘕，鳖瘕。

痒生疮，阴痒𧏾疮，带下阴，子脏不正，阴门挺出，阴肿坚隐疾方。

黄帝问于素女曰：吾闻天下妇人产乳有子而病者，不曾生子而病者，又产乳后而中绝不复产者，何也？诸病从①生而令妇人腹中有积聚，胸胁腰背挛而痛，久而生八瘕之聚病，深可畏。不在肠胃，疗之或者已复②，其状宁可得闻之乎？对曰：妇人之病，皆由于月病、生产所致，又从胞胎所起，其病不同，针灸、食药不得其方也。

黄帝曰：安心其要易，闻之为宝，受之良久，详思念其事，曰善哉！疗将奈何？素女曰：诚为主说，妇人胞胎之数，皆在阴里，万物皆从生渊深，血脉精气所从行，肾为阴，阴主开闭，左为胞门，右为子户，主定月水，生子之道。胞门主于子精，精神气所出入，合于中黄门③、玉门④四边，主持关元⑤禁闭子精。脐下三寸名曰关元，主藏魂魄，妇人之胞，三焦之府，常所从止⑥。然妇人经脉、俞络合调，则月水如时来至，故能生子而无病。妇人荣卫经络断绝不通，其人思惟邪气便得往来，入合于子脏。若生后⑦恶露未已合阴阳，即令妇人经脉挛急，令人少腹里急支满，胸胁腰背相引痛，苦四肢酸削，饮食不调，结牢恶血不除，月水不如时，或在前，或在后，乍久不止，因生积聚，如怀胎状，邪气盛甚，令人恍惚多梦，寒热，四肢不欲时动，阴中生气，肿肉生风，甚者小便不利，苦痛如淋状，面目黄黑，岁月病即不复生子。黄帝曰：吾深所忧也，疗之奈何？可得愈病，令人有子？愿拜受，非其人不敢佞⑧传，何以神良耳。素女曰：今详面图。

一曰黄瘕。黄瘕者，妇人月水始下，若新伤坠，血气未止，卧寝未定，五脏

六腑虚羸，精神不定，因向大风便利，阴阳开闭，关节四远中于风湿，气从下上入于阴中，稽留⑨不去，名为阴虚，则生黄瘕之聚。令人病苦四肢寒热身重淋露，卧不欲食，左胁下有气结牢，不可得抑，苦病腰背相引痛，月水不利，则善令人不产，少腹急，下引阴中如刺，不得小便，或时寒热，下赤黄汁。病苦如此，令人无子。疗当刺关元、气冲，行以毒药，有法疗⑩，瘕当下即愈矣。

又，疗黄瘕，皂荚散导之方。

皂荚一两，炙，去皮子　　蜀椒一两，汗

细辛六分

上三味，捣散，以三角囊大如指长二寸贮之，取纳阴中，欲□⑪闷则出之，已则复纳之。恶血毕出，乃洗以温汤，三日勿近男子。忌生菜等。

二曰青瘕。青瘕者，妇人新生未满十日起行，下以汤浣洗太早，阴阳虚，玉门四边皆解散，子户未安定，骨肉皆痛，手臂不举，饮食未复，内脏吸吸，久⑫当风卧不自隐为障，若居湿地及湿席，令人苦寒洒洒⑬入腹中，心腹烦闷沉淖⑭，恶血不除，结热不得散，则生青瘕

---

① 从：程本作"作"。

② 或者已复：程本作"或已复作"。

③ 中黄门：泛指男子的外生殖器。

④ 玉门：泛指阴道外口。又称儿门、产门、阴户、阴门。

⑤ 元：原脱，据程本补。

⑥ 止：程本作"上"。

⑦ 后：原脱，据程本补。

⑧ 佞：程本作"妄"，随便，胡乱。

⑨ 稽留：停留。

⑩ 疗：程本作"疗治"。

⑪ □：原本难以辨识，高校本云疑当作"觉"，似是。

⑫ 久：程本作"又"。

⑬ 洒洒（xiǎn xiǎn 音险险）：寒栗貌。

⑭ 沉淖：指沉重混浊。

之聚。在左右胁下，藏于背膂，上与肩胛腰下，挛急两足，腹下有气起，喜唾，不可多食，四肢不欲动摇，恍惚善梦，手足肿，面目黄，大小便难，其候月水不通利，或不复禁，状如崩中。此自过所致，令人少子。疗之当刺胃管，行以毒药有法，瘕当下即愈矣。

又，疗青瘕导药方。

戎盐一升　皂荚半两，去皮子，炙　细辛一两六铢

上三味，捣散，以三角囊大如指长三寸贮之，内阴中，但卧。瘕当下青如葵汁，养之如产法。

三曰燥瘕。燥瘕者，妇人月水下，恶血未尽，其人虚劣，而以夏月热行疾步，若举重移轻，汗出交流，气力未平，而卒以恚怒，致腹中猥咽①不泄，经脉挛急，内结不舒，烦满少力，气上达膈中、背膂，少腹挛急，月水与气俱不通利，而反以饮清快心，月水横流，溢入他脏不去有热，则生燥瘕之聚。大如半杯，上下腹中苦痛，在两胁下，上引心而烦，害饮食，食欲呕吐，胸及腹中不得太息，腰背重，喜卧，盗汗，足酸削，久立而痛，小便失时，忽然自出若失精，月水闭塞，大便涩难。有此病者令人少子。疗之以长针，按而刺之法度，行以毒药，瘕当下即愈矣。

又，疗燥瘕方。

大黄如鸡子许　干姜二两　黄连三两　鸡膍胵②中黄膜一枚，炙　桂心一尺　䗪虫三枚，熬　厚朴十铢，炙　郁李仁一两，去皮尖，熬

上八味，捣散，早朝空腹，以温酒一盏和三钱匕，顿服，瘕当下，下毕养之如产妇法，三月③无子者当有。三日④勿合阴阳。

四曰血瘕。血瘕者，妇人月水新下，

未满日数而中止，因饮食过度，五谷气盛，溢入他脏。若大饥寒，吸吸不足，呼吸未调，而自劳动，血下走肠胃之间，流落不去，内有寒热与月水合会，则生血瘕之聚。令人腰痛不可俯仰，横胁下有积气牢如石，少腹里急苦痛，背膂疼，腰股下痛，阴里若生子风冷，子门僻⑤，月水不时，乍来乍去。有此病者，令人无子。疗之瘕当下即愈矣。方阙。

崔氏：疗妇人血瘕痛方。

干姜　乌贼鱼骨各一两，炙　桃仁一两，去皮尖，熬

上三味，捣散，酒服二方寸匕，日二。

又方

取古铁秤锤或大斧头成铁杵，以炭火烧，令赤，投好酒三升中，稍稍饮之。

又方

桂末，温酒服方寸匕佳，日二。并出第十下卷中。

《古今录验》：疗妇人血瘕，攻刺腹胁时痛，导药方。

大黄　当归各半两　山茱黄一两　皂荚一两，去皮子，炙　细辛　戎盐各六铢

上六味，捣，以香脂丸如指大，每以绵裹纳阴中，正坐良久，瘕当下，养如乳妇之法。

五曰脂瘕。脂瘕者，妇人月水新下⑥，若生未满三十日，其人未复，以合阴阳，络脉分，胞门伤，子户失禁，关

———————

① 猥（wěi音伟）咽：指饮食积滞。《汉书·董仲舒传》："科别其条，勿猥勿并。"颜师古注："猥，积也。"

② 鸡膍胵（pí chī音皮吃）：鸡的胃。"膍胵"，《广雅·释器》："百叶谓之膍胵"，也指鸟类的胃。

③ 月：高校本云疑为"年"字。

④ 日：高校本云疑作"月"字。

⑤ 僻：偏斜，偏向一边。

⑥ 下，原脱，据程本、高校本补。

节散，五脏六腑津液流行，阴道眴动①，百脉关枢四解②，外不见其形，子精与血气相遇犯禁，子精化，不足成子，则生脂瘕之聚，令人支满里急痛痹，引少腹重，腰背如刺，四肢不举，饮食不甘，卧不安席，左右走腹中切痛，时瘥时甚，或时少气，头眩，身体疼解，苦寒恶风，膀胱胀，月水乍来乍去，不如常度，大小便血不止。有此病者，令人无子。疗之当刺以长针，行以毒药，瘕当下即愈矣。

又，疗脂瘕方。

皂荚十八铢，去皮，炙　矾石六铢，烧
五味子　蜀椒汗　细辛　干姜各半两

上六味，捣散，以香脂和如大豆，著男子阴头，以合阴阳，不三行，其瘕乃愈。

又，疗妇人绝不复生，及未曾生，皆以脂瘕腹中有块，以汤煎自下，尚不受子，导散方。

皂荚炙，去子皮　吴茱萸　当归各一两
蜀椒汗，各二两　细辛熬　矾石烧　五味子各三分　大黄　戎盐各二两　干姜二两

上十味，捣散，以轻绢袋如脂大，长三寸盛药令满，纳阴中，坐卧随意，勿行走，小便时去之，别换新者。

六曰狐瘕。狐瘕者，妇人月水当日③数来，而反悲哀自恐，若以远行，逢暴风疾雨电雷惊恐，衣被湿沉，罢④音疲倦少气，心中恍惚未定，四肢懈堕⑤，振寒；若罢寐脉气绝，精神游亡，邪气入于阴里不去，则生狐瘕之聚，食⑥人子脏。令人月水闭不通，少腹瘀滞，胸胁腰背痛，阴中肿，小便难，胞门子户不受男精，五脏气盛，令人嗜食，欲呕喜唾，多所思，如有身状，四肢不举。有此病者，终身无子，其瘕有手足，卒成形者杀人，未者可疗，以长针急持刺之，行以毒药有法，瘕当下即愈矣。

又，疗狐瘕方。

取新死鼠一枚，裹以新絮，涂以黄土，穿坎，足没鼠形，置其中，桑薪灼其上，一日一夜出，分去絮，纳桂心末六铢，酒服二方寸匕，病当下，甚者不通再服，瘥止。

七曰蛇瘕。蛇瘕者，妇人月水已下新止，适闭未复，胞门子户劳动，阴阳未平，荣卫分行。若其中风暴病羸劣，饮食未调，若起行当风及度泥涂，因冲寒太早，若坐湿地，名曰阴阳乱，腹中虚；若远行道路，伏⑦饮污井之水、不洁之食，通吞蛇鼠之精，流落不去，则生蛇瘕之聚。上食人之肝心，苦病长大条条在脐下，上还绞左右胁，不得吐气，两股胫间苦疼，少腹多热，小便赤黄，胱膀⑧引阴中挛急，腰目⑨俱痛，难以动作，喜发寒热，月水或多或少。有此病者不复生子。其瘕手足成形者杀人，未者可治之，疗有法度，行以毒药，瘕当下即愈矣。

又，疗蛇瘕方。

大黄　黄芩　芒硝各半两　甘草大如指一尺，炙　乌贼鱼骨二枚　皂荚六枚，去皮子尖

上六味，捣，以水六升，煮之三沸，下绞去滓，下消，适寒温服之，十日一剂，空腹服之，当下。

八曰鳖瘕。鳖瘕者，妇人月水新至，其人剧作罢音疲劳汗出，衣服润湿，不以

① 眴动：肌肉掣动。
② 解：通"懈"。
③ 日：疑当作"月"。
④ 罢：音义同"疲"。《广雅·释诂》："罢，劳也。"
⑤ 堕：通"惰"。
⑥ 食：通"蚀"，侵蚀。
⑦ 伏：山胁尚德云："'伏'疑当作'服'。"
⑧ 胱膀：当作"膀胱"。
⑨ 腰目：程本作"腰背"。

时去之；若当风睡，足践湿地，恍惚觉悟，蹴立未安，颜色未平，复见所好，心①为开荡，魂魄感动，五内脱消；若入水浣洗沐浴，不以时出，而神不守，水气与邪气俱入至三焦之中，又暮出入或玉②门先闭，津液妄行，留落不去，则生鳖瘕之聚。大如小杯，令人少腹内切痛，恶气左右走，上下腹中苦痛，若存若亡，持之跃手，下引阴里，腰背亦痛，不可以息，月水不通，面目黄黑，脱声少气。有此病者，令人绝子。其瘕有手足成形者杀人，未者可治之，疗有法度。以长针按疗之，行以毒药，瘕当下即愈矣。

又，疗鳖瘕方。

大黄六分　干姜　侧子各半两　附子人参各九铢　䗪虫一寸匕，熬　桂心一两六铢细辛　土䱉③各十八铢　白术一两

上十味，捣散，以酒服方寸匕，日三。以上八般瘕疾出《古今录验》第三十卷中。

肉癥方二首

《集验》：疗妇人脐下结坚，大如杯升，月经不通，寒热往来，下痢羸瘦，此为癥气，不可疗，未生癥者可疗方④。

生地黄三十斤，取汁　干漆一斤，熬

上二味，捣漆为散，纳地黄汁中，微火煎令可丸，酒服桐子大三丸至七八丸，即止。

《删繁》：疗女人子门不开，血聚腹中，生肉癥，筑筑如物，此呼为癥气，脏寒所致，生地黄煎破血丸方。

生地黄汁一升　生牛膝汁一升　干漆一斤半，熬

上三味，捣漆为散，纳地黄等汁中，搅，微火煎取堪为丸止，停搅，丸如梧子，一服三丸，以酒服，日再。若觉腹

内过痛，食后乃服之。

崩中方一十一首

《小品》：疗妇人崩中，昼夜十数行，医所不能疗方。

芎䓖八两

上一味，切，以酒五升，煮取三升，分三服。不饮酒，水煮亦得。

《千金》：疗崩中方。

白茅根二斤　小蓟根五斤

上二味，切，以酒五升，煮取四升，分稍稍服。

又，疗妇人白崩中方⑤。

芎䓖　阿胶炙　桂心　赤石脂　小蓟根各二两　干地黄四两　伏龙肝鸡子许七枚

上七味，切，以酒六升，水四合，煮取三升，去滓，纳胶令烊，分为三服，日三。并出第四卷中。

《千金翼》：疗妇人白崩中，马通方。

白马通⑥汁二升　干地黄四两　伏龙肝如鸡子大七枚　桂心　芎䓖　阿胶炙　小蓟根　白石脂各二两

上八味，切，以酒七升，合马通汁，煮取三升，去滓，纳胶令烊，分服，

---

①　心：原脱，据程本、高校本补。

②　玉：原脱，据程本、高校本补。

③　土䱉："䱉"，"鳢"的讹字，《龙龛手鉴·鱼部》："䱉，《玉篇》同鳝。"清·段玉裁《说文解字注·鱼部》："鳝，今人所食之黄鳝也……其字亦作䱉。"《玉篇·鱼部》："鳢，鱼似蛇。""土䱉"，即土黄鳝。

④　此为癥气……可疗方：《千金方》卷四第二作"此为气癥一作血瘕，若生肉癥，不可为也，疗之之方"。

⑤　疗妇人白崩中方：《千金方》卷四第三作"治女人白崩方"。《千金翼》卷八第一无"伏龙肝"，只六味药，"白崩中"，病症名。因忧思过度，劳神伤脾，或因虚冷劳极伤于胞脉而致，症见突然阴道流出大量白色液体，质稀冷如水，或如黏液等。

⑥　马通：即马粪。

日三。

又，疗妇人崩中及痢，一日一夜数十起，大命欲死，多取诸根煎丸，得入腹即活。若诸根难悉得者，第一取蔷薇根令多，多仍合之，遇有酒以酒服，无酒以饮服，其种种根当得二斛为佳。蔷薇根煎方。

悬钩根① 蔷薇根 柿根 菝葜②各一斛

上四味，剉，合釜中，以水淹，使上余四、五寸水，煮，使三分减一，去滓。无大釜，稍煮如初法，都毕会汁，煎取可丸，丸如梧桐子，酒服十丸，日三，良。并出第八卷中。

文仲：疗妇人崩中漏下，去青黄赤白，使人无子方。

禹余粮研 赤石脂研 牡蛎熬，研 桂心 乌贼鱼骨 灶下黄土各等分

上六味，为散，以清酒服方寸匕，日二服。忌生葱。

又方

鹿茸炙 当归各二两 蒲黄半两

上三味，捣散，酒服五分匕，日三度。

又方

取好书墨为末，二匕。若烧露峰房末三指撮，酒服之。

又方

常炙猪肾食之。并出第九卷中。

《必效》：疗崩中方。

丁香一百颗 好酒一大升

上二味，煮取三、两沸，去滓，顿服。

又，疗妇人崩中，无久近悉主之方。

伏龙肝一斤，先于盆中，以水二斗，研令碎，澄清取一斗二，用煮诸药：

小蓟根 寄生 续断 地榆 艾叶各三两 阿胶 当归 赤石脂研 厚朴炙，各

二两 生姜五两

上十味，切，以伏龙肝水煮，取三升，绞去滓，分三服。忌如常法。

崩中去血方一十三首

《广济》：疗崩中去血，日数升方。

龙骨研 赤石脂研，各六分 乌贼鱼骨 牡蛎粉 肉苁蓉各五两 龟甲炙 芍药 续断各八分

上八味，捣散，饮服方寸匕，日三，渐加之，加干地黄十分佳。

又，疗崩中下血不止，并主男子卒痢血方。

取东南引桃枝三握，细剉，以水四升，煮取一升，顿服，未瘥更服，良。

《删繁》：疗妇人崩中泄血不断，淋沥连年不绝，黄瘦伤损，芍药散方。

芍药四分 牡蛎熬 干地黄 白术 干姜 乌贼鱼骨 附子炮 桂心 黄芪 龙骨各八分，研

上十味，捣散，酒服方寸匕，良。

《小品》：疗崩中去血方。

春③生蓟根汁一升，温服之。亦可以酒煮，随意用之。

又，疗妇人暴中去血不息方。

牡蛎熬令赤 兔骨炙，各十分

上二味，捣筛为散，以酒服方寸匕，妙。

《集验》：疗妇人女子忽暴崩中，血

---

① 悬钩根：为蔷薇科植物悬钩子的根或根皮。性味苦平，无毒。主治血崩带下，吐血痔血，泻痢遗精，腰痛疟疾等。

② 菝葜：为百合科植物菝葜的根茎。性味甘温，能祛风湿，利小便，消肿毒，主治关节疼痛，肌肉麻木，血崩带下，泄泻痢疾，水肿淋病，疔疮肿毒，瘰疬痔疮等。

③ 春：高校本云疑当作"舂。"似是。

不断，或如鹅鸭肝者方①。

小蓟根六两　阿胶炙　当归　芎䓖
续断　青竹茹各三两　灶中黄土绵裹　地榆
根各四两　生地黄八两　赤马通汁一升

上十味，切，以水八升，合马通汁，
煮取二升半，分为三服。未全止，服三
四剂后，服此丸方。

续断　甘草炙　鹿茸炙　小蓟根　丹
参各五分　干地黄十分　芎䓖　阿胶炙　青
石脂②　当归　地榆各六分　柏叶③四分，
熬　秦牛角鰓炙黄　龟甲各十二分，炙令黑

上十四味，捣筛，蜜丸如桐子，以
酒服十丸，日再，加至三十丸。忌如常
法。《千金》同。

《千金》：疗妇人崩中去血，积时不
止，起死人方。

肥羊肉三斤，去脂　干姜　当归各三两
生地黄汁二升

上四味，切，以水二斗，煮羊肉取
一斗三升，下地黄汁，合诸药煮取三升，
分为四服。尤宜羸瘦之人服妙。

又，疗崩中去血，产后余疾，丹参
酒方④。

艾五斤　生地黄　地榆各五斤　丹参五
斤　忍冬五斤

上五味，合捣之，以水渍三宿，去
滓，煮取汁，以糯米一石酿酒，饮服之。

又，温经汤⑤，疗崩中去血一斗，服
之即断，月水过期不来者服之亦佳方。

吴茱萸三两　麦门冬一升，去心　半夏
八两　当归　芎䓖　人参　芍药　牡丹
桂心　阿胶炙　生姜　甘草各二两，炙

上十二味，切，以水一斗，煮取三
升，分服。忌羊肉、生葱、海藻、菘菜
等。并出第四卷中。

《千金翼》：疗妇人崩中去血不止，
蓟根酒方。

大小蓟根各一斤，酒一斗渍五宿，

任意多少服之，良。

又，疗妇人崩中下血，榉柳叶汤方。

榉柳叶⑥三斤　麦门冬去心　干姜各二两
甘草一两，炙　干枣十枚，擘

上五味，切，以水一斗，煮榉柳叶
取八升，去滓，纳药，煮取三升，分三
服，日三。并出第八卷中。

《救急》：崩中下血数斗，气欲绝方。

伏龙肝五升　人参二两　麝香二两　生
姜四两

上四味，切，以水一大斗，煮土取
二升，下药，煎取一升半，更别研伏龙
肝一鸡子许，并香纳汤中，搅令调，
分服。

带下方一十首

《广济》：疗带下病方。

芍药七大两，熬令黄黑，为散，以
酒服三钱匕。

《千金》：疗带下方。

枸杞根一斤　生地黄五斤

上二味，切，以酒一斗，煮取五升，
分为三服。

又方

烧牛角，末，酒服方寸匕，日三。

---

① 疗妇人……或如鹅鸭肝者方：《千金方》卷四
第三方名中"血不断"作"去血不断"。服法中"服
此丸方"作"续服后丸方"，指下方。

② 青石脂：程本作"赤石脂"。

③ 柏叶：《千金方》卷四第三作"柏子仁"。

④ 丹参酒方：《千金方》卷四第三所载药味、主
治与此相同，煎服方法略异。

⑤ 温经汤：《千金方》卷四第三所载主治病症
"去血一斗"作"出血一斛"，"月水过期"作"或月
经来过多，及过期"。药味相同，剂量略异。

⑥ 榉柳叶：为榆科植物大叶榉树或其同属植物
的叶。性味苦寒，无毒。主治火烂疮，肿烂恶疮，火
丹等。

又方

桑耳烧令黑，酒服方寸匕，日三。

又方

豉酒亦佳。

又方

烧马左蹄，末，酒服方寸匕，日三。

又方

烧狗头骨灰①，亦佳。

又方

以水煮瓶带汁服之，亦佳。并出第四卷中。

《救急》：疗带下方。

以灶下黄土，水和为泥，作弹子丸百枚，曝干，以火烧热彻，以三年酢渍一丸，绵裹，纳玉门中唯深，待冷即易之。新患者三十丸瘥，久者五十丸，余皆自知②，即佳。

《必效》：疗妇人带下方。

取兔皮烧令烟断，为末，酒服方寸匕，妙。

妇人虚羸及月病不能食方三首

《千金》：疗妇人虚羸短气，胸胁逆满，风气，石斛生地黄煎方。

石斛　甘草炙　紫菀各四两　桂心二两　生地黄汁　淳酒各八升　茯苓一斤　大黄八两　麦门冬二斤，去心　桃仁半升，去皮尖，熬

上十味，捣末，合盛铜器中，加炭火，纳鹿角胶一斤，数搅之，得一升，次纳饴三斤、白蜜三升，合和调，更于铜器中釜汤上煎搅之，以生竹抄，无令著器，搅令尽相得药成，先食酒服如弹丸，日一服③。

又，钟乳泽兰丸④，主妇人久羸瘦，四肢百体烦疼，脐下结冷，不能食，面目黪黑，忧恚，百病悉主之方。

泽兰九分　芎䓖　甘草炙　山茱萸　白芷　牛膝　当归　薯蓣　藁本各五分　柏子仁　人参　干地黄　麦门冬去心　石膏　石斛各六分　细辛　桂心各四分　芜荑二分　艾叶三分

上十九味，捣筛，蜜和丸如桐子大，服二十丸，加四十丸，酒下。忌如常法。并出第四卷中。

《救急》：疗妇人月病不调，或一月不来，或隔月不来，或多或少，脐下绞痛，面色萎黄，四体虚吸羸瘦，不能食方。

当归　牛膝　桃仁去皮尖　牡丹皮　大黄别渍，各三两　芎䓖　土瓜根各二两　芍药　朴硝　桂心各二两　虻虫去翅足，熬　水蛭熬，各半两

上十二味，切，以水九升，煮取三升，分温服。忌如常法。

阴蚀⑤及疮方八首

《千金》：疗阴蚀疮方⑥。

当归二两　地榆三两　甘草炙　芎䓖　芍药各二两

上五味，切，以水五升，煮取二升，

---

① 烧狗头骨灰：《千金方》卷四第三作"烧狗头和毛及骨为末"。

② 自知：原作"日知，"据程本及文义改。

③ 一服：原缺，据程本、高校本补。

④ 钟乳泽兰丸：《千金方》卷四第一所载此方主治中"久羸瘦"作"久虚羸瘦"；"忧恚"作"忧恚不乐"。方中另有"钟乳"、"防风"二味药，共二十一味，其他药味相同，剂量、服法略有出入。

⑤ 阴蚀：病名。又名阴中生疮，阴疮、阴蚀、阴蚀疮。病因情志郁火，损伤肝脾，湿热下注，郁蒸生虫，虫蚀阴中所致。症见阴部溃烂形成溃疡，脓血淋漓，或痛或痒，肿胀坠痛，多伴有赤白带下等。

⑥ 阴蚀疮方：《千金方》卷三第八所载无"芎䓖"，另有"蛇床子"一味，其他药味相同，剂量略有出入，用法为"日三夜二"。

洗之，日三夜一。

又方

蒲黄一升　水银一两

上二味，研之，以粉上。

又方[1]

肥猪肉三十斤，以水三石，煮，取熟，去肉，入盆中浸之，冷即易，不过三、两度。并出第三卷中。

崔氏：疗阴蚀，洗揾汤方。

甘草炙　干漆各一两，熬　黄芩　干地黄　芍药　当归各二两　龟甲五两，炙

上七味，切，以水七升，煮取半，去滓，以绵帛纳汤中，以揾疮处，良久即易，日二度，每揾汤可行十里许即裹干，捻取甘湿散，薄付[2]疮上使遍，可经半日又以汤揾，揾讫如前敷药。其纳甘湿散，是蚺蛇胆等六味者是，在余疗甘湿卷中。余家婢遇此疾，就甘家[3]疗不瘥，蚀处作两疮，深半寸，余于涓子方中检得此甘草汤方，仍以自处蚺蛇胆散用，不经七日，疮乃平复，甚效。凡数十八人，手下即活。遇斯疾者，请广流布传之。出第十卷中。

又，疗疳，频用大效方。

蚺蛇胆真者，研　青木香　石硫黄研　铁精　麝香各四分　旧用五月五日虾蟆麝香临时分之多少入用，缘麝香辟蛇毒，若先以相和，蛇胆即无力也

上六味，等分，捣筛为散，更细研。有患取如三棋子，和井花水，日再服，服讫先令便利了，即以后方桃枝熏下部讫，然后取散如二棋子，纳竹管里，深吹入下部中，亦日再，老小量减，其熏法每日一度，不用再为之，甚良。

又，疗疳虫食下部及五脏方。

取桃东南枝三七枚，轻打头使散，以绵缓缠之，又捣石硫黄为末，将此绵缠桃枝燃[4]转之，令末少厚，又截一短竹筒，先纳下部中，仍以所燃药桃枝熟然[5]熏之。并出第三卷中。

文仲：疗阴蚀欲尽者方。

虾蟆、兔屎等分，末，敷之疮上，良。

《古今录验》：疗妇人阴蚀苦中烂伤，狼牙汤方。

狼牙三两，㕮咀，以水四升，煮取半升，去滓，纳苦酒如鸡子中黄一杯，沸汤消夜。适寒温，以绵濡汤，以沥疮中，日四、五度，即愈。

阴中肿痛方四首

《肘后》：疗阴中肿痛方。

炙枳实以熨之。

《经心录》：疗妇人阴中肿痛，不可近者，汤洗方。

防风三两　大戟二两　艾五两

上三味，切，以水一斗，煮取五升，温洗阴中，日可三度，良。

《古今录验》：疗妇人阴肿坚痛，矾石散方。

矾石二分，熬　甘草半分，炙　大黄一分

上三味，捣筛，取枣大，绵缠，导阴中，二十日即愈。

又，疗妇人阴肿苦疮烂，麻黄汤洗之方[6]。

麻黄去节　黄连　艾　蛇床子各二两

---

① 又方：《千金方》卷三第八载与此剂量有出入。

② 付：用同"敷"。

③ 甘家：程本作"百方"，似是。

④ 燃："燃"与"撚"形近，据下文应作"撚"。"撚"，搓揉；搓捻。《说文·手部》："撚，蹂也。"

⑤ 然：用同"燃"。

⑥ 麻黄汤洗之方：程本中无"艾"，只有四味药。

酢梅十枚

上五味，切，以水一斗，煎取五升，洗之。

阴中疮方五首

《集验》：疗妇人阴中痛生疮方。

羊脂一斤　当归　杏仁去皮尖　白芷　芎䓖各一两

上五味，细切，羊脂和，置甑中蒸之①，药成，取如大豆一枚，绵裹药，纳阴中，日一度。

《肘后》：疗女子阴中疮方。

末硫黄，敷疮上。

又，疗女子阴中疮方。

杏仁烧末　雄黄　矾石烧，各二分　麝香半分

上四味，和，敷之，日三度。

《古今录验》：疗妇人阴中生疮，黄芩汤洗方。

当归　黄芩　芎䓖　大黄　矾石各二分　黄连一分　雄黄二分

上七味，切，以水五升，煮取四升，洗疮，日三度。

又，疗妇人阴中生疮，雄黄散方。

芎䓖　藜芦　雄黄研　丹砂研　蜀椒汗　细辛　当归各一分

上七味，捣筛散，取方寸匕，绵裹，纳阴中。又敷外疮上。忌如常法。

阴痒方五首

《广济》：疗苦产门痒无计方。

蚺蛇胆研　雄黄研　硫黄研　朱砂研　峭粉②　藜芦　芜荑各二分

上七味，捣，细筛重罗，令调，以腊月猪脂和如泥，取故布作篆子③如人指长一寸半，以药涂上，纳孔中，日一易，

易时宜以猪椒根三两煮汤洗，干拭，纳药，佳。

崔氏：疗阴痒痛不可忍方。

取蒜随多少，水煮作汤，洗之，日三。

又方

取狼牙、蛇床子，煮作汤，洗，日三。

又方

取杏仁烧作灰，承④热绵裹，纳阴中，良。并出第十卷中。

《经心录》：疗阴痒方。

枸杞根一斤，水三升，煮十沸，适寒温洗之。

阴中痒有虫方六首

《千金》：疗人阴虫疮方。

以肥猪肉十斤，以水煮肉令烂，去肉，以汤令极热，便灌疮上，冷易之。

又方

取狼牙两把，以水五升，煮取一升，洗之，日五六度。并出第三卷中。

崔氏：疗阴痒似有虫状，烦闷，真丹散方。

真凡一分，研　矾石三分，烧，研　芎䓖四分

上三味，为散，以谷囊盛，著阴中，虫当死尽。

又，阴痒有虫方。

取鸡肝去脂，及热纳阴中，虫当尽死。并出第十卷中。

————————

① 蒸之：《千金方》卷三第八作“蒸之三升米顷”。

② 峭粉：疑作“硝粉”。

③ 篆子：其义难解，《妇人大全良方》卷八第十六作“缠子”，似是。

④ 承：通“乘”。

《古今录验》：疗阴痒有虫方。

取牛肝，截五寸绳头[1]，纳阴中半日，虫入肝出之。猪肝亦得。

又，疗阴中有虫，痒且痛，目肿身黄，欲得男子，漏血下白，少气，思美食方。

用生鲤鱼长一尺，去头内[2]取骨捣末，熬黄黑，以猪脂和，以绢袋盛如常法，纳阴中至痛处，即止。

阴下脱方四首

《广济》：疗阴下脱出方。

皂荚去皮子，炙　半夏洗　大黄　细辛各四分　蛇床子六分

上五味，捣散，薄绢袋盛如指大，纳阴中，日二易。又以羊脂已煎煮，遍涂上，以铁精敷脂上，多少令调，以火炙布令暖，以熨之。研磁石，酒服方寸匕，日三服。

《集验》：疗妇人阴下脱散方[3]。

当归　黄芩　牡蛎熬，各二两　芍药一两半　猥皮一两，切，熬

上五味，捣散，酒服方寸匕，日三服。禁举重，良。《千金》同。

《千金》：疗阴下脱，硫黄散方。

硫黄研　乌贼鱼骨各二分　五味子三铢

上三味，捣散，以粉上，日三。出第三卷中。

《千金翼》：疗诸妇人阴下脱方。

细研矾石，酒服方寸匕，日三服。出第六卷中。

阴挺出方三首

《广济》：疗妇人子脏挺出数痛洗方。

蛇床子一升　酢梅十四枚

上二味，以水五升，煮取二升半，

洗痛处，日夜十过，良。

又方

乌头炮　白及各四分

上二味，捣散，取方寸匕，以绵裹纳阴中，令入三寸，腹内热即止，日[4]一度著，明晨仍须更著，以止为度。

《集验》：疗妇人阴下挺出方。

蜀椒　乌头　白及各二分

上三味，捣筛，以方寸匕绵裹内阴中，入三寸，腹中热，明旦更著，瘥止[5]。《千金》同。

女人伤丈夫头痛方二首

《集验》：疗女人伤于丈夫，四体沉重，嘘吸[6]头痛方。

生地黄八两　芍药五两　香豉一升　葱白切，一升　生姜四两　甘草二两，炙

上六味，切，以水七升，煮取二升半，分三服，不得[7]重作。慎房事。《千金》同。

《千金翼》：疗诸妇人伤丈夫，若头痛欲呕闷，桑白皮汤方[8]。

桑根白皮半两　干姜二累　桂心五寸　大枣二十枚

上四味，切，以酒一斗，煮三四沸，

---

① 截五寸绳头：《妇人大全良方》卷八第十六作"切取三寸"，宜从。

② 内：山胁尚德曰："疑当作'肉'"。似是。

③ 疗妇人阴下脱散方：《千金方》卷三第八作"治妇人阴脱，当归散方"。

④ 日：原作"月"，据程本及文义改。

⑤ 明旦更著，瘥止：《千金方》卷三第八作"易之，日一度"。

⑥ 嘘吸：啼泣貌。

⑦ 得：《千金方》卷三第八作"瘥"，宜从。

⑧ 桑白皮汤方：《千金翼》卷八第三载此方主治中"若头痛"作"苦头痛"，"闷"作"心闷"；药味相同，剂量、用法略有出入。

去滓，分温服之，适衣无令汗出。《千金》同。出第八卷中。

交接辄血出痛方二首

《千金》：疗女人交接辄血出方。

桂心二分　伏龙肝二分

上二味，捣末，以酒服方寸匕，瘥止。出第三卷中。

崔氏：疗合阴阳辄痛不可忍方。

黄连六分　牛膝　甘草炙，各四分

上三味，切，以水四升，煮取二升，洗之，日三四度，瘥止。出第十卷中。

童女交接他物伤方三首

《集验》：疗童女交接，阳道违理及他物所伤犯，血出流离不止方。

取釜底墨，断葫芦①以涂之。

又，疗童子交接，阳道违理，血出不止方。

烧发并青布，末为粉，涂之。

又方
割鸡②冠取血涂之。

小户嫁痛③方四首

《千金》：疗小户嫁痛连日方。

甘草三分，炙　芍药二分　生姜三分桂心一分

上四味，切，以酒二升，煮取三沸，去滓，分温服之，神良。出第三卷中。

《千金翼》：疗小户嫁痛，单行方。

牛膝五两

上一味，切，以酒三升，煮再沸，分三服。

又，疗妇人嫁痛，单行大黄汤方。

大黄三两

上一味，以酒一升，煮一沸，顿服。

又，疗妇人小户嫁痛，乌贼鱼骨散方。

乌贼鱼骨二枚，烧为屑，酒服方寸匕，日三。并出第八卷中。

坐药方三首

《通真论》：疗妇人子门冷，坐药法。

蛇床子四分　茱萸六分　麝香二铢

上三味，捣散，蜜丸，绵裹如酸枣，纳之，下恶物为度。

《近效》：坐药，主下冷，子门痒闭方。

吴茱萸　葶苈子熬，各二分　蛇床子三分　无食子④一枚

上四味，为散，以绵裹如枣许，纳子宫中，令热为度。

又方

远志二分　蛇床子　五味子各四分　干姜　莲花叶各三分

上五味，捣散，以口中玉泉⑤和兔矢大，纳阴门中，去冷内热良。夏侯拯录。

妇人欲断产方四首

《小品》：断产方。

故布方圆一尺，烧屑，以酒饮服之，

① 断葫芦：《千金方》卷三第八作"研胡麻"。
② 鸡：《本草纲目》卷四十八"鸡"条引作"雄鸡"。
③ 嫁痛：病症名，又称小户嫁痛。指妇女阴户小，性交时疼痛的病症。
④ 无食子：即没食子、没石子。为没食子蜂幼虫寄生于壳斗科植物没食子树幼枝上所生的虫瘿。苦，温。入肺、脾、肾经。固气，涩精，敛肺，止血，生肌。
⑤ 玉泉：即唾液。

终身不产。《千金》云蚕子故布①。

又，疗妊身欲去之，并断产方。

栝楼　桂心各三两　豉一升

上三味，切，以水四升，煮取一升半，分服之。

又方

附子二枚，捣为屑，以淳苦酒和，涂之右足，去之，大良。

《千金》：断产方。

油煎水银一日勿息，空肚服枣大一丸，永断，不损人。

外台秘要方卷第三十四

右迪功郎充两浙东路提举茶盐司干办公事张寔校勘

---

① 故布：《千金方》卷三第八作"故纸"。

外台秘要方卷第三十五 小儿诸疾上三十六门

朝散大夫守光禄卿直秘阁判登闻检院上护军臣林亿等上进

小儿方序例论一首

《千金》论曰：夫生民之道，莫不以养小为大。若无小，卒不成大。故《易》称：积小以成高大。《诗》有：厥初生民[1]。《传》云：声子生隐公[2]。此之一义，即是从微至著，自少及长，人情共见，不待经史。故今斯方先妇人小儿，后丈夫耆老[3]者，则是崇本之义也。小儿

---

[1] 厥初生民：《诗经·生民》："厥初生民，时维姜嫄。"言周始祖后稷之母为姜嫄。此谓生养少小亦属圣人之道。

[2] 声子生隐公：《左传·隐公元年》，鲁隐公之母为鲁惠公继室声子而生养了隐公。此谓生养少少是人情之常。

[3] 耆（qí音奇）老：泛指老人。《国语·吴语》韦昭注："六十曰耆，七十为老。"

气势微弱，医人欲留心救疗，立功瘥难。今之学者，多不存意，良由婴儿在于襁褓①之内，乳气腥臊，医者操行英雄，讵②肯瞻视，静而言之，可为太息③者矣！

《小品方》云：凡人年六岁以上为小，十六以上为少，三十以上为壮，五十以上为老。其六岁以下经所不载，所以乳下婴儿有病难疗者，皆为无所承据④也。

中古有巫妨⑤者，立《小儿颅囟经》，以占⑥夭寿，判疾病死生，世相传授，始有小儿方焉。逮于晋宋⑦，江左⑧推诸苏家，传习有验，流于人间。齐有徐王⑨者，亦有《小儿方》三卷，故今之学者，颇得传授。然徐氏位望隆重，何暇留心于少小？详其方意，不甚深细，小有可采，未为至秘。今博撰诸家及自经用有效者，为上、下两卷，可披而寻之。凡百居家，皆宜达兹养小之术，则无夭横之祸也。出第五卷中。

小儿初生将护法一十七首

崔氏：疗小儿亦⑩，便以绵裹指，拭口中及舌上青泥恶血⑪，此为之玉衔一作衡，若不急拭，啼声一发，即入腹成百病矣。

又，疗儿生落地不作声方。

取暖水一器灌之，须臾自当啼。

又，儿生不作声者，此由难产少气故也。可取儿脐带，向身却捋之，令气入腹，仍呵之至百度，啼声自发。

又方

以葱白徐徐鞭之⑫，即啼。

又方

小儿亦生，即当举之。举之迟晚，则令中寒，腹内雷鸣。乃先浴之，然后速断脐，不得以刀子割之，须令人隔单衣物咬断，兼将暖气呵七遍，然后缠结。

所留脐带当令长至儿足跗上，短即中寒，令儿腹中不调，常下痢。若先断脐，然后浴者，则脐中水，中水则发腹痛。其脐断讫，连脐带中若有虫，宜急剔拔去之。不尔，当入儿腹成疾矣。

又，儿中水及中冷，则令儿腹中绞痛，夭纠啼呼，面青黑，此是中水之过。儿尿清一云粪青者，冷也，与儿脐中水即同方。

当灭⑬粉絮熨之，不时治护。脐至肿者，当脐中随轻重，重者便灸之，乃可至八、九、十壮；若轻者，脐不大肿，但出汁，时时啼呼者，但捣当归末，和胡粉敷之，仍灭絮日日熨之，至百日乃愈，以啼呼止为候。

又，儿初生法：

宜用父故衣⑭裹之，若生女宜以母故

---

① 襁褓：本指背负婴儿的布带和布兜。此谓婴儿生长期。

② 讵（jù 音具）：难道。《说文·言部》："讵，犹岂也。"

③ 太息：叹息。

④ 承据：谓承受师传，有所依据。

⑤ 巫妨：人名，一作"巫方"。相传为尧臣，精于医道，能判断病情，预决死生。撰有《小儿颅囟经》，早佚。今所传《颅囟经》虽为南北朝时期宋人伪托之作。仍是现存最早儿科专著，二卷，唐宋之际有增补，明以后原书已亡，今存者为《四库全书》从《永乐大典》中辑录。

⑥ 占：占卜。即预测。

⑦ 逮于晋宋：及至晋宋时期。逮，及至。《尔雅·释言》："逮，及也。"宋，指南朝刘宋时期（公元420～479年）。

⑧ 江左：古地名，又称江东，即长江下游的东南地区。

⑨ 徐王：即徐之才，封西阳王，故称。

⑩ 亦：程本、《千金方》卷五第一并作"初"。似是。下文作"亦生"，也通。

⑪ 青泥恶血：指新生儿口中的羊水。

⑫ 鞭之：即拍打新生儿。

⑬ 灭：烘烤。

⑭ 故衣：旧衣服。因旧衣服柔软，不伤儿，故用之。

衣，勿用新帛。切须依之，令儿长寿。

又，一晬①之内，儿衣皆须用故绵帛为之，善。儿衣绵帛特忌厚热。慎之！慎之！

又，儿洗浴断脐讫，褓抱②毕，未可与朱蜜③，宜与甘草汤。取甘草可中指一节，捶碎，以水二合，煮，取一合，以绵缠沾取，与儿吮之。可得一蚬壳入腹，止。儿当快吐，吐去心胸中恶汁也。如得吐，余药更不须与。若不得吐，可消息计。如饥渴，须臾复与之。若前所服与更与并不得吐者，但稍稍与之，令尽此一合，止。得吐去恶汁，令儿心神智惠④，无病也。吮一合尽都不吐者，是儿不含恶血耳，勿复与之。乃可与朱蜜，以镇心神，安魂魄也。

又，小儿初生三日中，须与朱蜜，只不宜多，多则令儿脾胃冷，腹胀，喜阴痫，气急，变噤，痓，死也。与朱蜜法：

以真经飞炼朱如大豆，以赤蜜一蚬壳和之，以绵缠沾取，与儿吮之，得三沾止，一日令尽。此一豆许，可三日与之，则用三豆许也。亦勿过，过此则伤儿。与朱蜜讫，可与牛黄如朱蜜多少也。牛黄益肝胆，除热，定精神，止惊，辟恶气，除小儿百病。三日后，应开肠胃，助谷神，可研米作厚饮如乳酪厚薄，以大豆粒多，与嗍⑤之三豆许止，日三与之，满七日乃可与哺也。

又，儿生十日，始哺如枣核，二十日倍之，五十日如弹丸，百日如枣。若乳汁少，不得依此法，当用意少少增之。若至二十日而哺者，令儿无病。儿若早哺之及多者，令儿头面身体喜生疮，愈而复发，令儿尪⑥弱难长。乳儿不用太饱，饱则令吐。候儿吐者，乳大饱⑦也。当以空乳乳之，即消。夏不去热乳，令

儿呕逆；冬不去寒乳，令儿咳痢。乳母奶儿当先以手按散其热气，勿令乳汁奔出，以令儿噎。如噎，即便夺其乳，令得气息定，复乳之。如是十反⑧、五反，视儿饥饱，以节度之。一日之中几乳而足，以为常准。又常捉去宿乳⑨也。乳母与儿卧，当以臂与儿枕之，使乳与儿头平，乃可乳之，令儿不噎。母欲睡，即夺去其乳，勿令填儿鼻约⑩。乳不知饥饱，忌之。

又，儿初生，著口噤不开，不收乳方。

赤足蜈蚣半枚，去足，炙令焦，末，研之，绢筛。以猪乳二合和之，分三四服，与之瘥。

又，儿著口噤、体热者方。

暖竹沥二合，分四五服之。

又，儿新生，慎不可逆灸，灸之忍痛，动其五脉，因喜成痫。是以田舍⑪小儿任其自然，皆无此夭⑫也。

---

① 一晬（zuì 音最）：一周岁。晬，周时。

② 褓抱：当作"襁（jiàn 音建）抱"，即用衣服包裹，襁，又作"襁"，衣服，与上文"故衣"包儿义同。

③ 朱蜜：朱砂与蜂蜜。

④ 智惠：犹言神情清爽。惠，通"慧"。

⑤ 嗍（shuò 音朔）：吮吸。

⑥ 尪（wāng 音汪）：一指身材矮小，一指曲脊突胸。《玉篇·尢部》："尪，短小也。"《吕氏春秋·尽数》高诱注："尪，突胸仰向疾也。"

⑦ 乳大饱：食乳过量。

⑧ 十反：即十次。反通"番"，次也。下仿此。

⑨ 捉去宿乳：将乳房内滞留时间较长的乳汁去掉。

⑩ 鼻约：即鼻。程本作"鼻口"。

⑪ 田舍：指民间、乡村。

⑫ 夭：灾祸。后作"殀"。《诗经·小雅·正月》陆德明释文："夭，灾也。"

又，儿初生有鹅口①者，其舌上有白屑如米，剧者鼻外亦有。疗之法：

以发缠箸②头，沾井花水撩拭之，三旦③如此便去。不者④，可煮栗荴汁令浓，以绵缠箸头沾拭之，无栗荴，煮栗木皮，如井花水法。《千金》同。并出第十上卷中。

文仲：疗儿生有连舌⑤，舌下有膜如石榴子，中隔连其舌下，微微⑥喜令儿语不发、不转法：

以爪摘断之，微有血出，无害。若血出不止，可烧发作末，以敷之，即止。《千金》同。

又，儿初生六、七日后，血气收敛成肉，则口舌喉颊里清净也。若喉里舌上有物，如芦箨盛水状者，若悬痈⑦有胀起者，以绵缠长针，留刃处如粟米许大，以刺决之，令气泄，去青黄赤血汁也。一刺之止，消息一日。若不消，又刺之，不过三刺自消。或余小小未消，三刺之亦止，自然消也。有著舌下如此者，名重舌⑧；有著颊里及上腭如此者，名重腭⑨；有著齿断上者，名重断⑩。皆刺之，去血汁，瘥止。《千金》同。

又，疗儿初生出腹，骨肉未敛，肌肉犹是血也，血凝乃坚成肌肉耳。其血阻—作沮败，不成肌肉，则使面目绕鼻口左右，悉黄而啼—作不啼，闭目，聚口撮面，口中干燥，四肢不能伸缩者，皆是血脉不敛也，喜不育⑪。如此者，宜与龙胆汤，方在客忤部中十味者是也。《千金》同。

小儿初生将息法二首

《千金》：儿初生不可令衣过厚热，令儿伤皮肤，害血脉，发杂疮而黄。

又，小儿始生，肌肤未成，不可暖衣，暖衣则令筋骨缓弱。宜时见风日，若都不见风日，则令肌肤脆软，便易中伤，皆当以故絮衣之，勿用新绵也。天和暖无风之时，令母将于日中嬉戏，数见风日，则血凝气刚，肌肉牢密，堪耐风寒，不致疾病。若常藏于帏帐之中，重衣温暖，譬犹阴地之草木，不见风日，软脆不堪风寒也。出第五卷中。

小儿初受气论一首

崔氏：论曰：凡小儿初受气，在娠一月结胚，二月作胎，三月有血脉，四月形体成，五月能动，六月筋骨立，七月毛发生，八月脏腑具，九月谷气入胃，十月百神能备，而生矣。

---

① 鹅口：又名雪口，即鹅口疮。多见于新生儿，婴儿泄泻或营养不良，或热病后期的口腔疾患。症见口腔、舌、满布白色糜点，形如鹅口，多与心脾有热有关。

② 箸（kuài 音快）：筷子。原作"筋"《千金方》卷五第二作"箸"。箸、箸，今通作"筷"。据《千金方》及文义改。下仿此。

③ 三旦：即三日。

④ 不者：指鹅口疮未瘥儿。《千金方》卷五第二作"不脱者"。

⑤ 连舌：又名结舌、绊舌。由于舌系带短缩，舌尖受其牵绊，以致舌转动伸缩受限，妨碍吮乳，儿稍大则说话吐字不清。

⑥ 微微：犹言慢慢地，渐渐地。

⑦ 悬痈，疑为"悬壅"之误。悬壅，即悬壅垂，又叫帝中、小舌、蒂丁、喉花。是口腔内软腭游离缘之向下突出者。悬痈为病名，一指悬壅垂所生的痈肿，也指生于会阴部的脓肿。

⑧ 重舌：病名。又名舌子风、重舌风、莲花舌。因心脾湿热，复感外邪，邪气循经上搏于舌下之故，症见舌下血脉肿胀，红紫疼痛，形如又生的小舌，故名。相当于今之舌下腺炎。

⑨ 重腭：病名。指小儿腭上肿起如痈，舌难伸缩，口开困难，不能吮乳，甚者阻塞咽部而不能啼哭。

⑩ 重断：病名，又名重龈。多由脾胃热盛，湿热上熏，症见齿龈红肿，如附物垂痈，口臭者。

⑪ 不育：此谓不发育。

生后六十日，目瞳子成，咍笑①应和人；百五十日任脉生，能反覆；百八十日尻骨成，能独坐；二百一十日掌骨成，能匍匐；三百日髋骨成，能独倚②；三百六十日为一期③，膝骨成，乃能行，此其定法。若有不依期者，必有不平之处。

小儿变蒸方二首

崔氏：小儿生三十二日，一变；六十四日，再变，兼蒸；九十六日，三变；百二十八日，四变，又蒸；百六十日，五变；百九十二日，六变，又蒸；二百二十四日，七变；二百五十六日，八变，又蒸；二百八十八日，九变；三百二十日，十变，又蒸。此小变蒸④毕也。后六十四日，又蒸，蒸后，六十四日又一大蒸；蒸后，百二十八日又一大蒸。此大小蒸都毕也。凡五百七十六日，乃成人。

所以变蒸者，皆是荣其血脉，改其五脏⑤，故一变毕，辄觉情态忽有异也。其变蒸之候，令身热，脉乱，汗出，目睛不明，微似欲惊，不乳哺，上唇头小白泡起如珠子，耳冷，尻亦冷，此其诊也。

单变小微，兼蒸小剧，先期四五日便发，发后亦四五日歇。

凡蒸平者，五日而衰，远至七日、九日而衰。当变蒸之时，慎，不可疗及灸刺，但和视之。若良久热不已，可微与紫丸，热歇便止；若于变蒸中加以天行温病，或非变蒸而得天行者，其诊皆相似，唯耳及尻通热，口上无白泡耳，当先服黑散，以发其汗，汗出，温粉粉之，热当歇，便就差；若犹不都除，乃与紫丸下之。其间节度⑥甚多，恐悠悠⑦不能备行，今略疏⑧其经要者如此。

又，黑散方

麻黄一分，去节　大黄一分　杏仁二分，去皮尖，熬令变色

上三味，先捣麻黄、大黄为散。杏仁别捣如脂，乃细细纳散，又捣。令调和讫，纳密器中。一月儿，服如小豆大一枚，以乳汁和，服之，抱令得汗，汗出温粉粉之，勿使见风；百日儿，服如枣核，以儿大小量之为度。

又，紫丸方

代赭　赤石脂各一两　巴豆三十枚，去心皮，熬　杏仁五十枚，去尖皮，熬

上四味，捣代赭等二味为末，巴豆、杏仁别捣如膏。又纳二味，合捣三千杵，自相和。若硬，入少蜜，更捣。密器中盛，封之。三十日儿，服如麻子一丸，与少乳汁令下喉，食顷⑨后与少乳，勿令多。至日中当小下，热除。若未全除，明旦更与一丸。百日儿，服如小豆一丸，以此准，量增减也。小儿夏月多热，喜令发疹，二三十日辄一服，甚佳。此丸无所不治。代

① 咍（hāi 音孩）笑：欢笑。《千金翼》卷十一第一作"能咳笑"。咳，本指婴儿口中发出的声音，与"咍"义同。

② 倚：站立。《广雅·释诂四》："倚，立也。"

③ 一期：一周年，一周岁。

④ 变蒸：指婴儿在生长过程中，或有身热，脉乱，汗出等症，但身无大病者。此说始于西晋王叔和，隋唐医家，日相传演，其说益繁。最具代表性者为巢元方。他在《诸病源候论·小儿杂病诸候》中说："小儿变蒸者，以长气血也。"《千金》、《外台》更有发挥。张介宾对此有异议。但多数医家仍认为变蒸是小儿发育过程中的生理现象。变，即小儿发生的生理变化。蒸，体内阳气正常的熏蒸作用，常表现为轻微的体温升高。

⑤ 改其五脏：谓五脏功能的良性调整。

⑥ 节度：犹言事情，此谓小儿发育过程中的种种变化。事情的一件，谓一节、一度。

⑦ 悠悠：众多貌，《后汉书·朱穆传》李贤注："悠悠，多也。"

⑧ 疏：分条陈述。

⑨ 食顷：即吃一顿饭的时间。顷，原误作"顿"，据程本、高校本、《千金方》卷五第一改。

赭须真者，若不真，以左顾牡蛎①代之。忌猪肉、芦笋。并出第十上卷中。

相儿命长短法并论二十九首

《千金翼》：儿生枕骨不成者，能言而死；

膝骨不成者，能倨②而死；

掌骨不成者，能匍匐而死；

踵骨不成者，能行而死；

膑骨不成者，能立而死。

身生不收者，死；

鱼口③者，死；

股间无生肉者，死；

颐下破者，死；

阴不起者，死；

囊下白者，死；赤者，死。

相法④甚博，略述十数条而已。

儿初生，阴大而与身色同者，成人⑤；

儿初生，额上有旋毛者⑥，早贵，妨父母⑦；

儿初生，叫声连延相属者，寿；声绝而复扬急者，不寿；

儿初生，汗血⑧者，多厄，不寿；

儿初生，目视不正，数动者，大非佳人；

儿初生，自开目者，不成人；

儿初生，通身软弱如无骨者，不成人；

儿初生，发稀少者，不听人⑨；

儿初生，脐小者，不寿⑩；

儿初生，早坐、早行、早语、早齿生，皆恶性⑪，非佳人；

儿初生，头四破者，不成人；

儿初生，头毛不周匝者，不成人；

啼声散，不成人；

啼声深，不成人；

汗不流，不成人；

小便凝如脂膏，不成人；

常摇手足者，不成人。

无此状候者，皆成人。

儿初生，脐中无血者好；

卵下缝，通达黑者，寿；

鲜白长大者，寿。

论曰：儿三岁以上，十岁以下，观其性气高下，可知其夭寿⑫。儿小时，识悟通敏过人者，多夭，则项讬⑬、颜回⑭之流是也。小儿骨法成就威仪，回转迟舒⑮，稍费人精神雕琢⑯者寿；其预知人

---

① 左顾牡蛎：指雄牡蛎。牡，亦指雄性。

② 倨：同"踞"蹲坐。《庄子·天运》成玄英疏："倨，踞也。"

③ 鱼口：病症名。一指病人口张不能闭合，如鱼死之口。二指横痃，即梅毒发于两腿合缝处，左侧名鱼口，右侧名便毒。此处指前者。

④ 相法：即相术。妄言可据人的面貌、五官、骨骼、气色、体态、手纹等能预测人的吉凶、祸福、贫富、贵贱、寿夭。其中以面貌为主，故又叫"相面"。

⑤ 成人：即顺利地成长为一个健康的人。成，即成长。下"不成人"义仿此。

⑥ 旋毛：指聚生作旋涡状的头发。

⑦ 妨父母：指对父母的健康有妨碍。

⑧ 汗血：汗出如血而色红。

⑨ 不听人：谓性格倔犟，不听从别人的教诲或规劝。

⑩ 不寿：寿命短，不能长寿。

⑪ 恶性：性情刚暴，为人凶恶。

⑫ 夭寿：指寿命的长短。

⑬ 项讬：又作项橐，春秋鲁国人，据传曾经与孔子问难，旧称其七岁而为孔子师，十岁而卒，时人号称小儿神。

⑭ 颜回：春秋鲁人（公元前521～前490年），字子渊，孔子的弟子。以德行著称，年三十一病死。

⑮ 迟舒：迟缓，不敏捷。《尔雅·释言》"舒，缓也。"

⑯ 雕琢：治玉成器。此谓修治、矫正。引申为"教导、教育"。

意，回旋敏速者亦夭，则杨修①、孔融②之徒是也。由此观之，夭寿大略可知也。亦由梅花早发，不睹岁寒；甘菊晚荣，终于年事。是③晚成就者，寿之兆也。并出第十一卷中。

小儿藏衣法五首

崔氏：凡藏儿衣法：

儿衣先以清水洗之，勿令沙、土、草污。又以清酒洗之，仍纳钱一文在衣中，盛于新瓶内，以青帛裹之，其瓶口上仍密盖头，且置便宜处，待满三日，然后依月吉地，向阳高燥之处，入地三尺埋之。瓶上土厚一尺七寸，唯须牢筑，令儿长寿，有智惠④。

若藏衣不谨，为猪狗所食者，令儿癫狂；

虫蚁食者，令儿病恶疮；

大鸟⑤食之，令儿兵⑥死。

近社庙旁者，令儿见鬼；

近深水洿池，令儿溺死；

近故灶傍，令儿惊惕；

近井旁者，令儿病聋盲；

弃道路、街巷者，令儿绝嗣无子；

当门户者，令儿声不出，耳聋；

著水流下者，令儿青盲；

弃于火里者，令儿生烂疮；

著林木头者，令儿自绞死。如此之忌，皆须慎之。

又，安产妇及藏衣天德⑦月空⑧法：

正月，天德在丁，月空在丙壬。

二月，天德在坤，月空在甲庚。

三月，天德在壬，月空在丙壬。

四月，天德在辛，月空在甲庚。

五月，天德在乾，月空在丙壬。

六月，天德在甲，月空在甲庚。

七月，天德在癸，月空在丙壬。

八月，天德在艮，月空在甲庚。

九月，天德在丙，月空在丙壬。

十月，天德在乙，月空在甲庚。

十一月，天德在巽，月空在丙壬。

十二月，天德在庚，月空在甲庚。

凡藏儿衣，皆依此法，天德月空处埋之。若有遇反支者，宜以衣纳新瓶盛，密封塞口，挂于宅外福德⑨之上、向阳高燥之处，待过月，然后依法埋藏之，大吉。

又法

甲寅旬日，十日不得藏埋儿衣，以瓶盛，密封，安置空处，度十日即藏埋之。

又法

甲辰、乙巳、丙午、丁未、戊申，此五日亦不藏儿衣，还盛瓶中密塞。勿令气通，挂著儿生处，过此五日即埋之，亦不得更过此日。

又法

甲乙日生儿，丙丁日藏衣，吉；

丙丁日生儿，戊己日藏衣，吉；

戊己日生儿，庚辛日藏衣，吉；

---

① 杨修：东汉末年弘农华阴（今陕西）人（公元 175～219 年），字德祖。好学能文，才思敏捷，后为曹操所杀，时年四十一岁。

② 孔融：东汉末年鲁国（今山东曲阜人）人（公元 153～208 年），字文举，为"建安七子"之一，为人恃才负气，后因触怒曹操，为其所杀，时年五十五岁。

③ 是：此。《千金翼》卷十一第一作"是知"。

④ 智惠：犹聪明。惠，通"慧"。

⑤ 大鸟：即大鹏。程本作"犬鸟"，但上文有"狗"，此处不当再出"犬"。

⑥ 兵：战争、战斗。兵死，即战死。

⑦ 天德：指天的德性。《春秋繁露·人副天数》："天德施，地德化，人德义。"此恐另有所指。

⑧ 月空：又称月亏，指月形残缺不全。也有指月晦，即农历每月的最后一天。此恐另有所指。

⑨ 福德：即福德舍，也谓"福舍"。指佛教所设专供布施或修福的处所。此恐另有所指。

庚辛日生儿，壬癸日藏衣，吉。并出第十上卷中，

浴儿法一十一首

崔氏：初生浴儿良日，此谓初生浴儿，以后重浴，亦吉。寅、卯、酉日大吉，壬、午、丁、未、癸、巳日，凶。

又，浴儿虎头骨汤，主辟除恶气，兼令儿不惊，不患诸疮疥方。

虎头骨五大两，无头，身骨亦得，碎　苦参四两　白芷三两

上三味，切，以水一斗，煮为汤，纳猪胆汁少许。适寒温以浴儿，良。

又，疗儿若卒客忤中人，吐、下、不乳哺，面青黄色，变弦急著，以浴之方。

取钱七十文，以水三斗，煮，令有味。适寒温，浴儿，良。

又，疗儿生三日，浴，除疮方。

桃根　李根　梅根各八两

上三味，切，以意著水多少，煮令三四沸，以浴儿。

又，疗少小卒寒热，不佳，不能服药，六物莽草汤浴儿方。

莽草　丹参　蛇床子　桂心各三两　菖蒲半斤　雷丸一斤

上六味，㕮咀，以水三斗，煮三五沸，适寒温浴儿，避日向阴处。

又，疗少小身热，一物李叶汤方。

李叶，无多少，以水煮，去滓，以浴儿，良。忌准前。

又方

白芷煎汤，浴儿，佳。根、苗皆得。

又方

苦参汤，浴儿，良。

又，凡寻常浴儿，不缘别疗诸病，只就浴者方。

汤熟，添少许清浆水、一捻盐，浴儿。浴讫以粉摩儿，既不畏风，又引散诸气。

又，儿不用数浴，数浴多背冷，令[1]儿发痫，其汤必适寒温得所。

又，疗少小壮热，不能服药，宜此十二物寒水石粉散方。

寒水石　芒硝　滑石　石膏　赤石脂　青木香　甘草炙　大黄　黄芩　芎䓖　麻黄去节　牡蛎熬

上药各等分，捣筛，以粉一升，和药屑三合，复下筛。以粉粉儿，日三，热退即止。本方有防风，无牡蛎。

又，少小盗汗，三物黄连粉方。

黄连　牡蛎熬　贝母

上药各等分，捣筛。以粉粉儿，良。出第十上卷中。

剃儿头法一首

崔氏：初剃儿头良日，寅、丑日，吉；丁、未日，凶。

哺儿法三首

崔氏：初哺儿良日，以平定成日，大吉。其哺不得令咸。

又方

寅、丑、辰、巳、酉日，良。

又方

男戊、己日不得哺，女丙、丁日不得哺[2]。

---

① 令：原作"今"，缺笔致误，今据程本、高校本改。

② 哺：原脱，据高校本及《幼幼新书》卷四第六补。

攘①谢法一十二首

崔氏：轩辕②者，乾神③，天丞相使者。风伯犯之，令儿惊吐。可取梨枝六寸，埋生处，大吉。

雷公者，震神，太阴使者。天马犯之，令儿烦闷、腹满。解之以三屠家肉④为饼，于产处谢之，大事。

咸池者，坎神，天之雨师使者。犯之，令儿啼不止。用羊脯、酒，于生处谢之，吉。

丰隆者，艮神，天之东明使者，天仆也。害气犯之，令⑤儿乍寒乍热，大腹。以白鱼⑥二枚，于生处谢之。又，大豆一升，投井中，亦大吉。

招摇者，坤神，天上使者。犯之，令儿惊，空嚼不止。以酒、饼生处谢之，即愈。

天候者，巽神，天一执法使者。犯之，令儿腹胀，张眼。以白鱼二枚，于生处谢之，吉。

吴时者，离神，天一将军游击使者。犯之，令儿惊，腹痛。用马脯五寸，于生处谢之，吉。又以白鱼五枚并枣饼，埋其生处，吉。

大时者，兑神，小时北斗使者。犯之，令儿腹胀下痢。解之以酒脯，于生处谢之。又，以大豆一升，投井中，吉。

犯月杀者，令儿惊啼。用雄鸡血，于生处谢之，吉。

犯白虎者，用稻米一升、鸡子三枚，于生处谢之，吉。黍米亦得。

犯大夫者，用羊肝三枚及稻米一升，于生处谢之，吉。又用鸡、羝羊脾、黍米亦得。

犯日游者，令儿口噤、色变欲死者，用三屠家肉、麦饭，于生处谢之，吉。

拣乳母法一首

崔氏：乳母⑦者，其血气为乳汁也。五情善恶，悉血气所生，其乳儿者皆须性情和善⑧，形色不恶，相貌稍通者。若求全备，不可得也，但取不狐臭⑨、瘿瘘⑩、气嗽、㾬疥⑪、痴癫⑫、白秃⑬、疠疡⑭、沈唇⑮、耳聋、齆鼻⑯、癫痫，无此等疾者，便可饮儿。师见其身上旧灸瘢，即知其先有所疾，切须慎耳。

---

① 攘：通"禳"，去邪除恶之祭。
② 轩辕：指禳祀的方位。下"雷公"、"咸池"、"丰隆"等均同。
③ 神：原用"坤"，形误，今据程本、高校本、《幼幼新书》卷四第二十二改。
④ 肉：原作"内"，形误，今据程本、高校本、《幼幼新书》改。
⑤ 令：原误作"今"，据高校本改。
⑥ 白鱼：又作"衣帛鱼"，指衣服所生的虫。
⑦ 乳母：即哺乳小儿的妇女。此指奶妈。
⑧ 和善：原误作"知善"，高校本据程本改，从之。
⑨ 不狐臭：指无腋臭生理缺陷者。"狐"原误作"孤"，高校本据程本改。今从。
⑩ 瘿瘘：指有瘿瘤症和瘘病。
⑪ 㾬（guō 音郭）疥：即疥疮，又叫㾬疮。
⑫ 痴癫：程本作"痴瘨"，《医心方》卷二十五第十五作"癫瘨"。
⑬ 白秃：即秃疮、癞头疮。头皮癣之一，由接触传染而发，症见头皮起白痂，瘙痒难忍，蔓延成片，久则形成秃斑。
⑭ 疠疡：指麻风病后期的皮肉溃疡。
⑮ 沈唇：病名。又名茧唇、紧唇。《病源》卷三十《紧唇候》："脾胃有热，气发于唇，则唇生疮，而重被风邪寒湿之气搏于唇，则微肿湿烂，或冷或热，乍瘥乍发，积月累年，谓之紧唇，亦名沈唇。"可见，沈唇是唇生疮常有渗出的病。沈：汁液。《左传·哀公三年》杜预注："沈，汁也。"
⑯ 齆（wèng 音瓮）鼻：病证名。又叫鼻齆。指鼻塞有脓而不闻香臭的病证。

小儿惊痫啼壮热不吃奶吐不己不小便方五首

刘氏：疗小儿眠睡不安，惊啼，不吃奶，虎睛丸方。小儿热甚神效。

犀角十二分，屑　子芩五分　栀子仁　大黄各十分　虎睛一枚，研

上五味，捣筛，蜜和，如梧子大。每服七丸，大小量之。奶母忌热面。小儿热风痫，以乳汁或竹沥，研三丸服之，渐增，以瘥为度。小儿百日以下，蓐内壮热①，以奶汁研四丸与服，即瘥。

又，疗小儿初生不吃奶方。

以乳两合，葱白一寸，和煎一两沸，去葱，与吃即能吃乳，立效。以蛤蛹②灌之。

又，疗小儿吃奶不稳，三日至七日以来觉壮热，颜色赤及鼻孔黄，即恐作撮口③；及孩子牙关里有虫似蜗牛，亦似黄头白蚌螺者方。

烧竹取沥半合，和少许牛黄，与吃，即瘥。

又，以猪肉拭口，即引虫出，或自消，便瘥。

又，疗小儿初生吐不止方。

人乳二合　蓬蘽簸少许　盐两粟米大

上三味，煎三两沸，牛黄两米许，研和。与服，即瘥，止。

又，小儿初生不小便方。

人乳四合　葱白一寸

上二味相和，煎。分为四服，即小便利，神效。

小儿将息衣裳厚薄致生诸痫及诸疾方并灸法二十八首

《广济》：疗小儿惊痫④，体羸不堪，疗子母五痫煎方⑤。

钩藤二分　知母　子芩各四分　甘草炙　升麻　沙参各三分　寒水石六分　蚱蝉一枚，去翅，炙　蛴螂三枚，炙

上九味，捣筛，以好蜜和薄沾，著铜钵，于沸汤上调之，搅不停手，如饴糖煎成。稍稍别出少许，一日儿，啖之一枚枣核大，日夜五六过服，不妨；五六日儿，啖之三枚；一百日儿，啖四枚；二百日儿至三百日儿，啖五枚；三岁儿，啖七枚，以意量之。

《小品》云：《玄中记》曰：天下有女鸟，一名，姑获，又名钓星鬼也。喜以阴雨夜过飞鸣，徘徊人村里，唤得来也。是鸟淳⑥雌无雄，不产，喜落毛羽于中庭，置入儿衣中，便使儿作痫，必死，即化为其儿也。是以小儿生至十岁，衣裳不可露，七、八月尤忌之。

《千金》：夫痫病，小儿之恶病也，

---

① 蓐内壮热：指在儿母的产褥期，新生儿发热。

② 蛤蛹：山胁尚德："'蛹'，疑当作'哺'。"当从。谓用蛤壳为工具给小儿喂药。

③ 撮口：又名撮口风、撮风、唇紧。临床以唇口紧聚撮如鱼口为特征。常见于新生儿脐风。

④ 惊痫：指小儿痫症之一。也泛指小儿因惊而抽风（即惊风）。

⑤ 五痫煎方：《圣济总录》卷一百七十一作"钩藤益方"。五痫，古代对痫病的泛称。分类名称历代有异。有按发作时口中叫声分为马痫、羊痫、鸡痫、猪痫、牛痫（《名医别录》）。也有五脏配五畜分类者。

⑥ 鸟淳：鸟，即传说中的"无辜鸟"。淳，程本作"纯"，《医心方》卷二十五第八十九作"专"。淳，通"纯"，与"专"义同。言此鸟只有雌而无雄，性别单一。

或有不及求医而致困者，然气发于内，必先有候，常宜审察其精神，而采①其候也。手白肉鱼际脉黑②者是痫候，鱼际脉赤者热，脉青大者寒，青细者为平也。

又，鼻口干燥，大、小便不利，是痫候。

又，眼不明，上③视喜阳，是痫候。

又，耳后完骨上有青络盛，卧不静是痫候。脉青大，刺之，令血出。

又，小儿发逆上，啼哭，面暗，色不变，是痫候。

又，鼻口青，时小惊，是痫候。

又，意气下而妄怒是痫候。

又，身热，小便难，是痫候。

又，吐痢不止，厥痛时起，是痫候。

又，身热，目时直视，是痫候。

又，目闭，青，时小惊，是痫候。

又，咽乳不利，是痫候。

又，身热，头常汗出，是痫候。

又，目瞳子卒大黑于常时，是痫候。

又，身热吐䏏④而喘，是痫候。

又，喜欠，目上视，是痫候。

又，卧惕惕而惊，手足振摇，是痫候。

又，身热，目视不精⑤，是痫候。

又，卧梦笑，手足动摇，是痫候。

又，弄舌摇头，是痫候。

以上诸候二十条，皆痫之初也，见其候，便当爪⑥其阳脉所应灸。爪之皆重手，令儿骤啼，及足脉绝，亦依方与汤⑦。

又，直视瞳子动，腹满转鸣，下血身热，口噤不得乳，反张脊强，汗出发热，为卧不悟。手足瘛疭喜惊，凡八候，痫之剧也。如此非复汤爪所能救，便当时灸之妙。

又，小儿惊啼，眠中四肢掣动，变蒸未解，慎不可针灸爪之，动其百脉，

仍因惊成痫也。唯阴痫嘌瘲，可针灸爪之。凡灸痫，当先下儿，使虚，乃承⑧虚灸之。未下有实而灸者，气逼前后不通，杀人也。

又，痫平旦发者，在足少阳。黄昏发者，在足太阴。日中发者，在足太阳。夜半发者，在足少阴。人定发者，在足阳明。晨朝发者，在足厥阴。

上痫发时节病所在，视其发早晚，灸其所也。

又，五脏之痫⑨，六畜之痫⑩，或在四肢，或在腹内。审察其候，随病所在灸之，虽少必瘥。若失其要，则为害也。

肝痫之为病，面青，目反视，手足摇。灸阳明、太阴⑪各三炷。

心痫之为病，面赤，心下有热，短气息微数。灸心下第二肋端宛宛中，此为巨阙也。又灸手心主及少阴各三炷。

脾痫之为病，面黄，腹大，泄痢。灸胃管⑫三壮、侠胃管旁各二壮，足阳明、太阴各二炷。

---

① 采：即采集，诊察。程本作"摇"义同。

② 黑：原误作"累"，义不通。据程本、《千金方》卷五第三改。

③ 上：原误作"止"，义不顺。据程本、《千金方》卷五第三改。

④ 䏏（qiàn 音欠）：不呕而吐。

⑤ 精：明，灵敏。

⑥ 爪：抓也。下仿此。

⑦ 汤：《幼幼新书》卷十一第四"汤"下注曰："《婴孺》曰：并服五石紫圆汤。"可参。

⑧ 承：通"乘"。

⑨ 五脏之痫：痫病的古代分类法。根据发病的症状，结合五脏病机，分别有肝痫、心痫、脾痫、肺痫、肾痫，还有膈痫、肠痫等名。

⑩ 六畜之痫：痫病的另一分类法。根据发病时病人口中发出的声音及抽搐时的状态，分别命名为马痫、牛痫、鸡痫、羊痫、猪痫、犬痫六者。

⑪ 灸阳明、太阴：《千金方》卷五第三作"灸足少阳、厥阴"。

⑫ 胃管：即胃脘。管，通"脘"。

肺痫之为病，面目白，口沫出。灸肝俞①二壮，又灸太阴二炷。

肾痫之为病，面黑，正直视不摇，如尸状。灸心下二寸二分三壮。又灸肘下动脉各二壮。

膈痫之为病，目反，四肢不举。灸风府，又灸顶上、鼻人中、下唇承浆，皆随年壮。

肠痫之为病，不动摇。灸两承山。又灸足心、两手劳宫。又，灸两耳后完骨，各随年壮。又，灸脐中可，五十壮。

上五脏痫证候。

又，马痫之为病，张口摇头，马鸣，欲反折。灸项风府、脐中三壮。病在腹中，烧马蹄末，服。

牛痫之为病，目正直视，腹胀。灸鸠尾上及大椎各三壮，烧牛蹄灰末，服。

鸡痫之为病，延颈反折，喜惊自摇。灸足诸阳各三壮。

羊痫之为病，喜扬目吐舌。灸大椎上三壮。

猪痫之为病，喜吐沫。灸完骨两旁各一寸七壮。

犬痫之为病，手屈拳挛。灸两手心一壮，灸足太阳各一壮，灸肋户两聊头两穴各一壮，良。

上六畜痫证候。

凡诸反张，大人脊下容侧手、小儿容三指者，不可疗也。

又，若目反上视，瞳子动，当灸囟中。取之法，横度口尽两吻际。

又，横度鼻下亦尽两边，折去鼻度半，都合口为度，从额上发际上行度之，灸度头一处，正在囟上未合骨中，随手动者是，此最要处也。次灸当额上入发际二分许，直望鼻为正也。次灸其两边，当目瞳子直上，入发际二分许。次灸顶上回毛中。次灸客主人穴，在眉后际动

脉是也。次灸两耳门，当耳开口则骨解开动张陷中是也。次灸两耳上。一法，卷耳取之，当卷耳上头是也。大人当耳上横三指，小小儿各自取其指也。次灸两耳后完骨上青脉，亦可以针刺，令血出。次灸玉枕，项后高骨是也。次灸两风池穴，在项后两辕筋外，发际陷中是也。次灸风府，当项中发际，亦可与风池三处高下相等。次灸头两角，当回毛两边起骨是也。

上头部凡十九②处，儿生十日，可灸三壮；三十日，灸五壮；五十日，灸七壮。病重者具灸之，轻者唯灸囟中、风池、玉枕也。艾使熟，炷令平正，著肉，火势乃至病所也。艾若生，炷不平正，不著肉，徒灸多炷，无益也。

又，若腹满，短气，转鸣，灸肺募穴，在两乳上，第二肋间宛宛中，垂绳取之，当瞳子是也。次灸膻中。次灸胸堂。次灸脐中。次灸薜息穴，薜息在两乳下、第一肋间宛宛中是也。次灸巨阙穴。巨阙，大人鸠尾下一寸，小儿去脐作六分分之，去心鸠尾下一寸是也，并灸两边。次灸胃管。次灸金门穴，金门在谷道前，囊之后，当中央是也。从阴囊下度至大孔③前中分之。

上腹部一十二处。胸堂、巨阙④、胃管十日儿，三炷。一月以上，可五炷，阴下缝三炷。或云随年壮以灸之。

又，若脊强反张，灸大椎，并灸诸脏俞及督脊上当中央，从大椎度至穷骨中屈，更从大椎度之，灸度下头是督

---

① 俞：原误作"愈"，据程本、高校本改。
② 十九：原误作"二十九"，据高校本、《千金方》卷五第三改。
③ 大孔：即肛门。又称"谷道"。
④ 阙：原误作"关"。据高校本、《千金方》卷五第三改。

脊也。

上背部一十二处。十日儿，灸三壮；一月以上，灸五壮。

又，若手足瘛疭惊者，灸尺泽①。次灸阳明。次灸少商。次灸劳宫。次灸心主。次灸合谷。次灸三间穴。次灸少阳。

上手部一十六处，其要者阳明、少阳、心主、尺泽、合谷、少商也。壮数如上。

又，灸伏兔。次灸三里。次灸腓肠。次灸鹿溪。次灸阳明。次灸少阳。次灸然谷。

上足部一十四处，皆要，可灸如上壮数。手、足阳明谓人四指，凡小儿惊痫，皆灸之。若风病大动，手足瘛疭者，尽灸手、足十指端，又灸本节后。

又，论曰：若病家始发，便来告师，师可诊候，所解为法，作次序疗之，以其节度首尾取瘥也。病家已经杂疗无次序，不得制病，病则变异其本候，后师便不知其前证虚实，直依其后证作疗，亦不得瘥也。要应精向察之，为前师贯首②所配，依取其前踪，续以为疗，乃无逆耳。前师处汤，本应数剂乃瘥，而病家服一、两剂求效③，便谓不验，已后更问他师，师不寻前人为疗寒温次序，而更为疗，而不依次前师疗则尸也。或前已下之，后须平和疗以接之，而得瘥也；或前人未下之，或不去者，或前疗寒温失度，后人应调理之，是为疗败病。皆须邀射之，然后免耳，不依次第及不审察，必反重尸也。

又，茵芋丸疗少小有风痫疹④，至长不除，或遇天阴节变便发动，食饮坚强亦发，百脉挛缩，行步不正，言语不便者，服之不发方。

茵芋叶炙　铅丹熬　钩藤皮，炙　杜蘅　防葵　石膏研　秦艽各四分　菖蒲　黄芩各六分　松萝二分　蜣螂十枚，炙　甘草十四分，炙

上十二味，捣筛，蜜丸如小豆。三岁以下，服五丸；三岁以上，服七丸；五岁以上，服十丸；十岁，可至十五丸，大小量之。

又《神农本草经》说：小儿惊痫有一百二十种，其证候微异于常，便是痫候也。初出胎，血脉不敛，五脏未成，稍将养失宜，即为病也。时不成人，其经变蒸之后有病，作证并宽。唯中风⑤最暴卒也。

又，小儿四肢不好，惊掣，气息小异，欲作痫。

又，凡小儿不能乳哺，当与紫丸下之。小儿始生，生气尚盛，但有微恶，则须下之，必无所损，及其愈病，则致深益。及变蒸日满不解者，并宜龙胆汤也方在客忤中。若不时下，则成大病，病成则难疗矣。凡下，四味紫丸最善，虽下不损人，足以去疾。若四味紫丸不得下者，以赤丸下之。赤丸不下，当倍之。若已下，而有余热不尽，当按方作龙胆汤，稍稍服之，并摩赤膏。风痫亦当下之，然以猪心汤下之。惊痫，但按图灸之及摩膏，不可大下也。何者？惊痫，心气不定，下之内虚，益令甚耳。惊痫甚者，特为难治。如养小儿⑥常慎惊，勿令儿闻大声，抱持之间当安徐，勿令怖

────────

① 尺泽：原误作"赤泽"，据程本、高校本、《千金方》卷五第三改。

② 贯首：程本作"贯者"，可通。《千金方》无此二字。

③ 求效：《千金方》卷五第三、《幼幼新书》并作"未教"。义胜。

④ 疹：疾病。《集韵·屑韵》："疹，疾也。"

⑤ 中风：小指惊风之类病。

⑥ 儿：原脱，据程本、高校本、《千金方》卷五第三补。

也。又，天雷时便掩塞儿耳，并作余细声以乱之。

凡养小儿皆微惊以长血脉，但不欲大惊。大惊乃灸惊脉，若五六十日灸者，惊复重甚，生百日后灸惊脉乃善。

治少小心腹热，除热丹参赤膏方。

丹参 雷丸 芒硝 戎盐 大黄各三两

上五味，切，以苦酒半升，浸四种一宿，以成炼猪脂一斤，煎三上三下，去滓，内芒硝，膏成。以摩心下，冬夏可用。一方但丹参、雷丸，亦佳。并出第五卷中。

《千金翼》：凡小儿之痫有三种：有风痫，有惊痫，有食痫。然风痫、惊痫时时有耳，十人之中未有一二是食痫者。凡是先寒后热发痫者，皆是食痫也。

惊痫当按图灸之，风痫当与豚心汤下之，食痫当下乃愈，紫丸佳。

凡小儿所以得风者，缘衣暖汗出，风因而入也。风痫者，初得之时，先屈指如数乃发作，此风痫也。惊痫者，起于惊怖，先啼乃发作，此惊痫也。

惊痫微者，急疗勿复惊之，或自止也。其先不哺乳，吐，变热，后发痫，此食痫也。早下则瘥，四味紫丸逐澼饮最良，去病速而不虚人。赤丸瘥駃[1]，病重者当用之。

小儿衣甚寒薄，则腹中乳食不消，其大便皆酢臭，此欲为癖[2]之渐也。便将[3]紫丸以微消之，服法先从小起，常令大便稀，勿使大下也。稀后便渐减之，矢不酢臭乃止药。

又，凡小儿冬月下无所畏，夏月下难瘥。然有病者不可不下，下[4]后腹中当小胀满，故当节哺乳，将紫丸数日。

又，乳哺小儿，常令多少有常剂，儿渐大当稍稍增之。若减小者，此腹中已有小不调也。便微服药，停哺，但与乳，甚者十许日，微者五六日止，哺自当如常。若不肯哺而欲乳者，此是癖，为疾[5]重要，当下之，无不瘥者。不下则致寒热，或反吐而发痫，或更致下痢，此皆病重，不早下之所为也，此为难疗。

又，凡小儿有热，不欲哺乳，卧不安，又数惊，此痫之初也。服紫丸便愈，不瘥更服之。儿立夏后有病，疗之慎，勿妄灸。不欲吐下，但以除热汤浴之，除热散粉之，除热赤膏摩之。又，脐中以膏涂之，令儿在凉处，勿禁水浆，常以新水饮之。

又，凡小儿矢[6]黄则臭者，此腹中有热，宜微将服龙胆汤。若白而酢者，此寒不消也，当服紫丸。微者，少与药，令内消；甚者，小增，令小下。皆须节乳哺数日，令胃气平和。若不节乳哺，则病易复，复下之则伤其胃气，令腹胀满。再三下之尚可，过此伤矣。并出第十一卷中。

《备急》：疗少小百二十种痫病，胸中病，蛇蜕皮汤方。

蛇蜕皮三寸，炙 细辛 甘草炙 钩藤 黄芪各二分 大黄四分 蚱蝉四枚，炙 牛黄五大豆许

上八味，切，以水二升半，煮，取一升一合。百日儿一服二合，甚良。若

① 駃：同"快"。
② 癖：古病名。痞块生于两胁，时痛时止；亦有以痞块伏于两胁，痛时可触及。多由饮食不节，寒痰凝滞，气血瘀阻而成。又有寒癖、饮癖、痰癖、悬癖等类型。
③ 将：取，用。
④ 下：下利，即泄泻。原脱"下"，据高校本、《千金翼》卷十一第一补。
⑤ 疾：病也。原脱"疾"，据高校本、《千金翼》卷十一第一补。
⑥ 矢：通"屎"。

穷地无药物，可一二味亦合，不可备用，然大黄一味不得阙①，常用效。

又，疗少小二十五痫，大黄汤方。

甘草炙　大黄　甘皮　当归各一两　细辛半两

上五味，捣筛，以指撮，著水一升，煮。取二合。一岁儿服一合，日二。

《古今录验》：赤汤，疗二十五种痫，吐痢、寒热百病，不乳哺方。

大黄五两　当归　芍药　黄芩　栝楼　甘草炙　桂心　人参　赤石脂　牡蛎熬　紫石英　麻黄去节，各二两

上十二味，捣筛，令调，盛以韦囊。八岁儿以干枣五枚，用水八合煮枣。取五合，两指撮药入汤中，煮。取三沸，去滓，与儿服之，取利，微汗，自除。十岁用枣十枚，三指撮药，水一升，煮三沸，服之。此汤疗小儿百病及痫，神验。

又，疗未满月及出月儿壮热发痫，钩藤汤

钩藤一分　蚱蝉一枚，去翅，熬，末，汤成下　柴胡、升麻　黄芩各二分　蛇蜕皮二寸，炙　甘草炙　大黄各二分　竹沥三合　石膏三分，碎

上十味，切，以水一升，煮。取三合半，和竹沥，服一合，得利，见汤色出，停，后服。至五十、六十日儿，一服一合。乳母忌海藻、菘菜等。崔氏云：若连发不醒，加麻黄一分，去节。

又，疗百日及过百日儿发痫，连发不醒，及胎中带风，体冷面青，反张，宜服麻黄五痫汤方。

麻黄去节　羌活　干葛　甘草炙　枳实各二分，炙　杏仁二十枚，去尖皮，碎　升麻　黄芩去肠②　大黄各四分　柴胡　芍药各三分　钩藤皮一分　蛇蜕三寸，炙　蚱蝉二枚，炙，去羽　石膏六分，碎

上十五味，切，以水二升，并竹沥五合，煎。取六合，每服一合，佳。

小儿惊悸方二首

《必效》：钩藤汤，疗小儿壮热时气，惊悸，并热疮出方。

钩藤　人参　蚱蝉炙　子芩各一分　蛇蜕皮三寸，炙　龙齿四分，碎　防风　泽泻各二分　石膏一两，碎　竹沥三合

上十味，切，以水一升，并竹沥，煎。取七合，细细取之，以瘥为度。

又方

茯神　蚱蝉炙，各二分　龙齿碎　麦门冬去心，各四分　人参三分　钩藤一分　牛黄两大豆许，研　杏仁十二枚，去皮尖，碎　蛇蜕皮三寸，炙，末入

上九味，切，以水二升，煎。取六合，去滓，下牛黄末，分六服，消息服之，令尽，瘥。

小儿夜啼方一十首

《小品》：疗小儿夜啼，一物前胡丸方。

前胡随多少

上一味，捣筛，蜜丸如大豆。服一丸，日三。加至五六丸，以瘥为度。《千金》同。

又方

以妊娠时食饮偏有所思者，以哺儿则愈。《千金》同。

《千金》：疗小儿夜啼不已，医所不治者方。

取狼粪中骨，烧作灰，水服如黍米

---

① 阙：通"缺"。

② 去肠：程本无此二字。

粒一枚，即定。

又，疗小儿夜啼，至明不安寐，芎劳散方

芎劳　防己　白术各二分

上三味，捣筛，以乳和之，与儿服之，量多少。又，以儿母手掩脐中，亦以摩儿头及脊，验。二十日儿，未能服散者，以乳汁和之，服如麻子一丸。

又方

交道中土　伏龙肝各一把

上二味，以绢筛，水和少许，服之，瘥。

又方

取马骨烧灰，敷乳上，饮儿，啼即止。并出第五卷中。

《备急》：或常好啼方。

取犬头下毛，以绛囊盛，系儿两手，立效。

《必效》：小儿夜啼方。

以日未出时及日午时仰卧，著于脐上横文，屏气，以朱书作"血"字。其夜即断声，效。

《古今录验》：小儿夜啼如腹痛方。

䗪虫熬，令烟尽　芍药炙　芎劳熬，各等分

上三味，捣末。服如刀圭，日三，以乳服之。

又，疗小儿夜啼不止，腹中痛，宜以乳头散方。

黄芪　甘草炙　当归　芍药　附子炮　干姜各等分

上六味，为散，以乳头饮儿。丸可，胡豆三丸，大小量之。

小儿惊夜啼方七首

《广济》：疗小儿五惊夜啼，龙角丸方。

龙角　黄芩　大黄各二分　牡丹皮一分

蚱蝉一枚，炙　牛黄小豆大五枚

上六味，捣筛，蜜和，丸如麻子。少小以意增减之，甚良。《千金》牡丹作牡蛎。崔氏名五惊丸。

《千金》：疗小儿惊啼方。

以鸡屎白熬末，以乳服少许。

又方

以腊月缚猪绳，烧灰，服之。

又方

烧猬皮三寸，灰，著乳头饮儿。

又方

车辖脂如小豆许，纳口及脐中，瘥。

又，小儿因宿乳不消，腹痛惊啼，牛黄丸方。

大附子二枚，炮去皮　牛黄三铢　巴豆去心皮，熬　杏仁去皮尖，熬，别捣　真珠各一两，研

上五味，捣附子、真珠，下筛。别捣巴豆、杏仁令如膏，纳附子及牛黄，捣一千二百杵。若干，入少蜜足之。百日儿，服如粟米一丸；三岁儿，服如麻子一丸；五、六岁儿，服如胡豆一丸。日二，先乳哺了服之。膈上下悉当微转，药完出①者，病愈，散出①者更服。并出第五卷中。

文仲：隐居效方，小儿夜啼不安，此腹痛故，至夜辄剧，状似鬼祸，五味子汤方。

五味子　当归　芍药　白术各四分　甘草炙　桂心各二分

上六味，切，以水一升，煎。取五合，分服之，增减量之。

---

① 完出、散出：指服药后小儿大便泄出的程度。完出，即排泄彻底；散出，指排泄不彻底。

小儿客忤方一十首

《千金》论曰：少小所以有客忤[1]病者，是外人来气息忤之，一名中人，为客忤也。虽是家人，或别房异户，或乳母、父母从外还，衣服或经履鬼神、粗恶暴气，或牛马之气，皆为忤也。发作喘息，乳气未定者，皆客忤。其乳母遇醉及房劳后乳儿最剧，能杀儿也。不可不慎。

又，论曰：凡中客之为病，皆频吐、下青黄白色，水谷解离，腹痛夭纠[2]，面色变易，其候似痫，但眼不上插耳，其脉急数者是也。宜与龙胆汤下之。

又，龙胆汤疗婴儿出腹，血脉盛实，热，温壮[3]，四肢惊掣，发热，大吐哯者，若已能进哺，中食不消，壮热及变蒸不解，中客人魃气[4]并诸惊痫，方悉主之。小儿皆服之，小儿龙胆汤第一。此是新出腹[5]婴儿方，若日月长大者，以次依此为例。若必知客忤及有魃气者，可加人参、当归，各如龙胆秤分多少也。一百日儿加半分，二百日儿加一分，一岁儿加半两，余药皆准尔。

龙胆　钩藤皮　柴胡　黄芩　桔梗　芍药　茯神　甘草炙，各一分　蜣螂二分，炙　大黄四分

上十味，切，以水一升，煎。取五合为剂也。服之，如后节度。药有虚实，虚药宜足数合水也。儿生一日至七日，分取一合为三服；生八日至十五日，分取一合半为三服；生十六日至二十余日，分二合为三服；儿生二十日至三十日，分三合为三服；儿生三十日[6]至四十日者，尽以五合为三服；十岁亦准此。得下即止，勿复服也。

又，少小卒客忤，不知人者方。

取新热马屎一枚，绞取汁饮儿，下，便愈。亦治中客忤而噎啼[7]，面青腹强者。

又，少小见人来，卒不往[8]，腹中作声者，二物烧发散方。

用向来者[9]人头上发十茎，断儿衣带少许，合烧灰，细末，和乳饮儿，即瘥。

又，少小中忤[10]人，一物马通浴汤方。

用马通三升，火烧令烟尽，以酒一斗，煮三沸，去滓，以浴儿，即瘥。

又，凡乘马行还，得马汗[11]气臭，又未盥洗易衣装，而便向儿边，令儿中马客忤。儿忽卒见马来，及闻马鸣惊，及马上衣物、马气，皆令儿中马汗气及客忤。慎护之。特[12]重一岁儿也。一云护之特黑中。

————————

① 客忤：病证名。因小儿神气未充，忽为异声、异物或生人冲逆而为病者，症见惊哭不休，甚或面色变异，吐泻腹痛，瘛疭，状似惊痫。忤，触犯，违逆。《广韵·暮韵》："忤，逆也。"

② 夭纠：指肢体屈曲拘急。夭，弯曲。《说文·夭部》："夭，屈也。"纠，拘急。《玉篇·丩部》："纠，戾也，急也。"

③ 温壮：病证名。因胃失和降，气机壅塞，蕴积体内而成，症见大便黄而恶臭，或白而酸臭，发热，嗜睡，饮食减少。《病源》有卷四十五专论。

④ 魃（qí音奇）气：病证名。旧以为神鬼作祟而致，症见寒热往来，面黄肌瘦，头发枯槁，腹胀等。魃，指小儿鬼。《说文·鬼部》："魃，小儿鬼。"《病源》卷四十七有专论。

⑤ 新出腹：谓其刚刚娩出。

⑥ 分二合为三服；儿生二十日至三十日，分三合为三服；儿生三十日：此二十六字原脱，高校本据《千金方》补，从之。

⑦ 噎啼：同"欭啼"，谓啼哭之甚而出现短暂呼吸停止。

⑧ 往：程本、《千金方》卷五第四并作"佳"。

⑨ 来者：此指引起小儿客忤的人。

⑩ 中忤：即为忤逆之气所伤。即"客忤"。

⑪ 马汗：原作"汗"，高校本据《千金方》卷五第四补。作"汗"亦通。

⑫ 特：原误作"持"，据程本、高校本、《千金方》改。

又，凡非常人及诸物从外来，亦惊小儿致病，欲防之法，诸有从外来人及异物入户，当将儿回避之，勿令见也。若不避者，即烧牛粪，令有烟气，置户前则善。

又方

吞麝香如大豆许，立愈。

又，疗少小客忤，二物黄土涂头方。

以灶中黄土熟者、曲蟮①粪等分，合捣如鸡子黄大，涂儿头上及五心，良。一方鸡子清和如泥。

又，疗小儿犯客忤，发作有时方。

取母月衣，覆儿上，大良。

又，疗卒客忤方。

剪取驴前膊胛腨上旋毛，大如弹丸，以乳汁煎之，令毛消药成，著乳头饮之，下喉即愈。

又，疗小儿卒客忤方。

铜鉴鼻，烧令赤，投少许酒中。大儿饮之，小儿不能饮者，含与之，即愈。并出第五卷中。

小儿癥瘕癖方六首

《广济》：疗少小及大人腹中宿食。积成癥癖，两胁妨满，气息喘急，不能食，面黄，日渐瘦，腹大胀硬，除百病紫双丸方。

代赭研　丹砂研　大黄各八分　青木香　当归各五分　桂心四分　犀角三分，屑　巴豆六分，去心皮，别捣

上八味，捣筛，蜜和，丸如梧子。大人、小儿量之。十岁儿，服大豆二丸；六岁者，小豆许二丸。以下临时斟酌，要泻病出为度。久疾日一丸，以溏泄而已，不在猛泻。忌如常法。

又，疗小儿痃癖，发腹痛，不食，黄瘦，鳖甲丸方。

鳖甲炙　郁李仁各八分　防葵　人参各五分　诃黎勒皮七颗　大黄四分　桑菌三分

上七味，捣筛，蜜丸。大小量之，以酒、饮、乳服，五丸至十丸。

《千金》：牛黄鳖甲丸，疗小儿癖实，痛肿，壮热，食不消化，中恶②忤气方。

牛黄二分　鳖甲炙　麦曲熬　柴胡　大黄　枳实炙　芎䓖各二两　厚朴炙　茯苓　桂心　芍药　干姜各半两

上十二味，捣筛，蜜丸如小豆。日三服，以意量之。

又，疗小儿心下生痞，痰癖③结聚，腹大胀满，身体壮热，不欲哺乳，芫花丸方。

芫花　黄芩各四分　大黄　雄黄细研，各十铢

上四味，捣筛为末，蜜和，更捣一千杵。三岁儿至一岁以下，服如粟米一丸。欲服丸，纳儿喉中，令母与乳。若长服消病者，当以意消息，与服之，与乳哺相避，良。

又，疗小儿痰实结聚宿癖④，羸露瘦，不能饮食⑤，真珠丸方。

真珠半两，研　麦门冬一两，去心　蕤仁五十枚，一云二百个　巴豆七枚，去心皮，熬，一云四十枚

上四味，捣筛，蜜和丸。期岁儿⑥，服二丸小豆大；二百日儿，服如麻子二丸，渐增，以知为度。当下病赤、黄、

① 曲蟮：即蚯蚓，又名地龙。
② 中恶：病名。古人谓人被邪恶鬼祟所伤而致的病。《病源》卷二十三有专论。
③ 痰癖：古病名。指水饮久停化痰，流溢胁肋，症见时有胁肋痛，触摸有块的病。《病源》卷二十有专论。
④ 宿癖：指久病不愈的癖病，《小尔雅·广诂》："宿，久也。"《病源》卷二十有详论。又叫"久癖"。
⑤ 食：原脱，据高校本补。
⑥ 期岁儿：指一周岁的小儿。期，一周时。

白、黑、葵汁，勿绝药①，病尽下自止。久服令小儿肥白无病，已试验。并出第五卷中。

刘氏：疗小儿冷癖②、痃癖③气，不下食，瘦，时时胁下痛方。

防葵　当归　枳实炙　厚朴炙　楮实　人参　黄芪　茯神　白术　诃黎勒皮各八分　牛膝　郁李仁去皮　柴胡　大麻仁　芍药　橘皮　防风　紫菀洗去土　薏苡仁各六分　鳖鱼炙　三棱根各十二分　桂心七分　仙鼠二枚，如无，以粪二合代　大附子二枚，炮　干姜末，二分　甘草炙　干地黄各十分　大黄十分　五味子四分　槟榔仁四颗

上三十味，捣筛，蜜丸如梧子。大小增减，以意量之，须饮服之，良。

小儿痰结方二首

《千金》：疗少小宿食、癖气、痰饮，往来寒热，不欲食，消瘦，芒硝紫丸方。

芒硝四分，熬　大黄四两　半夏二两，洗　代赭一两　甘遂二两，熬　巴豆三百枚，去心皮，熬　杏仁一百二十枚，去尖皮，熬，别捣

上七味，捣筛，别治巴豆、杏仁，令如膏，稍纳药末，捣数千杵，令相和，如强④纳少蜜。百日儿，服如胡豆一丸；过百日至一岁服二丸。随儿大小，以意节度之。当候儿大便中药出为愈。若不出，复与如初。出第五卷中。

《古今录验》：疗八岁以上儿热结痰实，不能下食方。

大黄十二分　柴胡九分　黄芩　知母各十二分　升麻十分　枳实炙　杏仁去尖皮，熬，各六分　芍药　栀子各八分　细辛二分半　竹叶切，一升

上十一味，切，以水六升，煮。取一升八合，分四服。十岁儿分三服，以下以意消息，多少量之。《千金》有桔梗、黄连，无枳实、杏仁。

小儿因食癖满羸瘦不下食肚胀方四首

《小品》：疗四、五岁儿，因食及在胎中宿热，乳母饮食粗恶、辛苦，乳汁不起儿⑤，哺不为肌肤，心腹癖满，痿黄瘦瘠，四肢痿躄⑥，缭戾⑦，服之令充悦方。

芍药十分，炙令黄　黄芪　鳖鱼炙　人参各四分　柴胡八分　茯苓六分　甘草炙　干姜各二分，如热以枳实代

上八味，捣筛，蜜和，为丸如大豆。服五丸，日二服。忌如常法。《千金》有大黄，无黄芪，云服一丸，一岁以上乳服一丸，七岁儿服十丸，日二。

《千金》：疗少小伤寒，久病不除，瘥复剧，羸瘦骨立⑧，五味子汤方。

五味子十株　大黄六株　芒硝五分　麦门冬六分，去心　石膏一两　甘草炙　当归　黄芩　黄连　前胡各一分

上十味，切，以水三升，煮。取一升半，分服二合，下利即止。增减量之。

---

① 绝药：即停药。

② 冷癖：病证名，又叫寒癖。指因水饮停积，胁下坚硬有块，遇寒冷即疼的病证。《病源》卷二十有详论。

③ 痃癖：古病名。与积聚病类似，症见脐腹或胁肋部患有癖块。也有谓"痃"为脐周围肿块。"癖"为胁下肿块。详见本书卷十二。

④ 强：硬。

⑤ 不起儿：犹言不能扶助、长养小儿。《国语·晋语四》韦昭注："起，扶持也。"

⑥ 痿躄：即痿躄，泛指诸痿。指肢体筋肉萎软松弛，伸缩无力，甚则不能做随意运动的病证。

⑦ 缭戾：谓肢体扭曲。

⑧ 羸瘦骨立：指骨瘦如柴，极度虚弱。

又，疗小儿羸瘦惙惙①，常服不妨乳方。

甘草五两，炙

上一味，捣筛，蜜丸如小豆。一岁儿服十丸，日三。尽即更合。并出第五卷中。

刘氏：疗小儿肚胀渐瘦，不食，四肢热不调方。

甘草炙　鳖甲炙　柴胡　茯神　子芩各六分　诃黎勒皮十分　槟榔仁兼皮，三颗，研　芍药　橘皮各三分　生姜　当归各四分　知母五分　大黄八分

上十三味，切，以水一升半，煎，取七合，合为数服，得泻病瘥。

小儿食不下及不消
不嗜食方四首

《广济》：疗小儿腹满，吃食不下，地黄饮子方。

生地黄汁三合　生姜汁三合　诃黎勒皮四分，末　白蜜一匙

上四味，相和，调匀，分温服之，微利尤良。

《小品》：疗小儿宿食不消，发热，九味当归汤方。

当归　甘草炙　芍药　人参　桂心　黄芩　干姜各一分　大枣五枚　大黄二分

上药切，以水一升半，煎。取六合，去滓，分服，增减量之。

《千金》：疗少小五、六日不食，气逆，桂心橘皮汤方。

桂心半两　橘皮三两　薤白切，五合　黍米五合　人参半两

上五味，切，以水七升，先煮药。取二升，次下薤米，米熟汤成。稍稍服之。

又，疗少小胃气不调，不嗜食。生肌肉，地黄丸方。

干地黄　大黄各五分　茯苓三分　当归　柴胡　杏仁各二分，去尖皮，熬

上六味，末之，以蜜丸如麻子大。服五丸，日三服。并出第五卷中。

小儿霍乱方一十二首

《广济》：疗小儿霍乱，心腹刺痛，吐痢方。

茯苓　桔梗　人参各六分　白术五分　甘草炙　厚朴炙，各四分

上六味，切，以水二升，煮。取六合，去滓，温服之。

又，疗小儿霍乱，呕吐不止方。

人参六分　厚朴三分，炙　陈仓米三合

上三味，切，以水三升，煮。取七合，去滓，分服之。

《千金》：疗小儿吐痢霍乱方。

人参四分　厚朴炙　甘草各二分，炙　白术三分

上四味，切，以水一升二合，煮。取五合。六十日儿，服一合；百日儿，分三服；期岁儿，分再服。中间隔乳服。乳母忌油腻等。

《备急》：疗小儿霍乱吐痢方。

人参四分　厚朴炙　甘草各二分，炙　干姜一分　白术三分

上五味，切，以水一升，煮。取四合，分服之。

又，疗孩子霍乱，已用有效，立验方。

人参　芦箨各二分　扁豆藤二两　仓米一撮

---

① 惙（chuò 音绰）惙：疲乏貌。《玉篇·心部》："惙，疲也。"

上四味，切，以水二升，煮。取八合，温温①分服。

又方

人参四分　生姜三分　厚朴炙　白术　甘草炙，各二分

上五味，切，以水一升，煮。取四合，分服，中间与乳吃。

又方

人参四分　木瓜一枚　仓米一撮

上三味，切，以水煮。分服，以意量之。立效。

《必效》：主小儿乳霍乱方。

取厕屋户簾，烧灰，研。以饮服一钱匕。

又方

诃黎勒一枚

上一味，先煎沸汤，研一半许，与儿服，立止。再服，神妙。

《古今录验》：疗小儿霍乱吐痢，人参白术汤方。

人参六分　白术　茯苓各四分　厚朴炙　甘草炙，各三分

上五味，切，以水一升半，煮。取六合，分温服，立效。

刘氏：疗百日以来及蓐内儿霍乱方。

以人乳半合及生姜少许，相和，煎服，入口，定②。

又，疗小儿霍乱方。

生姜四分，切　香薷一两　薄荷一两

上三味，以水煎。分温，儿与奶母俱服之。甚良。

小儿霍乱杂疗方六首

刘氏：疗小儿霍乱，空吐不痢③方。

人参六分　生姜四分　厚朴二分，炙　橘皮一分　兔骨一两，炙，碎

上五味，切，以水一升二合，煎。

取四合，服之即利。下部④又以杏仁、盐少许、皂荚末少许，面和硬溲⑤如枣核大，以绵裹纳之，便通。奶母忌热面。大效。

又，疗小儿霍乱，空利不吐⑥方。

乌牛蒗舒移切　草一团　生姜　人参各三两

上三味，切，以甜不醋⑦浆水一升半，煎。取五合，分服之。如孩子渴，取曲蟮粪、烂龙骨一两，以浆水煎，澄清与儿吃，即瘥。

又，疗小儿霍乱，不吐不痢，肚胀妨⑧满，上下不通方。

甘草四分，炙　当归二分　石盐三分

上三味，切，以浆水一升半，煎。取六合，去滓，牛黄、麝香各半钱匕，研，蜜半匙相和。以下灌之，即通。奶母与浆水粥吃，勿吃面、肉等。

又，小儿干霍⑨，渴，热及壮热，眼色慢⑩，四大困闷⑪方。

以乌豆二升，净、干、择，生姜一两，切。以水三升，煎。乌豆皮欲烂，即滤。取汁二合，和少许蜜吃，即变吐。如人行六七里又与吃。无问大人、小儿，

① 温温：和暖，不热不冷。
② 定：止。谓霍乱吐、泻停止。《尔雅·释诂下》："定，止也。"
③ 空吐不痢：谓只吐不泻。痢，即下利。空，无，不。
④ 下部：此指肛门。又称"谷道"。
⑤ 溲：搅拌。
⑥ 空利不吐：谓只泻不呕吐。
⑦ 不醋：即不酸。
⑧ 妨：引申为"滞塞"。
⑨ 干霍：病名，即干霍乱。俗称绞肠痧。指突然腹中绞痛，吐泻不得的疾患。《病源》卷二十二有详论。
⑩ 眼色慢：谓目光呆滞。《说文·心部》："慢，惰也。"
⑪ 四大困闷：似指四肢倦怠而致闷乱。大，犹言甚。

并与服之，效。

又，疗小儿热霍[1]，诸药不瘥方。

以芦叶二大两、糯米三大合，水三升，先煮叶，入米煮。取一升，入蜜少许，和服即瘥。不足[2]即取桑叶二升、生姜半两，切，以水三升，煮。取一升，著一匙白米，为饮服。

又，疗小儿霍乱，吐痢不止方。

以人乳汁二合、生姜汁粟米许、豆蔻取仁，碎，似荞麦大二七枚、蘹蘅一小把、龙骨六分，以乳煎取一合，著少许牛黄、麝香、兔毛灰等，和，分为三服。如渴，以糯米汁，著蜜与吃，即瘥，止。

小儿吐痢方四首

《千金》：疗小儿吐痢方

以乱发灰二分、鹿角一分，作末，以米饮服一刀圭，日三。

又方

以热牛矢汁灌之。

又方

烧特猪[3]矢，水解取汁，少少饮儿。

刘氏：疗百日以下蓐内儿吐痢方。

面一钱，炒　乳汁两合　龙骨六分

上三味，煎龙骨，和炒面服之，即瘥。

小儿哕方二首

《备急》：疗小儿哕方。

以生姜汁五合　牛乳五合

上二味，合煎，取五合，分二服。

又方

以羊乳一升，煎减半，分五服。无，用牛乳代之。

小儿口噤方四首

《千金》：疗小儿口噤方。

以鹿角粉之、大豆末之，等分，和乳，涂乳[4]，饮儿。

又方

以驴乳二升、猪乳一升，合煎，得一升半，服如杏仁，三四服瘥。

《备急》：疗小儿鹅口并噤方。

矾石烧末　朱砂各半分，末

上二味，和研，令极细，敷儿舌上，日三。以乱发洗舌上垢，频频令净，即瘥，止。

《古今录验》：疗小儿噤，其病在咽中如麻豆许。令儿沫[5]，不能乳哺方。

取水银如黍米，与服，觉病无早晚，水银下咽，便愈，以意量之，不过小麻子许与则[6]也。

小儿重舌方并灸法一十三首

《千金》：疗小儿重舌方。

灸行间随年壮，穴在足大指歧[7]中是。

又方

————

① 热霍：即热霍乱，病名。多因感受暑热湿浊，内伤饮食厚味，邪郁中焦而致，症见心腹绞痛，上吐下泻，烦闷，昏不知人。

② 足：山胁尚德："'足'，疑当作'定'。"似是，应从改。

③ 特猪：即公猪。特，动物之雄者。《广雅·释兽》："特，雄也。"

④ 涂乳：因儿小服药不便，将药粉涂于奶妈的乳头上，让小儿在吮乳时，使药与乳汁一同饮服之。

⑤ 沫：即吐沫。高校本据《幼幼新书》卷五第十一补作"吐沫"。

⑥ 则：程本作"可"，义胜。

⑦ 歧：原误写成"跂"，此字无考。据程本改。

取田中蜂房，烧灰，酒和，薄喉下，愈。

又方

以灶中黄土末，苦酒和，涂舌上。

又方

以赤小豆末，和醋，涂舌上。

又方

取簸箕舌，烧灰，敷舌上。

又方

黄柏，竹沥渍，取细细①点舌上，良。

又方

儿重舌，舌强不能收唾。烧蛇蜕末，以鸡毛蘸醋展药，掠舌下，愈。

《千金翼》：疗小儿重舌方。

取三屠家肉，各如指大，以摩舌上，儿立能乳便啼。

又方

以衣鱼②烧作灰，以舌上。《千金》云：衣鱼涂舌上。

又方

儿重舌，舌强不收唾者，鹿角末如小豆许，著舌下，数数与之。

又，疗小儿重舌，口中疮，涎出至多方。

以蒲黄敷舌上，不过三度，愈。

《古今录验》：疗儿重舌欲死方。

灸右足踝三壮，立愈。

又，灸左、右，并良。《千金》云：灸两足外踝

又方

取乱发烧灰，末，敷舌上，甚佳。

小儿鹅口燕口方六首

《千金》：疗小儿心脏热，口为生疮，重舌，鹅口方。

取柘根，剉五升。无根，只以弓材，佳。

上一味，以水一斗，煮。取二升，以汁更煎，取五合，细细敷，拭齿，数数为之，良。

又方

口生疮白漫漫，取桑木汁，先以父发拭口，次以桑汁涂之。

又，疗小儿鹅口，不能饮乳方。

取白鹅屎汁，沥口中，良。

又方

取黍米汁，涂之。

又方

取父母乱发，净洗，缠桃枝，沾取井华水，东向日以发拭口中，得口中白乳，以置水中，七过沥洗，三朝作之。

《救急》：疗小儿燕口，两吻生疮方。

取发灰，以猪脂和，涂之。《千金》同。

小儿口疮方五首

《小品》：疗小儿口烂疮方。

取羊乳，细细沥口中，不过三度，瘥。

《千金》：疗小儿口疮方。

大青三分　黄连二分

上二味，切，以水三升，煮。取一升二合，一服一合，日再夜一。

文仲：支太医疗小儿口疮方。

桑木白汁　生地黄汁各一合　赤蜜半合

上三味和，暖，敷儿口中疮，便差。

《救急》：疗小儿口疮方。

以蛇蜕皮，水渍令湿软，拭中内疮，一两遍，即瘥。

---

① 细细：轻微的、缓缓的。

② 衣鱼：指衣服所生的蠹虫。衣鱼科昆虫"衣鱼"的全虫。能利尿通淋，解毒，治小儿惊痫、疮疖。

刘氏：疗小儿口疮方。

黄柏皮一两，切　乌豆一升

上二味，以水二升，煮。取两合，去滓，重煎如饧，入少许龙脑香，研和敷之，甚良。

小儿口中涎出方三首

《千金》：疗小儿口涎出方。

以白羊屎纳口中，瘥，止。

又方

以东行①牛口中沫，涂儿口中及颐上。

又方

桑白汁涂之，瘥。

小儿舌上疮唇肿方五首

《小品》：疗小儿唇肿，及口赤，生白疮烂方。

清旦研桑木白皮，取汁，以涂儿唇口，即瘥。

又，小儿舌上疮方。

乌贼鱼骨，烧末，以鸡子黄和，涂之，至喉咽、舌下遍敷，即瘥，止。

《千金》：疗小儿舌疮方。

蜂房②烧灰、屋间尘各等分，和。先洗疮，使干，敷之，效。

又方

羊蹄骨中生髓，和胡粉，敷上，日三，取瘥。

又，舌肿，强，满口方。

满口含糖、醋，少时热气通，愈。

小儿咽喉生疮方二首

《千金》：疗热病口烂，咽喉生疮，水浆不得人者膏方。

当归　射干　升麻各一两　附子半两

白蜜四合

上五味，切，以猪膏四两，先煎之，令成膏，下著地，勿令大热，纳诸药，微火煎，令附子色黄，药成。去滓，投蜜，更上火一两沸，以器盛之。取杏仁许含之，日四五，咽之无妨，大人、小儿并用，妙。

又，疗口中疮，咽喉塞不利，口燥膏方。

猪脂一斤　黄连一两　白蜜一升

上三味，合煎，令成膏。去滓，含③半枣大，日四五，夜亦含之。

小儿喉痹方四首

《千金》：升麻汤，主小儿喉痹痛，若毒气盛便咽塞，并大人咽喉不利方。

生姜　升麻　射干各二两　橘皮一两

上四味，切，以水六升，煎。取二升，分温三服。

又，疗小儿卒毒肿著喉颈，壮热妨乳方。

升麻　射干　大黄各一两

上三味，切，以水二升半，煮。取八合，一岁儿分三服。余滓敷肿处，冷，更暖而薄。大儿以意加之。

又方

煮桃皮汁三升，服之。又，烧荆沥汁服之。

刘氏：疗小儿喉痹热塞方。

---

① 东行：即向东走。《圣惠方》卷八十九作"未行"。

② 蜂房：即露蜂房。原误作"烽房"，据高校本、《千金方》卷五第九改。

③ 含：原误作"合"，据高校本、《千金翼》卷六第三改。

升麻五两，切　马蔺子一合

上二味，以水一升，煎。取二合，入少白蜜，与儿服之，甚良。

小儿聤耳方四首

《千金》：疗小儿聤耳[1]方。

末石硫黄，以粉耳中，日一夜一，瘥，止。

又，疗少小聤耳方。

桃仁熟，末，以豉[2]许裹，塞耳中。

《古今录验》：小儿聤耳方。

青羊屎曝干，以绵裹，塞中，即瘥。

又，小儿聤耳有疮及恶肉耳中，雄黄散方。

白麻揩[3]取皮一合　花燕脂十颗

上二味，捣筛，细研，敷耳中，令满，一两度，瘥、止。方中无雄黄，未详其名。

小儿鼻塞方四首

《千金》：疗小儿鼻塞不通，浊涕[4]出方。

杏仁二分　椒出汗　附子去皮　细辛各一分

上四味，切，以醋五合，渍药一宿，明早以猪脂五合，煎令附子色黄，膏成。去滓，待冷涂絮，导鼻孔中，日再。兼摩顶上。

又，疗小儿鼻塞，生息肉[5]方。

通草　细辛各一两

上二味，捣筛，以绵缠如枣核大，药如豆著绵头，著鼻孔中，日二。

《古今录验》：疗小儿鼻塞不通，细辛膏方。

细辛　通草各一分　辛夷仁一分半　杏仁二分，去皮

上四味，切，以羊髓三合、猪脂三合，缓火煎之，膏成绞去滓。取一米粒许大，以纳鼻孔中，频易，佳。

刘氏：疗小儿鼻塞不通，吃乳不得方。

醍醐三合　青木香　零陵香各四分

上三味，切，和前成膏，取少许，以膏和拈为丸。或以膏涂儿头上、及塞鼻中，以通，佳。

外台秘要方卷第三十五

右迪功郎充两浙东路提举茶盐司干办公事张寔校勘

---

①　聤耳：指耳道有分泌物溢出的病证。临床中又根据溢出物的性质分为"耳疸"（又名震耳）、"耳疳"、"耳风毒"等。
②　豉：原误作"鼓"，据程本、高校本改。
③　揩：山胁尚德："疑当作'稭'，音'皆'，胡麻茎也。"
④　浊涕：原误作"足涕"，据程本、高校本改。
⑤　息肉：即"瘜肉"。人体生的赘肉。

外台秘要方卷第三十六 小儿诸疾下五十门

朝散大夫守光禄卿直秘阁判登闻检院上护军臣林亿等上进

小儿中风方四首

小儿咳嗽方八首

小儿咳逆上气方七首

小儿伤寒方三首

小儿天行方八首

小儿诸黄方四首

小儿诸疟方九首

小儿眼赤痛方八首

小儿诸淋方六首

小儿小便不通方五首

小儿遗尿失禁方五首

小儿大便有血方三首

小儿大便不通方四首

小儿赤白痢方七首

小儿蛊毒血痢方九首

小儿热渴痢方四首

小儿疳痢方七首

小儿无辜疳痢方三首

小儿诸杂痢方四首

小儿衄血方六首

小儿齿不生方二首

小儿头汗及盗汗方三首

小儿囟开不合方四首

小儿解颅方二首

小儿月蚀耳疮方三首

小儿脐中汁出并疮肿方一十一首

小儿痈肿方二首

小儿丹毒方七首

小儿秃疮方七首

小儿头疮方三首

小儿头面热疮方七首

小儿瘰疬方二首

小儿侵淫疮方三首

小儿蟨螋疮方二首

小儿恶疮方五首

小儿火灼疮方二首

小儿风疹瘙痒方五首

小儿疝气阴癞方八首

小儿阴疮及肿方八首

小儿脱肛方六首

小儿䘌虫蚀下部方四首

小儿痱湿疮方六首

小儿蛔虫方七首

小儿蛲虫及寸白方五首

小儿瘘疮方四首

小儿疥疮方六首

小儿癣疮方六首

小儿误吞物方四首

小儿杂疗方六首

小儿中风方四首

《千金》：疗少小中风，手足拘急，二物石膏汤方。

石膏鸡子许一枚，碎，绵裹　真珠一两，研

上药，以水二升，煮石膏①五六沸，纳真珠，煮。取一升，去滓，稍稍分服之。

又，疗少小中风，脉浮发热，自汗出，项强，鼻鸣干呕方②

甘草炙　芍药　桂心　生姜各一两　大枣四枚，擘

上五味，切，以水三升，煮。取一升，去滓，分温三服，忌如常法。此张仲景桂枝汤，但剂小分小尔。

又，疗少小新生中风，二物驴毛散方。

驴毛取背交脊上会中毛，拔取如手大拇指一把，是鬐③头毛也　生麝香如大豆二枚，研

上药，以乳汁和，于铜器中微火上煎，令焦熟，出，研末之。小儿不能饮，以乳汁和之，于笔竹筒中盛，泻入咽中，然后饮乳汁，令入腹。

又，疗少小新生，肌肤幼弱，喜为风邪所中，身体壮热，或中大风，手足惊掣，五物甘草等生摩膏方。

甘草　防风各一两　白术　桔梗各二十铢　雷丸二两半

上药，切，以不中水猪脂一斤，煎取成膏，合诸药，于微火上煎之，消息视之，凝，膏成，去滓。取如弹丸大一枚，炙手以摩儿百过。寒者更热，热者更寒。小儿虽无病，常以少膏摩囟上及手足心，甚辟风寒，良。《翼》同。并出第五卷中。

小儿咳嗽方八首

《小品》：疗少小咳嗽，腹胀，七物小五味子汤方。

五味子碎　紫菀各二分　黄芩　甘草炙　麻黄去节　生姜　桂心各一分

上药，㕮咀，以水一升，煮。取七合，分五服，忌如常法。

又，疗少小咳嗽，昼瘥夜甚，初不得息，不能复啼，四物款冬丸方。

款冬花　紫菀各一两半　伏龙肝一分　桂心二分

上药捣筛，蜜和如泥。取如枣核大，涂乳头，令儿饮之，日三。《千金》同。

又，疗少小十日以上，至五十日，卒得暴咳，吐乳呕逆，昼夜不得息，四物汤方。

桔梗　紫菀各三分　甘草一分，炙　麦门冬七分，去心

上药，切，以水一升，煮。取六合，去滓，分五服，以瘥为度。《千金》有桂心，无桔梗，以水二升，煮取一升，以绵著汤中，捉绵滴儿口中，昼夜四、五过，节哺乳。

又，疗小儿中冷及伤寒，暴咳嗽，或上气，咽喉鸣，气逆者；或恶寒，鼻塞清水出，紫菀汤方。

紫菀　杏仁去皮尖　甘草炙　黄芩　麻黄去节　橘皮　桂心　青木香　当归各一两　大黄三分

上十味，切，以水三升，煮。取九合，去滓，一岁以上至五岁儿以意量之，分服。《千金》云：儿六十余日至百日，一服二合半，百余日至二百日，一服三合。余同。

《千金》：疗少小咳嗽，八物生姜煎方。

生姜七两　干姜四两　桂心二两　甘草三两　杏仁一升，去尖皮，熬　款冬花　紫菀各三两　蜜一升

上药，末之，以蜜微火上合诸药煎之，使如饴铺。量其大小多少与儿，含咽之。百日小儿含如枣核许，日四五。甚良，有验。出第五卷中。

《备急》：疗少小咳嗽上气，杏仁汤方。

麻黄八分，去节　杏仁四十枚，去尖皮

上二味，切，以水一升，煮。取七合，去滓，分服。百日小儿患热气急不得服，小便赤黄服之甚良。大人、孩童以意量之与服。忌如常法。

又，疗少小咳嗽方。

紫菀六分　贝母三分　款冬花一分

上三味，捣为散。取豆许，著乳头令儿饮之，日三。奶母忌如常法。

刘氏：疗小儿咳嗽，不得卧方。

甘草六分，炙　桔梗四分　桑白皮　贝母　茯苓各三分　大青　吴蓝　五味子　人参各二分

上九味，切，以水二升，煮。取八合，去滓，量多少、大小与服。忌如常法。

小儿咳逆上气方七首

《千金》：杏仁丸，主大人小儿咳逆上气方。

杏仁三升，去尖皮双仁，熬令黄黑

上一味，熟捣如膏，蜜一升分为三分，以一分纳杏仁捣，令强；更纳一分捣之如膏，又纳一分捣熟止。先食含之，咽汁，量其多少，日三。每可半方寸，不得过也。

又，射干汤，主小儿咳逆，喘息如水鸡声方。

吴射干二两　麻黄去节　紫菀　甘草炙　生姜各一两　桂心五寸　半夏五枚，洗　大枣二十枚，去核

上八味，切，以水七升，煮。取一升半，纳蜜五合，去滓，分温服二合。忌饧、羊肉、生葱。

又方

半夏四两，洗　生姜三两　桂心　紫菀　细辛　阿胶各二两　甘草二两，炙　款冬花二合　蜜一合

上九味，切，以水一斗，先煮半夏取六升，去滓，纳诸药，煮。取二升五合，去滓，两岁儿饮六合，五岁儿饮一升，量大小多少加减之。

又，五味子汤[1]主小儿风冷入肺，上气气逆，面青喘迫，昼夜不息，食则吐[2]不止方。

五味子二分　麻黄去节，一分　当归二分　人参一分　细辛半分　干姜一分　桂心一分　紫菀一分　款冬花半分　甘草炙，一分　大黄六分

上十一味，切，以水二升半，煮。取九合，去滓。儿六十日至百日，服二合半；百日余至二百日，一服三合。出第五卷中。一方无款冬、大黄，有大枣三枚。

《千金翼》：疗小儿寒热咳逆，膈中有澼乳[3]，若吐不欲食方。

干地黄四两　麦门冬半升，去心　五味子五合　大黄　硝石各一两　蜜半升

上六味，切，以水三升，煮。取一升，去滓。纳硝石、蜜，煮令沸。服二合，日三。胸中当有宿乳一升许出，儿大者服五合。

又，疗小儿、大人咳逆，短气，胸中吸吸[4]，呵出涕唾，嗽出臭脓方。

烧淡竹沥，煮二十沸。一服一合，日五服，大人服一升，不妨食息乳哺。

---

① 五味子汤：原作"五味汤"，高校本据《千金方》卷五第六补。从之。

② 吐：原脱，义不相贯，据程本、高校本、《千金方》卷五第六补。

③ 澼乳：即乳积，又叫乳滞。指婴儿伤乳、伤食而致的肠胃失调之病。

④ 胸中吸吸：此指胸中闷热。吸吸，通"噏噏"，热气蒸腾貌。

并出第十一卷中。

刘氏：疗小儿上气急满，坐卧不得方。

鳖甲一两，炙令极熟，捣为末　灯心一握炙

上二味，以水二升，煎。取八合，以意量之，与服。

小儿伤寒方三首

《千金》论曰：夫小儿未能冒涉霜雪，乃不病伤寒也。大人解脱之久，伤于寒冷，则不论耳。然天行非节之气，其亦得之。有时行疾疫之年，小儿出腹①便患斑者也。治其时行节度，故如大人法，但用药分剂少异，药小冷耳。

又，疗小儿伤寒方。

生葛汁　淡竹沥各六分

上二味相和，二三岁儿分三服，斟酌服，不宜煮，生服佳。

又，疗少小未满百日伤寒，鼻衄、身热、呕逆，麦门冬汤方。

麦门冬三分　桂心八铢　寒水石　石膏碎　甘草炙，各二分

上五味，切，以水二升半，煮。取一升，分服一合，日三。

又，疗少小伤寒，芍药四物解肌汤方。

芍药　黄芩　升麻　葛根各二分

上药，切，以水二升，煮。取九合，去滓，分四服，期岁②以上分三服。并出第五卷中。

小儿天行方八首

《广济》：疗小儿天行③，壮热咳嗽，心腹胀妨方。

人参　甘草炙，各二分　生地黄　麦门冬去心　茅根各六分

上五味，切，以水二升，煮。取七合，去滓，以意量之，分温与服。忌如常法。

又方

麦门冬去心　茅根各六分　甘草炙　人参各二分　紫菀　升麻　贝母　竹沥各三分

上八味，切，以水二升，煮。取八合，分服。忌如常法。

《千金》：疗少小有热不汗，二味通汗散方。

雷丸四两　粉半斤

上药捣筛，以粉儿身，以瘥为度。

又，疗小儿生一月至五月，乍寒乍热方。

细剉柳枝，煮。取汁，以洗儿，立效。若渴，绞冬瓜汁，服之。

又，疗小儿寒热，及赤气中人④，猪蹄散方。

取猪后脚悬蹄，烧灰末，以乳汁饮一撮，立效。并出第五卷中。

刘氏：疗小儿天行，头痛壮热方。

青木香六分　白檀香三分

上二味，捣散，以清水和服之，以水调涂顶，头痛立瘥。

又方

吴蓝　大青各十分　甘草炙　生麦门冬去心　生姜各六分　茵陈三分　栀子仁十颗　芦根一握，洗

上八味，切，以水二升，煮。取九合，分温服之，忌如常法。

又，疗小儿天行五日以后，热不歇方。

枣叶一握　麻黄一两，去节　葱白切，一

---

① 出腹：出生不久。

② 期（jī音机）岁：即一周岁。期，一个时间周期，指一周年，一整月，一昼夜。

③ 小儿天行：指小儿季节性的流行病。

④ 赤气中人：谓热气伤人。中，伤也。

合　豉一合

上四味，切，以童子小便二升，煎。取九合，去滓，分服之。

小儿诸黄方四首

《千金》：疗小儿黄①方。

捣土瓜根汁，澄清，滴儿鼻中，如大豆许，又服三合。

又方

捣麦青汁，服之。

又方

捣韭根汁，以滴儿鼻中少许，即出黄水，瘥。

又，疗诸黄方。

小豆二十一枚　瓜蒂十四枚　糯米四十颗

上三味，捣散，吹鼻中，瘥。并出第五卷中。

小儿诸疟方九首

《广济》：疗小儿疟方。

取蛇皮烧灰，一钱匕，和冷水服之。

又方

取驴轴下垢腻，刮取和面，作烧饼，与吃，以瘥止。

《删繁》：疗小儿疟，或自能饮，或不能饮，母含药与饮之，常山酒煎方。

常山二两　桂心一两　甘草半两

上三味，切，以酒一升，煎。取七合，去滓，分服。取吐，瘥止。

《千金》：常山汤，主小儿温疟方。

常山四分，切　淡竹叶切，一握　小麦三合

上三味，以水一升半，煮。取五合。一日至七日儿，一合为三服；八日至十五日儿，一合半为三服；十六日至二十日儿，二合为三服；四十日至六十日儿，六合为三服；六十日至百日儿，一服二合半；百日至二百日儿，一服三合；其一岁至七八岁儿，增药水并以此为率。

又方

灸两乳下一指，各三壮。

又方

烧鸡膍胵黄皮，末，和乳与服，男雄女雌②。

又方

生鹿角，末，发③时与一钱匕服之。

又方

烧鳖甲灰，以酒服一钱匕，至发时服三匕，并以火灸身。并出第五卷中。

刘氏：疗小儿疟方

黄丹半钱匕，以蜜、水和与服。若冷，以酒和，与服之，良。

小儿眼赤痛方八首

《古今录验》：疗小儿眼痛方。

取淡竹沥拭之。

又方

取鲤鱼胆敷之。

又方

取车前草汁和竹沥敷之。

又方

以人乳浸黄连点之。

刘氏：疗小儿赤眼方。

黄连三分　朴硝一分，烧令干

上二味，以妇人奶汁浸之，点

---

① 小儿黄：指小儿黄疸。《千金方》卷五第八作"伤寒发黄"。

② 男雄女雌：指小儿服鸡内金时，男婴取公鸡的鸡内金，女婴取母鸡的鸡内金。

③ 发：《千金方》卷五第五作"先发"时药，义胜，可据补。《素问·刺疟》反复强调："凡治疟，先发如食倾乃可以治，过之则失时也。"

眼[1]，良。

《小品》：疗小儿蓐内赤眼方。

生地黄薄切，冷水浸，以贴之，妙。

又方

取羊子肝，薄切，以井花水浸，以贴之，妙。

又方

取黄柏，以乳浸，点之。

小儿诸淋方六首

《千金》：疗小儿淋方。

车前子一升，水二升，煮。取一升，分服之。一方用车前草。

又方

以冬葵子煮汁，服之。

又方

取蜂房、乱发，烧灰，末。以水服一钱匕，日再服。

文仲：疗小儿淋，兼石淋方。

取特牛[2]阴毛，烧灰，末。以浆水服一刀圭，日再服。

又方

榆皮　瞿麦各六分

上二味，切，以水一升，煮。取半升，去滓，分温服之。

又方

小麦一合　葱白一握

上二味，以水一升，煮。去滓，取一半，分服之。

小儿小便不通方五首

《广济》：疗小儿热极病，小便赤涩，或不通，尿辄大啼呼，滑石汤方。

滑石十六分　子芩十四分　冬葵子八分
车前草切，一升

上四味，以水二升，煮。取一升，

一岁至四五岁服一合，日再服，甚良。

《小品》：疗小儿小便不通，地肤子汤方。

地肤子一分　瞿麦　冬葵子各二分　知母　黄芩　猪苓　海藻　橘皮　升麻　通草各一分半　大黄八分

上十一味，切，以水二升，煮。取一升，大小多少量与服。忌如常法。《千金》有枳实，无橘皮。

《千金》：疗小儿小便不通方。

车前草一升，切　小麦一升

上二味，以水二升，煮。取一升二合，去滓，以煮粥服，日三四，量与服。

又方

冬葵子一升

上一味，以水二升，煮。取一升，入滑石末一分，温分服。

刘氏：疗小儿忽不得小便，急闷方。

葱白一握　通草一两　冬葵子一合

上三味，切，以水二升，煮。取一升，去滓，量服。

小儿遗尿失禁方五首

《千金》：疗小儿遗尿方。

瞿麦　龙胆　石韦去毛　桂心　皂荚炙，去皮、子，各二分　鸡肠草四分　车前子五分　人参一两

上八味，捣筛，蜜丸如小豆。每服五丸，加至六七丸。《翼》中又有鸡肠[3]十二分。

又方

灸脐下一寸半，随年壮。

又方

---

① 点眼：滴眼。

② 特牛：公牛。又谓"牡牛"。《说文·牛部》：特，"牛父也"。《广雅·释兽》："特，雄也。"

③ 鸡肠：指鸡肠草。

灸大敦三壮。

又方

小豆叶，捣汁服，佳。

又，疗失禁，不觉尿出方。

以豆酱和灶突黑，如大豆许，纳尿孔中，佳。

小儿大便有血方三首

《救急》：疗小儿大便讫，血出方。

鳖甲一枚，炙，末，五分

上一味，以水和，量多少大小服，日三。忌如常法。《千金》云：鳖头一枚。

又方

以车釭一枚，烧令赤，纳水中与服，瘥。《千金》同。

又方

烧甑带灰，涂乳上[1]，与饮之，瘥。《千金》同。

小儿大便不通方四首

《千金》：紫双丸[2]，生小儿身热，头痛，食饮不消，腹胀满，或小腹绞痛，大、小便不利，或重下数起，小儿无异疾，唯饮食过度，不知自止，哺乳失节，或惊悸寒热，唯此丸治之不瘥。复可再服。小儿欲下，是其蒸[3]候，哺食减少，气息不快，夜啼不眠，是腹内不调，悉宜用此丸，不用佗[4]药，数用神验，千金不传方。

巴豆去心皮，熬　蕤核仁各十八铢，别捣

麦门冬十铢，去心　甘草五铢，炙　甘遂二铢　真珠二铢　牡蛎熬　蜡[5]各八铢

上八味，以汤熟洗巴豆，研，以新布绞去油，别捣甘遂、甘草、牡蛎、麦门冬，细筛毕，捣巴豆、蕤仁令极熟，乃纳诸药散，更捣三千杵。如药燥，入

少蜜足之。半岁儿，可服如荏子[6]一双；一二岁儿，服如半麻子作一双；三岁儿，服如麻子一枚作一双；四岁儿，服如麻子二丸；五六岁儿，服如大麻子二丸；七八岁儿，服如小豆二丸；九岁、十岁儿，微大于小豆二丸。常以鸡鸣时服，至日出时不下者，饮热粥汁数合，即下，丸皆双出也。下甚者，饮冷粥止之。

《必效》：疗小儿大便不通方。

灸口两吻各一壮。

又方

猪苓一两

上一味，以水少许，煮鸡矢白一钱匕，与服，立瘥。

又，主小儿大、小便不通妨闷方。

白蜜一合

上一味，以鎗[7]中煎为丸，纳下部中，即通。小便不通，嚼生葱以绵裹少许，纳小便道中，即通

---

① 涂乳上：因哺乳其婴儿药困难，故将药涂于母亲乳头上，婴儿吮乳时，药随乳汁服下。故此曰："涂乳上。"

② 紫双丸：《千金方》卷五第七"紫双丸"下林亿注曰："详序例中凡云服紫丸者，即前度变蒸篇十四味者是也。云服紫丸不下者，服赤丸。赤丸瘥快，病重者，当用之。方中亦无赤丸，而此用朱砂，力紧于紫丸，疑此即赤丸也。"

③ 蒸：即蒸病，又名劳蒸。以潮热为主症，其热自身体内蒸发而生，故名。有五蒸，二十三蒸之分，其中骨蒸最具代表性。又，蒸指小儿蒸变，谓婴儿在生长过程中，或身热、脉乱、汗出等症，而身无大碍。诸家对此认识不一。

④ 佗：通"他、它"。

⑤ 蜡：原误作"腊"，据高校本、《千金方》卷五第七改。

⑥ 荏（rěn 音任）子：一年生芳香植物白苏的种子。《广雅·释草》："荏，苏也。"

⑦ 鎗（chéng 音枨）：鼎类金属容器。即前文中的"铛"。《广韵·庚韵》："鎗，鼎类。"又《六书故·地理一》："鎗……俗作铛。"下仿此。

小儿赤白痢方七首

《广济》：疗小儿赤白痢腹痛方。

赤石脂　龙骨　地榆　黄连各四分
厚朴炙　人参各三分　当归　干姜各二分

上八味，捣散。以饮汁服半钱匕，日再服之。蜜丸，以乳汁下三丸至七丸，亦佳。此方甚妙，以意量之。

又，疗小儿客冷，白痢方。

人参六分　厚朴炙　甘草炙，各四分
茯苓　桔梗各五分　梁州樗皮八分，炙

上六味，切，以水三升，煮。取一升，量其大小可一合为度，以瘥止。忌如常法。

《救急》：疗二百日小儿赤白痢，日夜五十行方。

白术　干姜各四①分　茯苓　甘草炙，各四分　附子二分，炮

上五味，切，以水三升，煮。取一升，分温服之。

《必效》：疗小儿一岁以上，二岁以下，赤白痢，久不瘥，鸡子饼方。

鸡子二枚，取白　胡粉两钱，熬　蜡②一枣许

上三味，于铛中熬令消，下鸡子、胡粉，候成饼。平明空腹与吃，可三顿，痢止。

刘氏：疗小儿赤白痢方。

油麻子一抄许，炒令香

上一味，捣末，以蜜作浆，调与服，大人亦疗之。

又，疗小儿赤白痢，咽③胀不出方。

黄柏半两，炙　当归六分

上二味，切，以水一升，煮。取六合，分温服之，佳。

又方

莨菪子　羊肉薄切布上

上二味，绵裹，纳下部中，不过，再，瘥。量之可用，其妙。

小儿蛊毒血痢方九首

《广济》：疗小儿热毒，脓血痢方。

羚羊角　地榆　阿胶　赤石脂　黄连　当归各八分　吴蓝　茜根　甘草炙，各六分　黄芩五分

上十味，切，以水六升，煮。取二升半，量大小服之，甚妙。

又，疗小儿热毒血痢方。

犀角十分　地榆六分　蜜三分　地麦草五合

上四味，切，以水三升，煮。取二升，去滓，量大小服之。

又方

葱白三两　香豉三合　栀子绵裹，七枚　黄连一两

上四味，切，以水二升，煮。取九合，去滓，分服。

又，疗下鲜血方

取栀子仁，烧灰末。水和一钱匕，服之，量其大小，加减服之。

《小品》：疗少小热痢不止，栀子丸方。

栀子仁七枚　黄连五分　黄柏三分，炙　矾石四分，烧　大枣四枚，炙令黑

上五味，末之，以蜜丸。空腹，服小豆许七丸，瘥。如未除，更服。忌如常法。

《古今录验》：疗小儿热痢，子芩汤方。

子芩十二分　知母　女萎各六分　竹叶

----

① 四：原模糊不清，高校本据程本订补。今从之。

② 蜡：原作"腊"，据程本、高校本改。程本"蜡"用"二两"。

③ 咽：，义难通。高校本疑作"腹"，可从。

切，八分　黄柏　甘草炙，各四分

上六味，切，以水二升，煮。取一升，分服，甚妙。

又，疗小儿痢血，犀角椟皮煎方。

梁州椟皮二十分，炙，切　犀角十二分，屑

上二味，以水三升，煮。取一升，量大小服之，神良。崔氏同。

又，疗小儿蛊毒，痢血，蘘荷汤方。

蘘荷根　犀角屑　地榆　桔梗各二分

上四味，切，以水二升，煮。取九合，去滓，服一合，至，再服。

刘氏：疗小儿血痢方。

地榆　黄柏　黄连　黄芩各六分　马蔺子二分　茜根一两　生姜三分

上七味，切，以水二升，煮。取一升，分服，大小量与之，一合至二合为度。

小儿热渴痢方四首

《小品》：疗少小壮热，渴，痢，八味龙骨散方。

龙骨研　甘草炙　赤石脂　寒水石　大黄　石膏　桂心　栝楼各三分

上药，捣散，以水及酒五合，煮散二合。量大小分服之，效。

又，疗少小夏月药大下后，胃中虚热，渴，唯可饮麦门冬汤方。

麦门冬去心　甘草炙，各四分　枳实炙　黄芩　人参各三分　龙骨六分

上六味，切，以水二升，煮。取九合，去滓，分温服。

《古今录验》：疗小儿渴痢，椟皮饮子方。

梁州椟皮十二分　栝楼　茯苓各八分　人参六分　粟米二合

上五味，切，以水三升，煮。取一

升二合，去滓，分服，量大小与服之。

刘氏：疗小儿痢，渴不彻①，肚胀，不能食方。

诃梨勒皮六分　桑叶十分，炙末

上二味，切，以水一升，煮。取五合，去滓，分服之。亦治大人。

小儿疳痢方七首

《广济》：疗老小一切痢，久成疳方。

白龙骨六分　黄连　白石脂　鸡矢白熬　胡粉熬　茯苓　阿胶炙，各四分

上七味，捣筛，蜜丸。以饮汁下五丸，渐加至七丸、十丸，大小增减服之。鸡矢一作鸡矢矾。

又，疗小儿疳痢渴瘦方。

取椿木根干，末之　粟米捣粉，煮，饮汁

上二味，以蜜和作丸。服五丸至七丸、十丸，以瘥为度。崔氏同。

又，疗大人、小儿久痢成疳方。

豉三升　葱白一握　桃叶一握　盐二十颗　苦参五寸　青黛一抄

上六味，切，以水三升，煮。取一升二合，去滓，仰卧灌下部中，极妙。

又，疗小儿疳痢，困垂死方。

益母草

上一味，煮，食之取足，瘥止，甚妙。崔氏同。

刘氏：疗小儿痢，大部开②，并有疮疳，痢经四五日③，吹药止痢，疗疳神

①　渴不彻：犹言"仍渴"。不彻，即不除，不去。《左传·宣公十二年》杜预说："彻，去也。"

②　大部开：指肛门松弛。俗语将肛门及所排出的粪便称"大便"。前阴及所排出的尿称"小便"，故后阴肛门排泻大便的部位，俚语为"大部"。开，即松弛而张开。程本作"大窍开"，义同。下仿此。

③　日：程作"月"似是。因为泄泻或痢疾四五日不可能导致肛门松弛，久泄、久痢方见此症。

验方。

黄连二分，捣末　麝香少许，研

上二味，相和，以竹筒吹大部中，三两度，瘥止。

又，疗小儿疳痢，三岁以上，口里有疮，身壮热，及手足心烦、大便处①极臭，即是疳痢，宜用方。

黄连　黄柏　地榆炙　白头翁　高良姜　酸石榴皮　生姜　当归各二分　白术一分　龙骨四分

上十味，切，以水二升，煮。取八合，分服，大小量之。其口中疮，以卢会末、赤地麦捣末，相和，涂之。下部，末蚺蛇胆、黄连、麝香，捣敷之，兼以竹筒吹少许，纳下部中，瘥止。亦主小儿疥疮。

《必效》：疗小儿久痢，无问冷、热、疳痢悉主之方。

枣一枚，去核，勿令皮破，纳胡粉令满。

上二味，于炭火中烧，令如炭，于瓷器中研之。以米饮和，分服之。一岁以下分服之，不过三颙②，瘥。王郎中处得之此方，传用甚妙。

小儿无辜疳痢方三首

《备急》：疗小儿无辜③疳痢方。

龙骨　当归　黄连　人参　墨食子　甘草炙，各一两

上六味，捣散，蜜丸。服三丸，日再，以瘥为度，大小增减量之。

《救急》：疗小儿瘦，头干，无辜兼痢方。

马齿苋

上一味，捣绞汁，服三合，以瘥止。

刘氏：疗孩子头干，肚中有无辜者，益脑散方。

地榆六分　蜗牛十二分，熬　青黛三合

麝香　人粪烧灰　兰香根烧灰　蚺蛇胆各一分　龙脑香两豆许

上八味，捣散，以饮下半钱匕，量大小与服之。忌如常法。

小儿诸杂痢方四首

刘氏：疗小儿脓痢，直从春至秋、冬以来不瘥者方。

薤白切，一合　生姜　芜荑各一分　子芩　黄柏　阿胶　芍药　厚朴炙　人参各二分　地榆　当归各三分　香豉一合，绵裹

上十二味，切，以煮银水重滤者一升半，煮。取九合，分服，以瘥为度。秋末、冬末，加赤石脂半两、干姜一分、白术二分，大小量之。忌如常法。

又，疗小儿痢后虚，手足心热，痢从未断，亦可服之方。

橘皮　生姜各三分

上二味，切，以牛乳半升，煎。取四合，去滓，分温服之。

又，疗小儿水痢不止方

厚朴炙　黄连各一两

上二味，切，以水一升，煎。取六合，分服。杂痢，此方并治之。

又，疗小儿曩④痢方。

甘草炙　茯苓各六分　人参　黄连各四分　厚朴炙　生姜各二分　龙骨八分

上七味，切，以水一升，煎。取三合，欲卧先取盐面、麝香为小丸，纳下

---

① 大便处：程本无"处"字，当从。

② 颙：程本作"服"。高校本疑当作"颗"，形误。

③ 无辜：病名，又叫无辜疳，即小儿抽风症。因为其病因不明，以为系无辜鸟血滴儿衣上所致。无辜鸟是传说中姑获鸟的别名，又叫鬼鸟。下仿此。

④ 曩（nǎng 音馕）：先时，很久以前。程本作"久"，义同。

部中，然服此饮，分服，甚妙。忌如
常法。

小儿衄血方六首

深师：疗少小衄血方。

桂心十八铢　乱发洗，烧灰　干姜各六铢

上三味，捣筛为散。服方寸匕，
日再。

又方

烧桑耳令焦

上一味，捣散。以纳于鼻孔中，为
丸以纳，亦得。

《小品》：疗少小未满百日，伤寒，
身热，衄，呕逆，五味麦门冬汤方。

麦门冬去心　石膏　寒水石各三分　甘
草二分，炙　桂心一分

上药，切，以水一升，煮。取八合，
分服，效。

《古今录验》：疗小儿鼻衄不止方。

以马矢绵裹，塞鼻孔中。

又方

烧发灰，末，吹鼻孔中，亦佳。

又方

单服白马屎汁，三合，甚良。

小儿齿不生方二首

《小品》：疗少小齿落不生方。

取牛屎中大豆二七枚，小开头皮，
小许，以次注齿根，数度，即当生。《千
金》同。

又方

取雌鼠屎二七枚，以一枚拭齿根处，
尽此止，二十一日齿当生。雌鼠屎头尖
是也。《千金》同。

小儿头汗及盗汗方三首

《千金》：疗少小头汗，二味茯苓粉
散方。

茯苓　牡蛎各四两，熬

上药，以粉八两，合治下筛，有热，
辄以粉，头汗即自止。

又，此由心藏热之所感，宜服犀角
饮子方。

犀角三分　茯神四分　麦门冬六分　甘
草二分，炙　白术一分

上五味，切，以水九合，煎。取四
合，分再服，即定。又加龙齿四分，佳。

《延年》：疗小儿盗汗方。

麻黄根　雷丸　牡蛎各三两，熬　甘草
二两，炙　干姜一两　粱米一升。

上六味，捣粉，以粉身，汗即止。

小儿囟开不合方四首

《广济》：疗小儿囟开不合方。

防风六分　白及　柏子仁各四分

上三味，捣末，以乳汁和，涂囟上，
以合为度。《千金》同。

范汪：疗少小脑长头大，囟开不合，
臂胫小，不能胜头，三岁不合，熨药方。

半夏　芎藭各一升　细辛二两　桂心三
尺　乌头十枚

上五味，切，以淳酒四升渍之，晬
时[1]，温之，以絮熨儿囟门上，朝暮各二
三，二十日自强急。《千金》[2]桂一尺，又有生
姜一升。

《千金》：疗小儿囟陷方。

―――――――

① 晬时：一整天，一昼夜。晬，周时。

② 《千金》：《千金方》卷五第九作"半夏熨
汤"，主治病证、药味组成、剂量及煎服方法均稍异。

灸脐上下各半寸，及鸠尾骨端。

又，足太阴各一壮。

又方

取猪牙车骨，煎，取髓，涂囟上，愈。生用亦得。

小儿解颅方二首

《千金》：疗小儿解颅①方。

蛇蜕皮熬，末

上一味，和猪颊车骨中髓，以涂颅上，日三。

又，疗小儿解颅，三味细辛敷药方。

细辛　桂心各一分　干姜三分

上药，捣散，以乳汁和，涂于颅上。干，复涂，儿面赤，即愈。

小儿月蚀耳疮方三首

《集验》：疗小儿头疮②、月蚀③、口边肥疮④、蜗疮⑤悉瘥，黄连胡粉膏散方。

黄连二两　胡粉　水银研入，各一两

上三味，捣为散，相和，水银研令相得，以敷疮上，纵黄汁引成疮，亦以粉之，即瘥。一方有白矾一两烧，蛇床子一两末，入用，亦甚妙，至耳边到项上并用。

又，疗小儿耳疮方。

烧马骨灰粉，以敷之。

又方

敷鸡屎白佳。

小儿脐汁出并疮肿方一十一首

《广济》：疗小儿脐汁出不止，兼赤肿，白石脂散方。

以白石脂一两，研成粉，熬令温，以粉脐疮，甚良。《千金》同。

《备急》：疗小儿脐中生疮方。

以桑汁涂乳上，使儿就饮之。《千金》同。

又方

取羚羊乳饮儿。《千金》同。

又方

取东壁土末以敷之，甚良。《千金》云：若汁不止，烧苍耳子，粉之。

又方

烧甑带灰和膏敷之。《千金》同。

又，儿生过月，脐汁出方。

烧绛灰敷脐中，《千金》同。

又，儿脐赤肿方。

杏仁二分，熬令紫色　猪牙车骨中髓十八铢

上二味，先研杏仁入此髓，和令调，以涂脐上。《千金》同。

《古今录验》：疗小儿风，脐汁出，甘草散方。

甘草炙　蝼蛄熬，各三分

上二味，捣散，以安脐中，瘥止，甚妙。

又，疗小儿脐中汁不瘥，黄柏黑散方。

黄柏炙，一两　釜底墨四分

上二味，捣和作散，以粉脐中，

---

① 解颅：病名，又谓颅解、囟开不合。指小儿到一定年龄，囟门应合而不合，头缝开解，囟门较正常儿大者。

② 头疮：因脏腑积热，外感风湿，湿热相搏，上攻儿头而生病，溃破流脓，反复发作。

③ 月蚀：又叫月蚀疮、旋耳疮。因肝胆湿热上蒸，熏灼耳道或外耳根部，症见潮红、湿烂作痒，湿水浸淫，搔破流血水，缠绵难愈的皮肤病。

④ 肥疮：又名黄癣。因脾胃湿热熏蒸，上攻头面口唇，初起有小丘疹或小脓疱，破出黄水，逐渐结黄痂，脱痂可见糜烂面，有鼠屎样臭味。

⑤ 蜗疮：又叫"蜗疽"，一种毒疮。王充《张衡·商虫》："蜗疽……有虫。"又山胁尚德："蜗，疑当作'瘤'。"

即瘥。

又，疗小儿脐著湿，暖盐豉熨方

盐　豉等分

上二味，捣作饼，如钱许，安新瓦上，炙令热，用熨脐上，瘥止。亦用黄柏末，以粉之，妙。

刘氏：疗小儿初生至七日者，脐欲落，封药方。

雄鼠屎七颗　干姜枣许大　胡粉三分，熬　麝香少许，　绯帛灰

上五味，捣研为粉，看脐欲落不落，即取药以敷之，是以不令风入故也。著干姜恐痛，不著亦得。

小儿痈肿方二首

《千金》：漏芦汤，主小儿热毒痈疽，赤、白诸丹毒[1]热疮疖方。

漏芦用叶一分　升麻一分半　连翘一分　白蔹一分　甘草炙，一分　芒硝一升　枳实炙，一分半　麻黄去节，一分半　黄芩一分半　大黄四分

上十味，以水一升，煮取五合。儿生一日以上至七日，取一合，分三服；生八日至十五日，取一合半，分三服；生十六日至二十日，取二合，分三服；生二十余日至三十日，取三合，分三服。

又，五香连翘汤，主小儿风热青肿，肿色白，或有恶核[2]瘰疬[3]，附骨痈疽[4]，节解不举[5]，白丹走遍身中，白疹，搔不已方。

青木香　薰陆香　沉香　鸡舌香　黄芩　麻黄去节，各一分　连翘　海藻　射干　升麻　枳实炙，各一分　麝香半分，研　大黄八分　竹沥三合

上十四味，切，以水四升，煮。取二升，纳竹沥，煮。取一升二合。儿生百余日至二百日，一服三合；生二百日

至期岁[6]，一服五合。一方不用麻黄。

小儿丹毒方七首

《广济》：疗小儿丹毒方。

青蓝汁五合　竹沥七合

上二味，相和，分为二三服。大小量之，一合至三合。

《千金》：疗小儿数十肿[7]丹，皆主之，揾汤方。

大黄　甘草炙　当归　芎䓖　白芷　青木香　独活　黄芩　芍药　升麻　沉香　木兰皮各一两　芒硝三两

上十三味，切，以水一斗二升，煮取三升。去滓，纳消，以绵揾[8]汤，以揾之。干则易之，取瘥止。

----

① 丹毒：病名。又名火燔、火丹。因感风热邪毒的皮肤病，初起边缘清楚，灼热，疼痛。迅速蔓延扩大，发热恶寒，头痛，口渴。继则出现丘疹小疱。因病损部位色红如涂丹，故名。其疱疹色红者称赤丹毒，或赤丹。白疹，病证名，一指麻疹粒头高耸，色红淡润而肤白者。也指温病过程出现白㾦。

② 恶核：病证名，指因风热毒气搏结于气血，症见核生于肉中，形如豆或李子，触之可动，患处疼痛。《肘后方》卷五第三十八有专论。

③ 瘰疬：病名。因肺肾阴虚，肝气久郁，虚火内灼，炼液为痰；或受风热火毒，攻结于颈、腋、胯间，初起结块如豆，数目不等，无痛无热，后渐增大成串。大者为疬，小者为瘰。相当于淋巴结炎或淋巴结核。

④ 附骨痈疽：现通称附骨疽，又名多骨疽、朽骨疽、疵疽等。初起多见寒热往来，病处多漫肿无头，皮色不变。继则痛痛如锥刺，甚至肢体难以屈伸行动。久则郁热腐肉成脓，久不收口，形成窦道，或有死骨脱出。包括骨髓炎、骨结核等病。

⑤ 节解不举：指关节松弛，不能举动。解，松弛如剖解。

⑥ 期（jī音机）岁：一周岁。

⑦ 肿：程本作"种"，应据改。

⑧ 揾（wèn音问）：浸没。《说文·手部》："揾，没也。"

又，疗小儿溺灶丹①，初从两股及脐间起，走入阴头②皆赤方。

以水一升，煮桑根皮，取一升，以洗浴之。

《救急》：疗小儿赤丹，一名丹溜③方。

取小豆捣末，以鸡子白和涂之，以瘥为度。先以针决④丹上，然敷之。《千金》亦疗火丹⑤。

《古今录验》：疗月内儿发丹方。

升麻　黄芩　犀角　大黄别浸　柴胡各二分　甘草一分，炙　石膏五分　蓝叶切，三合　栀子八分

上九味，切，以水一升二合，煮。取八合，下竹沥四合，更煎。取一半，去滓，分二服，甚妙。

又，疗小儿丹毒方。

取慎火草，捣，以封之，瘥止。

又方

捣蓝汁涂之，又蓝淀⑥涂之，妙。

小儿秃疮方七首

《千金》：疗小儿头上秃疮⑦方。

取雄鸡屎白、陈酱汁、苦酒和，以洗疮，敷之，日一度。

又方

取不中水芜菁叶烧灰，和猪脂敷之。

《千金翼》：疗小儿秃疮，无发苦痒方。

野葛一两，末　猪脂　羊脂各一合

上三味，合煎令消，待冷，以敷之。不过三上。《千金》同。

《备急》：疗若头生疮，白秃，不生发，有汁出，或无汁，干燥，痛方。

煮鸡子七枚，剥去白

上一味，取黄、于铜器中急火熬干，末，以敷之。取瘥为度。

又方

取春、秋桃叶心，无问多少，捣汁，涂之。《千金》并《翼》治小儿头不生发，取楸叶捣汁，以敷头上，立瘥。

又方

烧鲫鱼末，以酱汁和，涂之。上同。

又方

取腊月猪屎干末，以敷之，瘥为度。

小儿头疮方三首

《千金》：疗小儿头疮方。

胡粉一两　黄连二两

上二味，为末。先洗疮去痂，拭干敷之，即愈。更发，如前敷之。

又方

胡粉二两　白松脂三两　水银一两，研　猪脂四两

上四味，合煎，去滓，纳胡粉、水银，搅令和调，敷之。大人同。《翼》同。

《救急》：疗小儿头疮，经年不瘥，瘥而复发方。

雄黄研　大黄　黄柏　黄芩　姜黄　雌黄研　白芷　当归　青木香各四分

上九味，切，㕮咀，以苦酒浸一宿。以猪脂一大升煎，候白芷色黄膏成。去

————————

① 溺灶丹：病名。指生于小儿外阴部的丹毒，或湿疹之类的皮肤病。

② 阴头：指龟头。

③ 丹溜：即赤丹、赤游丹毒，民间简称为"溜"。因风热火毒犯皮，症见皮肤红肿光亮，此起彼伏，游走不定，状如云片。

④ 决：此有挑破之义。

⑤ 火丹：即丹毒。

⑥ 蓝淀：又称"淀蓝"，"靛青"。指深蓝色的染料。

⑦ 秃疮：又名白秃疮、癞头疮、白秃。由风邪袭入皮腠理，结聚不散；或由接触传染而发。症见头皮毛发根部出现灰白色屑斑，小如豆粒，日久蔓延成片，毛发干枯，久则脱落，形成秃斑。

滓，入水银一两，以唾于手中研，令消，入膏。搅相得，于瓷器中收。每以皂荚汤洗疮，干拭，以膏涂之。日夜再换，以瘥为度。

小儿头面热[①]疮方七首

《广济》：疗小儿头面生热疮方。

黄连　蛇床子　黄柏各八分　胡粉四合

上四味，捣散，以麻油和，涂疮，遍敷之，佳。

《千金》：疗三日小儿头面疮，起身大热方。

升麻　柴胡　石膏各一两　大黄　甘草二两　当归二两

上七味，切，以水三斗，煮。取一斗，去滓，以浴小儿疮上，讫，敷黄连散。

又，疗小儿身体、头、面悉生疮方。

榆白皮干者，多少任用

上一味，捣末，以醋和，涂之，绵覆上，虫出，立瘥。亦可以猪脂和，涂之。

《千金翼》：苦参汤，主小儿头面热疮方。

苦参八两　黄芩二两　大黄　芍药　黄连各二两　蛇床子一升　黄柏五两　菝葜一斤，洗

上八味，切，以水二斗，煎。取一斗，以洗浴儿，日三，即瘥。《千金》云：治上下遍身生疮。

又方

石南草　大黄　黄芩　黄柏　矾石　泽兰各一两　戎盐二两，真者　蛇床子三合

上八味，切，以水七升，煮。取三升，以絮纳汤中，洗拭儿，日三度，瘥。

《备急》：疗小儿三岁患头上起熛浆[②]如钉，盖一二日及胸背皆生，仍成疮方。

水银　朱砂各半两，破两相得　石硫黄一两，研　腊月猪脂和研如膏

上四味，煮桑叶汤洗以敷之。勿令猪犬、妇人、小儿等见之，无效。

《古今录验》：疗小儿头疮，面上亦有，日月益甚[③]者方。

黄连　赤小豆各等分

上二味，捣末，以腊月猪脂和，涂之，即瘥，止。

小儿瘰疬方二首

《千金》：连翘丸，主小儿无辜寒热，强健如故，而身体项颈结核[④]、瘰疬，及心、胁、腹、背里有坚不痛，名为结风气肿方。

海藻三分，洗　连翘　桑白皮　牡丹　白头翁　防风　黄柏　桂心　香豉　独活　秦艽各四分

上十一味，捣筛，蜜丸如小豆。三岁，以饮服五丸至十丸；五岁以上，以意加之。

《必效》：疗小儿项上瘰疬方。

以榆白皮，烂捣如泥，封之，频易。

小儿侵淫疮方三首

《备急》：疗小儿侵淫疮[⑤]方。

---

① 热：原脱，据总目、卷目、文义及高校本补。

② 熛浆：即熛疮、烂疮。因风热邪毒客于皮肤而成，症见初起皮肤灼热作疮而起，继则溃破，熛浆流出，延及全身，疼痛难忍。

③ 日月益甚：指病情逐渐加重。程本作"日益甚"。义同。

④ 结核：此指颈项或腋下及皮下的包块。

⑤ 侵淫疮：即浸淫疮。因五脏有热，熏发肌肤，复与外感风湿邪毒搏击而致，症见初起如粟粒，痒，搔破流黄水，日渐浸淫成片，甚者伴有身热。

取灶中黄土、乱发灰各三分，研成粉，以猪膏和，涂之，瘥。《千金》同。亦治身赤肿起。

又方①

烧艾作灰敷之。《千金》同。

又方

以牛屎烧作灰敷之。《千金》同。

小儿蠼螋疮方二首

《备急》：疗小儿蠼螋疮②，绕身匝③即死方。

捣蒺藜叶敷之，无叶，子亦可使用。《千金》同。

又方

取燕窠土，研成粉，以猪脂和，涂之，干易。《千金》同。

小儿恶疮方五首

文仲：疗小儿身中恶疮④方。

取笋煮汁洗之，又烧笋皮作灰敷之。

《古今录验》：疗小儿恶疮方。

取豆豉⑤熬令焦黄，末，以敷疮，瘥止。《千金》同。

又，疗小儿恶疮匝身，众药所不能疗之方。

取父棍⑥洗取汁，以浴儿，勿使母知，良。

又，疗小儿面及身上生疮，如火烧方。

取黄米一升，末，以蜜水和，涂之，瘥为度。

又方

以赤地利捣末，以粉之，佳。

小儿火灼疮方二首

《千金》：疗小儿火灼疮者，一身尽有，如麻豆，或有脓汁，乍痛乍痒方。

甘草　芍药　白蔹　黄芩　黄连　黄柏　苦参各半两

上七味，捣末，以蜜和敷之，日二夜一，亦可作汤洗之。

《千金翼》：疗小儿火疮方。

煮大豆浓汁，温洗之瘥。亦令无瘢。

小儿风疹瘙痒方五首

《广济》：疗小儿风疹⑦，浴汤方。

柳木空中屑二升　蒴藋根切，二升　盐二合枥木切，一升

上四味，切，以水二斗，煮。取一斗，入盐，以洗浴，频为之，以瘥止。

---

① 又方：《千金方》卷五第八作"治小儿黄烂疮方"。

② 蠼螋（qú sōu 音渠搜）疮：指昆虫蠼螋致人生疮。相当于今之虫咬性皮炎之类的病。古谓此虫"能溺人影，令人发疮，如热痱而大。若缠腰匝，不可疗"（《本草纲目·虫部·山蛩虫》引陈藏器语）。

③ 绕身匝：谓绕身一周。匝，环绕一周。

④ 恶疮：因风热湿毒搏于肌肤而致，症见皮肤疮疡红肿痒痛，脓水淋漓不断，经久不愈。由于病情凶险，预后差，故名。

⑤ 豉：原误作"鼓"，据高校本、《千金方》卷五第八改。

⑥ 父棍：义无可考，故山胁尚德"疑即父足跟"。高校本疑"根"当作"棍"。二者都有可取之处。

⑦ 风疹：又叫风痧，是一种较轻的出疹性传染病。多见于婴幼儿，流行于冬春季节，因外感风热，郁于肌表而致，症见皮肤起细小疹点，淡红，出没较快，退后无落屑，症状如痧子而得名。

又，疗小儿壮热隐疹[1]，已服汤丸不消，宜服竹沥汤方。

淡竹沥一升二合　葛根汁五合　牛黄豆粒大，三颗，研

上三味，相和，与儿服。一岁至五六岁，一合至三合、五合，再服以意增减之。

《千金》：疗小儿风瘙、隐疹方。

蒴藋切，一升　防风　羊桃　石南　秦椒　升麻　苦参　茵芋　芫花一作芫蔚　蒺藜子　蛇床子　黄矾石烧　枳实各一两

上十三味，切，以酢浆三斗，煮。取一斗，纳矾石，令少沸，以浴之。

又，疗小儿风搔、隐疹方。

牛膝末，酒服方寸匕。漏疮[2]多年不瘥，捣末敷之，主骨疽、瘑病、瘰病绝妙。

《千金翼》：疗隐疹方。

巴豆五十粒，去皮，以水三升，煮。取一升半，以绵纳汤中，拭病上，随手灭，神良。

小儿疝气阴癫方八首

《小品》：疗少小阴癫[3]，白头翁敷之神效方。

生白头翁根，不问多少，捣之。随偏处[4]以敷之，一宿当作疮，二十日愈。一方三月上徐[5]日取之。

《千金》：疗小儿狐疝[6]，伤损生癫方。

半夏洗，一分　芍药　茯苓各三分　防风一作防葵　大黄各二分　桂心　椒各一两，汗

上七味，捣散，蜜丸如大豆。以汤饮下一丸至二丸、三丸，日五服，以瘥为度。

又方

桂心三分　地肤子一分　白术五分

上三味，捣，蜜丸如小豆。白酒服七丸，日三服，亦治大人。

《千金翼》：疗小儿气癫[7]方。

土瓜根　芍药　当归各一两

上三味，切，以水二升，煮。取一升，去滓，分服五合，日三。

《备急》：疗小儿癫方。

以蜥蜴一枚，烧灰，末。以酒服之。

又方

灸足厥阴大敦。左患灸右，右患灸左，各一壮，即当瘥。《千金》同。

《古今录验》：疗小儿阴癫方。

狐阴一具，炙　飞生虫十四枚　桂心　附子炮　干姜　蒺藜　硝石一作滑石　细辛各二分　卷柏　桃仁去尖熬，各六分

上十味，捣散，蜜丸，大豆许。以饮下五丸至七丸，再服，瘥止。

刘氏：疗小儿疝气[8]，阴囊核肿痛灸法。

---

① 隐疹：即瘾疹、瘔瘤。因温热内蕴，复感风寒，郁于肌肤而发，症见皮肤出现大小不等的风团，小如麻粒，大如豆瓣，甚者成片，剧痒，时隐时现。即今之荨麻疹。

② 漏疮：指瘘管，简称为"漏"，或"瘘"。多因热毒蕴结，气血亏虚，营卫运行失常而成。症见疮破久不收口，流脓水。以瘰病、肛周脓肿成瘘为多见。

③ 阴癫：此指小儿阴茎、阴囊肿大的病，又叫癫、癫疝。

④ 偏处：指病变处。程本作"病处"，义同。

⑤ 徐：程本作"除"。

⑥ 狐疝：病名。多因肝失疏泄而发，病发时腹内部肠段滑入阴囊，阴囊时大时小，胀痛，反复发作，出没无常，故名。相当于腹股沟斜疝。

⑦ 气癫：即"气疝"，指因气郁而发的阴囊坠胀疼痛，或肿大者。

⑧ 疝气：即疝。历代论疝，包括多种疾病，名目繁多，众说不一，有五疝、七疝。疝病多与肝有关，故有"诸疝皆属于肝"之说。此指小儿阴囊肿大疼痛的病证。

如一岁儿患，向阴下缝子下有穴灸三壮，瘥。五岁以上，即从阴上有穴灸之，即愈。

小儿阴疮及肿方八首

《千金》：疗小儿阴疮①及肿方。

取狼牙，浓煮汁，洗之。

又方

黄连　胡粉等分

上二味，末，和以香脂油，敷之，瘥。

《备急》：疗小儿阴疮方。

人屎，烧作灰，以敷之，即瘥。《千金》同。

又方

猫儿骨，烧作灰，敷之，即瘥。《千金》云：狗骨灰，敷之。

又，疗小儿歧②股间连阴囊生疮，汁出，先痒后痛，十日、五日自瘥，一月、二十日复发，连年不瘥者方。

灸疮，搔去痂，以帛拭令干，以蜜敷。更作烧饼，熟即以饧涂上，以熨之。冷即止，再度瘥。《千金》同。

又，治小儿阴肿方。

猪屎五升，水煮沸，布裹安肿上。《千金》同。

又方

灸大敦七壮，瘥。《千金》同。

又方

捣芜菁菜叶、根，薄之。

小儿脱肛方六首

《备急》：鳖头丸，疗少小积痢久下，下后余脱肛不瘥，腹中冷，肛中疼痛不得入者方。

死鳖头一枚，炙令焦　小形蝟皮一枚，炙

焦　磁石四两　桂心三两

上四味，捣筛，蜜丸如大豆。三岁至五岁，服五丸至十丸，日三。儿渐大以意加之。《千金》同。

又，疗小儿脱肛方。

灸顶上旋毛中三壮，即入。

又方

灸尾翠③三壮，愈。《千金》同。

又方

灸脐中三壮，愈。《千金》云：随年壮④。

《古今录验》：疗小儿久痢脱肛方。

东壁土五分　龟头一枚，炙焦　五色龙骨五分　卷柏四分

上四味，捣散，以粉敷之，按纳之，即瘥。

又方

取铁精粉，敷纳之，瘥。

小儿蛊虫食下部方四首

《千金》：疗小儿虫食下部方。

胡粉熬　雄黄末，各等分

上二味，以著下部谷道⑤中，即瘥。

又，除热结肠⑥丸，断小儿热，下黄赤汁沫，及鱼脑杂血，肛中疮烂，生虫蛊⑦方。

黄连　柏皮　苦参　鬼臼　独活橘皮　芍药　阿胶炙，各二分

① 阴疮：又叫阴蚀、蠹疮。因情志抑郁化火，损伤肝脾，湿热下注，郁蒸生虫，虫蚀阴中或外阴而致，症见外阴溃烂，脓血淋漓，或痒或痛，肿胀坠痛，小便淋漓，女性多伴有赤白带下。
② 歧：歧骨。即耻骨联合。
③ 尾翠：山田业广引惟寅曰："即尾骶，又名龟尾。"山胁尚德："尾翠骨在龟尾下。"
④ 随年壮：随年龄的大小增减艾灸的壮数。
⑤ 谷道：指肛门。
⑥ 结肠：即肠道因热而致结滞不通。
⑦ 虫蛊（nì音匿）：又叫蠹，即阴蚀、阴蚀疮。

上八味，捣筛，以蓝汁及蜜，丸如小豆。日服五丸，冬天无蓝汁可用蓝子一合，春，蜜和丸。一云：三岁以下服三丸，三岁以上服五丸，五岁服十丸。

又，杏仁汤方

杏仁五十枚，去皮尖　盐一合

上二味，以苦酒一升，煮。取一半，量与服之。

又，疗小儿下部被虫食，大肠赤疮烂方。

水银一两，以浆水煮之，取少许，以唾研，安著竹筒中，吹入下部中，三度瘥。

小儿疳湿疮方六首

《备急》：疗小儿疳湿疮①方。

以铁上衣②少许，纳下部中，即瘥。《千金》同。

又方

自大椎，数至第十五椎夹骨两傍，灸七壮。不瘥。加七壮。《千金》同。

又方

艾叶一两，水一升，煮。取四合，分三服，瘥。《千金》云：艾叶，切，五升，以水一斗，煮。取一升半，分三服。

又，小儿疳疮方。

胡粉熬八分，猪脂和，涂之。瘥为度，油亦得。《千金》同。

又方

嚼栗子，涂之，瘥。《千金》云：嚼麻子，敷之，日六七度

又方

羊胆二枚，以酱汁和，灌下部中。猪胆亦得。《千金》同。

小儿蛔虫方七首

《千金》：疗小儿蛔虫方。

楝木，削上苍皮，以水煮。取汁饮之，量大小多少，为此有小毒。

又方

大麻子研，取汁，与饮之。

又方

石榴根一把，水五升，煮。取一升，分二服。

又，小儿羸瘦，有蛔虫方。

藿芦二两，水一升，米二合，煮。取米熟，去滓，与服之。

又方

萹蓄三两，水一升，煮。取四合，分服之。捣汁服，亦佳。

又方

东引茱萸根白皮四两　桃白皮三两

上二味，切，以酒一升二合，渍之一宿。渐与服，取瘥。

又方③

芜荑六分　狼牙四分　白蔹二分

上三味，捣末。以苦酒和，量与服之。

小儿蛲虫及寸白方五首

《千金》：疗小儿蛲虫方④

取猪膏服，尤妙。

又方

捣生槐实，纳下部中，瘥为度。

又，主寸白虫方。

东行石榴根一把，水一升，煮。取

---

① 疳湿疮：又叫疳、疳疮。指小儿阴部溃烂生疮，渗出物较多的皮肤病。

② 铁上衣：又名铁衣，即铁锈。《本草纲目·铁锈》："铁衣。藏器曰：'此铁上赤衣也。刮下用'。"

③ 又方：《千金方》卷十八第七作"治寸白虫方"。

④ 疗小儿蛲虫方：《千金方》卷五第九作"治小儿羸瘦有蛔虫方"。

三合，分服。

又方

桃叶捣，绞取汁，服之。

又，方主小儿三虫方。

雷丸　芎劳各等分

上二味，捣散。服一钱匕，日三。

小儿瘘疮方四首

《千金》：疗小儿瘘①方。

冢中石灰，研，敷之。厚著之，良。

又方

烧桑根灰，敷之。并烧乌羊角灰，和，敷之。

又，疗小儿疽瘘方。

丹砂　大黄各五分　雌黄　雄黄　茴茹各四分　矾石烧，如马齿者佳　莽草各三分　黄连六分

上八味，㕮咀，以猪脂一升三合，微火煎，三上三下，膏成。去滓，下诸石药末，搅凝，涂之，瘥。

《备急》：若患漏疮，头昼②开出脓，夜复合者方。

大附子一颗，纳鲫鱼腹中，于炭火上烧灰，研，以敷之。更捣蒜，以封之，良。

小儿疥疮方六首

范汪：疗小儿疥疮③，雄黄膏方。

雄黄研　雌黄研，各一两　乌头一枚　松脂　乱发各一鸡子许　猪脂一升半

上六味，和煎之，候发消，乌头色黄黑，膏成。去滓，以敷之，熟涂之。

《千金》：疗疥方。

以臭苏④和胡粉，敷之。瘥为度。

《备急》：疗疥方。

烧竹叶灰，以鸡子白和涂之，以瘥

为度。

又方

以乱发灰，以猪膏和，敷之，效。

《救急》：疗疥疮及小儿身上热疮，并主之方。

黄连　黄柏　赤小豆　臭黄各一两　水银半两，研，相和

上五味，为散，以麻油和。先净洗疮，然后涂之。甚佳。

又，疗小儿疮疥等，神验方。

黄连　糯米粉各十二分　水银八分，碎⑤　胡粉六分　吴茱萸　赤小豆各一两

上六味，捣散，水银手中和唾研如泥，以猪脂并水银成膏。先洗疮，干拭令净，以涂药。三两度，瘥。忌猪、鸡、鱼肉。

小儿癣疮方六首

《集验》：疗小儿癣方。

以蛇床子末，以白膏⑥和敷之。亦主瘙，妙。

---

①　瘘：即瘘疮、瘘管，又称"漏疮"。小儿瘘疮多为瘰疬或附骨疽病久不愈，溃破流脓，久不敛口的窦道。

②　昼：原作"尽"，山田业广引元慎曰："'尽'疑当作'昼'。"因下文曰："夜复合"，此"昼开"属对文，义顺，故据改。

③　疥疮：因风湿热邪郁于皮肤，或接触性传染，症见手足指缝，或肘、腋、腹股间、臀腿处呈针头大小的丘疹和小疱，痒甚，抓后有无滋水而分干疥和湿疥。抓破化脓者为脓窝疥。

④　臭苏：即腐败变质的酥油。苏，通"酥"。

⑤　碎：山胁尚德："'碎'，疑当作'研'，或衍。"当从。

⑥　白膏：炼制的猪油。《千金方》卷三十三第四作"猪脂"。

《千金》：疗小儿湿癣①方。

枸杞根，捣末，和腊月猪膏，敷之。

一云：酢和，亦佳。

又方

桃青皮，捣末，以醋和，敷之，日二。

又方

煎马尿，洗之。一方云：治小儿体上习习②。

又方

揩破，以牛鼻上津涂之。

又方

狗屎灰，和猪脂，以涂之。

小儿误吞物方四首

《小品》：疗小儿误吞铁珠子如狸豆大者，经年不以为害，后病瘦瘠，食不生肌肤，时下痢，或寒热，服诸药自疗来，反剧不效。有师诊之云：是吞物不消，作法服众药，所吞物不去，终不瘥。令其家中察之。云：儿近岁常弄十六具铁珠，觉失一颗，虑是吞之，从来积岁，实不以为疑。师六③诊乃信，是故令病矣。为处汤药，所患即瘥，复与将疗，其儿肌肤充悦，而忘说其方，且记之。

又，有一家女子，六七岁许，患腹痛，其母与摩按之，觉手下有一横物在儿肉里，正平横尔。问儿曰：那得针在肉中，大惊怪。脱衣看之，肉完净无有刺处，按之，儿亦不患针痛，惟觉腹里痛耳。其母即以爪甲重重介之，乃横物折爪下两段，亦不偏痛。迎师诊之共察，若吞针刺物者。其婴儿时，不经鲠碍，惟恐养儿时，母常带针，裸抱横儿体，针入儿肌肤中，儿纵觉痛啼呼，与乳卧息便止，遂成不觉，今因腹痛，摩之知耳。铁得土木湿，皆生屑易朽。针在人肉中经数岁，肉得血气，皆朽也。故介

之即折，令患腹痛不安。但疗腹痛，服温中汤，下，心腹痛瘥。后长大嫁，因产乳，不闻道针处为患。故记之。

《千金》：疗小儿吞针方。

取磁石如枣核大，吞之，其针立出。

又，误吞铁等物方。

艾蒿一把，剉，以水五升，煮。取一升，顿服之，即下。

《肘后》：疗小儿误吞梅李方。

以少许水灌小儿头，承其水与饮之，即出，良。

《近效》：疗小儿误吞钱在喉中不出方。

取麸炭末，以指弹入喉中，其儿当便咯出，妙。

小儿杂疗方六首

刘氏：疗小儿上冷下热，上热下冷，难将息方。

犀角末　甘草　生地黄各六分　芍药五分　白术　茯苓　栀子各三分　柴胡　人参　大黄　生姜各四分　黄芩二分　桂心一分

上十三味，切，以水三升，煮。取一升，分温服之。

又，疗小儿身体满，气急，卧不得方。

郁李仁一合，捣末，和面溲作饼子，如常法与儿吃，微利，即瘥。

又方

---

① 湿癣：病名。指风湿热邪侵于肌肤而发。患处皮损潮红，糜烂，瘙痒不止，搔破后渗出物较多，浸淫蔓延，内似虫行。类似于湿疹、皮炎之类的皮肤病。

② 习习：谓小儿肤痒如风吹貌。

③ 六：山胁尚德："'六'，疑当作'云'。"义顺，可从改。

郁李仁末六分，以水七合，和调，去滓，煮粥与儿吃之。

又，疗小儿油丹赤肿方。

栝楼三大两，以酽醋捣药，以敷之佳。

又方

取荞麦面，以醋和，涂之，瘥。

又，疗小儿野鸡①下部痒闷方。

枳实二两　鬼箭羽　青木香　鬼臼各二两

上四味，捣为末，以酽醋和，以青布裹，以熨之。有头即破，熨讫，令根拔去之，瘥止，甚佳。

外台秘要方卷第三十六

右迪功郎充两浙东路提举茶盐司干办公事张寔校勘

---

① 野鸡：山胁尚德曰："'野鸡'即'痔'。"

外台秘要方卷第三十七乳石论上一十九门

朝散大夫守光禄卿直秘阁判登闻检院上护军臣林亿等上进

乳石论序

按古先服饵①，贤明继踵②，合和调炼，道术存焉。详其羽化太清③，则素凭仙骨④，若以年留寿域⑤，必资灵助。此盖金丹乳石之用，岂流俗浅近而能知。所患其年代浸深⑥，诀籙微密⑦，世有传习，罕能详正。更加服石之士，精粗不同，虽志贪补养，而法未精妙。遂使言多鄙亵⑧，义益繁芜⑨，每加披览⑩，实长疑惑。既子弟不得亲授，亦家童莫能晓了。存诸左右，殆谓缺如。

余宿尚谷神⑪，栖心勿药⑫，岁月云久，经书粗通，知文字之一失，乃性命之深误。是以会集今古，考量论诀，取断名医，都凡纂要，建题篇目。并五脏合气，经络受病，八风所中，形候论诀，兼诸家会同将息妙术，及乳石丹与杂石压理之法，录定论次，即亦以时代为先后，今删略旧论，纂集新要，分成上、下二卷。可谓价重千金，比肩万古，垂之于后学，豁若冰消者乎！

薛侍郎服乳石体性论一首
李补阙研炼钟乳法一首
曹公卓钟乳丸法二首
崔尚书乳煎钟乳饵法二首
杂饵钟乳丸散补益法二首
杂饵钟乳酒法二首
东陵处士炼乳丸饵并补乳法二首

周处温授叚侍郎炼白石英粉丸等饵法并论紫石白石英体性及酒法五首
杂煮石英和金银草药饵及银罐中煮水饮法三首
同州孟使君饵石法一首
羊肉中蒸石英及石汁焦猪肉兼作姜豉服饵法三首
猪肚中煮石英及饲牛取乳兼石英和磁石浸酒服饵法三首
服石后有不可食者有通食而无益人

---

①　服饵：指服食金丹、乳石之类长生不老的丹药。这是古代道家养生延年的方法之一。

②　继踵：众多的人继承并延续。

③　羽化太清：羽化，谓成仙飞升。太清，是道教所尊的三神之一。即玉清元始天尊、上清灵宝道君、太清太上老君。此三神居天外仙境，称三清境。

④　素凭仙骨：谓成仙必须有先天的资质。仙骨，道家语，指成仙的基本资质。

⑤　寿域：人人得尽终天年的境界。

⑥　年代浸深：犹言年代久远。

⑦　诀籙微密：此谓服食丹药乳石的秘诀，其义理精深奥秘。诀，诀窍。《篇海类编·言部》："诀，方术要法。"籙，道教的秘文。

⑧　鄙亵：犹人庸俗粗秽。

⑨　繁芜：繁琐而杂乱。

⑩　披览：即阅读、翻检。

⑪　谷神：即养神。《道德经》河上分注："谷，养也。人能养神则不死也。神，谓五脏之神也。""尚谷神"，即崇尚养神。

⑫　栖心勿药：专心寄托于养神而不用药物调养。栖心，即"寄心"，寄托心意。

者有益人利石者药菜等一十条

张文仲论服石法要当违人常性有五乖七急八不可兼备不虞药并论二十三条

乳石阴阳体性并草药触动形候等论并法十五首

铨择薛侍郎等服石后将息补饵法一十五条

饮酒发热诸候将息补饵论并法一十条

饵寒食五石诸杂石等解散论并法四十九条

痈疽发背证候等论并方五十三首

薛侍郎服乳石体性论一首

中书侍郎薛曜论曰：夫金石之性，坚刚而急烈，又性清净而恶滓秽。凡服乳石讫，即须以意消息，寻检旧法，不可无备忌也。但人性或冷、或热、或宽、或急，皆须量性将卫①，不可轻有犯触。

凡乳石一服之后，常在肠胃，若人气力衰，石气强，即发动；若人气力盛，石气安，即强健。谨按古法，皆令五十以上始服乳石，殊谓不然。今验所见，年少服者，得力速，兼无病患。何以言者？年少筋力满盛，饮食饱饫②，弥益精明壮健，终无发理。年岁迟暮，气候衰竭，食饮失宜，此石气胜人，无不发动。历观得失，莫过于此。

夫人年少纵不吃饮食，血气自强，年老力微，纵肉精细，犹不可健。以此言之，足明古法疏矣！

凡人身血脉，经行不绝，如血脉微有滞处，便于其处发疮，或发热，神气昏闷，必欲防之。每朝及暮，温一两盏清酒，或可以生姜刮碎和少茱萸饮之，令遍体热重重③，又作热羹、粥歠④之，使肠胃通利，即石气流行。其初服石一二百日，尤宜作此将息。是古法服石不

取夏月，即取冬月，所以然者，石有发动，与服时皆背，此又殊乖通论。

今验服石，饮食失时，劳役过度，立即发动，岂待背时？今历见将卫将宜，并不发动，复见名医平章⑤服石之人，常作热将息，傥⑥发，调适乃易耳。脱若⑦石气发动，暂须宜泄，服少冷药，服便得转泻。若得通畅，热气并除。若常作冷将息，脱若石气发动，用冷药无由得转。此一曲之说，今古存之，但欲广闻见尔。其将息皆须自量本性冷热为候，务取安稳，不可拘执古论，舍己从人。庶通幽君子以此为意也。

按本草石钟乳，味甘温，无毒，主咳逆上气，明目，益精，安五脏，通百节，利九窍，下乳汁，益气补虚损，疗脚弱疼冷，下焦伤竭，强阴。久服延年益寿，好颜色，不老，令人有子。不炼食之，令人淋。一名公乳，一名芦石，一名夏石。生少室山谷及太山。采无时，蛇床子为之使，恶牡丹、玄石、牡蒙，畏紫石、蘘草，少室犹连嵩山也。今第一出始兴，而江陵及东境名山石洞，亦皆有之。唯通中轻薄如鹅翎管，碎之如爪甲，中无雁齿，光明者为善。长挺乃有一二尺者，黄色，以苦酒洗刷则白，仙经用之，少俗法所重，亦甚贵之。谨按钟乳，第一始兴，其次、广、连、澧、

① 将卫：保养。见《新唐书·邢文伟传》。下"将宜"、"将息"义仿此。

② 饫（yù音欲）：饱食。《玉篇·食部》："饫，食过多也。"

③ 重重：热盛貌。程本作"熏熏"，义同。

④ 歠（chuò音绰）：饮，喝。同"啜"。《楚辞·渔父》朱熹注："歠，饮也。"

⑤ 平章：品评，或辨别彰明。此有评论之义。

⑥ 傥（tǎng音淌）：同"倘"，即"倘若"，"如果"。

⑦ 脱若：即倘若。下"脱"义仿此。

朗、柳等州者，虽厚而光润可爱，饵之并佳。今硖州①、清溪、房州三洞出者恶^{本草作亚}。于始兴，自余非其土地，不可轻服，多发淋渴②。只可捣筛，白练裹之，合诸草药，酒浸服之耳。陶云钟乳一二尺者，谬说之。

李补阙研炼钟乳法一首

研炼钟乳法。

取韶州钟乳，无问厚薄，但令颜色明净光泽者，即堪入炼，唯黄、赤两色不任用。欲炼亦不限多少，置钟乳于金银器中，即以大铛中著水，沉金银器于铛中，用火煎之，常令如鱼眼沸，水减即添。若薄乳三日三夜即得，若粗肥厚管者，即七日七夜，候乳色变黄白即熟。如疑生，更煎满十日最佳。煮讫，出金银碗，其铛内煮乳黄浊水弃之，勿令人服，服必损人咽喉，伤人肝肺，令人头痛，兼复下利不止。其有犯者，食猪肉即愈。弃此黄水讫，更著清水准前更煮，经半日许即出之，其水色清不变即止，乳无毒矣。即于瓷盆钵中，用玉锤著水研之，其钵及锤，须夹白练袋，笼口稍长作之，使锤得转，兼通上下，每日著水搅令调匀，勿使著锤钵，即封系练袋，自作字记，勿使人开。一即免纤尘入中，二免研人窃吃。研觉干涩，即是水尽，即更添水，常令如稀泔状。乳细者皆浮在上，粗者沉在下，复绕锤钵四边研之。不及者即粗细不匀，为此每日须一开或二开，搅刮令匀，勿使著锤，即得匀熟，免有粗细。研至四五日，状若乳汁，研揩视之，状如书中白鱼③腻即成。自然光白，便以水洗之，不随水落者即熟。若得水而落者，即未成，更须研之，以不落为限。熟讫，澄取曝干，任将和药及

和酒空腹服佳。《千金翼》同。

曹公草钟乳丸法二首

主五劳七伤，肺损气急，疗丈夫衰老，阳气绝，手足冷，心中少气，髓虚腰疼，脚痹体烦，口干不能食。服之安五脏，补肠胃，能息万病，下气消食，长肌和中法。^{唐尚书用之。}

钟乳^{二两，别研十日}　吴茱萸^{二分}　石斛　菟丝子^{各一两，酒浸，别捣}

上四味，捣筛，蜜丸如梧子。空腹服七丸，日再。服讫，行数百步，温酒三合饮之，复行二三百步。口胸内热，热如定，即食干饭豆酱，过一日，食如常。须暖将息，不用闻见尸秽等气，亦不用食粗、臭、陈、恶食。初服七日内，勿为阳事④，过七日后任性，然亦不宜伤多。服过半剂，觉有效，即相续服三剂，终身更无所患。欲多阳事者，加雄蛾三十枚；若失精，加苁蓉花三两，佳。《千金翼》同。

又，钟乳丸法。

成炼钟乳^{二十四分}　石斛　蛇床子^{各五分}　人参　桂心^{各四分}　椒^{三分，汗，去目并合口者}　干姜^{三分}

上七味，总四十八分，计一十二两，以炼白蜜和之，捣三千杵，药成，丸如梧子。空腹，温无灰清酒，下二十五丸，日再服。如性饮⑤，宜加饮少许，仍行三数百步，即乳气⑥溜下，任食。若能节量

---

① 硖州：程敬通："硖州，本作陕州，唐硖州属山南东道，陕州属河南道。"
② 淋渴：即淋病和消渴病。
③ 书中白鱼：指书中所生的蛀虫。
④ 阳事：即房事。
⑤ 性饮：指生性嗜酒好饮。
⑥ 乳气：指乳石丸的药力。

甚佳。古法云：令食干，要得丸力速。如觉热冲上，进一两口饭，行步消息良久。任食。若能节食，甚佳。古法云：令食干饭豆酱，不得过多，不可依古法，终是节食，忌行阳事最要。能依此法将慎①，补益之功，不可具而述之，终②妙也。

崔尚书乳煎钟乳饵法二首

疗风虚劳损，腰脚弱，补益充悦强气力法：

钟乳三两，研如面，以夹帛练袋盛，稍宽容，急系头。纳牛乳一大升中，煎之，三分减一，即好。去袋，空饮乳汁，不能顿服，为再服亦得。若再服，即待晚间食消时服之。如能顿服，即平朝尽服之。不吐不利，若稍虚冷人，即微下少溏利，亦无所苦。明朝又以一大升牛乳准前煎之，依法服饵，其练③袋每煎讫，即以少许冷水濯，不然，气不通泄。如此三十度以上，四十度以下，即力尽④。其袋中滓，和面，饲母鸡。取其生子⑤食亦好，不然，用浸药酒亦得。若有欲服白石英，并依此法，若患冷人，即用酒煎；患热人，即用水煎。若用水及酒，例须减半乃好。若用牛乳，三分减一，补益虚损，无以加之，永不发动。忌在别卷中。《千金翼》同。

单服乳粉法：

乳⑥小秤一两，分为两服，朝服夜尽，无问多少，一准此法，一两为度。凡服乳，皆须温清酒服之，常令酒气不绝为佳。不得使醉吐，唯须少食，日食一升许饭，得满三日不出⑦，即乳不随食下化为度。三日外，任意作美食将息，其乳多少任人贫富服之。师云：服一斤，百病自除；二斤，流及三世；三斤，临死之时，颜色不变，

在土下满五百年后，乃成强壮人。

杂饵钟乳丸散补益法二首

《千金》：炼钟乳散，疗虚羸不足，六十以上人瘦弱不能食，息百病法，能多得常服益佳。

钟乳一斤，取白净、光明、色好者，即任用之，非此者不堪用。

一味，先泥一铁铛，受四五斗者为灶，贮水令满，去口二寸，纳乳著金、银、瓷器中，任有者用之⑧，使得沉之于铛中。令水没器，留一寸余即得。常令如此，勿使出水也。微火煮之，日夜不绝，水欲竭即添成暖水，每日一周时。辄易水洗铛，并淘乳，七日七夜出之，净淘讫。纳瓷钵中，玉锤缚格，著水研之一日一夜，多著水，搅令大浊，泻取别澄为粉。其乳粗者，自然沉底，可研之，凡三日三夜皆细。逐水作粉毕，澄取曝干，更于银钵中研之一日，候入水洗不落为佳。可分秤入散药服之，取炼成乳粉三两。

　　上人参三分　上石斛三分　干姜三分

上三味，捣筛，与乳令相得。均分作九贴，早朝空腹温酒服一贴，昏黄⑨后服一贴，三日内准此服之，三日补还须

---

① 将慎：指谨慎保养。

② 终：山田业广引恕公曰："'终'恐'绝'。"

③ 练：用同"练"。捶洗布的工艺过程为"练"，练袋指用反复捶洗的布制作的袋子。

④ 力尽：指钟乳石的药力竭尽。

⑤ 子：即鸡子，指鸡蛋。

⑥ 乳：指钟乳石。下仿此。

⑦ 三日不出：程敬通曰："'三日不出'，谓三日不大便，使乳气不下泄也。"

⑧ 任有者用之：即家里有什么器皿就用什么器皿。

⑨ 昏黄：即黄昏。

准旧服如前。尽此一斤乳讫，其气力当自知耳，不能具述也。 《新撰英乳论》同。

《延年秘录》：钟乳散，主补虚劳，益气力，消食法。

防风 人参各一分 钟乳二分，研 细辛半分 桂心二铢 干姜一铢

上六味，为散。分作三贴，每晨温酒服一贴，食时服一贴，食时进，不用过饱，亦不得过饥，常令饮酒使体中薰薰有酒气。若热、烦，以冷水洗手面，不用热食，亦不得冷。忌法如常。

杂饵钟乳酒法二首

《纂灵记》：钟乳酒，主风虚气上，安五脏，通百节，利九窍，益精，明目，补下焦伤竭，脚弱疼。久服延年益寿，肥健，好颜色，不老法。

钟乳三两，细研，两重帛练袋盛，纳六升清酒中，用白瓷器盛，密封，安汤中煎。令三分可减二分，即出汤，还添酒满元数，封头七日，取饮，一服三合。忌如药法。

又，和酒服饵钟乳法。

成炼钟乳三两，以无灰新熟清酒一斗于不津器中相和，密封闭，冬七日、夏二日。空腹温服三合，日再服。以知为度，十五日令尽。亦有用此三两，和酒服，三日令尽。并令节食。忌阳事，杂慎如药法。《千金翼》同。

东陵处士炼乳丸饵并补乳法二首

钟乳无问州土[1]，但白薄光润者，即堪以疏布袋盛，悬于釜中，勿令著底，炭火煮之。日三度易水，出釜，水净洗讫，纳釜中发火如前，候水色不变为度。将乳袋出于新汲清水中，洗去乳袋上浮沫，更以牛乳五升，缓火煮之一日。欲服乳，先饮此牛乳，任和酒饮之，其袋中乳倾出于盘中，以水净洗，入钵即研。研满七日七夜，常添水，令如牛乳状，勿令干燥，使粗细不匀，候白光可爱，水霑[2]不落为度。余法如前，不能重述服法。

成炼乳粉 桂心 蜀天雄各一两，炮 人参 干地黄 远志皮 荙蕤各二两

上七味，捣筛六味讫，即纳乳粉入钵更研，候相和讫，温白蜜去沫，和为丸如桐子。酒下二十丸，渐加至三十，日再服。比用殊妙，忌如药法。

补乳法：

凡三日服乳，三日补之。十日服乳，十日补之，以此为度。补乳法，欲得饱食，服乳法，欲得少餐。补乳以牛、羊、獐、鹿等骨，并煎取汁，任意作羹唉之，不得食仓米、臭肉等物及阳事。待经一月以后，稍觉精气满盛，百脉流通，身体觉热，绕脐肉起，此为得力之状尔。然可稍近阳事，舒泻亦不得频数，令药气顿竭，弥更害人。戒之！慎之！其乳所艺名之为乳者，以其状人乳也。宜与神丹作地，与一切凡石迥殊，故乳称石精、石滓。先师云：上士服石，服其精；下士服后，服其滓。滓之与精，力远矣。

---

[1] 州土：犹言"出产地"。
[2] 霑（zhān 音沾）：音意同"沾"，浸湿。

周处温授叚侍郎炼白石英粉丸饵法并论紫石白石英体性及酒法五首

《本草经》：白石英，味甘辛微温，无毒。主消渴，阴痿不足；咳逆，胸膈间久寒。益气，除风湿痹，疗肺痿[1]，下气，利小便，补五脏，通日月光明，久服轻身长年[2]，耐寒热。生华阴山谷及太山，大如指，长二三寸，六面如削，白澈有光，其黄端白棱，名黄石英；赤端，名赤石英；青端，名青石英；黑端，名黑石英。二月采亦无时，恶马目毒公。今医家用新安所出，极细长白澈者。寿阳八公山多大者，不正用之。仙经大、小并有用。唯须精白无瑕杂者，如此说则大者为佳，其四色英今不复用。谨按白石英所在皆有，今泽州、虢州、洛州山中俱出。虢州者，乃大径三寸，长五六寸者，今通以泽州所出为胜，采之妙。

又，经云：紫石英味甘辛温，无毒，主心腹咳逆邪气，补不足，女子风寒在子宫，绝孕十年无子。疗上气心腹痛，寒热邪气、结气，补心气不足，定惊悸，安魂魄，填下焦，止消渴，除胃中久寒，散痈肿，令人悦泽。久服温中，轻身延年。生太山山谷，采无时，长石为之使。得茯苓、人参、芍药，共疗心中结气；得天雄、菖蒲，共疗霍乱。畏扁青附子。不欲鮀甲、黄连、麦勾姜。今第一用太山石，色重澈，下有根；次出雹零山亦好。又有南城石，无根；又有青绵石，色亦重黑不明澈；又有林邑石，腹里心有一物如眼；吴兴石，四面才有紫色，无光泽；会稽、诸暨石，形色如石榴子，先时并杂用，今散家采择唯太山最，余

处可作丸酒耳，仙经不正用，而为俗法所重也。采时依此。

又，炼服石英法，周司户处温传授，云于叚侍郎处得，甚妙。

白石英五大两，微捣碎，以酽酢五大升，于不津瓷器中，盖头，埋屋北阴处，经七十日出。泻除酢，捣碎，研以水飞[3]，如出粉法，澄清泻之。更研飞之，可经二七日，以酽酢三小升，还置不津瓷器中，盖头，不埋[4]，可经二十日出。以水洗去酢味尽，研之极细，即以好驴乳三大升，安不津器中重汤煮，令乳竭止，依方用，和后丸。

又，丸法：

生干地黄　茯苓华州者　人参潞州者
蜀天门冬去心　枸杞白皮，取时月州土者[5]，各三两

上五味，捣筛为散，入前石粉，令相得匀调，炼蜜和，丸如梧子。初服十丸，加至二十丸，日一服，以后地黄酒服之。

又，酒法：

生地黄切，五小升　乌豆三小升

上二味，以无灰清酒渍经五宿，取服。

---

① 肺痿：因邪气犯肺或情志不遂，气郁化火，灼伤肺津，致使肺叶枯萎，症见咳嗽，咯吐涎沫的疾病。

② 长年：增长寿命。年，即"天年"，寿命。下"延年"义仿此。

③ 水飞：药物炮制方法之一。是取药物极细粉末的方法。将不溶于水的药材与水共研细，多量的水，搅拌，较粗粉粒沉于水底，较细粉末混悬水中，倾出沉淀后去水干燥，即成极细药粉。

④ 不埋：程作"又埋"，当从。上有"埋屋北阴处"，下有"可经二十日出"可证。

⑤ 取时月州土者：程敬通曰："枸杞取时月，若春夏采叶，秋采茎实，冬采根是也；州土，若常山、陕西、甘州出者是也。""取时月"，指采收季节时日；取"州土"，谓其产地。

杂煮石英和金银草药饵
及银罐中煮水饮法三首

《千金翼》煮石英服饵法：

石英五大两，泽州光净无点翳者。取石英打碎如小豆、荞麦许大，去细末，更于水中涛①洗令净，重练袋②盛之，以绳子系头，取五大升清水，于不津铁铛中煮之。煮时，石袋不用著铛底，恐沙石煎坏。先以一杖横铛口，挂石袋著杖上，去底三二分许，煮取一升汁置碗中，经宿澄取清，平朝空腹顿服。若以此汁煮稀粥服之，亦佳。每服后，可行五百步，并饮三两盏清酒。又更依前法，煮石二十度者，石即无力，以布裹埋南墙下深三尺，满百日又堪用，服之。然终不如新者。

又，石英和金、银、人参者服饵法：

金十大两　银四大两　白石英五大两　人参二大两

上四味，取一铁釜净洗，即下前件药于釜中，先下水三大升，立一杖入釜中，令至底，水所浸著处即刻记之。更下水二大斗七升，通前总三大斗煎之，如鱼眼沸，渐减至杖所刻处，即停火。急取湿土置釜底，取其汁，贮以不津器中，其金、银、石等漉出收取，其人参随药汁细细吃，却其汁每朝空腹三大合，夜间又服二大合，欲作食饵亦任。每服之后，随性饮少多酒，使行食饵亦任。每服之后，随性饮少多酒，使行药气。忌如常法。

《纂灵记》：银罐煮白石英服水法：

白石英五大两，上上者

上以银罐盛石，受可一小升，罐底开小孔子令遍，侧畔近下又两行开孔绕遍，于铁铛中著水五大升，则纳银罐水中，炭火上煎，取二小升。去罐澄清，分再服。服讫，饮少酒脯，行一二百步许，其石三遍煎，一回打碎一片，作两片乃至麻、米大即休，弃之不堪服也。无所诫忌矣。

同州孟使君饵石法一首

服石法：

粗白石英一大斤，敲碎，颗粒如酸枣核大，不用全取白石颗，先砂盆中和粗磊磊砂，使壮儿仍少著水，和挼三二千下讫，即净洗取石。又于砂盆中和砂，更挼一二千下，依前净洗，即安柳簸箕中，蒿叶兼少许水熟挼讫，以水净淘，出晒令干。又以手细细挼之，令浮碎总尽。

熟挼使光滑，即盛于夹③帛练袋中，若出将行。若于家内，安当门床上，每日平明未梳裹前，取七颗含于口中，以酒或水下之一颗，一回咽，七回吞，直令到小腹下，以两匙饭压著，即依大家食，一无所忌。死生秽恶，白酒牛肉，但是石家所忌，皆总不慎。所以辛苦料理使光滑者，恐有浮碎薄人肠胃。作小疮子，亦无他疑，即每日亦起梳裹前，依前服之，值冷热都总无忌。此至日午左侧④，即便转出为新石，推陈石下。下讫，还依大家食时即餐饭。若自知病羸，至夜，食前又服七颗，依前法吞。一夜令在小腹下，温齐脚，明日平明⑤先便转

---

① 涛：同"淘"。

② 重练袋：指多层的布袋。练袋，指用练过的布缝制的袋子。

③ 夹：即夹层。

④ 左侧：犹言"左右"。

⑤ 平明：指天亮。

陈石，总与石下讫。又朝法、夜法服之。此石常在小腹内，仍附仓门①，但小腹温热，于四肢、膀胱、头、目、髓、脑、肤、体之内，元无石气，欲发从何而作？

丈夫、妇人多有积冷，若下热必须上冷，若上下俱冷，胃口不下食，便成消渴致死。若上下俱热，头面生疮，唇干眼赤，手脚枯槁，皮毛浮起，不久成骨蒸②。凡人必须上下焦冷热气息调和，筋脉通达。若上热下冷，必有痼积。服石之后，即下热自然上冷，骨气坚实，腰肾强健，万病自除，诸况可悉。石气力得三年以来，若不得力，十斤亦须常吃。若得力，讫一斤即止也。

羊肉中蒸石英及石汁焦猪肉兼作姜豉服饵法三首

羊肉中蒸石英服饵法：

精羊肉—斤　白石英三两

上二味，先取肉擘作两段，钻作孔，纳石著肉中，还相合，即用荷叶裹。又将腊③纸裹，又将布裹，于一石米饭中蒸之，候饭熟即出。却石后，取肉细切，和葱、椒、姜等绝小作馄饨子，熟煮，每旦空腹，冷浆水中吞一百子。吞讫，将冷饭压之，百无所忌。宜春夏服大验。其石永不发④，勿令馄饨破碎，其石三两回，用之乃换之。

又，石汁中焦⑤猪肉饵法：

白石英—大两

上一味，绢袋盛，以水三斗，煎取四大升，去石。以猪肉一斤，细切，椒、葱、盐、豉一如食法煮之，候肉⑥熟，即下。向一合中盛，任意服之。隔十日一度，打碎煮之，一无所忌。甚妙。

又，石英汁作姜、豉服饵法：

白石英二大两　肥猪肉三斤

上二味，以水八升，煮石英取五升，量煮猪肉得烂熟为度。取猪肉汁下葱、豉，切肉作姜、豉食之。一剂可六七日，吃令尽。二两石英三度煮之。第一度全用，第二度中破，第三度捣碎煮之。每煮皆用白练袋盛之，其石经三度煮，即须换新者。二月以前八月以后，皆可作饵也。《千金翼》同。

猪肚中煮石英及饲牛取乳兼石英和磁石浸酒服饵法三首

《千金翼》：猪肚煮石法：年四十以下服二大两，年四十、五十乃至六十以上，加二两，常用。四月以后服之以热者，缘石性重，服经两月以后，石力若发，即接秋气，石力下入其脏，腰肾得力，终无发理。

白石英二大两，末，以生绢袋重盛缝却口，

人参末　生地黄切　生姜细切，各二大两

葱七茎　细切　豉—抄　椒四十九颗，去目合口者

羊肉半斤，细切　猪肚—具，净料理如食法

新粳米—合，和前件药并石英袋内著猪肚中，急系口，勿使少泄气及水入

上十味，以水二斗，煮至八升即停。出药肚著盘上使冷，然后破之。如热破，

---

① 仓门：此指肛门。《素问·六节藏象论》谓"脾、胃、大肠、小肠"等为"仓禀之官"，是主管饮食物消化的器官，肛门为其末端，故此谓其为"仓禀的门户"。

② 骨蒸：蒸病之一，谓发热自骨髓透发而出，症见潮热，盗汗，少气乏力，心烦少寐，手足心热，尿少色黄等

③ 腊：当作"蜡"。

④ 发：指服石英后发生毒性反应。

⑤ 焦（fǒu 音否）：煮。

⑥ 肉：原误作"内"，据高校本及文义改之。

恐汁流出。先出石袋讫，取煮肚汁将作羹服之。每年三度服，每服石英依旧，余药换之。分数一依初法，每服隔一两日，不得食木耳、竹笋。

又，石英饲牸牛①取乳服饵法：

白石英三大斤，取好者，以上亦得

上一味，捣筛，细研三两日，研了取一牸牛十岁以上养犊者，唯瘦甚佳。每日秤一大两石末，和剉豆与服。经七日即得取乳，每朝空腹热服一升，余者作粥吃，任意食之，百无所忌。以五月上旬起服大好。如急要，亦不待时节，终无发也。牛粪粪地，随意种菜，供服乳人吃之。

又，石英和磁石浸酒饵法：

白石英五大两，泽州上好者　磁石五两，去毛石连针多者，十两亦得，二物各捣令碎，各用两重帛练袋盛之。

上二味，以好酒一斗置不津器中，悬药浸。经五六日以后，每日饮三两盏，常令体中微有酒气。欲加牛膝、丹参、杜仲、生地黄、吴茱萸、黄芪等药者，各自量冷热及所患，并随所有者加之，仍随所加有忌者禁之，余百无所忌。一年以后，须发变黑，腰疼耳聋悉瘥。其酒三五日已后，即渐添一二升，常令瓶满。所加草药疑力尽者，任换之。经三四个月，疑石力稍微，即更出捣碎，还以袋盛，经半年以后弃之，准前更合。

服石后有不可食者有通食而无益人者有益人利石者药菜等一十条

不可食者油脂，其性滑肠而令人不能食，纵吃，勿遣多也。

又，芜荑，能生疮发石气②。

又，荠苨，云发石，亦云损石③。

又，芥子及芥菜，皆能发药④。发热⑤。

又，蔓青菜，发气触石⑥。

又，葵菜，滑而且拥，亦不可食。

凡不可食者，勿食为佳。

若欲食者，皆须报炼⑦，杂以葱椒。然可通食者苏⑧，其物润腹而能行石气。

又，冬瓜、龙葵，此二物甚压石，亦多食热服。

又，蔓青，作黄葅⑨和肉作羹始可少食，亦须椒、葱杂之。

又，葵，不可空吃，腹胃燥涩，可取三五叶入肉时食一顿也。

张文仲论服石法要当达人常性五乖七急八不可兼备不虞药并论二十三条

五乖：

重衣更寒，一乖⑩。凡人寒，衣即暖，服石人宜薄衣，著重衣更寒。经云：热极生寒。故云一乖。

饥则生臭，二乖。平人饮食不消，作生食

---

① 牸（bó 音波）牛：即母牛。牸、牝皆谓动物之雌性者。

② 发石气：使五石散等石类药物的毒性发作。下仿此。

③ 损石：削减五石散等石类药物的功效。

④ 发药：使药物的毒性作用发作。

⑤ 发热：激发药物而产生发热的副作用。

⑥ 触石：与石药的药力相抵触。程本作"损"，义同。

⑦ 报炼：反复加热。报，复也。炼，加热使其纯净。

⑧ 苏：通"酥"，即酥油。

⑨ 葅（zū 租）：酢菜、腌菜之类腌制的菜。

⑩ 乖：此指服食石药有悖常理的做法和行为。

气。服石人忍饥失食①，即有生食气，与常人不同，故云二乖。

极即自劳，三乖。平人有所疲极，即须消息恬养。服石人久坐久卧疲极，唯须自劳适散石气，即得畅。故云三乖。

温则泄利，四乖。平人因冷乃利，得暖便愈。服石人温则泄，冷即瘥。故云四乖。

饮食欲寒，五乖。平人食温暖则五内②调和，服石人食饮欲寒乃得安稳，故云五乖。《千金翼》名六反，云肿疮水洗六反也，余同。此但有五条，名五乖。

七急：

当洗勿失时③，一急。若觉身体暖疼，关节强直，翕翕发热，愦愦心闷，即须洗浴。若初寒，先用冷水，后用生熟汤；若初热，先用暖水，后用冷水。浴讫，可以二三升冷水淋头，故云一急。

当食勿饥，二急。须食即食，不得忍饥，故云二急。

酒必淳清令温，三急。无问冬夏，常须饮，多少任性，热饮尤佳。故云三急。

衣温便脱，四急。

食必极冷，五急。

卧必榻薄，六急。

食不厌多，七急。

八不可：

冬寒欲火，一不可。

饮食欲热，二不可。

当疾自疑，三不可。凡服石，常须消息节度，觉小不安，将息须依法，不得自生狐疑。

畏避风湿，四不可。若觉头风热闷，愦愦心烦，则宜当枕头以水洗手面，即好，不比寻常，风湿依此尤佳。

极不欲行，五不可。若久坐、久卧，有所疲极，必须行役自劳。

饮食畏多，六不可。

居贪厚席，七不可。

所欲从意，八不可。不用从意，所达石性将息节度为妙。

凡药石发，宜浴，浴便得解。浴讫，不瘥者，乃可余疗。若浴不瘥，即得依后服葱白麻黄等汤。诸随身备急药目

新附：

紫雪　金石凌　甘草　萎蕤　黄芩　大黄　狗白粪　芒硝　朴硝二加　芦根　麦门冬　香豉　石膏　犀角　胡豆　露蜂房　白鸭通　大麦奴

以上诸药，皆乳石所要，仲嗣今与名医择之，常用随身备急。

寒食诸法，服之须明节度。明节度则愈疾，失节度则生疾。愚者不可强，强必失身④。智者详而服之，审而理之，晓然若秋月而入碧潭，豁然若春韶而泮冰，积实谓美矣。凡将理解折法，具在中卷，参而行之。

乳石阴阳体性并草药触动形候等论并法一十五首

《延年秘录》论曰：乳者，阳中之阴；石者，阴中之阳。乳石从来阴阳精体，处至阴之里，有正阳伏其中。正阳之中，复在至阴之里。故阳生十一月甲子后服乳，阴生五月甲子后服石。阴阳发明。互相为用，而服之，皆理于内不泄于外也。

夫人肤虚，皆带风气，处人全躯，常经含象，理之有法，则祸害不生。乖于时候，则危瘵立至。窃览古法，皆云四月服石，此谓浮学，不晓由来。按闻承开服石，金曰：四月虽开而未平，六月谓得气之节，他皆仿此。常以不全实其腑，不全虚其脏，即八风之道无所滞焉。或有药触成痾，饮食发瘵，今并伦次，详而行之。

---

① 失食：不进食，不吃饭。
② 五内：即五脏。
③ 失时：失去最佳的洗浴时间。
④ 失身：丧身，死亡。见《史记·日者列传》。

旧论曰：神农、桐君，深达药性，所以相反畏恶，备于本草，但深师祖学道洪，道洪所传，何所依据云？

钟乳动术，令人头痛目疼；术动钟乳，即胸塞气短；海蛤动乳，即目疼气短。虽患不同，其疗一矣。如与上患相应，速服葱白豉汤，其五石大散，自后人发动将疗，亦非古法。乃云钟乳与术，更互相动，本草既无成文，但学者穿凿，今但依头疼、目痛、胸塞、气短证候，速服葱白豉汤方。《千金》云钟乳又对栝楼。

葱白切，一斤，去青　香豉三升，绵裹　吴茱萸一升　甘草一两，炙，切

上四味，以水一斗半，先煮葱白，澄清取八升，纳药，煮。取三升，分三服，讫。令人按摩摇动，口中嚼物，然后仰卧，覆以暖衣，汗出去衣，服汤热歇，即便冷涛，饭、酱、脯等物，任意食之。《千金》用葱半斤，豉二升，甘草、人参各三两，无吴茱萸。

若服此不解，复服甘草汤方。

甘草三两，炙　桂心二两　豉二升　葱白半斤

上四味，合服如上法。若服此已解，肺家犹有客热余气，复服桂心汤方。

桂心　麦门冬去心，各三两　人参　甘草各二两，炙　葱白半斤　豉二升

上六味，合服如前法。出《千金》。

防风、细辛动硫黄，令人烦热，脚疼腰痛，或瞋忿无常，或下痢不禁。防风、细辛能动硫黄，而硫黄不能动彼。才觉发，便服杜仲汤方。

杜仲三两　枳实炙　甘草炙　李核仁去皮，各二两　栀子仁十四个　豉二升

上六味，合服如上法。若不解，复服大麦奴汤方。

大麦奴四两　甘草炙　人参　芒硝　桂心各二两　麦门冬去心，半斤

上六味，合服如上法。若服此已解，脾肾犹有余热气或冷，复①服人参汤方。

人参　干姜　甘草炙　当归各一两　附子一枚，炮

上五味，合服如上法。出《千金》。

附子、白石英两更相触②。若白石英先发，令人烦热，腹胀；若附子先发，令人呕逆不食，或口噤不开，或言语难，手足酸疼。初觉，宜服生麦门冬汤方。

生麦门冬三两，去心　甘草二两，炙　麻黄二两，去节　豉二升

上四味，切，先以水一斗，煮麻黄，掠去沫讫，纳诸药，煮。取三升，分三服。服别若按摩，卧覆取汗，候药气散，温饭、酱、菜、脯等任食。若热末退，更服大黄汤方。

大黄三两，别渍　甘草二两，炙　栀子二十九枚，擘　豉二升

上四味，切，以水九升，煮甘草、栀子，取二升半，然下大黄煎三四沸，去滓，分三服。待下泄止，不下当尽服。一法若烦热，加细辛一两；若热势未除，视瞻高而患渴，复服栝楼汤方。

生栝楼　大麦奴各四两　甘草二两，炙　葱白半斤　豉二升

上五味，合服如上法，稍稍一合服之，隐约③得一升许，便可食少糜动口。若已解，胃中有余热，复服芒硝汤方。

芒硝　桂心各二两　通草　甘草炙，各三两　白术一两　大枣二十个，擘　李核仁二十一个，去皮

上七味，合服如上法。若腹胀，去芒硝加人参二两。出《千金》。

────────

① 复：再。原误作"腹"，据程本、高校本改。
② 两更相触：指附子与白石英的药性相互引发其毒副作用。
③ 隐约：即大约。山田业广曰："'隐约'，犹'大约'。"

人参动紫石英，令人心急而痛，或惊悸不得卧，或恍惚忘误，失性发狂，或惛惛欲眠，或愦愦喜瞋，或瘥或剧，乍寒乍热，或耳聋目暗。又防风虽不动紫石，而紫石犹动防风，为药中亦有人参缘。防风动人参，转相发动，令人心痛，烦热，头项强。才觉发，宜服麻黄汤方。《千金》服后人参汤。

麻黄三两，去节　人参一两　甘草二两，炙　葱白切，一升　豉一升　大麦奴一把

上六味，切，以酒五升，汤三升，煮。取三升，分三服，良。

又，解服人参汤法。

人参三两　细辛一两，炙　白术二两　桂心二两　豉三升　《千金》有甘草二两

上五味，以水一斗，煮。取三升，去滓，分三服。若瞋①盛，加大黄、黄芩、栀子各三两。出《千金》。

若忘误狂发犹未除，服麦门冬汤方。在后礜石发②下。

若心有余热气，更服人参汤方。

人参　防风　甘草炙，各三两　桂心二两　生姜切　白术各一两

上六味，合服如上法。出《千金》。

桔梗动赤石脂，令人心痛寒噤，手脚逆冷，心中烦闷。赤石脂动桔梗，令人头痛目赤，身体壮热。如觉发，宜温清酒饮之，随能否，须酒势行则解，亦可服大麦麨③方。

大麦麨④令汗出，燥止，勿令大焦。春去皮，细捣筛，以冷水和服之，入蜜亦佳。《千金翼》云⑤：炒去皮，蒸令熟，曝干，香，捣筛。

礜石无所偏对，发则令人心急口噤，骨节疼强，或节节生疮，将冷太过。发则多壮热，以冷水洗浴，然后用生熟汤五六石灌之，食少暖食，饮少热酒，行步自劳，即服麦门冬汤方。

麦门冬半斤，去心　豉二升　葱白半斤，切

上三味，以水七升，煮。取三升，分三服。覆暖衣汗出，即瘥。一法加甘草三两，人参一两半。《千金》又有桂心二两。云：始觉发，即服葱白豉汤，用葱白半斤，豉二升，甘草二两，炙。三味以水六升，煮。取二升半，分三服。若散发，身体卒生疮。即服麦门冬汤。

铨择薛侍郎等服石后将息补饵法一十五条

薛侍郎曰：服石之后，一二百日内，须吃精细饮食羹、粥、酒等，使血脉通利。

羹法。

取獐、鹿、兔、雉、鹅、鸭肉等，以水净洗，切如指大，于铛中炒令欲熟，即多下葱白，少下椒、盐，熬令香，即下少水煮，次下粳米糁⑥，次下豉清酱汁，调咸酸适口。每欲食，先须歠十数口羹汁，令胃口开通，皮肤津润，然后进诸食。纵啖炙肉亦无所虑，作此将养，食多且健，纵啖馎饨，亦须多啜臛汁。

又，若觉体气沉滞，石势不行⑦，慎

────────

① 瞋：有怒意。《千金方》卷二十四第三作"嗔"，义同。

② 发：指礜石的毒性发作。原误作"法"，据程本及文义改。

③ 麨（chǎo音炒）：麦等谷物炒熟后磨粉制成的干粮。即今之炒面。

④ 熬：加热使干。《方言》卷七："熬，火干也。"

⑤ 云：原误作"去"，据程本、高校本改。

⑥ 糁（sǎn音散）：此指粳米磨成的碎粒。

⑦ 石势不行：谓石类药的药力凝滞，不能发挥其应有的效用。

勿吃面。若觉虚惙①，任饵薯蓣馎饦②方。

取大薯蓣，刮去皮，薄切，日曝干，承润捼作粉。不粉者，更曝，依前捼粉讫。下筛，以暖汤及盐如面细切作馎饦肉，造䐈如前羹法，用浇馎饦，任食。此肉补益，强筋骨，止渴。

又，若觉渴及热盛，慎，勿食炙肉，羊、獐尤恶，自外肉性平冷者通食，仍勿热进，恐成消渴。

又，若欲知体实而壅者，先看脚拇指甲，肉满及肉色赤是实也。实即畏热，发当须服药微泻。

又，若觉四肢筋强，背脊重，或头痛如刺，眼睛欲脱者，宜以香汤浴。须虚静大屋内，适寒温，先以汤淋大椎及囟上三五十碗，然后乃浴，勿令见风。浴讫，覆被安卧，拟取汗，仍须吃葱根葛豉粥法。

葱根三大握　干葛六两，切　豉三合　葱白一大握，擘　生姜少许，切　椒十五颗，干

上六味，先以水五大升，煮葱根减半，去滓，下葛及豉，煮取二大升，去滓，细研，少米作稀粥，并著葱白等煮熟，承热啜服之。讫，依前覆被，取汗。讫，令妇人以粉遍身揩摩，使孔合，半日许，始可出外，其病立瘥。如不损③，可重为之。

又，若觉大热者，可服紫雪，或金石凌，或绛雪，或白雪等，但温半大升水，取次研一大两香汤，浴后顿服之，候一两行利，热乃退矣。凡此救急，紫雪为上，如不得通泄，宜服黄芩饮子法。

黄芩一大两　栀子仁二七枚　干葛二大两　芒硝半大两

上四味，切，以水三大升，煮。取软一大升，绞去滓，下芒硝调之，分温两服，快利即瘥，止。

又，若发热，但依法次第将息，及服药后，得微汗、微利为佳。不要多利，利多即反损石势，又加虚人。

又，若觉体气惛惛④，不痛不痒，小便赤涩，即捣茅根汁服之。

又，若口干，即捣蔗汁服之。其甘蔗能利大、小肠，如先利，即勿吃甘蔗，在下卷口干法中。

又，若少觉不下食，服生姜汁酒等法。

生姜汁一合　白蜜一匙　清酒倍生姜汁

上三味，相和，温，顿服之。半日乃效，甚佳。

又，若觉食不下兼呕，宜服麦门冬饮子法。

麦门冬一大两，去心　甜竹叶一大握　生姜半大两，切　小麦四合，淘去土粃

上四味，以水三升，煮。取一升半，分温两服。

又，若不下食，体弱乏气力，即宜⑤食鲜鲫鲙法。

取鲜鲫鱼，剥去鳞，破去肠血，勿洗之，但用新布一二尺净拭，令血脉断，名曰上鲙。余依常鲙法美作蒜虀，勿食瓜姜等酱，尤益人下食，亦疗气痢、赤痢。

又，若发疮及肿有根、无根，但服五香连翘等汤及丸，其法在此卷末痈疽法中。忌食猪肉、蒜、生菜等，唯宜食兔肉，仍须⑥熟吃甚佳。

又，若肿有根，坚如铁石，带紫赤

---

① 惙（chuò 音绰）：疲乏。《玉篇·心部》："惙，疲也。"

② 薯蓣馎饦：指用山药制作的饼。薯蓣，即薯蓣。

③ 不损：指病情不见好转。损，病损。

④ 惛（mèn 音闷）惛：郁闷不舒貌。

⑤ 宜：原误作"酒"，据程本及文义改。

⑥ 须：原误作"伤"，据程本及文义改。

色者，服汤后，仍以小小艾炷当肿上灸之，日一两炷为佳。养如常法。

又，若触秽必不善，四体懔懔①，饮食无味，亦可含香丸。如不瘥，服一盏五香汤，取微利一行，佳。则不烦沐浴也。

饮酒发热诸候将息补饵论并法一十条

《古今录验》论曰：饮酒则石势敷行经络，气力强溢，肾气坚王，即顿为阳事。阳事过多，便肾虚，肾虚则上热，热盛则心下满，口干燥，饮随呕吐，胃腑不和，宜服葛根饮，安谷神，除热呕，止渴也。且石、酒相得，递相为用。若石势不行，则须少饮；如石气调歇②，不复须饮，料量亦与石性同。

又，若热盛充满经络，心腹少胀，欲心下瘤瘤③不消，或时聚如坚，随复消者，宜服秦艽汤，得利便瘥。

秦艽汤法：

秦艽三两，细切，以牛乳一大升，煮。取一小升，去滓，顿服之，得利即瘥。若老弱可量气力进之，其饮食宜清冷，不得浊热，浊热则使石势壅塞不行，喜呕吐，病坚结也。亦能发黄，或小便赤，心坚痛者，亦宜服秦艽汤，得溏泄，瘥。热气散后，黄色纵彻皮肤是瘥候，勿怪。热散后，栗栗寒颤。若因颤，黄复出外者，是谓余热欲散也。勿厚覆，但使肌肤中少寒颤，良。

又，若热解寒不解者，可饮三合热酒使解。

又，若寒解后，头重耳鸣，满眼漠漠④，心下痛者，可饮二合许清酒便瘥，寒温宜依此法。

又，若心下结硬，腹胀，大、小便不利者，急服前胡大黄汤下之。法在下卷小便淋法中。

又，若欲狂癖失常者，与白薇汤下之，法在下卷痰澼干呕法中。

又，若酒热歇，石热亦不复行，心下热结已消，黄纵未歇亦无所苦，但冷饮食，勿进辛辣菜及热补食。若不欲进清冷者，可知暖饵，勿令大热。

又，若饮热歇后，石势虚损，饮食入口，自觉诸脉中瘤瘤⑤如冷水入者，是酒、石俱退，经络空虚故也。宜积日调冷食，兼依服进猪蹄羹，通养诸脉，自瘥止。

又，若头眩，耳闻空中有人语，心怯恐惧，兼忧悸不安，四肢如痹⑥，或起眠即辄惊，如被虎狼所逐，威势⑦所摄者方。

服淡竹沥一二升，乃至三升，瘥止。亦可进白薇汤下之，消息稍与令饮粥。常令有食力时，进鸡心酸枣汤，常令对偶⑧安慰之，以美言相悦。慎，不可以恶事惊之。

又，鸡心酸枣汤，疗饮后阳多⑨，肾虚发热，积日不食，胃中虚热，饮食不已，气入百脉，心脏虚盛⑩，令人失常法。出《古今录验》。

鸡心十枚　酸枣半升　人参一两　茯神

---

① 懔懔：寒冷貌。

② 歇：止，停。下仿此。

③ 瘤瘤：字书无考。高校本疑当作"愊愊"，郁结貌。可从。

④ 漠漠：视物漠糊不清貌。

⑤ 瀟瀟：高校本疑本作"瀟瀟"，恶寒貌。

⑥ 痹：谓痹痛。

⑦ 势：原误作"热"，据程本，高校本改。

⑧ 对偶：即配偶。

⑨ 阳多：即阳亢、阳气偏盛。

⑩ 盛：程本作"甚"，盛、甚通。

芍药各二两　白薇　枳实炙　知母　甘草炙　栝楼各二两　生地黄八两

上十一味，切，以水一斗，煮药半熟，纳心，煮。取三升，冷，分三服。

饵寒食五石诸杂石等解散论并法四十九条

《小品》论曰：凡服五石散，及钟乳诸石丹药等，既差节度，触动多端，发状虽殊，将摄相似。比来人遇其证，专执而疗之。或取定古法，则与本性有违；或取决庸医，则昧于时候，皆为自忤。遂推石过①，深省其理，未曰合宜。每寻古医，互相晦见②，直言沐浴，实未探微，寒温适情，盖须自度，随时之义，易所通焉。故陶正白③云：昔有人服寒食散，检古法以冷水淋身满二百罐，登时殭毙④。又有取汗，乃于狭室中四角安火，须臾则殒。据兹将息，岂不由人，追之昔事，守株⑤何甚！今列篇章，幸择长⑥而录用耳。寒食药得节度者，一月辄解，或二十日解，堪⑦温不堪寒，即已解之候也。其节度者，或头痛欲裂，为服药食温作癖，宜急下之。

又，若手脚卒患顽癖者，为犯热经久故也。急与冷水洗，饮热清酒，进冷食，即止。一法饮冷清酒亦止。

又，若体上生疮，结气肿痛不得动者，为自劳太过也。宜服香豉饮法。

香豉三升　葱白一虎口

上二味，以水三升，煮三沸服之。不止，乃至三四剂自止。

又，若腰痛欲折，两目欲脱者，为热上肝膈，腰肾冷极故也。宜服黄连饮法。腰痛欲折，两目欲脱，《千金翼》作二条。

黄连　甘草炙，各一两　葳蕤二两

上三味，切，以水三升，煮。取一升，去滓，纳朴硝一两，顿服。得微利，止。

又，若眩冒欲倒者，为衣厚犯热故也。宜冷水淋头并洗之，须臾即愈。《千金翼》云：宜洗头。

又，若脚疼欲折者，为久坐温处故也。宜常须单床行役，并以冷水洗浴即止。

又，若腹胀欲裂者，为久坐下热，衣温失食故也。宜数冷食、冷洗，当风取冷，须臾即瘥。

又，心痛如刺者，为应食不食，应洗不洗，寒热相击，气结不通，填于心中故也。宜数饮热酒，任性多少，酒气行，经络通达，淋以冷水。又冷淹手中搭著苦处，温复易之，须臾解也。解后仍速与冷食，食多益善。于诸痛之中，心痛最急，宜速救之。法在下卷心痛法中。

又，若发急，遍身热如汤火，或气结不识人，时倒，口噤不开，不自觉知者，救之要以热酒随其性灌之。卒不得下者，当打去齿灌之，咽中寒盛，酒入必还出，但灌勿止，半日许，以酒下气彻，乃苏。酒卒不下者，难可救矣。

又，若下痢如寒中者，为行止食饮犯热所致，宜速脱衣、冷食、冷饮、冷水洗，即瘥。

————

① 石过：谓五石散所造成的伤害。过，过失，此谓对人的伤害。

② 晦见：义理不明。

③ 陶正白：即陶宏景。宏景卒后谥贞白，宋刻讳"贞"字，故改"贞"为"正"，如唐"贞观"、"贞元"年号，均改为"正观"、"正元"即是。

④ 登时殭毙：当时死亡。

⑤ 守株：即守株待兔。喻泥守古训，不知权变。

⑥ 择长：择优、择善。

⑦ 堪：能也，耐也。

又，若百节酸疼者，为卧处太厚，又盖覆被衣，温不脱故也。但单床、薄被、单衣，或以冷水洗，勿著新衣，著故垢衣。虽冬寒常须散发受风，仍以冷石熨其衣，勿系带。若犯此，酸闷者，急入冷水浴，忽忍病而畏冷，兼食冷饭。

又，若兢颤①恶寒，或发热如温疟者，为失食忍饥，失洗不行，又食臭秽故也。宜急饱冷食，冷水洗，数行即愈。

又，若恶食臭如死物气者，为食温作癖故也。宜急以三黄汤下之。若不下，终不瘥。法在下卷解压法中。

又，若咽中痛，鼻中塞，清涕出者，为衣温近火故也。但速脱衣，取冷当风，以冷石熨咽鼻，当自瘥。不假②洗也。

又，若胸胁满，气上呕逆者，为饥③而不食，药气上冲故也。速与冷水洗，食冷饭，止。

又，若食便吐出，不得安住者，由癖故也。宜急以甘草饮下之。不下，当危人命尔。甘草饮法。

甘草二两，炙　大黄三两，别渍　黄芩二两

上三味，切，以水三升，煮三两沸。去滓，分服，以利为度。

又，若大便难，腹中坚如磐蛇者，为犯温积久，腹中有干粪不去故也。宜销酥、蜜、膏，服一二升，津润腹内即下。若不可④，服大黄、朴硝等下之。

又，若患淋者，为久坐温处，或乘鞍马，坐处大热，热入膀胱故也。但冷食，冷水洗，冷石熨腹，不过一日即瘥，止。《千金翼》云：若不止，可下之。不下，杀人。

又，若寒栗头掉⑤，不自支持⑥者，为食少，药气溢于肌肤，五脏失守，百脉摇动，与正气相竞故也。宜强饮热酒，以和其脉；强食冷食，以定其脏；强行，以调其关节；强洗，以宣其拥滞。即瘥。

又，若小便稠数者，为热食及啖诸热饼肉之属故也。宜冷水洗腹，兼服栀子汤法。

栀子仁二两　甘草炙　芒硝汤成下　黄芩各二两

上四味，切，以水五升，煮。取二升，分温二服，取利即瘥。

又，若失气不可禁止者，为犯温，不时洗故也。但冷水洗之，即瘥。

又，若遗粪不自觉者，为热气入胃，大肠不禁故也。当冷洗，即瘥。

又，若目痛如刺者，为热气冲肝上眼故也。但数冷食，清朝温小便洗之。不过三日即瘥，止。

又，若耳鸣如风声，又有汁出者，为自劳过度，阳事不节，气上耳故也。宜数饮食补之，节禁阳事即瘥。

又，若口中伤烂，舌强而燥，不得食味者，为食少谷气不足，药气积在胃管故也。宜急作豉汤服之。豉汤法：

香豉二升　葳蕤　甘草炙，各二两　麦门冬去心　小檗各三两

上五味，切，以水六升，煮。取二升，分温三服，能顿服益佳。再合为度。

又，若关气强直不可屈伸，为久停息，不自劳泄，药气不散，渐侵筋血也。出力使温，冷洗即瘥，止。

又，若得伤寒温疟者，为犯热故也。宜以常疗药救之无咎，但勿服热药耳。其伤寒疟药等，皆除热破癖，不与寒食相妨。故通服也。凡服寒食，虽已热解

① 兢颤：即颤颤兢兢。颤栗貌。
② 不假：即"不须"。高校本按：假、须义同。
③ 饥：原误作"肌"，据程本、高校本、《医心方》卷十九第四改。
④ 不可：指病不愈、不见效。
⑤ 头掉：头摇。掉，振掉。
⑥ 支持：控制。

而更病者，要先以寒食救之，终不中冷。其法在下卷解压法中。

又，若饮酒不解，食不得下，乍寒乍热，不洗便热，洗之复寒，甚者数十日，轻煮数日，昼夜不得寝寐，愁、悲、恚、怒，自惊跳悸，恍惚妄误者，为犯温积久，寝处失节，食热作癖①，内热与药并行，寒热交争，虽以法救之，终不可解也。昔黄甫氏曾饵此散，每发即欲自刑②，尊亲制之，乃免斯祸，强令饮食，其热渐除。纵家有寒热药，发急皆忘；虽素聪明，发皆顽冥，千令难喻，为兹毙者，不可胜数。遂检家兄士元救急之法，合三黄汤服之，大下便止，而录之。法在下卷解压法中。

又，若脱及便寒，著衣便热，为脱、著之间失适故也。小寒自可著，小温便可脱即止，洗之则爽然，瘥。慎勿忍之，便病成也。《小品》云：洗则了然，瘥矣。应洗勿忌之，忍则病成也。

又，若齿断肿，唇烂，牙齿摇痛，颊车噤，为坐犯热故也。宜时救之，可当风张口，使冷气入咽，漱寒水，即瘥。

又，若脉洪实，或断绝不足似死脉，或细数弦快，其所犯非一，此脉无医不识也。热多则弦快，有癖则洪实，急痛则断绝，凡寒食药热，率常如此，自无所苦，非死。唯勤节度，为妙。

又，若大便稠数，为坐久失节度将死之候也。如此难疗矣。可与前大黄黄芩栀子芒硝汤下之，当十有一生耳。可为必死之疗，不可不利，致死令人恨也！

又，若人已困而脉不绝，为药气盛行于百脉，人之真气已尽，药气尚自行，故不绝，非生气也。死后体因温如生人肌，腹中雷鸣，颜色不变，一两宿乃作死人也。

又，若周体患肿，不能回转者，为久坐不行，又不饮酒，药气滞在皮肤之内，血脉不通故也。宜饮酒，冷水洗，自劳，即瘥。若不能行者，遣人扶持强行，使肢节调畅，乃止。亦不得令过度，使反发热，或反热者，还当洗之。

又，若食患冷不可下者，为久冷食，口中不知味故也。当作白酒糜，多著苏③，热食一两顿。若小闷者，还令冷饮食，即瘥，止。

又，若下部臭烂者，为坐荐席厚热故也。当坐冷水中，即瘥。

又，若夜眠不得睡者，为食少热在内故也。服栀子汤方。

栀子仁十四个　大黄三两　黄芩二两

上三味，切，以水五升，煮。取三升，去滓，分三服，微利。又当数进冷食、自得眠睡。

又，若呕逆，咽喉中伤，清血出者，为卧温及食热故也。但饮冷水，冷石熨咽喉，即瘥。

又，若药发，辄安卧不与人语者，为热盛食少，失其性故也。但与热酒、冷洗、冷食，自劳便瘥。《千金翼》云：药发辄尸卧不识人，由热气盛，食少不充，邪忤正性故也。

又，若四肢、面目浮肿者，为饮食温，外不自劳力，药与正气相隔故也。但饮热酒、冷食、自劳、洗浴即瘥。《千金翼》云：药气与正气相并。

又，若鼻中有气如断鸡子④臭者，为著衣温故也。或阴囊臭烂，为坐热故也。入冷水中即瘥，宜脱衣洗浴，即自瘥。

又，若卒目暗无所见者，为饮食、

---

① 癖：原作"药"，据程本、《千金翼》卷二十二第三改。

② 自刑：即自残、自杀。

③ 苏：用同"酥"，即酥油。

④ 断鸡子：即"煅鸡子"，指未孵出小鸡的腐臭鸡蛋。《病源》卷六《寒食散发候》作"煅鸡子"。

居处太温故也。但脱衣、冷洗、冷食，须臾瘥，止。

又，若身肉处痛，痛无常处，如游风者，为犯热所作，非风冷故也。宜冷洗，以冷石熨之，自瘥。

又，若服药心闷乱者，为服温药与疾争力①故也。法当大吐，如或不吐，病当至死；若吐不绝，可食冷食、饮自然瘥也；若绝不识人，口复不开者，亦当断齿以热酒灌之。入咽吐出者，更与之，但得酒气下通，不半日，即便苏矣。

又，若嗜寐不觉者，为久坐热闷故也。宜冷洗、冷食即瘥。

又，若肌肤坚如石，不可屈伸，为热食，温卧作癖，五脏隔闭，血脉不通故也。急服前三黄汤下之，食冷食，饮热酒，自劳即瘥。

又，若臂脚偏急痛苦者，为久坐卧温热，不自移转，气入肺、脾、胃故也。宜勤以二布巾淹冷水搭之，觉温则易，如此不过三日，即瘥。《千金翼》云：热入腹、附骨故也。

又，若患腹背热，如手、如杯、如盘许大者，以冷石随处熨之。

又，若脚指间生疮者，为覆袜太温故也。当以脚践冷地，以冷水洗足，瘥。

又，若口热痛，烦心者方。

生鸡子五枚

上一味，顿服之，即便愈。

痈疽发背证候等论并方五十三首

夫二仪②含象，三才③贯形，五体④以类于五行，六腑乃同于六吕⑤。人之肉也，则脾之所主，人之皮肤，则肺之所管。

肤肉受病，皆由滋味而与衣服。衣服厚暖，则表之呼寒；滋味失度，则腑脏皆热。腑脏既拥，则血脉不流。血脉不流，则毒气偏注，凑于俞穴。俞穴之所，阴阳会津承虚伏守，必煮⑥其血。血败即溃肉，肉腐而成脓。实则为痛，浮则为肿也。若兼肾肝虚热，遂成疽、成瘭矣。且疽则附骨，瘭则著筋。

凡曰痈疽，脉皆有状：有浮、有滑、有数、有涩、有弱、有沉。浮为阳虚；滑为阳实，数为阳躁，涩为阴寒，弱为阴虚，沉为阴坚，三阳三阴之脉也。若三部之中，脉有一阴一阳，复结为失常经者，痈疽之候也。且脉法：心洪、肺浮、肝弦、肾沉，若肺、肝、心俱至，即发痈疽。何以言之？为一阴一阳，水火竞⑦焉。

旧论：寒热客于经络，血涩不通，其理乖也。论热尽发于内而形于外，未有外热能入于内，而成其肿。皆由表虚客寒所搏，故衣厚暖呼其寒，是其义也。

凡痈发生，皆由自召⑧：一，呼吸失度；二，喜怒不调；三，饮食恣时；四，阴阳乖候。犯此四者，则六腑不和，荣卫不利。荣者血也，卫者气也。血伤寒则涩，气伤热则益⑨。气则为火，血则为

---

① 争力：争斗，相争。
② 二仪：此指阴阳二气。
③ 三才：本指天、地、人。此谓人体精、气、神。
④ 五体：谓五脏所主形体的筋、脉、肉、皮、骨五层次。
⑤ 六吕：指古乐十二律，阴声、阳声各六。阳为律，阴为吕。《国语·周语下》吕书昭注："律谓六律、六吕……六吕：林钟、仲吕、夹钟、大吕、应钟、南吕也。"
⑥ 煮：煎熬。此犹灼伤。
⑦ 竞：相争。
⑧ 召：指招致。下仿此。
⑨ 益：犹"盛"，偏亢。

水，水火相搏①，遂形痈疽。故加虚则气撮心惙②，四肢颤掉。若有失而悸，此为脓不出尽之候，久即成漏，纵瘥终发，宜服排脓补养药，即无咎也。痈疽之名，大体相似，发有深浅，疗有虚盈③，然摄之于药物，殊途而同归也。

凡人强壮之年，少阳气省④，皮肤疏薄，滋味惬情⑤，肠胃壅塞，因壅发热，即受其寒。寒气总至，受有浅深，随处为证⑥。浅即内阳尚壮，中即少虚，深即虚竭。病在阳即易去，在阴即难除。其有决生死之神功，辨形色之宗旨，明刘涓之术箓⑦尔。

凡痈疽脓出后，不可疗者有五：一，眼白睛青黑而小；二，咽药而呕；三，伤痛渴甚；四，膊项中不仁；五，音嘶色夺。此为极⑧也。

又，凡食诸生果，皆召其疴。《养生法》云：勿食不成核之果，勿食和污粒之食，皆为疮痏。略为纲举，以晓将来耳。

《千金》论曰：凡发背⑨皆由服五石、寒食、更生散所致，亦有单服钟乳而发者，又有生平不服石而自发背者，此是上代有服之者。其候率多于背两胛间起，初如粟米大，或痛、或痒，仍作赤色。人皆初不以为事，日渐长大，不过十日遂至不救。及其临困⑩时，疮方圆径三四寸，高一寸，兼有数十孔，以手按之，诸孔之中脓皆反出，寻即⑪失音不言。所以养生者，小觉背上痛痒有异，即取净土、水和作泥，捻作饼子，径一寸，厚二分，贴著疮上，以粗艾，大作炷灸之。一炷一易饼子，肿若粟米大时，可灸七饼，即瘥。若如榆荚大，灸七七炷，即瘥。若至钱许大，日夜灸，不住，乃瘥。并服五香连翘汤及铁浆，诸药攻之，乃愈。

又，五香连翘汤方。

青木香　沉香　独活　连翘　升麻各二两　麝香半两　薰陆香攻头痛，不著亦得　鸡舌香各二两　射干二两，一法一两　大黄三两，别渍　淡竹沥二升　桑寄生二两　通草二两

上十三味，切，以水九升，煮药待水减半，然纳竹沥煮。取三升，分温三服，甚佳。《千金》本方有丁香无鸡舌香⑫。

又，五香丸，疗心腹鼓⑬胀，冷泻，鬼气疰忤方。亦名沉香丸。

沈水香⑭　青木香　丁香　朱砂别研，各一两　麝香别研　犀角错取屑　薰陆香　栀子仁　连翘　石膏别研，各二两　芒硝熬　蜀升麻　大青　干蓝　栝楼　干葛　茵陈　黄芩　肉桂　芎藭　茯苓各三两　巴豆三两，去心皮，熬令变色，别研如脂　大黄三两

上二十三味，捣筛，蜜和，更捣一

---

① 搏：原作"博"，据程本、高校本改。

② 气撮心惙（chuò 音绰）：即气滞神疲。撮，聚也。惙，《玉篇·心部》："疲也。"

③ 虚盈：即泻法和补法。虚，使虚。指祛邪的泻法。盈，指扶助正气的补法。

④ 少阳气省：即阳气衰少、不足。少阳，即阳少、阳虚。气少，即气虚、气弱。《篇海类编·目部》："省，少也。"

⑤ 滋味惬情：谓饮食无节制。

⑥ 证：即病症。

⑦ 箓（lù 音录）：道教的秘文。也有"籍"义。

⑧ 极：此谓病情危急、垂危。

⑨ 发背：指生于背部的痈或疽。

⑩ 困：患病。为疾病所困扰，故曰"困"。

⑪ 寻即：立即。

⑫ 鸡舌香：丁香的别称。

⑬ 鼓：原误作"鼔"，据程本、高校本改。

⑭ 沈水香：即沉香。因本香质硬而重，能沉于水者为上品。《南方草木状·蜜香、沉香》："木心与节坚黑，沉于水为沉香。"

千杵，封以油、蜡①纸，无在。有患时温热，痤病，鬼疟病，心腹鼓胀，疸黄垂欲死者，可服四五丸。丸如梧子大，或至六七丸，但取三两行，快利为度，利止即瘥。

又，疗发背、肠痈、乳痈，一切毒肿，服之脓化为水，神验方。

犀角屑，十二分　大黄五分　蜀升麻　栀子仁　黄芩　防风　蜀当归　甘草炙　干蓝　人参　黄连　黄芪各四两　巴豆二十颗，去心皮，熬，别捣

上十三味，捣筛，蜜和为丸。初服十丸，取快利三两行。如不利快，更服三两丸，以快利为度。若利多，以冷酢、饭止之，已。后服每减丸，常取溏②利，肿消乃止。一方有蓼实。

又，疗一切肿，初觉痛不可忍，神效方。

取面溲如十指许粗，绕肿令匝，满中布生椒。又以一片面，可椒上盖之。当中以艾炷如酸枣大灸之，盖面欲焦，即换著新面，痛停，止。

又，疗风毒及一切肿涂散方。天后赐会稽王岑十六，遂于岭南见郭讷驸马，患肿发背，会稽与芦黄门等亲与药，须臾平复。岑侯因得此法。

大黄五两　白蔹三大两　寒水石　紫葛　青木香各一大两　硝石　黄芩各二大两　大青三两　苦参一两

上九味，捣散，和牛乳，涂故布上，揭肿上，随著即消。干，复易之。若肿在骨节，即揭近骨节好肉处，移取肿揭，即消。

又方

汝阴灵明府说，传云甚验。

水银二斤

上一味，以纸分为两裹，密系头。更以帛重裹，勿令走失。递互将揭上，

觉温即易，不过十数度，热毒尽歇，即消矣。神效。

又，发背神验方。

狗白粪半升，觉欲作肿者

上一味，以暖水一升绞取汁，分再服。以滓敷上，每日再为之，瘥止。

又方

凡肿起于背胛中，头白如黍粟，四相连肿赤黑，令人闷乱者，名发背也。宜禁阳事、酒、蒜、面，若不灸疗，即入内杀人，可当疮灸七八百壮。有人不识，多作杂肿疗，皆乃死。

又方

取三年酢滓，微火煎，和牛脂封上，日一易之。

又方

取乱发灰，酒服一方寸匕。

又方

狗牙灰，酢和封之，瘥。

又方

饮铁浆三升，下利即瘥。

又方

猪、羊脂封之，亦疗乳痈，妙。

又方

鹿角灰，酢和涂之，佳。

又，疗石气在皮肤肿③热膏方。

生麦门冬去心　蕤蕤　鼠李皮　石膏碎　凝水石　沙参各一两　青葙子　露蜂房各一分　竹沥一大合　杏仁油二大合　牛酥五大两　生地黄汁三合

上十二味，切，纳酥、油、沥中，微火上煎，令鱼眼沸，一炊久，膏成，觉有热处即摩之，瘥止。

---

① 蜡：原误作"腊"。《外台》多将"蜡"误作"腊"。

② 溏：原误作"塘"，据程本、高校本及文义改。

③ 肿：原误作"重"，据程本改。

又，疗发背及痈疽溃漏，并未溃毒肿①方。

栝楼　榆皮　胡燕窠　鼢鼠土　女人潮信帛水洗取汁

上五物等分，潮信汁和如泥，涂肿上，干即易之。溃者四面封，亦觉，即封之三五日，瘥。

又，排脓内塞散，主大疮热已退，脓血不止，疮中肉虚疼痛方。

防风　茯苓　白芷　桔梗　远志去心　甘草炙　人参　芎䓖　当归　黄芪各一两　附子二枚，炮　桂心三分　厚朴炙，二两　赤小豆五合，熬

上十四味，捣散。酒服一方寸匕，日三服夜一服。

又，排脓、止痛、利小便散方。

瞿麦二两　芍药三两　赤小豆微熬　桂心　芎䓖　麦门冬去心　白蔹各二分　黄芪　当归各二两

上九味，捣筛。先食，温酒服一方寸匕，日三。

又，疗痈肿，自溃长肉，薏苡仁散方。

薏苡仁　桂心　白蔹　当归　肉苁蓉　干姜各二两

上六味，捣筛为散。先食，温酒服一方寸匕，日三夜再之。

又，疗诸虚不足，发背及痈疽瘥后经年复发，皆由大风聚结，毒气在内闭塞，得夏月出攻背。不治，积聚作脓血，或为内漏，内塞排脓散方。

山茱萸　五味子　茯苓　干姜各六分　当归　石韦去毛　芎䓖各四分　附子二分，炮　肉苁蓉　巴戟天去心　远志去心　麦门冬去心　干地黄各八分　菟丝子酒渍　地麦各三分，取干者　石斛　人参　甘草炙　芍药　桂心各五分

上二十味，捣散。服一方寸匕，日三夜一，稍加至二匕。长服，终身不发痈疖。

又，疗痈疽发背，妇人发乳诸疖已溃。未溃者，便消。不消者，速溃。疾愈内补散方。

木占斯　败酱　细辛　干姜　厚朴炙　桔梗　甘草炙，各一两　人参六分，一法二两　栝楼子六分　防风六分

上十味，捣筛为散。酒服方寸匕，日三夜二。间食，长服去败酱。

又，疗痈疽发背，猪蹄汤方。

猪蹄一具　黄芪　黄连　芍药　黄芩各二两　蔷薇根　狼牙各八两，切

上七味，切，以水三斗，煮猪蹄令熟，澄取三升，渍诸药，煮。取一升洗疮。一食顷著帛拭干，著生肌膏，日二，生痂止。疮痛者，加当归、甘草各二两。

又，蚀恶肉散方。

马齿矾石烧研　茼茹　麝香研　丹砂研　雄黄研　雌黄研　白矾各三分，烧汁尽研　硫黄三分，研

上八味②，细作散敷之。先蚀恶肉，令尽，即封生肌膏。

又，痈疽蚀恶肉膏方。

大黄　附子去皮　莽草　芎䓖　雄黄研　雌黄研　真珠研，各一两　白蔹　矾石烧研　黄芩　茼茹各二两

上十一味，先以猪膏一升半，煎六种草，去滓，纳茼茹、矾石等末，绞之。涂疮中，恶肉尽，即止。

又，散方

茼茹漆头者　矾石烧研　雄黄研　硫黄研，各二分

上四味为散，纳疮孔中，恶肉尽，

---

① 毒肿：肿之甚者。毒，凶，狠。

② 上八味：原"八"作"十"，据程本、高校本、《千金方》卷二十二第三改。

止。勿使过好肉也。

又，疗痈疽发十指，或起膀胱，及发背。去恶肉方。

猪蹄一具，治如食法　当归　大黄　芎藭　芍药　黄芩　独活　莽草各一两。

上八味，以水三斗，煮猪蹄，取八升汁，纳药，煮。取四升，去滓，洗疮两食顷，拭令燥，以后麝香膏封之。

又，麝香膏，主诸恶疮及痈疽发背去恶肉方。

麝香　矾石烧　雄黄　真珠各一两，研作末

上四味，以猪脂搅令如泥，涂。恶肉尽即止，更敷生肌膏。

又，生肌膏，主痈疽发背已溃方。

甘草　当归　白芷　椒去目　干地黄　细辛　续断各二两，一法无续断　乌啄六枚，去皮　肉苁蓉三两　薤白二十茎　蛇衔一两

上十一味，切，以好酢半升，和，渍一宿。取猪膏三斤，微火煎之，令鱼眼沸，三上三下，候白芷黄膏成，用涂之，佳。

又，疗胸背游肿痈，黄芪汤①方。

黄芪　人参　麦门冬去心　石膏碎　芎藭　当归各二两　生地黄八两　甘草炙　芍药各三两　生姜五两，切　大枣三十枚，擘　半夏四两，洗去滑

上十二味，切，以水一斗，煮竹叶取九升，去滓，纳药，煮。取三升，分四服，日三夜一服。

又，疗服石之人患疮肿等，单服牛蒡方。

每吞三撮。

又方

每食讫，含生干地黄丸如胡桃大，除热补益也。

又，疗年四十以上，强壮常热，发痈无定处，大、小便不通，大黄汤②方。

大黄　黄芩各三两　升麻二两　栀子五枚　芒硝一两，汤成下

上五味，切，以水五升，煮。取二升四合，去滓，下芒硝，搅令调，分三服，得利为度，不过三剂即瘥。

又，疗散发生疮肿赤嫩方。

取赤石白一片，烧令赤，置酢中，捣作末，敷之。如燥更易，以瘥为度。

又，取粪中蛴螬虫，捣如泥，涂肿上，不过三度，即合口，甚妙。

又，主腹内痈方③。

大黄四两　牡丹三两　芥子半升　硝石三合　桃仁五十枚，去尖皮，碎切

上五味，切，以水六升，煮。取一升五合，分再服。脓即下，无脓④者下血。

又，若大热、背肿、身多生疮，下诸石方。

露蜂房六两　木⑤绯帛一尺　乱发二两　升麻三两

上四味，先用绯帛裹蜂房等，以麻缠使遍，于炭火上烧令烟尽，及热捣碎作黑灰，筛之取末。候热时，空腹，酒和服一方寸匕，日再。服此药五六日，即常以小便及大便下青黄赤汁，及黑物极滑而腥臭者，此石下候。三五度下即

---

① 黄芪汤：《千金方》卷二十二第二作"黄芪竹叶汤"，另有"竹叶一握，黄芩三两"共十四味，别药剂量小异。煎服亦不同。

② 大黄汤：《千金方》卷二十二第二作"五利汤"，主治功效及药味组成相同，剂量有别。方后宋臣注"刘涓子名大黄汤"正与此合。

③ 主腹内痈方：《千金方》卷二十三第二作"治肠痈，大黄牡丹汤"，"芥子半升"作"瓜子一升"，"硝石三合"作"芒硝二两"，服法亦异。

④ 无脓：厚脱"脓"，义不明，据程本及文义补。

⑤ 木：山胁尚德："'木'疑当作'故'。"山田业广引元慎曰："'木'恐'大'讹。"

休，若多恐令瘦损。若不大急困，但煮五加木汁服，亦疗丁肿。

又，疗背上初欲作肿方。

大黄　升麻　甘草炙　黄芩各三两　栀子仁百枚

上五味，切，以水九升，煮。取二升半，分服，快利便止。不下，便进。

又，凡发背为痈疽，肿已溃、未溃方。

香豉三升

上一味，少著水和，熟捣如强泥，作饼子厚三分，依肿大小贴之，以艾布其上，灸其豉饼，使温温热而已，勿令破肉也。若热痛，急易之，或一日、二日灸之；若先有疮孔，勿令豉饼盖却，但四面著灸，孔中汁出，即瘥，止。

又，疗恶毒肿著阴卵，或偏著一边，疼急挛痛，牵入小腹[1]，痛不可忍，一宿杀人方。

茴香草

上一味，捣取汁，饮一升，日三四服，又取滓敷肿。此外国神法。从元嘉[2]末来用之。神效，起死人。

又，生鱼薄主乳痈方。

生鲤鱼长五寸　大黄　莽草　灶中黄土各六两

上四味，别捣鱼如膏，三物下筛，更捣令调，以生地黄汁和。敷肿上，日五六，夜二三，即愈。

又，疗动散[3]、背肿已，自利，虚热不除，宜服竹叶黄芪汤方。出《古今录验》

竹叶切，三升　黄芪四两　小麦一升　芍药三两　甘草二两，炙　石膏二两，研　人参二两　升麻一两　茯苓二两，一法七分　桂心六分，一法三分　当归三两　干枣十四枚　五味子三两　生姜三两　干地黄一两　麦门冬三两，去心　知母一两

上十七味，切，以水一斗二升，煮

竹叶、小麦。取九升，去滓，纳药，煮。取三升，温分四服。

又，商陆贴诸肿方。

商陆二两　黄芩　黄连　白芷　白蔹　大黄　莽草各二两　白及二两

上八味，捣筛，硝、胶汁和如泥。涂纸，贴肿，干即易之。

又，有患痈破，下脓讫，著兑药塞疮孔，乃疮痛，烦闷困极，有人为去兑药，以楸叶十重，以布帛裹，缓急得所，日再、三易之，痛闷即止。此法大良无比，胜于众法，贴此主痈疽溃后，及冻疮、有刺不出，甚良。冬无楸叶，当早收之，临时以盐汤沃令润，用之亦佳。薄削椒白皮，用之亦得。

又，栀子汤，主表里俱热，三焦不[4]实，身体生疮，或发痈疖，大、小便不利方。

芒硝汤成下　甘草炙，各二两　黄芩　知母各三两　大黄四两，别渍　栀子仁七枚

上六味，切，以水五升，煮四味减半，下大黄，煮。取一升八合，去滓，纳芒硝，分三服。

又，疗痈疽发背及小瘰疬，李根散[5]方

李根切，一升　甘草炙　桔梗　黄芩各二两　葛根　当归各三两　桂心　芍药各四两　芎䓖六分　通草　白蔹　厚朴炙　附子炮，各一两　栝楼子一升　半夏一升，洗

---

① 小腹：原作"小肠"，据《千金方》卷二十二第二改。

② 元嘉：《千金方》卷二十二第二作"永嘉"。指西晋怀帝司马炽年号，公元307～312年。

③ 动散：指服饵五石散类药物后其毒性发作。动，发动。

④ 不：程本作"壅"。不，通"丕"，大也。《尔雅补郭》：不，"多通丕。丕，大也。"

⑤ 李根散：《千金方》卷二十二第三作"李根皮散"，"栝楼子"作"栝楼根"，十五味剂量稍有区别。

上十五味，捣筛为散。酒服一方寸匕，日三。疮大困者，夜再。有人发背，骨出十余节，服此即瘥。

又，主痈疮发背方①

蜀椒汗　黄芩　人参各二分　干姜　附子炮　白蔹　防风　桂心　甘草炙，各一两　芎藭二两　赤小豆一合半

上十一味为散。酒服一方寸匕，日三夜再服之。

又，内补散，疗痈疽发背，已溃、未溃，排脓生肉方。

当归　人参各二两　桂心　芎藭　厚朴炙　防风　白芷　桔梗　甘草炙，各一两

上九味为散。以酒服一寸匕，日三夜再。疮未合，服勿停。

又，瞿麦散，主诸痈未溃，疮中疼痛，脓血不绝法。

瞿麦　白芷　黄芪　当归　细辛　芍药　芎藭　薏苡仁　赤小豆末，各一两

上九味，先以清酒一升渍小豆，出铜器中熬之。干复渍，渍复熬，五遍止。然后捣诸药下筛，酒服一方寸匕，日三夜二，服三五日后，痛者痒，肌肉生。一法以春酒渍小豆，多痛倍瞿麦，疮②未开倍白芷，多脓倍黄芪、薏苡仁、芍药，甚妙。

又，黄芪散，生痈疽撮脓方。

黄芪五分，多脓倍　赤小豆一分，热口干倍　芎藭二分，肉不生倍　芍药三分，痛不止倍　白蔹三分　栝楼三分，小便多倍之

上六味，捣散。酒服方寸匕，日三服之。一方有甘草三分。

又，疗发背及痈肿热㶿已熟者，即令脓出。未③熟者自然消除，神验方。

牛蒡根嫩者，洗去土，勿令见风，细切一大升

上一味，以水三大升，煮令烂，绞去滓，更盛于瓷器中，重汤煎之，使如稀糊，以涂烂帛，贴肿上，热则易之。验。

外台秘要方卷第三十七

右迪功郎充两浙东路提举茶盐司干办公事张寔校正

---

① 方：《千金方》卷二十二第三作"内补方"。

② 疮：原作"痛"，义难通，据《千金翼》卷二十三第九改。

③ 未：原脱，据程本、高校本及文义补。

外台秘要方卷第三十八 乳石下一十八门

朝散大夫守光禄卿直秘阁判登闻检院上护军臣林亿等上进

乳石发动热气上冲诸形候解压方五十三首

石发热嗽冲头面兼口干方六首

石发兼虚热痰澼干呕方五首

石发吐血衄血方七首

石发热烦及渴方一十六首

石发热风头痛心烦寒热方三首

石发口疮连胸面及身上心痛方一十四首

石发腹胀痞满兼心痛诸形证方七首

石发热目赤方一十首

石发痰结大小腹留壅老小虚羸方六首

石发大小便涩不通兼小便淋方一十六首

石发后变霍乱及转筋方一十六首

石发后变下痢及诸杂痢方一十二首

石发两脚卒冷两胁腋卒热并口噤方三首

石发苦热解折下石方四首

服石后将息饮食所宜法二首

紫馎饦并食饮将慎法三首

服石后防慎贮备杂药等一首

乳石发动热气上冲诸形候解压方五十三首

论曰：夫乳石之性，缓而且速，能悍①风寒、逐暑湿、导经脉、行饮食之气。在阴即补其不足，在阳即能发其炎。阴盛阳虚，则二仪②亢位，所以炎上③。腑之受邪，则表热气隔，至阴之伏也。脉形阳浮而数，阴伏而沉，理之于经，自然通泰④。若灸之于孙络，即血脉湍流，或全抑之，则乖于石性；理而兼助，则表里周荣。若遇小发，可自劳力按摩，不可即大热不已者，别法随事择用解散方。

疗寒热胸中塞，面肿，手足烦疼，是钟乳发⑤，宜服生麦门冬汤方。

生麦门冬四两，去心　豉三升，绵裹　葱白切，半斤

上三味，以水八升，煮。取三升，分服。体气热是客热，当自渐加衣物，虽似恶，加之后必佳。忌如常法。此方甚良。《千金》同⑥

----

① 悍：通"捍"，抵御、阻止。《韩非子·王蠹》梁启雄浅解："捍，借为悍。"《广韵·翰韵》："捍，抵捍。"

② 二仪：本指天地、日月，此外引申为阴阳二气。

③ 炎上：指热盛而向上熏灼。

④ 泰：平安。

⑤ 钟乳发：指服饵钟乳石之类的矿物药后，其毒性发作。

⑥ 《千金》同：检今本《千金方》"生麦门冬汤"有三方，并见于卷二十四"解五石毒"第三中，三方的主治、药味均不同。

又，压丹石发方。天台山国清师所传用。

杏仁一百枚，去皮尖

上一味，以水二升，于盆中研之，绞取汁令尽，以白面二升，用杏仁汁溲①作馎饦②，还以杏仁汁煮，务令极熟。其病者，量性多少啖之令尽，讫，又取美酒数升煮十余沸，候热，讫。病者量性多少饮之，徐，令尽。盖覆安卧，初觉心闷，顷间四体轻虚。一服三年不发，大效。

又，疗乳石发③方。

甘草炙　麻黄去节，各一两

上二味，切，以水三升，煮。取强半升④，和清酒半升，其患者先须火边灸。热彻欲汗，承热服，令尽。盖衣卧，须臾大汗，即瘥。《千金翼》同。

又，若因食仓米、臭肉动乳方。

必须葱豉汤，细细服之，五六度即瘥。《千金翼》同。

又，食饮损者方。

于葱豉汤中加当归一两，煎之，去滓，分服，即瘥。若未可，即服芦根汤。《千金》同。

又，若已服安和药，仍不退者，此小触动。服葱豉等汤不解者，可服芦根汤解压之方。

芦根　地榆　五加根各一握

上三味，切，以水三升，煮。取一升，服之即解。《千金翼》同。

又，若得时气，冷热不调，动乳者，皆是寒热所致。其状似疟，久久不疗，损人性命，纵服汤药，必终难瘥。宜作生熟汤⑤浴之方。

以大器盛汤，若大热投少冷水，即于汤中坐，勿动。须臾百节开，寒热之气皆从毛孔中出，变作流汗。若心中热闷者，还服少许热汤即定，久乃出汤。出，衣被覆盖睡，豁然平复。如患大重者，不过三四度，即瘥。《千金翼》同。

又，解一切石发方。僧瑞法。

胡豆半升

上一味，捣研之。以水八合，绞取汁饮之，即瘥。虚弱人半升中一半，以意量之。

又，大黄丸方。

大黄五两，捣末　大麻子五两，熬勿令焦，待冷，于簸箕中以手接去皮，取仁研如膏

上二味，合治令匀，以蜜和，丸如梧子大。以汤饮下十丸至二十丸，以宜利为度。此方甚妙。通畅壅秘⑥服之尤良。忌如常法。

华他⑦：莤茛汤疗石毒卒发者，栗栗⑧如寒，或欲食，或不欲食。若服紫石英发毒者，亦热闷愔愔⑨，喜卧，起止无气力，或寒，皆是腑脏气不和所生，疗之方。

莤茛四两　甘草炙　蓝子各一两　茯苓　黄芩各二两　蔓菁子一升　人参一两　芍药二两

上八味，切，以水一斗，煮蔓菁子，取八升，去滓，纳余药煎。取三升，去滓，分三服，日三。若虚弱加人参一两；若气上加茯苓、莤茛一两甚良。《千金翼》云：若体寒者，倍人参，减黄芩。若气上，倍茯苓，加莤茛一两。

---

① 溲：搅拌。

② 馎饦：古代用面或米粉制成的饼类食物。《集韵·铎韵》："馎饦，饼也。"

③ 乳石发：即服食钟乳石等五石之药后，产生了毒副作用，即毒性发作。又称"石发"，简谓之"发"。

④ 强半升：犹言多半升。

⑤ 生熟汤：沸水兑冷水而成的能浴之温水。

⑥ 壅秘：指肠道壅塞不通而致的便秘。

⑦ 华他：即华佗。他，通"佗"。

⑧ 栗栗：战抖貌。

⑨ 愔愔：烦闷貌。

应杨州：所得吴故①单葱白汤，疗药沉体中数年或更发，宜服之方。

葱白一斤，切

上一味，以水五升，煮。取二升半，去滓，服尽。未定更作，服之至三剂，即瘥，止。

又，疗乳石发，樊尚书传，萧亮常服良验。余因热重盛，切虑不安，遍于李虔祐率更吴升谘议处求解法，亦称此味奇绝方。

甘草二两，炙　生犀角一两半，屑　萎蕤三两

上三味，切，以水四升，煮。取一升半，分服甚效。

又方

乌豆二升

上一味，以水九升，煮。取五升，去滓，以铜钵重汤煮。取一升，每服一匙，以尽即瘥。未定，更作佳。

又，若盛热发方。

取无灰酒煮三五沸，承稍热服之。以布手巾两个，蘸水以揭热处，取瘥为妙。更互用之。

又，疗诸乳石发动，口干，寒热，似鬼神为病方。

麦门冬八分，去心　五加皮　犀角屑黄芩各四分　萎蕤四两　栀子四分　升麻四两　大黄五分　芍药四分　大青　甘草炙，各三分　苦参六分

上十二味，捣筛，蜜丸。食后以蜜水服十四丸，渐加至二十丸，日再，以意加减。《千金翼》同。

又，疗诸石发热困苦方。

猪脂五合，成炼者　芒硝四分　葱白五合，切　豉心三合

上四味，以水三升，煮葱豉。取一升二合，去滓，下猪脂、芒硝，分三服。未瘥再服。《千金翼》同。

又，疗石发，热盛充实，四体烦满，脉急数，大、小便赤涩，升麻汤方。

升麻　黄柏　黄连　甘草炙，各三两　黄芩四两　芍药六两　白鸭通五两　淡竹叶切，一升　栀子十四枚　豉一升　大黄三两

上十一味，切，以水二斗煮竹叶、鸭通。取一斗一升，去滓，澄清。取一斗，纳诸药，煮。取四升，去滓，分三服。若上气者，加杏仁五合；腹满加石膏三两。《千金》同。

又，常防备热发法方。

麦门冬三两，去心　甘草一两　人参三两

上三味，捣筛，蜜和，丸如弹丸。一日服三丸，甚良。《千金翼》同。

又，三黄汤，折②石热，通气，泄肠胃，解肌方。

大黄三两，别渍　黄芩二两　栀子一七枚　甘草二两，炙　豉一升　麻黄一两，去节

上六味，切，以水九升，煮麻黄去上沫，下诸药，煎。取三升半，下大黄三五沸，去滓，分服。得利，以瘥止。《千金翼》同。

又方③

黄芩二两　豉五合，绵裹　葱白五合　栀子仁二七枚

上四味，切，以水四升，煮。取一升八合，去滓，分服。三剂瘥，止。

又，疗石发，身热如火烧，黄芩汤方。靳邵法。

黄芩三两　枳实二两，炙　厚朴炙　栝楼　芍药各一两　栀子仁十四枚　甘草炙，一

―――――――

① 吴故：《医心方》卷二十第四十二作"吴解散"。程本作"异故"。疑为下文"吴升谘议"家传的故有"单葱白汤"之省文。

② 折：减损、阻止。此有消除之义。

③ 又方：《千金翼》卷二十二第四作"治虚石发，内有客热，胸中痞，外有风湿不解，肌中急挛，黄芩汤方"。药味相同唯剂量及煎服方法稍异。

两

上七味，切，以水七升，煮。取三升，去滓，分三服。忌如常法。《千金翼》同。

又，疗热气结滞经年，数数发方。

胡荽半斤，五月五日采，阴干。如此物可先收贮备之

上一味，以水七升，煮。取一升半，去滓，分服。未瘥，更作服。春、夏取叶，秋、冬取根茎用。

又，疗膈上热方。

柴胡　黄芩　甘草炙　茯苓　麦门冬去心　枳实炙　生地黄各三两　竹叶切，一升

上八味，切，以水一斗，煮。取三升，去滓，分服。

又方

取河中石，不限多少，烧令赤，投小便一大升，候冷，顿服之，良。

又方

取寒水石，长含，以瘥为度。

又方

取黄连，水渍。服一升，最良。

又，疗心下烦热闷，内热不安，冷石汤方。

冷石半两，细研之

上一味，以水搅如白饮①，顿服。不瘥，更作。

又，去石毒②，麻黄汤方。

麻黄二两，去节　甘草二两，炙　豉一升，绵裹

上三味，切，以水五升，煮。取一升，去滓，分温再服之。

又，猪膏汤解大散方。

猪膏二两，煠之　豉一升

上二味，以水三升，煮豉取汁二升，纳猪膏，服七合，日三。服石人饮宜清冷，不宜渴热，渴热即气拥③痞石，唯酒一种须热也。《千金翼》同。

又，疗乳石发，如寒热状，似疟方。

前胡半斤　黄芩　甘草炙　生姜　知母各三两　牡蛎熬　石膏各六两　大枣二十枚，擘

上八味，切，以水一斗，煮。取四升，去滓，分为四服。取瘥为度。此方甚良。

又，疗胸背头中游热，补虚方。

黄芪　芍药各三两　甘草炙　桂心各一两　茯苓　人参　石膏　生干地黄　生姜　麻黄去节　麦门冬去心，各二两　大枣二十枚，擘　竹叶切，一升

上十三味，切，以水一斗二升，煮竹叶取一斗，去滓，下诸药，煎。取三升，去滓，分服之。一方无茯苓有大黄。

又，疗石发，诸药疗不瘥方。

以硝石含之，效。

又方

若热盛，可向冷地卧，腰下以厚物荐④之，腰以上令薄，使受稍似凉即起，不得过度。

又，三黄丸，疗虚热气壅不通方。

黄连　黄芩各三两　大黄二两

上三味，捣筛，蜜丸。以汤饮下十五丸至二十丸，如梧子，以利即瘥。

又，疗精神如失，气攻上，骨热方。

柴胡　升麻　黄芩　泽泻各三两　淡竹叶切，一升　生地黄切，二升　干蓝　芒硝各二两

上八味，切，以水八升，煮。取三升，去滓，下芒硝，分服。取利止。忌如常法。

———————

① 白饮：此指米汁。
② 石毒：指服饵钟乳石之类矿物药所产生的毒副作用。
③ 拥：聚积、阻塞。
④ 荐：铺垫。

又，疗石热将行，体微饬啬①，即此方从叔汾州刺史河东公口授此法。余久服石，每服此饮，颇甚为效方。

茱萸　蒌蕤各一两　豉心一升　葱白一握

上四味，切，以水四升，煮。取减半，分服。

又，疗服诸药石后，或热不禁，多向冷地卧，又不得食诸热、面、酒等方。

五加根皮二两

上一味，切，以水四升，煮。取二升半，候石发之时便服。未定，更作服。

又，疗诸石盛热不除，心腹满，小便赤，大便不利，吐逆，气冲胸，口焦干，目赤重热，三黄汤方。

黄连　芒硝各二两　甘草②炙　大黄一两　黄芩三两

上五味，切，以水五升，煮。取二升半，去滓，下芒硝，分服，以利为度。甚良妙。

又，疗天行丹石发动，上下拥隔不通，头痛，口苦，不能食，立效方。醴泉杜主薄传。

青木香　紫葛　紫参　玄参　丹参苦参　人参　石膏　代赭　细辛　桂心独活　苁蓉　干姜　齐盐　吴蓝各一分巴豆二分，去皮心，熬

上十七味，捣筛，蜜和，丸如梧子。有患丈夫服三丸，强者服五丸，余即量与之，以饮下，得快利三两行，即瘥。忌如常法。

又，疗石发，内有虚热，胸中痞满，外风湿不解，肌肉拘急方。

香豉一升　栀子十四枚　葱白一握　黄芩二两

上四味，切，以水七升，煮豉五、六沸，去豉纳药，煮。取三升，分三服之。不止，更为之。《千金翼》同。

又，疗热肿初起，始欲作痛，便宜服升麻汤方。

升麻　大黄　黄芩　芍药　枳实各二两　甘草炙　当归各一两

上七味，切，以水八升，煮。取三升，分三服，肿即消散。如热，加黄芩三两。《千金翼》同。

又，淡竹叶汤方。

淡竹叶切，一升　茯苓　白术　甘草炙枳实炙　栀子　人参各一两　大黄二两黄芩三两

上九味，切，以水七升，煮。取三升，分服，以瘥止。

又，疗服散不得力，食不下，饮酒解散，辄呕吐，七味三黄汤方。

豉五合，绵裹　栀子十四枚　枳实八分，炙　甘草炙　前胡　大黄各一两　芒硝二两

上药切，以水七升，煮。取三升，分服。

又，增损竹叶汤解散下气方。

黄连　麦门冬去心　竹叶切　人参各二两　枳实炙　栀子各一两　甘草炙　茯苓各二两

上八味，切，以水八升，煮。取三升，分服之。瘥止。

又，疗心忪③，热，烦闷如火气上方。

石膏八两　茯神　蒌蕤　黄芩各四两橘皮　五味子　干蓝　麻黄去节　甘草炙犀角屑，各二两　杏仁去皮尖　栀子各二两

上十二味，切，以水八升，煮。取三升，分服之。瘥止。

又，疗虚劳，下焦虚热，骨节烦疼，

---

① 饬（chì 音斥）啬：山田业广："'饬啬'盖'啬啬'。"恶风怕冷貌。

② 甘草：剂量原缺。

③ 心忪（zhōng 音中）：心悸、征忡。

肌肉急，内痿，小便不利，大便数而少，吸吸口燥，少气，折石热①方。

大麻仁五合，研　豉二升

上二味，以水四升，合煮。取一升五合，分三服，三剂即止。《千金翼》同。

又，疗内热结②不除，或更服散，或以饮酒、冷食、澡洗犹不解，或腹胀头痛，眼眶疼，或先有癖实不消，或连饮不食，或时作心痛，服此汤皆愈方。

甘草炙　黄芩　大黄各二两

上三味，切，以水五升，煮。取二升，分三服。《千金翼》同。

又，散热白鸭通汤方。

白鸭通五升，以沸汤二斗半淋之，澄清，取二斗　麻黄四两，去节　豉二升　冷石一两　栀子仁二十一枚　甘草炙，五两　石膏三两，碎

上七味，切，以鸭通汁煮，取六升，去滓，纳豉煮三沸，每服五合。若觉冷，小便利。其间若热犹盛，小便赤，促服之，不限五合。宜小小劳，渐渐进食，不可令食少，但勿顿多③耳。《千金》同。

又，下气除热，前胡汤方。

前胡　黄芩　甘草炙　茯苓各二两栀子仁　枳实炙　大黄各一两　杏仁六十枚，去尖皮　生姜三两，切

上九味，切，以水九升，煮。取二升半，分服。

又，麻黄汤下气解肌折热方。

麻黄四两　黄芩　甘草炙　石膏各三两，碎　升麻二两　栀子仁一两

上六味，切，以水一斗，煮。取三升半，分三服之。

又，疗服升麻汤，内解外不解者，宜此麻黄汤方。

麻黄去节　升麻　大黄　黄芩　石膏各三两，碎　甘草一两，炙　栀子仁三合

上七味，切，以水九升，煮。取三升，分服之。瘥，止。

又，疗腹中无妨，直患虚汗方。

泽泻　知母　石膏各二两，碎　当归甘草炙　人参　桂心　黄芩　茯苓各二两麦门冬三两，去心　竹叶切，三升

上十一味，切，以水一斗二升，煮竹叶取一斗，去滓，下诸药，煮。取四升，分服，瘥。忌如常法。

石发热嗽冲头面兼口干方六首

论曰：五脏之尊，心虽为王④，耐肺最居其上也。肺为华盖，覆其四脏，合天之德，通达风气。而肺母火也⑤，性惯受温而恶寒，心火更炎，上蒸其肺，肺金被火伤，则叶萎倚著于肝，肺发痒即嗽。或因石增热，心肝虚弱，不能传阳至下焦，遂被正阳俱跻⑥，变成嗽矣。或为发背⑦，或作痈头⑧也。夫言恶寒则何以知也？肺主皮毛，皮毛遇寒即栗而粟起⑨，其肺嗽亦萎倚著肝而成疴⑩，亦由木能扣金兴鸣也。凡如此，先食养肺，抑心肝虚热，和其肾即愈矣。

疗石发热冲头面兼口干嗽方。

----

① 折石热：消除五石散之类矿石药物毒副作用所产生的邪热。折，损也。
② 热结：指矿石类药物毒副作用所产生的邪热结聚之病理状态。
③ 顿多：即多餐次。
④ 五脏之尊，心虽为王：指五脏于人身是最为尊贵的，但心又为五脏六腑之大主，故谓其为"王"。
⑤ 肺母火也：高校本按："母"疑当作"畏"，本卷《石发热烦及渴方二十六首》中云："肺是庚辛，庚辛畏火"，与此义同。高氏之解意切可从。
⑥ 跻（jǐ音几）：下坠。《集韵·霁韵》："跻，坠也。"
⑦ 发背：病名。为有头疽生于背部者。
⑧ 痈头：指小疖子。山胁尚德："'头'疑当作'疖'。"
⑨ 栗而粟起：谓因寒栗而致皮肤形成如粟的小疹粒。
⑩ 疴：疾病。《说文·疒部》："疴，病也。"

生麦门冬去心　萎蕤　石膏各三两，碎
生地黄汁七合　葱白一握，和须　干葛四两
豉心三合

上七味，切，以水七升，煮。取三
升，分三服，忌如常法。

又，疗热嗽方。

取生豉渍汁温之，才免冷。食服，讫
即卧，勿令入腰中故也，以意消息之。

又，天门冬煎，主定肺气，去风热，
明目，止嗽、喘粗、血腥，乳石发冷而补
之方。

天门冬汁一升　生地黄汁二升　生姜
汁二合　杏仁五合，去皮尖，研如膏　白蜜八合
牛酥五合　款冬花　升麻　百部根　紫
菀　麻黄去节，各二两　甘草四两，炙

上十二味，切，以水八升，煮麻黄，
去沫下诸药，煎取二升，去滓，澄滤铜器
中，微火煎去半，下天门冬等汁，次第下
之，炼成煎。取一匙，含咽之，日三、五
度。取瘥。忌如常法。

又，疗上气肺热，呀嗽①涕唾方。

麦门冬十分，去心　杏仁三十枚，去皮尖，
研　贝母　生姜各六分，切　石膏八分，碎
黄芩五分　甘草炙　五味子　白术各四分
淡竹叶切，一握　白蜜一匙

上十一味，切，以水四升，煮。取一
升二合，去滓，纳蜜，分服。若须利，入
芒硝。

又，疗肺胀气急，呀嗽喘粗，眠卧不
得，极重恐气即绝，紫菀汤方。

紫菀六分　甘草炙　茯苓各八分　槟榔
七枚，碎　葶苈子三分，熬，末之

上五味，切，以水六升，煮。取二
升，去滓，分再服。

又，宜服丸，主上气，呀嗽不得卧，
卧即气绝方。

芸薹子　葶苈熬，各十二分　马兜苓十
颗　紫菀　人参　杏仁去皮尖　皂荚去皮子，

炙　白前　甘草炙，各六分　汉防己八分

上十味，捣筛，蜜和，丸如桐子大。
服十丸至二十丸，增减量之。

石发兼虚热痰澼干呕方五首

论曰：凡人有五脏，合则脾胃为水谷
之府，且国府足谷，则足食足兵也。人胃
足食，则荣卫不厥②。若人能食，则能悦
也。阴阳和平，有何患乎？若服石之人，
皆增于热，失时不食，则胃口干焦。胃口
干焦，则土不足。或因饮酒水而食少，变
为痰结，酒水流下，迎阴上升，下焦无
阳，即阳虚也。中府③无谷，上焦渐炎，
致之呕哕。经曰：阳数④即呕吐。又曰：
呕哕发下焦之间，此之义也。可以破痰
结，通水谷，填胃腑，则无咎也。夫通填
之义，不可虚其虚，实其实⑤。岐伯曰：
泻虚补实，神去其室。他脏皆仿此。

疗因饥、空腹饮酒、饮水，食少痰结
心头干呕方。

枳实三两，炙　栀子仁一两　香豉半升
大黄二两，别浸

上四味，切，以水六升，煮。取二
升，分再服。忌如常法。

又，疗结热澼，心下肿，胸中痞塞，
呕逆不止，雁肪汤方。

雁肪一具　甘草炙　当归　桂心　芍
药　人参　石膏各二两，碎　桃仁三十枚，去
皮尖　大枣二十枚，擘　大黄二两

---

① 呀嗽：张口咳嗽，言咳之甚者。下文"极重，
恐气即绝"可证。《说文新附·口部》："呀，张口
貌。"

② 厥：逆乱。

③ 中府：指胃。胃居中焦为水谷之府，故名。

④ 阳数：指阳部的脉呈数象。

⑤ 虚其虚，实其实：即用泻的方法治疗虚证，
用补的方法治疗实证。也即下文之"泻虚补实"之义。

上十味，切，以水一斗二升，煮雁肪，取汁一斗，煮诸药。取五升，去滓，分服。无雁肪以雁肉，无雁以鸭代之，鸡亦得。

又，疗呕不止，不下食方。

薤白一握　橘皮一两　豉半升　麦门冬二两，去心　粟米一合

上五味，切，以水三升，煮。取一升，去滓，细细服之。瘥止。

又，疗热发，胸中痰醋①，干呕烦热方。

半夏洗　白薇各二两　干姜一两　甘草半两，炙

上四味，切，以苦酒五升，煮。取三升，分服。夫苦酒能令石朽烂，故用之。

又，疗数振动，烦热呕逆，人参汤方。

人参　甘草炙　栝楼　麦门冬去心，各二两　黄芩　芦根各一两

上六味，切，以水四升，煮。取二升，分四服。瘥止。

石发吐血衄血方七首

论曰：五脏所藏，心藏血也。血之伤盛，则心脱力，制固无守，自然流溢，为阳气伤故也。或有衄血者，加以肺风热之谓也。若益之于服石，则客热复盛，荣卫增劳②，旋周无趣③，则投虚而出，出而多则伤荣气，色夺而黄，久不疗则气撮，撮仍忘④。先须破污血，留好血，调经络，平腑脏，则愈也。

疗石发热盛吐血方。

生地黄五两，捣碎　小蓟根切，一升　黄芩二两　豉一升　栀子仁三七枚

上五味，切，以水五升，煮。取二升，分温服之。

又，衄血方。

生地黄汁　小蓟汁

上二味，随多少以点鼻中，兼服之，良。

又，疗心、肺中热甚，鼻中衄血不止方。

胡粉熬　光墨末　釜下墨末　干姜末　发灰　伏龙肝末，等分

上六种，但得一物，以两棋子许，以竹筒吹，令入两鼻孔中，即止。

又方⑤

橘皮　苍耳茎叶　翘遥茎叶　生地黄　鸡苏苗

上五种，但得一味捣，绞汁，服五、六合即止。如未定，即更服之。

又，疗头痛壮热，鼻衄血，心上硬，遍身疼痛，四肢烦闷，两膊举不得方。

小蓟四两　青竹茹　生麦门冬去心，碎　鸡苏各三两　生姜二两，切　生地黄汁半斤

上六味，切，以水九升，煮。取三升，去滓，分服之，以止为度。忌如常法。

又，疗卒吐血一二升，口鼻俱出至一二斗者方。

生地黄汁　小蓟汁　生麦门冬汁　伏龙肝末十匙

上地黄等三味汁相和，每服五合，煮伏龙肝末一匙许，和搅服之，以止为度。忌如常法。

---

① 醋：此有酸义。

② 增劳：更加损伤。劳，疲惫、虚损之义。

③ 无趣：不迅速，即不流利。《词诠》卷六："趣，时间副词，疾也。今语云'快'。"又，程本作"度"。

④ 撮仍忘：撮，聚集。此谓气机郁滞。《孔子家语·始诛》王肃注："撮，聚。"忘，通"亡"，严重损伤。《汉书·武五子传》颜师古注："忘，亡也。"仍忘，程本作"伤损"亦通。

⑤ 又方：此方五味药均无剂量。翘遥，遥，山胁尚德"疑当作'摇'。"

又，疗心闷吐血方。

生麦门冬八分，去心　生地黄二十四分，碎　甘草四分，炙　茅苞　干姜各六分　茅根十分　香豉五合，以绵裹

上七味，切，以水五升，煮。取二升，去滓，分服之。忌如常法。

石发热烦及渴方一十六首

论曰：凡人阳处其表，阴处其里，则非纯阴在其下，复非纯阳在其上，皆须阴阳通平。阴阳通平，则五气不乏[①]。五气不乏，则人无病。只如服石之人，多为阴虚，而服摄之过温，则经脉凑溢，或遭阳[②]时，亦发其证也。正阳本自浮升，石力[③]更藏阳气，客主两阳并蒸[④]肝肺，故患渴也。或脏实腑虚，而生发背亦渴，不独两阳为祸也。且肺是庚辛[⑤]，庚辛畏火，则告其子。其子肾，肾为壬癸，虽子投而性恶寒，阳虽得水暂寒，而水潜流于下，客水、正水足为滂沱，渴乃未除，更增肾冷。凡遇此候，皆先泄沟渎[⑥]，致阴气于肾，微理其石气，孰无不痊乎？

疗解散失度，饮食冷热不消，虚胀，吐清水而渴闷欲死方。

人参　栝楼　枳实炙　甘草炙　白术各一两　大枣二十枚，擘

上六味，切，以水六升，煮。取二升半，分温二服，瘥止。

又，疗发痈，虚热大渴方。

生地黄八两　竹叶切，三升　小麦二升　黄芪　黄芩　通草　前胡各三两　栝楼四两　芍药　升麻　甘草炙　大黄别浸　知母　茯苓各二两　人参　当归各一两

上十六味，切，以水二斗，煮竹叶、小麦，取一斗，去滓，纳余药，煮。取四升，去滓，分服之。小便利，除通草；大热者，去人参、当归。忌如常法。

又，疗客虚，热冲上焦胸中，口干燥，头面热赤并渴方。

生葛汁　生地黄　生麦门冬汁　白蜜各一升　枣膏八合　生姜汁二合

上六味，和煎之，纳蜜候如稀饧，食后渐渐含之，其功甚妙。

又，疗消渴止小便方。

黄连一斤，金色者　麦门冬八两，去心　生地黄汁　羊乳　栝楼汁各三两

上五味，捣上二味为末，以汁相和药末，众手一时丸如梧子。食后，以饮服二十丸。忌如常法。

又，疗热渴竹叶汤方。

淡竹叶切，五升　茯苓　石膏各三两，碎　小麦三升　栝楼二两

上五味，切，以水二斗，煮竹叶，取八升，下诸药，煮。取四升，去滓，分温服。忌如常法。

又，疗发痈盛，患渴口干，排脓止渴方。

黄芪　栀子仁　栝楼　生干地黄　升麻各二两　麦门冬去心　芍药各二两　黄芩一两半

上八味，切，以水一斗，煮。取三升，服之，瘥止。忌如常法。

又，疗消渴方。

---

① 五气不乏：谓五脏的阴阳之气不虚。乏，缺少。《广韵·乏韵》："乏，匮也。"
② 遭阳：指服五石后的"石气"与人体因阴虚而致的偏亢之阳相遇。《增韵·豪韵》："遭，逢也。"
③ 石力：指五石类药物在人体内所产生的药力，即药理作用。
④ 两阳并蒸：指人体偏亢之阳气与五石之药力同聚且熏灼肝肺。并，有"聚积"之义。蒸，熏灼。
⑤ 肺是庚辛：犹言肺的五行属性为金。天干的五行属性归类中，庚辛属金，肺亦属金，故曰"肺是庚辛"。
⑥ 泄沟渎：即疏通三焦。泄，疏通之义。沟渎，即三焦。《素问·灵兰秘典论》："三焦者，决渎之官，水道出焉。"

取螺三升

上一味，以一石江水浸养之，倾澄取汁饮之，经日放却，更取新者渍之，准前服。

又方

竹根浓煮汁，饮之。

又方

煮青粱米汁，饮之。

又方

捣冬瓜汁，饮之。

又方

冬麻子①一升

上一味，捣，以水煮三、四沸饮之。

又方

以水浸鸡子，取清生服，甚良。

又方

黄柏一斤

上一味，切，以水一斗，煮汁，饮之。

又方

桃仁五升，去尖，熬　研白米三升

上二味，以水一斛，煮。取三斗，渴即饮之，良。

又方

石膏碎　枳实炙　茯苓各三两

上二味，切，以水九升，煮。取四升，分服之。

又方

茯苓半斤　泽泻四两　白术　干姜　桂心各三两　小麦三升　甘草二两，炙

上七味，切，以水一斗，煮小麦。取八升，入药煎取五升，分服之。

石发热风头痛心烦寒热方三首

论曰：五行五脏，皆互相生。肝虽处中，而为脏首，位在甲乙，怀养怀仁，故应春而王②也。为心之母，余脏循而次生

焉。心为王③，主身神毅而无纤不察④。四脏为四鄙⑤，四鄙有扰，王必怀忧；四脏和平，则王有悦。悦则荣卫不错⑥，忧则经络患生。心不受邪，所病者为忧乐能致也。肺为风府，施于太穹⑦，为呼吸之门，气息之道也。诸脏紊乱，气息皆形，谁能出不由户耳？若热风盛，心忧即头痛。若过忧即心烦，热盛必寒，寒盛必热，倚伏之道，足可明焉。皆由风狂邪热之谓也。但平风热，抑狂邪，荣卫自然通泰也。

疗热如火烧，头痛，心烦闷，乍寒乍热，胸中热，呕逆方。

升麻　前胡　甘草炙　黄连各二两　黄芩　生地黄各三两　枳实炙　栀子仁　栝楼各一两　豉五合，绵裹

上十味，切，以水八升，煮。取三升，分服。忌如常法。

又，疗食讫，心烦闷眩，心下、胸中不安方。

茵陈四两　大黄二两　栀子仁二十枚

上三味，切，以水五升，煮。取二升，分服，取瘥。

又，疗头痛欲裂方。

取当归二两，清酒一升，煮。取六合，饮至再服。

———

① 冬麻子：以上文及医理，疑当作"冬瓜汁"。山田业广引注曰："'冬麻'恐'冬瓜'之误。"

② 王：通"旺"。

③ 心为王：谓心为其他诸脏之主宰，即"心者，君主之官"（《素问·灵兰秘典论》）之义。

④ 无纤不察：犹言洞察秋毫。

⑤ 四脏为四鄙：谓肺、肝、脾、肾四脏受心之主宰，与《素问·灵兰秘典论》称此四脏为"相傅"、"将军"、"仓廪"、"作强"，与心为"君主"相较，位居于下，故谓之"鄙"。

⑥ 错：犹乱。《书·微子》孔传："错，乱也。"

⑦ 太穹：太空。此指自然界。言肺主呼吸，肺气与自然界之气相通。

石发口疮连胸面及身上心痛方一十四首

论曰：夫人痒者为虚，痛者为实。在表为虚，在里为实。心、肺虚热冲胸，口干，干久乃成疮，生脓则痒矣，自然虚极，非是实也。脏者藏也，为不能含藏阳气，使阳气妄出，发则日虚。若独肝家有风，即木气搏心，故痛，亦非真心痛[1]。若真心痛，只得半日而死，为心不受邪故也。

疗乳石热发，头痛心痛，胸胁胀满，寒热，手足逆冷，或口生疮烂，或干呕，恶闻食气，气[2]上欲绝，久虚者方。

前胡　芍药　黄芩　大黄　甘草炙，各二两　大枣二十枚，擘

上六味，切，以水八升，煮。取三升，分服。若坚实，加茯苓二两；若胸满塞，加枳实一两炙；若吐逆，加干姜二两；若口燥，加麦冬门二两。增减以意量之。忌如常法。

又，疗食失度，口中发疮，漱之汤方。

黄芩三两　升麻　甘草炙，各二两　石膏五两，碎

上四味，切，以水五升，煮。取三升，去滓，冷含漱口，吐却，日十数过。瘥止。

又，疗口疮方。

子柏四两　龙胆四两　黄连二两　升麻一两

上四味，切，以水四升，煮。取二升，别取子柏冷水浸，投汤中令相得，绞取汁。稍稍含之，取瘥。忌如常法。

又，若热发腹内胸中，悉有疮方。

升麻二两　乌梅十枚　黄芩　黄连

栝楼　甘草炙，各一两

上六味，切，以水五升，煮。取半，去滓，含之，咽亦不妨。

又，疗体赤热烦闷，口中疮烂，表里如烧，痛不能食方。

黄芩三两　栀子仁二十一枚　香豉一升　大黄二两

上四味，切，以水四升，煮。取一升半，去滓，分服。

又，涂飞雪汤方。

麻黄四两，去节　石膏二两，碎　黄芩三两　芒硝四两

上四味，切，以水八升，煮。取四升，去滓，纳生鸡子白二枚及芒硝，搅令匀，以拭疮上，取疮瘥即止。

又，疗热不散，体生细疮并热不已方。

黄连　芒硝各五两

上二味，切，以水六升，煮。取三升，去滓，纳硝以拭疮上，取瘥为限。

又，疗紫石发动[3]，恶寒壮热，口舌干焦方。

乌豆二两

上一味，以水四升，煮令稀稠得所如饧，去豆，下蜜二合，更一两沸。以匙抄细细含之。如腹中鸣转，欲利，即停。得利，即瘥。忌热食、陈臭物。《千金翼》治发背痈疽。

又，疗石气发热[4]，身体微肿，面生疮方。

升麻　萎蕤各六分　黄芩　紫雪各八分

---

[1] 真心痛：病名。指心脉痹阻，症见心痛剧烈，手足逆冷，预后较差的病。
[2] 气：原脱。据程本、高校本补。
[3] 紫石发动：指服饵紫石英后所产生的毒副作用及其所引发的症状。
[4] 石气发热：指服饵五石散类矿物药所产生的发热等毒副作用。石气，即五石类药物的毒副作用。

甘草炙　犀角各四分　栀子十四枚

上七味，切，以水五升，煮。取二升，纳雪，分服之。以飞雪汤涂之，即瘥。《千金翼》同。

又，疗体卒热生疮，麦门冬汤方。

麦门冬五两，去心　豉二升　桂心　人参各二两　甘草三两，炙　葱白一斤

上六味，切，以水一斗，煮。取三升，去滓，分服之。忌如常法。

又，疗表里俱热，身体生疮，或发痈疖，大、小便不利方。

芒硝汤成下　黄芩　知母　甘草各二两　栀子仁二七枚　大黄四两

上六味，切，以水五升，煮。取二升，下芒硝，分服。忌如常法。

又，疗两腨①生疮，热痒，内亦热，兼头痛方。

麦门冬去心　知母　泽泻　甘草炙，各二两　粳米五合　竹叶切，一升　小麦二升

上七味，切，以水一斗半，煮竹叶、小麦。取九升，去之，纳诸药，煮。取四升，去滓，分服，日三夜一。忌如常法。

又，疗生疮，热气奔胸方。

豉一升　葱白切　栀子仁各十四枚

上三味，以水二升，煮。取九合，去滓，分服。忌如常法。

又，疗石热发，烦热、满胀，及体生疮兼气力弱方。

黄芩　芒硝　麦门冬各二两　大黄三两　栀子十四枚　甘草一两，炙

上六味，切，以水六升，煮。取二升，分再服。

石发腹胀痞满兼心痛诸形证方七首

论曰：服石之人，发状非一。或发于外阳，则头角皮肤作病，痈肿，头痛是也；或发于内阴，则发冷脏虚，口疮，吐血是也。凡气内温五脏，外荣经络，石性清净，不喜烦秽。目所睹，鼻所闻，皆欲馨香，不愿郁腐，因成种种之疢②也。或食陈臭生酸之物，贮于胃腑，胃腑不受，推诸脏，诸脏不受，即肝膈痞满，或为胕胀③而坚积，便发心痛，亦非心自然而痛，为秽触神气也。觉此候者，可速涤肠胃，无令留壅，不然即痰澼。其心转痛，岂能不勉哉！

靳邵：疗寒过度成痰澼水气，心痛，百节俱肿者，大黄丸方。

大黄　葶苈子熬　豉各一两　杏仁去尖皮，熬　巴豆各三十颗，去皮心，熬

上五味，大黄捣筛，末，四味别捣如膏，入少蜜和，更捣一千杵。以饮下一丸如麻子，稍强至二丸、三丸，以意量之。忌如常法。

又，疗赤石脂发心痛④，饮热酒不解方。

葱白半斤，切　豉二升，绵裹

上二味，以水六升，煮。取二升半，分再服之，良。

又，疗大热，心腹满胀方。

石膏半升，碎　黄芩　麻黄　芍药各二两　大青　续断各三两

上六味，切，以水八升，煮。取四升，去滓，分服之。

又，疗心腹痛不解，若通身颤寒者，荣卫不通，人参汤方。

────────

① 两腨（bì 音必）：即双侧大腿。《字汇补·内部》："腨，与髀同，股也。"程本妄改作"鼻"。

② 疢（chèn 音衬）：疾病。《广雅·释诂一》："疢，病也。"

③ 胕胀：即腹胀。腹前曰"胕"。

④ 赤石脂发心痛：指服饵五石类矿物药的养生方法中，若过饵赤石脂，其毒性发作可引发心痛。

麻黄三两，去节　人参　枳实炙　黄芩
甘草炙　茯苓各一两

上六味，切，以水五升，煮二升，分服之。

又，疗散发①，心痛，腹胀，兼冷热相搏，甘草汤方。

甘草炙　枳实炙　白术　栀子各二两
桔梗三两

上五味，切，以水六升，煮。取二升，分再服之。忌如常法。

又，疗腹胀头痛，眼眶疼，先有癖实不消，或饮酒、下食内热，或时时心急痛方。

甘草炙　黄芩　大黄别浸　麦门冬去心
芒硝各二两　栀子三十枚

上六味，切，以水七升，煮。取三升，分服之。忌如常法。

又，疗石发动，上气，热实不除，心腹满，小便赤，大便不利，痞逆冲胸，口干燥，目赤痛方。

大黄一两，别浸　黄芩三两　黄连　甘草炙　芒硝　麦门冬去心，各二两

上六味，切，以水五升，煮。取二升，入大黄，更煎三、五沸。去滓，分再服之。

石发热目赤方一十首

论曰：凡人五脏尽有风，而发②有高下，动③有浅深，则肾风发脚气；肝风目泪而暗；肺风鼻衄嚏而嗽；脾风肉缓而重④；心风恍惚而忘。若加于热，亦随脏观候。即肝风胁满而怒，喜静，加之热，即目漠漠而暗，若石气兼之，则赤而益痛，或生努肉⑤，及肿而烂速，可随轻重泻之，不然丧明矣。经曰：肝王⑥则目赤。若兼石⑦，则冬慎勿食热，热既不散，遂成伏气⑧，遇春必发，预宜法防

之。即非石药之过，岂不惜哉！黄帝曰：形受味，精受气，皆为饮食、寒温、呼吸之召⑨也。诸脏仿此。

疗眼久赤痛方。

干枣相接长一尺，切　黄连相接长一尺，擘

上二味，以水一升，煎三合，绵裹，夜卧点眼眦中，以瘥为度。忌如常法。

又，泻肝汤，不服石人亦主之方。

大黄　黄连　石膏各二两，碎　甘草炙　黄芩　细辛　生姜　半夏洗，各一两　栀子十四枚，擘

上九味，切，以水八升，煮。取三升，分温服。忌如常法。

又，疗眼赤，闭目不开，烦闷热，胸中澹澹⑩，泻肝汤方。

前胡　大青　秦皮　干姜　子芩　细辛各三两　决明子三两　栀子仁二两　石膏八两，碎　淡竹叶　车前叶各切一升

上十一味，切，以水一斗，煮。取三升，去滓，分服。或加朴消三两，得。得利即瘥。忌如常法。

又，疗眼肿痛不开方。

精猪肉，薄切以贴眼上，热即易之。

---

① 散发：指五石散的毒性发作。
② 发：即石发，指服饵五石散类矿石药物后，其毒性发作。
③ 动：指服饵五石散类矿物药毒性对人体正气的伤害触动作用。
④ 肉缓而重：指肌肉松弛无力并伴有沉重的感觉。
⑤ 努肉：即胬肉。努，亦作"弩"，有"凸出"之义。《正字通·弓部》："弩……今别作努。"
⑥ 肝王：此指肝火亢盛。王，通"旺"。
⑦ 石：此指所服饵石药的药力。
⑧ 伏气：即伏邪。指潜藏体内之石药的药力与积滞的饮食，相互搏结而成的致病邪气。
⑨ 召：即招致，导致。
⑩ 胸中澹（dàn 音诞）澹：即胸中悸动不安。澹澹，触动貌。《汉书·礼乐志》颜古注："澹，动也。"

一方用子①肝，又以井花水浸，更再服之，取瘥。

又，疗久风，目赤兼胎赤②方。

光明盐六分　杏仁油五合，又云半鸡子

上二味，以净铜娑罗一尺面者一枚，纳盐油，即取青柳枝如箸大者一握，急束③截令头齐，用。研之三日，候如稠墨，即先剜地作一小坑，置瓦于底。又取熟艾一鹅子许，于瓦上烧火，即安前药，娑罗覆坑上，令烟熏之，勿令火灭，候火尽，可收置于铜合子，或瓷合子中。每夜用，点目眦间，便卧，频点之，取瘥。

又，主眼生赤脉，息肉碜痛④不开者方。

大枣七枚，取肉　黄连二两，碎，绵裹
淡竹叶切，五合

上三味，以水二升，煮竹叶取一升，澄清取八合，纳枣肉、黄连煎。取三合，去滓，以点眼眦中，瘥止。

又，疗目痒赤方。

黄连半两，碎　丁香二七枚，碎　黄柏皮半两，切　青钱七文　蕤仁三七枚，碎

上五味，以水二升，煮。取一升，去滓，以绵缠杖子头点之，妙。

扁鹊：疗令人目明、发不落方。

取十月上巳日槐子，去上皮，不限多少于瓶中，封口三七日。初服一枚，再服至二枚，十日十枚。还从一起，甚验。

又，疗发热，心腹胀满，小便赤，大便难，逆冲胸中，口燥目赤痛方。

黄芩　大黄各二两　栀子一两　豉三合

上四味，切，以水三升，煮。取一升二合，去滓，分服。

又，疗目翳方。

干蓝二分　雄黄二分，研

上二味相和，以少许点上。三五度即便瘥。

石发痰结大小腹留壅老小虚羸方六首

论曰：夫老小尫羸⑤，为和气⑥不足，寒气独积于地，炎气独散于天，天地不交，故体成否⑦。体成否，则肌肉不润，腠理不通，胸膈气急，肠胃招满，为阴气冲阳，阳不接也。或膀胱坚积，支足沉疴，为阳气不能下营，阴气独盛也。致大肠留拥⑧，汤药不下，或水谷不消，更加短气，若不利关格⑨，实不得其死也。

疗羸劣老弱，体性少热，因服石散而寒气盛，药伏胸膈，冷热不调，烦闷短气欲死者，药既不行，又不能大便，作害于人，急宜吐之方。

甘草四两，生用

上一味，切，以水五升，煮。取折半，去滓，令顿服之，当大吐，药亦与病俱去，便愈矣。夫散家⑩患心腹痛，服诸药不瘥者，服此甘草汤，诸膈⑪即通，大便亦利。甚验。

又，疗盛虚弱，去热益气力方。

---

① 子：此处指猪（承上文义）。

② 胎赤：指新生儿眼睛红肿，因其为胎热所致而名之。

③ 急束：紧紧地捆缚。

④ 碜痛：犹如砂子磨擦样的涩痛。

⑤ 尫（wàng 音汪）羸：瘦弱，瘠病。

⑥ 和气：一谓阴阳之气交合而成的气。《老子》："万物负阴而抱阳，冲气以为和。"《韩非子·解老》："和气日入。"一谓元气。《文心雕龙·养气》："葆惜和气。"

⑦ 否：闭塞；阻隔不通。《易·否》陆德明释文："否，闭也，塞也。"

⑧ 留拥：滞留壅塞。《史记》"拥"作"壅"。

⑨ 关格：指二便不通。

⑩ 散家：此指经常服饵五石散的人。

⑪ 膈：通"隔"，即脏腑气机隔塞。

竹叶切,一升 大枣二十枚,擘 黄芪四两 芍药三两 甘草炙 人参 干地黄升麻 生姜各二两 桂心 黄芩 茯苓各一两

上十二味,切,以水一斗五升,煮竹叶。取一斗,去竹叶入诸药,煎。取三升,分温服之。忌如常法。

又,疗散发后,虚热羸乏,或脚疼腰痛,本是虚劳人并挟风气,宜肾沥汤方。

羊肾一具,去脂膜切 五味子三两 当归 甘草炙 芎藭 远志去心 芍药 麦门冬去心 茯苓各二两 干地黄 生姜各四两,切 黄芩 桂心各一两 大枣二十枚,擘

上十四味,切,以水一斗,煮肾。取八升,纳诸药,煎。取三升半,去滓,分服。忌如常法。

又,疗性热虚羸补益方。

生地黄一石,细切,蒸之极熟

上一味,以好酒一升,洒之于䕌子①上,曝干,捣,众并手丸之。每食前含一丸如胡桃大,咽令尽,日三、五度,甚妙。

又,疗人身体黄瘦不能食,及服药腰背拘急痛,眠卧陷床②,沉重不能起行,宜秋、夏中服之方。

半夏洗 茵陈各四两 生姜 茯苓各三两 黄芩 土瓜根 栀子各二两 大黄一两,别浸

上八味,切,以水八升,煮。取三升,去滓,分温服。

耆婆汤,疗人风劳虚损,补髓令人健方。

麻油一升 牛酥一斤 葱白一握 胡麻仁一升,研 豉二升,以水三升渍一宿,取汁 蜜一升 上酒二升

上七味,先于锅内入油,煎令沸,煮葱白,令色黄,下酥、蜜、豉汁、麻仁沸,下酒成煎,收不津器③中盛之。日服

一匙、两匙,或和酒服,亦妙。冷即加生姜一斤取汁,干姜末亦可用之

石发大小便涩不通兼小便淋方一十六首

论曰:夫言大、小便涩者,皆由大肠虚,受邪气所致也。且府④有高下,而肺府系在天上,中接土府⑤,名之大肠,为传导之府也。有风气热结,即大便干涩而不通顺;或发痛肿,口鼻干燥;或肾府有虚,则心、肺俱至⑥,使小便赤而涩也;或肾气虚热,膀胱不足,加之以渴饮,即小便淋涩,皆由脏虚不能主其府也。

且形能受味,气能致精。气散则精虚,味益则体实。体实之人,筋骨有余,因劳精气,精气既衰,即招其病,故石气流入膀胱,作其淋疾,则非正石气而行。

此肺遭热盛,传之于肾,肾为精竭,纯阴自孤,石气惧阴不入,便投其膀胱,膀胱受邪,遂成淋也。淋状,合涩、数、赤、热而痛,何以知之?涩至,故知肺传于子也;数至,为子被母逼,水急奔下也;热赤至,为心与石气相传⑦也;痛

---

① 䕌(jiē 音介)子:即箧子,竹器。
② 陷床:此指躺卧后懒于起坐。即"嗜卧"。
③ 不津器:即干燥不潮湿的器皿。
④ 府:此泛指内脏。如下方言"肺府"、"土府"者可证。
⑤ 土府:指脾、胃、大肠、小肠等消化之府。《素问·六节藏象论》:"脾、胃、大肠、小肠、三焦、膀胱者,仓廪之本,营之居也,名曰器,能化糟粕,转味而入出者也……此至阴之类,通于土气。"此处"土府"专指大肠。
⑥ 至:指热邪作用于某一部位为"至"。程本作"热",亦通。
⑦ 心与石气相传:指心之邪热之气与五石的毒副作用相互搏结而聚积。与,原误作"两",义不顺,据程本、高校本改。传,通"搏",聚也。

至，为本脏自虚，客气冲击也。

所以服石药者，藉其少滋味而助精气，即神门之固，病邪不能入也。何以知？因石虚竭，虚竭之人，其阴好怒[1]，而交接难毕，其病名强中。或不交接，其精自流也。或为消利，为作消渴，皆由少服诸石[2]，用之伤劳也。

夫遇兹候[3]等，可救其病，失时不疗，便至夭枉[4]。不可全服补虚之药，恐变诸疢。常以不虚不实于大肠，不寒不燥于腠理，能调神气，有何患乎？

疗小便淋涩，少腹痛方。

大黄　芍药　茯苓各一两　麻仁四两，研

上四味，切，以水五升，煮。取二升，去滓，分服，下之良。

又方

桑螵蛸二十枚，熬　黄芩一两

上二味，切，以水一升，煮。取四合顿服之。

又，疗热淋涩痛方。

车前草　葵根各切一升　通草三两　芒硝八分

上四味，切，以水五升，煮。取二升，去滓，入硝分服之。

又，疗血淋[5]不绝方。

鸡苏　竹叶各一握　葵子末　石膏各八分，碎　蜀葵末，四分

上五味，切，以水二升，煮。取九合，后下葵末，服之。

又，疗初患淋方。

滑石五两　通草二两　石韦拭去毛　瞿麦各三两　芒硝二两，汤熟下　冬葵子一升

上六味，切，以水九升，煮。取三升，分服之。忌诸热物。

又，疗淋积年，医不能损[6]，或十日、五日一度发即可，时或顿发不定方。

冬葵子　滑石各八分　茯苓　芍药

子芩　蒲黄　芒硝各六分　石韦去毛　瞿麦各五分　陈橘皮四分

上十味，捣散。空腹，煮后饮子和服，一方寸匕，加至二匕。以小便通利为度。忌如常法。

下散饮子方。

桑白皮六分　白茅根十分　通草八分　甘草四分，炙　滑石十分

上五味，捣散，煎汤，服前散。

又，卒患淋方。

取肛底青苔，如鸡子大，以水一升，煮，服之。

又，主热淋[7]方。

白茅根四斤，切

上一味，以水一斗半，煮。取五升，适寒温饮之，瘥止。

又，石淋[8]状如碎沙石，下者方。

车前子二斤，以绢囊盛

上一味，以水八升，煮。取三升，经宿，空腹服之，即石下。

又，疗烦热，身体微肿，不能食饮，小便不利方。

茯苓三两　甘草炙　栝楼根　人参　黄芩　桂心　白术各一两　枳实二两，炙

上八味，切，以水六升，煮。取三升，去滓，每服三合尽，即瘥，甚妙。

又，疗气上不得食，呕逆，大小便

---

[1]　其阴好怒：指病人的性欲亢进，阴茎异常勃起。此证又称"强中"。怒，气势很盛。强，奋起。

[2]　少服诸石：指青壮年时期就服饵五石散之类的药物。

[3]　兹候：犹言此等病候（病证）。

[4]　夭枉：即病死。

[5]　血淋：淋证之一。指以尿血为主症的淋证。

[6]　损：病损，即病情减轻。程本作"愈"。

[7]　热淋：淋证之一。以小便赤热涩痛，小腹拘急，发热脉数，口渴，便秘等热象突出的淋证。

[8]　石淋：淋证之一。以小便中有砂石排出为特征的淋证。

涩，气满烦闷，折热下气方。

前胡　黄芩各三两　栀子　大黄各一两　甘草炙　茯苓　生姜各二两　杏仁四十枚，去尖皮，碎

上八味，切，以水八升，煮。取三升，分服之。忌如常法。

又，疗热，小便数少如淋，葵子汤方。

冬葵子一升

上一味，以水三升，煮。取一升半，分服之。忌如常法。

又，若大、小便塞不通，或淋沥尿血，阴中疼痛，此是热气所致。先以冷物熨之少腹，又以热物熨，更互冷热。若小便数，亦是取冷所致，即暖将息也。

疗发热，体气昏昏，不痛不痒，小便赤涩方。

生茅根五大斤，净洗，择捣，绞取汁，服之瘥。

又，若发热，口干，小便涩方。

取甘蔗，去皮尽，足吃之，咽汁。若口痛，捣取汁，服之。

又方

取萎蕤五两，煮汁饮之瘥。

石发后变霍乱及转筋方一十六首

论曰：服石之人，体常多热，热即引饮，饥复加餐，水谷既伤，胃府失度，土既衰损，木必来乘，故曰肝入胃即泄，或单下而不吐，是肝乘之盛也。木既克土，克过必宣，二气俱虚，而肝必怒，阳气既乏，则发转筋变吐，加肾、肝之病也。宜速止之，仍温足而兼复调以五味，其病必痊矣。

疗石发霍乱，绞痛不可忍方。

茱萸一升

上一味，以酒三升，煮。取三升，强服之。得下，瘥。

又，疗霍乱，吐多者，必转筋。不渴即脐上筑①者，肾气虚。先疗其筑，理中汤方。

人参　桂心　甘草炙，各三两　干姜二两

上四味，切，以水八升，煮。取三升，分服。又加白术三两。

又，疗霍乱，转筋入腹方。

取鸡矢白干者一方寸匕，以水和，顿服之。

又，疗转筋入腹痛方。

灸脚心下当拇指上，七壮。

又方

灸足大拇指下约中，一壮。

又，干呕方。

灸手腕后四指两筋间，左右各七壮。名间使。

又，若吐止而下痢不止方。

灸脐下一跌②约上，二七壮。

又，呕不息者方。

薤白一握

上一味，切，以水一升，煮。取六合，顿服之。

又，吐痢不止，转筋入腹欲死方。

生姜三两，切

上一味，以酒一升半，煮三沸，顿服之，良。

又方

藿香一把

上一味，以水四升，煮。取一升，服

———

① 筑：谓跳动、搏动貌。即"筑筑而动"。

② 跌：山胁尚德："'跌'疑作'夫'，《千金方》云：覆手并舒四指，对度四指上中节，上横过为一夫。"

之瘥。艾亦佳。

又，疗转筋，不吐不下，气息急方。

木瓜一枚

上一味，切，以水二升，煮。取一升，服之，瘥。

又方

高良姜五两，捶碎

上一味，以酒二升，煮。取一升服。亦主腹痛。

又方

桑叶切，二升

上一味，以水三升，煮。取一升三合，去滓，服之。

又，疗腹满痛不可忍方。

取盐一合，熬以水二升，煮。取一升，顿服，即得吐止。若吐、痢止，心中烦闷及渴不止，取竹沥一升，分服即止。不止，心中复似冷，取茱萸一两，于铛中炒，捣末，以水二升，煮。取一升，著少盐澄清，服之取瘥。

又，疗霍乱，吐痢不止方。

粟米任多少，研

上一味，以水搅如乳，服之即瘥。

又，疗脚转筋方。

灸两大拇指爪甲后连肉处当中央，三壮。

石发后变下痢及诸
杂痢方一十二首

论曰：凡石性刚烈，气多炎上，理之伤温，即火转为炽，内煎脾、肺，苦热遂成其渴。饮水过量，即溲①肠胃，胃②得水则吐，肠得水即金寒。脏虽寒，火炎不灭，水渐流下，而为行潦③遂变拥。肠胃虚冷，水谷不消。在阳、益气不餐，在阴、肠鸣而泄，久将不瘥，有成痢④者。

经言呕哕发下焦之间，其斯之谓欤。疗下痢干呕，服香豉，多服之佳。如不损更发，宜服此方。

香豉二升　干姜三两　甘草二两，炙　葱白切，一升

上四味，切，以水五升，煮。取二升，去滓，温分服之，甚良。

又方

干姜五两

上一味，切，以水二升，煮。取一升，去滓，顿服之。

又，疗白赤痢兼热闷方。

栀子仁十四枚　薤白一握，切

上二味，以水三升，煮。取一升二合，去滓，分服之，良。

又，疗白痢⑤方。

黄连一两，碎，绵裹　白蜜一合

上二味，以童子小便二升渍一宿，煮。取一升，去滓，入蜜，分服之。

又方

黄连一两，碎　薤白切，一升　乌梅

上三味，以水二升，煮。取一升，分温服之。

又，疗解散已经快利，热尚不退，兼痢不断，黄连汤方。

黄连一升，碎　白粱米二合

上二味，以水五升，煮。取二升，分服之。

又，疗痈肿热盛，取冷过多，寒中下

---

① 溲：搅和。有扰、犯之义。

② 胃：原脱。据程本、高校本补。

③ 行潦：即浒潦，指雨后大水。此谓水湿泠溢或聚积。《诗·召南》毛使："行潦，流潦也。"

④ 痢：原误作"疳"，上下文义不顺，据程本及此文义改。

⑤ 白痢：相对于赤痢而言。是指病人排出的粪便以白色黏冻为主的痢疾。

痢，食完出①方。

　　甘草_炙　干姜　附子_{炮，各六两}　蜀椒_{二百三十枚，汗}

　　上四味，切，以水六升，煮。取三升，分服之。忌如常法。

　　又，疗天②行兼有客热，下血痢③，止血破棺起死黄连汤方。

　　黄连_{四两}　黄柏_{三两}　栀子仁_{十五颗}　阿胶_{一两，炙}　干姜　枳实_炙　芍药_{各二两}

　　上七味，切，以水六升，煮。取三升，分服之。忌如常法。

　　又，解散除热止痢，黄连汤方。

　　甘草_炙　升麻_{各一两}　黄连_{三两}　豉_{五合}　栀子仁_{十四枚}

　　上五味，切，以水三升，煮。取一升，分温服之。

　　又，解散因痢，宜服甘草汤方。

　　甘草_炙　人参　黄连_{各一两}　栀子仁_{二十一枚}

　　上四味，切，以水五升，煮。取二升，分服之。

　　又，疗热毒赤白痢④方。

　　羊肝_{去膜}，切，以水洗二十遍，血尽，以粟米饭拌作面饼

　　上一味，以水煮熟，漉，著浆水中淘之。干漉，以美蒜齑候极饥食之。不过三、两顿，即瘥。

　　又，疗水谷痢⑤方。

　　取鲫鱼，无问多少，治如食法。以新布干拭，断血脉，切作鲙，以蒜齑食之，取足。候至夜，要以白粥量事吃之，即得瘥。忌如常法。

石发两脚卒冷两胁腋卒热并口噤方三首

　　论曰：经言脉有阴跷、阳跷，有阴

搏、阳搏，此在三阴位也。脉足太阴，脾脉也。脾为中州，含藏阳气，压水脉⑥者矣。若人之和平，则脾能行阳气，暖其三阴，三阴暖则足能舒适。若脾虚不能含藏，则地气但泄，阳上腾则三阴坚塞，足便冷也。或有踵缓急不仁者，则加之以肾、肝之气不足，使少阴、厥阴之阙⑦也。所以足无载运之功，而不能跻捷其力，是阴搏其阳，此由脏虚所生。阳气伤狂，而阴不能独理，有因发热口噤，及腋下热不可近者，即三阳伤盛之所致也。况服石增热，餐饵失度，在阴为疢，可外温其足，内置阳气于三阴则愈也。在阳为疢，可微冷于外，又以寒药散其内热，其疴岂能逃乎？

　　疗两脚卒冷方。

　　以醋浆温置盆中，以浸脚即瘥。

　　又，疗口噤，气上欲绝方。

　　蔓菁子_{二升}　茯苓_{三两}　蓼蓝子　人参　荠苨　甘草_炙　黄芩　白术_{各二两}

　　上八味，切，以水二斗，煮蔓菁子。取八升，去滓，纳余药煮，分服。若口噤，以物灌⑧之，即瘥。

　　又，疗两腋热，不得相近方。

－－－－－－－

　　①　食完出：指粪便中有较多未消化的食物，即完谷不化。此多为脾肾阳虚，火不暖土，不能腐熟水谷之故。
　　②　天：原误作"大"，义不通。今据程本及文义改。
　　③　血痢：又称赤痢。指大便以赤色血液为主者。此多为大肠湿热而邪热偏甚所致。
　　④　赤白痢：指排出的粪便夹杂有赤色血液和白色黏冻者。此为大肠湿热熏蒸所致。
　　⑤　水谷痢：指泻痢时大便中夹杂较多不消化的食物，多因饮食不节而引发。其证多属虚寒。
　　⑥　压水脉：此谓脾土制约肾水。压，制约之义。水脉，即肾，肾属水。
　　⑦　阙：同"厥"，气机逆乱。
　　⑧　灌：原误作"嚁"，高校本疑作"灌"，今从之。

滑石一斤　寒水石三斤　芒硝一斤

上三味，捣散，取绢一尺，分作袋盛散药，结口。更互于腋下夹之，勿住，取凉冷，止。

石发苦热解折下石方四首

论曰：五形之人，其性①各别。则土形之人，骨耸气清②；水形之人，体薄气长；木形之人，筋骨粗，声圆而长；火形之人，性急，气尖而散。其有固疾③者，则先服草药，病愈后始服石，必速应也。

凡土、火二形人，性④躁气高而肥盛，多火气，若更服石，益之于炎，物盛必衰，自焚之名也。若觉祸发⑤，速宜下之，只如痼疾之人服食者⑥，病气久强，石热尚薄，不能破其病，但增其热，亦能损人。若热不济者，亦可速下。自余形人服之者，如有发动，但以石投之，自然而瘥。不可见小热即求大冷，为山九仞，终亏一篑。医者，意也，详而行之。臣亿等按：论中五形少金，别无本校，今缺。

蜂房饮，解石余方⑦。

露蜂房三两，炙

上一味，以水三升，煮。取一升，去滓，顿服。不定，三五日更服。如热闷，服后方。《千金翼》疗石发热困苦，宜下石方。露蜂房一升，切，以水三升，煮。取一升，一服五、六合，日二。服石后从小便下如细细沙尽停，无所忌。

又，下石方。

葛根　紫草各八两　犀角十二两，屑
露蜂房十两，炙　芒硝　大黄各二两　荠苨
人参各七两　玄参　甘草炙　银屑细研，各四两　猪脂十二两，腊月者

上十二味，以无灰酒渍经十日，其猪脂用酒一升，煎取脂三两，取银屑和研，纳药中，每日空腹服之一匙。前合药未得本法，元本如此，可求别定本，细而勘之。《千金翼》方中更有升麻、葳蕤各七两，黄芩八两，栀子十四枚，计十六味，以无灰酒八升，渍经十日，猪脂用酒一升，煎炼取三两，与银屑和研，纳药中，每日空腹服之，量力多少。忌热面、炙肉、海藻、蒜等。

又，疗散发不可堪忍，欲下之方。

肥猪肉五斤　葱白　薤白各半斤

上三味，并捣研，合，器中蒸之，令熟。早朝啖之，尽为度。

又，疗虽服乳石等，而常患冷，此由不先服泻汤而服石等，以其病药各在一处，丹石不行则病，所以依旧患冷。宜依此法泻之，冷自瘥。石势行方。

人参　茯苓　干地黄　当归　桔梗
甘草炙　芍药各二两　大黄四两

上八味，切，以水三升，煮。取一升二合，去滓，分服之。

服石后将息饮食所宜法二首

论曰：服石所宜，饮食时宜，以自调护，随所取适。若一一依方慎之，则动成滞碍，能依此法，庶得通济方。

取少猪脂肉，一月二服。百沸馎饦，任性无妨。新熟白酒，少饮亦好。及白羊头蹄，并猪肉作姜豉，任作食之，压石⑧。肥肉、梨、柿等甚佳。

凡欲吃热羊肉馎饦，宜先食三五匙冷饭后吃之，即不畏热。吃讫，乃速以饭压

---

① 性：指禀质、体质。
② 气清：指声音清亮。下"气尖"、"气高"仿此。气，此指声音、音调。
③ 固疾：旧病。
④ 性：指性情、性格。
⑤ 祸发：指服五石散后毒性（即石气）发作。
⑥ 服食者：指服食五石散的人。程本作"服石者"亦通。
⑦ 解石余方：山胁尚德："'余'字下疑脱'热'字。"可从。
⑧ 压石：制约五石散类药物的毒副作用。

之，行步适散，乃可不虑致损。生菜亦然，芸薹、胡荽等亦不宜多食。服石人有性好面嗜醋不能禁慎者，宜食淡糠醋，百沸紫馎饦，及水溲饼即不虑热。冷韭羹亦大补，时时宜食之。

诸饮食品类既多，不可一一，但言不得服所不宜者。服石人亦不宜多饮酒，饮酒多则失食味，失食味则不多食，不多食则令人虚热，虚热则令石数发，恶寒寠，况又损石力[1]，为酒能压石故也。多饮则损石势[1]，亦令人风虚脚弱，此由饮酒致之耳。若能饮食者，大佳、甚妙，其方药如上。

服石特忌热面、陈臭、哀孝、哭泣、忧恚、大醋、生蒜、蘬、芥、酱、鸡犬肉、老牛肉、鲍鱼肉、酢。衡[2]热忍饥、冷酒、有灰酒、荞麦、小豆、胡麻、馎饦、枸杞羹、仓米、臭鱼脯，勿承饥虚热沐浴。夏月不宜吃猪肉、冷水，恐肠滑[3]痢不止，伤冷饮食不消，或成霍乱，特宜消息慎之。

紫馎饦并食饮将慎法三首

《千金》：紫馎饦方。

乌豆任多少，煮取浓汁

上一味，以和面，稍盐和之，依常法作馎饦，以此豆汁中熟者，可三、二十沸，溢添冷乌豆汁。以猪、羊肉为臛亦精好，或以山芋粉尤妙。

又，宜食面饼方。

取面溲[4]如家常作饼法，细切如小豆许，以面于簸箕中拌令圆，煮之令极熟，承热任以诸肉作臛食之，大凉补腰脚。

又，夏月冒热远行，早食晚失饥，石气发动，作大麦饼，将行在路食之，亦压得石气。

凡患疮肿，无问大小，或如黍米，即须加意专精疗之，或以冷水淋，或盐汤

洗，以指摘破，即以指甲细细掐旁边，亦以药涂之；或以苍耳汤浸洗之；或以冷石熨之，即瘥。

夫服石将慎至难，若不能将息，特宜勿服。非但服之若瘦热，更增他疾，性行躁暴，唯多勿恚，饮食日减，形体日消，妻子不能供承，卑下何其能济，此皆由将慎失度致使然也。人之无检，慎勿轻服，至于背坼脑裂[5]，药物无及也。妇人则发乳，体肿，帷箔不修，特宜审慎，自量其力将息，尤佳。

服石后防慎贮备杂药等一首

凡服石人常宜收贮药等。

人参　朴硝　苦竹沥　大黄　栀子
大麦面　好豉　茅苣　黄连　升麻　石膏　荆沥　葛根并粉　猪膏　酥　蜜　紫苏子　白鸭矢　粳米　前胡　冬葵子　生姜　冬瓜　大豆　车前　地榆　五加皮　大、小麦奴　天门冬　葱白　萎蕤　麦门冬　生地黄　芦根　红雪　紫雪　黄芩　露蜂房

外台秘要方卷第三十八

右迪功郎充两浙东路提举茶盐司干办公事张寔校勘

---

①　石力、石势：指五石散之类矿物药的药理作用。
②　衡：山胁尚德："'衡'疑当作'冲'。"冲，即冲击。
③　肠滑：指大肠阳虚，滑脱不禁。
④　溲：搅拌，拌。
⑤　背坼脑裂：犹言病情相当严重。坼，裂。

外台秘要方卷第三十九 明堂灸法七门

朝散大夫守光禄卿直秘阁判登闻检院上护军臣林亿等上进

《明堂》序

夫《明堂》者，黄帝之正经，圣人之遗教，所注孔穴，靡不指的①。又皇甫士安，晋朝高秀，洞明医术，撰次《甲乙》，并取三部②为定。如此则《明堂》、《甲乙》，是医人之秘宝，后之学者，宜遵用之，不可苟从异说，致乖③正理。

又，手足十二经，亦皆有俞。手足者，阴阳之交会，血气之流通，外劳④肢节，内连脏腑，是以原明堂之经也。

自古之体解⑤，孰能与于此哉？故立经以言疾之所由，图⑥形以表孔穴之名处。比来有经而无图，则不能明脉俞之会合；有图而无经，则不能论百疾之要也。由是观之，书之与图不可无也。

又，人形不同，长短异状，图象参差，差之豪厘⑦，则孔穴乖处，不可不详也。

今依准《甲乙》正经，人长七尺五

---

① 的：标准。《韩非子·外储说左上》："不以用功为的，则说者多棘刺白马之说。"此指取穴的标准及腧穴的功效。

② 三部：指《素问》、《九卷》、《明堂》三部经典，即上文所说"黄帝之正经"。

③ 乖：违背。

④ 劳：程敬通："'劳'字疑是'旁'字或'牵'字。"山田业广引惟寅曰："'劳'疑'营'。"两说并通，后者似优。

⑤ 自古之体解：程本作"非自古之神解"，义顺。

⑥ 图：指《明堂》所绘的人体经络腧穴的五色图，已佚。今有人据此及《千金方》考据并已复绘。下文"五色作之"可证。

⑦ 豪厘：即毫厘。豪，通毫。计量单位，十毫为一厘。此言事物之微小、细小。《礼记·经解》陆德明释文："豪依字作毫。"

寸之身，《千金方》云七尺六寸四分。今半之以为图，人长三尺七寸五分，《千金方》云三尺八寸二分。其孔穴相去亦半之，五分为寸，其尺用古尺，其十二经脉皆以五色作之，奇经八脉并以绿色标记。诸家并以三人为图①，今因十二经而画图人十二身也。

经脉阴阳，各随其类，故汤药攻其内，以灸攻其外，则病无所逃，知火艾之功，过半于汤药矣。其针法古来以为深奥，今人卒不可解。《经》云：针能杀生人，不能起死人。若欲录之，恐伤性命，今并不录针经，唯取灸法。其穴墨点者，禁之不宜灸；朱点者，灸病为良。具注于明堂图人并可览之。《黄帝素问》摘②孔穴，原经脉，穷万病之所始。《九卷》、《甲乙》及《千金方》、甄权、杨操③等诸家灸法，虽未能远穷其理，且列流注及傍通，终疾病之状尔。

论邪入皮毛经络风冷热灸法

《素问》：岐伯曰：夫邪之客于形，必先入于皮毛，留而不去，入于孙络；又留而不去，入于经脉，内连五脏，散于肠胃，阴阳俱感④，五脏乃伤，此邪之从皮毛而入，于五脏之次也，如此则疗其经。今邪客于皮毛，入于孙络，留而不去，闭塞不通，不得入于经，溢于大络，而生奇病焉。出第二卷中。

夫五脏六腑精灵之气，顺脉而出，附经而入，终而复始，如环无端。若越其数者，则伤脉而损经，变为异病也。

岐伯曰：凡欲疗风，则用火灸。风性浮轻，色或赤、或白，痒多者风热也；寒性沉重，色或青、或黑，痛多者寒也；湿性萎润，色黄鲜，瘀痹多湿也。此三种，本同而末异也。风为百病之长，邪贼之根，一切众病，悉因风而起也。

欲灸风者，宜从少以至多也。灸寒者，宜从多以至少也。至多者，从三壮、五壮、七壮；又从三十、五十、七十壮，名曰从少至多也。灸寒湿者，宜从多以至少也。从七十、五十、三十；又从七百、五百、三百，名曰从多以至少也。灸风者，不得一顿⑤满一百；若不灸者，亦可以蒸药熨之。灸寒湿者，不得一顿满千；若不灸，亦可蒸药熏之。风性浮轻则易散，故从少而至多也；寒性沉重则难消，故从多而至少也。

论疾手足腹背灸之多少及补泻八木火法

杨操《音义》云：凡手足内⑥脉，皆是五脏之气所应也。手足外⑥脉，皆是六腑之气所应也。四肢者，身之支干也。其气系于五脏六腑出入，其灸疾不得过顿多也，宜依经数也。若⑦顿多血脉绝⑧于火下，而火气不得行，随脉远去也。故云三壮、五壮、七壮者，经曰乃更添灸，以瘥为度。其手足外皆是阳脉也，不得过于二壮。腹中者，水谷之所盛，风寒之所结，

① 三人为图：指甄权、孙思邈等人据《明堂》所绘制的五色经络腧穴图，因该图有正、背、侧三幅，故谓明堂五色三人图。下之"图人"即指图中标有经脉腧穴的人像。
② 摘（zhāi 音责）：选取。用同"摘"。
③ 杨操：即杨玄操。宋刻讳"玄"字。下仿此。
④ 阴阳俱感：《太素》卷二十三《量缪刺》作"阴阳更盛"。指阳经和阴经均受到病邪的侵扰。
⑤ 顿：表次数。下同。
⑥ 内、外：指四肢的内侧和外侧。十二经脉在四肢的循行规律是：五脏的阴经循行于内侧，六腑的阳经循行于外侧。
⑦ 若：原误作"苦"。据程本、高校本改。
⑧ 绝：止留。《吕氏春秋·权勤》高诱注："绝，止也。"

灸之务欲多也。脊者身之梁栋①，太阳之所合，阴阳动作，冷气成疾，背又重厚，灸之宜名②经脉出入往来之处，故灸能引火气。凡灸皆有补泻，补者无吹其火，须炷③自灭；泻者亦不艾，即须吹其火至灭也。其艾炷根下广三分、长三分。若减此不覆孔穴，不中经脉，火气不行，亦不能除病也。

凡灸，忌用松、柏、桑、枣、竹、胡、枳、榆八木，以用灸人，害人肌肉、筋脉、骨髓，可用阳燧④火珠映⑤日取火。若阴无火，钻槐木以菊茎延火，亦可碏⑥石以艾蒸之取火，用灸大良。又无此，宜以麻油布缠及艾茎别引取火，则去疾不伤人，筋骨皆欲得触⑦伤，其痛根疮若不坏，则病不除也。《甲乙》丙卷云：灸疮不发者，灸故履底令热好熨之，三日即发也，得发则病愈矣。

不宜灸禁穴及老少加减法

《甲乙经》：头维、下关、承光、脑户、气冲、脊中、伏兔、乳中、地五会、风府、泉腋⑧、瘖门、天府、经渠、白环输、鸠尾、迎香、石门女子、丝竹空、承泣、耳门、人迎、瘛脉、少商、尺泽、阴市、阳关《甲乙经》、少海、小海、睛明、关冲。

上三十一穴，并禁不宜灸。《千金》、甄权、杨操同。第三卷中。

凡灸有生熟，候人盛衰及老少也。衰老者少灸，盛壮肥实者多灸。

凡孔穴皆逐人形大小，取手中指头第一节为寸，男左女右。又一云三寸者，尽一中指也。人年三十以上，若不灸三里，令人气上眼闇，所以三里下气也。出第二十七卷中。

黄帝问曰：凡灸，大风、大雨、大

阴、大寒灸否？既不得灸，有何损益？岐伯答曰：大风灸者，阴阳大错；大雨灸者，诸经络脉不行；大阴灸者，令人气逆；大寒灸者，血脉畜滞⑨。此等日灸，乃更动其病，令人短寿。大风者，所谓一复时，不可加火艾；大寒者，所谓盛冬凌辰也；大雨者，但雨日即不得，虽然有卒得，又逢大雨，此止可灸之。大阴者，谓诸云雾总合。凡人初患卒得，终是难下手。经云：当其盛也，慎勿衰伤，即是初得重病之状候。

年神旁通并杂忌旁通⑩法

论曰：此等诸法，并散在诸部，不可寻究，故集之一处，造次易知，所以省披讨⑪也。

孔穴主对法。

论曰：凡云孔穴主对者，穴名在上，

---

① 梁栋：此二字原模糊不清，程本空缺，据高校本及文义补。

② 名：通"明"。有通晓之义。程本作"多"亦通。

③ 炷：原误作"住"，据程本、高校本及文义改。

④ 阳燧：又叫"夫遂"。古人就日下取火的工具。崔豹《古今注·杂注》："阳燧，以铜为之，形如镜。照物则影倒，向日则火生，以艾炷之则得火。"

⑤ 映：原误作"脉"，据程本、高校本及文义改。

⑥ 碏（jiē音皆）：山石。

⑦ 触：原误作"脉"，据程本及文义改。

⑧ 泉腋：原误作"泉腑"，高校本据《千金方》卷二十九第三、《千金翼》卷二十八第九改。《甲乙经》卷五第一即作"渊腋"。"泉腋"即"渊液"，避唐高祖李渊讳改。

⑨ 畜滞：瘀积阻滞。畜，通"蓄"，程本作"蓄"。

⑩ 并杂忌旁通：此五字原脱，据目录、高校本补。

⑪ 省披讨：省去了翻阅和寻找的麻烦。披，翻阅。讨，寻找。

病状在下，或一病有数穴，或数病共一穴，皆临时斟酌作法用之，其有须灸者，即灸之。不宜灸者，经穴注了其灸①，并为良法，但恨下俚间知者鲜尔。所以学者

深须解之，皆须妙解，知灸、知药，固是良医。

推行年人神法②

脐	心	肘	咽	口	头	脊	膝	足	
年一	二	三	四	五	六	七	八		九以上人神所在旁看，他皆仿此。
十	十一	十二	十三	十四	十五	十六	十七	十八	
十九	二十	二十一	二十二	二十三	二十四	二十五	二十六	二十七	
二十八	二十九	三十	三十一	三十二	三十三	三十四	三十五	三十六	
三十七	三十八	三十九	四十	四十一	四十二	四十三	四十四	四十五	
四十六	四十七	四十八	四十九	五十	五十一	五十二	五十三	五十四	
五十五	五十六	五十七	五十八	五十九	六十	六十一	六十二	六十三	
六十四	六十五	六十六	六十七	六十八	六十九	七十	七十一	七十二	
七十三	七十四	七十五	七十六	七十七	七十八	七十九	八十	八十一	
八十二	八十三	八十四	八十五	八十六	八十七	八十八	八十九	九十	

上件九部，人神岁移一部，周而复始，不可灸，皆凶。

推十二部人神所在法③：

心辰	喉卯	头寅	肩丑	背子	腰亥	腹戌	项酉	足申	膝未	阴午	股巳
年一	二	三	四	五	六	七	八	九	十	十一	十二
十三	十四	十五	十六	十七	十八	十九	二十	二十一	二十二	二十三	二十四
二十五	二十六	二十七	二十八	二十九	三十	三十一	三十二	三十三	三十四	三十五	三十六
三十七	三十八	三十九	四十	四十一	四十二	四十三	四十四	四十五	四十六	四十七	四十八
四十九	五十	五十一	五十二	五十三	五十四	五十五	五十六	五十七	五十八	五十九	六十
六十一	六十二	六十三	六十四	六十五	六十六	六十七	六十八	六十九	七十	七十一	七十二
七十三	七十四	七十五	七十六	七十七	七十八	七十九	八十	八十一	八十二	八十三	八十四
八十五	八十六	八十七	八十八	八十九	九十	九十一	九十二	九十三	九十四	九十五	九十六

上件十二部，人神所在，并不可灸及损伤，慎之！

---

① 注了其灸：程本作"了注其名"，谓不当灸的腧穴均明确了不当灸的腧穴名目。当据改，上言"不宜灸"，此言"灸"。

② 推行年人神法：此六字原缺，据高校本并《千金方》卷二十九第七补。

③ 推十二部人神所在法：此九字原缺，据高校本、《千金方》卷二十九第七补。

推月忌日忌旁通法：

月忌法：

	正	二	三	四	五	六	七	八	九	十	十一	十二	
血忌：	丑	未	寅	申	卯	酉	辰	戌	巳	亥	午	子	凶
月厌：	戌	酉	申	未	午	巳	辰	卯	寅	丑	子	亥	凶
四激：	戌	戌	戌	丑	丑	丑	辰	辰	辰	未	未	未	凶
月杀：	丑	戌	未	辰	丑	戌	未	辰	丑	戌	未	辰	凶
月刑：	巳	子	辰	申	午	丑	寅	酉	未	亥	卯	戌	凶
六害：	巳	辰	卯	寅	丑	子	亥	戌	酉	申	未	午	凶
天医：	卯	寅	丑	子	亥	戌	酉	申	未	巳	午	辰	吉

上于天医上取师疗病吉，余不得灸，及取师凶。

日忌法：

一日在足大指

二日外踝。

三日股内及脚腨。

四日腰及髀。

五日口齿、舌根、咽、悬雍及足指。

六日手小指、少阳及脐下。

七日内踝。

八日足腕。一云在脚。

九日尻及龟尾、手阳明。

十日腰眼及足拇指。

十一日鼻柱及眉。

十二日面、发际。

十三日牙齿。

十四日胃管①、咽喉管、足阳明。

十五日遍身。

十六日胸乳。

十七日气冲及胁。

十八日腹内。

十九日足跌、足下及项。

二十日膝以下。一云踝及髆。

二十一日唇、舌、足小指。

二十二日伏兔、外踝。一云胸臆中。

二十三日肝俞、足跌、两腋。

二十四日手阳明、两胁及小肠。

二十五日足阳明、心腹。一云膝足。

二十六日手足、胸。

二十七日膝、内踝。一云肩髆、膈下及两足并阴囊中。

二十八日阴中及耳颊。

二十九日膝头颞颥、两手足。

三十日足跌上及颊、膝头。又云：关元下至足心。又云遍身。

上件人神所在，上件日并不宜灸。

十干人神所在法：

甲日在头。

乙日在项。

丙日肩臂。

丁日胸胁。

戊日在腹及颔颈。

己日在背。

庚日在膝及髀腰。

辛日在脾及心、肺。

壬日在肾及手。

癸日在足。

十二支人神所在法：

子日在目。孙氏云在肩、口。

丑日在耳及腰。

寅日在胸。孙又云在口。

卯日在脾。孙氏云在鼻。

辰日在腰。

巳日在头口。孙氏云在手。

---

① 胃管：即胃脘。

午日在心腹。

未日在两足心。孙氏云在足。

申日在二肩、额。一云在头腰。

酉日在胫。孙氏云在背。

戌日在咽喉。孙氏云在头，一作项。

亥日在臂颈。又云在两膝。孙氏云在项。

十二时人神所在法：

子时在踝。

丑时在头。

寅时在耳。孙氏云在目。

卯时在面。孙氏云在耳。

辰时在项。孙氏云在口。

巳时在乳。

午时在胸。

未时在腹。

申时在心。

酉时在膝。孙氏云在背。

戌时在腰。孙氏云在阴左右。

亥时在股。

十二祇人神所在法：

建日不治足，一作头。禁晡时。

除日不治眼一作膝。禁日入。

满日不治腹，禁黄昏。

平日不治背，禁人定。

定日不治心，禁夜半。

执日不治手，禁鸡鸣。

破日不治口，禁平旦。

危日不治鼻，禁日出。

成日不治唇，禁食时。

收日不治头，一作足。禁食时。

开日不治耳，禁日中。

闭日不治目，禁日昳。

又法：

甲乙日忌寅时，不灸头。

丙丁日忌辰时，不灸耳。

戊己日忌午时，不灸发鬓。一云不灸膝膑。

壬癸日忌酉时，不灸足。

又法：

每月六日、十五日、十八日、二十二日、二十四日、小尽日、甲辰、庚寅、乙卯、丙辰、辛巳、五辰、五酉、五未、八节日前后各一日。

若遇以上日并凶，不宜灸之。

又法：

正月丑、二月戌、三月未、四月辰、五月丑、六月戌、七月未、八月辰、九月丑、十月戌、十一月未、十二月辰。

又法：

男忌壬辰、甲辰、己巳、丙午、丁未。女忌甲寅、乙卯、乙酉、乙巳、丁巳。又男忌除日，女忌破日。又男忌戌，女忌辰。孙氏云忌巳。

又法：

丙子日天子会、壬子日百王会、甲子日太子会、丁巳日三公会、丙辰日诸候会、辛卯日大夫会、癸卯日人臣会、乙亥日以上都会。

又法：

又，木命人，行年在木，不宜针及服青药。

又，火命人，行年在火，不宜汗及服赤药。

又，土命人，行年在土，不宜吐及服黄药。

又，金命人，行年在金，不宜灸及服白药。

又，水命人，行年在水，不宜下利及服黑药。

凡不知此法下药，若遇命厄会深者，下手即死。

又法：

立春、春分，脾；

立夏、夏至，肺；

立秋、秋分，肝；

立冬、冬至，心；

四季十八日，肾①。

又法：

春左胁、秋右胁、夏在脐、冬在腰。以上人神，并不宜灸之，伤神杀人。

五脏六腑变化流注出入旁通

宜每脏旁看，从肾脏至天并三焦出入，止诸脏腑，他皆仿此。

凡五脏六腑，变化无穷，散在诸经，其事隐没，难得具知，今纂集相附，以为旁通，令学者少留意推寻，则造次可见矣。

论曰：假令肝、心、脾、肺、肾为脏，则胆、小肠、胃、大肠、膀胱为腑，足少阴为肾经，足太阳为膀胱经，下至五脏、五果、五菜，皆尔触类长之。他皆仿此。出《千金方》第二十九卷中。近附二十四条。

五脏：肝、心、脾、肺、肾。

六腑：胆、小肠、胃、大肠、膀胱、三焦。三焦有经无脏。

五脏经：足厥阴、手少阴、足太阴、手太阴、足少阴。

六腑经：足少阳、手太阳、足阳明、手阳明、足太阳、手少阳。

五行：木、火、土、金、水。以上各主一脏。

五行数②：三、八；二、七；五、十；四、九；一、六。以上五行数，以配五脏。

五行色：青、赤、黄、白、黑。以上五行色，五脏所象。

五行相生：水、木、火、土、金。以上五脏相生。

五行相克：金、水、木、火、土。

五脏胎月：八月、十一月、五月、二月、五月。不宜灸、吐、利。

五脏相月：冬三月木相、春三月火相、夏三月土相、季夏六月金相、秋三月水相。并不宜补养。

五脏王月③：春三月木旺、夏三月火旺、季夏六月土旺、秋三月金旺、冬三月水旺。有疾可宣泄。

五脏废月：夏三月木废、季夏六月火废、秋三月土废、冬三月金废、春三月水废。宜补不宜泻。

五脏囚月：季夏六月木囚、秋三月火囚、冬三月土囚、春三月金囚、夏三月水囚。宜补不宜泻。

五脏死月：秋三月木死、冬三月火死、春三月土死、夏三月金死、季夏六月水死。宜补。

五脏王日：甲乙、丙丁、戊己、庚辛、壬癸。以上五脏王日，不灸，不服药。

五脏王时：寅至辰、巳至未、辰未戌丑、申至戌、亥至丑。王时不灸。

五脏困日：戊己土也。庚辛金也。壬癸水也。甲乙木也。丙丁火也。宜补养安和。

五脏困时：食时日昳，土也。晡时日入，金也。人定夜半，水也。平旦日出，木也。禺中日中，火也。宜补养。

五脏忌日：庚辛、壬癸、甲乙、丙丁、戊己。并忌此日得疾病。

五脏忌时：申至酉、亥至子、寅至卯、巳至午、辰戌未丑。并忌此时得病。

———————

① 肾：《千金方》卷二十九第三"肾"下有"以上并不得医治，凶"八字，应据补。

② 五行数：是古人用以配五行来表示天地生成万物次第的数字。《礼记·月令》郑注："数者，五行佐天地生物、成物之次也。"孔疏："《易·系辞》曰：'天一生水，地二生火，天三生木，地四生金，天五生土。此其生数也。如此则阳无匹，阴无偶。故地六成水，天七成火，地八成木，天九成金，地十成土。于是阴阳各有匹偶，而万物得成焉，故谓之成数也'。"

③ 五脏王月：人体五脏精气随气候变化自身调节偏旺而充盛的时段。木旺即肝气旺，火旺即心气旺，余仿此。王，通"旺"。下同。

五时：春、夏、季夏、秋、冬。

五音：角六十四丝、徵五十四丝、宫八十一丝、商七十二丝、羽四十八①丝。以上象五行，应五脏。

五星：岁东方、荧惑南方、镇中央、太白西方、辰北方。以上五星各象一脏。

五常：仁肃、礼哲、信圣、义又②、智谋。各从五脏出。

五乐：琴、竽、鼓、磬、瑟。外象五行，内应五脏。

五兵：矛、剑、楯、戟、弩。各应其脏。

五味：酸、苦、甘、辛、咸。以上各随五脏所宜。

五宜：苦、甘、辛、咸、酸。子来扶母。

五不宜：辛、咸、酸、苦、甘。此五味须忌之。

五事：貌恭、视明、思睿、言从、听聪。随脏所感。

五咎：狂、豫、蒙、僭、急。

六情：好喜、怀虑一作惠好、乐、威怒一作感怒、恶哀。出五脏之情。恶哀二字文不类，无完本可校，今阙疑，他仿此。

八性：慈恚悲、爱、公私恕、气正、欲忌。各禀之性。

生：革、肉、髓、骨、脑。各随初生长。

形：直、锐、方、圆、曲。外应五行之形，内法五脏之象。

五养：筋、血脉、肉、皮毛气、骨精。各从五脏所养。

五液：泣一云泪、汗、涎、涕、唾。各随脏所生。

七神：魂、神、意智、魄、精志。以上脾肾各二神，故七神。

五窍：目左目甲，右目乙。舌荣于耳，外为血，内生五音，左耳丙，右耳丁。唇口为戊，舌为己。鼻左孔庚，右孔辛。耳左肾壬，右肾癸。

五声：呼、言、哭、歌、呻噫。五脏苦中风，有此声应。

五响：讽咏、肆、唱、歌、吟。

五气：呵、吹呼、唏、嘘、呬。有疾各随其脏消息，其法在调气论。

五恶：风、热、湿、寒、燥。气之恶。

五恶：辛、咸、酸、苦、甘。味之恶。

五有余病：怒、笑不止、胀满噫、喘咳上气、胀泄欠。实则此疾见。

五不足病：悲、忧、少气、息痢、厥。虚则此疾见。

五积：肥气、伏梁、痞气、息贲、贲豚。

生疾：奔气、忧恐、食饮、风寒、强力。将息失度，乃生此疾。

五伤：久行伤筋、久视伤心、久坐伤肉、久卧伤皮、久立伤骨。人欲劳勿极。

五脏本气：《千金》云五臭。臊膻、焦、香、腥、腐。五脏各有此气。

五方神：青龙、朱鸟、黄龙、白虎、真武。五方神，象五脏。

五畜：虎兔《千金》云鸡、蛇马《千金》云羊、龙牛羊犬、猴鸡、鼠猪。各主本脏所宜。

五谷：麻、麦、稷、黄黍《千金》云稻、大豆。以上补益五脏六腑。

五果：李、杏、枣、桃、栗。以上果以益五脏。

五菜：韭、薤、葵、葱、藿蓼。以上菜可久食。

五木：榆、栗、桂、桑、梧桐。以上宜助五脏。

五脏斤两：四斤四两左三叶，右四叶、十二两三毛七孔、二斤二两、三斤三两六叶两耳、一斤一两。以上五脏轻重数。

六腑斤两：三两三铢、二斤十四两、

———————

① 四十八：原误作"十八"，据《千金方》卷二十九第四及五音的相关理论，改。

② 又：原本字迹不清，程本作"又"，其义无可考。

二斤十四两、二斤十二两、九两二铢。以上六腑轻重数。

六腑尺丈：三寸三分、二丈四尺广二寸四分、二尺六寸一云大一尺五寸、一丈二尺广六寸、九寸。以上六腑长短数。一云广七寸。

六腑所受：三合一云一合、二斗四升、三斗五升、一斗二升、九升九合。以上六腑受虚数。一云九斗二合。

五脏官：尚书一云上将军，又为郎官、帝王、谏议大夫、上将军一云大尚书、后宫列女。以上五脏官位。

六腑官：将军、决曹吏、监仓吏、内涩吏疑涩、监仓橡、水曹橡。以上六腑官位。

五脏俞：九椎下两傍各一寸半是也、五椎下两傍各一寸半是也、十一椎下两傍各一寸半是也、三椎下两傍各一寸半是也、十四椎下两傍各一寸半是也。

六腑俞：十椎下两傍各一寸半是也、十八椎下两傍各一寸半是也、十二椎下两傍各一寸半是也、十六椎下两傍各一寸半是也、十九椎下两傍各一寸半是也、十三椎下两傍各一寸半是也

五脏募：期门、巨阙、章门、中府、京门。

六腑募：日月、关元、太仓、天枢、中极、石门三焦。

五脏脉：弦长、洪盛、缓大、浮短、沉濡。

五脏流注傍通：

出井木：大敦、中冲此心包脉，余脏无、隐白、少商、涌泉。

流荥火：行间、劳宫、大都、鱼际、然谷。

注俞土：太冲、大陵、太白、太渊、太谿。

行经金：中封、间使、商丘、经渠、复溜。

入合水：曲泉、曲泽、阴陵泉、尺泽、阴谷。以上五脏出入。

谨按《铜人针经》、《甲乙经》、《九墟经》并无五脏所过为原穴，唯《千金》、《台秘再集》有之，今列穴名于下：

中郄、内关、公孙、列缺、水原。

心之脏主出入：

出井金，少冲；流荥水，少府；注俞木，神门；过原，通里；行经火，灵道；入合土，少海。

六腑流注傍通：

出井金：窍阴、少泽、厉兑、商阳、至阴。

流荥水：侠谿、前谷、内庭、间谷一名二间、通谷。

注俞木：临泣、后谿、陷谷、三间、束骨。

过原：丘墟、腕骨、冲阳、合谷、京骨。

行经火：阳辅、阳谷、解谿、阳谿、昆仑。

入合土：阳陵泉、小海、三里、曲池、委中。以上六腑出入。

三焦流注傍通：

出井金，并冲；流荥水，腋门；注俞木，中渚；过原，阳池；行经火，支沟；入合土，天井。以上三焦出入。

十二身流注五脏六腑明堂

肺人肺者脏也两傍一十八穴①

《甲乙经》：肺出于少商，少商者木也。在手大指端内侧，去手甲角如韭叶，手太阴脉之所出也，为井。冬三月宜灸之。

————————

① 一十八穴：程敬通曰："本经十一穴，两傍共二十二穴，今移'中府'、'云门'二穴入脾经，止共一十八穴。"

流于鱼际，鱼际者火也。在手大指本节后内侧散脉中，手太阴脉之所留也，为荥。春三月宜灸之。

注于太渊，太渊者土也。在掌后陷者中，手太阴脉之所注也，为输。夏三月宜灸之。

行于经渠，经渠者金也。在寸口陷者中，手太阴脉之所行也，为经。不可灸，伤人神明。

入于尺泽，尺泽者水也。在肘中约上动脉，手太阴脉之所入也，为合。秋三月宜灸之。出第三卷中。甄权、《千金》、杨操同。

少商，在手大指端内侧，去爪甲如韭叶，灸一壮。主疟、寒厥及热，烦心善哕，心满而汗出，寒濯濯①，热烦，手臂不仁，唾沫，唇干引饮，手腕挛，指支痛②，肺胀上气，耳中生风，咳喘逆，痹臂痛，呕吐，食饮不下，彭彭热③，病象疟，振栗鼓颔，腹胀俾倪④，喉中鸣，耳前痛。甄权云：在手大母指甲骨外畔当角一韭叶白肉际宛宛中是也。此脉脾肺之候，论脏凑⑤不宜灸之。忌生冷、热食。

鱼际，在手大指本节后内侧散脉中，灸三壮。主虚极，洒洒毛起⑥，恶风寒，舌上黄，身热，咳嗽，喘，痹走胸背，不得息，头痛甚，汗不出，寒厥及热，烦心，少气不足以息，阴湿痒，腹痛不下食饮，肘挛支满，喉中焦干渴，痉⑦，上气，热病，振栗鼓颔，腹满阴痿，咳引尻尿出，虚也。膈中虚，食饮呕，身热，汗不出，数唾涎，呕吐血下，肩背寒热，脱色，目泣出，皆虚也。唾血，时寒时热，厥心痛，卧若从居，心间痛，动作痛益甚，色不变者，肺心痛也。短气，心痹，悲怒逆气，恐，狂易⑧，霍乱，胃气逆。

太渊，在手掌后陷者中，灸三壮。主脾，逆气，寒厥急，烦心，善唾，哕噫，

胸满噭⑨呼，胃气上逆，心痛咳逆，烦闷不得卧，胸中满喘，背痛，肺胀满彭彭⑩，臂厥，肩、膺、胸满痛，目中白翳，眼青，转筋，掌中热，乍寒乍热，缺盆中相引痛，数欠，喘不得息，臂内廉痛，膈饮烦满，病温身热，五日以上汗不出，厥心痛，卧若从居，心间痛，动作痛益甚，色不变者，肺心痛也。妬乳⑪，噫，胃气上逆，心痛，唾血，振寒，嗌干，狂言，口僻，肘中痛，疬疟，瘅。

经渠，在寸口陷者中。不可灸，伤人神明。主疟，寒热，胸背急，胸中彭彭然，甚即交两手如瞀⑫，为暴痹，喘逆，喉痹⑬，掌中热，咳逆上气，喘息数欠，热病汗不出，心痛人欲呕。

列缺，手太阴络，去腕上一寸半，灸五壮。甄权云：腕后臂侧三寸交叉头两筋

---

① 寒濯濯：寒甚貌。杨上善《太素》卷二十三《量缪刺》曰："濯，洗也。言寒如水洗之甚，古重言之。"

② 支痛：犹强痛。杨上善《太素》卷二十三《量缪刺》曰："指强难屈伸四支也。"

③ 彭彭热：义不顺，程本作"膨膨然"，形容脘腹胀满状。可据改。

④ 俾倪：斜目侧视。杨上善曰："俾倪，侧视貌。"

⑤ 论脏凑：义不可考。程本无此三字。可删。

⑥ 洒洒毛起：恶寒而致毫毛竖起状。

⑦ 痉：痉病。

⑧ 狂易：杨上善："狂易者，时歌时笑，脱衣弛走，改易不定，故曰狂易。"

⑨ 噭（jiào 音叫）：呼喊，号呼。《说文·口部》："噭，呼也。"

⑩ 彭彭：同"膨膨"，胀满状。下同。

⑪ 妬乳：病名，又名乳妬，指两乳房胀硬疼痛或乳头生疮的病证。多因产后无儿吮乳或产后乳汁过多而蓄积，与气血相搏，引起乳房胀硬掣痛，不可触及；或乳头生小疮，或痛或痒，黄水浸淫等。

⑫ 两手如瞀：瞀，指心胸闷乱。交两手如瞀，指心中闷乱之极，双手不停地抚摸揉搓。

⑬ 喉痹：咽喉肿痛，吞咽困难。

骨罅①宛宛中是也。主偏风②口喎，半身不随，腕劳，灸三壮。主疟甚热，惊痫，如有见者，咳喘，掌中热，虚则肩背寒栗，少气不足以息，寒厥交两手如瞽，为口沫出。实则肩背热痛，汗出，四肢肿，身湿摇，时寒热，饥则烦，饱则面色变，口噤不开，恶风泣出，喉痹，咳上气，数欠，四肢厥逆，善笑，溺白。热病先手臂病，身热瘛疭，唇口聚，鼻张，咽下汗出如连珠，小便白，热痛，两乳下三寸坚，胁下满，悸，善忘，口中沫出。

孔最，手太阴郄，去腕上七寸，灸五壮。主热病汗不出。此穴可灸五壮，汗即出。厥头痛③。

尺泽，在肘中约④上动脉，灸三壮。甄权云：在臂屈横纹中两筋骨罅陷者宛宛中，不宜灸。主喉痹上气，舌干胁痛，心彭彭痛，咳逆上气，舌干胁痛，心烦肩寒，少气不足以息，腹胀喘，振栗，瘛疭，手不伸，咳嗽，唾浊，气膈善呕，鼓颔，不得汗，烦满身痛，因为纵，衄唾血，时寒时热，胞中有大疝，瘕积，与阴相引痛，苦冗泄⑤，上下出⑥，喉痹哽噎，寒热。实则肩背热痛，汗不出，四肢暴肿。虚则臂背寒，短气心烦，癫疾⑦，呕沫，手臂不得上头，肘痛。

侠白，在天府下，去肘上五寸动脉。手太阴别，灸五壮。主心痛，咳，干呕，烦满。

天府，在腋下三寸，臂臑内廉动脉，手太阴脉气所发。禁不可灸，使人逆气。主咳上气，喘不得息，暴瘅，内逆肝肺相搏，口鼻出血，身胀，逆息不得卧，风汗出身肿，喘喝⑧多睡，恍惚善忘，嗜卧不觉。甄权、《千金》、杨操同。

大肠人大肠者肺之腑也两傍四十二穴 并下三单穴，共四十五穴⑨

《甲乙经》：大肠出于商阳，商阳者金也。一名绝阳，在手大指次指内侧，去爪角如韭叶，手阳明脉之所出，为井。冬三月宜灸之。

流于二间，二间者水也。一名间谷，在手大指次指本节前内侧陷者中，手阳明脉之所留也，为荥。春三月宜灸之。

注于三间，三间者木也。一名少谷，在手大指次指本节后内侧陷者中，手阳明脉之所注也，为输。夏三月宜灸之。

过于合谷。一名虎口，在手大指歧骨间，手阳明脉之所过也，为原。

行于阳谿，阳谿者火也。一名中魁，在腕中上侧两筋间陷者中，手阳明脉之所行也，为经。

入于曲池，曲池者土也。在肘外辅屈肘曲骨之中，手阳明脉之所入也，为合。秋三月宜灸之。出第三卷中。甄权、《千金》、杨操同。

商阳，一名绝阳，在手大指次指内

---

① 罅（xià 音下）：此指骨之间隙。

② 偏风：指风中于身半，而致半身不遂，口眼喎斜的病证。

③ 厥头痛：指经气逆乱而致的头痛。

④ 约：即横纹。程本作"约纹"。义明。

⑤ 冗（rǒng 音仍）泄：频繁的泄泻。言泄的次数多。《字汇·宀部》："冗，忙也。"

⑥ 上下出：即上吐下泻。

⑦ 癫疾：此指痫病。古代癫、痫两病不分，常以"痫疾"作"癫疾"。

⑧ 喘喝：呼吸困难，喘声喝喝。喝，喘声。

⑨ 四十五穴：程敬通曰："本经二十穴，左右共四十穴，今移'迎香'一穴入胃经，增入少阳三焦经中'臑会'、'肩髎'二穴，共二十一穴，左右共四十二穴。又加督脉'水沟'、'兑端'、'龂交'三单穴，共四十五穴。"

侧，去爪甲角如韭叶，灸三壮。右取左，左取右，如食顷立已。主气满胸中，喘息支胁①，热病汗不出，耳中生风，耳鸣，耳聋，时不闻，热疟，口干，下齿痛，臂瘛引口中，恶寒，顀肿②，肩痛引缺盆，喉痹，青盲③。

二间，一名间谷，在手大指次指本节前内侧陷者中，灸三壮。主多卧，善唾，肩髃④痛、寒，鼻衄⑤、赤、多血，浸淫起面，身热，喉痹如哽，眦伤，忽振寒，肩疼，齿痛。

三间，一名少谷，在手大指次指本节后内侧陷者中，灸三壮。主喉痹肿如哽，齿龋痛，恶清⑥，多卧，善唾，胸满，肠鸣，痎疟⑦，寒热，唇口干，身热，喘息，目急痛，善惊。

合谷，一名虎口，在手大指、次指歧骨间，灸三壮。主寒热，痎疟，狂易，鼻衄衄，热病汗不出，隤⑧目，目痛，瞑⑨，头痛，口⑩齿龋痛，惊，喉痹，痱痿臂腕不用⑪，唇吻不收，聋，耳中不通，瘖不能言，口噤不开。

阳谿，一名中魁，在腕中上侧两筋间陷者中，灸三壮。主热病烦心，瞑目，目痛泣出，厥逆头痛，胸满不得息，寒热，癫疾，不呕沫，善笑见鬼，喉痹，耳聋鸣，齿痛，惊掣，疟寒甚，热病肠澼⑫，髃肘臂痛，虚则气膈满，肩不举，吐舌，戾颈，妄言，痂疥。

偏历，手阳明络⑬，在腕后三寸，灸三壮。主风疟汗不出，寒热，风痛汗不出，瞑目，目䀮䀮⑭，癫疾，多言，耳鸣，口僻，颊肿。实则聋，喉痹不能言，齿龋痛，鼻衄衄。虚则痹膈⑮。

温留，一名逆注，一名蛇头，手阳明郄⑯，在腕后，小士五寸，大士六寸⑰，灸三壮。主肠鸣而痛，伤寒，寒热头痛，哕⑱，衄，肩不举，疟，面赤肿，口齿

痛，癫疾，吐舌鼓颔，狂言见鬼，狂卧⑲，喉痹，不能言，虚气面肿。

下廉，在辅骨下去上廉一寸，怒辅齐兑内分外斜⑳，灸三壮。主眼痛，尿黄。

上廉，在三里下一寸，阳明之会㉑，灸三壮。主小便黄，肠中鸣相追㉒。

三里，在曲池下二寸，按之肉起兑肉之端，灸三壮。主腹䐜㉓时寒，腰痛不得卧，齿痛颊肿。

曲池，在肘外辅屈肘曲骨之中，灸三壮。主肩肘中痛，难屈伸，手不可举，喉

---

① 支胁：胁肋胀满，如有物支撑。
② 顀（zhuō 音桌）：颧骨。《太素》卷八杨上善："顀，谓面颧秀高骨也。"
③ 青盲：病名。指眼外观无异常而逐渐失明者。
④ 髃：指肩肘之间的胚部。
⑤ 衄：指鼻塞不通并伴流清涕的病证。
⑥ 恶清：即怕冷。清，通"清"，冷也。
⑦ 痎疟：疟疾的通称。
⑧ 隤（tuí 音退）：同"隤"。下坠。"隤目"，即眼睑下垂病。今谓之睑废。又，程本作"瞋"，《广韵·脂韵》："瞋，目病。"亦通。
⑨ 瞑：此指目闭。
⑩ 口：原误作"古"。据高校本改。
⑪ 用：原本模糊难辨，据高校本、《甲乙经》卷三第二十七补。程本作"举"，亦通。
⑫ 肠澼：病名。一指痢疾，一谓泄泻。
⑬ 络：此指络穴。指经脉从本经分出处的腧穴。络穴共计有15穴。下各经仿此。
⑭ 目䀮䀮：视物模糊不清状。
⑮ 痹膈：指胸膈满滞，闭塞不通。痹，闭也。
⑯ 郄：特定腧穴中的"郄穴"。指经气聚集汇合处的腧穴。计16穴。下各经仿此。
⑰ 小士五寸，大士六寸：程敬通引《类经》注："小士大士，谓小儿与大人也。"《针灸经穴图考》引卢氏注："大士，身长者；小士，身短者。"
⑱ 哕：一指干呕，也有指呃逆。
⑲ 卧：僵仆。《广雅·释诂四》："卧，僵也。"
⑳ 怒辅齐兑内分外斜：程本、《圣济总录》并作"辅兑肉其分外斜"。是指臂上隆起之肌肉的外斜缝隙处。
㉑ 会：指腧穴，因其为气血汇聚处，故名。
㉒ 相追：指肠鸣上下移动。
㉓ 䐜：程本作"膜"，当改。谓腹部撑胀。

痹不能言，目不明，腕急，身热惊狂，蹙瘈痹重，瘪疾，癫疾吐舌，胸中满，耳前痛，齿痛，目赤痛，颈肿，寒热，渴，饮辄汗出，不饮则皮干热，伤寒余热不尽。

肘髎，在肘大骨外廉陷者中，灸三壮。主肩肘节痠重，痹痛不可屈伸。

五里，在肘上三寸，又行马肠大外中央①，灸十壮。主风劳惊恐，久吐血，肘不欲举，风痫，嗜卧，四肢不欲动摇，身黄，寒热，颈痹，适咳，呼吸难②，瞤目，目眊眊，少气，痎疟，心下胀满痛，上气。左取右，右取③左。

臂臑，在肘上七寸，腘肉④端，手阳明络会，灸三壮。主寒热，颈瘰疬，肩痛不可举。

臑会，一名臑髎，在臂前廉去肩头三寸，手阳明之络，灸五壮。主瘿，臂气肿，腠理气。

肩髎，在肩端臑上。斜举臂取之，灸三壮。主肩重不举，臂痛。

肩髃，在肩端两骨间，手阳明跷脉之会，灸三壮。主肩中热，指臂痛。

巨骨，在肩端上，行两叉骨陷者中。手阳明、跷脉之会，灸三壮。主肩背痹痛，臂不举，血瘀肩中痛，不能动摇。

扶突，一名水穴，在曲颊下一寸，人迎后，手阳明脉气所发，仰而取之，灸三壮。主咳逆上气，咽喉鸣喝喘息，暴瘖，气哽。

天鼎，在颈缺盆，直扶突，气舍后一寸半。手阳明脉气所发，灸三壮。主暴瘖气哽，喉痹咽肿，不得息⑤，饮食不下。

禾髎，一名顿，直鼻孔下，侠水沟旁五分，手阳明脉气所发。主鼻窒⑥，口僻，清涕出不可止，鼽衄，有痈，口噤不可开。

水沟，在鼻柱下人中。督脉、手阳明脉之会，直唇取之，灸三壮。主寒热头

痛，癫疾互引。水肿，人中尽满，唇反者死。振寒手捲⑦前僵，鼻鼽不能息，鼻不收洟⑧，不知香臭，衄不止，口木⑨，禁水浆，㖞僻⑩，睊⑪目。

兑端，在唇上端，手阳明脉气所发，灸三壮。主寒热鼓颔，口噤⑫，癫疾，吐沫，寒热，痉互引，唇吻强，上齿龋，消渴嗜饮，目瞑，身汗出，衄血不止。

龈交，在唇内齿上龈缝，灸三壮。主痉，烦满，寒热，口僻，癫疾互引，目痛不明，齿间出血者有伤酸，齿尖落痛，口不可开，引鼻中，鼻中息肉⑬不利，鼻、头、颔、颅中痛，鼻中有蚀疮⑭。甄权、《千金》、杨操同。

肝人肝者脏也两傍二十二穴⑮

《甲乙经》：肝出于大敦，大敦者木也。在足大指端，去爪甲如韭叶及三毛

---

① 行马肠大外中央：程本、《甲乙》卷三第二七并作"行向里大脉中央"，义明。

② 适咳，呼吸难：如果出现咳嗽就会出现呼吸困难。适，相当于"假如"，"如果"。《经传释词》卷九："适，犹若也。""难"字原脱，其义不全，据高校本、《甲乙经》卷八第一补。

③ 取：原误作"饮"，据程本、高校本改。

④ 腘肉：指肌肉丰满隆起处。

⑤ 息：呼吸。

⑥ 鼻窒：病症名。指鼻塞不通。

⑦ 捲（quán 音权）：通"踡"。即拘挛不伸。

⑧ 洟（tì 音涕）：鼻涕。《说文·水部》："洟，鼻液也。"

⑨ 口木：指口唇麻木，感觉迟钝。

⑩ 㖞僻：口眼歪斜不正。

⑪ 睊（juàn 音卷）：侧目而视貌。同"睊"《字汇·目部》："睊，视貌。"

⑫ 口禁：指牙关紧闭。

⑬ 息肉：即瘜肉。

⑭ 蚀疮：浸淫疮。此谓类似于鼻黏膜糜烂性病变。

⑮ 二十二穴：程敬通曰："本经十三穴，此除'章门'入胆，'期门'入脾，止十一穴，左右共二十二穴。"

中，足厥阴脉之所出也，为井。冬三月宜灸之。

流于行间，行间者火也。在足大指间动脉应手陷者中，足厥阴脉之所留也，为荥。春三月宜灸之。

注于太冲，太冲者土也。在足大指本节后二寸，或一寸半陷者中，足厥阴脉之所注也，为输，夏三月宜灸之。

行于中封，中封者金也。在足内踝前一寸，仰足取之，陷者中，伸足乃得之，足厥阴脉之所行也，为经。

入于曲泉，曲泉者水也。在膝内辅骨下，大筋上，小筋下，陷者中，屈膝而得之，足厥阴脉之所入也，为合。秋三月宜灸之。出第三卷中。甄权、《千金》、杨操同。

大敦，在足大指端，去爪甲如韭叶及三毛中，灸三壮。主卒心痛，汗出，阴跳遗尿，小便难而痛，阴上入腹中[1]，寒疝[2]，阴挺[3]出偏大肿，腹脐痛，腹中邑邑[4]不乐，小儿㿉癃，遗清尿，虚则病诸瘕颓[5]，实则闭癃，少腹中热，善寐，尸厥[6]，死不知人，脉动如故，痓。

行间，在足大指间动脉应手陷者中，灸三壮。主咳逆上气，唾沫，尿难、痛，白浊[7]，卒疝[8]，少腹肿，咳逆呕吐，卒阴跳，腰痛不可以俯仰，面仓黑[9]，热，腹中瞋满[10]，身热，厥痛，心痛，色苍苍然如死状，终日不得太息，肝心痛也，月事不利，见赤白而有身反败，阴寒，腹痛，上支心，心下满，癃，茎中痛，怒瞋不欲视，泣出，长太息，癫疾，短气呕血，胸背痛，善惊，悲不乐，厥，胫足下热，面尽热，嗌干渴，喉痹口㖞，喉咽如扼状。

太冲，在足大指本节后二寸半或一寸半，陷者中，灸三壮。主腰痛，少腹满，小便不利，如癃状，羸瘦，意恐惧，气不

足，胆中邑邑[11]，狐疝[12]，环脐痛，阴骞[13]两丸缩，腹坚不得卧，黄疸，热中善渴，女子疝及少腹肿，溏泄，癃，遗尿，阴痛，面苍黑，目下眦痛，暴胀，胸胁支满，足寒，大便难，面唇色白，时时呕血，男子精不足，女子漏血，乳难，呕厥寒，时有微热，胁下支满，喉痹痛，嗌干，膝外廉痛，淫泺[14]胫酸，腋下肿，马刀[15]瘘，肩肿，吻伤痛，肝胀，心痛，色苍苍然如死状，终日不得太息者，肝心痛[16]也。

中封，在足内踝前一寸。仰足而取

---

① 阴上入腹中：即缩阴证。

② 寒疝：诸疝病之一，指因寒湿之邪伤犯肝经，表现为阴茎阴囊冷痛为主症的疝病。

③ 阴挺：病证名，又名阴茄，指子宫脱出的病证。也谓强中为"阴挺"。

④ 邑邑：通"悒悒"，即胀闷不舒貌。

⑤ 瘕颓：此指瘕瘕和癫疝。瘕瘕，又名疝瘕，因邪气入腹所致的小腹热痛，尿道流黏液的病。也指寒邪入腹，症见腹部攻冲作痛，牵引腰背的病证。颓，即颓疝、癫疝，指寒湿引起的阴囊肿大。

⑥ 尸厥：厥证之一。指突然昏倒，不省人事，状如死尸的恶候。

⑦ 白浊：此指小便色白混浊。

⑧ 卒疝：因寒邪凝滞肝脉，气血郁滞而引起睾丸突然肿大、疼痛的病证。

⑨ 面仓黑：面呈青黑色。仓，通"苍"。

⑩ 瞋满：即胀满。瞋，通"膜"。又，《集韵·真韵》："瞋，盛貌。"

⑪ 胆中邑邑：程本作"腹中悒悒"，谓腹中胀闷不舒状。邑邑，同"悒悒"。《说文·心部》："悒，不安貌。"

⑫ 狐疝：又名小肠气，因肝气失于疏泄而致阴囊时大时小，坠胀疼痛，发作无常。

⑬ 阴骞（qiān 音千）：似指性欲亢进，阴茎勃起异常的强中。骞：举也。《一切经义》卷四十八引《广雅》："骞，举也。"

⑭ 淫泺（luò 音落）：《素问·骨空论》马莳注："淫泺者，谓似疲痛而无力。"又《灵枢·厥病》张介宾注："淫泺者，浸淫日深之谓。"以张注为胜。

⑮ 马刀：指瘰疬成串而生，其形长，质坚硬，生于颈、腋。

⑯ 肝心痛：因肝病而致的心痛。

之，陷者中，伸足乃得之，灸三壮。主色苍苍然，太息，如将死状，振寒小便白，便难，痿厥，身体不仁，手足偏小，㿉疝，阴暴肿，疝、癃，脐少腹引腰中痛，身黄，时有微热，不嗜食，膝内廉、内踝前痛，少气，身湿重，女子少腹大，乳难，嗌干，嗜饮，侠脐疝。

蠡沟，足厥阴络，在内踝上五寸，灸三壮。主女子疝，少腹肿，赤白淫①，时多时少，阴跳②腰腹痛，实则挺长③，寒热，挛，暴痛，遗尿，偏大。虚则暴痒，气逆，肿睾，卒疝，小便不利如癃状，数噫，恐悸，气不足，腹中邑邑，少腹痛，咽中有热，如息肉状，如著欲出，背挛不可俯仰。

中都，一名中都，足厥阴郄，在内踝上七寸胫骨中，灸五壮。主㿉疝，崩中，腹上下痛，肠澼，亦止精。

膝关，在犊鼻下二寸陷者中。足厥阴脉气所发，灸五壮。主膝内廉痛，引膑不可屈伸，连腹引喉咽痛。

曲泉，在膝内辅骨下，大筋上，小筋下，陷者中。屈膝乃得之，灸三壮。主女子疝，按之如汤沃两股中，少腹肿，阴挺痛，沥背来下血④，阴中肿，或痒，漉青汁若葵⑤，血闭，㿉疝，阴跳痛引脐中，不得尿，阴痿，腹胁下支满，癃闭，后时少泄，四肢不举。实则身热，头眩痛，汗不出，目眣眣，筋挛膝不可屈伸，发狂，衄血，喘呼，少腹痛引喉咽，病泄下血。

阴包，在膝上四寸，股内廉两筋间。足厥阴别走，灸三壮。主腰痛，少腹痛。

五里，在阴廉下二寸，去气冲三寸，阴股中动脉，灸三壮。主少腹中满，热闭不得尿。

阴廉，在羊矢⑥下，去气冲二寸动脉，灸三壮。主妇人绝产⑦，若未曾产⑧。甄权、《千金》、杨操同。

胆人胆者肝之腑也两傍一百四穴⑨

《甲乙经》：胆出于窍阴，窍阴者金也。在足小指次指之端，去爪甲如韭叶，足少阳脉之所出也，为井。冬三月宜灸之。

流于侠谿，侠谿者水也。在足小指次指歧骨间，本节前陷者中，足少阳脉之所留也，为荥。春三月宜灸也。

注于临泣，临泣者木也。在足小指次指间，本节后间陷者中，去侠谿一寸半，足少阳脉之所注也，为输。夏三月宜灸之。

过于丘墟，在足外廉踝下，如前陷者中，去临泣三寸，足少阳脉之所过也。

行于阳辅，阳辅者火也。在足外踝上四寸，辅骨前绝骨端，如前三分许，去丘墟七寸，足少阳脉之所行也，为经。

入于阳陵泉，阳陵泉者土也。在膝下

---

① 赤白淫：指女子赤白带下，绵绵不断。淫，《释名·释言语》："淫，浸也。"

② 阴跳：似指缩阴。阴茎、睾丸上缩。《广雅·释诂》："跳，上也。"

③ 挺长：此指阴茎的异常勃起。

④ 沥背来下血：《甲乙经》卷十二第十作"经水来下"。义明。

⑤ 漉青汁若葵：《甲乙经》卷十二第十作"漉青汁若葵羹"，谓女子阴道排出如菜汤样的青色水液。

⑥ 羊矢：穴名。《类经图翼》注曰："羊矢，在会阴旁三寸，股内横文中，按皮肉间有核如羊矢，可刺三分，灸七壮。"

⑦ 绝产：指继发性不孕症。

⑧ 未曾产：指原发性不孕症。

⑨ 一百四穴：程敬通曰："本经原四十三穴，此少四穴。'听会'入三焦，'客主人'入胃，'肩井'入三焦，'日月'入脾。多胃'头维'，三焦'颅息'、'丝竹穴'，脾'大包'，心包'天池'，肝'章门'，及奇俞之'后腋'、'转谷'、'饮郄'、'应突'、'胁堂'、'旁庭'、'始素'十三穴，共五十二穴。"

一寸，外廉陷者中，足少阳脉之所入也，为合。秋三月宜灸之。出第三卷中。甄权、《千金》、杨操同。

窍阴，在足小指次指之端，去爪甲如韭叶，灸三壮。主胁痛，咳逆不得息，及爪甲上与肉分者。左取右，右取左，立已，不已复取之。手足清，烦热，汗不出，手肢转筋，头痛如锥刺之，循循然不可以动，动益烦心，喉痹，舌卷口干，臂内廉痛，不可及头，耳聋鸣。

侠谿，在足小指次指歧骨间，本节前陷者中，灸三壮。主胸中支满，寒如风吹状，寒热，热病汗不出，目外眦赤痛，头眩，两颔痛，寒逆泣出，多汗，耳鸣、聋，目痒，胸中痛，不可反侧，痛无常处，痎疟，狂疾。

地五会，在足小指次指本节后陷者中。不宜灸，使人瘦，不出三年死。主内伤唾血。不足，外无膏泽，乳肿。

临泣，在足小指次指间本节后，去侠谿一寸半，陷者中，灸三壮。主厥，四逆，喘，气满，风，身汗出而清，髋髀中痛，不得行，足外皮痛。胸中满，腋下肿，马刀瘘①，善自啮颊②，天牖中肿，淫泺胫酸，头眩，枕骨、颔、颅痛，目涩，身痹，洒淅振寒，季胁下支满，寒热，胸、胁、腰、腹、膝外廉痛。月水不利，见血而有身则败③，及乳肿。胸痹，心下痛，不得息，痛无常处。大风，目外眦痛，身热痱，缺盆中痛，疟日西发。

丘墟，在足外廉踝下如前陷者中，去临泣三寸，灸三壮。主目视不明，振寒，目翳，瞳子不见。腰胁痛，脚酸转筋，胸胁痛，喜太息，胸满彭彭然，疟振寒，腋下肿。痿厥寒，足腕不收，躄，坐不能起，髀枢脚痛，大疝腹坚，寒热颈肿，狂疾。

悬钟，足三阳大络，在外踝上三寸动

者中。按之阳明脉绝乃取之，灸五壮。主肠满，胸中有热，不嗜食，小儿腹满，不能食饮。

光明，足少阳络，在外踝上五寸，灸五壮。主身体寒少热甚，恶心惕然，此与绝骨穴疗病同功。主淋沥④，胫酸热病，汗不出，狂病。虚则痿躄，坐不能起；实则厥。胫热膝痛，身体不仁，手足偏小，啮颊，不能俯仰，痉。

外丘，足少阳郄，少阳所生，在外踝上七寸，灸三壮。主肤痛痿痹，胸胁满，头痛，项内寒热，癫疾，不呕沫。

阳辅，在外踝上四寸，辅骨前绝骨之端，如前三分许，去丘墟七寸，灸三壮。主寒热，腰痛如小锤居其中，弗然肿⑤，不可以咳，咳则筋缩急，诸节痛，上下无常处，寒热，酸痛，四肢不举，腋下肿，马刀瘘，髀膝胫骨摇，酸痹不仁，喉痹。

阳交，一名别阳，一名足髎，阳维郄，在外踝上七寸，斜属三阳分肉间，灸三壮。主寒厥，癫疾，噤齘⑥，瘛疭，惊狂，喉痹，胸满面肿，寒热，髀胫不收，瘖不能言。

阳陵泉，在膝下一寸，外廉陷者中。足少阳脉气所发，灸三壮。主太息，口苦，咽中介介，数唾。胁下支满，呕吐逆，髌痹引膝股外廉痛，不仁，筋急，呕

---

① 马刀瘘：指瘰疬溃破后形成的瘘管。

② 自啮颊：指足少阳胆经之气逆乱而产生的两腮松弛，常常咬伤口腔近颊的腮部。

③ 见血而有身则败：指妊娠后出现阴道流血，可致流产。有身，即有身孕。败，此指流产。

④ 淋沥：指月经绵绵不止。

⑤ 弗然肿：谓腰部郁积肿痛。弗，通"怫"，郁也。

⑥ 齘（xiè 音泄）：牙齿相磨切。《说文·齿部》："齘，齿相切也。"

宿汁，心澹澹①，恐如人将捕之，胆胀②。

阳关，在阳陵泉上三寸，犊鼻外陷者中，不宜灸。主膝外廉痛，不可屈伸，胫痹不仁。

中渎，在髀外膝上五寸，分肉间陷者中。足少阳脉气所发，灸五壮。主寒气在分肉间，痛上下者，痹不仁。

环跳，在髀枢中，侧卧伸下足屈上取之。足少阳脉气所发，灸五十壮。主枢③中痛不可举，腰胁相引急痛，急髀④，筋瘛，胫痛不可屈伸，痹不仁。

本神，以曲差旁一寸半发际，一曰直耳上入发际四分。足少阳、阳维之会，灸五壮。主头目眩痛，颈项强急，胸胁相引，不得倾侧，癫疾，不呕沫，小儿惊痫。

头维，在额角发际本神旁一寸五分，禁不可灸。主寒热，头痛如破，目痛如脱，喘逆烦满，呕吐，流汗难言。

临泣，当目上眦，直上入发际五分陷者中。足少阳、太阳之会，灸三壮。主颊清⑤，不得视，口沫，泣出，两目眉头痛。小儿惊痫反视。

目窗，一名至营，在临泣后一寸。足少阳、阳维之会，灸三壮。主头痛目暝，远视眈眈，上齿龋肿。

正营，在目窗后一寸。足少阳、阳维之会，灸五壮。主牙齿痛，唇吻强上，齿龋痛，恶寒。

承灵，在正营后一寸半。足少阳、阳维之会，灸五壮。主脑风头痛，恶见风寒，衄衊鼻窒，喘息不通。

脑空，一名颞颥，在承灵后一寸半，侠玉枕骨下陷者中。足少阳、阳维之会，灸五壮。主头痛身热，引两颔急，脑风⑥目暝，头痛，风眩目痛。鼻管疽，发为厉鼻⑦，癫疾，大瘦。

风池，在颞颥后发际陷者中。足少

阳、阳维之会，灸三壮。主寒热，癫疾，僵仆，狂，热病汗不出，头眩痛，疭疟，颈项痛不得顾，目泣出互引，鼻衄衊，目内眦赤痛，气窍⑧耳目不明，喉痹，偻，引项筋挛不收。

颅息，在耳后青脉间。足少阳脉气所发，灸三壮。主身热，头胁痛，不可反侧，小儿痫，喘不得息，耳鸣。

悬颅，在曲周颞颥上廉。足少阳脉气所发，灸三壮。主热病头痛，引目外眦而急，烦满汗不出，引颔齿，面赤皮痛。

颔厌，在曲周颞颥上廉。足少阳、阳明之会，灸三壮。主善嚏，头痛身热，目眩无所见，偏头痛，引目外眦而急，耳鸣。

悬厘，在曲周颞颥下廉。手足少阳、阳明之会，灸三壮。主热病，偏头痛，引目外眦，耳鸣，善嚏。

阳白，在眉上一寸直瞳子，灸三壮。主头、目瞳子不可以视，侠白⑨强急，不可以顾。

丝竹空，一名目髎，在眉后陷者中。足少阳脉气所发，不可灸，不幸⑩，使人

---

① 心澹澹（dàn 音诞）：谓恐惧而内心悸动不安貌。《灵枢·经脉》作"心惕惕"。《汉书·礼乐志》颜师古注："澹，动也。"

② 胆胀：因邪气犯胆而致胁下胀痛，口苦，善太息等症的病。

③ 枢：此指髋关节。即上文的"髀枢"。

④ 急髀：指大腿拘急不舒。髀，指大腿骨（即股骨）。程本作"痹"。

⑤ 颊清：即面颊冷。清，通"清"，冷也。

⑥ 脑风：指风邪犯脑而致脑户冷痛，项背怕冷的病。

⑦ 厉鼻：又叫"鼻厉"，指鼻腔疮疡溃烂之恶候。即上文之"鼻管疽"。

⑧ 气窍：《甲乙经》卷七第一作"气厥"。

⑨ 侠白：程本作"颈项"。

⑩ 不幸：指误灸后可产生不良反应或变生他疾。《甲乙经》卷三第十作"灸之不幸"。

目小及盲。主眩、头痛互引，目中赤眦眦①，脐风②，目上插，瘛反目，憎风，癫疾，狂，烦满。

瞳子髎，在目外去眦五分。手、足少阳之会，灸三壮。主青盲无见，远视眦眦，目中肤翳白膜，一名后曲。

天冲，在耳上如前三寸，灸九壮。主头痛，癫疾，不呕沫，瘛互引，善惊。

率谷，在目上入发际一寸五分。嚼而取之，灸三壮。主醉酒风发，两角③眩痛，*一云两目眩*。不能饮，烦满呕出。

曲鬓，在耳上入发际，曲隅陷者中、鼓颔有空。足太阳、少阳之会，灸三壮。主颈颔支满，引牙齿，口噤不开，急痛不能言。

浮白，在耳后，入发际一寸下曲颊后，灸三壮。主足缓不收，痿不能行，不能言，寒热喉痹，咳逆，吐，疝，积，胸中满，不得喘息，胸痛，耳聋，嘈嘈无所闻，颈项痛肿，不能言，及瘿④，肩不能举，齿牙龋痛。

窍阴，在完骨上，枕骨下。手足太阳、少阳之会，灸五壮。主管疽发厉，项痛引颈，痛肿。

完骨，在耳后，入发际四分。足太阳、少阳之会，灸三壮。主风头，耳后痛，烦心，足痛不收，失履⑤，口喎僻，头项摇瘛，牙车急，癫疾，僵仆，狂，虚面有气⑥，齿牙龋痛，小便赤黄，喉痹，项肿，不可俯仰，颊肿引耳，痎疟，狂易。

渊腋，在腋下三寸宛宛中，举臂取之。主胸满马刀，臂不举。禁，不可灸之。不幸⑦生肿马疡⑧，腹内溃者死，寒热生马疡可疗。

大包，脉出渊腋下三寸。脾之大络，布胸胁中九肋间及季肋端，灸三壮。主大气不得息，息即胸胁中痛，实则其身尽寒，虚则百节皆纵。

辄筋，在腋下三寸，复前行一寸，著胁。足少阳脉气所发，灸三壮。主胸中暴满，不得卧，喘息。

天池，一名天会，在乳后一寸，腋下三寸，著胁，直腋橛骨⑨间。手心主、足少阳脉之会，灸三壮。主寒热，胸满，颈痛，四肢不举，腋下肿，上气，胸中有声，喉中鸣。

章门，脾募也。一名长平，一名胁髎，在大横外，直脐季肋端。足厥阴、少阳之会，侧卧屈上足，举臂取之，灸三壮。主腹中鸣，盈盈然⑩，食不化，胁痛不得卧，烦热口干燥，不嗜食，胸胁支满，喘息而冲，膈呕，心痛及伤饱，身瘠痛⑪，羸瘦，腰痛不得反侧，贲豚⑫，腹

---

① 目中赤眦眦：因眼球充血变赤而致视物不清状。

② 脐风：即今之新生儿破伤风。是指断脐不洁，风邪自脐入内，而致强直性痉挛，牙关紧闭，面呈苦笑状的病。

③ 角：额角。

④ 瘿：多因水土或忧思郁怒伤肝，气滞痰凝而致颈前生肿块的病。瘿病因其病状的差异而有繁多的分类名称。

⑤ 失履：指因脚病而不能穿鞋。

⑥ 虚面有气：程本作"头面虚肿"。

⑦ 不幸：此指不当灸而灸，误灸可以招致病患，故曰"不幸"。

⑧ 马疡：《甲乙经》卷三第十八作"马刀伤"。一指外伤化脓，一指瘰疬溃破的疮疡。

⑨ 橛骨：《甲乙经》卷三第十八作"橛肋"，橛肋指肋骨之短者。"橛骨"指尾骶骨。《甲乙经》是。

⑩ 盈盈然：胀满貌。盈，满、盛。《说文·皿部》："盈，满器也。"

⑪ 痟（xiāo 音肖）：酸痛。《说文·疒部》："痟，酸痛，头痛。"

⑫ 贲豚：又名奔豚气。五积之一，因阴寒袭肾而致气逆于上，或肝经气火上冲胸脘或咽喉，发作时痛苦异常，或伴有腹痛，寒热，咳逆，少气等症。详见本书卷十二。

肿，腰清①脊强，四肢懈堕②，善怒，咳少气，郁郁然不得息，厥逆，肩不举，马刀强③，身瞤④，石水，胃胀⑤。

带脉，在季肋下一寸八分，灸五壮。主妇人少腹坚痛，月水不通。

五枢，在带脉下三寸，一曰在水道下一寸半，灸五壮。主男子阴疝⑥，两丸上下⑦入少腹痛，妇人下赤白，里急瘛疚。

京门，肾募也。一名气府，一名气输，在监骨⑧腰中季肋本侠脊，灸三壮。主痉，脊反折，腰痛不可久立、俯仰，寒热，腹䐜⑨，央央然⑩不得息，溢饮⑪，水道不通，尿黄，少腹里急肿，洞泄⑫，髀痛引背。

维道，一名外枢，在章门下五寸三分。足少阳、带脉之会，灸三壮。主咳逆不止，三焦有水气，不能食。

居髎，在长平下八寸三分，监骨上陷者中。阳跷、足少阳之会，灸三壮。主腰引痛少腹，在胁前两筋间，主肩前痛与胸相引，臂里挛急，手不得上举至肩。甄权、《千金》、杨操同。

后腋，在腋后廉际两筋间，主腋外相引而痛，手臂拘挛急，不得上头。

转谷，在旁各下二骨间陷者中。主胸胁支满，不欲食，谷入不化，呕吐复出。举腋取之。

饮郄，在食门下一寸，骨间陷者中。主腹满胪胀，痛引脐旁，腹鸣濯濯若中有水声。仰腹取之。

应突，在饮郄下一寸。主饮食不入，腹中满，大便不得节，腹鸣泄注。仰腹取之。

胁堂，在腋阴下二骨陷者中。主胸胁支满，胪胀贲豚，噫哕喘逆，膽⑬视目黄。举腋取之。

旁庭，在胁堂下二骨间陷者。举腋取之，灸三壮。主卒暴中⑭、飞尸⑮、遁⑯及

胸胁支满，时上抢心，呕吐喘逆，咽干胁痛。

始素，在腋胁下廉下二寸骨陷者中。主胁下支满，腰痛引腹，筋挛，阴气⑰上缩。举臂取之。

脾人脾者脏也两傍四十八穴⑱

《甲乙经》：脾出于隐白，隐白者木也。在足大指端内侧，去爪甲角如韭叶，足太阴脉之所出也，为井。冬三月宜灸之。

流于大都，大都者火也。在足大指本

---

① 腰清：即腰部寒冷。

② 四肢懈堕：指四肢困倦无力。堕，通"惰"。

③ 马刀强：《甲乙经》卷十第六作"马刀瘘"，指瘰疬溃破后形成的瘘管。

④ 身瞤（shùn 音训）：指身体掣动或颤动。

⑤ 胃胀：病证名。指胃腑气机失常所致的脘腹胀满疼痛，不欲食的病证。

⑥ 阴疝：病名。因寒邪侵袭肝经而致睾丸、阴茎拘急疼痛的病证。

⑦ 两丸上下：《医心方》作"两丸上"，即寒邪所致两侧睾丸上缩，属缩阴证的临床症状。

⑧ 监骨：《素问·骨空论》王冰注作"髂骨"。

⑨ 腹䐜：即腹胀而大。䐜，通"膜"。又，《集韵·真韵》："䐜，盛貌。"

⑩ 央央然：《甲乙经》卷八第一作"快快然"，抑郁不舒貌。央，通"怏"。

⑪ 溢饮：四饮之一，多因脾虚不运，饮邪泛溢肌肤所致，症见肢体重痛，肿胀等。详见本书卷八。

⑫ 洞泄：即泄泻。

⑬ 膽：山胁尚德："'膽'，疑当作'瞻'。"可从。

⑭ 暴中：指突然触冒秽浊邪气而发生的危重病证。又谓"中恶"。

⑮ 飞尸：指突然发作的危重疾病。

⑯ 遁：即"遁尸"病。指突然发作的一种危重的疾病。高校本疑"遁"下脱"尸"。

⑰ 阴气：即"阴器"。山胁尚德："'气'恐'器'。"气，通"器"。

⑱ 四十八穴：程敬通："脾经原二十一穴，今少'大包'一穴入胆，多肝'期门'，胆'日月'、肺'中府'、'云门'四穴，共二十四穴，左右计四十八穴。"

节后陷者中，足太阴之所留也，为荥。春三月宜灸之。

注于太白，太白者土也。在足内侧核骨下陷者中，足太阴脉之所注也，为输。夏三月宜灸之。

行于商丘，商丘者金也。在足内踝下①微前陷者中，足太阴脉之所行也，为经。

入于阴陵泉，阴陵泉者水也。在膝下内侧辅骨下陷者中，伸足乃得之。足太阴脉之所入也，为合。秋三月宜灸之。出第三卷中。甄权、《千金》、杨操同。

隐白，在足大指端内侧，去爪甲角如韭叶，灸三壮。主腹中有寒气，起则气喘，热病，衄血不止，烦心善悲，腹胀，逆息热气，足胫中寒，不得卧，气满胸中热，暴泄，仰息，足下寒，膈中闷，呕吐，不欲食饮，尸厥，死不知人，脉动如故，饮渴，身体痛，多唾。

大都，在足大指本节后陷者中，灸三壮。主热病汗不出，厥，手足清，暴泄，厥心痛②，腹胀满，心尤痛甚者，胃心痛也。疟，不知所苦，风逆，暴四肢肿，湿则晞然寒，饥则烦心，饱则眩。

太白，在足内侧核骨下陷者中，灸三壮。主病先头重，颊痛，烦冤，身热，腰痛不可以俯仰，腹满，两颔痛甚，暴泄，善饥而不欲食，善噫，热中，足清，腹胀，食不化，善呕，泄有脓血，苦呕无所出。先取三里，后取太白、章门。厥心痛，腹胀满，心尤痛甚者，胃心痛③也。胸胁支满，腹中切痛，霍乱逆气，大便难，身重骨痿④不相知，热病满闷不得卧，脾胀。

公孙，在足大指本节之后一寸，别走阳明，太阴络也，灸三壮。主疟，不嗜食，多寒热，汗出，实则腹中切痛，厥，头面肿起，烦心，狂，多饮，不嗜卧。虚

则鼓胀，腹中气大满，热痛不嗜饮，霍乱。

商丘，在内踝微前下陷者中，灸三壮。主癫疾，狂，多食，善笑不休，发于外，烦心中渴，疟寒⑤，肠中痛，已汗出，腹满响响，不便，心下有寒痛，阴股内痛，气痛，狐疝走上下腹痛，脾虚令人病寒不乐，好太息，喉痹，寒热善呕，骨痹烦满，痫瘛，手足扰，癫疾，目昏，口噤，尿黄，筋挛痛，病善厌梦者绝子，厥头痛⑥，面肿起，咳而泄，不欲食，痔，骨蚀⑦，管疽⑧。

漏谷，在足内踝上六寸骨下陷者中。亦足太阴络，灸三壮。主腹中热，若寒肠鸣，强欠，时内痛，心悲，气逆，腹满，腹胀而气快然，引肘胁下，皆主之。少腹胀急，小便不利，厥气上头颠。

三阴交，在内踝上三寸骨下陷者中。足太阴、厥阴、少阴之会，灸三壮。主足下热，胫疼不能久立，湿痹不能行，腹中热，苦寒膝内痛，心悲，气逆腹满，小便不利，厥气上及巅。脾病者，身重，苦饥，足痿不欲行，善瘛，脚下痛。虚则腹

---

① 下：原误作上，据程本、高校本、《甲乙经》卷三第三十改。

② 厥心痛：古病名。心痛类型之一，症见心痛彻背，如有物从后触其心，痛如锥刺，休息时减轻，活动时加剧。

③ 胃心痛：即胃脘痛。

④ 痿：《甲乙经》卷九第六作"痪"、《千金方》卷三十第五作"痛"。

⑤ 疟寒：即寒疟。多因寒气内伏，秋凉再感疟邪所致的，以先寒后热，寒多热少或但寒不热，腰、背、头、项痛，无汗，脉弦紧的疟疾病。

⑥ 厥头痛：指邪犯于头而致头部气机逆乱所引起的头痛。

⑦ 骨蚀：因体虚邪犯于骨，或因损伤筋骨，致使气血凝滞，经脉受阻，症见骨痛，肌萎缩，跛行等症的病。相当于骨髓炎或骨软骨炎。

⑧ 管疽：无可考，疑为"骨疽"之误。

胀、腹鸣，溏泄，食饮不化，脾胃肌肉痛。此出《素问》。

地机，一名脾舍，足太阴郄，别走上一寸，空在膝下五寸，灸五壮。主颓疝，溏瘕，腹中痛，脏痹①。

阴陵泉，在膝下内侧辅骨下陷者中。伸足乃得之，灸三壮。主溏泄，谷不化，腹中气胀嗌嗌，胁下满，腹中气盛，腹胀逆，不得卧，肾腰痛，不可俯仰，气癃，尿黄，寒热不节，女子疝瘕，按之如以汤沃其股内至膝，飧泄，妇人阴痛，少腹坚急痛，重下不嗜食，心下满，寒中，小便不利，霍乱，足痹痛。

血海，在膝下膑上内廉白肉际二寸中。足太阴脉气所发，灸五壮。主妇人漏下，苦血闭不通，逆气胀。

箕门，在鱼腹上越筋间，动应手，阴市内。足太阴脉气所发，一云在股上起筋间，灸三壮。主淋，遗尿，鼠鼷痛，小便难。

期门，肝募也，在第二肋端，不容傍一寸五分，上直两乳。足太阴、厥阴、阴维之会，举臂取之，灸五壮。主妇人产后疾，食饮不下，胸胁支满，目眩足寒，小便难，心切痛，善噫，闻酸臭，痰癖，腹满，少腹尤大，息贲②，胁下气上下，胸中有热，目青而呕，霍乱泄痢，痉，腹大坚不得息，咳，胁下积聚，喘逆，卧不安席，时寒热，心大坚，奔豚上下，癃，遗溺，鼠鼷痛，小便难而白，瘖不能言。

日月，胆募也，在期门下五分，灸五壮。主太息，善悲，少腹有热，欲走多唾，言语不正③，四肢不收。

腹哀，在日月下一寸半。足太阴、阴维之会，灸五壮。主便脓血，寒中，食不化，腹中痛。

大横，腹哀下三寸，直脐旁。足太阴、阴维之会，灸五壮。主大风逆气，多寒善悲。

腹结，一名肠窟，在大横下一寸三分，灸五壮。主绕脐痛抢④心，膝寒，泄痢。

府舍，在腹结下三寸。足太阴、阴维之会，灸五壮。主疝瘕，髀中急痛，循胁上下抢心，腹满，积聚，厥逆，霍乱。

冲门，一名慈宫，去大横五寸，在府舍横骨两端，约中动脉。足太阴、阴维之会，灸五壮。主寒气腹满，癃，淫泺⑤身热，腹中积痛，阴疝，乳难⑥，子上冲心。

云门，在巨骨下，气户旁各二寸陷者中，动脉应手。足太阴脉气所发，举臂取之，灸五壮。主喉痹，胸中暴逆，先取冲脉，后取三里、云门，皆泻之。咳喘不得息，坐不得卧，呼吸气索，咽不得，胸中热，暴心腹痛，疝积时发，上冲心，肩痛不可举，引缺盆，脉代不至寸口，四逆，脉鼓不通。

中府，肺募也，一名膺中俞。在云门下一寸，一云一寸六分，乳上三肋间动脉应手陷者中。足太阴之会，灸五壮。主肺系急，胸中痛，恶清，胸满邑邑然，呕胆，胸中热，喘逆气，气相追逐，多浊唾，不

---

① 脏痹：指风寒湿邪内犯于五脏六腑而致的内脏痹病。《素问·痹论》有五脏痹（心痹、肺痹、脾痹、肝痹、肾痹）及六腑痹的不同类型。脏，内脏的泛称。

② 息贲：指肺积，属五脏积证之一，症见气急上奔，右胁下有块如覆杯，发热恶寒，胸闷咳逆，咳吐脓血。

③ 言语不正：指语言不清或失序。

④ 抢：撞击。下仿此。

⑤ 淫泺：原误为"泾泺"，据程本、高校本、《甲乙经》改。淫泺，指肢体酸痛无力。《素问·骨空》王冰注："淫泺，谓似酸疼而无力也。"

⑥ 乳难：即难产。《史记·扁鹊仓公列传》司马贞索引："乳，生也。"

得息，肩背风，汗出，面腹肿，膈中食噎①，不下食，喉痹，肩息肺胀，皮肤骨痛，寒热烦满。

周荣，在中府下一寸六分陷者中。足太阴脉气所发，仰而取之，灸五壮。主胸胁支满，不得俯仰，饮食不下，咳唾陈脓。

胸乡②，在周荣下一寸六分陷者中。足太阴脉气所发，仰而取之，灸五壮。主胸胁支满，却引背痛，卧不得转侧。

天谿，在胸乡下一寸六分陷者中。足太阴脉气所发，仰而取之，灸五壮。主胸中满痛，乳肿贲膺③，咳逆上气，喉鸣有声。

食窦，在天谿下一寸六分陷者中。足太阴脉气所发，举臂取之，灸五壮。主胸胁支满，膈间雷鸣，溏陆常有小声④。甄权、《千金》、杨操同。

胃人胃者脾之腑也两傍九十二穴 并下一单穴，共九十三穴⑤

《甲乙经》：**胃出于厉兑，厉兑者金也。**在足大指次指之端，去爪甲如韭叶，足阳明脉之所出也，为井。冬三月宜灸之。

流于内庭，内庭者水也。在足大指次指外间陷者中，足阳明脉之所留也，为荣。春三月宜灸之。

注于陷谷，陷谷者木也。在足大指次指之间本节后陷者中，去内庭二寸，足阳明脉之所注也，为输。夏三月宜灸之。

过于冲阳，一名会原。在足跗上五寸，骨间动脉上，去陷谷三寸，足阳明脉之所过，为原。

行于解谿，解谿者火也。在冲阳后一寸半，腕上陷者中，足阳明脉之所行也，为经。

入于三里，三里者土也。在膝下三寸，胻外廉，足阳明脉之所入也，为合。秋三月宜灸之。出第三卷中。甄权、《千金》、杨操同。

厉兑，在足大指次指之端，去爪甲如韭叶，灸一壮。主尸厥，口噤气绝，脉动如故，其形无知，如中恶状，疟，不嗜食，腹寒胀满，热病汗不出，鼽衄，眩，前仆，面浮肿。足胫寒，恶人与木音，喉痹，龋齿，恶风，鼻不利，多卧，善惊。

内庭，在足大指次指外间陷者中，灸三壮。主四厥⑥，手足闷者使人久持之，逆冷，胫痛，腹胀满，皮肤痛，善伸数欠，恶人与木音，振寒，嗌中引痛，热病汗不出，下齿痛，恶寒，目急，喘满寒栗，齿口噤僻，不嗜食。

陷谷，在足大指次指之间，本节后陷者中。去内庭二寸，灸三壮。主热痫，面肿，目痛肿⑦，善啮唇，善噫，腹痛胀满，肠鸣，热病汗不出，水肿留饮，胸胁支满。

冲阳，一名会原，在足跗上五寸骨间动脉上，去陷谷三寸，灸三壮。主皮先

---

① 面腹肿，膈中食噎：原"肿膈"模糊不清，据高校本、程本、《甲乙经》补。

② 胸乡：原误作"胸卿"，据程本、高校本改。下"天谿"文仿此。

③ 贲膺：指气逆冲击于胸。贲，通"奔"。

④ 溏陆常有小声：《千金方》卷三十第二作"察察隐隐，常有水声"。

⑤ 两傍九十二穴，并下单穴，共九十三穴：此原作"两傍九十穴，去下一单穴，共九十一穴"，文义不通，并与实际腧穴数目不附，高校本据文义改，今从之。程本作"两傍九十三穴，去下'承浆'一单穴，共九十二穴"。程敬通又注曰："本经原四十五穴，今除二穴，'头维'入胆、'缺盆'入三焦，多大肠'迎香'、任脉'承浆'、胆'上关'、三焦'耳门'四穴，共计九十三穴。"

⑥ 四厥：指四肢逆冷的症状。

⑦ 痈肿：即"壅肿"。

寒，热病汗不出，口热痛，胃管①痛，时寒热，皆主之。齿龋痛，腹大，不嗜食，振寒而欠，狂妄而行，登高而歌，弃衣而走，足下缓失履。风水②，面胕肿③。

解谿，在足冲阳后一寸半，腕上陷者中，灸三壮。主热病汗不出，善噫，腹胀满，胃热谵言④，风水面胕肿，颜黑，厥气上支，腹胀大，下重，疟，癥疝，惊，股膝重，胻转筋，头眩痛，癫疾，厥寒热，欠，烦满，悲泣出，狂，易见鬼与火，霍乱，风从头至足，面目赤，口痛啮舌。足大指传⑤伤，下车桎⑥地，适⑦臂指端伤，为筋痹⑧。

丰隆，足阳明络也，在外踝上八寸，下廉、胻外廉陷者中，灸三壮。主厥逆，胸痛如刺，腹中切痛，大小便涩难，厥头痛，面浮肿，烦心。狂见鬼，善笑不休。发于外有所大喜，喉痹不能言。

巨虚下廉，足阳明与小肠合，在上廉下二寸，灸三壮。主少腹痛，飧泄⑨出糜，次指间热。若脉陷，寒热身痛，唇干，不得汗出，毛发焦，脱肉少气，内有热，不欲动摇，泄脓血，腰引少腹痛，暴惊，狂言非常，女子乳痈，惊痹，胫肿，足跗不收，跟痛。

条口，在下廉上一寸，足阳明脉气所发，灸五壮。主胫寒不得卧，胫疼足缓失履，湿痹，足下热，不能久立。

巨虚上廉，足阳明与大肠合，在三里下三寸，灸三壮。主飧泄，大肠痛，狂，妄走，善欠。大肠有热，肠鸣腹满，侠脐痛，食不化，喘，不能行立，胸胁支满，恶闻人木音，风水面肿。甄权云：主大气⑩不足，偏风，腿腿脚不随。

三里，在膝下三寸，胻外廉，灸三壮。主阳厥⑪，悽悽而寒，少腹坚，头痛，胫股腹痛，消中，小便不利，善哕。痓，中有寒。腹中寒，胀满善噫，闻食

臭，胃气不足，肠鸣，腹痛泄，食不化，心下胀。热病汗不出，喜呕吐，苦癃，痓，身反折，口噤，喉痹不能言，寒热，阴气不足，热中，消谷善饥，腹热身烦，狂言，胸中瘀血，胸胁支满，膈痛不能久立，膝痿寒，水，腹胀皮肿，乳痈，有热，五脏六腑胀，狂歌妄言，怒、恐，恶人与火，骂詈，霍乱，遗矢⑫、失气⑬。

犊鼻，在膝膑下胻⑭上骨侠解大筋中。足阳明脉气所发，灸三壮。主犊鼻肿，先熨去之。其赤坚勿攻，攻者死。膝中痛不仁，难跪起，诸肿节溃者死，不溃可疗也。

梁丘，足阳明郄，在膝上二寸两筋间，灸三壮。主大惊，乳痛，胫苦痹，膝不能屈伸，不可以行。

阴市，一名阴鼎，在膝上三寸，伏兔下，若拜而取之。足阳明脉气所发，不可灸。主寒疝，下至腹腠膝腰痛如清水，大腹，诸疝，按之。下膝上，伏兔中寒痛，腹胀满，痿厥，少气。

---

① 胃管：即胃脘。
② 风水：多因风邪侵袭，脏腑失调而致水湿泛溢，出现突然浮肿，伴有咽喉肿痛的水肿病。
③ 胕肿：即浮肿。下同。
④ 谵言：程本作"谵言"。似是。
⑤ 传：《甲乙经》卷十第一作"搏"。《广雅·释诂三》："搏，击也。"
⑥ 桎：《甲乙经》卷十第一作"挃"。《广韵·质韵》："挃，撞挃。"
⑦ 适：《甲乙经》卷十第一作"通"。
⑧ 筋痹：指风寒湿邪入侵于筋而致的，以肢体关节拘挛而痛为主症的痹。
⑨ 飧泄：完谷不化的泄泻。
⑩ 大气：此指"宗气"。
⑪ 阳厥：病名。指阳气厥逆而致，以狂怒奔走呼号为特征的病。
⑫ 遗矢：大便失禁。矢，通"屎"。
⑬ 失气：放屁。
⑭ 胻（héng 音恒）：同"胻"，胫骨上部，也指胫骨。

伏兔，在膝上六寸，起肉间。足阳明脉气所发，禁不宜灸。

髀关，在膝上伏兔后，交分中，灸三壮。主膝寒痹不仁，痿，不得屈伸。

承泣，一名谿穴，一名面髎，在目下七分，直目瞳子。跷脉、任脉、足阳明之会。甄权云：在眼下八分，禁不宜灸。无问多少，三日以后眼下大如拳，息肉长桃许大，至三十日即定，百日都不见物，或如升大。目不明，泪出，目眩瞢①，瞳子痒，远视䀮䀮，昏夜无所见②，目瞤动，与项口参相引，㖞僻，口不能言。

四白，在目下一寸。足阳明脉气所发，灸七壮。主目痛，口僻，泪出，目不明。

迎香，一名冲阳，在禾髎上，鼻下乳旁。手、足阳明之会。主鼻鼽不利，窒则气塞，㖞僻多涕，鼻衄有痈。不宜灸。

巨髎，在侠鼻旁八分，直瞳子。跷脉、足阳明之会。主面目恶风寒，颊肿痛痛，招摇视瞻，瘛疭，口僻，青盲无所见，远视䀮䀮，目中淫肤，白膜覆瞳子。

地仓，一名胃维，侠口旁四分，如近下。跷脉、手足阳明之会，灸三壮。主口缓不收，不能言语，手足痿躄不能行。

承浆，一名天池，在颐前下唇之下。足阳明、任脉之会，开口取之，灸三壮。主寒热悽厥鼓颔，癫疾呕沫，寒热，痉互引，口干，小便赤黄，或时不禁，消渴嗜饮，目瞤，身汗出，衄血不止，上齿龋。

颊车，在耳下曲颊端陷者中。足阳明脉气所发，灸三壮。开口有空。主颊肿，口急，颊车骨痛，齿不可用嚼。

大迎，一名髓孔，在曲颔前一寸二分，骨陷者中动脉。足阳明脉气所发，灸三壮。主寒热，颈瘰疬，癫疾，口㖞，喘悸，痉口噤，厥口僻，失欠，下牙痛，颊肿，恶寒，口不收，舌不能言，不得嚼。

上关，一名客主人，在耳前上廉起骨。开口有空，灸三壮。主唇吻强，上齿龋痛，口僻、噤不开，耳痛聋，齆③，瘛疭，口沫出，寒热，痉，青盲④䁾⑤目，恶风寒。

下关，在客主人下，耳前动脉下空下廉。合口有空，张口而闭，灸三壮。主失欠，下齿龋，下牙痛，颔肿，耳聋鸣，痉，口僻。耳中有干底⑥，聤耳⑦有脓，不可灸之。

耳门，在耳前起肉当耳中缺者，灸三壮。主耳中有脓，及底耳、聤耳，皆不灸。主耳痛、鸣、聋，头颔痛，上齿龋。

人迎，一名天五会，在颈大脉动应手，侠结喉旁。以候五脏之气，足阳明脉气所发，禁不可灸。灸之不幸，杀人。一云有病可灸三壮。主阳逆霍乱，阳逆头痛，胸满不得息，胸满，呼吸喘喝，穷屈窘不得息。刺人迎，入四分。不幸，杀人。

水突，一名水门，在颈大筋前，直人迎下，气舍上。足阳明脉气所发，灸三壮。主咳逆上气，咽喉痈肿，呼吸短气，喘息不通。

气舍，在颈直人迎下，侠天突陷者中。足阳明脉气所发，灸三壮。主咳逆上

---

① 瞢（méng 音蒙）：视物不清。《说文·目部》："瞢，目不明也。"

② 昏夜无所见：即夜盲。暗视力差。

③ 齆（wēng 音瓮）：即鼻齆，指鼻塞不闻香臭的病症。《甲乙经》卷十二第五作"鸣"。

④ 青盲：指眼球外观完好，而视力逐渐丧失的眼病。

⑤ 䁾（wéi 音韦）：眼病。《广韵·脂韵》："䁾，目病。"

⑥ 干底：《灵枢·厥病》作"盯聍"。

⑦ 聤（tíng 音停）耳：泛指耳道内化脓性疾病。又分为黄脓为聤耳；清稀者为震耳；血性脓液为风耳，或耳风毒；白色脓液为缠耳；脓臭而黑者为耳疳。

气，瘤瘿气，瘤瘿，咽肿，肩肿不得顾，喉痹。

气户，在巨骨下俞府两旁各二寸陷者中。足阳明脉气所发，仰而取之，灸五壮。主胸胁支满，喘逆上气，呼吸肩息，不知食味。

库房，在气户下一寸六分陷者中。足阳明脉气所发，仰而取之，灸五壮。主胸胁支满，咳逆上气，呼吸多唾浊沫、脓血。

屋翳，在库房下一寸六分陷者中。足阳明脉气所发，仰而取之，灸五壮。主胸胁支满，咳逆上气，呼吸多唾浊沫、脓血，身体肿，皮肤不可近衣，淫泺苛，获①久则不仁。

膺窗，在屋翳下一寸六分，灸五壮。主胸满，痈肿，乳痈，寒热短气，卧不安。

乳中，禁不可灸，灸之生疮。疮中有脓血、清汁者可疗；疮中有息肉，若蚀疮者死。

乳根，在乳下一寸六分陷者中。足阳明脉气所发，仰而取之，灸五壮。主胸下满痛，膺肿乳痈，悽索寒痛，不可按、搔。

不容，在幽门旁各一寸半，去任脉二寸，直四肋端，相去四寸。足阳明脉气所发，灸五壮。主呕血，肩息，胁下痛，口干，心痛与背相引，不可咳，引肾痛。

承满，在不容下一寸。足阳明脉气所发，灸五壮。主肠鸣相逐，不可倾侧，肩息唾血。

梁门，在承满下一寸。足阳明脉气所发，灸五壮。主胁下积气结痛。

关门，在梁门下五分，一云一寸，太一上。足阳明脉气所发，灸五壮。主遗尿，腹胀善满，积气身肿。

太一，在关门下一寸。足阳明脉气所发，灸五壮。主狂、癫疾，吐舌。

滑肉门，在太一下一寸。足阳明脉气所发，灸五壮。主狂、癫疾，吐舌。

天枢，一名长谿，一名谷门，去肓俞一寸半，在侠脐二寸陷者中。足阳明脉气所发，灸三壮。主脐疝绕脐而痛，时上冲心，女子胞络中痛，月水不以时休止，腹胀肠鸣，气上冲胸，不能久立，肠中痛濯濯，冬日重感于寒则泄，当脐而痛，肠胃间游气切痛，食不化，不嗜食，身重，休脐急，疟振寒，热盛狂言，脾胀②，四肢重不能胜衣，阴疝，气疝，烦呕，面肿，大肠胀③。

外陵，在长谿下五分，大巨上。足阳明气所发，灸五壮。主腹中尽痛。

大巨，一名掖门，在长谿下二寸。足阳明脉气所发，灸五壮。主腹满痛，善烦，颓疝，偏枯，四肢不用，善惊。

水道，在大巨下三寸。足阳明脉气所发，灸五壮。主少腹胀满，痛引阴中，月水至则腰背中痛，胞中瘕，子门有寒，引髌髀，三焦约④，小便不通。

归来，一名谿穴，在水道下三寸，灸五壮。主少腹痛，贲豚，卵上入，痛引茎中，女人阴中寒。

气冲，在归来下一寸，鼠鼷上一寸，动应手。足阳明脉气所发，灸三壮。主肠中大热，不安，腹有大气，女子月水不利，或闭塞，暴腹胀满，癃，淫泺身热，腹中绞痛，颓疝，阴肿，乳难，子⑤上抢

---

① 获：得，得到。此指患病。
② 脾胀：多因寒气袭脾而致善哕，四肢困重胀闷，体重不能胜衣，寝卧不安的病。
③ 大肠胀：多因大肠受寒，而致肠鸣腹痛，重感于寒则飧泄，食不化的病。
④ 三焦约：指三焦气化不利，水道不通而致水液代谢障碍的病证。
⑤ 子：此指胎儿。

心。若胞不出，众气尽乱，腹满不得反息。腰痛控睾，少腹及股卒俯不得仰，脱下①，石水，无子，少腹痛，阴疝，茎中痛，两丸骞痛，不可仰卧。甄权、《千金》、杨操同。

心人心者脏也两傍一十六穴②

《甲乙经》：心出于少冲，少冲者木也。一名经始。在手小指内廉之端，去爪甲如韭叶。手少阴脉之所出也，为井。冬三月宜灸之。

流于少府，少府者火也。在手小指本节后陷者中，直劳宫。手少阴脉之所留也，为荥。春三月宜灸之。

注于神门，神门者土也。一名兑冲，一名中都。在掌后兑骨之端陷者中。手少阴脉之所注也，为输。夏三月宜灸之。

过于通里，手少阴络，在腕后一寸。

行于灵道，灵道者金也。在掌后一寸半，或一寸。手少阴脉之所行也，为经。

入于少海，少海者水也。一名曲节。在肘内廉节后。手少阴脉之所入也，为合。秋三月宜灸之。出第三卷中。甄权、《千金》、杨操同。

少冲，一名经始。在手小指内廉之端，去爪甲如韭叶，灸一壮。主热病烦心上气，心痛而冷，烦满少气，悲恐善惊，掌中热，肘腋胸中痛，口中热，咽喉中酸，乍寒乍热，手捲不伸，掌痛引肘腋。

少府，在手小指本节后陷者中，直劳宫，灸三壮。主烦满少气，悲恐畏人，臂酸，掌中热，手捲不伸。

神门，一名兑冲，一名中都，在掌后兑骨之端陷者中，灸三壮。主疟，心烦甚，欲得冷水。寒则欲处热，热中咽干，不嗜食，心痛数噫，恐悸，悸气不足，喘逆，身热，狂悲哭，呕血，上气，遗尿，手及臂寒。

少阴郄，在掌后脉中，去腕半寸，灸三壮。主十二痾，失瘖不能言，悽悽寒③，咳吐血，气惊，心痛。

通里，手少阴络，在腕后一寸，灸三壮。主热病先不乐，数日热，热则卒心中懊恼④，数欠频伸，悲恐，头眩痛，面赤而热，无汗及癫，心下悸，臂臑肘痛。实则支满，虚则不能言。苦呕，喉痹，少气，遗尿。

灵道，在掌后一寸半，或云一寸，灸三壮。主心痛悲恐，相引瘛疭，臂肘挛，暴瘖不能言。

少海，一名曲节，在肘内廉节后陷者中，动应手，灸五壮。主寒热，齿龋痛，狂易，疟，背振寒，引肘腋痛。甄权云：穴在臂侧曲肘内横纹头，屈手向头而取之，陷者中。主腋下瘰疬，不宜灸。

极泉，在腋下筋间动脉入胸。手少阴脉气所发，灸五壮。主心腹痛，干呕哕。是动则病嗌干心痛，渴而欲饮，为臂厥⑤。是主心所生病者，目黄，胁痛，臑臂内后廉痛，掌中热痛。甄权、《千金》、杨操同。

黄帝问曰：手少阴之脉独无俞，何也？岐伯对曰：少阴者，心脉也，是五脏六腑之大主也，精神之舍也。其脏坚固，邪不能害，害之则心伤，心伤则神去，神去则死矣。故诸邪之在于心者，皆在心之

---

① 脱下：《甲乙经》卷九第十二作"脱肛下利"。

② 一十六穴：程敬通曰："本经原九穴，此移'青灵'入小肠，只八穴，左右共计十六穴。"

③ 悽（qī音七）悽寒：恶寒怕冷貌。《汉书·王褒传》颜师古注："悽怆，寒冷也。"

④ 懊恼：心烦意乱貌。

⑤ 臂厥：病名。谓上肢气机逆乱而致两手交叉于胸部，且视物不清的病。详见《灵枢·经脉》。

包络。包①络者心主之脉也，故独无俞焉。曰：少阴无俞者不病乎？对曰：其外经脉病而脏不病，故独取其经于掌后兑骨之端。出第三卷中。

小肠人小肠者心之腑也两傍二十六穴②

《甲乙经》：小肠出于少泽，少泽者金也。一名少吉③，在手小指之端，去爪甲一分。手太阳脉之所出也，为井。冬三月灸之。

流于前谷，前谷者水也。在手小指外侧本节前陷者中。手太阳脉气所留也，为荥。春三月宜灸之。

注于后谿，后谿者木也。在手小指外侧本节后陷者中。手太阳脉之所注也，为输。夏三月宜灸之。

过于腕骨，在手外侧腕前起骨下陷者中。手太阳脉之所过也，为原。

行于阳谷，阳谷者火也。在手外侧腕中兑骨之下陷者中。手太阳脉所行也，为经。

入于小海，小海者土也。在肘内大骨外，去肘端五分陷者中，屈肘乃得之。手太阳脉之所入也，为合。秋三月宜灸之。出第三卷中。甄权、《千金》、杨操同。

少泽，一名少吉，在手小指之端，去爪甲下一分陷者中，灸一壮。主振寒，小指不用，寒热汗不出，头痛，喉痹舌急卷，小指之间热，口中热，烦心、心痛，臂内廉胁痛，咳，瘕疝，口干，项痛不可顾，疟疾，寒热。

前谷，在手小指外侧，本节前陷者中，灸三壮。主热病汗不出，狂互引，癫疾，耳鸣，寒热，颌肿不可顾，喉痹劳瘅，小便赤难，咳，衄，胸满，肘臂腕中痛，颈肿不可以顾，头项急痛眩，淫泺，

肩胛小指痛，臂不可举，头项痛，咽肿不可咽，鼻不利，目中白翳，目痛泣出，甚者如脱，瘕疝。

后谿，在手小指外侧，本节后陷者中，灸一壮。主振寒、寒热，肩、臑、肘、臂痛，头眩痛不可顾，烦满，身热恶寒，目赤痛，烂眦，生翳，衄衊，发聋，臂重肿，肘挛，痂疥，胸满引臑，泣出，惊，颈项强，身寒，耳鸣，瘕疝，寒热，颈颔肿，狂互引，癫疾数发。

腕骨，在手外侧腕前，起骨下陷者中，灸三壮。主热病汗不出，胁痛不得息，颈颔肿，寒热，耳鸣无闻，衄，狂易，痉互引，消渴，偏枯，臂腕痛，肘屈不得伸，风头痛，泣出，肩、臂、臑、颈痛，项急，烦满，惊，五指掣，不可屈伸，战栗④，瘕疝。

阳谷，在手外侧腕中，兑骨之下陷者中，灸三壮。一云在腕上侧两筋间陷者中。主狂，癫疾，热病汗不出，胁痛不得息，颈颔肿，寒热，耳聋鸣，牙上齿龋痛，肩痛不能自带衣，臂腕外侧痛不举，风眩惊，手腕痛，泄风⑤汗出至腰，项急不可以左右顾及俯仰，肩弛肘废，目痛，痂疥，忧⑥，癃疝，头眩目痛，瘕疝，胸满不得息。

---

① 包：原误作"者"，据程本、高校本、《灵枢·邪客》改。

② 二十六穴：程敬通："本经原十九穴，今少'肩贞、曲垣、肩外俞、肩中俞、天容、颧髎、听宫'等七穴，入三焦，多膀胱'睛明'一穴，共十三穴，左右共二十六穴。"

③ 少吉：《甲乙经》卷三第二十九作"小吉"。下仿此。

④ 战栗：程本作"战栗"。

⑤ 泄风：指外感风邪，症见多汗恶风寒，周身疼痛的病。

⑥ 忧：程本、《甲乙经》卷七第一并作"生疣"。

养老，手太阳郄，在踝①骨上一空，腕②后一寸陷者中，灸三壮。主肩痛欲折，臑如拔，手不能自上下。

支正，手太阳络，在腕后五寸，别走少阴者，灸三壮。主惊恐，振寒、寒热，颈项肿。实则肘挛，头眩痛，狂易；虚则生忧，小者痂疥，风疟③。

小海，在肘内大骨外，去肘端半寸陷者中。屈肘乃得之，灸三壮。甄权云：屈手向头而取之，不宜灸。主寒热，齿龋痛，风眩头痛，狂易，痛肘，疟，背膂振寒，项痛引肘腋，腰痛引少腹中，四肢不举。

天窗，一名窗笼④，在曲颊下，扶突后，动应手陷者中。手太阳脉气所发，灸三壮。主耳聋无闻，颊痛肿，喉痛，瘖不能言，肩痛引项，汗出及偏耳鸣。

秉风，在侠天髎外，肩上小髃⑤后。手太阳、阳明、手足少阳之会，举臂取之，灸五壮。主肩痛不能举。

天宗，在秉风后大骨下陷者中。手太阳脉气所发，灸三壮。主胸胁支满，抢心咳逆，肩重，肘臂痛不可举。

臑俞，夹肩髎后大骨下胛上廉陷者中。手足太阳、阳维、跷脉之会，举臂取之，灸三壮。主寒热肩肿，引胛中臂酸，寒热颈历适⑥，肩痛不可举臂。

睛明，一名泪孔，在目内眦。手足太阳、阳明之会，灸三壮。主目不明，恶风，目泪出，憎寒，头痛目眩瞢⑦，内眦赤痛，目𥈠𥈠无所见，眦痒痛，淫肤白翳。甄权云：不宜久。甄权、《千金》、杨操同。

心包人心脉也两傍一十六穴⑧

《甲乙经》：心主⑨出于中冲，中冲者木也。在手中指之端，去爪甲如韭叶陷者中。手心主脉之所出也，为井。冬三月宜灸之。

流于劳宫，劳宫者火也。一名五里，在掌中央动脉。手心主脉之所留也，为荥。春三月宜灸之。

注于太陵，太陵者土也。在掌后两筋间陷者中。手心主脉之所注也，为输。夏三月宜灸之。

行于间使，间使者金也。在掌后三寸两筋间陷者中。手心主脉之所行也，为经。

入于曲泽，曲泽者水也。在肘内廉下陷者中，屈肘得之。手心主脉之所入也，为合。秋三月宜灸之。出第三卷中。甄权、《千金》、杨操同。

中冲，在手中指之端，去爪甲如韭叶陷者中，灸一壮。主热病烦心，心闷而汗不出，掌中热，心痛，身热如火，侵淫烦满，舌本痛。

劳宫，一名五里，在掌中动脉，灸三壮。主热病发热，满而欲呕哕，三日以往不得汗，怵惕，胸胁痛，不可反侧，咳满，尿赤，大便血，衄不止，呕吐血，气逆噫不止，嗌中痛，食不下，善渴，口中

---

① 踝：《甲乙经》卷三第二十七作"手踝"。当从。

② 腕：原误作"在"，义难通，据《甲乙经》卷三第二十九改。

③ 风疟：病名。因风邪所致，表现为先寒后热，寒少热多，头痛，烦躁，汗出等症的疟病。

④ 窗笼：原误作"窗聋"。据《甲乙经》卷三第十二改。

⑤ 小髃：《释骨》："小髃，肩前微起者。"

⑥ 历适：《甲乙经》作"疬适"。《针灸甲乙经校释》卷八第一认为，"'瘰疬'与'疬（历）适'为同义语"。下仿此。

⑦ 瞢（méng音蒙）：视物不清。《说文·目部》："瞢，目不明也。"

⑧ 一十六穴：程敬通曰："本经原九穴，此少'天池'一穴入胆，只八穴，故左右共计十六穴也。"

⑨ 心主：即心包络。原脱"主"，高校本据《甲乙经》卷三第二十九补。今从之。

烂，掌中热，风热善怒，心中善悲，累呕歔欷①，善笑不休，烦心，咳，寒热善哕，少腹积聚，小儿口中腥臭，胸胁支满，黄瘅②，目黄。

太陵，在掌后两筋间陷者中，灸三壮。主心痛善悲，厥逆，悬心如饥之状，心澹澹而惊恐，热病烦心而汗不出，肘挛腋肿，善笑不休，心中痛，目赤黄，小便如血，欲呕，胸中热，狂言不乐，太息，喉痹嗌干，喘逆，身热如火，头痛如破，短气，胸痛，而手挛不伸及腋，偏枯不仁，手瘛，偏小筋急，呕血，瘃痒③，欲呕，耳鸣。

内关，手心主络，在掌后去腕二寸，灸三壮。主面赤皮热，热病汗不出，中风热，目赤黄，肘挛腋肿。实则心暴痛，虚则烦心，惕惕不能动，失智，心澹澹善惊恐，心悲。

间使，在掌后三寸两筋间陷者中，灸三壮。主心痛善悲，厥逆，悬心如饥之状，心澹澹而惊恐，惊狂，面赤，目黄，热病烦心，善哕，胸中澹澹善动如热，头身风热，呕，怵惕，寒中少气，掌中热，肘挛腋肿，卒心中痛，瘕疝互相引，肘内④廉痛，心熬熬然，胸痹引背，时寒，善惊，瘖不能语，咽⑤中哽，头大浸淫。

郄门，手心主郄，去腕五寸，灸五壮。主心痛，衄，哕，呕血，惊恐畏人，神气不足。

曲泽，在肘内廉下陷者中。屈肘得之，灸三壮。主心痛，卒咳逆，心下澹然善惊，身热烦心，口干，手清，逆气，呕血，肘瘛，善摇，头清汗出不过肩，伤寒病温。

天泉，一名天湿，在曲胲⑥下二寸。举腋取之，灸三壮。主足不收，痛不可以行，心痛，胸中痛，胁支满痛，膺背胛间两臂内廉痛。虚则胸腹下与腰背相引而痛，取经少阴水，天泉主之。甄权、《千金》、杨操同。

肾人肾者脏也两傍五十四

穴并二十三单穴，共七十七穴⑦

《甲乙经》：**肾出涌泉，涌泉者木也**。一名地冲，在足心陷者中，屈足捲指宛宛中。足少阴脉之所出也，为井。冬三月宜灸之。

流于然谷，然谷者火也。一名龙渊，在足内踝前，起大骨下陷者中。足少阴脉之所留也，为荥。春三月宜灸之。

注于太谿，太谿者土也。在足内踝后跟骨上动脉陷者中。足少阴脉之所注也，为输。夏三月宜灸之。

行于复溜，复溜者金也。一名伏白，一名昌阳，在足踝上二寸陷者中。足少阴脉之所行也，为经。

入于阴谷，阴谷者水也。在膝内辅骨之后，大筋之下，小筋之上，按之应手，屈膝而得之。足少阴脉之所入也，为合。秋三月宜灸之。出第三卷中。甄权、《千金方》、杨操同。

涌泉，一名地冲，在足心陷者中，屈足捲指宛宛中，灸三壮。主腰痛，大便

① 歔欷（xū xī 音虚希）：悲伤抽泣貌。
② 黄瘅：即黄疸。瘅，通"疸"。《说文通训定声·乾部》："瘅，假借为疸。"
③ 瘃（zhú 音诸）痒：冻疮。《字汇·疒部》："瘃，手足冻疮。"
④ 内：原误作"由"，据程本、高校本、《甲乙经》改。
⑤ 咽：原误作"因"，据程本、高校本改。
⑥ 曲胲（gāi 音该）：程本、《甲乙经》卷三第二十五并作"曲腋"。胲，指足大趾上长毛处的肉。
⑦ 七十七穴：程敬通曰："本经原二十七穴，左右共五十四穴，此加任脉二十三穴，故共七十七穴。任脉原二十四穴，此移'承浆'一穴入胃，故二十三穴也。"

难，少腹中痛，小便不利。甄权云：在脚心底宛宛中，白肉际是。主热中、少气、厥寒，灸之热去。头痛，烦心痛，不嗜食，咳而短气，喉痹，身①热痛，脊胁相引，忽忽善忘，足厥，喘逆，足下清至膝，阴痹腹胀，头项痛，眼眩，男子如蛊②，女子如阻③，身体腰背如解，不欲食，丈夫㿉疝，阴跳④，痛篡中⑤，不得尿，腹膜，胁下支满，闭癃，阴痿，后时少泄，四肢不举。实则身头痛，汗不出，目䀮䀮然无可见，怒欲杀人，暴痛引胺下节，时有热气，筋挛膝痛，不可屈伸，狂如新发，衄，不食，喘呼，少腹痛引嗌，足厥痛，肩背颈痛，时眩，妇人无子，咽中痛，不可纳食，转筋，风入腹中，侠脐急，胸胁支满，衄不止，五指端尽痛，足不得践地，癫疾，瘖不能言。

然谷，一名龙渊，在足内侧踝前，起大骨下陷者中，灸三壮。主不嗜食，心如悬，哀而善怒，嗌内肿，心惕惕⑥恐，如人将捕之，多涎出，喘，少气，吸吸不足以息，心痛如似刺，厥心痛，与背相引，善瘛，如从后触其心，伛偻⑦者肾心痛⑧也；厥心痛，如锥刺其心，心痛甚者，脾心痛⑨也；胸中寒，脉代时不至，上重下轻，足不能安地，少腹胀，上抢心，胸胁支满，咳唾有血⑩，喉痹，癃疝，石水，女子不字⑪，阴暴出⑫，淋漏⑬。男子精溢，胫酸，不能久立，寒热，消渴，黄瘅，足一寒一热，舌纵⑭，烦满，小儿脐风，口不开，善惊，痿厥，癫疾，洞泄。

太谿，在足内踝后骨上动脉陷者中，灸三壮。主疟，咳逆，心闷不得卧，呕甚，热多寒少，欲闭户而处，寒厥足热，肾胀，热病汗不出，默默嗜卧，尿黄，少腹热，嗌中痛，腹胀内肿，涎下，厥心痛如锥刺其心，心痛甚者脾心痛也。霍乱出泄不自知，消瘅⑮善噫，气走喉咽而不能言，手足清，尿黄，大便难，嗌中肿痛，唾血，口中热如胶，胞中有大疝瘕积与阴相引如痛，苦冗泄⑯，上下出，痓，胸中满痛，乳肿溃痈，咳逆上气，喉咽喝有声，厥气上支。

大钟，在足跟后冲中，足少阴络，灸三壮。主实则闭癃，悽悽⑰腰脊痛宛转，目循然⑱嗜卧，口中热，虚则腰痛，寒厥，烦心闷喘，少气不足以息，腹满，大便难，时上走胸中鸣，胀满，口舌干，口中吸吸，善惊，咽中痛，不可纳食，善怒，惊恐不乐，咳，喉中鸣，咳唾血，大肠结⑲。

照海，阴跷脉所生，在足内踝下，灸

---

① 身：原误作"良"，义不顺，据《甲乙经》卷七第一改。

② 蛊：病名。因虫积所致的小腹胀痛而热，及小便混浊的病。

③ 阻：指月经闭阻不通（即闭经）的病证。

④ 阴跳：指阴部向上抽缩。跳，向上。

⑤ 篡中：指会阴部。

⑥ 惕惕：恐惧貌。

⑦ 伛偻：脊柱弯曲的病。

⑧ 肾心痛：病证名。因肾病所引起的心脘痛。

⑨ 脾心痛：病证名。因脾病所致的心脘痛。

⑩ 血：原误作"手"，据程本、高校本、《甲乙经》卷十一第一改。

⑪ 不字：不能生育。《广雅·释诂一》："字，生也。"

⑫ 阴暴出：此指子宫脱垂，又称"阴挺"。

⑬ 淋漏：指女子月经淋漓不尽的病证。即今之"漏证"。

⑭ 舌纵：病症名。指舌体伸出口外而不能缩回。舌，原误作"乱"，据程本、高校本、《甲乙经》卷十一第六改。

⑮ 消瘅：因五脏柔弱，气机刚强，症见身热消瘦，消谷善饥，刚躁暴怒，或眼球突出等。又称消中。

⑯ 冗泄：频繁的泄。《字汇·宀部》："冗，忙也。"

⑰ 悽悽：通"凄凄"，寒冷貌。

⑱ 目循然：犹目光飘忽不定貌。循循，有徘徊之义。

⑲ 大肠结：指邪犯大肠或大肠液亏而致传导失常，症见腹胀痛，大便秘结的病。

三壮。主热病烦心，足寒清，多汗，先取然谷，后取太谿，大指间动脉，皆先补之。目痛引脊，少腹偏痛，呕，瘕疝，视昏，嗜卧，痉，惊，善悲不乐，如堕状①，汗不出，面尘黑，病饥不欲食，卒疝少腹痛，病在左取右，右取左，立已。阴暴起②疝。女子不下月水，妇人淋沥，阴挺出，四肢淫泺③，心闷，暴疟，及诸淋，目中赤痛，偏枯不能得行，大风④默默不知所痛，视如见星，尿黄，少腹热，咽干，痹。

水原，足少阴郄，去太谿下一寸，在足内踝下，灸五壮。主月经不来，来而多闭，心下痛，目眣眣不可远视。

复溜，一名伏白，一名昌阳，在足内踝上二寸陷者中，灸五壮。主腰痛引脊内廉，嗌干，腹瘕痛，坐起目眣眣，善怒多言，疟热少气，足胻寒不能自温，腹膜切痛引心，心如悬，阴厥，脚腨⑤后廉急，不可前却，血淋肠澼，便脓血，足跗上痛，舌卷不能言，善笑，足痿不收履。尿青、赤、白、黄、黑：青取井，赤取荥，黄取输，白取经，黑取合。血痔，泄后重，腹痛如淋状，狂⑥仆，必有所扶持，及大气涎出，鼻孔中痛，腹中雷鸣，骨寒热无所安，汗出不休，心风⑦四肢肿，气在横骨，风逆四肢肿，乳难。

交信，穴在内踝上二寸，少阴前、太阴后廉筋骨间，足阴跻之郄，灸三壮。主气癃，㿉疝阴急，股枢腨内廉痛。

筑宾，在足内踝上腨分中，灸五壮。主大疝，绝子，狂癫疾，呕吐。

阴谷，在膝内辅骨之后，大筋之下，小筋之上，按之应手。屈膝而得之，灸三壮。主舌纵涎下，烦闷，狂，痹，脊骨廉痛，尿难，阴痿不用，少腹急引阴，及脚内廉痛，妇人漏血，腹胀满不得息，小便黄，男子如蛊，女子如阻⑧，寒热，腹偏肿。

输府，在巨骨下，去璇玑旁各二寸陷者中。足少阴脉气所发，仰卧而取之，灸五壮。主咳逆上气，喘不得息，呕吐胸满，不得饮食。

彧⑨中，在输府下一寸六分陷者中。足少阴脉气所发，仰卧而取之，灸五壮。主咳逆上气，涎出多唾，呼吸喘悸，坐不得安。

神藏，在彧中下一寸六分陷者中。足少阴脉气所发，仰而取之，灸五壮。主胸满咳逆，喘不得息，呕吐烦满，不得饮食。

灵墟，在神藏下一寸六分陷者中。足少阴脉气所发，仰而取之，灸五壮。主胸胁支满，痛引膺，不得息，闷乱烦满，不得饮食。

神封，在灵墟下一寸六分陷者中，灸五壮。主胸胁支满不得息，咳逆，乳痈，洒淅恶寒。

步郎，在神封下一寸六分陷者中。足少阴脉气所发，仰而取之，灸三壮。主胸胁支满，膈逆不通，呼吸少气，喘息不得举臂。

幽门，一名上门，在巨阙旁半寸陷者中。冲脉、足少阴之会，灸五壮。主胸胁

————

① 状：原模糊不清，据程本、高校本补。

② 阴暴起：指前阴突然发病。

③ 淫泺：谓酸痛无力之状。

④ 大风：此指疠风。症见骨节沉重，肌肤麻木不知痛痒，甚则皮肤疡溃，眉须脱落。又叫癞风。

⑤ 腨（chuàn 音穿）：指腿肚。原误作"膊"，"膊"指肩臂间时。据程本、《甲乙经》卷三第十五改。

⑥ 狂：原误作"尪"，据高校本、《甲乙经》卷三第十五改。

⑦ 心风：病证名。谓风邪入侵于心，症见多汗恶风，唇舌焦燥，易怒，心悸，语言不利的病证。

⑧ 阻：此指女子月经闭阻不通的病。

⑨ 彧：原误作"或"，据高校本、《甲乙经》卷三第十五改。

背相引痛，心下溷溷^①，呕吐多唾，饮食不下，善哕，支满，积不能食，数咳，善忘，泄有脓血，呕沫吐涎，小腹坚，善唾，女子心疝气^②，善吐食不下。

通谷，在幽门下一寸陷者中。冲脉、足少阴之会，灸五壮。主失欠，口喎僻不端，食饮善呕，不得言。一云舌下肿，难以言，舌纵，喎戾不端。

阴都，一名食宫，在通谷下一寸。冲脉、足少阴之会，灸五壮。主身寒热，痎疟，心满气逆。

石关，在阴都下一寸。冲脉、足少阴之会，灸五壮。主痉脊强，口不可开，多唾，大便难，妇人子脏中有恶血^③，内逆满痛。

商曲，在石关下一寸。冲脉、足少阴之会，灸五壮。主腹中积聚，时切痛。

肓俞，在商曲下一寸，直脐傍五分。冲脉、足少阴之会，灸五壮。主心大坚，大肠寒中，大便干，腹中切痛。

中注，在肓俞下五分。冲脉、足少阴之会，灸五壮。主少腹有热，大便难。

四满，一名髓府，在中注下一寸。冲脉、足少阴之会，灸五壮。主脐下积，疝瘕，胞中有血，肠澼，泄，切痛，振寒，大腹石水，肾痛。

气穴，一名胞门，一名子户，在四满下一寸。冲脉、足少阴之会，灸五壮。主月水不通，奔气上下引腰脊痛。

大赫，一名阴维，一名阴关，在气穴下一寸。冲脉、足少阴之会，灸五壮。主女子赤淫^④，男子精溢^⑤，阴上宿。

横骨，一名下极，在大赫下一寸。冲脉、足少阴之会，灸五壮。主少腹满，小便难，阴下纵，卵中痛。

鸠尾，一名尾翳，一名髑骬^⑥，在臆^⑦前蔽骨下五分。任脉之别，不可灸刺。一云灸五壮。主心中寒，胀满，不得

息，息贲，时唾血，血瘀，热病，胸中痛，不得卧，心痛不可按，善哕，心疝太息，面赤，心背相引而痛，数噫，喘息，胸满咳呕，腹痛，皮瘙痒，喉痹，食不下。甄权云：宜针不宜灸。

巨阙，在鸠尾下一寸，任脉气所发，灸五状。主心痛不可按，烦心热病，胸中澹澹，腹满，暴痛，恍惚不知人，手清^⑧，少腹满，癥疝，病心疝满不得息，息贲，时唾血，心腹胀满噫，烦热善呕，膈中不通利，霍乱，狂，妄言，怒恐，恶火，善骂詈，狐疝，惊悸少气，胸胁支满，癥疝引少腹痛，短气烦满，呕吐，心胀。

上管^⑨，在巨阙下一寸五分，去蔽骨三寸。足阳明、手太阳、任脉之会，灸五壮。主寒中，伤饱，食饮不化，五脏^⑩膜胀，心腹胸胁支满，脉虚则生百病。甄权云：主心风，惊悸，不能食，心下有隔，呕血，目眩，头悬眩痛，身热汗不出，心痛有三虫^⑪，多涎，不得反侧，腹中满，暴痛，汗出。

----

① 心下溷（hùn 音魂）溷：心意烦乱貌。《说文·水部》："溷，乱也。"
② 心疝气：即"心病"，病名。因心经感寒，症见心腹疼痛，腹部隆起，自觉有气自脐上冲于心的病证。程本作"心痛逆气"。
③ 子脏中有恶血：指子宫中有瘀血。子脏，即子宫。
④ 赤淫：指女子月经淋漓不断。
⑤ 精溢：指男子遗精、滑精、早泄之类疾病。
⑥ 髑骬（hé yú 音合鱼）：指胸骨剑突。骬，当作"骬"，《集韵》："髑骬，胸前骨。"又称蔽心骨。
⑦ 臆：胸部。《广韵·职韵》："臆，胸臆也。"
⑧ 手清：手冷、手冰凉。
⑨ 上管：即上脘穴。管，同"脘"。下"中管"、"下管"仿此。
⑩ 五脏：原误作"五腹"，据高校本、《甲乙经》卷九第七改。程本无此二字。
⑪ 三虫：指长虫（蛔虫）、赤虫（姜片虫）、蛲虫三种寄生虫。详见《病源》卷十八《三虫候》。

中管，一名太仓，在上管下一寸。手太阳、少阳、足阳明所主，任脉之会，灸七壮。主腹胀不通，心大坚，胃胀，霍乱，出泄不自知①。先取太豁，后取太仓之原。溢饮，胁下坚痛，腹胀不通，寒中伤饱，食饮不化，头热，衄血，目黄，振寒，噫，烦满隔呕，伤忧损思②，气积，痉。甄权云：主因读书得贲豚气，积聚，腹中胀，暴满，心痛身寒，难以俯仰，冲疝③，冒死不知人，心腹痛，发作肿聚，往来上下行，痛有休止，腹中热，善涎出，是蛔咬也。鼻闻焦臭，大便难，小肠有热，尿赤黄，病温汗不出，有血溢水。

建里，在中管下一寸④，灸五壮。主心痛上抢心，不欲食，支痛斥膈。甄权云：主腹胀逆气上，并霍乱。

下管，在建里下一寸。足太阴、任脉之会，灸五壮。主饮食不化，入腹还出，六腑之气谷不转。甄权云：主小便赤，腹坚硬也。

水分，在下管下一寸，脐上一寸。任脉气所发，灸二壮。主痉，脊强，里急，腹中拘急痛。甄权云：主水病腹肿。

脐中，灸三壮。主水腹大脐平，腹无理，不治。绝子⑤，灸令人有子。脐疝⑥，绕脐痛，冲胸不得息。甄权云：主水肿鼓胀，肠鸣状如雷声，时上冲心，日灸七壮至四百壮罢⑦。

阴交，一名少关⑧，一名横户，在脐下一寸，任脉、阴、冲之会⑨，灸五壮。主水胀，水气行皮中。甄权云：穴在阴茎下，附底宛宛中。主惊不得眠，善断⑩水气、上下五脏游气也。阴疝引睾，女子手脚拘挛，腹满，疝，月水不下，乳余疾，绝子，阴痒，贲豚，上膜腹坚，痛引阴中，不得小便，两丸骞⑪。

气海，一名脖胦，一名下肓，在脐下一寸半。任脉气所发，灸五壮。主少腹

疝，卧善惊。甄权云：主下热小便赤，气痛，状如刀搅。

石门，一名利机，一名精露，一名丹田，一名命门，在脐下二寸。任脉气所发，灸三壮，女子禁，不可灸。主脐疝，绕脐痛，三焦胀⑫，水腹⑬大，及水气行皮中，心腹中卒痛而汗出，气癃，小便黄，气满。虚则遗尿，身寒热，吐逆，尿难，腹满疝积，乳余疾，绝子，阴痒，贲豚，上膜腹痛，口强不能言，茎肿先引腰，后引少腹，腰髋⑭少腹坚痛，下引阴中，不得小便，两丸骞。甄权云：主妇人因产恶露⑮不止。

关元，一名次门，在脐下三寸。任脉、足三阴之会，灸七壮。主寒热，石水，痛引胁下胀，头眩痛，身尽热，气癃

---

① 出泄不自知：指因泄利太过而致的大便失禁。

② 伤忧损思：即被忧愁思虑所伤。泛指情志所伤。

③ 冲疝：病名。指气从少腹上冲心胸而疼痛，不能大小便的病证。

④ 一寸：原误作"丁寸"。据程本、高校本、《甲乙经》卷三第十九改。

⑤ 绝子：丧失生育能力，即不孕症。

⑥ 脐疝：病名。指邪犯脐腹，气机逆乱而致的，症见脐腹凸而痛，上冲心胸，伴有呼吸困难的疝病。按脐疝之名，《外台》以前的医著及《中医大字典》等均未检出。

⑦ 罢：程本无此字，高校本疑为"罢"之误。

⑧ 少关：原误作"少因"，据程本、高校本、《甲乙经》卷三第十九改。

⑨ 任脉、阴、冲之会：即程本之"任脉、冲脉、少阴之会"。阴，即少阴经。冲，即冲脉。

⑩ 断：原误作"断"，据程本、高校本改。

⑪ 两丸骞：指两侧睾丸向上抽缩。程本下有"孕妇不可灸"五字。

⑫ 三焦胀：病名。邪犯三焦，气化不利，症见以皮肤胀满为主症的病证。

⑬ 水腹：即小腹。水，指膀胱。膀胱又名为水腑，位于小腹，故名之。

⑭ 髋：原误作"宽"，据程本、高校本、《甲乙经》改。

⑮ 恶露：指妇女分娩后阴道流出的血水。

尿黄。甄权云：主小便处状如散灰色①。转胞②不得尿，少腹满，引胁下胀，头眩痛，身尽热，贲豚，寒热入少腹，时欲呕③，伤中尿血，小便数，腰背脐痛，下引阴，腹④中窘急欲凑，后泄不止，癫，暴疝痛，少腹大热，身所伤血出多，及中风寒，若有所坠堕，四肢解㑊⑤不收，名曰体解，女子绝子，衃血⑥在内不下。

中极，一名气原，一名玉泉，在脐下四寸。任脉、足三阴之会，灸三壮。主女子禁中痒⑦腹热痛，妇人子门不端⑧，少腹苦寒，阴痒及痛，经闭不通，乳余疾，绝子，内不足，贲豚上抢心，甚则不能息，忽忽少气，尸厥，心烦痛，饥不能食，善寒中，腹胀引膜而痛，少腹与脊相控暴痛，时窘之后⑨，经闭不通，小便不利，丈夫失精。

曲骨，在横骨上，中极下一寸，毛际陷者中，动应手。任脉、足厥阴之会，灸三壮。主膀胱小便难，脚屈，转胞不得尿，妇人赤白淫，阴中干痛，恶合阴阳⑩，水胀满，尿涩，癫疾，不呕沫。

会阴，一名屏翳，在大便前小便后两阴间，任脉别络侠督脉者冲脉之会，灸三壮。主痹小便难，窍中热，实则腹皮痛，虚则痒搔，痔与阴相通者死，阴中诸病，前后相引痛，不得大小便，女子血不通，男子阴端寒，上冲心中很很⑪。

廉泉，一名本池，在颔下，结喉上舌本。阴维、任脉之会，灸三壮。主舌下肿，难以言，舌纵涎出，咳逆少气，喘息呕沫，嗌齗，上气穷屈胸满。

天突，一名玉户⑫，在颈结喉下五寸中央宛宛中。阴维、任脉之会，灸三壮。主咳，上气喘，暴瘖不能言，及舌下侠青缝脉，颈有大气，喉痹，咽中干急不能息，喉中鸣，翕翕寒热，颈肿肩痛，胸满腹皮热，衄，气鲠心痛，隐疹，头痛，面皮赤热，身肉尽不仁。

璇玑，在天突下一寸中央陷者中。任脉气所发，仰头取之，灸五壮。主胸满痛，喉痹咽痛，水浆不下。

华盖，在璇玑下一寸陷者中。任脉气所发，仰而取之，灸五壮。主胸胁支满，痛引胸中，咳逆上气，喘不能言。

紫宫，在华盖下六分陷者中。任脉气所发，仰而取之，灸五壮。主胸胁支满，痹痛骨疼，饮食不下，呕逆上气，烦心。

玉堂，一名玉英，在紫宫下一寸六分陷者中。任脉气所发，灸五壮。主胸中满，不得息，胁痛骨疼，喘逆上气，呕吐烦心。

膻中，一名元儿，在玉堂下一寸六分，直两乳间陷者中。任脉气所发，仰而取之，灸五壮。主胸痹、心痛烦满，咳逆喘唾，短气不得息，不能言。

中庭，在膻中下一寸六分陷者中。任脉气所发，灸三壮。主胸胁支满，膈寒饮

---

① 小便处状如散灰色：程本作"小便处痛，状如散火"。"小便处"，即外阴部。"状如散火"，言其疼痛状如火灼。

② 转胞：又名胞转。多因强忍排尿，或邪迫膀胱，以脐下急痛，小便不通为主症的病。

③ 呕：原误作"区"，据程本、高校本、《甲乙经》卷八第二改。

④ 腹：原作"膜"，据程本、《甲乙经》卷八第二改。

⑤ 解㑊（yì 音衣）：倦怠乏力。《素问·平人气象论》张介宾注："解㑊者，身体困倦。"

⑥ 衃血：即瘀血。

⑦ 禁中痒：指女子阴中瘙痒。禁中，谓女子外阴。痒，原误作"央"。据《甲乙经》卷十二第十改。

⑧ 子门不端：指子宫口歪斜。《广雅·释诂一》："端，正也。"

⑨ 后（後）：原误作"复"（復），据程本、《甲乙经》卷十二第十改。

⑩ 恶合阴阳：憎恶性生活。合阴阳，指房事。

⑪ 很很：凶险貌。《书·酒诰》："厥心疾很，不克畏死。"今多作"狠"。

⑫ 玉户：原误作"五户"，据程本、高校本改。

食不下，呕吐食复还出。甄权、《千金》、杨操同。

膀胱人膀胱者肾之腑也两傍一百二十穴

并二十二单穴及膏肓附穴共一百四十四穴①

《甲乙经》：膀胱出于至阴，至阴者金也。在足小指外侧，去爪甲角如韭叶。足太阳脉之所出也，为井。冬三月宜灸之。

流于通谷，通谷者水也。在足小指外侧，本节前陷者中。足太阳脉之所留也，为荥。春三月宜灸之。

注于束骨，束骨者木也。在足小指外侧，本节后陷者中。足太阳脉之所注也，为输。夏三月宜灸之。

过于京骨，在足外侧大骨下，赤白肉际陷者中。足太阳脉之所过也，为原。

行于昆仑，昆仑者火也。在足外踝后跟骨上陷者中，足太阳脉之所行也，为经。

入于委中，委中者土也。在腘中央动脉，足太阳脉之所入也，为合。秋三月宜灸之。甄权、《千金》、杨操同。

至阴，在足小指外侧，去爪甲角如韭叶，灸三壮。主头重鼻衄及瘛汗不出，心烦，足下热，不欲近衣，项痛，目翳，鼻及小便皆不利，痎疟，寒热，疝，风寒从足小指起，脉痹上下带胸胁痛，无常处，失精。

通谷，在足小指外侧，本节前陷者中，灸三壮。主身疼痛、喜惊互引，鼻衄，癫疾，寒热，目眴眴，喜咳喘逆，狂疾，不呕沫，瘛，善唏②，头眩，项痛，烦满，振寒，痎疟。

束骨，在足小指外侧，本节后陷者

中，灸三壮。主身痛，狂善行，癫疾，寒热，腰痛如折，痓、惊互引，脚如结③，踹如裂，暴病头痛，身热痛，肌肉动，耳聋，恶风，目眴烂赤，项不可顾，髀枢痛，泄，肠僻④，疟从髓起。

京骨，在足外侧大骨下，赤白际陷者中，灸三壮。主痎疟，寒热，善唏，头重足寒，不欲食，脚挛，癫疾，狂妄行，振寒，善自啮颊，偏枯⑤，腰髀枢痛，善摇头，鼽衄血不止，淫泺头痛，目白翳，跟尻瘛疭⑥，头肿痛，泄注，上抢心，目赤眴烂无所见，痛从内眴始，腹满，颈项强，腰背不可俯仰，眩，痿厥，身体不仁，手足偏小，先取京骨，后取中封，绝骨泻之。厥心痛，与肩背相引，善瘛，如从后触其心，伛偻者肾心痛也。痓，目反白多⑦，鼻不通利，涕黄，便去血。

申脉，阳跷所生也，在足外踝下陷者，容爪甲，灸三壮。主腰痛不能举足，小坐若下车蹶⑧地，胫中熇熇然⑨，寒热，

---

① 一百四十四穴：程敬通："本经原六十三穴，此少二穴，'睛明'入小肠，'厥阴俞'缺，只六十一穴，左右共一百二十二穴。又加督脉二十二穴，共一百四十四穴。督脉本二十七穴，今少五穴，'龈交、兑端、水沟'三穴入大肠，'灵台、阳关'入胆经，故只二十二穴也。"

② 唏：哀叹声。《说文·口部》："唏，哀痛不泣曰唏。"

③ 结：即"结痛"，谓疼痛的部位如有绳索缠缚一样拘紧。

④ 肠僻：程本作"肠澼"，即泄泻。"僻"通"澼"。

⑤ 偏枯：病名。指气血内虚，营卫不和而致的半身不遂，或兼有肌肉疼痛、痿弱的病证。

⑥ 跟尻瘛疭：指足跟至骶尻之间的抽搐。瘛疭，指肢体牵急抽掣。

⑦ 目反白多：指眼睛上翻，下露白睛。反，翻也。

⑧ 蹶（zhì音质）：跌倒。《文选·马融》李善注："蹶，谓颠仆也。"

⑨ 熇熇然：炽热貌。

颈腋下肿，癫疾互引，僵仆。

金门，足太阳郄，一名关梁，在足外踝下，灸三壮。主尸厥暴死，霍乱转筋[1]，癫疾不呕沫，马痫[2]。

仆参，一名安邪，在跟骨下陷者中。拱足得之，足太阳、阳跷脉所会，灸三壮。主腰痛不可举足，跟中踝后痛，脚痿，癫疾，僵仆，转筋，尸厥，暴霍乱，马痫。

昆仑，在足外踝后跟骨上陷者中，灸三壮。主痓，脊强头眩痛，脚如结，踹如裂，厥心痛，与背相引，善瘛。如从后触其心，伛偻者肾心痛也。寒热，癫疾，目眕眕，衄血，疟，多汗，腰痛不能俯仰，目如脱，项如拔，脊强，大风，头多汗，腰尻腹痛，踹跟肿，上齿痛，脊背尻重不欲起，闻食臭，恶闻人音，狂易，女子字难[3]，若胞衣[4]不出，泄风从头至足，痫瘛，口闭不得开，每大便腹暴满，按之不下，噫，悲，喘。

付阳，足阳跷[5]之郄，在外踝上三寸，太阳前，少阳后，筋骨间，灸三壮。主痿厥，风头重眩，颓痛，枢、股、踹外廉骨痛，瘛疭，痹不仁，振寒，时有热，四肢不举。

飞扬，一名厥阳，在足外踝上七寸，足太阳络，灸三壮，主身懈，寒，少气，热甚恶人。心惕然，取飞扬及绝骨、跗上、临泣，已。淫泺胫痠，热病汗不出，皆主之。下部寒，体重逆气，头眩痛，痓反折，疟，实则腰背痛，虚则衄血不渴，间日作，狂，癫疾，体痛颈项痛，历节汗出而步失履[6]，寒腹不仁，踹中痛，痔，纂痛[7]。

承山，一名鱼腹，一名肉柱，在兑踹肠下分肉间陷者中，灸五壮。寒热，纂反出，癫疾，瘛疭，衄血，腰痛背，脚踹酸重，战栗，不能久立，踹如裂，脚急跟痛，足挛，少腹痛引喉咽，大便难，腹痛。

承筋，一名踹肠，一名直肠，在踹中央陷者中。足太阳脉气所发，灸三壮。主大肠实则腰背痛，寒痹转筋，头眩痛。虚则鼻衄，癫疾，腰痛，湿然[8]汗出，令人欲食欲走，寒热纂后出，瘛疭，脚踹酸重，战栗不能久立，脚急肿痛，跗[9]筋足挛，少腹痛引喉嗌，大便难，痔，纂痛，腰背相引，霍乱，胫痹不仁。

合阳，在膝约中央下二寸，灸五壮。主痹厥，癫疾不呕沫，瘛疭拘急，跟厥膝重，腰脊痛引腹，纂、阴股热，阴暴痛，寒热，膝酸重。

委中，在腘中央动脉，灸三壮。主腰痛，侠脊至头沉沉然，目眕眕，疟，头痛，寒从背起，先寒后热，渴不止，汗乃出，癫疾，反折，热痛，侠背痛，痔，纂痛，遗尿，筋急，身热，少腹坚肿，少腹时热，小便难，尻股寒，髀枢痛，外引季胁，内控八髎，衄血不止。

委阳，在足太阳之前，少阳之后，出于腘中外廉两筋间，承扶下六寸。此足太阳之络，灸三壮。一云屈身取之。主胸满

---

[1] 霍乱转筋：指因吐泻过度损伤阴液，筋失濡养而致肢体拘挛。转筋，即筋脉拘急抽动。

[2] 马痫：痫病之一。检《外台》以前医书及《中医大辞典》《汉语大词典》均不载。指痫病发作时口中若马叫声。详见本书卷十五。

[3] 字难：即难产。《广韵·释诂一》："字，生也。"

[4] 胞衣：即胎盘。

[5] 阳跷：原误作"阳蹢"，据程本、高校本改。

[6] 失履：不能穿鞋。

[7] 纂痛：会阴部疼痛。纂，指前阴、后阴之间的部位。下仿此。

[8] 湿然：潮湿貌。《甲乙经》卷九第七作"溅溅然"。义同。

[9] 跗：脚。原作"附"，据程本、《甲乙经》卷九第七改。

彭彭然。实则闭癃，腋下肿痛；虚则遗尿，脚急兢兢然[1]，筋痛，不得小便，痛引腹，腰痛不得俯仰。

浮郄，在委阳上一寸，展膝得之，灸三壮。主不得卧止。

殷门，在肉郄下六寸，灸三壮。主腰痛得俯[2]不得仰，仰则化痛，得之举重，恶血归之。

扶承，一名肉郄，一名阴关，一名皮部，在尻臀下股阴上冲纹中，一云股阴下冲纹中，灸三壮。主腰、脊、尻臀、股阴寒大痛，虚则血动，实则[3]热痛，痔篡痛，尻脽[4]中肿，大便直出，阴胞有寒，小便不利。

附分，在第二椎下，附项内廉，两旁各三寸。手足太阳之会，灸五壮。主背痛引颈。

魄户，在第三椎下两旁各三寸。足太阳脉气所发，正坐取之，灸五壮。主肩膊间急，偻厥恶寒，项背痛引颈，咳逆上气，呕吐烦满，背痛不能引顾。

神堂，在第五椎下，两旁各三寸陷者中。足太阳脉气所发，灸五壮。主肩痛，胸腹满，偻厥，脊背急强。

譩譆，在肩膊内廉，侠第六椎下，两旁各三寸，以手按之痛，病者言譩譆。足太阳脉气所发，灸五壮。主腋疴[5]挛，暴脉急，引胁而痛，内引心肺，从项至脊，以下至十二椎，应手灸之，立已；热病汗不出，肩背寒热，痉互引，身热咳逆，上气虚喘，喘逆衄衄，肩胛内廉痛，不可俯仰，䏚[6]季胁引少腹而胀痛，小儿食晦[7]，头痛引颐，疟疟风。

膈关，在第七椎下，两旁各三寸陷者中。足太阳脉气所发，阔肩取之，灸五壮。主背痛恶寒，脊强俯仰难，食不下，呕吐多涎。

魂门，在第九椎下，两旁各三寸陷者

中。足太阳脉气所发，正坐取之，灸三壮。主胸胁胀满，背痛恶风寒，饮食不下，呕吐不留住。

阳纲，在第十椎下，两旁各三寸陷者中。足太阳脉气所发，正坐取之，灸三壮。主食饮不下，腹中雷鸣，大便不节，小便赤黄。

意舍[8]，在第十一椎下，两旁各三寸陷者中。足太阳脉气所发，正坐取之，灸三壮。主腹满胪胀，大便泄，消渴身热，面目黄。

胃仓，在第十二椎下，两旁各三寸，灸三壮。主胪胀[9]水肿，食饮不下，多寒，不能俯仰。

肓门，在第十三椎下，两旁各三寸，又肋间，灸三十壮。主心下大坚，妇人乳余疾。

志室，在第十四椎下，两旁各三寸陷者中。足太阳脉气所发，正坐取之，灸三壮。主腰痛脊急，胁下满，少腹坚急。

胞肓，在第十九椎下，两旁各三寸陷者中。足太阳脉气所发，伏而取之，灸三

---

① 兢兢然：小心谨慎貌。

② 俯：原误作"浣"，据程本、高校本改。

③ 则：原作"并"，据程本、高校本改。

④ 脽（shuí 音随）：臀部。"脽"，原误作"睢"，据程本、高校本改。

⑤ 疴（jū 音句）：身体屈曲的病。《集韵·噟韵》："疴，身曲病。"

⑥ 䏚（miǎo 音苗）：季肋下方挟脊两旁空软部分。《素问·玉机真藏论》王冰注："䏚者，季胁之下，侠脊两旁空软处也。"原误作"眇"，据《素问·骨空论》、高校本改。

⑦ 食晦：病证名。指以腹中胀气，抽引脊背疼痛，食欲亢进，但身反消瘦的病。《千金方》卷十六第七："腹中气胀引脊痛，食欲多，身羸瘦，名曰食晦。"

⑧ 意舍：原误作"意含"，据程本、高校本、《甲乙经》卷三第九改。

⑨ 胪胀：即腹胀。《广韵·鱼韵》："腹前曰胪。"

壮。主腰脊痛，恶寒，少腹满坚，癃①闭下重，不得小便，以手按之则欲小便，涩而不得出，肩上热，手足小指外侧及胫踝后皆热，若脉陷取委中央。

秩边，在第二十一椎下，两旁各三寸陷者中。足太阳脉气所发，伏而取之，灸三壮。主腰痛骶寒，俯仰急难，阴痛下重，不得小便。

攒竹，一名员柱，一名始光，一名夜光，一名明光，在肩②头陷者中。足太阳脉气所发，灸三壮。主风头痛，鼻鼽衄，眉头痛，善嚏，目如欲脱，汗出恶寒，面赤，颊中痛，项椎不可左右顾，目系急，瘈疭，癫疾互引反折，戴眼③及眩，狂不得卧，意中烦，目眽眽不明，恶风寒，痫发目上插④，痔痛。

曲差，一名鼻冲，侠神庭一寸半，在发际。足太阳脉气所发，正头取之，灸五壮。主头痛身热，鼻窒⑤，喘息不利，烦满，汗不出。

五处，在督脉旁去上星一寸半，足太阳脉气所发，灸三壮。主痔，脊强反折，瘈，癫疾，头重寒热。

承光，在五处后二寸，足太阳脉气所发，不可灸。主热病汗不出，而苦呕烦心，青盲，远视不明。

通天，一名天日，承光后一寸半，足太阳脉气所发，灸三壮。主头痛重，暂僵仆，鼻窒，鼽衄，不得通，喎僻多涕，鼽衄有疮。

络却，一名强阳，一名脑盖，反行在通天后一寸半。足太阳脉气所发，灸三壮。主青盲、无所见，癫疾僵仆，目妄见，恍惚不乐，狂走，瘈疭。

玉枕，在络却后七分半，侠脑户旁一寸三分，起肉枕骨上，入发际三寸。足太阳脉气所发，灸三壮。主头项痛，恶风汗不出，悽厥恶寒，呕吐，目内系急痛引

颊⑥，头重项痛，寒热骨痛，头眩目痛，头半寒，目痛不能视，项似拔，不可左右顾，癫疾不呕沫互引。

天柱，在侠项后发际，大筋外廉陷者中。足太阳脉气所发，灸三壮。主寒热暴痀挛，癫眩，足不任，目眽眽赤痛，痉，厥头痛，项先痛，腰脊为应，眩，头痛重，目如脱，项如拔，狂见⑦，目上反⑧，项直不可以顾，暴挛，足不仁，身痛欲折，咽肿难言，小儿惊痫。

大杼，在项第一椎下两旁各一寸半陷者中。足太阳、手少⑨阳之会，灸七壮。主癫疾不呕沫，痎疟，颈项痛不可以俯仰，头痛振寒，瘈疭。气实则胁满，夹脊有寒⑩气，热汗不出，腰背痛，痉，脊强喉痹，大气满喘，胸中郁郁，身热，眩，目眽眽，项强急，寒热僵仆，不能久立，烦满里急，身不安席。

风门，一名热府，在第二椎⑪下，两旁各一寸半。督脉、足太阳之会，灸五壮。主风头眩痛，鼻鼽不利，时嚏，清涕自出。

肺俞，在第三椎下，两旁各一寸半，

────────

① 癃：小便不利，点滴而下。原误作"瘙"，据程本、高校本、《甲乙经》卷九第八改。

② 肩：当作"眉"。程本作"眉"。

③ 戴眼：指病人眼睛上视，不能转动。为太阳经气绝之证。

④ 目上插：即目上翻。

⑤ 鼻窒：病证名，指鼻塞不通，伴有流清涕。

⑥ 颊（è音恶）：鼻梁。《素问·气厥论》张介宾注："颊，音遏，鼻梁，亦名下极，即山根也。"

⑦ 狂见：谓病人发癫狂时目有妄见。即产生幻视。《甲乙经》卷十第二作"狂见鬼"。

⑧ 目上反：即双目上翻，下露白睛。反，通"翻"。

⑨ 少：原误作"寸"，据程本、高校本改。

⑩ 寒：原误作"并"，义难通，《甲乙经》卷七第一作"寒"，义顺，故据《甲乙经》、高校本改。

⑪ 第二椎：原误作"第一椎"，据程本、高校本、《甲乙经》卷三第八改。

灸三壮。主肺寒热，呼吸不得卧，咳，上气呕沫，喘气相追逐，胸满背膺急，息难，振栗脉鼓，气隔，胸中有热，支满不嗜食，汗不出，腰背痛，肺胀①，癫疾憎风，时振寒，不能言，得寒益甚，身热，狂欲自杀，目妄见，瘈疭泣出，死不知人。

心俞，在第五椎下，两旁各一寸半，灸三壮。主寒热心痛，循循然与背相引而痛，胸中邑邑不得息，咳唾血，多涎，烦中，善噎，饮食不下，呕逆，汗不出，如疟状，目𥉂𥉂，泪出悲伤，疢疟，心胀②。

膈俞，在第七椎下，两旁各一寸半，灸三壮。主悽悽振寒，数欠伸，咳而呕，膈寒，食饮不下，寒热皮肉骨痛，少气不得卧，胸满支两胁，膈上兢兢③，胁痛腹膜，胃管暴痛，上气，肩背寒痛，汗不出，喉痹，腹中痛，积聚，嘿嘿然④嗜卧，怠堕⑤不欲动，身常湿，心痛无可摇者，周痹⑥身皆痛，无可大汗出，痓，大风汗出，癫狂。

肝俞，在第九椎下，两旁各一寸半，灸三壮。主咳而胁满急，不得息，不可反侧，撅⑦胁下与脐相别，筋急而痛，反折，目上视，眩中循循然，眉头痛，惊狂，衄，少腹满，目𥉂𥉂，生白翳，咳引胸痛，筋寒热，唾血短气，鼻酸，痓，筋痛急互相引，肝胀⑧，癫狂。

胆俞，在第十椎下，两旁各一寸半。足太阳脉气所发，正坐取之，灸三壮。主胸满，呕无所出，口苦舌干，饮食不下。

脾俞，在第十一椎下，两旁各一寸半，灸三壮。主腹中气胀，引脊痛，食饮多、身羸瘦，名曰食晦。先取脾俞，后取季胁；黄瘅善欠，胁下满，欲呕，身重不动，脾胀⑨，热痓，大肠转气，按之如覆杯，热引胃痛，脾气寒，四肢急烦，不嗜食，痹胀。

胃俞，在第十二椎下，两旁各一寸半，灸三壮。主胃中寒胀，食多身羸瘦，腹中满而鸣，腹膜⑩风厥⑪，胸胁支满，呕吐，脊急痛，筋挛，食不下。

三焦俞，在第十三椎下，两旁各一寸半，足太阳脉气所发，灸三壮。主头痛，饮食不下，腹鸣胪胀，欲呕，时注。

肾俞，在第十四椎下，两旁各一寸半，灸三壮。主腰痛不可俯仰反侧，热痓，寒热，食多身羸瘦，两胁引痛，心下贲痛⑫，心如悬，下引脐，少腹急痛，热，面黑，目𥉂𥉂，喘咳少气，尿浊⑬赤，骨寒热，便难，肾胀⑭，风头痛如

---

① 肺胀：胀病之一。指久病咳嗽、气喘，致使肺气郁滞于胸，症见咳、嗽，胸部膨胀，甚则不能平卧，卧则气逆的病。

② 心胀：胀病之一。指寒邪犯心，心气失常而致，症见心烦、短气、坐卧不安的病。

③ 兢兢（jīng 音竟）：不安貌。《玉篇》："兢，不自安貌。"

④ 嘿嘿然：即病人神情抑郁貌。嘿，用同"默"。

⑤ 怠堕：即倦怠乏力。堕，通"惰"。

⑥ 周痹：病名。因风寒湿邪侵入血脉，症见周身游走性疼痛的病。

⑦ 撅：《甲乙经》卷八第一作"腋"，义顺，可据改。

⑧ 肝胀：胀病之一。多因寒伤肝经，肝失疏泄，症见胁下胀满，痛引少腹或外阴的病。

⑨ 脾胀：胀病之一。因脾气失调，运化障碍，症见身体困重胀闷，呃逆，不能躺卧的病。原误作"脾痛"，据《甲乙经》卷八第三改。

⑩ 腹膜：即腹部撑胀不适。原作"腹膜"。据程本、高校本改。

⑪ 风厥：病名。此指邪犯肝胃，木土不和，症见惊骇，背痛，嗳气，呵欠等症的病。

⑫ 贲痛：即冲击作痛。原作"焦"，义不通，据《甲乙经》卷八第一作改。

⑬ 尿浊：小便混浊。原作"尿滑"，义难通，据《甲乙经》卷八第一改。

⑭ 肾胀：胀病之一。因邪犯于肾，症见腹满引背，腰髀疼痛的病。

破，足寒如冰，头重，身热振栗，腰中、四肢淫泺，欲呕，腹鼓大，寒中洞泄，食不化，骨寒热，引背不得息。

大肠俞，在第十六椎下，两旁各一寸半，灸三壮。主大肠转气，按之如覆杯，食饮不下，善噫，肠中鸣，腹䐃，面肿，暴泄，腰痛。是主津液所生病者，目黄、口干、衄，喉痹，肩前臑痛，大指、次指痛不用。气盛有余则热肿，虚则寒栗。

小肠俞，在第十八椎下，两旁各一寸半，灸三壮。主少腹痛热控睾引腰脊，疝痛上冲心，腰脊强，尿难黄赤，口干，大小便难，淋，痔。

膀胱俞，在第十九椎下，两旁各一寸半，灸三壮。主热，痉互引，汗不出反折，尻臀内痛，似瘅疟状，腰脊痛强引背少腹，俯仰难，不得仰息，委重尻不举，尿赤，腰以下至足清[1]不仁，不可以坐起。

中膂肉俞[2]，在第二十椎下，两旁各一寸半，侠脊䐃起肉[3]，灸三壮。主腰痛不可以俯仰，寒热，痉反折互引，腹胀腋挛，背中怏怏引胁痛，内引心，从项始数脊椎，侠脊如痛，按之应手，灸，立已。

白环俞，在第二十一椎下，两旁各一寸半。足太阳脉气所发，不可灸。主腰脊以下至足不仁，小便赤黄。

上髎，在第一空腰髁下一寸，侠脊陷者中。足太阳、少阳之络，灸三壮。主腰脊痛而清，善伛，睾跳骞[4]，寒热，热病汗不出，痎疟，女子绝子，阴挺出，不禁白沥[5]。

次髎，在第二空侠脊陷者中，灸三壮。主腰痛怏怏不可以俯仰，腰以下至足不仁，脊腰背寒，先取缺盆，后取尾骶与八髎，女子赤白沥，心下积胀。同上法。

中髎，在第三空侠脊陷者中，灸三壮。主厥阴所结，腰痛，大便难，飧泄，尻中寒。女子赤淫时白，气癃，月事少。男子癃，小肠胀[6]。

下髎，在第四空侠脊陷者中，灸三壮。主腰痛引少腹痛，女子下苍汁不禁，赤淫，阴中痒，痛引少腹控䏚[7]，不可以俯仰，腹肠鸣，溏泄[8]。

会阳，一名利机，在阴尾骨两旁，督脉气所发，灸五壮。主五脏、腹中有寒，泄注、肠澼、便血。

素髎，一名面王，在鼻柱端，督脉气所发。主衄衄溃出，中有悬痈、宿肉[9]，窒洞[10]不通，不知香臭。

神庭，在发际，直鼻，督脉、足太阳、阳明之会，灸三壮。主头脑中寒，鼻衄，目泣出，癫疾呕沫，风眩善呕，烦，痎疟，寒热头痛，喘喝，目不能视。

上星，在颅上，直鼻中央，入发际一寸陷容豆[11]。督脉气所发，灸五壮。主风眩，善呕，烦满，颜青，痎疟，鼻衄衄，热病汗不出，目中痛，不能视，面胕肿[12]，癫疾。凡云上星主之者，皆先取譩譆，后取天牖、风池。甄权云：不宜多

---

① 清：寒冷。
② 中膂肉俞：即中膂俞。
③ 侠脊䐃起肉：指夹脊两旁丰满而隆起的肌肉。䐃，丰满。
④ 睾跳骞：指睾丸向上（腹内）抽缩。跳、骞均有上、举之义。
⑤ 白沥：指白带淋漓。
⑥ 小肠胀：胀病之一。指寒犯小肠，症见少腹胀满，抽引腰痛的一种胀病。
⑦ 䏚：季肋下挟脊两旁的空软处。原误作"眇"，据《甲乙经》卷十二第十改。
⑧ 溏泄：即泄泻。溏，即肠澼。
⑨ 悬痈、宿肉：悬痈，此指鼻腔溃烂。宿肉，指鼻内瘜肉。
⑩ 窒洞：指鼻腔塞滞。洞，此指鼻腔。
⑪ 陷容豆：《甲乙经》卷三第二作"陷者可容豆"，义明，可据补。
⑫ 胕肿：即浮肿。"胕"，原误作"腑"，据高校本、《甲乙经》卷八第五补。

灸。

囟会，在上星后一寸陷者中。督脉气所发，灸五壮。主痓，风眩，喜呕，烦而满，头痛颜青，癫疾呕沫，暂起僵仆，恶见风寒，面赤肿。

前顶，在囟会后一寸五分骨陷中。督脉气所发，灸五壮。主风眩目瞑，恶风寒，面赤肿，小儿惊痫。

百会，一名三阳五会，在前顶后一寸半，顶中央旋毛中，陷容指。督脉、足太阳之会，灸五壮。主痎疟，癫疾不呕沫，耳鸣，痓，顶上痛，风头重，目如脱，不可左右顾。

后顶，一名交冲，在百会后一寸五分，枕骨上。督脉气所发，灸五壮。主风眩目眩，颅上痛，目晄晄不明，恶风寒，眩，偏头痛，癫疾，瘛疭，狂走，项直颈痛。

强间，一名大羽，在后顶后一寸半。督脉气所发，灸五壮。主头痛如针刺，不可以动，项如拔，不可左右顾，癫疾[1]、狂走，瘛疭摇头，口㖞戾，颈强。

脑户，一名匝风，名会颅，在枕骨上，强间后一寸半。督脉、足太阳之会，不可灸。主目赤痛不能视，面赤肿，头重项痛，目不明，风则脑中寒，重衣不热，汗出，头中恶风，癫疾，骨酸，眩狂，瘛疭，口噤羊鸣，舌本出血，痦不能言，痓，目不眴，寒热。

风府，一名舌本，入项发际一寸，大筋内宛宛中。督脉、阳维之会，不可灸之。主头痛项急，不得顾侧，目眩，鼻不得喘息，舌急难言，狂易，多言不休，狂走欲自杀，目反妄见，暴痦不得言，喉嗌痛，足不仁。

瘖门，一名横舌，一名舌厌，在项发际宛宛中，入系舌本。督脉、阳维之会，仰头取之，不可灸，令人瘖。主项强，舌缓[2]，痦不能言。脉旁去上星一寸五分，灸三壮。此以泻诸阳气热。顖，善噫，风头痛，汗不出，寒热，痓，脊强反折，瘛疭，癫疾，头重。

大椎，在第一椎上陷者中。三阳、督脉之会，灸九壮。主寒热，以年为壮数，伤寒热盛，烦呕。

陶道，在项大椎节下间，督脉、足太阳之会，俯而取之，灸五壮。主头重目瞑，悽厥寒热，项强难以反顾，汗不出。

身柱，在第三椎节下间，督脉气所发，俯而取之，灸五壮。主癫疾，怒欲杀人，身热狂走，谵[3]言见鬼，瘛疭。

神道，在第五椎节下间，督脉气所发，俯而取之，灸三壮。主身热头痛，进退往来，痎疟，恍惚悲愁。

至阳，在第七椎节下间，督脉气所发，俯而取之，灸三壮。主寒热解㑊[4]，淫泺胫酸[5]，四肢重痛，少气难言。

筋缩，在第九椎节下间，督脉气所发，俯而取之，灸三壮。主小儿惊痫，瘛疭，狂走癫疾，脊急强，目转上插。

脊中，在第十一椎节下间，督脉气所发，不可灸之。主腹满不能食，腰脊强不得俯仰，黄瘅。

悬枢，在第十三椎节下间[6]，督脉气所发，灸三壮。主腹中积，上下行。

命门，一名属累，在第十四椎节下间，督脉气所发，伏而取之，灸三壮。主

① 癫疾：即癫病。原误作"癫痪"，据程本、高校本、《甲乙经》卷十一第二改。
② 舌缓：即舌体软弱无力。
③ 谵（chǎn 音产）：呓语、梦话。《类编·言部》："谵，寐言也。"《甲乙经》卷七第二作"谵"。
④ 解㑊：高校本疑当作"懈懒"，可从。谓倦怠乏力。
⑤ 淫泺胫酸：谓四肢酸困无力。
⑥ 间：原误作"门"，据程本、高校本、《甲乙经》卷三第七改。

头痛如破，身热如火，汗不出，癫瘕里急①，腰腹相引痛。

腰俞，一名背解，一名髓孔，一名腰注，一名腰户，在第二十一椎节下间，灸三壮。主腰痛引少腹控䏚，不可俯仰，以日死生数②发针，在左取右，右取左，立已；腰以下至足清不仁，不可以坐起，尻不举，寒热，女子闭尿，脊强互③引反折，汗不出，乳子④下赤白。

长强，一名气之阴郄，督脉络别，在脊骶端，少阴所结，灸三壮。主腰痛，上实则脊急强，癫疾发如狂者，面皮敦敦厚者不疗。虚则头重，洞泄，癃，痔，大小便难，腰尻重，难起居，寒热，痓，反折，心痛，形气短，尻膲澼，小便黄闭，小儿痫瘛疭，脊强互相引。

膏肓俞，主无所不疗，诸羸弱瘦损虚劳，梦中失精，上气咳逆，狂惑妄误。取穴之法：先令病人正坐，曲脊伸两手，以臂著膝前，令正直，手大指与膝头齐，以物支肘，勿令臂得动也。人胛骨上角摸索至胛骨下头，其间当有四肋三间，灸中间，依胛骨之里去胛骨容侧指许，摩胝⑤去表肋间空处，按之自觉牵引于肩中，灸两胛中各一处，至六百壮，多至千壮。当觉下㟬㟬然⑥流水状，亦当有所下出。若停痰宿疾则无所不下也。若病人已困不能正坐，当令侧卧，挽上臂，令前取穴灸之。求穴大较以右手，从左肩上住指头所不及者是也。左手亦然，乃以前法灸之。若不能久坐伸两臂者，亦可伏衣襆⑦上伸两臂，令人挽两胛骨使相离，不尔胛骨覆穴不可得也。所伏衣襆当令大小有常定，不尔则前却失其穴也。此穴灸讫后，令人阳气盛，当消息以自补养，令得平复。其穴近第五椎相准，望取之。

论曰：昔者和、缓⑧不救晋侯之疾，以其在膏之上，肓之下⑨，针药所不能

及，即此之穴是也。人不能求得此穴，所以宿病难遣。若能用心，此方便求得，灸之无疾不愈。出第三十卷中。

三焦人三焦者腑也 两傍五十六穴⑩

《甲乙经》：三焦出于关冲，关冲者金也。在手小指次指之端，去爪甲如韭叶，手少阳脉之所出也，为井。冬三月宜灸之。

流于腋门，腋门者水也。在手小指次指之间陷者中，手少阳脉之所留也，为荥。春三月宜灸之。

注于中渚，中渚者木也。在手小指次指本节后间陷者中，手少阳脉之所注也，

————

① 里急：原脱"急"，义不通。据高校本、《医心方》卷二第一补。

② 以日死生数：当作"以月死生数"。《素问·缪刺论》的取穴方法，是根据月相变化增减针刺或艾灸的取穴多少。指出"月生一日一痏，二日二痏，十五日十五痏。自第十六日始，日减一痏。从朔至望为"月生"，从望至朔为"月死"。

③ 互：原误作"玄"，义不顺，据程本、高校本改。

④ 乳子：即产妇。

⑤ 胝（lǚ 音吕）：脊柱。《俗字背篇》："胝，脊也。"原误作"服"，义难通。据程本、高校本及《千金方》卷三十第七改。

⑥ 㟬（lóng 音龙）㟬然：水流冲击貌。按㟬，磨砺。《广雅·释诂三》"㟬，磨也。"又通"泷"，指穿过石洞的急流（见唐·元结《说楚何荒王赋》）。句下"流水状"即对"㟬㟬然"的注解。

⑦ 襆：帕。

⑧ 和、缓：指春秋战国时期的医和、医缓两个名医。

⑨ 膏之上，肓之下：指心下膈上。此喻疾病深重，难以治疗。

⑩ 五十六穴：程敬通曰："本经原二十二穴，今少五穴，'臑会、肩窌'入大肠，'颅息、丝竹空'入胆，'耳门'入胃。又多十穴，胆'听会、肩井'，小肠'听宫、颧窌、天容、肩贞、肩外俞、肩中俞、曲垣'，胃'缺盆'共二十八穴，左右共五十六穴。"

为输。夏三月宜灸之。

过于阳池，一名别阳，在手表腕上陷者中，手少阳脉之所过也，为原。

行于支沟，支沟者火也。在腕后三寸两骨之间陷者中，手少阳脉之所行也，为经。

入于天井，天井者土也。在肘外大骨之后，肘后一寸两筋间陷者中，屈肘得之，手少阳脉之所入也，为合。秋三月宜灸之。甄权、《千金》、杨操同。

关冲，在手小指次指之端，去爪甲如韭叶，灸三壮。主喉痹舌卷，口干烦心，臂表痛不可及头，在左取右，右取左。热病汗不出，肘痛不能自带衣，起头眩，颔痛面黑，渴，风肩头痛不可顾，霍乱，寒热，耳聋鸣。甄权云：不宜灸。

腋门，在手小指次指间陷者中，灸三壮。主热病汗不出，风寒热，狂疾，疟，头痛目涩，暴变耳聋鸣，眩，寒厥，手臂痛，下齿龋则上齿痛，胆善惊，妄言，面赤，泣出。

中渚，在手小指次指本节后间陷者中，灸三壮。主热病汗不出，狂，互①引头痛，耳鸣，目痛，寒热，嗌外肿，肘臂痛，手上类类②也，五指瘗不可屈伸，头眩，颔颥③颅痛，耳聋，两颞颥④痛，身面痒，疟，项痛，目晾晾无所见，喉痹。

阳池，一名别阳，在手表腕上陷者中，灸三壮。主寒热，痎疟，肩痛不能自举，汗不出，颈肿。

外关，手少阳络，在腕后二寸陷者中，灸三壮。主肘中濯濯⑤，臂内廉痛，不可及头，耳淳淳浑浑⑥聋无所闻，口僻嗌。

支沟，在腕后三寸两骨之间陷者中，灸三壮。主热病汗不出，互⑦引，颈嗌外肿，肩臂酸痛，胁腋急痛，四肢不举，痂疥，项不可顾，霍乱，马刀肿瘘，目痛，

肩不举，心痛支满，逆气汗出，口噤不可开，暴闒不能言，男子脊急，目赤，咳，面赤热。

会宗，手少阳郄，在腕后三寸空⑧中，灸三壮。主皮毛中肌肉，耳聋，羊痫。

三阳络，在臂上大交脉，支⑨沟上一寸，灸九壮。主嗜卧，身体不能动摇，大湿，内伤不足。

四渎，在肘前五寸外廉陷者中，灸三壮。主卒气聋，齿痛。

天井，在肘外大骨之后，肘后一寸两筋间陷者中，屈肘得之，灸三壮。主肘痛引肩不可屈伸，振寒热，颈项肩背痛，臂痿痹不仁，大风，默默然不知所痛，嗜卧，善惊，瘛疭，胸痹心痛，肩肉麻木⑩，疟食时⑪发，心痛，悲伤不乐，癫疾，吐舌沫出，羊鸣戾颈。

清冷渊，在肘上三寸，伸肘举臂取之，灸三壮。主头痛振寒，肩不举，不得带衣。

消泺，在肩下臂外开腋斜肘分下行，

---

① 互：原误作“玄”，义难通，程本无“狂互引”三字，据高校本、《甲乙经》卷十一第二改。

② 类类：扭曲貌。《逸周书·史记》孙晁注：“类，戾也。”下文“五指瘗不可屈伸”证之。

③ 颙（xī 音溪）：《集韵·齐韵》：“颙，头不正。”《甲乙经》卷十一第二作“颜”当从。

④ 颞颥（niè rú 音聂如）：头部的两耳上方。《玉篇·页部》：“颞，在耳前。”《广韵·叶韵》：“颞颥，鬓骨。”

⑤ 濯濯（zhuó 音浊）：水洗貌。

⑥ 淳淳浑浑：水流声。

⑦ 互：原误作“玄”，义难通，据程本、高校本改。

⑧ 空：隙也。此指尺、桡骨之间的缝隙。

⑨ 支：原脱，据程本、高校本、《甲乙经》卷三第二十八补。

⑩ 麻木：原作“麻小”，义不明，据《甲乙经》卷九第二及程本改。

⑪ 食时：即辰时。

灸三壮。主寒热，痹，头痛，项背急。

和䯏，在耳前兑发下动脉，手、足少阳之会，灸三壮。主头重，颔痛引耳中，聹聹嘈嘈[①]。

听会，在耳门前陷者中，张口得之，动脉应手，手少阳脉气所发，灸三壮。主寒热喘喝，目视不能，视目泣出，头痛，耳中颠飕颠飕[②]者若风，齿龋痛。

听宫，在耳中珠子，大如赤小豆，手足少阳、手太阳之会，灸三壮。主耳聋填填[③]如无闻，脓脓嘈嘈若蝉鸣䳟鸠鸣，惊狂瘛疭，眩仆，癫[④]疾，瘖不能言，羊鸣沫出。

角孙，在耳郭中间上，开口有空是也，灸二壮。主齿牙不可嚼，龂肿[⑤]。

瘈脉，一名资脉，在耳本鸡足青络。主小儿痫瘛，吐泄，惊恐失精，视瞻不明，眵瞢。

翳风，在耳后陷者中，按之引耳中，手、足少阳之会，灸三壮。主聋，僻不正，失欠，口不开，痓，不能言。

天牖，在颈筋缺盆上，天容后，天柱前，完骨下，发际上，手少阳脉气所发，灸三壮。主肩背痛，寒热，历适颈[⑥]有大气，暴聋气啄瞀[⑦]，耳目不用，头颔痛，泪出，洞鼻[⑧]不知香臭，风眩，喉痹，三焦病者，腹气满，少腹尤坚，不得小便，窘急，溢则为水，留则为胀候。痎疟。

天容，在耳下曲颊后，手太阳[⑨]脉气所发，灸三壮。主寒热，疝积，胸痛不得息，穷屈胸中痛，阳气大逆，上满于胸中，愤䐜肩息，大气逆上，喘喝坐伏，病咽噎不得息，咳逆上气，唾沫，肩痛不可举，颈项痛肿不能言，耳聋嘈嘈无所闻，喉痹，瘿。

颧䯏，一名兑骨，在面頄[⑩]骨下廉陷者中，手少阳、太阳之会。主口僻，齿痛，面赤、目赤、目黄，口不能嚼，𩕳肿，唇痈。

肩井，在肩上陷解中，缺盆上大骨前，手足少阳、阳维之会，灸五壮。主肩背痹痛，臂不举，寒热悽索[⑪]。

天䯏，在肩缺盆中上，毖骨[⑫]之际陷者中，足少阳、阳维之会，灸三壮。主肩肘[⑬]中痛引项，寒热，缺盆痛，汗不出，胸中热满。

肩贞，在肩曲胛下，两骨解间，肩髃后陷者中，灸三壮。主寒热项历适[⑭]，耳鸣无闻，引缺盆肩中热痛，手臂小不举。

肩外俞，在肩胛上廉，去脊三寸陷者中，灸三壮。主肩胛中痛热，而寒至肘。

肩中俞，在肩胛内廉，去脊二寸陷者中，灸三壮。主寒热厥，目不明，咳上

---

① 聹（náng音囊）聹嘈（cáo音曹）嘈：耳鸣貌。聹，《玉篇》引《埤苍》："耳中声也。"嘈，《玉篇》引《埤苍》："耳鸣也。"聹，原误作"脓"，义不明，今据程本改。

② 颠飕（sōu音搜）：耳鸣如风声。

③ 填填：充塞貌，《说文·土部》："填，塞也。"

④ 癫：原误作"癫"，与"眩仆"义不连，据程本、《甲乙经》卷十一第二改。

⑤ 龂（yín音银）肿：齿龈肿胀。龂，《玉篇·齿部》："齿根肉。"原误作"龋肿"，据程本改。

⑥ 历适颈：《甲乙经》卷七第一作"瘰疬绕颈"。义明可取。历适，瘰疬的别称。

⑦ 暴聋气啄瞀：《灵枢·寒热病》作"暴聋气蒙"，义胜明白。

⑧ 洞鼻：即鼻，鼻孔。

⑨ 手太阳：原误作"手少阳"，据程本及《中医大辞典》改。

⑩ 頄（kuí音葵）：颧骨。《玉篇·页部》："頄。面颧也。"原作"鼽"，据程本、《甲乙经》卷三第十改。

⑪ 悽索：冷痛貌。《汉书·王褒传》颜师古注："悽，寒冷也。"《甲乙经》卷十第五作"凄索"，义同。

⑫ 毖（bì音必）骨：指肩胛岗。《经穴纂要》："毖骨，即肩井后突骨是也。"

⑬ 肘：原作"脉"，义不顺，据程本改。

⑭ 历适：即瘰疬别称。见本卷前注。

气，唾血。

曲垣，在肩中尖①曲胛陷者中，按之痛应手，灸十壮。主②肩痛周痹。

缺盆，一名天盖，肩上横骨陷者中，灸三壮。主寒热历适，胸中满，有大气③，缺盆中满痛者死，外溃不死，肩引项，臂不举，缺盆中痛，汗出喉痹，咳嗽血。甄权、《千金》、杨操同。

外台秘要方卷第三十九

右从事郎充两浙东路提举茶盐司干办公事赵子孟校勘

---

① 尖：《甲乙经》卷三第十五作"央"。
② 主：原误作"至"，义难通，据程本、高校本及文义改。
③ 大气：指亢盛之邪。

外台秘要方卷第四十 虫兽伤触人及六畜疾三十二门

朝散大夫守光禄卿直秘阁判登闻检院上护军臣林亿等上进

熊虎伤人疮方七首

《肘后》：疗熊虎爪牙所伤毒痛⑥方。

烧青布以熏疮口，毒即出。仍煮葛汁令浓，以洗疮，日十度。并捣葛根为散，煮葛汁以服方寸匕，日五，甚者夜二。文仲、《备急》、姚方、《小品》、《删繁》、《古今录验》并同。《千金》疗虎咬疮。

又方

嚼栗涂之。姚方、文仲、《备急》、《古今录验》、《千金》同。

又方

---

① 三首：原作"六首"，据总目、本卷文中标题及高校本改。

② 二首：原作"二十二首"，据总目、本卷文中标题及高校本改。

③ 射工毒：原"工"下脱"毒"字，据本卷文中标题及高校本补。

④ 刺：原作"伤"，据总目、本卷文中标题及高校本改。

⑤ 疮中：原"疮"下脱"中"字，据本卷文中标题及高校本补。

⑥ 毒痛：剧痛。毒，凶、狠。

煮生铁，令有味，以洗疮。姚方、文仲、《备急》、《古今录验》、《千金》同。

又，凡猛兽毒虫，皆受人禁气。令人将入山草中，自宜先作禁以防之，可不俟备而后疗也。其经术云：到山下先闭气三十五息，所在山神将虎来到吾前，乃存吾肺中，有白帝出，收取虎两目，塞吾下部中，乃吐肺气，上自通冠一山林之上，于是良久。又闭气三十五息，两手捻都监目作三步，步皆以右足在前，乃止。祝曰：李耳，李耳，图汝非李耳耶！汝盗黄帝之犬，黄帝教我问汝，汝答之云：何毕。便行。一山虎走不可得见。若卒逢之者，因正而立，大张左手五指，侧之极势。跳手上下三度，于跳中大唤咄曰：虎，北斗君使汝去。虎即走。止宿亦先四向如此。

又方

雄黄　硫黄　紫石

上三物，捣末，以绛囊盛之，带以防用。本方无硫黄。

《集验》：疗熊虎伤人疮方。

取蒴藋大一把，剉碎，以水一升渍，须臾取汁饮之，余滓以薄疮上。

《备急》：入山辟虎法。

烧牛角、羊角，虎不敢近人。文仲、《肘后》、《千金》、姚同。出第八卷中。

辨蛇一首

《肘后》云：恶蛇之类甚多，而毒有差剧。时四、五月中，青蝰、苍虺、白颈、大蝎。六月中，竹狩、文蝮、黑甲、赤目、黄口、反钩、白蜃、三角。此皆蛇毒之猛烈者，中人不即疗多死。第一有禁，第二则药。今凡俗知禁者少，纵寻按师术，已致困毙，唯宜勤事诸药。但或轻[1]行草路，何由[2]皆赍[3]方书？则应诸其所至之药[4]，并佩带之自随。天下小物能

使人空致性命者，莫此之甚，可不防慎之乎？文仲、《备急》同。出第八卷中。

禁蛇法三首

崔氏：禁蛇法。路安满所传。

有人被螫者，纵身不得自来，但有报人至前，使之坐，问被螫何处，即面已地，依左右駃[5]捣头指[6]内第一节曲纹头侧上，仍心想口暗诵曰：啮蛇头，捣蛇目，望蛇乡，踏蛇足。讫则放前人去，待极远，然后缓放所捣处，即瘥。

路安满：禁蛇法。

五月五日，从门东剌向[7]南三步，九迹四方取气讫，重向南方取气，即切。切诵后咒文四十九遍，于后任所行。用其遮吒，呵迦吒，僧禁吒，噢剑吒，蛇毒死，噢剑严，蛇毒烂。若欲诵咒时，须在月建[8]上立唤被螫人，当前立定，然后背足行七步，仍顿足回身，向被螫人立，捣指二所如了，乃诵咒七遍，即放所患者归，可，以炊久放捣目也。若不解，咒蛇致死，乃放捣目。诵云：吾庭前有木，百尺无枝，凤凰在上，资斯速出，放汝去，摄汝毒，命宁收。急急如律令。出第五卷中。

《古今录验》：禁蛇啮方。高元海大李参军送。

咒曰：某郡某县里，男女姓名，年若干，于某年、月、日、时，于某处为某色

---

① 轻：程本作"经"。义明，可取。

② 何由：犹言"怎能"。

③ 赍（jī 音几）：怀揣、携带之义。《广雅·释诂》"赍，持也。"

④ 诸其所至之药：程本作"储具所制之药"。

⑤ 駃：音义同"快"。

⑥ 头指：即手拇指。

⑦ 剌向：程敬通曰："疑当作'斜向'。"

⑧ 月建：指历法中用十二地支标记月份的方法。

蛇螫某处。阴咒①云：你是巳功曹，我是亥明府，你若不摄毒，吾当掐你口。闭气随想掐蛇口，蛇口在食指第二节白肉际纹，以手大指甲掐之，各自以其手屈食指掐之，闭气急掐。若螫右手右手掐，左手左手掐。螫当中，两手尽掐。急忘任放手肿处，手刺去血，即便瘥。出第四十五卷中。

辟蛇法三首

《肘后》：姚氏仙人入山草法：辟蛇之药虽多，唯以武都雄黄为上。带一块，古称五两于肘间，则诸蛇毒物莫之敢犯。他人中者，便摩以疗之。带五蛄黄丸良，以丸有蜈蚣故也。人入山伐船，有大赤足蜈蚣置管中系腰。又有鼋②龟啖蛇，带其尾亦好，鴵③日喙弥佳。禁法中亦有单行轻易者，今疏其数条，然皆须受而后行。不尔到山车④口住立，存五蛇，一头乃闭气以物屈刺之，因左回两步，思作蜈蚣数千以衣身，便行，无所畏也。张文仲、《备急》同。

《集验》：入山草辟众蛇方。

干姜　生麝香　雄黄

上三味，等分，捣，以小绛囊盛，男左女右，则蛇逆走辟。人为蛇所中，便以疗之。如无麝香，以射芪和带之。疗诸毒良。《肘后》、《千金》、文仲、《备急》、《古今录验》同。出第九卷中。

《千金》：疗入山辟众蛇方。

当烧羚羊角令烟出，蛇则去矣。《肘后》同。出第二十六卷。

蛇啮人方一十四首

《广济》：疗毒蛇啮方。

取慈孤草，捣以薄之，即瘥。其草以燕尾者是，大效。出第五卷中。

《肘后》：蛇啮毒肿方。

干姜末敷之，燥复易之。《备急》、文仲、《千金》同。

又方

灸啮处三五壮，则毒不能行。

又方

捣射芪涂肿上，血出乃瘥。《备急》、文仲、《千金》同。

又方

猪屎熬令焦末，蓝一把，水三升，煮取二升，投屎搅和以洗之，瘥。

文仲：疗蛇啮⑤方。

捣雄黄末，以敷之，日三四度，瘥。

又方

取梳里垢如指大长一寸⑥，以尿和敷之。

又方

灸梳使汗出，以熨疮口，即验。《备急》、《千金》同。

又方

取鸡屎二七枚，烧作灰，投酒服之，瘥。《千金》同。

《必效》：疗蛇咬方。

五月五日前七日，即斋不得食饮酒肉、五辛，仍先向桑下觅菟葵先知处记之。至五月五日中时，先以手摸桑木阴一遍。仍著上摸索之讫，即以口啮取菟葵，嚼使熟，以唾涂手，熟揩令遍。五月七日洁斋，如后七日内亦不得洗手。后有蛇蝎螫者，以手摩之，即瘥止。

---

① 阴咒：默默地诵读咒语。《玉篇·阜部》："阴，默也。"

② 鼋（yāng 音央）：龟类。

③ 鴵："鹕"（hù 音户）字之讹。鹕，候鸟名。

④ 车：山胁尚德曰："'车'，疑当作'草'。"

⑤ 蛇啮：《千金方》卷二十五第二作"众蛇毒"。

⑥ 一寸：程本作"二寸"。

又方

烧桑刀，涂麝香少许和刀上，以烙啮处，令皮破即瘥。

又方

生蚕蛾阴干为末，敷啮处孔中。数易之，其蛾有生子者妙。

又方

麝香　雄黄　半夏　巴豆

上四味，等分为末，敷之。

又方

先以唾涂咬处，熟柔生大豆叶封之。

蛇螫方六首

《肘后》：蛇螫人疮已合，而余毒在肉中，淫淫①痛痒方。

取大、小蒜各一升，合捣，以热汤淋取汁灌疮中姚同。

崔氏：疗被蛇螫验方。

生椒三两　好豉四两

上二味，以人唾和，捣令熟，用薄伤处，须臾即瘥。

又方

取独颗蒜截两头，著螫处一头，大作艾炷灸之，如此即愈。未愈更灸，以瘥为度。

又方

取狼牙草，六月已前用叶，已后有根，生咬咀，以叶裹，煻火炮令热用，冷即易之。

又方

取醋草熟捣，以敷螫处，仍将腻幞头②裹之，数易。其醋草似初生短嫩苜蓿苗是。

又方

取远志嚼令碎，以敷之，并纳一片子于所螫疮处孔中，数易之。并出第五卷中。

蛇毒方三首

《救急》：疗蛇毒方。

雄黄　麝香　干姜

上三味，各等分，捣研，以蜜和为膏，敷毒螫处良。瓦舍中疑有蛇处，取雄黄烧令气散，及蛇并走不住。

又方

取独狼牙捣，腊月猪脂和，以敷毒上，立瘥。

又方

取荆叶以袋盛，薄疮肿处，即瘥止。《肘后》同。

青蝰蛇螫方二首

《小品》：疗竹中青蝰蛇螫人方。

雄黄　干姜

上二味，各等分，捣筛，以射罔和之，著小竹管中带之行，有急便用敷疮，兼疗诸蛇毒。《千金》同。《肘后》有麝香，为三味。

《肘后》：青蝰蛇论：此蛇正绿色，喜缘木及竹上，与竹、木色一种③，人卒不觉。若人入林中行，脱能落头背上，然自不甚啮人，啮人必死，那可屡肆其毒。此蛇无止极大，大者不过四五尺，世人皆呼为青条蛇，其尾二三寸，色异者名熇尾，最烈，疗之方。

破乌鸡热敷之。

---

① 淫淫：蔓延貌。

② 幞头：古代的一种头巾。

③ 一种：犹言一类、相类似。

蝮蛇螫方一十首

《肘后》：疗蝮蛇螫人方。

桂心　栝楼

上二味，等分为末，用小竹筒密塞之，以带行。卒为蝮蛇，即敷之。此药疗诸蛇毒，塞不密则气歇，不中用。文仲同。

又方

急掘地作坎，以埋所螫处，坚筑其上，毒则出土中，须臾痛缓乃出，徐徐以药疗之。

又方

捣小蒜绞之，饮其汁，以滓封疮上。

又方

取猪耳中垢著伤疮中，当黄汁出，瘥。牛耳中垢亦可用之，良。

又方

嚼盐唾疮上讫，灸三壮，复嚼盐唾上。

《备急》：疗蝮蛇螫人方。

烧蜈蚣末敷疮上，良。《肘后》同。

又方

蜡及蜜等分，于铛中消令和，以无节竹筒著疮上，以蜡、蜜灌竹筒，令下入疮中瘥，无蜜唯蜡用之，亦得。

又方

急尿疮中，乃拔刀向日闭气三步，以刀掘地作小炕，以热汤沃坎中，取泥作三丸如梧子大，服之，取少泥涂疮上。《肘后》同。

文仲：疗蝮蛇螫人方。

细辛　雄黄

上二味，等分，以纳疮中，日三、四敷之。兼疗诸蛇及虎伤疮良。

又云：蝮蛇形不长，头扁口尖，头斑，身赤文，斑亦有青黑色者。人犯之，头腹贴相著是也。东间诸山甚多，其毒最烈，草行①不可不慎之。

又有一种，状如蝮而短，有四脚，能跳来啮人，东人呼为千岁蝮，或中之必死。然其啮人毕，即跳上林木，作声云"斫②木、斫木者，但营棺，其判不救。若云：博叔③、博叔者，犹可急疗之。吴音呼药为叔故也。

虺蛇螫方四首

《古今录验》：疗虺蛇毒方。

捣葵根以敷之。

《肘后》：疗虺蛇、众蛇螫人方。

以头垢敷疮中。张文仲、《备急》同。

又方

以两刀于水中相摩良久，饮其汁，痛即止。《备急》、张文仲同。

又方

捣葎草以敷之，立愈。神良。

众蛇螫方七首

《集验》：疗众蛇螫人方。

取紫苋菜捣，饮汁一升，滓以少水和，涂疮上。又捣冬瓜根以敷之。《肘后》、《千金》同。

又方

取常思叶捣取汁，饮一升，以滓敷疮上。

---

① 草行：在草丛中行走。

② 斫（zhuó 音酌）：引申为"砍"。原误作"研"，高校本据《病源》卷三十六《蝮蛇螫候》改。今从之。

③ 博叔：犹言"取药"。下宋臣注："吴音呼'药'为'叔'故也。"

又，以鬼目叶薄①之，止痛。并出第九卷中。《肘后》云：捣鬼针草敷上。

文仲：疗众蛇螫方。

嚼干姜薄疮上，不过三四瘥。又煮吴茱萸汤以渍疮上，立瘥。《集验》同。

又方

捣生蓼绞汁饮之，少少以滓薄疮上。又挼蓝青薄之。

又方

捣大蒜涂之，以少盐豉合捣尤佳。《备急》、《集验》、《古今录验》同。

又方

以绳缚疮上一寸许，即毒气不得走②，便令人以口嗍③所螫处取毒，数唾去之，毒尽即不复痛。口嗍当小肿，无苦状。《备急》同。

又云：此众蛇者，非前件三种也，谓赤蜓音连、黄领之类，复当六七种，不尽知其名。水中黑色名公蛎，山中一种亦相似，并不闻螫人。有钩蛇，尾如钩，能倒牵人兽入水后而食之。又南方有呴蛇，人忽伤之不死，终身伺觅其主，虽百人众中亦直来取之，唯远去百里乃免耳。又有栀蛇，长七八尺，如栀毒中人必死，即削取船栀煮渍之便愈。凡大蛇多是神，不可妄杀之。又额上有白色，状如王字者，有灵。或有角形者，此是欲变为龙也。凡毒蜂中人立死，蝮中人一日死。虺毒急于众蛇，不早疗之，多残断人手足。药不可以一法，宜审按之。并出第八卷中。

蜘蛛咬方六首

《广济》：疗蜘蛛咬方。

取生铁衣，以醋研取汁涂之瘥。《肘后》同。

又，蜘蛛咬作疮，频疗不瘥方。

取萝摩草捣如泥封之，日二三敷，毒化作脓，脓出频著勿停。

又方

枣叶　柏叶各五月五日采，阴干　生铁衣　晚蚕沙

上四味，各等分，捣散，以生麻油和如泥，先灸咬处，涂之，瘥。并出第五卷中。

《千金》：疗蜘蛛咬人方。

以乌麻油和胡粉如泥涂之，干则易之，取瘥止。《肘后》同。出第二十六卷中。

《备急》：疗蜘蛛咬人方。

取羊桃叶捣敷之，立愈。《肘后》同。

又方

以蒜切作两断，以揩之。又以蒜摩地，取泥涂之。文仲同。并出第八卷中。

蜂螫方一十首

《肘后》：疗蜂螫人方。

取人尿新者洗之，瘥。《备急》、文仲、《必效》、《删繁》同。

又方

斫榖木取白汁涂之，桑叶亦良。《备急》、文仲、《小品》、《古今录验》同。

又方

煮蜂房洗之。又烧灰末以膏和涂之。《千金》同。本方云：烧羊角灰，苦酒和涂之。

又方

刮齿垢涂之。《备急》、文仲、《千金》同。

《千金》：治蜂螫方。

蜜五合　蜡二两　猪脂五合

————

① 薄：《素问·至真要大论》的治法之一，即用药贴敷的治病方法。下同。

② 走：犹言"扩散"。

③ 嗍（suō 音梭）：吸吮。

上三味，和煎如膏，候冷以涂之，甚良。一云：稍稍食之。

又方

以淳醋沃地，取泥涂之。

又方

以尿泥涂之。

又方

取蛇皮以蜜涂之，灸令热，以贴螫处，效。又以酱汁涂蛇皮炙，以封之，甚效。并出第二十六卷中。

《必效》：疗蜂螫方。

捣青蒿封之，亦可嚼用之。《肘后》同。

又方

近用薄荷挼贴之，大效。蜀中用，验。并出第六卷中。

蜈蚣螫方八首

《肘后》：疗蜈蚣螫人方。

割鸡冠取血涂之，瘥。《备急》、文仲、《删繁》、《必效》同。

又方

嚼盐涂之，效。又以盐拭疮上，蜈蚣未远，不得去。《备急》、《小品》、文仲、《古今录验》同。

又方

嚼大蒜，若小蒜，或桑白汁，以涂之。亦以麻履底土揩之，良。《小品》、《备急》、文仲、《必效》、《古今录验》同。

又方

挼蛇衔草封之，佳。

《备急》：疗蜈蚣螫人方。

挼蓝汁以渍之，即瘥。蜈蚣不甚啮人，甚[1]亦微，殊轻于蜂，当时小痛易歇，脱[2]为所中，幸可依此疗之。药家皆用赤足者，令赤足者螫人，乃痛于黄足者，是其毒烈故也。张文仲、《肘后》同。

又方

取屋中土，以水和敷之。《小品》同。

崔氏：疗蜈蚣螫人方。

趁[3]雄鸡令走，以鸡嘴气呵之，数易鸡，立瘥。

张文仲：疗蜈蚣螫人方。

取锡，炙，令热，以熨之，不越十度即瘥。出第十卷中。

蝎螫方二十七首

《广济》：疗蝎螫毒方。

捣蒜涂之。崔氏、《备急》同。

又方

半夏以水研涂之，亦止。

又方

咒曰：一名蒿枝，一名薄之，傍他篱落，螫他妇儿，毒气急去，不出他道，你遇痴。急急如律令。并出第五卷中。

《集验》：疗蝎虫螫人方。

余身经遭此毒，手指痛苦不可忍，诸法疗皆无效，有人见令以冷水渍指，亦渍手，即不痛。水微暖便痛，即以冷水渍，小暖即易之。余处冷水浸故布以搨之，此实大验。《肘后》、《备急》、《千金》、《必效》、文仲同。

又方

蝎有雄雌，雄者止痛在一处，雌者痛牵诸处。若是雄者，用井底泥敷之，温则易。雌者，用当屋瓦沟下泥涂之。若不值天雨，泥可用新汲水从屋上淋下，于下取泥敷之。

又方

画地作十字，取上土，水服五分匕。

---

① 甚：犹言"即或咬人"。

② 脱：假设连词，相当于"倘若"。

③ 趁：追逐。《一切经音义》："趁，谓趁逐也。"

并出第一卷中。

《千金》：疗蝎毒方。

取齿中残饭敷之。

又，以猪脂封之。

又，以射罔封之。

又方

硇砂和水涂上，愈。《救急》同。

凡一切螫毒之物见，必不得起恶心向之，亦不得杀之。若辄杀之，于后必遭螫。慎之！慎之！治亦难瘥。

又方

嚼茱萸以封之，立愈。

又方

生乌头末，以唾和涂之，良。

崔氏：疗蝎螫人方。

取人参嚼以敷痛处，立瘥。又以黄丹涂之，瘥。

又方

深削桂心，醋磨涂之，立定。

又方

滴蜡烛热脂于螫处，三两度易之。并出第五卷中。

《备急》：疗蝎螫人方。

蜀葵花　石榴花　艾心

上三味，等分，并以五月五日午时取，阴干合捣，和水涂螫处，立定。花取未开者上。张文仲同。

又方

温汤浸之。《肘后》、崔氏同。

又方

揉马苋菜封之，瘥。《肘后》、《备急》、文仲同。

又方

嚼干姜涂之，瘥。《肘后》、《备急》、《文仲》同。并出第八卷中。

《必效》：疗蝎咬人方。

温酒以渍之。

又，捣戎作饼如钱大，贴螫处，以艾灸七壮。

又方

问被咬人云：是物。遣报云：蝎螫。即语云：没所苦。语讫，即私向一处翻一瓦，还安旧，勿使其人知。回更问：瘥未？遣报云：瘥。讫即痛止，神效。

《古今录验》：疗蝎螫人方。

取苦李子人，嚼以封之，即瘥。

又方

捩蛇衔取汁，以敷之，瘥。

又方

以木碗率取此螫处，即以木碗合之，便瘥。神验不传。

又方

捩鬼针草，取汁敷之，即瘥。

又方

五月五日取菟葵，熟捣，以遍涂手，至后日中时，即然后洗手。若有人被螫，以手摩索，应手即瘥。

又，禁蝎螫[1]人法。

咒曰：系胡计反梨乎俱尚苏婆诃。于五月五日桑木正北阴中菟葵，日正午时，先七步至菟葵，此右膝著地，立左膝，手摘取菟葵子，摘取著口中熟嚼，吐著手内，与五叶草、菟葵等相和。若无子，直取二叶相和于手内，左转捩之。口阴诵前咒七遍，一吐气，得一百八遍止，所捩叶令汁出染手，其叶还放置菟葵处，起勿反顾之。一日一夜不得洗手，亦不用点汙手内，亦不得人知。作此法不得人见，被螫者口问云何处，即阴咒七遍，男以左手摩螫处，口云瘥去。若由小瘆痛[2]者，男掐左手无名指第一节内侧纹头，阴咒掐之。

————

① 螫：原作"蜇"，下文"蜇"、"螫"混用。据程本及文义，迳改为"螫"。

② 瘆（shèn 音甚）痛：即冷痛。《玉篇·疒部》："瘆，寒病也。"

女掐以右手指，以右手摩螫处，其苋葵私取移种于桑北，五叶草处处有之耳。

又，甄立言以此蝎毒阴蛇，即非蜂、蜈蚣之辈，自有小小可忍者，有经一日一夜不可忍者，京师偏饶此虫，遍用诸药涂敷不能应时有效，遂依角法。以意用竹依作小角，留一节长三四寸，孔径四五分。若指上，可取细竹作之。才令搭得螫处，指用大角，角之气漏不嘬，故角不厌大，大即嘬急瘥。速作五、四枚，铛内熟煮，取以角螫处，冷即换。初被螫，先以针刺螫处出血，然后角之。热畏伤肉，以冷水暂浸角口二三分，以角之，此神验。不可以口嘬，毒入腹杀人。轨公云：灸即瘥。以热角嘬之，无火灸也。并出第四十五卷中。

蠼螋尿方二十二首

《千金》：疗蠼螋虫尿人影，便令人病。其状身中忽有处瘆痛如芒刺，亦如刺虫所螫处，后起细痦瘟①作聚如荣萸子状，四边赤，中央有白脓，如黍粟。亦令人皮肉急，举身②恶寒壮热，剧者连起尽腰胁胸也。

疗之法，初得之便磨犀角涂之，止其毒，疗如火丹法。目③以武德中六月得此病，经五六日觉心闷不佳，以他法疗之不愈。又有人画④地作蠼螋形，以刀细细取尽蠼螋肠中土，就中以唾和成泥涂之，再涂即愈。将知天下万物相感，难晓其由矣。

又方

羚羊须烧灰，腊月猪脂和，以封之，瘥。

又，疗蠼螋尿方。

熟嚼梨叶，以封之，干，复易之。

又方

取马鞭草烂捣，以封之，干，复易，瘥。

《广济》：疗蠼螋尿绕腰欲死方。

取败蒲扇，煮汁涂之。

又方

萹豆叶捣涂之。并出第五卷中。

深师：疗蠼螋尿方。

取鹊巢中土，以苦酒和敷之。

又方

以鸡子和白磰⑤敷之。侵淫为广，以大蒜磨研、画墨涂之。

一方以胡粉涂之。一方以猪膏涂之。

又，烧蒲灰敷之。并出第二十九卷中。

《集验》：疗蠼螋尿疮方。

烧鹿角捣末，以苦酒和敷之。已有汁者，烧道边弊蒲席灰以敷之。深师、《千金》并《翼》、文仲同。

又方

槐白皮半斤，切　苦酒二升

上二味，渍半日，刮去疮以洗，日五六遍。末赤小豆和苦酒，敷之，燥即易之。小儿以水和，敷之，甚良。《千金》并《翼》、文仲、深师同。

又方

嚼大麦以敷之，日三。《千金》同。

又方

猪脂和燕巢中土，敷之。《千金》同。并出第九卷中。

《千金翼》：疗蠼螋尿疮方。

取荣萸东引根下土，以醋和，涂之。

---

① 痦瘟（pēi léi 音胚雷）：指皮肤起小疙瘩。也指隐疹，即荨麻疹。

② 举身：即全身。"举"，全也。原脱"身"作"举"，据程本《千金方》卷二十五第二补。

③ 目：程本、《千金方》卷二十五第二并作"余"。可参。

④ 画：原误作"昼"，高校本据文义改。今从。

⑤ 磰（shàn 音善）：同"墡"。白色土。《广韵·弥韵》："墡，白土。磰，上同。"

又，疮表里相当，一名侵淫疮方。

取猪牙车骨年久者，捶破，烧令脂出，及热涂之。《千金》同。

又方

取楝木枝若皮，烧灰敷之。干者，以猪膏和，敷。并主小儿秃，及诸恶疮。深师同。出第二十四卷中。

崔氏：疗蝘蜓尿疮，习习然[①]黄水出者方。

取韭捣取汁，以涂之。

又方

煮甘草汤洗之。

又方

嚼桂涂之。

又方

绞马屎汁洗之。

又方

嚼麻子涂之。

又方

令患人于日里立，侧近作沸汤，微取以淋患人影，令当所患疮处六、七度，仍遣人熟嚼蒜以噀[②]患人影中患处，口中余蒜气即真噀患人疮上，愈。并出第五卷中。

《救急》：蝘蜓尿方。

取燕窠和酽醋涂之，大良。出第五卷中。

恶𧌫方三首

《必效》：疗恶𧌫[③]已洪肿[④]者并瘥方。

取楝木根并皮切一升，以水三升和，煎取二升，适寒温浸洗疮，冷即易，再三瘥。

又，恶𧌫已洪肿烂者方。

干姜　水银　猪脂 腊月者

上三味，揉令相得，即置丸向碗中烧，以竹筒笼上，熏所肿处，未熏先破两

处，然后熏即瘥。

又方

取胡葱于煻[⑤]火中煨令软即出，以纸隔手挼令破，以搨疮上，以痛定为度。李饶州多用，神效。并出第十六卷中。

蛋螫方二首

《肘后》：论云：此蛎字作蛋字，所谓蜂蛋作于怀袖，贲音为之惊恐。言其小而有毒，起乎不意也。世人呼蝘蜓为蛋子，而未尝中人，乃言不可螫人，雷鸣乃放，想亦当极有毒，书家呼蝘蜓为守宫。本草云：守宫即是蜥蜴。依如东方朔言，则两种物矣。令蜥及蛇䗓音医母并不螫人。蜥蜴有五色具者，亦云是龙，不可杀之，令人震死。今又有一小乌虫子，尾有翘，世人呼为甲虫，而尾似车镮[⑥]，两蛋尾，复言此虫是蛋，未详其正矣。

又，疗蛋[⑦]螫人方。

捣常思草绞取汁，以洗疮。出第八卷中。

《古今录验》：蛋螫人方。

取屋霤[⑧]下土，水和敷之，立愈。出第四十五卷中。

---

① 习习然：形容辣痛的感觉。

② 噀（xùn 音训）：喷。《古今韵会举要·愿韵》："噀，喷水也。"

③ 𧌫（cì 音刺）：毛虫。韩愈等《城南联句》李汉注："𧌫，毛虫也。"

④ 洪肿：肿胀之甚。洪，大也。

⑤ 煻（táng 音唐）：灰火。《龙龛手鉴·火部》："煻，灰火也。"

⑥ 镮（huán 音环）：圆环。

⑦ 蛋（chài 音虿）：蝎类毒虫。

⑧ 霤（liù 音六）：屋檐下的沟槽。

射工毒方一十九首

《备急》：论射工毒。江南有此射工①毒虫，一名短狐，一名蜮。常在山间水中，人行反入水中，此虫口有横骨，状如角弩，即以气射人影则病。

其诊法：初得时，或如伤寒，或似中恶，或口不能语，或身体苦强，或恶寒壮热，四肢拘急，头痛，且可暮剧，困者②三日则齿间血出，不疗则死。其人中有四种，初觉即遍身视之。

其一种：正如黑子，而皮绕四边突赤，以衣被犯之，如芒刺状；

其一种：作疮，疮久则穿陷；

其一种：突起如石痈状；

其一种：如火灼人肉，起作疮。此种最急，能杀人。居此毒之地，天大雨时，或逐行潦，流入人家而射人。

又，当养鹅，鹅见即食之，船行将纯白鹅亦辟之，白鸭亦善。带好生金、犀角、麝香并佳。

又，若见身中有此四种疮处，便急疗之方。

急周绕遍，去此疮边一寸，辄灸一处百壮，疮上亦百壮。大良。《肘后》同。

又，疗射工毒方：

白鸡屎白者二七枚，以水汤和，涂疮上。《必效》、文仲、《备急》、《千金》、《肘后》同。并出第九卷中。

《肘后》：初见此疮便宜疗之方。

便水磨犀角涂之，燥复涂。亦取细屑和麝香涂之。一方云：服一方寸匕。

又方

以白梅皮裹豉母虫，春至六七枚勿住。

本方云：取水上浮走豉母虫一枚，置口中，便瘥。

又，射工毒虫正黑，状如大蜚生，啮发，而形有雌雄。雄者口边有两横角，角

能屈伸。有一长角，横在口前，弩檐临其角端，曲如上弩，以气为矢，因水势以射人，人中之便不能语。冬月并在土中蛰③，其上雪不凝，气蒸休休然④，人有识处，掘而取带之。溪边行，亦往往得此。若中毒，仍为屑与服。夏月在水中则不可见，乃言此虫含沙射人影便病。欲渡水，先以石投之，则口边角弩发矣。若中此毒，体觉不快，视有疮处便疗之，疗之亦不异于溪毒。

又方

取皂荚一挺，长一尺二寸者，捶碎，以苦酒一升煎如饧，去滓，敷毒上。文仲、《备急》同。

又方

取马齿苋，捣饮汁一升，滓以薄疮上，日四、五过，良。文仲、《备急》同。

《集验》：疗射工毒中人，寒热发疮，偏在一处，在异于常方。

取赤苋合茎、叶捣，绞取汁，服一升，日再、三服。《千金》、《备急》、文仲、《必效》、《删繁》、《肘后》同。姚云服七合，日四、五服。

又方

犀角　升麻　乌翣根各二两

上三味，以水四升，煮。取一升半，去滓，分再服，相去一炊久，尽更作。《千金》同。

又方

取生茱萸茎、叶一虎口，断去前后，

---

① 射工：民间传说中一种毒虫，名短狐，也叫蜮。生活在山涧水中，凡人接触此毒虫爬行过的水即生"射工病"。《病源》卷二十六载有《射工候》所论之。

② 困者：病情极危重的病人。《广雅·释诂一》："困，极也。"

③ 蛰：指冬眠。动物的冬眠称为"蛰"。

④ 休休然：温暖貌。

取握中者，熟捣，以水二升，煎。取八合，顿服之。《千金》同。

又，疗射工中人，疮有三种：一种疮正黑如黡①子，皮周遍悉赤，或衣犯之如有刺痛；一种作疮，疮久则穿，或晡间寒热；一种如火灼熛②起，此者最急，数日杀人。此病令人寒热方。

乌翣根二两　升麻二两

上二味，切，以水三升，煮。取一升，适寒温顿服之，滓薄疮上。《肘后》、《千金》、文仲、《备急》同。《古今录验》云：乌扇无根用叶。出第一卷中。

《千金》：疗射工初中，未有疮，但憎寒凛凛③，及其成疮，似螲蟷尿，亦似瘭疽④状方。

取芥子捣熟，苦醋和，厚涂疮上，半日痛便止。《古今录验》同。

又方

取狼牙菜，冬取根枝，捣之令熟，薄所中处。又饮四、五合汁。

又云：山中草木上石蛭⑤乎经切，员劳也。一作蛭著人，则穿啮肌肉，行人肉中，侵淫坟起⑥方。

灸断其道即愈。

又，凡入山路行草木中，常以腊月猪膏涂脚足指间趺上，及著鞋处，蛭不敢著人。

又，江南毒气恶核，以射工暴肿生疮，五香散方。

甲香　犀角屑　鳖鱼炙令黄　薰陆香升麻　巨扇根　吴茱萸　沉香　丁香各三分　黄连　羚羊角屑　牡蛎熬　甘草炙黄芩各四分　黄柏六分

上十五味，为散。水服方寸匕，日三服。又以鸡子白和，涂上，干易之。以水和少许洗上。忌苋菜、猪肉、海藻。出第二十六卷中。

《救急》：疗射工毒方。

取葫蒜切贴疮，灸七壮良。

《古今录验》：疗射工中人，已有疮者方。

取蜈蚣大者一枚，炙，捣末，以苦酒和，敷疮上，痛便止。《千金》同。

溪毒方二十一首

《肘后》：中溪毒论。葛氏云：水毒中人，一名中水，一名中溪，一名中洒东人呼作苏骇切，一名水病，似射工而无物。

其诊法：初得之，恶寒，头微痛，目眶疼，心中烦懊，四肢振焮，腰背骨节皆强，筋急，两膝疼，或翕翕⑦而热，但欲睡，旦醒暮剧，手足逆冷至肘膝，二三日则腹中生虫，食⑧人下部，肛中有疮，不痛不痒，不令人觉，视之乃知耳。不即疗，过六七日下部脓溃，虫上食五脏，热盛烦毒，注下⑨不禁，八九日良医所不能疗之。觉得之，急当早视下部，若有疮正赤如截肉者⑩，为阳毒，最急。若疮如虿鱼齿者，为阴毒，犹小缓要，皆杀人，不过二十日也。欲知是中水毒⑪，当作数斗汤，以小蒜五升

---

① 黡（yǎn 音演）：黑痣。原误作"压"，据高校本、山胁尚德注及文义改。

② 熛（biāo 音标）：迅疾色赤。《文选·成公绥》李善注："熛起，言疾。"

③ 凛凛：怕冷貌。

④ 瘭疽：病名。又名蛇瘴、虾眼，南方称擒著毒。由外伤感染邪毒，侵入肌肤筋骨，或脏腑火毒凝结而成。此病好发于手、足指端。

⑤ 蛭：当作"蛭"，俗称马蟥。

⑥ 坟起：此指肿大胀起。

⑦ 翕翕：谓热气蒸腾状。

⑧ 食：侵蚀。下同。

⑨ 注下：即泄泻。

⑩ 者：原误作"著"，据程本、《肘后方》卷七第六十四改。

⑪ 毒：原脱。据《肘后方》卷七第六十四及上下文义，补。

哎咀，投汤中，莫令太热，热即无力，去滓，消息适寒温以浴，若身体发赤斑纹者是也。其无者非也，当作他病疗之。文仲、《千金翼》、《备急》同。

又，疗中水毒方。

取梅若桃叶捣，绞取汁三升许，为二服，或干以水绞取汁，极佳。《集验》、文仲、《备急》、《千金》同。姚云：小儿不能饮，以水敷乳头与之。

又方

取常思草捣，绞汁三升，饮之妙。并以绵裹，导下部中，日三，瘥。文仲、《备急》同。

又方

捣蓝青汁，以少水和，涂头面遍身令匝。文仲、《千金翼》、《备急》同。

又方

取蓼一把，捣，以酒一升和，绞服之，不过三服。文仲、《千金翼》、《备急》同。《肘后》云梨叶。

又方

取大苺连根

上一味，捣作屑，服之。亦可投水捣，绞汁，饮一二升，并导下部生虫者。夏月常行，多赍①此屑，欲入水浴，先以少屑投水上流，便无所畏。又辟射工，家中虽以器盛水浴，亦常以此屑投水中，大佳。文仲、《千金翼》、《备急》同。

又，今东间诸山州县人，无不病溪毒，每春月多得，亦如京都伤寒之状，呼为溪温，未必皆是射工辈尔，亦尽患疮痢，但寒热烦疼不解，便死耳。方家疗此，用药与伤寒温疾颇相似，今复疏其单疗于此方。

东向三禹步即以手左一搅取水，将蒜一把熟捣，以酒渍之，去滓，可饮两杯，当吐，得吐便瘥。此方甚效。

《备急》：疗溪毒方。

取五加根烧末，以酒苦浆，服方寸匕。《肘后》、文仲、《备急》同。

又方

烧鲛鱼皮，以饮服方寸匕，立瘥。

又方

荆叶捣汁，饮之佳。千金不传。《肘后》同。

又方

捣柒姑，以涂之腰背诸处。柒姑生东间，细叶如蒜状。

又方

乌蒜一枚，捣，以酒和服半升，得吐即瘥。一名乌韭，山中甚多。

又，若下部生疮，已决洞②者方。

取秫米一升，盐五升，水一石，煮作糜③，坐中，即愈。《肘后》、文仲、《备急》同。

又方

取桃叶、艾叶捣熟，以水渍之，绞取浓汁，去滓，著盆中坐，有白虫出，瘥。文仲、《备急》同《肘后》云：取桃皮叶，无艾叶。

又方

烧皂荚，捣末，以绵裹，导之。

又方

以盐和皂荚末捣之，绵裹，导之。

又方

末牡丹屑，以饮服方寸匕，日三。

又，其土俗有疗之术方。

初觉便取溪蒜④、蓍荙、桃叶锉一斛，蒸使遍热，出布席上，解衣卧上，厚覆衣被，大汗良久，出拭之，勿见风，则瘥。已五六日，恐毒入腹，不可先尔，应

---

① 赍（ㄐ音机）：携带。
② 决洞：指疮疡溃破。
③ 糜：通"糜"，此谓其呈糊状。
④ 溪蒜：当作"溪苏"，即"白菖"。山田业广引惟寅曰："'蒜'当作'苏'。'白菖'一名'溪苏'。"

先服药。东间诸山有大木名埋檀，枝叶上似梨，冬不凋，剥取白皮，皮重叠如纸，捶破，煮服一升，日夜六七过。无生者，预取干之。亦单用茜根、白蘘荷根、蓝青汁并佳。若卒无根皮，亦可单用蓝汁，可服之。亦可都合煮取汁渍之。若患腹中痛，恐转成蛊，啖人腹脏者，取猪脂二升，熬，令燥，水一斗，绞取汁，稍稍服之。并出第八卷中。

《千金》：疗溪毒方。

取大蒜十枚，合皮，安皮热灰中炮，令热，刀切断头，以柱①所著毒处。文仲、《备急》、崔氏同。

又方

雄黄　朱砂　常山各等分

上三味，五月五日午时，使童子捣合之。出第二十六卷中。

张文仲：疗溪毒方。

取蓼，捣取汁，服一二升。又以涂周匝，瘥。

又方

取雄牛膝根一把，捣，水、酒共一升，渍绞取汁饮之，日三。雄牛膝，茎白紫色者是。出第十卷中。

沙虱毒方六首

《肘后》：中沙虱毒论云：山、水间多有沙虱，其虫甚细不可见。人入水浴及汲水澡浴，此虫在水中著人。及阴雨日行草中，即著人，便钻入皮里。

其诊法：初得之，皮上正赤，如小豆、黍米、粟粒，以手摩赤上，痛如刺，过三日之后，令人百节强，疼痛寒热，赤上发疮。此虫渐入至骨，则杀人。

凡在山涧水澡浴毕，当②以巾拭身中数过，又以故帛拭之一过，乃敷粉也。今东间水无不有此，洗浴毕，以巾拭煤③煤

如芒毛针刺，熟看见处，仍以竹叶抄拂去之。

此见岭南人初有此者，即以茅叶刮去，乃小伤皮肤为佳。仍数涂苦苣菜汁，瘥。已深者，用针挑取得虫子，正如疥虫，著爪上映光，方见行动也。挑不得，便就上灸三四炷，则虫死病除。若止两三处，不能为害。多处，不可尽挑灸。若犹觉惛惛，是其已大深，便应依上俗作方术出之。并作诸药汤以浴，皆得一二升沙出，沙出都尽乃止。

若无方术，痛饮番酒取醉，亦佳。如其无，则依此方为序，并杂用前中溪毒、射工法急救，七日中宜瘥。不尔，则变成溪毒，如蘴叶大，长四五寸，初著腹胁，肿如刺，则破鸡擤之，虫出食鸡。或三、四数过，取尽乃止。兼须服麝香、犀角护其内，作此疗之。彼土有中之者不少，呼此病为蚝呼故切沙虫，吴音名沙作盗，护如鸟长尾。盗者，言此虫能招呼溪气。东间山行，无处不有。其虫著人肉不痛，不即觉者，久久便生子在人皮中，稍攻人则为瘘。山行宜竹管盛盐，数视体足，见者以盐涂之便脱，杂少石灰尤良。亦断血而辟水温。

又，疗沙虱毒方。

以少许射冈敷疮上，过五日不瘥，当用巴豆汤服之。一日辄以巴豆一枚，二日则二枚，计为数，并去皮心，以水三升煮，取一升尽服之，未瘥，即更可作服之。文仲、《备急》同。

又方

斑猫二枚，熬一枚，研末服之。烧一

---

① 柱：通"拄"，此有按压之义。

② 当：原误作"熟"，义难通，据《肘后方》卷七第六十六改。

③ 煤："熯（hàn汉）"之讹字。《龙龛手鉴·火部》："煤，误。旧《藏》作'熯'，音汉，火干也。"

枚令烟绝，末著疮中。《千金》、文仲、《备急》同。

又方

取麝香、大蒜合捣，以羊脂和，著筒中，带之行，大良。《千金》同。

《删繁》：疗沙虱方。

以盐五合，以水一斗，煮一沸，以渍洗疮。出第十卷中。

《必效》：疗沙虱方。

初著有赤点如米，以盐和麝香涂之，瘥。

犬咬人方九首

《肘后》：犬咬人方。

取灶中热灰，以粉上毕，裹缚之。《千金》同。

又方

干姜末，服二方寸匕。姜汁，服半升亦良。

《集验》：疗凡犬咬人方。

以苦酒和灰，涂之，良。《千金》同。

《千金》：疗凡犬咬人方。

烧犬尾灰敷之，日二。又烧自死蛇，灰末，敷疮中。

又方

桃，东南枝白皮一握，以水一升，煮，取五合，服之。

又方

莨菪子七枚，以水服之，日一度，瘥止。

又方

梅子末，以酒服之。

又方

以腊月鼠一枚，以猪脂煎如膏，去滓，候凝，以涂之。

《古今录验》：疗凡犬咬人方。

先以水洗疮，任血出，勿止之，洗勿

住，取血自止，以帛裹之，即瘥。

狂犬咬人方二十二首

《千金》论曰：凡春末夏初，犬多恶狂发，必诫小弱持杖①，预以防之。而不免者，莫及于灸，百日之中，无阙②一日者，方得免难。若初见疮瘥痛定，即言平复者，此最可畏，大祸即至，死在旦夕。

凡狂犬咬人著讫，即令人狂，精神已别。何以得知？但看灸时，一度火下，即觉心神中醒然③，方知咬已即狂，是以深须知此。此病至重，世人皆轻之，不以为意，坐之死者，每年常有之。

臣昔初学医，未以为业，有人遭此，将以问臣，臣了不知报答④，以是经臣手而死者非一。由此锐意⑤学之，一解以来，疗者皆愈，方知世无良医，枉死者半，此言匪⑥虚。故将来学者，非必此法，余一一方皆须沉思，留作心意勤学之，乃得通晓。莫以粗解一两种法，即谓知说，极自误也。因方申此一言，言不尽意耳。

又，疗狂犬咬人方。

蛇脯⑦一枚，去头炙，捣末，服五分匕，日二。

又方

服青布汁三升。

又方

---

① 杖：手杖。原误作"枚"，据程本、高校本、《千金方》卷二十五第二改。

② 阙：用同"缺"。

③ 醒然：《千金方》卷二十五第二作"惺惺了了"，义同。意谓神志清醒状。

④ 报答：答复，回答。报，复也。

⑤ 锐意：用心专一。原误作"说意"，据程本、高校本、《千金方》卷二十五第二改。

⑥ 匪：通"非"。《广雅·释诂四》："匪，非也。"

⑦ 蛇脯：干蛇肉。

饮驴尿一二升，良。

又方

捣莨菪根，和盐以敷之，日三度。

《**肘后**》：疗猘①犬咬人方。

先嗍去恶血，乃须灸疮中十壮。明日以去，日灸一壮，满百日乃止。忌酒。《千金》、文仲、《备急》、《小品》、《古今录验》同。

又方

捣地榆根，绞取汁，涂疮。无生者，可取干者以水煮汁，饮之，过百日乃止。亦末，服方寸匕，日三，兼敷疮上。《千金》同。

又方

捣蘘，绞取汁敷之。又服一升，日三，须疮瘥，乃止。亦治已瘥报②发者。《千金》同。

又方

以豆酱清，涂疮，日三四瘥。《千金》同。

《**小品**》：疗狂犬咬人方。

刮狼牙，或虎牙骨末，服方寸匕。已发狂如猘犬者，服此药即愈。《肘后》同。

又方

头发、猬皮，烧作灰末，等分，和水饮一杯。若或已，目赤、口噤者，可折齿③灌之。《肘后》、《千金》同。

又方

捣地黄汁饮之，并涂疮上，过百日止。《肘后》同。

又，众疗不瘥，毒攻人烦乱，唤已作犬声者方。

髑髅④骨烧灰末，以东流水和服方寸匕，以活止。

凡狂犬咋⑤人，七日辄应一发，过三七日不发则免也。要过百日，乃为大免。每至七日，辄当捣蘘一作韭汁，饮二三升。

又，当终身禁食犬肉、蚕蛹。若食

此，发则不可救之。疮未瘥之间，亦忌食生鱼、诸肥腻肉，及诸冷食。但于饭下蒸生鱼，及就腻器中食，便发。不宜饮酒，能过一年乃佳。

又，若重发者疗之方。

生食蟾蜍脍，绝良。亦可烧炙食之。不必令其人知，初得啮便为此，则不发。《集验》、文仲、《千金》、《备急》、《肘后》同。剥作脍，吞蒜齑下也。

又方

捣生姜汁一升以来，服之佳。

崔氏：疗狂犬咬人方。

凡被狂犬咬，即急嗍去血，急吐之，勿错咽之。然后捣杏仁，和大虫⑥牙捻作饼子，贴疮上，顿灸二七壮，从此以后每日灸一两壮，贴杏仁饼子灸之，须要满百日乃止，百日内必莫使疮瘥。

如无大虫牙，可单用杏仁亦得。狂狗咬人，每至七日即合一发，但至七日，即须捣韭汁服一大合，日再服之。纵非至七日，但一日、两日，服一两合大妙。如冬月无，可取韭根捣汁服之。

又，三两日取杏仁一合捣碎，熟研，滤取汁和大虫牙齿，无牙齿，骨亦可用，熟煎取一大升汁，又烧竹沥一合，以和杏仁酪汁，更煎一两沸，分三服，一日使尽。

又，取所咬犬脑，以涂疮大佳，取大虫牙齿末，或大虫脂涂之更佳。

———————

① 猘（zhì 音制）：疯狗。《广韵·祭韵》："猘，狂犬。"

② 报：再，重复。见《周礼·春官》郑玄注。《千金方》卷二十五第二作"复"。

③ 折齿：犹，撬齿。

④ 髑髅（dú lóu 音读楼）：死人头骨。《一切经音义》卷五："髑髅，《埤苍》云：'头骨'也。"

⑤ 咋：犹咬也。《正字通·口部》："咋，啮也，啃也。"下同。

⑥ 大虫：老虎。下同。大虫牙，即"虎牙"。

又方

以大虫骨灰，和杏仁膏以涂之，甚良。

《救急》：疗狂犬啮人，无问深浅者方。

初被咬便以冷水洗令血断，封裹著。如其疮大及深，宜放流水中浸之，血断，依法封裹，更不用余裹。忌风。千万不畏。凡初被咬，即觅一切物与吃，后不发也。出第八卷中。

《必效》：疗狂犬咬方。

栀子皮烧灰　石硫黄末

上二味，捣为末，敷疮，日一易。《急救》同。

又方

取蚯蚓粪，水和之如泥，以封之。上有毛，以毛尽即瘥。

又方

驴屎汁，饮一升，即瘥。

又方

杏仁切去尖　豆豉各一两　韭根一握，净洗

上三味，捣为饼，可疮大小，厚一二分，贴咬处，大作艾炷，以灸饼上，热彻，即瘥。

又方

虎骨　石灰

上二味，以腊月猪脂和作饼子，曝干捣末，以敷之良。并出第六卷中。

猪啮人方二首

《千金》：疗猪啮人方。

炼松脂贴上。

又方

屋霤①中泥以敷之。并出第二十六卷中。

马咋踏人方四首

《肘后》：疗马咋及踏人，作疮有毒，肿热疼痛方。

灸疮中及肿上，即瘥。

又方

取妇人月经敷之，最良。姚云神效。

《集验》：疗马咋及踏人，作疮有毒，肿热疼痛方。

割鸡冠血点所啮疮中，日三。若父马②用雌鸡，草马③用雄鸡。《肘后》同。

《千金》：疗马咬人及踏人作疮，毒肿④热痛方。

取马鞭梢三尺，鼠矢二七枚，烧末，以猪膏和，涂之，立愈。《备急》、《小品》、《集验》、《必效》、《古今录验》同。出第二十六卷中。《肘后》云：取马鞭梢二寸。

剥死马马⑤骨伤人方三首

《肘后》：疗剥死马，马骨伤人手，毒攻欲死方。

取死马腹中屎以涂之，即瘥。《集验》、《千金》、《备急》、《古今录验》、《小品》同。

《集验》：疗剥死马，马骨伤人手，毒攻欲死方。

绞饮其矢⑥汁，烧末，服方寸匕。《备急》同。出第六卷中。

《古今录验》：疗剥死马，马骨伤人手，毒攻欲死方。

---

① 霤（liù 音溜）：屋檐下的沟槽。
② 父马：即雄马。
③ 草马：即雌马。
④ 毒肿：指局部肿胀相当严重。毒，凶、狠。
⑤ 马：原脱，据目录、高校本及文义补。
⑥ 其矢：即所剥死马的马粪。矢，通"屎"。

服人屎汁。出第四十五卷中。

马骨所刺及马血入旧疮方八首

《肘后》：疗马骨所刺，及马血入旧疮中，毒痛①欲死方。

以热桑灰汁，更番渍之，常日为之，冷即易，数日乃愈。若痛止而肿不消，煮、炙石令热，以熨之。炙疮上亦佳。《集验》、《千金》同。

又方

捣麻子，以水绞取汁，饮一升，日三服。

又方

酒渍马目毒公，少少饮之。

《小品》：疗马骨所刺，及马血入攻人疮中，毒痛欲死方。

人粪泥之，又捣马苋敷之。出第十卷中。

《删繁》：疗马骨刺人，马血入人疮孔方。

马粪干者止一物，粉疮孔上，擒疮口也。

又方

雄黄　干姜

上二味，等分捣末，纳疮口中，即瘥。

又方

大小蒜捣，熬暖，用薄疮上。

又方

以热汤数淋疮上，即瘥。并出第十卷中。

马汗及毛入人疮中方六首

《肘后》：疗人体上先有疮而乘马，马汗及马毛入疮中，或但为马气所蒸，皆致肿痛烦热，入腹则杀人方。

烧马鞭皮，以猪膏和，敷之。《备

急》、《千金》、《集验》同。

又方

以水渍疮，数易水渍之。《集验》、《备急》同。

又方

以石灰敷上。《千金》、《备急》同。

《集验》：疗人先有疮而乘马，马汗若马毛入疮，及拂略著，致令肿痛方。

大饮醇酒，取醉即愈。《肘后》、《千金》同。出第八卷中。

《千金》：疗马汗入人疮方。

烧鸡毛末，以酒服方寸匕。《集验》同。

又方

煮沸汤及热以渍之，冷复易之。《小品》同。出第二十六卷。

驴马诸疾方三十一首

《救急》：夫六畜②之中，唯马最为贵，致远之劳，贤遇所要，或在戎漠，或居村落，忽患急黄、黑汗等诸疾，将息水草之宜，人间之要，次之君子，所附卷末，傅③以意焉。凡骑马远行初到，先与空刬草、刷毕饮水，饮水毕然后与粟、豆等，若先与粟、豆等或水谷，并必致马病也。出第九卷中。

《肘后》：疗马热虫颡黑汗，鼻中有脓腔，水草不进方。

黄瓜楼根　贝母　桔梗　大青　栀子仁　吴蓝　款冬花　大黄　白鲜皮　黄芩　郁金各二大两　黄柏　马牙硝各四大两

上十三味，捣筛，患相当及常要㖞，重者药三大两，地黄半斤，豉二合，蔓菁

---

① 毒痛：剧烈的疼痛。毒，凶狠。

② 六畜：指马、牛、羊、猪、狗、鸡六种家禽和家畜。

③ 傅：辅助，辅佐。

油四合，和合斋前唉，至晚饲。大效。

又，虫颡重者方。

葶苈子一合，熬令紫色，捣如泥 桑白皮一大握 大枣二十枚，擘

上三味，以水二升，煮。取一升，去滓，入葶苈，合调匀，适寒温灌口。隔日又灌，重者不过再，瘥。

又，疗马脊疮方。

黄丹敷之，避风，即瘥。

又，疗马羯骨①胀方。

取四十九只羊蹄烧之，熨骨上，冷即易之。如无羊蹄，杨柳枝指粗者，炙熨之，不论数，瘥。

又，疗马后冷方。

豉、葱、姜各一两，水五升，煮取半，和酒灌之。

又，疗马目晕方。

霜后干楮叶，细为末，日两度，管吹眼中，瘥。

又，疗马疥方。

大豆熬焦，和生油麻捣，敷之。醋、泔净洗。

又方

樗根末，和油麻涂之。先以皂荚水，或泔净洗之。洗了涂，令中间空少许，放虫出。不得多涂，恐疮大。

又方

巴豆去皮心 腻粉

上二味，研，以油麻油和涂。先洗之，涂数日看，更验。

《备急》：疗驴马虫颡方。

生地黄汁一升 桑根白皮五两 紫菀三两 射干二两 麻黄一两 葱白一斤 苏②二合 蜜一合

上八味，切，以水一斗五合，煮取八升，去滓，纳麝香末一豆，搅调，作两度灌之。当灌每取早朝食时，饮水三分与一分，至午时三分与二分，至夜使足。明日

还依前法与之。其药更加地黄及葱白、蜜、豉，以水三、五升，煮取多少依前，加麝香少许，自余将息一依前法。当灌时高举头，勿使药汁射肺，则药汁不出，斟酌药入，即不得用全高。每灌皆取一鸡子汁，分灌两鼻孔中。若气力弱，隔日灌之。若神强，频日灌之。若轻者，三、两度灌之即瘥。灌后三两日，伺候看鼻中脓绝嚬断③即瘥。如不断，用后法：桑白皮一斤，细切，以水三升，煮取一升，去滓，每旦灌鼻孔中，灌时入研麝香一豆大佳。

又，马盡方。

大黄 黄芩 郁金 当归 芍药 紫菀 芎䓖 白术 牛膝 细辛各一两

上十味，合捣末，用汤调方寸匕，以灌之。

又，疗马急黄、黑汗方。

割上断讫，取陈久靴爪头水渍汁灌口。如不足，用大黄、当归各一两，盐半升，以水三升，煎取半，分两度灌口。如不定，破尾使骨才血出即止。《肘后》同。

又，疗马起卧胞转④并肠结⑤，并用此方。

细辛 防风 芍药各一两 盐一升

上四味，切，以水五升，煮。取二升半，去滓，分二度灌后⑥。

---

① 羯骨：即"髑骬（hé yú）骨"，即胸骨。山田业广引注田曰："盖'羯'、'髑'音相近。"

② 苏：山胁尚德曰："'苏'，疑当作'豉'。"可以，下文前服方中"更加地黄及葱白、蜜、豉"句可证。

③ 嚬（pín 音贫）断：山田业广引惟寅曰："'嚬断'，言嚬蹙已愈也。与'脓绝'对。"

④ 胞转：又叫"转胞"，指尿闭。胞，即"脬"。指膀胱。

⑤ 肠结：又称"结症"，即大便闭塞不通。

⑥ 灌后：指灌肠。后，此指肛门。

前灌①方

芒硝　郁金　寒水石　大青各一两

上四味，切，以水五升，煮。取二升，去滓，以油、酒各半升和调，分二度灌口。《肘后》同。

又，疗马心黄并肺热方。

大黄　黄芩　芍药　细辛各一两

上四味，切，以水五升，煮。取二升半，油半升，酒半升，调和，分为三度灌口。如不定，盐半升，水一升半，温如人肌，和盐灌后，即定。

又，春、冬灌马方。

大黄　郁金　黄芩　细辛　芍药　桔梗　升麻　麻黄　大青　茵陈　白术　芒硝　寒水石　朴硝各一两

上十四味，捣为散，若春灌，即和鸡子，油量水多少，搅调灌口。若冬灌，即切，以煎之讫，冷和油及酒灌口。

又，疗马虫颡十年以上，灌鼻一两度，无不瘥方。

酱清和胆②半合，搅令调，两分度灌鼻，每一灌，停一两日将息，不得伤多，多即伤马。故录之令知。《肘后》同。

又，疗马虫颡方。候马鼻沫出，梁肿起，即不可疗。

硇砂二酸枣许，研　猪脂腊月者，二鸡子许

上二味，先研硇砂，令极细为末，然后熬猪脂，及硇砂煎一沸停，如人肌，高仰马鼻以灌之，一炊久。若患一鼻，减药之半。两鼻患，两鼻中灌之；一鼻患，一鼻中灌之。灌鼻后一二日，更有熏法如后：

茛菪子别捣，藜芦、谷精草、干漆、葶苈子别捣，各等分，为末相和，以麻撚③如烛，烧一头纳马鼻中，令烟入，效。仍仰马头令稍高。

又，疗马胪胞转欲死方。

捣蒜纳小便孔中，深五寸，立瘥。又

用小儿尿和水灌口，立瘥。

又方

骑走上坡，用木腹下来去捻，以手纳大孔④中探却粪，大效。探法：剪却指甲，以油涂手，恐损破肠也。《肘后》同。

又方

但以盐四升，人尿和，灌口。

又方

捣蒜三升，哺之。小马分半。

又，疗马患月怜方。

取鬼微⑤热挼揩之，立瘥。鬼微如地菌，夏月得湿多聚生粪中，见日消黑者是。

又，疗马食著地胆等虫，辄困胀闷立死方。

取桑根入地一尺者，去黄皮剉之。以水煎，取浓汁，急灌口，止毒胜甘草。

又，疗马嗽方。

取麻子一斗饲之，立定。若腔及色焦，与吃即光泽。《肘后》同。

又，马蛆蹄⑥方。

于马枥⑦下，当马前脚阔一尺许，掘渠深一尺许，取石如鸡子许大，满中填实，令马立其上，两日即瘥。《肘后》同。

又，马每月一两度灌油盐，永不著黄方。

以油一小升，盐一小合，和以灌口，瘦弱马以意量之。

---

① 前灌：指从口灌药。前，此指口。下"灌口"可证。

② 胆：即胆汁。程敬通曰："疑猪、牛胆皆可用也。"

③ 撚（niǎn 音捻）：搓捻，揉搓。

④ 大孔：指肛门。

⑤ 鬼微：即："鬼缴"。缴，即伞，故又叫"鬼盖"。《本草纲目·土菌》："鬼盖……此亦土菌之类。"此与下句"鬼微如地菌"正合。

⑥ 蛆（qiè 音切）蹄：指马蹄痛，不能触地，行走困难。

⑦ 马枥（lì 音历）：即马槽。

又，马脊疮方。

取马通①汁，及热遍疮上涂之。

又，疗马疥方。

云花草一两，状如麻黄而坚实　熏黄二两

附子一枚，用藜芦二两亦效。

上三味，捣末。生麻油和之，以泔清皂荚洗之，日中少时令水干，然敷药，不过五六遍，无不瘥。韩王家盛谈效验。但苦不识云花。出第九卷中。

又，疗马筋癗方。

硇砂　藜芦　槐子　葶苈子各半两

熏黄　石硫黄　黄柏　巴豆　乌麻各少许

蜜　猪膏各半两

上十一味，捣为末。蜜、猪膏和药如泥，敷疮上。

又方

取一杯酒、酢，并麦、米等相和，令调，涂布上，重裹上，用麻缠，每敷先以铁浆汁洗病，拭干，涂药，日再，瘥止。

牛狗疾方六首

《肘后》：疗牛疫病方。

取獭屎三升，以沸汤淋，取汁二升，灌之良。

又，疗牛马六畜水谷疫病方。

取酒和麝香少许，和，灌之。

又，疗六畜脊疮焦痂方。

以面糊封之，即落。

又，疗牛胀方。

以猪脂和小儿屎灌口，瘥。

又，疗牛吃苜蓿草，误吃地胆虫，肚胀欲死方。

以研大麻子灌口，瘥。吹生葱，亦佳。

《救急》：疗犬疥方。

蛇皮烧灰和粥与吃，瘥。出第九卷中。

牛抵触肠出方一首

《救急》：疗牛抵触肠出方。

硇砂一大两　干姜二小两

上二味为末，涂损处，肠即自入。肠干不入，宜割去干处讫，用粟谷叶为末以敷之，即却入。大良，神妙。出第九卷中。

油衣黏及松脂著人衣并虫蚀毡鞯法五首

《救急》：油衣黏法。

以黄土泥水和如煎饼面，表里涂之，阴干一宿，以水濯去之，不黏也。

又，鞯②被虫蚀方。

取吴茱萸捣末，和面作糊，涂鞯面，煎茱萸汁刷之，其虫永断。

又，毡被虫蚀法。

刈取黄蒿有子者，曝干，铺毡中卷之令遍，置阁上十年不蚀。

又，松脂著人手足及衣毡褥洗不去法。

以嚼杏仁洗之，立去。除采色衣物等，著车脂及油腻等，米研煮，作饮洗之，即不损绯、紫、碧、绿。一云：车脂嚼粟，以水洗之。蜡以蜜水洗之极验。

又方

煮小便和皂荚洗，佳。以酒洗，亦佳。以蜜和汤洗之，平复不损色。并试有效。虽是小事，亦为切要，以附之服饵之末。出第九卷中。

外台秘要方卷第四十

---

① 马通：即马粪。

② 鞯（jiān 音坚）：衬托马鞍的垫子。

皇祐三年五月二十六日内降劄子

臣寮上言：臣昨南方州军，连年疾疫瘴疠，其尤甚处一州有死十余万人，此虽天令差舛，致此札瘥，亦缘医工谬妄就增其疾。臣细曾询问，诸州皆阙医书习读，除《素向》、《病源》外，余皆传习伪书。伪书舛本，故所学浅性，讹误病者。欲望圣慈特出秘阁所藏医书，委官选取要用者校定一本，降付杭州开板模印。庶使圣泽及于幽隐，民生免于夭横。奉圣旨宜令逐路转运司指挥辖下州府军监，如有疾疫瘴疠之处，于《圣惠方》内写录合用药方，出榜晓示，及遍下诸县，许人抄劄，仍令秘阁检《外台秘要》三两本，送国子监见校勘医书官，仔细校勘。闻奏劄付孙兆准此。至治平二年二月二日，准中书劄子，校正医书，所状医书内有《外台秘要》一项。今访闻前校正官孙兆校对已成，所有净草，见在本家，欲乞指挥下本家取赴本局，修写进册，所贵早得了当，候指挥奉圣旨依所申施行。至四年三月日。进呈讫。

熙宁二年五月二日准中书劄子，奉圣旨镂版施行

朝奉郎守、国子博士，同校正医书骑都尉赐绯鱼袋　臣　高保衡

朝奉郎守、尚书屯田郎中，同校正医书，骑士都尉　臣　孙奇

朝散大夫、守光禄卿、直秘阁判登、闻检院上护军　臣　林亿

朝散大夫、右谏议大夫、参知政事护军　郡开国侯食邑一千一百户赐紫金鱼袋　臣　王安石

推忠佐理功臣，正奉大夫、行右谏议大夫、参知政事上柱国、南阳郡开国侯，食邑一千户，赐紫金鱼袋　臣　赵抃

推忠协谋同德守正亮节佐理翊载功臣、开府议同三司行、尚书、左仆射兼门下侍郎同中书、门下平章事集贤殿大学士、上柱国、鲁国公、食邑万千百户、食实封叁仟捌佰户　臣　曾公亮

推忠协谋同德守正亮节佐理功臣、开府议同三司行、尚书左仆射兼门下侍郎、同中书门下、平章事、昭文馆大学士、监修国史、兼译经润文使、上柱国、郑国公食邑一万千户、食实封肆仟贰佰户　臣　富弼

重订唐王焘先生《外台秘要方》第四十卷终

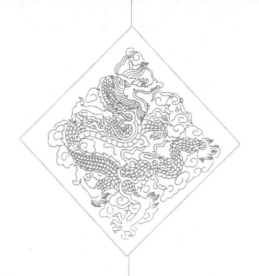

王焘医学学术思想研究

目　录

一、王焘与《外台秘要方》

（一）王焘里籍与生平

王焘是唐代中期著名的医学文献专家，史书对其无专门立传，仅《新唐书·王珪传》后附有小记，言"焘，性至孝，为徐州司马。母有病，弥年不废带，视絮汤剂。数从高医游，遂穷其术，因以所学作书，号《外台秘要》，讨绎精明，世宝焉。历给事中、邺郡太守，治闻于时。"此后大多数医史专籍均据此立论。

王焘是汉魏六朝著名氏族"太原王氏"的支系乌丸王氏后裔。唐万年（今西安）人。据万氏考证〔王焘家世里籍生平新考·山东中医学院学报·1988；12（3）：40～44。下述资料均出于此〕，王焘出身于名门望族，几乎代代为官。尤其唐朝，自唐太宗以后，其王氏宗族有十四人为相。据史料考证，"在王珪之前，其家族并未曾居渭水之滨的郿县"。"珪、焘终世与郿无涉，其里籍不是郿县"，而是"万年"（即今之西安）。

据万氏对王焘生平事迹的考证，王氏大约出生于武后如意元年（公元692年），开元八年（公元720年）为华原县尉，开元十二年（公元724年）迁任长安县尉，后迁监察御史，转殿中侍御史，出为徐州司马。复入尚书省，任户部等员外郎。开元末为吏部郎中。其间曾以尚书省郎官，充弘文馆直学士或学士并曾任殿中少监。天宝初，迁给事中。后因婚姻之故，贬为房陵太守，移大宁太守。于天宝十一年（公元752年），《外台秘要方》一书定稿。天宝十四年（公元755年）冬，安禄山造反，攻陷洛阳，王焘转任河间太守，并斩杀安禄山伪置河间长史杜暮睦，率众归于颜真卿，约于次年（公元756年）底卒，可能是不屈节于安禄山，在史思明围攻河间四十日，城陷而战亡，所以他死后追赠工部尚书、太子少师之荣（高文铸.《外台秘要方·外台秘要方丛考》. 北京：华夏出版社，1993年，第857～904页。以下引文未明出处者均见于此，不再出注）。

（二）王焘编纂《外台秘要方》的因素

据以上万氏等人的考证，王焘一生为官，何以能著成《外台秘要方》这一医学文献史上耀眼明珠呢？高氏对其成书的两大因素作了深刻而评实的剖析。

其一，王焘编纂《外台秘要方》的社会背景。从社会因素对《外台秘要方》成书的影响进行分析，认为经过李唐王朝前半叶，采用了任人唯贤，励精图治的治国纲领，经过"贞观之治"、"永徽之治"、"开元之治"，社会的稳定和经济的繁荣，为文化昌盛和学术发达奠定了良好的社会大背景。

这一时期，李唐朝廷也很重视医学事业的发展，如发展医学教育便是其例。唐代在武德七年（公元624年）设立太医署，被公认为我国第一个由国家政府举办的医学院，集教学、医疗、医政、制药于一体，重视医药知识的推广与普及，如天宝年间就将《广济方》颁诏天下，并将主要的方药抄于"大板"上在街村巷里予以"榜示"。这一时期唐政府主持修编医书，如显庆四年（公元659年）责成李勣、苏敬等23人所编著的世界上最早的由政府组织修编并颁行的药典——《新修本草》。加之唐代尚文重医之风使唐代许多名医、宦医大都编纂医书，此时亦官亦医的王焘纂著《外台秘要方》就在情理之中。王焘编著《外台秘要方》的动机，在其自序中已予以显示：一是"主上尊贤重道，养寿祈年，故张、王、李等数先生继人，皆钦风请益，贵而遵之。故鸿宝、金匮、青囊、绿帙，往往而有。则知日月所照者远，圣人所感者深。至于啬神、养和、沐老、补病者，可得闻见也。"自古至今，"上有好者，下必有甚焉者也"（《孟子》）。皇帝重视提倡的事情，必然会对士大夫阶层产生强烈的影响，古今中外，概莫能外；二是"刘梁之间，不明医术者，不得为孝子"的封建孝道观念，"这无疑也是唐代之所以有大量仕宦治医的一个重要因素。王焘生活在这样一种社会环境中，学习医道，编撰方书，便不足为奇了。"这从《外台秘要方》各卷中随处可见某方出于"某官"，或者某方某药经某官员使用"神效"的字样得到证实。

其二，王焘编纂《外台秘要方》成功的必要条件。王焘编纂《外台秘要方》的必备条件可归纳为以下几点：一是"有六朝医方基础和前人编撰范例"可资借鉴。如果上述影响《外台秘要方》成书的社会因素是宏观条件，那么《素问》、《九卷》以降至六朝、隋及唐代早期的有关医学成就、方药知识，以及前人编纂大型方书范例作为参考，则是《外台秘要方》成书所必备的医学科技基础。

在魏晋及其以前，中医学理论就已经形成，诸如《素问》、《九卷》、《难经》、《中藏经》等，奠定了中医理论的基础。

西晋王叔和则在《素问》及《难经》的基础上，著成了以诊脉理论为主的诊脉专著《脉经》，奠定了诊法，尤其是诊脉的理论基础。

西晋皇甫谧则在《九卷》及《素问》的基础上，著成第一部针灸学专著《针灸甲乙经》，专论经络学、腧穴学、灸疗学、刺治学的相关理论及其临床应用。

东汉张仲景则在继承《素问》有关理论基础上，亦官亦医，结合他自己的临证实践，著成《伤寒杂病论》，开创六经辨证的理论之先河，专论外感病及内伤杂病的临床证治的相关理论。张氏收方269首，反映了其临床心得及汉以前方剂学成就，以中医理论为组方指导思想，故被尊为"方书之祖"。

药物学方面，自东汉《神农本草经》始，后又有雷敩专论药物加工的《炮炙论》，及南北朝陶弘景《本草经集注》，唐显庆四年（公元659年）李勣等编著的《新修本草》，奠定了中药学基础。

东晋至唐代，医学发展从理论探讨逐渐转向临床应用方面发展，所以此后各种名目的方书大量涌现，如东晋有殷仲堪《殷荆州要方》、范汪《范东阳方》、阮炳《阮河南药方》、葛洪《玉函方》、支法存《申苏方》，南北朝有胡洽《百病方》、秦承祖《药方》、陈延之《小品方》、陶弘景《补缺百一肘后方》、谢士泰《删繁方》、姚僧垣《集验方》等等。

二是前人编纂方书的成功经验。前人编纂方书的经验也给《外台秘要方》的成书提供了可资借鉴的范例。隋大业中所编纂的《四海类聚方》，计二千六百卷，其篇幅空前浩大。唐天宝年间成书的《备急千金要方》（以下简称《千金方》）、《千金翼方》（以下简称《千金翼》）是由杰出医学家孙思邈所编，此书仍属于类编，其中内容并非孙氏一人之经验。两部《千金》方书较王氏编纂《外台秘要方》早数十年，故其编纂体例对王氏是有很大影响的，如《外台秘要方》四十卷所引文献中以《千金》为最多，总计2132条，其中直接引用1665条（论206条，方1459首），约占《千金方》1/3的文字〔苏礼：《外台秘要》所引《千金方》述略·中国中医基础医学杂志.1996；2（6）：47〕，于此可以说明《千金方》、《千金翼》为王氏提供了文献编纂方法及体例的案头工作基础。

三是王氏较高的医学和文化素养。王氏医学的基本知识和他较高的文化素养，也是成就其完成《外台秘要方》的重要条件之一，而且是最基本的因素。就医学知识而言，王氏以"不明医术者，不得为孝子"（自序）为人生信条，所以他"性至孝……母有疾，弥年不废带，视絮汤剂，数从高医游，遂穷其术"（《新唐书·王珪传》），指出王氏因母病及自己幼年体弱多病而治学于医，"数从高医游"，使其医学水平达到较高的境界，才能为其母"视絮汤剂"。加之"久病知医"这一中国特有的医学文化现象，也使得他的医学知识得以亲身证验。王氏自序道："余幼多疾病，长好医术，遭逢有道，遂蹑亨衢"，便是他因病治医的表白。正如高氏载文评价说：史书"说其'遂穷其术'，自己承认'遂蹑亨衢'，说明王焘医术非同一般俗医可比。"而且王焘还不断地对自己所掌握的医学知识进行实践，他在自序中指出，对"染瘴婴疴"难疗之疾，亦能"神功妙用"，说明他的医术已达到较高的水平。这对他编纂《外台秘要方》奠定了坚实的、也是不可缺少的医学专业方面的基础。

就王焘文化素养而言，高氏研究后指出：史书虽未明言其出身文学世家，但考察其祖先，可谓是辈辈皆儒能文，如其曾祖父王珪、父亲王茂时的诗文并载入《全唐文》或《全唐诗》。出身于一个世代有很高文化修养的家庭，其本人的文化修养亦可想而知。加之唐太宗李世民提倡"文治武功"，唐玄宗李隆基重视"文治"，唐朝以科举取仕，这些政治主张对社会、尤其是仕人的影响是不可忽视的，生长在这样的国家大环境和家庭影响的小环境之中的王焘，不可能不努力提高自己的文化素养以适应社会。他能在朝廷中央部门任职便是明证，还有他的"自序"、卷三十七"乳石论序"、卷三十九"明堂序"均颇显文采，并被收载于《全唐文》中，这便是他较高文学素养的真实体现。通观《外台秘要方》的全书内容，其囊括医学内容之丰富，归类编排方法之井然，"如果没有广博的医学知识和相当的编纂能力，是难以完成这一重任的"。

四是王氏"久知弘文馆"的工作之便。王焘较长时间在弘文馆任职，直接掌管和接触大量的医药方书，这对他的成功无疑是具有不可忽视的作用。就《外台秘要方》成书的基本条件而言，"开元藏书之盛和管理图书"是其完成这一浩大工程不可缺无的基本条件。早在隋统一中国后于开皇（公元581～600年）初牛弘建议广开献书之路，使隋朝国家藏书达到三万余卷。自唐贞观至天宝年间，由于政治稳定，文化繁荣，重视图书的收集和整理，计有七万余卷，藏书之丰富为其编书创造了最基本的资料条件。然而直接为他完成《外台秘要方》提供便利条件的是他"久知（知，主持、掌管——编者注）弘文馆图籍方书"，担任给事中判馆事，直接管理这些图书资料，"可以肯定地讲，没有王焘久知弘文馆这样优越的条件，就没有《外台秘要方》之成书"。

高氏还据其"自序"表白对王焘的编纂《外台秘要方》的动机目的进行了分析。动机之一，"有感于存世方书，'方逾万卷，讨检力烦'。"六朝至隋及唐保存下来的大量图书，尤其是方药之书卷帙浩繁，不少是残编断简，因无人整理，检索极为不便。动极之二是"历经'染瘴婴疴'，'赖有经方，神功妙用'。"这是王焘亲身经历及实践经验的有感而发。动机之三，"临于诸家编录，'各擅风流，递相矛盾'。"他在弘文馆研究了前人所编方书，认为"神功妙用，固难称述"，但各家未能尽善，"凡古方纂得五六十家……各擅风流，递相矛盾，或篇目重杂，或商较繁芜"（自序）。机动之四，缘其"身怀济世之心，'所好者寿，岂进于学'。"这一动机可通过"自序"中与客人的问对答辞得以表白。动机之五，王氏"欲留身后之名，'传之都邑，施于后贤'。"古代志士仁人、文儒学者多有这一观念。王焘的作为亦不能排除古代绝大多数文人骚客所遵循的"君子忌没世而名不称焉"的道德观念和人生价值取向。他在"自序"中所言"非敢传之都邑，且欲施之后贤，如或询谋，亦所不隐"，就表露出他作《外台秘要方》的部分动机。

（三）《外台秘要方》的内容梗概及编纂方法

1.《外台秘要方》的内容梗概

《外台秘要方》是一部规模宏大，内容十分丰富的综合性医学著作。有目录一卷，正文 40 卷，分 1104 门，所援引的医家有 66 家，计 2802 条，载方 6756 余首。

其主要内容，有医学的基础理论，如脏腑、经脉、气血津液的生理、病因病机等；有药物学，如药物的产地、采收时间、主治功效，膏、丹、丸、散、酒、膏诸剂型的制备方法，主治功效等。还收录了少数民族方药及泊来药物。临床学科包括病理检验（如消渴病验尿术）、护理、导尿术、阴道冲洗术、灌肠术、人工呼吸及丰富多彩的药物煎服方法。具体言之，卷一至卷六为外感病为主的内科病，总计为 118 门。其中卷一至二为伤寒，引述诸家之论，标出重点证候，列举各家治方。卷三～四为天行、温病，将伤寒与温病分而论之，首载温病六经论治、日数论治、脏腑分证论治，及先胸中（上焦）、次腹中（中焦）、后肠胃的三段分治思路。指出"天行豌豆疮"（即天花）是东汉建武年间"从西域流入海内"。卷五专论疟疾诸候，卷六专论霍乱诸候。

卷七至卷二十为内科诸疾共 382 门，所论疾病有痰饮、反胃、噎膈、咳嗽、肺痿、肺痈、喘上气、消渴、积聚、胸痹、奔豚、骨蒸、鬼注、中风、狂、癫痫、虚劳、脚气、水肿等。

卷二十一至二十二计 80 门，为五官科疾病，分别记载了眼、耳、鼻、齿、口腔、舌、咽喉诸疾。其中记载眼科 20 余病，并引古印度《天竺经论眼》资料。最早记载用"金篦决"法治疗白内障的技术（即后世之"金针拨内障"方法）。

卷二十三至二十四，总计 37 门，为瘿瘤、瘰疬、痈疽病。明确指出地方水土是导致瘿瘤的重要致病原因。

卷二十五，计有 33 门，专论各种痢疾，是后世研究痢疾证治的宝贵资料。

卷二十六为下窍病，计 35 门，专述痔、脱肛及阴茎、阴囊、睾丸，女性外阴病，阴疮及肠道寄生虫病。

卷二十七，计有 27 门，论述二便排出障碍性疾病，如诸淋病、关格病、大小便失禁等。

卷二十八，计有 18 门，论中恶、卒死、蛊病、水溺等危急病证的抢救。尤其引人注目的是介绍了葛洪所创的人工呼吸急救方法，而且与今天口对口的人工呼吸的规范操作基本一致，说明是经过反复实践后的经验总结。

卷二十九，计有 47 门，专论各种跌打损伤、金疮、烧烫伤、过敏性疾病如漆疮等。

卷三十，计有 23 门，以皮肤疾病为主，兼论肌肤感染的疮肿及癌肿等。就皮肤病而言，记载了麻风病、癞、丹毒、赤丹、白丹、赤疹、热疹、病疮、癣（干癣、湿癣）、疥疮等。白癜风、白驳风则于卷十五诸风候中有载。

卷三十一，计有 23 门，专论药物的相关知识，如采药时节、"药出州土"的观念、用药剂量、煎煮方法等相关知识，还介绍了古代常用十七首丸药方、六首散剂方、四首膏药方、六首煎剂方、十二首汤剂方的药物组成、剂量、制作方法。此外还介绍了解食鱼、蔬菜、饮酒、服药中毒及毒虫所伤的方法。

卷三十二专述面容、美发、护肤药物的制备方法，计 34 门。就这方面知识而言是最早最全面的辑录。

卷三十三、三十四为妇科专论，计85 门。其内容涉及到求子、养胎、妊娠诸疾、分娩时各种难产、产后诸疾，以及癥瘕、崩漏、带下、阴疮、阴痒、阴脱（阴挺）等妇科诸疾及其证治，还介绍有阴道冲洗术、妇科栓剂、坐药等。

卷三十五、三十六为儿科专卷，计86 门。所论内容十分广泛，诸如新生儿的养护、变蒸、衣服收藏、洗浴、剃头、哺乳、乳母的选择到儿科各种常见的疾病的治疗，真可谓是中医育婴大全和中医儿科临床治疗大全。

卷三十七、三十八为服石和石发的解救，计 37 门。古代"服饵"常用的石类药物有丹砂、黄金、白银、诸芝、五玉、云母、明珠、雄黄、太乙余粮、石中黄子、石桂、石脑、硫黄、石粕、曾青、钟乳石（《抱朴子内篇·仙药》）。是古代士大夫的一种时尚，也是养生的误区，常饵中毒而变生诸疾，当药物毒性发作而引起机体不良反应时，即称为"石发"或"石热"。此二卷就是专载中唐以前这种上层社会普遍存在的服石中毒及毒性发作的解救方药及办法。这部分内容也就是《宋史·艺文志》所载的《外台秘要乳石方》。《宋史》题王道撰。王道即王焘，焘读"道"。如本书卷十四"中风及诸风方一十四首"中林校语作"王道"。

卷三十九为"明堂灸法"专论，计 7门。王焘首依《甲乙经》人身尺寸折半法，画十二经及奇经八脉图，并取诸家灸法注之，因此高文铸先生据此疑王氏曾经撰有《明堂灸法图》，或曰《明堂十二身图》之类的著作。王氏所绘之图为五色图，即肾及膀胱经五行属水，故用黑色线条标记；心与小肠经五行属火，故用赤色线条标记；肺与大肠经五行属性为金，故用白色线条标记；肝与胆经五行属性为木，故用青色线条标记；脾与胃经五行属性为土，故用黄色线条标记；奇经八脉用五色之外的绿色标记，共载 664 腧穴。正如《外台秘要方》卷三十九"《明堂》序"中所说："其十二经脉皆从五色作之，奇经八脉并以绿色标记。诸家并以三人为图，今因十二经而画图人十二身也。"由此可知，王氏不但有《明堂》一书，而且附有十二经脉图，并以五色标记，是王焘开创了十二经脉五色图之先河。有此文献记载，今有学长陕西省中医研究院医史文献研究所孙忠年先生，结合王氏此论及现代解剖学知识，创制了彩色标记的针灸挂图。

卷四十记载虫兽伤害及六畜之病，计32门。

2.《外台秘要方》的编纂方法

王焘编纂《外台秘要方》一书时的确下了一番工夫，其水平亦不同一般。其编纂的方法有如下特征：

其一，广泛采撷古今方论。王焘遵循前人"勤求古训，博采众方"（《伤寒论》自序）的经验基础上，通过对弘文馆收藏的大量医学方药筛选甄别，"凡古方纂得五六十家，新撰者向数千百卷。皆研其总领，核其指归"（"自序"），成为《外台秘要方》编纂的基本资料。今据本书所引文献的考证研究（见下文），王氏参阅了大量中唐时期的医学文献，也吸纳了《素问》、《九卷》、《伤寒杂病论》以及隋代巢氏《病源》，唐初的孙氏《备急千金要方》和《千金翼方》的内容。所引资料达66家之众。真可谓是广征博引，全面汇集和整理了先秦两汉、魏晋南北朝、隋代至唐初大量医学典籍，是中唐及其以前医学、尤其是临床治疗学及方药的集大成。

其二，以病证为纲，分门别类，条理明析。王焘在汲取前人的经验及教训的基础上，无论是外感病、内伤病、疮疡病、皮肤病、五官科疾病或者妇、儿科疾病，都能分成科别大类（如上节"内容梗概"），然后每类疾病又按该类病的具体病证、或分证加以分而论之。如卷二十七"淋并大小便难病二十七门"中，将淋病又分为"石淋方一十六首"、"血淋方五首"、"热淋方三首"、"劳淋方三首"、"气淋方五首"、"膏淋方二首"等。每一门病证之下，先论病因病机，次言养生导引，再论方药治疗或艾灸。从其内容的编辑先后也可以看出，王氏重视疾病的预防，以及防重于治的思想。《外台秘要方》这种分科立病，以门别证，据证列方的编纂方法，纲目清晰，查阅方便，是一部不可多得的大型综合性方书，也是其能历千数百年而能保存至今的原因之一。

其三，先论后治，论与治融为一体。王焘认识到理论对指导实践的重要作用，汲取了"巢氏《病源》一书，论证论理，可谓意到而辞畅者矣，予尝惜其当时元方不附方药"（明·郎英《七修类稿》）的弊端，于是每门病证"首冠诸家论辨，下附方药。先论后方，方证具备，可谓《外台秘要方》一书编纂方法上的一大特色"（高文铸，出处见前）。如卷十七"风湿腰痛方四首"中先引"《病源》：劳伤肾气，经络既虚，或因卧湿当风，而风湿乘虚搏于肾，肾经与血气相击而腰痛，故云风湿腰痛。"次则引"《集验》疗风湿客于腰令人腰痛。独活汤方"及《延年》疗腰痛熨治三法。正如当代医史学家范行准的评价说："每门冠以巢氏《病源》中有关论述，有方有论，成为二美之书"（范行准，中国医学史略，第103页）。《外台秘要方》所引医学理论的文献，除以《病源》为主要援引者外，还有《素问》、华佗、《千金》、《删繁》、《许仁则》等。

其四，引文指明出处。研究《外台秘要方》的专家，今人高文铸先生总结其特点时指出，"各题名号，标记卷第"和"尾注同书，藉存古籍"，这也是《外台秘要方》编纂方法的显著特征。认为引书"名题名号"，恐怕在医籍的编纂历史上是为王焘所创，起码在现存的医籍中如此。所以王氏这种编纂方书的体例备受后人称颂。正如宋臣孙兆在校正序中说：

"使后之学者,皆知所出,此其所长也。"据检索《外台秘要方》全书四十卷文,几乎条条引文都标明书名或人名,很少遗漏。王焘利用其天时(唐代藏书盛世)、地利(掌管弘文馆用书)的条件,才能采用诸多医书而编纂之。此后不久即出现了安史之乱,图书亦历遭劫难,王焘所引的大多数文献,就此散失,"这样以来,《外台秘要方》所书各题名号,无形中起到了延长汉唐医书寿命的作用,为今天研究六朝经书,收集古代医学史料,以及校勘、辑佚工作创造了有利条件,确实加惠后人无穷"(出处同前)。

至于"尾注同书,藉存古籍"之特点,高氏认为,《外台秘要方》每当引录一方而同见数书者,则于每方之下加注并记之。这无疑是此书编纂方法的又一特色。这种方法非但不见于唐以前医籍,就是后来编纂类似方书也很少有人效法(但宋·陈自明的《妇人大全良方》编纂中间有用之)。"这已成为方书编纂史上的一枝独秀",据高氏考证,每方下所注明某某书同者,几乎接近直接引用书目的数量。王氏如此精勤不倦地一一标记,一则见其涉猎之广博,再则知其治学之不苟。用心用功,可谓良苦,其于文献之流播后世,功莫大焉(出处见前)。

王焘利用他在弘文馆掌管图书的便利条件,加之他的勤奋用心,大约经历十年左右(出处见前)的时间,于天宝十一年撰成古今中外颇有影响的医药方书,至今仍有其很高的医学文献价值和临床实用价值。

此外,关于《外台秘要方》的书名题义有两种说法:一是缘王氏撰成此书时"出守于外,号曰'外台'"。持此观点者宋臣校正《外台秘要方》序中说:"夫外台者,刺史之任也;秘要者,秘密枢要之谓也。唐王焘台阁二十余载,久知弘文馆,得古今方,上自神农,下及唐世,无不采摭,集成经方四十卷,皆诸方秘密枢要也。以出守于外,故号曰《外台秘要方》。"一是日本人丹波元胤认为王焘取《魏志》"兰台"为"外台"之义,此说理由不足。高氏考证认为,"外台"与"禁省"相对而言,"禁省"又称"台省",为唐时的中央机关。刺史为天子派出的地方长官,称为"外台",《新唐书》卷二三一指出:"诸道使府参佐,皆以御史为之,谓之外台。"王氏编撰此书时,任邺郡太守,且离开弘文馆已十余年。可见"外台"之义当从宋臣所云。

二、《外台秘要方》援引文献述要

《外台秘要方》作为一部大型的综合性方书,汇集了秦汉、两晋、南北朝及隋唐时期七十个医家的医方、医术、医事、医籍,涉及中唐以前中医药基础理论、本草理论、临床理论、医政、医事,以及内、外、妇、儿、五官、针灸、美容、本草等多个方面的内容,是我国医学文献中一颗耀眼的明珠,受到历代医家的重视。宋·孙兆《校正唐王焘先生〈外台秘要方〉序》云其"上自神农,下及唐世,无不采摭。"清·莫枚士《研经言》言其,"集九代之精华,成千秋之钜制,玄关秘钥,发泄无遗。"日·山胁尚德赞其"金玉灿然,抑畜方之府库。"因此,《外台秘要方》(以下简称《外台》)堪称中国文献第一书,其在我国医学史上的地位及文献学中的价值是不可低估的。现将其直接引用的66家(王焘所引资料中又转引自其他文献的除外）文献介绍如下。

（一）《外台》引用的先秦、秦汉时期的文献

　　先秦、秦汉时期是中医药理论体系的孕育、奠基时期，这一时期中国社会急剧变化，诸子蜂起，百家争鸣，学术思想空前活跃，政治、经济、文化迅速发展，中医药学也随之逐渐丰富和发展，尤其是随着秦汉大一统社会文化格局的形成，为中医药理论体系的建构奠定了坚实的思想文化基础。先后出现了扁鹊、华佗、张仲景等著名医家和《素问》、《九卷》、《阴阳大论》、《难经》、《伤寒杂病论》、《神农本草经》等标志性的著作，这些经典著作从不同方面奠定了中医理论体系的基础，形成了中医学的学术范式，确定了中医学理论体系发展的基本路径。王焘在编著《外台》的过程中，十分重视这个时期的学术成就，以《素问》、《九卷》、《阴阳大论》、《仲景伤寒论》、《仲景论》、仲景、张仲景、张仲景《伤寒论》、华佗、扁鹊等十余种称谓，以直接引用或于条文之首冠以书名、人名的方式，记载了这一时期的主要医家、医著、医方、医术、医事等，为后世研究先秦、秦汉时期中医药理论体系的形成发展情况和学术流派、学术思想特点等提供了有益的线索。

1.《素问》

　　《素问》是《黄帝内经》的组成部分。《黄帝内经》由《素问》和《灵枢》两部分组成，其虽托名黄帝，但经多方考证，系战国后期乃至秦汉（西汉）间众多医家编纂、补遗并汇集而成，是我国现存最早、内容最丰富、影响最深远的一部医学巨著。其总结了西汉以前的医学成就和临床经验，并吸收了当时的哲学、天文学、地理学、历算学、物候学、生物学、心理学、逻辑学等古代科学文化多学科的优秀成果，系统阐述了人体的生理病理及疾病诊断、防治等问题，确立了中医学的理论原则，从而奠定了中医学的理论基础，是中医理论发展及中医学科分化的母体。直至现代，《黄帝内经》的许多理论知识仍有重要的指导意义，它所体现的医学思想和医学辩证法及较科学的认识论和方法论思想，成为后世医家取之不尽的源泉，因而被后世医家尊为"医家之宗"，奉为中医学之圭臬。

　　《素问》作为《黄帝内经》的重要组成部分，所讨论的内容，除包括哲学和其他自然科学的知识外，其医学内容主要有：人体解剖、藏象、病因病机、诊法、病证、养生、治则、运气、医学心理、时间医学、地理医学、气象医学，以及临床各科的部分内容。然这些内容非一时一人之作，加之《素问》年代久远，辗转抄刻，篇卷散佚，版本流传不一，前后内容也就有所不同。今本《素问》主要为先秦、战国、西汉等不同时期的作品的汇编，但其中《素问遗篇》显系唐宋之际的伪作，"七篇大论"为稍晚于王焘的王冰增入的东汉时期的作品。因此，王焘所引用的《素问》只能是除这两部分内容之外的内容。

　　《外台》直接引录《素问》者有三处，共四条，其中卷一"伤寒日数病源并方二十一首"中引有两条，均引自《素问·热论》；卷三十九"论邪入皮毛经络风冷热法"中引有一条，引自《素问·缪刺论》；卷十一"瘾疹风疹一十三首"中引有一条，虽言"《黄帝素问》曰"，但遍检今本《素问》中无此文。《外台》间接引录《素问》者有两处，卷

二十五"痛疽方一十四首"转引《千金》引《素问》一条,遍检今本《素问》无此文,基本内容却见于今本《灵枢·痛疽》;卷二十五"冷痢方二十二首"转引《千金》引《素问》一条,遍检今本《素问》、《灵枢》均无此文。《外台》引录《素问》的内容涉及藏象、病因病机、病证等。

从以上五处引文可知,王焘所引用的《素问》卷次面貌即不同于全元起的《素问》注本,也不可能同于王冰次注的《素问》,加之所引条文有三处不见于今本《素问》,说明王焘所引的《素问》可能是《素问》之早期传本,《素问》尚有一些佚文。这就为进一步研究《素问》的版本流传和相应内容提供了有价值的资料。

2. 《九卷》

《九卷》是《黄帝内经》组成部分中《灵枢》的最早传本。《九卷》之名最早见于东汉张仲景的《伤寒杂病论》序,汉代以后的医家,如王叔和、皇甫谧、杨上善、林亿等人均曾先后引用过《九卷》书名及其文字,北魏时期医家还用此书教授生徒,直至北宋以后失传。《针经》是《灵枢》的另一传本,在汉、晋之际王叔和与皇甫谧等人均部分或全部地收集辑入《脉经》、《甲乙经》等书中,唐代医事法令及同时期的日本、高丽法令均将《针经》列为医家必修课目。北宋初期《针经》传本已残缺不全。唐宋时期《灵枢》还有"九灵""九墟"两个传本。《灵枢》之名,出于王冰《素问》注文中,但其传本当早于王冰,可能在隋唐前就已有,宋代校正医书局、林亿等曾校勘过《灵枢经》残本,所校残本早已亡佚。南宋史崧校正家藏旧本《灵枢经》为《灵枢》的定本,从而取代了其前各种传本,

一直流传至今。从《灵枢》的版本流传情况可知,《九卷》、《针经》、《九灵》、《灵枢》、《九墟》在唐宋时期是同体异名的不同传本。

《九卷》即《灵枢》所讨论的内容,除哲学及其他自然科学的知识外,医学内容主要有:解剖、经络、针灸、体质、病因病机、病证等。王焘所引的《九卷》即今本《灵枢》的古传本之一,仅有一处引用了此书的内容,即卷一"论伤寒八家合一十六首"中,其内容见于今本《灵枢·热病》,涉及热病的预后问题。

3. 《阴阳大论》

《阴阳大论》系古医书名,作者无从考证。书名首见于东汉·张仲景《伤寒杂病论》序,唐·王焘《外台》曾引用,而稍晚于《外台》的王冰次注的《重广补注黄帝内经素问》中未明确提及,宋·林亿等也未引及,可知《阴阳大论》成书于东汉以前,流行至中唐时期,后失传。

宋·林亿在《重广补注黄帝内经素问》序注文中云:"仍观《天元纪大论》、《五运行论》、《六微旨论》、《气交变论》、《五常政论》、《六元正纪论》、《至真要论》七篇,居今《素问》四卷,篇卷浩大,不与《素问》前后篇卷等,又且所载之事与《素问》余篇略不相通。窃疑此七篇乃《阴阳大论》之文,王氏取以补所亡之卷,犹《周礼》亡《冬官》,以《考功记》补之之类也。又按汉·张仲景《伤寒论》序云:撰有《素问》、《九卷》、《八十一难》、《阴阳大论》,是《素问》与《阴阳大论》两书甚明,乃王氏并《阴阳大论》于《素问》中也。要之,《阴阳大论》亦古医经,终非《素问》第七(即七篇大论)矣。"其一方面推测《阴阳大论》可能是王冰次注《素问》时补入的"七篇大论",另一方面又

据《伤寒论》序，肯定《阴阳大论》是古医经，但非"七篇大论"。

根据《阴阳大论》与《素问》中"七篇大论"所述内容，高文铸先生考证云："《阴阳大论》以天文气象学为基础，用季节、气候等因素探讨人体生理病理问题，内容朴实，与运气七篇的干支推算方法不同，二者不属一个思想体系。"二者"无甚干系"，"今考'七篇大论'之文，无一处与此同时，知本非同一著作。"

《阴阳大论》与《素问》是两本书无疑，但与《素问》"运气七篇"，"本非同一著作"，"无甚干系"有待商榷。因《外台》引用《阴阳大论》只有一处，见于卷一"诸论伤寒八家一十六首"中，内容为时令气候与疾病的关系，重点阐述了伤寒、温病、暑病、时行之气的发病情况。此段文字见于今本《伤寒论》卷二、《病源》卷七及《千金方》卷九第一引《小品》之文，不见于今本《素问》，也未涉气五运六气的内容。但王焘《外台》侧重于临床，在此很可能只引用了《阴阳大论》中的相关内容，不能因此推测《阴阳大论》中无运气内容，与"七篇大论""无甚干系"。王冰在补入七篇大论时所"兼旧书之卷"，是否《阴阳大论》有待进一步研究。而张仲景《伤寒杂病论》序中所言的《阴阳大论》与王焘所言的《阴阳大论》可能是同一本书，或同一书的不同传本，也可能是同名的两本书。

4. 扁鹊

扁鹊，本名秦越人，战国时期杰出的医学家，渤海鄚郡（今河北任丘县）人，约生活于公元前407～前310年。因其医术高明，又行医于民间群众之中，所以深受人们爱戴，被誉称为"扁鹊"。由于《史记·扁鹊列传》所叙述的扁鹊事迹年

代很长，矛盾迭出，人们认为当时拥有扁鹊称号的良医不止秦越人一人。李伯聪经考证在《扁鹊和扁鹊学派的研究》一书中提出："在先秦历史上，以扁鹊闻名的医生可被证实者有二人：一与赵简子大体同时，大约活动在公元前6世纪末至公元前5世纪初期；一与秦武王大体同时，大约活动于公元前四世纪后期。第一个以扁鹊闻名的医生是与赵简子大体同时之扁鹊，根据《史记》的记载，我们认定他的姓名为'秦越人'，这个扁鹊才是中医史上划时代的重要人物。"

扁鹊是总结我国战国以前医学经验的第一人，是目前有史可查的最早的一位著名医学家，因此人们称他为"医学师祖"。他精通内、外、妇、儿、五官、针灸各科，足迹曾踏遍黄河流域，广泛吸收了民间的治疗经验，综合地运用各科治法于临床。尤其是其总结当时诊断疾病的望闻问切等方法，出色地运用于临床，并精于望色和脉诊，被推崇为我国脉学的倡导者。他不仅医术高超，而且医德高尚，为了适应临床实际需要，他随俗应变，急病家之所急，他"过邯郸，闻贵妇人，即为带下医（妇科）；过洛阳，闻周人爱老人，即为耳目痹医（五官科）；入咸阳，闻秦人爱小儿，即为小儿医（儿科）。"他反对唯心主义的巫术迷信，具有"六不治"的思想，其中有"信巫不信医"者不治。由于他反对统治阶级的骄横无理和巫术，又医名甚著，竟被秦太医令李醯所妒忌而杀害。

据《汉书·艺文志》记载扁鹊著有《扁鹊内经》九卷、《外经》十二卷、《秦始黄帝扁鹊俞拊方》二十三卷，今并亡佚。现存的《黄帝八十一难经》（即《难经》）相传是扁鹊所著，实为汉代人对他的医学理论和临床经验的总结整理，也有

认为是托名扁鹊的著作。《难经》是一部以问难方式探讨医学理论的专著，许多问题或答案源自《内经》，可视为《内经》最早的专题注解本，其论述的内容涉及生理、病理、诊断和治疗多个方面。首创寸口脉的"寸关尺"三部诊法，对经络学说和脏腑中命门、三焦理论在《内经》基础上有所发展，从而补充了《黄帝内经》的不足。

《外台》直接引用"扁鹊"者只有卷三十八"石发热目赤方一十一首"一处三方，为"扁鹊疗令人目明、发不落方"，"疗发热，心腹胀满，小便赤，大便难，逆冲胸中，口燥目赤痛方"及"疗目翳方"。此三方《难经》未载，有可能是王焘转引自他人的托名之作。另《外台》间接引录或尾注"扁鹊同者"还有二十余条，分别出自《肘后》、《删繁》、《集验》、《古今录验》、《千金》、《文仲》等，今已无从考证是扁鹊之方还是后人托名。此外，《外台》中虽未明确标引《难经》之处，但其在"卷十二"所述之诸癖病以及引《病源》的许多文字与《难经·56难》所述之息贲、伏梁、癥积等病如出一辙。

5. 华佗

华佗（141~208年），又名旉，字元化，沛国谯（今安徽亳县）人，东汉末年杰出的医学家。

华佗是一个具有多方面才能的医学家，他精通临床各科，尤擅长于外科、针灸和医疗体育。他医术十分精湛，善于运用特效疗法，用药简单，功专力宏，针灸仅取一二穴位就能获效，且善于用心理疗法治疗疾病。相传他曾为孙策治疗弩毒，为关羽治疗箭镞，又给曹操治疗头风病。他敢于冲破封建礼教的束缚，提倡外科手术治疗，采用酒服"麻沸散"首创用全

身麻醉法施行腹腔肿物切除及胃肠手术，效果较好，被后世尊之为"外科鼻祖"。他在疾病的诊治上经验丰富，技艺高超，善于诊断，精于方药和针灸。在诊断上，华佗长于望诊和切脉，常能通过观察病人的面色、病态正确判断其疾病和预后吉凶，并抓住疾病本质，辨证施治，对症下药。他总结创用的"华佗夹脊穴"，即沿脊柱两旁夹脊取穴，沿用至今。他主张进行锻炼，提倡体育疗法，以增强体质、防治疾病。指出："人体欲得劳动，但不当使极耳。动摇则容气得消，血脉流通，病不得生。譬犹户枢，终不朽也。"并模仿虎、鹿、熊、猿、鸟的动作和姿态以活动肢体，创制了一套"五禽戏"。由于他不慕名利，后被曹操杀害。他对我国医学的发展有着重大的贡献，且品德高尚，千百年来一直为人们所传颂，被誉为神医，并且受到国外学者的重视和赞扬。

史料记载华佗著有《华佗枕中灸刺经》、《华佗观形察色并三部脉经》、《华佗方》、《华佗内事》、《玄门脉诀内照图》、《老子五禽六气诀》、《华佗九候》、《外科方》、《青囊方》、《中藏经》等多种医书。据载华佗临死前，曾将所著医籍交狱吏收藏，但"吏畏法不受"，华佗无奈，只得"索火烧之"，因此华佗的著作未曾得以流传。现存的《中藏经》，系后人托名之书。

《外台》直接引"华佗"者两处：一为卷一"诸论伤寒八家合十六首"，内容专论伤寒逐日深浅及其诊治、鉴别，此节文字不见于《中藏经》而见于《千金方》卷九第一。二为卷三十八"乳石发动热气上冲诸形候解压方五十三首"，内容为"华佗荠苊汤一首"，此方也不见于《中藏经》，而《千金方》、《千金翼》、《医心方》中均引有此方。这两处文字究竟

引于何处已无从考证。另外,《外台》间接引"华佗"者还有九条,分别见于《外台》所引《备急》、《肘后》、崔氏、《删繁》、深师、文仲等文献中,说明华佗方书在唐以前是医家引录的重要资料。高文铸先生通过资料考察,认为《外台》中引华佗之方很可能出自于《华佗方》和华佗《录帙》,但此二书也无法确考。

6. 张仲景《伤寒论》

张仲景(约150~219年),名张机,字仲景,南郡涅阳(今河南南阳)人,东汉末年杰出的临床医学家,后人尊称其为"医圣"。

张仲景生活在东汉末年,其时政治黑暗,兵祸绵延,疫病流行,横尸遍野。张氏"感往昔之沦丧,伤横夭之莫救,乃勤求古训,博采众方",以《素问》、《九卷》、《八十一难》、《阴阳大论》、《胎胪药录》等古典医籍的理论为指导,广泛吸收当时医家的诊疗方法,结合个人临床诊治疾病的丰富经验和心得体会,并将之提高到一定的理论高度,创造性地著成了我国第一部临床医学专著《伤寒杂病论》。

张仲景治学态度严谨,医术精湛,反对巫术迷信,注重临床实践,且善于钻研,敢于创新。他不仅总结了3世纪初我国人民同疾病作斗争的经验,而且在前人"辨证论治"思想的基础上,创立了外感病六经辨证和内伤杂病脏腑辨证的原则和方法,阐述了阴阳表里虚实寒热等八纲辨证和汗、吐、下、和、温、清、泄、补等多种治疗法则。从而确立了中医诊治的辨证论治体系和理、法、方、药等运用原则,使中医理论与临床融贯成一体。张仲景还发展了中医病因病机学说,指出"千般疢难,不越三条",将复杂的病因概括为三大类,并阐述了三类不同病因与杂病发生的关系,提出了"见肝之病,知肝传脾,当先实脾"的"治未病"思想。他在临证处方时,法度严谨,因证立法,以法统方,随证加减,所用375首方剂,包含了许多重要的组方原则,为方剂学的发展也做出了重要贡献,被后世尊为"众方之祖"。张仲景的学术思想、治学态度和学术成就,对我国医学的发展做出了杰出贡献,他所创立的不少治疗原则和方法至今仍然在临床上广泛应用。

张仲景的学术思想主要体现在他所著的《伤寒杂病论》中,该书原本历经代革年移,迭遭散佚,流传至今,几经变迁,已衍化为《伤寒论》和《金匮要略》两本书。晋王叔和曾对其进行过编次整理,王叔和将原书伤寒(外感病)部分整理成册,名《伤寒论》。而杂病部分却一度散佚,直至宋仁宗时,才从翰林院所存的蠹简中发现《金匮玉函要略方》的残简(为仲景《伤寒杂病论》的节略本),再经林亿整理校订,将其中的杂病部分整理为册,名《金匮要略方论》,简称《金匮要略》。

王焘直接大量地引用了张仲景的《伤寒杂病论》,有五种表达方式,即:仲景《伤寒论》、《仲景论》、仲景、张仲景、张仲景《伤寒论》。其中《外台》称引"仲景《伤寒论》"者35处,《仲景论》者1处,"仲景"者2处,"张仲景"者1处,"张仲景《伤寒论》"者2处。多数内容或见于今本《伤寒论》,或见于今本《金匮要略》,或并见于两书之中;部分内容即不见于今本《伤寒论》,也不见于今本《金匮要略》。高文铸先生通过对《外台》所引内容的考证,提出在"隋唐时期仲景著作的传本应有多种",说明王焘所引用的《伤寒论》,是古未经衍化的《伤寒杂病论》的传本之一。

7.《神农本草经》

《外台》未直接引用《神农本草经》的文字，只在卷三十五"小儿将息衣裳厚薄致生诸痫及诸疾方并灸法二十八首"中一处一条录有《千金》转引《神农本草经》有关小儿惊痫病的成因的论述，但在《外台》的序言中王焘明确指出了其所引用的文献"上自神农，下及唐世，无不采摭"，而托名"神农"的医药文献最早当推此书。《外台》作为一部大型综合性方书，不仅有专卷论述本草理论及植物、动物、矿石类药物，而且将其贯穿于每一方中，所用之方的组方用药依据、药物的性味宜忌、服用方法等大多与《神农本草经》如出一辙。况且在两晋、南北朝及隋唐时期，又是我国药物学理论迅速发展的时期，相继出现了《雷公炮炙论》（南北朝·雷敩）、《本草经集注》（南北朝·陶弘景）等药物学专著和我国第一部药典《新修本草》（唐·苏敬等），这些书著及王焘所大量引用的《千金方》、《千金翼》的药物理论无不宗于《神农本草经》。因此，王焘《外台》所引文献与《神农本草经》有着密切的关系，故特此介绍此书。

《神农本草经》是我国最早的一部药物学专著，简称《本草经》或《本经》，约成书于战国，补充于秦汉。托名神农，实非出自一时一人之手，原著早已亡佚，其文字经辗转引录，多保存于后世其他著作之中。宋·唐慎微的《经史证类备急本草》较完整地保存了本书的内容。明代以后刊印的多种题名的《神农本草经》均为后世的辑佚本。现存最早的辑录版本是明·卢复辑本，而流传较广的是清·孙星衍辑本与顾观光辑本，及日本人森立之辑本（后三种辑本解放后均有重印）。

《神农本草经》除总括了药物总论的序例外，收载药物365种，其中植物类约252种，动物类67种，矿物类约46种。并根据药物的效能和使用目的不同，将各类药物分为上、中、下三品（类），上品为无毒或毒性较小的药物，多有补养作用，有120种；中品为有毒或无毒的药物，作用多攻补并存，有120种；下品为有毒或专用于攻逐病邪的药物，有125种。指出药有四气五味、阴阳配合；创立了君臣佐使，七情合和的处方用药方法；并介绍了药物的别名、性味、生长环境、采制时月、优劣真伪，及主治功效等。药物主治病证涉及内、外、妇、儿、五官诸科170余个病种。其所载药物功效主治多是正确的，至今仍有效地运用于临床。《神农本草经》总结了秦汉以前劳动人民医疗实践中的药物学成就，标志着中药学理论体系的初步形成，具有重要的历史价值和科学意义。

（二）《外台》引用的魏晋南北朝时期的文献

魏晋南北朝时期，随着中医药理论体系的初步形成，医家们一方面通过对《内经》、《伤寒杂病论》、《难经》、《神农本草经》等古典医籍进行整理和注解，继承与发展中医理论，另一方面重视临床与基础理论的有机结合。在广泛的实际应用中注意摸索行之有效、简便易行，便于操作推广的治疗方法，并及时进行收集整理，且重视对某一专科内容、单方、验方的总结，中医学的发展呈现出学科逐渐分化的趋势。先后出现了王叔和、皇甫谧、葛洪、范汪、刘涓子、陶弘景等著名医家和《脉经》、《甲乙经》、《肘后备急方》、《刘涓子鬼遗方》、《集验方》、《删繁》等专科性著作和集验方书，使中医理论与临床得到进一步发展。王焘在编撰《外台》的过程中，以王叔和、《甲乙经》、《甲乙针经》、《肘后》、葛氏、范汪、陈廪丘、廪丘公、靳邵、胡洽、刘涓子、《小品》、应杨州、深师、陶氏、《陶效方》、《隐居必效方》、《集验》、姚氏、《删繁》、《通真论》等二十余种称谓大量引用了这个时期的医药文献，充分展示了这一时期的医学成就。

1. 王叔和

王叔和，名熙，字叔和，今山西高平（一说山东济宁或兖州）人，生活于公元3世纪，西晋时期著名的医学家，尤以脉学见长。

王叔和曾做过魏太医令，"性度沉静，通经史，穷研方脉，精意诊切，洞识养生之道"（唐·甘伯宗《名医传》），首先在脉学的研究方面做出了突出的贡献。王叔和在临床实践中体会到了脉诊的重要性和复杂性，有感于"脉理精微，其体难辨"，"心中了了，指下难明"，对脉学进行了深刻研究，集录《内经》、《难经》以及扁鹊、华佗、仲景等前代文献的脉学内容，结合自己的临床经验，编撰成了我国第一部脉学专著《脉经》。他切脉专取两手寸口，将前代医家的遍诊法、三部诊法发展为"寸口诊法"，提出寸口分主脏腑的理论，将脉象归纳为24种脉象，生动描述其形象，使脉象理论和方法系统化、规范化，后世虽少有增补，但多从其说，对世界医学产生了一定影响。王叔和还将散失于战乱兵燹之中的《伤寒杂病论》进行了汇集、整理、补充，率先将其内容分开，编纂成册。对于保存古代文献，促进医学发展有一定贡献。

《外台》直接引"王叔和"者只有一处，即卷一"诸论伤寒八家合一十六首"，阐述了"伤寒之病逐日深浅"，"表和里病、里和表病"及"两感病俱作"的治疗，此节内容见于宋·成无己《注解伤寒论·伤寒例》，文字略有出入，此节文字据考系王叔和所增。《外台》间接引有"王叔和"者有两处，一为卷二"伤寒䘌疮方一十首"引张文仲云："疗伤寒兼䘌疮，王叔和云：其候……。"二为卷十"上气咳方一首"引《古今录验方》云："疗咳逆上气胸满多唾，太医令王叔和所撰……"。此两处文字不见于现存王叔和著作中，引自何书已无从查考，高文铸据此推断王叔和曾编撰过临床方书，并在唐初流传。

2.《甲乙经》

《甲乙经》又称《甲乙针经》、《针灸甲乙经》、《黄帝三部针灸经》。作者皇甫谧（215～282年），幼名静，字土安，自号玄晏先生，晋代安定朝郡（今甘肃省灵台县朝那镇）人，西晋著名的医学家。皇甫谧精于针灸，兼通经史各家，既是经学大师，又是医学名家，著述颇多，皆负盛名。

《甲乙经》成书于公元282年，是我国现存最早的一部划时代的针灸学专著。本书是皇甫谧收集和整理古代的针灸资料，将《素问》、《针经》（即《九卷》或《灵枢》）和《明堂孔穴针灸治要》三书分类合编而成，使其内容更加系统化和切合实用。该书对于脏腑气血经脉流注，经穴的名称和位置，疾病的针灸取穴法以及进针的分寸呼留多少等，均做了较详细的论述。是我国晋代以前针灸学成就的总结性文献，也是研究《黄帝内经》的重要文献，还是后世研究和辑复古代《明堂孔穴针灸治要》的宝贵依据。对我国针灸学的发展起到了承前启后的巨大作用。后世著名的针灸著作基本上都是在此基础上发挥而成，直至现在，《甲乙经》

仍然是厘定穴位和临床治疗的重要参考，所以人们一直视其为中医针灸学之祖，学医必读之书。

《外台》卷三十九的针灸学内容，几乎完全取材于此书，选用的其他文献甚少，卷二十三还有治疗"寒热瘰疬方一十一首"。其在很大程度上保存了《甲乙经》的原貌，对研究整理此书有重要价值。

3.《肘后》

《肘后》全名《肘后备急方》，作者葛洪（约 281～341 年），字稚川，自号抱朴子，东晋时丹阳句容（今江苏句容）人，东晋著名的医药学家、道家、哲学思想家和自然科学家。葛洪兴趣广泛，涉猎学科有文学、历史、哲学、生物、物理、天文等，著述约 60 余种之多。医学著作有：《金匮药方》、《神仙服食方》、《服食方》、《太清神仙服食经》、《黑发酒方》、《葛仙翁杏仁煎方》等，均佚。现存著作有《肘后方》、《抱朴子内外篇》。葛洪在医学上的贡献，一是对传染病的认识，二是炼丹，为制药化学的先驱，被称为世界化学始祖。

《肘后方》约成书于公元 3 世纪末，是葛洪将其选集各家著作，广泛搜求各地流传的验方所编撰成的《金匮药方》（又名《玉函方》），摘录其中可作急救医疗、实用有效的单验方及简要灸法汇编而成。该书初名《肘后卒急方》，梁·陶弘景增补后改名为《（补阙）肘后百一方》，金·杨用道附录《证类本草》的单方后名《附广肘后方》，即现存的《肘后备急方》。"肘后"即随身携带之意，"备急"即临床急用可立时索取。本书着眼于临床急救，总结了晋以前医学发展的许多成就，主要包括内、外、妇、儿各种临床常见的急症、重症、危症的诊治方法，并略

记个别病的病因、症状等。书中对一些传染病的论述颇详，如疥疮、天花、结核病、狂犬病等，是世界传染病、流行病的最早论述，对后世温病学发展和研究有一定影响。该书所载录的单方、验方、临床疗效显著，至今仍有临床价值。

《肘后》的内容在《外台》的十余卷中都有引用，是《外台》引用内容较多的书目之一。《外台》在引用时采用了以下几种方式：一是在条文之首冠以"《肘后》"或"葛氏"；二是在冠以"《肘后》"时，文中又引"葛氏"，或尾注"《肘后》同。"；三是在冠以"葛氏"时，尾注"《肘后》同"；四是在冠以"《肘后》"或"葛氏"时，尾注"《肘后》、葛氏同"。说明《肘后》在唐代可能即有不同的传本，也有后人加工整理的本子，王焘在引用时很可能所据底本不同。

4. 范汪

范汪（约 309～372 年），字玄平，曾任东阳太守，故人又称范东阳，东晋顺阳（河南内乡）人，又说为颍阳（河南许昌）人。宦门出身，但善医术，性仁爱，常以拯恤为事，凡有疾者，不论贵贱，皆为治疗，且每多治愈，是当时门阀中有名的医家，在唐代被认为是伤寒八大家之一。

范汪撰有《范东阳方》（又称《范汪方》或《范东阳杂药方》），是晋代颇具影响的一部大型方书。该书广泛收集了民间行之有效的单验方，内容充实，篇卷浩繁，以伤寒和内科杂病为主，其他科内容较少。由于其临床疗效显著而流传较广，直至唐代仍被视为必读之方书。孙思邈在《千金方》卷一"大医习业"中就明确指出：凡欲为大医，必须谙范东阳经方，可见其影响之大。

《范汪方》原书已佚，其内容散见于《外台》、《医心方》等医书中，尤其是《外台》较多地保存了《范汪方》的内容，据载《范汪方》170卷，《外台》所引内容涉及30余卷之多，对后世了解《范汪方》的内容及东晋的医药发展状况有一定的意义。

5. 陈廪丘

陈廪丘，晋代名医，生卒之年不详，生平事迹无所考。可证资料仅见于《外台》和《千金方》，由于二书所引文字基本相同，因此其学术思想从《外台》所引文字中可窥见一斑。《外台》直接引用"陈廪丘"者两处四条，在条文之首冠以"陈廪丘"或"廪丘公"。第一处见于《外台》卷一"诸论伤寒八家合一十六首"，第二处见于《外台》卷二十五"数十年痢方一十一首"。根据《外台》所引这两处文字，可知陈廪丘是晋代与名医张苗同时期的名医，且是一个在晋隋唐时期颇具影响的伤寒家。因为王焘将其与《阴阳大论》、王叔和、华佗、范汪、《九卷》、《小品》、《千金》同列为伤寒八大家。其所发明的伤寒蒸法即"廪丘蒸法"，不仅《外台》有载，还见于《千金方》卷九第一、《太平御览》卷第七百二十二引《晋书》。陈廪丘不但善治伤寒，还善治痢疾等杂病。此外，根据《外台》言其所引陈氏文字"出第二卷中"，知陈廪丘还有医书传世，虽书名失考，但王焘能够引用，说明其书至少在唐天宝年间尚存。

6. 靳邵

靳邵，一作鄞邵，晋代名医，生卒年限失考。靳氏精于经方本草，沉迷于研究服食，相传其迎合魏晋服食之风创制"五石散"（另一说其方始于汉代，盛于魏晋，创制人不详），为封建统治阶级士大夫所推崇。《太平御览》卷七百二十二引《晋书》曰："靳邵，性明敏，有才术，本草、经方诵览通究，裁方治疗意出众表，创制五石散方，晋朝士大夫无不服饵，皆获异效。"

靳邵所著之书诸史志未载，据《医心方》卷五、卷二十七两处均有"靳邵《服石论》云"的文字分析，靳邵著有《服石论》一书，且流传到日本。《外台》直接引"靳邵"者只有一处，共七条，即卷三十八"石发腹胀痞满兼心痛诸形证方七首"，另《外台》卷三十八在"疗石发身热如火烧黄芩汤方"条下小注有"靳邵法"，均论服用"五石散"（又名寒食散，配剂中有紫石英、白石英、赤石脂、钟乳石、硫黄等）等石类药的毒副作用所发诸病的治疗，这些方很可能引自《服石论》。

7. 胡洽

胡洽，原名胡道洽，号称胡居士，广陵（今江苏江都）人，南北朝时期北齐通医道士，爱好音乐，以医术知名。陶弘景《本草经集注序录》云："宋有羊欣、王微、胡洽、秦承祖……治疗病亦十愈其九"，可见胡洽在南北朝时期刘宋间是一个具有较大影响的医家。

胡洽撰有《胡洽百病方》二卷（一说三卷），见于《隋书·经籍志》，原书已佚。该书隋唐时有多种传本，《千金方》曾引用其内容，宋代尚存，宋·林亿等校定《千金方》时也曾援引此书内容，《医心方》中也有引录。《外台》直接引用"胡洽"者只有一处，即卷二十五"休息痢方五首"中"胡洽曲芽丸，疗十年休息痢下，不能食，消谷下气，疗虚羸方。"另有多处尾注"胡洽同"。说明王焘将此书仅作为一本参考书，故引录较少。

8. 刘涓子

刘涓子（约 370～450 年），晋末京口（今江苏镇江）人，曾任彭城内史，善医学，尤精于外科方术。其祖父刘淳为宋武帝曾祖刘混之弟，则刘涓子为宋武帝刘裕族叔，曾随刘裕北征。有被疮者以药涂之，随手而愈，遂约于公元 483 年"演为十卷"，名《刘涓子鬼遗方》。其后南齐龚庆宣于公元 499 年将其重新编次整理，刊行于世。该书因托名"黄父鬼"所遗而得名，宋代以后有两种残本：一为《刘涓子治痈疽神仙遗论》的一卷本，主论痈疽的证治；一为《刘涓子鬼遗方》的五卷本，即现流行本。

《刘涓子鬼遗方》是我国第一部外科学专著。该书全面地总结记录了晋以前外科学的经验和成就，主要论述了痈疽、发背、妒乳、乳结、乳肿、金疮、外伤、疮疖、瘰疬、疥癣、火伤、面疱、发颓等多种外科病证的病因病机和治疗方法。共记载外科常用方剂 140 余首，其所用的辨脓、切开排脓及外涂软膏、内服治肠痈等方法，均科学有效。该书对后世外科学的发展起到了承前启后的作用，隋唐时期乃至宋代均广为流传，是习医的必读书目，不仅是研究中医外科学的重要文献，而且在外科临床仍有一定的参考价值。

《刘涓子鬼遗方》在《千金方》、《千金翼》、《诸病源候论》、《太平圣惠方》、《圣济总录》、《证类本草》等书中均有引录。《外台》直接引用"刘涓子"者共十六处，分别见于原书卷三"疗金疮在肉中不出及竹木刺不出诸方"，卷五"疗痈疽、瘰疬、浸淫、痈疽发背、火烧人肉烂坏灭瘢、久病疥癣诸恶疮毒、面部齄疮诸方"，卷六"疗鼠瘘、诸瘘方"，卷十"疗寒热瘰疬、痈肿诸方"，从中我们可以了解刘涓子在外科学上的一些贡献。

9.《小品》

《小品》即《小品方》，作者南北朝（一说东晋）·陈廷之，史书无传，史料亦无轶事可考。据高文铸先生考证，陈廷之有可能生于东晋末年，卒于南北齐，主要生活在刘宋，是一位有一定社会地位和较高文化素养及精深医学理论与丰富临床经验的南朝刘宋医学大家。

《小品方》是陈廷之潜心研究医经名训，撷录前贤经方及民间治验，并得之师传，再结合自己的临症实践编撰而成。是我国古代一部著名的经验方书，对祖国医学的发展和民众卫生保健事业做出过重要贡献，在中国医学发展的历史长河中，占有重要的学术地位，曾被历代医家所推崇，尤其在隋唐时期，由于其时《伤寒杂病论》流传不广，《小品方》被唐朝政府规定为学医的必读之书。宋·林亿在校定《千金方》后序中说："臣尝读唐令，见其制，为医者皆习张仲景《伤寒》，陈廷之《小品》。"该书也曾于公元 701 年被日本政府列为习医的五种医书之一，是一部可与《伤寒杂病论》媲美的医家圭臬。

据高文铸先生考证《小品方》约成书于公元 454～473 年间，至北宋末叶亡佚，仅传世六百余年，其佚文散见于《千金方》、《外台》、《医心方》等书中。关于"小品"的书名之意，《小品方》自序云："今若欲以方术为学者，当精看大品根本经法……若不欲以方术为学，但以备身防急者，当依方决，看此《经方小品》一部为要也。"又云："《经方小品》一部，以备居家野间无师术处，临急便可急用也。僮幼始学治病者，亦宜先习此小品，则为开悟有渐，然后可看大品也。"可见，"小品"与"大品"相对而言，"小品"是指启蒙读物，供急需之用；

"大品"是以方术为学者的必读之书。该书方剂组成简单，文字简练，载方精少，却有述有作，有理有法，有方有药，囊括了临床各科，主要阐述了内外妇幼，金疮急救，药物针灸等的治病理论及用药法则。其学术思想特点：崇尚"异法方宜"，强调用药节度，提倡简便疗法，重视妇幼保健，注意救急处理。其所提出的伤寒温病异气相感学说、"虫"感染化脓的病因假说和对地方性甲状腺肿、血吸虫病等的精细观察与论述，以及外科止血、排脓、治皮肤病等的方法，均为我国医学的发展作出了不朽的贡献。

《小品方》是《外台》的主要参考引用书目之一，从《外台》所引录的《小品方》的大量内容可以了解《小品方》的基本概况。高文铸先生据《外台》所录及日本发现的古卷本，将《小品方》全书结构内容辑复如下：

卷首：自序、总目录、述增损旧方用药犯禁诀，述旧方合药法，述看方及逆合备急药诀；卷一：调治三焦、胸痹、胸胁淡冷气满、心腹胀满冷痛、下利、咳嗽上气、气逆奔豚、虚满水肿诸方；卷二：治头面风、喉痛、暴厥似风、中风暗癔不随痈肿、狂妄嗫痉、脚弱诸方；卷三：治渴利、虚劳、梦泄失精、多汗、病后烦扰不得眠诸方；卷四：治霍乱、中恶、食毒、中蛊毒、吐下血鼻衄尿血、发黄患淋诸方；卷五：丸散酒膏诸方、治下利、咳嗽、上气如奔豚、心腹胸胁中痛、虚补养、渴利、风邪狂癫诸方；卷六：治冬月伤寒、春夏温热病、秋月中冷诸方；卷七：治女子众病、妇人无儿、妊胎、产后、妇人诸血崩滞下宿疾诸方；卷八：治少小百病、少小疾病诸丸散、少小百病薄撺洗浴膏散针灸诸方；卷九：治服食寒食散、寒食散发动诸方及服食传病诸诀；卷

十：治哽诸吞物、误为火汤热膏所伤、热喝、溺水未死、入井冢郁冒、自经未死、服毒吞金未死、射工毒、丹疹毒肿、剽疽、代指似剽疽、风热毒肿、洪蝎疮、蛱蝶尿生疮、钉毒疮、恶肉恶脉、气肿、缓疽、附骨疽与贼风相似、悆病似疽、痈疖瘘、乳痈妒乳生疮、耳眼鼻口齿、瘿病、瘰疬、颓、脱肛痔下部众疾、狐臭、手足腋下股恒湿、身瘭瘰有气口疮、面䵟、疱疮、瘢、面䵟黑痣、臀赤疵、虫兽狗马毒、被压砸堕腕折斫刺诸方；卷十一：述用本草药性；卷十二：灸法要穴。

10. 应杨州

应杨州其人无从考证。"应"为姓氏，"杨州"，可能为人名，也可能为地名"扬州"，因此人曾任扬州刺史而得名。《外台》引用"应杨州"者只有一处，即卷三十八"乳石发动热气上冲之诸形候解压方五十三首"，此条文开头云："应杨州所得吴故单葱白汤"，即言应杨州得到吴地传解散药方单味葱白汤，其下39方均首冠"又"字，可知此处共40方引录自"应杨州"，论述了石药的毒副作用所致的热盛、寒热似疟、大小便赤涩、必下烦热、精神如失、筋动、欲作痈、食损等病症的解治方法。高文铸先生据《医心方》以《小品方》为题所引一条"又云应杨州所得吴解散单行葱白汤，方药沉体中数年更发治之方"，认为此处王焘所引之方为间接转引《小品方》之文字，并以此推测"应杨州"被《小品方》所引，当为5世纪初之人。虽有一定的依据，但《小品方》在唐代是政府规定的学医必读之书，王焘又曾兼管过弘文馆图书工作，"久知弘文馆图籍方书之事"，看到的应是《小品方》的原本，不需要去转引，即使要转引，治学态度严谨的他不可能不标注清楚，这从其所引录的

《小品方》的大量资料就可证明。因此，"应杨州"所得之方书，可能是另一本方书。王焘引录了"应杨州"，其人应是其前代之人）。

11. 深师

深师，亦称僧深、释深师。南北朝时期宋齐间著名医僧。善治脚气病，曾选录同时代医家支法存等人的有关治疗药方撰成方书三十余卷，名《深师方》。《千金方》卷七云："宋、齐之间，有释门深师、师道人，述（支）法存等诸家旧方，为三十卷。"

《深师方》又名《僧深药方》、《僧深集方》、《僧深方》，原书已佚，后世医著《千金方》、《外台秘要》、《医心方》等多有引录，从后世引录内容可知，《深师方》集前代治疗之精要，主要论述了一些内科杂病及外科、五官、儿科等疾病的治疗方法，尤其是治疗诸脚弱方有八十余条。所载之方临床疗效显著，正如《外台》卷五"许仁则疗疟方四首"中所云："此病曾用深师一方，大有效……服虽经困苦，一服永断。"可见，《深师方》是一部对历史上经方之学产生过影响的著作。

《外台》中大量采撷了《深师方》的内容，在其40卷内容中，有27卷中引录有《深师方》的文字，可见，《深师方》是《外台》的主要引录书目之一，而《外台》所引录的《深师方》的内容，也可帮助我们了解《深师方》的梗概。高文铸先生从《外台》所引录《深师方》的条文中，推测其卷目内容大体为：卷三：虚劳诸疾；卷四：唾脓血；卷六：妇科疾病；卷八：风邪惊恐；卷九：诸风疾、鬼魅；卷十：风疹、隐疹；卷十三：五脏不调；卷十四：外感热病；卷十六：心腹痛；卷十八：咳嗽上气；卷十九：水肿；卷二十：黑疸等；卷二十一：脾胃冷；卷二十二：疟、积聚、噎哽诸疾；卷二十三：诸饮疾；卷二十六：跌打损伤、赤白利下等；卷二十八：痈疽；卷二十九：瘿瘤及皮肤诸病；卷三十：酒疸。除上述外，还有部分疾病如五官疾病、小儿疾病等未标记卷次所出。从上可知《深师方》内容涉及内科杂病、外科疮痈及五官、小儿疾病等的治疗。其中所引录的深师治脚气方论一部分转引自《千金方》，深师治脚气方论主要保留在《千金方》中；一部分直接引自《深师方》，乃《千金方》中引录的深师治脚气"经用灼然有效者"，王焘从中直接再行筛选引录。

12. 陶氏

陶氏即陶弘景。梁·陶弘景（456~536年），字通明，晚号华阳隐居，丹阳秣陵（今江苏句容，一说南京市，另一说江苏镇江）人。陶氏一生嗜学，隐居四十余年，读书万卷，涉猎面广，天文、历法、地理、博物、数学、医术、本草无所不通，在古代自然科学的多个方面均有所成就，如陶氏曾亲手制作天文仪器"浑天象"，他的《古今刀剑录》首次记载的"杂炼生鍒"灌钢炼钢法，在钢铁冶炼方面具有历史价值。陶弘景是我国历史上一位杰出的科学家、医学家，还是一个著名的道教徒，为我国的历史文明作出了辉煌的贡献。

在医药学方面，陶氏著有《本草经集注》、《效验方》（又称《隐居陶效方》、《隐居必效方》）、《药总诀》、《补阙肘后百一方》、《养生延命录》、《养生经》等书。陶氏潜心研究，对本草学有较深的研究，其总结了南北朝以前的药物学成就，将《神农本草经》、《名医别录》及其新发现、补充的药物共730种予以分类合编、注释，对本草学进行了系统整理，改《神农本草经》的三品分类为来源及功能分类，首创"诸病通用药"的分类方法，后世沿用此法1000余年。陶氏还对药味的性味、功效、形态、采集、鉴别、炮制、贮藏等方法有新的论述，规定了丸、散、膏、丹、汤、酒的制作规程，统一细分了称量药物的斤两标准，这些在本草学发展史上均有深远的影响。陶氏还专门从事炼丹和制药化学的研究，是继葛洪之后的著名人物。

《外台》直接引录陶弘景的文字只有四处，从内容看均系《陶效方》的条文，其中有两处条文之首直接冠以"陶氏"，即卷二十六"蛲虫方六首"中有"陶氏疗虫方"二首，卷二十七"大小便失禁并关格大小便不通方二十二首"中有"陶氏，卒大小便不通方"一首；一处条文之首直接冠以《陶效方》，即卷二十七"小便难及不利方九首"中有"陶效方"一首；一处条文之首直接冠以《隐居必效方》，即卷二十四"痈肿方二十五首"中有"《隐居必效方》消痈肿"方一首。此外，《外台》在直接引用张文仲条文中还有多处间接引录有"陶氏"，或"隐居效验"或"隐居效方"的文字；在直接引用《肘后》的条文中，还有多处尾注"陶氏同"。

13.《集验》

《集验》即《集验方》，作者姚僧垣（一作僧坦），字法卫，吴兴武康（今浙江钱塘）人，生于498年，卒于583年，历经南齐、梁、北魏、北周、隋五个朝代，主要生活于北周。其父菩提爱好医药，僧垣自幼通医，二十四岁时传父业，得梁武帝赏识，历任梁代太医正、太医下大夫等医官，后世称其为姚大夫或姚公，《周书》、《北史》均有其传。姚氏医术精

湛，《后周书》记其治验病例多则，宋·郑樵《通志》，明·朱国祯《两浙名贤录》等均称其"医术高妙，为当世所推，前后效验，不可胜纪"，且"远闻边服。"姚氏积其多年临症经验，又"搜采奇异，参校征效"，著《集验方》13卷。

《集验方》是我国历史上一部有一定学术地位的经验方书，对后世影响颇深，曾传入日本，对日本医学发展有较大贡献。《集验方》原书已佚，其内容散见于《千金方》、《肘后方》、《外台》等书中。从这些书目所引录《集验方》的内容来看，该书集有内、外、妇产等多种疾病的治验效方，是《外台》引用的主要文献之一，为今后辑复其原文提供了宝贵的资料。高文铸先生从《外台》的引录条文中，推断《集验方》的卷目及主要内容有：第一卷：治卒心腹痛、中恶、痓病、卒魇、卒死、蛊注、射工毒、蝎螫人诸方；第二卷：治伤寒、天行、温病、黄疸诸方；第三卷：治风癫、鬼魅、疟疾诸方；第四卷：治肺痿、肺痈、肺气不足、咳喘、奔豚、久癖、结实、呕逆、下利、下血、瘿病诸方；第五卷：治虚劳、梦泄、骨热、不眠、小便数多、遗尿、诸淋、小便不利、痰饮、积聚、气噎、腰痛、鼠瘘诸方；第六卷：治癥瘕、宿食、哕、疝、胸腹胀满、脱肛、齿痛、石热、水肿诸方；第七卷：治白驳、日月未致欲产、遁尸、飞尸诸方；第八卷：治瘰病、病疡、病疮、灸疮、火疮、汤疮、侵淫疮、赤丹、诸癞、痈肿、疔疽、疔疮诸方；第九卷：治狐臭、漏液、月蚀、阴肿、五痔、黑子疣赘、竹木刺、马骨诸物伤、蛇咬伤、九虫诸方；第十卷：治噎哽诸方；第十一卷：治妊娠、呕吐、恶食、胎动不安、腹疼、顿仆胎动、怀胎不长、漏胞、妊娠水肿、逆产、横生、子死腹中

诸方；第十二卷无考；第十三卷无考。

14.《删繁》

《删繁》即《删繁方》，作者谢士泰（一说谢士秦），史书未载，生平事迹失考。高文铸先生推测其可能为南北朝时期人。《删繁方》一书约成书于北齐，原书流传至宋嘉祐年间，宋·林亿等校正《千金》、《外台》时曾用过该书，后亡佚。

《删繁》即删繁就简之义，正如孙思邈所云："博采群经，删裁繁重，务在简易。"该书一改前代方书重实用，轻理论的特点，有论有方，理法并重，如卷十六所述之"五脏劳论"，"六极论"等独见于谢氏《删繁方》，具有一定的学术价值。该书对后世医家有一定的影响，《千金》、《外台》曾大量引录其内容。

《删繁方》是《外台》引用的主要文献之一，《外台》引《删繁》的条文有262条之多，通过《外台》所引之文，我们可以了解该书的梗概。高文铸先生据《外台》引《删繁》的条文，推论此书的内容及卷次结构大略为：卷一：无考；卷二：霍乱呕吐、虚寒肺痿、大肠热实、大肠虚寒等；卷三：霍乱、转筋、髓虚实、皮虚实、肛门闭塞、脱肛、杂疗痔等；卷四：霍乱洞泄、三焦病、诸痢、胆府实热等；卷五：咳嗽脓血、肺热上气、癖羸瘶等；卷六：诸疟、鬼击等；卷七：五脏劳论（肝、心、脾、肺、肾之寒热虚实）、妇产病等；卷八：六极论（筋、脉、肉、气、骨、精之寒热虚实）等；卷九：五痓、虚汗、病疡、痈疽、发背、诸瘘、漆疮、火丹等；卷十：温病、黄疸、五尸、尸痓、中恶、沙虱、马骨刺等；卷十一：胃虚寒等。除上述外，还有天行、五官疾病、小儿病、五脏虫、五绝死、食物中毒等未记卷次所出，今无考。另有一条云

"出第十七卷中"（五痔）、一条云"出第二十九卷中"（病论），疑传刻致误。

15.《通真论》

《通真论》一书史料未载，作者无从考证。高文铸先生据《宋史·艺文志》载录有支观《通玄方》十卷及《崇文总目》记有支义方《通元经》十卷，推论《通真论》、《通玄方》、《通元经》并是一书，因宋版《外台》辟"玄"之处甚多，改"玄"为"真"、"元"，系避宋始祖"玄朗"之讳。作者"支观"与"支义方"当是一人，《通志·艺文略》称其为周人，当为南北朝时期北周人。

《外台》引录《通真论》只有一处，即卷三十四"坐药方三首"中"《通真论》疗妇人子门冷坐药法"一首。

（三）《外台》引用的隋唐时期的文献

隋唐时期，中医学的发展呈现出分支学科在分化中日趋成熟、临床各科大发展、中外医学广泛交流及理论与临床综合发展创新等特点，在对病证及其原因和机理的认识、诊断技术、医方创制、新药发展及临床各科等各个方面，均取得了较大成就。就中医理论的发展而言，隋末唐初杨上善的《黄帝内经太素》、唐·王冰的《重广补注黄帝内经素问》，以及孙思邈对《伤寒论》的整理与研究，对中医理论的继承与发展都作出了重要贡献。隋·巢元方的《诸病源候论》是我国第一部病因病机病候学专著，对中医病理学说的探讨与形成作出了杰出贡献；唐·孙思邈的《千金方》、《千金翼》综合了基础理论与临床各科的成就，是我国现存最早的临床实用百科全书，在脏腑辨证及临床诊治方面有长足的进步。加之隋唐时期政府

重视发展医学教育及普及医学知识，并制定了医事律令，促使中医学蓬勃发展，这个时期的临床医学家与医著可谓是层出不穷。以这个时期的文献为主要参考，凭借《千金方》的良好范例，王焘有感于存世方书"方逾万卷，讨检力烦"，诸家编录又"各擅风流，递相矛盾"，遂经二十余载之努力，完成了对《外台》这部鸿篇巨制的编撰。

王焘在编著《外台》时以 66 余种称谓直接冠以条文之首，其引用的隋唐时期的文献主要有：《病源》、《经心录》、《古今录验》、《素女经》、高阳负、《千金》、《千金翼》、许仁则、崔氏、体玄子、路安满、《延年》、《备急》、张文仲、《救急》、苏澄、苏游、李补阙、周处温、《天竺经·论眼》、谢道人、杨操《音义》、薛侍郎、元侍郎、萧亮、吴氏、苏恭、苏长史、唐侍中、徐、《必效》、孟使君、《近效》、《广济》、《广利方》、《传效》、东陵处士、《纂灵记》、蔡尼、苏孝澄、《甲乙方》、曹公、吴爽师、刘尚书、《万全方》、《经效》、姜生、刘氏等。现分别介绍如下：

1.《病源》

《病源》即《诸病源候论》，又名《巢氏病源》，隋·巢元方等编著。巢元方（约 550～630 年），隋代京兆华阴（今属陕西）人，大业中（605～618 年）任太医博士，后擢升太医令。巢氏医学理论造诣深，临床经验丰富，敢于创新，于 610 年主持编成《诸病源候论》一书。

《诸病源候论》是我国第一部病因病机病候学专著，全书共 50 卷，分 67 个门类，载列病候论 1739 条。该书总结了魏晋南北朝以来的医疗经验，以《内经》、《难经》为理论依据，对许多病源结合临床经验进行了新的探索，突破了前人的病因学说，广泛而系统地论述了许多疾病的病源与证候。该书以病为纲，每类疾病之下分述各种病证，然后再论述每种病证的概念、病因、病机和证候。将诸病之源与九候之要进行了细致的论述，对每种疾病、证候的发生、发展和演变都作了详尽的、合理的阐释，对于疾病的认识和辨证都具有独特的见解，对于疾病的分类和治疗亦有其创见，对一些传染病、寄生虫病、妇科、儿科病证、外科手术等，有不少精辟的论述。尤其是关于人工流产、肠吻合术、拔牙等手术的记载，都是世界外科史的首创。每个疾病之后，大多附有"补养宣导"的具体方法，但不介绍治疗方药。全书内容极为丰富，详于述证，略于载方，促进了从生理、病理到预防、治疗的中医完整理论体系的完成及临床操作过程的完善，对后世医学的发展影响很大，故唐代以后历代医家至为推崇。《千金方》、《外台》、《太平圣惠方》、《医心方》等书多取材于本书。宋代旧制，凡考核医生，也列本书的命题依据，直至现在，人们常将此书与《内经》、《难经》、《伤寒论》、《金匮》等巨著并列，当作学习和研究中医的重要文献。

《病源》是《外台》援引的主要文献之一，《外台》对许多疾病往往先阐述其概念、病因病机，后叙述治疗，故其多在每门类之前首冠《病源》之论，后列治病诸方，从而有论有方，系统论述。在其40 卷内容中，有 28 卷 341 处引录了《病源》30 多卷中的内容，足见《病源》对《外台》的影响。所引内容，有些与今本《病源》相同，有些与今本《病源》文字有出入，有些为今本《病源》所无，而《外台》所引更接近其原貌，是研究《病源》的版本流传、佚文及讹误的重要文献。

2.《经心录》

《经心录》又称《经心录方》、《经心方》。作者宋侠，生卒年限无详考，洺州清漳（今河北肥乡县东）人，官至朝散大夫、药藏监，唐初著名医家。

《经心录》原书已佚，《外台》直接引录《经心录》者 22 处 30 条，高文铸据《外台》所引，考《经心录》卷次内容大致有：第一卷：治心痛诸方；第二卷：治伤寒、霍乱、五膈、五噎、关格、水痢诸方；第三卷：治风毒诸方；第四卷：治虚劳、肾气不足、阴痿、腰痛诸方；第五卷：治瘰疬、毒肿、漏液、臀肾诸方；第六卷：治劳损风湿、妇人阴寒、妊娠子淋、宫冷堕胎诸方。此外，所引产后心痛、阴痛、阴痒，未注明卷次所出。从此，可帮助我们了解一些《经心录》的内容概要。

3.《古今录验》

《古今录验》即《古今录验方》，又称《录验方》。唐·甄权（一说甄权弟甄立言）著。甄权（约 540～643 年），许州扶沟（今河南扶沟）人。因母病，十八岁与弟甄立言发奋学医，攻读医方，均成为当代名医。而权医术尤精湛，善于针灸，精通方药。隋鲁州刺史库狄嵚苦风患，手不得引弓，诸医不能治，权为针肩髃一穴，迅即治愈能射。643 年，寿百三岁时，唐太宗亲临其家，访视其长寿的饮食药性，并援朝散大夫、赐寿杖衣服。撰有《脉经》一卷、《脉诀赋》一卷、《针经钞》三卷，《针方》一卷、《明堂人形图》一卷、《古今录验方》五十卷。甄立言长于本草，善治寄生虫病，曾用雄黄治愈寄生虫病，吐出虫而愈。撰有《本草音义》七卷、《本草药性》三卷。可能协助编写或修订补充过《古今录验方》。

《古今录验方》是唐初影响较大的一部大型方书，其广泛地收集了汉魏隋唐古今众多医家及医著的经验方，仅《外台》所引内容就有张仲景、翟世平、许季山、杨孔思、太医丞樊之、僧深、姚大夫、万年县令席君懿、长孙振、太医史脱、许明、司马大将军、宫泰、徐王、太医王叔和、浩仲堪、胡录、道士陈明、候氏、九江太守、车瑗道、达奚、二公主、《素女经》、淮南八公、淮南王、彭祖、胡洽、许澄、关高、徐公、县令祖□宗、张苗、朱郁、司空、王长华、崔世谟、刑长史、高獭奴、高仆射、蒋合、晋熙公、裴伏、高元海大李参军及弟甄立言等的经验方，足可见其汇集之广。该书内容全面，涉及外感热病、内伤杂病、妇产、小儿、皮外、五官，以及服食、养性、房中、针灸等各方面的内容。原书已佚，佚文散见于《外台》、《医心方》等书。《外台》将此书作为其主要引录书目之一，所引内容涉及三十卷之多，尤其是详细引录的《素女经》"四季补益"、"妇人八瘕"等内容，对了解已佚的《素女经》有重要价值。

4.《素女经》

《素女经》，史料未见著录，作者及成书年代不祥。由于初唐甄权的《古今录验方》中就引有此书内容，故其最迟应成书于隋代。

《素女经》为房中类著作，原书早佚。现存文献《外台》中有部分内容。《外台》条文之首冠以《素女经》者有二处，即卷十七"素女经四季补益方七首"、卷三十四"八瘕方一十二首"，二处共 26 条文字。前者主要论述妇人房事禁忌、男子房事五劳六极七伤之病及却病延年的方法，尾注云："并出《古今录验》二十五卷中"，显系王焘转引自《古今录验方》；后者主要论述了妇人八瘕积聚的产生病候及其治疗，此段文字先冠以"《素女经》"，论述了四种瘕病，又冠以"崔氏"论述了第四种瘕病的治疗，再冠以"《古今录验》"论述了四种瘕病，最后尾注云："以上八般瘕疾出《古今录验》第三十卷中。"有二种可能：一是"八瘕方一十二首"均为王焘转引自《古今录验方》；二是前四种瘕病直接引自《素女经》，第四种的后半部分及后四种瘕病直接引自"崔氏"和《古今录验》。

此外，在卷十七"素女经四季补益方七首"中先以黄帝与素女问答的形式论述女子的房室禁忌，后以黄帝与高阳负问答的形式论述男子房室与五劳六极七伤之病及延年益寿之法。"素女"，传说中与黄帝同时的古代神女；"高阳负"，即高阳氏，指颛顼，传说中古代部族的首领。可见，《素女经》与《黄帝内经》的书写方式相似，均以问答形式进行论述，其成书年代可能要更早些。

5.《千金》

《千金》又称为《千金方》，是《备急千金要方》的简称，乃唐代杰出的医学家孙思邈的一部不朽巨著。孙思邈（581~682年，一说541~682年，另一说563~682年），自号真人，京兆华原（今陕西省耀县孙家原）人。孙氏天资聪繁，治学精勤，是集佛、道、儒、医于一身的饱学之士，从事临床实践80余年。他拒绝隋文帝、唐太宗要其任国子博士及授爵位的聘请，长期生活在民间，行医施药，活人无数，精通临床各科，尤重视妇科、儿科。他周游陕西各大名山，采集和栽植中草药，博览医籍，明悟医理，于切脉、诊候、制药、合和、服饵、将息及养生之术无不精研。更潜心于著书立说，他鉴于古代诸家医方散乱浩博，求检至难，便博采群经，勤求古今，删裁繁复，并结合自己几十年的临床经验，先后著成《备急千金要方》（652年）和《千金翼方》（682年）。由于其一生扶贫救困，医德高尚，成就辉煌，后世尊称他为"药王"。

学术上，孙思邈在外感热病、杂病及方剂学与养生、食疗等方面均有创造性贡献。其重视民间治验，总结出用动物甲状腺防治甲状腺肿大；用动物肝脏防治夜盲；应用葱管为尿闭病人导尿；记录流传的下颌脱臼整复法，一直沿用至今；使用的硫黄伏火法是我国最早的火药配方；最先记载了疗效显著的"阿是穴"。此外对采药、炮炙、针药并用等均有贡献；他还出色地发展了伤寒学说；反对鬼神和服石长生，明确指出霍乱病"皆因食饮，非关鬼神"；强调糖尿病人注意预防感染，水肿病人忌盐等。

《千金要方》是一部篇卷浩大，内容详博的我国历史上第一部临床医学百科全书。孙氏认为"人命至重，贵于千金，一方济之，德逾于此"。又因其编著此书的方法是"博采群经，删裁繁重，务在简易"，故以《备急千金要方》为之书名。全书共30卷232门，载方5300首，不但包括唐以前历代著作的主要医论、医方、诊法、针灸等中医的基本内容。而且包括处方、用药、医学修养等，涉及内、外、妇、儿、五官、针灸、养性、脉法等各个方面的内容，收集了其前代和当时流行的大量经验方。该书以五脏六腑为纲，将基础理论与临床各科有机结合，每一脏腑之下，首列总论，综述《素问》、《灵枢》、扁鹊、华佗、仲景、王叔和、巢元方、皇甫谧诸家有关生理、病理、诊断、治疗等方面的内容；次列虚实寒热诸病脉证候。首创了分门别类，有纲有目，内容丰富，理法方药俱全的类书编撰模式。全书较系统地反映了《内经》以降，唐代初期以前的医学成就，后人称其"妙尽古今方书之要"，具有很高的科学价值，对后世医学发展影响深远。

《千金方》是《外台》引录的主要书目。全书40卷均引用了《千金方》的内容，其中38卷直接引录，2卷（卷13、卷39）间接引录。无论是直接引用还是间接引用，都是《外台》引用条目最多的一本书，且在每一卷中都是引用最多的。每一处的引录或在条文之首冠以《千金》，或在其末尾注同书，从而补充了《千金方》原始出处不详的不足，为现在研究《千金》的编纂方法、资料来源和原始面貌、版本衍变过程及其校勘均提供了重要线索，具有较高的学术价值。

6.《千金翼》

《千金翼》即《千金翼方》，约成书于682年，是唐代杰出医学家孙思邈继《千金方》之后于晚年为补充《千金方》内容的不足而编撰的又一部巨著。正如宋·林亿在该书校正刊行的序中所言："孙氏撰《千金要方》三十卷，辨论精博，囊括众家，高出于前辈，犹虑或有所遗，又撰《千金翼方》以辅之。一家之书，可谓大备也。"全书共30卷，分列189门，载方、论、法2900余则。

《千金翼方》取材广博，内容丰富，多辑自唐以前古医书，与《千金方》相辅相成。内容以方剂为主，兼载本草、伤寒、针灸、养生、诊断等，也采录了一些国外医学资料，如"庵摩勒"、"毗梨勒"、"阿伽陀园"等。强调采药时节、药物加工炮制，将药物以功效分类，对《伤寒论》的研究采用"方证同条，此类相附"的方法，均较《千金方》论述全面。但所载验案较《千金方》少。所辑录的《新修本草》、《伤寒论》、《小品方》等古代医籍，以及郭玉、僧恒、陋炳等人的著述，是不可多得的宝贵资料。

《千金翼方》也是《外台》引录的主要书目之一，引用条目仅次于《千金方》，这对于研究今本《千金翼》的原始面貌、流传情况及校勘也提供了重要资料。

7. 许仁则

许仁则（公元8～9世纪），史料鲜见记载，籍贯不详，唐代医家。《崇文总目》卷三载其撰有《子母秘录》十卷，佚。唐宋医家的著作如《外台》、《证类本草》、宋校注《千金方》、《医心方》等书引录有此书内容。

《外台》直接引"许仁则"者37条，高文铸先生从中推测所引之文字是许仁则的另一本以杂病为主的方书，该书分上、下两卷，上卷有疟疾、霍乱、呕吐、诸痢、诸风方；下卷有咳嗽、脚气、痔病、淋病、便闭诸方。另有伤寒、天行、黄疸等方未标明出处；产后诸病16条17方所出卷次失考；小便数多一条尾注出第十卷。这些内容与《医心方》及《千金方》宋臣校注所引许仁则《子母秘录》的内容均不同，故《外台》所引"许仁则"之方可能引自《子母秘录》的另一部分内容，也可能引自许仁则的另一本以内科杂病为主的医学方书。

8. 崔氏

崔氏，即指崔知悌。崔知悌（约615～685年），许州鄢陵（今河南鄢陵）人，唐代著名医家。曾于650～683年间任中书侍郎、户部尚书。撰有《崔氏纂要方》等书，已佚。崔氏博学多通，才能出众，精研医学，创"结核同源"说，发现经外奇穴"四花穴"，善施灸疗疾，对骨蒸、癖痃气等疾有很多独到的见解，对后世医家有一定的影响。崔氏还曾长期随军行医，其在野战流行病、野战内科、野战外科等方面的学术成就，在中国古代军事医学史上也具有重要意义。

《外台》较多地引录了崔知悌《崔氏纂要方》的内容，崔氏的学术思想主要反映在该书中。高文铸先生根据《外台》所引"崔氏"的条文，推测《崔氏纂要方》的卷次结构及内容大体是：卷一：伤寒、时行、天行、诸黄、大腹水肿等；卷二：瘴气、霍乱、癥块、痞肿、瘀血等；卷三：呕吐、消中、盗汗、诸痢、中蛊、阴蚀等；卷四：诸疟、心腹痛、胃反、消渴、风疹、瘑疡、白癜风、五官疾病、中恶、尸厥、代指、疣目、瘿、狐臭、咽喉疮、下焦虚寒、诸痔、诸淋、尿血、便血、大小便不通等；卷五：瘰疬、诸瘘、诸疮、发背、诸虫、汤火疮、甲疽、恶肿、毒疮、丹毒、诸癣、虫兽伤等；卷六：诸咳、上气喘息、中风、风头眩、脚气、水病、风水、水气、水肿、一切肿、大便涩等；卷七：疝癖、宿癖、症癖、内癖、痃气、五蒸、骨蒸、伏连、诸疰、邪魅、鬼气、鬼神交通、无辜、风邪、惊痫等；卷八：五劳六极七伤、诸虚劳补益等；卷九：鳖瘕、蛇瘕及造蜡脂、口脂、蒸脂、水银霜诸法等；卷十：（上卷）妊娠产乳诸病、小儿将护法及小儿病等。（下卷）妇人杂病等。

此外，据高文铸先生考证，《外台》卷十三"灸骨蒸法图四首"中所引条文下注："崔氏别录灸骨蒸方图并存，中书侍郎崔知悌撰"，后又注"出第七卷中"，与《外台》引其他崔氏灸骨蒸方条目出第七卷相合，与《新·旧唐志》著录的崔知悌《骨蒸病灸方》同为《崔氏纂要方》第七卷的内容，该卷主论疗骨蒸病方。《外台》卷三十三"胞衣不出方二十首"中引有治产难符图五幅，并有文字说明，后注"上出崔氏产书"，疑其为《崔氏纂要方》卷十（上）的内容，因这部分内容自成体系，故王焘以"产书"名之。《外台》卷三十七引"崔尚书乳煎钟乳饵法二首"很可能也引自《崔氏纂要方》。

需要指出的是崔氏善灸法，《外台》一书收录崔氏灸法有 20 个方，从中可以了解到唐代灸疗的发展概况，并从其实际应用中可知其治疗范围广泛已超过了秦汉时代。特别是防治传染性疾病，如劳瘵虚损（各种结核病）、黄疸、传尸等，以及灸治急性病，如小便不通、虫犬噬伤等，灸法发挥了扶正御邪、杀虫解毒、开窍利尿、助元阳、消癥癖等重要作用，对后世灸法的推广做出了贡献。

9. 体玄子

《外台》卷三十三引有"体玄子为产妇借地法一首"，根据后文尾注，系转引自《崔氏纂要方》卷十（上）的内容。"体玄子"，不知何许人，高文铸先生疑其为道号，并引《旧唐书·隐逸传》云："潘师正，赵州赞皇人也，少丧母，庐于墓侧，以至孝闻。大业中，度为道士，师事王远知，尽以道门隐诀及符录授之……以永淳元年卒，时年九十八。高宗及天后追思不已，赠太中大夫，赐谥曰体玄先生。"推测此人可能即《外台》所引者。

10. 路安满

路安满，史料未载，生平事迹无从考证。据《外台》卷四十"崔氏禁蛇法"下注："路安满所传"推测，路安满早于崔知悌，应为唐初医家。

《外台》在卷四十"禁蛇法三首"中，在"崔氏禁蛇法"下紧接着直接引有"路安满禁蛇法"一首，但后注"出第五卷中"，高文铸先生考证其转引自《崔氏纂要方》第五卷中。

11.《延年》

《延年》即《延年秘录》，又称《延年秘录方》、《延年方》。首载于《旧唐书·经籍志》，其云："《延年秘录》十二卷"。作者无从考证，成书时间据高文铸先生考约在《千金方》之后，《千金翼》之前的公元7世纪末期。

《延年》是《外台》引用的主要书目之一，根据《外台》所引用的大量《延年》一书的条文，高文铸先生推辑其卷次内容大体有：卷一：胃虚热、盗汗、膈上风热、风痹脚弱、虚劳补益、长肌肤、安养五脏等；卷二：补益虚损等；卷三：风身体如虫行等；卷四：肠鸣、眼病、妇人求子等；卷五：诸咳嗽、肺热、风虚汗不止等；卷六：霍乱、呕吐、痰饮不食、腹内冷气等；卷七：诸痢、食不消等；卷八：无考；卷九：伤寒、天行、热病劳复等；卷十：辟温、黄疸、历节风、风热、头风、风头眩、风疾、风疹等；卷十一：鬼气骨蒸、虚烦不得眠、虚汗等；卷十二：偏风半身不遂等；第十三：瘾疹、赤白疹、肺风、冷热疹等；卷十四：妇人伤妊、胞衣不出等；卷十五：疟疾、诸心腹痛、腹胀、腰痛等；卷十六：痰癖饮结、宿冷癖气、痃气胀急、痃癖、积聚等；卷十七：温疟壮热、瘴气、噫醋、痰饮、脾胃病瘦、伏连等；卷十八：无考；卷十九：脚气、岭南瘴气面脚肿、喉中热肿等。除上述尾注记有卷次所出者外，还有一些内容如妇儿疾病、五官疾病、外科疮疡五膈、服食等大部分都没记所出卷次，可见《延年》一书是包括临床诸科疾病的杂病方。该书在唐宋时期有一定的影响，原书在北宋尚存，后佚，内容散见于《千金翼》、《外台》、《医心方》等书中。

12. 张文仲

张文仲（七世纪），洛州洛阳（今河南洛阳）人。曾任侍御医、尚药奉御等职。八世纪，唐代医家推崇其与乡人李虔纵、京兆人韦慈藏为当时三大名医。善疗风气疾，强调风疾病因大体相同，但病人的体质差异及季节气候变化，对疾病变化有很大影响。武则天时奉命与当时名医共同撰写治疗风气诸疾的医书，由麟台监王方庆监修。在张文仲的主持下，撰有《疗风气诸方》、《四时常服及轻重大小诸方》一卷、《随身备急方》三卷、《小儿五疳二十四候论》一卷、《法象论》一卷等。他的医著早已佚失，部分内容散见于稍后成书的《外台》中。

《外台》引用张文仲方书条文302条，将其作为主要引用书目之一，所引条文或冠以"文仲"，或冠以"张文仲"，高文铸据《外台》所引张氏的条文，分别辑录其卷次内容如下：

[文仲卷目] 卷一：骨蒸、传尸、伏连、五尸、尸疰、卒死、客忤、卒魇、鬼击、天行（一见）、七疝（一见）等；卷二：伤寒、天行、霍乱、子死腹中（一见）等；卷三：各种下利等；卷四：诸淋、小便不利等；卷五：水肿、痈肿发背、诸疮癫、瘰疬等；卷六：诸痔、便血等；卷七：喉毒痛、阴肿、阴疝、汤火膏煎所伤、妊娠诸疾等；卷八：消渴、瘫痪风、被打青肿、竹木刺、众蛇螫等；卷九：脚气、崩中露下等；卷十：诸疝等。此外还有一处即"疗汤火疮，无问大小秘要方"尾注云"出第十七卷中，疑乃传刻致误。

[张文仲卷目] 卷一：心痛、腹痛、骨蒸传尸等；卷二：伤寒、天行等；卷三：胸中气满、心痛引背、腹疼、五膈、卒咳等；卷五：呕哕、卒心痛、水肿、鼠瘘、痈肿、疣目等；卷六：瘿、呕哕等；卷七：口舌疮、胡臭、癫卵等；卷九：脚

气等；卷十：卒心痛、诸鱼骨梗、溪毒、蜈蚣螫人等。此外，还有一处即"张文仲陶氏伤寒下痢"，"豉薤汤方"及"犀角汤方"尾注云"并出第十五卷中"，疑传刻致误。

还有一些"文仲"或"张文仲"的条文未注卷次所出。据上述所辑"文仲"、"张文仲"的卷目来看，高文铸先生认为它们同出张氏一书，遂统称其为"张文仲方"。这些方引自张氏何种著作，医家、校勘学家认识不一。高文铸先生考这些方与张文仲的《随身备急方》、《四时常服及轻重大小诸方》、《小儿五疳二十四候论》、《法象论》等书的卷数、内容均不相合，认为张氏还有一个十卷本的《张文仲方》。《外台》所引之方出自这本书。黄斌"《外台秘要》'张文仲方'考"〔《中华医史杂志·1990. 20（3）：184〕一文则考证《外台》所引"张文仲方"就是王方庆的《随身左右百发百中备急方》（十卷），因王方庆曾监领张文仲等撰诸药方，故书撰成后直接冠以监修者的名字，而真正的编撰者应为唐代张文仲等名医，王焘引录时之所以简称"张文仲"、"文仲"，一是与张文仲的《随身备急方》相区别，二是此书中所收集之方多为张文仲的验方。孰是孰非，还有待进一步考证。

13.《备急》

《外台》引录《备急》方条文333条，但未明确作者姓氏。在唐代以前可以被称作《备急》方的医书有七种：即许澄《备急单要方》三卷（《隋书》、《通志》）、张文仲《随身备急方》三卷（《新唐书》）、贾耽《备急单方》一卷（《新唐书》）、王方庆《随身左右百发百中急备方》二卷（《宋史》）、陶弘景《补肘后救卒备急方》六卷（旧唐志）、

元希声《行要备急方》一卷（《新唐书》）、无名氏《袖中备急要方》二卷（崔知悌《骨蒸病灸方》之下）。《外台》所引究为何书？高文铸先生据《外台》所引将其卷次内容辑录如下：

卷一：伤寒热病、疟疾、霍乱、诸心腹胸疼、五尸、尸注、鬼注、卒死、卒魇不寤、鬼击、尸厥、产难等；卷二：瘴疟、鬼交、中风、脚气等；卷三：呕逆、水饮、五膈、噎、咳嗽上气喘、宿食不消、癥瘕、疢癖、鬼气、肿满等；卷四：肠痈、肺痈、腰痛、喉舌生疮、石痈、骨疽、痈疽发背、白丹等；卷五：误吞异物、鼠瘘、癫、阴肿、恶肉、代指、疱疮等；卷六：中风急闷乱、诸痢、肠垢、重下、肠痔、寸白虫、血淋、大便难、小便难、关格、面渣、粉刺、皯黯等；卷七：蛲虫等；卷八：肛肠俱出、溺死、瘀血、狐刺、汤火疮、辟虎、蜂螫、蝎螫等；卷九：风毒、射工毒等。

另外，还有蛊症一条云出卷十六中，诸疮中风水露一条云出卷十八中，疑传刻致误。其它若干条目没记卷次所出，病症内容包括五官、小儿、美容、乳痈等。根据辑录的《备急》内容和卷次，以《外台》引录时常《备急》、张文仲相连引用或相互注同的特征，高文铸认为《外台》所引《备急》既非张文仲的《随身备急方》，也非许澄、贾耽、陶弘景、无名氏、元希声所著之《备急》之书，可能是王方庆的《随身左右百发百中备急方》（十卷）。

王方庆，雍州咸阳人，博学多闻好著书，所撰杂书二百余卷。又笃好经方，精于药性，曾任麟台监，为儒宦而知医者，奉则天之旨监修张文仲等名医"共撰疗风气诸方"，从而撰《随身左右百发百中备急方》，其中可能吸收了张文仲、李虔

纵、韦慈藏当时诸名医的经验方。

14.《救急》

《救急》即《救急方》，是《外台》引用频率较高的一本书，但未言其作者是何许人。明·徐春甫《古今医统大全》卷一载有《救急方》十三卷，言为唐·张文仲著，但新、旧唐书均未提及张文仲有《救急方》一书，而《古今医统大全》所言的《救急方》的卷数又与《外台》所引卷数不同，因此《外台》所引《救急》非同一本书。那么，是否是指张文仲的《随身备急方》呢？检《外台》所引，有时《备急》、文仲连载，有时又小注《备急》、《救急》与文仲同，或文仲、《备急》与《救急》同，显然三者是不同人所撰的三本本书，难怪宋·林亿等在校正《千金》时分别引用了《张文仲方》和《救急方》。故《外台》所引的《救急》也非张文仲的《随身备急方》，从其文字来看，也非张文仲所著。因此，《外台》所引《救急》是唐时另一名医所作的一本书，但其作者无法确考。该书的成书年代据其卷八"胃反方二十首"中"《救急》疗胃反方"言其正（贞）观年间尚在幼年，可知作者主要生活在高宗、武后时代，成书年代也当在此间。《救急》一书的内容是什么呢？原书已佚，其内容散见于《医心方》、《证类本草》及《外台》中，根据《外台》所引录的《救急》内容，高文铸先生将其卷次内容辑录如下：卷一：天行、疟疾、霍乱等；卷二：骨蒸、瘦病等；卷三：癖结痰饮、瘰疬、腋臭、去黑子、灭瘢等；卷四：妊娠胎动、妊娠伤寒、产难、子死腹中、胞衣不出、产后恶露等；卷五：病疡、瘿病、发背、热毒风丹、阴下湿痒、汤火疮、癣疮、蠼螋尿、损妊等；卷六：中风、发背、堕落车马、被打损伤、胃反、喉哽、

肺气积聚、上气胸满、咳嗽等；卷七：心腹胀满、腹中疞气、风水毒肿、骨哽等；卷八：心痛、痫、腋臭、著硇砂、白虫、漆疮、狂犬病等；卷九：鼓胀、腋臭、赤白痢、骨折、续断筋、竹木刺伤、甲疽、犬疥、诸虫物伤人、治马病等。另外，某些疾病，如蛇毒、射工毒、疟瘴、妇儿疾病、五官疾病等未注明所出卷次。还有卷四"《救急》疗三十六种黄方"二首，云"出第十七卷中"，疑误。

从上述内容可知，《救急》是一部综合性的方书，包括内、外、妇、儿、五官等各科内容，甚至还有一些治疗牛马疾病的处方。该书在唐代是一部较有影响的方书。

15. 苏澄

苏澄，约生活于高宗、武后时期，史书无传，史料鲜见记载。曾任医官，可能曾撰有本草类著作。

《外台》直接引录"苏澄"者有三处，即卷二十七"尿血方一十一首"中引"苏澄疗尿血方"八首；卷三十二"杂疗面方六首"中引"苏澄去面皯及粉皶方"一首；卷三十"澡豆方八首"中引"苏澄药澡豆方"一首。此十条文字引自苏澄何书，已无从考证。

16. 苏游

苏游，唐初人，唐代医生，道家养生之徒。曾撰有《玄感传尸方》一卷（《新·旧唐书》）、《太一铁胤神丹》三卷（《旧唐书·经籍志》）、《铁粉论》一卷（《新唐书·艺文志》）、《三品颐神保命神丹方》（《云笈七签》）等，均已佚，其中《玄感传尸方》的部分佚文散见于《外台》及《医心方》。

《外台》引"苏游"者有二处均见于卷十三中，"虚损惨悴作骨蒸方四首"中有"苏游疗骨蒸肺痿，烦躁不能食，芦

根饮子方"一首,"传尸方"中有十条论述"传尸"病的形成、病候及治疗。显然引自苏澄《玄感传尸方》一书。该书成书早于《张文仲方》,因卷十三"骨蒸方一十七首"中"文仲疗骨蒸方"有"苏游《玄感论》云:主肺气咳者相当,余同"一语。

17. 李补阙

李补阙,指李姓作者,曾任补阙之职。"补阙"之官,为唐武则天于公元685年创置,与拾遗共掌供奉讽谏、举荐人才,位从七品上,略高于拾遗,有左、右之分,左补阙属门下省,右补阙属中书省。李补阙系何人,已无从考证。约生活于公元7世纪末、8世纪初。史料未见有其所著书目。《外台》引"李补阙"者只有卷三十七"李补阙研炼钟乳法一首",引自何书有待进一步考证。

18. 周处温

周处温,史书无传,生平事迹无从考证。《外台》引"周处温"者只有一处,即卷三十七"周处温援段侍郎炼白石英粉丸饵法并论紫石白石英体性及酒法五首",其大部分内容前冠以《本草经》(即《神农本草经》),实际上包括《本草经》、《新修本草》原文、陶弘景注文及六朝旧注,说明这5首方晚于《新修本草》的成书时间(公元659年)。还有一部分内容明确说为"周司户处温传授,云于段侍郎处得"。可见,这些方是周处温从段侍郎处得来,而向他人传援。

从《外台》所引可知,周处温曾任司户之职,司户全称为"司户参军",掌管户籍、赋税、仓库交纳等事,乃州郡属官。段侍郎为何人已无从考证。

19. 《天竺经·论眼》

《天竺经·论眼》,作者谢道人,史料未载,人名及生平事迹无从考证。约生活于唐武德至天宝年间,曾住齐州(今济南市)。

《外台》在第二十一卷"眼疾门"有八处十七条引录有《天竺经》文字,其分别冠以《天竺经·论眼》和谢道人,即《天竺经·论眼》序一首"、"叙眼生起一首"、"出眼疾候一首"、"眼疾品类不同候一首"、"眼将节谨慎法一首"、"眼暴肿痛方一十首"、"疗眼瞖方"一首、"疗眼风热生赤肉方"一首。论述了眼的解剖及青光眼、白内障等疾,反对凡眼疾皆从肝治,力主眼科疾病辨证施治,提倡预防为主,是我国首先提出用针拨治疗白内障的书籍。从其书名和内容来看,该书受到当时印度(唐以前称为天竺)医学生理、解剖观点的影响,"地水火风"理论也是创于印度,但并非印度医学的翻译作品。《天竺经·论眼》一书是我国早期的眼科专著,对中医眼科学的发展具有一定影响。

20. 杨操《音义》

杨操即杨玄操(6世纪),宋刻避始祖赵玄朗讳而改。唐初医家,曾任歙州(今安徽歙县)县尉。他从吕广所注的《难经》为依据,凡吕氏未解或注而不尽者,均予以补订详释,并别为音义,历时十年,撰成《黄帝八十一难经注》五卷(一说为一卷),原书已佚,内容大多保留于《难经集注》中。还撰有《素问释音》、《针释音》、《明堂音义》、《本草注音》等书。

《外台》直接引"杨操《音义》"者只有一处,即卷三十九"论疾手足腹背灸之多少及补泻八木火法"一条,另在卷三十九"明堂灸法"门中所引《甲乙经》的内容中,有20余处尾注"杨操同",均引自杨操《明堂音义》一书。从而可知,《明堂音义》是一部可与《甲乙经》

媲美的针灸学专著。

21. 薛侍郎

薛侍郎即薛曜，唐中书令薛文超之子，曾任礼部郎中、正谏大夫、中书侍郎之职，为武则天朝显宦，崇尚道教，长于诗文。撰有《文集》二十卷，并参与《三教珠英》的编修。

薛曜因与道士多相交往，对道家的养生思想和乳石之性有较深的研究，喜食乳石丹药，渴望长生不老，很可能还撰有服石的著作。《外台》有二处十六条引录了薛氏有关服石的论述，均见于第三十七卷"乳石"门中，即"薛侍郎服乳石体性论一首"、"铨择薛侍郎等服石后将息补饵法十五条"，论述有乳石的特性、服石反应、注意事项及将息法。《医心方》也载有薛氏服石内容，与《外台》相互补充，对临床有一定的指导意义。

22. 元侍郎

元侍郎即元希声（662～707），河南洛阳人，据高文铸先生考，元氏七岁属文，年十四通五经大旨、百家之言。举进士，授相州主簿，调补校书郎，转右金五兵曹、万年主簿，金为判官，征拜司礼博士，迁太子文学，主客、考功二员外郎，擢中书舍人，转太常少卿，拜吏部侍郎。是唐代以诗文知名的医家。撰有《行要备急方》一卷，据《外台》载曾集有《张文仲疗诸风方九首》。

《外台》引录"元希声"者有两称，即"《元侍郎希声集》"、"《元希声侍郎集验》"。卷五"攘疟法六首"中引有"元希声侍郎集书疟法"一首；卷十四"瘫痪风方四首"中引有"元侍郎希声集疗瘫痪风神验方"一首；"张文仲疗诸风方九首"中引有"元侍郎希声集张文仲方九首"；卷十五"瘾疹风疹一十三首"中引有"元侍郎希声集疗卒风疹秘验方"

一首。共计四处十二条，其中有三处尾注有"并出上卷中"、"出第一卷中"，卷五一处未标注卷次。多为元希声收录的民间验方，其中"张文仲方九首"为武则天时命朝中王方庆监领诸名医共撰的"四时常服及轻重大小诸方十八首"中的内容。《外台》所引录的《元侍郎希声集》是否便是元氏所著《行要备急方》的内容，或者《行要备急方》是《元侍郎希声集》的内容，有待进一步考证。

23. 萧亮

萧亮（约公元7世纪），史料鲜见记载，生平事迹无从考证，唐代医家，善治脚气，精服食。《外台》卷三十八"乳石发动热气上冲诸形候解压方五十三首"中引"应杨州"之方时云："疗乳石发，樊尚书使萧亮，常服良验。"《新唐书·杜鸿渐传》云："鸿渐字之巽，父鹏举，与卢藏用隐白鹿山，以母疾，与崔沔同授（受）医兰陵萧亮，遂穷其术，历右拾遗。玄宗东行河，因游畋，上赋以风，终安州刺史。"可见萧亮在当时有一定影响。因此，《外台》引录有其治脚气之方，即卷十九"脚气肿满方二十九首"，该二十九方中有萧亮治脚气肿满，生疮积年不瘥，风毒入脚方五首。

24. 吴氏

吴氏，即吴升。约生活于公元7世纪，生平事迹史料鲜见记载。据《外台》卷三十八"乳石发动热气上冲诸形候解压方五十三首"中引"应杨州"方时所云："疗乳石发，樊尚书传萧亮，常服良验。余因热盛切虑不安，遍于李虔祐，率更吴升谘议处求解法"之语句，知吴升曾任"谘议"（即藩王府谘议参军事）之职，为唐代医家。善于治脚气，且精于服食。撰有《三家脚气论》一卷《通志·艺文略》、《新修钟乳方论》（《崇文总目》、《宋史·艺文志》）等书。

《外台》直接引"吴氏"者只有一处，见于卷十八"脚气论二十三首"中，另还在引"许仁则"方后有十三处尾注"吴升同"，引《近效方》后有二处尾注"吴升同"，《千金方》后有一处尾注"吴升同"。在直接引"吴氏"的"脚气论二十三首"中，吴氏云："窃寻苏长史、唐侍中、徐王等脚气方，身经自患三二十年，各序气论，皆有道理，具述灸穴，备说医方，咸言总试，俱有效验，比来传用，实愈非虚。今撰此三本，勒有二卷，色类同者，编次写之，似以朱题苏、唐、徐，姓号各于方论下，传之门内，以救疾耳。"显系吴氏为其所撰的《三家脚气论》所作的序。三家，即苏敬、唐临、徐思恭三家，《外台》在"吴氏"条下所引苏、唐、徐有关治脚气之方，均出自吴升《三家脚气论》，该书汇集了三家治脚气之验方，对于临床脚气病的治疗具有指导意义，但原书已佚，佚文散见于《外台》、《医心方》中。

25. 苏恭

苏恭，即苏敬，宋刻时避太祖祖父赵敬讳而改。苏敬（7 世纪），唐代湖北人，曾任右监门府长史骑都尉，著名医家，精通本草，善治脚气等病。公元 657 年（显庆二年），苏敬首先向唐政府提出"陶弘景所撰《本草》，事多舛谬"，应重新编修。此建议很快被采纳，唐政府遂指定太尉长孙无忌领衔组织苏敬、李勣等22 人重新编纂，历经两载，编撰成世界第一部由国家颁布的药典《新修本草》，在中国乃至世界药物学的发展中做出了贡献。

苏敬关于脚气病的病因病机、病状、治疗方法及饮食宜忌等有详细的论述，指出"脚气之为病，本因肾虚，多中肥溢肌肤……又不可久立蒸湿等地，多饮酒食面，心情忧愤，亦使发动。"其治疗方论由吴升汇编为《三家脚气论》而流传后世。《外台》引录苏敬的脚气方论均转引自吴升《三家脚气论》一书，其中条文之首冠以"苏恭"者有 12 处 42 条；冠以"苏长史"者 1 处 1 条；冠以"苏"者 7 处 7 条，还有一处三条冠以"苏唐"者，"唐"指治脚气三家中的"唐临"，通过这些文字，可以帮助我们了解苏敬治疗脚气病的大致思想及方法。

26. 唐侍中

唐侍中，指唐代医家唐临。唐临（600～659 年），字本德，京兆长安人。历任直典书访、右卫府铠曹参军、万泉丞、黄门侍郎、检校吏部侍郎、御史大夫、六部尚书、潮州刺史等职。唐临任"侍中"一职，史书未见记载。唐时侍中为门下省长安，后改为黄门监，可能王焘将其与黄门侍郎混称了，待考。唐代文人官宦习医蔚然成风，唐临为官场上的儒医，善治脚气，其方论被吴升编入《三家脚气论》中，可见，唐临作为治脚气的三大家，在当时也有一定的影响。

《外台》引录唐临治脚气的方论，均转引自《三家脚气论》，其中条文之首冠以"唐侍中"者一处二条，即卷十九"脚气肿满方二十九首"中；冠以"唐侍郎"者一处二条即卷十八"大小续命汤中风方二首"中；冠以"唐"者两处四条，即卷十九"脚气上气方五首"二条、"论阴阳表里灸法三十七首"中二条。

27. 徐

徐指徐思恭，又作徐王。史书无传，史料鲜见记载，唐初医家，与苏敬、唐临并称为当时治脚气三家。其治脚气方论被吴升编入《三家脚气论》中。《外台》从《三家脚气论》中转引有"徐"者只有一处二条，见于卷十九"论阴阳表里灸法三十七首"中。

28.《必效》

《必效》即《必效方》，作者高文铸先生据《外台》自序考证为孟诜。《外台》自序云："近代释深师、崔尚书、孙处士、张文仲、孟同州、许仁则、吴升等十数家，皆有编录，并行于代"，而《外台》所引孟氏中只有《必效》为孟诜所作。孟诜（约621～713年），汝州梁（河南临汝）人，曾任凤阁舍人、光禄大夫、台州司马、春官侍郎（即礼部侍郎）、同州刺史，故又称"孟同州"。孟诜少好医药，长于饮食疗法。因议论武则天赐凤麟阁侍郎刘玮之金为药金，出为台州（今属浙江）司马。年虽晚暮，志力如壮。以《周礼》食医之意，撰有《食疗本草》三卷，该书原卷被盗存英国博物馆，现存有敦煌莫高窟所发现的古抄本残卷。还撰有《必效方》三卷（一说十卷）、《补养方》三卷，此二书原书已佚，部分佚文保留在《外台》、《医心方》、《证类本草》等书中。

《必效方》是当时影响较大的一部方书，故《外台》将其作为主要引用书目之一，条文之首直接冠以《必效》而引录之。根据《外台》所引情况，高文铸先生将其卷次内容辑录如下：卷一：治天行、黄疸、咳嗽、上气、喘息诸方；卷二：治霍乱、呕哕、吐酸、胃反、腹胀、噎哽、不食、骨蒸、水肿、诸痢方；卷三：治天行、霍乱、癣、中风、腰痛、脚气、腋臭、内外痔、诸虫、五淋、大便不通、蛊毒诸方；卷四：治鬼魅、阴疮、著硇砂、金疮、漆疮、疮瘢、恶疮、反花疮、癣、胞衣不出诸方；卷五：治心痛、气瘿诸方；卷六：治脱肛、蛔虫、狐刺、丁疮、蜂螫、狂犬咬诸方。另外，尚有大量病证卷次所出失考，但从引文中可以粗略看出，《必效方》是一部包括内、外、妇、儿、五官诸科病证的杂病经验方书。

另有卷三十七中有一处云"同州孟使君饵石法一首"，显然也指孟诜之方，汉唐时期多尊称州郡长官为使君，内容是否出自《必效》，无从考证。

29.《近效》

《近效》即《近效方》，又名《近效极要方》，史志未见著录。高文铸先生据《外台》引文考证推论该书成书约在公元705～713年间，书名可能是"近来有人经用有效"之意，因《外台》中有大量"韦特进用之极效"、"吏部李郎中服之得力"、"雍州王长史长服"、"韦给事用之有效"、"肃郎中处得云自服大效"、"李谏议近效方"之类的注语。《近效方》的作者高文铸据其大量引有"严中书处得"、"兵部侍郎卢英所传"、"真鸿胪显录"、"庚侍郎家方"、"度支王郎中处得"、"考功韦郎中处"、"张中丞自效"等与官宦交往之语，认为是一位官场上的儒医，非专业医家。这位医家汇编了当时经用有效之方。

《外台》中较多地引用了《近效》的条文，但多不标明卷次所出，不能确考其卷次，但从《外台》所引可知，该书是一部包括内、外、妇、儿、五官诸科杂病的经验方书。该书成编后，后人又有"新附内容"。故《外台》引用时或直接在条文之首冠以"《近效》"或冠以"《近效极要论》"，或冠以"《新附近效》"，或冠以"《近效新附》"，或尾注"以上二方新附"等。足可见该书在当时具有一定的影响。

30.《广济》

《广济》即《广济方》，又称《开元广济方》，为唐政府组织医官编写而成，成书于 723 年，唐玄宗曾亲自颁发诏书，诏示天下，《旧唐书·玄宗本纪》云："开元十一年九月己巳，颁上撰《广济方》于天下"，故史称为唐玄宗李隆基御纂。因其为御纂，唐政府对此书非常重视，在日本也有广泛影响，被列为习医的必授课。该书宋代尚存，嘉祐年间作为重要著作被校正医书局进行过校勘，但仍未能流传下来。部分佚文散见于《外台》中。

《广济方》是唐代很有影响的一部方书，故《外台》中大量引录了其条文。高文铸先生据《外台》所引，将其卷次内容辑录如下：第一卷：伤寒、天行、温病、黄疸、疟疾、呕逆、胸膈气、痰饮、脾胃虚弱、消渴、气噎、诸风疾、狂痫、风毒等；第二卷：疗心腹胀满、鼓胀、腹内诸气、气结妨闷、咳失声、咳嗽脓血、咳嗽唾黏、肺气不足、肺胀上气、诸癖结、痃癖、诸症、蛟龙、脚气、气瘘、喉痹、疝气等；第三卷：干呕、上气急、米癥胸水、米癥羸瘦、头风旋、寒热不调、妇科诸病（包括无子、胎动、腰痛、伤胎、妊娠伤寒、损妊落胎、难产、胞衣不下、无乳、产后虚。疑小儿疾病亦在此卷）等；第四卷：霍乱、各种心痛、腹疼、奔豚、骨蒸、传尸、遁尸、鬼魅、精魅、白虎、脐下冷腰疼、腹中冷腰胯疼、肾虚冷、脚膝痛、虚劳百病、阴痿、诸痢等；第五卷：病疡风、白癜风、水肿、各种疮疡、瘰疬、九瘘、痈疽、疥癣、各种虫兽伤、目病（疑五官科病均在此卷）中。从上述内容可知该书广集了内、外、妇、儿诸科的有效验方，《外台》所录为研究此书提供了重要线索。

31.《广利方》

《广利方》在《外台》卷八"诸噎方一十二首"中引录有一条，云："《广利方》疗因食即噎，如炙肉裔在咽中不下

方……出第四卷中。"而《广利方》又称《贞元广利方》，据《旧唐书·德宗本纪》载："贞元十二年春正月乙丑，上制《贞元广利药方》五百八十六首，颁降天下。"其成书晚于《外台》四十五年，绝非王焘所能引录。《医心方》、《证类本草》所引《广济方》、《广利方》以及《千金方》宋臣校语引《广济方》均无此方。因此，此处《广利方》可能是后人妄增，也可能是《广济方》之误。

32.《传效》

《外台》引《传效》只有一处，即卷二十"水病杂疗方一十二首"中云："《古今录验》疗水或下，不下则满溢，下之则虚竭，还复十无一活，桑酒方……又疗脾胃水，而目手足胕肿，胃管坚大满，短气不能动摇方……《传效》鲤鱼汤，疗水肿腹大，面目身体手足尽肿，喘咳短气，又肋满不得卧方……并出第十一卷中。"显系王焘转引自《古今录验》所录的《传效》，不然何谈"并出第十一卷中"，且与《古今录验》第十一卷内容相合。《传效》一书作者及成书年代不详，其内容在《外台》卷二十一"眼赤病方二十一首"引《张文仲》方中也有引录，云"又《传效》疗眼赤无新久皆瘥神验方"一首。系初唐何人所撰无从考证。

33. 东陵处士

东陵处士，东陵，地名；处士，即隐士，居士。东陵处士指隐居东陵的有才德之人，人名失考。《外台》引"东陵处士"者只有一处两条，见于卷三十七，有"东陵处士炼乳丸饵并补乳法二首"。此两首方均为服食方，其作者与本卷所引初唐薛侍郎、李补阙、崔尚书、周处温、张文仲等人同为当时的服食家。

34.《纂灵记》

《外台》引录《纂灵记》者有两处三

条，即卷三十七"杂饵钟乳酒法二首"有"钟乳酒"、"和酒服饵钟乳法"各一首，其中，第二首与《千金翼》卷二十二第一所引"服钟乳酒方"相同，可能同出自《纂灵记》；卷三十七"杂煮石英和金银草药饵及银罐中煮水饮法三首"中有"《纂灵记》银罐煮白石英服水法"一首。作者及成书年代失考，疑为唐初以前某方士所撰。

35. 蔡尼

《外台》卷三十二"烧甲煎法六首"中引有"蔡尼甲煎方"一首，蔡尼，疑为蔡姓尼姑，与"烧甲煎法"中的孙思邈、崔知悌、甄权应同为中唐以前人。古代尼姑多懂医药，善美容之术。

36. 苏孝澄

《外台》卷十三"白虎方"五首中引有"苏孝澄疗白虎病，云：妇人丈夫皆有此病，妇人因产犯之，丈夫眠卧犯之，为犯白虎尔，其病口噤手拳，气不出方"一首，方法为"灸脐中七壮"。但未言引自何书，苏孝澄其人史书无传，无法确考。

37. 《甲乙方》

《外台》卷三引有《甲乙方》一处两条，见于"天行蜃疮方八首"中，有"《甲乙方》疗天行病有蜃虫，蚀下部生疮，青葙子散方"一首，"又疗天行痢脓血，下部生蜃虫，黄连丸方"一首。作者失考，该书也不见史志著录，有待进一步考证。

38. 曹公

《外台》卷三十七引有"曹公草钟乳法二首"，其中一首"主五劳七伤，肺损气急，疗丈夫衰老，阳气绝，手足冷，心中少气，髓虚腰疼，脚痹体烦，口干不能食，服之安五脏，补肠胃，能息万病，下气消食，长肌和中法"，与《千金翼》卷二十二第一"飞炼研煮钟乳及草药服疗"中"草钟乳丸方，曹公方"如出一辙。可见王焘、孙思邈均尊称曹氏为"公"，但未言其名。故虽可知曹公在当时是有一定影响的医家，且善服食之法，但其为何人，无法确考。

39. 吴爽师

《外台》卷二十五引有"吴爽师"方四首，其中"冷痢食不消下方六首"中有"吴爽师疗冷痢下脓血，绞脐痛，食不消，腹胀方"一首；"又疗冷气久痢，脐下痛，出白脓，食不消方"一首；"冷热痢方七首"中有"吴爽师无问冷热新旧痢方"一首；"数十年痢方一十一首"中有"吴爽师疗久痢方"一首。此外在"疳痢方六首"中引《古今录验》"疗疳湿痢神效方"后宋臣注云："吴爽师以九升，先以一升煮，添尽九升，取一大升，分为三服。"吴爽师，史书无传，生平事迹、著作失考，其方书宋代尚存。

40. 刘尚书

《外台》卷三十二引有"刘尚书"方一首，即"刘尚书疗头中二十种风，发秃落，摩之。即此疗顶如剥似铜盆者，若小发落不足为难方。"见于"头发秃落方一十九首"中，因此方在王焘录引"《近效》韦慈氏疗头风发落并眼暗方"之后，有可能为王氏转引自《近效》，刘尚书为谁无法确考。

41. 《万全方》

《外台》卷八"胃反方二十首"中引有"《万全方》疗脾饮食吐逆，水谷不化，此为胃反。半夏饮子方"一首。《万全方》，作者为何人，无法考证。高文铸先生考：《崇文总目》著录《万全方》三卷，未言何人撰写，《通志·艺文略》云为安堰撰，而《宋史·艺文志》云为安文恢撰，但此二人均无法确考是否为一人，与《外台》所引《万全方》是否为同一本书。

42.《经效》

《经效》疑即《经效方》，作者及成书年代失考。《外台》直接引录《经效》一处三条，见于卷二十三"痈肿瘰疬核不消五首"中，有"《经效》犀角丸、疗瘰疬方"一首，"又方"一首，又"大黄膏方"一首。该书未见史志著录。高文铸先生考《证类本草》记有《经效方》一书，《秘书省续编到四库阙书目》卷二著录《经效方》十卷，均未言作者及成书年代，所以是否为同一本书无法确考。

43. 姜生

《外台》卷二十二引有"姜生"者三处四条，其中"齿疼方六首"中有"姜生疗齿疼方"一首；"疳虫食齿方一十首"中有姜生论"疳虫食齿"及雄黄膏方、升麻揩齿方各一首；"齿疼有孔方四首"中有"姜生疗齿有孔方"一首。卷

二十二"牙疼方八首"还有"姜君疗牙疼方"一首。姜生、姜君为一人，《外台》只提姓氏，人名、书名失考。高文铸先生考：汉代以后，儒者通称曰生，唐·司马贞《史记索隐》曰："自汉已来，儒者皆号生"，凡被称"生"者多为有才学之人。故姜生非专业医生，也非官宦通医之人，可能是一位知医的儒者。

44. 刘氏

《外台》引"刘氏"者有二十四处四十七条，均见于卷三十五、三十六两卷小儿诸疾各门类中。但《外台》只提姓氏，人名、书名无从考证。从《外台》所引分析，刘氏善治儿科疾病，其所撰方书可能为儿科专著，在当时有一定的影响，故王焘将此书大量引用，该书可与《千金》、《千金翼》、《古今录验》、《救急》、《小品》、《广济》及文仲方、崔知悌方等在儿科方面的论述相媲美。

三、《外台秘要方》医药学术思想述评

（一）《外台秘要方》对伤寒病研究的贡献

《外台秘要方》（以下简称《外台》）为王焘所撰，是一部以方药为主的综合性医学著作。《外台》直接援引张仲景《伤寒杂病论》时有五称，即：《伤寒论》、《仲景论》、仲景、张仲景、张仲景《伤寒论》。由于《外台》引用底本《伤寒论》是未经后人拆割的古传本，所以就今本《伤寒论》而言，该书卷一、二、三、四、六收录了《伤寒论》398条中的96条，其中直接援引仲景《伤寒杂病论》者39条，转引自《诸病源候论》24条，

《千金要方》10条，《千金翼方》24条，《小品方》3条，《古今录验》1条。

通过分析这些条文，可以发现《外台》对伤寒病的研究有如下特点：

1. 反映《伤寒杂病论》部分古貌

《外台》所引《伤寒论》即《伤寒杂病论》，是未经后人拆割的古传本，据其标明所出卷次条文统计，《外台》所引的《伤寒杂病论》古本并非仲景自序所说的十六卷，而是十八卷，且编排方法及文字均有出入（高文铸：《外台秘要方》"外台秘要方"丛考，北京：华夏出版社，1993．第911页）。

2. 伤寒发病

就病因而言，《外台》卷一"诸论伤

寒八家"中，认为伤寒的病因是"伤于四时之气，皆能为病"（《阴阳大论》），显然风、寒、暑、湿、燥、热（火）邪伤人所致之病，皆在"伤寒病"之列，甚至疫气这样的外邪伤人所致之病亦在其中（"《千金方》六首"），因为疫气属四时不正之气范畴，故将其纳入之。之所以将四时不正之气伤人所致的一切外感疾病以"伤寒"之总名统之，这在《外台》所引文献中给予了明确的解释，认为"其伤于四时之气，皆能为病，以伤寒为毒者，以其最成杀疠之气也"（《阴阳大论》）。正因为寒邪伤人最为毒烈，故以其指代诸种外邪所致之病，此为理由之一；二是其他诸种外感疾病，诸如春温、夏暑等，皆是冬季感寒，伏而后发的缘故，仍为"寒毒"所致。

就伤寒病的发病规律言之，《外台》医论中纳之有四：一者"中而即病者"，此即狭义之伤寒；二者伏而后发，明确了伤寒病有伏邪发病；三者为两感而作（卷一"诸论伤寒八家合一十六首"王叔和之论）；四曰直中三阴（卷二"伤寒中风方九首"）。

3. 伤寒所涉范围

从《外台》所援引文献可以看出，此时医学界对伤寒病相关的理论已经有了统一的认识。认为广义伤寒是对一切外感发热性疾病的统称，"伤于四时之气，皆能为病"（卷一"诸论伤寒八家合一十六首"）。广义伤寒又有冬季的伤寒（即狭义伤寒），认为"冬时严寒……中而即病者，名为伤寒……至春变为温病，至夏变为暑病"（卷一《阴阳大论》）。伤寒还包括"天行温疫"，认为"云伤寒是雅士之辞，云天行温病是田舍间号耳"（卷一"《小品方》四首"），不过是一病两名而已。还认为广义伤寒有诸多类型，"其病

有相类者，伤寒、热病、风温、湿病、阴毒、阳毒、热毒、温疫、天行时气，死生不同，形候变别"（卷一"诸论伤寒八家合一十六首"），以及中风（卷二"伤寒中风方九首"）。由此可见，卷一、卷二总论之"伤寒"，显然是其广义即一切外感疾病的总称之论。

4. 伤寒病辨证论治思路

《外台》论伤寒病的辨治有两个基本思路：一是以六经为纲辨证论治，二是以病变日期为纲辨证论治。这两种辨证论治思路是基于《外台》所引文献对伤寒病三种传变规律的认识。

（1）伤寒病三种传变规律

其一，伤寒六经传变。这一观点是所引的《素问》及仲景《伤寒论》为代表，即一日太阳，二日阳明（一说少阳），三日少阳（一说阳明），四日太阴，五日少阴，六日厥阴。如不愈，复从太阳再传，并以此作为临床用药的依据。其六经用药与今本《伤寒论》无大别，其所录方药及临证加减等在卷一、卷二有详细记载。

其二，伤寒病由肌表入内的传变规律。此说以卷一所引华佗、《千金方》之论为代表。认为伤寒病，"一日在皮"，"二日在肤"，"三日在肌"，"四日在胸"，"五日在腹"，"六日入胃"。

其三，伤寒病"一日至二日，气在孔窍，皮肤之间"，"三日以上，气浮在上部"，"五日以上，气沉结在脏"（卷一"《千金方》六首"）。

（2）对伤寒病有两种论治思路

其一，六经论治思路。《外台》完全遵循仲景《伤寒论》这一论治思想，集中反映在《卷一》之中。

其二，患病日期论治思路。这是以伤寒患病日数为纲辨证用药，随证化裁，既不以六经为纲，也不以病位在肌，在肤，

在胸，在腹，在脏为据，而是以病人患病日期及其临床表现，循"证"施治。卷一所引的深师、《肘后》、《小品》、《集验》皆如是。

二三两种传变规律的认识，是形成以伤寒患病日期为辨治纲领的基础，这种以伤寒病日为纲，循证处方用药的思路集中体现在卷三所引《肘后》、《删繁》等文献中，如卷三"天行病发汗等方四十二首"曰："疗天行一二日，麻黄解肌汤"，"又疗二三日以上至七八日不解者，可服小柴胡汤。"又曰："疗天行，头痛，壮热一二日，水解散方。""又栀子汤，全天行一二日"；"又解肌汤主天行病二三日"；"又疗欲似天行四五日……知母汤。""又疗天行五日……竹茹饮"；"又疗天行五六日……黄芩汤"。"又疗天行热病，七八日成黄……茵陈汤"等等可见一斑。

伤寒日期辨治的理论，始于《素问·热论》，传载于仲景《伤寒论》，发展于《诸病源候论》，《外台》则从三个不同的角度予以继承。但在伤寒日期与六经匹配方面，各个时期尚有歧见。由于历代医家大多热衷于六经的研究，因此伤寒六经传变理论的内容十分丰富，甚至被认为是《伤寒论》的精髓。但深究"六经"的实质，亦众说纷纭，见解纷杂；有以脏腑为解，有以经络为解，有以气化为解，也有人把六经病机和脏腑经络病证结合起来，而以气化理论为基础进行解析，认为伤寒六经的提纲是根据"脏腑、经络、气化三者的实质而设论的"〔熊魁梧：标本中气和伤寒六经的关系，湖北中医药杂志，1984，(6)：3〕。正因为伤寒六经理论备受人们重视，《外台》记载的伤寒日期之说却备受冷落，甚至少有人问津。日本学者森立之的《伤寒日期纂要》序文中指出："《伤寒论》或说日期，从来学者舍而不论，皆以为《素问》以来虽有日期之说，不过就六经而为之配当，临证之际，何拘拘于日期而为之胶柱耶？余谓不然，盖古者诊病之始，其邪之浅深，脉气虚实，证之寒热，并无由乎识别，故先立日期，是为规矩，有日期而后阴阳、顺逆之诸证可以知，犹有规矩而后方圆、长短之诸形可以得也。日期固为伤寒之绳墨，则医匠不得不据此以取也。"森氏把日期提到伤寒病辨证的"规矩"和"绳墨"的高度，是自《外台》以后绝无仅有的〔冈田研吉，郭秀梅：森立之稿本伤寒三书揭载，国医论坛，1994，(5)：4〕。若检索森氏伤寒之书，他这种"以日期为纲，征引诸家"以论伤寒病的传变规律的认识源自《外台》，是以《外台》的资料为据的。

5.《外台》所论伤寒病的证治内容丰富多彩

伤寒病若因失治误治，或调摄不当，均可引起伤寒变证或坏证。《外台》卷二、卷三、卷四、卷六就记载了大量的此类病证，如卷二有结胸、呕哕、咽喉痛、吐唾血、衄血、烦渴、癖、宿食不消、咳嗽、生䘌生疮、口疮、手足痛、虚羸、不得眠、小便不利、下痢便脓血、泄泻、蟹疮、阴阳易、食复、劳复、百合病、狐蜃病、发斑、豆疮、狂、黄疸、黄汗、女劳疸、黑疸、酒疸、霍乱等33名，《外台》辑录用于治疗伤寒及其变证坏死的方剂700余首，远远超过《伤寒杂病论》所用的269方之数。

如上所述，《外台》对伤寒病的辨治思路有以六经为辨证论治纲领，有以日期为辨证论治纲领。两种思路两种办法，交相辉映，折射出《外台》有关伤寒病辨证论治丰富而多彩的遣方用药方法。

（二）《外台秘要方》对温病学研究的贡献

1.《外台》为寒温分论之肇端

回顾古人研究外感热病的轨迹，就伤寒与温病关系的演变过程而言，可分为以下三个阶段：

第一阶段，寒温一统，统于伤寒。这一认识以《素问》为其代表。《素问·热论》曰："今夫热病者，皆伤寒之类也。""人之伤于寒也则为病热。""凡病伤寒而成温者，先夏至日为病温，后夏至日为病暑。"《难经·五十八难》紧随其后，认为"伤寒有五：有中风，有伤寒，有湿温，有热病，有温病。"仲景《伤寒杂病论》在此基础上，结合其临证经验，创立了伤寒病六经辨证论治理论，成为指导一切外感病治疗的圭臬。可见两汉以前对外感热病认识的基本观点是伤寒、温病都属外感疾病，统归广义伤寒所辖。

第二阶段，寒温分论，时有交叉。仲景之后，历经华佗、王叔和、葛洪等数百年间诸医家的研究和临床验证，发现温病和伤寒虽都属于外感病范畴，但二者有明显的差异，于是隋唐时期的医学大家便将温病与伤寒分而论之，巢元方、孙思邈、王焘便是其中的代表。《外台》汇集上自《素问》、《九卷》，包括仲景、华佗之论，下至同朝代《千金》、张文仲等计达近20家之言，其可谓是"寒温分论"的肇端。

第三阶段，伤寒温病，各行其道。自金元时代主火论者刘完素之后，寒温分论的意识日益增强，至明清时期，尤其是明末吴有性，结合当时他对疫病的观察和诊治经历，提出了疫病是由一种"非风、非寒、非湿、非暑，天地间别有一种异

气"所致的病因观、并著撰《温疫论》一书，为温病理论的形成奠定了坚实基础，自此伤寒、温病分道而行已成定局，后经叶桂、吴瑭等人的发展则日趋成熟。

2. 明确温病的相关概念

概念的确立及其应用是构建一个学科理论最基本的要素之一，作为温病学科的构建也概莫能外。《外台》于卷一、二、三、四、五、六，尤其是三、四两卷，对温病的相关概念进行了定义。明确了温病学科的相关概念。

（1）时气病

时气病，又叫时令病，简称为时病。指出："有病温者，乃天行之病耳"（卷四"温病致病源一十首"）。《外台》载文首先明确温病也属于外感病。其次记载的时气病有两种：一是人体感受四时之气而病者，无传染性。即所谓"天行时气病者，是春时应暖而反大寒，夏时应热而反大凉，秋时应凉而反大热，冬时应寒而反大温者，此非其时而有其气，是以一岁之中，病无长少，率多相似者，此则时行之气也"（卷三"天行病发汗等方四十二首"）。显然是指季节性的多发病，故清·雷少逸《时病论》指出："时病者，乃感四时六气为病之证也，非时疫之作也。"二指时疫病，即季节性传染病。

（2）疫疠病

疫疠病，是指某些具有传染性强，能引起大范围流行的疾病。如《外台》曰："此病皆因岁时不和，温凉失节，人感乖候之气而生病，则病气转相传易，乃至灭门，延及外人，故须预服药及为法术以防之"（卷四"辟温令不相染方二首"）。

（3）冬温病

冬温病，指冬季发生的温病。《外台》明确指出，冬天患病并非皆是伤寒，若冬季反温，无论是当即发病或伏而后

发，皆为冬温病，后世简称为"冬温"。如云："其冬月温暖之时，人感乖候之气"而病者（卷四"温病论病源一十首"）。并载有葛根橘皮汤治疗冬温病（卷四"温病发斑方七首"）。

（4）新感温病

新感温病，此指冬季感受温邪即刻发病者。故曰："有冬时伤非节之暖，名为冬温之毒，与伤寒大异也"（卷四"温病论病源一十首"）。

（5）伏邪温病

伏邪温病，是指邪伏体内，至春而发的温病。春季感触温邪即发者为春温。冬季感触温热邪气即发者为冬温。《外台》记载引发伏邪温病有两种情况：其一是冬伤于寒，至春而发温病，此为"伏寒变为温病也"（卷三"天行病发汗等四十二首"）；其二为冬伤温热，邪伏体内，至春发为温病。认为此种温病，"其冬月温暖之时，人感乖候之气，未即发病，至春或被积寒所折，寒气不得泄，至天气暄热"而发病（卷四"温病论病源一十首"）。

（6）豌豆疮

豌豆疮，即天花，又称天行发疮，或曰虏疮。《外台》详细地记载了天花属于"天行病"（即与季节气候变化有关的传染病），指出"此疮从西域东流于海内"（卷三"天行发斑方三首"）。其病机为"表虚里实，热毒内盛，攻于腑脏，余气流于肌肉，遂于皮肤毛孔之中，结成此疮。重者匝遍其身，状如火疮。若根赤头白，则毒轻；若色紫黑，则毒重。其疮形如豌豆，亦名豌豆疮"（卷四"天行发疮豌豆疱疮方一十三首"）。比较明确地记载了该病的流行情况以及病机，尤其难能可贵之处是对痘疮特征的描述，即具有传染性强，死亡率高的特点。故曰："比岁

有病天行发斑疮，头面及身须臾周匝，状如火疮，皆戴白浆，随决随生。不即疗，剧者数日必死。疗得瘥后，疮斑紫黯，弥岁方灭，此恶毒之气也。世人云：以建武中于南阳击虏所得，乃呼为虏疮"（卷三"天行发斑方三首"）。

这些论述为明清温病学家对温病发斑，温病痘疮（天花病）的研究产生了奠基作用。

（7）黄疸

黄疸是温病的常见证。巢氏《诸病源候论》论黄疸虽有"二十八候"。《外台》亦有九疸之名（卷四"诸黄方一十三首"），但重点论述的疸病有"黄疸、黑疸、赤疸、白疸、谷疸、马黄"之名（卷四"诸黄方一十三首"），还有湿疸、温疸、女劳疸、急黄、癖黄之别，共20余名。虽然五脏六腑热病皆致生黄疸，但《外台》认为"脾胃有热，谷气郁蒸，因为热毒所加，故卒然发黄"（卷四"急黄方六首"）是其基本病机。尤其是"癖黄"，非后世所言的寒湿内盛所致之"阴黄"，而是指心病所致的黄疸，为"阳气伏，阴气盛，热毒加之，故俱身面色黄，头痛而不发热，名为癖黄也"（卷四"癖黄方三首"）。

（8）黄汗

黄汗亦是温病的重要一证。此为外感风热，湿热内盛，风、水、湿、热交蒸所致，症见四肢浮肿，身热不恶风，汗出色黄而染衣，身痛肢重，小便不利者。《外台》载文曰："黄汗之为病，身体洪肿，发热汗出而渴，状如风水，汗染衣者，色正黄，如柏汁，其脉自沉。此由脾胃有热，汗出而入水中若浴，水从汗孔得之"（卷四"黄汗方三首"）。

《外台》所载"天行病"（即季节性流行病）二十一门（卷三），温病及黄疸

二十门（卷四），尤为突出的是对斑疹、伤寒、疟疾（卷五）、霍乱（卷六）等传染病的记载颇为详尽，为后世温病学理论的创立奠定了理论基础，尤其是临床治疗用药的坚实实践基础。

3. 深究温病的病因病机

《外台》所载有关的文献，对温病某些理论有极深刻的研究，从中可以发现这一时期对温病的病因病机有颇深刻的见解。

（1）病因

《外台》认为温病形成的病因，一是感触反常的非时之气（卷三"天行病发汗等方四十二首"）；二是疫区的疫毒传入（卷三"天行发斑方三首"）；三是与病人接触传染（卷三"天行阴阳易方二首"）；四是饮食不洁感染（卷三"天行瘥后禁忌方二首"）；五是饮食不节，饮酒过度而致（"酒疸方七首"）；六为山岚瘴气所为（卷五"山瘴疟方一十九首"）。

（2）病机

《外台》载文通过理论及实践研究，创立并确定了温病的相关病机概念。这些概念为后世温病学家所遵循并在温病理论中加以广泛地应用。

① 热结论。指热邪结聚体内的病理状态。伤寒、温病过程中常有此种病理。若热结肠胃，则见腹胀腹痛，大便燥结，甚则潮热，谵语；若热结于肺，则见发热，胸痛，咳喘等；若热结大肠，形成泻利，或热结膀胱，则其人如狂或成淋证等。

② 热毒论。《外台》载文较早地使用了温病"热毒"（或简称为"毒"）的概念。毒，有凶狠、猛烈之意。此为热结之甚者，如认为温病发斑是"热结于胃"，温病四日，症见"腹满而嗌干"为"毒在胸膈"（卷三"天行病发汗等方四十二

首"）；若"热毒所加，故卒然发黄"（卷四"急黄方六首"）。若"热毒相搏，遂呕"（卷三"天行呕逆方七首"）；若"疮斑紫黯，弥岁方灭，此恶毒之气"浸渍所致（卷三"天行发斑方三首"），等等。

③ 邪入心府论。邪气入心（心包）是温病的重要理论。叶氏有"温邪上受，首先犯肺，逆传心包"之说，并被认为是温病的病机提纲。对其是否为提纲姑且不论，谨就此病机而言，其源仍出于《外台》，如载文曰："夫天行病，阴气少阳气多，故身热而烦。其毒气在于心府而烦者，则令人闷"（卷三"天行虚烦方二首"）。又说："天行衄血者，五脏热结所为，心主于血，邪热中于手少阴之经……"（卷三"天行衄血方四首"）。可见，温病邪入于心的理论在《外台》已经提出。心之功能有二：一主藏神，一主血脉，邪气入心，扰于心神则"闷"而"谬语"，动于血脉则"衄"。诸如"天行"发狂、谵语等也是这一病机所致。

④ 动血论。叶氏所创的"卫气营血辨证"，就将温病发展的最后最深阶段定位在血分。邪入血分尽管有虚实两端，但耗血、动血则是这一病理阶段的主要病机特点。《外台》云："天行衄血者，五脏热结所为，心主于血，邪热中于手少阴之经，客于足阳明之络，故衄血"（卷三"天行衄血方四首"）。又说："天行毒病，鼻血是热毒，血下数升"（卷三"天行衄血方四首"）。可见，温病热毒入血、动血之说，早在《外台》时期已是定论。

⑤ 动风论。动风是温病过程中的重要病机，既可出现在热毒盛极，灼液挛筋而致，此谓热极动风；亦可在温病后期，劫耗真阴，筋失濡养而成，此谓阴虚生风。前者实中夹虚，以热毒炽盛为主；后

者虚中夹实，以真阴损耗为要。前者如《外台》所云：温病其发"七八日后，结热在里"，"其人……两髆及项强腰背急"（卷四"诸黄方一十三首"）。后者如《外台》所载："天行阴阳易病……四肢拘急，小腹绞痛，手足拳"（卷三"天行阴阳易方三首"）。对于热极生风病机，《外台》专章有论，并归之于"风"邪所致，如云："中风脊急，身痓如弓"（卷十四"中风角弓反张方七首"），"中风，身如角弓反张"（卷十四"中风角弓反张方七首"）。因为此时还无"内风"、"外风"及"真中风"与"类中风"的严格区分之故。

⑥ 耗阴论。温病是以发热为主的外感热病，在其病理过程中，温邪多转化为热毒内结，始终存在着伤阴耗液的病理，故温病学家皆谆谆告诫说："存得一分津液，便保得一分生机。"《外台》于此也有研究，曰："阳热独王，故天行多热毒也"（卷三"天行病方七首"）。又曰："天行大小便不通，此由脾胃有热，发汗太多，则津液竭，津液竭则胃干燥，结热在内，故大便不通。又汗后津液虚少，其人小肠伏热，故小便不通"（卷三"天行大小便不通胀满及涩方四首"）。又曰："热气入肾脏，肾脏恶燥，热气盛则肾燥，肾燥则渴，引饮也"（卷四"温病渴方二首"）。可见，无论温病的气分阶段（壮热，"烦，谬语"卷二），还是病入下焦营血，病及肝肾，都有伤阴耗液的病机存在。《外台》于此亦给予了应有的重视。

⑦ 发斑论。温病热入营血均会有发斑症状，营分是斑疹隐隐，而血分则是斑疹显露。《外台》所载云："夫热病在表，已发汗未解，或吐下后，热毒气不散，烦躁谬语，此为表虚里实，热气燥于外，故

身体发斑如锦纹。凡发斑，不可用发表药，令疮开泄，更增斑烂，表虚故也"（卷三"天行发斑方三首"）。这是热毒结于营血，灼伤血络所致。临证中斑色鲜红、稀少，仅见于胸背，热退即消者为顺证；倘若斑色紫黑，稠密，伴见壮热，神昏者是热毒炽盛，为逆证。

4．确立温病相关的辨治思路

《外台》对温病的辨治思路主要有三：一是六经辨治，二是遵循患病日期辨治；三是脏腑辨治。这三种辨治思路是源于《外台》对温病三种发展演变规律的认识。由于此时伤寒、温病开始分论但未彻底，故伤寒六经传变观对温病传变观的影响是可以理解的，但《外台》论治温病则极少循此精神。现简要述评如下：

其一，温病的日期辨治。疾病是一个动态发展的过程，随着患病日期的变化，由于温热邪毒与人体正气的斗争而致双方盛衰变化，疾病必然会表现出不同的病理过程和不同的病理反应，治疗用药也必然有所区别。《外台》所载文献正是基于这一认识，于是根据温病发病日期而行"循证"施治。指出："时行病始得，一日在皮，二日在肤，三日在肌，四日在胸，五日入胃，入胃乃可下也"（卷三"天行病发汗等方四十二首"）。至于循证辨日数施治方法，在《外台》中说："疗天行头痛，壮热，一二日，水解散"；"又解肌汤，主天行病二三日"；"又疗欲似天行四五日……知母汤"；"又疗天行五日……竹茹饮"；"又疗天行五六日……黄芩汤"（或"柴胡汤"），"又疗天行热病，七八日成黄……茵陈丸方"（卷三"天行病发汗等方四十二首"）。《急救》、《必效》、《古今录验》等文献皆如此。

其二，温病的六经辨治。由于隋唐时

期伤寒温病还未彻底分论，故受《素问·热论》热病六经传变理论的影响，《外台》所载有关温病的辨治思路仍然沿用六经分证而论治。故云："时气病一日，太阳受病"；"时气病二日，阳明受病……故可摩膏火灸，发汗而愈"；"时气病三日，少阳受病……故可汗之而愈"；"时气病四日，太阴受病……其病在胸膈，故可吐之而愈也"；"时气病五日，少阴受病……其病在腹，故可下之而愈"；"时气病六日，厥阴受病……毒气入于肠胃，故可下之而愈"（卷三"天行病发汗等方四十首"）。

其三，温病的脏腑辨治。《外台》十分重视温病脏腑证治的思路十分明晰。这一治疗思路源于《外台》对温病由表入里，由肌肤传内脏之传变规律的认识。认为"温病一日……病在皮肤之间"，"温病二日……在于肌肉"，"温病三日……未入于脏"，"温病四日……毒气入胸膈"，"温病五日……毒气入腹"，"温病六日……毒气入肠胃"（卷四"温病论病源一十首"）。正是基于对温病这一演变规律的认识，故温病一、二、三日，邪在皮毛肌肤阶段，"可摩膏火灸"，"可汗之而愈"；温病四日，病在胸膈，"或者五六日以上，毒气犹在上焦者"，"故可吐之而愈"；五日、六日，"其病在腹"，"毒气入肠胃，故可下之而愈"（卷三"天行病发汗等方四十二首"）。又说："然得时行病，一日在皮毛，当摩膏火灸愈。不解者，二日在肤，可法针，服解肌散，汗出愈。不解，三日在肌，复发汗，若大汗则愈。不解者，止，勿复发汗也。四日在胸，服藜芦丸，微吐之愈。若病固，服藜芦丸不吐者，服赤小豆瓜蒂散，吐之即愈。视病者尚未了了，复一法针之当解。不愈者，六日热已入胃，乃与利

汤，下之愈。百无不如意，但当谛视节度与病耳"（卷三"天行病发汗等方四十二首"）。在此脏腑辨治的治疗原则指导下，《外台》治疗发热，头身疼痛时，用麻黄解肌汤或葛根解肌汤（卷四同上）；温病五六日，用大黄汤（卷三同上张文仲方）；若兼呕吐、呃逆等胃气上逆时，用前胡汤（卷三同上《广济》方），或生芦根汤（卷三同上《集验》）；若"五脏热结"而衄血，用黄土汤（卷三同上深师方）；若"热邪气客于肺，上焦有热"而咳者，用前胡汤（卷三同上《广济》）；若"热气在肠胃，挟毒则下黄赤汁"之泄泻，则用七物升麻汤或黄连汤（卷三同上深师方）；若"热气入肾脏……肾燥则渴，引饮"者，用芍药汤（卷四"温病渴方二首"），或知母解肌汤（卷四同上《古今录验》）。若"脾胃有热"而发黄疸者，用瓜蒂散、大黄汤（卷四同上《必效》）或三物茵陈蒿汤（卷四"黄疸遍身方一十一首"），等等。

有人〔陕西中医函授 1983；（4）：14〕将《外台》科学防治温病的方法归纳为以下几点：清热解毒法，辛凉解毒法，气营两清法，表里双解法，养阴法，通下法，化湿法，凉血法，止痉法，熄风法，开窍法等，此不赘述。

最后授引南京蔡氏对王氏《外台》于温病学贡献时的评价作为此文的结束语。蔡氏说：唐代中叶，温病学经王焘《外台秘要》三、四卷的整理，又有一定的进步。王焘身居弘文馆二十余年，得阅大量方书，积累了丰富的文献资料知识，由是睹奥升堂，探其秘要，颇有建树。就《外台》对中医学发展的贡献而言：

第一，王焘对温热方药的采辑，较前此各家广博。《外台》卷三载时行方130首，卷四载温病方118首，共248方，堪

称集大成者。且先论而后方，每条下必详注原书在某卷，有本有源，有论有方，一目了然。除《肘后》、《千金》外，更旁搜远绍，辑录《小品》、《集验》、《删繁》、《广济》、深师、崔氏、许仁则、张文仲等方药，不仅开阔了后学者的眼界，而且使这些要方失而复传。

第二，王焘研究温病的方法较此前医家有所发展。既不同于叔和、元方之有论无方，又有异于思邈之以法统方。他自由机杼，辨证选方，可谓别开生面。《外台》卷三"天行"章，除"天行病发汗等方四十二首"、"天行病方七首"属总论性质外，以下分"呕逆"、"呕哕"、"喉咽痛"等19门（卷四温病类此）。所设之症皆为天行温病过程中所常见，所选之方多经分析各家验方而得，且每门之首，常引《病源》之说作为导论。这种以病为纲，以症为目，以论释症，辨证选方的研究温病方法，颇有新意。

第三，王焘对温热方药的引述，不仅切中病症，且能补前未备。如治天行肺热咳嗽，喉有疮，引《广济》地黄汤方，滋肺润喉，清热解毒并举，实为《重楼玉钥》养阴清肺汤之滥觞。又如治天行毒病，酷热下痢，引深师七物升麻汤，亦是《素问病机气宜保命集》名方芍药汤之所本。对"冬温未即病，至春被寒所折不得发，至夏得热，其春寒解，冬温毒始发出肌中，斑烂隐疹如锦纹，壮热而咳，心闷，呕，但吐清汁"，巢氏等均未出方，王焘引《小品》葛根橘皮汤以补其阙，使冬伤于温，至夏发斑的温病有大法可循〔蔡定方．略论晋唐医学家在温病学上的贡献．上海中医药杂志 1988；(12)：2~4〕。

（三）《外台秘要方》对疟疾病研究的贡献

疟疾，是一种感受外邪或山岚瘴气而致的，以间歇性高热、寒战、出汗、头身疼痛为特点的疾病。自古以来，都是医学界十分重视的病种。《素问》给予了高度重视并有专论，为后世研究该病奠定了坚实的理论基础。后经张仲景《伤寒杂病论》的发展，使人们对该病的认识更加深刻。《外台秘要方》（以下简称《外台》）则对中唐时期及其以前医学界研究疟疾、治疗疟疾病的成果是一次大的检阅和总结，为后世更深入的研究做出了不可磨灭的贡献。《外台》在其第五卷（以下所引《外台》相关资料均见于此卷）记载有关疟疾的文献15节19家57条，有方112首，从疟疾的病因病机，鉴别分类及论治方药诸方面，对唐代以前研究成果做了全面的总结。

1. 疟疾发病机理

《外台》所载文献指出："夏日伤暑，秋必病疟"（"疗疟方二十一首"）。又曰："夏伤于大暑，汗大出，腠理开发，因遇夏气凄沧之小寒，寒迫之，藏于腠理皮肤之中，秋伤于风病成矣。""夫寒者，阴气也。风者，阳气也。先伤于寒而后伤于风，故先寒而后热。""夫疟，皆生于风。夏伤于大暑，秋为痎疟。""先伤于风而后伤于寒，故先热而后寒也"（"温疟方五首"）。"此病生于岭南，带山瘴之气也。其状发寒热，休作有时，皆由挟溪源岭嶂温毒气故也。""夫瘴与疟，分作两名，其实一致。或先寒后热，或先热后寒。岭南率称为瘴，江北总号为疟，此由方言不同，非是别有异病。然南方温毒，此病尤甚。原其所归，大略有四：一山溪毒气；二风温痰饮，三加之鬼疠，四发以热毒。在此之中，热毒最重"（"山瘴疟方一十九首"）。

综上所见，《外台》所载有关疟疾病因的研究成果显示：一是本病以南方为多见；二是多发于夏秋；三则指出疟病的致病邪气属于外感邪气。具体言之，伤暑、受凉感寒、感触山岚瘴气、"风温"、"热毒"等邪有关。

此等邪气又何以能引发疟疾呢？其一，由于夏季感触暑热、风温、热毒、山岚瘴气，或受凉，诸邪合之即为致疟之邪（简称为"疟邪"）。当疟邪内伏，至秋复感风冷寒邪，引动内伏之暑热、风温、热毒、瘴气而引发疟病。其二，夏感暑热温毒，汗出又遇风冷之邪，汗出受阻，疟邪与卫气并居相搏而发病。

2. 疟疾休作有时的机理

据《外台》所载文献提示，疟疾最显著的特征是"寒热往来，休作有时"，这一最显著的临床特征正是疟疾病基本病机的集中体现。

《外台》记载曰："疟病之发以时者，此由邪气客于风府，循脊而下。卫气一日一夜常大会于风府，其明日日下一节，故其作日晏。此先客于脊背也，每至于风府则腠理开，腠理开则邪气入，邪气入则病作，此所以日作稍益晏者也"（"疗疟方二十一首"）。疟疾在发作时"恶寒发热，发作后又如同常人"，即所谓"休作有时"。何以致此呢？据《外台》所载文献指出："卫气之所在，与邪气相合，则病作。""疟气随经络沉以内薄，故卫气应乃作"（"疗疟方二十一首"）。指出每当疟邪与卫气相遇而搏击时，就是疟疾的发作之时。发作则寒栗，壮热，汗出，头痛，腰脊四肢皆痛等症，是邪正交争之故。居于脉外的卫气一日一夜五十周于全身，但"大会于风府"一次，而致疟之"邪气客于风府"，因此疟邪与卫气一日一夜（或者二日、或者三日）只是在风府相遇时剧烈搏击一次，搏击时则发病。搏击之后，疟邪即与卫气分离，又伏藏体内，此时疟病则呈现暂时休止状态，休止则如常人。

3. 疟疾的鉴别分类

《外台》将疟疾又称为痎疾，简称为"疟"。据所记载的疟疾分类名称有39名。其分类的主要依据是疟疾发作时的临床特征及其兼症。

（1）根据病位归类

① 五脏疟。五脏疟是根据患者发作时的声音变化，作为各疟证分类鉴别的依据。如肺疟发作时"善惊，如有所见……本来语声清雄，忽尔不亮，拖气用力，方得言出，而反于常人，呼共语，直视不应……此则肺病声之候也。""心病为疟者，令人心烦……本来心性和雅，而忽卒急反于常伦，或言未讫便住……此心病声之候也"等等。分别以五脏名之有肺疟、心疟、肝疟、脾疟、肾疟（"五脏及胃疟方六首"）。

② 胃疟。《外台》曰："胃疟者，令人旦病也，善饥而不能食，食即支满腹大"（"五脏及胃疟方六首"）。是以发病时饮食变化作为确诊和命名依据的。

③ 六经疟。《外台》以六经命名疟病的定位诊断依据有二：其一是根据发病时肢体疼痛的部位，结合经脉循行特点进行定位诊断，如"足太阳之疟，令人腰痛头重，寒从背起。""足厥阴之疟……少腹满，小便不利，如癃状，非癃也，数小便，意恐惧"者是。其二，根据发病时的症状特点，结合经脉所属内脏功能及其特征进行定位诊断，如"足少阳之疟，令人身体解㑊……恶见人，见人心惕惕

然";"足阳明之疟……喜见日月光，火气乃快然";"足太阴之疟……不嗜食，……善呕，呕已乃衰。""足少阴之疟，令人闷……欲闭户而处"（"五脏及胃疟方六首"）。

（2）根据病性归类

《外台》根据病人患疟后机体反应而发现的寒热性质，将疟疾又按病性归纳为以下四疟：

①寒疟。"夫寒者，阴气也。风者，阳气也。先伤于寒而后伤于风，故先寒而后热，病以时作，名曰寒疟"（"温疟方五首"）。此段有关寒疟的记载，检索发现，首见于《素问·疟论》，此后《甲乙经》、《病源》、《外台》相继引之。此病为寒邪侵袭，伏藏体内，至秋又感风邪。故其发作时先恶寒，后发热，寒重而热轻。这是该病诊断的要点，也是其命名的依据。

②温疟。《外台》记载："先伤于风，后伤于寒，故先热而后寒也，名曰温疟。"又说，"温疟者，得之冬中于风寒，寒气藏于骨髓之中，至春即阳气大发，邪气不能出，因遇大暑，脑髓铄，肌肉消释，腠理发泄。因有所用力，邪气与汗偕出。此而邪气先藏于肾，其气先从内出之于外，如是则阴虚而阳盛，盛则病矣。阳衰则气复反入，入则阳虚，阳虚则复寒矣。故先热而后寒，名曰温疟"（"温疟方五首"）。此处既阐述了温疟的病因、发病机理，也解释了为何先发热而后恶寒。发热是机体阳气亢盛，制约了疟邪，故曰"阳盛则病（热）矣"。恶寒是疟邪偏盛，机体阳气相对处于不足的状态，故曰"阳虚则复寒矣"。

③瘅疟。"瘅疟者，肺素有热，气盛于身，厥气逆上，中气实而不外泄，因有所用力，腠理开，风寒舍于皮肤之内，分肉之间而发。发则阳气盛，阳气盛则不衰则病矣。其气不及于阴，故但热不寒……故名曰瘅疟。"又说："瘅疟者，阴气孤绝，阳气独发其候也"（"温疟方五首"）。指出瘅疟的发病机理及辨证要点。此型疟疾是体内素有热盛，风寒邪气入内，从阳化热，阴相对不足而不制阳，"阴虚而阳盛"，"阳气独发"故症见"但热不寒"。

④牡疟。"疟多寒者，名牡疟。"此处"牡"为"牝"之讹字。动物之雄为"牡"，雌为"牝"，医学常用于表示阴阳，即阳为牡，阴为牝。"多寒"之疟当为"牝疟"，非"牡疟"。《金匮》亦误。无论临证中的"牡疟"或者"牝疟"，皆是以发病特点作为诊断要点及命名依据的。

（3）根据引发疟疾原因归类

①瘴疟。又名"瘴"、"瘴气"、"山瘴疟"、"疟瘴"。《外台》记述十分明确，"夫瘴与疟，分作两名，其实一致……岭南率称为瘴，江北总号为疟，此由方言不同，非是别有异病。"是感触冒犯山岚瘴气所得，故名之（"山瘴疟方一十九首"）。此是根据发病原因确诊并命名的。

②劳疟。《外台》说："凡疟积久不瘥者，则表里俱虚，客邪未散，真气不复，故疾虽暂间，小劳便发也"（"劳疟方三首"）。此是据因劳累而致疟疾复发的特点为据命名的。

（4）根据疟疾发作时间归类

①久疟。《外台》引文曰："夫疟，皆由伤暑及伤风所为，热盛之时，发汗、吐下过度，腑脏空虚，荣卫伤损，邪气伏藏，所以引日不瘥，仍故休作也。疟岁岁发，至三岁发，连日发不解"（"久疟方八首"）。此据疟疾经久不愈的特点命名。

②十二时辰疟。此类疟疾有十二名，是根据疟疾症状发作的时辰早晚命名归类

的（"十二时疟方十二首"）。

③ 发无定时疟。《外台》指出："邪气入则病作。当其时，阴阳相并，随其所胜，则生寒热，故动作皆有早晏。若腑脏受邪，内外失守，邪气妄行，所以休作无时也"（"发作无时疟方二首"）。此处对发作有时与发作无时两种疟从病机方面进行了对比分析。因其寒热"休作无时"的发病特点而归类命名。

④ 每日疟。《外台》指出：疟邪"得阳而外出，得阴而内薄，内外相薄，是以日作。"又曰："痎疟，先寒战动地，寒解壮热，日日发"（"痎疟方五首"）。指出每日发作的机理和特点，并以此进行诊断和分类。

⑤ 间日疟。《外台》指出：疟邪"其气深，其行迟，不能与卫气俱行，不得偕出，故间日蓄积乃作"（"疗疟方二十一首"）。又曰："其间日而作者，谓其气之舍深，内薄于阴，阳气独发，阴邪内著，阴与阳争不得出，是以间日而作。""痎疟，先寒战动地，寒解壮热……间日发"（"痎疟方五首"）。指出间日疟隔日发病的机理及发病时的特征，并以此作为诊断和分类的依据。

（5）根据疟疾引发的并发症归类

疟母，这是久疟所致的并发症。《外台》曰："疟，岁岁发，至三岁发，连日发不解，胁下有痞"（"久疟方八首"）。又云："病疟……如期不瘥，当云何？师曰：此结为癥瘕，名曰疟母"（"疗疟方二十一首"）。实指疟病日久并发胁痞块（即癥瘕）。

4. 疟疾的治疗

《外台》集中记载了疟病丰富多彩的治疗方法，检索其方，计有112首，包括了复方、单方、灸疗、针刺、禳除等手段。

（1）服药时间的选择

《外台》十分重视疟病治在"未发前"，在近半数的方药服用方法中强调"未发前"服药。后世将其称为"截疟"。指出："未发前，食顷服。临发，更服"（"疗疟方二十一首"）。为何如此？《外台》曰："凡疟先发食顷，乃可以疗之。过之则失时"（"五脏及胃疟方六首"）。这是在继承《素问》择时治疗思想的基础上将其附诸于临证实践。《素问·疟论》："疟者，风寒之气不常也，病极则复。至病之发也，如火之热，如风雨不可当也。故经言曰：方其盛时必毁，因其衰也，事必大昌，此之谓也。夫疟之未发也，阴未并阳，阳未并阴，因而调之，真气得安，邪气乃亡，故工不能治其发，为其气逆也。"《素问·刺疟》亦强调："先其发时如食顷而刺之，一刺则衰（谓病情衰退——编者注），二刺则知，三刺则已。"《素问》详细解释了在"未发前"刺治的理由。从疟疾的现代研究提示，无论时二日疟或者三日疟，疟原虫寄生于红细胞内，在病情发作前约2小时，成熟的原虫便破坏红细胞，进入血清，于是引起寒战、壮热诸症。所以现代治疗疟疾的给药最佳时间也是以发病前给药最为理想。《外台》治在"未发前"的思路完全是人类长期防治疟疾实践的经验总结。

（2）常用药物

《外台》治疟112方中除去灸疗及针刺取穴配方、禳疟方法外尚有81首药方。其中运用频率高的治疟之药有常山、蜀漆、青蒿、乌梅、知母、黄芩、栀子、大黄、石膏、柴胡、鳖甲、地骨皮等，这些药物于今天临证治疟也常选用。

（3）治疟方法及用方

《外台》治疟方法有十：

① 发汗除疟法。使疟邪从表而解，

如《千金》麻黄汤、《急救》常山散等；

② 催吐除疟法。此法用于疟病"膈痰不得吐"者，如深师常山乌梅汤，许仁则鳖甲等五味散等。

③ 攻下除疟法。如深师常山大黄汤，许仁则当归等六味散及"巴豆、皂荚、藜芦，三味作丸"方。

④ 和解除疟法。如仲景小柴胡去半夏加栝楼根汤，《急救》蜀漆丸。

⑤ 清热除疟法。此法用以治疗温疟、瘅疟。如《千金》乌梅丸、《千金》白虎加桂心汤，《延年》知母鳖甲汤，《集验》黄连散。

⑥ 温里除疟法。此法用于治疗寒疟、牝疟（原误为"牡疟"）、久疟，如深师香豉丸、常山汤，《备急》龙骨丸，仲景蜀漆散等。

⑦ 扶正除疟法。此法针对劳疟、久疟正气损伤者，如《肘后》鳖甲酒，《备急》麻黄散方等。

⑧ 养阴生津除疟法。此法针对疟疾伴有呕吐、泻利损伤津损液者，如《急救》乌梅饮。

⑨ 利水消肿除疟法。此法适应疟疾伴有"瘕黄肿满"者，如《小品》陵鲤甲汤。

⑩ 软坚散结除疟法。此法适用于久疟形成癥积疟母者，方如许仁则鳖甲等五味散，《肘后》鳖甲酒等。

（4）灸刺疟法

《外台》记载的灸疟之法和针刺之法的取穴主要有大椎、百会、风池、三间、肾俞、尺泽、上星、临泣、昆仑、飞扬等穴。

此外还有禳除等古代禳疟方法。

总之，《外台》全面记载唐代中期以前医学界对疟疾研究成果。这对后世有关疟疾理论的发展产生了十分重要的理论和临证治疗的奠基作用。

（四）《外台秘要方》对霍乱病研究的贡献

霍乱病是因饮食生冷不洁，或感受寒邪、暑湿、疫气所致，以起病急骤，症见剧烈呕吐、泻泄，烦闷不舒为特征的危重病证。此病的研究始于《素问》、《九卷》，凡七见，但无详论、专论，仲景、华佗、皇甫谧、王叔和亦然。葛洪《肘后方》予以重视，从其发病原因，主要症状到治疗，有专节论述。《千金方》、《千金翼》亦同。唯巢元方《病源》则于二十二卷列24候对本病进行了深入的理性研究，对本病后来的发展奠定了扎实的理论基础。王焘《外台秘要方》（以下简称《外台》）于卷六（以下引述《外台》文均出于此卷）中分列14节，总结了唐代中期及其以前18家研究霍乱病的成果，计61条，方药111首。《外台》的贡献主要体现在对霍乱的病因病机，鉴别分类及方药治疗三方面。

1. 霍乱的发病原因

《外台》："霍乱者，由人温凉不调……亦有饮酒食肉，好餐腥脍，生冷过度；或居处不节，或露卧湿地，或当风取凉。"又说："夫霍乱之为病也，皆因食饮，非关鬼神。饱食肫脍，复餐乳酪，海陆百品，无所不啖。眠卧冷席，多饮寒浆，胃中诸食，结而不消"（"霍乱病源论三首"）。究其病因不外是：① 饮食原因，如生冷不节，饮食不洁，过食乳酪等，损伤胃肠所致；② 起居不节；③ 外感湿邪、寒邪、风邪等。

2. 霍乱的病变机理

关于霍乱相关病机，《外台》也予以较深刻地揭示，总其要者有六：

（1）呕吐泄利

呕吐泄利是霍乱的主症，究其病根，《外台》认为此是："阴阳二气，拥而反戾，阳气欲降，阴气欲升，阴阳乖隔，变成吐利。"又说："饮食……生冷过度，或居处不节，或露卧湿地，或当风取凉，而风冷之气归于三焦，传于脾胃，脾胃得冷则不磨，不磨则水谷不消化，亦令清浊二气相干，脾胃虚弱，便生吐利。水谷不消，则令心腹胀满，皆成霍乱"（"霍乱病源论三首"）。指出邪犯脾胃，致使脾胃气机升降失调，胃气上逆则呕吐，清气不升而下迫则泄利。

（2）腹痛

腹痛是霍乱病的主要症状之一，究其病机，是"阴阳清浊二气，有相干乱之时，其乱在于肠胃之间者，因遇饮食而变发，则心腹绞痛"（"霍乱病源论三首"）。"是冷气先入于肠胃，肠胃之气得冷气则交击而痛"（"霍乱不止及洞下泄痢方八首"）。指出是邪气犯于肠胃，使胃肠气机逆乱而成腹痛，甚或为绞痛。

（3）呕、哕

呕，指胃气上逆，有声无物，俗谓干呕。哕，有两义：一指干呕，一指嗳气。此当指干呕。《外台》认为，"霍乱而干呕者，由吐、下之后，脾胃虚极，上焦不理，气痞结于心下，气时逆上，故干呕。干呕者，谓欲呕而无所出也。若更遇冷，冷折胃气，胃气不通，则变哕也"（"霍乱干呕方五首"）。指出霍乱呕、哕是因呕吐泻利，损伤胃气，以致胃气痞塞不能和降，反逆于上之故。

（4）烦渴

烦渴是指心烦、口渴。此为霍乱之常见症状。《外台》云："霍乱而烦渴者，由大吐逆，上焦虚，气不调理，气乘于心则烦闷也；大利则津液竭，津液竭则脏燥，脏燥则渴也"（"霍乱烦渴方四首"）。指出霍乱烦渴是气逆乘心则烦，津液损伤则渴。因剧烈呕吐而致气机上逆，上逆之气凌犯于心而见烦闷。指出烦闷是心之症状，口渴是因下利太过伤津液，内脏失于津液滋润而干燥，故口渴而不止。

（5）转筋

转筋指筋脉拘挛扭转。此为霍乱病常见之症。《外台》："霍乱而转筋者，由冷气入于筋故也……夫霍乱大吐、下之后，阴阳俱虚，血气虚极，则手足逆冷，而荣卫不理，冷搏于筋，则筋为之转。冷入于足之三阴、三阳，则脚筋转；入于手之三阴、三阳，则手筋转。随冷所入之筋，筋则转。转者，由邪冷之气击动其筋而移转也。"又曰："转筋者，由荣卫气虚，风冷搏于筋故也"（"霍乱转筋方一十四首"）。此处认为霍乱所致转筋有内外两方面原因：其内在因素是吐利之后，导致机体的"阴阳俱虚，血气虚极"，"荣卫气虚"，而致筋失所养。阳虚何以能致转筋呢？《素问·生气通天论》曰："阳气者，精则养神，柔则养筋。"其外部因素是"冷气入筋"，"风冷搏于筋故也"。筋体得温则柔，遇寒则挛急，故阳气不足加之外犯风冷，故可致转筋。

（6）阴阳格拒，真寒假热

《外台》："霍乱而大吐下后，其肠胃俱虚，乃至汗出，其脉欲绝，手足皆冷，名为四逆。四逆者，谓阴阳卒厥绝也"（"霍乱后脉绝手足冷方四首"）。此指剧烈吐泄，大量耗阴伤阳，致使阴阳不相维系而发生格拒（即"阴阳卒厥绝"）的内真寒外假热的阴阳格拒证，即《外台》所谓"里寒外热"，"其脉欲绝，手足皆冷"而"面色若赤"之"戴阳"症。

3. 霍乱分类

霍乱属于温病范畴，是一种发病急

剧，病程较短的急性热病。因而其病情虽然危急而重，但其病种单纯，病情变化并不复杂。《外台》按以下两种思路进行分类。

（1）"霍乱有三名"

由于霍乱的病位主要在脾，在胃，在肠，故《外台》以此分为胃反、霍乱、走哺三名。载文曰："霍乱有三名：一名胃反，言其胃气虚逆，反吐饮食也；二名霍乱，言其病挥霍之间，便致撩乱也；三名走哺，言其哺食变逆者也"（"霍乱病源论三首"）。胃反、霍乱、走哺是因霍乱病位不同，临证特征有异的三种类型。胃反是指邪气主要干犯于胃，以剧烈呕吐为主要特征的霍乱病，"胃反"是言其呕吐之甚，故名。霍乱是邪犯胃肠，呕吐泄利并作甚剧，病人挥霍撩乱，急奔于吐、泻之际。这是此类病证的典型表现，最能体现该病的特征，故以诠释其名。走哺，是以泄利之甚为主要特征的霍乱病。哺，即进餐。走，有排泄之意。名曰"走哺"，犹言进餐的饮食物全都变作大便而排泄，此处形容其泄之甚。故《外台》又将泄利之甚称为"洞下"、"洞泄不止"。综上所见，"霍乱有三名"不外是根据其病位主要在胃、在肠胃、在肠，以及由此所致的剧烈呕吐、剧烈的呕吐及泄利、剧烈的泄利三种类型的鉴别分类而已。

（2）干湿霍乱

此病有两种：一名干霍乱，一名湿霍乱。干霍死者多，湿霍死者少。

① 干霍乱。干霍乱，又名搅肠痧。因饮食不节，或感触山岚瘴气，秽浊之气闭塞肠胃所致，症见突然腹中绞痛，欲吐不吐，欲泻不泻，烦闷不安等。《外台》："霍乱者，多吐、痢（即泄利——编者注。下仿此）也。干霍乱者，冷气搏于

胃，饮食不消，但腹满，烦乱，绞痛，短气。其肠胃先挟实，故不吐痢，名为干霍乱也"（"干湿霍乱及痰饮方五首"）。又云："干霍之状，心腹胀满，搅刺疼痛，烦闷不可忍，手足逆冷，甚者流汗如水，大小便不通，求吐不出，求痢不下，须臾不救，便有性命之虑"（"许仁则疗霍乱方三首"）。指出霍乱病大多有呕吐和泄利，但干霍乱是指寒冷邪气侵犯肠胃，致使胃肠气机逆乱而成。以腹胀满，绞痛，烦乱，短气为表现，其中不吐、不泄利是其辨证要点，也是与湿霍乱的鉴别点。

② 湿霍乱。多因内伤饮食生冷，外感寒湿、暑秽之气所致，症见吐泻无度，甚者手足逆冷，腹痛，转筋。《外台》引文曰："上吐下痢者，名为湿霍乱"（"干湿霍乱及痰饮方五首"）。又云："湿霍之状，心腹亦搅痛，诸候有与干同，但吐痢无限，此病始得，有与天行相似"（"许仁则疗霍乱三方"）。指出该病鉴别及诊断要点是"上吐下泄"症状，具有传染性（"天行"即疫病）。

4. 霍乱的治疗

《外台》鉴于对霍乱缘于"生冷过度，或露卧湿地，或当风取凉，而风冷之气归于三焦，传于脾胃"病因病机的认识，所以其治疗霍乱的基本思路是以温里、祛湿、扶正、理气、止呕、止泻为基本的治疗思路。用药总以偏温为务，故曰："凡霍乱，务在温和将息"（"霍乱病源论三首"）即有此意。

（1）温化寒湿法。此指运用温燥芳香，温运中阳及淡渗之品以散寒除湿，治疗霍乱的方法。如《广济》葍豆汤，《急救》香薷汤，《删繁》厚朴汤。

（2）扶正固本法。《外台》认为"风冷之气归于三焦"，"传于脾胃"，"脾胃虚弱，便生吐痢"，所以认为治本病的关键

在于补益脾胃，故诸种理中（汤）丸，《小品》四顺汤、人参汤，《删繁》人参补虚方即是其例。

（3）清热利湿法。《外台》认为，霍乱病邪亦可转化为湿热而干犯肠胃，此时可用《删繁》黄连汤。

（4）回阳救逆法。若吐泄过度，阴不敛阳而致阳虚不能温煦，或虚阴浮越，出现"真寒假热"（"霍乱后脉绝手足冷方四首"）时，当用回阳救逆之法。如仲景四逆汤、通脉四逆汤、《小品》扶老理中散等。

（5）涩肠止泻法。对于泄利之甚，亦可治以涩肠止泄，以缓其急，以救其标，或标本同治。如《删繁》黄连汤即是。

（6）寒热并用法。若有邪热干犯胃肠，又有吐泄太过伤阳，治当清热与温阳同行，遣药寒与热并用以治此病，如《删繁》人参补虚汤、《必效》乌梅黄连汤者是。

（7）温通攻下法。此法适应用"干霍，大小便不通，烦闷欲死，宜急与巴豆等三味丸服之，服取快利"（"许仁则疗霍乱方三首"），及《必效》四神丸。

霍乱一病，巢氏《病源》列专卷24候对其病因病机给予了深刻的探求，对本病的理论研究有奠基作用。《肘后方》、《千金方》、《千金翼》三者则侧重于霍乱的方药治疗。《外台》则综合16家研究成果，于理论、于治疗进行全面的整理，可谓是代表了中唐时期及其以前医学界对霍乱病研究的最高水平，并为其发展有不可抹杀的贡献。

（五）《外台秘要方》对肺系
疾病研究的贡献

主气，司呼吸是肺的核心功能，宣发肃降是肺气运动的形式。无论是外感或内伤，只要病变波及于肺，肺气的宣发肃降运动失常，从而产生诸多的肺部疾患。《外台秘要方》（以下简称为《外台》）于卷九、卷十计48门（但有三门为大肠病，不在此列），引用唐代中期以前18家计137条262方的研究成果（以下引文均出此二卷）。还于伤寒、天行病中另有论述。所涉的症状有咳嗽、唾脓血、喘、呷嗽、上气、胸满、身面肿、喉中水鸡鸣、短气、气逆等，另有肺痿、肺痈两病。肺与大肠相表里，故肺系疾病包括大肠疾病，且肺病也常累及大肠。

1. 肺系疾病的病因病机

肺为华盖，以覆诸脏，开窍于鼻，主喉，外合于皮毛，因此在五脏六腑之中，唯肺最易被六淫外邪所伤。肺脏娇嫩，不耐寒热，其性清肃喜润，故稍有邪气侵扰，即会动肺成疾。《外台》将肺病之因归纳为以下几点：

其一，外感之邪伤肺。所谓外感之邪，是指与季节气候、地域环境有关的，自口鼻、皮毛侵入而致病的邪气。此类邪气最易伤肺致病者，当首推寒邪，这是古人在长期临证实践中观察的结果。故《外台》论道："咳嗽者，由肺感于寒，微者成咳嗽也"（"咳嗽方三首"）。

外感热邪，或者寒邪郁而化热，热邪熏灼肺气，也是肺病常见原因。故《外台》说："肺气客热，暴伤风寒"（"肺气客热方二首"）。又说："肺热实，胸凭仰息"（"肺热兼咳方七首"）。另如卷一"伤寒春冬咳嗽"说："此由邪热客于肺也。上焦有热，其人……咳嗽。""春冬伤寒，秋夏中冷，咳嗽曲拘，不得气息，喉鸣，哑，失声，干咳无唾，喉中如梗。"卷二"天行咳嗽方五首"之论同此。

其他时令之邪，如春之风邪，秋之燥邪，长夏之湿邪等，皆可各以其时犯肺而致病。

其二，内伤邪气犯肺致病。所谓内伤病因，是指因人体自身不慎，日常生活有悖常理而形成的致病之因。如"人有运动劳役，其气外泄，腠理则开，因乘风取凉，冷气卒伤于肺，即发咳嗽"（"气嗽方八首"）。指出因过劳伤气，腠理疏松，风冷外邪乘虚入中而致肺系成疾。

内伤病因中的饮食失调，亦可犯肺致病。如"寝食伤冷，故成冷嗽……饮食将息伤热"（"许仁则咳嗽方一十二首"）。《外台》还以病案为例说明内伤饮食而致肺病者（"因食饮水上气方四首"）

其三，病理产物性致病因素。所谓病理产物性致病因素是指在疾病过程中，脏腑失常，致使气血津液停聚而成的病理产物，如水湿、痰饮、瘀血、结石等这些病理产物滞留体内，则会成为导致新的病证的致病之因。故《外台》："其胸膈痰饮多者，咳则气动于痰，上搏于咽喉之间，痰气相击，随咳动息，呀呷有声，谓之呷咳"（"呷咳方二首"）。痰饮"停澄在胸，水之上冲，冲叉于肺"（"许仁则疗咳嗽方一十二首"）。又说："咳嗽极甚，伤于经络，血液蕴结"（"久咳嗽脓血方四首"）。

其四，其他脏腑功能失调，波及于肺。《外台》指出："五脏与六腑为表里，皆禀气于肺……五脏六腑皆有咳嗽"（"咳嗽方三首"），"五脏六腑，皆令人咳嗽"（"杂疗咳嗽方三首"）。人是一个有机的整体，五脏六腑所需的水谷之气和吸入的清气，皆由肺供给，故其他脏腑失常时其病气会传之于肺而生病。

2. 肺系疾病的常见病证及其机理

《外台》所论肺部疾病主要有如下常见的临床病证：

（1）咳嗽

咳嗽是肺部疾病最为常见的临床表现，而且是最早出现的常见症状，《外台》于此有详细论述。咳与嗽，并无区别。咳，谓肺气上逆。嗽，即咳嗽。《玉篇·口部》："嗽，咳嗽也。"《说文·欠部》："欶，逆气也。"在其所援引的文献中，一是沿用《素问·咳论》的咳病脏腑辨证的思路（主要以咳嗽伴随的兼症为辨证分类依据）分为五脏咳：心咳、肺咳、脾咳、肝咳、肾咳。六腑咳：胃咳、胆咳、大肠咳、小肠咳、膀胱咳、三焦咳。

二是据病因病机辨证，分为风咳、寒咳、支咳、上气嗽、饮嗽、燥（同"燥"）嗽、热嗽、痰（即呷）嗽、冷嗽、邪嗽、气嗽、痹嗽、呷咳、留饮咳、酒客咳等名。

（2）喘

喘指呼吸困难，短促急迫的症状。"甚者乃至双眼突出，气即欲绝，汗出……气止，喘息肩息"，或张口抬肩，不能平卧（"许仁则疗咳嗽方一十三首"）。临证有虚实之分。实喘病位在肺，是邪气犯肺，肺失宣肃所致；虚喘病位在肺肾，为肾不纳气引起。《外台》常用喘，"倚息不得卧"，喘息"上气"，"短气"等语予以表述（后世认为喘、短气、上气稍有区别）。这类症状常与咳嗽相伴而生。王焘则将喘类病证按照实证、虚证、虚实夹杂三类论之。

其一，实喘。如"肺热气上，咳息奔喘"；"肺热闷不止，胸中喘急，惊悸"；"肺热，言音喘息短气"等（"肺热兼咳方七首"），此属实证之喘。此类实喘又有不同类型及其相应病机，如肺气壅滞者（"肺胀上气方四首"），"肺气积聚者"，痰浊阻滞者（"因食饮水上气方四首"），寒邪犯肺致喘者。此皆邪气壅塞于肺，肺气壅实之证，故曰："咳嗽上气者，肺气有余也。"《外台》进一步深析其病机说："肺感于寒，微则成咳嗽。肺主气，气有余则喘咳上气，此为邪搏于气，气拥滞不得宣发，是为有余，故咳嗽而上气也"（"咳嗽上气方七首"）。

其二，虚喘。《外台》所论的虚喘，责之于肺气不足。认为"久咳嗽上气者，是肺气极虚"（"久嗽上气唾脓血及浊涎方五首"）。"肺气不足，逆气胸满，上迫喉咽，闭塞短气"（"肺气不足口如含霜雪方四首"）。

其三，虚实夹杂之喘。指肺气不足，又有外邪或痰饮伏邪而致咳嗽上气者，如"上气胸满方二首"，"上气喘身面肿满方四药"中所论皆属此类喘息。

（3）胸闷胀满而痛

肺位于上焦胸中，故肺部有病，无论其虚实，皆可引起胸部气机失常而有胀闷不舒之症。指出："咳逆者……咳而胸满气逆"（"咳逆及厥逆饮咳方七首"）。"咳，胸满"（"十咳方七首"）。咳"久不瘥则胸背痛"（"久咳嗽上气，唾脓血及浊涎方五首"）。"咳，上气胸满"（"上气胸满方二首"）。

（4）喉中水鸡鸣

喉为肺所主，是呼吸之气出入的通道，故肺部疾病，尤其是有痰浊搏击之时，常有"喉中水鸡鸣"的症状。这一症状又谓"喉鸣"、"呷咳"、"瘕（即呷）嗽"。即后世所谓的"哮"证，今多谓之"哮喘"、"喘鸣"。此症的形成，是"其胸膈痰饮多者，咳则气动于痰，上搏于咽喉之间，痰气相击，随咳动息，呀呷有声"（"呷咳方二首"）。"久逆上气，胸满，喉中如水鸡声"。"久咳，逆上气，

体肿，短气胀满，昼夜倚壁不得卧，喉常作水鸡鸣"（"上气喉中水鸡鸣方一十二首"）。"患风虚得冷，辄胸中上气，喉中常如吹管声"（"咳逆上气方五首"）。此证以邪实为主，或虚实夹杂，临证对此要辨明其属寒，属热，还是痰饮，然后据而治之，施方遣药。

（5）失声

失声，也叫"失音"、"瘖（或喑）"、"音哑"等。声音发生于喉，肺气冲击所致，因此肺部疾病常可出现此症。细究之有肺阴不足，喉失濡润而致，故《外台》曰："咽喉干燥，咳嗽，语无声音。"有卒感风寒而得者，如"暴中冷、伤寒，鼻塞、喘、咳，喉中痞塞失音声"（"咳失声方四首"）。有因肺中虚寒而致者，如"肺虚寒……声音嘶塞"。也有"语言用力"则"声嘶伤"（"肺虚寒方三首"）。也有肺之气阴两虚而致失声者，如"肺气不足口如含霜雪方四首"中的补肺汤所治之证即是。

（6）肺痈

肺痈，是指久病咳喘，邪郁于肺，化热腐肉而成。症见咳嗽，发热，胸痛，咳唾脓血痰，其痰腥臭，久则肌肤甲错等。《外台》有四门（节）专论此病。认为本病属实、属热，故曰："病咳唾，其脉数，实者肺痈。""若口中辟辟燥，咳即胸中隐隐痛，脉反滑数，此为肺痈……当有脓血。"此为"风伤皮毛，热伤血脉……蕴结痈脓"，"时出浊唾腥臭，久久吐脓如粳米粥"，"咳有微热，烦满，胸心甲错，是为肺痈"（"肺痈方九首"）。此病今谓之肺脓疡。

（7）肺痿

肺痿，又称"肺萎"。因燥热灼伤肺阴，肺叶失于濡润而枯萎，常见咳嗽，吐浊痰，胸闷等症。《外台》有专门之论。

认为"病热在上焦，因咳为肺痿。或从汗出，或从呕吐，或从消渴，小便利数，或从便难，被快药下利，重亡津液，故得肺痿……其病欲咳不得咳，咳则干沫……肺痿吐涎沫。""肺痿涎唾多，心中温温（即愠愠，郁闷不舒貌）"（"肺痈方一十首"）。可见肺痿是因热而得，或因汗、吐、泻、利尿过度伤及阴津，肺失濡润，致使肺叶枯萎而成。

（8）肺胀

肺胀多因邪客于肺，肺气郁滞壅塞胀满所致，症见胸闷，咳嗽，气喘，胸盆中痛，上气，甚则不能平卧，目突等。《外台》说："肺气积聚，心胁下满气"（"肺气积聚方二首"），指出肺胀的基本病机。又说："肺胀之急，瘕（即呷）嗽喘粗，眠卧不得，极重恐气欲绝。""肺胀者，病人喘，目如脱状，脉浮大也"（"肺胀上气方四首"）。

（9）肺劳、气极

《外台》卷十八有七门（节）专论此病（以下引文均出此卷）。肺劳为虚劳病的一种，是肺脏虚损所致。症见咽喉干痛，声音嘶哑，鼻不闻香臭，面肿，胸闷气短，咳嗽吐血，饮食减少，消瘦乏力，发热，但时时怕冷、汗出等。认为"凡肺劳病，补肾气以益之，肾王（通旺）则感于肺矣。人逆秋气，则手太阴不收，肺气焦满"（"肺劳论一首"）。极，疲困。清·吴善述《说文广义校订》："极，又因穷极之义引为困也，病也，疲也。"又《玉篇·木部》："极，尽也。"故气极，为气虚之极。肺主气，故气极及肺虚劳损之最甚者。又说："凡气极者，主肺也。肺应气，气与肺合"（"气极论一首"）。指出肺病日久或者肾虚，"子盗母气"，故可引起肺劳气极病。

3. 肺部病证的治疗

《外台》如上所总结的肺部疾病之内容详细而全面，因而其论治方法也十分丰富，治疗方法可归纳为如下诸法：

（1）宣散法

凡外感六淫邪气而致肺部病证者，无论其咳、喘、哮等，皆可用之。风寒外袭者如《小品》紫菀七味汤，《深师》麻黄汤。因风热袭肺而致者，如《千金》杏仁饮。

（2）化痰法

肺气清肃，不容纤芥，若脾失健运而致水湿内停，化为痰饮水湿，阻于肺而致者，用如《延年》紫菀汤，《古今录验》天门冬煎，《备急》华佗五嗽丸，《小品》生姜五味子汤，《延年》紫菀饮，《深师》五愈丸等，以健脾土，化痰浊，平喘止咳。

（3）清热法

肺脏娇嫩，不堪热灼，故凡风热犯肺，或邪郁日久而致肺热者，用如《深师》鸡子汤，许仁则紫菀等十味丸、白前汤，或麻黄等十味丸，《延年》百部根饮，《删繁》橘皮汤，《千金》泄气除热汤，《延年》羚羊角饮等，清除肺热，以愈肺疾。

（4）温里法

肺为娇脏，不耐寒冷，故凡寒邪犯肺，或肺病日久，而致肺中虚寒而病者，用如《删繁》止气咳通声方，《千金》防风散，《广济》五味子汤、紫菀汤，深师补肺汤，《集验》补肺汤等，可奏散寒温肺，咳止喘平之效。

（5）逐水法

凡脾肾阳虚，不能蒸化水液，致使水饮湿浊上凌于肺而致者，用如《古今录验》书墨丸，许仁则巴豆丸，《千金》十枣汤等，化痰浊，逐水饮，止咳定喘。

（6）益气法

凡久病咳嗽而致肺劳气极者，皆肺气虚损，用如仲景炙甘草汤，《集验》肺痿汤方，《广济》紫菀汤，《删繁》建中汤（此取培土生金之义）。

（7）养阴法

肺喜润恶燥，故凡燥热伤肺，或肺病日久，损及肺阴，而致肺阴不足而失于濡润者，用如深师肉苁蓉汤、贝母饮，《千金》麦门冬汤、竹皮汤，《延年》地黄麦门冬煎，《删繁》竹叶汤等，滋补阴液，润肺止咳。

（8）纳气法

凡久咳久喘，伤及肺肾，气虚失于摄纳则见气喘，上气，倚息不得卧者，用如《删繁》五味子汤，《千金》黄芪汤等，以补益肺肾，纳气定喘。

（9）排脓法

凡肺热腐肉或脓而成肺痈者，用如深师补肺汤，《广济》吐脓损肺方，《古今录验》肺痈苇汤、桔梗汤、生地黄汁汤等，以清肺热，去腐肉，排脓液。

此外还有用小青龙汤以化饮解表，用巴豆丸以荡涤宿痰老痰，许仁则用八味汤、十五味丸通大肠，肃降肺气之法，等等。综上所见，无论对肺部病证的病因病机，常见病证及其机理，还是治疗肺部病证的思路与方药，《外台》均予以全面翔实地记载，展示了唐中期以及以前医学界在这一领域的研究成就，为后世对肺系疾病的研究尤其是临床应用研究具有一定的启迪作用。

4.《外台》对大肠病研究的贡献

"大肠，肺之腑也，为传导之官，变化出焉。水谷之精，化为血气者，行于经脉；其糟粕行于大肠也。"明言大肠的生理功能为传导食物糟粕，将其转化为粪便，故大肠的病变主要表现为大便量、质、次的异常。《外台秘要方》（以下简称《外台》）卷二十五以三十三门（节）、卷二十六以二十二门专论大肠疾病，在卷二、三、六、十、二十七、三十八中亦有散在论述，所涉及的病变包括痢疾、泄泻、大便难（即便秘）、便血等。现就其所论痢疾、泄泻、大便难的病因病机、辨证治疗简介如下：

（1）痢疾

痢疾是以大便次数增多，腹部疼痛，里急后重，下利赤白脓血便为特征的疾病。主要因湿热或疫毒外袭导致；亦可因七情内伤或食入秽浊，积滞肠中，传导失常而起。多发于夏、秋两季。《外台》卷二十五以三十三门（节）专论其病因病机、治疗方药。

《外台》认为岁时寒暑不调，风、寒、热毒、湿毒侵袭，以及饮食不节是形成痢疾的外因；而运动劳役，荣卫不足，脾胃亏虚，正气损耗是决定其发病与否的内在因素。依据其病因病机、临床表现的不同将其分为水谷痢、水痢、冷痢、白痢、热毒痢、赤痢（亦称血痢）、脓血痢、冷热痢、赤白痢、蛊注痢、肠蛊痢、疳痢、休息痢等十余型论治。

① 水谷痢。水谷痢是指因脾胃虚弱，运化失司而致的痢疾。《外台》指出本病多因饮食居处失宜，运动劳役过度致"体虚腠理开，血气虚，春伤于风，邪气留连在肌肉之内，后遇脾胃大肠虚弱，而邪气乘之，故为水谷痢"。明示水谷痢属外邪侵袭，伏藏体内，遇正气亏虚而发的伏而后发之病。此外，饮食不节亦可引发本病，"五月勿食未成核果及桃、李，发痈疖。不尔，发寒热，变黄疸，又为泄痢"。其病机为脾胃气虚，风邪乘虚入于肠胃，致脾虚不能克制水谷，糟粕不能结聚，则变为痢也。

对于水谷痢的治疗，以清热利湿为主，健脾益气为辅，方选《集验》黄连阿胶汤及又方，《删繁》蓝青丸，崔氏疗水谷痢方，《必效》疗水谷痢方及又方，《古今录验》疗水谷下痢方等。

纯下粪水之水谷痢，称为水痢，治疗以化湿为主，兼以扶正，方如《广济》疗水痢及霍乱方及疗水痢腹中气方，文仲马蔺散，《经心录》主水痢方等。

对于水谷痢的预后，《外台》指出："其脉小，手足寒，难疗也；脉大，手足温，易疗也。下白沫，脉沉则生，浮则死。身不热，脉不悬绝，滑大者生，悬涩者死，以脏期之也。脉绝而手足寒，晬时脉还，和足温者生，脉不还者死。脉缓、时小结者生，洪大数者死；悬绝而涩者死，细微而涩者生；紧大而滑者生，得大绝脉者亦死。""若胃气竭者，痢绝即死。"可见由脉象、手足温度所反映的阳气的盛衰、气血的盈亏以及胃气的有无是决定其预后的至关重要的因素。

② 冷痢。冷痢指肠虚寒客所致的痢疾。症见痢下色白、色青、或色黑，或如冻胶、或如鼻涕，常伴肠鸣。《外台》指出其病因为"由肠胃虚弱，受于寒气，肠虚则泄"。此外，"积卧冷处，经久病发，遂令脾胃俱冷"，亦可致病。

冷痢的治疗以温脾化温，行气导滞为法，方用《广济》调中散，《肘后》疗寒下方，《千金》乌梅丸、温脾汤，《古今录验》白头翁汤，文仲姜附散等。亦可依《肘后》外治法，用艾灸脐下一寸。或按文仲姜艾馄饨子方以食疗之法治疗。还可用《千金》疗卒暴冷、下部疼闷方进行外治。

冷痢日久，脾胃气微，不消水谷，而致不欲饮食，身体羸弱者，当服用《延年》增损黄连丸、地榆丸，文仲久痢神

验方，吴爽师疗冷痢方等以攻补兼施。

冷痢纯下白脓者，称为白痢、白滞痢，因肠虚冷气侵袭，致津液凝滞而成。治以温中散寒，健脾化湿之法，方选《广济》疗白脓痢方，《千金》大桃花汤，《延年》乌梅丸，《必效》白痢方，《古今录验》龙骨汤等。

③ 热毒痢。热毒痢系指骤受暑湿热毒所致的痢疾。以昼夜下痢七八十次，口渴甚，伴里急事重为主要临床表现。治疗采用清热解毒，凉血消积之法，方可选《千金》疗热毒痢方，文仲黄连丸等。

若"热乘于血，血流渗入"则形成赤痢（亦称血痢）。其治疗以凉血解毒止痢为法。方用《广济》黄连丸或疗下赤痢方，《古今录验》犀角煎或地肤散，文仲犀角散，崔氏黄连丸，《必效》疗赤痢方，深师蒲黄散等。

如赤痢兼腹部刺痛者，可选用《广济》生犀角散或疗热毒痢血片、脐下绞刺痛方；《千金》疗热毒下黑血，五内绞切痛方以活血止痛。

脓血痢为热痢之变症，其病由于过劳致卫外不固，春伤于风，"至夏又热气乘之，血性得热则流散也，其遇大肠虚，而血渗入焉，与肠间津液相搏，积热蕴结，血化为脓，肠虚则泄，故成脓血痢也"。本病的治疗宜采用清热解毒之法，方可选《肘后》柏皮汤，文仲治热痢方或久下痢脓血方，《删繁》赤石脂汤，《备急》若挟热者、多下赤脓杂血方等。对于其预后，《外台》指出："脉悬绝则死，滑大者生；脉微小者生，实急者死；脉沉细虚迟者生，数疾大而有热者死。"

④ 冷热痢。冷热痢是指因寒热夹杂所致的痢疾。症见痢下乍黄、乍白。《外台》认为其病因为："由肠胃虚弱，宿有寒，而为客热所伤，冷势相乘，其痢乍黄

乍白是也。若热搏于血，血渗肠间，则变为血痢也；而冷伏肠内，搏津液，则变凝白，则成白滞；赤变赤白痢也。"明示脾胃不足，虚寒内生是本病形成的内因；热邪侵袭乃其外因。本病若以下痢赤、白为主症者，则称为赤白痢。

其治疗以调气、和血、去滞为基本原则，清热燥湿与温化寒温兼用，根据寒热偏颇而调整其比例，方可用《删繁》香豉汤，《古今录验》生春石榴浆，《近效》神验黄连丸，崔氏治痢方等。以痢下赤、白为主症者，可选用文仲鹿茸散，《小品》久卒赤白下方，深师黄连汤，《延年》驻车丸等治疗。

冷热痢经久不愈，表现为下痢赤、白、或纯下瘀血者，称为肠蛊痢。采用《肘后》疗肠蛊方治疗。

⑤蛊注痢。蛊注痢是湿毒客肠所致，以痢下如蛊注，泄脓血瘀浊杂物为特点的痢疾。临症见腹痛，下痢如鸡、鸭肝片。其病因病机为"由岁时寒暑不调，则有湿毒之气伤人，随经脉血气，渐至于脏腑。大肠虚者，毒气乘之，毒气挟热，与血相搏，则成血痢也。毒气侵食于脏腑，如病蛊注之状，痢血杂脓瘀黑，有片如鸡肝，与血杂下是也"。对于湿热毒邪所致者，治以清热解毒祛湿之法，宜选《肘后》又方，《古今录验》疗纯痢血，……并协蛊毒方。若由寒湿毒邪而致者，当以散寒祛湿解毒为法，用《肘后》疗苦时岁蛊注毒下者方。

⑥休息痢。休息痢指痢疾时发时止，经久不愈者。其病因病机为"胃脘有停饮，因痢积久，或冷气、或热气乘之，气动于饮，则饮动，而肠虚受之，故为痢也。冷热气调，其饮则静，而痢亦休也。肠胃虚弱，易为冷热，其邪气或动、或静，故其痢乍发乍止"。即言痢疾治疗不

彻底，致脾胃虚弱，饮邪内停，大肠传导失司是其基本病机；冷热邪气乘袭乃本病之诱因，总属虚实夹杂之证。

其治疗采用健脾益气，化湿导滞之法以补泻兼施，方选《肘后》疗休息痢方，文仲疗休息痢方，胡洽曲糵丸等。

⑦疳痢。小儿下痢日久，则形成疳疾与痢并见的疳痢，多因久痢致脾胃气虚，水液失运而发。治疗以补脾益气为主，必要时可采用收敛固涩之法。方可用《必效》疗冷疳痢方，《古今录验》疗五疳蒸下痢方，《广济》兀子矾散。亦可用《必效》疗积久痢或疳灌方以灌肠治疗，当今的大量临床实践证明，应用温热药加收敛固涩药灌肠，对于下痢日久不愈者，是一种极为有效的治疗方法。

无论何型痢疾，经年不愈者，均应采用健脾温阳化湿，收敛固涩止痢之法以补泻兼施，方可选《千金》疗下痢丸、乌梅肉、四续丸、椒艾丸，《古今录验》当归汤，吴爽师疗久痢方等。

此外，对于各种痢疾，暂瘥即发者，"此即纵与新药止之，终存其根。本由肠胃中冷热不调，病根固结，必须汤药涤之，以泄病势，痢后更以药物补助之"。这种先采用"通因通用"之法以荡涤积滞，然后以温脾益气法调理的攻补兼施、分阶段治疗的方法，对于后世痢疾的治疗，颇有启发。

（2）泄泻

泄泻是指大便次数增多，粪质溏薄或完谷不化，甚则泻如水样的疾病。古人将大便溏薄称为泄，大便如水样者称为泻。《外台》中多称为下痢（当为"利"字），由是可知，在唐时对泄泻与痢疾尚缺乏确切的鉴别诊断。

泄泻的病因，不外乎外感与内伤两个方面，因外感而致者，多与寒热邪气侵袭

有关；内伤者则与肝气犯胃、脏腑虚弱等因素有关。其病变主要在脾、胃与大肠、小肠，而脾胃功能障碍是导致本病发生之关键。

因外邪致泻者，《外台》论曰："伤寒病若表实里虚，热气乘虚而入，攻于肠胃，则下黄赤汁；若温毒气盛，则腹痛、壮热，下脓血如鱼脑、或如烂肉汁；若寒毒入胃，则腹痛、身热、下清谷。""此由热气在肠胃，挟毒则下黄赤汁也。又热毒伤于肠胃，故下脓血如鱼脑、或烂肉汁，壮热而腹绞痛，此温毒热气所为也。"

其治疗以祛邪为主。若因热毒而致者，以清热解毒祛湿为法，方可选《伤寒论》葛根芩连汤，《肘后》黄连丸，范汪秦皮汤，《小品》犀角汤，《集验》柏皮汤，《千金翼》白头翁汤，张文仲犀角汤，深师七物升麻汤及黄连汤等。因寒而致者，治以散寒祛湿之法，方用《肘后》赤石脂汤及白通汤，范汪豉薤汤及通草汤，崔氏阮氏桃花汤，范汪麝香丸等。

对于外邪致泻而下清谷者，治疗时"不可攻表，汗出必胀满，表里俱虚故也"。至于其预后，《外台》指出："伤寒六七日下利，便发热而痢，其人汗出不止者，死，但有阴无阳故也。""下利有微热，其人渴，脉弱者，今自愈；脉沉弦者，下重。其脉大者，为未止；脉微数者，为欲自止，虽发热，不死。少阴病八九日，而一身手足尽热，热在膀胱，必便血下利、脉反伏数、尺中自濇，其人必圊脓血。少阴病下利，若利自止，恶寒而欲踡，手足温者，可疗。阳明病下痢，其人脉伏大，此皆为虚弱，强下之故也。""伤寒下利，日十余行，其人脉反实者，死。"

因肝气犯胃而致之泄泻，《外台》论曰："服石之人，体常多热，热即引饮，饥复加食，水谷既伤，胃腑失度，土既衰损，木必来乘，故曰肝入胃即泄，或单下而不吐。"

脏腑虚弱之腹泻，多与脾胃中冷，大肠虚寒，三焦虚寒等因素有关。因脾胃中冷而致者，治疗应以温脾益气化湿为法，方可选深师厚朴汤、温脾汤、大温脾汤等。因大肠虚寒而发者，可用《千金》黄连补汤以化湿敛泻。因三焦虚寒所致之泄泻，当用《删繁》茯苓安心汤、半夏泻心汤，《千金》黄连丸以辛开苦降；或用《删繁》柏皮汤止痢方、人参续气汤等以补泻兼施。

此外，下焦热盛亦可致泄泻，其治当以清热祛湿止泻为法，方可选《删繁》升麻汤，《千金》赤石脂汤、香豉汤、黄连汤等。

（3）大便难

大便难，即便秘。指排便间隔时间延长，或虽不延长但排便困难者。便秘多由热盛、津亏或寒凝，致脏气不调，大肠传导失司而发。

《外台》指出大便难的病因病机为："此由脾胃有热，发汗太过，则津液竭，津液竭则胃干燥，结热在内，故大便不通。""大便难者，由五脏不调，阴阳偏有冷热虚实；三焦不和，则冷热并结故也。胃为五谷之海，水谷之精化为荣卫，其糟粕行之于大肠以出也。五脏、三焦既不调和，冷热拥塞，结在肠胃之间，其肠胃本实，而又为冷热之气所并，结聚不宜，故令大便难也。又云：邪在肾，亦令人大便难，所以而者，肾脏受邪，虚则不能制小便，则小便利，津液枯燥，肠胃干涩，故大便难。又渴、利之家，大便亦难，所以而者，津液枯竭，致令肠胃干燥。""大便不通者，由三焦、五脏不和，冷热之气不调，热气偏入肠胃，津液竭燥，故令糟粕痞结，拥塞不通也。""此病久无余候，但由饮食将息过热，热气蕴积秘结。"总括其病因病机，本病有因过用发汗之法，致津亏肠燥而发者；有因饮食将息过热，热气蕴结而致者；亦有因肾虚不能制小便，尿频致津液枯竭，胃肠干燥而病者；还有因脏气失调，外邪侵袭而发者。

对于大便难的诊断，《外台》论曰："诊其左手寸口人迎以前脉，手少阴经也，脉沉为阴，阴实者，病苦闭闷，大便不利，腹满，四肢重，身热。若胃胀，右手关上脉阴实者，脾实也，病苦肠中怵怵如牢状，大便难。脉紧而滑直，大便亦难。跗阳脉微弱，法当腹满，不满者，必大便难而脚痛，此虚寒从下而上也。"

本病的治疗总以通便为要，但不能尽用硝黄之类攻下，应针对不同证型，而施以相应之治法。属热秘者，治当清热通便，可用《删繁》柴胡通塞汤，《集验》滑石汤，《千金》三黄汤等。若热盛津伤者，宜增液行舟之法，方可选《古今录验》麻子仁丸。如表证未除而大便不通者，当用《广济》柴胡散或柴胡汤以解表与通下兼施。因宿食停滞之便秘，治当消食导滞通便，方用《千金》练中丸。

"若缘气秘，自须仍前疗气法，服巴豆等三味丸，及疗水气葶苈等诸方取利。若是风秘，自以后服大黄等五味丸。暴秘之状，骨肉强痛，体气烦热，唇口干焦，大便不通。宜依后大黄芒硝二味。"

此外，《外台》还辑录了许多外治方药以治便秘。有灸承筋或第七椎两旁；也有用湿瓜蒂、或以蜜与干姜末和为丸、或用猪胆导入肛门以通便、还有以猪、羊胆灌肠治疗。由此可见，《外台》所收录的治疗大便难的治法和方剂是极为丰富的。

《外台》认为便血的病因主要为下焦虚寒，根据出血与排便的关系，可分为近血和远血两种类型。先见血、后排便者，为近血；先便后血者，为远血。均采用温阳健脾，坚阴止血之法，方选崔氏伏龙肝汤、续断汤，或《千金》续断止利汤等。

（六）《外台秘要方》对脾胃疾病研究的贡献

《外台秘要方》卷二、三、四、六、七、八、十二、十六中总计66门（节）均涉及到脾胃失调所致的病证，为后世研究脾胃病证提供了唐中期以前的宝贵资料，其中对脾胃病证的处方用药，其意义尤为突出。

1. 脾胃病证的病因病机

据《外台秘要方》（以下简称《外台》）所载，脾胃病证形成的原因主要有以下五个方面：

其一，外感而致脾胃病。卷二认为："伤寒病后，胃气不和"（"伤寒呕哕方一十四首"）。"伤寒病，若表实里虚，热气乘虚而入，攻入肠胃，则下黄赤汁"（"伤寒下痢及脓血黄赤方一十六首"）。"伏热在胃，令人胸满，胸满则气逆，气逆则哕"（卷四"温病哕方四首"）。"脾胃有热，谷气郁蒸，因为热毒所加，故卒然发黄"（卷四"黄汗方三首"）。上述文献指出，无论是伤寒、天行、温病所致之脾胃病证，皆是外邪所犯，入侵中焦，导致脾胃失和而病。

其二，内伤饮食而致脾胃病。《外台》认为，饮食不节可以损伤脾胃而致病。正如卷八"脾胃虚弱不能食方三首"所言："胃为水谷之海，主受盛饮食者也。脾气磨而消之，则能食。"若"由酒食过度，五脏不和，水谷相并，积于脾胃"（卷四"黄疸方一十三首"）；若"由失饥大食，胃气冲熏"（卷四"谷疸方三首"）；或者"饮水暴冷，啘"（卷四"温病哕方四首"）等。可见，饮食不节、过饥、过饱、过冷，均可损伤脾胃，致使脾胃失和而变生诸疾。

其三，七情不和，损伤脾胃。《外台》认为，情志不遂，忧愁恚怒，致使气机壅塞，进而可使胃气不降，反逆于上而成"噎膈"。如卷八指出，引起心腹疼痛及噎膈者原因有七："七气者，寒气、热气、怒气、恚气、喜气、忧气、愁气"（"七气方三首"）。就十分明确地指出了情志所伤是导致噎膈等脾胃病证的主要原因。

其四，过用寒凉药物，或攻下、泄利过度，损伤脾胃。卷二"伤寒呕哕方十四首"指出："伤寒病后，胃气不和，此由初受病者，毒热气盛，多服冷药泻下，及饮冷水，病折以后，热势既退，冷气乃动……此由脾胃气虚冷故也。"卷四"天行呕哕方七首"也指出："若大下后，胃气虚冷，亦令致哕也。"

其五，久病正虚，累及脾胃而病。如卷八"胃反方二十首"说："夫营卫俱虚，血气不足，停水积饮在于胃管（即胃脘）则脏冷，脏冷则脾不磨，脾不磨则宿谷不化。"又说："脾胃二气俱虚弱，故不能食也"（卷八"脾胃弱不能食方三首"）。

综上所见，《外台》从外感诸邪，内伤七情、饮食不节、用药不慎及久病累及诸方面，论述了脾胃病证形成的机理。

2. 脾胃常见病证及治疗

《外台》所载脾胃病证主要有如下诸种：

（1）呕吐

呕吐又称吐逆，是指食物或涎沫由胃中上逆而出的病证。《外台》认为有声无物为"干呕"，亦称为"哕"、或"啘"。有物有声称为呕吐。呕吐的发生，据上述《外台》有关对脾胃病因病机的归纳显示，引起呕吐的原因不外是外邪犯胃，饮食所伤，情志不遂，胃气虚冷几端。对呕吐一证的治疗，无论其属寒、属热、属虚、属实，总以和胃、降逆、止呕为务。证属于寒者，可用《救急》生姜汤、木香汤，《肘后》干姜茱萸汤（卷六）；若为饮食所伤，食滞胃脘证属于实者，可用《广济》白术、神曲、甘草、干姜、枳实五味丸；胃有郁热而呕者，用如《广济》九味丸方（卷六），《肘后》橘皮甘草汤（卷三"天行呕啘方七首"）；若胃中虚冷者，用如《千金》补胃汤，人参散，《删繁》人参补虚汤等；若胃阴不足中焦有虚热者，用如《延年》补胃饮；若因情志怫郁，气机郁滞者，用如《千金》七气丸等。

（2）胃反（反胃）

胃反，又称反胃，是指症见朝食暮吐，暮食朝吐为特征的病证。其主要机理是脾胃损伤，不能腐熟水谷。故《外台》卷八"胃反方二十首"指出："夫营卫俱虚，血气不足，停水积饮，在于胃管（即胃脘）则脏冷，脏冷则脾不磨，脏不磨则宿食不化，其气逆而成胃反也。则朝食暮吐，暮食朝吐，心下牢，大如杯，往来寒热，甚者食已则吐。其脉紧而弦，紧则为寒，弦则为虚，虚寒相搏，故食已则吐，名为胃反也。"究其病因病机，可因酒食不节，情志不调，或劳倦内伤而致脾胃虚寒，或致胃中积热，或水饮痰浊阻滞胃脘，或久病而瘀，血行不畅等。

《外台》辨治胃反证时，证属寒热错杂者，用如《集验》大半夏汤或崔氏方；证属水饮痰浊停滞胃脘者，用如《集验》

茯苓小泽泻汤及《千金方》半夏饮子；证属虚寒，且伴有胃脘刺痛者，用如《集验》疗胃反久冷者方或"胃反大验方"；证属脾胃虚冷者，用如《必效》人参汤；证候属实，有宿食积留胃脘者，用如《广济》方；久病致瘀，证见"心下坚如杯，往来寒热"者，用如华佗神效方。

（3）不能食

不能食，指脾胃虚弱，不能正常进食者，后世多称为纳差、纳呆、纳少、不思饮食等，是脾胃虚弱，不能腐熟消磨水谷之故。《外台》卷八"脾胃虚弱不能食方三首"指出："脾胃二气，相为表里。胃为水谷之海，主受盛饮食者也；脾气磨而消之，则能食。今脾胃二气俱虚弱，故不能食也。尺脉浮滑速疾者，食不消，脾不磨也。"由于此证以脾胃虚弱为主要病机，故《外台》仅以偏热、偏寒，或虚，或实之别而治之。偏于热者，用如《延年》人参饮，"主虚、客热，不能食，恶心。"或《广济》九味（黄连、麦门冬、苦参、栝楼、知母、茯神、土瓜根、甘草）丸方。偏于寒者，用如《延年》厚朴汤，主"疗不能食，腹内冷气"，或《广济》十味（吴茱萸、白术、干姜、人参、甘草、五味子、曲末、麦蘖、厚朴、桂心为末，生姜汤送服）；若有食积内停者，用如《广济》五物丸方；若有水饮痰浊停于胃脘者，用如《延年》白术丸。

（4）噫醋

噫醋，即吐酸、反酸。凡酸水由胃中上泛，若随即咽下者，称为吞酸；不咽而吐出者，称为吐酸。此证可单独出现，亦可与心腹痛等证并见，多由火热内扰，胃气不和而发；亦可因脾胃虚寒，不能运化而成。《外台》云："噫醋者，由上焦有停痰，脾胃有宿冷，故不能消谷。谷不消，胀满而气逆，所以好噫而吞酸，气息酸臭也"（卷六"噫醋方七首"）。《外台》议论胃病，认为其基本病机有"胃实热"和"胃虚寒"（卷八）之别。许仁则也认为胃气上逆之证的病机"有两种：一者积热在胃，呕逆不下食；一者积冷在胃，亦呕逆不下食"（卷六）。故其治疗噫醋证时，以虚冷为主，故所用七方均以温中益气散寒为法。用如《广济》槟榔散、茯苓汤、白术散方，以及《延年》吴茱萸汤（卷六"噫醋方七首"）。

（5）呃逆

呃逆，俗称打嗝儿。《外台》称"哕"、"宛"。是指胃气逆而上冲，撞击膈膜而致的调高而短，不能自已的症状。呃逆可偶见、单见，亦可与胃的其他病证相伴发生。呃逆不同于干呕和嗳气（即噫）。此证虽有胃寒、胃火（热）、气郁、食滞之别，但总以胃失和降，气逆于上为基本病机。《外台》以虚实两端论之。其属于实者，"由脾胃有邪，谷气不消所为也……气逆不通则哕也"（卷六"呕哕方四首"）。其属于虚者，是因"脾胃俱虚，受于风邪，故令新谷入胃，不能传化，故谷之气与新谷相干，胃气则逆。胃逆则脾胀，脾胀则气逆，因遇冷折之，则哕也"（卷六"哕方七首"）。实证用《广济》橘皮汤，虚证用推拿按摩或皂荚末纳鼻取嚏法治之。

（6）噎膈

噎膈，是指饮食吞咽受阻，或食入即吐的病证。噎，指吞咽时梗噎不畅；膈，指饮食格拒不入，或食入因格拒而上返吐出。两者都可单独出现，但常并见。多因忧思郁怒，情志不遂，气机郁滞所致；也可是饮食所伤，寒温失宜，劳役过度所为，均可引起脏气不和，气血瘀结而填塞胸膈，结于心下及脾胃而成本病。本病当与反胃、呕吐、呃逆、关格诸证相区别。

《外台》将"噎"与"膈"分而论之。"噎"者，以吞咽受阻不畅为主要特征。"夫阴阳不和，则三焦隔绝。三焦隔绝则津液不利，故令气塞不调理也，是以成噎。此由忧恚所致，忧恚则气结，气结则不宣流，使噎。噎者，噎塞不通也"（卷八"诸噎方一十二首"）。此病又有气噎、食噎、醋噎、忧噎、劳噎、思噎之不同，王氏总以寒、热、虚、实为纲论治。其证偏热者，用如深师疗噎方（羚羊角、前胡、甘草、人参、橘皮），《救急》气噎方；偏寒者用如《广济》通气汤，或深师通气汤；寒热夹杂者，用如《必效》半夏汤；虚寒者，用如《古今录验》五噎丸，或《经心录》五噎丸。

"膈"者，食物格拒不下，食入即吐为特征。"五膈气者，谓忧膈、恚膈、气膈、寒膈、热膈也。""常以忧愁思虑食饮而得之。""五膈为病，五脏俱虚，则受风冷；五脏有邪，呼吸不足，阴注于内，阳结于外，阴阳相错……此血气衰微，脏凝冷气成之"（卷八"五膈方八首"）。虽有"五膈"七名（忧、恚、气、寒、热、食、饮膈七名），但总以胃寒、胃热以及虚、实为辨治纲领。证属虚寒者，用如《古今录验》五膈丸三方及《经心录》五膈丸；证属寒热夹杂者，用如《古今录验》大五膈丸；寒热错杂并有气虚血瘀者，可用《千金》七气丸。

（7）痞满

痞满，是指心下痞塞胀满，或胸腹满闷不舒，触之无形而不痛的病证。又称为痞、痞塞、满闷、胀满。痞满可发生在心下、在胁下、在腹部，故也常称心下胀（或脘胀）、腹胀、心腹胀、胁肋胀等。此多因起居失调，饮食失宜，情志怫郁，脾胃虚弱而致气滞、痰凝、食积而成，以脾失健运，中焦气机升降失常为主要病机。

《外台》对此证于卷七分九门（节）专论之（以下引文均出此卷）。指出"心腹胀者，脏虚而邪气客之，乘于心脾故也……脏虚，邪气……与正气相搏，积聚在内，气并于脾，脾虚则胀，故令心腹胀满，气急而胀也。"又云："胸膈、心腹中痰、水、冷气，……胁肋急胀。"基于这一认识，《外台》辨治痞满有如下主要思路：

① 温里散寒消痞法。此法适宜于因寒而致气机郁滞不畅成痞者，用如《广济》桔梗散，当归汤及"吴茱萸、干姜、附子、细辛、人参"五味丸方，《广济》槟榔汤、槟榔丸，或《小品》当归汤；

② 泻热攻下消痞法。此法用于热邪内结肠胃，气机不通成痞得，方如《古今录验》通命丸；

③ 理气活血软坚消痞法。此法用于气滞血瘀而成痞者，用如《广济》芍药丸、鳖甲丸，或《广济》昆布散；

④ 化饮逐水消痞法。此法用于痰湿停聚，妨碍气机运行而成痞者，用如《广济》通草汤、茯苓汤、郁李仁丸，《古今录验》黄花丸等；

⑤ 疏理气机消痞法。此法仅适用于气机阻滞成痞者，用如《广济》柴胡厚朴汤，《必效》青木香丸等；

⑥ 散寒清热。此法适用于寒热错杂之痞满者，寒热并用消痞法，用如《广济》人参丸，《千金》厚朴七味汤。

此外，《外台》卷七专列"灸诸胀满及结气法二十二首"和"导引一法"。

（8）心痛

古论心痛有两义：一指心前区痛，又谓真心痛。此属胸痹心痛范畴。一指心窝疼痛，即后世的胃脘痛、胃痛。《外台》

已将心痛两义分而论之，卷七所谓之心痛，主要指胃脘痛，也是此节述要的重点。

① 心痛的病因病机。据《外台》卷七（以下所引文献均出于此）所载文献提示，导致心痛的原因甚多，如有"风冷邪气乘于心"者，有"阳虚阴厥"者，有"气乘于心"者，有"蛔虫、冷气"者，有"恶疰"者，有"中恶"者，有"停饮"者，有"风邪冷热所乘者"。另外卷八认为有"胃实热"者，有"胃虚寒"者。综其文献所载，心痛的病位在于脾胃，但心肝诸脏失调亦可致之。质而言之：

一是阳气虚弱，阴经气逆。"诸阳气虚少，阴之经气逆，谓之阳虚阴厥，亦令心痛"（"心痛八方"）。指出阳虚，气机失温而逆乱致痛。

二是脏虚感邪，气机逆乱。认为"诸脏虚受病，气乘于心者，亦令心痛"（同上）。

三是寒邪侵袭，气机收引凝滞。认为"心痛者，由风冷邪气乘于心也"（同上）。

四是蛔虫窜扰，气机逆乱。"心中腹痛，发作种（种，通肿，壅滞之义）聚……是蛔虫"（"诸虫心痛方一十八首"）。

五是饮食不节，损伤脾胃。指出"脾主消水谷，冷气客之，则脾气冷弱，不胜于水谷也……故痛复不能饮食也"（"心痛不能饮食方二首"）。

六是水停血瘀，形成癥块。认为"心下坚痛，大如碗，边如旋杯，名为气分、水饮所结"（"心痛癥块方二首"）。指出心痛日久，气机郁滞，气不行血，亦不行水，致使水停血瘀而成癥块。

七是心脉闭阻，其心痛甚。指出"其人心痛者，是心之支别络，为风邪冷

热所乘痛也"（"久心痛方六首"），其状为"心痛彻背，背痛彻心"（"心背彻痛方四首"）。此虽属真心痛，但此病亦常以心口胃脘痛为见症。

八是毒气中恶，心腹突发绞痛。若突然触冒秽浊邪气，致使心腹气机猝然逆乱而见搅痛、绞痛、刺痛（"中恶心痛方五首"）。

九是水饮停聚，络脉阻滞不通。指出："心痛而多唾者，停饮乘心之络故也……若冷热相乘，故腑脏不调，津液水饮停积，上迫于心，令心气不宣畅，故痛而多唾也"（"多唾停饮心痛方二首"）。

十为邪郁化热，心痛烦懊。"若支别络为风邪所乘而痛，则经久或疰，其痛悬急懊者，是邪迫于阳，气不得宣畅，拥瘀生热"（"心下悬急懊痛方四首"）。

综上《外台》所论心痛十条原因，不外乎有如下六者：

一者为外邪所伤而致心痛，如风冷寒邪所致，此为导致心痛的主要原因。寒为阴邪，其性凝滞、收引，无论是冒犯寒冷之气，或者饮食之寒凉者皆可致之。外邪中的风热亦可致之，但较少见。

二者恶疰或中恶，此指病人触冒秽浊之邪而致。

三者是体内肠道寄生虫，尤其是蛔虫窜扰，气机逆乱而致。

四者为病理产物性致病因素，如"停饮、瘀血"。

五者为饮食不节而致心脘腹痛。

六者为情志所伤之因所致，《外台》于处方用药中则有体现。

可见，心痛的机理不外是邪气干犯，络脉郁阻，脾胃失调或冷弱，气机逆乱而不宣畅等。

② 心痛的分类及名称。对《外台》所载心痛不同类别加以分类，若按病机分

类，有脾心痛、胃心痛、肾心痛、肝心痛、肺心痛，此类是各脏腑气机逆乱而致，属《九卷》所云的"厥心痛"范畴。

若按病因分类，如"九种心病"中的虫心痛、注（亦作疰）心痛、气心痛、食心痛、饮心痛、冷心痛、热心痛七者。

若据病情及症状特点分类，有"九种心痛"中的"来去心痛"，是指时作时止，呈间歇性发作的心痛。

若按综合因素分类，如真心痛、五脏心痛等。

③ 心痛的表现特征。《外台》对心痛表现特征的描述可归纳如下几种：

其一，痛势及程度。有急痛、卒痛、痛甚、毒痛（毒，有凶狠之义）。

其二，疼痛的性质。如刺痛、冷痛、绞痛、绞刺痛、搅刺痛，痛如"锥刺及虫啮"等。

其三，疼痛的放散部位。如痛引喉、心痛"如物从后触其心"、撮胁连心痛、心痛引背、心痛彻背、背痛彻心等。

其四，心痛常常伴见的兼症。如呕吐、下利、心烦懊侬、悁闷、不食、吐血、癥块硬筑、手足逆冷、手足青至节等。

④ 心痛的治疗

据《外台》载方分析，其治疗心痛的方法主要有如下九法：

1）温里散寒法。此法针对感寒或内脏虚冷而致的心痛，方用如《延年》当归汤，《广济》桔梗散，《深师》防风茯苓汤，《崔氏》乌头汤，张文仲蜀椒丸，仲景乌头赤石脂丸等。

2）补益中气法。此法针对"脾胃冷弱"而致的心痛，方如《延年》茱萸丸，《小品》温中当归汤。

3）辛开苦降法。此法针对心腹搅痛、寒热错杂，"似有蛔虫者"，方如《广济》当归汤。

4）杀虫止痛法。此法针对蛔虫引起的"虫心病"，方如《广济》槟榔鹤虱散，张文仲的鹤虱散，《延年》鹤虱丸。

5）清泻法。此法针对心痛属于热证者，方如《古今录验》黄连汤，《千金》增损汤，《肘后》苦参汤等。

6）攻下法。此法针对热结心痛者，方如范汪芫花汤；若为寒结心痛者用《千金》附子丸。

7）活血化瘀法。此法适应于病久心下有"癥块硬筑"者，方用《广济》当归汤或张文仲干漆丸。

8）催吐法。此法适应突然"中恶、心腹绞刺痛"者，方用《广济》瓜蒂散。

9）芳香开窍法。此法适应突然"中恶、心腹刺痛"者，方用《广济》麝香散。

综上所见，《外台》所论心痛主要是指心窝（胃脘）痛，分别从心痛的病因病机、分类名称、主兼症状、疼痛特征及治疗诸方面，总结了唐中期以前研究的成就，其对该病的发展有主要贡献，为后世研究该病奠定了相关的理论及临证治疗基础。

（9）腹痛、腹胀

腹痛，是指以脐周围疼痛为主症的常见病证。腹胀是自觉腹部撑胀不适。据腹诊定位原则，脐周围称为腹、脐腹、大腹，属于脾。因此腹痛属于脾病范畴。《素问》、《九卷》论"腹痛"凡16次，但无专论。仲景等将其归之于心痛，或心腹痛而论之，但未独立研究，《中藏经》、《甲乙经》亦然。《肘后》始将心痛、腹痛、心腹痛判为三病，于卷一的第八和第九、第十分别论治。巢氏《病源》分别对心痛和腹痛的相关理论作了研究，孙氏《千金》又将腹痛统于心痛之中。王焘

《外台秘要方》（以下简称《外台》）于其第七卷（以下引文均出此卷）中将心痛、腹痛、心腹痛分为三病，其中腹痛病的内容计有二节，心腹痛一节，记载了10家的研究成果，共16条21首方药。

腹胀与胀痛虽为两名，但临证中两者常常兼而有之，尤其是心腹部更是如此。故《外台》于腹痛之后又有五节16条56方论治腹胀，故于此节一并述之。

① 腹痛、腹胀的病因病机。《外台》对腹痛、心腹痛病因病机的记载颇为简要。认为"腹痛者，由腑脏虚，寒冷之气客于肠胃、膜原之间，结聚不散，正气与邪气交争相击，故痛"（"腹痛方四首"）。由于心痛、腹痛常相兼而生，故《外台》又曰："心腹痛者，由腑脏虚弱，风寒客于其间故也。邪气发作，与正气相击，上冲于心则心痛，下攻于腹则腹痛，上下相攻，故心腹绞痛，气不得息。"又云："心腹中气，时时痛，食冷物则不安稳"（"心腹痛及胀满痛方一十首"）。

上述所载文献指出腹痛的主要病因是：一则感触寒冷邪气之故，或风寒外犯，或进食生冷之物皆可致之；二则脏腑素虚，此为外邪入内的病理基础。其基本病机是"邪气与正气交争相击"，致使气机逆乱而不宣畅，故发胀痛。据《素问·举病论》有关气血不足不荣则痛和经脉气机不通而痛的机理，此处正体现腹痛亦有因虚、因实而痛的机理，"腑脏虚弱"则因虚经脉失养而痛，感寒则因邪导致经脉收引拘挛而痛。

《外台》对腹痛相关的症状记述为"急痛"、"卒痛"、"绕脐痛"、"拘急痛"、"撅（即"搅"）痛"、"绞痛"、痛引腰背肋下、时时痛、遇冷痛等，伴见症状有呕吐、腹鸣、泄泻等。

② 腹痛的辨治。《外台》对腹痛的治疗主要采用下列方法：

一是温里散寒法。方如范汪四味当归汤，《小品》茱萸汤，《古今录验》芎䓖汤，《广济》桔梗散，《广济》当归汤等。

二是温通祛邪法。如张文仲当归大黄汤，适应于正虚夹实的腹痛。

三是补虚温里法。如《千金》生姜汤，《集验》葛氏方，适应于正虚有寒之腹痛。

四是疏理气机法，如《千金》厚朴七味汤，《广济》槟榔丸等。

综上所述，《外台》对于脾胃病证的认识，尤其是病因病机，临床辨证及处方用药方面，对唐中期以前，尤其是魏晋至隋唐时期临床实践的全面汇总，所载内容翔实而丰富，为后世在此领域的研究和发展，提供了十分有益而宝贵的资料。

（七）《外台秘要方》对肝胆疾病研究的贡献

肝胆病证范围十分广泛，就《外台秘要方》所载内容，主要有黄疸、臌胀、胁痛、眩晕、中风、疝气等，现结合其中所载内容及所用方药，予以述评。

1. 黄疸

黄疸病自始载的《素问》、《九卷》以降，仲景、华佗均有研究，巢氏《诸病源候论》从理论上给予了较深刻的探索。王焘《外台秘要方》（以下简称《外台》）对上自《伤寒杂病论》，下至与其同朝代的孙思邈、张文仲等共引用文献计15家64条80首方药，对此病的论述作了一次全面而翔实的总结，对后世研究该病具有十分重要的意义。

（1）黄疸的类别

据《外台》所载文献，黄疸分为外感所致黄疸和内伤所致黄疸两大类别。

① 外感病黄疸。就外感黄疸而言，《外台》论及了伤寒黄疸和温病（即天行）黄疸。伤寒黄疸是"阳明病，发热而汗出，此为热越，不能发黄也。但头汗出，其身无汗，齐颈而还，小便不利，渴引水浆，此为瘀热在里，身必发黄，宜服茵陈汤方"。并指出服用此方后，"小便当利，如皂荚沫状，色正赤，一宿腹减，黄从小便去"（卷一"《千金方》六首"）。又说："伤寒三五日，疑有黄，则服此油方（指生乌麻油方）"（卷一"《崔氏方》一十五首"）。"伤寒，热出表发黄疸，宜汗之而愈"（卷四"黄疸方一十三首"）。

温病（天行病）黄疸，是指与时令气候有关的传染性疾病之黄疸。《外台》记载曰："凡遇天行热病，多必内瘀著黄"（卷四"黄疸遍身方一十一首"）。"急黄病，此病始得，与前天行病不多异，五六日但加身体黄，甚者洟、泪、汗、唾、小便如柏色，眼白睛正黄。其更重状，与天行病候最重者无别"（卷四"许仁则疗诸黄方七首"）。

② 内伤病黄疸。《外台》记载的内伤病黄疸有：

1）谷疸："谷疸之状，食毕头眩，心怫郁不安而发黄。由失饥大食，胃气冲熏所致。阳明脉迟，食难用饱，饱则发烦、头眩者，必小便难，此欲为谷疸"（卷四"谷疸方三首"）。指出谷疸是饮食失节，过饥而又饱食，损伤脾胃所致。

2）酒疸："夫虚劳之人，若饮酒多进谷少者，则胃内生热，因大醉当风入水，则身目发黄，心中懊痛，足胫满，小便黄，面赤发斑"（卷四"酒疸方七首"）。指出酒疸是因饮酒过度，又"当风入水"，致使热郁中焦而成。

3）女劳疸：又称"劳疸"。"女劳疸之状，身目皆黄，发热恶寒，少腹满急，小便难。由大劳、大热而房室，房室毕入水所致也。"又说："黄家，日晡发热，而反恶寒，此为女劳得之，膀胱急，小腹满，身体尽黄，额上反黑，足下热，因作黑疸，大便必黑，腹胪胀满如水状，大便黑溏者，此女劳之病，非水也"（卷四"女劳疸方四首"）。指出女劳疸是因形劳，或房劳过度，又感水湿之邪而成。

③ 急黄。"急黄状始得，大类天行病，经三两日，宜合麻黄等五味汤服之，发汗则泄黄势"（"许仁则疗诸黄方七首"）。又说："脾胃有热，谷气郁蒸，因为热毒所加，故卒然发黄，心满气喘，命在顷刻，故云急黄也。有得病即身体、面目发黄者，有初不知是黄，死后乃身面黄者。其候得病但发热心战者，是急黄也"（卷四"急黄方六首"）。指出急黄是发病急骤、病情危重的一类黄疸病。

④ 癎黄。《外台》指出："阳气伏，阴气盛，热毒加之，故但身面色黄，头痛而不发热，名为癎黄也"（卷四"癎黄方三首"）。此处癎黄，有人认为即后世之"阴黄"的俗写。考"癎"字之义，实指心病。《集韵·沁韵》："癎，《字林》：心病。"古之心病，多指胃脘病。再读上述文献，若据"不发热"的症状言，指今之"阴黄"亦可从之。此时已具备黄疸分阴阳的思想基础，认为黄疸"发于阴部，其人必呕；发于阳部，其人振寒而发热"（卷四"黄疸方一十三首"）。

此外，《外台》记载黄疸类别还有"五色黄"，即"阎黄，眼阎及大角赤；黑黄，先掷手足；内黄，患渴；疸黄，眼赤黄；肾黄，小便不通，气急心闷"（卷四"诸黄一十三首"）；有"六疸"，即"黄疸、黑疸、赤疸、白疸、谷疸、马黄"（同上）；有秦王散所治的"九疸"，即"胃疸，食多喜饮；心疸，烦心心中热；肾疸，其人唇干；脾疸，溺赤出少，惕惕若恐；肺疸，饮少小便多；舌疸，渴而数便；肉疸，其人小便白；髓疸，目眶深，多嗜卧；肝疸，胃热饮多，水激肝"（卷四"杂疸方三首"）。

由于疸、瘅义相通，均主热的病理状态，而黄疸病总属于热病范畴，所以在叙述"九疸"病时似乎并非全指黄疸，但从《外台》将其列入"黄疸病"中一并论述，也可能"九疸"病程中也有黄疸出现。

（2）黄疸的病因病机

《外台》文献记载，黄疸之病，"此由寒湿在表，则热蓄于脾胃，腠理不开，瘀热与宿谷相搏，郁蒸不得消，则大、小便不通，故身体、面目皆变黄色"（卷四"诸黄方一十三首"）。又说："脾胃有热，谷气郁蒸，因为热毒所加，故卒然发黄"（卷四"急黄方六首"）；"黄疸之病，此由酒食过度，脏腑不和，水谷相并，积于脾胃，复为风湿所搏，瘀结不散，热气郁蒸，故食已如饥，令身体、面目、爪甲及小便尽黄，而欲安卧"（卷四"黄疸方一十三首"）；"此病始得，与前天行病不多异"（卷四"许仁则疗诸黄方七首"）；此"由失饥大食，胃气冲熏所致"（卷四"谷疸方五首"）；此"由大劳、大热而房室，房室毕入水所致也"（卷四"女劳疸方四首"）。

综上所见，据《外台》记载，黄疸病的病因不外乎内伤与外感两端。就外感病因而言，感触"天行"之气（即疫气），或感寒湿，或感风湿，或触及水湿等邪均可致之；就内伤病因而言，有过饱、过饥、饮酒过度，或过度劳累，或房事所伤。《外台》将黄疸的病因总结为外感邪气与内伤之邪，尤其是饮食不节，诸

邪蕴结中焦，形成"热毒"，此"毒"如果"瘀结不散，热气郁蒸"于中焦脾胃而发黄疸。这就是《外台》所载文献对黄疸病因病机的基本认识，尤其是提出"热毒"及因"毒"发黄的机理，是值得予以重视的。这一认识对"急黄"等重证黄疸的病机分析和用解毒药物治疗本病有重要价值。同时也指出有些黄疸具有传染性，如天行病发黄疸即是其例。

（3）黄疸病的临床特征及诊断

据上述援引《外台》记载的文献所见，黄疸的基本临床表现为发热，日晡热甚，时有恶寒，出汗，全身发黄，"身黄如橘"或"身黄如橘柚"，"小便如浓柏汁"，"眼白睛正黄"，"甚者洟、泪、汗、唾、小便如柏色"，身体倦怠乏力"而欲安卧"等。这些临床症状的准确记载，充分反映了中唐及其以前对黄疸病的临床实践观察是相当深刻、认真、准确的。尤其值得重视的是，《外台》已经以"眼白睛正黄"作为判断是否为黄疸的重要指征，而且还运用比色的原理，通过验尿，作为黄疸病确诊的客观标准及治疗效果的判断，指出："每夜小便中浸帛片，取色退为验。"又说："每夜小便里浸少许帛，各书记日，色渐退白，则瘥"（卷四"癫黄方三首"）。此可谓是最早运用验尿法作为黄疸病的诊断和疗效判断客观依据的记载。

（4）黄疸病的治疗

《外台》所载用于治疗黄疸的方药计80余帖，就治疗思路而言大致可分为以下六法。

① 发汗祛邪退黄法。如仲景《伤寒论》黄瘅麻黄醇酒汤，《许仁则》麻黄等五味汤。

② 利尿除湿退黄法。如范汪疗谷疸，茵陈汤方，仲景《伤寒论》茵陈蒿五苓

散、五苓散、猪膏发煎等，使"病从小便去也"。

③ 通便祛湿退黄法。如《必效》茵陈汤及丸方、大黄汤方，《千金》地黄汁汤，《广济》茵陈丸等，《伤寒论》大黄黄柏皮栀子硝石汤。

④ 清热祛湿退黄法。如《广济》茵陈散，《近效》茵陈汤，《崔氏》茵陈汤，《千金翼》苦参散，《删繁》茵陈汤，《集验》大黄散等等。此法是《外台》治疗黄疸病的主法。

⑤ 催吐退黄法。如《延年秘录》瓜蒂散，《必效》瓜蒂散等。

⑥ 经鼻给药退黄法。此是《外台》记载退黄的特殊用法，取方药散剂，吹入鼻中或将煎煮的药汁滴鼻以达到祛病退黄之目的。如《删繁》瓜蒂散，《延年秘录》瓜蒂汤。《近效》瓜蒂散（瓜蒂、赤小豆、生秫米、丁香）捣筛为末，"重者取如大豆二枚，各著一枚鼻孔中，痛缩鼻，须臾鼻中沥清黄水，或从口中出外余则愈"（卷四"黄疸方一十三首"）。

从以上黄疸的类别、病因病机、临床特征及诊断，黄疸病的治疗用药方面的述评可以看出，《外台》翔实地记载了中唐及其以前医学界对黄疸病的研究成果，这对后世研究乃至防治该病均有重要的价值，其在学术上的贡献功不可没。

2. 臌胀

臌胀，是指腹部胀大如鼓，皮色苍黄，甚则腹皮青筋暴怒，四肢不肿或肿之不甚的病证，古称"鼓胀"。此病多因酒食不节，情志所伤，或者水毒侵入，劳欲过度所致。也可因黄疸、积聚失治而成。本病于《外台》卷二十水病门中相杂论之。

（1）臌胀的病因病机

《外台》卷二十（以下引文均出此卷）"水肿方一十三首"云："鼓胀者，腹胀身肿，大与肤胀等，其色苍黄，腹脉起，此其候也。""大腹水肿五首"云："夫水病皆由荣卫痞涩，肾脾虚弱所为。而大腹水肿者，或因大病之后，或积虚劳损，或新热食讫，入水自渍及浴，令水气不散，流溢肠外，三焦闭塞，小便不通，水气结聚于内，乃腹大而肿，故四肢小，阴下湿，手足逆冷，腰痛，上气咳嗽，烦痛，故云大腹水肿也。""水蛊方四首"曰："此由水毒气结聚于内，令腹渐大，动摇有声，常欲饮水，皮肤粗黑。"

据上述载文分析，臌胀形成的病因病机有四：

其一，大病失治误治。尤其是黄疸诸病，若治不及时，湿热蕴积而成本证。

其二，湿邪浸渍，郁而生热。湿邪浸渍，阻遏气机，久郁而生臌胀。此正合《素问·至真要大论》所言的"诸胀腹大，鼓之如鼓，皆属于热"的病机。

其三，积蓄劳损。久病劳损，正气受损，脾肾俱虚而不能制水，水液停聚腹内。

其四，水毒结聚。若被溪间水毒所伤，气机升降失常，清浊相混，渐积成胀。

（2）臌胀的辨治

臌胀多为虚实夹杂之证，故临证当辨其虚实孰主孰次。初期以实为主，故利水祛湿之治为主；晚期虚中夹实，当以扶正祛邪消胀为治。其扶正，当以补益脾肾为先，或益气，或养阴，或温阳。方如《千金翼》麦门冬饮法、泽漆根汤，以及《古今录验》泽漆根汤等。其祛邪，有利尿、通便、活血祛瘀、软坚散结诸法，如泻下逐水法，方如《古今录验》小消化水丸及"葶苈、椒目、芒硝、水银"方；利尿消胀法，方如《古今如验》防己煮散方；软坚散结法，如深师海藻丸，范汪水癥丸等。

3. 胁痛

胁痛，是指一侧或两侧胁肋部疼痛的病证。此症与肝胆疾病的关系最为密切。《外台》卷七对此有专节之论（以下引文均出于此）。正如"胸胁痛及妨闷方四首"所云："胸胁痛者，由胆与肝及肾之支脉虚，为寒邪所乘故也。足少阳胆之经也，其支从目兑眦贯目，下行至胸，循胁里。足厥阴肝之经也，其脉起足大指聚毛，上循入腹，贯膈，布胁肋。足少阴肾之经也，其支脉起肺，出络心，注胸中。此三经之支脉，并循行胸胁，邪气乘于胸胁，故伤其经脉。邪气之与正气交击，故令胸胁相引而急痛也。"据上述之论，病以肝胆失常，气机不利为主要病机。究其所致的原因，可因寒、因热而致，亦可因虚，经脉失养引起。故《外台》用《广济》诃梨勒散以扶正；用半夏汤方以温经散寒；用大黄丸以理气除热；用当归汤以养血理气，温经散寒；用大黄附子汤以温里通下；用柴胡汤以疏肝理气止痛等。可见其所载治疗胁痛方药丰富而实用。

4. 眩晕

眩晕，是目眩与头晕两证的总称。目眩是指眼前发黑，视物模糊，视物旋转动摇为特征的病证；头晕是头重脚轻，站立不稳为特征的病证。二者多为并见，亦可单独发生。眩晕证可见之于多种疾病，病属于肝者居多，故《素问·至真要大论》有"诸风掉眩，皆属于肝"之论。《外台》卷十五及卷十六中于此有论。

（1）眩晕病因病机

《外台》载文说："风头眩者，由血气虚，风邪入于脑，而引目系故也。五脏六腑之精气，皆上注于目，血气与脉并上为系，上属于脑，后出于项中。逢身之虚，则为风邪所伤，入脑则脑转而目系急，目系急故成眩也"（卷十五"风头眩方九首"）。又说："肝虚寒，眩、忘、咳唾，忧恚内伤"（卷十六"肝劳虚寒方五首"）。据上述所见，眩晕的形成，一为血气亏虚，失于营养；或者血虚而生内风，上扰清窍之故；二为风邪入脑，干犯目系而成；三为"忧恚内伤"，情志不遂，致使肝气升发太过，气逆冲上等。

（2）眩晕证治

《外台》对此证的治疗，不外以虚为治和祛邪为法两者。其所载扶正为主者，如崔氏五落散，"主五劳、六极、七伤、八不足"而致的"头眩"诸疾（卷十七"五劳六极七伤方一十首"）。《延年》薯蓣酒等以散寒、疏风、除湿为治。此外如《千金》大三五七散，《古今录验》独活散、防风汤，《近效》白术散（卷十五"风头眩方五首"）。也有扶正祛邪兼而用之者，如所引《广济》的前三方及《延年》前二方均为扶正与疏风清热兼用，而《延年》第三方则为扶正与散寒兼用（卷十五"头风眩方七首"）。

综上见之，《外台》所载，主要汇辑当时对眩晕证的临证治疗，对其病因、病机之论述则欠周详。

5. 中风

中风之义有二：一指六淫风邪入中人体所引起的外感性病证。一指猝然昏倒，不省人事，或突然口眼㖞斜，半身不遂，言语不利为特征的病。在唐宋以前，均以外风为主要因素而论其成因。金元时代，刘完素主火，李东垣主气，朱丹溪主湿（湿生痰、痰生热、热生风）。元代王履始将本病分为真中风、类中风两种。他在《医经溯洄集·中风辨》中指出："殊不知因于风者，真中风也。因于火，因于气，因于湿者，类中风，而非中风也。"

故《外台秘要方》于卷十四（以下引文均出此卷）二十一门专论中风，此处真中风、类中风，不予区分，而一统论之。

（1）真中风

真中风即六淫风邪入中人体而致的病证，亦称外风证。《素问·风论》对此已有专论。本卷所论风证有心风、肝风、脾风、肾风、肺风等五脏风证，以及风邪袭表之太阳中风证。其治总以辨证为先。

① 风邪犯表。风邪犯表，又有无汗、有汗、发热、气逆诸证。故风邪犯表，用深师桂枝汤、麻黄汤以疏风解表。症见"恶寒而自汗出"者用前方，症见"气逆满闷，短气"者用后方，以疏风解表，宣通肺气。若有中风偏于热者，用《千金翼》竹沥汤，或三十三味"煮散方"。

中风发热无汗者，用深师十一物防风汤，或防风汤，或用范汪氏大戟洗方。

中风入腹，绞痛，"胁下如刀锥刺"者，用《千金》大岩蜜汤、乌头汤，《古今录验》续命汤。

② 中风入络。中风入络是指风邪入中络脉，致使络脉壅塞不通，荣卫不能营运，可致肢体麻木，口眼㖞斜，语言不利，但神识清楚者。中风入络又有不同类型，故风邪入中足阳明、手太阳之络，而致口眼㖞斜，故"风口㖞方九首"指出："风邪入于足阳明、手太阳之经，遇寒则筋急引颊，故使口㖞僻，言语不正，而目不能平视。"故用深师续命汤，《千金》附子汤。

若"风寒客于会厌之间，故卒然无声。皆由风邪所伤，故谓风失音不语"（"风失音不语方八首"）。又说："今心脾二脏受风邪，故舌强不得语也"（"风不得语方二首"）。治用深师防风汤、四逆汤，及《千金》口含三方。

③ 风猥退。猥退，指因身体虚弱，

风邪内侵而致，症见四肢不收，身体疼痛的病证。"风猥退方三首"指出："风猥退者，四肢不收，身体疼痛，肌肉虚满，骨节懈怠，腰脚缓弱，不自觉知是也。皮肉薄弱，不胜四时之虚风，故令风邪侵入分肉之间，流于血脉之内使之然也。"方用《千金》疗猥退方，《千金翼》疗猥退风方。

（2）类中风

类中风，指风自内生而非外风入中的病证。多由肾阴不足，心火炽盛，肝阳偏亢而风动；或因气虚、气逆，或痰湿郁而化热所致。临证又分中经络和中脏腑。据《外台》所涉病证及所用方药分析，主要有以下几种类型：

① 热极生风。此为邪气化热而生风，故《外台》云："风邪伤人，令腰背反折，不能俯仰，似角弓者，由邪入诸阳经故也"（"中风角弓反张方七首"）。症见"角弓反张，口噤，舌不停，目视不见，不能语，举身不仁，或心腹绞痛。"临证治疗可用《小品》大岩蜜汤、《千金》小岩蜜汤，或《古今录验》续命汤（"贼风方一十二首"）。

② 风中脏腑。此为邪入内脏，扰乱清窍，神识不清，故《外台》曰："中风……奄奄忽忽，神情闷乱"（"风不得语方二首"）。"邪风所中，口噤，闷绝不识人"（"风口噤方一十首"）。此证当熄风止痉，醒神开窍而治，方用《千金》排风汤治之。

③ 半身不遂。半身不遂是风中脏腑或风中经络所致的后遗症。《外台》认为，"风半身不遂者，脾胃气弱，血气偏虚，为风所乘故也……脾胃既弱，水谷之精润养不周，致血气偏虚，而为风邪所侵，故半身不随也"（"风半身不随方八首"）。可用深师十物独活汤，《千金》竹

沥汤、姜附汤，或《古今录验》续命汤、独活汤治之。

④ 瘫痪。瘫痪与半身不遂都是肢体运动失灵，不能作随意运动的病证。半身不遂有轻有重，且仅限半身肢体，而瘫痪则指其重症。可用《广济》"疗瘫痪风及诸风，手足不便，腰脚无力方"，或文仲疗瘫痪方等。

⑤ 风痱。即偏风，是中风后遗症。症见肢体瘫痪，身无疼痛，或有意识障碍。故《外台》曰："风痱之状，身体无痛，四肢不收，神智不乱，一臂不随者，风痱也。时能言者，可治。不能言者，不可治也"（"风痱方三首"）。治疗可用《千金》风痱方，《古今录验》西州续命汤等，或《广济》麻子汤、枳实丸、《千金》甘草汤（"偏风方九首"）。

⑥ 风弹曳。《外台》说："风弹曳者，肢体弛缓不收摄也。人以胃气养于肌肉经脉也。胃若衰损，其气不实，气不实则经脉虚，经脉虚则筋肉懈惰，故风邪搏于筋而使弹曳也"（"风弹曳及挛躄方二首"）。此由风痰蓄积肝脾，气血不足，痰火上逆所致。治用《古今录验》独活汤。

综上所见，《外台》对唐及其以前有关中风病证的认识，尚无内风、外风之分，其所用方药，无论是补虚泻实，清热散寒，总以疏风、驱风为基本治法，这与唐及其以前对诸风病认识的学术大背景有关。

6. 疝病

疝病是一古病名，《说文·疒部》："疝，腹痛也。"《释名·释病名》："疝，腹痛也。"《释名·释病名》："心痛曰疝。"又《字汇·疒部》："疝，阴病。"可见，疝病所涵者广。是指包括外阴疝在内的、以腹部疼痛为主症的多种疾病。正因为如此，自古论疝，名目繁多，极不统

一，究其原因也缘于内涵宽泛所致。《外台秘要方》（以下简称《外台》）论疝也未脱此巢曰。但其已将心腹疼痛之疝与外阴病之疝决然分论。前者列于卷七心痛、腹前、腹胀病证之后述之，后者则于卷二十六"阴疝"之下述之。巢氏《病源》于卷二十有疝病11论，有疝15名，但却未分卷。《外台》则于卷七（以下引文均出此卷）论疝计有7节，引述10位医家25条33方治疝经验，有诸疝病15名。后者于卷二十六（有关外阴病之疝的引文均出于此）对10位医家19条43方及治疗经验予以总结。因此说《外台》论疝内容是对唐中期以前医学界研究疝病的总结，并从心腹疼痛诸疝与外阴疝病加以严格区分，这对疝病研究的发展有分水岭及里程碑的重要意义。

（1）疝的病因病机

其一，心腹痛之疝的病因病机。《外台》说："疝者，痛也。此由阴气积于内，寒气结搏而不散，腑脏虚弱，风冷邪气相击，则腹痛里急，故云寒疝腹痛也"（"寒疝腹痛方一十二首"）。又说："夫疝者，痛也，阴气积结所生也。阴气不散，则寒气盛。寒气盛则痛，上下无常。言冷气上冲于心，故令心痛也"（"寒疝心痛方三首"）。又云："凡七疝，皆由气血虚弱，饮食寒温不调之所生也"（"七疝方三首"）。因寒为阴邪，易伤阳气，有凝滞收引之性，故寒邪为病，致使体内"阴气积结，寒气不散"，更助寒邪之势，故"寒重盛"。"寒气入经而稽迟，泣而不行，客于脉外则血少，客于脉中则气不通，故卒然而痛。"若"寒气客于脉外则脉寒，脉寒则缩踡，缩踡则脉绌急，绌急则外引小络，故卒然而痛"（《素问·举痛论》）。

其二，外阴病之疝的病因病机。《外

台》说："疝者，气痛也。众筋会于阴器，邪客于厥阴、少阴之筋，与冷气相搏，则阴痛而挛缩也"（"阴疝肿缩方一首"）。又说："此由风热客于肾经，肾经流于阴，肾不能宣散，故致肿也"（"阴肿方六首"）。指出疝病虽然发生于阴器，但病位却在于肝肾，当肝肾不足，邪气侵犯肝肾，故可致疝，引起外阴肿痛。

（2）分类名称

① 心腹痛之疝分类方法。基本沿用《病源》，除诸疝之总名外，专论"七疝候"，曰："厥逆心痛，足寒，诸饮食吐不下，名曰厥疝也；腹中气乍满，心下尽痛，气积如臂，名曰癥疝也；寒饮食则胁下、腹中尽痛，名曰寒疝也；腹中乍满乍减而痛，名曰气疝也；腹中痛在脐旁，名曰盘疝也；腹中脐下有积聚，名曰胕疝也；少腹与阴相引而痛，大便难，名曰狼疝也。"又云："暴心腹厥逆不得气息，痛达背膂，名曰尸疝；心下坚痛，不可手迫，名曰石疝……脐下结痛，女人月事不时，名曰血疝；少腹胀满，引膀胱急痛，名曰脉疝"（"七疝方三首"）。"心疝者，由阴气积于内，寒气不散，上冲于心，故使心痛，谓之心疝也。其痛也，或如锥刀所刺，或四肢逆冷，或唇口变青，皆其候也"（"心疝方四首"）。上述诸疝均与外阴疝无涉，实乃心腹疼痛的一类疾病。

② 外阴疝之疝的分类。关于外阴疝之病的分类，《外台》（以下引文均出卷二十六）记载有"疝气，核肿痛"，指睾丸肿痛之疝；"肾虚疝气，腰膝冷疼，阴囊肿痒，狐阴丸方"，此指以阴囊肿痒为特点的疝。"超跃，举重，卒得阴㿗"。又曰："㿗疝，卵偏气上"，"㿗疝，阴卵偏大，有气上下，胀大，行走肿大"，指出"阴㿗"即"㿗疝"，简称为"㿗"，发生的原因与用力劳挣或负重有关，其特

点为一侧阴囊肿大。《外台》又将㿗疝分为肠㿗、卵㿗、气㿗、水㿗四种。还将"两卵缩入腹"、"阴卒肿"、"男子阴肿大如斗、核痛"列入"㿗病"。

（3）治疝诸法

疝病于《病源》及其以前分类不清，自《外台》始将其分为两病，故在论治此类病证时也就运用不同的治疗思路。其中心腹痛之疝，则遵循心腹疼痛的辨治方法（见"心痛"、"腹痛"节，此处不赘）。对外阴病之疝的治疗有如下方法：

其一，活血化瘀，理气止痛法。此法适于睾丸肿痛之症，如《广济》之"疗疝气，核肿疼方"。

其二，温肾散寒，理气止痛法。此法用于肾阳不足，阴寒内盛之疝，如《广济》狐阴丸，张文仲阴疝丸《古今录验》蒺藜丸等。

其三，温中除湿法。此法用于阴㿗，方如《肘后方》"卒得阴㿗方"用白术、地肤子、桂心诸药。

其四，驱风活血法。此法用于"㿗卵偏大"，"有气上下"者，方如《千金》"卵偏气上方"，张文仲牡丹散，《古今录验》牡丹五等散等。

此外，《外台》治疗外阴疝病还有局部热敷方，阴囊托垫方，热洗方，灸法，挤压还纳法等。

综上所见，疝病一指心腹疼痛之类疾病，二指外阴病。《病源》及其以前统论而不区分。《外台》将其分辨为心腹疼痛之疝和外阴之疝，并循此思路加以治疗，这对后世外阴疝病的发展，具有重要的作用。

从以上黄疸、眩晕、胁痛、臌胀、中风、疝病六种肝胆常见病证的述评所见，《外台》对这一范畴病证的认识，基本沿袭汉、晋、隋、唐的研究成果，并对其加

以集成，是后世研究这一领域病证的宝贵资料。

（八）《外台秘要方》对心系疾病研究的贡献

《外台秘要方》（以下简称《外台》）所载心系疾病有胸痹、真心痛、不寐、癫狂、口舌生疮、心烦懊恼等内容。

1. 胸痹（真心痛）

胸痹，主要是因胸中阳气不振，痰浊等阴邪乘袭阳位，痹阻胸中所致。临床以胸膺部位满闷窒塞疼痛，甚则胸背彻痛，短气，喘息不得卧为主要特征。胸痹包括了"真心痛"，如《九卷》厥病篇指出："真心痛，手足青至节，心痛甚，旦发夕死，夕发旦死。"可见，真心痛是胸痹之重症。《外台》及其以前将胸痹所致之痛，称为心痛。宋代以后，将其称为胸痛，故《圣济总录》："胸痛者，胸痹痛之类也。"《医宗金鉴》则更进一步解释说："胸痹之病，轻者即今之胸满，重者即今之胸痛也。"《外台》沿用仲景、巢氏之论，以胸痹名之，又有"真心痛"一证。

（1）胸痹病的病因病机

《外台》卷十二对胸痹的病因病机论之曰："寒气客于五脏六腑，因虚而发，上冲胸间，则胸痹。胸痹之候，胸中愊愊如满，噎塞不利，习习如痒，喉里涩，唾燥。甚者心里强痞急痛，肌肉苦痹，绞急如刺，不得俯仰，胸前皮皆痛，手不能犯，胸满，短气，咳唾引痛，烦闷，白汗出，或彻背膂。其脉浮而微者是也"（"胸痹方二首"）。又说：夫脉"阳微阴弦，即胸痹而痛，所以然者，责其极虚故也。今阳虚知在上焦，所以胸痹心痛者，以其脉阴弦故也。平人无寒热，短气不足

以息者，实也"（"胸痹短气方三首"）。据上述可知，胸痹的基本病机是五脏六腑虚弱，致使上焦胸中阳气不足，又有寒邪及痰饮水湿等阴邪阻闭而致，提示本病属本虚而标实。其主要症状有心痛，如刺如绞，甚者"彻背膂"，胸闷、短气、喉中窒塞，痛时伴随有出冷汗等。

（2）胸痹病证治

《外台》治疗此证的基本思路如下：

① 寒邪犯心而病者，是素体上焦阳气"极虚"，复因寒邪侵袭，寒凝胸中，阳气不得宣展之故。可选仲景理中汤，《古今录验》小草丸及"脊齐肩痛方"，以祛寒温里，宣痹通阳。

② 痰浊阻痹，胸阳窒塞者，症见"胸满，短气，咳唾引痛"，可用仲景栝楼薤白白酒汤，《千金》栝楼汤、茯苓汤，深师细辛散，范汪枳实汤，《古今录验》薏苡仁散方治之，以温化痰浊，宣痹通阳。

③ 气机窒塞，壅滞于胸者，症见"心中坚痞气急，肌中苦痹，绞急如刺，不得俯仰"者，可用范汪枳实汤，仲景橘皮枳实汤治之，以疏理气机，行气止痛。

④ 心脉痹阻，气血不通者，症见"真心"疼痛，"绞急如刺"，"烦闷，白汗出或彻引背膂，不即疗，数日杀人"。对此种证型，《外台》据其缓急而分论治之。急则治其标，可用深师麝香散，或《肘后》"卒患胸痹方"（雄黄、巴豆），以温通胸阳，芳香开窍，疏通心脉，以缓其心痛之急。当真心痛得以缓解，据"缓则治本"的原则，《外台》卷七用仲景乌头赤石脂丸，崔氏乌头汤，《广济》当归汤等以善其后。

2. 不得眠

不得眠，即不寐，失眠。由于外感或

内伤等原因，致使心及相关内脏功能失调，心神不安而致本病。《外台》所载文献多称"不得眠"、"目不瞑"、"不得卧"、"不得睡"、"不寐"等。

（1）病因病机

《外台》认为"不得眠"主要有五种类型，不同类型的"不得眠"有其各自不同的病因病机。

其一，伤寒不得眠。卷二"伤寒不得眠方四首"指出："夫卫气昼行于阳，夜行于阴。阴主夜，夜主卧，谓阳气尽，阴气盛，则目瞑矣。今热气未散，与诸阳并，所以阳独盛，阴偏虚，虽复病后，仍不得眠者，阴气未复于本故也。"卷十七亦有此论。指出伤寒病邪气入里化热伤阴，阴虚阳亢，虚热扰动心神，心神不安，故不得眠。

其二，心有实热，"眠卧不安"。卷十六"心实热方三首"指出，"心实热，口干烦渴，眠卧不安。"无论是何种原因引起的心火偏亢，火性燥动，犯扰心神而见"眠卧不安"。

其三，营卫失和，阳不入阴不得眠。卷十七"虚劳虚烦不得眠方八首"指出："今邪气客于五脏六腑，则卫气独营于外，行于阳不得入于阴。行于阳则阳气盛，阳气盛则阳跷满。不得入于阴，阴气虚，故目不得眠也。"故荣卫失调，脏腑不安而虚烦不得眠。

其四，心虚劳损，神失所养而不得眠。《外台》于卷十六"心劳"及卷十七"疝后不得眠"中均从心之气血阴液不足，不能养神予以治之，说明心虚劳损可致此证。

其五，心热胆冷不得眠。卷十七指出："大病之后，腑脏尚虚，荣卫未和，故生于冷热。""若心烦而不得睡者，心热也。若虚烦而不得卧者，胆冷也"（"病后不得眠方二首"）。

（2）分证施治

《外台》对本证的治疗基本循其对"不得眠"病机的认识而予以治疗。

① 伤寒病后伤阴，虚热内扰之"虚烦不得眠"者，用如仲景栀子豉汤，《肘后》乌梅汤（卷二"伤寒不得眠方四首"），以清心除烦而使心神安静。

② 实热扰动心神而不得眠者，用如《删繁》麻黄止烦下气汤、大黄泄热汤，《千金》泻心汤、竹沥汤（卷十六"心实热方三首"），以清泄心经之热，热清神安，其眠自安。

③ 营卫不和而致不眠者，用如《肘后》半夏茯苓汤（卷二"伤寒不得眠方四首"），《小品》流水汤，《集验》千里流水汤（卷十七"虚劳虚烦不得眠方八首"）。以调和营卫而安其眠。

④ 心虚劳损，阴血不足，神失所养者，用如《古今录验》大竹叶汤（卷十七"病后不得眠方二首"），及《延年》酸枣饮、茯神饮治之。以滋阴养血，阴血充足，心神得养，眠卧自安。

⑤ 心热胆冷，"虚烦不得眠"者，用如《集验》温胆汤（同上），以和胆宁神。

3. 惊悸

惊悸，是指病人自觉心中急剧跳动，惊慌不安，不能自主者。惊悸之甚，又称为怔忡。惊悸与怔忡稍有区别。惊悸常因情志、劳累诱发，时作时止，休止时一如常人。而怔忡则终日悸动不安，稍劳尤甚。前者病轻，后者病重。

（1）病因病机

本病总以正虚为其主要病机，诸如气血不足，营卫虚损等，皆可致心主失却营养而生本证。亦可因外邪或水湿痰饮、瘀血犯心而成。《外台》于卷十五有两节专论此证，指出："风惊悸者，由体虚、心气不足，心之经为风邪所乘也；或恐惧忧迫，令心气虚，亦受风邪。风邪搏于心，则惊不自安。惊不已则悸动不定。其状目睛不转，而不能呼。诊其脉，动而弱者，惊悸也。动则为惊，弱则为悸"（"风惊悸方九首"）。指出惊悸为心虚受风而成。据其所用之方分析，又有心阴虚和气血虚两者，其邪有风邪、寒邪、热邪之别。

（2）治疗方药

由于惊悸证是以正虚为主，又兼邪气干犯，故虚实夹杂的病机就成为辨治用药的理论基础，治疗时以扶正为主，兼以祛邪。扶正有益气、养阴、补血之异；祛邪又有清热、散寒、化痰、除湿之别。《外台》记载有如下四法：

① 益气养血，散寒利湿法。方如深师黄芪汤（"虚劳里急方六首"），《千金》荆沥汤（"风惊悸方九首"）。

② 益气养阴，化痰宁心法。用如深师补心汤（同上）。

③ 益气、除湿、疏风、清热法。方如深师大定心丸，《广济》镇心丸，崔氏疗热惊悸方（同上）。

④ 益气、安神、散寒、疏风法。方如《古今录验》大竹沥汤、茯神汤（同上）等。

4. 狂言、谵语

狂言、谵语，是指病人在神识不清状态下的胡言乱语，声音高亢有力，语无伦次。此证多见于邪热炽盛，扰动神明之故。

《外台》将其辨为以下几种：

其一，水饮犯逆而致狂言、谵语者。卷一云："若得病无热，但狂言烦躁不安，精彩言语与人不相主当者，勿以火迫之，但以五苓散一方寸匕，水和服之"（"诸论伤寒八家合一十六首"，华佗）。

此指下焦水饮上逆，邪犯清窍之故。卷三曰："天行狂语三方"同此。故《金匮》卷中第十二说："假令瘦人脐下有悸，吐涎沫而癫眩，此水也。五苓散主之。"

其二，阳明实热而致谵语。卷一云："阳明病……夫实则谵（即谵也）语，虚则郑声。郑声，重语也。直视谵语，喘满者死"（"《千金方》六首"）。"又若胃中有燥粪，令人错语，正热盛亦令人错语。若秘而错语者，宜服承气汤。通利而错语者，宜服下四物黄连除热汤"（"《崔氏方》一十五首"）。此节错语，即今之谵语）。

其三，阳气脱失，神失温养而谵语。卷二"伤寒中风方九首"又云："发汗后重发汗，亡阳谵（即"谵"）语。"

其四，温病阴伤热盛，邪热与营阴交接不解至狂。卷四"温病论病源一十首"指出："有温病汗出辄复热，而脉躁疾，不为汗衰，狂言不能食。"此种狂言的病机有二：一则温病后期，阴精耗竭不养心神，二则仍有邪热扰动心神。

据上所论，狂言、谵语是心神失常的临床表现，属症状性精神障碍证。此外，痰火扰心，蓄血阻蔽等皆可致之。

5. 癫狂

癫狂，又称狂证，是以精神亢奋，狂躁刚暴，喧扰不宁，毁物打骂，动而多怒为特征的病证。《外台》将其称之为"心风"，认为本证发生与外感风邪，扰乱心神；或内伤七情，化火生热；或气血不足，心神失养等因素有关。卷十五"风狂方九首"指出："风狂者，由风邪入并于阳所为也。风邪入血，使人阴阳二气虚实不调，若一实一虚，则令血气相并。气并于阳，则为狂发，则欲走，或自高贤，称神圣是也。又肝藏魂，悲哀动中则伤魂，魂伤则狂妄不精，不敢正当人，阴缩而筋挛，两胁骨不举。毛卒色夭，死于秋。皆由血气虚，受风邪，致令阴阳气相并成此病，故名风狂也。"对于狂证，《外台》除用灸法治疗外，虚者用深师人参汤，实者用深师铁精散，或五石镇心丸。

6. 癫痫

癫痫，是以突然仆倒，昏不知人，口吐白沫，两目上视，肢体抽搐，口中作猪、羊叫声等间歇性发作的神志失常病证。《外台》及其以前，癫与痫相混，所言癫病，多指痫。《九卷》癫狂篇即是如此，巢氏《病源》亦不例外。王焘虽然在卷十五（以下引文均出此卷）将癫、痫分而论之，但所论病证属后世之痫，将二者合并而称"癫痫"。

（1）病因病机

据《外台》所记述的内容归纳，其所论之癫痫病因有以下诸方面：

① 母亲受惊，胎传而生。"风癫方七首"云："人在胎时，其母卒大惊，精气并居，令子发癫。"指出在胎孕之时，孕妇突然受到惊吓等剧烈的情志刺激，扰动胎气，致使胎儿在其娩出后的成长过程中，有可能发生癫痫病。此与《素问·奇病论》的记载一致。

② 心血不足，外邪入侵而生癫痫。卷十五"风癫方七者"指出："风癫者，由血气虚，风邪入于阴经故也。人有血气少，则心虚而精神离散，魂魄妄行，因为风邪所伤，故邪入于阴，则为癫疾。"又如"阴癫，坐小时，脐疮未愈，数洗浴，因此得之"（"五癫方三首"）。指出当素体心之气血亏虚、心神失于营养，若有风邪、湿邪等致病因素干犯于心，必致心神散乱而发癫。

③ 脑部阴阳失调，邪气干犯而生癫痫。"五癫方三首"中指出："温癫，眉头痛，身重，坐热沐头，湿结，脑沸未止得之。""马癫……身体坐小时，膏气脑热不和得之皆然。"

④ 房室过度，醉饱行事，心、脾、肾三脏虚损而致癫痫。如"五癫方三首"所云："风癫……因以房室过度，醉饮饱满行事，令心意逼迫，短气，脉悸得之。"指出房室过度，又醉饱行房，致使心、脾、肾三脏虚损而致。

（2）辨证分类

《外台》根据癫痫病发作及形成原因，将其分为三类10种。

① 据病因分类。胎癫疾，是胎传而得。风癫疾，"原其病，皆由风邪故也"。后世认为此风为肝风、属内风。湿癫，是汗出沐浴，湿从汗孔入者。

② 据病机病性分类。如五癫中的"阳癫"和"阴癫"。

③ 据发病时口中作声之状分类。如五癫中的"牛癫则牛鸣，马癫则马鸣，狗癫则狗吠，羊癫则羊鸣，鸡癫则鸡鸣"（"五癫方五首"）。此外还有惊痫。

（3）癫痫治疗

《外台》针对癫疾有发作期与休止期的不同而提出，分而治之的思路。发作期总以除风镇惊为法。用方如《千金》疗风癫方、大镇心丸，《古今录验》六生散、侯氏黑散、雄黄丸、《广济》水银方等。若于休止期，则用《千金》天门冬酒等方以扶助正气，调理善后。后世乃至今日，对癫痫的治疗亦循此思路。

7. 百合病

百合病，是以精神恍惚，欲卧不能卧，欲行不能行，饮食时好时差，以及尿黄、口苦、脉微数为特征的病证。多由热病后期，或情志不遂，郁而化火伤阴所致，心肺阴虚为其基本病机。

《外台》卷二"伤寒百合病方七首"

云："伤寒百合病者……皆因伤寒虚劳，大病之后不平复，变成斯病也。其状，意欲食，复不能食，常默默；欲得眠，复不得卧；欲出行，而复不能行。饮食或有美时，或有不用时，闻饮食臭；或如强健人，而欲卧复不得眠。如有寒，复如无寒；如有热，复如无热。至朝口苦，小便赤黄。百合之病，诸药不能疗，得药则剧，而吐利，如有神灵所加也。身形如和，其人脉微数，每尿辄头痛。""其状恶寒而呕者，病在上焦也。""其状腹满微喘，大便硬，三、四日一大便，时复小溏者，病在中焦也。""其状小便淋沥难者，病在下焦也。"

据此可知，百合病多为久病伤阴或情志不遂，化火灼阴之故。火热之邪窜扰三焦，故病位有在上焦、中焦、下焦之别。病在上焦，心肺阴虚有热者，症见"神情默默，伴有恶寒"；脾胃阴虚者，症见纳食障碍，腹胀，便干时溏；病起下焦者，为肝肾阴虚火旺，故症见小便淋沥，尿辄头痛。

此病以仲景百合知母汤统治。若病在上焦者，用百合鸡子汤；病在中焦者，用百合滑石代赭汤；若在下焦，则用仲景百合生地黄汤。

综上所述，《外台》对于心系病证是从心主血脉，心主神志两大功能失常的思路分而论之。就心主血脉功能失常所致病证而言，诸如胸痹、真心痛、惊悸等。心主神志功能失常所致病证，诸如狂言谵语，不得眠，狂、癫痫、百合病者是，基本上反映了唐中期以前关于心系病证的理论成就及临床治疗经验，以及这一时期临证研究的成就，在这一领域的学术发展中有承前启后的重要意义。

（九）《外台秘要方》对肾系疾病研究的贡献

肾与膀胱为表里，其气相通。肾位于腰部，有主藏精，主生长、发育、生殖，主水，主纳气的功能，开窍于二阴。《外台秘要方》（以下简称《外台》）所载肾系病证有淋证、癃闭、关格、水肿、遗精、阳痿、无子（不孕）、腰痛等。现就其主要病证述评之。

1. 淋证

淋证，是以小便频急，淋沥不尽，尿道涩痛，小腹拘急，痛引腹中为特征。多因肾虚、膀胱湿热，水道不利所致。《外台》于卷二十七有十门（节）（以下引文均出此卷）从其病因病机，辨证分类及治疗用药予以专论。

（1）病因病机

《外台》认为，"诸淋者，由肾虚而膀胱热故也。"膀胱与肾为表里，俱主水，水入小肠，下于胞，行于阴，为溲便也。肾气通于阴，阴，津液下流之道也。若饮食不节，喜怒不时，虚实不调，则腑脏不和，致肾气虚而膀胱热也。膀胱，津液之腑，热则津液内溢而流于睾，水道不通，水不上不下，停积于胞。肾虚则小便数，膀胱热则水下涩，数而且涩，则淋沥不宣，故谓之淋（"诸淋方三十五首"）。指出淋证为病，其因有二：一为肾虚，气化无力而致；一为膀胱有热，有热则膀胱气化不利而成。

此虚、此热是何以生？《外台》又曰："温病后余热，及霍乱后当风，取热过度，饮酒、房劳，及步行冒热，冷饮逐热，热结下焦"而成（出处同上）。或者"妇人房劳，肾中有热"（出处同上）。可见过度劳累，尤其是房劳，或久病，此为致虚之因。冒热或热病后期残热滞留，此为下焦之热的成因。肾虚及膀胱积热两者是淋证的基本病机。

（2）辨证及治疗

《外台》将淋证分为热淋、石淋、血淋、劳淋、膏淋、气淋六型，并循此思路进行辨证治疗。

① 热淋。"热淋者，三焦有热气搏于肾，流入于胞而成淋也。其状小便赤涩。亦有宿病淋，今得热而发者。其热甚则变尿血，亦有小便后如豆羹汁状者，蓄作有时也"（"热淋方三首"）。指出热淋是热邪伤犯于下焦，肾与膀胱，气化不利而成，此病易反复发作。治用《广济》热淋方，《古今录验》滑石散等，以清热利湿通淋。

② 石淋。《外台》曰："石淋者，淋而出石也。肾主水，水结则化为石，故肾客砂石。肾虚为热所乘，热则成淋。其病之状，小便则茎里痛，尿不能卒出，痛引少腹，膀胱里急，砂石从小便道出，甚者塞痛，令闷绝"（"石淋方一十六首"）。指出热邪煎熬水液，"结则化为石"，方如《小品》石淋方，《古今录验》滑石散、延命散等。治疗总以利尿，泻热，通淋，溶石，排石为法。

③ 血淋。《外台》云："血淋者，是热淋之甚者，则尿血，谓之血淋。心主血，血之行身，通遍经络，循还腑脏。劳热甚者，则散失其常经，溢渗入胞而成血淋也"（卷二十七"血淋方五首"）。治用《广济》鸡苏饮子方、"血淋小便碜痛方"，《千金》疗血淋方或《延年》干地黄丸、茅根饮子，或文仲通草饮子等方。治疗此证总以清热通淋，凉血止血为法。

④ 劳淋。《外台》曰："劳淋者，谓劳伤肾气而生热成淋也。肾气通于阴。其状尿留茎内，数起不出，引少腹痛，小便不利，劳倦即发也"（"劳淋方三首"）。指出此证为过劳伤肾，肾虚气化无力而致，有遇劳而复发的特点。用如《千金》治淋方及《古今录验》石韦散。

⑤ 膏淋（肉淋）。《外台》指出："膏淋者，淋而有肥，状如膏，故谓之膏淋，亦曰肉淋，此肾虚不能制于肥液，故与小便俱出也"（"膏淋方二首"）。指尿如脂膏。肥，油脂也。脂膏为人身之精微，受肾藏摄，肾虚不能藏精，故成此证。《外台》以灸法治之，也用《千金》膏淋方，总以补肾扶正，固摄敛精为法。

⑥ 气淋。《外台》曰："气淋者，肾虚、膀胱热，气胀所为也。膀胱与肾为表里，膀胱既热，热气流入胞，热则生实，令胞内气胀，则少腹满；肾气不能制其小便，故成淋。其状膀胱、小便皆满，尿涩，常有余沥是也。亦曰气癃，诊其少阴脉数者，男子则气淋"（"气淋方五首"）。指出气淋是肾气不足，气化无力，以及膀胱有热，气化不利，而致膀胱气机郁滞。以小便频数，余沥不尽为特点。治用《千金》灸法治疗气淋方，或单味茹蜀葵服用治之。

综上所述，《外台》记载有关淋病内容详尽，分证明晰，定义准确，治疗方药精当，为后世研究该病奠定了理论和临床实践的基础。

2. 胞转小便不通

胞转，古人指膀胱扭转而致小便不通，难以排出者。小便不通，是指排尿困难，小便不利，点滴而出，甚则闭塞不通的病证，后世多谓之为癃闭。《外台》认为此病多与肾和膀胱失常，气化不利有关。故卷二十七（以下引文均出此处）有专门论述。

（1）病因病机

《外台》认为本证的病因病机，一是

肾与膀胱有热。"小便不通，由膀胱与肾俱有热故也。肾主水，膀胱为津液之府，此二经为表里，而水行于小肠入胞者为小便。肾与膀胱既热，热入于胞，热气大盛，故结涩，令小便不通，少腹胀，气急，甚者水气上逆，令心急腹痛，乃至于死"（"小便不通方一十三首"）。又说："小便难者，此是肾与膀胱热故也……热气在于脏腑，水气则涩，其热势微，故但小便难也"（"小便难及不利方九首"）。指出热邪伤犯肾与膀胱，气化不利是本证的基本病机。

二是"转胞"。《外台》指出："胞转者，由是胞屈辟，小便不通，胞为名转。其病状脐下急痛，小便不通是也。此病或由小便应下，便强忍之；或为寒热所迫。此二者，俱令水气上还，气迫于胞，屈辟不得充张，外水应入不得入，内溲应出不得出，外内相拥塞，故令不通。此病……饱食讫，应小便而忍之，或饱食讫而走马，或小便急因疾走，或忍尿入房，亦皆令胞转或胞落"（"胞转方一十五首"）。

（2）分证论治

《外台》对小便不利证的治疗思路有二：一是因热犯肾及膀胱者，治有四法，总以清利下焦之热而兼利尿为主。

其一，清热祛湿利小便法。此法以清热祛湿为主，方用如"范氏疗小便不通方"，《广济》又方，《集验》淋沥汤，《千金》疗小便不利方，文仲方。

其二，活血化瘀，清热利小便法。此法亦以祛邪为主，清热利尿，并兼活血化瘀法，方用如《古今录验》滑石散。

其三，清热祛湿，兼以养阴法。方用如《广济》鸡苏饮子。

其四，清热祛湿，兼以补气法。方用如《广济》治小便不通"又方"。

二是若因"胞转"而致者，其治亦

有四法：一则灸疗法；二用浮萍、螵蛸、蒲黄、车前草等单味药物煎服；三用清热利尿复方；四用葱管导尿法。

3. 关格

关格属于危重病，多见于水肿、淋证等病证的危重阶段。关格一证，《素问》、《九卷》始有论述，历代表述不一，《外台》卷二十七（以下引文均出于此）有两节专门论之。指出："关格，大便不通谓之内关，小便不通谓之外格，二便俱不通为关格也。由阴阳气不和，荣卫不通故也。阴气大盛，阳气不得营之，曰内关；阳气大盛，阴气不得营之，曰外格；阴阳俱盛，不得相营，曰关格。关格则阴阳之气痞结，腹内胀满，气不行于大小肠，故关格而大小便不通也"（"大便失禁并关格大小便不通方二十二首"）。指出关格一证的病机是"阴阳俱盛，不得相营"，此属阴阳失调，气机逆乱的危重阶段。

针对关格"阴阳俱盛，不得相营"，"气不行大小肠"的病机，《外台》采用清热通便法、清热利尿法、通便利尿兼用法、温肾扶正法、调理阴阳疏通气机法，分证施治。

其中清热通便法，方用如《集验》芒硝服法，《千金》疗关格胀满不通方，许仁则大黄芒硝二味汤及五味大黄丸等；

清热利尿法，方用如《古今录验》疗大小便不通方，姚氏疗大小便不通方等；

通便利尿兼用法，方如《千金翼》濡脏汤，《经心录》疗关格诸方。

温肾扶正法，方如卷十六"肾劳虚寒方二首"指出，"疗肾劳虚寒，关格塞……人参补肾汤方"，或《删繁》羊肾补肾汤；

调理阴阳，疏通气机法，方用如《千金》关格不通方，方中寒热并用，攻补兼施，气血双补，以治关格之本。

此外，《外台》还记载《古今录验》用盐水灌肠、尿道膀胱冲洗法、药物纳尿道法、口含药物法、针刺放血法及灸法。可见，由于关格一证属于危重病证，故《外台》采用多种方法予以综合治疗。一则反映了《外台》对病证的复杂性已有充分认识；二则反映当时医家对本病的应用性研究之成就。

4. 遗尿、小便不禁、尿床

遗尿、小便不禁虽然有别，但属同类，多为肾虚，膀胱不能约束而致。《外台》于卷二十七、三十六中有专门之论。

遗尿、小便不禁的病因病机。《外台》卷二十七（以下引文并出于此）认为，"遗尿者，此由膀胱虚冷，不能约于水故也……膀胱为津液之府，府既虚冷，阳气衰弱，不能约于水，故令遗尿也"（"遗尿方六首"）。又说："小便不禁者，肾气虚，下焦受冷也。肾主水，其气下通于阴。肾虚，下焦冷，不能温制其水液，故小便不利也"（"小便不禁方二首"）。又说："人有于睡眠不觉尿出者，是其禀质阴气偏盛，阳气偏虚，则膀胱、肾气俱冷，不能温制于水，则小便多，或水禁而遗尿……夜卧则阳气衰伏，不能制于阴，所以阴气独发，水下不禁，故于睡眠而不觉尿出也"（"尿床方六首"）。可见，此三证病机相同，都是禀赋素虚，或肾虚，下焦虚冷，不能约束之故。因此治疗时当以温阳收涩固摄膀胱为法。方如《古今录验》牡蛎汤，《千金翼》久房散等。

5. 失精

失精，是指不经性交而精液自泄出的病证，又称遗精、梦遗、尿精、精漏失等。此证在《外台》卷十六（以下引文并出于此）有三节专门之论。

失精证的病因病机。《外台》认为，

"肾气虚损，不能藏精，故精漏失"（"虚劳失精方五首"）。又说："虚劳尿精者，肾气衰弱故也。肾藏精，其气通于阴。劳伤肾虚，不能藏于精，故因小便而精液出也"（"虚劳尿精方八首"）。"肾虚为邪所乘，邪客于阴则梦交接。肾藏精，今肾虚弱不能制于精，故因梦感动而泄也"（"虚劳梦泄精方一十首"）。指出失精之证基本病机为肾虚，不能制约于精而精液自出。亦可在肾虚基础上，感邪引动而成。

《外台》治疗失精证的基本思路是温肾与收涩，补肾与祛邪，补肾与安神诸法治之。

温肾与收涩法。此法适用于失精之甚，或尿精者，方如范汪三物天雄散，深师韭子散、鹿角汤、韭子丸，《千金》治小便失精及梦精方等。

温肾与祛邪法。此法适用于肾阳不足，又有邪气引动者，可用深师人参丸，《古今录验》棘刺丸等。

温肾与安神法。此法适用于梦泄精，因为此证多为心神不安，引动相火，扰动精室而成。方用深师桂心汤，《千金》疗梦泄失精方，《古今录验》石斛散，《小品》龙骨汤、薰草汤等。

6. 阴痿

阴痿，是指男子青壮年时期，由于虚损、房事过度、惊恐或湿热等原因，致使宗筋失养而弛萎，阴茎痿弱疲软不能勃起，或临房举而不坚之证。今多称为"阳痿"。《外台》卷十七对此有专节论之。

阴痿病因病机。《外台》卷十七（以下引文并出于此）认为，"肾开窍于阴，若劳伤于肾，肾虚不能荣于阴气（即阴器），故痿弱也……阴阳衰微，而风邪入于肾经，故阴不起，或引少腹痛也"

（"虚劳阴痿方七首"）。指出本证病因有二：一为肾虚，不能营养阴器；二为肾虚又感邪气。

阴痿证的治疗。鉴于《外台》对于此证形成机理的认识，故其所载之方的治疗思路亦宗此旨。

其一，补肾温阳起痿法。此法针对肾虚，补其阴阳，以温阳为先而起痿。方用范汪"疗男子虚劳，阴萎不起，无子方"，《备急》苁蓉丸、远志丸，《经心录》雄蛾散等。

其二，补肾兼以祛邪法。此法针对肾虚又受邪侵袭者，方用《广济》钟乳酒。

此外，《外台》还载有肾虚阴痿兼有阴湿痒，湿热下注之外敷粉法，如文仲外敷粉二方即是。

7. 强中

强中，又称阳强。是指阴茎易举，甚则久举不衰的病证，常与遗精、消渴并见。《外台》卷十一指出："夫强中病者，茎长兴盛不痿，精液自出是也。由少服五石，石热住于肾中，下焦虚热。少壮之时，血气尚丰，能制于石，及至年衰，血气减少，肾虚不能制精液也。"又说："夫人生放恣者众，盛壮之时不自慎惜，快情纵恣，极意房中，稍至年长，肾气虚竭，百病滋生……此皆由房室不节之所致也"（"强中生诸病方六首"）。指出本证多由青壮年过服五石散等助阳之药，加之房事过度，以及年迈肾虚，阴虚火旺，相火妄动所致。故《外台》治当以滋肾阴，清相火为法，方用《千金》猪肾荠苨汤或白鸭丸。

8. 耳鸣耳聋

耳鸣，是指有自觉耳中鸣响的病症。耳聋指听觉丧失或衰退。二者虽然不同，但其病机基本一致，属于肾者，证多为虚；属于实者，病在肝胆，为外邪干犯。

耳鸣、耳聋之虚实之辨，可从发病之缓急，病程之长短以别之。

《外台》卷二十二指出："肾为足少阴之经而藏精气，通于耳。耳，宗脉之所聚也。若精气调和，则肾气强盛，耳闻五音。若劳伤血气，兼受风邪，损于肾脏而精脱。精脱者，则耳聋。然五脏六腑，十二经脉，有络于耳者，其阴阳经气有相并时，并则有脏气逆，名之为厥，厥气相搏，入于耳之脉，则令聋。"另外又有："手少阳……手太阳厥而耳聋"（"耳聋方二十二首"）。上述均指出耳鸣、耳聋病位主要在肾，但是手太阳、少阳经气逆乱亦可致之。就其病机而言，一者肾虚，耳失充养之故；二者外邪伤犯手太阳、少阳之经，经气逆乱而成。故耳鸣、耳聋不外有虚实两端。

《外台》遵循上述病机而治。对于肾虚所致之耳鸣、耳聋，卷十七用深师补肾方，《小品》增损肾沥汤，《经心录》的羊肾汤。证属邪盛之实证者，用《古今录验》泻肾汤（卷十七"肾气不足方六首"）。其内服药物中均用有磁石，这对后世治疗此证的处方用药有一定的影响。卷二十二所载治疗耳鸣耳聋则多用外治法，用药塞耳。

9. 尿浊

尿浊，是指小便混浊如泔水，而排尿时无尿道疼痛为特征的病证。此证多因湿热下注，或脾肾亏虚引起。《外台》卷十一有专节论述。指出"此由劳伤于肾，肾气虚冷故也。肾主水而关（当作"开"）窍在阴，阴为尿便之道。胞冷肾损，故小便白而如脂，或如麸片也"（"虚劳小便白浊如脂方四首"）。肾气不足者，卷十七用《古今录验》肾气丸。证属实热者，卷十一崔氏"黄连、栝楼"方等。

10. 消渴

消渴，是指因饮食不节，或情志失调等引起的，以多饮、多食、多尿、消瘦，或尿有甜味为特征的病。其基本病机为阴虚燥热，消灼阴液所致。《外台》卷十一（以下引文均出此卷）列专卷十八门论之，不但论述了消渴病的病因病机，辨证用药，还对调养方法，饮食宜忌等相关内容均一一详述。

（1）病因病机

《外台》载文认为，消渴病"由少服五石诸丸散，积久经年，石势结于肾中，使人下焦虚热。及至年衰，血气减少，不能制于石。石势独盛，则肾为之燥，故引水而不（当作"多"）小便也。其病变者多发痈疽，此坐热气，留于经络，经络不利，血气壅涩，故成痈脓也。"又云："夫消渴者，凡积久兴酒，无有不成消渴病者。然则大寒凝海而酒不冻，明其酒性酷热，物无以加。脯炙盐咸，此味酒客耽嗜，不离其口，三觞之后，制不由己。饮啖无度，咀嚼鲊酱，不择酸咸，积年长夜，醋兴不懈，遂使三焦猛热，五脏干燥，木石犹且焦枯，在人何能不渴"（"消渴方一十七首"）。又云："夫渴利者，随饮小便是也。由少服乳石，石热盛时，房室过度，致令肾气虚耗，下焦生热，热则肾燥，肾燥则渴。然肾虚又不能传制水液，故随饮小便也"（"渴利虚经脉涩成痈脓方一十一首"）。

可见，消渴病的病因病机主要有以下几点：

其一，饮食不节，积热伤津。如上所言，饮酒过度，"脯炙盐咸"等，损伤脾胃，热积中焦。如"消渴方一十七首"中指出："有病口甘者……此人必数食甘美而多肥。肥者令人内热，甘者令人中满，其气上溢，为消渴也。"

其二，年迈体衰，五脏虚弱。五脏虚弱，尤其是肾虚，可以引起本证。故曰："夫消渴者……及至年衰，血气减少"而生此证。

其三，房劳过度，肾精亏耗。肾精亏耗，不能制约相火，相火内灼而发此证，故曰"此服石之人，房事过度，肾气虚耗故也"（"渴后小便多恐生诸疮方二首"）。

其四，过服温燥药物，耗伤阴液。《外台》于本卷多次提到过服壮阳、延年的五石散及钟乳石，导致石热内灼阴液而成本证。

据上所述，阴液亏虚，燥热偏盛是本病的基本病机。在不同的病理阶段，其病机又有所侧重，病变虽涉五脏，是"三焦猛热，五脏干燥"（"消渴方一十七首"）所致，但"原其发动，此则肾虚所致"（"《近效》祠部李郎中消渴方二首"），亦关乎脾胃有热及"肺干则热"（同上）。本证病及三焦，肺、脾、胃、肾皆被累及，然以肾为病本，故"渴利虚经脉涩成痈脓方一十首"中曰："下焦虚热注脾胃，从脾注肺"而成本证。

（2）消渴辨证分类

卷十一在"消中消渴肾消方八首"专论本证的辨证分类，指出："消渴病有三：一渴而饮水多，小便数，无脂，似麸片甜者，皆是消渴病也；二吃食多，不甚渴，小便少，似有油而数者，此是消中病也；三渴饮水不能多，但腿肿脚先瘦小，阴痿弱，数小便者，此是肾消病也。"此处开创了消渴病分为上、中、下三消证的辨证分型之先河。指出消渴以口渴甚为主症者，属后世之上消证，此为"肺干而热"（"《近效》祠部李郎中消渴方二首"）之故；若以多食为主症者为"消中"，也谓中消证，此为脾胃有热"肠胃热实"（"消渴方一十七首"），及"中焦热渴"（崔氏方）所致；若以小便数而多尿为主症者，为肾消（即后世之"下消"）。并且指出消渴病的尿有甜味，后期消瘦的病证特点。

（3）消渴病的辨治

《外台》对消渴病的治疗是以辨证施治为基本治疗思路的。如其治疗上消口渴甚者用《广济》"疗口干数饮水"方或《近效极要》麦门冬丸；若脾胃有热之中消证者，方用崔氏"疗消渴，瘦，中焦热渴方"；若下焦肾阴不足，阴虚火旺，小便频数之下消证者，用《千金》肾沥汤、宣补丸，或猪肾荠苨汤。足见《外台》对本病辨治之精、之详、之确。

上焦肺热而致上消者，用《千金》茯神汤，《广济》疗消渴口干燥方，《千金》枸杞汤，及口含酸枣丸。

中焦脾胃有热而致消中者，用如"崔氏疗消渴，瘦，中焦热渴方"，《广济》"疗脾胃中虚热，消渴，小便数，骨肉日渐消瘦方"。《千金》铅丹散、黄芪汤。

下焦肾中虚热而致的肾消者，可用《千金》宣补丸、肾沥汤、阿胶汤等。

《外台》还为消渴病治疗时随证加减用药作了示范，指出："若消渴者，倍黄连；消中者，倍栝楼；肾消者，加芒硝六分，服前件铅丹丸；得小便咸、苦如常，后恐虚惫者，并宜服此花苁蓉丸方"（"消中消渴肾消方八首"）。

此外，《外台》卷十一分四节专门论述消渴病的调养方法及饮食宜忌，充分说明王焘对本病药治与饮食调养并重的防治观，以及饮食调养在本病治疗中的重要性。

综上述所见，《外台》专用一卷分列18门的篇幅，专门记载本病的研究成就，

不但可以看出这一时期该病亦为医学界广泛重视，同时也从中看出这一时期对本病认识之深刻。

11. **奔豚**

奔豚，又称贲豚、奔豚气，多因肝经气火上逆，或肾中阴寒之气冲上所致，症见有气从少腹上冲胸脘、咽喉，发作时痛苦异常，或有腹痛，或有往来寒热，病情迁延日久，可见咳逆、骨痿等。此病首载于《九卷》，《难经·五十六难》以肾之积病而专论之，《金匮》始载方药以治之。巢氏《病源》对其病因病机，临床特征予以详述。《外台》于卷十二（以下引文均出此卷）引述七家之论分四门二十方，较全面地总结了中唐时期及其以前医家在理论及临证实践方面的研究成就。

（1）奔豚病因病机

《外台》在"贲豚气方四首"中指出，奔豚病的形成，"起于惊恐、忧思所生也。若惊悲则伤神，心藏神也。忧思伤志，肾藏志也。神志伤动，气积于肾，而气上下游走，如豚之贲，故曰贲豚。其气乘心，若心中踊踊如车所惊，如人所恐，五脏不定，食饮辄呕，气满胸中，狂痴不定，妄言妄见，此惊恐奔豚之状也。若气满支心，心下烦乱，不欲闻人声，休作有时，乍瘥乍剧，吸吸短气，手足厥逆，内烦结痛，温温欲呕，此忧思贲豚之状也。"又云："忧劳、寒热、愁思，及饮隔塞，虚劳内伤，五脏绝伤，奔气不能还下，心中悸动不安"（"杂疗奔豚气及结气方六首"）。

据《外台》载文所见，奔豚发生的原因有惊恐、忧思等情志所伤；有感寒受热，邪气侵犯；有饮不节，隔塞壅滞；有虚劳内伤，五脏气逆等诸多因素。但以情志所伤，"寒气厥逆"（"奔豚气冲心胸方四首"）所致为主。其证多为寒热相杂，

虚实互见。

（2）奔豚的辨治

由于奔豚病证的性质是寒热虚实错杂互见，故《外台》所载文献论治此病时，以扶正为主，兼以祛邪。扶正又有益气、养阴、补血、气血气阴双补之别（以下简言"扶正"），祛邪又有降逆、清热、散寒，及清热散寒并用之异。具体治法如下：

①扶正温里散寒法。此法用于阳气不足，阴寒内盛者，方如《肘后》"甘草、人参、吴茱萸、生姜、半夏、桂心方"者是。

②扶正温里散寒法。此法主要针对阴寒之气上逆而设，方如《小品》奔豚汤，《小品》"生李根、麦门冬、人参、桂心、甘草"方。以及《集验》贲豚茯苓汤，《广济》"李根白皮、半夏、干姜、茯苓、人参、甘草、附子、桂心"方者是。

③扶正清热法。此法用于奔豚正虚有热者，方用《集验》贲豚汤，深师七气汤。

④扶正降逆法。此法用于气奔冲上之甚者，方用《小品》牡蛎贲豚汤。

⑤扶正散寒与清热并用法。此法适宜于寒热夹杂之证，方用《集验》"疗贲豚气从下上者汤方，生葛、甘草、根白皮、半夏、黄芩、桂心、芍药、人参、生姜"者是。

此外，《外台》专设奔豚灸疗六方。

上述所见，《外台》所载有关奔豚的病因病机，以及临证处方用药的内容详细而丰富，集唐中期以前研究该病之大成。

12. 腰痛

腰痛，是指腰部一侧或两侧疼痛为主症的病证。腰为肾之府，足少阴经循行于腰部，因此腰痛是肾病的重要症状，临证中常作为肾病定位诊断的依据。

（1）腰痛病因病机

《外台》卷十七（以下引文均见此卷）中专论此证。认为"肾主腰脚，肾经虚损，风冷乘之，故腰痛也。又邪客于足少阴之络，令人腰痛引少腹，不可以仰息……凡腰痛有五：一曰少阴，少阴肾也。十月万物阳气皆衰，是以腰痛。二曰风痹，风寒著腰，是以腰痛。三曰肾虚，役用伤肾，是以腰痛。四曰臀腰，坠堕伤损腰，是以腰痛。五曰寝卧湿地，是以腰痛"（"腰痛方六首"）。明确地指出了腰痛的病因病机及辨证分型。又说："劳伤肾气，经络既虚，或因卧湿当风，而风湿乘虚搏于肾经，与血气相击而腰痛，故云风湿腰痛"（"风湿腰痛方四首"）。上述虽言五条，其病因病机实则有三：

其一，外感腰痛。指出外感风、寒、湿邪伤于肾经，足少阴经气受阻，气血运行不畅而致腰痛。

其二，内伤腰痛。指出因过度"役用伤肾"，既可因形劳过度，更可因房劳过度，以至于损伤肾精，肾虚而经脉失养，故致腰痛。

其三，外伤腰痛。"坠堕伤损"，腰痛气滞血瘀而痛。

上述三因常可相互影响，肾虚更易感邪，邪伤日久，穷必损肾。因此本证的基本病机是以肾虚为本，外邪及外伤为从。

（2）腰痛证治

《外台》于十七卷中所载腰痛的特点有"腰背痛"、"腰痛引少腹"、"腰膝髀连腿脚疼酸"、"腰脚疼挛"、"腰肾疼痛"、"腰胯痛"等，并将腰痛分为"少阴"腰痛、风湿腰痛、肾气腰痛、臀腰痛、肾苦腰痛、卒腰痛等类型。这种辨证分型方法，是其治疗本证的基本依据，故其治疗腰痛运用如下思路：

其一，温肾法。此法治疗以肾虚为主之腰痛，方如《小品》"肾虚腰痛治之方"，《备急》陶氏肾气丸，《必效》寄生散，《古今录验》独活续断汤等（上方见"肾虚腰痛方七首"）。

其二，散寒除湿法。此法用于寒湿伤犯腰部，经气不畅的肾著腰痛，方用《古今录验》甘草汤，《经心录》肾著散（见"肾著腰痛方二首"）。

其三，驱风除湿法。此法用于治疗风湿或风寒湿邪伤犯腰部所致的风湿腰痛，方用《集验》独活汤，《古今录验》玄参汤等。

其四，活血化瘀法。此法用于各种外伤所致瘀血腰痛，方用《集验》杜仲酒，《经心录》杜仲酒，《延年》生石斛酒等。

此外，按摩导引、腰部热熨等外治方法，也是治疗腰痛的常用方法，《外台》卷十七也有较详细的记载。

13. 水肿

水肿，是因感受外邪，劳倦内伤，气化不利，津液输布失常，停蓄体内，泛溢肌肤而引起头面、四肢，甚至全身浮肿的病证。此病以肾为主，脾、肺失调，心肝功能障碍皆可致之，但以肾与膀胱气化失常为其主要病机。

（1）病因病机

《外台》于卷二十全卷二十六门专论（以下引文均出此卷）水肿病证。指出："肾者主水，脾胃俱主土，土性克水。脾与胃合，相为表里。胃为水谷之海，今胃虚不能传化水气，使水气渗液经络，浸渍腑脏。脾得水湿之气加之则病，脾病则不能制水，故水气独归于肾。三焦不泻，经脉闭塞，故水气溢于皮肤而令肿也"（"水肿方一十三首"）。

"又病水人多嗜食不廉，所以难愈"（"水病方七首"）。"夫水病皆由荣卫痞涩，肾脾虚弱所为。而大腹水肿者，或因大病之后，或积虚劳损，或新热食讫，入水自渍及浴，令水气不散，流溢肠外，三焦闭塞，小便不通，水气结聚于内，乃腹大而肿"（"大腹水肿方五首"）。

又云："风水者，由肾脾气虚弱所为也。肾劳则虚，虚则汗出，汗出逢风，风气内入，还客于肾，脾虚又不能制水，故水散溢皮肤，又与风湿相搏，故云风水也"（风水方八首）。

又云："由水毒气结聚于内，令腹渐大，动摇有声，常欲饮水，皮肤粗黑"者（"水蛊方四首"）。

据以上《外台》载文所论，水肿形成与以下几方面的因素有关：

其一，外邪侵袭。肺为水之上源，主一身之表。卫气根源于肾，肾虚卫气不足，卫外不固，为风邪所犯，肺、肾、三焦的气化失司，水溢肌肤而成风水。

其二，湿邪浸渍。致使"或新食讫，入水自渍及浴，令水气不散"者，即指水湿之邪浸渍，致使"三焦闭塞"，水道不通而成水肿。

其三，久病或劳倦。久病累及脾肾，或劳倦太过而伤及脾肾，致使脾肾虚弱，不能制水而水泛肌肤者。

其四，水毒内犯。所谓水毒外浸是指山溪水中虫毒内侵，渐致内脏失调而水停。

此处认为肺、脾、肾、三焦诸内脏失调则可形成水肿，而脾肾及三焦三者又为其关键，此处认识为后世研究水肿病机有重要的影响作用。正如《景岳全书·肿胀》所述："风水肿等证，乃肺、脾、肾三脏相干之病。盖水为至阴，故其本在肾；水化于气，故其标在肺；水惟畏土，故其制在脾。今肺虚则气不化精而化水，脾虚则土不制水而反克，肾虚则水无所主而妄行。"则对《外台》所载又有发挥。

（2）水肿证治

《外台》所载内容将水肿分为不同的证候类型。有"水（胀）与肤胀、鼓胀、肠覃、石瘕"者；"有风水，有皮水，有正水，有石水，有黄汗"者；有"青水、赤水、黄水、白水、黑水、玄水、风水、石水、黑水、气水"十者；又有"大腹水肿"、水蛊、卒肿满等。

《外台》对于水肿病的基本治疗思路仍是辨证用药，如"十水方三首"载《古今录验》"十水丸"指出："肿从头起，名为白水，其根在肺，椒目主之；肿从面起，名为青水，其根在肝，大戟主之；肿从胸起，名为黄水，其根在脾，甘遂主之；肿从股起，名为气水，乍实乍虚，其根在大肠腹，芫花主之；肿从股起，名为黑水，其根在肾，玄参主之；肿从头面起至足，名为悬水，其根在胆，赤小豆主之；肿从内起，坚块，四肢肿，名为石水，其根在膀胱，桑根白皮主之；肿从四肢起，腹大，名为风水，其根在胃，泽漆主之；肿从脚起，名为里水，其根在小肠，巴豆主之；肿从胸中气起，名为赤水，其根在心，葶苈子主之。"

《外台》针对各种水肿证又有不同的方药治疗，其具体治疗方法有：

① 发汗法。适用于风水或皮水，适用于初起以面部肿甚，伴有表证者。方如深师木防己汤、大豆汤、白前汤、《古今录验》越婢汤、麻黄汤。

② 利尿法。这是治疗水肿的基本治法，方如《广济》海蛤丸，《古今录验》鲤鱼汤。

③ 健脾益气法。此法对各脏失调所致水肿皆可用之。方如范汪大槟榔丸。

④ 温化利水法。此法适用于脾肾阳虚，水湿不化者，方如《千金翼》泽漆根汤、《备急》小女曲散。

⑤ 泻下逐水法。适用于全身严重浮肿，伴有二便不利者。方如崔氏疗上气大便涩方，《古今录验》大黄丸，范汪水肿方等。

⑥ 清热解毒法。此法适用于发热、口渴，伴有热象者。方如《古今录验》传效鲤鱼汤，《千金》疗膀胱石水方等。

⑦ 活血化瘀法。此法适用于水肿兼有瘀血、癥积者，如深师海藻丸，范汪小瘕丸。《外台》所载治疗水肿诸方十分丰富。上述所归纳者仅见其一斑。

综上所见，《外台》所载有关肾系疾病的内容十分丰富，为后世研究唐及其以前医学界，尤其是了解唐代在这一领域研究成果有不可忽视的贡献。

（十）《外台秘要方》对气血津液疾病研究的贡献

气血津液是构成人的形体和维持人体生命活动的基本物质。其既是脏腑及组织器官生理活动的产物，又是脏腑经络活动的物质基础。气血津液失常的病证既可以因脏腑经络失常而致，反之也可以引起脏腑经络发病，因此这类病证与脏腑经络疾病密切相关，所涉范围亦广。此处仅就《外台秘要方》中有关此类病证中最主要的"痰饮病证"、"水肿病证"、"虚劳病证"和"癥瘕积聚病证"四者予以述评。

1. 水肿

水肿，是因感受外邪，或劳倦内伤，或饮食失调等因素，致使气化不利，津液输布障碍，引起水液潴留，泛溢于肌肤，症见头面、眼睑、四肢、腹背，甚至全身浮肿的病证。早在《内经》中就有"水"、"风水"、"水胀"、"石水"等病名，并对水肿形成的病因病机、临床表现特征，以及治疗等内容有了一定的研究，并强调水肿病的发生，"其本在肾，其末在肺，皆积水也"（《素问·水热穴论》）。东汉张仲景在《内经》的基础上又有所发展，较详细地论述了"风水"、"皮水"、"正水"、"石水"、"里水"及五脏所致水肿的证治，并创制了越婢汤、防己黄芪汤及麻黄附子细辛汤等治疗水肿病的有名方剂。隋·巢元方则于《诸病源候论·水肿诸候》中详述了"十水候"、"二十四水候"，惜其有论无方。唐初孙思邈则在《千金要方》、《千金翼方》中分列诸水肿病的治疗，载方四十九首。王燾《外台秘要方》（以下简称《外台》）则于卷二十中分 26 门引用 16 家 75 条研究成果专论水肿，载方 128 首，对唐中叶及其以前水肿病的理论研究和临床实践研究，进行了全面的总结，基本上反映了此前在这一领域的研究状况。

（1）病因病机

《外台》所载文献对水肿形成的病因病机有较深刻的研究，指出："肾者主水，脾胃俱主土，土性克水。"若"脾得水湿之气加之则病，脾病则不能制水，故水气独归于肾。三焦不泻，经脉闭塞，故水气溢于皮肤而令肿也"（"水肿方一十三首"）。又说："病水人多嗜食不廉"所致（"水病方七首"）；"水病皆由荣卫痞涩，肾脾虚弱所为"；"或因大病之后，或积虚劳损，或新热食讫，入水自渍及浴，令水气不散……三焦闭塞，小便不通，水气结聚于内"（"大腹水肿方五首"）。又指出："肾劳则虚，虚则汗出，汗出逢风，风气内入，还客于肾，脾虚又不能制于水，故水散溢皮肤"（"风水方八首"）。

据《外台》收载文献所见，水肿形成的原因主要有四：

其一，风邪外袭。肺为水之上源，主一身之表，外合于皮毛。若为风邪所袭，肺失肃降，不能通调水道，下输膀胱，以致风邪与体内水液相搏，流溢肌肤而成水肿。故《外台》载文曰："风水者……汗出逢风，风气入内……又与风湿相搏，故云风水也"（"风水方八首"）。

其二，风湿相击。风邪与湿邪杂合伤人，致使脾肾功能失常，气化不利而为水肿。如卷十九"脚气肿满方二十九首"指出："风湿毒气，搏于肾经。肾主水，今为邪所搏，则肾气不能宣通水液，水液不传于小肠，致水气拥溢腑脏，浸渍皮肤，故肿满也。"

其三，食饮不节。饮食不节，损伤脾胃，脾不健运则不能制水，致使水湿停聚而成水肿。故《素问·至真要大论》说："诸湿肿满，皆属于脾。"《外台》载文也说："脾病则不能制水，故水气独归于肾。三焦不泻，经脉闭塞，故水气溢于皮肤而令肿也"（"水肿方一十三首"）。

其四，劳倦内伤。劳倦内伤，脾肾受损，尤其肾受损伤而不足。"肾者水脏，主津液"（《素问·逆调论》）。肾伤则不能蒸化津液，致使水液内停而生本病。故《外台》曰："肾劳则虚……故水散溢皮肤"（"风水方八首"）。

其五，久病脏伤。久病不愈，损伤内脏，尤其是损伤肺、脾、肾三脏及三焦水道，均可导致水肿。从上述《外台》所载文献可以看出，"脾虚不能制水"，水肿为"脾肾虚弱所为"，水肿是缘于"三焦不泻"。又说："肾主水，肺主气；肾虚不能制水……流散不已，上乘于肺"（"水肿咳逆上气方三首"），此虽言水湿对肺的影响，仍说明水肿病与肺亦有关系。故《景岳全书·肿胀》指出："凡水肿等证，乃肺、脾、肾三脏相干之病。盖水为至阴，故其本在肾；水化为气，故其标在肺；水惟畏土，故其制在脾。"说明内脏受伤，是水肿病形成的病机关键。

（2）辨证分型

《外台》所载文献总结了唐中叶及其以前医学界对水肿病的辨证分类。就其水肿病证名称而言，"病有风水，有皮水，有正水，有石水，有黄汗。风水，其脉自浮，外证骨节疼痛，其人恶风；皮水，其脉亦浮，外证胕肿，按之没指，不恶风，其腹如鼓，不满（同溏也）不渴，当发其汗；正水，其脉沉迟，外证自喘；石水，其脉自沉，外证腹满不喘。黄汗，其脉沉迟，身体发热，胸满，四肢肿"（"水肿方一十三首"）。又说："先从面目肿，遍一身，名曰青水，其根在肝"；"先从心肿，名曰赤水，其根在心"；"先从腹肿，名曰黄水，其根在脾"；"先从脚肿，上气而咳，名曰白水，其根在肺"；"先从跗肿，名曰黑水，其根在肾"；"先从面肿，至足，名曰悬水，其根在胆"；"先从四肢起，腹满大，身尽肿，名曰风水，其根在胃"；"四肢水，其腹肿独大，名曰石水，其根在膀胱"；"先从小腹满，名曰黑水，其根在小肠"；"乍盛乍虚，乍来乍去，名曰气水，其根在大肠"（"十水方三首"）。

可见，《外台》载文对水肿病证的分类是建立在临床辨证，遵循临床证据（即症状）的基础之上。除此十种水肿之名外，《外台》还载有"水胀"、"肤胀"、"臌胀"、"蛊胀"、"水病"、"痰病"、"悬水"、"水蛊"等名目。足见其所载文献对水肿病证的认识之深刻，辨证之精详。

从以上分析所见，《外台》对水肿病的辨证分类的方法有三：一是根据水肿发病的特点及其伴见症状进行脏腑分证，运用五行归类理论中的五脏主五色观点对水肿证候进行命名。如青（肝）水、赤（心）水、黄（脾）水、白（肺）水、黑（肾）水；二是以病因进行分类命名，如"风水"、"水蛊"；三是以伴见兼症命名，如"黄汗"、"水胀"、"皮水"、"臌胀"、"肤胀"等。

（3）证治方法

《外台》于本卷用以治疗水肿病的方剂有128首。远远超过《千金方》40余首之数。就其中所载方药及其随证施治思路而论，治水方法纳之有八：

① 宣肺发汗利水法。此法适用于外邪所犯，肺卫不宣，诸如风水、皮水之证可用此法。《外台》说："麻黄汤，疗风水，身体、面目尽浮肿，腰背牵引髀股"；又说："疗风水，恶风，举身悉肿，脉浮不渴，欲有自汗而无大热，越婢汤"（"风水方八首"）。

② 利尿消肿法。这是治疗水肿病证的基本方法。因此《外台》常将此法和益气、养阴、温阳、清热、散寒等诸法结合应用。如"水肿方一十三首"中的郁李核丸就将利尿法与清热相结合以奏"利小便，消水肿"之功；大槟榔丸就是将利尿与温中、理气之法相结合（出处同上）；深师木防己汤就是将利尿与益气相结合（"风水方八首"）；大豆汤就是将利尿与发汗宣肺之法相结合（出处同上）；《千金翼》泽漆根汤就是利尿与益气、养阴相结合（"水通身肿方一十一首"）等等。

③ 泻下逐水消肿法。此法适用于全身严重水肿，病人体质尚能耐攻者。方如范汪方（葶苈子、甘遂、吴茱萸。"水肿方一十三首"）；《古今录验》大黄丸（大黄、硝石、大戟、甘遂、芫花、椒目、葶苈，"十水方三首"）。

④ 健脾益气利水法。土能制水，脾不健运或脾气不足，不能运化水液，可致水停于内而浮肿。此法正适用于这一病机所致之水肿。方如深师木防己汤（"皮水方三首"）；《古今录验》鲤鱼汤（"三焦决漏水病方二首"）。

⑤ 育阴利水法。此法适用于水肿伴有明显阴虚病机者，方如泽漆汤（"水通身肿方一十一首"）和麦门冬饮（"水气肿臌胀方三首"）。

⑥ 温阳化气利水法。此法适用于脾肾阳虚，阳不化水而致的水肿。方如范汪木防己汤（"水气方七首"）和麻子汤（"水通身肿方一十一首"）及麻黄汤（"风水方八首"）。

⑦ 活血化瘀兼以利水法。此法适用于水肿病人兼有瘀血者，如深师海藻丸、范汪水癥丸等（"水癥方二首"）。

⑧ 理气利水法。此法适用于水肿伴有明显气机郁滞者，方如《古今录验》"疗气忽发，满，胸急者方"，茯苓杏仁煎等诸方（"气满胸急方八首"）。

此外，还记载该病的养生导引调理方法。尤其值得一书的是《外台》于本卷中引用6家文献，先后8次提到治疗本病时要"忌咸"、"勿食盐"、"始终一切断盐"、"忌海藻"等。这一经验为后世及至今日医家所首肯。

综上所见，《外台》所载水肿病证的资料显示，中唐时期及其以前在此范畴已具有较深刻的研究。有论有方，从该病的病因病机，到临床辨证分类以及丰富多彩的治疗方药，均给后世保存了十分有益的临床研究的珍贵资料，较全面地反映了这一时期对水肿病证在理论及临床实践方面研究的成就。

2. 痰饮

痰饮病是指由痰饮引发的病证。痰饮本身是因体内水液代谢障碍而形成的病理产物，同时它又是一种致病因素，可以直接或间接地影响机体功能，引发复杂的病机变化而致机体出现多种病理反映。《内经》中详述水液代谢过程，奠定了痰饮病证治的理论基础，而首次完整系统的论述痰饮病证治的当属张仲景《金匮要略·痰饮咳嗽并脉证论篇》，以后历代医家对痰饮病的证治研究也是在《内经》、《金匮》这两部著作的基础上加以丰富和完善的。王焘所著《外台秘要方》（以下简称《外台》）专取一卷列17门以论痰饮病证治，其中选方75首，涉及痰饮病证治常用药物百余种，这些是对中唐以前医家对痰饮病证研究成就的总结，极大地丰富了痰饮病证治的内容，为进一步研究及临床应用提供了参考和思路，可以说其价值和贡献在痰饮病证治研究发展中是极为重要的一部分。

（1）病因病机

《外台》第八卷（以下引文指出此卷）对痰饮病的概念及病因病机进行了论述。其云："痰饮者，由气脉闭塞，津液不通，水饮气停在胸腑，结而成痰。"随后，《外台》对痰饮病的病因及形成做出了分类论述，我们可以看到，《外台》在论述痰饮病证治时，充分认识到痰饮病的病机复杂，可以引发多种病症，所以在论述中主要是将痰饮作为一种致病因素详述其病变机理及临床表现，而对其形成的原因及过程则主要是引用前人著述，总体看来，痰饮病的病因有外感寒湿，饮食不节，阳气虚弱等，从《外台》中我们可以看到，在论述痰饮病病因时，《外台》尤重痰饮的形成与脾胃的关系以及痰饮病病机演变中对脾胃功能的影响，这是其论述的又一特色，值得注意，下有详述。

痰饮能引起多种病理变化，产生一系

列临床症状,《外台》中涉及痰饮所致病证十余种,除卷八有详述外,其他篇章也有涉及,对其总的病变机理,则以卷八中的内容为主。总体来说,痰饮病的病机是由于水液代谢障碍以致津液停聚后,影响脏腑功能,以致三焦不利,气道闭塞,更由于痰饮走窜内扰,伏留于脏腑经络之间,随即病症丛生,如《外台》所引,或"结聚在于胸腑,膀胱之间,久而不聚,流行于脾胃";或"水气溢于肠胃之外,在于皮肤之间";又或"停聚流移于胸胁之间,有时而病"等等,病证初起颇多虚实相兼之候,是由于痰饮即可由病邪如寒湿所致,又可因脏腑虚衰,不能蒸化水液而成,故病机演变之始,虚实相兼为其辨证之基础,随着病证发展和痰饮停留部位、时间及个体差异的不同,痰饮病的病变机理又可向偏虚或偏实的方向发展,《外台》中即有"痰结实"、"痰厥头痛"、"痰澼"等病症中的论述为其明证。

(2) 疾病分类

仅以《外台》卷八而言,共涉及各类痰饮病共 17 种(不包括变证)。主要是以痰饮停留部位及其成因为主进行分类的。此处仅就其中常见的 10 种痰饮病证予以述评之。

① 痰饮。此为四饮证之一,指狭义痰饮而言,《外台》有云:"水走肠间,漉漉有声,谓之痰饮。"此是以胸胁胀满,体重多唾,水谷不消,短气好眠,胸背痛,甚则上气咳逆,倚息短气不得卧,其形如肿为主要临床表现的痰饮病症。

② 悬饮。乃四饮之一,"饮后水留在胁下,咳唾引病,谓之悬饮。"以咳嗽抽引肋间悬痛为主要症状。

③ 溢饮。其云:"饮水过多,归于四肢,当汗出而不汗出,身体疼重,谓之溢饮。"是水湿痰饮泛溢肌肤四肢引发的病饮。

症"。

④ 支饮。"支饮,谓水饮停于胸膈之间,支乘于心,故谓支饮。""其人咳逆,倚息短气不得卧,其形如肿,谓之支饮",乃水饮停留胸膈所致。

⑤ 痰澼。是指痰饮停聚,与寒热之气相搏,沉滞而痛的痰饮病症,可见饮食不消,喜唾干呕,腹中时有水声,眩晕,胁下痛等症状。

⑥ 饮癖。《外台》引《病源》云:"饮水过多,在于胁下不散,又遇冷气相触而前,呼为饮癖也,其状胁下弦急,时有水声",有时可见心下坚满如盘的症状。

⑦ 癖饮。"水气停聚两胁之间,遇寒气相搏,则结聚而成块,谓之癖饮",较之饮癖病证更为复杂,病情较为严重。

⑧ 冷痰。冷痰乃"痰水结聚,停于胸膈之间,令人吞酸气逆,四肢变青,不能食饮"的病证。

以上诸证乃"四饮"病变发展更为复杂及严重后所产生的一系列病证,从一定程度上丰富了原有的"四饮"的内容。

⑨ 酒澼:是饮酒无度,酒水与痰饮俱不数,停滞在胸胁下,结聚不散,时胁下弦急而痛,满逆呕吐,腹有水声,甚则目视不清,耳聋为其表现的病证。

⑩ 风痰:是指由于风痰积聚,胃中资气,时会变更而引发的两胁满痛,呕吐食,吐清水,运化无力,消瘦,水谷精气"不作肌肤"为表现的病理。

酒澼、风痰两种病证与卷八所述的"痰饮食不消及呕逆不下食"、"留饮宿食"、"痰结实及宿食"、"痰厥头痛"等病症乃是《外台》论述痰饮病症的特色之一,这几种病证的演变过程都与脾胃有密切的关系,并且在症状表现中也都出现了与脾胃饮食相关的症状,《外台》论痰饮病，重视脾胃的思想，与前人及后世医家论痰饮以"肺、脾、肾"三脏为主的是有一定差别的，其见解颇为独到，这在其对病症的论述中多有体现，而且王焘将脾胃"胃反噎膈"诸门病症与痰饮病同列一卷，从一定程度上说，可能也是这种学术思想的体现，这对于丰富痰饮病的研究内容，拓展其证治的研究思路有极重要的价值，值得关注。

（3）分证施治

《外台》痰饮病的证治是在继承并借鉴前人、特别是唐以前如《金匮》等著作中痰饮病的证治思想和方法的基础上，结合《千金》、《病源》等著作中的痰饮病研究成果精华内容加以论述的，其中治法、方药的应用上颇具特色，在其所载的75首方剂中，体现的主要证治方法有五种，今列如下：

① 温化法。此为痰饮病治本之举，《外台》中多有体现，如治溢饮选温肺化饮之"小青龙汤"；治"饮癖"温中化饮之深师"附子汤"；治风痰的温中健脾之延年"白术丸"等等。此正体现了"病痰饮者，当以温药和之"（《金匮要略·痰饮咳嗽病脉证并治第十二》）的主导思想。

② 宣散法。这种治法在《外台》痰饮病证治中亦为常见，如治溢饮的"大青龙汤"，即以发汗以兼以宣散溢于皮肤之间的饮邪为法。治痰饮食不消的《古今录验》"宣通下气丸"等也属宣散法。

③ 通利法。有健脾利水以治支饮的"泽泻汤"，更有泻肺开闭的葶苈大枣泻肺汤，益气通阳，清热利水的"木防己汤"等等。

④ 攻逐法。即攻下逐饮法，《外台》用峻下逐水的"十枣汤"、"范汪大甘遂丸"治疗悬饮之癖；治悬饮之"范汪海藻丸"、"甘遂半夏汤"等，攻逐法是《外台》痰饮病症治方法中较为有特色的一种，共设七方且各具特点，在方药配伍及服用方法等方面较前人有了一定创新。

⑤ 涌吐法。《外台》有治"痰结实及宿食"的"瓜蒂散方"、"千金松萝汤"，治疗"胸中痰癖"的"千金治膈汤"等都采用了这种治法，而且《外台》中有设以涌吐法治疗痰厥头痛方八首，药精方专，不落巢窠，方法独特，有一定的研究价值。

《外台》方治法不仅限于以上五种主要治法，痰饮致病，为咳为喘，为痞，为痛，为呕，为渴，为眩，为悸，为肿，为利，表现多端，《外台》所载治法和遣方用药亦是随症变通。《外台》在平喘、止痛、止悸、消痞、止呕等治法应用上，结合温痰等方法，也颇有特色。

另外，《外台》在痰饮病证治上，还特别注意服药方法、禁忌以及治疗前后的营养调护，对服药禁忌尤详，每方之后必见饮食禁忌。针对痰饮病证病邪之轻重，患病之新久，正气之盛衰，禀赋之差异其等不同情况，制订了不同的服药方法和治疗调理措施，这些都具有很高的研究及参考价值。

从整体上分析，《外台》治法应用有以下特色：

一是用药基本偏温。此正合仲景有关"病痰饮者，当以温药和之"的治疗思路。所涉百余种药物，寒凉药物运用极少，多以桂心、茯苓、白术、半夏、麻黄等温通、温散以求阳气之振奋，痰饮之消散。

二是温通开泄法。此运用较多，多见通利之方剂，如以茯苓、泽泻、防己、葶苈子等利尿，以大黄甘遂等通便，既求停饮之邪尽快蠲除，对紊乱之机早得恢复。

三是强调扶正，重视脾胃，注意用药适可而止。如"十枣汤"等方之服法就可体现，除此之外，《外台》方药重审因辨证，从其根本，如治疗"酒癖"、"风痰"、"湿痰"方中用药，以及涌吐法治疗痰厥头痛等治疗方法，极大地丰富了痰饮病证治方法的内容，体现了其治疗特色，值得进一步深入研究。

综上所述，《外台》在痰饮病证治研究发展进程中的作用是不容忽视的，在系统总结前人证治经验的基础上，《外台》在痰饮病证治上的治疗思想及特色，为后世医家进一步认识痰饮病及其治疗方法提供了参考和借鉴，起到了承前启后的作用。尤其是《外台》中痰饮病证治的有些方法在临床实践中仍有一定的实用价值，值得进一步探讨研究。

3. 虚劳

虚劳病是以脏腑亏损，精气血津液不足为主要病理过程的一类慢性虚损性病证的总称。《内经》时代对虚劳病证形成的原因，主要病变机理，常见临床表现及其防治方法就有比较全面的论述。《难经》紧承其后，于《十四难》中对"五损"病理进行了深刻的研究，并指出五脏虚劳病证动态变化有两种规律：一为"从上下者，骨痿不能起于床者死"，这一过程为由肺及心、及脾、及肝、及肾过程；二是"从下上者，皮聚而毛落者死"，即为由肾及肝、及脾、及心、及肺过程（见《难经·十四难》）。仲景《金匮》密切联系具体脉证，开创了有关虚劳病证的辨治施方用药，给后世论治此类病证以重要启迪。巢元方的《诸病源候论》于卷三专列39候而论"虚劳"，惜其有论无方。王焘《外台秘要方》（以下简称《外台》）对"虚劳"病证的理论研究和临证论治有丰富而系统的论述，其中卷十六

（以下所引文凡未注明卷次者皆源于本卷）援引10家83条文献，其中有"五劳六极"专论12条，治疗方药143首。有论有方，方论有机结合，从"虚劳"病证的相关理论和临证治疗方面进行了全面的总结和论述。较详实地反映了中唐及其以前对"虚劳"病证研究的实况。在所载文献中，《删繁》资料有39条，占所引文献约47%，引用孙思邈的两部《千金》26条占所引文献的31.2%。

（1）病因病机

就虚劳形成的病因病机而言，《外台》所载文献认为，主要与患者先天禀赋不足有关，还与劳伤过度、房室不节、饮食起居失常所致，尤其是久病治不及时或久治不愈而损伤人体正气而成。此外还认为年迈体衰，脏腑机能减退，化生精气血津液之功能衰退而成，这些认识均为后世所遵循。

（2）辨证论治

《外台》论述的虚损病证是以五脏的寒、热、虚为纲领进行辨证论治的。这种辨证分型纲目清晰，同时也抓住了辨证的关键，这对脏腑辨证纲领的成熟及广泛应用产生了积极的影响。正如《外台》说："夫五脏劳者，其源从脏腑起也。故生死之浮沉，动百病之虚实，厥阴阳，逆腠理，皆因劳瘵而生，故曰五脏劳也"（"五脏劳论一首"）。

①肝虚劳。所谓肝虚劳，是指因过劳（或多病）伤肝而致肝之气血阴阳虚损不足的病证。《外台》认为，肝在体合筋而主动，故肝虚劳损日久可致筋极。故将肝之虚劳病证分为肝之阴血不足的"肝劳虚热"证；肝之阳气不足的"肝劳虚寒"证，以及"筋虚极"证进行辨治。

其一，肝劳虚热证。此证是因肝之阴血不足，阴不制阳而虚热内生，故成

"肝劳虚热"证，症见"两目为赤，闭塞不开，烦闷宛转，热气胸里炎炎"，或见"恐畏不安，精神不守，闷怒不能独卧，感激惆怅，志气错越，不得安宁"。方用《删繁》前胡泻肝除热汤，或茯苓安肝定精神丸方（"肝劳虚热方四首"）。

其二，肝劳虚寒证。肝劳虚寒证是因肝之阳气受损，阳不制阴而致阴寒内盛，此正是《素问·阴阳应象大论》之"阳虚则寒"机理在肝病中的体现。《外台》认为，"肝劳寒，眩忘咳唾，忧恚内伤，面离色，目青盲"；或者症见"关格劳涩，闭塞不通，毛悴色夭"；或者目"眊眊不见物"，"口苦，骨节疼痛，筋挛缩，烦闷"；或"胁下痛，胀满气急，眼昏浊，视不明"等。治疗方用《删繁》硫黄丸，以治其本，温阳暖肝，消除阴寒之气；"关格劳涩者"用猪膏酒；目青盲、视物不清者用真珠煎；"骨节痛，筋挛缩"者，用虎骨酒；"胁下痛，胀满气急"者用槟榔汤（"肝劳虚寒方五首"）。

其三，筋极证。由于肝有气血阴阳之虚损，故当肝之阴血不足时可致"筋极"，临证又有偏于热、偏于寒两端。偏于热者，症见"好怒，口干燥，好嗔，身躁不定"，治用《删繁》黄芪汤以"调筋止怒定气"（"筋实极方四首"）；偏于寒者，症见"好悲思，颜色苍白，四肢嘘吸，脚手拘挛，伸动缩急，腹中转痛"，《删繁》用五加皮酒方以温阳补肝、消除阴寒（"筋虚极方二首"）；若肝虚劳极，气血不养于筋而致"筋虚转胞"者，可用《删繁》人参汤方（"筋虚转胞方二首"）；亦可用艾灸方法，或用药液浴渍肢体以治"转筋"（"转筋方七首"）。

② 心虚劳。所谓心虚劳是指因过劳（或久病、或年迈）而致心之气血阴阳虚损劳伤而致的病证。当心之阴血受损而劳伤者，阴血不足不能制约心阳，致使心气、心阳亢盛生热而成"心劳热证"。但是，由于心属火脏、阳脏，其阳亢盛，又通应于夏，故心脏又极易感受炎热而成心劳实热证。心之气血阴阳久虚不能营养于血脉，便可生成脉极之证。故心虚劳者可有以下四证：

其一，心劳虚热证。心主神志，在志为喜，当心虚有热时，虚热内扰，故症见"惊梦，喜恐畏，惊惧不安"。此证可用《千金》竹沥汤以补心气，养心阴，以安定心神；若心之虚热内扰，则症见"口干烦渴，眠卧不安"，可用《千金》茯神煮散以滋补心阴，安神定志（"心实热方三首"）。

其二，心极实热证。心为火脏，阳脏，通于夏气，易为火热所犯，当心虚劳损，又受火热犯扰时，可见"好笑无度，自喜，四肢烦热"，或"口舌生疮，大便苦难，闷涩不通，心满痛"。《删繁》用麻黄止烦下气汤，或大黄泄热汤方治之（"心劳实热方五首"）。

其三，脉极虚证。心主血脉，故心虚劳极可致脉极，其证也有偏寒、偏热之别。当心之阴血不足，"血气伤"者，症见"口为色变赤，言语不快"，《删繁》用茯苓汤以"消热止血气，调脉理中"而治之；若症见"多汗无滋润"者，《删繁》用麻黄汤以"消虚热，止汗"而治；若症见"颜脱面色白不泽，脉空虚，口唇色赤干燥"者，《删繁》用"升麻润色消痹止热极汤方"治之（"脉热极方三首"）。

其四，脉极虚寒证。当心之阳气不足，血脉失于温煦者，则可成脉极血虚寒证。"脉极虚寒则咳，咳则心痛，喉中介介如哽，甚则咽肿喉痹"，或者症见"鬓发堕落"。治当温阳散寒，方用《删繁》

半夏消痛、止极、益气汤，同时用桑白皮沐头方外洗，可奏"安发润生"之效（"脉寒极方四首"）。

③脾虚劳。脾虚劳是指因饮食劳损，或久病所伤，或思虑过度等原因所致脾之气血阴阳虚损的病证。脾之虚劳有阴血不足所致的虚热性证候，亦有阳气受损所致的虚寒性证候，或脾之阴血不足又感邪化热，故脾虚劳证又兼有实热证候。《外台》载文将脾虚劳辨为脾劳虚热证、脾劳虚寒证、脾实热证、肉极寒证及肉极热证诸型。

其一，脾劳虚热证。此证为脾阴不足，阴不制阳而致虚热内生，症见"身体、眼目、口唇悉痿黄，舌来苦直，不能得咽唾，生地黄煎方"治之；或症见"四肢不用，五脏乖，反胀满，肩息气急不安"邪热偏盛者，用"承气泄实热半夏汤"（半夏、宿姜、橘皮、芍药、茯苓、白术、杏仁、大枣、竹叶）治之（"脾劳实热方四首"）。此节虽云"实热"，实乃阴虚所致虚热，只是其虚热偏于亢盛之故。

其二，脾劳虚寒证。脾劳虚寒证是因脾之阳气不足，阳不制阴所致的"阳虚则寒"的病证。临证可有不同表现，若症见"脾劳虚损，消瘦，四肢不举，毛悴色夭"者，《删繁》用牛髓补虚寒丸方治之；若"脾虚劳寒，饮食不消，劳倦气胀，噎满，忧恚不解"者，《删繁》用人参消食八味等散方益脾气，温脾阳；若"脾虚寒劳损，气胀，噎满，食不下"者，《千金》用通噎消食膏酒方（"脾劳虚寒方三首"）；或"呕逆"，"流肿腹满，短气，食辄证向不消，时时微下"，可用温脾汤或建脾汤、大温脾丸（"温脾汤主脾气不足及不调下痢方二首"）。

其三，脾实热证。此证为邪热犯脾，症见"不能食"，"胸满胁偏胀"，"胁痛，热满不歇，目赤不止，口唇干裂"，"舌本强直"，或"梦歌乐而体重不能行"，"大便不通"等。治用《千金》泻热汤，或《千金翼》泻脾汤方（"脾实热方六首"）。

其四，肉极证。脾主肌肉，由于脾之阴阳气血不足，不能温养或滋濡肌肉，可生肌肉虚劳病证。肉极之证亦有寒、热、虚、实之别。若脾之阴血不足，不能濡养肌肉，可致肉极虚热证，症见"肌痹淫淫如鼠走身上，津液脱，腠理开，汗大泄"；或"唇口坏，皮肤色变"，或"脚弱"等，可用《删繁》麻黄止汗通肉解风痹汤，或石南散；《千金》用越婢汤或西州续命汤治之（"肉极热方四首"）。

若脾之阳气不足，肌肉失于温养而致肉极虚寒证者，症见"体重怠惰，四肢不欲举，关节疼痛，不嗜饮食"者，可用《千金》大黄芪酒方；若症见"右胁下痛，阴阳引肩背痛，不可以动，动则咳，腹胀满，留饮痰癖，大小便不利，少腹切痛，膈上寒"者，用《删繁》大半夏汤方；若症见"肌肉变，舌痿……腰脚弱"者，用《删繁》小风引汤；若症见"四肢怠惰，或咳，胁下坚满，饮食不嗜，欲举不能，手足厥冷，忧恚思虑"者，可用《删繁》五膈丸（人参、附子、干姜、远志、桂心、椒目、麦门冬、甘草、细辛），以收温中阳，补脾气，散寒邪之功效（"肉极寒方五首"）。

④肺虚劳。肺虚劳是指因过劳或者久病咳喘损伤于肺，或素体肺虚，或年迈肺脏功能衰退，均可导致肺之气血阴阳受损而生此类病证。《外台》认为，肺虚劳者可有"肺劳实热"证、"肺劳虚寒"证、"气极热"证、"气极寒"证四者。

其一，肺劳实热证。当肺受劳损，御

邪功能下降时，可致热邪犯肺，或邪郁生热而致本证。症见"气喘息，鼻张，面目苦肿"者，《删繁》用麻黄引气汤治之；若久病而致肺之气阴不足，形成肺劳虚热，症见"咳逆气喘"者，《删繁》用麦门冬五膈下气丸治之。

其二，肺劳虚寒证。肺劳虚损，肺之阳气受损而病者，可成肺劳虚寒证，症见"腹胀彭彭，气急，小便数少"者，《删繁》用厚朴汤方治之；若症见"腰背苦痛，难以俯仰，短气，唾如脓"者，《删繁》用生姜温中下气汤；若症见"腹中寒鸣，切痛，胸胁逆满，气喘"者，《删繁》用附子汤治之，或用建中汤以收培土生金之功。

其三，气极热证。"肺者，气之本也"（《素问·六节藏象论》）。故气极热即肺极热也。若症见"气喘息冲胸，常欲自恚，心腹满痛，内外有热，烦呕不安"者，用大前胡汤以泻肺热；若"气极伤热，气喘，甚则唾血，气短乏力，不欲食，口燥咽干，竹叶汤"以清肺热，养肺阴，止咳平喘（"气极热方三首"）。

其四，气极寒证。肺主气，故气极即肺气受损而劳极。若"气极寒、伤风，肺虚咳，气短不得息，胸中迫急"者，用五味子汤以益肺气，散肺寒，敛肺止咳；若"气极虚寒，皮毛焦，津液不通，虚劳百病，气力损乏"者，用黄芪汤，温补肺之阳气。消散胸中阴寒（"气极寒方二首"）。

⑤肾虚劳。肾虚劳，是指因劳伤太过，尤其是房劳过度，损伤于肾，或者素体肾虚，或久病、年迈，致使致肾之精气阴阳虚损而成本病。《外台》将其证型归纳为"肾劳实热"、"肾劳虚寒"、"肾劳虚热证"、"骨极热证"、"骨极虚寒"，以及"精极"诸证。

其一，肾劳实热证。当肾有劳伤，御邪功能下降，此时若有湿热邪气侵犯于肾时使可形成本证。《外台》云："肾劳实热，少腹胀满，小便黄赤，末有余沥，数而少，茎中痛，阴囊生疮，栀子汤方"治之。此证显系下焦湿热证，为湿邪热邪犯及于肾系而成，治用《删繁》栀子汤，或《千金》泻肾汤（"肾劳实热方二首"）以清热利湿。

其二，肾劳虚寒证。肾之阳气因劳致虚，阳不制阴，阴寒内盛而成此证。《外台》于此则是随证施治，若症见"关格塞，腰背强直，饮食减少，日日气力羸"者，《删繁》用人参补肾汤治之；若症见"耳鸣，好睡，久咳委顿"者，用羊肾补肾汤治疗。

其三，肾劳虚热证。肾劳所伤，损及肾阴，阴虚不能制约于阳而致虚热内生。症见"四肢肿急"，或"好忘，耳鸣无闻，四肢满急，腰背动转强直"；或"小便黄赤不出，出如栀子汁，或如黄柏汁，每欲小便，即茎头痛"时，可用《删繁》贯众散，或《千金》疗肾热方（"肾热方三首"），予以滋阴降火，清利下焦湿热。

其四，肾气不固证。肾气不足，不能固摄下元，精关失于约束而生此证。故曰："肾气虚损，不能藏精，故精漏失。"又说："诊其脉数而散者，失精脉也。凡脉芤动微紧，男子失精。"故选用人参丸，《范汪》氏三物天雄散（"虚劳失精方五首"）等方，可奏温补肾气，固摄精关之效。《外台》又云："虚劳尿精者，肾气衰弱故也。""劳伤肾虚，不能藏于精，故因小便而精液出也。"治用深师"男子尿精方"，或者"韭子散"，或《古今录验》棘刺丸（"虚劳尿精方八首"），以补肾气，温肾阳，收涩敛精。若为因梦而精失者，《外台》称为"梦泄精"，认为"肾藏精，今肾虚弱不能制于精，故因梦感动而泄也。"方用深师韭子丸或鹿角汤（"虚劳梦泄精方一十首"），可收补肾止遗之功。

其五，骨极热证。肾主骨，开窍于二阴，肾有实热，可致骨热，故《外台》说："肾实热，病则色炲，隐曲，膀胱不通，大便壅塞，四肢满急"，故《删繁》用干枣汤，《千金》用三黄汤以清泻肾之邪热；若病久损阴，转化成骨极虚热证时，则用"骨实，酸疼，苦烦热煎方"（葛根汁、生地黄汁、生麦门冬汁、赤蜜），或用"疗骨髓中痛方"（芍药、生地黄、虎骨）（"骨极实方四首"）。以滋肾阴，清虚热。

其六，骨极虚寒证。如若肾极而伤于肾之阳气，失于温煦，可致骨极虚寒证。故曰："骨极虚寒，主肾病则面肿垢黑，腰脊痛不能久立，屈伸不利，梦寤惊悸，上气，少腹里急，痛引腰，腰脊四肢常苦寒冷，大小便或白，肾沥汤方"主之，方中羊肾、干姜、人参、桂心以温补肾阳，五味子、远志以安神定志，消除"梦寤惊悸"；或用虎骨酒方（"骨极虚方七首"）。

其七，精极热证。"肾者主水，受五脏六腑之精而藏之"（《素问·上古天真论》）。故"凡精极者，通主五脏六腑之病候也。若五脏六腑衰，则形体皆极，目视不明，齿焦而发落，身重则肾水生，耳聋，行步不正，邪风逆于六腑，淫虚厥于五脏，故曰精极也"。"所以形不足者，温之以气；精不足者，补之以味。善疗精者，先疗肌肤筋脉，治疗六腑五脏"。此证又有实热与虚热之分，若症见"精极实热，眼视无明，齿焦发落，形衰体痛"者，用竹叶黄芩汤以泻其热；若症见"五脏六腑俱损，虚热，遍身烦痛，骨中

痟痛烦闷"者，此为精极之虚热证，可用《千金》疗精极虚热方（生地黄、生麦门冬汁、赤蜜、竹沥、石膏、人参、芎䓖、甘草、黄芩、当归、桂心、麻黄）以滋阴清热（"骨极实方四首"）。

综上所见，《外台》于卷十六专章论述虚损劳伤之病证，并进行了较深刻而详尽的汇集，有论有方，以证统方，真实地反映了中唐时期及其以前医学界对这一病证在理论研究和临床实践研究的成果，为后世医学界论治虚劳病证和实践的发展奠定了扎实基础，提供了临床辨证施治，遣方用药的实践资料。

4. 癥瘕积聚

癥瘕积聚类病证是以腹腔内结块，患者自觉或胀或痛为主要临床特征的病证。此类病证多因脏腑失和，引起气血津液运行障碍，蕴结腹内而成。对此在《内经》中已有论述，认为"积之始生，得寒乃生，厥乃成积也。"又说："肠外有寒，汁沫与血相搏，则并合凝聚不得散而积成矣"（《灵枢·百病始生》）。指出积聚类病证的形成的原因与气机逆乱（"厥"）有关，进而可致瘀血、汁沫（痰浊）相互凝聚而成。所载病证有"积"、"聚"、"癥"、"瘕"之名谓，具体病证之名如"伏梁"、"息贲"、"肥气"、"奔豚"、"石瘕"。对各病证的具体表现亦有记载，并制订了"坚者削之"，"结者散之，留者攻之"等治疗原则。《难经·五十五难》对五脏积证有所发挥，《诸病源候论》于卷十九列24论专述其病因病机和证候分类。《外台秘要方》（以下简称《外台》）则在前人研究的基础上，于卷十二列38门及别卷有3门，合计41门援引19家108条文献，对此类病证的理论研究和临床治疗进行了较系统的汇集，反映了唐中期及其此前的研究成果。

（1）病因病机

据《外台》所载文献分析，癥瘕积聚类病证发生的主要原因有三：

一是邪毒侵袭，留著不去。风邪、寒邪、湿邪、疟邪皆属外感之邪，此类邪气伤人，可致气血津液凝滞日久而成。故说："积聚者，由阴阳不和，腑脏虚弱，受于风邪，搏于腑脏之气所为也"（"积聚方五首"）。故曰"积聚……由腑脏为寒气所乘"（"积聚宿食寒热方四首"）。

二是饮食不节，滋生痰浊。《外台》曰："此由饮水聚停不散，复因饮食相搏，致使结积在胁下。"又说："积聚痼结者，是五脏六腑之气已积聚于内，重因饮食不节，寒温不调，邪气重沓，牢痼盘结者也"（"心下大如杯结癥方二首"）。又说："癥者，由寒温失节，致腑脏之气虚弱，而食饮不消，聚结在内，渐染生长，块段盘劳不移者，是癥也"（"疗癥方三首"）。可见，饮食不节，损伤脾胃，脾胃受损而失于健运，水液停聚，凝结成痰，痰浊阻遏气机，影响血行，终致痰、气、血相互搏结而成此类病证。

三是情志所伤，气血瘀滞。《外台》指出："肾之积也，起于惊恐、忧思所生也。若惊恐则伤肾，心藏神也。忧思伤志，肾藏志也。神志伤动，气积于肾"而成。又说："七气者，寒气、热气、怒气、恚气、喜气、忧气、愁气，凡七种。气积聚坚大如杯若柈，在心下腹中"（卷八"七气方三首"）。情志为病，首先伤于气机，致使气机郁阻或逆乱，气不行血则血瘀，气不行津则生痰浊。痰、气、血相互搏结，遂成此类病证。

此外，《外台》还载有因食生肉、生米、食蛇、食鳖、误食毛发等原因致生癥瘕积聚者。说明积聚类病证之成因复杂，往往与多种致病因素有关。

（2）辨证分类

《外台》将此类病证分为积、聚、癥、瘕四大类别。认为"积聚者，由寒气在内所生也。血气虚弱，风邪搏于腑脏，寒多则气涩，气涩则生积聚也。积者阴气也，五脏所生，始发不离其部，故上下有所穷已。聚者，阳气，六腑所成也，故无根本，上下无所留止"（卷七"寒疝积聚方四首"）。明确指出积与聚的差异。积病为阴，病发五脏，病位固定；聚病属阳，病发六腑，病位游移。其积病又有五脏之积：肝之积名曰肥气，心之积名曰伏梁，脾之积名曰痞气，肺之积名曰息贲，肾之积名曰奔豚之分。

《外台》认为若腹中"块段盘牢不移动者，是癥也，言其形状可徵验也"（"疗癥方三首"），据此癥病又有"疟母"（卷五"疗疟方二十一首"）、"宿癥"（"疗癥方三首"）、"暴癥"（"暴癥方六首"）、"鳖癥"（"鳖癥方四首"）、"米癥"（"米癥方二首"）、"食癥"（"食癥及食鱼肉成癥方二首"）、"发癥"（"发癥方二首"）、"虱癥"（"虱癥方一首"）等，以及"癥癖"、"癥积"、"肠覃"诸名。瘕病有"石瘕"、"鳖瘕"、"蛇瘕"诸名。

探究《外台》对癥瘕积聚类病证的辨证分类方法，不外是据其发病原因命名，如"疟母"、"米癥"、"蛇癥"者是；据病程及发病状况命名，如"宿癥"、"暴癥"者是；有沿用古人诊断命名者，如五脏之积、肠覃、石瘕者是。

（3）辨证施治

《外台》对癥瘕积聚类病证的治疗是遵循临床病证特征而施方治疗的。其所用方法有如下几种：

① 利水化浊消癥法。此法适用于以痰浊水湿凝聚为主而成者，方如《肘后》

"葶苈、大黄、泽漆"疗心下有物如杯者方（"心下如杯结癥方二首"），以及《备急》练中丸（"食不消成癥积方四首"）。

②寒热并用，理气活血软坚散结法。方如《广济》鳖甲丸（"癖硬如石腹满方二首"）及崔氏温白丸（"癥癖等一切病方四首"）。

③破积软坚消癥方。此法适用于癥积日久不散者，方如范汪破积丸（"积聚方五首"）。

④温里散寒，理气破积消癥法。此法适用于积聚兼有里寒之证。气、血、津液均有"喜温恶寒，寒则涩不能流"的特性，故用《延年》治疗腹内积聚方，或《延年》白术丸（"积聚方五首"）及深师乌头丸（"积聚心腹胀满方一首"）。

⑤清热解毒，消积破癥法。此法用于治疗积聚郁而化热之证，方如范汪破积丸、顺逆丸等。

⑥扶正消积破癥法。此法用于久病癥瘕积聚，正气虚损者。若兼气血不足者，可用崔氏桔梗丸；若兼阳虚者，用《延年》人参丸或黄芪丸；若伴气阴两虚者，可用《必效》鳖甲丸（"癖及痃癖不能食方一十四首"）。

综上所见，《外台》对唐中叶及其以前有关癥瘕积聚病证的病因病机、病证分类，以及临床治疗用药诸方面进行系统地汇集，先论后方，有理论探讨，有临证施治用药，对这类病证的研究和发展有不可磨灭的贡献。

（十一）《外台秘要方》对肢体疾病研究的贡献

所谓肢体病证是指经络及头身四肢筋骨肌肉所出现的病证。这一类病证广泛，此处仅就《外台秘要方》中重点记载的痹病、历节风（白虎风）、痿病、头痛、脚气及皮肤诸疾等予以述评。

1.痹病

痹病是因感受风寒湿热之邪而引起的肢体、关节、肌肉失常，症见疼痛、酸楚、麻木、重着，甚则活动障碍为主要特征的病证。临床上具有渐进性和反复发作的特点。主要病机是风、寒、湿，或风、湿、热邪侵犯经脉，气血痹阻不通，筋肉骨节失于濡养所致。《外台秘要方》（以下简称为《外台》）无专卷之论，其内容散见于卷十四、十七、十九等相关的内容之中。

（1）病因病机

《外台》载文认为："风寒湿三气杂至，合而成痹。其风湿气多而寒气少者，为风湿痹也。由血气虚，则受风湿，而成此病"（卷十九"风湿痹方四首"）。又说："风湿者，是风气与湿气共伤于人也"（卷十九"风湿方九首"）。又曰："此由血气虚弱，受风寒湿毒气，与血并行于肌肤，邪气盛，正气少，故血气涩，涩则痹"（卷十九"脚气痹弱方七首"）。"劳伤肾气，经络既虚，或因卧湿当风，而风湿乘虚搏于肾经，与气血相击而腰痛，故云风湿腰痛"（卷十七"风湿腰痛方四首"）。"风痹脚弱，腰胯疼、冷"（卷十七"腰胯疼冷方二首"）。"历节风……由饮酒腠理开，汗出当风所致。亦有血气虚，受风邪而得之者。风历关节，与血气相搏交击，故疼痛。血气虚，故汗出。风冷搏击于筋，则不可屈伸，为历节风也"（卷十四"历节风方一十首"）。"白虎病者，大都是风寒暑湿之毒，因虚所致，将摄失理，受此风邪，经脉结滞，血气不行，蓄于骨节之间，或在四肢，肉色不变，其疾昼静而夜发，发即彻髓酸疼，乍歇，其病如虎之啮，故名曰白虎之病也"（卷十三"白虎方五首"）。

据上述所见，痹病的病因属于外感之邪——风、寒、湿、暑（热）乘虚伤人所致。就其发病机理言之，只有当人体正气不足，"血气虚"，外邪乘虚而致。此正与《九卷·邪气脏腑病形第四》所言的邪气之"中人也，方乘虚时"的认识一致。导致人体正气虚的原因有因"饮酒腠理开，汗出"致虚者，亦有因病或劳役过度而致"血气虚"者，有因"劳伤肾气，经络既虚"者，等等。《外台》载文十分重视正虚感邪是本病发生内在病理基础的发病观。

（2）痹病证治

《外台》载文将痹病分为风湿痹、冷痹、历节（白虎）风、筋痹、肾著诸证而分证论治。

① 风湿痹。《外台》载文认为，风湿痹以因致痹邪气中"风湿气多而寒气少"者，为风湿痹也。症见关节肌肉"拘痛"，"腰脊痛"，"关节酸痛烦掣痛，不得屈伸，近之则痛"，"百节疼痛，不可屈伸，痛时汗出"等等。此类痹证当用驱风除湿为基本治法，方用深师四物附子汤，《古今录验》天门冬汤（卷十九"风湿方九首"），或《集验》独活汤（卷十七"风湿腰痛方四首"），兼虚者用《古今录验》独活续断汤（卷十七"肾虚腰痛方七首"）。

② 风痹。风痹是指致痹之邪中以风邪偏盛所致之病。"风痹，游走无定处，名曰血痹大易"。"风痹，肿，筋急，展转易常处。""风痹，身躯拘痛。"可见，缘于风性善行而数变，故以风邪偏盛所致之风痹，关节呈游走性疼痛为其辨证要点，治疗当以驱风除痹为法，方用《千金》诸风痹方、白蔹散，《古今录验》六生散等（并出卷十九"风湿痹方四首"）。

③ 皮痹。皮痹，是指痹邪伤犯于皮肤，致使皮肤之营卫气血运行痹阻，症见麻木不仁者。"以秋遇病为皮痹，皮痹不已，复感于邪，内舍于肺，则寒湿之气客于六腑也"（卷十六"气极论一首"）。偏热者以清热疏风，通痹止痛为法，方用大前胡汤（卷十六"气极热方三首"），偏寒者，用疏风散寒通痹止痛为法，方用黄芪汤（卷十六"气极寒方二首"）。

④ 肌痹。肌痹，是指痹邪伤犯肌肉，致使肌肉中的营卫气血运行不畅，症见肌肉顽麻或疼痛，久则肌肉萎缩的一类病证。"至阴遇病为肌痹，肌痹不已，复感于邪，内舍于脾"（卷十六"肉极论一首"）。偏热用麻黄止汗通肉解风痹汤（卷十六"肉极热方四首"），偏寒用大黄芪酒（卷十六"肉极寒方五首"）。

⑤ 筋痹。筋痹是指痹邪伤犯于筋，致使筋急而挛，肢体拘挛不伸为特征的痹病。"此由体虚腠理开，风邪在于筋故也。春遇痹，为筋痹，则筋屈，邪客关机，则使筋挛，……其经络虚，春遇风邪则伤于筋，使四肢拘挛，不得屈伸"（卷十九"风四肢拘挛不得屈伸方五首"）。除用导引、按摩、灸疗之外，方用仲景三黄汤，《千金》麻子汤、白蔹薏苡汤。化热者则用《古今录验》西州续命汤（并出卷十九"风四肢拘挛不得屈伸方五首"）。

⑥ 脉痹。"以夏遇病为脉痹。脉痹不已，复感于邪，内舍于心，则食饮不为肌肤"（卷十六"脉极论一首"）。偏热用《删繁》茯苓汤、升麻润色消痹止热极汤（卷十六"脉热极方三首"）；偏寒用半夏消痛止极益气汤（卷十六"脉寒极方四首"）。

⑦ 骨痹。骨痹，是指风寒湿邪伤犯于骨，致使营养骨骼的营卫气血不通畅，

症见骨节酸痛，耳鸣，面色黧黑等症者。"以冬遇病为骨痹。骨痹不已，复感于邪，内舍于肾，耳鸣见黑色，是其候也"（卷十六"骨极论一首"）。偏于"肾实热"则用《删繁》干枣汤，《千金》三黄汤（卷十六"骨极实方四首"）；虚寒者则用《删繁》肾沥汤，或《千金》虎骨酒（卷十六"骨极虚方七首"）。

⑧热痹。热痹是痹邪化热，或外感风湿热（暑）邪所致者，症见"四肢壮热如火，挛急"者，可用唐侍郎大续命汤、小续命汤（卷十八"大小续命汤二方"），或《古今录验》西州续命汤（卷十六"风四肢拘挛不得屈伸方五首"）。

⑨肾著。肾著，是指寒湿邪气伤于肾，致使肾之气化失常，水湿停滞的病。"肾主腰脚，肾经虚则受风冷，内有积水，风水相搏，浸渍于肾，肾气内著，不能宣通，故令腰痛。其病之状，身重腰冷痛，腰（腰原误作'腹'）重如带五千钱，状如坐水中，形状如水，不渴，小便自利，饮食如故。久久变为水病，肾湿故也。"此疾以寒湿为主之邪伤于肾经所致。故治用《古今录验》甘草汤，《经心录》肾著散（以上并出卷十七"肾著腰痛方二首"）。

⑩历节风（白虎病）。又称历节、历节白虎、白虎风，是痹的一种。"白虎病者，大都是风寒暑热之毒，因虚所致，将摄失理，受此风邪，经脉结滞，血气不行，蓄于骨节之间，或在四肢，肉色不变，其疾昼静而夜发，发则彻髓酸痛，乍歇，其病如虎之啮，故名曰白虎之病也"（卷十三"白虎方五首"）。若邪气郁而化热，则关节红肿，转化为热痹。因其症状游走，时作时止，故亦可归于行痹（风痹）。治疗总以驱风除湿散寒为务，故方用《古今录验》防风汤，《千金》防己

汤、十枣汤，《深师》大风引汤（并出第十四"历节风方一十首"），或《广济》白虎方（卷十四"白虎方五首"）。若化热者，可用《延年》疗历节风两方（卷十四"历节风方一十首"）。

⑪顽痹。一作痒痹，是指皮肤、肌肉麻木不仁，不知痛痒，或者手足酸痛的痹证。《外台》于卷十八中多次提到本证。治疗参照"脚气病"。

综上所见，《外台》论痹虽欠全面深入，但却十分实用，基本上反映了晋唐时期关于痹病临床治疗的实际状况。所以其在论治的内容中，无论那一类痹病总有灸疗法、按摩法及导引法。诸如用"黄狗皮裹腰"等外治方法及内服药物进行治疗。其内服药物又有膏、散、汤、丸、酒等诸种剂型，这些内容都是后世研究、治疗痹病难得的珍贵资料。

2. 痿病

痿病，亦称痿证，是指肢体筋脉弛缓，手足痿软无力的病证。由于本病以下肢为多见，故古人常称之为"痿躄"。临证有皮痿、肌痿、筋痿、脉痿、骨痿之不同证型。本病多因温热疾病中或病后邪热灼伤阴液，筋脉肌肉失于濡养；或者湿热邪气渍濡浸淫，筋脉弛纵不收；或病久损伤肝肾，精血虚损，筋骨失养；或久病成瘀，阻滞脉络；或损及脾胃，而致"阳明虚，宗筋纵，带脉不引，故足痿不用"（《素问·痿论》），此为脾胃虚损，气血化源不足而成本病。

（1）病因病机

《外台》于痿病无有专论，其内容散载于"虚劳"、"脚气"、"风湿"诸门之中。就其所述内容而言，所载有关本病发生之机理，主要有感邪与内伤两者。

就感邪而致痿病者，认为"风湿"之邪所伤，"若经久，亦令四肢缓纵不随

……或脚痹弱"（卷十九"风湿方九首"）。"此由血气虚弱，受风寒湿毒气，与血并行于肤腠，邪气盛，正气少，故血气涩，涩则痹，虚则弱，故令痹弱也"（卷十九"脚气痹弱方七首"）。指出外邪所伤，阻滞血脉之道，致使筋肉失于营养而生此病。

因虚而致本病者，可因肝虚劳极而筋失所养；或因心虚劳极而脉失充养，不能营运气血；或因脾虚劳极，后天水谷之精亏少，不能营养肢体；或因肺虚劳极，不能宣散精气于全身；或因肾虚劳极，精亏髓少，骨失濡养等等。五者虽有偏寒、偏热之别，但总以精、气、血、津液虚少，皮、肉、筋、骨、脉五体失养而成本证（以上并见卷十六"五脏虚劳"）。

可见，痿病的形成是以感邪及五脏虚损为其形成的基本原因。

（2）痿病辨治

据《外台》所载文献分析，其是以虚实为纲对痿病进行辨治的。

① 实证治疗。"邪气盛则实"，故当以"实则泻之"为治疗本病的指导思想。偏于寒则用深师四物附子汤，《古今录验》附子汤、天门冬汤、七物独活汤、薏苡麻黄汤等（卷十九"风湿方九首"），或崔氏侧子酒（卷十八"脚气不随方五首"），《删繁》五味子汤等。偏热者可用《删繁》栀子汤，《千金》泻肾汤（卷十六"肾劳实热方二首"），或唐侍郎大、小续命汤（卷十八"大小续命汤中风方二首"）。

② 虚证治疗。"精气夺则虚"，故当以"虚则补之"为指导思想治之。但当辨清属于何脏之虚，然后施以治疗。

若为肝虚筋极属虚热者，用方如《删繁》前胡泻肝除热汤，或柴胡下热汤；肝虚筋极属于虚寒者用《删繁》硫

黄丸、猪膏酒、真珠煎、虎骨酒、五加皮酒，《千金》槟榔汤（见卷十六）。

若为心虚脉极实热者，用《删繁》麻黄止烦下气汤、大黄泻热汤、雷丸丸等；心虚脉极属于虚热者，用《删繁》茯苓汤，《千金》茯神散；属虚寒者，用《删繁》半夏消痛止极益气汤（并见卷十六）。

若脾虚肉极属虚热者，用《删繁》生地黄煎；脾虚肉极属于实热者用《千金》承气泄实热半夏汤；脾虚肉极属于虚寒者，用《删繁》牛髓补虚寒丸，或人参消食八味散（并见卷十六）。

若肺劳气极属实热者，用《删繁》麻黄引气汤；肺劳气极属于虚寒者，用《删繁》厚朴汤、五味子汤、附子汤、建中汤等（并见卷十六）。

若肾劳骨极属实热者，用《删繁》栀子汤，《千金》泻肾汤；肾劳骨极属于虚寒者，用《删繁》人参补肾汤；肾虚骨极属于虚热者用《千金》"葛根汁、生地黄汁、生麦门冬汁"方（以上并出于卷十六五脏虚劳门）。

对痿病的治疗，《外台》还记载了诸种灸疗、导引、按摩方法。虽无专论，但其治法严谨，方药变通灵活，实乃临证经验的结晶。

3. 头痛

头痛，是临床最常见的症状之一，无论外感疾病还是内伤疾病，均可见此症。故《外台》所载文献中，仅有一节专论，诸多内容则散见于诸卷之中。

（1）病因病机

据《外台》所载，头痛有外感与内伤两类。

其一，外感头痛。外感所致的头痛，是指六淫外邪所伤而得。此类有伤寒头痛，指伤寒病一二日，邪在太阳，致使太

阳经气不利，故见"头项痛"（头痛）（卷一"伤寒"诸门）。有"天行"头痛，指天行热病，病人壮热、头痛，可在天行病的各日数发生，如"天行头痛，壮热一二日"，"二三日，头痛壮热"，"五六日，头痛"（卷三"天行"诸门）。有温病头痛（卷四"温病"诸门）。有疟疾"头痛"、"头项痛"（卷五"疟疾方五首"）。有风邪袭头而致者，如风中于头，"头痛欲破"（卷十四"中风及诸风方一十四首"）。如"头面风者……谓之首风。病状头面多汗，恶风，病甚则头痛"（卷十五"头风及头痛方一十首"）。此外还有风热头痛等等。

其二，内伤头痛。内伤头痛又有五脏虚损，痰浊等原因。有脑髓空虚致痛者，"髓虚者，脑痛不安"（"髓虚实方二首"）。有"骨极"而"脑髓苦痛"（卷十六"骨极论一首"）。产后血虚头痛（卷三十四"产后虚热方二首"）。

其三，还记载有目疾所致头痛，如"青盲"、"脑痛"等（卷二十一"青盲及青盲方六首"）。

其四，脑部外伤，瘀血阻滞而头痛。"忽落马堕车，及坠屋坑岸，腕伤，身体、头面、四肢、内外切痛"（卷二十九"坠落车马方六首"）。指出外伤于头时，瘀血阻滞，可致瘀血头痛。

其五，风痰头痛。"风痰搏结，上冲于头，即令头痛。""卒头痛如破，非中冷又非中风，其病是胸膈中痰，厥气上冲所致，名曰厥头痛"（卷八"痰厥头痛方八首"）。

可见，头痛这一常见症状，可因外感邪气，邪伤经脉而致，此类头痛发病急，病程短，其证属实。内伤头痛则有虚有实。

（2）头痛证治

《外台》所载头痛的内容之所以散见诸卷之中，其原因之一是这一症状十分常见，多种病证过程中均可出现；原因之二是缘于《外台》对头痛的辨证施治，不同病证所致的头痛，其治疗就必然有别。

①伤寒头痛，此属风寒外袭太阳之故，用仲景麻黄汤、桂枝汤治之（卷一"论伤寒日数病源并方二十一首"）。

②天行头痛。天行头痛，其病属外感天行之邪而致，各阶段均可发生，故治疗当据病程日数之长短，分别用栀子汤、解肌汤、知母汤、竹茹饮、黄芩汤、柴胡汤等（卷三"天行病发汗等方四十二首"）。

③温病头痛。温病头痛多在"温病一日"发生，故用《古今录验》知母解肌汤（卷四"温病渴方二首"）。

④疟疾头痛。疟疾每次发作后病人辄有头痛，且疼痛剧烈，此为疟邪（尤其是温疟）消灼"脑髓"之故（卷五"温疟方五首"）。可用《小品》常山汤治之（卷五"痎疟方五首"）。

⑤头风（首风）头痛。六淫风邪入中于头则引起头之血脉失常而生头痛，此病又叫首风、头风。治用《千金》"疗头风"诸方（卷十五"头风及头痛方一十首"）。

⑥风热头痛。风热之邪外袭，可致头部掣痛，可用《延年》疗头痛两方治之（卷十五"头风及头痛方一十首"）。

⑦五脏虚损头痛。指五脏虚损，精气血亏损而致的头痛。肝虚头痛者，用《删繁》硫黄丸；脾虚劳损者用《千金翼》温脾汤；肾虚劳损，精亏脑髓空虚者，用《删繁》人参补肾汤；精亏脑髓空虚者，用《删繁》人参丸等（并出卷十六虚劳诸门）。

⑧目疾头痛。多种目疾均可伴有目

痛。肝开窍于目，其脉入脑结巅顶，故肝病所致目疾，常伴有头痛症状。如肝热目疾头痛者，用《删繁》泻肝前胡汤丸；肝虚目疾而头痛者，用《千金翼》补肝汤；肝气不足，外感风寒而致头痛者，用深师鸡距丸；青盲目痛伴头痛者，可用深师调肝散（并出卷二十目疾诸门）。

⑨外伤头痛。外伤于头，瘀血阻滞之头痛，可用《千金》、《近效》诸坠损方，或《救急》当归散，深师地黄散，范汪蹉跌膏等（并出卷二十九"坠堕金疮"诸门）。

⑩风痰头痛。若为"痰水结聚不散，而阴气逆上，上与风痰相结，上冲于头，即令头痛"。治用《千金翼》葱白汤，《备急》诸方药（并出卷八"痰厥头痛方八首"），或《延年》白术丸、茯苓汤、木兰汤（并出卷八"风痰方五首"）。

综上所述，《外台》所载头痛的治疗方药，内容广泛，方药灵活多样，这是对唐中期以前有关头痛的治疗用药经验的一次全面回顾和总结，然而对诸种头痛的机理分析则较肤浅。

4. 脚气

脚气，古又称缓风、脚弱，因外感湿邪风毒，或饮食厚味所伤，积湿生热，流注于脚而成。早期症见脚腿麻木，软弱无力，或挛急，或肿胀，或弛痿。进而可上腹攻心，小腹不仁，呕吐不食，心悸，神识恍惚。临证又有干脚气、湿脚气、寒湿脚气等不同类型。《外台》卷十八、卷十九两章"脚气诸门"专论此病，足见这一时期医学界对该病的重视程度及研究之深刻。

（1）病因病机

《外台》所载文献对脚气病因病机的分析甚为详细。指出："夫风毒之气，皆起于地，地之寒暑风湿，皆作蒸气，足常

履之，所以风毒之中人也，必先中脚，久而不瘥，遍及四肢、腹、背、心、项也。微时不觉，痼滞乃知。""若夏月久坐、久立湿地者，则热湿之气，蒸入经络，病发必热，四肢酸痛、烦闷。"又云："凡脚气病皆由感风毒所致也。""脚气之为病，本因肾虚，多中肥溢肌肤者，无问男女。若瘦而劳苦，肌肤薄实……不可久立蒸湿等地，多饮酒食面，心情忧愦"（卷十八"脚气论二十三首"）。

可见，脚气病的发生机理可纳之如下：

其一，外邪侵袭。据《外台》所载文献，指出感受风毒、水湿之气，或湿热之邪，邪气淤阻经脉，流注于脚而成。

其二，饮食不节。若饮酒过度，或过食肥甘，均能伤脾。脾不健运，水液停滞而化热，内生之湿热阻滞经脉，亦可形成本病。

其三，肾虚。《外台》指出："脚气之为病，本因肾虚。"所以久病伤肾或者过劳伤肾，肾虚精亏，下肢失养而成此病。

（2）脚气证治

脚气病的临床表现十分复杂。《外台》载文说："凡脚气病，皆由感风毒所致也。得此病者，多不即觉，或生无他病而忽得之，或因众病后得之。初甚微，饮食嬉戏，气力如故，当熟察之。其状自膝至脚有不仁，或若痹，或淫淫如虫所缘，或脚指及膝胫洒洒尔，或脚屈弱不能行，或微肿，或酷冷，或痛疼，或缓纵不随，或挛急，或有至困能饮食者，或有不能者，或见饮食而呕吐，恶闻食臭，或有物如指，发于踹肠，径上冲心、气上者，或举体转筋，或壮热头痛，或胸中松悸，寝处不欲见明，或腹内苦痛而兼下者，或语言错乱、有善忘误者，或眼浊、精神惛愦

者，此皆病之证也"（卷十八"脚气论二十三首"）。因此《外台》所载文献则是对本病循证施治的。

① 脚气不随。指脚气所致下肢运动障碍，不能作随意运动。方用崔氏侧子酒，或小饮子方（卷十八"脚气不随方五首"），或"大、小续命汤"。

② 脚弱无力。指恶风毒气所致，流注下肢，病人下肢软弱无力，难以站立和行走。治疗此证当据病情变化进行动态的治疗用药，《千金》第一服麻黄汤，第二服独活汤，第三服厚朴汤，第四服风引独活汤（卷十八"风毒脚弱痹方六首"）。

③ 不仁不能行。邪毒流注于下肢，营卫失调，"营气虚则不仁，卫气虚则不用"（《素问·逆调论》），故治用《千金》风引汤、小风引汤、金牙侧子酒汤（卷十八"不仁不能行方三首"）。

④ 脚气呕逆。若脚气邪毒上入心腹，损伤脾胃，可致脾胃失和而有呕吐、呃逆，不欲饮食者，可用文仲瓜饮方，《延年》茯苓饮（卷十八"脚气呕逆不下食方二首"）。

⑤ 脚气冲心。又称脚气攻心、脚气入心。因脚气病之邪毒上攻心胸，症见心悸、气喘、呕吐诸症。故用《广济》洗脚渍汤外治，内服《广济》射干丸，崔氏旋覆花汤、大犀角汤、独活犀角汤等（卷十八"脚气冲心烦闷方二十二首"）。

⑥ 脚气肿满。此由风湿毒气伤肾，不能宣通水道而致下肢肿满。可用《千金翼》温肾汤，文仲大麻子酒，徐王枳实散，或者外用洗脚诸方（卷十九"脚气肿满方二十九首"）。

⑦ 脚气上气。"此由风湿毒气，初从脚上，后转入腹，而乘于气，故上气也。"上气，指气逆上壅，肺道壅塞所致，症见咳嗽、气喘等。方用张文仲硇砂

牛膝三物散，苏恭脚气散，唐疗上气槟榔汤（卷十九"脚气上气方五首"）。

⑧ 脚气心腹胀急。"此由风湿毒气，从脚上入于内，与脏气相搏，结聚不散，故心腹胀急也。"故治用苏恭下气消胀方、昆布丸（卷十九"脚气心腹胀急方四首"）。

⑨ 脚气呕吐泄泻。此由脚气邪毒入腹，致使胃肠失调，症见"举身洪肿，胃反，食谷吐逆，胸中气结不安，而寒热下痢（即"下利"）不止。"方用《千金》甘草汤、常山甘草汤、白术膏酒、崔氏独活汤，《备急》金牙酒等（并出卷十九"脚弱寒热汤酒方一十首"）。

⑩ 脚气痹挛。此由"风毒搏于筋，筋为挛。风湿乘于血则痹，故令痹挛也。"治用《千金》石斛酒，《千金翼》防己汤（卷十九"脚气痹挛方二首"）。

⑪ 干脚气。干脚气是指脚气不肿者。此为阴虚内热，湿热、风毒从热化燥，伴有枯瘦、食少等症。故曰："干者，脚不肿，渐觉枯燥，皮肤甲错。"治用许仁则细辛等八味汤（卷十九"许仁则疗脚气方三首"）。

⑫ 湿脚气。指脚气病见膝胫浮肿者。多因水湿之邪阻于下肢经络而致。"此诸脚气，皆令人脚胫大，脚趺肿重，闷甚上冲，心腹满闷短气。""湿者脚肿。"治疗可用许仁则葶苈子等十五味丸、吴茱萸汤、侧子等十味酒（卷十九"许仁则疗脚气方三首"）。

此外，《外台》对脚气病用灸疗法亦有专门之论，亦有外用药物浸泡、外敷药物等方法。

综上述观之，《外台》于两卷二十八门中专论脚气，上自仲景之论，下逮中唐时期诸医家之治，尤其是两晋隋唐时期的研究成果及临床用药经验，给予了全面、

详实的大成性汇集，对脚气所常见的十多种病变机理及相应的处方用药，内服外治，药物灸疗，真可谓周全详备，为后世研究此病汇集了丰富而珍贵的文献。

肢体疾病还包括皮肤病和孔窍病，此类病证则在相关内容中予以述之。《外台》对多种皮肤疾病予以记载，诸如瘾疹、风疹、疬疡风、白癜风、白驳风（并出卷十五）、阴边粟疮（卷二十六）、漆疮、浸淫疮、月蚀疮、手足皲裂、疣、疣赘、疵黑子、瘢痕（并出卷二十九）、癞、丹毒、赤丹、白丹、丹疹、赤疹、白疹、热疹、瘑（gé音戈）疮、癣疮、干癣、湿癣、疥疮（并出卷三十），近三十余病。

载有五官诸疾，如眼科疾病于卷二十一有专论二十四门，此外卷二、三十六、三十八分别讨论了伤寒目病、小儿目病及药源性目病，首先将天竺国（古印度）"地水火风理论"引入眼科，记载各类眼病 20 余种，为后世研究唐及其以前眼科成就提供了科学客观的依据。耳、鼻、咽喉、口齿诸疾，于卷二十二列五十六门专论，其中耳疾十六门，鼻疾六门，齿疾二十二门，口唇疾病八门，舌疾三门，咽喉疾病一门，及口鼻唇舌疾病杂疗一门。至于皮肉感染化脓性疾病，则予专列述评。

从上以痹、痿、头痛、脚气，以及皮肤疾病，五官科疾病的述评可以看出，《外台秘要方》在肢体病证方面，客观地记载了唐及其以前医学界在此领域中，在理论上尤其是临床辨治方面的研究成就，为后世在此领域中的发展保存了珍贵的详实资料。

（十二）《外台秘要方》对妇科学研究的贡献

妇科学作为一个独立的学科分支，从中医学这棵参天大树中分化出来并进行自身发展，这是中医学发展历程的必然结果。这一分化不是偶然事件，而是在中医学发展过程中逐渐完成的。《黄帝内经》中对妇女生理病理有所论述，但有关妇科疾病的记载却是零散的、不系统的。仲景《金匮要略》从临床实践出发，于此书下卷"第二十"、"第二十一"、"第二十二"三节专论妇科三十六种常见病、多发病，载方 36 首，所用药物有 77 味。可谓是对妇科临床学具有奠基的作用。巢氏《诸病源候论》未见专论。唐初孙氏的《千金要方》有三卷专论妇科诸病证治，载方 236 首（含灸、针等法）；《千金翼方》有妇人病专用方药 7 节、针刺 1 节。《外台秘要方》（以下简称《外台》）则于卷三十三、三十四计 85 门专载妇科的研究成果，共收载文献 22 家计 237 条。若就条目而言，援引孙氏《千金方》和《千金翼》共计 55 条，占所引文献总条目的 23.2%；若就字数篇幅而言，引用崔氏、张文仲及《千金方》三者为最，共计载五十余种妇科常见病证，其中专论三首，调治方法 46 首，药物及灸疗处方 458 帖。其中理法方药齐备，病证治法全面而详实，真可谓是对唐中期以前历代医学家在妇科的相关理论及临床实践研究成果的一次大集成。唐代尤其是孙氏《千金方》和王氏《外台》两部大型书所载有关妇科研究成果，已经从理论和临床治疗方面为妇科的独立奠定了坚实基础，因而宋代陈自明编著的《妇人大全良方》这一妇科专著的出现也就在所必然了。所以《外台》在中医妇科的发展中起到了承上启下的作用。对《外台》中有关妇科病的研究整理有重要的理论价值和实践意义。在此以月经病、胎孕病、产后病及分娩异常等方面予以述评。

1. 月经病

所谓月经病，是指女子在月经来潮之时出现种种不适的病证。月经病包括月经周期异常的病证（有月经先期、月经后期、月经先后不定期），有月经量异常的病证（包括月经过多、月经过少、闭经），有伴随月经来潮而有诸如头痛、头晕、腹痛、腰痛、泄泻、呕吐、不思饮食，甚或伴见心烦、失眠、精神障碍等表现者。《外台》于此类疾病论之简略，主要有以下数病：

（1）月水不利

所谓月水不利，即指月经失调，甚或闭经者。此病形成原因复杂，可因肝郁而致，可因肾亏引起，亦可因瘀血阻蔽胞宫，还可有外邪干犯于子宫者，故《外台》用金城太守白薇丸，益气、温阳、活血、散寒以治之（"久无子方五首"）。

（2）漏下

所谓漏下，是指女子月经来潮量多，行经时间长，淋漓不断的病证。此证多为脾气不足，不能统血；或肝肾不足，不能收藏者，致使冲任不固而成。故《外台》载文曰："经脉脏腑虚盈，男子五劳七伤，妇人阴阳隔闭，漏下赤白……宜以更生丸方"，或"宜以补肾茯苓丸"（卷十七"《素女经》四季补益方七首"）。

（3）崩中

《外台》将"崩中"分为二病，一是妇人不在经期而突然大出血不止者，认为"妇人崩中，昼夜数十行，医所不能疗"者（《千金方》），多为血热，热邪灼伤血络，迫血妄行所致，此时当凉血止崩之

"疗崩中方"（白蒡根、小蓟根）；若为瘀血阻滞或气滞血瘀者，用《小品》疗崩中方（芎蒡）单味治之（"崩中方一十一首"）。或《广济》疗血崩方，《删繁》芎药散（"崩中去血方一十三首"）。

二是白崩。此证多因忧思过度，劳伤心脾，因虚冷劳极伤于胞脉所致，症见阴道突然流出大量白色液体，质稀如水，或为黏液者。方用《千金方》"疗妇人白崩中方"，或《千金翼》马通方以调理心脾、温中止崩（"崩中方一十一首"）。

（4）带下

所谓带下病，是指女子阴道分泌物异常的病。后世将此疾分为五色带下。《外台》仅以脾肾不足、水湿不化论之，故以白带为主，其方用补肾健脾的"补肾茯苓丸"为治。

（5）经行腰痛

经行腰痛是指妇人肾虚，足少阴经脉失养；或者又因肾虚受风湿侵袭；或因瘀血阻滞。《外台》对于此证则均在卷十七中论之，因劳损伤肾而致的肾虚腰痛，方用薯蓣丸治之，或五石黄芪丸；若为肾虚又感风寒湿邪者，方用《古今录验》寄生汤，或甘草汤治之。（"杂疗五劳七伤方三首"、"腰痛方六首"）。

就《外台》关于月经病证的治疗而言，是以调理冲任、滋补肝肾，理气活血为基本治法。如对漏下病的治疗，认为"脏虚"引起，故用补肾茯苓丸治之；而月水不利，多为肝气郁结，气滞血瘀所致，故用具有疏肝解郁、理气活血为主要功效的"白薇丸"为治。若兼邪犯胞宫，则佐以祛邪，如"崩中"则以清热凉血为法以止崩；经行腰痛是寒湿侵犯少阴，故用"寄生汤"，补肾之中兼以祛湿散寒为治。

2. 胎孕病

所谓胎孕病，是指女性自受孕至分娩期间所患的诸种与胎孕有关的疾病。《外台》于此类疾病在卷三十三（以下胎孕病资料均出此卷）中有 37 门专论，其中胎孕外感病此处不予述之，仅就妇科范畴的病证予以述评。

（1）妊娠恶阻。

所谓妊娠恶阻，是指妇人在怀孕早期（由于胎气冲击于胃腑）所出现的恶心、呕吐、反酸（也谓"噫醋"）、择食等症状者。故《外台》说："妇人妊娠恶阻，呕吐不下食"。临证又有偏寒、偏热、偏虚之不同。偏寒者，用《集验》橘皮汤；偏热者，用《古今录验》柴胡汤；偏于气虚者，用《古今录验》人参汤；偏于痰湿阻滞者，症见"心中烦闷，头眩重，憎重饮食气，便呕逆吐闷颠倒，四肢垂重，不自胜持"，可用《千金》茯苓丸。

（2）胎动不安（胎漏）。

所谓胎动不安，是指妇人怀孕早期，因外伤闪挫，或跌打损伤，或房事劳倦，或外邪干扰胞宫，致使胎元受损而不稳固，症见阴道流血，小腹下坠，腰痛等，甚者可致流产。故曰："妊娠数月日，犹经水时时来者，名曰漏胞。若因房室劳有所去，名曰伤胎"（"妊娠漏胞方五首"）。临床又称为胎漏。《外台》于此多用辨证施治的原则予以治疗。若"胎病漏，肚痛"者，用《广剂》安胎方；若"妊娠重下，痛引腰背"者，用《小品》安胎止痛汤，或胶艾汤（"妊娠胎动方九首"）；若"妇人妊娠动胎，腰腹痛及血下"者，可用《广济》安胎方，或《小品》苎根汤；若"顿仆失踞，胎动不安，伤损腰腹痛欲死，若有所见，及胎奔上抢心，短气"者，用《集验》胶艾汤（"顿仆胎动方四首"）。

（3）胎萎不长

所谓胎萎不长，是指怀孕中期，因于外伤，或者房事损伤，或孕妇体弱而致肾气不足，不能妊养于胎元，致使胎萎不长。《外台》用《广济》养胎方，《集验》"疗妇人怀胎不长方"，或《古今录验》白术散方治之（"胎数伤及不长方三首"）。其治总以补肾、固摄、温养为法。

（4）子淋

子淋是指妇人因气虚、阴虚、实热或湿热侵犯膀胱，使膀胱气化不利，症见小便频数，淋漓涩痛为主症的病。《外台》载有《小品》治疗此病的地肤大黄汤以泻热通淋，或《经心录》的地肤饮。

（5）子烦

所谓子烦，是指妇人妊娠以后因血聚养胎，若阴血不足，或素有痰饮，复因郁怒忧思，致使气郁化火，扰乱心神，出现心惊胆怯，烦闷不安的病证。若阴血不足，"举动惊愕"者，可用《小品》安胎当归汤（"妊娠随月数服药及将息法一十九首"）；若气阴不足，兼有痰湿内阻者，用崔氏半夏茯苓汤，或者《千金》茯苓丸；若兼有热郁内扰者，用《千金》竹沥或《延效》热闷呕吐方（"妊娠呕吐及恶食方九首"）。

（6）妊娠心腹痛

所谓妊娠心腹痛者，是指妊娠期间感受寒邪，直中心腹而致此证。临床当辨其属寒、属热、属虚、属实。偏热者，用《古今录验》术汤；阴虚有热者，用《千金》生地黄方；偏寒者，用《古今录验》葱白当归汤。

（7）妊娠二便不通

妊娠大小便不通，外感热邪或邪郁化火，以至于胎热所致此证。故《外台》说："妊娠得病六七日以上，身热入脏，大小便不利"（"妊娠大小便不利方五首"）。临证可用《古今录验》安胎除热葵子汤方主治之。

（8）子痫

所谓子痫，是指妇人平素肝肾阴虚，孕后阴血更虚，阴不制阳，导致肝风内扰，虚火上炎，风炎相煽，症见突然昏倒，不省人事，四肢抽搐等症。《外台》曰："疗妊娠忽闷，眼不识人，须臾醒，醒复发，亦仍不醒者，名曰痉病，亦号子痫病，亦号子冒，葛根汤"（"妊娠子痫方二首"）。

（9）子肿

所谓子肿，指妊娠水肿胀满的病证。多因素常脾肾阳虚，水湿内停，当怀孕六、七个月时，胎体增长，影响气机，气不行水而成本证。《外台》指出："妊娠手足皆水肿"，"体肿有水气，心腹急满"，可用《集验》方，《千金》生鱼汤或崔氏方治之（"妊娠水气方三首"）。

（10）滑胎及流产

所谓滑胎，是指连续多次流产者，此多为外伤，或者素体亏虚，或孕后又犯房劳，肾气受损，而致"落娠胎堕"者，此可用《千金》损娠方，或《古今录验》鹿角屑豉（"损妊方六首"）。如若"妇人怀胎数落而不结实"，成为滑胎者，可用《删繁》黄芪散，或《经心录》紫石门冬丸（"数堕胎方四首"）等，以补肾固胎。

（11）胎死腹中

所谓胎死腹中，是指孕期因劳伤过度，或者孕妇患病，损伤胎元，而致胎儿死于腹中的病证。《外台》于"子死腹中欲令出方一十五首"，载有数家文献，治有15首方药。

肾为先天之本，脾为后天之本，气血化生之源；肝藏血，肝为女子先天。肾、肝、脾三脏对妇人胎孕期间影响最大，故临证中当以调理这三脏器为首务。妊娠恶

阻多以肝胃不和及肝脾不调为多，故《千金》所用药物则以疏肝和胃，或疏肝健脾为主；胎动不安、胎萎不长多以肾虚，胎元受损，或肾虚不能养胎之故。由于先后天相互滋养，所以《外台》对此二疾的治疗则以补益脾肾为先。子烦、子晕、子痫则多为肝肾之虚而致，所以临证则据肝肾而致，仍体现了随证施治的主导思想。

3. 分娩病

《外台》记载了唐代处理诸种难产疾病的处理方法，诸如"逆产"（即小儿足先下，又叫立生）；横产（"手足先出"），以及"胞衣不出"等。并运用"盐摩妇腹上"的方法以催产（"逆产方一十二首"）。

4. 产后病

产后病是指新产及产褥期中所发生的与分娩或产褥有关的疾病。此类疾病的病因病机可归纳为三个方面：一是亡血失津。由于分娩用力、出汗、产伤或出血，致使阴血暴亡而生诸疾。二是瘀血内阻。产后瘀血浊液排泄不尽，极易产生瘀滞；或胞衣残留，或继发感染邪毒，均可导致瘀血内阻为病。三是外感六淫邪气，或饮食停滞，或过早触犯房事。由于产后气血俱伤，元气受损，抵抗邪气的能力下降，即所谓"产后百节空虚"，故稍有感触，或生活失宜，均可产生诸病。《外台》于卷三十四（以下引文均出此卷）计48门专论此类病证，内容十分丰富，现仅针对其中最主要者述评之。

（1）产后乳汁不下

此指妇人分娩后乳汁过少或缺无者。此为分娩过程中气血消损过度所致，治当以益气养血为务，故选用《千金》漏芦汤、通草散、麦门冬散，或猪蹄汤（"下乳汁方一十五首"）。

（2）妒乳疮痛

指产妇两乳胀硬疼痛或乳头生疮的病证。此类病证多因乳汁过盛，郁积乳内所致，甚则形成乳痈。故《外台》在阐述产后乳房保健时指出："诸产生后宜勤挤乳，不宜令汁蓄积不去，便不复出，恶汁于内引热，温壮结坚，牵掣痛，大渴引饮，乳疼痛，手不得近，成妒乳"。治用《集验》连翘汤内服，外用麻草汤清洗或飞鸟膏散外敷（"妒乳疮痛一十四方"）。

（3）乳痈

乳痈是指乳汁郁积化热，腐肉成脓而成乳房化脓的病证。《外台》指出："乳痈大坚硬，赤紫色，衣不得近，痛不可忍。"未成脓时，当用深师芍药散或《广济》疗乳痈方以"疗乳痈肿，消核"，或者外用《集验》四物胶薄贴方、三物桂心贴方；若已成脓，则用《千金翼》排脓散；若出脓之后，可用《必效》丹参膏（"乳痈肿方一十八首"）。

（4）产后血晕

所谓产后血晕，指妇女分娩后突然头晕眼花，不能坐起，或心胸闷乱，甚则神识不清者。此证是气血亏虚之故，因而《外台》指出："凡晕者，皆是虚热，血气奔进，腹中空所致"；"产后忽闷冒汗出，不识人者，是暴虚故也"；"因产血气暴虚"之故。治疗当遵急则治标，缓则治本之旨，故《外台》先以"羚羊角"为末冲服（"产后血晕闷方一十首"），或采用相关的急救措施以救其急，后用补血养阴之《广济》方以治其本。

（5）产后恶露不绝

所谓恶露不绝是指妇人产后阴道血水连绵不断，持续在20天以上者。此多为气虚、血瘀或血热所致。《外台》选用《广济》方、深师龙骨丸及文仲方治之（"产后恶露不绝方四首"）。

（6）产后身诸痛

产事诸痛，多为瘀血未尽之故，但亦伴有气血不足，失于营养者，此类病证多为虚中夹实。故《外台》认为是"腹中余血未尽，并手足疼，不下食"，用生地黄汤方，以活血化瘀，养阴益气为治（"产后余血不尽，腰脚疼及恶露不下方七首"）。心腹痛者用《集验》大岩蜜汤；若产后体虚，寒邪袭于心腹而痛者，当用《经心录》蜀椒汤，以养血温中散寒（"产后心痛方三首"）。

（7）产后虚热

产后虚热是因分娩伤及阴血，阴不制阳而生虚热之证。故《外台》曰："产后虚热往来，心胸中烦满，骨节疼及头痛壮热，晡时辄甚，又似微疟"，故当滋阴养血兼清虚热，方用《千金》蜀漆汤方（"产后虚热方二首"）。

（8）产后虚损

分娩过程中，必然耗气伤血，而致"产后血脉虚，四肢羸弱，饮食减少"，故可用《千金》增损泽兰丸、《删繁》泽兰补虚丸治之（"产后虚劳方四首"）。

（9）产后中风

此为产后痉病，是分娩伤及阴血，阴血不足，不能濡养于筋而致风动，当属于内风。《外台》指出："产后中风，口噤，不知人"，故用深师小独活汤、《小品》大豆紫汤（"产后中风方三首"）。

（10）产后下痢

此为分娩损伤气血，正气不足，热邪犯及大肠之故。《外台》所载之"痢"，含泄泻和痢疾两病。此时多为虚实夹杂，多兼有热之故。若为赤白痢者，选《广济》方或文仲方，或深师黄连丸（"产后赤方五首"）。方用《广济》赤石脂方，深师胶腊汤。亦有偏寒者，此多为素体脾肾阳虚，或分娩又损其阳，故用《千金》

当归汤方。

（11）产后淋病

产后淋病是指妇人分娩后湿热蕴结膀胱，气化不利，或热伤血络而致血淋，或气机不通而致气淋，或湿热熏蒸而成石淋。《外台》对于此证则以辨证施方而治之。若为热淋者，用《广济》治淋方；若为血淋者，用《千金》葵根汤；若为石淋者，则用《千金翼》石淋汤（"产后卒患淋方五首"）。

（12）产后小便不禁

此为妊娠及分娩损伤肾气，肾气虚损而不固，膀胱失于约束则成本证。《外台》所载《小品》二方及《千金翼》桑螵蛸汤以治本证（"产后小便不禁兼数方四首"）。

（13）产后口渴

产后口渴是因分娩而致阴血虚损，失于滋润而成，由于血能化气，故阴血亏虚，常兼气虚，治疗此证时可用《集验》栝楼汤，或《千金》竹叶汤，以奏益气养阴止渴之效（"产后渴方二首"）。

综上所见，《外台》论治产后诸疾，针对产后气血不足，阴津损伤，瘀血内阻，多虚多瘀的特点，采用了虚则补之，实则泻之，寒者温之，热者清之的灵活施治原则，实乃临证实践的经验总结。正如《景岳全书·妇人规》中所总结的那样，"产后气血俱去，诚多虚证。然有虚者，有不虚者，有余实者。凡此三者，但当随证随人，辨其虚实，以常法治疗，不得执有诚心，概行大补，以致助邪。"

5. 妇科杂病

所谓妇科杂病，是指不属于经、带、胎、产疾病范畴的妇科病。《外台》所载此类疾病有如下几种：

（1）阴脱

所谓阴脱，是指妇女子宫下垂，甚则脱出阴道口之外者，又称"阴挺"。多因分娩用力太过，或素体脾肾不足，以致肾失固摄，脾气下陷而成。《外台》用《古今录验》内服方，及阴道栓塞方。亦用《集验》熨方（"产后阴下脱方六首"）。

（2）积聚

所谓积聚，是指生于妇人下腹部的结块，伴有或痛、或胀、或出血、或不孕者。《外台》称有"八瘕"、"积聚"、"石瘕"、"肠覃"之名。并予以辨证施方而治之。

"黄瘕者，妇人月水胎下，若新伤坠，血气未止……令人病苦四肢寒热，身重淋露，卧不欲食，左胁下有气结牢，不可得仰，苦病腰背相引痛，月水不利，则善令人不产，少腹急，下引阴中如刺，不得小便；或时寒热，下赤黄汁。病若如此，令人无子。疗当刺关元、气冲，行以毒药，有法疗，瘕当下即愈矣。"皂荚散导之之方治之。

"青瘕者，妇人新生未满十日起行，下以汤浣洗太早，阴阳虚……令人苦寒洒洒入腹中，心腹烦闷沉淖……手足肿，面目黄，大小便难，其候月水不通利，或不复禁，状如崩中。"方用"疗青瘕导药，纳入阴道中治之"。

"燥瘕者……大如半杯……月水闭塞，大便涩难。有此病者令人少子。疗之以长针，按而刺之法度"，内服"疗燥瘕方"。

"血瘕者……少腹里急苦痛，背脊疼，腰腹下痛，阴里若生子风冷，子门僻，月水不时，乍来乍去。"方用"崔氏疗妇人血瘕痛方"。

"脂瘕者……月水乍来乍去，不如常度，大小便血不止。有此病者，令人无子。疗之当刺以长针。"方用"疗脂瘕方"，或阴道栓药。

"狐瘕者……令人月水闭不通，少腹瘀滞，胸胁腰背痛，阴中肿，小便难，胞门子户不受男精。"可用"疗狐瘕方"治之。此外还有蛇瘕、鳖瘕，各有治方（"八瘕方一十二首"）。

肉癥者，为"血聚腹中生肉癥，筑筑如物，此呼为癥气，脏寒所致"，症见"妇人脐下结坚，尤如杯升，月经不通，寒热往来，下痢羸瘦"，可用《集验》疗癥方或《删繁》生地黄煎、破血丸治之（"肉癥方二首"）。

（3）阴蚀疮

又叫"阴疮"。指妇人阴户肿痛，甚则化脓溃烂流黄水者。此病多为湿热下注于阴，或不洁性交，或邪毒浸渍之故。《外台》用《千金》"疗阴蚀疮方"内服，以清热燥湿解毒为法。外用崔氏洗揲方。认为此病是"疳食下部"者，用崔氏"疗疳方"，或《古今录验》狼牙汤方（"阴蚀及疳方八首"）。

（4）阴痒

阴痒指妇人外阴及阴道瘙痒不堪，难以忍受的病证。此病多为肝经湿热下注，或肝肾阴虚，虚风内扰之故。《外台》认为湿热生虫而成。治用《广济》"疗苦产门痒无计方"，崔氏"疗阴痒痛不可忍方"。并有数首外洗方，总以诸利湿热，杀虫止痒为务。

（5）不孕症

不孕症是指妇人婚后二年未孕，且性生活正常，未采取避孕措施者。《外台》将不孕症分为原发性不孕和继发性不孕两种。卷三十三所载"妇人立身已来，及断诸久者不产"（"求子法及方一十二首"），即指原发性不孕。认为不孕症的基本病机有以下几点：一是肾精不足不孕。二是肝肾亏虚，冲任虚损不孕；三是久病精血衰少不孕；四是瘀血阻滞胞宫不

孕；五是肾阳不足，宫寒不孕；六是寒湿内犯胞宫不孕。

《外台》于不孕症的治疗分为内外两法。其中内治法有：

① 补肾填精法。此法适应于肾精不足，难以结成胎元而致不孕者，方用《千金》七子散（"求子法及方一十二首"）。

② 补肾育宫法。此法适用于久病劳伤，精血衰少，胞宫失养而难以成孕者，方用《广济》白薇丸（"求子法及方一十二首"）。

③ 温肾暖宫法。此法适用于肾阳不足，命门火衰，胞宫失于温煦而宫寒难孕者，方用《广济》紫石门冬丸（"求子法及方一十二首"），《广济》地黄汤、《千金翼》白薇丸、《经心录》茱萸丸方（"久无子方五首"）。

④ 逐瘀荡胞法。此法适用于瘀血阻滞胞宫，或邪犯子宫而难成孕者，方用朴硝荡胞汤。

外治法有阴道纳药法。此法具有散寒邪，温胞宫，用于治疗胞宫虚寒所致的不孕症。方用《广济》内灸丸，《千金翼》坐导药方，《延年》坐药方等（"求子法及方一十二首"）。

综上所述，所谓妇科杂病，是指妇人所患之病不属于经、带、胎、产疾病的范畴，但又与女性生理特点有密切相关的疾病。《外台》所载的诸种此类疾病，在论治方面，治疗手段灵活多样。有内服药物，有外洗方药，有局部热敷方，有局部贴敷方，有阴道栓塞剂，有阴道冲洗剂等。足见《外台》所载方药，属于古人临证用药的真实记录，对后世研究此类疾病的临证治疗积累了丰富的资料。

6. 妊娠逐月养胎法

中医学在十月胎孕期的逐月养胎思想

肇始于晋代王叔和的《脉经》，其中有妇人妊期十个月各有一条经脉充养的记载，如"妇人怀胎，一月之时，足厥阴脉养；二月，足少阳脉养；三月，手心主脉养；四月，手少阳脉养；五月，足太阴脉养；六月，足阳明脉养；七月，手太阴脉养；八月，手阳明脉养；九月，足少阴脉养；十月，足太阳脉养。"充养胚胎的各经脉按五行相生次序排列，一月、二月为木，依次类推，九月、十月为水。后来，在北齐徐之才的《逐月养胎》中正式提出这一思想，并在前人认识的基础上补充完善。唐·孙思邈的《千金方》及王焘的《外台》均有继承与发扬。《外台》第三十二卷第四门"妊娠随月数服药及将息法一十九首"从不同的方面体现了逐月养胎思想，现加以详述。

（1）依五行所主胎月调节饮食、起居、情志

① 木行主时。五行学说认为"木曰曲直"，具有生长、发育、生发的特性，这正是对新生形态主要特征的描述。妇人"妊娠一月，名始胚"，"妊娠二月，名始膏"，是儿在胎中发育的初始阶段，此时，精气初结，尚未定型，故一月强调"寝必安静，无令恐畏"，二月注意"无食辛臊，居必静处，男子勿劳……当慎护惊动"，以合肝木柔和春养之气。

② 火行主时。"火曰炎上"，具有炎热向上的特性，是事物向上运动发展的主导，这是对上升形态事物的描述。妊娠三、四月正是胎形初定，赖气血而生长发育的阶段，这一时期的安胎思想不但表现在起居、情志的调节上，如"妊娠三月，……手心主内属于心，无悲哀，无思虑，无惊动"，还有"妊娠四月，……静形体，和心志"，更体现在对饮食摄入的重视，为此期胎儿的迅速生长补充必要的水

谷精气，如文中所说："妊娠四月……其食稻粳，其羹鱼雁，是谓成血气以通耳目，而行经络。"

③ 土行主时。"土爱稼穑"，具有繁殖庄稼、生化万物的特性，此时是事物波浪式发展的一个波的顶峰阶段，就胎儿的发育而言，此期胎儿大形已定，处于快速生长即将回落的稳定时期，因其仍处于生长的极期，故五月仍应注意"养气，以定五脏"，如"妊娠五月，始受火精，以成其气，晏起，沐浴浣衣，深其居处，必厚其衣裳，朝吸天光，以避寒殃，其食稻麦，其羹牛羊，和茱萸，调以五味"。因胎儿发育以趋于稳定，故"妊娠六月……身欲微劳，无得静处，出游于野，数观走犬马"。

④ 金行主时。"金曰从革"，具有清肃、收敛的特性，此时事物的发展速度减慢，胎儿在此期其生长减缓，渐趋成熟，故孕妇可"劳身摇肢，无使定止，动作屈伸以运血气"；又因"妊娠七月，始受木精，以成骨"，孕妇"自此后居处必燥，饮食避寒，常食粳稻，以密腠理，是谓养骨而坚齿"。"妊娠七月，手太阴脉养"，而"手太阴内属于肺，肺主皮毛，七月之时儿皮毛已成"，应固护肺气，温养护卫肌表，即当注意"无大言，无号哭，无薄衣，无洗浴，无寒饮"。"妊娠八月，胎受土精，以成肤革"，孕妇应"和心静息，无使气极，是谓密腠理，光泽颜色"，又因"手阳明，脉养"，故"无食燥物"，以防大伤便秘。

⑤ 水行主时。"水曰润下"，具有滋润、向下、寒冷的特性，代表事物发展的停止，即成熟，蕴育着下一轮生长发育的开始，故"妊娠九月"……孕妇当"饮醴食甘，缓带自持而待之，是谓养毛发，多才力"，即孕妇在此期饮食应富于营

养，为胎产贮纳精气，从容迎接新生命的诞生。此期为足少阴脉养，"足少阴内属于肾，肾主续缕，九月之时儿脉续缕皆成"，孕妇"无处湿冷，无著炙衣"。妊娠十月乃瓜熟蒂落之时，孕妇"但俟时而生"。

（2）据胎月不同安胎方药各异

《外台》中随月安胎思想不仅表现在随月而调节饮食起居情志方面，更表现在随月安胎用药的不同。

首先体现在"若曾伤某月胎"，随月而施用预服方药，具体内容如下：

"若曾伤一月胎者，当预服补胎汤方"；"若曾伤二月胎者，当预服黄连汤方"；"若曾伤三月胎者，当预服茯神汤方"；"若曾伤四月胎者，当预服调中汤方"；"若曾伤五月胎者，当预服安中汤方"；"若曾伤六月胎者，当预服柴胡汤方"；"若曾伤七月胎者，当预服杏仁汤方"；"若曾伤八月胎者，当预服葵子汤方"；"若曾伤九月胎者，当预服猪肾汤方"。

各月所用方药不同的实质，是因为胎儿生长发育状况及孕妇临床表现不同所致。如"若曾伤三月胎者，当预服茯神汤方"，因三月手心主脉养，况此期胎儿生长发育速度加快，故用"茯神汤"以益气养血安神，该方组成为"茯神 丹参 龙骨各一两 阿胶 当归 甘草炙 人参各二两 赤小豆二十一粒 大枣十二枚擘"。方中的茯神宁心安神，龙骨镇惊安神，人参大补元气，安神增智，大枣益气养血安神，甘草有益气清热的作用，丹参、阿胶、当归共奏养血活血之效，赤小豆利水消肿，利湿退黄，以使该方补而不滞。

其次表现在随月针对胎动不安而施的安胎方不同。如"妊娠一月，阴阳新合

为胎……卒有所下，当预安之，宜服乌雌鸡汤方"；"妊娠二月……艾汤主之方"；"妊娠三月……雄鸡汤方"等等。各方所主临床表现中或有"卒有所下"，或有"胎动不安"，或"卒有所动不安"，病情较前者稍重，因各月伴随胎动不安的临床表现不同而辨证施方，同时考虑胚胎在各月借以长养的经脉不同。

以上是《外台》中随月安胎思想的体现。但是尽管孕期各月胎儿生长情况各异，孕妇临床表现不同，从而各月所用安胎方药有异，然而各月的共同特点都是孕期，从而决定了孕妇体内脏腑气血易虚的特点。这一点在所用安胎方药中体现得淋漓尽致。《备急千金要方》记载："上药一百二十种，为君，主养命，以应天。无毒多服，久服不伤人，欲轻身益气，不老延年者，本上经"；"中药一百二十种，为臣，主养性以应人，有毒无毒，斟酌其宜。欲遏病，补虚羸者，本中经"；"下药一百二十五种，为佐使，主治病以应地，多毒，不可久服。欲除寒热邪气，破积聚，愈疾者本下经"。《外台》中所用安胎方共计18首，绝大多数方药为上药，极少用到下药，针对此期孕妇体质的特点，以补为主。例如：18首方剂中，甘草（上药）使用16次，《药对》云："虚而多热用甘草"；使用生姜（上药）14次，《药对》云"虚而痰复有气，加生姜"；11首方中出现人参（上药），《药对》云："虚而欲吐，虚而不安加人参"；使用麦门冬（上药）10次，《药对》云："虚而口干加麦门冬"；大枣（上药）出现9次，《药对》云："虚而多气（上药）兼微咳加大枣"；当归（中药）9次，《药对》云："虚而冷加当归"；芍药（中药）8次，阿胶（上药）8次；白术（上药）8次；黄芩（中药）5次，干地黄

（上药）5 次；芎䓖（上药）4 次；柴胡（上药）3 次；半夏（下药）3 次；厚朴（中药）3 次；干姜（中药）3 次；茯苓（上药）2 次；麻黄（中药）2 次。当然，对孕妇使用药方应当突出以补为主的同时，还应注意以下两种情况：一是无病不可妄用补剂，以防补而壅滞，酿生他病；二是针对孕妇病情，可用毒药攻邪，但在孕期攻邪应果断用药，恰当运用攻伐之品，如《素问·六元正纪大论篇》中云："黄帝问：妇人重身，毒之何如？岐伯曰：有故无殒，亦无殒也。帝曰：愿闻其故何谓也？岐伯曰：大积大聚，其可犯也，衰其大半而止，过者死。"

总之，《外台》中的对孕妇按月调理饮食起居、情志和随月安胎处方用药体现了中医学的逐月安胎思想。其实质是建立在临床实践基础上。这是根据胎儿发育阶段及孕妇临床表现而实施的安胎法，理论上体现了中医学 整体思想和恒动思想。由于中医的逐月安胎法主要借助饮食、起居、情志以及中药调节，安胎而不动胎，所以在胎孕这一特殊时期更能发挥它的优越性，值得进一步探索研究。

从以上对《外台》卷三十三、三十四相关内容述评可以看出，王焘在继承唐初孙思邈研究妇科学相关理论和临床治疗的基础上，又补充了《崔氏方》、《素女经》大量的"产乳"等理论研究的相关内容。对于经、带、胎、产、妇人杂病方面，收载了二十多家临床治验方药。这些内容不但总结了唐中期以前妇科学在理论和临证治疗的成就，同时也对宋以后妇科的学科分化奠定了十分坚实的理论基础和临床治疗学基础。

（十三）《外台秘要方》对儿科学的贡献

关于儿科病证，早在《内经》中就有所记载，至汉代张仲景的《伤寒杂病论》已能用方药治疗多种小儿疾病。隋代巢元方在《诸病源候论》中对儿科相关病证的病因病机进行了较深入的论述，惜其有论无方，缺乏必要的临床总结。唐代孙思邈所著《备急千金要方》卷五"少小婴孺"中专论儿科病，但仅有 9 门，载方 324 首。而唐代王焘所著《外台秘要方》（以下简称《外台》）中卷三十五，三十六为儿科专卷，共计 86 门，论 84 首，收载方药 414 站。它对中唐时期以前有关的儿科常见疾病及小儿养护方法进行了全面详实地收载，有论有方，是对此前医学界在儿科领域研究成果的全面总结，为宋以后儿科成为独立临床分科，奠定了理论及临床治疗的基础。本文仅就《外台》对儿科学发展中的贡献述评如下：

1. 为儿科的学科分化奠定了临床实践基础

《外台》所载文献集唐以前儿科研究之大成，为后世儿科临床分科及相关论著的出现，奠定了坚实的基础。

书中所引文献，共 15 家，约 454 条。其中著作大多散佚，而它却较完整地保存下来，为儿科理论的丰富和发展提供了大量的资料。正如前所述，在唐以前的著作中，对小儿疾病还未单列出来专门论述，就连《诸病源候论》中也是有论无方；在唐代孙思邈所著《备急千金要方》中只有一卷专门论述儿科疾病，且涉及病种有限；而《外台》中已用两卷专门论述儿科病证，涉及病种 70 余种，载方 414

首。它保存了晋唐之间多已散佚的有关儿科方面的方书史料，为宋代钱乙所著的现存第一部儿科学专著《小儿药证直诀》积累了丰富的资料，对儿科学的发展起了承前启后的作用。

2. 详析儿科发病原因

《外台》载文对儿科病的病因进行了深刻而全面地分析。其认识符合病因分类规律，对疾病的认识进一步深化。

《外台》将小儿病因归纳为六个方面：

（1）外感六淫邪气

在外感病因中以风、寒多见，如卷三十五小儿将息衣裳厚薄致生诸痫及诸疾方并灸法二十八首中"凡小儿所以得风者，缘衣暖汗出，风因而入也"。又卷三十六中"五味子汤，主小儿风冷入肺，上气气逆……"还有小儿天行病为感受疫疠之气而发。

（2）饮食不节

饮食不节所致疾病。如小儿惊夜啼方七首中"小儿因宿乳不消，腹痛惊啼，牛黄丸方"。

（3）情志内伤

七情内伤致病见小儿惊痫惊悸、小儿惊夜啼及小儿客忤病。如"惊痫者，起于惊怖先啼乃发作，此惊痫也"。

（4）病理产物致病

如痰饮、瘀血。见卷三十五小儿痰结方二首及小儿癥瘕癖方六首。

（5）外伤及其他因素致病

如小儿火灼疮及小儿误吞物、小儿囟开不合、小儿解颅、小儿齿不生、小儿肠道寄生虫病等。

（6）先天因素

如由胎传引起的小儿痫证。见卷十五痫癫方七首"又人在胎时，其母卒大惊，精气并居，令子发癫"。

3. 详名儿科病证分类

《外台》在病证范围方面，该书对小儿常见病大都涉及，其范围之广，前所未有。

书中论述小儿诸疾 86 门，可分为外感、内伤及杂病。

外感病包括小儿中风、小儿咳嗽、小儿咳逆上气、小儿伤寒、小儿天行病等；

内伤病包括小儿诸黄、诸淋、痫症、惊悸、大小便不通、诸痢等；

杂病如小儿齿不生、小儿解颅、小儿头汗及盗汗、小儿夜啼等。

按照现代医学的观点，它已涉及到儿科的呼吸系统疾病（如小儿咳嗽）；小儿消化系统疾病（如小儿食不下、小儿哕、小儿吐痢）；五官科疾病（如小儿重舌、小儿咽喉生疮、小儿鼻塞、小儿眼赤痛等）；皮肤科疾病（如小儿头疮、小儿浸淫疮、小儿火灼疮、小儿风疹瘙痒等病）；寄生虫病（如小儿蛔虫、小儿蛲虫及寸白等病）；及生长发育异常引起的疾病（如小儿囟开不合、小儿解颅、小儿齿不生等病）。其论述的儿科疾病之多，范围之广，分类之细，方药之多是前世方书所不可比及的，同时，它也为后世儿科专著的诞生，奠定了理论和实践的基础。

4. 丰富多彩的儿科病证治疗

《外台》在儿科病证治疗方面，除了汤药的内服，还配合多剂型、多渠道给药以及其他治疗手段的应用，是其突出的特点。

首先，其用于治疗的汤药，具有药味少、药性平和及剂量轻的特点。其中大多数药方只有六七味中药，最多为十五味，且只有一方。应用一味药物的汤剂多达45 首。而且还用了食疗，如小儿哕方中"以羊乳一升，煎减半，分五服，无，用牛乳代之"；其次，除了采用汤药，还根据小儿给药特点，制成了丸、散、膏、丹、栓等剂型给药，如治疗小儿咳逆上气的杏仁丸；治疗小儿大便不通，用蜜炼为丸，纳入肛中；治疗小儿心腹热的丹参赤膏；治疗小儿寒热及赤气中人的猪蹄散方。除了内服药物外，还采用了大量的外治方法，这些方法有：

（1）药物的局部外敷

见小儿眼赤痛方八首中"取羊子肝，薄切，以井花水浸，以贴之，妙。"

（2）中药煎汤外洗

如育儿法中疗小儿寒热，不佳，不能服药，六物莽草汤浴儿。

（3）中药点眼

如疗小儿眼赤痛，以人乳浸黄连点之。

（4）中药灌肠

见小儿疳痢方中"疗大人、小儿久痢或疳方；豉三升，葱白一握，桃叶一握，盐二十颗，苦参五寸，青黛一抄，上六味，切，以水三升，煮，取一升二合，去渣，仰卧，灌下部中，极妙"。

除此以外，灸法在方中的大量采用，推广了灸法在小儿治疗中的作用。该书直接在条目中标明采用灸法的有两处，方中采用灸法的有十门，灸方33首。由此可以看出，灸法在这一时期已被大量采用。

5. 切合实际、简单适用的小儿养护方法

《外台》中除记载了大量简、便、易、廉的方药外，还对小儿的生长、发育及护养进行了论述。

书中涉及此内容的有九门之多，它总结了唐以前劳动人民护养小儿的实践经验。如对新生儿的衣着，提出要采用柔软吸水的棉织品，并不宜穿太厚。如"一晬之内，儿衣皆须用故绵帛为之，善。儿衣绵帛特忌厚热。慎之！慎之！"；对小

儿饮食要饥饱有节以免伤及脾胃。如"乳儿不用太饱，饱则令吐……如是十反、五反，视儿饥饱以节度之"；对乳母的选择，书中还专门进行了论述："乳母者，其血气为乳汁也。五情善恶，悉血气所生，其乳儿者，皆须性情和善，形色不恶，相貌稍通者。"书中又云："凡小儿初受气，在娠一月结胚，二月作胎，三月有血脉……生后六十日，目瞳子成，咍笑应和人；百五十日任脉生，能反覆；……三百日髋骨成，何独倚；三百六十日为一期，膝骨成乃能行。"并认识到"此其定法若有不依期者，必有不平之处"。这与现在对婴儿生长发育的认识是一致的，是具有科学性的。

另外，对小儿变蒸认识，提出了有大、小变蒸之分。认为变蒸是小儿生长发育过程的正常现象，可不予治疗。只有当变蒸过剧，或兼感天行病时，才予药物治疗。但主张不宜灸刺，并指出变蒸规律为"凡蒸平者，五日而衰，远至七日，九日而衰"。论后还附有治疗变蒸方两首（黑散方、紫丸方），其用药指征、服药方法及禁忌，均详细记录。

综上所述，《外台秘要方》对儿科学的发展起了承前启后的作用，贡献是显著的。它为宋代所著现存第一部儿科学专著的完成，积累了丰富的资料。它的出现为宋以后儿科成为独立的临床学科，从理论到实践，奠定了扎实的基础。书中所载方药，大多简便易行，临床验证有效，至今仍在采用。但因作者所处时代的局限，其中难免有所瑕疵，我们应在学习和临床应用时加以注意。

（十四）《外台秘要方》对外科学研究的贡献

中医外科学的发展源远流长，早在远古时代，人们在与疾病作斗争中就学会了用草药涂敷治疗一些简单的外科疾病，随着社会的发展，外科病的治疗方法也日渐丰富，在《内经》、《礼记》、《甲乙经》、《金匮要略》等书中均有记载。到唐代，外科病的治疗方法已相当丰富，这在王焘所著的《外台秘要方》中有充分的反映。《外台秘要方》收录了"上自炎昊，迄于盛唐"约66家方书撰写而成，全书共40卷1104门，录方6756余首。其中属中医外科外治法的有1200余方，其方法之多，所涉范围之广，可谓空前。其所涉及的外科疾病有：瘿、瘤、瘰疬、瘘、痈疽、石痈、附骨疽、瘭疽、缓疽、发背、腋臭、金疮、癫等数十个病种。所录方药既有内服之方，又有外治之剂。现就其所载主要病种予以述评之。

1. 瘿

瘿，是以颈部生肿块，色红而高突，或蒂小而下垂，有如樱络之状为特征的疾病。其发病与水土因素有关，或因忧思郁怒，肝郁不舒，脾失健运而致气滞痰凝于颈部而成。《外台》卷二十三用四门（节）（以下引文均出此卷）专论其病因、病机、辨证分型及治疗。

（1）病因病机

《外台》指出："瘿者，由忧恚气结所生，亦由饮沙水，沙随气入于脉，搏颈下而成之。""诸山水黑土中出泉流者，不可久居，常食令人作瘿病。"由是可知，瘿病成因有二：一为水土因素所致；一为七情内伤，肝气郁结，脾失健运，气滞痰凝而成。

（2）辨证及治疗

瘿病依病因可分为石瘿、劳瘿、泥瘿、忧瘿、气瘿（"五瘿方八首"）。根据病因、病机、症状又可分为石瘿、气瘿、血瘿、肉瘿、筋瘿五种类型。无论哪一种分型，总以痰气交阻为其基本病机，因此在治疗上，行气化痰软坚是基本大法，而以海藻、昆布为代表的化痰散结药是最常用之品。如《肘后》海藻酒方及又方，《深师》疗瘿方及又方，《崔氏》海藻散，张文仲《隐居效验》疗瘿方，《古今录验》疗瘿海藻散及小麦汤，《广济》昆布丸、疗瘿细气方，崔氏又方，《必效》主气瘿方，范汪疗五瘿方，《千金》疗石瘿、劳瘿、泥瘿、忧瘿、气瘿方，《千金翼》五瘿方等均以海藻、昆布为其方剂之主药。这一对瘿病病因及治疗的认识，在当今瘿病的论治中仍占主导地位。

此外，灸疗也是治瘿的一种常用外治法，其所灸穴位有：风池、发际、大椎、大杼、颈冲、肺俞、云门、天府、冲阳、天瞿、通天、中封、耳后发际、胸堂等。

2. 瘤

瘤，是以体表肿物，大如梅、李，日久渐增，界限分明，色白肿痛，甚则破溃化脓为特征的疾病。其病程较长，多属阴症。多因七情劳欲，复感外邪，脏腑失调，生痰聚瘀，气血凝结而成。对其治疗总体上按瘿病法治，同时辅以外治法，如《深师》疗瘤脂、细瘤方，先以此方配药外敷瘤上去腐拔脓；然后外敷生肉膏，以生肌敛疮。此外，《千金翼》疗瘤病方及白瘤又方、《千金》陷肿散等均属外敷疗法。

尤其值得一提的是，在《外台》中已记载用结扎法治疗外科疾病，如《千金翼》白瘤方即是"先极瘙刮，以绳缚之即愈"，此法一方面可阻断血络，使赘瘤失去营养而坏死脱落；另一方面通过结扎可阻止毒邪的走散蔓延，至今仍被临床使用。

3. 瘰疬

瘰疬，又名鼠瘘。是指颈、项、腑、胯间的结块，初起如豆，数目不等，无热不痛，后渐增大串生，渐觉疼痛，结块粘连，推之不移，溃后脓汁稀薄，或夹有豆渣样物，此愈彼起，久不收口，则形成窦道或漏管。本病多因肺肾阴虚，肝气久郁，虚火内灼，炼液为痰，或受风火邪毒而致。《外台》卷二十三用七门（节）专论其病因病机、辨证治疗。

（1）病因病机

《外台》认为："此由风邪毒气，客于肌肉，随虚处而停，结为瘰疬。""此皆鼠瘘，寒热之气也，稽留于脉而不去者。鼠瘘之本，皆在于脏，其末上出于颈、腋之间。"指出瘰疬成因有二：其内因为脏腑虚弱；外因为风邪毒气、寒热之气侵袭，致气滞痰凝而成。

（2）辨证及治疗

《外台》依据瘰疬的兼症，将其分成六型治疗。

① 瘰疬兼寒热。对于此型的治疗，《外台》指出："请从其末，引其本，可使衰去而绝其寒热，审安其道以予之，徐往徐来以去之。"以理气化痰为主，兼以清热或散寒，所录之方有《广济》疗瘰疬丸、疗瘰疬方，《刘涓子》疗寒热瘰疬散，《千金》疗瘰疬方及疗寒热瘰疬散。在内服方药基础上，可兼用外敷或灸疗，其外用药有狼粪灰、马齿苋猪脂膏；所灸之穴有耳后发际、背两边腋下后文上。

② 瘰疬结块坚硬。此型的治疗，以扶正祛邪兼用，同时辅以外治法，辑录之方有《广济》疗瘰疬结核令消散方、《肘后》疗颈下瘰疬方及又方以及《广济》疗瘰疬息肉结硬薄方。

③ 瘰疬兼恶核。恶核多因风热毒邪搏于气血，复被风寒侵袭而致，以肉中结块疼痛，推之可移，发热恶寒为主症。对于瘰疬兼恶核的治疗，《外台》辑录的方剂总以行气化痰散结为法，兼以清热燥湿或散寒祛湿，其方如《文仲》五香连翘汤，《延年》丹参汤、玄参汤。此外尚有用《延年》丹参膏摩患处，内外兼施。

④ 瘰疬兼痈肿。对于此型的治疗，《外台》多以清热化痰散结为法，方如《经效》犀角丸及又方、《集验》疗寒热瘰疬散；亦兼用《经效》大黄膏或《集验》陵鲤甲外敷患处。

⑤ 瘰疬及鼠瘘。瘰疬、鼠瘘为同一疾病的不同阶段，瘰疬系指结块未溃者；鼠瘘则指结块已溃，久不收口，形成窦道或漏管者，多见于瘰疬之后期。对瘰疬已形成鼠瘘者，《外台》辑录之方，既有内服化痰散结之范汪疗颈鼠瘘累累者方、《集验》疗寒热瘰疬散及疗鼠瘘方、文仲疗瘰疬方及又方、《救急》疗鼠瘘久不瘥方；又有外敷之《集验》疗鼠瘘及瘰疬膏，以及榭叶炒盐熨法；还有范汪之猪椒熏蒸法及鼠头猪脂膏外敷兼灸法。

⑥ 瘰疬兼毒肿。瘰疬兼毒肿者，病情较重，传变迅速，对此，《外台》指出："毒气，苦肌肉中肿痛，结脉寒热，如瘰疬，痛不可近，急者数日杀人，苦心烦闷，便当急速与汤。"由是可知，对于此型的治疗当迅速用药，以免延误病情，其方如崔氏大五香汤及五香汤，《经心录》之射干汤、升麻汤。

对于瘰疬的治疗除上述六型外，《外台》特用一门专论灸疗，足见其在瘰疬治疗中的重要性，其所载灸法既又直接灸腋下患处、五里、大迎；又有以生章陆根或葶苈、豉为饼的间接灸法。

4. 瘘

瘘，即瘘管，指疮破久不收口，成管流脓水，以瘰疬破溃、肛周脓肿成瘘最多。多因热毒瘀结，气血亏虚，荣卫运行失司而成。《外台》卷二十三专论其病因病机、辨证分型及论治。

（1）病因病机

《外台》依据瘘的病因、症状、发病部位及与脏腑的关系，将其分为九种类型，即狼瘘、鼠瘘、蝼蛄瘘、蜂瘘、蚍蜉瘘、蛴螬瘘、浮沮瘘、瘰疬瘘、转脉瘘。总括其病因不外以下几个方面，其一为情志内伤，狼瘘、蛴螬瘘、浮沮瘘之形成均与情志密切相关；其二为饮食不洁，鼠瘘、蝼蛄瘘、蜂瘘、蚍蜉瘘的形成均与饮食不洁之物有关；其三为起居失宜，瘰疬瘘、转筋瘘多因起居不慎而成。其病所涉及的脏腑为：狼瘘根在肺，鼠瘘根在胃，蝼蛄瘘根在大肠，蜂瘘根在脾，蚍蜉瘘根在肾，蛴螬瘘根在心，浮沮瘘根在胆，瘰疬瘘根在肾，转脉瘘根在小肠。

（2）辨证及治疗

《外治》对瘘的治疗既有统治之法，又有分治之方。其统治方中内服之方有《广济》疗瘘有九种不过此方、《集验》疗瘘九种方、《崔氏》疗九种瘘方、《肘后》通治诸瘘方及又方。在分型论治中其内服之方有《千金》疗狼瘘的空青主之，商陆为佐方；疗蝼蛄瘘的荏子主之，枯梗为佐方；疗蚍蜉瘘的礜石主之，防风为佐方；疗蛴螬瘘的矾石主之，白术为佐方；疗瘰疬瘘的雌黄主之，芍药为佐方；疗转脉瘘的斑猫主之，白芷为佐方以及《刘涓子》疗鼠瘘又方、张子仁疗鼠瘘要方、《深师》疗鼠瘘方、《肘后》疗蜂瘘方。

由于瘘病的特殊性，其外治法及方剂极为丰富，其法有外敷法、外涂法、油膏法、药捻法、药物填塞法、熨法等。外敷法方如《刘涓子》疗鼠瘘又方；《千金》疗蜂瘘的雄黄主之，黄芩为佐方；《千金》疗浮沮瘘的地胆主之，甘草为佐方；张文仲疗鼠瘘方；《刘涓子》疗瘘众方不瘥效验方。外涂法方剂有《刘涓子》疗鼠瘘方、《深师》疗鼠瘘又方、《古今录验》疗鼠瘘麝香涂方。油膏法方剂有《千金》疗鼠瘘，疮瘘复发及不愈，出脓血不止方；《备急》疗瘘生肉膏方。药物填塞法方剂有《千金》疗蝼蛄瘘又方，《刘涓子》疗瘘生肉膏方，《备急》疗诸瘘方。药捻法方如《深师》疗鼠瘘又方。熨法方有《千金》疗蜂瘘方，《必效》疗诸瘘方。

对于一些难治性瘘，则多采用药物内服与外敷（或涂）相结合的方法治疗，其方如《千金》疗鼠瘘之狸骨主之，知母为佐方；《千金》疗鼠瘘方；《备急》、《刘涓子》鼠瘘方；崔氏疗瘘方；《肘后》通治诸瘘又方。

综上所述，可知瘘病之复杂及《外台》辑录方、法之丰富，其所录之方在当今外科治瘘中仍为常用之法。

5. 痈疽

痈疽，指气血为毒邪所阻滞，发于肌肉、筋骨间的疮疡。疮面浅而大者为痈，疮面深而恶者为疽。《外台》卷二十四、三十七对痈疽的病因病机、鉴别诊断及十六种痈疽的发病部位、症状、预后及治疗方法作了详尽的论述。

（1）病因病机、鉴别诊断及预后

对于痈疽的病因病机，《外台》指出："人之肉也，则脾之所主；人之皮肤，则肺之所管。肌肉受病，皆由滋味与衣服，衣服厚暖则表之呼寒，滋味失度则腑脏皆热。腑脏既拥，则血脉不流；血脉不流，则毒气偏注，凑于俞穴；俞穴之所，阴阳会津承虚伏守，必煮其血，血败即溃肉，肉腐而成脓。实则为痈，浮则为肿也。若兼肾肝虚热，遂成疽、成瘘矣。……凡痈发生，皆由自召，一呼吸失度，二喜怒不调，三饮食愆时，四阴阳乖候，犯此四者，则六腑不和，荣卫不利，荣者血也，卫者气也，血伤寒则涩，气伤热则益。气则为火，血则为水，水火相搏，遂形痈疽。""勿食不成核之果，勿食和污粒之食，皆为疮痛。""荣卫稽留于经脉之中，则血泣而不行，不行则卫气从之，从之而不通，壅遏不得行，故热，大热不止，热胜则肉腐，肉腐则为脓，然不能陷肌肤于骨髓，骨髓不为焦枯，五脏不为伤，故命曰痈。……热气纯盛，下陷肌肤筋髓骨肉，内连五脏，血气竭尽，当其痈下，筋骨良肉皆无余，故命曰疽。"明确指出饮食不节、起居失常、情志内伤乃痈疽之成因，而上述因素所致之荣卫不和，气血瘀滞，郁而化热，热盛肉腐成痈乃其病机。

《外台》亦明示了痈与疽症状及病机之鉴别，"五脏不调致疽，六腑不和生痈"。"疽者，其上皮夭瘀以坚，亦如牛领之皮；痈者，其上皮薄以泽"。"发皆外皮薄为痈，皮厚为疽，宜急治之"。

对痈疽的预后，《外台》指出："痈之疾，所发缓地不杀人，所发若在险地，宜令即外消，若至小脓，犹可疗，大脓致祸矣。""痈发肿高者，疢源浅；肿下者，疢源深。大热者，易疗；小热者，难疗。初使大痛，伤肌；晚乃大痛，伤骨。""夫痈疽，脉洪粗，难疗；脉微濇者，易疗。""痈起于节解，遇顽医不得即消，令至大脓者，岂膏药可得复生乎。""夫痈疽初发，人皆不以为急，此实奇患，唯宜速疗；若疗不速，病成难救，以此致祸者不一。""凡痈疽初发，或似小节，或复大痛，或复小痛，或发如米粒大白脓子，此皆微候，宜善察之，见有少异，即须大惊忙，须急治之，及断口味，速服诸汤，下去热毒。""凡痈疽脓出后，不可疗者有五：一眼白睛青黑而小；二咽药而呕；三伤痛渴甚；四膊项中不仁；五音嘶色夺，此为极也。""身有五部，伏菟一，腓二，背三，五脏之腧四，项五，五部有疽，死也。"由上可知，痈疽的预后与其发病部位、症状、脉象等密切相关，而能否及时正确的治疗，也是决定其预后的一个至为重要的因素。

（2）辨证及治疗

《外台》指出，对于痈疽的治疗，首先当辨其发病部位，不同部位的痈疽其治疗及预后有较明显的差异。《外台》依据病发部位，将痈疽分为十六种：

① 猛疽，痈疽发于咽，极为凶险，当速疗，宜含豕膏。

② 股脱疽，发于股胻。

③ 改訾，痈发于胁，宜煎服连翘草及根，并熏蒸发汗。

④ 脱疽，痈发于尻。

⑤ 兔啮，痈发于胫。

⑥ 四淫，痈发于足上下。

⑦ 疵痈，痈发于肩及臑，宜灸疗。

⑧ 米疽，痈发腋下，宜砭石刺疗，并涂豕膏。

⑨ 赤弛，痈发于股阴。

⑩ 疵疽，痈发于膝。

⑪ 走缓疽，痈发于踝，疗当"数石其输"。

⑫ 厉疽，痈发足傍。

⑬ 井疽，痈发于胸，应及时治疗，"不早疗，下入腹，入腹不疗，十日死"。

⑭ 脱疽，痈发于足趾，色赤黑者难疗，必要时当截趾。

⑮ 舌疽，痈发于膺。

⑯ 夭疽，痈发于颈。

其次，当辨其有脓、无脓，其辨脓之法为："都坚者，未有脓；半坚半软者，有脓。""按之处陷不复者，无脓；按之即复者，有脓。""按之四边坚中软，此为有脓沈也；一边软，亦有脓；都坚者，此为蓷核，或但有气也。都软者，此为有血，血瘤也，当审坚软虚实为要。"此即明示，按压痈疽之坚软为辨脓的关键。

痈疽未成脓者，治疗较易，可依据"实者可下之，虚者可补之，有气者下其气"之法则，采用灸疗之法；并内服《千金》五香连翘汤、牛蒡方；外敷酢和蚌蛤灰，《刘涓子》疗痈肿方、黄芪贴方，《删繁》白蔹贴之方、黄芪贴之方、黄芪贴方，《隐居必效方》消痈肿方，《千金》松脂贴、葜蓠散、揩汤方、商陆贴诸肿方、疗风毒及一切肿涂散方等以清热解毒。

当痈疽已成脓时，则应破，"破之皆当近下边，脓出后当膏药兑之，常使开润，勿令燥合也。若其人羸，勿一顿尽脓，徐徐令后稍出乃尽，痈方溃。其上皮薄，人喜当上破之，此终不愈，当下破之，乃得脓耳，勿要其皮厚也"。明确指出，痈疽成脓后，当从其下刺破引脓，"若当上破者，脓出不尽，不尽稍深食肉，骨碎出"。破痈之后，应内服《广济》排脓散（1方），张文仲木占斯散；外敷《刘涓子》次兑膏、生肉黄芪膏、热毒发疮膏，《删繁》白蔹薄贴，《千金》蚀恶肉散、蚀恶肉膏及又散方、去恶肉方、麝香膏等以托毒透脓。

对于痈疽肿溃难愈，脓血不尽者，宜内服《广济》排脓散（2方），《深师》内塞散，《千金翼》王不留行散，《千金》排脓内塞散、薏苡仁散、内塞排脓散、黄芪汤、瞿麦散、黄芪散等托毒敛疮；外敷

《刘涓子》生肉黄芪膏（1方）、白芷摩膏，《广济》贴膏、兑头纳蚀散，《删繁》四物黄连薄贴，《千金翼》漏方，《千金》生肌膏以敛疮生肌。同时，还可用《删繁》猪蹄洗汤外洗；依照《千金翼》疗痈疖溃后脓不断及诸物刺伤不瘥方，用湿筷头醮石硫黄粉刺疮。

此外，痈疽治疗时，还应据其兼症而辨症用药，若兼热盛口干者，可用《千金翼》黄芪汤以清热止渴；有虚热者，当用《千金》干地黄丸、地黄煎、竹叶黄芪汤以补虚清热；兼小便不利者，宜服《千金》排脓止痛、利小便散以清利湿热；若表里俱热，大小便不利者，当服《千金》栀子汤、大黄汤；痈疽热毒较盛者，当外敷《刘涓子》疗痈疖诸肿有热方或《集验》疗痈及疖如结肿赤热方；对于痈肿误治，取冷过多，寒中下痢，完谷不化者，宜服《千金翼》温中汤以温中散寒。

在痈疽的辨证中，其脉象是一个至关重要的因素，一般而言，"凡曰痈疽，脉皆有状，有浮有滑，有数有涩，有弱有沉。浮为阳虚，滑为阳实，数为阳燥；涩为阴寒，弱为阴虚，沉为阴坚，三阳三阴之脉也"。

尤其难能可贵的是，《外台》已提出对痈疽患者应当据体质用药，指出："凡痈肿，有肥人用贴宜栝楼根，和平体宜赤小豆贴方。"还指出了痈疽患者的早期体质特点，"少小有渴，年四十以外多发痈疽；有膈痰而渴者，年盛必作黄疸，年衰必发痈疽"。此论对痈疽的早期预防有一定指导意义。

综上所述，《外台》所论痈疽之病因病机、辨证治疗极为详尽，其理论对当今外科痈疽病的辨治仍具有较高的指导意义。

6. 石痈

石痈，是因寒气客于肌肉，折于血气，结聚而成的肿结。其结块坚实有根，肤色不变，皮核相亲，不甚热，微痛。对于石痈，《外台》提出可采用《千金》炼石散、鹿角及半夏末、捣生商陆根或蜀桑根白皮外敷，也可在肿上灸百壮。对其预后，《外台》指出"难疗。又不可得自熟，纵愈皆百余日也"。并明示"其痈疽、石痈、结筋、瘰疬皆不可针角，针角杀人"。

7. 附骨疽

附骨疽，指可发于全身骨骼的一种疑难病变，初起多寒热往来，患处漫肿无头，肤色不变；继则筋骨痛如锥刺，甚至肢体屈伸旋转困难；久则郁而化热，肉腐成脓，溃后稀脓淋漓不尽，色白腥秽，不易收口，形成窦道或有死骨脱出。对于附骨疽的病因病机及辨治，《外台》卷二十四作了较详细的专论。

（1）病因病机

《外台》指出附骨疽的成因为"人身体患热，当风取凉，风入骨解中，风热相搏，便成附骨疽。……又秋夏露卧，为冷所折，风热伏结而作此疾。急者热多风少，缓者风多热少"。明示热盛之人，当风取凉，风热相搏于肌肉筋骨乃附骨疽之成因。

（2）辨证及治疗

对于附骨疽，《外台》指出应在早期及时诊治，"初得附骨疽，即服漏芦汤下之，敷小豆薄得消"。并详论治疗后变症的处理，"下利已肿处未消者，可除大黄，用生地黄及干地黄，随时也。热渐退余风未歇者，可服五香连翘汤，除大黄。余热未消，可敷升麻膏佳。若失时不消，成脓者，用火针膏散，如疗痈法"。《外台》亦辑录了许多治疗附骨疽的外敷方

药，若骨疽日久不愈，或愈而复发，骨从孔中出者，宜外敷《千金》骨疽方、又方、痈疽败及骨疽方；《备急》骨疽积年，一年一发，汁出不断方及疗疽疮骨出方。也可用艾、荆叶及鸡屎熏患处。而当各种疗法均难收效时，还可取法《千金》骨疽百方疗不瘥方，用艾在疮上灸三天三夜，可获奇效。

总之，附骨疽作为一种外科疑难杂症，及时正确的辨治是其治疗之关键，疏风清热乃其治疗大法，各种疗法综合运用，方可收效。

8. 瘭疽

瘭疽，又称蛇瘴、虾眼、擭著毒，系由外伤染毒，入于肌肤筋骨所致，或脏腑火毒凝结而成的疮疡。其证随处可生，好发于手、足指端，初起为红点，逐渐变为黑色，小者如黍、豆，大如梅、李，肿痛剧烈，腐蚀筋骨，脓出如小豆汁。《外台》卷二十四对瘭疽的症状、鉴别诊断、辨治及其预后作了专论。

（1）症状、鉴别及预后

《外台》明示瘭疽的临床表现为"肉中忽生点子如豆粒，小者如黍、粟，剧者如梅、李，或赤、白、青、黑，不定一种，其状有根不浮肿，痛惨应心，根深及肌；少久便四面悉肿胞，黯默紫黑色，能烂坏筋骨"。由于瘭疽好发于手、足指端，故与代指相近，《外台》指出了二者的症状区别，"其病亦喜著指，故与代指相似，人不识之，呼作代指，不急疗之，亦逐脉上，入五脏杀人。……疽著指初，指头先作黯疮，然后肿赤黑黯，惨痛入心是也"。

对于瘭疽的预后，《外台》指出："熛（即瘭）疽，急者二三日杀人，缓者十余日杀人。""瘭疽内发，若吐脓血，此不疗之疾，宜以灰掩脓血上，不尔著傍

人也；又齿间臭，热血出，是瘭疽也，七日死，疗所不瘥，宜以灰掩地血。"由于其证候凶险，故必要时应采用非常手段治疗，"南方人得此疾，皆斩去指，恐其毒上攻脏"，"著厚肉处即割去之；亦烧铁烙疮上，令焦如炭；亦疮上灸百壮为佳"。

《外台》虽未明示瘭疽之病因、病机，但从其所录方剂推断，瘭疽当为热毒壅遏于筋肉而成。

（2）辨证论治

对于瘭疽的治疗，《外台》多采用内服与外治相结合之法，以清热解毒，消肿止痛。其内服之方有《千金》漏芦汤、疗瘭疽秘方、愈复发方等；外治之法如外敷《刘涓子》羊髓膏，《千金翼》薄搨汤，《千金》升麻膏、升麻搨汤、胡粉散及八个又方等。

9. 缓疽

缓疽，又名肉色疽，指生于少腹旁、腹壁上的无头疽，多因足太阴脾经气滞寒凝而成。初起坚硬如石，皮色不变，不红不热，大如拳，小如桃、李，痛引腰腿，数月不溃，日久则变紫色黯黑，皮肉俱烂。若兼寒热食少，肌体尫羸者，则属败症。

对于缓疽的治疗，《外台》指出："初作服五香连翘汤，才去血，以小豆薄涂之，其间数针镵去血，又薄之，取消也。若不消，色未变青黯者，以炼石薄之；若失时不得疗，已烂者，犹服五香连翘汤及漏芦汤下之，随热多少投方也，外以升麻汤揾洗之，薄升麻膏；若生臭恶肉者，可以单行一物白蔄茹散敷之，青肉去尽便停也。好肉既生，但敷升麻膏良；不生，单敷一物黄芪散也。若敷白蔄茹散积日，青恶肉不尽者，可以漆头赤皮蔄茹取半钱匕和三大钱匕白蔄茹散中，合和敷

之。恶肉去尽还以淳用白蔄茹散也。视好肉欲生，可敷黄芪散也。"其对缓疽各个时期及其变症的治疗均作了较详细的论述。《外台》还辑录了多个疗缓疽的外治之方，如《崔氏》蛇衔膏、《小品》小豆薄、范汪飞黄散及土灶熏方。

对于缓疽的预后，《外台》曰："缓疽，急者一年杀人，缓者数年。"

10. 发背

发背，指生于脊背之有头疽。由于脏腑俞穴皆在背部，故本病多因脏腑气血不调，或火毒内郁，或阴虚火盛，凝滞经脉，使气血壅滞不通而成。《外台》卷二十四、卷三十七专论其病因病机、辨证治疗、预防及病后禁忌。

（1）病因病机及预防

对于发背的病因病机，《外台》论曰："凡发背，皆由服饵五石、寒食、更生散所致；亦有单服钟乳而发者；又有生平不服诸石而自发背者，此是上代有服之者。""凡发背，皆发出自肠胃，流入五脏，仕流多脚气为主，或有先服乳石及热肉面，并失饥房室过度，皆作此疾；纵身不曾服乳石，先代服，亦有此疾；或有下里人服面过度，亦有患者。"指出发背之疾，多因患者或其上代服用延年益寿或祛风散寒之乳石，致石热内郁，熏蒸气血，而发疮疡。

由于发背多由服石而致，故预防此疾则当"凡服石人皆须大劳役，四体无得自安；如其不尔，多有发动。亦不得遂便恣意取暖，称适已情，必须违欲以取寒冻，虽当时不宁，于后在身，多有所益，终无发动之虑"。即言服石之人应适量运动，以宣散阳气；并忌过度保暖，应适当经受寒冻，以防石热发疮。

凡服石养生之人，如果背部有痛、痒等异常感觉时，则应"即取净土，冷水

和泥，捻作饼子，径一寸半、厚二分，以粗艾大作炷，灸泥上，贴著疮上灸之，一炷一易饼子……并服五香连翘汤，及铁浆诸药攻之……又常以冷水射之，渍冷石熨之"。明示服石养生者，背部稍觉异常，即当内服汤药，配合灸疗及外治以散石热，防止石热致发背。

（2）辨证论治及病后禁忌

发背初起，当以和营托毒，清热利湿为法，内服《千金》李根散及二又方、或发背上补欲作肿方，《千金翼》连翘五香汤、五香汤、范汪虎牙散，《近效》犀角丸、崔氏五香连翘汤、犀角饮子，文仲木占斯散，《删繁》陵鲤甲散等。外敷《千金》发背外治方，《救急》疗发背百无不瘥方及又方，范汪疗发背、发乳房及诸恶疮膏，《近效》疗发背及一切毒肿方，《肘后》疗诸痈疽、发背及乳方，《删繁》九物大黄薄贴，《救急》犀角膏等。还"可当疮灸七八百壮"。

发背成脓已溃后，当以透脓敛疮，补虚生肌为法，内服《千金》大内塞排脓散、内补散（共2方）、瞿麦散、薏苡仁散、排脓内塞散、黄芪竹叶汤，范汪排脓内补铁屑散。外敷《千金》发背及痈疽溃漏并未溃毒方、麝香膏、生肉膏（共2方）及二又方，范汪莽草膏、占氏曰膏，《近效》生肌方，《刘涓子》丹参膏，《古今录验》当归贴等。并可用《千金》猪蹄汤外洗患处。若发背患者口渴较甚，当服崔氏连翘汤以清热解毒，生津止渴。

由于发背之疾，多系服石之人，石热所致，故其患病之后，当禁酒、肉、蒜、五辛、面、鲤鱼等，以免助长邪热；亦应禁阳事，以防损耗精气。

11. 腋臭

腋臭，又名狐臭、漏液。指体气之发于腋下者。多因湿热郁于腠理汗孔或遗传所致。症见腋下汗多，并有特殊臭气。《外台》卷二十三专论其病因病机及辨治之法。

《外台》指出腋臭的病因病机为："此是气血不和，蕴积故气臭。""气血不和，为风邪所搏，津液蕴瘀，故令湿臭。""有天生胡臭，有为人所染臭者，天生者难疗，为人所染者易瘥。"明示腋臭的产生，既有遗传所致的，亦有因气血不和，风湿蕴积而成者。

《外台》辑录之治腋臭方，以外治为主，参以内服。其外治之法有外敷法，方如《千金》胡臭方，水银、胡粉敷方；《古今录验》青羊脂粉；《集验》六物胡粉敷方。粉法，方如《肘后》矾石末，青木香、石灰粉，干姜、胡粉、白灰粉，青木香、附子、矾石、白灰粉；《千金》辛夷、细辛、川芎、青木香粉，附子五物粉；《救急》疗腋臭方及二又方。涂法，方如《崔氏》疗胡臭又方，《救急》疗胡臭又方，《必效》疗腋臭方，金错屑涂法及三又方。佩药，方如《千金》石灰散及又方，《隐居效验》胡臭方，《必效》疗腋臭又方，《古今录验》钱汁敷方，《经心录》漏腋又方。洗法，方有《经心录》漏腋方，《千金》疗诸身体臭方。拭法，方如《肘后》胡臭方，《崔氏》疗胡臭有效方。熨法，方如《千金》酢和赤铜屑熨方。足见其外治方法之丰富。

内服之剂有《千金》五香丸，《救急》疗腋臭又方。

12. 金疮

金疮，又名金创、金伤、刃伤、金刃伤、金疡。指金属器刃损伤肢体所致的创伤。轻者皮肉破损出血，疼痛；重者可伤及筋骨，血流不止，疼痛难忍，并可因出血过多，引起面色苍白，头晕眼黑，脉芤或细微等虚脱证候。《外台》卷二十九用十门（节）对金疮的禁忌、预后、治疗及备用之药、变症的处理作了详细的专论。

（1）金疮之禁忌及预后

对于金疮的禁忌，《外台》曰："凡金疮去（即出）血，其人若渴，然当忍之，常勿（当作"用"）干食并肥脂之物以止渴，慎勿咸食。若多饮粥辈，则血溢出，杀人，不可救也。又忌嗔怒、大言笑、思想阴阳、行动作劳；勿多食酸、咸，饮酒，热羹臛辈，皆使疮痛肿发，甚者即死。疮瘥后犹尔，出百日、半年，乃稍复常耳。"指出金疮患者应从饮食、起居、情绪等多个方面进行调整，以免加重病情，遗祸万端。其病愈后，仍须调理百日至半年，方可起居如常。

金刃伤及到特定部位，或伴有特殊兼症者，多病情凶险，预后不良，对此类患者，尤当慎重，《外台》指出："凡金疮，伤天窗、眉角、脑户、臂里跳脉、髀内阴股、两乳、上下心、鸠尾、小肠及五脏六腑输，此皆是死处，不可疗也。又破脑出血而不能言语，戴眼直视，咽中沸声，口急唾出，两手妄举，亦皆死候，不可疗。若脑出而无诸候者，可疗。又疮卒无汁者，中风也。疮边自出黄汁者，中水也，并欲作痓候，可急疗之。又痛不在疮处者，伤经也，亦死之兆。又血出不可止，前赤后黑、或白，肌肉腐臭，寒冷坚急，其疮难愈，亦死矣。"

（2）金疮的预防、治疗及变症处理

由于金疮发无定时，且常为病凶险，故应预先配些膏散，以备不时之需，其备用膏散有《肘后》续断膏、冶葛蛇衔膏、《深师》预备金疮散。

对于金疮的治疗，多采用外治法，其方如外敷之《肘后》疗金疮方及八个又方，《近效》金疮或压损断裂方、金疮灸疮火烧疮等方。

金疮伤损筋骨者，当内服《古今录验》续断散，外用《千金》疗金疮粉、《必效》续筋方治疗。

金疮患者疼痛剧烈时，可内服范汪地榆散、内塞逐痛方、金疮止痛方；外用《古今录验》牡蛎散粉疮；并可用《千金》凡金疮若刺疮，痛不可忍者方渍洗患处，以活血止痛。

金疮患者出血较多而致气血亏虚者，宜服用《千金》内补方、《古今录验》内补方以益气养血，活血止痛。

凡疮口愈合不良者，宜内服《广济》紫葛汤，范汪疗金疮，内塞止痛，生肌肉散。外涂范汪生肌白膏，并可用《古今录验》生肌散封疮。

凡外伤后，伤口被风邪侵袭而致口噤不语，身体痉强，甚则角弓反张者，《外台》统称为"金疮中风"，即今所言之破伤风，《外台》指出其病因为"金疮得风"。治疗宜内服《必效》疗金疮中风，角弓反张者又方，及疗因疮著风方。外治法宜用《必效》疗因疮著风，角弓反张又方封疮；或用《必效》口噤不能语方灸疮；也可用《肘后》疗金疮中风方或《必效》疗因疮著风，角弓反张方熨疮；还可用《古今录验》瓠瓡烧麻烛熏之方熏疮。必要时，可用《必效》疗金疮中风，角弓反张者方以内外兼治。

凡金疮，伤口忌见水、受寒，"金疮及诸疮中寒、露水、冷毒，皆杀人，不可轻也"；"诸疮中风寒水露，肿痛，……其肿气入腹则杀人"。明示外伤后，伤口见水、受寒，可加重病情，甚则危及生命。

若伤口不慎见水后，可外敷《近效》疗疮因水入，疼痛方；或用文仲疗金疮及诸疮中寒露水冷毒方、疗若已中水及恶露风寒肿痛方外灸疮后，并敷药；也可用《备急》疗诸疮中风寒水露又方以洗疮；还可用《备急》疗诸疮中风寒水露方以熏疮。总之，对创后见水、受寒者，应及时选用各种疗法积极治疗，以免延误病情。

冷兵器时代的战争中，刀箭损伤极为普遍，此亦属金疮之列，对此类外伤，《外台》亦有专论。箭入肌肉者，可服《刘涓子》疗金疮，箭在肉中不出方。箭伤咽喉、胸膈者，当服《肘后》疗箭镝及诸刃刀在咽喉、胸膈诸隐处不出者方。被毒箭所伤者，可内服《肘后》疗卒被毒箭方及二又方，《小品》疗被毒箭伤又方，《集验》疗毒箭又方；外敷《肘后》疗卒被毒箭又方，《小品》疗被毒箭伤方；亦可用《集验》疗毒箭方间接灸疮。箭伤后，出血不止者，当用《集验》疗刀箭疮，有血不止方封疮。

总之，《外台》对金疮及其兼症、变症的治疗，以及金疮备用药、禁忌及预后的记述已相当详尽。尽管由于医学的发展，外科治疗金疮已较少使用《外台》辑录之方，但其无疑为我们研究盛唐以前中医外科对金疮的认识及治疗方法提供了丰富的资料。

13. 癞

癞，又称大风恶疾、疠风。即今所言之麻风病，属慢性传染性皮肤病。多因体虚感受暴疠风毒，邪滞肌肤而发；或接触传染，内侵血脉而成。本病初起患处麻木不仁，次发红斑，继则肿溃无脓，久之可蔓延全身肌肤，出现眉落、目损、鼻崩、唇裂以及足底穿溃等重症。《外台》卷三十用四门（节）详论其症状及诸种兼症、变症，病因病机，治疗方药及宜忌。

（1）症状及兼症、变症

麻风病发展缓慢，症状复杂，《外台》对其症状作了详细的论述："恶疾大风，有多种不同，初得虽遍体无异，而眉须已落；有遍体已坏，而眉须俨然；有诸处不异好人，而四肢、腹、背皆有顽处，重者手、足十指已有堕落；有患四体大寒而重裘不暖者，有寻常患热不能暂凉者；有身体枯槁者，有津汗常不止者；有身体干痒彻骨，搔之白皮如麸，卒不作疮者；有疮痍荼毒，重叠而生，昼夜痛不已者；有直置顽钝，不知痛痒者。其色亦有多种，有青、黄、赤、白、黑，光明、枯闇。"

"令人顽痹，或汗不流泄，手足酸疼，针灸不通；或在面目，习习弈弈；或在胸颈，状如虫行；或身体遍痒，搔之生疮；或身面肿，方彻骨髓；或顽如钱大，状如蚝虫、或如梳、或如手，锥刺不痛；或青、黄、赤、黑，犹如腐木之形；或痛无定处，流移非一；或如酸枣、或如悬铃、或似绳缚，拘急难以俯仰，手足不能摇动，眼目流肿，内外生疮，小便赤黄，尿有余沥，面无颜色，恍惚多忘，其间变化多端。"

"毒虫若食人肝，眉睫堕落；若食人肺，鼻柱崩倒，或鼻生息肉、塞孔，气不得通；若食人脾，即语声变散；若食人肾，耳鸣啾啾，或如雷鼓之音；若食人筋脉，肢节堕落；若食人皮肉，顽痹不觉痛痒，或如针锥所刺，名曰刺风。若虫乘风走于皮肉，犹若外有虫行，复有食人皮肉，彻外，从于头面，即起为疮，肉如桃核、小枣，从头面起者，名曰顺风；从两脚起者，名曰逆风，令人多疮，犹如癣疥，或如鱼鳞，或痒、或痛，黄水流出，初起之时，或如榆荚，或如钱孔，或青或白，或黑或黄，变易无定，或起或灭，此等皆病之兆。"

"然癞者名不一，木癞者，初得先当

落眉睫，面目痒，如复生疮，三年成大患，急疗之，愈；不疗，患成火癫者，生疮如火烧疮，或断肢节，七年落眉睫，急疗可愈，八年成疾，难可疗。金癫者，是天所生也，负功德崇，初得眉落，二年食鼻，鼻柱倒，叵疗，良医可能疗愈。土癫者作病，身体块磊，如鸡子、弹丸许，此病宜急疗之，六年成大患，十五年不可疗。水癫者，先得水病，因即留停，风触发动，落人眉须，急疗之，经年病成。蜷蟀癫者，如蜷蟀在人身体内，百节头皆欲血出，三年叵疗。面癫者，虫出如面，举体艾白，难疗，重药可愈；多年叵疗。白癫者，斑驳或白或赤，眉须堕落，亦可疗之；多年难疗。疥癫者，状似癣瘕，身体狂痒，十年成大患，可急疗之，愈。风癫者，风从体入，或手足刺疮，风冷痹痴，不疗，二十年后便成大患，急疗之，愈。蚼癫者，得之身体沉重，状似风癫，可疗之，至久积岁，成大患疾，速疗之。酒癫者，酒醉卧黍穰上，因汗体虚，风从外入，落人眉须，令人惶惧，小疗可愈。"

（2）病因病机

《外台》指出癫病的病因为："凡癫病，皆是恶风及犯触忌害得之。……夫病之生，多从风起，当时微发，不将为害。初入皮肤之里，不能自觉，或流通四肢，潜于经脉；或在五藏，乍寒乍暖，纵横脾肾，蔽诸毛腠理，壅塞难通，因兹气血精髓乖离，久而不疗，令人顽痹。""醉酒露卧，不幸生癫也。""鱼鳃不可食，食之令人五月发癫。"

对于其病机，《外台》论曰："风起之由，皆是冷热交通，流于五脏，彻入骨中，虚风因湿，和合虫生，便即作患。论其所犯，多因用力过度，饮食相违，房室太过，毛孔既开，冷热风入五脏，积于寒热，寒热之风，交过通彻，流行诸脉，急

者即患，缓者稍远，所食秽杂肉，虫生日久，冷热至甚，暴虫遂多，食人五脏、骨髓，及于皮肉筋节，久久皆令坏散，名曰癫风。"明示暴戾恶风是癫病形成的根本原因，而其致病与否，则与饮食、起居、过劳等因素有密切联系。

（3）辨证论治

对于麻风病的治疗，《外台》先论综治之法，后论分治之方。不论何种类型，均宜采用祛风化湿、杀虫活血之法，内服、外治兼施。其内服之方如《千金》菌豆疗恶疾方、岐伯神散、狼毒散、石灰酒及二又方，《肘后》小单方及又方，范汪疗癫方。外治之法有以《千金》三又方、深师疗通身癫疮方及二又方洗渍患处或药浴，亦可用《近效》婆罗门僧疗大风疾方对患者进行熏蒸后配合内服汤药，还可以范汪又方进行灸疗。

《外台》将癫病分为乌癫（即黑癫）和白癫二型分治，乌癫的症状为"初觉皮毛变异，或淫淫若痒如虫行，或眼前见物如垂丝，言语无定，心常惊恐，皮肉之中或如桃、李，隐疹赤黑，手足顽痹，针刺不觉痛，脚下不得踏地，凡食之时，开口而鸣，语亦如是，身体疮痛，两肘如绳缚"。治疗宜服用《集验》乌癫、白癫丸。白癫的临床表现为"语声嘶破，目视不明，四肢顽痹，肢节火然，心中懊热，手脚俱缓，背脊至急，肉如遭劈，身体、手足隐疹起，往往正白在肉里，鼻有息肉，目生白珠当瞳子，视无所见"。治疗当服用《集验》疗白癫酿酒方、范汪疗白癫方、《千金》疗癫大风方、文仲疗白癫；外敷文仲疗白癫又方。

（4）治疗宜忌

《外台》认为治疗癫病的关键在于患者不能讳疾忌医，由于本病潜伏期长，早期症状不明显，易被忽略而导致病情加

重，贻误治疗。因此，《外台》曰："此疾虽种种状貌不同，而难疗、易疗，皆属在病人，不由医者，何？此病一著，无问贤愚，皆难与语，口顺心违，不受医教，直希望药力，不欲求己，故难疗、宜疗，属在病人，不关医药。臣尝手疗六百人，瘥者十分有一，莫不一一亲自抚养，所以深细谙委，知其情性，且共语看。觉难共语，不受人教，即不须与疗，纵与疗，终有触药力，病即不瘥，乃劳而无功也。仁者易共语，故可疗也。""然有人数年患身体顽痹，羞见妻子，不告之令知，其后病成，状候分明，乃云卒患，此皆自误。然斯疾也虽大，治之于微，亦可得瘥。"此论与《素问·汤液醪醴论》之"病为本，工为标，标本不得，邪气不服"的观点不谋而合。而且，《外台》已提出应将患者隔离，"臣以贞观中，尝将一病士入山，教服松脂，欲至百日，须眉皆生，由此观之，唯须求之于已，不可一仰医药者也"。

同时，《外台》还指出癞病患者应从以下诸多方面做出调整，以配合治疗，"一遇斯疾，即须断盐，常进服松脂，一切公私物务，释然皆弃，犹如脱履，凡百口味，特须断除，渐渐断谷，不交俗事，绝乎庆吊，幽隐岩谷，周年乃瘥，瘥后终身慎房室，犯之还发。兹疾有吉凶二义，修善则吉，若还同俗类，必是凶矣"。"若能绝其嗜欲，断其所好，非但愈疾，因兹亦可自致神仙"。"初觉皮肤不仁，或淫淫若虫行，或目前见物如垂丝，或隐疹辄赤黑，此皆为疾之始起，便急疗之，断米谷肴鲑，专食胡麻、松、术辈，最善也。""忌房室、猪、鱼、鸡、雉肉……犯，药即不瘥"。

解放以后，虽然各级政府积极采用各种防治措施以预防麻风病，但此病在长江以南地区仍时有发生，而且以青壮年患病居多，危害性极大。《外台》所言之以患者为中心，积极预防，早期诊治，及时隔离，综合调养的防治观点对今天此病的预防治疗仍具有重要的现实意义。

除了以上所述外科病的认识及治疗外，《外台》所涉及的外科疾病还包括跌仆闪挫伤、烧烫伤、代指、甲疽、月蚀疮、浸淫疮、漆疮、肉刺、手足皲裂、疣目、疣赘、黑子、瘢痕、狐尿刺（虫毒所致），以及皮肤科疾病如疔肿、丹毒（包括赤丹、白丹）、丹疹、反花疮、鱼脐疮、瘑疮、癣疮、疥、癜等。

综上所述，可知《外台秘要方》中所录外科病种之多样，治疗方法之丰富，此足以说明唐以前中医对外科疾病的治疗已积累了较丰富的经验，外科病治疗中已广泛地使用包括内服、外治等多种疗法，其对唐以后中医外科学的发展产生了积极的影响，其中有很多疗法如膏药、油膏、掺药、敷药、结扎、熨法、擒溃法等，虽经过了千余年的历史，但以其较好的疗效，至今仍被普遍使用于外科疾病的治疗中。

此外，《外台秘要方》所辑录的《深师方》、《崔氏方》、《近效方》、《集验方》等医籍，均已散佚，而《外台》亦为我们研究唐以前外科疾病的治疗提供了丰富的资料。

（十五）《外台秘要方》对眼科疾病研究的贡献

中医眼科学的发展源远流长，早在公元前13～公元前14世纪，人们就将病眼称为"疾目"，病眼失明称为"丧明"。随着中医学的发展，人们对眼及某些眼病的认识也逐渐深入，在中医眼科的基础理论、临床诊断与治疗等各个方面均积累了丰富的经验，隋唐时期，中医眼科学已自成一科，独立发展。《外台秘要方》（以下简称《外台》）作为我国医学文献中一颗耀眼的明珠，卷二十一专论眼疾，收集了《天竺经·论眼》、《诸病源候论》、《小品方》、《深师方》、《集验方》、《广济方》、《删繁方》、《千金方》、《千金翼方》、《张文仲方》、《崔氏纂要方》、《必效》、《救急》、《肘后》、《范汪方》、《陶效方》、《近效方》、《延年方》、"扁鹊"方等近20种医籍中有关眼科的论述（其中除《病源》、《千金方》、《千金翼方》、《肘后方》外，其他医书均已佚）。其有论有方，资料广博，内容丰富，为后世研究唐以前眼科发展概况及各医家的选方用药特色提供了宝贵的资料，在中医眼科发展史上具有重要的地位。

1. 眼的生理

眼为视觉器官，"在身所重，唯眼为宝；以其所系，妙绝神通；语其六根，眼最称上"，"夫眼者，六神之主也"。我国最早的眼科专著《天竺经·论眼》将眼视为人体最重要的器官进行了专论，《外台秘要方》首先引用其内容对眼部的解剖生理进行了论述，认为眼由水所组成，云"其眼根寻无他，直是水耳"。生理状态下，"轻膜裹水，圆满精微，皎洁明净，状如宝珠"。并提出目内有肝管，目与肝密切相关，正常情况下眼"黑白分明，肝管无滞，外托三光，内因神识，故有所见"。还认识到"白睛重数有三，设小小犯触无过伤损，但黑睛水膜止有一重，不可轻触"。这些认识在解剖学不太发达的古代，实属难能可贵。

《天竺经·论眼》还指出："肝者，眼家之根本，此乃一家之同类而言，其实五脏六腑，悉皆相连，故欲疗眼，而审其虚实，察其由起，既识病源。"明确认识到眼虽与肝关系密切，但与五脏六腑悉皆相连，共同构成有机的整体，脏腑功能失调可反映于眼部，引起眼病。《外台》卷二十一、"目风泪出方六首"也云："五脏六腑，皆有津液，通于目者为泪，若脏气不足，则不能收制其液。"因此，在研究眼的生理、病理和诊治眼病时，不仅要看局部，而且应具有整体观念，根据眼与脏腑的关系，全面地观察。

2. 眼部病证的病因病机

《外台》卷二十一专论眼疾，卷二、二十九、三十八也有所涉，所论眼病有：黑盲、乌风、绿翳青盲（青光眼）、肤翳（角膜斑翳、胬肉）、目暴赤（单纯性角膜炎、急性结膜炎）、胎赤久赤（新生儿脓漏眼）、目中风肿（麦粒肿）、眼阇（老视、酒精中毒、视功能疲劳症、眼底病）、青盲（各种眼底病的后期）、省目（视网膜色素变性）、晕翳（边缘角膜变性、老年环）、白内障、慢性结膜炎、外伤性眼病、目痒、眵目、热病后遗眼病、眦部睑缘炎、癔病性眼病、玻璃体混浊、溃疡性睑缘炎、慢性睑缘炎、倒睫、泪道阻塞、药物性眼病、疣目等。认为引起这些病症的原因复杂，常见的病因有外感邪气、脏腑虚弱、劳倦过度、用眼不当、饮食不节、眼部不清洁、误治、外伤等。

（1）外感邪气

外感之邪指与季节气候、地域环境有关的侵入眼部的邪气，最易侵袭眼部的外邪为伤寒热毒、天行风热。外邪可导致多种眼病，但一般以外障眼病为多见。如《外台》卷二、"伤寒攻目生疮兼赤白翳方六首"中引《病源》云："目者，脏腑之精华，肝之外候也。伤寒热毒壅滞，熏蒸于肝，上攻于目，则令目赤肿痛，若毒气盛者，眼生翳膜。……""肝气虚，热乘虚上冲于目，故目赤痛，重者生疮瞖、白膜、息肉。"伤寒热毒还可变作"赤色痈疽、丹疹、肿毒，及眼赤痛生瘴瞖"，"赤脉、赤膜、白肤、白瞖"等病。卷二十一所论的眼病，主要为风热毒邪，此外，还有风冷之邪，云"风冷所击，冷热相搏而令睑内结肿……故谓之风肿"（"目中风肿方五首"）。"又有驰骋田猎，冒涉霜雪，迎风追兽，日夜不息者，亦是伤目之媒也"（"眼阇令明方一十四首"）。

（2）劳倦过度，用眼不当

指体力、脑力、目力的过度疲劳、不避烟火、刺激过强等。如"极目远视，夜读细书，不避烟火，博弈不休，日落后读书……抄写多年，雕镂细作，泣泪过度，房室无节，数向日月轮看，夜远视星火，月下读书，雪山巨晴视日，极目瞻视山川草木"（卷二十一"眼阇令明方一十四首"引《千金》）。这些原因均可致脏腑功能不足，气血虚损而引起眼病，常见者如眼阇、暴盲等。其中"雪山巨晴视日"所致的失明，即后世所说的"雪盲"（紫外线眼炎），这在眼病因学上是一大贡献。

（3）饮食不节

过食辛辣炙煿，膏粱厚味，或嗜好烟酒刺激之品，可使脾胃蕴积痰湿热毒，郁遏气机，致其升降失常而引起眼病。故《外台》引《千金方》云："凡生食五辛，接热食饮……饮酒不已，热餐面食……并是丧明之由"（卷二十一"眼阇令明方一十四首"）。常见眼病如眼阇、睑弦赤烂等。

（4）脏腑虚弱

指各种原因导致脏气不足，尤其是肝肾亏虚，致精气不能上奉于目而引起眼病，如《外台》卷二十一引《删繁》云："肝虚寒，目盵盵视物不明，谛视生花"，引《千金》云："男子五劳七伤"致目不明（"眼阇令明方一十四首"）；引《深师方》云："肝脏病，眼青盲，内或生障，恶风赤痛。""肝气乏少，眼视眹眹面目青，眼中眵泪，不见光明。"引《病源》云："五脏六腑之精气，皆上注于目。若脏虚有风邪痰饮乘之，有热则赤痛，无热但生内障，是脏腑血气不荣于睛，故外状不异，只不见物而已，是谓之青盲"（"青盲及盲方六首"）。

（5）药邪

指用药不当造成眼病的致病因素。《外台》引《天竺经·论眼》序一首中云："以干姜疗热毒之眼，以冷水疗风寒入目，非直冷热无效，盖亦致患俄顷。常见愚人，不识病源，直寻古方，轻欲立疗，或经有疾，遇药得愈，便以此法，递相传授……遂使应愈之病，增为固疾，骊珠之眸，永成盲瞽。"卷三十八还有关于药物性眼病的论述，"肝风胁痛而怒，喜静，加之热，即目漠漠而暗，若石气兼之，则赤而益痛，或生努肉，及肿而烂速……肝王则目赤，若兼石，则冬慎勿食热，热既不散，遂成伏气，遇春必发"（"石发热目赤方一十首"）。

（6）眼外伤

系指眼部由外物引起的损伤，如刺头出血过多（"眼阇令明方一十四首"）、"眼因破损，看物橦作瞖障瘢痕"（《天竺经·论眼》）、"麦芒入目"、"芒草、沙石辈眯不出"（"眯目方八首"）等。

此外，关于青光眼的分类及形成，《外台》将其分为黑盲、乌风、绿瞖青盲三个阶段，云："若有人苦患眼渐膜膜，状与前青盲相似，而眼中一无所有，此名黑盲……如瞳子大者，名曰乌风；如瞳子瞖绿色者，名为绿瞖青盲。"认为"此疾之源皆从内肝管缺少，眼孔不通所致也"。这与西医学认为青光眼是与房水循环和前房角有关十分相似。眼部不清洁也可引起眼病，如《外台》引《病源》云："胎赤者，是人初生，洗目不净，令秽汁浸渍于眼，使睑赤烂"（"胎赤久赤方七首"）。

3. 眼部病证的治疗

《外台》中对于眼部病证的治疗，共记载有173方，其中既有内治法，也有外治法；既用有单方，又用有复方；既有汤剂、水剂，也有散剂、膏剂；既有外敷法，还有手术疗法。提倡眼病早医，如："若眼忽尔赤痛者，此是天行眼痛，热毒所作，故应宜早急疗之，不者当生于翳，后难疗。""若因时病后得眼生白障者……为热毒所作，宜应速服汤丸，依法镰之，敷食翳散"（"眼疾品类不同候一首"）。并极力反对迷信，云："或有道姑媐妪，为人求食，轻得有损，宁虑幽冥，良为病家，不别真伪，闻语便从，遂使应愈之病，增为痼疾，骊珠之眸，永成盲瞽"（"出眼疾候一首"）。"若人患眼，不值明师，遇道姑媐妪，欺诈妄语，云犯神鬼，或以环钩，或复蒜熏，或火烧杵熨，此皆不识病源而逆疗……非直疾势不除，亦自奇成蛊道"（"眼将节谨慎法一首"）。因此，王焘在眼疾的治疗中未引一条属于迷信、画符、唸咒等荒诞离奇的方法。

（1）内治法

眼是人体整体的组成部分，与脏腑有着密切的关系。《外台》对不论外感还是内伤所致的眼部病变，均强调结合全身情况进行辨证，如《外台》引《天竺经·论眼》云："五行云肝者，眼家之根本，此乃一家之同类而言，其实五脏六腑悉皆相连，故欲疗眼，而审其虚实察其由起，既识病源，宜先作内疗，汤丸散煎，事事

分明"（"眼将节谨慎法一首"）。"是以治者，证候非一，冷热风损，疾生不同，伤劳虚实，其方各异，宜应察其元起，寻究本根，按法依源，以行疗效，不得谬滥措方"（"出眼疾候一首"）。反对凡眼病皆从肝治，力主辨证，倡根据具体情况进行辨证施治。大多内障眼病使用内治法，是通过调整脏腑功能或攻逐病邪，达到治疗眼疾的目的，常用的内治法有：

① 散风清热法、泻火解毒法。如《小品》漏芦连翘汤、秦皮汤，文仲秦皮汤，谢道人"眼暴肿痛方"、大黄汤方，《千金》泻肝汤，《广济》决明汤方，《删繁》竹沥泄热汤方、泻肝前胡汤丸方，《延年》"晕翳方"，《近效》疗天行眼疾诸方等。常用药物有：防风、细辛、连翘、黄芩、黄连、大黄、柴胡、秦皮、前胡、枳实、白薇、苦竹叶、芒硝、栀子、车前子、黄柏、干蓝、蕤仁、石膏、竹沥、葛根、决明子、青葙子、生地、知母等。

② 滋阴降火、补益肝肾法。如《千金》补肝散、神曲丸，深师决明散方、黄牛肝散、补肝散、调肝散，《肘后》疗积年失明不识人方，《延年》疗白翳覆瞳子方，《千金翼》补肝汤等，常用药物有：生地、沙参、玄参、人参、桂心、柏子仁、茯苓、大枣、陈皮、朱砂、地骨皮、蕤核仁、琥珀、贝母、牛肝、羊肝、猪肝、神曲、磁石、地肤子、当归、白芍、猪苓、熟地、川芎、黄芪、甘草、远志、五味子、鸡子白、蒺藜子、楮实子等。

从上可知，《外台》所用矿石类药物是比较少的，因其对药物性眼病有所认识，卷三十八专设有"石发热目赤方一十首"，其鉴于魏晋以来人们迷信丹石，嗜食成风造成的药源性疾病，尤其是目赤

生疮的眼病，云"石性刚烈，气多炎上，理之伤温，即火转为炽"，因此在所收集的173个眼科方中，所用矿石类药极少。

（2）外治法

外治法指运用具有祛风、清热、除湿、退翳、明目等各种不同作用的药物和手法，从外部直接施治的方法。常与内治法配合治疗外障眼病。外治法在《外台》中使用甚多，其除用药物点、敷、洗外，还有拨、拔、烧灼等手术方法。

① 点眼药法。此法是将药物直接点入眼部，多用以消红肿、止痛痒、除翳膜、去眵泪，治疗外障眼病及部分内障眼病，常用有水剂、散剂和膏剂。

水剂为滴眼液，如：《近效》千岁藁汁方、生男乳汁方、天行赤眼方，《广济》疗麦芒入目不出方，《集验》乳汁煎方等。散剂如：《必效》朱砂散，《千金翼》七宝散、真朱散，《广济》瞿麦散方，《肘后》疗目卒痛，珠子脱出，及有青翳方，目中生肉，稍长欲满目，及生珠管方等。丸膏剂如：《近效》鼢鼠土膏，深师鸡舌香丸等方，崔氏疗翳五十年不瘥方，《必效》疗眼暴赤方，《千金》疗眼赤闇方，《千金翼》疗赤眼方等。常用药物有：黄连、黄芩、黄柏、防风、栀子、大黄、秦皮、银花、淡竹叶、生地、石决明、真朱、猪胆、羊胆、朱砂、漏芦、葛根、萎蕤、前胡、石胆、乌贼骨、盐碌、龙脑香、猪膏等。

② 洗眼法。洗眼法是将煎剂滤清后淋洗患眼，此法由于药液的温热作用，可使眼部气血流畅，达到疏通经络、退红消肿、收泪止痒，疏邪导滞的作用。洗眼剂有《肘后》煮蜂房汤，文仲秦皮汤，《近效》秦皮汤，《小品》秦皮汤，《集验》洗眼方，《删繁》竹叶汤方等。

③ 敷法。《外台》用羊肝或猪肝、猪肉等敷于患眼，以清热毒，止痛。如"取羊肝一具，或猪肝亦得，猪肉精处亦堪取三斤，皆须破作手许大片，厚薄亦如手掌，候其疼处，或从眼后连耳上头，或有从眉向上入头掣痛者，火急新汲水中渍令极冷，贴其疼痛脉上及所患部分，候肝或肉稍暖彻则易之，须臾间其肝肉等并熟如煮来者，岂不是热毒之候出也。"并言无肉"以大豆还作四五替，如渍肝肉法，更互熨之"（"眼杂疗方二十首"）。

④ 手术疗法。对于使用药物治疗难以奏效的眼疾，如白内障、胬肉攀睛、倒睫等。《外台》使用了四种手术疗法。即针拨、拔除、烧灼法及灼割法。

针拨，即金篦决法，如《天竺经·论眼》对于白内障的治疗，认为"此宜用金篦决，一针之后，豁若开云，而见白日。"这是最早提出用针拨术治疗白内障的古代文献。拔除法用于治疗倒睫，如"眼有倒睫毛，或折在睑中聚生，刺人白睛，唯觉痒闷，渐赤膜起，连上下睑，多赤生疮。或掣刺黑睛，则泪出似白翳出。若刺著瞳仁，令眼疼痛磣涩，不欲见明，连鼻酸痛，兼脑掣疼，此多损伤，宜速救疗……若欲疗之者，皆取平晨日未出之际，令一眼明人把镊子拔之，去倒睫毛，勿使毛断，连根去之"（卷二十一"眼杂疗方二十首"）。此法简便易行，疗效可靠，至今仍有临床应用。烧灼法指用火针烧灼患部的方法，用于缩小眼部肤肉，如《外台》卷二十一云："取针烧令赤烁著肤上，不过三烁缩也。有令人割之三复生，不如烁之良"（"生肤肉方八首"）。钩割法是以钩针挽起病变组织，用刀或铍针割除的治法。主要用于切除胬肉及其他眼部赘生物，如"若因病后生肉者，此为肤障也，此是风热所作，宜服汤丸，钩割除之"（"眼疾品类不同候一首"），其主要操作方法与近代手术大体相似。

4. 眼部疾病的预防及禁忌

《外台》十分注意眼部疾病的预防，其引有《千金》预防原则十九条，云"凡生食五辛、接热食饮、刺头出血过多、极目远视、夜读细书、不避烟火、博弈不休、日没后读书、饮酒不已、热餐面食、抄写多年、雕镂细作、泣泪过度、房室无节、数向日月轮看、夜远视星火、月中读书、雪山巨晴视日、极目瞻视山川草木。上十九件并是丧明之由，养性之士宜熟慎之"（"眼阆令明方一十四首"）。又引有《近效》目疾禁忌五条，即"凡目疾，不问少长男女等，所忌有五：一房室，二面酒，三目冲风冷霜雪、向日远视，四哭泣嗔怒，五终身不用吃生五辛、荞麦、葵菜"。指出"若因疾犯者，则疾深难疗"（"眼杂疗方二十首"）。

综上可见，《外台》从整体观出发来认识眼的生理、病理，并指导对眼部病证的诊疗，对不至于不同种类的眼疾，运用不同的方法施治。并反对迷信，提倡积极预防，早期诊治，多种方法综合应用。这种诊治思想及方法，对于今天的眼科临床及研究仍具有重要的现实意义。

（十六）《外台秘要方》对耳鼻喉疾病研究的贡献

中医耳鼻喉科学发展至唐代已初具规模，积累了丰富的同耳鼻唇舌口齿咽喉疾病作斗争的经验，开始成为一个独立的专科。《外台秘要方》设第二十二卷专论，第二十三卷主论，第二、三、十六、三十五卷兼论此类疾病，将《伤寒杂病论》、《病源》、崔氏、《肘后方》、《小品方》、《深师方》、《古今录验》、《集验》、《千金》、《千金翼》、《广济》、《备急》、《救急》、《必效》、《删繁》、《张文仲方》、《延年》、姜生、《范汪方》、刘氏等唐以前二十余个医家或医籍有关耳鼻喉科的论述收集汇编，其中除《伤寒杂病论》、《病源》、《肘后方》、《千金》、《千金翼》外，其它医书均已亡佚。其内容丰富多彩，涉及病症二十余个，收载药方400余首。不仅为后世研究唐以前耳鼻喉科的发展情况及各医家的诊疗特点提供了宝贵资料，而且在中医耳鼻喉科的发展中做出了重要贡献。

1. 耳科病症

耳位于头面部，是清阳之气上通之处，属"清窍"之一，主司听觉。《灵枢·口问》说："耳者宗脉之所聚"，全身各大脉络均聚会于耳，使耳与全身各部及脏腑有着密切的关系，脏腑的病理变化，常循经脉反映于耳出现耳部病症。《外台秘要方》（以下简称《外台》）卷二十二有15门论述耳部病症，载药方84首，所载病症有耳聋、耳鸣、聤耳、脓耳、异物入耳等。

（1）耳部病症的病因病机

耳为肾之外窍，肾为藏精之脏，受五脏六腑之精而藏之，精气充沛，上通于耳窍，则听力聪敏，故耳的生理功能与肾的关系尤为密切。《外台》认为耳部病症的产生主要是肾精亏虚。如《外台》引《病源》云："肾为足少阴之经，而藏精气，通于耳。耳，宗脉之所聚也。若精气调和，则肾气强盛，耳闻五音。若劳伤血气，兼受风邪，损于肾脏而精脱，精脱者则耳聋"（"耳聋方二十二首"）。《外台》认为耳部病症无论是外感，还是内伤均与肾虚有关，肾精亏虚，正气不足，则易为邪毒滞留而引起耳病。耳部病症易感之外邪多为风邪、热邪。如"耳患耳中策策痛者，皆是风入于肾之经也"（"耳卒疼痛方三首");"足少阴之经……其经脉虚,风邪乘之,风入于耳之脉,使经气痞塞不宣,故为风聋。风随气脉行于头脑,则聋而时头痛,故谓之风聋"("风聋方三首");"肾气通于耳……劳动经血,而血气不足,宗脉则虚,风邪乘虚随脉入耳,与气相击,故为耳鸣"("耳鸣方六首");"耳者,宗脉之所聚,肾气之所通……劳伤血气,热承虚也,入于其经,邪随血气至耳,热气聚则生脓汁,故谓之聤耳"("聤耳方一十首")。

由于手少阳三焦经从耳后入耳中,走耳前,手太阳小肠经由目锐眦入耳中,足太阳膀胱经从巅至耳上角,《外台》认为耳部病证与三焦、小肠、膀胱经的经气厥逆有关。如"耳聋方二十二首"云:"手少阳之脉动,而气厥逆而耳聋……手太阳厥而耳聋";"耳鸣方六首"云:"肾与膀胱合,病若耳鸣,忽忽不闻,时恶风,膀胱虚则三焦实也。"此外,《外台》认为耳部病症的发生和肺与大肠也有一定的关系,如"耳鸣方六首"云耳鸣"诊其右手脉寸口名曰气口以前脉,浮则为阳,手阳明大肠脉也;沉则为阴,手太阴肺脉也。阴阳俱虚者,此为血气虚损,宗脉不足,病苦耳鸣嘈嘈,眼时妄见光,此是肺与大肠俱虚也。"

(2)耳部病症的辨证及治疗

《外台》所涉耳部病症有:耳聋、耳鸣、聤耳、脓耳、耳疼、耳肿、异物入耳等,临床表现主要有耳鸣、耳聋、耳痛、耳肿、耳痒、耳内流脓水、脓血等。虽然辨证方法简单,治疗方法却很多,有内治、外治、导引等。

①内治法。内治法是对耳部病症结合全身情况进行辨证治疗。《外台》所用内治法较少,仅有《必效》鸡矢白、乌豆疗耳聋之方,《广济》疗耳鸣或聋渍酒方及疗两耳肿脓水出,不闻人语声方,《千金翼》赤膏,主耳聋齿痛方,崔氏疗风气及腰脚并耳聋方五首,所用药物多为益气通窍、补肾散瘀、泻火解毒消肿之品,如黄芪、升麻、人参、通草、菖蒲、细辛、葱白、木香、磁石、附子、肉桂、干姜、丹参、川芎、山茱萸、山药、白术、芍药、玄参、黄芩、大黄、栀子、石膏、芒硝等。

②外治法。《外台》所用治法,除内治法的五方及导引二方外,其余77首方均为外治法,其所列外治法有:塞耳法、滴耳法、吹药法、灌耳法及驱虫法。

塞耳法。塞耳法是《外台》运用最多的治疗耳部病症的方法。其是将疏风清热、补肾填精、散瘀排脓、行气通窍等药物制成丸、膏等塞入耳中,所治病症有耳聋、耳鸣、耳肿、脓耳、聤耳、耳痛、异物入耳等。如《广济》、《救急》、《必效》、《集验》、《千金》、崔氏等"耳聋方",《备急》治耳聋菖蒲根方、菖蒲散方,《必效》耳聋神验方,崔氏疗耳风聋、牙关紧不得开方,《古今录验》鱼脑膏方、附子菖蒲方,《千金》、《必效》耳聋有脓方,《广济》疗风聋三十年无所闻方、疗耳鸣塞耳丸方,《古今录验》疗三十年聋方,《肘后》疗耳中常鸣方,《千金》疗耳鸣聋方、卒聋方,《广济》疗耳脓水通耳,矾石散方,《广济》疗聤耳,痒有脓不止,菖蒲膏方,《肘后》疗聤耳,耳中痛,脓血出方,《集验》疗聤耳出脓水散方,《千金》疗聤耳出脓方,《肘后》疗耳卒疼痛方、耳卒肿出脓方等均以药塞耳部达到治疗目的。

滴耳法。是以药液滴入耳内,如《广济》疗耳卒疼痛,求死者方,将菖蒲、附子以麻油和后滴入耳中。

热熨法。《外台》引《肘后》疗耳卒

疼痛方，将"蒸盐以软布裹熨之"。可消肿治脓耳疼痛。

吹药法。《外台》引《肘后》疗耳卒肿出脓方，将"矾石烧末，以苇管吹耳中"。此法将少量药粉吹入耳中，可起到清热解毒，收敛水湿目的。

涂敷法。是用清热解毒，除湿消肿的药物，涂敷于患部。如《外台》引《广济》又疗两耳肿方，将大黄、芒硝、黄芩等十味药"捣散，以榆白皮捣汁和之，涂布帛上，贴肿取消"。

驱异物入耳法。异物入耳，是指外来物体进入耳道，如诸物入耳、百虫入耳、飞蛾入耳、蚰蜒入耳等。《外台》对其治疗的原则是将异物取出。所用方法其一是灌耳法，此法在《外台》驱异物入耳时用的最多，如《肘后》疗百虫入耳方，《千金》疗虫入耳方，《备急》疗蚰蜒入耳神效方。其二是使虫闻香法，如《千金》疗蜈蚣入耳方，云以"炙猪肉掩耳，即出"；《肘后》疗蚰蜒入耳方，以"熬胡麻捣，以葛囊盛"，云"枕之，虫闻香则自出"。其三是噪音法，如《肘后》疗虫入耳，"以两刀于耳前相敲作声，虫即出走"。其四是火照法，如崔氏疗虫入耳方，云"若甲虫入耳者，以火照之，手打水入，勿令损之，即向明出之"。其五是调整呼吸法，如《肘后》疗蜈蚣入耳方，"闭气满即吐之，复闭准前，以出为度"。疗飞蛾入耳方，云"先大吸气，仍闭口掩鼻呼气，其虫随气而出"。其六是吹气法，如《肘后》疗飞蛾入耳方，云"闭气以苇管极吹之，即出"。其七是钩虫法，如《肘后》疗蜈蚣入耳方，云"若死耳中，徐徐以钩针出之"。

③ 养生导引法。此法用于调整经脉之气，温通肾经。如《外台》治耳聋，引《病源》"养生方导引法"云："坐地交叉两脚，以两手从曲脚中入，低头叉项上，治久寒不自温，耳不闻声。""脚著项上，不息十二通。必愈大寒，不觉暖热，久顽冷患，耳聋目眩。"

2. 鼻科病症

鼻为气体出入之门户，主司嗅觉、助发音，与肺脏相连通。由于清阳之气从鼻窍进入肺中，故称其为"清窍"。头面为诸阳所聚，鼻居面中为阳中之阳，乃清阳交会之处，有"明堂"之称。《外台》根据鼻的这一特点，在卷二十二设5门、卷二设1门、卷二十五设2门对鼻科病症的病因病理进行阐释，并予以辨证施治，共载方50首。所涉病症有：鼻息肉、鼻齆、鼻衄及鼻疳。

（1）鼻息肉

鼻息肉又称鼻痔、鼻中肉，是指鼻腔内的赘生物，《外台》卷二十二认为其多因肺气不足，外受风冷，冷气结聚，搏于血气，凝结鼻内而成。如《外台》云："肺气通于鼻，肺脏为风冷所乘，则鼻气不和，津液壅塞而为鼻齆。冷搏于血气，停结鼻内，故变生息肉"（"鼻中息肉方一十一首"）。

鼻息肉的治疗，《外台》主要运用外治法、灸法、导引法，未涉及内治法。外治法主要运用温通腐蚀、干枯收敛、除湿消肿等药物，如细辛、通草、矾石、真珠、附子、干姜、甘遂、瓜蒂、藜芦、皂荚、雄黄、巴豆、地胆、白芷等，经过配伍，制成栓剂、膏剂、散剂、丸剂或胶汁状，塞于鼻中或涂于息肉上，或灌于鼻中达到治疗目的。如《肘后》疗鼻中息肉不通利方、《小品》通草散方、《千金翼》疗齆鼻，鼻中息肉不得息方、崔氏疗鼻中息肉不闻香臭方、《必效》疗鼻中清涕生塞肉方、《古今录验》疗鼻中息肉通草散方等。灸法是在"上星"穴上或两傍灸之，如《千金》疗鼻中息肉方。导引法是通过调整呼吸和捻鼻的方法达到治疗目的，如《外台》引《病源》方云："端坐生腰，徐徐以鼻纳气，以右手捻鼻，除目暗，泪苦出。徐徐闭目吐气，鼻中息肉、耳聋亦能除。又云：东向坐，不息三通，以手捻鼻两孔，治中息肉。"灸法和导引法治疗息肉现代临床已不常使用，其临床价值有待深入研究。

（2）鼻齆

鼻齆，又称鼻塞。"齆"（wèng），即鼻道阻塞，《龙龛手鉴·鼻部》："齆，鼻塞病也。"症见鼻道不利，发音不清，不闻香臭等。《外台》认为多因风冷伤于肺脏，风寒内搏津液而成。如《外台》云："肺主气，其经手太阴之脉也，其气通于鼻。若脉脏调和，则鼻气通利而知香臭。若风冷伤于脏腑，而邪气乘于太阴之经，其气蕴积于鼻者，则津液壅塞，鼻气不宣调，故不知香臭，而为鼻齆也"（卷二十二"鼻齆方五首"）；卷二十二"鼻塞常清涕方二首"也云："肺气通于鼻，其脏有冷，冷随气入乘于鼻，故使津液不能自收。"

鼻齆的治疗，《外台》卷二十二有四门论述，卷三十五有一门论述，其使用的既有内治法，也有外治法。内治法仅有二方，即《千金》单味小蓟内服之方（"鼻窒塞不通利方七首"）和《删繁》干枣补肺煎方（"肺寒鼻齆方二首"）。外治法使用的较多，一是鼻腔局部直接用药，如将疏风通窍的细辛、蜀椒、肉桂、附子、皂荚、干姜、姜汁、通草、辛荑等药物，制成散剂、膏剂、栓剂。或吹入鼻腔，如《千金》以干姜末吹之（卷二十二"鼻齆方五首"）；或涂于头顶部，如刘氏疗小儿鼻塞不通，吃乳不得方，《千金》疗小儿鼻塞不通，浊涕出方，将药物制成膏

状，涂于头上、顶上（卷三十五"小儿鼻塞方四方"）；或塞入鼻中，如《古今录验》细辛膏方（卷三十五"小儿鼻塞方四首"），《千金》疗鼻齆方（卷二十二"鼻齆方五首"），《删繁》疗鼻塞有清涕出方（卷二十二"肺寒鼻齆方二首"），《小品》香膏方，《古今录验》香膏方（卷二十二"鼻窒塞不通利方七首"），《必效》疗鼻塞多清涕方（卷二十二"鼻塞常清涕方二首"）；或滴入鼻中，如《肘后》疗老小鼻塞，常有清涕出方（卷二十二"鼻塞常清涕方二首"）；或含入口中使其灌注至鼻腔，如《千金》鼻塞多年不闻香臭，清水出不止方（卷二十二"鼻窒塞不通利方七首"）。二是冷敷法，如卷二十二中《千金》"疗鼻齆方"云："伏面临床前，以新汲水淋玉枕上"可治鼻齆，其机理可能为通过寒凉刺激使局部肿胀缩小。

（3）鼻衄

鼻衄即鼻中出血，《外台》直称为"衄血"，可见于多种疾病之中，《外台》中卷二有"伤寒衄血"，卷三十五有"小儿衄血"，均指鼻中出血。其形成原因，《外台》认为是五脏热结，尤其是心肝肺胃热盛，如卷二"伤寒衄血方四首"云："伤寒病衄血者，此由五脏热结所为也。心主于血，肝藏于血，热邪伤于心肝，故衄血也。衄者，鼻出血也。肺主于气，而开窍于鼻，血随气行，所以从鼻出。阳明病燥，但欲漱水不欲咽者，此必衄。"

《外台》对鼻衄的治疗，一是内治法，内治法主要运用清热凉血之品，如石膏、芍药、生地、牡丹、犀角、苦参、黄连、栀子、大黄、寒水石、麦冬等，如卷二"伤寒衄血方四首"所云之《肘后》疗伤寒大病瘥后，小劳便鼻衄，牡蛎散及丸方，《小品》芍药地黄汤，崔氏苦参汤

方。卷三十六"小儿衄血方六首"中的《小品》五味麦门冬汤方，深师疗少小衄血方等。二是外治法，外治法主要使用了冷敷法、吹鼻法、塞鼻法。冷敷法如卷二"伤寒衄血方四首"所载之崔氏飞雪洗之汤方，用麻黄、大黄、石膏、芫花四味药煎汤待冷后淋其额，趣令血住止。吹鼻法是用"烧发灰末吹鼻孔中"以止血。塞鼻法是将药物纳鼻中或填塞鼻腔以止血，如深师以"烧桑耳"为散或丸纳于鼻孔中，《古今录验》以"马矢绵裹，塞鼻孔中"，均可治疗鼻衄。

（4）鼻疮

鼻疮又名鼻疳，鼻䘌疮，是指鼻前孔附近皮肤红肿、糜烂、结痂、灼痒，有经久不愈，反复发作的特点。《外台》认为其多因肺脏有热，郁蒸于鼻而成。《外台》卷二十二有"鼻生疮及疳虫蚀方九首"专论此病，云"鼻是肺之候，肺气通于鼻。其脏有热，气冲于鼻，故生疮也。""鼻内热气生疮有脓臭，并有虫。"

对于鼻疮的治疗，《外台》主要使用涂敷法以润燥止痛，消肿解毒，清热止痛，如《千金》疗疳虫蚀鼻生疮方有8首，均以单味药涂敷鼻部，所用药物有：烧铜箸投酢中，绵裹人屎灰，烧祀灶饭末、烧牛狗骨灰末、烧杏仁压取油、乌牛耳垢、烧故马绊末、牛鼻头津等。《外台》还有滴鼻法，如《必效》疗鼻内热气生疮有脓臭并有虫方，即以矾石、生地、苦参煮汁点鼻中。此外，还有导引法，如《外台》引《病源》：方云"踞坐，合两膝，张两足，不息五通，治鼻疮。"

3. 口齿科病症

口齿唇舌是人体重要组成部分之一，具有进水谷、辨五味、磨谷食、助消化及出发音的功能，其通过经络的联系，与胃、大肠、脾、心、肝、肾密切相关，这些脏腑的功能变化常表现于唇舌口齿。《外台秘要方》（以下简称《外台》）卷二十二、卷二十三、卷二、卷三、卷三十五辑录了《病源》、深师、《集验》、《肘后》、《张文仲方》、《备急》、《千金》、《古今录验》、《千金翼》、《救急》、刘氏、《小品》、《必效》、姜君、崔氏、《广济》、《删繁》、《延年》等文献中有关唇舌齿病症的治疗二百余方，对口齿病的病因病机及辨证治疗做了详尽的论述。

（1）齿病

齿为户门，为消化道的一道重要门户。齿为骨之余，肾生髓主骨，宋·杨士瀛《仁斋直指方》云："齿者，骨之所终，髓之所养，肾实主之。"故齿的生长、坚固、替换、枯槁、松脱等，皆于肾精盛衰有关。清·叶天士《外感温热篇》说："齿为骨之余，龈为胃之络"，足阳明胃经和手阳明大肠经分别入上、下齿中，故齿龈病变也常与胃及大肠经有关。《外台》卷二十二设二十二门辑录前代治疗齿病的方法110余首，所述病症有：牙齿疼痛、䘌齿、龋齿、齿虫、风齿根出、风齿嗅、疳虫食齿、齿痛有孔、齿挺出脱落、齿间血出、齿肿等，相当于现代中医口齿科之牙痛、龋齿、牙痈、牙宣等病。

① 齿病的病因病机。《外台》认为齿病的发生，一是风冷入齿，如《外台》引《病源》说："手阳明之支脉入于齿，齿是骨之所终，髓之所养。若风冷客于经络，伤于骨髓，冷气入齿根，则齿痛"（"齿痛方一十一首"）。"手阳明之支脉入于齿，足太阳有入于颊，遍于齿者。其经虚，风气客之，络搏齿间，与血气相乘，则龈肿"（"龋齿方七首"）。"手阳明之支脉入于齿，头面有风，阳明之脉虚，风乘虚随脉流入于齿者，则令齿有风，微肿

而根浮也"（"风齿方四首"）。"手阳明之支脉入于齿，若髓气不足，阳明脉虚，不能荣于牙齿，为风冷所伤，故疼痛也"（"牙齿疼痛方八首"）。二是风热犯齿，如《外台》引《病源》曰："手阳明之支脉入于齿，足太阳脉有入于颊，遍于齿者。其经虚，风气客之，络搏齿间，与血气相乘则龈肿，热气加之，脓汁而出臭，侵食齿龈，谓之龋齿，亦曰风龋"（"龋齿方七首"）。"手阳明之支脉入于齿，头面有风，而阳明脉虚，风挟热乘虚入齿龈，搏于血，故血出也"（"齿间血出方三首"）。三是心虚寒，如《删繁》"疗心虚寒，口气臭冲人，又虫齿痛"（"牙齿杂疗方七首"）。四是虫食齿，如《外台》引《病源》云："若虫食齿而痛者，齿根有孔，虫在其间"（"齿痛方一十一首"），"齿虫是虫食于齿，齿根有孔，虫在其间，亦令齿疼痛"（"齿虫方五首"），"齿䘌者，是虫食齿至龈，脓烂汁臭"。（"齿䘌齿方五首"），"又有虫食于牙齿，则齿根有孔，虫居其间，又传变余齿，亦皆疼痛"（"牙齿疼痛方八首"）；引《千金》云："凡齿龈宣露，多是疳䘌及月蚀"（"疳虫食齿方一十首"）。

②齿病的治疗。《外台》对于齿病的治疗，主要运用了外治法，外治法有：咬含法、塞药法、外敷法、热熨法、烙割法、熏齿法等。

咬合法。咬合法是将药物咬于疼处或含漱口中，起到清洁患部、清热解毒、温散风冷邪气的作用。其中风冷齿病，宜用《广济》巴豆丸方、崔氏疗牙疼方、张文仲疗牙疼验方和矾石散、《救急》疗牙疼方、《必效》疗牙疼方、姜君疗牙疼方、《集验》疗齿痛方、《千金》疗齿疼方、姜生疗齿疼方等；风热齿病宜用《千金》齿间血出者方、张文仲疗龋齿方。

塞药法。塞药法是指将祛风止痛、清热解毒等药物制成丸粒状直接塞入齿孔中，如《广济》疗齿龋痛方和疗齿痛不问虫风者方，《集验》疗龋齿方，《删繁》附子塞虫孔丸方，《备急》疗牙齿有孔方，《古今录验》莽草汤方，姜生疗齿有孔方，《必效》杀齿虫方等，用于治疗虫齿、龋齿有孔之牙痛，牙肿、龋齿等病。

外敷法。外敷法是将清热消肿、祛风止痛等药敷贴患部，以达治疗效果，如《广济》石胆散方，石黛散方，《必效》近贵胜共敷䘌齿方，姜生疗齿疼方，《备急》姚氏疗牙齿疼痛方等。

热熨法。热熨法是将行气通窍止痛之品趋热贴于患部，治疗牙疼，如《必效》以独头蒜乘热截一头熨痛处；《广济》疗䘌齿并虫，积年不瘥，从少至老方，将药物制成裹子状，炮令极热熨齿外部，治疗龋齿。

烙割法。烙割法是《外台》对于疳虫食齿病唇颊处有赤白黑脉，用烧铁篦烙之；对于附于齿部如烂骨状的黄色物，用钳刀略去，然后敷药治疗，达到消肿去瘀止痛的效果（卷二十二"疳虫食齿方一十首"）。

熏齿法。熏齿法是将药汁淋于烧热的钱上，用蒸发的气体熏齿，治疗龋齿，如《删繁》疗龈齿虫方。

《外台》治疗齿病还有内治法、灸法、养生导引法等。内治法，仅见于《广济》疗热风齿龈肉欲尽根出，恐是疳虫食龈，及耳鼻疼痛的二首方中，此二方均为清热解毒凉血之品。灸法只有《千金》疗齿疼方二首，灸外踝下高骨前交脉和当臂中处治疗齿痛。养生导引法辑录有《病源》之方，如卷二十二"齿痛方一十一首"、"齿虫方五首"云："东向坐，不息四通，琢齿二七，治齿痛病。大张口，琢齿二七，一通二七……不复疼痛。"

③ 齿的保健和齿病的预防。《外台》十分重视对于牙齿的保健和齿病的预防，强调用叩齿及咽津漱口之法可使牙齿坚固，如引《病源》云："叩齿九通……保精长存……咽唾三过，常数行之，使齿不痛，发牢不白，头脑不通。""东向坐，不息四通，琢齿二七……大张口，琢齿二七，一通二七……久行不已，能破金刚"（"齿痛方一十一首"）。"鸡鸣时，常叩齿三十六下长行之，齿不蠹虫，令人齿牢。""朝未起，早漱口中唾，满口乃吞之，辄啄齿二七过，使人丁壮有颜色，去虫而牢齿"，"人能常服玉泉，必可丁壮妍悦，去虫牢齿。谓口中唾也"（"齿虫方五首"）。《外台》还用揩齿法对牙齿进行清洁保健。如"升麻揩齿方"云"每朝杨柳枝咬头软，点取药揩出，香而光洁"这种方法为现代牙膏、牙刷的运用奠定了基础。

（2）口唇舌病

口唇为消化道的最外端，舌位于口腔底部，是一个灵活的肌性器官，舌与口唇在齿的配合下，共同完成了对饮食物的摄纳、咀嚼与吞咽。它们通过经络的联系，与脏腑密切相关。脾主运化，开窍于口，其华在唇，"足太阴之证……贯舌中"，口唇与脾关系密切，脾气健旺，气血化生充足，则口唇红润光泽，舌下金津、玉液二穴得以泌津液助消化，口齿唇舌与脾密切配合，才能完成腐熟水谷、输布精微的功能。脾有病变，常波及口唇舌而发病，故《灵枢·师传》说："脾者，主为卫，使之迎粮，视唇舌好恶，以知吉凶。"临床常以唇舌来候诊脾之病变。舌又为心之苗窍；胃经食道、咽与口腔相通，其经脉连于舌本络于唇口；肝之支脉下行颊里，

环绕口唇；大肠经挟口入下齿；肾经上行沿喉咙，挟于舌根两侧；督脉行于龈交；任脉、冲脉环绕口唇。由于口唇舌与脾胃肝肾大肠及诸经脉关系密切，所以是脏腑生理、病理变化最易表现的部位。正如《罗氏会约医镜》所说："口者，五脏六腑之所贯通也，脏腑有偏胜之疾，则口有偏嗜之症。"《外台》卷二、卷三、卷二十三、卷三十五、卷二十二等多卷中辑录有中唐以前治疗口唇舌病的方法 100 余方，所论病症有：口疮、口涎出、口干苦、口臭、舌本缩、口噤、紧唇、唇疮、唇肿、重舌等，对口唇舌病的病因病机及治疗进行了系统的论述。

① 口唇舌病的病因病机。《外台》认为口唇舌的疾病与风、热、寒、湿等邪毒侵袭和脾、胃、心等脏腑功能失常有关，其病因病机主要有：邪毒侵袭、脾胃热盛、心脾有热、饮食偏嗜等。

1）邪毒侵袭。引起口唇舌病的邪毒，《外台》认为主要为风热、风寒、寒湿之邪，邪毒侵犯人体，壅结于心脾等脏可致气血滞留，脉络瘀阻而发为口疮、口干苦、口臭、紧唇、唇疮等病。如卷三"天行口疮及口干苦方四首"引《病源》云："发汗下后，表里俱虚，而毒气未尽，熏于上焦，故喉口生疮也。"卷十四"风口噤方一十首"引《病源》云："三阳之筋并络入于颔颊，夹于口。诸阳为风寒所客则筋急，故口噤不开。"引《千金方》云："诸毒风气邪风所中，口噤闷绝不识人。"卷二十二"紧唇方一十三首"引《病源》云："风邪寒湿之气搏于疮，则微肿湿烂，或冷或热，乍瘥乍发，积月累年，谓之紧唇，亦名沈唇。"卷二十二"口吻疮方四首"引《病源》云："足太阴为脾之经，其气通于口。足阳明为胃之经，手阳明为大肠之经，此二经并夹于

口。其腑脏虚，为风邪湿热所乘，气发于脉，与津液相搏，则生疮，常湿烂有汁，也谓之肥疮，亦名燕口疮。"

2）脾胃心热盛。《外台》卷二十二引《病源》云："脾与胃合，胃为足阳明，其经脉起鼻，环于唇，其支脉入络于脾，脾胃有热，气发于唇，则唇生疮"（"紧唇方一十三首"）。卷二十二"口疮方一十一首"引《广济》云："心脾中热，常患口疮，乍发乍瘥，积年不瘥。"卷二十二引《千金方》云："舌上疮不得食，舌本强，颈两边痛，此因心虚热所致"（"舌上疮方二首"）。引《删繁》云："舌主心，脏热即应舌生疮裂破，唇揭赤"（"口唇舌鼻杂疗方一十四首"）。卷三引《病源》云："夫伤寒冬时发其汗，不吐利，口中烂生疮，以其热毒在脏，心脾烦壅，表里俱热，热不已，毒气熏于上焦，故令口舌干燥生疮也。"

3）脏寒。"寒则气收"，脏寒则筋脉拘急收引，发为口噤，如卷二十二"舌本缩口噤方二首"引《删繁》云："舌小肠腑寒应舌本缩，口噤唇青。"

4）饮食偏嗜。饮食偏嗜，心脾胃诸脏蕴热生湿，湿热凝结于口，可致口唇舌生疮。如卷二十二"舌论一首"引《删繁》云："舌者，主心，小肠之候也。……凡有所啖，若多食咸，则舌脉凝而变色……多食辛则舌筋急而枯干；多食酸则舌肉䐃而唇揭；多食甘则舌根痛而外发落……若脏热则生疮，唇揭赤色，若脏寒则舌本缩，而口噤唇青。"

② 口唇舌病的治疗。对于口唇舌病的治疗，与齿病一样，根据病变的不同情况，《外台》采取了各种不同治法，兹将其主要方法列下：

1）内治法。《外台》治疗口唇舌病一是清热凉血解毒，用于心脾热盛之疾，如《集验》疗天行热病口疮升麻汤方，《千金》疗口臭方、《广济》心脾中热，常患口疮，乍发乍瘥，积年不瘥方，《千金》排风汤等，所用药物如黄连、牡丹、生地、淡竹叶、犀角、羚羊角、生芦根、黄芩、大青、石膏等。

二是祛风散寒温经，如深师竹沥汤、甘草竹沥汤，《千金》附子散，深师续命汤，治疗风口噤、风口㖞；《千金》疗口中臭方，《古今录验》疗口臭方等，所用药物如：防风、葛根、防己、附子、细辛、干姜等。

三是益气养阴，如深师疗伤寒口疮烂之升麻汤方，《广济》疗风著口面㖞，语不多转方，《千金》治疗心虚热口疮之方等，所用药物有：人参、升麻、麦冬、生地、芍药等。

2）外治法。《外台》治疗口唇舌的外治法很多，主要有含漱、敷贴、热熨、烧烙、放血等。

含漱法。含漱是用药液含于口中或漱涤口腔，起清洁患部及清热解毒的作用，所用方如深师黄柏蜜方、升麻汤方，《集验》石膏蜜煎方、疗口疮方，《必效》口疮方，《古今录验》疗口疮汤方、升麻散、黄芩汤，《千金》疗口疮久不瘥方、升麻煎方、疗口干除热下气方、疗舌上疮方，《删繁》甘草丸方、升麻泄热煎方，《广济》疗口舌生疮含煎方等。

敷贴法。敷贴法是用药物敷贴患部，以达到治疗效果，所用药物有清热解毒、益气养阴等品，如黄柏、大青、熏黄、苦参、青矾、白矾、水银、朱砂、麝香、硫黄、龙胆、黄连、升麻、栀子、竹叶、槐白皮等，如深师酪酥煎丸，《广济》水银膏方、石硫黄膏方、疗口疮煎方，《千金》疗紧唇方、唇疮方、口吻疮方，崔氏疗紧唇方，《集验》疗沈唇紧唇方，

《肘后》疗唇疮方等。

热熨法。如《千金》疗口吻疮"以新炊饭了甑，唇及热熨之"，以温散湿邪。

烧烙法。如《千金》疗舌上有疮，四、五孔，有出血，"烧铁篦烙孔上"，以敛疮上血。

放血法。放血法用于治疗唇内生核或口唇舌上有恶血者，方法为"以刀锋决之"，或"以弹弓弹之"。

3）针灸疗法。用于治疗紧唇，施灸部位引《千金》方有：虎口、承浆及疮部。

4. 咽喉部病症

咽喉是司饮食、行呼吸、发声音的器官，上连口腔，下通肺胃。喉在前，连于气道，通于肺脏，为肺系所属，是气体出入之要道；咽在后，接于食道，直贯胃腑，为胃系所属，是水谷之通道。不但肺胃之经循经咽喉，而且脾之经脉络于胃，上挟咽喉，肾之经脉入肺中，循喉咙，肝之经脉循喉咙入顽颡，胆、心、小肠、大肠等经均循经咽喉。因此，咽喉不仅是呼吸饮食之门户，而且是经脉循行交会之处，与五脏六腑关系密切，从而咽喉与脏腑在生理功能和病理变化上互相影响，其中与肺、胃、脾、肝胆、肾的关系尤为密切。《外台》根据咽喉的生理病理特点，在卷二、卷三、卷十六、卷二十二、卷二十三、卷三十五中设14门载方76首，论述了咽喉病症的病因病机及治疗。兹将其主要特点归纳分析如下。

（1）咽喉部病症的病因病机

《外台》对于咽喉病症的论述比较笼统，所言病名主要以临床表现为依据，如：咽痛、咽肿、咽门不利、咽门伤破声嘶、喉痹、咽喉生疮等，对于这些疾病的形成原因，认为一是风热邪毒侵袭，风热邪毒侵犯咽喉，阻滞脉络，则咽喉红肿疼痛，闭塞不利。如卷二引《病源》云："伤寒过经而不愈……邪客于足少阴之经，毒气上熏，故喉咽不利，或痛而生疮。"引文仲语云："伤寒毒攻喉咽肿痛"（"伤寒喉咽痛方八首"）。卷二十三引《病源》云："喉痹者，喉里肿塞痹痛，水浆不得入也。人阴阳之气出于肺，循喉咙而上下也。风毒客于喉间，气结蕴积而生热，故喉肿塞而痹痛"（"喉痹方二十一首"）。卷三十五引《千金方》云："毒气盛便肿塞，咽喉不利"（"小儿喉痹方四首"）。

二是寒邪伤脏，如卷十六引《千金》云："夫咽门者，应五脏六腑……肝胆之候也……若脏热，咽门则闭而气塞；若脏寒，咽门则破而声嘶"（"咽门论并伤破声嘶方二首"）。

三是阴虚咽喉生疮，《外台》虽未直述阴虚咽喉生疮的机理，但所引《广济》治疗咽中生疮的组方是以滋阴养液为法的。

（2）咽喉病症的治疗

《外台》对于咽喉病症的治疗，既有内治法，也有外治法，还有养生导引之法，兹介绍如下：

① 内治法。针对咽喉病症形成的病因病机，《外台》所用的内治法有三：

一是祛风清热解毒，如《集验》升麻汤方，深师黄连马通汤方，《古今录验》青木香汤方、羚羊角豉汤、升麻汤、射干汤，《千金》疗卒肿著喉颈，壮热妨乳方，刘氏疗小儿喉痹热塞方，《广济》疗咽喉中塞，鼻中疮出及干呕、头痛，食不下方，疗喉痹急疼，闷妨不通方等。所用药物主要有：牛蒡子、防风、黄连、白头翁、马通汁、黄柏、芒硝、射干、犀角等。

二是温通开塞，如《千金》母姜酒方、升麻汤方等，所用药物主要有：附子、生姜、细辛等。

三是滋养阴液，如《广济》疗咽中生疮，吐血不下食方。

②外治法。《外台》对于咽喉病症的治疗，十分注意使药物直达病所，因此主要运用了外治法，有含咽法、敷涂法、塞窍法、放血法、局部抓摩法、烙法等。

含咽法。含咽法是将药物制成丸或水剂，含于口内，令其长时间浸渍于咽喉患处，起到治疗作用，这是《外台》治疗咽喉病的主要方法。含咽药物的使用，一方面根据病机选择了清热解毒、消肿止痛，清利咽喉之品，如《千金》口燥膏方，干枣丸方，《肘后》疗喉口中及舌生疮烂方，文仲疗喉中卒毒攻痛方，《古今录验》射干丸方等，主要选用了黄连、犀角、射干、生地、猪膏、朴消、石膏、白蜜等。另一方面对于喉痹等病，不论寒热，均采用了温开之法，如仲景半夏散及汤主之方，《古今录验》鸡子汤、五香汤，《近效》疗喉痹方，《千金》疗热病口烂，咽喉生疮，水浆不入者膏方，《肘后》疗喉痹方等，所用药物有附子、巴豆、半夏、生姜、芥子、升麻等。这种"反治"法则的运用，正印证了前人所言"风火痰涎闭阻咽喉，则寒药不开，必以巴豆、附子以温开之"的治疗思路，对现代临床颇有启迪。

敷贴法。敷贴法是将清热解毒、养阴生津之品，制成粉、膏剂，直接涂敷或贴于患部，以起到治疗作用，如《千金》以松子、苦芥子，或麦面苦酒和后涂于患处治疗喉咽诸疾，以干姜、半夏末著舌本治疗悬痈垂暴肿长，《肘后》以薤捣敷肿处，治咽喉肿痛。

塞窍法。塞窍法是根据耳鼻与咽喉相通的特点，将药物塞入耳、鼻中以达治疗效果，如《肘后》以杏仁塞耳中，以剥葫（应为剥蒜）塞入耳鼻孔治疗喉痹。

放血法。放血法用于急性咽喉病症的治疗，如《备急》以"刀锋裁刺手大指甲后爪中，令出血"，文仲"刺中指爪甲下令出血"，治疗急喉咽舌病。

局部抓摩法。局部抓摩法用以治疗咽喉诸疾，尤其是急喉病。如文仲言痛"爪耳下张口解间突"处，《备急》言"急爪其蹍心"。

灼烙法。灼烙法直接作用于喉部病证。如《肘后》疗悬痈肿卒长数寸如指，随喉出入不得食方，以"烧小铁于管中灼之令破"。

此外，《肘后》还以矾石清渍手足治疗喉痹，以"商陆炙热布藉喉以熨布上"治疗咽喉肿痛。

③养生导引法。《外台》卷二十三引《病源》云："两手拓两颊，手不动，搂肘使急，腰内亦然，住定。放两肘，头向外，肘膊腰气散尽势，大闷始起，来去七通，去喉痹。"

（十七）《外台秘要方》对按摩学研究的贡献

《外台秘要方》（以下简称《外台》）无专章论述按摩，其内容均附在各卷相关病证的论治之中，作为相关病证的治疗方法而收录之。正如上海中医学院推拿系李强氏所言："在中国按摩发展史上，中唐时期王焘的《外台秘要》在保存散失的按摩文献，丰富和发展按摩疗法等方面有着特殊的贡献"〔《按摩与导引》，1987，（3）：16〕，以下援引李氏文皆出于此，不另出注）。

李氏考证，自隋入唐，中医按摩疗法

普遍受到重视，于隋唐医事制度便可窥其一斑。《隋书·百官志》：太医署有"按摩博士二人"。唐"太医署"从事按摩医疗、教学的人数达到了历史巅峰，有"按摩博士一人（从九品下），按摩师四人，按摩工十六人，按摩生十五人。按摩博士掌教按摩生消息导引之法"（《旧唐书·职官志》）。《外台》记载的按摩文献不仅有《诸病源候论》、《千金要方》、《千金翼方》等鸿篇巨制，也有现已湮灭的《小品方》、《范汪方》等诸多方书，保存了从古至中唐时期的部分医学典籍。正如清代《四库全书·总目纲要》所说："陈振孙在南宋末已称所引《小品》、《深师》、《崔氏》、《许仁则》、《张文仲》之类，今无传者，犹间见于此书，今去振孙四五百年，古书益多散失，惟赖王焘此编以存，弥可宝贵矣。"徐灵胎在其《医学源流论》中也说："唐以前之书，赖此书以存，其功亦不可泯。"

据考《外台》所收录的有关按摩条文，计有《诸病源候论》、《千金方》、《千金翼》、《肘后》、《近效》、《苏恭》、《古今录验》、《广济》等二十余部著作百余条文献，这些文献在研究中医按摩发展史中的贡献李氏归纳为以下几个方面：

其一，澄清中医按摩发展中上的一些歧义。

如按摩催产，学术界历来认为《宋史》是记载这一技术最早的文献。《宋史·庞安时传》："令其家人以汤温其腰腹，自为上下推摩，孕者觉肠胃微痛，呻吟间生一男子。"其实，《外台》所引文献早已有载，如引《小品》疗逆产方："盐涂儿足底，又可急搔之。并以盐摩产妇腹上，即愈。崔氏、《千金》、《集验》同"（卷三十三"逆产方一十二首"）。又崔氏"疗妊身热病，子死腹中，欲出之方：乌

头一枚。上一味细捣，水三升，煮，取大二升，稍稍摩脐下至阴下，胎当立出"（卷三十三"子死腹中欲令出方一十五首"）。此前《刘涓子鬼遗方》也用膏摩催产的记载："妇人产乳中风及难产，服如枣核大，并以膏摩腹，立生"（卷五·赤膏治百病方）。由此可见，李氏言"《宋史》关于庞安时按摩催产的记述在中医按摩发展中并非是首次记载。"此之评论不谬。

其二，为某些治疗方药的溯源提供了重要依据。

由于《外台》援引文献皆一一注明出处，这就为有关按摩的记载提供了原始出处。李氏举《千金》卷九"伤寒上""白膏治伤寒头痛，向火摩身体……摩身当千过，药力乃行。"《圣济总录》卷四"按摩"中指出："若疗伤寒，以白膏摩体，手当千遍，药力乃行。"《太平圣惠方》卷九"治伤寒一日候诸方"曰："宜用白膏方……摩之百遍，即药力行。"三部医籍均提及"白膏摩体"治伤寒，但却未明医方出处。《普济方·伤寒门》的前后两卷分别引述《千金方》和《太平圣惠方》的两张白膏方，更使人源流莫辨。王焘使这一问题得到冰释惑解，《外台》于卷一"杂疗伤寒汤散丸方八首"中明确标示出此方出于晋代的《范汪》方，曰："又疗伤寒，白膏摩体中，手当千遍，药力乃行。"李氏将《外台》、《千金方》、《太平圣惠方》、《普济方》五张白膏方比较后指出，都有天雄、乌头、莽草、羊踯躅四味，仅炮制方法略有区别，说明各家在此方药及运用方面是一脉相承的，并在医疗实践中不断地发展。

其三，对行之有效的方药有重要的文献价值。

李氏撰文认为《外台》保存了大量

行之有效的方药文献，例如有关苍梧道士陈元膏就是其例。陈元膏是一贴很有名的膏摩方，《肘后方》、《千金方》、《御药院方》、《普济方》等均有收载，据《外台》载文，说明此方流传于初唐。李氏认为，一则初唐时的《崔氏方》收载了此方；二则孙思邈的两部《千金》均有收录；三则《崔氏方》于此膏方后附有十二个验案，《千金翼》在转载时录取其八，于此可知孙氏对此方是甚为推崇的。另外据《外台》所载文献可以看出，思翙对此方的传世做出了贡献，"冒死"上书，力荐此方，认为此方主治病证甚多，诸如"腰痛、心腹积聚、头眩、胸胁、背痛、腹切痛、闭经、无子、风搔肿起、脚膝冷痛、瘰疬"等，"百病无不愈，所疗人无数，不可悉记"（卷三十一"古今诸家膏方四首"）。

其四，扩大了按摩治病范围。

李氏通过对《外台》有关膏摩文献的检索研究后认为，其中所收录的三十张左右的膏摩方，较《千金方》为多，如《小品》的商陆贴（卷三十七"痈疽发背证候等论并方五十三首"）、《延年》的牡丹膏（卷十五"风搔身体瘾疹方五首"）、《范汪》的蹉跌膏（卷二十九"蹉跌方三首"）等等。从中可以了解那些现已散佚、不可复得的方书中有关膏摩的记述。

就按摩治疗范围而言，李氏在对《千金方》和《外台》比较后指出，《外台》首次记载了按摩治疗真心痛、逆产、骨蒸、角弓反张、小便不通。据其涉及的病证范围而言，可治的内科病有水肿、偏枯、噎、骨蒸、头风、卒胃反呃哕、伤寒、脚气、真心痛、卒死、天行病、惊痫、尿闭、尿频等。可治的外科疾病有：恶核、瘰疬、疥癣、恶疮、缓疽、瘾疹、自溢、干湿癣、发背、秃发、赤丹、火烂

疮、面䵟、白驳风等。可治的五官科疾病有：风肿类眼疾、喉闭、喉咽舌痛、眼痛、骨鲠、鼻塞、鼻衄、鼻瘜肉等；伤科病有蹉跌、堕损、金疮等；妇产科病有逆产、死产、胞衣不下、闭经、无子、产后诸疾等。

其五，记载多种古按摩手法。

《外台》记载了多病种的按摩治疗，各病证所采用的手法各异，可谓是因病而异，这就为探索按摩手法的源流提供了线索。例如抓腹法，《外台》所引用《备急方》、《张文仲方》、《古今录验方》都有记载但却互有差异，李氏认为，这是"目前所能发现的按摩治疗心肌梗死的最早文献记载。"认为《外台》记载的抓腹法，丰富了这一按摩手法（卷七"腹痛方四首"）。此外还记载了㧌背法、整捺法（卷八"诸噎方一十二首"）、爪掐法（卷二十二"咽喉舌诸疾方七首"），其中《张文》疗咽喉舌诸疾时，爪掐咽结处，是近取治疗；《备急》则"急爪其蹠心"是远取治疗，两者各领其功，咸收其效。

此外，李氏还认为《外台》为校勘其他文献的夺、讹、误、衍，提供了方便。

总之，《外台》的按摩治疗方法虽然散见于全书，但其内容丰富，保存了晋唐时期有关按摩的宝贵文献，在中医按摩史上占有极其重要的地位。

（十八）《外台秘要方》对灸疗学研究的贡献

灸疗法历来是中医治病的主要手段，王焘的《外台秘要方》（以下简称为《外台》）于全书每一卷所记载病证的治疗中，均载有古人对该病的灸疗方法介绍，其内容可谓丰富而详实。现仅就其中与灸

疗相关的经络学、腧穴学、灸疗学资料从以下八个方面予以述评。

其一，尚灸而少取针。

《外台》四十卷中的载临床诸科病证的治疗，均收录相关的灸疗方法，于该书卷三十九专述"明堂灸法"，故高文铸曾据此"疑王焘撰有《明堂灸法图》，或曰《明堂十二身图》之类著作"（《外台秘要方·外台秘要方丛考》，北京：华夏出版社，1993年版，第859页）。灸疗方法是人类防治疾病的重要手段，其历史悠久，有文字可稽者，首推长沙马王堆出土的帛书及《素问》、《九卷》。认为"北方者，天地闭藏之域也，其地高陵居，风寒冰冽，其民乐野处而乳食，藏寒生满病，其治宜灸焫"（《素问·异法方宜论》）。《九卷·官能》对灸法的适应范围有"针所不为，灸之所宜"；"阴阳皆虚，火自当之"的精辟论述。因而在其所载灸疗方法中，运用的灸疗所治的病种十分广泛，内、外、妇、儿、五官、眼科诸疾，无所不治，方法极为灵活，而且多有发挥。

王氏"重灸轻针"的思想在其卷三十九"《明堂》序"文中表露得十分明白，认为"针法古来以为深奥，今人卒不可解。《经》云：针能杀生人，不能起死人。若欲录之，恐伤性命，今并不录针经，唯取灸法。"有人分析王氏这一思想产生的根源时说：王焘在《外台》中只论述灸法，是对灸疗的重视，亦是两晋、南北朝灸法大发展的必然趋势，也是王焘继发展《九卷》、《甲乙经》、《千金方》、甄权、杨玄操等先贤灸法的写实。王焘认为："针法古来以为深奥，今人卒不可解。"针刺技术不是所有人都能熟练掌握得了的。同时"针能杀生人，不能起死人"。因此"若欲录之，恐伤性命，今并

不录针经，唯取灸法"。王焘等人面对文化水准很低的古代劳苦民众，从实际出发，为使更多的黎民百姓能自如地应用简、便、廉、验的灸法进行保健医疗，自我救护的现实出发，在其《外台》中不录深奥、有杀人之险的针刺方法，而唯取灸疗是有其当时的社会意义。如此则无须"外请名医，傍求上药"，自行灸治，把灸疗法广泛地推广于"水陆舟车，客途旅次，以及穷乡僻壤之处"，岂不是"人人和缓而家有华佗"吗？

另一方面，六朝时期"服饵"遗风尚未消除，在士大夫阶层还有一定市场，如唐太宗即服进献的丹药而中毒身亡，便是其例。因此王焘对这种"服饵"之风已有看法和认识（这从他在《外台》卷三十七、三十八，尤其是其"乳石论"已见一斑），主张以灸疗保健，废除服饵养生。从某种意义上讲，这种重视灸疗也切中了一时之流弊。为此他在"十二人明堂图"中对腧穴黑点者为禁灸穴，朱点者为灸病良穴，以黑圈标记者为一般孔穴，并明确指出，朱墨分明，"人并可鉴之"〔孙忠年．复绘王焘"十二身流注五脏六腑明堂"考．针灸临床杂志　1998；14（9）：51〕。这也是唐初兴起的灸疗可以预防疾病，可以强身保健思想的体现和发挥。如《千金方》即有新生儿刚娩出后"灸颊车以防噤"，南方人可以用灸预防"瘴疬"。《外台》卷六"霍乱杂灸法二十六首"就载有灸法防止霍乱诸证发生。卷三十五"小儿初生将护法一十七首"载，小儿初生"当灸、粉、絮、熨之，不时治护"。均体现了王焘重视灸疗是对唐代兴起的灸法保健疗法的继承，也是其这一思想形成的根源之一。

"重灸轻刺"而非弃刺。据上述对王氏"重灸轻刺"思想根源剖析所见，王

氏认为针刺方法用之不当可有"能杀生人"之虞，且其技术深奥，非常人所能掌握和应用，故他在《外台》中几乎是凡病皆有灸法。但是，王氏并非对针刺一概不录。如他在卷一、三、五、十三、二十、二十七、三十五、三十九、四十等卷中对 10 余种病证的治疗中，近百次记载了刺治方法，所涉病证广泛，内、外、妇、儿、五官、眼科诸疾，均有针刺方法介绍。尤其是卷五"疟疾"病的刺治则予以详述之。

其二，创绘十二腧穴图，唐以前的经穴图多为仰人、侧人和伏人三图绘制，孙思邈亦遵于此。王焘在参阅了甄权、孙思邈、杨玄操等人著作以后，根据人体身长分为大（七尺六寸四分以上）、中（七尺五寸）、小（七尺四寸以下）三型的基础上，一则遵循《九卷》、《甲乙经》之古训，二侧取其折中，使决意以中等人型（七尺五寸）绘制了十二身彩色经脉腧穴图，成为我国经脉腧穴彩色十二身挂图的创始者。这较孙思邈的《明堂（彩色）三人图》又有发展。

《外台》卷三十九"《明堂》序"曰："其十二经脉皆以五色作之，奇经八脉并以绿色标记。"其奇经八脉作绿色，则取意于孙思邈之明堂图之色彩，按十二经脉分别绘制。采用以经统穴的原则，将所有腧穴分别列于十二经脉之中。王氏"十二人明堂图"的腧穴将《甲乙经》、《千金方》之全部腧穴均收录其中，又增录了古明堂图中的 7 个奇穴（后腋、转谷、饮郄、应突、胁堂、旁迁、始索）及《千金方》之膏肓俞，共计有腧穴名 357 穴，其中双穴 308 个，单穴 49 个，总计 665 穴。突破了《甲乙经》649 穴。王氏收入胆经的 7 穴，后世已不收入，且以经外奇穴记述并鲜用之。膏肓俞则收入

膀胱经〔孙忠年．复绘王焘"十二身流注五脏六腑明堂"考．针灸临床杂志，1998.14（9）；51〕。

在腧穴的排列次序上，王氏基本按照经脉的循行路线，如上所述，将后世所说的经外奇穴也列入诸经之中，便是他这一思想的具体体现。

王氏之所以要对孙思邈及其前人的"明堂三人图"加以发展和创新，并要绘制彩图，其用意和出发点在其卷三十九"明堂序"中予以十分明白的坦露。他说："由是观之，书之与图不可无也。又人形不同，长短异状，图象参差，差之毫厘，则孔穴乖处，不可不详也……诸家并以三人为图，今因十二经而画图人十二身也。经脉阴阳，各随其类。"惜其所绘之图，早已亡佚，但据文字所载，经细周全。足见王氏在这一领域的研究之深，理解之甚，其意义不可谓不大。

其三，以经统穴。《外台》明堂内容在继承《甲乙经》的基础上对相关内容作了调整。其既然按十二经画图，就必然涉及腧穴的归属与排列，乔氏等人对《外台》以经统穴的原则归纳为以下四点：

一是据经所会而确定腧穴之归属。《甲乙经》除四肢腧穴有明确归属外，头面、躯干却只言何经与何经交会，却未明腧穴归属。《外台》则以十二经为基础，对《甲乙经》未明归属的腧穴，重新进行了归经，其原则之一就是根据各经交会情况而定，并在这一原则之下所归属之腧穴有 50 余穴，其中手阳明大肠经 3 穴，足少阳胆经 17 穴，足太阴脾经 6 穴，足阳明胃经 12 穴，足太阳膀胱经 5 穴，手太阳小肠经 3 穴，手少阳三焦经 5 穴。又如足少阳胆经，在《外台》的这一归属原则下，使其在头部 循行更趋明确。

二是据脉气所发以定腧穴归属。《甲乙经》中头面躯干部的腧穴无归属，但有一部分却注明了系何经脉气所发。《外台》据此精神，将各穴归属于脉气所发的经脉，如此归类方法计有 60 余穴，其中手阳明大肠经 5 穴，足少阳胆经 4 穴，足太阴脾经 4 穴，足阳明胃经 21 穴，手太阳小肠经 2 穴，足少阴肾经 5 穴，足太阳膀胱经 21 穴，手少阳三焦经 3 穴。

三是从纵行线与经脉的关系确定腧穴归属。《甲乙经》头面、躯干中有部分腧穴既不言经脉交会，也不明脉气所发，《外台》便将此类腧穴按其所在的纵行线的其他腧穴，并结合经脉循行进行归属。

四是据任督及肾经、膀胱经关系确定归属。《甲乙经》未单列任督二脉腧穴，因而王焘以部位为纲，以任督脉循行为纪，归属相关腧穴。虽然这种归属也有其不足，但对后世以经统穴的理论积累了经验〔乔海法，等.《外台秘要》腧穴归经原则探讨.中医文献杂志　1996；（2）：15〕。《外台》所载 357 穴，先明其归属经脉，次论定位取穴方法，再详述各穴的主治病证，后述施灸壮数。对腧穴主治功效的记载是较早而全面，较前人有很大发展，于后学亦有启迪。

其四，撷众家灸法之妙，广为应用。据统计王焘《外台》保存了中唐及其以前许多珍贵的灸疗学文献，其中有《千金方》灸法 129 疗条，《千金翼》4 条，《肘后方》13 条等现存的医学文献外，还有姚僧垣《集验方》19 条，孟诜《必效》3 条，《范汪方》17 条，王方庆《随身左右百发百中备急方》11 条，《深师方》5 条，《张文仲方》4 条，谢士泰《删繁方》3 条，甄权《古今录验方》3 条，扁鹊方 3 条，华佗方 4 条，朱规送 1 条，赵乃言 1 条，共计 14 家〔杨承祖，

等.试论王焘在灸疗学上的贡献.陕西中医　1984；5（2）：29〕。这些著作大多散佚，唯《外台》仅存，足显其文献价值及其对后世的重要意义。

王氏集中唐时期及其以前众多医家灸疗之长，融为一体，并将之广泛地应用于临床各科，扩大了灸法的适应范围，此是《千金方》及其以前诸家著述所不及，如对伤寒病，可取百会、大椎、风池、合谷灸之以发汗祛邪；对脾胃不和所致的反胃、呕吐、胪胀、心腹痛、胀满、肠鸣、泄泻诸疾，取足三里、膈俞、大肠俞、胃管、中管、气海、天枢、太仓等穴灸疗以愈之；诸淋病则取大敦、关元、丹田等穴灸之。此外，诸如胀满用灸法，骨蒸用灸法，奔豚用灸法，梦遗、便秘、大便失禁、癃闭、口眼㖞斜、吐、痢、蛊毒、疮疡、痈疽、瘰疬、疣、痔、脱肛、阴挺、闭经、重舌、囟陷、痫证、眼疾、耳病、口唇病、疟疾等，几乎所论之病，皆有灸治方法。尤其是《外台》记载有急性腰痛、中恶、暴死、尸厥等危重证，于此亦采用艾灸救疗作为急救方法之一予以记载。

其五，首先记载"四花"灸法。"四花"灸法源于唐代崔知悌《骨蒸病灸方》的"四花"穴，最早载于王焘《外台》卷十三"灸骨蒸法图四首"，并注明是"崔氏别录灸骨蒸方图并序中书侍郎崔知悌撰"。后来《苏沈良方》、《针灸资生经》、《针灸聚英》均有收载。据《外台》所载此四穴以绳度量定位，取膈俞（双侧）、胆俞（双侧），以艾炷直接灸之，四穴同时点燃，犹如四朵火花，故名之曰"四花灸"。此外还有"五花灸法"记载。这种灸疗方法具有温经通络，活血化瘀，补益气血，健脾益肾，除痰止咳等功效，故后世将其广泛地应用于临床，尤其是对

多种慢性虚劳性疾病，有很好的临床疗效。《外台》原载有图，后已遗佚，今人高文铸据《幼幼新书》卷二十予以辑存。

其六，记载古人灸法的选材实践。灸用艾绒于今日是一件众人皆知的常识，但古人取材于艾叶也是在经过无数次失败教训的基础上，对各种可燃物进行筛选比较后才找到既易燃烧，又性温而辛香，有暖经脉而温气血，逐寒湿而止冷痛的艾叶作为灸治品料。王氏在其《外台》卷三十九"论疾手足腹背灸之多少，及补泻八木火法"中指出："凡灸，忌用松、柏、桑、枣、竹、胡、枳、榆八木，以用灸人，害人肌肉、筋脉、骨髓。"如此详述用八木之火灸治对人体的危害不但是首次记载，也从一个侧面告知人们，取艾作灸是古人在反复实践的基础上所总结的宝贵经验。

其七，详述各种灸疗方法。如上所述，《外台》四十卷内容，每卷皆有灸疗方法。王氏将灸疗方法广泛地应用于临床各学科、各病种的治疗之中。就其取火原料，经过临床筛选，敲定艾为上品。认为灸疗方法既可以补，用以治疗诸种虚劳疾病；灸疗也可以泻，祛除邪气，以治其实，故卷三十九曰："凡灸皆有补泻，补者无吹其火，须炷自灭。泻者亦不艾，即须吹其火至灭也。"灸疗时，艾炷的大小，所灸壮数的多少，既可根据病情而定，也可据病程而定，还应当"随年壮"，结合病人年龄的长幼、体质的强弱而定，所以《外台》卷三十九指出："凡灸有生热，候人盛衰及老少也。衰老者少灸，盛壮肥实者多灸。"如此等等，均反映了王焘《外台》对灸疗学的贡献是颇为显著的，检索唐以后历代有关经络、腧穴、灸疗学的知识，每一腧穴的所在部位、主治病证等仍未脱《外台》卷三十

九所载内容，即或是现行普通中医药院校所用教材亦莫能外，足见王焘在该领域影响之大，研究之深。此处仅述其要而略评之。

（十九）《外台秘要方》对方剂学研究的贡献

《外台秘要方》（以下简称《外台》）是继隋代《四海类聚方》，唐初《千金要方》、《千金翼方》之后又一部大型方书，"具有十分重要的方剂文献学价值"，"对于保存中医古籍原貌起到了不可估量的作用"〔连建伟．从《金匮要略》的校勘论《外台秘要》的方剂献学价值．中国医药学报　1996；11（3）：12〕。《外台》四十卷中除卷三十九外均载有方。据统计，该书除120首灸疗方外共收药方6756余首。现仅就其于方剂学发展的贡献述评之。

1. 方剂命名规律

《外台》有名之方有约6000余首，观其方剂名称有如下规律：

其一，明其主治功效。用方名畅明该方的主治功效，可收画龙点睛之功，视其名，明其功，这是中药方剂命名的基本原则之一，《外台》所载之方亦不例外。如卷八"五膈丸"，"五膈要丸"，可用以治疗"忧膈、恚膈、气膈、寒膈、热膈"等诸种膈病。卷八"七气丸"，可用以治疗"寒气、热气、怒气、恚气、喜气、忧气、愁气"七种因邪而致的气机郁滞所致的病证。此外如卷六扶老理中散，卷二十五的健脾丸，卷三十四的温经汤等均属其代表。

其二，明其药物组成。用方名指示该方药物组成，如一物柏枝散（卷四）、一物栝楼贴（卷二十四）、一物白鳞汤（卷

三十四）、甘草干姜汤（卷十）、当归生姜羊肉汤（卷七）等，用方名概括该方所用的全部药物。

其三，明其方中主（君）要药物。组方是有一定法度的，《素问》制订的"君、臣、佐、使"原则为中医历代组方的法典，方剂中针对病证的病机要害之药，即为"君"药，君药可以是一味，也可以是两味，其他药物则与君药具有协同作用。《外台》所载之方，用方名提示该方组成的主病之药，一是以君药的功效提示该方的主治功用，二是提示该方随证加减时君药是不能置换的，否则就不是此方。此类方名所占比例最高。如麻黄汤、桂枝汤（卷一）、人参汤、人参饮（卷六）、人参丸（卷七）、大金牙酒（卷十八）、栀子汤、瞿麦散（卷三十七）等。

其四，以方中所用药物的剂量作为方名者，如大三五七散（卷十五）方中"天雄、细辛各三两"，"山茱萸、干姜各五两"，"薯蓣、防风各七两"。小三五七散（卷十五）"天雄三两、山茱萸五两、薯蓣七两"。此处的"大、小"是取《素问·至真要大论》中有关"大方"和"小方"之义。

其五，综合命名法。所谓综合命名是指将功效、君药、药味组成等因素加以综合归纳，用简要语言作为方名，以方名显示多种信息。如有以方名明确君药与组成药味数量者，如紫菀十味丸（卷九）、巴豆三味丸（卷六）、葶苈子十五味丸（卷九）等。有以方名指出君药与主治功效者，如知母解肌汤（卷四）、羊肾补肾汤、泻热栀子煎（卷十六）、垂命茯苓丸（卷十七）、麻黄五痫汤（卷三十五）等。

此外，还有以治疗手段命名方剂者，如"熨癥方"（卷十二）；以人名作方名者如"苍公当归汤"（卷十四）、"苍梧道士方"（卷十三）；以原方的加减方法命名者，如"二加龙骨汤"（卷十七）等等。

2.以病为纲，随证施方

《外台》以病为纲，因证施方的思路体现得淋沥尽至。证随机转，方以证设，有是证必有是药，这是中医临床组方用药的基本原则，也是《外台》的基本观念。例如卷六霍乱门，其病虽然有上吐下泻之症，若为暑湿所致者，用薷豆汤（薷豆叶、香薷叶、木瓜、干姜）；若偏于里虚寒者，用理中丸（人参、白术、甘草、干姜、高良姜、桂心）；若兼心烦者，用乱发汤（乱发、人参、吴茱萸、甘草）；若吐利太过伤阳而致阴盛格阳之真寒假热者，用四逆加猪胆汁汤；若因吐利而致气机逆乱，脐上"筑悸"者，用附子粳米汤（附子、半夏、甘草、大枣、粳米），或茯苓理中汤；若伴有腹痛者，用理中加二味汤（人参、干姜、甘草、白术、当归、芍药）；若吐泻耗阳而至阳虚四逆者，用扶老理中散；若呕吐不止，用厚朴人参汤（厚朴、橘皮、人参、高良姜、当归、藿香）；若干呕不吐者，《删繁》厚朴汤（厚朴、干薷豆叶、茯苓、白术、人参）；或《经心录》厚朴汤（厚朴、生姜、枳实）；若见霍乱转筋者，用高良姜汤（高良姜、桂心）或茱萸汤（吴茱萸、甘草、干姜、蓼子、乱发、桂心）。又如卷十八治疗脚气引崔氏方时指出："又治脚气，瘅痹不仁，两脚缓弱，脚肿无力，重者少腹气满，胸中痞塞，见食即呕，或两手大拇指不遂，或两脚大拇指不遂，或小便涩。第一疗气满，呕逆，不下食，旋复饮子方……凡服五剂，上气即下。小便涩者，加桑根白皮四两……如其服此饮二三剂，气下，讫，即须服大犀角汤，第一方十四味者是也……待腹内气和，脚肿欲消，皮肤犹如隔帛者，宜服犀角麻黄汤一、二剂"（"脚气冲心烦闷方二十二首"）。于此可见《外台》灵活施方思路之一斑。

3. 灵活多变的临证化裁

俗语说："读书三年，天下无可治之病；临证三年，天下无可用之方。"指出疾病是千变万化，复杂多样的，对古人在特定条件下所创制的方剂，应当根据临证实际情况灵活运用，不能泥守胶柱。王氏《外台》在运用古方时的灵活权变之法，成为后世的典范。如卷七治疗胁肋痛用"半夏茯苓汤（半夏、生姜、茯苓、旋覆花、陈橘皮、人参、桔梗、芍药、甘草、桂心）指出该方的临证加减时说："欲得利者，加大黄；须微调者，用干地黄；病有先时喜水下者，加白术三两，除旋覆花，去下便调，瘥也"（"胁肋痛方二首"）。如此详细地介绍方药的随证加减之述，比比皆是。这种随证加减的意义在于，一方面保存了古方，同时也扩大了古方的应用范围，另一方面也是一个临证医生应具备的最基本用药技巧，更可显示一个临床医生灵活圆通的治疗技能。据《外台》所载内容，足以说明唐代在这方面已经具有成熟的经验。

4. 煎煮方法

药物不同的煎煮方法会直接影响药物的效价及其药用效果。王焘《外台》在继承前人经验的基础上使之更加丰富。就药物煎煮过程而言，《外台》介绍的甚为详尽，如卷十深师"疗咳嗽上气，射干煎方：射干八两，紫菀半两，胶饴五两，细辛半两，干姜五两，末，生竹沥一升，芫花根半两，桑根白皮、款冬花各八两，附子半两，炮，甘草半两，炙，白蜜一升半。上十二味，先切射干，合蜜、竹沥汁，煎五六沸，绞去滓，吷咀诸药，以水

一升四合，渍一宿，煎之七上七下，去滓，乃合饴、姜末，煎，令如铺，服如酸枣一丸许，日三夜一，不知稍增之"（"咳嗽上气方七首"）。详细地指出此方的煎煮方法。为何要将不同的药物分开煎之呢？因为不同的药物其有效成分在不同温度、不同的溶剂中释解过程不同，古人在长期临证实践中于此已有认识，不用如此复杂的方法煎煮，其药效肯定会受影响。所以王氏在其《外台》中不厌其烦地介绍方药的煎煮过程，其意义亦在于此。何以要渍之一宿？由于各药均为干燥之品，不浸渍透彻，煎煮时难以使其有效成分释解，药物之疗效必然大受折损，可见古人煎煮药物的方法是他们长期经验所得，也是他们取效的因素之一。

5. 煎煮溶剂

煎煮药物用何种溶剂，应当针对不同的药物有一定的选择。因为不同的溶剂可使不同药物的有效成分释解程度有异，如果药物有效成分（或曰部位）不能充分释解于溶液之中，那么其疗效就无法体现，这显然属于现代中药化学的知识领域，但是古人在长期临床实践的反复探索之中，寻找出了不同种类的药物在其煎煮时要选择不同的溶剂，就是对这一认识的体现，王焘《外台》于此较之此前的方书有更大的发展。所用的溶剂种类有：水、酒、醋、浆水、姜汁、地黄汁、竹沥汁、甘蔗汁、泔水、药汁、粥汁、鱼汁、肉汁等等。

6. 服药禁忌

服药禁忌，是指服用某种方药后，避免所用某些饮食物，又称"禁口"、"禁食"或"饮食宜忌"。王焘的《外台》对此十分重视，较之以前的方书有过之而无不及。服药禁忌的意义大致有以下三种情况：一是所禁忌的饮食物与所服药物的药

效抵消，无法得到应有的治疗效果。如卷二十崔氏治疗"大腹水病，身体肿"，方服药后"可烂煮小豆，勿以盐食之。忌咸黏、脂腻及大冷热物，唯得食秔粟米饭及淡醋"。指出咸盐有碍利水之药，而赤小豆，秔粟米则能助利水药力，一忌一宜，其理自在其中。

二是所禁忌之物能助长病气，加重病情。如卷十六"疗脾劳实热"用"承气泄实热半夏汤"，服后要"忌羊肉、饧、大酢、桃李、雀肉等"。羊肉、雀肉、饧均为大热之物，食后能生热，助长其方所治之病，亦易使病情反复。《素问·热论》在论热病饮食宜忌时指出："食肉则复，多食则遗，此其禁也。"可见《外台》对禁忌的记载是有所本的。

三是所禁之物能引发旧疾者。如卷十四中风诸疾中，有属热极生风或肝阳化风而致瘫痪，手足不遂，在服用清热除风药之后，应当"忌热面，炙猪肉、鱼、蒜"等温热而味辛之物，以免引动内热、内风而诱发旧疾，故反复告诫要"慎热物及猪、鱼、蒜、酒"。

7. 服药反应

服药后的反应，是对方剂功效或其毒副作用判断的客观依据。《外台》所载服药后的反应有两种；一是正常的药效反应。有此反应，说明药达病所，对所治之病已经产生了相应的治疗作用；一是毒副作用的反应。提示该方对人体正气有某种伤害作用。但临证中这两种服药反应常常无法截然分开。对于有些方药而言，其轻度中毒反应即是该方药治病见效之时。如多处记载使用"莨菪子"的方剂，病人可见口干、唾黏、产生幻视，即是其例。就服药反应而言，《外台》载有出汗、泻利、体有酒气、小便次数增多等等。大凡载方，绝大多数皆指出该方服后应当出现

的反应。足见本书所载文献对方药的研究、观察之深、之细。

8. 方药剂型

古人根据病情的需要，将药物制成不同的剂型，不同的剂型其药效释放的快慢亦有区别。就内服药物剂型而言：

有汤剂。是以用不同溶剂煎煮服用者，如麻黄汤、桂枝汤（卷一），茅根汤、香豉汤（卷四）等。

有散剂。是将干燥药物粉碎过筛为细末，便于服用，其药效较汤剂为缓，如极效常山散、黄连散（卷五）、猪苓散、白术散（卷六）。

有丸剂。《外台》作丸的附形剂有蜜、酥、脂膏、水、粥汁等。其丸之大小有很大区别，如枣，如枣核，如酸枣，如梧桐子，如粟粒等。方如干漆丸、胡粉丸、干姜丸、狼毒丸（卷七）、五膈丸（卷八）等等。

有烟雾剂。此剂型是将药物放在特定器皿中让其不完全燃烧，产生烟雾，让患者吸入治病的剂型，如卷九治疗咳嗽的"重咳六法"即是。也有将药物放在较大容器或房屋燃烧，以熏其全身而治病。

有酒剂。《外台》所用酒剂有三种类型：一种是用酒浸泡药物，一种是用酒作溶剂煎煮药物，一种是将药制成酒曲，由此所发醇、酿制的酒亦为药酒。致于以酒送服丸、散者不在此列。用酒浸泡者如大金牙酒（卷十八）、大麻子酒（卷十九）。后者如卷十四治疗"猥退半身不遂，失音不语方：杏仁三升，去两仁者及皮尖，洗，入臼捣二升，令碎，研如寒食粥法，取汁八升，煎，取四升，口尝，香滑即熟，反此不为熟，唯熟为佳。停，极冷，然后纳好曲一升。炊时以前所留一升杏仁，纳入，取四升，捣，下水一斗六升。煎，取八升，第一遍酘也。次一炊，复取

杏仁三升，研，取一斗二升汁。煎，取六升，第二酘也。次一炊准第二酘，取杏仁汁多少，为第三酘也。疑米不足，别更取二升杏仁，研，取八升，煎，取四升，更斟酌炊米酘……渍曲以外，分之酘酿酒熟，封四七日开，澄取清，然后押糟，糟可干末，和酒服之，大验。"此处酒剂则是以药煮熟，拌曲发酵为药酒。

有膏剂。此之内服膏剂是将药物煎煮去滓，浓缩为膏状而服食之。

有口含剂。此剂用口含剂型治疗咽喉病及肺部疾患，可制成膏剂或丸剂口含咽汁，如干枣丸，贴喉膏（卷二），治咳嗽所含的款冬花煎（卷九），治噎膈病的五膈要丸（卷八），还有如治口臭、舌本缩、舌上生疮，等病。如疗天行口疮之石膏蜜煎、生姜煎（卷三），及"疗新久咳嗽"的款冬花煎（款冬花、干姜末、芫花根熟熬为末，五味子、紫菀，上五味，先以水一斗煮三物，取三升半，去滓，纳芫花、干姜末，加白蜜三升，合投汤中，令调于铜器中，微火煎，令如饴，可一升半，服枣核大，含之"）（卷九）。

此外，还有将药物与面拌和烤制成饼或馎饦方（卷三十八）。此处仅就其主要剂型述评之。

《外台》所载外用药物剂型有：

膏药贴涂剂。如"金疮预备膏散三方"中的续断膏（卷二十九）；

贴敷剂。有药物捣碎加热用帛包裹贴敷，如风湿腰痛熨法（卷十七）；有粉剂外敷患处者，如牡蛎散、生肌散（卷二十九）；

烟熏剂。有用药物完全燃烧烟熏患处（卷二十九）；

涂敷剂。有用药汁、药酒涂于患处（卷三十）；

油膏剂。有用油膏涂之治疗赤丹、白丹者（卷三十）；

有外洗剂。如《近效》治脚气方（卷十八）；

膏涂按摩剂。膏剂涂于患外并按摩之（卷三十）。

此外有药膏塞耳、粉剂吹鼻，药丸、药膏填牙痛有孔方（卷二十二），煎汤外洗方（卷三十四）；药绵填塞疮疡以祛腐生肌。

尤其值得关注并予以继承的是《外台》载有阴道栓剂，如治"天行蛊疮"用"乌梅、大蒜、屋尘"三味"捣筛为散，苦酒一升，和调于铜器中，煎成丸，作长挺，纳下部"（卷三）。再如治"妇人阴中痛，生疮方"，将五味药物"细切，羊脂和，置甑中蒸之。药成，取如大豆一枚，绵裹药，纳阴中，一日一度"（卷三十四）；

有肛门栓剂。方如"用矾石如指大者，导下部"，以"疗大便不通"（卷二十七）；

还有阴道冲洗剂。方如"疗天行蛊病方：桂心二两，小蓝二两"，煎煮后"三分药中用一分，竹筒纳下部中"（卷三）；

有大便艰难灌肠剂。方如"单用豉清、酱清、羊酪、土瓜根汁，并单灌之"；也可用猪羊胆汁，或加葵子汁，或加椒豉汤，或用猪膏"以桶灌三合许，令深入，即出矣"（卷二十七）；

有膀胱冲洗剂。方如《古今录验》用盐水，或生土瓜根汁"于筒中吹纳下部，即通"（卷二十七）。

至于《外台》对于校勘或者对中唐及其以前古方辑佚的价值，更是尤为重要。正如连建伟氏在对《金匮要略》进行校勘时，"深感《外台秘要》的方剂文献学价值十分巨大，对于保存中的古籍原貌起到了不可估量的作用"（出处见上）。例如《金匮要略·疟病脉证并治第四》附有"《外台秘要》方牡蛎汤"，但《外台》卷五则明白无误地告知此方为"仲景《伤寒论》牡蛎汤"。说明此方原为仲景方，只是宋以后人们在对《金匮要略》整理时不知其源，这对于后世了解古代方书原貌有十分重要意义。

此外，关于方中药物用功效相同或相近者代之，这在古代亦有之，上述仲景"牡蛎汤"之蜀漆后注曰："若无，用常山代之"7字，故体现其学术价值及实用意义。

综上所见，王焘的《外台》是一部既有文献价值，也有重要的临床实用意义的大型古代方书。

（二十）《外台秘要方》对药物学研究的贡献

《外台秘要方》是唐代的一部具有重大影响的综合性医著，它保存了大量已散佚的古医籍。中国中医研究的黄斌先生对《外台秘要方》所反映了隋唐时期药学成就，从药物品种与数目、药的别名、药材加工炮制、采药季节、药物产地、药物形态辨识等方面作了详细而全面的介绍，此处照录并阐述。

《外台秘要方》（以下简称《外台》）是唐代一部具有重大影响的综合性医著。全书共40卷，分1104门。它汇集了唐以前历代医方的精华，保存在大量已散佚的古医籍。清《四库全书总目提要》称："陈振孙在南宋末已称所引小品、深师、崔氏、许仁则、张文仲之类今无传者，犹间见于此书。今去振孙四五百年，古书益多散佚，惟赖焘此编以存，弥可宝贵矣。"生活于唐玄宗时期的王焘，曾供职

于"弘文馆"，因而得以广泛阅读唐代和唐以前的古典医籍。他虽不是专职医生，却具备了相当广博的医学知识和综合分析能力，其"医道虽未及孙思邈，然而采取诸家之方，颇得其要者，亦崔氏孟诜之流也"。这是他撰写《外台》所具备的优越条件。

我国的本草是在总结、归纳前人辨药和用药经验的基础上不断充实和发展而成的。而方书则为广义本草学的一个组成部分，必然也符合上述规律。《外台》虽然不是药物学专书，但蕴含着较丰富的药学内容，对本草著作有着一定的充实和补遗作用。因此，本文试图探讨一下《外台》的药学成就，以补过去这方面研究的不足。但因限于篇幅和其他原因，这里仅介绍隋唐药学成就在《外台》中的反映。

1.《外台》所引的隋唐医书

《外台》引用隋唐医书主要包括《崔氏方》、《近效方》、《备急方》、《古今录验》、《必效方》、《延年方》、《广济方》、《许仁则方》、《张文仲方》、《救急方》、《千金要方》、《千金翼方》、《广利方》、《甲乙方》、《苏恭方》、《元希声方》等数十家。除《千金要方》、《千金翼方》外，其余医书均已散佚。由于《外台》中收载有这些医书的许多佚文，因此具有很高的医药文献价值，为医史、药史的考证研究提供了很多依据。其中的药学知识和用药经验也值得后世整理、发掘。

2.药物品种与数目

（1）各数药物的数目

据初步统计，《外台》所引隋唐医书共记载药品694种，其中未见于唐代官修《新修本草》的药物有197种之多，说明唐代用药的品种较前代有了长足的发展。现按草、木、菜、果、米谷等11部分述如下：

① 草部 203 种。其中，见载于《神农本草经》者 122 种，《名医别录》者 40 种，《本草经集注》者 4 种，《新修本草》者 13 种。未被《新修本草》所收者 24 种，包括后来收于《本草拾遗》者 8 种（白莲花、红莲花、鬼针草等），《食疗本草》者 1 种（荷叶），《日华子本草》1 种（臭苏），《开宝本草》8 种（地菘苗、甘松香、三棱草等），《嘉祐本草》1 种（附舡底苔），《图经本草》1 种（莲子草），《滇南本草》1 种（井中倒生草），《本草纲目》1 种（荆沥），其他 2 种。

② 木部 127 种。其中，见载于《神农本草经》者 38 种，《别录》者 38 种，《本草经集注》者 2 种，《新修本草》者 18 种。未被《新修本草》所收者 31 种，包括后来收入《本草拾遗》者 6 种（揪白皮等），《四声本草》1 种（五粒松叶），《药性论》1 种（马兜铃苗）、《开宝本草》3 种（荜茇等），《嘉祐本草》3 种（木槿等），《图经本草》3 种（桑枝等），《本草纲目》6 种（柿根、桃枝等），其他 8 种。

③ 米谷部 44 种。见载于《神农本草经》者 5 种，《别录》者 23 种，《本草经集注》者 1 种。《新修本草》没有收载的药物有 15 种，其中，后来收入《本草拾遗》者 4 种（黄蒸、麦奴等），《食疗本草》1 种（神曲），《开宝本草》1 种（绿豆），《嘉祐本草》3 种（白小豆等），《本草纲目》1 种（大麦蘖），其他 4 种。

④ 菜部 22 种。载于《神农本草经》者 4 种，《别录》者 8 种，《本草经集注》者 1 种，《新修本草》者 1 种。未见《新修本草》收载者有 8 种，包括收入《药性论》者 2 种（苏子、干苏叶），《日华子本草》1 种（葫芦）。《开宝本草》2 种（胡葱、婆罗勒），《嘉祐本草》2 种（胡荽、蜀葵花），《图经本草》1 种（山韭根）。

⑤ 果部 18 种。见载于《神农本草经》者 4 种，《别录》者 7 种，《新修本草》者 3 种。还有 4 种不为《新修本草》所收，其中收入《药性论》者 1 种（肉豆蔻），《开宝本草》1 种（览探），《滇南本草》1 种（木瓜花），《本草纲目》1 种（木瓜子）。

⑥ 禽兽部 109 种。其中，见载于《神农本草经》者 18 种，《别录》者 50 种，《新修本草》者 4 种。未被《新修本草》所收的药物有 37 种，其中收入《本草拾遗》者 5 种（牛涎、豹鼻等），《蜀本草》1 种（猫矢灰），《药性论》2 种（熊胆、羊子肝），《食疗本草》3 种（马骨、马汗、羚羊皮），《开宝本草》1 种（腽肭脐），《嘉祐本草》2 种（白鸽毛粪），《图经本草》2 种（羊肚、虎粪）、《证类本草》1 种（猕猴骨），《本草纲目》12 种（羊胞、羊胰等），其它 9 种。

⑦ 虫鱼部 42 种。见载于《神农本草经》者 22 种，《别录》者 10 种，《本草经集注》者 1 种，《新修本草》者 5 种。另有 4 种不为《新修本草》收录。

⑧ 人部 11 种。仅 4 种载于《别录》，其余 7 种不见《新修本草》收载。

⑨ 玉石部 75 种。见载于《神农本草经》者 28 种，《别录》者 11 种，《新修本草》者 10 种。而未见《新修本草》所收者有 26 种，包括收入《本草拾遗》者 7 种（黄土泥水、铁生等），《药性论》1 种（银箔），《开宝本草》3 种（玄精、水飞铁粉、釜底墨），《嘉祐本草》1 种（井花水），《图经本草》2 种（金石凌、灶突中墨），《本草纲目》（熏黄），其他 11 种。

⑩ 器物类 40 种。见载于《别录》者

1 种（笠子），《新修本草》者 1 种（甑带）。《新修本草》未收者达 38 种，其中有 5 种是《本草拾遗》始载的药物（如青布、鱼网等）。

⑪ 待考药：浮木子、女妇草、倒挂草。

（2）有关药物别名的记载

《外台》所引隋唐医书有关药物别名的记载也十分丰富，据统计共有 21 条，有的别名不见于药物专书，有的还可供药物正名时参考。

①《崔氏方》五条，如马芥，亦名刺芥；阿魏药即涅槃经云：央匮是也；马目毒公，鬼臼也。

②《千金方》四条，如常思草，一名苍耳；葎草，一名葛葎也；黄昏，又称合昏，即合欢木皮。

③《备急方》三条，如乌蒜，一名乌韭；牛膝，一名牛脣；胡荾子，应是胡荽子也。

④《千金方》二条，如青琅玕，一名青珠；石脑，一名石饴饼。

⑤《近效方》二条，如益母草，一名夏枯草；千岁藟汁、一名蘡薁藤汁也。

⑥《广济方》二条，如雀麦，一名牡姓草；吃力迦，即白术是。

⑦《张文仲方》一条，即雀李根，郁李根也。

⑧《延年方》一条，即车下李根白皮，郁李根也。

3. 药物的加工炮制

《外台》所引隋唐医书中散在记述的炮制内容更加丰富，不仅对某些药物的加工炮制过程有详细记述，而且脚注炮制的药物也增多了。

（1）一般处理

包括去皮、去心、去毛、去节、去蒂、去脂膜等去除非药用部位及杂质的方法，以及阴干、曝干等干燥处理。干燥的目的是为了蒸发药物中的水分，如《崔氏方》的地方草"阴干"，王斯油麻"干暴"；《救急方》有茯苓"于日中暴干"等等。

须去皮的药物很多，如《千金要方》的樋子"去皮"，楝木"削去苍皮"；《救急方》有茯苓"去黑皮"。《广济方》有枇杷叶"去毛"。《崔氏方》有生瓜"去蒂"等等。

（2）粉碎切制

主要有切、剉、磨、捣、碎、研、掐。需要切的药物最多，但切的程度有不同，如《崔氏方》雀林草"粗切"，麻黄根"细切"；《救急方》生姜"切令薄细"等。剉，用刀砍斩，如《救急方》桑枝"细剉"等。磨，即摩擦，如《张文仲方》鹿角尖"取实白处于平石上以水磨之"等。捣，砸，舂也，如《近效方》郁李仁"别捣"和《必效方》檞根"捣，绞取汁"等。掐，《说文》曰："爪刺也"，如《近效方》婆罗勒"但以指甲掐之即有汁"等等。

（3）水制

包括水洗、汤洗、酒渍、尿渍、醋浸。一般药物均要水洗，以去除泥沙杂质，如《崔氏方》地衣草"净洗"，海藻"洗去咸"；《救急方》鼠黏草根"汤洗"。《广济方》菟丝子有"酒渍一宿"与"酒渍二宿"的不同。《崔氏方》特注明小麦"醋浸之一宿，暴，醋尽上"。《千金翼方》记述了用尿浸鲤鱼的过程："以尿渍，冷浸一宿，平旦以水从口灌至尾"等。

（4）火制

主要有炮、炙、熬、烧、炼、煨、焙、烘。炼即用火烧制，一般适于矿石药，如《古今录验》"炼钟乳"，《广济方》水银"纸裹炼"。焙与烘都是用微火加热药物，使其干燥而不焦黑，但烘的热力较焙更弱，如《必效方》桃白皮"以火烘之"等。煨，即把药物埋入火灰中令熟，如《必效方》胡葱"煻火中煨之"。《广济方》有石灰"熬令能烧草"和櫱叶"炙令紫色"。《近效方》黄牛角䚡"烧令赤色，出火即青碧"。《古今录验》更详细记述了黄矾石的烧制法："炭火烧，经一伏时，仍数翻转，令匀著，火冷讫，细罗去沙净。"一伏时通一复时，即一昼夜的意思。

（5）水火共制

包括蒸、煮、淬、蜜炙和姜汁炙。蒸、煮二法比较常见，兹举二例，如《必效方》蔓菁子蒸法有具体的记述："蒸之，看气遍合下，以釜中热汤淋之，即暴干，如是三度。"《广济方》的密陀僧"纳猪脂中煮数沸"。淬法，即将药物烧红后，立刻投进水或其他液体中。淬法一般仅适用于质地坚硬的矿石类药物，如《广济方》白马牙"烧令赤，内米醋中，更烧，依前十遍。"《张文仲方》弩铜牙"烧令赤，纳水中"等。蜜炙和姜汁炙，就是分别涂抹上蜜、姜汁，再置火上烤烧。譬如《备急方》甲香"蜜涂微炙"和《千金要方》狼毒"涂姜汁炙"。

4. 药物的采产与辨识

（1）采药时节

《千金翼方》卷一（药录纂要·采药时节）记载："夫药采取，不知时节，不以阴干、暴干，虽有药名，终无药实。故不依时采取，与朽木无殊，虚人工，卒无裨益……"。孙思邈的这段话可以说是古代长期实践经验的总结。《外台》卷31"采药时节"系转引《千金翼方》，而马继兴先生认为，《千金翼方》又引自《新修本草》的图经部分。然而，《外台》在转引的过程中，将《千金翼方》原有次序作了很大的调整，把同一月份所应采收的药物全都归列在一起，末注"以上并×月采"小字，而且按由小至大的月份依次排列。此法较之《千金翼方》条理性更强，亦便于读者寻检。但是，经与《千金翼方》逐一对照发现，《外台》相应月份所采的药物竟少了61味。关于两者的比较，笔者另有专文介绍，这里就不细述了。

此外，在《外台》所引隋唐医书中还散在记述了28味药物的采收时，如《广济方》"五月五日"采枣叶、柏叶，"九月九日"采浮木子；《崔氏方》"七月七日"采地衣草；《备急方》"七月七日"采露蜂房，等。尤以"五月五日"采收者居多，"七月七日"次之。通过对照《千金翼方》"采药时节"可以发现，除艾叶、蒜、槐子、马勃、菊花、茱萸、千岁蘽汁七味外，有浮木子、地衣草、益母草等21味药物的采收时间为《千金翼方》所无，似有一定参考价值。

（2）药物产地

历代医学家在药物运用上都极为重视产地，因为地道药材与非地道药材在疗效上是有着不同效果的。《外台》卷31"药所出州土"是专门记载唐代全国各州土所出产的药物。这是《外台》转引《千金翼方》卷一"药出州土"的内容。而马继兴先生认为，《千金翼方》又引自《新修本草》图经部分。据核查，《外台》和《千金翼方》所列州名数并不像首论中说的有133州，实际上都只有128州，缺了5个州。出现这种情况的原因有多种可能性，在很大程度上可能是辗转传抄过程的疏误。可惜《新修本草》图经部分已不复得见，否则，上面这个问题就很容易弄清楚了。至于明程衍道版《外台》

缺州更多，它比宋版《外台》少了河东道、河北道、山南西道、山南东道和淮南道5个道、共42个州。

此外，《外台》所引隋唐医书还有散在药物产地记述21个，除"海岛"、"舶上"较含糊外，其余均为比较确切的产地。其中的"波斯"、"高丽"、"昆仑"很显然是外域地名，如《崔氏方》"波斯白石蜜"，《近效方》"昆仑青木香"等。国内的产地一般以州名出现，但也有特殊者，如《千金要方》"陇西白芷"，陇西在今甘肃省陇西县。《近效方》有"上党人参"，上党在唐代相当于今山西长治、潞城一带。《必效方》有"高昌白矾"，高昌，即今天的吐鲁番县。另有三个州名未见《千金翼方》卷一"药出州土"所载，即《必效方》的"瓜州矾石"，《许仁则》的"熊州"产半夏，《古今录验》的"梁州棒皮"。这可以说是对《千金翼方》甚或《新修本草》的充实和完善。

（3）形态辨识

在《外台》所引隋唐医书中，对26种药物从形态上作了辨识，内容十分丰富，有的记述对本草考证有所启迪。其中，《崔氏方》有五条记述，如醋草"似初生短嫩苜蓿苗是"，为确定醋草即酢浆草科植物酢浆草 *Oxalis corniculata* L 提供了依据。《备急方》有四条，如都淋藤"甚细长，有高三尺"，此为马兜铃茎叶，又叫天仙藤；又鬼微"如地菌，夏月得湿，多聚生粪中，见日消黑者是"，据此考证，鬼微即鬼盖，也就是鬼伞科植物类鬼伞 *Coprinus Sterquilinus* Fr. 的子实体。《千金要方》有五条，如蜱麻子"似牛蜱虫"此即蓖麻子；另"天门冬与百部相似，天门冬味甘，两头方；百部细长而味苦"。这实际就是两种药物的鉴别要点。《近效方》有三条，如婆罗勒"其状似姜

齐子"，姜齐子不知为何物。《千金翼方》有三条，如凝水石"色青黄理，如云母者"。《广济方》有两条，如慈孤草"其草似燕尾者是"，此乃泽泻科植物慈姑 *Sagittaria sagittfolia* L. 此外，《古今录验方》和《张文仲方》也各有一条记述。

《外台》引录了唐以前各代有代表性的众多方书，尽管还不够全面，但是已经包罗了药名、品种、加工炮制、采收时节、药物产地、形态辨识及《新修本草》佚文等多方面药学内容。因此，《外台》在一定程度上客观反映了隋唐时期的药学成就〔黄斌. 药学通报. 1988；23（8）：481～484〕。

（二十一）《外台秘要方》对美容方药研究的贡献

《外台秘要方》（以下简称《外台》）乃唐·王焘所纂集唐以前医药学大成之书，除卷三十二专论美容外，全书四十卷涉及美容方药数量颇丰，内容包括美容治疗和美容保健两个方面，可以说《外台》是对唐代以前美容医药学内容的一次总汇，颇具特色及研究价值，今通过对《外台》中美容方药的基本情况的系统研究，在分析归纳的基础上，对其美容方法和用药特色进行了初步探讨，仅供参考。

1. 方药概况

一般来说，美容方药是在中医药理论指导下，以润肤洁面，悦容增颜，驻颜去皱，去除面斑等面部美容为主，同时在美形美体等方面具有美容保健作用，对损容性疾病具有美容治疗效果的药物，今依据宋本《外台》，首先对其美容方药进行了系统整理，主要思路为：以卷三十二为主，其中所涉"面部面脂药头膏发鬓衣

香澡豆等三十四门"中方药为一类方药，凡其他各卷原文方药主治和用法中与三十二卷中所涉美容内容有关，并确有美容治疗和美容保健作用的方药归属为二类方药。凡原文中指明对头面损容性相关疾病具有美容治疗作用如白癜风、口臭等归为三类方药（以上分类仅为便于统计），至于齿、眼、外科等病症属美容治疗学内容，但与此美容方药归类方法不同的方药则另文详述，此不赘述。依此思路，共得美容方药两类356方，294种药物，按其功效分类统计如下：

一类方药：《外台》三十二卷为美容卷，共有美容方剂220首，其中面部美容方97首，美眉发方87首，澡豆方9首，口脂方3首，美手方3首，香体熏衣方10首，另有其他美容制剂方法11首。

二类方法药：依据研究思路，共得方34首。其中美发方9首，香体方4首，美手方7首，去除面斑方11首，美容保健方3首。

三类方药：共得美容治疗方药102首，其中治疗白癜风（白驳风）方14首，香口方9首，香体除臭方43首，除疣方19首，除瘢痕方17首。

方药涉及植物药、动物药、矿物药等多种药物，294种药物按其出现频率统计，应用较多的药物依次有白芷、白附子、茯苓、川芎、防风、细辛、白术、杏仁、藁本等。其中以其功效分类而言，祛风药、燥湿药、理血药、理气药以及具有补益滋润作用的动物脂油应用较多。

方药剂型涉及内服外用，分丸剂、散剂、膏剂、汤剂、酒剂等多个门类，美容方法及手段多样。

2. 具体应用

（1）面部美容方

《外台》美容方药中，面部美容方药所占比重较大，共158方，约占《外台》美容方剂的44.4%，方药涉及润肤洁面，悦容增颜，驻颜去皱，去斑治癜，除疣去瘢等几大方面。具体有：

① 润肤洁面。改善面部肌肤的肤质和肤色，是美容保健和美容治疗的主要指标，由生理性或病理性引起的面部皮肤晦暗不洁，无光泽，会影响个体美的整体形象。《外台》美容方以保健和治疗为双重目的而设的润肤洁面方，以美白洁净肌肤，增强面部肌肤光泽以达到美容的效果。主要有面膏和洗面药方如"疗人令面悦泽，好颜色方"；"去风寒，令面光悦，耐老去皱方"；"令面生光方"；"去风，令光润，桃仁洗面方"；"疗面黑不白净方"；"文仲令人面白似玉色光润方"等都有润泽增白，悦容增颜的功效，还有卷中治疗面䵟黯方二十一首，融美白与治疗作用于一体，这些方药既有药物直接捣筛为散合而用之，又有用动、植物油、酒、水和药调成的调膏、熬膏等，剂型多样，内容丰富，每方之后标明方药制方用法，尤其是在"令面色白方"中以病案形式记载武则天使用益母草驻颜美容的方法，有相当的研究和临床实用价值。

② 去斑治癜方。面疱粉滓、白癜风都是损容性疾病，好发于头面部。面疱粉滓为面上褐斑黑斑的统称，包括现代的黄褐斑、雀斑、老年斑等。中医认为多为风邪客于皮肤，血气不和或肾亏火旺，血虚不荣所致。《外台》美容方药有面䵟疱方一十五首，面䵽疱方一十，面粉滓方四首对其病症证治有较为详细的论述；白癜风又称"白驳风"，是以头面部或其它部位皮肤色素脱失，出现白色或乳白色斑片为主症的损容性疾病，是临床疑难病症之一，《外台》于卷十五专设白癜风、白驳风两门共16首方剂以论此病，治疗方法

既有内服又有外用，丰富了其治疗方法的内容。另外，《外台》中还有专方去除面部黑斑、赘疣，可见当时面部美容治疗学涉及的范围已相当广泛。

③ 除疣去瘢方。疣，以皮肤可见粟米或豆粒大小，扁平或隆起赘生物为主症，好发于颜面、手背的一种常见的损容性皮肤病症。瘢痕又称蟹足肿，应各种外伤引起，也可见于某些病症治疗后，若生于头面部，对容貌形体的影响较大，《外台》于卷二十九中专设除疣方十九首、"灭瘢痕方十七首"治疗这两种病症，其他美容方药中也散见"除疣"、"去瘢"等内容，除去其中一些迷信落后，没有实用价值的方法，以其他方药而言，对于两种疾病的现代中医药治疗，也是有一定临床意义的。

（2）驻颜去皱方

现代医学研究表明，人体皮肤的衰老是一个渐进的过程，延缓衰老是人类长期探索的课题。《外台》继承了《内经》的养生思想，在治疗损美性皮肤病的同时，更注重养颜、防衰，如"令面光悦，耐老去皱方"；有使"生发变白，坚齿延年"莲子草膏；"令髭发不白"的地黄煎；"久服延年轻身，齿落更生，发白更黑"的天门冬酒；除了以上三方，面部美容方中也有大量具有驻颜抗衰去皱的方药，如"王子乔服菊增年变白方"，也属于这方面的内容，对于中医美容学及现代中医抗衰老是有相当研究价值的。同时，导引保健也是《外台》驻颜抗衰，美容保健的常用方法之一，如在卷三"天行病发汗"一节中，就有令"头不白"，"面有光"的导引摩面法。

（3）美眉发方

《外台》中美眉发方有96首之多，内容涉及润发泽毛、乌发、生眉等美发保健方，以及治疗头发秃落、白秃赤秃、头风白屑等病症的多个方面，十分丰富。

① 乌发方。中医学认为白发、黄发乃血热偏盛，情志烦劳，精虚血弱等原因所致，老年时头发变白虽属生理现象，但在一般审美观念中，亦对形象有所影响，《外台》辨证施治，治疗因各种原因引起的发黄、发白病症的方药如"令发黑方八首"，治"发黄方"等，另一专方"瓜子散"，"主头发早白，又主虚劳，脑髓空竭，胃气不和，诸脏虚绝，血气不足，故令人发早白，少而生发算发""忧愁早白"的论述，说明《外台》对其病因病机及临床表现已有较为深入的认识，《外台》中还有具有抗衰保健，驻颜乌发作用的方药，甚至专设染发方，以达到乌发美容的效果，如以乌豆为主药的"染白发方"等，这无疑在中医美容学，乃至整个美容学的历史上都是一次突破。从《外台》中可以看到，中医美发的效果，也是中医抗衰老效果的体现。

② 生发生眉方。脱发是美容医学中的一个难题，它有生理性脱发和病理性脱发之分，可以由多种病症引起。在《外台》美眉发方中有治疗病理性脱发的方药，如"头发秃落方十九首"、"白秃方"、"赤秃方"等，也有专生眉发的方药如"疗头风乌喙膏，生发令速长而黑光润方"；"令发速长黑，敷药时特忌风"的生发膏方等都是其代表方药，其他卷章也散见有治疗脱发作用的方药，此不列举。另外，生发与乌发同样都是衡量中医美容和中医抗衰老效果的重要指标，许多方药皆有生发乌发、抗衰保健的双重功效。

③ 治头风白屑方。头风白屑又名白屑风，是以头皮瘙痒，脱白屑为主的一种疾病，是由于肌热当风，风邪侵入毛孔，

郁久血燥，肌肤失养所致。《外台》美眉发方有 15 方专治此症，如"疗头风白屑，痒，发落，生发主头肿，旋闷，蔓荆子膏方"；"疗头风鼻塞，头旋发落，白屑风痒"的松叶膏；"生发及疗头风痒，白屑膏方"等，《外台》将其列于此，而不与卷十五中的头风诸证并列，可见其虽有"头肿，旋闷"等头风症状，但与以头痛为主的头风是有一定区别的，而且《外台》在卷十六"肺劳实热方"亦有一"五香膏方"治疗此症，可见著者对其病因病机已有相当的认识，这对治疗头皮屑，进行美容美发的现代中医治疗学研究是有重要意义的。

（4）澡豆方

澡豆是古代供洗涤用的由药物及豆末合制而成的粉剂，可以润洁肌肤，祛风止痒、香体健身，是一种有健身美形双重功效的洗浴用品，《外台》中共有澡豆方9首。方药多采用天然药品，动植物及香药在澡豆方中被大量应用。这既保证了方药的安全及有效性，也是《外台》美容方药应用的特色之一。另外，从《外台》澡豆方的著述来看，澡豆制作工艺简单，易于操作，是有一定的市场潜力和科研价值的。

（5）香体熏衣方

体气异常和口臭会严重影响人们的社会交往，治疗各种疾病引起的体气也是中医美容学的优势之一，《外台》卷二十三专设"腋臭方三十七首"、"漏腋方三首"等专治以腋臭为主症的体气异常，以达到香体除臭的效果，如在卷二十三种的五香丸、七孔臭气方"久服令人身体皆香"，可见当时对病理性的体气异常病症在病因病机及治疗上，医家已有相当的认识。还有卷二十二中有专门治疗口臭的方药，辨证施治，已臻完善。同时香体方在《外台》中的作用不仅是一种美容治疗方法，同时更体现了当时人们美容美形的美容观念，如卷二十三令人体香方中就有许多将其作为单纯的美容装饰制剂，卷三十二中的熏衣湿香方和裛（yī 音衣）衣干香方，更说明当时人们已有较强的美容意识，已把香体作为美容的一项重要内容，美容装饰香品的制作工艺有相当水平。

（6）美手方

手部的养护和美化，特别是手部肌肤的美容保养是美容学的重要内容之一，《外台》中有专门润白手部皮肤和治疗手足皲裂的方药，可谓系统涉及美手这一中医美容学内容的最早的中医文献之一，《外台》卷三十二有手膏方三首，卷二十九有手足皲裂方五首，治疗手足受寒冻伤的"手足逆胪"方等，对手部肌肤的清洁、养护都提出了专门的论述，有一定的应用价值。

（7）美容装饰制剂方

美容装饰制剂方是当时美容装饰制剂制作工艺及水平的体现，《外台》中涉及的美容装饰制剂内容除了散见在以上诸节外，另设有专门章节对口脂、胭脂、霜、粉的制剂工艺和方法进行了论述，许多制剂的载述之详细丰富，在同时期医学著作中极为少见，弥补了中医美容学研究的一些空白，具体有口脂方三首、造胭脂法一首、造水银霜法二首、鹿角桃花粉方二首等，书中除详述其制作工艺方法外，还指明其既具美容装饰的作用，又有美容保健的功效。另有烧甲煎法六首也值得注意，"甲煎"是一种以甲香和其他药物为底料，需要配制的香药，可以用其以制口脂。《外台》有"烧甲煎法六首"详述其制法用法，丰富了美容装饰制剂文献学和整个中医美容学的内容，有很高的实用价值。

3．应用特色

（1）《外台》美容方药中大量应用理血药、理气药、燥湿药、祛风药，在356方涉及的294种药物按其出现频率统计，应用较多的药物依次有白芷、白附子、茯苓、川芎、防风、细辛、白术、杏仁、藁本等多属于此类药物，这是《外台》美容方药重视气血思想的体现，正如《圣济总录》所言"驻颜色，当以益血气其为先"。同时《外台》美容方要注重整体用药，审因施治，将七情六淫等多种病因与相关病症有机联系起来，使中医美容治疗和美容保健相结合，强调辨证施治，采用内服外用相结合的方法达到美容的效果。

（2）《外台》美容方药剂型多样，《外台》方中收入内服中药的剂型有丸、散、膏、汤、酒等，外用中药包括面脂、面膜、面膏、口脂、唇脂、洗面药、洗头液、洗手膏、沐药、染发剂等。其中膏剂应用颇具特色，既有用动植物油和药调成的调膏，又有以水或酒作为溶媒将生药中可溶成分加热溶出滤净去渣在加热浓缩的熬膏，又有以动植物油直接煎熬溶取药物可溶成分的油脂膏、蜡脂膏，还有捣研膏、醋膏、蜜膏等等，这些既丰富了中医美容方药剂型，又为现代中医美容学方药的开发研究提供了参考和思路。

（3）大量应用天然药物如动物药、植物药也是《外台》美容方用药特色之一，如猪、牛、羊、鹿、熊、白狗的脂髓、脑、乳、肉以及鸡子白、露蜂房、犀角、鹿角、乌蛇脯、蚌灰、角灰等皆可入药组方，除此之外，《外台》还用了大量香药，如麝香、零陵香、丁香、青木香、沉香、藿香，还有花药，如《外台》所载澡豆方中有一方共应用木瓜、桃花、樱桃花、白蜀葵花、白莲花、红莲花、梨花、李花、旋覆花、蜀水花计10种花药，使气既有香体功效，又有澡豆的清洁作用。还有以"桃花"酒渍后服用以美白肌肤的方法，也是这一特色的体现。这些天然药物安全有效，毒副作用小，是符合现代医学美容"健康美容"的全新理念的。

（4）单方和食疗方的大量应用也是《外台》美容方药用药特色之一，《外台》美容方中有许多单方，如治面疱的"木兰散方"，以"黑椹"为主药的"令发黑方"等，或内服，或外用，药味简单，效果良好。《外台》美容方药中还有许多食疗方剂，如"王子乔服菊增年变白方"就是《外台》内养外治相结合思想的体现。另外，《外台》美容方药之后指明用法及效果，通俗易懂，易于操作，充分体现了著者"欲使家家悉解，人人自知"的写作目的。同时，方药之后注明禁忌，有较高的临床指导价值若将其美容治疗机理进行现代药理学研究，是有一定的市场潜力和应用前景的。

4．贡献和价值

（1）极大地丰富了中医美容学特别是中医美容方药及美容方法的内容。《外台》美容方用药范围广泛，美容方法多样，《外台》美容方涉及植物药、动物药等共多达200多种药物，中医美容历史悠久，但在唐以前美容手段较少，《外台》在前人经验基础上对其做了进一步总结和发展，在《外台》方中收入内服中药的剂型有丸、散、膏、汤、酒等，外用中药包括面脂、面膜、面膏、口脂、唇脂、洗面药、洗头液、洗手膏、沐药、染发剂等。许多方法简便、安全、有效、适应于不同部位，具有不同作用，美容范围包括面上黑斑、雀斑、皱纹、面部皮肤粗糙、面疱、黑痣、口臭、发落、发白、眉脱、体臭、皲裂、润肤增白等。美容方法除内治法外，外治涉及洗面、面脂、浴身、澡豆、敷、涂、擦、摩、扑粉、熏、灸等多种方法。这突出体现了中医美容学生活美容与医学美容相结合的特点，体现了中医美容学在整体观指导下，美容保健和美容治疗相结合的特色，一些方药具有较高市场潜力和临床价值，又具有进行系统科学研究的意义。

（2）反映了唐朝时期人们较高的美容观念和美容习惯。隋唐时期，由于经济文化及人们生活水平的发展提高，人们的美容意识有极大的提高，正如卷三十一所说"面脂手膏、衣香澡豆，士人贵胜，皆是所要。"可见人们对美容保健和美容装饰有了普遍的需求，这也是中医美容学的成形时期，从《外台》记载来看，当时人们已经大量使用各种美容保健治疗方药和美容装饰制品，并且从美容方法和美容习惯来看，已有相当高的水平。如使用面膏面药或"用澡豆洗面，然涂敷之"，或用净水、"醋浆水"、"皂荚汤"洗脸涂敷，

"每夜涂面，昼则洗却，更涂新者"等方法有相当的科学依据和水平；尤其是洗面药方中"且先于夜欲卧时，以澡豆净极洗面，并手干拭，以药涂面，厚薄如寻常涂面厚薄，乃以指细细熟摩之，令药与肉相入，乃卧"的使用方法与现代洗面奶、洁面乳、面膜面膏使用的美容习惯完全吻合，由此可见当时美容学水平的程度之高令人观止。《外台》这既为中医美容学的理论构架的形成和发展打下了基础，同时也丰富了中国传统的美学的内容，其中对唐代审美观念、美容意识和美容方法的研究是中国传统美学不可分割的一部分。

总之，《外台》美容方药是唐朝这一中医美容学形成时期的美容医学重要的文献资料之一，其美容保健和美容治疗学内容，是中医美容学重要的组成部分，其在中医美容学中的地位和意义不容忽视，弃其糟粕，取其精华，就其方药的实用价值和应用特色而言，值得进一步深入研究。

（张登本　孙理军　乔文彪等）

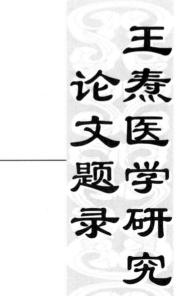

王煮医学研究
论文题录

王焘医学研究论文题录

1. 苗晋．浅谈王焘对儿科的贡献．陕西中医 1982；（6）：26
2. 孙溥泉．王焘《外台秘要》在医学上的贡献．浙江中医学院学报 1983；（3）：7
3. 祁宝玉．《外台秘要》眼疾析要．辽宁中医杂志 1983；（7）：48
4. 黄教周，黄兆强．杰出的新安医学——程衍道．安徽中医学院学报 1984；3（4）：21
5. 许芝银，朱永康．《外台秘要》与中医外科的外治法．南京中医学院学报 1984；（1）：56～59
6. 张志远．唐代集方二家传（下）．山东中医学院学报 1984；8（2）：55
7. 李白清．对《王焘的针灸学说》一文的商榷．陕西中医学院学报 1984；7（4）：43～45
8. 杨承祖．试论王焘在灸疗学上的贡献．陕西中医 1984；5（2）：29
9. 石印玉．伤科内伤辨．中医杂志 1985；26（5）：49
10. 吴振中，周文举．唐代医家王焘的家世．中华医史杂志 1985；（1）：18～20
11. 张鸿声．《外台》对伤寒论解表通下剂的发展．河北中医 1985；（1）：12
12. 王米渠，李红联．王焘医学心理学思想探讨．陕西中医 1986；7（3）：135～136
13. 王照浩．四花灸法的运用与发展．上海针灸杂志 1986；（1）：35～36
14. 李强．论《外台秘要》的按摩学成就．按摩与引导 1987；（3）：16～18
15. 刘华为．《诸病源候论》、《千金方》、《外台秘要》对温病学的贡献．陕西中医函授 1987；（5）：14～17
16. 长青．王焘．山西中医 1987；3（3）：41
17. 王樟连．略论《外台秘要》中的灸治法．浙江中医学院学报 1987；11（6）：29～30
18. 黄斌．《外台秘要》三条《新修本草》佚文考．河南中医 1988；8（3）：45，32
19. 郭子光．中国古代的康复医学．上海中医药杂志 1988；（4）：36～38
20. 蔡定芳．略论晋唐医学家在温病学上的贡献．上海中医药杂志 1988；（12）：2～4
21. 李铁男．论淤血学说的形成及发展．黑龙江中医药 1988；（1）：15～17
23. 万方，陶敏．王焘家世里籍生平新考．山东中医学院学报 1988；12（3）：187～191
24. 黄斌．《外台秘要》卷三十八的考辨．陕西中医 1988；9（9）：429
25. 黄斌．隋唐药学成就在《外台秘要》中的反映．药学通报 1988；23（8）：481～484
26. 吴允耀．《外台秘要》晋唐十三家热病方药探讨．上海中医药杂志 1989；

（8）：35～37

27. 陈可冀，李春生．略论中国传统性医学的形成与伦理观．中医杂志 1989；30（10）：12～13

28. 贾春生，王雪苔．"四花"穴定位的文献考证．针灸学报 1989；5（3）：36～38

29. 秦裕辉，李传课．《外台秘要》的眼科学术成就．浙江中医学院学报 1989；13（4）：34～35

30. 吴少祯，郭霭春．论隋唐时期我国的小儿医学．中医药信息 1989；6（6）：2～3

31. 聂惠民．承气辈化裁系列探讨．北京中医学院学报 1989；12（2）：6～8

32. 张争昌，刘森亭．《外台》无名灸研究．新疆中医药 1990；（1）：33～35

33. 薛公忱．隋唐医学中的佛教思想．中医研究 1990；3（3）：11～13

34. 黄斌，赵昂之．《外台秘要》"张文仲方"考．中华医史杂志 1990；20（3）：184～186

35. 黄斌，先静．《外台秘要》外来药物的考察．中医药学报 1990；（1）：51～52

36. 许建阳，张和媛，路绍祖．试论王焘针灸学术思想．云南中医学院学报 1991；14（3）：13～14

37. 汪寿鹏．略论程敬通的学术思想与贡献．江苏中医 1991；12（12）：38～40

38. 黄斌，郑葵．宋版明版《外台秘要》"药所出州土"异同考．上海中医药杂志 1991；（4）：41～43

39. 史广宇．略论唐代的针灸学成就．中华医史杂志 1991；21（1）：6～9

40. 黄斌，章国镇．醋草的本草考证．中药材 1991；14（1）：44～46

41. 石原明．针灸医学史．经络针疗 1988；20（2）：52～58

42. 黄龙祥．《资生经》引录针灸文献初探．上海针灸杂志 1988；7（2）：40～41，44

43. 吴淑珍．王焘与灸法．陕西中医函授 1988；（5）：21～24

44. 黄世福，江一平．崔氏灸法初探．南京中医学院学报 1989；（2）：43～44

45. 李扬缜．《神灸经纶》的沉浮及其学术价值．中国针灸 1992；12（2）：102～104

46. 施维智，吴云定．闭合性损伤的中医分类述要．中国骨伤 1992；5（3）：3～4

47. 孙树建．略论隋唐时期的《明堂》传本．上海中医药杂志 1992；（7）：38～40

48. 刘立公，吴绍德．《外台秘要》经穴主治勘误．上海中医药杂志 1992；（11）：42～43

49. 黄斌．《外台秘要》与《千金翼方》"采药时节"异同考．中国药学杂志 1992；27（增）：49～50

50. 李书义．王焘和他的《外台秘要》．北京中医 1993；（3）：53～55

51. 冈田研吉，郭秀梅．森立之稿本伤寒三书揭载．国医论坛 1994；9（5）：4～6

52. 彭汉光．最早确诊糖尿病的故事．大众中医药 1994；（6）：39

53. 姜静娴，盛增秀. 略论晋唐时期的方剂学. 陕西中医 1995；16（10）：477～478

54. 史传道.《外台秘要》对中医骨伤科学的贡献. 陕西中医函授 1995；25（4）：249～250

55. 钱超平.《外台秘要方校注》读后. 中华医史杂志 1995；25（4）：249～250

56. 韩平. 晋唐三大方书的按摩成就与启示. 北京中医药大学学报 1995；18（6）：15～16

57. 连建伟. 从《金匮要略》的校勘论《外台秘要》的方剂文献学价值. 中国医药学报 1996；11（3）：12～14

58. 高文铸.《外台秘要方》作者王焘生平著述考. 天津中医学院报 1996；15（2）：27～29

59. 华浩明. 中医外治方剂发展简史. 中医外治杂志 1996；5（1）：3～4

60. 王三虎. 试论军医崔氏及其学术成就. 中华医史杂志 1996；26（1）：50～53

61. 乔海法，李红芹，张灿珅.《外台秘要》腧穴归经原则探讨. 中医文献杂志 1996；（2）：15～16

62. 史兰华.《伤寒论》传本、佚文考略. 山东中医学院学报 1996；20（1）：60～62

63. 余瀛鳌. 典籍整理研究新作：荐阅高文铸校注《外台秘要》. 中医文献杂志 1996；（3）：11

64. 徐荣庆，周珩.《外台秘要》外治法析要. 南京中医药大学学报 1996；12（5）：46，56

65. 周一谋. 略论王焘与《外台秘要》. 湖南中医学院学报 1996；16（1）：1～2

66. 闫瑞兰，张联惠.《外台秘要》在灸疗方法上的贡献. 陕西中医 1996；17（12）：564～565

67. 姜兴俊. 紫雪丹出处考. 中医文献杂志 1996；（4）：22

68. 苏礼.《外台秘要》所引《千金方》述略. 中国中医基础医学杂志 1996；2（6）：47～50

69. 王晓萍.《外台》燥瘕方治疗卵巢巧克力囊肿. 陕西中医 1997；18（6）：263～265

70. 徐光星. 对"额上陷脉紧急"句之解诂. 中国医药学报 1997；12（4）：23～24

71. 李平. 唐代医家王焘考. 中华医史杂志 1997；27（3）：181～184

72. 赵峻岭，魏连海. 王焘的针灸学成就. 针灸临床杂志 1997；13（9）：5～6

73. 袁静，高希言. 对阳维脉交会腧穴的文献探讨. 针刺研究 1998；23（3）：237～238

74. 孙忠年. 复绘王焘"十二身流注五脏六腑明堂"考. 针灸临床杂志 1998；14（9）：51～54

75. 郝怀斌，刘少明.《外台秘要》医学价值的再认识. 中华医史杂志 1998；28（4）：246～248

76. 李行天.《骨伤针灸医古文》若干注释质疑. 江西中医学院学报 1998；10（4）：163

77. 周文泉. 中医古代食疗药膳概述. 药膳食疗研究 1998；（4）：6～8

78. 周莅莅，洪杰. 浅析《外台秘要》与灸法. 中国中医基础医学杂志 1998；4（增刊下）：27

79. 胡龙才.《外台秘要》抗老经验举隅. 浙江中医杂志 2000；35（1）：30～31

80. 杜梦玄. 评王焘"唯取灸法"之历史成因. 针灸临床杂志 2000；16（2）：1～2

81. 蔡建伟.《外台秘要》药浴疗法探析. 中医外治杂志 2000；9（1）：25～26

82. 郑国庆，罗克勤，王艳. 风药治疗血证源流. 时珍国医国药 2000；11（7）：634～635

83. 何任. 应发掘探索唐代的两部医方巨著——谈《千金方》与《外台秘要》. 浙江中医学院学报 2000；24（5）：24～25

84. 从飞. 王焘医学思想探讨. 中国中医基础医学杂志 2000；6（12）：53～55

85. 石历闻. 温胆汤类方的源流、方证及加减规律探讨. 江苏中医 2001；22（1）：33～34

86. 王振国. 鼠朴、鼠朴考辨. 中华医史杂志 2001；31（1）：30～32

87. 于福江，李世杰. 鸡鸣散溯源考. 中成药 2001；23（7）：525～526

88. 张增敏，吕霞霞. 古《明堂经》考析. 山东中医药大学学报 2002；26（1）：56～58

89. 张秀琴，焦久存. 从《外台秘要方》的校勘论白虎汤与白虎加人参汤. 河北中医药学报 2002；17（1）：12～13

90. 曹东义. 华佗"六部三法"伤寒学说的历史意义. 中华医史杂志 2002；32（3）：159～162

91. 黄骏，黄骥. 外台延年半夏汤临床新用. 陕西中医药研究 2002；6（1）：41

92. 易守菊. 解注材料用药观溯源. 南京中医药大学学报·社会科学版 2002；3（2）：83～86

93. 李向高，张崇禧. 中国古代人参绝非党参. 人参研究 2002；14（4）：2～3

94. 刘明德，刘光益. 谈谈王焘与其所撰《外台秘要方》的几个问题. 陕西省中医文献医史及基础理论学术会议论文集 2003；10：69～73

95. 张登本，孙理军. 王焘与《外台秘要方》. 现代中医药 2004；（10）：13

96. 张登本.《外台秘要方》对经络·腧穴·灸疗学发展的贡献. 山西中医学院学报 2004；5（1）：1

97. 张登本.《外台秘要方》对温病学发展的贡献. 山西中医学院学报 2004；5（2）：1

98. 张登本，孙理军.《外台秘要方》对仲景学术思想研究的贡献. 山东中医药大学学报 2004；28（4）：250

99. 张登本，孙理军.《外台秘要方》伤寒日期理论及其意义浅释. 中医药学刊 2004；22（10）：1783

100. 方亚利，张登本.《外台秘要方》对中医方剂学的贡献. 现代中医药 2004；（2）：51